中华医学会麻醉学分会推荐读物

Miller's Anesthesia

米勒麻醉学

（简装版）

第9版 ｜ 第4卷

原 著 总 主 编 Michael A. Gropper

原著名誉主编 Ronald D. Miller

原著共同主编 Neal H. Cohen Lars I. Eriksson
Lee A. Fleisher Kate Leslie
Jeanine P. Wiener-Kronish

主 译 邓小明 黄宇光 李文志

副主译 姚尚龙 王国林 熊利泽 郭曲练

主 审 曾因明

北京大学医学出版社

MILE MAZUIXUE（DI 9 BAN）

图书在版编目（CIP）数据

米勒麻醉学：第 9 版：简装版：全五卷 / （美）迈克尔·格鲁博（Michael A. Gropper）原著；邓小明，黄宇光，李文志主译 .—北京：北京大学医学出版社，2022.4

书名原文：Miller's Anesthesia

ISBN 978-7-5659-2601-3

Ⅰ . ①米… Ⅱ . ①迈… ②邓… ③黄… ④李… Ⅲ . ①麻醉学 Ⅳ . ① R614

中国版本图书馆 CIP 数据核字（2022）第 031726 号

北京市版权局著作权合同登记号：图字：01-2020-7224

Elsevier (Singapore) Pte Ltd.
3 Killiney Road, #08-01 Winsland House I, Singapore 239519
Tel: (65) 6349-0200; Fax: (65) 6733-1817

米勒麻醉学（第 9 版）（简装版·第 4 卷）

主　　译：邓小明　黄宇光　李文志
出版发行：北京大学医学出版社
地　　址：（100191）北京市海淀区学院路 38 号　北京大学医学部院内
电　　话：发行部 010-82802230；图书邮购 010-82802495
网　　址：http://www.pumpress.com.cn
E-mail：booksale@bjmu.edu.cn
印　　刷：北京金康利印刷有限公司
经　　销：新华书店
策划编辑：王智敏
责任编辑：王智敏　责任校对：靳新强　责任印制：李　啸
开　　本：710 mm×1000 mm　1/16　印张：181　字数：6200 千字
版　　次：2022 年 4 月第 1 版　2022 年 4 月第 1 次印刷
书　　号：ISBN 978-7-5659-2601-3
定　　价：680.00 元（全套定价）
版权所有，违者必究
（凡属质量问题请与本社发行部联系退换）

目　录

第 4 部分

成人亚专业麻醉管理

54 心脏外科手术的麻醉

MUHAMMAD F. SARWAR，BRUCE E. SEARLES，MARC E. STONE，
LINDA SHORE-LESSERSON

林静　郑剑桥　彭玲　译　曾俊　魏蔚　审校

要　点

- 常见的成人心脏外科手术包括心肺转流（cardiopulmonary bypass，CPB）或非心肺转流下冠状动脉血运重建术、涉及瓣膜反流或狭窄的心脏瓣膜修复或置换术、外科心衰治疗（如心室辅助装置、体外膜氧合、心脏移植）、先天性心脏病的首次或再次修复手术、房颤的外科射频消融术、心包穿刺或心包切开术、心脏或胸主动脉外伤修复术。

- 再次心脏手术（如既往实施正中胸骨切开术）的患者应警惕突发的大出血。必须保证能立即获得至少 2 个单位的红细胞。

- 麻醉诱导药物和技术的选择，应考虑患者心脏的病理生理改变及其他合并症。麻醉药物可导致交感张力下降并继发血管扩张产生低血压，左心功能不全的患者尤为明显。相反，喉镜置入、气管插管导致的交感神经兴奋以及诱导前的焦虑都可能诱发高血压。

- 心肺转流前，在准备建立心肺转流期间应维持患者血流动力学和代谢的稳定，这个时间段的手术刺激强度变化较大。

- CPB 激活了内源性和外源性凝血通路，并且通过血液稀释、低温及管路材料的接触性激活等作用影响血小板功能。

- 心肺转流后或术后可能发生因手术失败、左右心室衰竭、血管麻痹综合征或左室流出道梗阻导致的低血压。其他潜在问题包括心律失常、肺部并发症（如肺不张、支气管痉挛、黏液或血液堵塞气管导管、肺水肿、血胸、气胸）、代谢紊乱（如低 / 高钾血症、低钙血症、低镁血症、高糖血症）以及出血和凝血功能障碍。

- 胸外科医师协会（Society of Thoracic Surgeons，STS）、心血管麻醉科医师协会以及美国体外技术学会发布了关于心脏外科手术的输血及血液保护指南的联合申明。欧洲心胸外科协会和欧洲胸科麻醉共同发布的欧洲指南肯定了这些建议。这份指南包括以下几点建议：①使用降低术后出血的药物，包括抗纤溶药物；②血液保护技术，包括血液回收机、心肺转流逆行预充以及血液等容稀释；③执行基于即时检测的输血流程。

- 尽管合并糖尿病和高血压的患者比例增加，目前接受单独冠状动脉旁路移植术的患者术后脑卒中的风险已经明显下降至 1.2%。中枢神经系统损伤或功能障碍的主要危险因素是微血栓和微气栓；其他危险因素包括脑部低灌注以及手术和 CPB 引起的炎性反应。

- STS 指南建议在围术期将血糖控制在 180 mg/dl 以下，但许多医疗中心通过持续输注胰岛素的方式更为积极地将心脏手术患者血糖尽量控制在 150 mg/dl 以下。当然，也应该避免低糖血症。

- 胸骨正中切开或胸廓切开术后的疼痛使交感神经张力升高，导致心率加快，肺血管阻力、心肌做功以及心肌氧耗增加，并诱发心肌缺血。疼痛导致类似"夹板固定"的效应，影响患者咳嗽以及清除呼吸道分泌物的能力，导致术后呼吸功能不全。

- 在"杂交"或心脏介入手术间进行的操作通常涉及电生理手术以及经皮操作的心脏结构性病变的手术，包括瓣膜疾病和房 / 室间隔缺损。在手术室外完成的其他经皮操作包括心室辅助装置、体外膜氧合以及主动脉内支架的植入。

21 世纪的心血管疾病

年龄，性别和种族

据估计，美国成年人中有 8260 万人（＜1/3）至少患有一种心血管病（cardiovascular disease，CVD），其中年龄在 60 岁及以上者约占一半以上[1]。由于美国人口老龄化以及肥胖和高血压发病率增加，CVD 的患病率似乎在增长[2]。虽然由冠状动脉疾病（coronary artery disease，CAD）导致的死亡率从 20 世纪 70 年代以来已有下降，CVD 依然是美国男性及女性死亡的主要原因（图 54.1）。而且，美国每年大约有 758.8 万名住院患者接受心血管手术或治疗，直接和间接花费的总费用约 3154 亿美元[3]。由于目前的医疗体制改革扩大了治疗覆盖面，这些费用很可能会上涨[2]。

一般认为 CVD 主要影响男性，但只在年轻人群中才是如此。CVD 的性别分布随年龄而变化；60 岁人群中 CVD 的男女发病率相等，到 80 岁时女性多于男性。CVD 对美国女性健康状况的影响已经获得公认，并成为大众教育的焦点，如由美国心脏协会（AHA）赞助的"珍爱女人心"（Go Red for women）活动以及国家卫生与公共服务部、国立卫生研究院和国家心肺和血液研究所赞助的"Red Dress"项目[4]。而且，发表在胸心血管外科杂志[5]上的一系列编者按和文章以及胸外科年鉴[6]上的冠状动脉手术性别–特异性指南都强调了性别差异对心脏外科手术患者的影响。如使用内乳动脉旁路能显著降低两种性别患者的死亡率，

但直至最近，这项技术仍然较少应用于女性患者[6]。虽然一些研究表明冠状动脉旁路移植术（coronary artery bypass grafting，CABG）后女性患者的短期生存率低于男性患者[7]，但另一些研究也发现女性患者 CABG 术后的 5 年生存率实际要高于男性[8]。

黑种人的 CVD 死亡率始终高于白种人[1]。2008 年，CVD 的相关死亡率中每 10 万人中 390.4 个是黑人男性患者，287.2 个是白人男性患者；277.4 个是黑人女性患者，200.5 个是白人女性患者。有报道指出 CABG 预后存在种族差异：黑种人未校正的死亡率以及患者相关特征校正后的死亡率都高于白种人[9]。事实上，美国某些州通过 CABG "报告卡"向公众发布患者预后相关信息导致了一个不幸的后果，一些医疗机构以及外科医师可能会根据"种族特征"来选择拟行 CABG 手术的患者[10]。例如纽约州的医师会避免收治少数族裔患者，因为他们出现不良预后的风险更高，从而加大了白种人、黑种人及西班牙裔人实施 CABG 手术频次的差异。

遗传影响

人类的迅速进化超越了种族的范畴（在美国这"大熔炉"中，"种族"正逐渐失去他们的医学和科学意义），围术期基因组学是一项对手术患者独特生物学特性的研究。这个领域有希望揭开具有相同危险因素的患者却有截然不同围术期临床结局的生物学原因[11]。让有复杂合并症的患者在心脏手术室内接受的创伤是可控的（图 54.2）。这有赖于不久的将来在术前风险

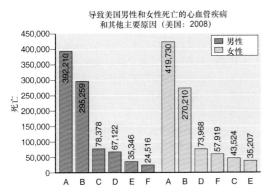

图 54.1　2008 年导致美国男性和女性死亡的心血管疾病和其他主要原因（From Roger VL，Go AS，Lloyd-Jones DM, et al. Heart disease and stroke statistics—2012 update：a report from the American Heart Association. Circulation. 2012；125；e2-e220；Chart 3-10.）

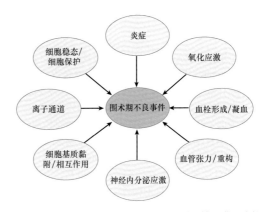

图 54.2　与围术期不良事件遗传性相关的生物系统及作用路径（Redrawn from Podgoreanu MV，Schwinn DA. New paradigms in cardiovascular medicine；emerging technologies and practices；perioperative genomics. J Am Coll Cardiol. 2005；46：1965-1977.）

评估以及预后估测中增加患者对 CPB 和手术导致的炎性、血管性反应以及血栓形成的相关特异性基因标志物的检查。

以预防围术期心肌梗死（myocardial infarction, MI）为例，心肌坏死的发病机制包括手术和 CPB 导致的一系列复杂的急性炎症反应。经证实细胞因子和白细胞-内皮细胞作用通路的功能性基因变异与心脏手术后的心肌坏死严重程度独立相关[12]。研究最为深入的炎性标志物 -C 反应蛋白（C-reactive protein, CRP）浓度的升高与 CABG 术后死亡率增加相关[13]。基础血浆 CRP 水平和急性期术后血浆 CRP 水平增加都是由遗传决定的[14]。围术期 MI 的另一项病理生理改变是凝血功能的改变导致血栓更易形成。多态性血小板激活[15] 和凝血酶形成与心肌损伤以及心脏术后死亡相关。

遗传因素还与其他术后并发症相关。CRP 和白介素 -6（interleukin-6，IL-6）的共同基因变异与心脏手术后脑卒中[16] 和认知功能下降[17] 显著相关。血管紧张素转化酶（angiotensin-converting enzyme，ACE）基因多态性可预测心脏术后呼吸系统并发症-机械通气时间延长的风险[18]。

决定心脏术后患者转归的遗传和分子学因素的相关研究将持续进行。除了术前危险因素评估外，这些研究的新发现将影响术中诊断以及相应的术后监护策略规划。

成年心脏患者的麻醉处理

术前评估、准备以及监测

心血管系统

心电图 对心脏手术患者的常规心电图（electrocardiography，ECG）监测需使用 5 导联电极系统。每个肢体放置一个电极，心前区电极放置在 V_5 的位置（左侧腋前线第 5 肋间隙）。V_5 导联检测到缺血的概率最大（75%）。当 II 导联联合 V_5 导联时检测到缺血的敏感性高达 80%[19]。多加一个心前区 V_4 导联，对缺血事件检出的敏感性可达到 100%[20]。目前，大部分 ECG 监测仪都能进行 ST 段自动分析，发现缺血事件的敏感性和特异性均较高。

即使选择适当的导联并使用 ST 段自动分析，围术期 ECG 监测还是有重大局限。通过肉眼观察监测仪的心电图对缺血性改变诊断的敏感性较低，而 ST 段自动分析依赖于电脑对等电位线和 J 点设定的准确

性。在心脏手术期间，应该在心肺转流前、后检查心电图的设定，因为手术开始时的参考值对后面的情况可能并不合适，特别是当心率发生持续性变化时[21]。

动脉血压及中心静脉压监测（另见第 36 章） 有创动脉置管及监测是心脏手术患者的常规监护手段。患者常合并控制不佳的高血压、动脉粥样硬化 CVD 或两者都有。而且机械性刺激诱发心律失常、牵拉以及静脉插管造成静脉回流受阻、压迫心脏等外科操作因素常导致动脉血压发生急剧下降[22]。此外，突发大量失血可能导致低血容量和低血压。最后，在非搏动性 CPB 期间，无创血压监测并不准确。有创动脉监测在整个心脏手术过程中可连续、实时、逐次评估动脉灌注的压力及动脉波形。动脉内导管也用于反复抽动脉血做检查[22]。

虽然桡动脉是最常用的穿刺部位，但也可选择股动脉、肱动脉、尺动脉、足背动脉、胫后动脉以及腋动脉。外周动脉与中心动脉血压的差异源于信号往动脉系统远端传导时，动脉波形会逐渐变形[22]。通常外周动脉和中心动脉的平均动脉压（mean blood pressure，MAP）相似，但 CPB 开始后可能发生改变[23]。当选择桡动脉置管时，应注意手部的侧支循环情况以及需游离切除桡动脉用做移植血管的可能。通常会选择非优势侧手臂的桡动脉为移植血管，此时动脉置管则应选择在优势侧进行。

心脏手术期间中心静脉通道也是常规监测。除了进行中心静脉压（central venous pressure，CVP）监测外，中心静脉导管还为容量替代治疗、药物治疗以及放置其他有创性监测装置，如肺动脉（pulmonary artery，PA）导管提供通道。此外，CVP 导管可以用于测量右室充盈压和评估血管内容量状态[22]。虽然 CVP 不能直接反映左心充盈压，但对于左心功能良好的患者，可用其估计左心室（left ventricular，LV）压力。其变化趋势可能比单个测量值更可靠[22]。对许多患者而言，中心静脉导管的风险 / 效益比优于肺动脉导管[24]。为了准确测压，导管尖端必须位于胸内大静脉或者右心房内[22]。

目前最常选择的是颈内静脉穿刺，因为它易于操作并且与手术野的距离最为合适。虽然也可选择股静脉或锁骨下静脉，但肥胖患者腹股沟处置管比较困难，而且需要进行股动-静脉转流或切取静脉移植血管时也不合适。锁骨下静脉通路也有缺陷，因为在撑开胸骨时容易发生导管阻塞。

超声引导下中心静脉置管可减少其相关并发症，正在全美快速推广[25]。虽然超声引导下的中心静脉

置管更容易，也似乎能改善患者的预后，但设备和培训的相关费用限制了该技术在全球的广泛使用（框 54.1）。

肺动脉导管　PA 导管是一种血流导向的漂浮导管，通常可经置于颈内静脉、锁骨下静脉或股静脉的鞘管进行放置（另见第 36 章）。PA 导管可以测量肺动脉压（PA pressure，PAP）、CVP 和肺毛细血管楔压（pulmonary capillary wedge pressure，PCWP）。但 PCWP 可能高估或低估左心室充盈压（框 54.2）。一些 PA 导管带有热敏电阻以记录血液温度变化，可以通过热稀释法计算右心输出量（cardiac output，CO）或射血分数。肺动脉导管也可测量混合静脉血氧饱和度（mixed venous oxygen saturation，$S_{\bar{v}}O_2$）。因此通过

肺动脉导管可以评估血管内容量状态、测量 CO、测量 SO_2 并获得衍生的血流动力学参数[22]。

CO 代表心脏输送到组织的血容量，这是心脏麻醉科医师特别关注的指标。心输出量由每搏量和心率决定，因此受前负荷、后负荷、心率和收缩力影响。能够持续监测 CO 的肺动脉导管于 20 世纪 90 年代进入临床[22]。在心肺转流前后患者体温稳定时，连续测量与用热稀释法间断测量的心输出量间具有较好的相关性。

持续监测 $S_{\bar{v}}O_2$ 能评估氧供是否满足氧耗[22]。$S_{\bar{v}}O_2$ 降低可能提示 CO 下降、氧耗增加、动脉氧饱和度降低或血红蛋白浓度减低。假设氧耗和动脉血氧含量维持不变，混合静脉血氧饱和度变化可以反映 CO 的改变[22]。但是 London 及其同事发现持续监测混合静脉血氧饱和度患者的预后并不比标准肺动脉导管监测的更好[26]。

可起搏的 PA 导管已经上市，有 5 个分别用于心房、心室或房室（atrioventricular，AV）顺序起搏的电极。Paceport PA 导管（Edwards Life sciences，Irvine，CA）允许通过心室或房室起搏导线进行临时起搏。

自 20 世纪 90 年代以来，使用 PA 导管的风险 / 效益比一直存在争议。PA 导管置入术的并发症包括在 CVP 置入术一节中提到的并发症，以及短暂的心律失常、完全性心脏传导阻滞、肺梗死、支气管出血、血栓形成、导管扭结和嵌顿、瓣膜损伤以及血小板减少症[22]。除此之外，一个常见的并发症是 PA 导管数据的错误解读，导致错误的治疗[27]。Schwann 及其同事的一项大样本国际多中心前瞻性观察研究发现，CABG 手术患者使用 PA 导管时比单独使用 CVP 的死亡率和致残率高[24]。小样本观察性研究同样发现，放置 PA 导管的心脏手术患者并发症发生率增加而生存率降低[28-29]。

目前，随着经食管超声心动图（transesophageal echocardiography，TEE）的广泛应用，美国的趋势是只选择性地在可能获益的患者中放置 PA 导管。PA 导管的绝对禁忌证包括三尖瓣或肺动脉瓣狭窄、右心房或右心室肿块以及法洛四联症[22]。相对禁忌证包括严重的心律失常和近期植入起搏导线（放置过程中可能出现导线移位）。显然，低风险的心脏外科手术管理无需留置 PA 导管[22]。但对于高危心脏手术以及合并有心衰竭、肺动脉高压的患者，许多心脏外科医师和麻醉科医师仍使用 PA 导管，更有助于术后管理（框 54.3）。

经食管超声心动图　多数现代心脏外科手术都会

(Modified from Kaplan JA，Reich DL，Savino JS，eds. Kaplan's Cardiac Anesthesia：The Echo Era. 6th ed. St. Louis：Saunders；2011：435.)

使用 TEE。有关这一颇具价值的诊断和监测手段的讨论详见 37 章。

中枢神经系统

虽然现在糖尿病和高血压的发病率增加，但单纯 CABG 后脑卒中发生率从 2000 年的 1.6% 降到了 2009 年的 1.2%[30]。众多研究中提及了术后认知功能障碍（postoperative cognitive disorder，POCD），如今被称为延迟的神经认知功能恢复，它被认为是术后神经认知障碍（postoperative neurocognitive disorder，PND）的一部分[31]。但由于测试认知功能的量表、测试时机以及认知功能下降的诊断标准间差异很大，导致 POCD 的诊断变得比较复杂[32]。且研究表明 CABG 患者术后 1 年认知功能下降的发生率和非手术组以及健康对照组相似[33-34]。

框 54.4 中列出了心脏术后易发生 CNS 损伤或功能障碍的危险因素[35]。其中最常见的原因是微粒或

(From Kaplan JA，Reich DL，Savino JS，eds. Kaplan's Cardiac Anesthesia：The Echo Era. 6th ed. St. Louis：Saunders；2011：1070.)

微气栓[36-37]。其他危险因素包括脑部低灌注，特别是有脑血管疾病的患者，以及对手术和 CPB 产生的炎性反应[38-39]。

监护

经食管和主动脉表面超声心动图　TEE 可以直观显示升主动脉的第一段、主动脉弓的中-远段和大部分胸段降主动脉。但由于气管和支气管位于经食管超声探头和主动脉之间，升主动脉远段和主动脉弓的近中段不能很好地显示。而主动脉表面超声，即手持高频探头放置在升主动脉或主动脉弓表面，可显示那些 TEE 不能显示的"盲区"。

超声发现的主动脉动脉粥样病变与心脏术后 CNS 损伤有关[40]。20% ~ 40% 的心脏手术患者合并升主动脉粥样硬化，随年龄增长其发病率增加。主动脉粥样硬化的严重程度可有效预测 CABG 后死亡和脑卒中的发生率（表 54.1）[41]。一项研究连续纳入 500 例患者，并与全国的数据库对照，发现 TEE 引导下主动脉插管或外科操作能显著降低脑卒中发生率[42]。严重主动脉粥样硬化的患者提倡避免探查升主动脉（"无接触技术"）[43]。复合升主动脉表面扫描可以提高术中超声对该节段显著粥样硬化病变诊断的敏感性。显然，两种技术联用对该病变的诊断优于外科的触诊[44]。

脑氧饱和度　脑氧监测类似于脉搏氧监测，采用近红外光谱技术。发射红外光的电极放置在患者前额，由外侧至中线覆盖两侧额皮质。由于红外光可透过颅骨，且氧合血与未氧合血对两种不同波长红外光的吸收特性不同，因此通过返回的信号可计算出局部脑氧饱和度（regional cerebral oxygen saturation，rSO_2）。脑氧饱和度监测仪可同时监测双侧额叶，并探测到相较于自身基线的脑氧饱和度变化。

近红外光谱技术在围术期应用的相关研究正在进行。rSO_2 低于术前基础值的 80% 或绝对数值小于 50%

表 54.1　主动脉粥样硬化分级	
主动脉粥样硬化分级	**超声心动图征象**
1 级	内膜正常或轻微增厚
2 级	内膜严重增厚，没有突出的粥样斑
3 级	粥样斑向腔内突出小于 5 mm
4 级	粥样斑向腔内突出 ≥ 5 mm
5 级	任意尺寸的粥样斑，可见活动部分

(Modified from Béïque FA，Joffe D，Tousignant G，Konstadt S. Echocardiography-based assessment and management of atherosclerotic disease of the thoracic aorta. J Cardiothorac Vasc Anesth. 1998；12：206-220.)

提示术后不良事件的发生率增加[45-46]。这些事件包括 POCD[47]、脑卒中[48]、器官功能障碍、死亡[49-50] 以及住院时间延长[51]。建议依据由生理学衍生的流程图纠正围术期脑氧饱和降低（图 54.3）[52]。Murkin[35] 认为影响脑氧饱和度监测作用的一个重要混杂因素就是对脑氧饱和降低治疗的有效性。

患者吸氧后基础 rSO_2 仍低（绝对值 ≤ 50%）是术后 30 天和 1 年死亡率的独立危险因素[53]。基础 rSO_2 是术前风险分级的精确指标，有助于临床医师鉴别术后需要重症监护的患者[53-54]。

经颅多普勒　经颅多普勒（transcranial Doppler，TCD）通过使用超声探查大脑中动脉或颈总动脉的血流速度[45]间接测量大脑血流。这项技术作为研究工具已广泛用于各项研究。例如 TCD 联合脑氧监测仪可提示心肺转流期间大脑自我调节的范围[55]。TCD 同样能发现脑部栓子，但不同于以往的认知，这些栓子和 POCD 间的相关性仍不确定[56-57]。

TCD 技术的主要缺陷之一在于无法区分气栓和固体栓子[45, 56]。其他不足包括以下几点：①信息的质量非常依赖于操作者的水平；②信息的准确度取决于探头的稳定性及位置的准确性，且操作过程繁琐；③患者的相关特性，如皮肤厚度可影响信息采集。这些困难限制了这项技术在围术期的应用[45]。

脑电图和脑电双频指数监测　脑电图（electroencephalogram，EEG）通过粘贴式或拧入式头皮电极记录脑皮质表面的电活动（另见第 9 章和第 10 章）。患

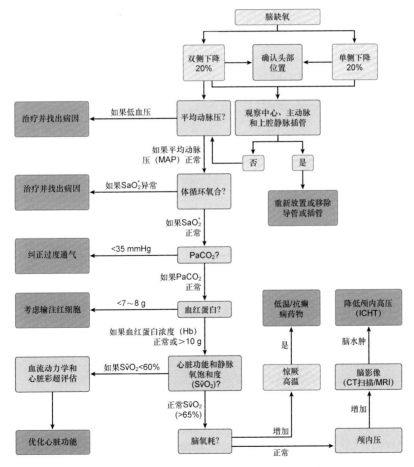

图 54.3　**脑氧监测应用流程图**。CT，计算机断层扫描；ICHT，颅内高压；MRI，磁共振成像；$PaCO_2$，动脉二氧化碳分压；SaO_2，动脉血氧饱和度；$S_{\bar{v}}O_2$，混合静脉血氧饱和度（Redrawn from Denault A, Deschamps A, Murkin JM. A proposed algorithm for the intraoperative use of cerebral near-infrared spectroscopy. Semin Cardiothorac Vasc Anesth. 2007；11：274-281.）（* 译者注：原图有误，原英文为 $SaCO_2$，经核实应为 SaO_2）

者清醒状态下与麻醉后的 EEG 信号波形不同。建立 EEG 的基线值以及监测其变化是 EEG 监测的前提。EEG 信号频率的改变（脑电波更慢）和波幅下降时需警惕皮质神经元功能的改变。

多通道 EEG 监测在心脏手术中并非常规使用，但单通道或双通道 EEG 监测，如脑电双频指数（bispectral index，BIS））再次受到重视[45, 58-59]。BIS 用于监测术中知晓、降低麻醉药物用量以及监测脑灌注。但使用 BIS 监测是否能有效降低术中知晓仍存在争议[45, 60-62]。对心脏手术患者进行的随机对照研究并未证实 BIS 在指导减少麻醉药物用量以及成功实施快通道麻醉中的作用[58]。

心脏手术中或 CPB 时突发的 EEG 改变可能与导致脑缺血的原因相关，如上腔静脉梗阻或 CO 显著降低[58]。最新的 BIS 监测仪具有双侧额叶监测通道，提高了对单侧额叶缺血的诊断能力，特别是患者术前 EEG 正常，麻醉平稳时突发的广泛性或局限于额叶的损伤[58, 63]。但心脏手术中很多因素可能干扰 EEG，如低温、药物抑制 EEG 信号以及泵机械运动产生的干扰。除此之外，EEG 只能反映皮质功能，因此可能发现不了皮质水平以下的缺血或栓塞。因此，EEG 及其衍生指标在监测脑缺血方面既不具备敏感性也无特异性[58]。

总结　目前尚缺乏纠正异常值治疗价值的相关循证学建议。虽然神经功能监测并非临床常规监护措施，但其相关研究仍将继续深入开展。

肾脏系统

心脏术后急性肾损伤（acute kidney injury，AKI）依然是导致术后发病率和医疗费用增加、后期发展为慢性肾脏疾病、短期以及长期死亡的重要原因[59]。虽然 AKI 的发病机制是多因素造成的，但控制某些特异性因素可降低心脏手术患者 AKI 的发生率。Bellomo 及其同事发现，心脏手术相关的 AKI 有六个主要的损伤通路：毒素（内源性和外源性）、代谢因素、缺血-再灌注损伤、神经激素活性、炎症以及氧化应激[60]。

有关心脏术后 AKI 的特异性预防措施的随机研究很少。可以确定的是，应在围术期避免使用任何有潜在肾毒性的药物（框 54.5）[59, 61]。当然，水化是广为认可的预防造影剂肾病的策略之一[61]。遗憾的是尚无明确的药物可以预防早期 AKI[61]。升主动脉粥样硬化似乎是发生 AKI 的独立危险因素[60]。

血栓栓塞风险高的患者应该在术中使用 TEE 监测[60-61]。虽然观察性研究提示非心肺转流下进行手术和避免主动脉操作有助于预防 AKI 的发生，但仍缺乏确切的证据[60-61]。需要在心肺转流下进行的心脏手

框 54.5　引起肾损伤的药物
造影剂
氨基糖苷类
两性霉素
非甾体抗炎药
β-内酰胺类抗生素（特别容易发生间质性肾病）
磺胺类药
阿昔洛韦
甲氨蝶呤
顺铂
环孢素
他克莫司
血管紧张素转换酶抑制剂
血管紧张素受体拮抗剂

（Modified from Bellomo R，Kellum JA，Ronco C. Acute kidney injury. Lancet. 2012；380：756-766.）

术，应尽可能缩短主动脉阻断时间，特别是对具有肾脏并发症高风险如既往合并肾功能不全的患者[60]。应尽快处理血流动力学不稳定，维持或快速补充血管内容量[60-61]。最后，应该避免发生围术期高糖血症[60-61]。

显然有必要明确能预防心脏术后 AKI 的措施[60-61]。对于患者以及社会而言，治疗 AKI 所需要的费用可能比先前想象的高[59]。

内分泌系统

血糖控制　外科手术患者的高糖血症是由创伤诱发的炎性或应激反应所致。应激反应包括内分泌反应（通过负反馈调节激发如皮质醇、生长激素、胰高糖血症素和儿茶酚胺类激素生成增加）（图 54.4）；免疫反应导致细胞因子生成增加；自主神经反应导致交感神经系统兴奋，胰岛素信号通路改变。这些改变导致心肺转流期间血糖生成增加，清除减少，诱发胰岛素抵抗，最终造成高糖血症[62]。

所有心脏手术患者都有发生高糖血症的风险。高龄、合并糖尿病以及 CAD 的患者特别容易发生。尽管非 CPB 的心脏手术也会产生应激反应，但 CPB 会导致这种反应成倍增加[63]。血糖升高的程度取决于几个与 CPB 相关的因素，如预充液的选择、低温的程度。肾上腺素和其他正性肌力药可通过刺激肝糖原分解和糖异生导致 CPB 后高糖血症发生。

无论心脏手术患者是否合并糖尿病，术前空腹血糖水平异常、术中以及术后即刻血糖持续升高均提示住院时间延长、围术期发病率和死亡率增加[64-65]。但糖尿病患者行心脏手术时，高糖血症可能只是导致患者预后不良风险增加的原因之一[65]。糖尿病患者常合并免疫功能异常，如趋化作用、吞噬作用、调理作用、杀菌能力及抗氧化保护功能的减弱使糖尿病患者

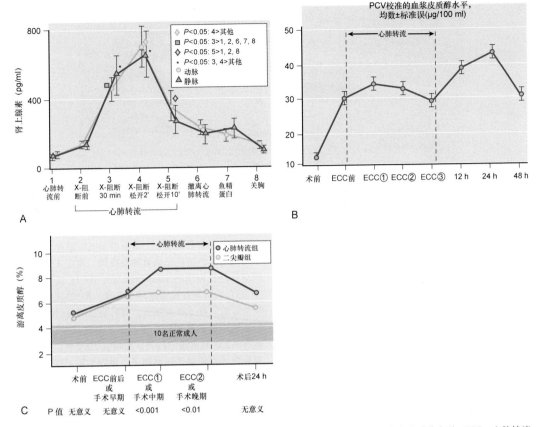

图 54.4 （A）心脏手术中血浆肾上腺素（Epi）水平。竖条表示标准误。B 和 C，心脏手术中皮质醇水平。ECC，心肺转流；PCV，血细胞比容（[A] Redrawn from Reves JG, Karp RB, Buttner EE, et al. Neuronal and adrenomedullary catecholamine release in response to cardiopulmonary bypass in man. Circulation. 1982；66：49-55；[B and C] From Taylor KM, Jones JV, Walker MS, et al. The cortisol response during heart-lung bypass. Circulation. 1976；54：20-25.）

感染风险增大，从而增加了不良事件的发生率[66]。

应该从术前就开始控制血糖直至出院[67]。在一项经典研究中，心脏手术患者被随机分为围术期胰岛素强化治疗组（血糖维持在 80 ～ 100 mg/dl）和传统治疗组（血糖＜ 200 mg/dl）[68]。但令人意外的是，研究者发现胰岛素强化治疗组患者的死亡率和脑卒中发生率反而增加，虽然并没有统计学差异。目前胸外科医师协会（STS）指南推荐围术期血糖水平应该控制在 180 mg/dl 以下[69]。有的心脏外科中心会更激进地持续泵注胰岛素，控制血糖在 150 mg/dl 以下。

甲状腺激素　图 54.5 显示甲状腺激素对血流动力学的影响[70]。甲状腺功能异常通过多个途径影响心脏功能（表 54.2）。心脏手术中心肺转流对甲状腺激素生成的影响尚不明确。心肺转流过程中或结束后即刻，甲状腺激素水平可能增高也可能降低。游离三碘甲状腺原氨酸（free triiodothyronine，T3）是甲状腺激素的生物活化形式，在心脏病患者中常降低，这是负责将外周组织中甲状腺素（thyroxine，T4）转化为 T3 的 5′-单脱碘酶活性降低所致[71]。T3 水平低的患者容易在心脏术后出现 CO 降低并死亡。术前应检测 T3 水平，如果降低应标记为高危患者[72]。

接受 CABG 的女性患者发生甲状腺功能低下较男性患者更为普遍[73]。Zindrou 及其同事发现，行 CABG 的女性患者因甲状腺功能低下接受甲状腺素替代治疗，其死亡率高达 17% 以上[74]。Edwards 及其同事撰写的一篇综述认为：甲状腺功能低下的女性患者行 CABG 手术时，围术期维持正常的甲状腺功能有助于降低其死亡率[75]。

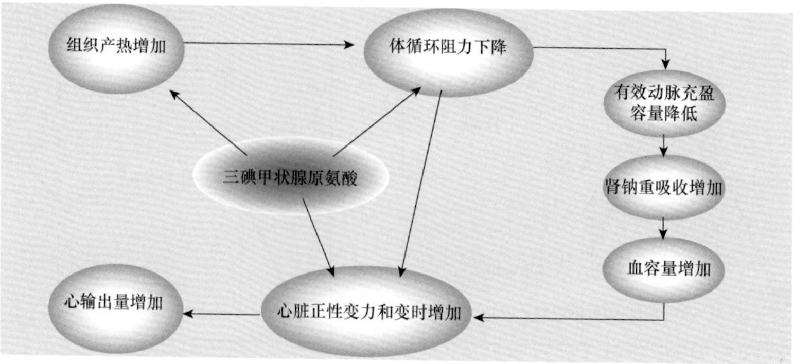

图 54.5　**甲状腺激素对心血管血流动力学的影响。**该图显示三碘甲状腺原氨酸通过影响组织氧耗（产热）、血管阻力、血容量、心脏收缩力和心率增加心输出量（Redrawn from Klein I，Ojamaa K. Thyroid hormone and the cardiovascular system. N Engl J Med. 2001；344：7. ）

表 54.2　甲状腺功能异常对血流动力学和心脏功能的影响

参数	正常值	甲状腺功能亢进	甲状腺功能低下
血容量（正常值 %）	100	105.5	84.5
心率（次 / 分）	72 ～ 84	88 ～ 130	60 ～ 80
心输出量（L/min）	4.0 ～ 6.0	> 7.0	< 4.5
体循环阻力 [dyne/（sec·cm⁵）]	1500 ～ 1700	700 ～ 1200	2100 ～ 2700
左室射血分数（%）	> 50	> 65	≤ 60
等容舒张时间（ms）	60 ～ 80	25 ～ 40	> 80

(Reprinted with permission from Klein I，Ojamaa K. Thyroid hormone and the cardiovascular system. N Engl J Med. 2001；344：501-509. Copyright © 2001 Massachusetts Medical Society.)

血液系统

　　需要接受 CPB 的心脏手术的主要并发症是出血。实际上在美国，10% ～ 15% 的血制品用于心脏手术，而且这个比例还在不断增加，这很大程度上是因为心脏手术变得越来越复杂。来源于 STS 成人心脏手术数据库的大样本数据显示，50% 的心脏手术患者输过血[76]。复杂的心脏手术，如"再次"手术、主动脉手术以及心室辅助装置安置术（ventricular assist devices，VADs），较简单手术需要输血的概率更大。血制品稀缺且输血增加医疗费用和患者风险。而且围术期接受输血的患者，其短期和长期预后更差[77-78]。因此，减少出血和输血已经成为提高心脏手术医疗质量的重点。

　　抗凝剂肝素　自从 1915 年 Jay McLean 发现肝素以来，肝素经受住了时间的考验并一直是需心肺转流

心脏手术的主要抗凝剂。肝素抗凝的机制在于肝素分子可同时结合抗凝血酶Ⅲ和凝血酶。现在认为抗凝血酶Ⅲ就是抗凝血酶（antithrombin，AT）。该过程由与 AT 结合的特异性戊多糖序列介导。AT 和凝血酶在肝素分子的介导下相互接近，而抗凝血酶通过结合凝血酶活性中心的丝氨酸残基抑制其凝血功能[79]。肝素能将 AT 对凝血酶的抑制作用增强 1000 倍。肝素 -AT 复合物能影响很多凝血因子，而因子 X a 和凝血酶对肝素的抑制作用最敏感，凝血酶对其敏感性比因子 X a 高出 10 倍[80]。

　　肝素制剂中仅大约三分之一的肝素分子包含与 AT 有高亲和力的戊糖片段。因此，需要相对大剂量的肝素才能达到心肺转流所需的抗凝效果。事实上，心肺转流所需肝素剂量的确定多少有些经验性。一般而言，检测了基础活化凝血时间（activated clotting time，ACT）（正常范围 80 ～ 120 s）后单次静注 300 ～ 400 U/kg 的肝素。体外测定患者肝素剂量反应性的分析仪已经上市。部分医师已经依据体外剂量反应的测定结果给予肝素。心肺转流期间应追加肝素以维持 ACT 值大于 400 ～ 480 s。肝素浓度检测仪可使用鱼精蛋白体外滴定计算全血肝素浓度。该方法复合 ACT 测定能进一步明确肝素浓度是否达到 CPB 的要求。然而，临床条件以及具体测定方法的不同导致 ACT 结果差异很大。因此支持 ACT 阈值为 400 或 480 s 的证据几乎只是经验之谈[81]。

　　接受心肺转流的患者所需肝素剂量的依据源于 Bull 及其同事于 1975 年发表的标志性研究[82]。一项灵长类动物和幼儿在心肺转流中凝血酶活性的小型研究发现了更低的 ACT 安全阈值，即至少大于 400 s[83]。1979 年，Doty 及其同事提出一个简化方案，即只依据 ACT 数值而不需要量效曲线指导肝素用量[84]。这些

为数不多的研究所得出的数据和建议是目前肝素剂量方案的主要基础。

尽管肝素长久以来一直被用于心肺转流患者的抗凝，但它并非完美的抗凝剂。即便使用了肝素，内源性和外源性凝血还是会发生，血小板仍然会因与心肺转流管路接触或在肝素的直接作用下被激活[85]。替代抗凝剂将在肝素诱导的血小板减少症（heparin-induced thrombocytopenia，HIT）章节中简要讨论。

抗凝监测　用 ACT 监测肝素的有效性并不严谨。观察发现给予一定剂量肝素后，不同患者抗凝效果的差异性很大。造成这些差异的原因在于不同个体体内肝素结合蛋白以及 AT 的浓度不同。因此，ACT 数值与实际肝素浓度的相关性差。然而，自从 Bull 及其同事的早期研究发表后[82]，ACT 就成了监测心脏手术心肺转流中抗凝效果的主要手段。

市面上有各种不同的 ACT 测定仪，各自使用不同的测定方法探知血凝块的形成和终止信息。但他们都需要将全血加入一个含接触活化剂的试管。试管中所含活化剂可以是硅藻土、白陶土、玻璃或它们的混合物。测量前需将标本加温至 37℃。不同的检测仪器可根据速度、压力、渗透压、电磁力甚至颜色改变等参数来确定血凝块的形成和终止时间[85]。

许多临床因素能影响 ACT（表 54.3）。除了生理因素外，ACT 测量装置的设计同样影响 ACT 的正常值和测量值（厂商不同）。ACT 与全血及血浆的肝素浓度相关性差，成人和儿童的 ACT 值也有所差异[86]。有的学者认为，由于 ACT 与肝素浓度的相关性差，单独的 ACT 检测不足以反映肝素的有效性，应该在心肺转流期间同时或辅助使用肝素浓度监测。导致 ACT 延长的常见非肝素相关性因素包括低温、血液稀释、血小板数量和质量异常等。麻醉科医师需要了解这些因素，以便确定在 ACT 延长时减少肝素用量是否安全。由于 ACT 与肝素浓度的相关性很差，即使 ACT 数值处于可接受范围，仍可能因减少肝素剂量导致其浓度不足。

一些床旁（point-of-care，POC）监测仪，如 Hepcon

HMS 系统（Medtronic Perfusion Systems，Minneapolis，MN）通过使用鱼精蛋白滴定分析计算肝素浓度。Despotis 及其同事认为监测并维持肝素浓度会相对增大肝素的用量，但事实上这样保护了凝血系统，并降低了输血需求[87]。但其他学者质疑大剂量肝素可更好保护凝血功能的说法，因为无论用传统的 ACT 还是肝素浓度指导肝素用量，所测得凝血过程的标志物浓度都一样[88]。2018 年美国胸外科医师协会（STS），心血管麻醉科医师协会（SCA）和美国心肺转流技术学会（AmSECT）的指南认为："心肺转流中应用 ACT 复合肝素浓度监测可显著降低凝血酶的生成、纤维蛋白溶解以及中性粒细胞活化。但不能降低术后出血和输血（Ⅱb 类，证据级别 B 级）。"[81] 附加建议包括："在 CPB 期间，常规固定时间间隔追加肝素且监测 ACT，可以安全替代肝素浓度监测（Ⅱb 类，证据级别 C 级）。"[81]

高剂量凝血酶时间（high-dose thrombin time，HiTT）是改良的凝血酶时间，可用于检测 CPB 期间高浓度的肝素[81]。与 ACT 不同，无论在心肺转流前还是心肺转流中，HiTT 与肝素浓度都有很好的相关性，且不受血液稀释和低温影响。HiTT 测定的是凝血酶被抑制的情况，因此对肝素作用于凝血酶能力的检测比 ACT 的特异性更高，而且更少受人为因素干扰。术前输注肝素并不影响 HiTT 的值[89]。

鱼精蛋白与抗凝作用的中和　鱼精蛋白在临床上应用的时间与肝素一样久远，一直被用于中和心脏手术中使用的肝素。中和肝素所需鱼精蛋白的剂量尚有争议。在最早发表的文章中，Bull 及其同事将每 100 U 肝素用 1.3 mg 鱼精蛋白进行中和，比预计的每 100 U 肝素 1.2 mg 鱼精蛋白略多些[90]。鱼精蛋白的用量通常决定于整个手术过程中肝素的总量（每 100 U 肝素用鱼精蛋白 1.0 ～ 1.3 mg）。这种方案可能导致鱼精蛋白剂量过多，能理论上或许实际上也减少发生肝素反跳的风险，但同时患者因鱼精蛋白的抗凝作用发生出血的风险也更高。关于 CPB 中的抗凝方案，指南推荐如下：

1. 控制鱼精蛋白 / 肝素的比例小于鱼精蛋白 2.6 mg/100 U 肝素。因为鱼精蛋白总量高于此比例会抑制血小板功能、延长 ACT 并增加出血风险（Ⅱa 类，证据级别 C 级）[81]。

2. 需要大剂量肝素的患者存在 CPB 时间延长和肝素反跳的风险，因此可在 CPB 结束后持续输注小剂量鱼精蛋白（25 mg/h），最长可达 6 h。这是多模式血液保护计划的一部分（Ⅱb 类，证据级别 C 级）[81]。

表 54.3　影响活化凝血时间的临床因素	
血液稀释	**肝素化患者延长 ACT**
低温	延长 ACT
血小板减少症	延长 ACT
血小板抑制剂	延长 ACT
血小板溶解	缩短 ACT
抑肽酶	延长硅藻土 ACT
手术应激	缩短 ACT

ACT，活化凝血时间

可以依据肝素浓度确定鱼精蛋白的用量，而肝素浓度来源于鱼精蛋白滴定分析计算。抗凝指南[81]也支持这个方法，并认为"通过鱼精蛋白滴定中和血中现有肝素的方法来确定其用量有助于减少出血[87]和输血"（Ⅱa 类，证据级别 B 级）[87]。如果没有测量肝素浓度，可在术中多次测定 ACT 值并描记出肝素剂量–反应曲线，而鱼精蛋白的剂量通过 ACT 值在曲线上对应的肝素剂量予以确定。依据该方法获得的鱼精蛋白剂量是基于给药时患者循环中的肝素浓度而定。理论上按这种方法给予的鱼精蛋白不会过量，但存在肝素反跳的风险，可能需要追加鱼精蛋白。一项针对瓣膜手术的小样本研究显示，鱼精蛋白分成两次滴定给药，虽然其用量增大但出血减少，原因可能在于抑制了肝素反跳[91]。

心脏手术特有的血液系统问题

心肺转流对凝血系统的作用　心肺转流对凝血系统的影响很复杂。血液暴露在心肺转流管道表面是一个强烈的促炎刺激，而凝血系统的激活是正常炎症反应的一个组成部分。传统的凝血模型认为，心肺转流同时激活了内源性和外源性凝血通路并直接导致血小板功能下降。接触激活以及心肺转流管路表面通过将因子Ⅻ活化为Ⅻa 激活内源性凝血通路。创伤产生的组织因子与循环中组织凝血活酶结合，通过细胞介导的凝血途径激活外源性凝血通路，这一过程涉及了承载组织因子的白细胞和内皮细胞。组织因子途径中产生的凝血酶是导致心肺转流相关性凝血功能障碍的主要原因（图 54.6）[92]。

心肺转流不仅能同时激活内源性及外源性凝血通路，还能通过不同机制直接影响血小板功能。血小板表面表达各种糖蛋白受体，这些受体能与循环中的纤维蛋白原、凝血酶及胶原蛋白等配体结合（图 54.7）。心肺转流管路吸附血液中的蛋白并以此为中心触发血小板趋化和黏附。这些黏附的血小板被激活后释放其细胞质的颗粒内含物并在局部形成凝血酶，导致微血管血栓引发栓塞。

心肺转流下纤溶活性明显增强。接触激活使因子Ⅻ、前激肽释放酶及高分子量激肽原活化并激活内皮

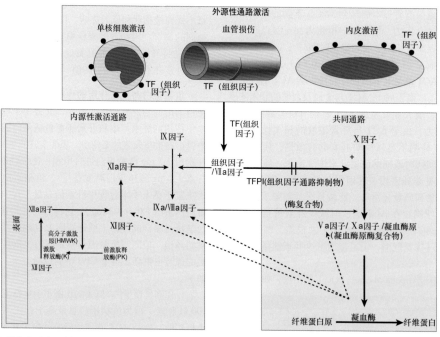

图 54.6　心肺转流可以通过管道表面吸附并激活Ⅻ因子、高分子激肽原（high-molecular-weight kininogen，HMWK）及前激肽释放酶（prekallikrein，PK）而激活内源性凝血通路引发凝血。CPB 通过组织损伤和系统性炎症反应激活外源性凝血通路，并导致单核细胞和内皮细胞表达组织因子（tissue factor，TF）。TF 协同Ⅶa 因子促使Ⅹ因子活化为Ⅹa 因子而开始共同通路。凝血酶原复合物在磷脂表面形成后促使凝血酶产生并将纤维蛋白原转化为纤维蛋白。组织因子通路抑制物（Tissue factor pathway inhibitor，TFPI）抑制 TF/Ⅶa。凝血酶可通过活化Ⅺ、Ⅷ和Ⅴ因子消除 TFPI 的这种抑制作用，并通过酶复合物促发Ⅹ因子的活化（From Kottke-Marchant K，Sapatnekar S. Hemostatic abnormalities in cardiopulmonary bypass：pathophysiologic and transfusion considerations. Semin Cardiothorac Vasc Anesth. 2001；5：187-206.）

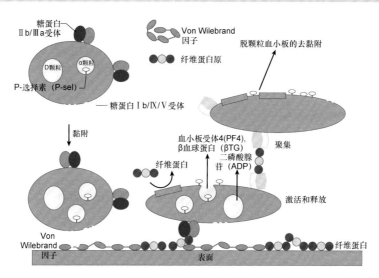

图 54.7　心肺转流管道通过引起 Von Wilebrand 因子（VWF）和纤维蛋白原等血浆蛋白的快速黏附及变构而激活血小板。血小板通过表面糖蛋白（glycoprotein，Gp）Ⅰb/Ⅸ/Ⅴ与 VWF 黏附，并通过 GP Ⅱb/Ⅲa 受体与纤维蛋白原黏附，从而激活血小板胞内信号传导通路，导致 α 颗粒［血小板因子 4（platelet factor 4，PF4）及 β 血小板球蛋白（β-thromboglobulin，βTG）］脱颗粒，并使磷脂重构而形成凝血复合物及纤维蛋白。释放致密颗粒中的二磷酸腺苷（adenosine diphosphate，ADP）以及 Gp Ⅱb/Ⅲa 受体的激活也会发生，并使血小板在粘连层聚集。由于血液流体剪切力的作用，黏附和聚集的血小板可被从内膜上冲刷下来，以脱颗粒的状态回到血液循环或形成微小聚集物淤滞于末梢血管（From Kottke-Marchant K，Sapatnekar S. Hemostatic abnormalities in cardiopulmonary bypass：pathophysiologic and transfusion considerations. Semin Cardiothorac Vasc Anesth. 2001；5：187-206.）

细胞，促使其释放组织纤溶酶原激活物，进而出现纤维蛋白和纤维蛋白原溶解（图 54.8）。

　　血管内皮本身是个活性底物，对血液循环中的介质敏感，它能表达与释放抗凝及促凝因子。在心肺转流过程中，低氧及炎症介质刺激内皮细胞发生反应并进入促血栓形成状态，表现为组织因子表达上调、血小板聚集加速和白细胞黏附蛋白表达增多（图 54.9）[93]。

　　肝素抵抗，肝素反应性改变以及抗凝血酶　肝素抵抗是指注射推荐剂量的普通肝素后 ACT 值无法达到治疗水平。有人提出肝素抵抗是指静脉使用 600 ~ 800 U/kg 的肝素后 ACT 仍然小于目标值（400 ~ 480 s）[94]。有人提出在心肺转流肝素抗凝的任何时段，ACT 值小于 400 s 也称之为肝素抵抗[95]。肝素抵抗可能是由于先天性 AT 缺乏或异常，需要输注 AT 恢复肝素的抗凝特性[96]；其更常见的原因是患者的疾病和生理状态导致。加大肝素的剂量可能提高 ACT 数值。因此，这种临床现象有一种更准确的表达方式，称之为"肝素反应性改变"。这种改变可能是由于后天 AT 缺乏、肝素结合蛋白水平增加、血小板激活、脓毒症或其他疾病导致。近期一项小型临床研究显示，术前使用过肝素的心脏手术患者肝素反应性改变的发生率约为 40%[96]。

　　目前报道的导致肝素反应性改变的危险因素包括 AT 水平小于正常值的 60%、术前肝素使用史、血小板计数大于 300 000/μl。Ranucci 和他的同事们发现术后 AT 水平低与 ICU 停留时间长相关[97]，其他人还发现 AT 水平低与心源性预后不良有关[98]。并非所有的肝素抵抗都是 AT 介导的，因此明确导致肝素反应性改变的生理因素十分重要，这样才能进行适当的治疗[99-101]。

　　临床上处理肝素抵抗一般采用增加肝素用量的方法。对于难治性患者，可补充能产生 80% ~ 100% AT 活性的 AT 浓缩物或重组 AT 以恢复肝素反应性。对因 AT 缺乏导致的肝素抵抗，补充 AT 是Ⅰ级适应证[102]。由于输注异体血易出现并发症，因此在肝素抵抗时不再推荐输注血浆，而采用上述特定因子替代治疗较血浆输注更具有优势。当进行 AT 补充治疗时，使用鱼精蛋白需要格外谨慎并仔细止血，因为 AT 能提高肝素作用并轻度加重术后出血[102]。

　　肝素反跳　肝素反跳是鱼精蛋白中和肝素后 1 h 内出现的出血。凝血功能检测提示肝素残余，如 APTT 或 PT 延长、抗Ⅹa 因子活性增高等。肝素反跳的机制包括：鱼精蛋白清除之后与蛋白结合的肝素缓慢解离、鱼精蛋白清除速度快于肝素、细胞外间隙中肝素经过淋巴回流以及血液中不明肝素拮抗物的清除等。

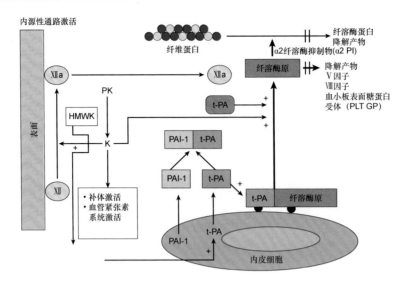

图 54.8　**纤溶系统通过激活纤溶酶从而降解纤维蛋白。** 内源性凝血因子参与了这一过程。心肺转流管道表面可以吸附及活化ⅩⅡ因子、高分子量激肽原（HMWK）及前激肽释放酶（prekallikrein，PK）。激肽释放酶（K）及ⅩⅡa因子使纤溶酶原转换为纤溶酶，组织纤溶酶原激活物（t-PA）也具有同样的作用。t-PA 与其抑制物，纤溶酶原激活物抑制物 -1（plasminogen activator inhibitor-1，PAI-1）都是由内皮细胞释放的。纤溶酶不仅能降解纤维蛋白，也能降解 Ⅴ、Ⅶ 因子及血小板表面糖蛋白受体（platelet surface glycoproteins，PLT GP）。激肽释放酶同时能够激活补体及血管紧张素系统，HMWK 也可通过刺激内皮细胞产生 t-PA 从而加速纤溶过程。FDP，纤维蛋白降解产物；α_2PI，α_2 纤溶酶抑制物（From Kottke-Marchant K，Sapatnekar S. Hemostatic abnormalities in cardiopulmonary bypass：pathophysiologic and transfusion considerations. Semin Cardiothorac Vasc Anesth. 2001；5：187-206.）

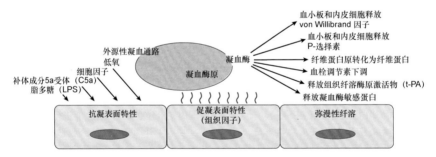

图 54.9　**内皮细胞激活后的促凝血作用。** 内皮细胞激活释放组织因子，从而使凝血酶原转化为凝血酶。凝血酶有多种生物学作用：（1）促进 VWF 及 P- 选择素的释放，从而促进血小板聚集和血小板、中性粒细胞和内皮细胞黏附；（2）促进纤维蛋白原转化为纤维蛋白，形成血块的固态部分；（3）下调凝血调节蛋白 / 蛋白 C 和蛋白 S 系统；（4）激活 t-PA 的释放，进而催化纤溶形成；（5）激活凝血酶敏感蛋白，它结合 t-PA，可阻止其被纤溶酶原激活物抑制物 -1（PAI-1）降解，从而加速纤溶酶形成。LPS，脂多糖（From Boyle EM Jr，Verrier ED，Spiess BD. Endothelial cell injury in cardiovascular surgery：the procoagulant response. Ann Thorac Surg. 1996；62：1549-1557.）

肝素反跳很罕见，根据 CPB 终止时残留的肝素浓度计算鱼精蛋白剂量的方法比依据总体肝素用量按比例给予鱼精蛋白的方法更容易发生肝素反跳，因为按比例给药通常导致轻微"过量"。根据凝血功能检查，肝素反跳很容易通过追加鱼精蛋白来预防或治疗。大剂量使用肝素或 CPB 时间延长的患者，存在肝素反跳的风险，鱼精蛋白输注可成功预防[103]。灌注管理指南建议 CPB 后持续输注低剂量鱼精蛋白（25 mg/h）达 6 h 可作为多模式血液保护方案的部分内容（Ⅱb 级，证据级别 C 级）[82]。

肝素诱导性血小板减少症（heparin-induced Thrombocytopenia，HIT）　HIT 是因使用肝素后出现的、免疫介导的促血栓形成状态。当血小板因子 4（protein platelet factor 4，PF4）和肝素形成复合物时，体内产生抗 PF4 的抗体。在正常情况下 PF4 主要存储于血小板的 α 颗粒中,而血浆中含量很低,但肝素能通过解离内皮细胞上的 PF4 使其血浆中浓度提高 15 ～ 30 倍。PF4 还通过 α-颗粒膜的膜融合作用在激活的血小板膜表面表达并与肝素结合。血小板表面的 PF4-肝素复合物被一种特异性的免疫球蛋白 G（IgG）识别并与之结合,进而通过免疫介导激活血小板。血小板高聚集性是 HIT 的特点并导致促血栓形成状态[104-105]。通常可以使用 4 Ts 临床评分来确定是否应进行肝素-血小板抗体检测诊断 HIT（Ⅱa 类,证据级别 B 级）[82]。心脏术后 HIT 的诊断可能很困难,通常 4 Ts 评分不可靠。

HIT 最具特征性的表现就是血小板的数量小于 100 000/μl 或者小于基础值的 50%。心肺转流以及使用肝素后血清 HIT 抗体阳性的发生率较高（20% ～ 50%）[106]。然而据报道,心肺转流术后 HIT 的发生率仅为 1% ～ 3%[107]。因此,术后血清抗体阳性的心脏手术患者发生 HIT 的风险小于 10%。

决定 HIT 易感及血栓栓塞并发症风险的是免疫反应的强弱,而不仅仅是 PF4-肝素抗体是否阳性[107]。除了术后抗体阳性外,术前存在抗体也与心脏术后并发症增加有关[108]。其并发症包括肠缺血、肾功能不全、肢体缺血以及其他血栓前事件。

心脏手术患者 HIT 的处理必须对风险效益进行仔细的评估,认真权衡栓塞风险与接受非肝素类抗凝剂的风险。手术的紧急程度是影响决策的重要因素。应尽可能推迟手术直至血浆中抗体滴度呈阴性或弱阳性[82],这可能需要 90 天以上的时间（Ⅱa 类,证据级别 C 级）[107]。如果无法推迟手术,则应考虑使用其他治疗措施（框 54.6 和 54.7）。目前通常选用直接的凝血酶抑制剂进行抗凝。水蛭素和阿加曲班是经 FDA 批准的可用于治疗 HIT 血栓形成的药物[109]。使用这些药物作为心肺转流的抗凝剂可能发生术后出血。经 FDA 批准比伐卢定可用于经皮介入治疗,由于它半衰期短,可作为 HIT 患者心肺转流的抗凝剂[110-112]。指南建议:诊断为 HIT 且需要 CPB 的急诊手术可以选择比伐卢定进行抗凝（Ⅱa 类,证据级别 B 级）[82]。但目前只有肝素是 FDA 认可的唯一能用于心肺转流的抗凝药物。比伐卢定经肾消除,因此合并严重肾功能不全且血清阳性的 HIT 患者需要紧急 CPB 时,抗凝可以选择阿加曲班或在肝素化之前通过血浆置换清除抗体或肝素联合抗血小板药（替罗非班,伊洛前列素）以防止血小板活化（Ⅱb 类,证据级别 C 级）[82]。后两种方法使用了肝素,因此有一定的风险且出血的可能性增加。框 54.6 及 54.7 总结了不能延期手术至血清

框 54.6 **肝素诱导性血小板减少症患者心肺转流的替代抗凝治疗**

1. 安克洛酶
2. 低分子肝素或类肝素（先测试）
3. 其他凝血酶抑制剂（水蛭素,比伐卢定,阿加曲班）
4. 使用单次剂量的肝素,早期用鱼精蛋白中和,以及
   a. 推迟手术直至抗体消失,或
   b. 使用血浆置换术降低抗体水平或
   c. 用伊洛前列素、阿司匹林和双嘧达莫（潘生丁）、阿昔单抗或 RGD 阻滞剂来抑制血小板
所有患者:
1. 冲洗液中不含肝素
2. 不用肝素涂层的导管
3. 静脉通路不用肝素帽
   目前尚缺乏用于心肺转流的抗凝药。

RGD,糖蛋白受体衍生的（Modified from Kaplan JA, Reich DL, Savino JS, eds. Kaplan's Cardiac Anesthesia: The Echo Era. 6th ed. St. Louis: Saunders; 2011: 966.）

框 54.7 **可用于心肺转流的其他抗凝药**

安克洛酶
低分子肝素
Xa 因子抑制剂
比伐卢定或其他直接凝血酶抑制剂（水蛭素、阿加曲班）
血小板受体抑制剂

（From Kaplan JA, Reich DL, Savino JS, eds. Kaplan's Cardiac Anesthesia: The Echo Era. 6th ed. St. Louis: Saunders; 2011: 967.）

抗体阴性的 HIT 患者的治疗措施及替代抗凝方案。图 54.10 描述了每种替代药如何抑制 Xa 因子、凝血酶或纤维蛋白原。

鱼精蛋白反应 鱼精蛋白可引发多种血流动力学改变,依据其表现和机制分为不同的种类。鱼精蛋白的不良反应囊括了血压轻微或明显降低,以及导致住院死亡率增高的血流动力学剧烈变化等诸多种类[113-114]。对于临床症状的解读是对其机制探讨的第一步。通常,这些反应分为 Ⅰ 型、Ⅱ 型和 Ⅲ 型。Ⅰ 型鱼精蛋白反应只表现为低血压,伴随正常或稍低的左心充盈压及正常的气道压。该型反应相对较轻,补充容量、减缓鱼精蛋白推注速度或少量使用血管活性药物就可有效缓解。Ⅱ 型反应表现为中到重度低血压以及类过敏反应的特征,如支气管收缩。类过敏反应就是鱼精蛋白过敏反应,它是由 IgE 抗体介导的经典免疫或过敏性反应。非免疫性反应的机制是由 IgG 或补体激活介导。Ⅲ 型反应是由于大量肝素-鱼精蛋白复合物沉积在肺循环而引起介质释放,导致严重低血压和肺动脉高压,并继发急性右心功能衰竭。这是一种导致循环崩溃的严重反应,而且由于难治性右心衰竭可能需要重行心肺转流。幸运的是,这种情况在临床上相对少见[113]。

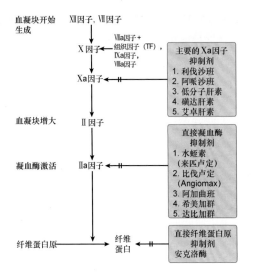

图 54.10　**肝素的替代方案**。图右侧框中显示了最新的抗凝药，这些药物抑制 Xa 因子、凝血酶或纤维蛋白原。LMWH，低分子量肝素；TF，组织因子（From Kaplan JA，Reich DL，Savino JS，eds. Kaplan's Cardiac Anesthesia；The Echo Era. 6th ed. St. Louis；Saunders；2011；968.）

鱼精蛋白反应的机制包括快速输注引起的内皮细胞一氧化氮释放、肥大细胞脱颗粒及组胺释放。Kimmel 等研究发现，易导致鱼精蛋白反应的独立危险因素包括中性精蛋白锌胰岛素的使用、鱼类食物过敏史及非鱼精蛋白类药物过敏史[115]。在此项研究中，39% 心脏手术患者具有至少一项上述危险因素。其他可能的但尚未证实的危险因素包括曾经使用过鱼精蛋白、曾行输精管结扎术、左心功能降低及血流动力学不稳定等[115]。鱼精蛋白反应与注射部位无关[116]。预防性使用组胺受体阻滞剂不能阻止其发生。

以下总结了具有鱼精蛋白反应风险患者的临床处理原则：

1. 应缓慢推注鱼精蛋白且推注时间大于 5 min。控制鱼精蛋白总量，小于 2.6 mg 鱼精蛋白 /100 U 肝素。因为鱼精蛋白总量高于此比例会抑制血小板功能、延长 ACT 并增加出血风险（Ⅱa 类，证据级别 C 级）[82]。

2. 患者有明确的鱼精蛋白过敏史，应避免再次冒险使用鱼精蛋白。可使用鱼精蛋白的替代药物或者不拮抗肝素。可考虑进行无肝素化心肺转流、采用非心肺转流冠状动脉旁路移植术（off-pump coronary artery bypass，OPCAB）联合肝素替代药物抗凝，如果已使用了肝素可用非鱼精蛋白类药物如肝素酶进行中和，或等肝素自行代谢。

3. 一般情况下，减缓推注速度或暂停推注，并通过静脉通道或主动脉插管补充容量就能缓解鱼精蛋白引起的低血压反应。必要时给予血管活性药物，如去氧肾上腺素、麻黄碱或氯化钙等，或加大正性肌力药物用量。

4. 严重的或顽固性低血压，无论是否合并肺循环问题、支气管痉挛或右心衰竭，都应给予足够的重视和积极的处理，必要时可考虑重新进行心肺转流。临床处置步骤如下：

　　a. 重新肝素化以备必要时重新进行心肺转流及减少肝素 - 鱼精蛋白复合物。如果血流动力学允许，可在继续支持治疗的前提下先给予低剂量肝素 70 U/kg；若患者确有必要再次行 CPB，则补充至全剂量肝素（300 U/kg）（Ⅰ 类，证据级别 C 级）[82]。

　　b. 静脉持续泵注或间断推注血管活性药物。一般选用肾上腺素及去甲肾上腺素，若患者血流动力学允许也可以考虑米力农。

　　c. 如果血流动力学允许，可考虑使用沙丁胺醇雾化以缓解气道痉挛及高气道压。

抗纤溶治疗：预防出血　随机试验和 meta 分析发现，心脏手术患者心肺转流前预防性使用抗纤溶药物能减少出血和输血[117-118]。最为熟悉的抗纤溶药物包括合成赖氨酸类似物 ε - 氨基己酸（ε-aminocaproic acid，EACA）、氨甲环酸（tranexamic acid，TA）以及丝氨酸蛋白酶抑制剂抑肽酶。合成药物是通过结合纤溶酶的赖氨酸结合位点从而抑制纤溶发挥血液保护作用。同时因结合产物可抑制纤溶酶的抗血小板作用，因此这些药物也有血小板保护的特性。

抑肽酶是纤溶酶的直接抑制剂，同时抑制其他蛋白酶，因此具有抗炎和抗血管舒缓的作用。但是，一项大范围的观察性研究发现抑肽酶与 CPB 后肌酐水平增加以及其他组织器官预后不良显著相关[119]。一项随机的前瞻性研究发现，抑肽酶组虽然出血减少，但死亡率增加，该药物随后在全球下市[120]。虽然并未发现抑肽酶治疗组患者的死亡原因与血栓或其他与药物相关的作用有联系，但是这项研究发表以后该药物被禁用了多年。通过再次分析这些研究数据，禁用抑肽酶的决定被重新审视。如今，抑肽酶已经在加拿大和其他国家再次使用，但被特别指定用于 CABG 手术。

高凝状态　抗纤溶药物已经成为心肺转流手术的常规药物。抗纤溶药物、促凝药和血液制品的使用增加了心肺转流期间血栓发生的风险，这期间的反馈机制很重要但体内平衡很难维持。随着消耗性凝血障碍的进展，所有患者都有形成血栓的风险，但先天性或获得性易栓症患者的风险明显增加[121]。在心脏手术患者常规使用抗纤溶药物的现状下需要尤为关注这类疾病。

凝血因子 V 的 Leiden 基因（factor V Leiden，FVL）突变是遗传性易栓症的最常见病因，在白种人中发病率约为 3% ～ 7%[122-123]。无论从机制还是临床表现而言，FVL 均参与了心脏术中血栓形成，尤其是对于经历了停循环以及使用了抗纤溶药物的患者[124]。Donahue 在其综述中对于 FVL 突变做出了以下几点总结及建议[121]：

- 携带 FVL 突变基因的患者行心脏手术时出血量少于非携带者。
- FVL 基因缺陷的患者早期移植血管血栓形成的风险可能增高。
- FVL 突变患者使用抗纤溶药物可能会增加血栓风险
- 实例研究表明，暴露于深低温停循环手术的 FVL 突变患者，抗纤溶药物会增加血栓形成风险。

抗凝患者行心脏手术　心脏手术患者的抗血栓治疗有很多标准及应用原则。对于缺血性心脏病可能需要短期或长期应用阿司匹林、AT 抑制剂（肝素）、直接凝血酶抑制剂或血小板抑制剂（二磷酸腺苷 ADP 受体抑制剂，糖蛋白 Ⅱb/Ⅲa［GP Ⅱb/Ⅲa］受体抑制剂）等抗凝制剂。合并外周血管病变、瓣膜疾病或心脏射血功能降低的患者需要用华法林等药物进行抗血栓治疗。患者在手术前往往接受了多种药物联合的抗血栓治疗。所以对心脏手术患者而言，术后出血是一个常见的且棘手的并发症，尤其是 CPB 本身也可能增加其出血风险。

缺血性心脏病患者接受经皮冠状动脉介入治疗如血管成形及冠状动脉支架植入术后，需使用抗血栓药物尤其是抗血小板药物维持支架的通畅，预防其堵塞。早期的 ACC/AHA 经皮冠状动脉介入治疗指南推荐（Ⅰ类证据），患者安置药物洗脱支架后，需服用阿司匹林和氯吡格雷至少 1 年[125]。但接受经皮冠状动脉介入治疗并放置二代药物洗脱支架患者的数据显示，缩短双联抗血小板治疗的时间也能同样有效预防支架内血栓形成，因此可在六个月后停用单个抗血小板药物[126]。患者可更早接受外科治疗且也减少了出血的风险。同时服用阿司匹林和噻吩并吡啶类抗血小板药物会增加心脏术后出血风险[127]，但尚不清楚单独服用阿司匹林是否增加此风险。大量证据表明（大

部分来自小样本、回顾性、非随机研究的 B 级证据），ADP 受体拮抗剂氯吡格雷（波立维）与 CABG 患者围术期大量出血有关[128]。有报道显示此类患者行 OPCAB 也呈现这种趋势，虽然并非所有研究结果均一致[129]。早期的建议认为拟行 CABG 手术的患者需提前 5 ～ 7 天停用氯吡格雷。但指南[77]推荐停药 3 天足以减少出血风险并保证预后安全[130]。虽然可能没有必要停药 5 ～ 7 天，但是目前证据支持停用氯吡格雷后一段时间后再行 CABG 手术。

使用 GP Ⅱb/Ⅲa 受体拮抗剂，尤其是在手术前 12 h 内接受阿昔单抗治疗急性冠状动脉综合征的患者，心脏手术围术期出血的风险及血制品使用量增加[131-132]。短效Ⅱb/Ⅲa 受体拮抗剂不会增加围术期出血或不良事件的风险。事实上，使用 GP Ⅱb/Ⅲa 受体拮抗剂可能改善心肌预后[133]。心脏或非心脏手术停用抗血小板治疗的时间对预防血栓性事件同时又不增加出血风险十分关键。可根据药物的药理特性以及抗血小板药物的药效检测决定是否停药。

依诺肝素是一种低分子肝素，在 CPB 期间使用可增加输血量和外科再次探查的风险[134]。低分子肝素也能降低肝素反应性[135]。

华法林残留的患者行心脏手术时可因心肺转流期间抗凝效果增强而获益。如果术后发现大量出血并通过凝血检查确定华法林残留，可输注血制品或使用药用凝血酶原复合物浓缩物（pharmacologic prothrombin complex concentrates，PCCs）补充凝血因子。

房颤患者可能服用新的抗血栓药——直接口服抗凝药（direct oral anticoagulants，DOACs）包括凝血酶抑制剂（达比加群）和 Xa 因子抑制剂（利伐沙班，阿皮沙班和伊多沙班）。这些药物药效好，作用时间长且无拮抗药，因此心脏手术患者使用这类药物会增加出血风险。与维生素 K 拮抗剂相比，DOAC 具有相似的预防血栓作用，但出血并发症更少[136]。其另一个好处是具有可预测的药效学特点且通常不需要常规监测。常规监测项目（例如 INR 和 aPTT）无法准确评估 DOAC 的抗凝活性，而凝血酶时间或直接测定抗Xa 活性更准确[137-138]。

总之，术前因服用药物导致凝血障碍的患者行心脏手术时，术后可能发生出血。不论凝血功能紊乱是由心肺转流本身还是由药物抑制造成的，或者两者共同作用所致，这个并发症的诊断和治疗都应该是一样的。术后持续出血的处理会在"术后阶段"这一节中详细讨论。

麻醉诱导和转流前期

术前用药

麻醉科医师应确保让患者在术晨用一小口水服用适当的药物。除少数药物外，患者手术当天应继续服用平时长期服用的药物，特别是 β 肾上腺素受体阻断剂。医师应了解，若患者在手术当天服用了 ACEI 类药物，低血压的发生率可能会增加[139]。已证实在 CABG 术后早期应用阿司匹林会减少缺血性并发症的发生[140]。但是，如果患者术前近期内服用了阿司匹林可能会导致更多的纵隔出血以及输血量增加。STS 发布的共识指出：心脏手术术前停用低强度的抗血小板药物（比如阿司匹林）可降低患者输血率，但是这只针对不合并急性冠脉综合征的择期手术患者[76]。

然而抑制血小板 P2Y12 受体的药物应尽量在冠状动脉重建术（心肺转流下或非心肺转流）前停用[76]。停药时间决定于药物的药效学，但是不可逆的 P2Y12 血小板受体抑制剂至少需要停用 3 天。可以用 POC 检查测定血小板 ADP 的反应性。如果 POC 检查发现在服用初始剂量的氯吡格雷后血小板 ADP 反应性正常，则提示 P2Y12 抵抗，其特异性高达 85%[141-142]。这就是“血小板高反应性”。流式细胞仪可能在诊断血小板抑制程度上更具特异性，但不能进行即时检测[141, 143]。

对于绝大多说患者来说，将要进行的心脏手术会给他们带来焦虑情绪。而且麻醉诱导前进行动静脉置管会导致疼痛。而疼痛和焦虑会诱发交感兴奋从而出现心动过速和高血压。为预防这种情况，首先应向患者详细介绍可能使用的麻醉方法以及各种操作。在患者被转运到手术间前，推荐使用阿片类药物或者抗焦虑药（或者两种药物联用）缓解其焦虑和疼痛。麻醉诱导前进行桡动脉置管时有必要静脉追加药物，通常为咪达唑仑和芬太尼。但对于合并充血性心力衰竭且心输出量降低的患者，使用镇静药物时应非常小心，避免心肌抑制导致低血压。并且对于合并肺动脉高压的患者，必须避免因过度镇静和呼吸抑制导致的高碳酸血症或低氧血症。

麻醉诱导

准备诱导时，下列药物应即时可得：缩血管药物（如去氧肾上腺素、麻黄碱、氯化钙、随时可拿到的血管加压素）；一种或多种正性肌力药（如麻黄碱、肾上腺素、随时可拿到的去甲肾上腺素、多巴胺或多巴酚丁胺）；一种或多种扩血管药（如硝酸甘油、硝普钠、尼卡地平）；抗胆碱药（阿托品）；抗心律失常

药（如利多卡因、艾司洛尔、镁剂、胺碘酮和腺苷）和肝素[144]。常用的药物应先抽好，以备适当的时候推注或泵注，其他不太常用药物应在手术间备好以供随时拿取。鱼精蛋白应易于拿取，但很多中心要求将鱼精蛋白存放在特殊的包装里或单独放置在附近的地方，避免不小心提前误用。

除此之外，应该根据外科治疗改进方案指南（Surgical Care Improvement Project, SCIP）选择并给予抗生素。STS 推荐头孢菌素作为心脏手术主要的预防性抗生素，应在切皮前 1 h 内给药[145]。对青霉素过敏的患者，应该在切皮前 2 h 内给予万古霉素。另外，心脏手术常使用抗纤溶药物以减少出血和输血。最常用的抗纤溶药物为合成的赖氨酸类似物 TA 和 EACA，两种药物都能降低心脏手术中的总体失血量和需要输血的患者数量[76]。

麻醉诱导药物和方法的选择应考虑患者心脏的病理生理和其他合并症。没有单一的“秘方”能保证诱导期间的血流动力学稳定。低血压的原因可能源于相对的低血容量状态、使用血管扩张剂以及麻醉诱导引起的交感张力降低。低血压在左心室功能差的患者特别常见。与之相反，心功能好的患者可因诱导前焦虑、喉镜置入和气管插管引发的交感兴奋在诱导期间出现高血压。

在麻醉诱导前应进行桡动脉或者其他部位的动脉穿刺置管以实时监测动态血压。如果手术需要切取一侧的桡动脉作为移植血管，可以在对侧的桡动脉、肱动脉或者股动脉进行穿刺置管。麻醉诱导期间也需要包括 ECG 和血氧饱和度在内的基本监测。任何心脏手术均需建立中心静脉通路以便进行容量输注、输血治疗以及确保血管活性药物直接进入循环。中心静脉导管或肺动脉导管可以在麻醉诱导前或者麻醉后放置。麻醉诱导前放置更好，这样可在诱导期间监测 CVP。但是，在清醒患者身上放置导管可能花费的时间更多并造成不适，从而导致不必要的高血压和心动过速。权衡利弊后一般建议在麻醉诱导后放置中心静脉导管。尿管、鼻胃管、TEE 探头以及温度监测探头（例如鼻咽温度探头）也应该在麻醉诱导后放置。

在麻醉诱导和维持期间选择麻醉药物种类和剂量时，应该考虑到麻醉药的药效学特性可能会影响血压、心率或心输出量，以及考虑术后“早期”拔管（即在手术结束后数小时内）。通常使用阿片类药物和镇静催眠药物（依托咪酯、硫喷妥钠、丙泊酚或咪达唑仑）进行麻醉诱导。所有的麻醉药物都可以通过降低交感张力、降低体循环阻力、减慢心率或者直接抑制心肌收缩力导致血压下降。唯一的例外是氯胺酮，

它具有拟交感作用。然而对于儿茶酚胺耗竭的患者，氯胺酮的拟交感作用不能抵消本身直接的负性肌力作用。鉴于复杂的药理学特性，危重患者或者左心功能差的患者进行麻醉诱导时应谨慎使用麻醉药物。

麻醉诱导期间肌松剂的使用顺序通常比较靠前，特别是使用大剂量的阿片类药物时，这样可以减少胸壁强直（另见第 27 章）。常规进行"快通道"麻醉或倾向于早期拔管时，麻醉维持通常首选吸入麻醉药。异氟烷、地氟烷以及七氟烷都有剂量相关性血管扩张作用，从而降低体循环阻力及血压。吸入麻醉药物的好处还在于具有预处理作用，这对于心肺转流或非心肺转流下行 CABG 的患者尤其重要，因为这些手术中可能会发生心肌缺血。吸入麻醉药具有多重心肌保护作用，包括触发预处理级联反应及减轻再灌注损伤[146]。但绝大多数的心脏麻醉科医师都会避免使用氧化亚氮，因为它会增加气泡的体积并增加肺血管阻力（pulmonary vascular resistance，PVR）。

心肺转流前期

麻醉诱导后有些细节必须注意到，特别是体位（另见第 34 章）。不同医学中心对于放置患者手臂的方法有所不同，但都必须避免因过度外展造成的臂丛神经损伤、在尺骨鹰嘴部位不恰当衬垫造成的尺神经损伤、因上臂挤压在胸骨牵拉器支撑柱上造成的桡神经损伤以及手指卡在手术床金属边缘造成的手指损伤。正确的体位也包括确保先前在桡动脉、尺动脉或者肱动脉放置的动脉导管不会"打折"。头部也需要衬垫，并在手术过程中不时调整位置以避免发生枕部脱发，这通常发生在术后数天。眼睛应尽可能润滑，用贴膜贴合并避免受压。任何软组织的压伤都可能因 CPB 期间低温及低灌注而加重。在体位调整好后应检查所有监测导线及导管，确保没有打折、受压、成角或无法采集。另外，应在切皮前 1 h 内使用抗生素并记录（万古霉素在 2 h 内使用）。麻醉诱导后应尽快检测动脉血气和生化检查（电解质、血糖及血钙）以及基础 ACT。如果放置了能持续监测混合静脉血氧饱和度的肺动脉导管，应测定混合静脉血氧饱和度进行仪器的校准。

在转流前期，麻醉科医师的主要任务是在准备建立心肺转流时维持患者的血流动力学和内环境的稳定。这个阶段外科操作刺激的强度变化很大。摆放体位、放置额外的监护、消毒以及取大隐静脉等操作引发的交感刺激很小。因此，低血容量和心功能差的患者在这个阶段可能发生低血压。而切皮、劈胸骨以及取内乳动脉都是刺激很强的操作。先前低血压的患者

在这些操作刺激下也会出现高血压、心动过速以及心律失常。心肺转流开始前大血管插管时，刺激强度又再一次变小；而且由于心脏以及大血管上的操作会使静脉回流暂时性减少，从而导致血压快速剧烈下降。麻醉科医师应该对血流动力学的波动做好充分的准备，及时使用前面提到的缩血管药、正性肌力药、扩血管药、抗心律失常药以及抗胆碱能药物。

在准备心肺转流时必须要进行抗凝。目前肝素仍是首选的抗凝药物，通过中心静脉给予 300 ～ 400 U/kg 的初始剂量。给药后即刻起效，但通常需要让药物循环 3 ～ 5 min 后再检测其效果。开始心肺转流时 ACT 必须至少达到 300 s，但绝大多数中心都将 ACT 至少达到 400 s 作为开始心肺转流的标准。如果需要，可以增加肝素的用量直至达到设定的 ACT 标准。随后常规给予抗纤溶药（EACA 或 TA）以尽量减少心脏术中出血和输血。

肝素化后，转流前很重要的一个步骤就是大血管插管。一根或多根大静脉或者右心房的插管可将体循环的静脉血引流到氧合器。另外，通过大动脉，通常是升主动脉的插管，氧合后的血液可回输至体循环。插管前必须使用肝素。动脉插管通常在静脉插管之前建立，以便必要时可进行快速的血液输注或容量复苏。动脉插管的并发症包括动脉夹层、出血及其导致的低血压、意外的主动脉弓插管和粥样斑块脱落或者插管时进入的气泡或动脉插管的附壁气泡造成的栓塞。静脉插管的并发症包括失血、心律失常以及外科操作对心脏以及大血管的机械压迫造成的低血压。当动脉插管建立并确保管道内没有空气后，可以每 100 ml 递增的速度进行容量补充，纠正因为失血或者低血容量导致的低血压。必要时可通过电复律或药物治疗心律失常，也可立即开始心肺转流。

对于再次心脏手术的患者（即以前接受过胸骨正中劈开的患者）要特别小心可能突然发生的大出血。对再次手术的病例，应至少准备两个单位的红细胞备用。通常外科医师会对这些患者使用摆锯，但与胸骨下方粘连的纵隔结构仍然有可能受损。如果损伤到右心房、右心室、大血管或者之前的冠状动脉血管桥，外科医师会紧急建立并开始心肺转流。因此，麻醉科医师应该准备好全剂量的肝素。一旦肝素化后，立刻进行股动脉或主动脉插管，同时通过心内吸引装置建立静脉回流（称为吸引下转流）。

启动心肺转流

准备 CPB 期间心脏麻醉科医师会遇到新的挑战。准备 CPB 时，外科医师会在升主动脉上缝荷包以便

进行主动脉插管。此时麻醉科医师必须将患者的血压稳定在一个插管时不易损伤主动脉的范围内。一般认为收缩压尽量控制在 90～110 mmHg。期间应给予肝素抗凝，通常剂量为 300 U/kg，维持目标 ACT 450～500 s。主动脉插管完成后，外科医师需要完成其余的插管然后开始 CPB。

在上述过程中，心脏麻醉科医师需监控患者的血流动力学和心律是否发生任何意外的变化。

心肺转流开始后，灌注医师必须检查动脉管道的压力以及是否存在静脉回流不足的现象，以排除动/静脉插管位置异常的情况。麻醉科医师应该检查是否存在持续低血压、单侧面部发白、颈静脉怒张、面部肿胀或结膜水肿。一旦灌注达到全流量且心脏射血停止时，便可以停止机械通气并停用吸入麻醉药物。如果放置了肺动脉导管，这时候应该回退 3～5 cm 以免在肺动脉塌陷时造成肺动脉穿孔。记录并放空转流前的尿量以便能单独记录转流期间的尿量。可以通过 TEE 观察心肺转流开始后左心室的充盈程度，以便了解是否存在主动脉瓣反流及其他血流动力学问题。一旦心肺转流建立后，应将 TEE 探头保持未锁定的中立位直至心脏气体排空且并准备撤离心肺转流时。

为保证足够的麻醉深度应静脉追加镇静催眠药物，或将挥发罐连接到氧合器气体入口，使用吸入麻醉药维持麻醉。并继续使用肌肉松弛药物避免自主呼吸、体动以及低温和复温时发生的寒战。

▌撤离心肺转流

在 CPB 下完成手术后，患者需要脱离 CPB 并恢复自身的生理功能。

心脏麻醉科医师的一部分至关重要的职责就是为心脏手术的这一过程事先制订好相应的计划。该计划应考虑手术本身操作、心肺转流时间、主动脉阻断时间和患者的术前心脏状况和合并症。

在准备脱离 CPB 之前需要解决几个问题，包括温度、电解质（特别是钾）、心脏节律、体循环血压、心肌收缩力和左心室（LV）的空气。

解决了上述问题后，灌注医师逐渐让心脏替代心肺转流机泵出越来越多的血液。此时心脏麻醉科医师应保障患者所需的所有正性肌力药和（或）容量，这样才能成功完成 CPB 的撤离。

"CVP" 记忆法

幸运的是，大多数患者撤离心肺转流的过程相对

而言都比较顺利。Licker 和同事在一篇综述中强调手术室团队成员之间清晰的沟通是成功撤离心肺转流的关键[147]。明尼苏达州罗切斯特市的 Mayo 医学中心[148]开展的一项研究显示，技术性错误发生的频率和外科医师、麻醉科医师和灌注医师间沟通合作不良有明显相关性。

临床上所有的心脏手术患者尝试撤离心肺转流前都应该满足多条标准。Morris 及其同事将其总结为 "CVP" 记忆法，以帮助临床医师记住撤离心肺转流前需要完成的主要任务（表 54.4）[149]。"CVP" 的每一个字母代表了数项以其为首字母的任务或要点。

第一个 "C" 代表寒冷，指在撤离心肺转流时患者的体温应在 36～37℃之间。回流到心肺转流管道的静脉血温度以及鼻咽温都不应该超过 37℃，因为高温可能增加术后神经系统并发症（查阅有关温度章节）。

第二个 "C" 代表传导，指心率和心律。通常心率维持在 80～100 次/分是比较理想的。心动过缓时可以安置心外膜起搏导线，也可使用具有正性变时、变传导以及正性变力作用的 β 肾上腺能药物。心动过速（即心率超过每分钟 120 次）也是需要处理的。导致窦性心动过速的原因包括贫血、低血容量、麻醉过浅或者使用了正性变时的药物，应根据可能的原因采取相应的治疗方法。心脏节律也是改善心输出量的一个重要因素。三度房室传导阻滞需要进行起搏治疗，最好是房室顺序起搏。维持窦性心律对左心室顺应性很差的患者是有利的，这些患者特别依赖心房的收缩以获得足够的心脏充盈。如果发生了室上性心动过速，可采用直接同步电复律。另外，如胺碘酮、艾司洛尔、维拉帕米或腺苷等药物也可用以室上性心动过速的初期治疗或防止其复发。

第三个 "C" 代表心输出量或者心肌收缩力。心

表 54.4　Romanoff 和 Royster 提出 "CVP" 记忆法中包含的撤离心肺转流需注意的事项

C	V	P
寒冷（Cold）	通气（Ventilation）	预测因素（Predictors）
传导（Conduction）	观察（Visulization）	压力（Pressure）
心输出量（Cardiac Output）	挥发罐（Vaporizer）	缩血管药物（Pressors）
红细胞（Cells）	扩容剂（Volume expanders）	起搏器（Pacer）
钙（Calcium）		钾（Potassium）
凝血（Coagulation）		鱼精蛋白（Protamine）

From Morris BN, Romanoff ME, Royster RL. The postcardiopulmonary bypass period：weaning to ICU transport. In：Hensley FA, Martin DE, Gravlee GP, eds. A Practical Approach to Cardiac Anesthesia. 4th ed. Philadelphia：Lippincott Williams & Wilkins；2008：230-260

肌收缩力可以通过 TEE 或肺动脉导管进行评估。

第四个 "C" 指的是细胞（即红细胞）。在撤离心肺转流前，患者的血红蛋白浓度应达到 7～8 g/dl 或者稍微再高一些。如果开始复温时血红蛋白浓度低于 6.5 g/dl，灌注以及麻醉科医师都应该考虑进行血液浓缩或者输注一个单位的浓缩红细胞。

第五个 "C" 代表钙。应随时有钙剂备用以治疗低钙血症和高钾血症。复温后应监测离子钙浓度。虽然钙剂并不是常规给予，但离子钙浓度偏低时可通过补充钙剂来增加外周阻力。

第六个 "C" 代表的是凝血。使用鱼精蛋白后应测量 ACT。对于可能发生凝血功能异常的患者，应在数分钟后检测 PT、PTT 及血小板计数。如血栓弹力图之类的床旁监测（POC）可用，此时也需进行检测。合并下列因素的患者易发生凝血功能障碍：CPB 持续时间过长、深低温或（和）停循环、合并慢性肾衰竭。服用血小板抑制剂（氯吡格雷 / 阿司匹林）的患者应行血小板功能检测（关于服用华法林、抗血栓药物、血小板 GpⅡb/Ⅲa 抑制剂或凝血酶抑制剂的患者行急诊手术的详细讨论请参考 "血液系统" 一章的出血与凝血病一节）

第一个 "V" 代表肺通气。撤离心肺转流时，静脉引流逐渐被阻断，而肺循环的血流逐渐恢复。必须重新恢复肺通气以及氧合功能，使其再次成为气体交换的场所。比较好的做法是先进行几次峰压为 30 cmH$_2$O 的手动膨肺。如果选用了内乳动脉作为冠状动脉的移植血管，麻醉科医师在膨肺的时候需要观察术野，避免血管桥过度牵拉导致远端吻合口撕裂。另外可以通过前期的膨肺评估肺的顺应性，必要时可使用支气管扩张剂。外科医师应吸引出胸膜腔内所有的液体或者血液，如果有气胸则需要安置胸腔闭式引流。

第二个 "V" 代表 "观察" 心脏。包括直接观察术野内的心脏（主要为右心）以及通过 TEE 评估心脏的整体或局部收缩力和心脏的充盈程度（低血容量、容量适宜或者容量过度）。另外还可以通过 TEE 检查心腔内是否有残余气体。

第三个 "V" 指的是 "挥发罐"。如果在心肺转流期间曾使用挥发性麻醉药防止术中知晓或控制血压，应在撤机后立即恢复小剂量吸入。由于所有的挥发性麻醉药都会降低心肌收缩力和血压，可能会干扰心肺转流撤离期间低血压或心功能不全原因的鉴别诊断。

最后一个 "V" 表示扩容。当心肺转流储血槽内的所有液体都已输完且没有输血指征时，必要的时候可用晶体液、白蛋白或羟乙基淀粉快速扩容增加前负荷。

对于 "CVP" 中的 P，Morris 等解释第一个 P 是注意预示发生不良心血管事件的因素[149]。例如术前射血分数降低或者长时间心肺转流都预示该患者可能脱离心肺转流困难且需要正性肌力药物支持治疗。另外，因急性冠脉综合征行急诊手术的患者可能发生心肌顿抑。如果外科修复不彻底（如冠状动脉再血管化不完全）可能导致心肌持续缺血。

第二个 "P" 代表压力。在开始撤离心肺转流时应该对压力传感器重新校正并归零。应注意是否存在远端动脉（通常为桡动脉）和中心主动脉压力的差异。有时外科医师需要放置一个临时的主动脉根部测压管或长时间使用的股动脉测压管，以便在心肺转流期间及停机之后准确监测体循环压力。

第三个 "P" 代表的是升压药。即缩血管药物和正性肌力药物。这些药物应该备好以便随时使用。血管扩张剂，例如硝酸甘油、尼卡地平或硝普钠同样也应该随时备用。

第四个 "P" 代表的是 "起搏"。对于所有的患者都应准备体外起搏装置。心动过缓常需要进行起搏治疗。对于有心脏传导阻滞的患者，最好选用房室顺序起搏以维持心房的有效收缩。

第五个 "P" 代表钾。因为低钾可能导致心律失常，而高钾可能造成心脏传导异常。另外，也需要对血液内离子钙的浓度进行检测，很多临床医师会比较积极的额外给予氯化钙。通常在心肺转流终止前给予 2～4 g 镁剂。尽管没有明确的证据表明镁离子对于预防术后房性或室性心律失常有效，但是心肺转流后低镁血症比较常见，而且给予 2～4 g 的镁利大于弊。

最后一个 "P" 代表鱼精蛋白。许多中心要求将鱼精蛋白放置在特殊包装内或附近单独的位置以确保不会被提前误用（心肺转流期间使用鱼精蛋白是个灾难性错误）。不过当外科医师、麻醉科医师以及灌注医师决定拮抗凝剂时，可能需要花点时间去拿取。

■ 终止心肺转流

当上述准备就绪且肺恢复通气后，通过逐渐钳夹静脉管道减少回到心肺转流泵内的静脉血，并逐渐通过主动脉或者其他动脉插管谨慎增加患者血管内容量。应该避免心室过度充盈，因为这会增加心室壁的张力和心肌氧耗。减少泵入主动脉的血液逐步过渡到并行循环阶段。此时一部分静脉血液会回流到机械泵内，而另一部分则会经过右心室和肺，然后通过左心室泵入主动脉。部分临床医师直接将泵流量减半而非缓慢减少静脉回流。当负荷状态达到一个理想的水平，同时心肌收缩力足够的时候，可以钳夹主动脉插管而彻底停止心肺转流。

　　如果心肺转流已撤离而心脏表现不佳，可以通过主动脉插管输注血液增加前负荷，成人以每 100 ml 递增。通过 TEE 定性判断左心室容量情况，直接目测右心室以及测量充盈压等方法评估前负荷是否足够。这时候需要外科医师与麻醉科医师共同判断心脏充盈是否足够以及功能是否良好。可以通过 TEE 对左、右心室的整体以及局部功能进行评估。如果可能，也可以测定心输出量补充信息。此时应将后负荷调整到最佳的水平。心肺转流后成人的收缩压维持在 95 ～ 125 mmHg 是一个比较理想的状态。应该避免过高的收缩压对心脏或者主动脉上的缝合处造成过大的张力。如果患者的血流动力学不稳定而使用或追加正性肌力药物或缩血管药又需要一定的时间，可松开静脉插管处的管钳使静脉血再次回流到心肺转流氧合器，重新开始心肺转流（图 54.11）。

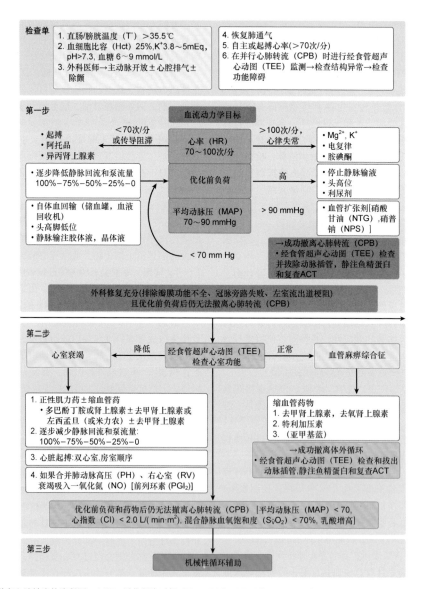

图 54.11　撤离心肺转流的流程图。ACT，活化凝血时间（From Licker M，Diaper J，Cartier V，et al. Clinical review：management of weaning from cardiopulmonary bypass. Ann Card Anaesth. 2012；15：206-223.）

使用了鱼精蛋白后再次进行心肺转流的过程更复杂，因为需要再肝素化。所以需要麻醉科医师和外科医师共同对心脏功能、心率、心律、前负荷、后负荷以及灌注状态进行最后一次评估。通常给予初始试探剂量的鱼精蛋白后，就可以拔出静脉导管。很多外科医师在至少使用一半剂量的鱼精蛋白后才拔出动脉插管。不同的中心或者不同医师使用鱼精蛋白的速度以及方法不尽相同（小量缓慢推注或者持续输注），但都应该避免大剂量快速推注鱼精蛋白。

表 54.5 显示了通过 TEE 特定诊断的在撤机和终止 CPB 期间可能遇到的撤机困难的表现和治疗方法[147]。

关胸

随着心脏外科手术进程的结束，将迎来关键步骤-关胸。关胸很重要，因为由此可产生相应的血流动力学变化。

通常手术团队会告知麻醉团队准备关胸，但即便外科医师没有告知，麻醉科医师也应保持警惕。

在 CPB 结束即刻，患者通常处于低血容量状态，而关胸会加剧因血容量降低导致的低血压。准备关胸时，麻醉科医师应根据患者的具体情况输注晶体、胶体或血液。如果关胸导致严重的低血压，应要求外科医师重新开胸并等到容量复苏起效（或至少容量状态相对容易管理）后再关闭胸腔。

表 54.5　撤机困难的表现和治疗方法

	手术或技术失败	心室功能不全	血管麻痹综合征	左室流出道梗阻
诊断标准	经食管超声心动图（TEE）检查 瓣膜反流或狭窄 患者-人工瓣膜不匹配 瓣周漏 心内分流 血管移植物堵塞	1. 经食管超声心动图（TEE）检查 左心室（LV）和右心室（RV）收缩力↓， 左心室（LV）和右心室（RV）扩大， 舒张功能↓ 2. 血流动力学 心输出量（CO）↓和平均动脉压（MAP）↓	1. 经食管超声心动图（TEE）检查 心室收缩力正常 2. 血流动力学 心输出量（CO）正常或↑以及平均动脉压（MAP）↓	经食管超声心动图（TEE）检查 二尖瓣前瓣收缩期前向运动 左心室（LV）室间隔肥厚 左室流出道有压差
发生率	2%～6%	15%～40%	4%～20%	二尖瓣术后 5%～10%
危险因素	团队和手术者经验、资质 手术量少 疾病范围大，解剖困难	年龄（>65 岁），女性 充血性心衰，左心室射血分数（LVEF）低 左心室（LV）舒张功能障碍 既往心肌梗死（MI），慢性阻塞性肺疾病（COPD） eGFR<60 ml/min 广泛的冠状动脉病（CAD），左主干冠状动脉病（CAD） 再次手术，急诊，联合手术 心肺转流（CPB）时间长	术前使用血管紧张素转换酶抑制剂（ACEI）或血管紧张素Ⅱ拮抗剂、β受体阻滞剂、肝素 Euroscore 评分高，心肺转流（CPB）时间长 左室射血分数（LVEF）低（<35%）	二尖瓣黏液样病变 高动力性左心室（LV） 二尖瓣（MV）关闭点和左心室（LV）隔面距离短
特殊处理	再次手术 二次修复或瓣膜置换 闭合分流 进行额外的冠脉旁路	1. 药物 肾上腺素能激动剂（多巴酚丁胺、肾上腺素、多巴胺） 磷酸二酯酶抑制剂（米力农） 钙增敏剂（左西孟旦） 扩血管药［硝酸甘油（NTG），硝普钠（NPS）］ 扩肺血管药［一氧化氮（NO），前列环素（PGI₂）］ 2. 机械支持 双心室起搏 主动脉球囊反搏 体外膜氧合 心室辅助装置	缩血管药 去氧肾上腺素 去甲肾上腺素 特利加压素 亚甲蓝	1. 药物 扩容 停止正性肌力药 β受体阻滞剂 2. 外科 切除室间隔肥厚处 二尖瓣（MV）再次修复或置换

eGFR，估算的肾小球滤过率（From Licker M，Diaper J，Cartier V，et al. Clinical review：management of weaning from cardiopulmonary bypass. Ann Card Anaesth. 2012；15：206-223. ）

除血容量不足外，关胸还易导致心脏表面或周围的动/静脉移植血管受挤压出现缺血性改变。此时会出现心电图和（或）血流动力学的变化，麻醉科医师应通知手术团队重新打开胸腔并调整移植血管位置免受关胸影响。

其他导致关胸期间严重低血压的原因除低血容量、因冠状动脉血管桥扭曲造成的心肌缺血外，还包括因心肌严重水肿导致的右心收缩功能及静脉回流障碍。TEE 对诊断导致关胸时低血压的原因非常有用，因为心脏压塞、低血容量、右心或左心室功能不全以及新出现的明显室壁运动异常都可以被 TEE 很快确认。有时可能需要再次打开胸腔。偶尔会因血流动力学不稳定而不能关闭胸骨，这种情况下可以先缝上皮肤，等患者心肌功能在 ICU 恢复后再回到手术室关上胸骨。

转运到重症监护病房

转运心脏术后患者到 ICU 通常很危险且其风险容易被低估。在手术间评估患者是否稳定是准备转运的第一步。应备好配备便携式血流动力学监护仪的 ICU 病床。即使转运只需几分钟，任何时候都不能完全中断监护。理想的转运监护设备是将手术室监护仪上的模块直接转移到转运监护仪上。如果没有这种设备，则监护设备间的转换必须依次进行，从而可在两个监护仪上观察患者的监护数据。这类患者绝对不能处于"无监护"状态。

应该教导所有工作人员关于依次连接转运监护仪的重要性。

在 CPB 后的阶段，患者经常需要持续输注药物。心脏麻醉科医师应确保心脏手术中输液泵能正常工作。最好在离开手术室前几分钟拔下输液泵的插头，测试电池的寿命是否能支持转运。无论 ICU 与手术室的距离多长，在转运时中断血管活性药物的输注对某些危重患者而言可能是灾难性的。

由于许多患者带管转运，因此转运时最好携带喉镜片和气管插管。即使患者在离开手术室之前已拔管，也应携带气道管理设备和通气装置前往 ICU。此外，转运期间麻醉科医师应携带至少可支持一个抢救周期的"急救药物"，以协助处理转运过程中发生的心搏骤停。转运床上应备有除颤仪。

到达 ICU 时，心脏麻醉科医师应向接收的医师或护士进行详细的交班。

到达 ICU 或者心脏术后恢复室后，患者及相关信息从一个团队移交给另一个团队，这称作转交或交接。交接失败是造成医疗事故的重要原因，可能发生于团队内部或团队之间[150-152]。遵循交接方案进行交接可减少信息遗漏和错误发生。交接过程应该严格按顺序展开：应先转接监护仪再转换呼吸机，第一阶段的事情完成后再进行患者信息的交接[153-154]。按照正规有序的交接流程进行并不会延长交接班时间[155]。以下是推荐的交接程序[155]（Wahr J，人员沟通，2012 年 11 月 17 日）：

第一阶段：仪器和设备交接

1. 转运监护仪转接到 ICU 监护设备上
2. 启动呼吸机
3. 检查输注液体和药物
4. 检查胸腔引流管固定且引流通畅
5. 确认生命体征平稳，呼吸机工作良好，液体输注通畅
6. 麻醉科医师、护士和外科医师都做了信息交接的准备

第二阶段：信息交接

1. 麻醉科医师交班：
a. 患者的基本信息（年龄、体重、内外科病史、过敏史、基础生命体征、相关的实验室检查结果、诊断、目前的状态和生命体征）
b. 麻醉信息（术中经过以及任何并发症、现有的通道、总的输血和输液量、肌松剂或阿片类药物、抗生素、目前输液、生命体征参数设定、镇痛计划、实验室结果）
2. 外科医师交班：手术过程（诊断、手术方式、术中发现、并发症、失血、引流、抗生素计划、预防深静脉血栓、用药计划、需完成的检查、营养、术后 6 ～ 12 h 的重要目标）

第三阶段：问题和讨论

对于所有患者，麻醉科医师应待其血流动力学及总体稳定后才能离开。

转流后阶段：心肺转流后常见问题

术中知晓

在心肺转流期间以及之后应该评估患者是否有发生术中知晓的风险（另见第 40 章）。这个令人痛苦的并发症在心脏手术患者中的发生率远高于其他手术[156-157]。虽然在复温阶段，加热后的血液通过下丘脑的体温调

节中枢会导致患者出汗，但如果此时麻醉药物浓度过低，同样可以因为大脑恢复到正常温度后发生术中知晓而导致出汗。如果镇静催眠药或阿片类药很久没有追加，或者在心肺转流期间只使用了小剂量的麻醉药，或者患者较年轻，则更容易发生术中知晓。一旦肺通气恢复以后就应该考虑继续使用吸入麻醉药，并追加镇静药物、阿片类药物或两者联合。有些临床医师在患者脱离心肺转流后开始输注丙泊酚或者右美托咪定，而且在转运过程中以及回到 ICU 或者心脏术后恢复室后仍继续使用。

已发表的研究结果显示使用 BIS 等麻醉深度监测能降低高危患者术中知晓发生率[156-157]（另见第 40 章）。但泵头旋转、起搏器和低温本身的干扰都可导致假性 BIS 值升高[158]。而且，由于将原始 EEG 数据转换为 BIS 值需要 15 ～ 30 s，因此 BIS 值要比临床实际情况滞后一些。

在脱离心肺转流期间以及之后另一个重要的决定为是否需要追加肌肉松弛剂。使用外周神经刺激仪可能有助于决策（另见第 43 章）。虽然患者体动可以作为患者术中知晓的一个表现，但是在手术中发生体动是相当危险的，这可能会导致主动脉或静脉插管发生移位。在经历了低温心肺转流后，患者可能因为体温"续降"而发生寒战反应。因为寒战使氧耗增加 300% ～ 600%，可通过肌肉松弛剂进行预防。

心血管失代偿（低心输出量综合征）

尽管最近几十年心肌保护措施有较大进步，研究显示 CABG 及其他心脏手术后 8 ～ 24 h 可能出现左室功能明显下降[159]。心脏术后缺血再灌注损伤导致心

肌能量缺乏，限制了心肌从血中吸收能量（框 54.8）。主动脉阻断时间长、血运重建或心肌保护不完全增加了额外的风险。特别是术前存在左心功能不全的患者，心脏手术后心肌恢复延迟，需要采取措施减轻心脏的负荷。此外，术前合并舒张功能障碍与 CPB 撤机困难、术后及 ICU 内需要血管活性药物持续支持治疗相关[160]。

低 CO 综合征（LCOS）的定义包括心脏指数低于 2.4 L/（min·m²），乳酸水平升高，并且尿量少于 0.5 ml/h 超过 1 h[161]。

低 CO 综合征高危患者的术后管理需要应用一系列生理学方法。优化前负荷、降低后负荷有助于最大程度优化心脏功能。应避免心动过速和心动过缓，并处理术后心律失常。此外应避免寒战，因为其会加快心率、增加氧耗。术后使用深镇静和肌松剂可降低 25% ～ 30% 的代谢需求，从而减轻心脏负荷。

CPB 撤机后通常需要药物支持以改善心肌收缩力，最终在 ICU 内康复（表 54.6）[161-162]。儿茶酚胺（β 肾上腺素激动剂）和磷酸二酯酶抑制剂是常用的

框 54.8 心肺转流后低心输出量综合征的危险因素

术前左心功能不全
瓣膜性心脏病进行瓣膜修复或置换
主动脉阻断时间和总的心肺转流时间长
外科矫正不充分
心肌缺血再灌注
停搏液的残留作用
心肌保护差
再灌注损伤和炎症改变

(From Kaplan JA，Reich DL，Savino JS，eds. Kaplan's Cardiac Anesthesia：The Echo Era. 6th ed. St. Louis：Saunders；2011：1028.)

表 54.6 常用血管活性药物的相对效力

	剂量	心脏			外周血管	
		心率	收缩力	缩血管	舒张血管	多巴胺能
去甲肾上腺素	2 ～ 40 μg/min	+	++	++++	0	0
多巴胺	1 ～ 4 μg/（kg·min）	+	+	0	+	++++
	4 ～ 20 μg/（kg·min）	++	++，+++	++，+++	0	++
肾上腺素	1 ～ 20 μg/min	++++	++++	++++	+++	0
去氧肾上腺素	20 ～ 200 μg/min	0	0	+++	0	0
血管加压素	0.01 ～ 0.03 units/min	0	0	++++	0	0
多巴酚丁胺	2 ～ 20 μg/（kg·min）	++	+++，++++	0	++	0
米力农	0.375 ～ 0.75 μg/（kg·min）	+	+++	0	++	0
左西孟旦	0.05 ～ 0.2 μg/（kg·min）	+	+++	0	++	0

(From Hollenberg SM，Parrillo JE. Acute heart failure and shock. In：Crawford MH，DeMarco J，Paulus WJ，eds. Cardiology. 3rd ed. Philadelphia：Saunders；2010：964.)

改善心肌收缩力的药物。儿茶酚胺（例如肾上腺素、去甲肾上腺素、多巴胺、多巴酚丁胺、多巴沙明、异丙肾上腺素）通常是一线治疗药物。它们通过激动 β_1 受体发挥正性肌力作用，导致细胞内环状单磷酸腺苷（cyclic adenosine monophosphate，cAMP）含量增加。不同儿茶酚胺类药物的主要血流动力学作用取决于 α、β_1、β_2 和多巴胺能受体的激活程度。磷酸二酯酶抑制剂（例如米力农、氨力农）有时被称为强心扩张剂，可用作一线治疗药物或辅助 β 肾上腺素药物治疗。磷酸二酯酶抑制剂通过抑制 cAMP 的分解来增强 β 肾上腺素的作用。当使用儿茶酚胺类药物的同时加用这些药物，表现为两种正性肌力的相加或协同作用。磷酸二酯酶抑制剂还扩张全身和肺的血管。因此，对于合并肺动脉高压、RV 衰竭以及主动脉瓣、二尖瓣关闭不全的患者尤其有用。

尽管目前在美国尚未获批，但新一类钙增敏剂已表现出强大的强心、扩血管的特性[163-164]。左西孟旦是第一个此类药物，并且已经在世界其他地方广泛应用。一项在美国开展的针对心脏手术的随机对照试验，患者使用左西孟旦后（尽管被认为是有益的）并未达到其主要终点指标[165]，因此该药物未获得美国 FDA 的批准。它的作用机制是通过稳定钙与肌钙蛋白 C 的结合，使心肌细胞对钙的敏感性增加，从而增强肌动蛋白-肌球蛋白横桥的结合效率并增加收缩力[166]。因此患者的心肌收缩力增强，而舒张功能得以保留。像磷酸二酯酶抑制剂一样，左西孟旦可增加心肌收缩力，而不会明显增加心肌耗氧量。

LCOS 患者也可能出现 RV 衰竭，表现为 PA 和 CVP 压力升高。超声心动图可用以诊断，其表现包括右心室增大、右心室收缩力降低，常伴有重度 TR。RV 衰竭的管理包括确保充足的右心室充盈并维持足够的体循环压力预防 RV 缺血。可有效降低肺循环后负荷的药物有助于治疗。米力农可降低 PVR 和改善 CO。一氧化氮和吸入性前列腺素类具有选择性扩张肺血管的作用。其他减少 PVR 的措施包括过度换气（加快呼吸频率）诱发轻度低碳酸血症以及积极治疗低氧血症和酸中毒。

右心衰竭

任何情况下，右心无法满足循环要求即为右心衰竭。随着新的影像学技术发展，已经能够轻松准确地评估右心功能。

框 54.9 列出了右心衰的要点，强调了借助新的影像学技术及时发现问题的重要性。心脏麻醉科医师可

> **框 54.9 右心衰竭的要点**
>
> ■ 右心室（RV）功能与高死亡率相关
> ■ 带有应变的新超声心动图模式在预测右心室（RV）衰竭方面似乎很有希望
> ■ 术中使用近红外光谱和肝血流动力学来监测右心室（RV）功能的影响似乎有助于调整治疗干预措施和输液管理

（From Haddad F, Elmi-Sarabi M, Fadel E, et al. Pearls and pitfalls in managing right heart failure in cardiac surgery. Curr Opin Anesthesiol. 2016；29：68-79.）

以用三维 TEE 成像发挥关键作用。TEE 检查中许多参数可用于评估右心衰：右心房和心室的大小、RV 收缩功能、室间隔曲率、三尖瓣关闭不全（TR）、右心室流出道的压力阶差以及 PA 和 RA 压力的估算值[167]。

右心衰竭的治疗始于确定衰竭的病因：缺血、肺动脉栓塞、流出道梗阻、空气栓塞等。维持窦性心律、降低 RV 后负荷和使用正性肌力药物在右心支持上起着至关重要的作用。在这种情况下，应重视维持足够高 MAP 的重要性。

右心衰竭也可使用吸入性血管扩张剂。一些医疗中心联合使用两个不同作用机制的吸入性血管扩张剂，尤其是对于意外发生的右心衰竭病例。

右心衰患者的输液管理应该非常谨慎，因为右心已处于充血的状态。

最后，右心衰的患者可采用机械支持治疗，并且在近些年中取得了重大进步。根据患者的情况，这些设备可以是临时的也可以是永久的[167]。

右心室功能障碍或心衰

右心室功能障碍或衰竭也可能在心肺转流（CPB）后发生，通常源于心肌保护不充分、血管重建不完全导致右心室缺血或梗死、先前存在的肺动脉高压、冠状动脉或肺动脉空气栓塞、慢性二尖瓣疾病或 TR。RV 衰竭可能表现为 RV 扩张和 TEE 显示的 RV 运动减弱以及 CVP 和 PA 压力（PAP）升高。

RV 衰竭的治疗包括增加前负荷和正性肌力支持。米力农、多巴酚丁胺和异丙肾上腺素是常用的一线药物。其他偶尔用于扩张肺血管的药物包括硝酸甘油和硝普钠。静脉使用强心扩张剂和血管扩张剂的一个潜在问题是其作用不仅限于肺循环。必须维持 SVR 以保证 RV 灌注压。难治性病例可以考虑吸入性药物如一氧化氮、依泊汀（Flolan）和伊洛前列素。降低 PVR 的辅助措施包括过度换气（较高的呼吸频率）产生轻度低碳酸血症，并防止低氧血症和酸中毒。少数患者可能需要 RVAD 的支持。

血管麻痹

不恰当的血管舒张导致的 SVR 降低是 CPB 术后即刻发生心血管失代偿的另一常见原因，可能导致严重的低血压。诱发因素包括长期服用如 ACEIs 或血管紧张素受体阻滞剂（angiotensin receptor blockers，ARBs）类药物、CPB 持续时间过长、严重贫血导致血液黏稠度降低以及酸碱失衡和脓毒症。输注血管收缩药如去氧肾上腺素、去甲肾上腺素、血管加压素或者偶尔使用亚甲蓝或 B12 通常能有效治疗。

心律失常

正常窦性心律最为理想，因为心房的正常收缩有助于心室充盈，并且能使左右心室同步收缩。但在心肺转流结束即刻有可能发生室上性或室性心律失常。

心脏术后心律失常经常发生，一般分为房性和室性心律失常。表 54.7[168] 总结了常见的术后心律失常的原因和治疗方法。

房性心律失常 心房颤动（房颤）是心脏术后最常见的心律失常（27% ～ 40%）[169-170]。心脏术后 2 ～ 3 天新发房颤的风险最高[170]。这种心律失常可导致患者的住院时间延长并增加治疗血流动力学不稳或术后血栓栓塞的相关费用[171]。

研究已揭示许多可预测术后房颤发生的潜在危险因素。随着年龄的增长，心房逐渐长大阻断了心房肌纤维的细胞间电耦合。其他术前已存在的危险因素包括房颤史、慢性阻塞性肺疾病、瓣膜手术以及术后停用 β 受体阻滞剂或 ACEI 类药物[170]。

术前血红蛋白 A1c 增加[172]、术前 1 年内活动能力下降至较低水平[173]、高加索人种[174]、肥胖和电解质紊乱（低钾血症，低镁血症）也被证实有促发房颤的风险。

围术期因素包括术中心房保护不足、心包炎、术后自主神经失调、因液体转移导致心房大小改变、电解质（钾和镁）异常以及儿茶酚胺产生过多[175]。术后使用 β 受体阻滞剂、ACEI、补钾和非甾体抗炎药（nonsteroidal antiinflammatory drugs，NSAID）可降低风险[170]。

心房颤动的治疗包括药物和电刺激。许多研究表明，β 受体阻滞剂可显著降低术后房颤的发生，停用该药将增加其发生的风险[176-177]。同步电复律适用于血流动力学不稳定的房颤患者[178]。血流动力学稳定的情况下可以使用药物预防快心室率。相关药物包括钙通道阻滞剂、β 受体阻滞剂、镁和胺碘酮。治疗开始前应先咨询专家，尤其是在患者情况稳定时[177-178]。

室性心律失常 虽然心脏术后常发生室性心律失常，但是持续性室性心律失常相对少见。相关因素可能包括血流动力学不稳定、电解质异常、缺氧、血容量不足、心肌缺血或梗死、急性移植血管闭塞以及正性肌力药物的使用[178]。

室性心律失常的类型可以从简单的室性早搏（premature ventricular complexes，PVCs）到心室颤动（VT）。单一的 PVCs 不是构成危及生命的严重心律失常。然而复杂的室性心律失常，包括频发 PVCs（> 30/h）和非持续性的 VT 可能导致患者猝死，尤其是在远期术后。如果同时合并心室功能受损，则猝死的可能性更大。对 126 例术后合并复杂性室性心动过速（室速）患者的研究发现死亡率为 75%[178]。持续性室性心律失常患者的短期和长期预后均较差。

尽管血流动力学不稳定的 VT 应该进行同步电复律治疗，但是 PVCs 患者或血流动力学稳定的短暂非持续性 VT 患者不需要治疗。应该寻求和纠正所有可逆的原因。血流动力学稳定的室速或节律不确定的患者可以考虑胺碘酮。心室颤动应及时进行电除颤[178]。室性心律失常患者的长期管理，除了抗心律失常药物外，电生理检查或放置 ICD 也应予以考虑。

心动过缓 心动过缓在术后即刻并不少见。大多数情况下，一个临时的心外膜起搏器就足够了。小部分患者可能需要永久起搏器，尤其是 CABG 或瓣膜

表 54.7 术后心率和心律失常

心律失常	常见原因	治疗
窦性心动过缓	术前或术中 β 受体阻滞	心房起搏 β 受体激动剂 抗胆碱能药物
心脏传导阻滞（一度、二度和三度）	缺血 手术创伤	房室顺序起搏 儿茶酚胺
窦性心动过速	躁动或疼痛 低血容量 儿茶酚胺	镇静或镇痛 给予容量 更换或停用药物
房性心律失常	儿茶酚胺 心腔扩张 电解质紊乱（低钾血症，低镁血症）	更换或停止药物 治疗潜在原因（例如血管扩张剂，给予 K⁺/Mg²⁺）可能需要同步电复律或药物治疗
室性心动过速或心室颤动	缺血 儿茶酚胺	心脏电复律 治疗缺血，可能需要药物治疗 更换或停用药物。

K⁺，钾；Mg²⁺，镁（Modified from Kaplan JA，Reich DL，Savino JS，eds. Kaplan's Cardiac Anesthesia；The Echo Era. 6th ed. St. Louis；Saunders；2011：1030.）

修复术后窦房结功能障碍或 AV 传导障碍的患者[178]。安装永久性起搏器的患者可选择单腔或双腔起搏器。诸多因素决定了哪一种起搏器最能使患者受益[179]。

高血压

心脏术后即刻，患者容易出现包括高血压在内的血流动力学不稳定[180]。术后高血压的原因通常是多因素的，可能包括术前停用抗高血压药物（如 β 受体阻滞剂和中枢性 α₂ 受体激动剂）、疼痛、低氧血症、高碳酸血症和体温过低。但动脉血管收缩通常在急性术后高血压中起重要作用[181]。未经治疗的术后高血压的危害包括心肌负荷和氧耗增加、心肌梗死、心律失常、脑血管意外、出血增加甚至缝合线断裂。在术后，通过加深镇静控制高血压可能不是唯一可行的或最好的方法，尤其对于需要早期拔管（快通道）的患者[180-181]。

有几种药物可以用做降压药（框 54.10）[181]。在临床实践中最常用的药物为硝化类血管扩张药和二氢吡啶类钙通道阻滞剂。硝酸甘油因具有抗缺血的作用且更被熟知，常被用作冠状动脉血运重建时的一线降压药。但这类患者使用硝酸甘油时并不总是有效，因为它主要导致静脉而非动脉扩张。此外患者容易出现硝酸甘油耐受[181]。

因为心脏术后高血压发生的重要原因在于动脉血管收缩，治疗上应选择可有效缓解血管收缩的药物。硝普钠是一种非特异性的动/静脉扩张剂，也是常用的药物。虽然冠脉窃血的风险仅限于理论上[181]，但肾衰患者硝普钠的消除速度比正常患者慢，其代谢产物（氰化物和硫氰酸盐）更易发挥其副作用。

非诺多泮是一种短效的多巴胺激动剂，通过激动 D1 受体引起特异性动脉血管扩张。与硝普钠不同，非

框 54.10　用于治疗围术期高血压的血管扩张药

腺苷
α₁ 肾上腺素拮抗剂
α₂ 肾上腺素激动剂
血管紧张素转换酶抑制剂（依那普利）
血管紧张素 II 拮抗剂
心房利钠肽（奈西利肽）
β₂ 肾上腺素激动剂
二氢吡啶类钙通道阻滞剂 *
多巴胺激动剂
肼屈嗪
硝基血管扩张剂 *
磷酸二酯酶抑制剂
前列腺素

* 常用于治疗围术期高血压的静脉输注血管活性药物（From Levy JH. Management of systemic and pulmonary hypertension. Tex Heart Inst J. 2005；32；467-471.）

诺多泮增加肾血流量并产生利尿和排钠的作用[182]。然而，大多数临床试验对非诺多泮对肾的保护作用都是模棱两可的。此外，严重高血压需要大剂量的非诺多泮治疗，可能诱发不利的心率加快。

二氢吡啶类钙通道阻滞剂，如尼卡地平和氯维地平，选择性扩张动脉血管，且没有负性变力或变传导的作用，并可扩张肾、脑、肠道和冠状血管床。最近，由于硝普钠的制造问题，在美国的价格已经涨到几千美元。因此，作者所在单位现在将尼卡地平作为治疗高血压的一线药物。

当给予任何血管活性药物时，必须确保准确的测量患者动脉血压。肢端血管收缩或灌注不良不会导致主动脉和外周动脉血压不一致。

在监测患者血压时，需注意动脉换能器的位置。传感器位置低于腋中线时会人为升高血压数值。此外，如果手的位置不理想，且导管在桡动脉内过短，会因位置不佳或远端灌注不良，导致动脉波形"衰减"。有时在围术期，心脏麻醉科医师或外科医师必须更换远端末梢动脉插管（如改为股动脉置管）以确保准确监测血管活性药物的治疗效果。

肾功能不全

围术期发生需要透析的肾衰竭比例约为 2%[183]。虽然各个研究的肾功能不全或衰竭的定义不一致，三项常用的标准为：①血清肌酐水平超过术前基础值 44 mmol/L 以上（> 0.5 mg/dl）；②血清肌酐水平超过术前基础值的 50% 以上；③血清肌酐水平大于 177 mmol/L（> 2.0 mg/dl）[184]。其他急性肾功能不全的分类定义方案用 RIFLE 表示（表 54.8）[185]。

心脏手术后肾功能不全患者常见的术前危险因素包括：术前合并肾功能不全、1 型糖尿病、年龄大于 65 岁、进行大血管手术、动脉性病变、遗传易感性以及近期接触肾毒性药物（例如放射性造影剂、胆汁色素、氨基糖苷类抗生素和非甾体抗炎药）[183-184]。Ejaz 及其同事认为，除了血清肌酐外，血清尿酸也是 AKI 的重要预测指标[186]。此外，一些术中因素也可能诱发肾功能不全，包括急诊手术、再次心脏手术、瓣膜手术和 CPB 时间超过 3 个小时的手术[183-184]。心脏术后肾功能不全的其他围术期危险因素有血容量不足或 LCOS 导致的低血压以及栓塞。此外肾髓质肾单元损伤导致急性肾小管坏死，而缺氧是肾单元损伤的常见原因[184]。

心脏术后肾功能不全与 ICU 停留时间及总体住院时间延长、死亡率增加有相关性[183-184]。因此应尽可能预防肾功能不全。在针对放射性造影剂肾病的研究

表 54.8　RIFLE* 急性肾衰竭分级表		
	肾小球滤过率（GFR）标准	尿量标准
高危	血浆肌酐升高 1.5 倍或肾小球滤过率（GFR）降低 > 25%	< 0.5 ml/（kg·h）×6 h
损伤	血浆肌酐增加 2 倍或肾小球滤过率（GFR）降低 > 50%	< 0.5 ml/（kg·h）×12 h
衰竭	血浆肌酐升高 3 倍，急性血浆肌酐 ≥ 350 μmol/L，或急性升高 ≥ 44 μmol/L	< 0.3 ml/（kg·h）×24h 或无尿 ×12h
功能丧失	持续性急性肾衰竭 = 肾功能完全丧失 > 4 周	
终末期肾病（ESKD）	终末期肾病（> 3 个月）	

* 高危，损伤，衰竭，功能丧失和终末期肾病的缩写（From Kuitunen A，Vento A，Suojaranta-Ylinen R，et al. Acute renal failure after cardiac surgery：evaluation of the RIFLE classification. Ann Thorac Surg. 2006；81：542-546.）

中，研究者认为在给予放射性造影剂前进行水化可保护肾[184]。因为 CPB 后肾损伤的机制与放射性造影剂诱发的肾损伤类似，研究者们认为水合足够并维持正常血容量有助于预防心脏术后肾功能不全[184]。

现已提出几种预防或改善术后肾功能不全的治疗方式（框 54.11）[184]。基本的支持疗法包括确保足够的 CO、灌注压和血管内容量。应停用所有的肾毒性药物（NSAID，某些抗生素）。利尿剂无济于事，反而可能有害[187]。未经证实的药物治疗方法包括甘露醇、钙通道阻滞剂、ACEI、心房钠利肽和 N- 乙酰半胱氨酸。最后，如果需要进行透析，连续性透析可能比间歇透析更好[188]。

中枢神经系统功能障碍

最近几十年术后卒中的发生率已有所降低[30]。然而，老年患者[189]以及同时行 CABG 和心脏瓣膜手术或其他复杂心脏手术的患者发生术后神经系统并发

框 54.11　减少或预防出现术后肾功能不全的目标和治疗方式
1. 维持充足的氧供-确保足够的心输出量，足够的携氧能力和适当的血红蛋白饱和度
2. 抑制肾血管收缩-确保足够的前负荷和输注甘露醇，使用钙通道阻滞剂和血管紧张素转化酶抑制剂。
3. 促进肾血管舒张-多巴胺能药物、前列腺素和心钠素。
4. 维持肾小管血流-髓袢利尿剂和甘露醇（可预防肾小管阻塞，但可引起细胞肿胀，局部缺血和死亡）。
5. 减少氧耗-袢利尿剂和轻度降温。
6. 减轻缺血再灌注损伤-由氧自由基和钙离子释放导致。

（Modified from Sear JW. Kidney dysfunction in the postoperative period. Br J Anaesth. 2005；95：20-32.）

症的风险增加[190]。明显的神经系统并发症相关危险因素列于框 54.4。严重脑卒中的影响是深远的，经校正后其住院期间预后变差、ICU 和术后住院时间延长、术后生存率低[191]。

无明确定义的疾病如 POCD（或最新被命名为 PND）更为普遍。谵妄包含在 POCD 中，表现为记忆力、注意力和意识活动障碍。多达 40% 的心脏手术患者存在早期认知功能障碍，这曾被认为是暂时性的，但目前发现可以持续 5 年[192]。以前认为 POCD 是由 CPB 引起的生理性紊乱所致。越来越多的近期研究发现，心肺转流及非心肺转流心脏手术甚至非心脏手术后 POCD 的发生率均相似[193]。因此目前研究者们主要关注手术应激、麻醉药物以及与患者自身疾病等相关因素，特别是患者术前脑血管疾病的程度[194-195]。实际上外科手术很可能只是揭露了患者对认知功能障碍的易感性，患者术前可能已经存在认知障碍，即使不做手术最终也会发病[195]。尽管 POCD 的破坏性不如卒中，但其对生活质量的潜在影响仍然明显，且大量浪费整体卫生保健资源[196]。

神经保护策略　已有很多措施可用于降低心脏手术患者神经系统损伤的发生率和严重程度。最常见的非药物学方法强调减少大的栓塞和微栓。如本章前面各节所述，这些策略包括应用 TEE 或主动脉表面超声来避开主动脉粥样斑块、选择主动脉插管的位置、冠脉旁路时避免近端吻合时部分阻断而采取单次阻断主动脉以及不阻断主动脉（"无接触技术"）[43, 197-198]。其他减少微栓塞的策略包括在心肺转流回路中常规使用动脉滤器和回输心内吸引的血液之前使用血液回收机去除微粒和脂肪物质[199]。尽量减少空气微栓塞的策略包括在任何涉及打开心腔的操作时应尽量排空空气，并用二氧化碳淹没术野以最大程度地减少从术野进入心脏的空气栓子[200]。在特定患者中舍弃 CPB 实施非心肺转流下 CABG 术被吹捧为可减少栓子的数量，但这种方法并未降低术后 1 年或 5 年 POCD 的发生率[201]。许多迟发性脑卒中可能是由房颤引起。必须进行早期进行药理或电生理干预以及充分的抗凝治疗（请参阅本节术后心律失常）。

其他非药物方法包括围术期温度控制以及 CPB 期间低温时的血气管理（α-stat 或 pH-stat）。这些注意事项在 CPB 一节中进一步讨论。

糖尿病被认为是心脏术后卒中和谵妄的危险因素[202]。即使是非糖尿病患者，高糖血症在心脏手术中也极为常见，这是对外科手术（以及 CPB）的应激反应、循环中儿茶酚胺和皮质醇的增加以及体温过低

引起的胰岛素效能降低所致。实验数据表明不同类型神经损伤后的预后不良与高糖血症相关。但事实证明抑制心脏手术或 CPB 应激所致的血糖升高很难。此外积极控制血糖时还应避免引发严重低糖血症[203]。对于大多数患者而言，围术期血糖的控制目标应为 140 ～ 180 mg/dl[204]。

术中血流动力学的变化可能影响神经系统和其他预后。Gold 和同事进行的一项前瞻性随机试验比较了维持"正常"MAP（最低 50 mmHg）与较高 MAP（目标 80 ～ 100 mmHg）的区别[205]。这些研究发现，高 MAP 组患者心脏和神经系统并发症的发生率显著降低。在另一项研究中研究者指出，在心脏手术 CPB 期间 MAP 比 CPB 前至少低 10 mmHg 的患者低灌注性"分水岭"卒中的发生率更高[206]。当前的建议是有神经系统损伤风险的高危患者 MAP 应维持更高（如 > 50 mmHg）。由于高危患者容易识别并且存在明确的治疗窗，药物保护将是非常值得期待的。但目前尚无已证实的可用于预防或治疗心脏手术后神经系统损伤的药物。

有人提出脑血氧饱和度监测对预防心脏手术中的神经系统损伤有益，但是这方面的证据仍然不足。

中枢神经系统损伤或功能障碍的术后处理 患者在术后不能遵循命令或移动所有肢体提示可能发生了卒中。应请神经内科会诊并进行影像学诊断。对心脏手术患者而言，弥散加权磁共振是最敏感、最准确的成像技术[207]。与传统的磁共振成像相比，它能够检测到更多的微栓塞病变，并且能够更好地发现多发性分水岭病变。

心脏术后中枢神经系统损伤或功能障碍的管理是常规支持治疗。应避免低血压、补充容量、增加心肌收缩力（药物或机械）或使用缩血管药物（加压素或去氧肾上腺素）以维持血压和脑灌注；应通过充分的氧供、镇静和严格的温度控制来优化大脑的氧供需平衡；应积极控制体温升高（发热）；应避免高糖血症和低糖血症。溶栓治疗在心脏外科手术中几乎没有使用，因为存在术后出血的风险。

POCD 可能表现不明显，仅在心理测验时才会发现或表现为术后谵妄。**谵妄**的定义是急性的认知功能或注意力改变，表现为意识障碍和思维混乱[208]。心脏外科文献中报道的谵妄发病率在很大程度上取决于相应的评估方法，其发生率从 3%（仅图表评估）到 8%（与护士的访谈）不等；如果每天进行严格的心理状态测试并使用经过验证的诊断流程，发病率可能会高达 53%[209]。

危险因素包括术前存在的认知障碍、术前状态不佳、脑卒中病史或短暂性脑缺血发作史、抑郁、酗酒以及术前实验室检查异常（葡萄糖、钠、钾和白蛋白）。术后谵妄的诱发因素包括术中和术后的用药，尤其是镇静剂和镇痛药。术后 ICU 的环境通常会导致睡眠不足和刺激过度，从而导致谵妄发作[208]。那些导致机械通气时间延长且行动能力降低的住院和外科手术并发症也会加重谵妄的进展和严重程度。

表 54.9[208] 中列出了术后预防谵妄的非药物性策略[208]。药物包括常见的控制疼痛和焦虑的药物。文献中关于苯二氮䓬类和右美托咪定谁能更有效降低谵妄发生率的争论仍在继续。对于躁动不安的患者，主要治疗措施包括进行全面检查所用药物以及消除其他诱发因素，例如低 CO 或低灌注状态，代谢紊乱（例如高糖血症），体液和电解质紊乱（低糖血症或高糖血症和尿毒症），便秘，尿潴留和环境噪声。当这些非药物干预疗效不佳时，抗精神病药物（通常是氟哌啶醇）作为一线药物用于治疗谵妄相关的躁动。

谵妄可能会加速合并阿尔茨海默病患者的认知减退或诱发年轻患者发生创伤后应激综合征[208]。谵妄的长期心理健康影响尚未完全被揭示，但可能导致功能恢复受损。

周围神经损伤 周围神经损伤在心脏手术患者中并不少见，但常是自限性的。这通常是体位摆放时上肢尺神经未充分加垫保护的结果。另外胸骨牵开器过度伸展也容易导致臂丛神经损伤。常见症状是麻木、

表 54.9 术后谵妄的预防

模式	术后干预
认知刺激	定向（时钟，日历，定位板） 避免使用认知活性的药物
感觉输入增强	眼镜 助听器和放大器
活动	早期活动和复健
避免使用精神活性药物	去除不必要的药物 疼痛管理方案
液体和营养	液体管理 电解质监测和补充 充足营养方案
避免医院并发症	肠道方案 尽早拔除尿管 充足的中枢神经系统氧供，包括供氧和低血细胞比容时输血 监测术后并发症的方案

（Modified from Rudolph JL, Marcantonio ER. Postoperative delirium: acute change with long-term implications. Anesth Analg. 2011；112：1202-1211.）

肌力减弱、疼痛、反射减弱和协调能力下降。

膈神经、喉返神经和交感神经链损伤也有报道。大隐静脉切取过程中的隐神经损伤也有报道。

肺部并发症

呼吸衰竭是心脏手术非常常见的并发症。肺部并发症在心肺转流后很快就会出现，程度从轻到重包括肺不张、支气管痉挛、血胸、气胸、气管插管入支气管、导管内黏液栓或血凝块、肺水肿，而肺功能不全的程度也从肺泡－动脉血氧梯度的轻度增加到严重的被称为"灌注后肺综合征"的成人呼吸窘迫综合征（adult respiratory distress disorder，ARDS）不等[210]。由于心肺转流期间肺部未通气或只使用了很小潮气量，肺不张是心肺转流后动脉血氧降低的常见原因。心肺转流停机后以及术后短期内，控制通气时通常使用呼气末正压。

胸膜腔内血液或者血凝块的聚积可导致血胸，应该在关胸前彻底清除。分离内乳动脉或者过度正压通气时进入胸膜腔的气体可导致气胸。气胸通常在关胸以后才表现出来，可放置胸腔闭式引流管进行处理。如果麻醉科医师不能完全看见患者的头部，气管导管就有可能过深而进入单侧支气管内。撤离心肺转流前胸腔是打开的，可以通过膨肺来检查双侧肺是否都能完全膨胀。如果气管导管内有血液或者痰液，应该在撤离心肺转流期间或之后吸引清除。

导致呼吸机撤离困难的更严重的术后呼吸功能不全反映存在肺部本身的疾病，如 CPB 相关性急性肺损伤、输血相关性急性肺损伤或心源性肺水肿。心肺功能处于边缘状态的患者可能需要进行利尿、降低后负荷或使用正性肌力药帮助其脱离呼吸机。

对择期心脏手术患者而言，减少术后肺部并发症的措施包括改善患者术前肺功能。

过去几十年，心脏术后的重症监护治疗包括通宵的机械通气，如今称之为"长时间通气"。临床上维持一段时间的机械通气是比较重要的，以便于进行复温和麻醉复苏、优化心脏功能以及确保血流动力学稳定和无出血。但目前有许多患者在进入监护室 3～6 h 后就能满足条件脱离机械通气（快通道）（参见框 54.11）[211]。

在计划快通道麻醉的时候，重要的是术中要控制阿片类药物和肌肉松弛剂至最低需要量，并且给药时机要恰当。

实际上大多数接受心脏手术的患者在到达 ICU 的几个小时内就拔管了。多种危险因素导致患者需要长时间带管接受呼吸机支持治疗。其中包括急诊手术、术前 LVEF 低、高龄、术前肾功能不全、主动脉阻断

时间长、高糖血症、近期心梗、近期吸烟和 FEV1 低于预测值的 70%[211-212]。

与肺相关的引发撤离呼吸机困难的原因包括非心源性肺水肿、肺炎、严重 COPD、ARDS 和肺栓塞。非肺部并发症如术后持续出血、神经系统并发症（包括卒中和谵妄）、肾功能不全或衰竭、胃肠道并发症和脓毒症也可能导致长时间的机械通气。在一项大型针对心脏术后呼吸机依赖（即机械通气时间＞72 h）患者的研究中，30 天的生存率为 76%，1 年生存率为 49%，5 年为 33%[213]。

此外应当遵循避免呼吸机相关性肺炎的相关策略。包括正规的感染控制流程、洗手、维持足够的气管导管套囊压力、避免胃过度扩张、半卧位、定期排放呼吸机管路的冷凝水、每日中断镇静、充足的营养支持、尽早拔除气管导管和鼻饲管以及避免不必要的再次插管[210-211]。

减少肺部并发症的措施应包括术后疼痛管理。胸骨劈开后导致的疼痛可能会限制患者咳嗽和深呼吸的能力，大隐静脉获取导致的腿部疼痛可能会阻止患者早期下床活动，从而增加发生肺部并发症的风险。读者可以参考之后有关心脏术后疼痛的章节，以获得其他降低术后疼痛的措施，从而最大程度地减少"夹板"效应以及如肺不张、肺炎和住院时间延长等并发症发生。

代谢紊乱

CPB 后的代谢紊乱具有多样性，包括钙、钾、镁及葡萄糖代谢异常、尿量改变和温度变化。

电解质失衡　CPB 后由于血液稀释，钙、钾和镁的浓度通常较低。低钙血症也可能在心肺转流后发生，特别是那些因出血接受了大量含枸橼酸血液制品的患者。而低温和低心输出量会加重这种状态。低钙血症会降低心肌收缩力，因此需要纠正[214]。然而由于钙剂可能导致再灌注损伤和内乳动脉等移植血管的痉挛，因此不鼓励常规使用[214-215]。推注钙剂还可能导致室壁顺应性降低和 SVR 急性升高[216]。最常用的钙剂是 10% 氯化钙，应在监测患者血压的同时小剂量给予。

心肺转流后短时间内出现低钾血症可能是由于利尿剂、甘露醇的使用或用胰岛素控制术中血糖所致。如果曾在 CPB 期间输注胰岛素控制血糖，应注意密切监测血糖和血钾。通常胰岛素不需要持续使用到 CPB 结束，在此期间应降低输注速度，避免发生低糖血症及低钾血症。根据血钾水平补充钾，因为

CPB 后心肌对低钾非常敏感。低钾血症增加心肌细胞自律性，并可能导致房性或室性心律失常。因此应以 10 ～ 20 mEq/h 的速率泵入钾以纠正低钾血症，并经常监测动脉血气、钾离子浓度以及血糖。

心肺转流期间可能出现高钾血症。常见的原因是 CPB 期间使用的心脏停搏液以及继发受损的肾功能。高钾血症时会因钾浓度过高影响心脏传导。处理高钾血症的常规策略（过度通气、胰岛素、碳酸氢盐、利尿、钙）能有效地将钾恢复到正常水平。

CPB 后的镁含量也可能较低。通常的病因包括用不含镁的液体进行血液稀释或利尿。低镁血症可能表现为新发的心律失常、心室功能障碍或缺血。由于镁离子浓度的检测不会在短时间内完成，如果怀疑并低镁血症，可静脉给予镁剂 1 ～ 2 g，给药时间为 15 min 以上[217]。很多中心在撤离心肺转流时或停机后常规使用 2 ～ 4 g 的镁，以减少室性和房性心律失常的发生率。

高糖血症　心肺转流后发生高糖血症是相当常见的（请参阅前面的内分泌系统章节）。CABG 患者围术期血糖控制不佳与并发症发生率和死亡率增加有关[218]。糖尿病患者行 CABG 手术期间，维持血糖水平 ≤ 180 mg/dl 能降低并发症发生率和死亡率，降低伤口感染率，减少住院时间，增加远期生存率。非糖尿病患者行 CABG 手术时，血糖控制在 180 mg/dl 以下同样改善围术期预后。目前 STS 指南推荐术后早期血糖应该控制在 180 mg/dl 以下[219-220]，因呼吸机依赖、接受强心药物治疗、机械装置辅助、抗心律失常药物或肾替代治疗需在 ICU 停留超过 3 天的患者，血糖应控制在 150 mg/dl 以下[218]。关于这些患者应当如何控制血糖已有很多争论。控制不佳与预后不良有关，但血糖控制过严可导致心脏手术患者卒中的发生率显著上升[219]，并更容易引起低糖血症。

因机构不同控制血糖的方案也不尽相同。通常在手术期间开始注射胰岛素，同时密切监测血糖。如果使用胰岛素输注，应在 CPB 结束时减少胰岛素输注的剂量，避免 CPB 撤机后发生低糖血症。单次静脉推注可以作为静脉持续输注胰岛素的补充或代替疗法。另外，由于胰岛素导致钾从细胞外向细胞内转移，因此应严密监测血钾浓度并避免低血钾症。

尿量　每个人术中尿量可能有所不同，这可能继发于多个因素。患者的尿量可能正常或过多，这可能是由于肾血流量比较充足或虽然肾血流量不足但进行了利尿治疗所致。患者尿量减少的原因包括血容量不足、灌注不足或缺血性肾损伤。为了监测肾功能，我们会经常监测尿量，并将长时间少尿的情况告知灌注师和外科团队，以便及时采取措施进行改善。保护肾功能对心脏手术患者至关重要，因为肾相关性不良事件增加患者术后患病率。

低温　尽管心脏手术患者 CPB 撤机需经过一定时间的复温至患者体温接近 37 ℃，但 CPB 后仍可观察到患者的体温下降，称之为"续降"[221]。低温会导致心肌功能障碍、凝血障碍和药物代谢延迟。

为了防止体温过低，可以采取措施防止患者撤离 CPB 后体温的续降。密切监测温度并采取包括使用温暖的液体、提高室温以及使用充气式保温毯。

疼痛

引发心脏术后疼痛的原因很多，包括胸骨劈开后的切口、胸腔引流管、血管插管处和腿部切口（另见第 81 章）[222]。胸廓切开术导致的疼痛和随之而来的呼吸功能障碍易使人虚弱[223]。心脏术后疼痛的不利影响一部分是由应激反应及其产生的炎症反应和交感张力增加所致，使心率、PVR、心肌负荷和心肌耗氧量增加，所有反应都易诱发心肌缺血。

心脏术后的疼痛也可引起膈肌功能障碍相关的呼吸系统并发症。此外术后疼痛可能导致胸部和腹部肌肉的主动运动减少，这种现象通常被称为"夹板"，可能会影响患者的咳嗽和排痰能力。但目前尚无明确证据提示术后镇痛可明显降低患者心脏术后的患病率和死亡率[224]。

持续的疼痛确实影响心理健康。与疼痛有关的焦虑、抑郁和睡眠不足可能会导致 ICU 患者发生谵妄。有效缓解疼痛的主要好处是患者满意度提高。所谓的快通道麻醉需要尽早拔管、缩短 ICU 停留时间、更快出院以及降低整体费用，这已是心脏麻醉科医师的管理目标。有效控制疼痛可有助于实现这些目标。

阿片类药物仍然是控制心脏术后疼痛的一线药物，但这些药物的副作用包括恶心、呕吐、尿潴留、胃动力下降、瘙痒、镇静和呼吸抑制。一项心脏术后镇痛的 meta 分析显示，患者自控镇痛比护士控制镇痛有轻微的优势[225]。

越来越多人采用鞘内和硬膜外注射局麻药和阿片类药物来改善心脏手术的疼痛。但关于心脏手术患者椎管内镇痛的 meta 分析或随机试验均未显示这些技术可以改善预后[226-227]。然而一些研究表明，胸段硬膜外镇痛确实有助于减少疼痛并降低心律失常的风险、降低肺部并发症的发生和缩短气管拔管时间，降低了静息和活动时的疼痛评分。椎管内镇痛尤其是硬膜外镇痛的主要问题在于术中需进行抗凝治疗，麻醉科医师会顾虑可能出现的硬膜外血肿引起脊髓损伤[227]，尽管该并发症鲜有报道。其他技术包括使用双侧单次的椎旁阻滞[228]或肋间神经阻滞复合皮下连续输注局麻药[229]。

因为所有止痛药都有副作用，所以有的学者建议最好联合用药或联合各种技术（即多模式镇痛；另见第72 章）。虽然倡导心脏手术后采用多模式镇痛，然而心脏术后联合使用环氧合酶 -2 选择性抑制剂和非选择性 NSAID 仍为禁忌，因为有导致血栓栓塞的风险[230]。

出血和凝血功能障碍

尽管手术止血不彻底是心肺转流后出血最常见的原因，但必须要排除可能存在的由于过度接触激活、血小板功能障碍以及纤溶导致的凝血功能障碍。历来心脏术后大量失血最常见的原因包括与心肺转流管路接触导致的血小板激活、血小板消耗及纤溶亢进。虽然使用了大剂量的肝素，心肺转流期间仍然会生成凝血酶。这会导致微血管凝血和纤溶的发生，并降低血小板功能[231]。如今，血栓弹力图检测可用以帮助鉴别心肺转流术后出血的原因是凝血功能障碍还是外科性出血。

术前服用抗凝及抗血栓药物的患者是另一类在心肺转流后有出血风险的人群。应尽可能了解患者术前血小板抑制程度的相关信息，这样如果患者 CPB 后出血，可以明确抗血小板药物治疗可能导致的出血程度[232]。Chen 和 Teruya 发现，术前使用床旁血小板检测仪测定血小板功能可以甄别围术期出血的高危患者，也可以使用其他血小板功能检测仪[233]。

用循证的方法来诊断和治疗心肺转流后残余的微血管出血就必须及时发现并治疗导致凝血功能障碍的原因[234]。将 POC 纳入输血治疗流程，即结合药物和输血治疗可能会让术后出血的患者受益。制定治疗流程图是为了减少不必要的血液制品滥用[235-237]。

有时需要输血以治疗凝血障碍或贫血，但会增加医疗资源的负担以及引发患者不良预后。一项超过1900 例针对心脏手术患者的研究发现，接受输血会使死亡风险增加 70%，将合并症进行校正后，与不输血的患者相比，输血患者的 5 年死亡率翻了一番[77]。一项国际性研究表明，不同国家的不同输血方案导致患者的预后不同[238]。克利夫兰诊所数据库中一项纳入人数为 10 000 例的针对 CABG 患者的研究表明，输血与早期和晚期（即 10 年）死亡率均相关；这项研究使用平衡分数以消除混杂因素的影响[239]。除此之外，Marik 和 Corwin 对 45 个试验进行了 meta 分析，

统计了输血治疗的相关并发症，发现输血患者的死亡率增加（相对危险度，1.7，95% 置信区间 1.4 ～ 1.9）[240]。

指南和建议　STS 和 SCA 在 2007 年发布了一份有关输血和心脏术中血液保护的联合声明，并在 2011 年进行了更新[77, 241]。其中 6 项因素是心脏术中是否需要输血的重要预测指标：

1. 高龄
2. 术前红细胞容积低（即术前贫血或体表面积小）
3. 术前抗血小板或抗血栓药物治疗
4. 复杂或再次手术
5. 急诊手术
6. 非心脏合并症

指南就血液保护问题提出了专门的建议，包括以下 5 个要点[241]：

1. 应考虑使用下列药物：增加术前血容量（例如促红细胞生成素）或减少术后出血（例如抗纤溶药物）。

2. 血液保护技术，包括自体血液回收机和心肺转流逆行预充。

3. 为了使患者的血液免受 CPB 的破坏，可以考虑等容血液稀释或富血小板血浆。

4. 医疗机构应执行输血流程并辅以 POC 检查。

5. 联合应用前面提到的所有指南是节省血液的最佳方法。

这些建议与患者血液管理方法类似且原则上完全一致，这是一种以患者为中心的、新的输血方法。患者血液管理方法的三大支柱如下：

1. 术前优化红细胞质量；
2. 围术期降低 RBC 丢失；
3. 围术期治疗贫血。

出血和输血指征的定义　应该谨慎考虑是否给心脏手术患者输血，因为同种异体血的输注存在几个相关的风险。应仔细评估有大量外科性出血的患者，通常此类患者需要输注同种异体血制品维持血红蛋白和凝血功能直至找到出血的源头。由于凝血功能障碍导致微血管出血过多的患者，应仔细检查凝血系统，通常采用 POC 监测以评估需要哪些血液制品或药物。确定输血指征的困难在于出血的定义含糊不清。许多中心认为连续 2 个小时每小时超过 250 ml，或在一个小时内超过 300 ml 的出血可定义为胸腔引流过多。除了明确出血的严重程度以外，这些标准还经常帮助临床医师确定是否将患者推回手术室进行探查。

明确何时输注 RBCs 同样具有挑战性，因为输血指征的确定通常取决于血红蛋白水平，这个指标不能替代组织氧供。众所周知心脏手术和 CPB 可能导

致贫血并可能引发一定的风险[242]。这些风险包括肾衰竭[243]、其他终末器官疾病甚至死亡[244]，所有这些相关性均是通过精心设计的多元性分析获得。但可耐受的血红蛋白最低值在不同患者也不尽相同，并且文献中也没有明确定义。尽管如此，STS/SCA 血液保护指南为输血指征搭建了大的框架，大多数患者在这个范围内得到了适当的治疗。这些输血指征包括 CPB 期间血红蛋白水平至少为 6 g/dl，CPB 前 / 后为 6 ~ 7 g/dl[241]。但患者有潜在的合并症时会而且确实需要提高最低安全血红蛋白或血细胞比容水平。

如果只有标准的实验室检测手段，在手术室内对凝血功能障碍患者的监测仅限于血红蛋白浓度、凝血酶原时间或国际标准化比率、aPTT、血小板计数以及纤维蛋白原和纤维蛋白降解产物的水平。这些指标都无法反映血小板功能，并且由于检测时间太长无法及时启动治疗，因此在 CPB 后的应用有限。由于这些原因，在没有 POC 凝血检测的情况下，输血治疗通常是随意的和凭经验决定。

血小板计数提供了血小板浓度的定量信息，但几乎不能反映血小板功能。即便血小板计数低于 50 000/μl 也与术后出血无关。关于血小板功能的实验室检查包括出血时间、聚集功能测定和细胞计数，这些检测方法的速度不快（需要＞ 1 h 才能产生结果），因此术中无法及时获取信息。当发生严重微血管出血时，无论血小板计数为多少，通常认为是 CPB 引起的血小板功能障碍，而现在可以在床旁实时检测血小板功能。

POC 检测仪与实验室标准检测相比能及时提供更多有关凝血级联的信息，并可连续评估血小板的动态功能。该检测仪旨在测试凝血系统的各个部分。血液黏弹性检测是全血凝块形成的动态检测方法，可以测量血小板完整性以及血小板–纤维蛋白原连接的强度。这些检测仪包括血栓弹力图（TEG；Haemonetics，Braintree，MA）、Sonoclot（Sienco，Arvada，CO）和旋转血栓弹力检测（ROTEM；Tem Innovations GmbH，慕尼黑，德国）。血小板对激动剂的反应是检测血小板功能的另一种方法。可在床旁进行检测的仪器包括血小板功能分析仪 100（PFA-100；西门子医疗公司，宾夕法尼亚州马尔文），Plateletworks（Helena Laboratories，博蒙特，德克萨斯州），VerifyNow（Accriva Diagnostics，圣地亚哥，CA）和 Multiplate analyzer（Roche Diagnostics，瑞士 Rotkreuz）[244]。POC 检测仪还能对接受抗血栓药物（如氯吡格雷，普拉格雷或 Gp Ⅱ b/ Ⅲ a 受体抑制剂）且拟行手术治疗患者的出血风险进行分层[245-249]。最后，POC 检测仪可提供数据帮助医疗机构制订并执行针对心脏手术患者血液保护和输血方案[241]。

床旁检测的流程图 STS/SCA 血液保护指南强烈建议采取多种方式降低输血率并做好血液保护（另见第 49 和 50 章）。研究发现使用输血流程与 POC 数据联合指导治疗的方法既具有效性又可节约成本[76, 241]。图 54.12 和 54.13 分别显示使用 TEG 与 ROTEM 检测的标准 POC 流程图。可以加入任何一个特定的动态 POC 或检测仪构建流程图[250-256]。有研究整合了多种 POC 检测，其结果显示可减少输血量甚至不输血[254]。一般而言，流程所使用的一种或多种 POC 检测应能测量血小板功能的某个方面。TEG 的黏弹性检测既可反映血小板功能也能检测血小板对 ADP 和花生四烯酸的反应。许多基于 TEG 和 ROTEM 流程的研究结果表明，它们可有效减少血液制品在心脏手术相关性出血中的使用。最新的 POC 流程包括联合 ROTEM 检测与早期

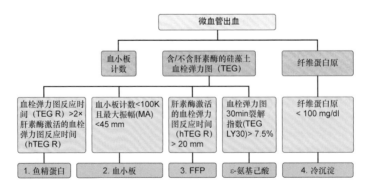

图 54.12 一项研究中的血栓弹力图（TEG）组的输血需求流程图。一旦诊断出血，便根据流程图中测定的结果进行输血。基于出血通常与血小板有关的假设，并根据血小板计数和 TEG 迅速返回的结果，按编号顺序进行治疗。FFP，新鲜冷冻血浆；hTEG，肝素酶激活的 TEG；LY30，30 min 裂解指数；R，反应时间（From Shore-Lesserson L, Manspeizer H, DePerio M, et al. Thromboelastography-guided transfusion algorithm reduces transfusions in complex cardiac surgery. Anesth Analg. 1999；88：312-319.）

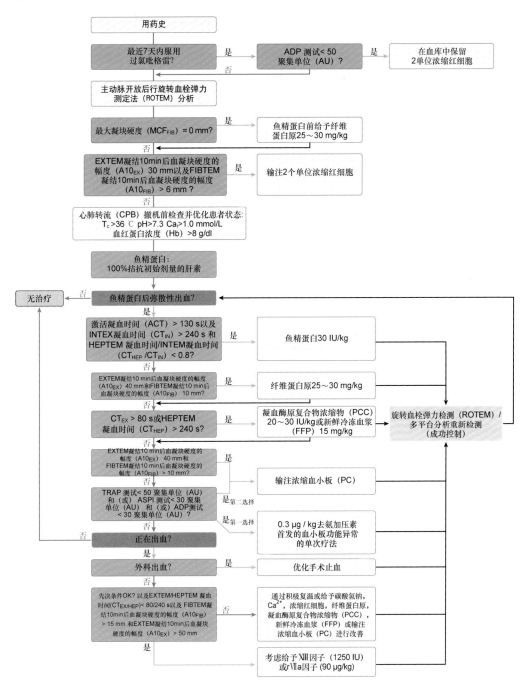

图 54.13　**使用床旁检测的止血流程图**。ACT，激活的凝血时间；ADP，ADPtest；ASPI，ASPitest；AU，聚合单位；A10，凝结 10 min 后血凝块硬度的幅度；CPB，心肺转流；CT，凝血时间；EX，ExTEM；FFP，新鲜冷冻血浆；FIB，FIBTEM；HEP，HEPTEM；IN，INTEM；MCF，最大的血凝块硬度；TRAP，TRAPtest。ROTEM（旋转血栓弹力检测）和 Multiplate 的制造商分别是德国慕尼黑的 Tem International GmbH 和 Verum Diagnostica GmbH（From Weber CF，Gorlinger K，Meininger D，et al. Point-of-care testing：a prospective，randomized clinical trial of efficacy in coagulopathic cardiac surgery patients. Anesthesiology. 2012；117：531-547.）

应用纤维蛋白原和 PCC 治疗的方案（见图 54.13）[257]。这种止血方法推迟了需要异体血的时间，因此成功减少了异体血液制品的使用。早期研究表明，这种"药理学"止血方法不会增加血栓形成事件，但在确定安全性之前需要进行更多大型研究。

药物治疗 CPB 中使用的药物包括预防纤溶亢进和治疗出血的药物。在 CPB 前使用抗纤溶药物防止因血液与心肺转流管路间接触激活的纤溶和凝血。STS/SCA 指南为使用合成抗纤溶药进行血液保护提供了最有力的循证支持（Ⅰ类）。

从结构上讲合成抗纤维蛋白溶解剂是赖氨酸类似物，与纤溶酶原和纤溶酶结合，从而抑制它们与纤维蛋白上赖氨酸残基结合的能力，阻止纤维蛋白溶解。临床上使用的两种合成抗纤维蛋白溶解剂是 EACA（Amicar）和 TA。它们的主要区别在于效价和消除半衰期：TA 的效价比 EACA 高 6 至 10 倍，并且半衰期更长[258]。

合成抗纤维蛋白溶解药的给药剂量并未统一。通常 EACA 的负荷剂量为 50 ～ 150 mg/kg，维持输注速度为 15 ～ 25 mg/（kg·h）。TA 的负荷剂量是 10 ～ 30 mg/kg，维持输注速度 1 ～ 15 mg/（kg·h）。但文献中还描述了许多其他的给药方案[259-264]。

由于 EACA 和 TA 均经肾排泄，因此不适用于上尿路出血的患者。肾集合系统内药物的浓度可能导致血栓形成和阻塞性肾病[265]。

既往心脏手术患者围术期常规使用抑肽酶作为抗纤维蛋白溶解药，直到 2006 年发表的文章报道了随机对照研究中从未发现的不良预后[119, 266]。数项观察性研究证实了这些不良反应后，一项随机对照试验提示抑肽酶的使用增加死亡率，FDA 和其他全球机构暂停了抑肽酶的销售[120]。

STS/SCA 指导方案的更新版中提到了其他可用于心脏手术出血的药物[76]。对去氨加压素治疗有效的患者（von Willebrand 因子或Ⅷ因子缺乏症、肝硬化、使用阿司匹林和尿毒症所致血小板功能障碍）使用去氨加压素被认为是"合理的"[241]。去氨加压素应缓慢给药以减少低血压的发生率，通常剂量为 0.3 ～ 0.4 μg/kg，给药时间为 20 ～ 30 min。已重新评估重组Ⅶ a 因子（r Ⅶ a 因子）的使用指征，但在已发布的更新中未更改（Ⅱ b 类推荐）[76]。对传统治疗方法无反应的、危及生命的严重出血患者使用Ⅶ a 因子被认为是合理的[241]。一项在心脏手术中进行的多中心随机试验发现，r Ⅶ a 治疗组患者的出血量少于对照组；然而治疗组患者不良事件发生率增加，虽然趋势不明显，因此该研究被

终止了。建议在使用该药物时需小心谨慎[267]。不应在心脏外科手术中预防性使用 r Ⅶ a 因子。

PCCs 已成为 CPB 后凝血因子缺乏症患者的常见治疗方法。最初用于治疗血友病或逆转华法林的 4- 因子 PCC 已在心脏手术患者出血的输注流程中"超说明书"使用[257]。

总之，跨学科的血液保护方法对于心脏手术患者的治疗至关重要。围术期和重症监护期间必须使用一系列综合方法减少输血以及输血和贫血带来的不利影响。这种方法需要结合 POC 检测、药理学治疗以及合理使用血液制品从而制定一个正确的流程以改善患者预后。

心肺转流

心肺转流术（CPB）是心肺转流（extracorporeal circulation，ECC；extra 意指"外部"，corporeal 意指"身体"）的一种方式，指将患者的血液引至血管系统外，暂时承担心脏、肺以及部分肾功能的替代技术。本章以下部分将主要介绍该技术所需要的管路和设备。

管路和设备

心肺转流术是最常见且最复杂的心肺转流技术，其目的为将涉及患者心、肺的所有血液引至体外，从而为外科医师提供一个静止、无血的手术视野。其他心肺转流技术包括左心转流（left heart bypass，LHB）、心肺支持（cardiopulmonary support，CPS）和体外膜氧合（extracorporeal membrane oxygenation，ECMO）。

心肺转流所需的泵、管路、人工器官及监测系统如图 54.14 所示。简言之，静脉血在回流至右心房时被阻断，通过心肺转流的静脉管路被引至静脉储血罐。动脉泵的功能相当于人工心脏：它将血液从储血罐抽出，驱动血液依次通过变温器、人工肺（氧合器）及动脉滤器，然后通过动脉管路进入患者的动脉系统。附加泵和管路设备用于吸引术中出血（泵吸引）、心脏减压（引流）以及灌注心脏停搏液。

血液管路

用于连接各部件并将血液引出和泵入患者血管系统的管路均由医用聚氯乙烯（polyvinyl chloride，PVC）制成。数十年来，血液管路的表面均是未经处理的 PVC。然而，新一代 PVC 管路表面已经开始进行表面涂层和其他修饰，显著改善了生物相容性。总

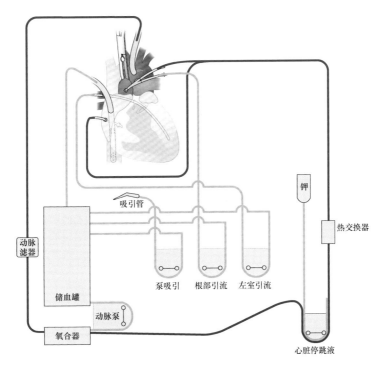

图 54.14　**与患者连接的典型心肺转流环路示意图**

的说来，这些涂层能降低亚临床凝血标志物的血浆水平，减少细胞因子及其他炎症反应标志物的释放，并缩短插管时间[268-270]。

静脉储血罐

储血罐在心肺转流的过程中发挥着重要的作用：它能在手术中将大量血液保存于循环之外。储血罐在静脉管路和动脉泵之间，可以是软塑料袋或者透明的硬壳塑料容器。硬壳塑料储血罐内置一套由筛状滤网及深度滤板构成的过滤器，血液在达到管路出口前必须先通过该过滤器。几乎所有的硬壳储血罐都有正压和负压减压阀，以便使用负压吸引加快静脉引流。如果使用了负压辅助静脉引流，在满足引流的情况下，应尽可能维持最小负压，绝对禁止术野空气进入静脉管路。当储血器的压力超过 60 mmHg 时，在动脉灌注管路中能测量到的微泡数目会大量增加[271]。

动脉泵

泵驱动设备通常采用两种主要技术代替心脏功能，即滚压泵或离心泵。滚压泵是一种正压闭合式移位泵，它在转动过程中沿着管道逐渐向前压闭管腔，从而驱动关闭点前的液体向前流动，同时压闭点后的

管道开放而抽吸液体。相反，离心泵是一种非压闭性动力泵，它通过高转速可重复使用的发动机和安装于一次性锥形泵壳中的塑料泵片、扇叶或管道进行磁性耦合，从而驱动血液流动。该过程将产生小型的涡流，推动液体从锥形泵壳边缘开口处泵出，同时从锥形泵壳的顶点吸入液体。这两种泵技术对血液的有形成分都会有破坏，但离心泵所造成的破坏性被认为要小于滚压泵[272]。

必须注意的是，这两种泵各有其独特的风险。滚压泵具有压闭性的特性，可以产生极大的正性和负性压力，也可能泵入大量的气体。因此，国家医疗标准规定，对这种泵必须加装辅助调节设备，当监测到血液在管路中压力过高或者出现气体时，该设备能自动降低泵速。而离心泵为非压闭性泵，不能产生过高或过低的压力。此外，当大团气体进入一次性锥形泵时，气体将会取代血液留在泵内，此时泵将无法产生前向血流。这一特性避免了离心泵会泵入大量气体。然而，由于管道内缺少压闭点，血液有可能从患者高压的动脉系统逆行，依次通过动脉管道、过滤器及氧合器，并最终进入低压的静脉储血罐。只要当泵的转速低于临界值以下，这种情况就可能发生。在动脉管路上安装一个大口径的单向阀或者智能激活的电

子钳夹，则能避免动脉的血液逆流及疏忽造成患者的放血。

热交换器

热交换器是心肺转流的重要组成部分，有助于调节患者血液的温度。在整个心肺转流过程中，患者20% ～ 35% 的循环血量被引流至体外并暴露于手术室的室温条件下，容易导致低温。因此在停止心肺转流前，血液必须经过复温。另外，对许多外科手术来说，适当的低温治疗，从轻度低温（35℃）到深度低温（18℃），都有助于降低患者的代谢率。热交换器在心肺转流开始阶段可用于降低血温，在结束前用于升高血温。

氧合器

氧合器代替了患者自己的肺，承担气体交换的重要功能。肺脏和氧合器之间存在诸多相似之处：两者都有气室和血室；两者都由被动扩散梯度差驱动，两者均使用膜将血液和气体隔开。氧合器中的膜通常由微孔聚丙烯制成。这种材料能被压制成外径200 ～ 400 μm、壁厚20 ～ 50 μm 的微管，整个氧合器的表面积可达 2 ～ 4 m²。一般而言，氧合器的静态预充量为 135 ～ 340 ml，且能以高达 7 L/min 的速度将静脉血氧合为动脉血[273]。

肺通过气管进行吸气和呼气，同时依靠一定的潮气量和呼吸频率周期性地更新肺泡内的气体。氧合器则有单独的进气口和排气口，气流持续通过或间断"扫过"氧合器，以不断更新气室内（微吸管的内腔）的气体。氧合器的血液包绕在微管的外部空间。当气体流过中空纤维内部时，进入氧合器的静脉血同时被引至微管外部。血室和气室间的压力梯度差驱动氧气穿过氧合器的膜进入血液，而二氧化碳反向进入气室。同样，挥发性麻醉气体也可以通过氧合器进入患者体内。然而，氧合器的膜和人体肺真正的膜并不相同。中空纤维的微孔（0.5 ～ 1.0 μm）能阻止血浆和血液中的有形成分漏出，但仍大到允许气体通过。因此，必须注意气室内的压力绝对不能超过血室内的压力。否则，血液中将会出现气栓。意识到气室使用压缩气体所存在的固有风险，大部分氧合器都设计了多个出气孔。在任何情况下都应确保气相出口没有被堵塞。

动脉微栓过滤器

在美国，超过 95% 的成人心肺转流术中都使用了动脉微栓过滤器。这些过滤器被连接于动脉管道中，是血液回到体内前的最后一道关口。过滤器孔的大小为 20 ～ 40 μm，通过去除血液中的颗粒和微小气栓而提高 CPB 的安全性。为有效去除血液通路中的气泡，少量血液从过滤器顶部回流到静脉储血器，可使之得以持续地"净化"。许多心肺转流的设计都利用了这种连续的动脉分流，将血液–血气传感器并入其中，从而持续监测氧合血液中的气体浓度。这些管路上的血气测量结果通常是可靠的，可及时发现氧合器的动态变化趋势便于精细管理。

操作流程

虽然不同医疗机构的手术操作对心肺转流术的要求各异，但所有心肺转流基本上都遵循同一套操作流程：管路选择和预充、抗凝、插管、心肺转流的启动和维持、心肌保护以及最后心肺转流的停止和撤机。

管路的选择和预充

在选择心肺转流管路时，灌注师首先要计算术中可能需要的最高流量。通常，最高流量是 2.4 ～ 3.0 L/（min·m²）或 60 ～ 70 ml/（kg·min）。通过对照计算出的流量和管路的额定流量来选择。额定流量是指管路在可接受的水压（压力和切应力）范围内正常工作而不引起过度血液破坏时的最高血流量。

心肺转流各部件的容量总和决定了管路的"预充量"，或者说是完全排除管路中的空气所需要的电解质平衡液容量。心肺转流造成的血液稀释主要来自预充量。因此，灌注师必须计算出患者稀释后的血细胞比容（hematocrit，HCTr），即患者术前血容量与心肺转流管路中的预充液混合之后的预期血细胞比容。HCTr 的计算公式为患者的红细胞总容积除以心肺转流预充量和患者血容量总和（框 54.12）。心肺转流开始后，成人患者的血容量将增加 20% ～ 35%。这部分增加的容量不仅稀释了血液中所有的蛋白和有形成分，同时也稀释了药物的血浆浓度。如果没有到考虑这种稀释作用，心肺转流开始时，患者的麻醉深度会

框 54.12　稀释后血细胞比容（HCTr）计算公式

HCTr ＝患者术前的红细胞总容积 / 心肺转流开始时的总容量
$$HCTr = (BVp \times HCT) / (BVp + PVc)$$
$$HCTr = (kg \times 75 \times HCT) / (kg \times 75 + PVc)$$

HCTr ＝稀释后血细胞比容（resultant hematocrit）
BVp ＝患者血容量
kg ＝患者体重（以 kg 表示）
PVc ＝心肺转流的预充量（prime volume of the extracorporeal circuit）

变浅，许多药物的循环浓度也会降低。

通常用含有与正常血浆离子相同浓度的电解质平衡溶液预充心肺转流回路。在预充液中加入多种药物，可以减弱心肺转流对机体成分的稀释作用（如白蛋白、肝素和碳酸氢盐），减少水肿形成，或可使用利尿剂（如甘露醇）增加预充液的排出。

抗凝

循环管路预充完成且显露好要插管的大血管后，患者在动脉插管前需完全抗凝。肝素用量及 ACT 监测已在本章前面讨论过。目前市面上用来监测 ACT 的设备有很多种，虽然 ACT 测定似乎已经是标准化的检测手段，但不同厂家生产的设备所测得的结果远达不到标准化。对同一份肝素化血标本进行测定，不同设备测得 ACT 值的差异高达 40%（见图 54.7）。

ACT 并非用于监测肝素水平，而是监测肝素和其他抗凝剂的抗凝效果。因此，在心肺转流前、中及停机后，肝素外的其他因素（如低温、血液稀释、凝血功能障碍以及抗凝药）也可导致 ACT 测值的升高。

部分研究发现，心肺转流期间 ACT 值在可接受范围内时，仍可能发生亚临床凝血。维持较高的肝素水平能降低该情况的发生[88, 274]。POC 肝素监测仪已上市，可用于监测心肺转流支持患者循环中的肝素水平。一些医疗中心会同时监测循环肝素水平及其抗凝效果，在心肺转流过程中间断给予肝素以维持预定的肝素治疗水平和能接受的最低 ACT 值。

肝素的用量可基于患者体重（300 ～ 400 U/kg）或量-效曲线决定。肝素的量-效曲线是通过体外测量患者血液 ACT 的基础值（未加肝素时）和加入已知浓度肝素后（2.5 U/ml）的 ACT 值决定。通过绘制 ACT 值及其对应的肝素浓度关系图，便可推算出心肺转流中达到预期目标 ACT 值所需肝素的血药浓度。大部分患者所需肝素的血药浓度为 1.5 ～ 3.0 U/ml，以便使 ACT 达到 400 s 以上。市面上的仪器能够自动完成该过程，利用体外量-效曲线计算肝素剂量。然而，计算得到的剂量并不能模拟体内对肝素的反应，而且通常计算结果都有误差。大多数中心在开始心肺转流时，采用基于患者体重计算肝素用量的给药策略[275]。目前已有仪器可根据患者的身高、体重、性别以及肝素量-效曲线的监测结果，计算出心肺转流期间患者所需肝素的剂量。

插管

所有的心肺转流都需要在大的动静脉中插入高流量的动/静脉插管，分别将患者血液输回体内和引流出来（表 54.10）。大多数手术还需要额外管道，用来灌注心脏停搏液和移除（吸引）心腔内的血液和气体（图 54.15）。不同的手术对插管技术要求不同，下面将介绍最常用的插管技术。

静脉插管的位置通常在右心房。右心房是所有静

表 54.10 心肺转流中动、静脉插管的常规方法

手术类型	静脉	动脉	心脏停搏液灌注	心脏引流	备注
冠状动脉旁路移植术	右心房腔房管	升主动脉	主动脉根部和（或）冠状静脉窦	主动脉根部	左心室引流有益于 EF 值降低或者无法脱机的患者
主动脉瓣成形术或置换术	右心房腔房管	升主动脉	主动脉根部和（或）冠状静脉窦，及主动脉根部切开直接灌注冠状动脉	左心室和主动脉根部	无
二尖瓣成形术或置换术	上、下腔静脉插管	升主动脉	主动脉根部和（或）冠状静脉窦	左心室和主动脉根部	无
升主动脉置换术，但不包括主动脉弓手术	右心房腔房管	升主动脉	主动脉根部和（或）冠状静脉窦	左心室和主动脉根部	修复位置离头部血管越近，则主动脉插管越难
主动脉弓手术	右心房腔房管	腋动脉或股动脉	主动脉根部和（或）冠状静脉窦	左心室和主动脉根部	冠状动脉没有梗阻时不必经冠状静脉窦灌注心脏停搏液
再次手术	股静脉	股动脉	主动脉根部和（或）冠状静脉窦	主动脉根部和（或）左心室	只在极端情况下使用，即当心脏与胸骨后壁紧紧粘连时或劈开胸骨过程中出现心脏撕裂
其他心内手术	上、下腔静脉插管	升主动脉	主动脉根部和（或）冠状静脉窦	左心室和主动脉根部	任何需要打开右心房或过度牵拉心脏的手术

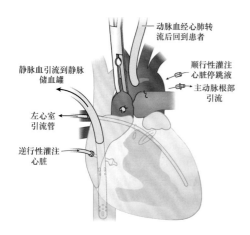

动脉血经心肺转流后回到患者

顺行性灌注心脏停跳液

主动脉根部引流

静脉血引流到静脉储血罐

左心室引流管

逆行性灌注心脏

图 54.15   心肺转流（CPB）的常见插管方法。心肺转流至少需要两个插管：右心房插管，将静脉血引流到体外管路；升主动脉插管，将动脉血从体外回输到患者体内。其他插管也是必要的，主要用以保护阻断后的心脏。心脏停搏液可通过位于主动脉瓣和主动脉阻断钳之间的升主动脉根部的特殊灌注针，进行顺行性灌注。逆行性灌注是通过尖端有球囊的特殊插管经过冠状静脉窦灌注心脏停搏液。引流管用于主动脉阻断后的心脏减压和主动脉开放前排出气泡。顺行性灌注针也用于主动脉根部引流，左心室引流管可经右上肺静脉插入

脉血的中央储存库，而且胸骨切开后很容易暴露右心耳。虽然右心房插管是大多数心脏手术的最佳选择，但当心脏受到牵拉时，会影响右心房的引流。特别是旁路手术中为显露后方的冠状动脉或者需切开左心房显露二尖瓣时，会大幅度牵拉心脏。因手术显露需要以及右心房牵拉的原因，二尖瓣或三尖瓣手术中静脉插管位置通常选择上下腔静脉而不是右心房。如果每根腔静脉均有插管，静脉血在汇入右心房前被截流，这样能保证外科医师有一个无血的术野并可保证充分的引流。右心房插管也可经股静脉进行，股静脉引流管经过下腔静脉全程最后置于右心房开口处。

静脉插管的大小或位置不当会妨碍静脉血回流至心肺转流，导致 CVP 升高，从而增加液体从血管内向细胞外腔隙（第三间隙）渗透。因此，在开始心肺转流时评估静脉引流情况至关重要。恰当的静脉插管能使右心系统完全减压，表现为 CVP 和 PAP 值均为 0，同时无搏动性动脉血压。

心肺转流通过动脉管路将氧合血泵回患者体内。对于冠状动脉旁路术和瓣膜手术，标准的动脉插管位置应在主动脉弓下、主动脉瓣上 3～4 cm 的升主动脉区域。需要进行主动脉根部和（或）大部分主动脉弓的操作时，可选腋动脉或者股动脉插管。腋动脉插管通常是将一段人工血管与腋动脉侧壁相吻合，这样

既有利于插管，也不会影响右臂的血流。主动脉弓手术时选择腋动脉插管的另一个好处是，在停循环期间可以钳夹无名动脉进行脑顺行性灌注。股动脉插管指经股动脉将插管置入腹主动脉。血液经胸腔以逆行的方式向上流入主动脉。股动脉插管常并发插管侧肢体缺血的风险，所有的动脉插管处都有发生动脉夹层的风险。在美国，每年大约有 200 台手术在插管处发生医源性动脉夹层，死亡率达 48%[276]。因此，在启动心肺转流前需要确认插管位置和开口是否正确。

动静脉插管完成后即可开始心肺转流，但仍需要其他插管以保障主动脉阻断和心脏停搏。例如，可将心脏停搏灌注管置于升主动脉，然后用大的血管钳（如阻断钳）横跨主动脉并将其阻断，阻断位置介于动脉插管和顺行心脏停搏灌注管之间，从而阻断了从动脉管道到冠状动脉的血流，导致一段时间的全心缺血。通过顺行或逆行心脏停搏灌注管（图 54.15）间断或持续灌注心脏停搏液，能减少心肌缺血性损伤（机制在后面讨论）。

支气管动脉输送大约 1% 心输出量的血液到肺部，并最终回到左心系统。对慢性肺部疾病的患者，支气管动脉的血液可能超过心输出量的 10%。在主动脉阻断期间，若这部分血液不能有效引流，则会出现左侧心腔和肺血管扩张。此外，心内操作不可避免地会导致空气进入左心，在患者撤机前必须排出这部分空气。

吸引管用于心脏减压和排出心内空气。从主动脉根部或左心室直接吸引是最常用的心内吸引方式。主动脉根部吸引时用的是顺行心脏停搏灌注管（图 54.15），左心室内的血液和空气经过主动脉瓣被抽出，回到心肺转流储血罐内。因为顺行心脏停搏灌注针偏小，并位于主动脉瓣上，所以根部吸引具有明显的不足之处：不能在进行顺行性灌注心脏停搏液时使用；在松开阻断钳后，也无法进行有效的左心室减压。对不复杂的 CABG 而言，上述不足通常不明显。但对于合并重度心功能不全的 CABG 患者以及所有需要心内操作的手术，直接左心室引流必不可少。通常，从右上肺静脉置入左心室引流，经过左心房和二尖瓣，进入左心室（图 54.15）。使用 10～14 Fr 导管进行左心引流的效果显著优于主动脉根部吸引。必要时左心引流管可达到每分钟几升的引流量。由于引流管直接插入左心室中，它还能有效地排出心内操作完成后残留的气泡。另外，由于左心室引流与心脏停搏灌注管分开，在进行顺行心脏停搏液灌注期间可以用它进行心脏减压，这对于主动脉瓣反流的患者尤为必要。不幸的是，已有较多由于安置引流管操作失误，导致空气被泵入心脏使患者受损的个案报道。因此将泵与引流

管连接前，应再次确认吸引泵功能正常（即处于吸引而非输注状态）。

心肺转流的启动与维持

一旦确定抗凝和插管完成后，即可启动心肺转流。启动前应确认动脉插管是否通畅。确认插管位置合适后，松开静脉插管和储血器之间的管钳，患者的血液被动流入心肺转流系统，启动心肺转流。同时，心肺转流环路中的动脉泵将预充液和自体血混合后，经动脉插管泵入患者体内。在心肺转流开始的初始数秒内，评估动静脉插管的状态十分重要。心肺转流动脉路内的压力应低于 300 mmHg，以防止血液中的有形成分过度破坏。静脉插管的位置主要通过监测患者的血流动力学指标进行评估。如果静脉插管能充分引流心脏的静脉血，则右心系统的压力（CVP 和 PAP）应降到 0 mmHg，而动脉压应达到正常平均动脉压水平（50 ～ 90 mmHg），且无搏动波形。

因为心脏已被排空，且血流的驱动力从源于心室的搏动性灌注转变为心肺机的非搏动性灌注，故动脉压力通常无搏动波形。但对于主动脉瓣关闭不全的患者，即使静脉引流完全（CVP 和 PAP = 0 mmHg），来自主动脉插管的血液经过关闭不全的主动脉瓣反流至左心室，因此，仍能监测到搏动性的动脉波。若右心压力未降到 0 mmHg，动脉波可监测到搏动，而动脉泵流量无法增至全流量。在这种情况下，必须重新评估静脉插管位置。一旦达到全流量，心脏功能将全部移交给心肺转流设备，此时麻醉科医师就可关闭呼吸机，开始给患者降温。

心肺转流启动时常出现一段时间的低血压，可在心肺转流环路中的静脉储血罐中加入 α 受体激动剂（如去氧肾上腺素）予以纠正（图 54.16）。尽管这段时间内脑氧饱和度暂时性下降是比较常见的，但如果 CPB 开始时脑氧饱和度出现急剧下降，通常可能是上腔静脉引流差或单根头部动脉选择性灌注所致[277-279]。脑氧饱和度数值改变明显时，务必要再次确认插管的

位置与功能。心肺转流的维持过程中，可通过持续监测血流动力学参数评估灌注是否充分。可将动脉泵的流量控制在 1.6 ～ 3.0 L/（min·m²），以维持动脉压 50 ～ 90 mmHg，且混合静脉血氧饱和度 > 65%。在流量充足和混合静脉血氧饱和度正常时发生的任何低血压或高血压，都可以通过使用血管收缩剂或血管扩张剂调节患者的体循环阻力进行纠正。

至少每隔 30 min 检查一次动脉血气。抽动脉血气是为了评估氧合器功能，监测患者酸中毒的进展。碱剩余为 −5 或更低时可用碳酸氢钠纠正，但最终应该解决其产生的根本原因，这时可能需要提高灌注流量和灌注压。抽血监测 ACTs 用于评估抗凝的充分性，当 ACT 值低于所规定的心肺转流最低值（通常 ≥ 400 s），可在心肺转流机内直接添加一定剂量的肝素来纠正。

心肺转流期间同样需要监测尿量，作为灌注流量和灌注压力的指标。然而，CPB 期间的少尿不能预示术后肾功能不全。而年龄、术前肾功能、心肺转流的持续时间和射血分数均与术后肾功能不全有关[280]。

心肌保护

为了给术者提供静止的手术野，可灌注高钾停搏液，使心脏停搏在舒张期。中止心肌的电机械活动是降低心脏代谢最重要的一步。钾诱导的心脏停搏本身能降低 90% 的心肌氧耗。通常灌注冷的停搏液降低心肌温度，能增强其降低氧耗的作用。高钾停搏液联合降低心肌温度至 22℃，能使心肌耗氧降低 97%，且组织可耐受长达 20 ～ 40 min 的血流完全中断。一旦手术结束，通过灌注钾浓度正常的温血可以使心脏复跳。

心脏停搏液的成分因医疗机构而异，但均使用了高钾。有些医学中心使用非常简单的高钾全血停搏液，而有些中心则在停搏液中添加了多种化学制剂。现在大多数中心临床上都使用某种形式的含血停搏液替代纯晶体的停搏液。血液与晶体液的比例通常是 4:1 或 8:1。晶体液经常与心肺转流环路中的氧合全血按特定的比例精确混合，其方法为：将两个不同

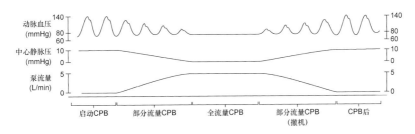

图 54.16　心肺转流之前、启动时、全流量、停机时及停机后的血流动力学图解

型号的管路（大的管路来自心肺转流动脉管路，小的管路来自于晶体停搏液），安装在一个滚压泵中，在泵的出口汇合成一个管道。心脏停搏液中加入的化学成分使其渗透压轻度升高，从而减轻心肌水肿。这些化学成分包括缓冲剂（中和心脏产生的酸性代谢产物）、能量代谢底物或促进心脏产生腺苷三磷酸的催化剂。心脏停搏时通常会使用两种不同钾离子浓度的灌注液：20 ～ 30 mEq 的 "高钾" 灌注液用于诱导心脏停搏，心脏停搏呈等电位后，使用 10 mEq 的 "低钾" 灌注液维持心脏停搏。

心脏停搏液可顺行性通过放置于主动脉插管和主动脉瓣之间的灌注针经主动脉根部进入冠状动脉，或逆行性经置于冠状静脉窦里的头端有气囊的导管进入冠状静脉进行灌注。顺行性灌注是最符合生理的方式。然而当患者存在严重冠脉疾病或主动脉瓣关闭不全时，顺行性灌注可能无法使停搏液均匀的通过冠状动脉，灌注到整个心肌，此时可以使用逆行灌注。但逆性灌注同样存在不足，包括：右心室游离壁和室间隔后 1/3（右冠状动脉分布区）逆行灌注的效果差[281]。除此之外，逆行灌注时心脏微血管床无法维持正常的心肌能量代谢[282]。因此最完整的心肌保护技术应结合顺行和逆行灌注。事实上，同时进行顺行性和逆行性灌注心脏停搏液的情况并不少见。

心脏停搏液通常以单次定量的方式进行间断灌注，在初次灌注 1000 ～ 1500 ml 的 "高钾" 溶液后可暂停 10 ～ 40 min，以便术者进行心脏相关操作。然后手术操作过程中周期性灌注 200 ～ 500 ml 的 "低钾" 溶液，为细胞提供营养并维持钾浓度。术中评估心肌保护是否充分主要依靠经验，主要依据心电图的静止状态、灌注的间隔时间和心脏温度，也可以根据心室的充盈状态评估。如果负责引流的管路无法持续保持心脏的排空状态，心脏复温就会变快，而且心肌将处于高张力状态。这种情况会增加心肌耗氧，妨害心肌保护。用血钾浓度正常的温血灌注冠状动脉，能恢复心脏的电机械活动，可通过心脏灌注管灌注 "温" 血或只需开放主动脉阻断钳。

停心肺转流和脱机

患者撤离心肺机的过程，需要麻醉科医师、灌注师和外科医师之间交流和提高警觉性。患者撤离和终止心肺转流前，需要复温并排空心腔内的空气。确认心电活动已恢复稳定的节律，必要时可安装起搏器进行支持。必须恢复肺通气，确认实验室检查结果，必要时予以纠正。通过缓慢减少心肺转流的静脉引流量，同时将储血罐中的血液缓慢回输至患者体内，使

心脏重新获得正常的充盈量。当心输出量恢复正常时，逐步降低心肺转流动脉泵的流量直至停机。心肺转流终止后，通常需要回输心肺转流机内剩余的血液进行容量替代治疗，以保障患者血流动力学的稳定。经常需要使用缩血管药物或正性肌力药进行辅助治疗（参见前面 "心肺转流撤机" 章节）。

患者的血流动力学稳定后即可给予鱼精蛋白以拮抗肝素的抗凝作用。注射鱼精蛋白是重大的、需要所有人员都警惕的事件，因此麻醉科医师、灌注师及外科医师必须保持良好沟通。一旦吸引装置误将含鱼精蛋白的血吸引回心肺转流系统，残留的血液可能发生凝固，将无法重建紧急心肺转流。因此，应在完全拮抗肝素作用前拔除所有的插管。同时，通过离心或血液过滤后由麻醉科医师回输心肺转流机中的残余血液。

鱼精蛋白通过不可逆地结合强酸性的肝素分子而形成稳定的无抗凝作用的盐，从而拮抗肝素活性。许多 ACT 机器能够进行快速床旁检查，计算患者需要的鱼精蛋白剂量[283]。如果不能自行生成鱼精蛋白量-效反应曲线，许多医学中心会根据注入患者体内的肝素总量计算出所需的鱼精蛋白量。其比例通常是每 100 U 肝素需 1 ～ 1.3 mg 鱼精蛋白。鱼精蛋白至少应在 5 ～ 10 min 内缓慢推注以减少低血压的风险。注射完鱼精蛋白后，ACT 应恢复至基础水平。ACT 的升高可能意味着肝素残余或由凝血功能障碍所致，需要进一步的实验室检查，如凝血全套检查、肝素测定、血小板功能分析、血栓弹力图或以上检查的任意组合。

其他问题

温度

人工低温是一种可靠的神经保护方法，通常用于心肺转流。对手术期间必须停循环的心脏手术，深低温无疑对大脑有保护作用。动物实验证实，即使浅低温（下降 1 ～ 2℃）也能减轻脑缺血损伤。低温的各种神经保护作用机制均已在动物模型中得到了证实（表 54.11）[284]。低温可通过降低氧耗改善脑的氧供需平衡，从而减轻脑缺血的危害。低温不仅能降低脑代谢率，还可以延缓兴奋性氨基酸的释放，这些神经递质在神经细胞死亡过程中起着非常重要的作用。另外，低温能降低脑部小动脉的通透性，防止出现血脑屏障功能的损害。低温还可以通过抑制受损区域多形核粒细胞的黏附而降低炎性反应。

然而 Rees 及同事通过 meta 分析得到的结论却是，在常规心肺转流中低温没有确切的神经保护作用[285]，尽管纳入分析的这些研究存在一定的局限性。例如，

表 54.11 脑缺血时低温的保护作用以及高温的损伤作用	
低温	高温
有利于氧供需平衡	氧供需失平衡
兴奋性毒性神经递质释放减少	兴奋性毒性神经递质释放增加
血脑屏障通透性降低	血脑屏障通透性增加
炎症反应降低	炎症反应增加
	氧自由基产生增加
	细胞内酸中毒增加
	细胞骨架降解

(From Hindler K，Nussmeier NA. Central nervous system risk assessment. In：Newman M，Fleisher L，Fink M，eds. Perioperative Medicine：Managing for Outcome. Philadelphia；Saunders；2008：69-88.)

低温的时机可能限制了它的保护价值。一般在主动脉插管和心肺转流启动之后开始降温。在此期间不太可能发生大血管的脑栓塞，因为主动脉阻断后已将心脏孤立于循环之外。相反，有证据表明，发生微血管和大血管栓塞最危险的时段位于主动脉操作期间及其之后不久、主动脉阻断和开放时。因为临近心肺转流开始前后进行了主动脉插管和阻断，而此时还没有进行脑部降温。而主动脉开放多发生于心肺转流将要结束时，通常在患者复温后。

相反，一般认为高温是有害的。体温仅仅升高 2℃就会降低脑对缺血的耐受能力。高温使神经元代谢恢复的时间延长，兴奋性神经递质的释放及氧自由基的产生增加，加重细胞内酸中毒并增加血脑屏障的通透性，从而导致丘脑、海马区和纹状体等多个部位发生病变（表 54.11）。高温还会影响蛋白激酶的活性，降低细胞骨架的稳定性。临床上，发热和高温使脑卒中患者的预后更差[286]。

20 世纪 90 年代，为了改善心脏预后，一些医学中心开始使用常温的心脏停搏液，同时避免刻意去降低体温。这种"温血心脏手术"的做法受到质疑，因为低温的神经保护作用将不复存在。随后进行的关于该技术对脑卒中发生率和术后神经认知能力减退方面影响的研究结果不一致。这可能是因为在不同的"温血心脏手术"研究中温度管理策略存在差异。温度的变化范围从温度续降导致实际的轻度低温到过度复温导致的脑高温[287]。

心肺转流复温期间，脑部高温可能加重已存在的脑损伤。过去，为了防止心肺转流停止后的温度续降，通常会复温过高。但这种操作可能导致脑高温，而复温期间又最易发生脑栓塞。因此应当提前缓慢复温以确保心肺转流结束前获得稳定的目标温度[288]。

外科医师还应了解心肺复苏期间使用的任何温度

监测点的局限性。心脏手术期间不能直接测定脑实质的温度，而是通过测量鼓膜、鼻咽、食管、直肠、膀胱、体表、肺动脉以及颈静脉球的温度后推测获得。但脑部温度与上述大多数部位测定温度的相关性很差[289-290]。一般认为颈静脉球温度是"金标准"。因为颈静脉球接近颈总动脉起始部，主动脉插管使颈静脉球的温度较其他部位更接近脑部温度（Ⅰ级，C 级）[290-291]。复温时，鼻咽、食管、直肠、膀胱和体表测定的温度低于颈静脉球的温度[289-290]。通常很难监测颈静脉球的温度，因此，一般认为氧合器出口处动脉管路内的血温最接近脑部温度[290,292]。肺动脉或鼻咽部（Ⅱa 级，C 级）也是撤机期间合理的温度监测部位。

术后发生高温与术中高温一样危险。心脏手术术后 48 h 内，温度超过 38.5℃很常见且发生的比例接近 40%[293]。术后高温与心脏术后 6 周认知功能障碍发生率的增加相关[294]。因此，发生术后高温时应当使用解热药治疗，必要时，积极使用体表降温。

总之，患者在心肺转流时应该提早且缓慢地复温，任何部位监测的温度都不应高于 37.0℃[292]，该措施可预防脑部温度过高。

血气管理

温度对气体在溶液中的溶解度有显著影响。特别是在血气分析时，温度的改变能够显著改变 CO_2 浓度（进而影响 pH）。温度降低时，CO_2 在血浆中更易溶解，导致动脉二氧化碳分压（$PaCO_2$）下降。由于心肺转流期间患者体温降低，而相应产生的问题在于如何在较低的温度下进行最佳的酸碱平衡管理（即管理低温患者的血气时，使用温度校正还是非温度校正）。关于这个问题几十年来争论的焦点在于：血气管理的 α 稳态与 pH 稳态（表 54.12）。

α 稳态假说 水的 $[H^+]＝[OH^-]$ 时即达到电中性（pN）。水的解离受温度影响，因此，达到 pN 时的 pH 值随温度的变化而变化。对血温随环境温度变化的动物（即变温动物和冷血动物）进行了有关酸碱比较的生理学研究，结果显示血液和细胞内的 pH 随着温度的不同而变化[295]。基于上述发现，产生了 α 稳态理论，其目的在于在不同温度下始终维持细胞内电中性。

维持这种电中性需要合适的缓冲系统。蛋白质缓冲系统被认为是维持温度 -pH 关系的主要缓冲系统。组氨酸所含的咪唑基团与血液的解离常数（pKa）相似。因此，在降温过程中如果 CO_2 的含量保持恒定，电离状态（术语为 α）也维持不变。这一点非常重

表 54.12 血气管理措施总结

方法	目标	管理	CO$_2$ 总量	理论上的优点
α 稳态	通过维持稳定的 OH$^-$/H$^+$ 比值来维持电化学中性	使用非温度校正的血气分析值	恒定	保护酶的功能和脑的自我调节能力
pH 稳态	维持稳定的 pH	使用温度校正的血气分析值	增加	脑降温更加均匀，减少脑氧耗
联合	在降温时维持稳定的 pH，然后在停循环前恢复电化学中性	在降温和复温阶段使用温度校正的血气分析值，在停循环前变为非温度校正的血气分析值	在降温时增加，然后恢复到基线	脑降温均匀，然后恢复中性状态；改善脑氧代谢率

OH$^-$/H$^+$，羟基离子与氢离子比值

要，因为离子化状态会影响蛋白质的结构和功能。通过允许血液的 pH 值随水的电中性而改变，从而保持电荷状态不变（α 稳态），这对于低温期间维持酶的结构和功能非常重要。研究显示，使用 α 稳态时，在达到深低温前，脑的自身调节能力基本上能维持正常[296]。

在低温心肺转流中使用 α 稳态管理酸碱平衡时，必须要维持非温度校正的血气值。"非校正"一词容易让人产生混淆，这是指血气分析仪通常所给出的实际测定值，并没有将数值校正到患者的实际体温。例如，当患者在 18℃ 下进行心肺转流时抽取血标本测血气，血气分析仪在隔离空气的情况下将血标本加热到 37℃，并报告该正常温度下所测得的值。使用 α 稳态管理时，需要尽可能维持正常的非温度校正血气值，这在理论上能维持细胞内电中性。

pH 稳态假说 pH 稳态是酸碱平衡管理的另一种方法。pH 稳态管理是在温度变化时努力维持 pH 不变。冬眠动物往往采用这种方式。遵循水的中性曲线，随着温度的降低 pH 变为碱性。为了避免在降温过程中血液 pH 变为碱性，这些动物通过增加血液 CO$_2$ 含量来维持低体温时 pH 正常。

CO$_2$ 是强效的脑血管扩张剂，因此，pH 稳态管理时增加的 CO$_2$ 含量将会降低脑的自身调节功能，使脑血流增加不基于脑代谢需求的变化。存在主-肺动脉侧支的婴儿进行心肺转流时，这些效应有神经保护作用，并且循环停止前有利于大脑深部均匀降温[297]。但是，复温时采取 pH 稳态管理将会增加脑血流，增加栓子进入脑部的可能。

心肺转流中应用 pH 稳态管理时需进行温度校正，即将血气分析仪测定的血气参数校正为患者体温下的参数。转流期间的温度下降会增加 CO$_2$ 的溶解度，从而使 PaCO$_2$ 降低。因此，灌注师必须降低空氧混合气流的流速，或者通过另一种不常用的方法，即向氧合器吹入 CO$_2$ 气体增加其含量，从而在血液温度降低时

维持 PaCO$_2$ 在 40 mmHg（和 pH 正常）。必须在体外管路上安装实时血气分析仪，以便在整个心肺转流期间持续监测 PaCO$_2$ 值。

哪种管理方式最好？ 一些独立的前瞻性随机临床研究表明，与 pH 稳态相比，在成人 CPB 中度低温时使用 α 稳态管理，患者神经系统的预后更好。根据这些研究结果，循证学推荐成人中度低温心肺转流时使用 α 稳态管理（ACC/AHA Ⅰ A 级）[288,298]。但是，目前仍不清楚，成人深低温停（/不停）循环时使用哪种管理策略更好。

在儿童的心肺转流中，一些人类和动物的研究表明，对婴儿而言使用 pH 稳态管理比 α 稳态管理更有益。这些研究显示，与 α 稳态管理相比，使用 pH 稳态管理时降温更加均匀，氧耗更少，脑代谢恢复更好。小儿心肺转流多倾向于单用 pH 稳态管理或者在使用深低温时联合使用 α 稳态管理（即在降温时使用 pH 稳态，而在复温时使用 α 稳态）[299]。

心肺转流的炎症反应

从 20 世纪 80 年代，很多文献均报道了心肺转流引起的快速而严重的炎症反应。外科操作本身会导致炎症反应，而心肺转流则因血液与异物的表面接触、缺血-再灌注以及气体和固体微栓加重了这种炎症反应。这些过程将会启动和放大一系列相互联系的免疫级联反应。在心肺转流开始时，"启动"物质［包括内毒素、肿瘤坏死因子（TNF）和核因子 κB 以及过敏毒素和细胞因子］的表达增加并刺激"效应"细胞（包括多形核粒细胞、血小板和血管内皮细胞），上调黏附分子，释放细胞毒性的氧自由基和蛋白酶。这种反应在不同的器官系统中导致不同程度的组织损伤。

许多临床方法已被证明可以不同程度的减轻心脏手术患者的炎症反应（图 54.17）。这些方法大致可以分为 3 大类：改进外科和灌注技术、改进循环管路成分以及药理学干预。

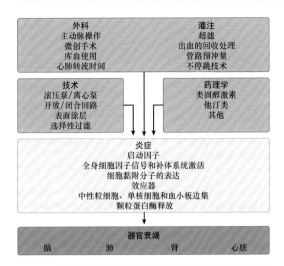

图 54.17　简要回顾目前了解的影响心肺转流（CPB）患者炎症反应的各种变量

外科和灌注技术的改进

外科技术的改进　微创心脏手术发展的部分原因是为了减轻患者的炎症。"微创"一词可指使用改良的外科技术，包括有或无机器人辅助下行微型切口，以及使用传统手术方法以缩短或避免心肺转流，从而减少血液与心肺转流管道的接触（如 OPCAB）。尽管 OPCAB 不能完全消除炎性反应，但与心肺转流下的冠状动脉旁路移植比较，它能够减少炎症细胞因子的表达[300]。但 OPCAB 这种降低炎性反应的作用将在手术后数天变得微乎其微[301]。另外，OPCAB 预后优于传统心肺转流下冠状动脉旁路移植的原因可能不仅仅归功于去除了心肺转流，同时它还能够减少或避免对主动脉的手术操作。尤其对于严重动脉硬化的患者，这可能是降低脑卒中发生率的独立因素[43]。

灌注技术的改进　目前心肺转流在炎性反应过程中的确切作用缺乏共识，其原因包括目前灌注技术尚未达到标准化[298]。多种灌注技术和方法已被证明能够减轻炎症反应，如出血的回收处理[302]、超滤[303-304]、温度管理[285]、循环管道最小化[305-306]以及心肺转流辅助下的不停搏技术[307]。

灌注技术

除了灌注方法外，灌注技术的类型也可以减轻心肺转流引起的炎症反应。哪种动脉泵（滚压泵 / 离心泵）导致的溶血更少，目前尚无定论。一些研究表明，心肺转流中使用表面材料改良的管路（如肝素涂层）可能减轻炎症反应[308-310]。另外，使用白细胞滤过器选择性地滤除管路中的白细胞，已被建议作为减少激活的白细胞数量，抑制炎症反应的一种方法。Warren 及其同事[311]对 63 项研究进行综述后得出结论，白细胞过滤可能有些许优势，但尚缺乏改善炎症相关并发症的确切证据。另外可以利用大容量零平衡的超滤技术进行血液浓缩，去除循环中的炎症介质[304]。但是对于成人心肺转流患者仍缺乏显著改善临床预后的证据。

药理学方法

经过数十年的实验室研究和临床试验，目前仍然缺乏一种经过严格审查的能减轻心肺转流患者炎症反应的药理学方法。抑肽酶曾被认为是最完美的药物，但由于使用后增加急性肾衰竭的风险，已在 2007 年下市[119]。因此，临床医师只能从少数的药物中进行选择，这些药物具有多种作用机制且改善临床预后的证据不足。

糖皮质激素因具有免疫抑制和抗炎作用，已在心脏手术中应用了数十年。但关于甲泼尼龙或地塞米松小型随机临床试验的 meta 分析结果却与之互相矛盾[312-313]。这些药物可能会降低房颤的发生率，但也可能会增加胃肠道出血的发生率，并且不影响术后死亡率或心脏及肺部并发症的发生率[312-313]。第一个大样本（4494 例患者）的随机对照临床研究发现，成人心脏手术中常规使用大剂量的地塞米松（1 mg/kg）并不能降低术后 30 天的重大不良事件发生率（死亡、心肌梗死、脑卒中、肾衰竭或呼吸衰竭）[314]。

一项 meta 分析纳入术前预防性使用他汀类药物减少炎症介质的随机对照研究，其结果显示，如果在术前 1 天到 3 星期期间每天服 20 ～ 80 mg 他汀类药物，能降低血浆 IL-6、IL-8、TNF-α 以及 C 反应蛋白的浓度[315]。Cochrane 数据库的综述对 11 项心肺转流或非心肺转流下心脏外科手术的随机对照研究进行合并分析，结果显示术前使用他汀类药物进行预处理能降低术后房颤的发生率，缩短术后 ICU 的住院时间，但对死亡率无影响[316]。最后，一项 meta 分析纳入了 14 篇关于氯胺酮可能具有抗炎作用的研究，结果提示氯胺酮能显著降低术后 IL-6 的反应[317]。

深低温停循环

深低温停循环（deep hypothemiccirculatory arrest，DHCA）是指将患者的中心温度降至非常低的水平（15 ～ 22℃），随后阻断流向全身的血流，并将全身血液引流至患者体外，保存于心肺转流的储血罐内。在成年患者中，这一操作主要用于主动脉的外科修复，特别是涉及主动脉弓的夹层或者主动脉瘤手术。

在全身缺血时，人工低温是唯一可靠的神经保护的方法。一些临床医师还将冰袋放置于患者头部，以加速降温或维持脑部低温。一些医学中心会使用神经保护的药理学方法，如使用类固醇减轻炎性反应，或使用巴比妥类药物或丙泊酚诱导脑爆发性抑制，即使尚缺乏足够的证据支持这些药物在全身缺血时的保护作用。此外，如果能监测脑电图（EEG），在停循环开始前通过低温诱导 EEG 出现等电位线非常重要，而不是通过追加巴比妥类药物或丙泊酚获得神经保护作用[318]。

在 DHCA 过程中使用的心肺转流设备、环路与标准心肺转流通常没有很大区别。在降温和复温期间，成年患者 DHCA 的血气管理遵循 α 稳态的管理方法，小儿患者则需要遵循 pH 稳态的管理方法（参见前面部分"血气管理"）。心肺转流开始时即开始全身降温，并持续到患者的温度低到能在循环停止期间提供足够的保护为止。当确定何种温度"足够"提供保护时，必须优先考虑脑保护。临床上没有能够测定脑部温度的可行性方法，因此，必须使用替代温度估计核心温度（参见此前关于温度的章节）。从动脉血到达目标温度到脑实质组织与血液温度达到平衡，该过程存在一定的时间延迟。因此，当降温过快时，动脉血液温度会低于脑的温度。对于一个中等体型的成年人来说，达到"目标"动脉血温度后，必须以全心输出量持续进行 20 ～ 30 min 低温的动脉灌注，才能保证脑具有充足时间来降温。如果预期停循环的时间为 30 ～ 40 min，18 ～ 20℃的温度可能足够；但如果停循环时间较短或能够维持脑灌注，温度稍微提高一些也可以接受[319]。除了监测血液温度外，监测患者多个部位的温度也是一个很好的方法，这样可以在降温和复温时观察各温度间的相对变化。另外，EEG 为降温时的脑保护提供了良好的药效学终点指标。在停循环开始前，EEG 上应出现低温诱导的等电位线[319]。

患者体温下降时，血液黏度会增加。温度为 18℃，HCT 为 30% ～ 35% 时，血液黏度将会升高到正常的 3 ～ 4 倍。心脏外科教科书建议，血液稀释非常必要，它可以最大限度地减少血液黏度升高造成的微循环功能障碍。因此，在 DHCA 期间，一些临床医师可能会设定一个适合患者体温的血细胞比容值，约为 18% 至 20%。然而，Duebener 及同事在幼猪身上进行的一项研究结果表明，如果使用 DHCA，维持 30% 的 HCT 更为合适[320]。

当多个部位测量的温度确定患者达到适当的核心温度，且经过足够的时间平衡后，泵出的动脉血流停止，患者的血液被引流至心肺转流的储血罐。在停循环期间，心肺转流储血罐中的血液应进行自身循环，避免血液淤滞同时维持目标温度。应停止进入氧合器的气流，以避免严重的低碳酸血症。再灌注开始时应使用低温血。初始阶段（5 ～ 10 min）的冷灌注可去除脑微循环血管床内积聚的代谢产物，同时维持较低的脑氧代谢率，以增强脑保护作用。

术后数小时内脑血管阻力升高，脑血流量下降，因此，涉及 DHCA 的心脏手术，神经损伤的风险会一直延续到术后。另外高温在术后很常见，可能继发于全身炎症反应，应当积极治疗。

为尽可能减少停循环期间的脑缺血时间，选择性脑灌注技术已经发展起来了。选择性顺行脑灌注可以通过左颈总动脉插管直接灌注[321]；或在心肺转流中进行腋动脉或无名动脉插管，也可以很容易地通过右颈总动脉行脑灌注[322]。在降温和复温过程中，腋动脉插管有助于将动脉血液从心肺转流机输送到整个循环系统，或者也可以加用阻断钳，阻断无名动脉的近端，选择性地灌注右颈总动脉和桡动脉。由于腋动脉插管靠近右侧桡动脉，右侧桡动脉血压可能明显高于左侧桡动脉或股动脉的监测压力。因此，降温和复温时不应当使用右侧桡动脉压力作为灌注标准。用心肺转流中的低温动脉血进行顺行性选择脑灌注时，应使脑血管血压维持在 30 ～ 60 mmHg 之间。达到这种压力所必需的灌注流量因动脉插管的位置而异。单纯左颈总动脉直接插管需要的流量最少，而头部多根血管插管或腋动脉插管（灌注右颈总动脉、右胸内动脉以及右手臂）需要更高的流量。因此，研究报道的流量范围为 150 ml/min 至 1500 ml/min。将导管从右心房插入上腔静脉，可通过该插管实施选择性逆行脑灌注。采用这种灌注方式，在患者停止全身灌注后即可开始灌注。心肺转流中的低温动脉血以相对高的流速 [≈ 5 ml/（kg·min）] 进行灌注，以维持上腔静脉（SVC）压力为 35 ～ 40 mmHg[323]。虽然对于是否需要采用任何形式的选择性脑灌注使 DHCA 手术后神经系统的预后达到最佳仍有争议[324]，但研究者们普遍认为，如果使用得当，顺行脑灌注优于逆行脑灌注[325-326]。

左心转流

如果降主动脉瘤或主动脉夹层需要使用人工血管行手术置换时，必须阻断患者胸主动脉的血流。使用血管钳阻断大血管会突然增加心脏后负荷，并导致阻断钳远端所有身体部位的缺血。如患者存在心功能异常或是缺血时间过长的外科手术，则需要一些循环支持的方法。最简单的方法是绕过手术修复部位插入暂时的分流管路（如 Gott 分流），但它无法提供左心转流（left heart bypass，LHB）或心肺转流所达到的支持力度。

对于这些手术，一般经左胸切开以便获得很好的进入左心房的入路。最简单的 LHB 是使用离心泵将血液从左心房引出，然后将血液泵回患者的股动脉。这种简单的 LHB 循环使临床医师能够很好地控制进入阻断钳远端的血流，因此能够调整心脏做功时必须克服的后负荷。然而，一些复杂的外科手术需要使用全量的心肺转流。

这类患者的外科并发症较为常见，包括低氧、低温及失血等。通常使用双腔气管导管或支气管阻塞器隔离左右肺。打开左侧胸腔暴露动脉瘤后，停止左肺通气。如果患者术前存在肺功能障碍或主动脉夹层引起的创伤性肺损伤，单侧肺通气可能难以维持足够氧合。因为外科暴露术野较大，而且有时候手术时间较

长，患者常出现低体温。这种手术会增加失血的风险，因此快速给予液体和血液制品的需求也会增加。通常建议使用完整的 LHB 来降低这些风险。由于广泛开展介入技术治疗降主动脉病变，目前 LHB 在临床中的应用有所减少。

图 54.18 阐明了建立简单和完整 LHB 循环管路的方法。完整 LHB 循环管路和标准 CPB 循环的主要区别在于管路中静脉储血罐的位置和患者静脉插管位置的不同。不同于心肺转流循环管路，完整 LHB 循环管路中的储血罐不能接收患者体内的血液。储血罐位于循环管路之外，使心肺转流的有效面积减少，可降低血液的接触激活，从而使肝素化剂量降至最低。

这两种技术的管理目标都是在主动脉阻断期间维持阻断远端和近段的血压 60 mmHg 以上。然而，完整的 LHB 环路让临床医师能够控制低氧、低温和血液丢失。在循环管路中加入氧合器能增强患者的通气和氧合；热交换器用于维持体温正常；储血罐有利于出血和（或）低血容量时快速补充大量的液体或血液制品。

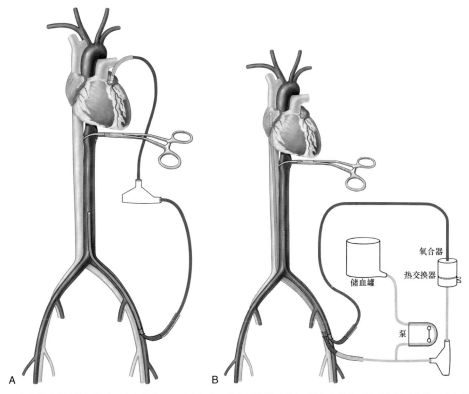

图 54.18　**左心转流（LHB）简图**。（A）简单 LHB（左心房、离心泵和股动脉）。（B）完整的 LHB（包括氧合器、热交换器以及用于给予液体的储血罐）

心肺支持和体外膜氧合

实际上，心肺支持（cardiopulmonary support，CPS）循环和体外膜氧合（extracorporeal membrane oxygenation，ECMO）没有区别。两者均由不含储血罐的心肺转流（CPB）管路、动脉滤器以及辅助泵（即吸引泵、排气和心脏停搏液泵）组成。由于循环内无储血罐，这些系统被认为是"闭合"的。密闭环路有自己的静态内部容量，因此无法为患者的血管系统减负。

从环路中移除储血罐和过滤器有其优缺点。主要的优点是显著降低了管路的表面积，这有助降低肝素的抗凝用量。肝素的初始剂量为 75 ～ 150 U/kg，以 25 ～ 75 U/（kg·h）的剂量持续泵注，可以维持 ACT 在 180 ～ 250 s[†]。

主要的缺点是闭合的循环不容易去除栓子。因此，当闭合的 ECC 连接到患者的插管，向管路输注液体和药物以及从静脉管路取样时均需要特别注意。另外，由于降低了抗凝的力度，应避免管路中血液的淤滞以及缩短低流量时间。

在 ICU 中，ECMO 或 CPS 被用于进行数天或数周的心和（或）肺支持。新一代离心泵和中空纤维氧合器性能良好，越来越普遍地被用于长期使用的危重患者（图 54.19）。

特殊的心血管疾病状态

冠状动脉疾病

冠状动脉疾病的病理生理

冠状动脉解剖 了解冠状动脉解剖对理解冠状动

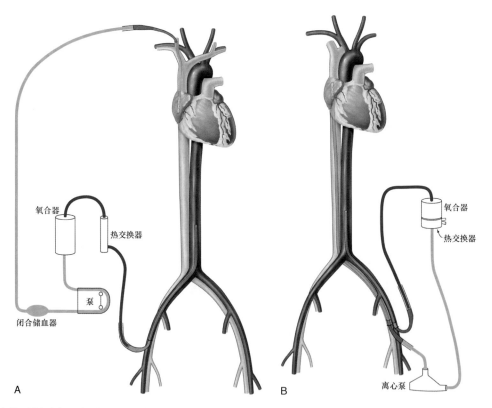

图 54.19 （A）患者通过颈内静脉和股动脉插管，中间连接传统的体外膜氧合管路。（B）患者通过股静脉和股动脉插管，中间连接简单的心肺支持管路

[†] 来自体外生命支持组织（Extracorporeal Life Support Organization，ELSO）的抗凝指南，https：//www.elso.org/Portals/0/Files/elsoanticoagulatio nguideline8-2014-table-contents.pdf

脉疾病（CAD）的病理生理以及血管重建手术患者的麻醉管理非常重要。主动脉分出两根主要的冠脉供应心肌，即：左冠状动脉主干（left main coronary artery，LMCA）和右冠状动脉（right coronary artery，RCA）。随后 LMCA 分为左前降支（left anterior descending，LAD）和左回旋支（left circumflex artery，LCx）。左前降支沿室间沟下行，发出对角支和间隔支。左前降支的对角支支配心脏的前外侧壁。间隔支支配室间隔、心脏的传导束和浦肯野系统。左前降支终止于左心室尖部。左回旋支是左冠状动脉主干的另一分支，沿左房室间沟走行，发出 1～3 支钝缘支支配左心室侧壁。45% 的患者，其窦房结动脉起源于左回旋支。15% 的患者，左回旋支发出后降支动脉，支配左心室的后下壁（"左冠优势"）。

右冠状动脉横贯右房室间沟，发出锐缘支支配右心室的右前壁。在 85% 的人群中，右冠状动脉发出后降支支配左心室的后下壁（"右冠优势"）。房室结动脉分支起源于优势侧动脉，支配房室结、希氏束以及传导束分支的近端部分。此外，在 55% 的人群中，窦房结动脉的血供源于右冠状动脉。

心肌氧供和氧耗的决定因素 氧的供需平衡较为复杂（图 54.20 和 54.21）。氧供取决于动脉血氧含量和冠脉血流。静息时，机体从动脉血中获取的摄氧量最高。当需求增多时（运动或血流动力的应激），心肌的氧供也必须增加。

正常冠状动脉血流的决定因素包括跨冠状血管床的压力差（即冠状动脉灌注压）和冠状血管的阻力。左心室的冠状动脉灌注压等于舒张期主动脉压力减去左心室舒张末压力（LV end-diastolic pressure，LVEDP）。因此，左心室舒张末压力的升高会妨碍心内膜下的血流。由于冠状动脉狭窄已使狭窄远端的血

氧供
- 动脉血中的 O_2 含量
- 冠状动脉血流

氧耗
- 心肌收缩力
- 后负荷
- 前负荷
- 心率

▲

心肌氧平衡

图 54.20 氧供和氧耗的决定因素（From Mittnacht AJC，Weiner M，London MJ，et al. Anesthesia for myocardial revascularization. In：Kaplan JA，Reich DL，Savino JS，eds. Kaplan's Cardiac Anesthesia：The Echo Era. 6th ed. St. Louis：Saunders；2011：524.）

管最大程度地扩张，因此，调控冠状动脉灌注压是控制冠状动脉血流（及避免或治疗心肌缺血）的重要方法。然而，因为决定心肌氧供需平衡的因素以复杂的方式相互作用，改变其中的任何一个都会引发多重效应。例如，血压升高增加了冠状动脉血流，但也会增加后负荷，进而增加心室壁的张力和氧耗。

舒张期持续时间是影响心肌氧供的另一个重要因素，因为 70%～80% 的冠状动脉血流来源于心动周期的舒张期。收缩期的心脏收缩增加了心室腔内的压力和冠状血管的阻力，因而妨碍了心肌灌注。每分钟舒张期总的持续时间与心率间存在非线性的函数关系（图 54.22）。这是 β 受体阻滞剂可作为抗缺血药物的主要原因，它既可用于长期治疗，也可用于预防围术期心率的轻度增快。

血液氧含量取决于血红蛋白结合的氧量，在较小程度上也取决于氧的溶解。虽然高血红蛋白水平赋予血液高的携氧能力，但临床研究尚不能确定避免缺血所需的最低血红蛋白水平。影响这个限定值的因素包括 CAD 的严重程度、心率、灌注压以及心肌的厚度和张力。此外，心肌组织的氧气输送也依赖于较高的

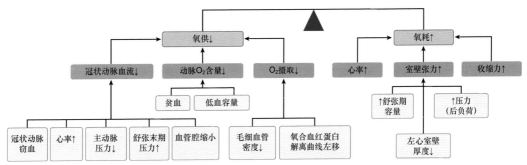

图 54.21 影响心肌氧供需因素总览（From Green MS，Okum GS，Horrow JC. Anesthetic management of myocardial revascularization. In：Hensley FA，Martin DE，Gravlee GP，eds. A Practical Approach to Cardiac Anesthesia. 5th ed. Philadelphia：Lippincott Williams & Wilkins；2013：319-358；and Modified from Crystal GJ. Cardiovascular physiology. In：Miller RD，ed. Atlas of Anesthesia，Vol 8，Cardiothoracic Anesthesia. Philadelphia：Churchill Livingstone；1999：1.）

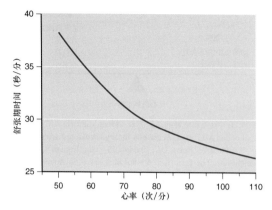

图 54.22　每分钟的舒张期总时间与每分钟心搏次数的函数关系。随着心率的增加，舒张期会缩短，导致左心室血流减少（From Green MS，Okum GS，Horrow JC. Anesthetic management of myocardial revascularization. In：Hensley FA，Martin DE，Gravlee GP，eds. A Practical Approach to Cardiac Anesthesia. 5th ed. Philadelphia：Lippincott Williams & Wilkins；2013：298.）

氧气分压（PO_2）和基于氧解离曲线进行的血红蛋白实际的氧释放。由碱中毒、低温或低 2,3- 二磷酸甘油酸造成的氧解离曲线左移将减少氧的释放。

行血管重建术的患者，心肌氧供的下降可能因低血压、心动过速、贫血或冠脉血管狭窄所致。同时心肌氧耗的增加继发于心动过速或后负荷的增加。在全身血流动力学没有任何改变的情况下也可能发生心肌缺血，因此在整个围术期谨慎地监测心肌氧供和氧耗间的失衡以及心肌缺血的进展十分必要。ECG 监护、ST 段分析以及 TEE 观察局部室壁运动异常等方法都可用于监测心肌缺血。

心肺转流下的冠状动脉旁路移植术

术前评估和管理　行 CABG 的患者常常需要在术前对其心脏疾病进行充分的评估（参见第 31 章）。应注意冠状动脉的解剖，特别是左主干、左前降支近端或三支血管存在严重程度高的病变时。通常用血管造影或超声心动图测定的 EF 值来评估心室功能。术前检查时发现的其他心脏疾病也应加以注意和了解，包括瓣膜异常，如并发的二尖瓣反流、主动脉瓣狭窄、主动脉瓣关闭不全、房 / 室间隔缺损或室壁瘤。麻醉科医师应关注心电图或病史中的任何异常心律，如房颤或其他室上性心动过速（可能导致血流动力学不稳定或增加患者栓塞性神经并发症的发生）、左束支传导阻滞、PR 间期延长（可能发展为更严重的心脏传导阻滞）及可能依赖起搏心律的完全性房室传导阻滞。应注意所有的抗心律失常治疗，不论是药物还是仪器设备，如起搏器或者植入式心律转复除颤器（implantable cardioverter-defibrillator，ICD）。

现已建立多种评估总体风险的模型，增加风险的相关因素包括：左心室功能差（充血性心力衰竭病史或 LVEF < 30%）、高龄、肥胖、急诊手术、联合手术（如瓣膜成形或置换术联合 CABG）、既往心脏手术史、糖尿病病史或肾衰竭病史（表 54.13）[327-328]。

术前用药　目前心脏外科的患者经常在手术当日入院。通常患者只会在术晨服用咪达唑仑以减轻焦虑。但在置管期间，尤其在全麻诱导前行中心静脉置管时，可追加小剂量的咪达唑仑、芬太尼或两者联合给药（请参考麻醉诱导和心肺转流前期章节）。这可能对冠脉疾病患者特别重要，可以尽量减少不必要的交感刺激导致的心动过速和高血压。但对低 CO 或严重肺动脉高压的患者，应该循序渐进地谨慎地给药。

表 54.13　冠状动脉旁路移植手术不同风险分层方案的危险因素

	蒙特利尔	克利夫兰	纽瓦克	纽约	北英格兰	胸外科学会
急诊	+	+	+	+	+	+
左心室功能差或充血性心力衰竭	+	+	+	+	+	+
再次手术	+	+	+	+	+	+
性别或体型小	−	+	+	+	+	+
瓣膜疾病	−	+	+	+	+	+
高龄	−	+	+	+	+	+
肾疾病	−	+	+	+	+	+
肥胖	+	−	+	+	+	−

（Modified from Green MS，Okum GS，Horrow JC. Anesthetic management of myocardial revascularization. In：Hensley FA，Martin DE，Gravlee GP，eds. A Practical Approach to Cardiac Anesthesia. 5th ed. Philadelphia：Lippincott Williams & Wilkins；2013：293-318.）

麻醉的诱导和维持　没有一种麻醉剂或联合使用的麻醉剂适合所有接受冠脉血运重建手术患者的麻醉诱导和维持。对该类患者通常使用苯二氮䓬类药物（咪达唑仑）联合麻醉镇痛药（通常为芬太尼）和肌肉松弛剂进行麻醉诱导[328]。依托咪酯或丙泊酚联合麻醉性镇痛药也经常被使用。其目标是避免诱导及随后气管插管时血流动力学的剧烈波动。通常，心肺转流前、中、后全程都可以使用吸入麻醉药。另外，吸入麻醉药有多重心脏保护作用，包括触发预处理级联反应和减轻再灌注损伤[146]。需要追加咪达唑仑以确保避免术中知晓。

患者现有的左心室功能是影响麻醉药物种类和剂量的一个因素。左心室功能正常的患者通常会对手术刺激产生明显的交感反应，可能导致血压升高和心动过速。如果这种情况继续发展下去，使用 β 受体阻滞剂、追加丙泊酚、大剂量的吸入麻醉药或血管扩张剂可能具有保护作用。相反，左心室功能较差的患者，给予麻醉药物后可能由于心输出量减少和（或）血管扩张而引起低血压。这类患者可能需要使用血管收缩药物和（或）正性肌力药物进行支持。

选择麻醉药物的第二个考虑因素是进入 ICU 后 4～6 h 内早期拔管的可能性（所谓快通道）。对术前心功能良好以及单纯接受 CABG 手术的患者通常采用快通道技术。快通道策略要求所使用的药物不能在长时间内，使患者镇静或无法充分的自主呼吸。心功能差、严重肺部疾病或肥胖患者或行急诊手术的患者、CABG 联合其他手术或再次手术的患者可能不适合早期拔管。

监护　自 20 世纪 60 年代以来，冠脉血运重建患者术中缺血事件的监测技术已有较大进步。通常使用美国麻醉科医师协会（ASA）推荐的标准监护以及有创动脉血压监测（同时无创血压监测备用）。一般使用 II 导联和 V_5 导联持续监测以及自动 ST 段分析，以提高发现心肌缺血的概率[329]。

现今肺动脉导管的使用较过去有所减少，因为有几项研究表明使用肺动脉导管并不能改善预后[330]。其实，使用这些导管带来的潜在风险实际上可能会超过其获益[24]。尽管肺动脉波形的改变更能预见缺血，但显然不能将肺动脉压的绝对值作为缺血的诊断依据。例如，在肺动脉楔压波形上出现一个新的 V 波提示缺血性乳头肌功能异常。另外，特殊的肺动脉导管能获得多个心脏功能指标，包括心脏指数以及混合静脉血氧饱和度。而且，一些临床医师认为，当术后无法使用 TEE 对患者进行持续监测时，PA 导管会有用。

总之，由于误用导管提供的信息所具有的风险，在常规 CABG 手术中使用肺动脉导管的情况多年来已有所降低。个别医疗机构的执业医师已经制定了在心脏手术中使用肺动脉导管的个人偏好和政策。肺动脉导管的使用手册要求在放置导管时，须对每个患者进行风险-收益评估。

在心肌缺血时，TEE 监测到的局部室壁运动异常比心电图改变或肺动脉导管波形和压力的变化更敏感[329]。TEE 可以用于同时检查三支主要冠状动脉支配的所有心脏节段。该技术常用于血管重建术的整个过程，通过观察心腔半径的缩短和室壁厚度变化来评估局部室壁的运动，这在血管重建术后尤其有用。另外，TEE 可以用来评估心室前负荷和收缩力、诊断瓣膜异常、评估主动脉插管部位的钙化和动脉粥样硬化病变、监测左心室血栓和不常见的先天性异常（如房间隔缺损或室间隔缺损、残存左上腔）。详见第 37 章，围术期 TEE 的应用细节。

外科注意事项　传统的（心肺转流下的）CABG 手术是心脏手术中最常见的手术方式。标准的操作需要使用胸骨锯进行胸骨正中完全切开。锯开胸骨时需要暂时停止肺的机械通气，以避免胸膜撕裂。既往曾经行胸骨切开术（再次手术）的患者，需要使用摆动锯。再次行胸骨切开术的风险包括右心室穿孔、之前静脉移植血管的损伤以及已存在的胸骨钢丝传导电凝器电流导致室颤。因此，应该有立即可用的浓缩红细胞（2 个单位），同时，在准备和铺巾前，应安置体表除颤电极。此外，对原先的静脉移植血管进行手术处理时，可能引发粥样斑块栓塞并导致心肌缺血。如果在胸骨切开或在暴露心脏和插管部位时发生了并发症，可以通过股动脉和股静脉插管来建立紧急转流。

如果需要使用内乳动脉，应将手术床升高并向左侧倾斜以便于外科医师进行游离操作。同时，也应减小潮气量以便于显露。夹闭带蒂的内乳动脉前通常给予肝素，并可以向该血管内注入罂粟碱。心肺转流下 CABG 术的转流前期可能相对较短（<1 h），也可能需要数小时以分离左内乳动脉、右内乳动脉、桡动脉或其中数支血管。对大多数 CABG 手术而言，必须获取足够的静脉血管，目前常采用内镜下隐静脉切除术。

在主动脉插管前，TEE 和（或）主动脉表面的超声心动图可以提供关于主动脉弓有无钙化及钙化灶或游离粥样斑块的精确位置等关键信息。手术医师可能需要 TEE 引导下行冠状静脉窦逆行插管。此外，如果患者合并残存左上腔静脉，可导致逆行性灌注心脏停搏液出现问题[328]。启动心肺转流后，TEE 也可用来确定左心室引流管的位置是否正确，以及确认近期发生前壁心肌梗死或室壁瘤患者的左心室是否存在血栓。

CABG 手术中外科和技术性并发症表现为缺血，包括：①移植物近端或远端的吻合不佳；②血管在心脏充盈时受到牵拉；③冠状动脉缝合闭合；④静脉移植物长度不足导致心脏充盈时静脉牵拉；⑤移植静脉过长导致静脉打折；⑥移植静脉血栓形成[327]。可能需要重新建立心肺转流来纠正血管重建术后外科原因导致的缺血。如果有紧急再次建立心肺转流的需求，应该备好即时可用的肝素。

心肺转流后导致心肌缺血的其他原因包括：①由于无法进行血管移植或冠状动脉远端弥漫性病变导致血管重建不完全；②冠状动脉气体栓塞或粥样斑块碎屑栓塞；③冠状动脉痉挛；④机械性因素：如肺过度膨胀导致移植静脉牵拉或内乳动脉血流阻塞；⑤血栓形成[327]。缺血的治疗包括使用多种药物：在外周阻力偏高或偏低时给予硝酸甘油或缩血管药物；使用硝酸甘油、钙通道阻滞剂（地尔硫䓬、硝苯地平或尼卡地平）或联合用药缓解冠状动脉痉挛；当怀疑有空气栓塞时，缩血管药物（通常去氧肾上腺素）可以"驱赶"冠状动脉内气体通过血管；β 受体阻滞剂（艾司洛尔）治疗心动过速；必要时使用一种或多种正性肌力药以增加 CO。此外，适当的时候可以用房室顺序起搏改善心率、心律和血流动力学稳定性。有时，可能需要使用主动脉内球囊反搏或左室和（或）右室辅助装置（LAVD 或 RVAD）进行机械支持。心脏停搏液的残留、室壁瘤或心包炎可能导致 ST 段抬高，但实际并无缺血。

非心肺转流下冠状动脉旁路移植术，微创冠状动脉旁路移植术和杂交冠脉重建术

非心肺转流下冠状动脉旁路移植术（off-pump coronary artery bypass surgery，OPCAB） 对心肺转流不良影响的认识促进了其他心肌血管重建技术的发展，特别是 OPCAB。OPCAB 的支持者指出，接受该方法的患者发病率和死亡率更低，康复速度更快，手术费用也更低。来源于 STS 的数据显示目前大约 22% 的冠状动脉重建在非心肺转流下进行[331]。

胸骨正中切开是 OPCAB 手术的传统入路。可供移植的血管有左右内乳动脉、隐静脉和桡动脉。心包切开后，反折并缝合固定于纵隔胸膜的边缘。在特殊的胸骨撑开器上可以放置灵活可调的固定装置，该装置通过对心肌表面直接压迫和（或）吸附而起作用。这些装置可以固定目标血管，并且让外科医师能很好地将心尖从心包内"垂直"拉出，对位于后壁和侧壁

的血管进行操作（彩图 54.23）。OPCAB 肝素的剂量由各医学中心决定，全剂量和低剂量方案目前均有使用。

当目标血管和周围心肌稳定后，在冠状动脉周围放置弹性结扎带，以减少动脉切开时的出血。外科助手使用可以喷出混有二氧化碳的雾状无菌冲洗液的吹风机或喷雾器，使手术视野达到最佳。在这些条件下，行一根或多根远端冠状血管的吻合，将隐静脉移植血管或游离的移植动脉的近端直接与侧壁钳夹的主动脉吻合。另一种方法是间接的近端吻合，与内乳动脉行 T 形（端-侧）吻合，而该动脉近端则与锁骨下动脉相连。

外科注意事项包括：①充分暴露吻合部位；②吻合期间限制心脏活动；③冠状动脉血流中断时保护心肌[332]。为了达到前两个目标，外科医师必会使用可能明显影响血流动力学的操作，包括影响双侧心室充盈，特别是室壁薄弱容易受压的右心室。心室充盈的改变还可由心尖部处于垂直位置引起（可能扭结或部分阻碍静脉回流）（见彩图 54.23）。除此以外，冠状动脉本身也可能出现心肌缺血，临时弹性缝合结扎目标血管可能加重缺血[328]。吻合旁路移植血管时，可

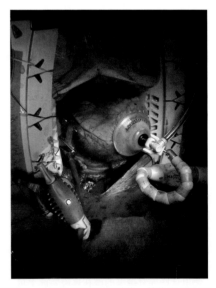

彩图 54.23　本图显示 OPCAB 时第一钝缘支（OM1）与大隐静脉移植血管吻合。视角来自患者头端。可见已经完成的左侧内乳动脉与左冠状动脉前降支吻合。Maquet 接入设备（MAQUET，Wayne，NJ）凭借其吸附力使心脏位置"垂直化"，易于对冠状动脉的回旋支进行操作（Courtesy Alexander Mittnacht，MD，Mount Sinai School of Medicine，New York；From Mittnacht AJC，Weiner M，London MJ，et al. Anesthesia for myocardial revascularization. In：Kaplan JA，Reich DL，Savino JS，eds. Kaplan's Cardiac Anesthesia：The Echo Era. 6th ed. St. Louis：Saunders；2011：524.）

能出现远端心肌节段的缺血，功能恶化的程度与血管狭窄情况和侧支循环的范围有关[332]。

因此，麻醉科医师必须采取措施预防严重低血压，最大限度减少因血流动力学变化导致的冠状动脉灌注减少和术中心肌缺血。通常，可以增加血管内容量（晶体或胶体）和患者取头低位，也常常使用缩血管药物（去氧肾上腺素或去甲肾上腺素）。当二尖瓣关闭不全加重进一步导致血流动力学紊乱时，一个简单的方法是重新摆放心脏，这样可增加心室充盈并让心室瓣环保持正常的几何形状。

患者的监护包括五导联心电图和有创动脉血压监测。可以考虑进行肺动脉压和心输出量监测或持续脉搏波形心输出量测定[332]。使用 TEE 是有益的，但在手术的某些阶段成像会受限。心脏处于垂直位和心脏表面固定垫板的应用使超声成像欠佳。当进行远端冠状动脉吻合时，食管中段平面可能比经胃平面更适合持续监测 TEE。

持续或不断恶化的心电图改变或即将发生心血管衰竭时要求麻醉科医师和手术医师必须迅速采取行动。一种选择是将小而易弯曲冠状动脉内支架植入开放的冠状血管吻合处，以保证远端节段有一定的血流。另外的选择是建立完全或部分的心肺转流和安置 IABP。大约有 3% 的患者由 OPCAB 紧急转为心肺转流下的 CABG[333-334]。而这个过程往往伴发一系列并发症。据报道，这种意外的中转与死亡、卒中、肾衰竭、伤口感染和呼吸衰竭等风险增加有关。

OPCAB 的短期预后和长期疗效仍在不断的研究和争论。meta 分析已经发现 30 天死亡率无明显差异[335-336]。目前有关 CPB 下 CABG 和 OPCAB 相比较的最大样本量的多中心随机研究显示，30 天死亡率以及死亡率与并发症发生率的复合结局指标均无差异[337]。而许多大样本的观察性分析却提示 OPCAB 可降低死亡率。Hannan 及其同事对来源于纽约州立心脏手术数据库的 49 830 例患者通过使用风险校正分析（Cox 比例风险模型和倾向性分析）发现 OPCAB 有降低死亡率的优势[338]。但行 OPCAB 的患者（93.6%）再次接受血管重建术的需求比 CABG 患者（89.9%）高[338]。几项关于传统 CABG 和 OPCAB 手术的大样本回顾性研究发现，与接受心肺转流下的 CABG 的女性相比，接受 OPCAB 手术的女性生存率更高[339-341]。

最近一项历时 5 年，涉及 19 个不同国家的 4000 多例患者的研究发现，在对接受心肺转流和非心肺转流下 CABG 的患者进行 5 年的随访，在脑卒中、心肌梗死、肾衰竭、再次行血管重建术和死亡等方面没有差异[342]。

微创冠状动脉旁路移植术（minimally invasive coronary artery bypass，MIDCAB）　经左前开胸是最常用的代替胸骨切开术的方法，可以直视下获取内乳动脉并将其吻合至左冠状动脉前降支。有些外科医师通过机器人辅助内镜技术获取左侧内乳动脉（LIMA），再通过左前胸切开小切口，完成左侧内乳动脉到左前降支的吻合。在这些患者中，可使用双腔气管导管或支气管封堵器，使左肺塌陷以显露吻合部位。另外，肺部塌陷后还需要向左侧胸腔充入二氧化碳。

通常 MIDCAB 技术只涉及单一血管的移植，而且吻合部位的显露可能欠佳[332]。MIDCAB 时，麻醉科医师面临的挑战包括解剖游离左侧内乳动脉和进行吻合时需要行单肺通气。因为这些患者只能进行左前降支移植，不会出现将心脏摆放至极端位置而导致严重影响血流动力学的情况。然而，在消毒和铺巾前就应该给该患者贴上体外除颤或起搏的电极片，因为在这类手术中外科操作空间受限[343]。

随着技术的发展，从 MIDCAB 手术首次引入至今，外科和麻醉技术也在不断发展。尽管如此，还是有许多不同的方法管理 MIDCAB 手术的麻醉用药，不同的机构也有不同的技术来护理这些患者。

除了进行标准的 ASA 规定的监测外，这些患者还需要进行动脉置管（最好是桡动脉）、中心静脉置管，可能还需要放置肺动脉导管进行监测。

与任何接受 CABG 手术的患者一样，行 MIDCAB 的患者都采用常规的麻醉诱导方式。行 MIDCAB 手术时，心脏麻醉科医师更倾向使用双腔气管导管或使用支气管封堵器，通过肺隔离技术最大限度地保障手术暴露。在麻醉的维持过程中必须记住，MIDCAB 是非心肺转流下的手术。通过药物和液体治疗调控血流动力学指标。去甲肾上腺素和去氧肾上腺素对这类患者均有效。MIDCAB 术后的拔管流程因医疗机构而异。

MIDCAB 的预后　多年来，众多研究评估了在美国和其他国家中 MIDCAB 的预后。与传统的 CABG 手术相比，MIDCAB 显示出了良好的前景。与心肺转流下和非心肺转流下的 CABG 手术相比，MIDCAB 具有更低的发病率和死亡率[345-346]。

全内镜下冠状动脉旁路移植术　全内镜下冠状动脉旁路移植术（total endoscopic coronary artery bypass，TECAB）是目前 CABG 手术中创伤最小的操作。TECAB 通过几个操作端口（图 54.24）完成[347]，外科医师通过机器人系统远程操控端口[347]。TECAB 有三种不同的手术方式：心脏停搏下的 TECAB，CPB 下不停搏的 TECAB 和非 CPB 下不停搏的 TECAB。术前需要给患者安置体外除颤电极片。在心搏停止的

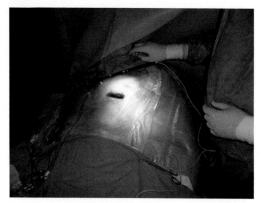

图 54.24　通过几个操作端口进行 TECAB，外科医师通过机器人系统远程控制操作端口

情况下，通过主动脉内球囊阻断（EAOBC）技术进行远端灌注（图 54.25）[347]。

可经股动脉放置 EAOBC，如果存在禁忌或无法经股动脉或降主动脉入路，则可经腋动脉放置 EAOBC。TEE 可以提供有用的信息来指导 EAOBC 的放置。

麻醉注意事项　接受 TECAB 患者的麻醉管理不同于常规心脏病手术的全身麻醉。常规进行全麻诱导。与 MIDCAB 相似，可以使用双腔气管导管或支气管阻塞器进行单肺通气。TECAB 手术时，至少需要一个大口径的外周静脉通路，行中心静脉置管和双侧桡动脉置管。双侧桡动脉置管用于监测 EAOBC 的位置，以确保其不会移位和阻塞无名动脉。TECAB 患者可能需要放置肺动脉引流管或冠状静脉窦导管。据报道，行 TECAB 手术的患者可复合区域麻醉，并有利于患者早期拔管[347]。TECAB 患者的拔管主要由患者合并症决定。

TEE 在 TECAB 的应用　TEE 在微创手术患者管

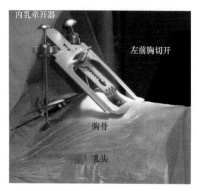

内乳牵开器

左前胸切开

胸骨

乳头

图 54.25　主动脉内球囊阻断钳（EAOBC）的远端灌注技术

理中起着至关重要的作用。除了常规的监测和诊断功能外，TEE 还可用于监测主要的血管结构，并在插管过程中引导导管的放置。

在使用 EAOBC 时，TEE 作为导管移位或错位的关键监测手段提供气囊位置的实时影像。

TECAB 的预后　与 MIDCAB 类似，缺少大规模的涉及 TECAB 手术预后的随机研究数据。小样本量的研究看来是有希望的，尽管有其局限性[348]。

杂交冠状动脉血管重建术　杂交冠状动脉血管重建术联合了 MIDCAB 技术和导管介入治疗[349]。在杂交手术间进行手术较为理想。杂交手术的外科手术步骤可以完全在内镜下使用机器人技术完成。这类手术的目的是缩短恢复时间[349]。虽然杂交手术的围术期结局和中期预后似乎已达到心肺转流下 CABG 的标准，但尚无关于远期结局的数据。

进行 OPCAB、MIDCAB 和杂交冠状动脉血管重建术的患者无须使用心肺转流。无法使用 CPB 灌注对温度的变化进行治疗。因此，手术室温暖的环境和保温毯的使用对预防体温下降十分重要。

杂交冠状动脉血管重建术的麻醉管理　如前所述，杂交冠状动脉血管重建术联合了微创外科的冠状动脉血管重建术和导管介入治疗术。杂交冠状动脉血管重建术可以分阶段完成。

在手术开展早期，通常采用两阶段模式，要求患者接受手术或者接受 PCI 治疗，后期再回来接受另一部分手术。这需要分两次入院，进行两次手术，随之而来的是给患者和家人带来的不便。尽管麻醉科医师很少参与 PCI，但需要参与杂交血管重建的外科手术。一期模式允许手术和 PCI 血管重建术在入院后一次性在杂交手术室内完成。患者可以接受一次麻醉，随后按照任意顺序接受外科手术和 PCI 治疗。

杂交冠状动脉血管重建术的预后　虽然目前缺乏大规模的研究，但关于预后的单中心小规模的研究不断进行，增加了这方面的文献报道。对现有数据的综述表明，HCAR 的预后是有前途的。这并不奇怪，因为 HCAR 利用了 CABG 和 PCI 的益处，同时将两者的风险降至最低。如果 HCAR 的预后类似或优于传统的血管重建术，那么将进行仔细的成本效益分析，以确定 HCAR 在我们医疗设备中的作用[350]。

心脏瓣膜病变

二尖瓣病变

在美国及其他工业化国家，二尖瓣疾病通常是由于原发退行性病变（即年龄相关）或遗传性二尖瓣异常导致，缺血性心脏疾病导致的二尖瓣功能不全也越来越多。相反，在发展中国家，风湿性心脏病更常见，是导致二尖瓣疾病的主要原因[351]。原发性或"器质性"二尖瓣疾病包含瓣膜本身或瓣膜下结构的异常[352]。二尖瓣脱垂、二尖瓣黏液退行性变、风湿性二尖瓣关闭不全、合并房室间隔缺损的二尖瓣裂以及由全身性疾病导致的任何浸润性或纤维化病变都与遗传性的二尖瓣结构异常有关。

二尖瓣的解剖

　　二尖瓣的解剖结构包括瓣叶、交界、腱索、瓣环、乳头肌和左心室。二尖瓣有两个瓣叶，二尖瓣前叶（AML）和二尖瓣后叶（PML）。两个瓣叶均依据 Carpentier 分类来细分。二尖瓣后叶分为三个区：前或内侧区（P1）、中间区（P2）和后或外侧区（P3）。与二尖瓣后叶（PML）相对的二尖瓣前叶（AML）也相应类似的称为 A1、A2 和 A3（图 54.26 和彩图 54.27）。二尖瓣前叶（AML）形态较宽，与二尖瓣后叶（PML）相比，其占据了更多的二尖瓣面积（MVA），但只附

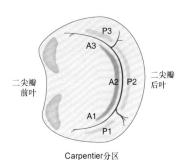

图 54.26　该图显示的是二尖瓣叶的标准术语。前、后二尖瓣叶都各自被分成三个区（From Savage RM，Aronson S，Thomas JD，et al.，eds. Comprehensive Textbook of Intraoperative Transesophageal Echocardiography. Baltimore：Lippincott Williams & Wilkins；2005.）

着于二尖瓣环的五分之二。二尖瓣后叶（PML）尽管面积较小，但为新月形，附着于二尖瓣环的五分之三。彩图 54.28[353]显示了三维超声心动图下二尖瓣叶的组成。通用的命名法可以用来确保外科医师和超

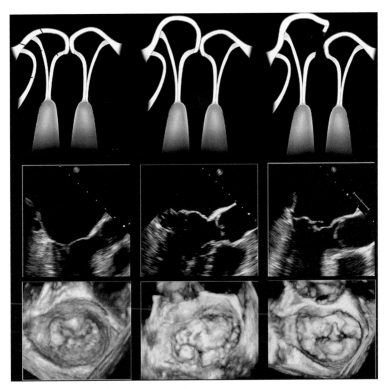

彩图 54.27　术中 2D 和 3D TEE 描述的二尖瓣脱垂和瓣叶连枷（From O'Gara P，Sugeng L，Lang R，et al. The role of imaging in chronic degenerative mitral regurgitation. JACC Cardiovasc Imaging. 2008；1［2］：221-237.）

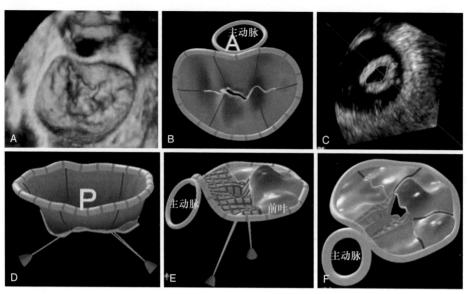

彩图 54.28　三维超声心动图下的二尖瓣瓣叶的组成。A，二尖瓣的心房面，可以看到 P2 区的脱垂。B，二尖瓣三维重建显示红色的 P2 区。C，二尖瓣的心室面。D，二尖瓣三维重建的侧面视图，可见腱索。E，二尖瓣前外侧交界视角，红色为脱垂的区域。F，瓣膜心房视角显示脱垂区域和瓣叶闭合不全导致的反流

声心动图医师之间的准确交流。

二尖瓣交界定义为二尖瓣瓣叶在瓣环上嵌入聚集的区域。腱索起源于乳头肌头端，附着在二尖瓣叶上。腱索通常分为三种类型。一级腱索附着在瓣叶的三个游离缘，从而防止边缘的脱垂，并确保对合时粗糙的边缘能对齐。二级腱索附着在两个瓣叶或瓣叶的心室面，避免收缩期瓣叶膨出至左心房，另外，可以降低张力。三级腱索或基部腱索从乳头肌延伸至二尖瓣环。

二尖瓣瓣环是左心房和左心室之间的解剖连接，其前部和后部附着于二尖瓣瓣叶。其前部附着在纤维三角。有两个纤维三角——左侧和右侧纤维三角。部分二尖瓣、三尖瓣、主动脉瓣环和室间隔的膜部构成右纤维三角区。主动脉-二尖瓣幕的左纤维边界构成左纤维三角区。心脏纤维骨架在二尖瓣后瓣环区域不连续，因此该区域相对较弱，容易随左心扩张而扩大。二尖瓣瓣环整体呈鞍状，在收缩期，二尖瓣交界向心尖移动时，二尖瓣环会收缩。

前外侧和后内侧乳头肌附着左心室中段三分之一和心尖之间的左心室游离壁。前外侧乳头肌为单一乳头肌（或头），而后内侧肌可有两个或多个乳头肌。前外侧肌的血供源于左冠状动脉的一个或多个分支，而后内侧乳突肌只有单一的血供（即来自冠状动脉回旋支）。这解释了为什么后内侧乳头肌更容易缺血和梗死。由于乳头肌与左心室的连接错综复杂，心室几何形状的改变可能会导致二尖瓣的扭曲和功能异常[354]。

二尖瓣狭窄

病理生理　风湿性二尖瓣狭窄（MS）的病理改变包括二尖瓣瓣叶的增厚、交界融合以及二尖瓣瓣叶硬度逐渐增加，也有腱索和乳头肌头端的增厚、融合和挛缩。此外，长期患有风湿性疾病，瓣膜会不可避免地发生某种程度的钙化。在生理上，这些变化将导致二尖瓣水平的梗阻。

正常的二尖瓣口面积为 4 ～ 5 cm^2[355]。如果瓣膜面积小于 2.5 cm^2 就会出现症状，当出现与心输出量增加和随之而来的瓣口血流量增加相关的临床事件时，症状可能会加重。这些事件包括应激、运动、贫血、妊娠及发热性疾病（图 54.29）。休息时常常不会出现症状，除非二尖瓣面积小于 1.5 cm^2。通过二尖瓣的血流与跨瓣的压差或梯度相关。当通过二尖瓣的血流保持不变时，二尖瓣狭窄越严重则跨瓣压力梯度越大。MS 分级见表 54.14[353]。

二尖瓣两侧的压力梯度取决于通过二尖瓣血流的流速。严重的二尖瓣狭窄可能出现测量或计算的跨瓣压力梯度偏低，如在心衰竭和肺动脉高压的患者。二尖瓣面积评估是二尖瓣狭窄严重程度更为独立的衡量方法。虽然可以通过心导管检查用 Gorlin 方程来计算

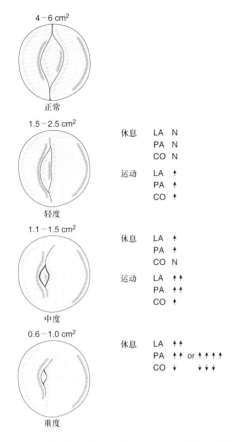

二尖瓣面积，但目前主要通过超声心动图进行二尖瓣狭窄的诊断和监测[356]。超声心动图对二尖瓣狭窄严重程度的评估包括二尖瓣瓣口的二维面积测量和多普勒测量推算的压力梯度、压力半降时间和减速时间。三维技术的出现，使临床医师能更准确地观察二尖瓣的解剖结构（彩图 54.30）[354]。

　　二尖瓣狭窄的治疗重点在于强调左心房、肺血管、右心和左心室发生的病理生理改变。血流流入二尖瓣受阻，会引起左心房压力的增加，逐渐导致左心房扩大，这会导致房颤和（或）血栓栓塞性并发症，如血流速度降低，导致左心房或心耳中形成血栓。

　　二尖瓣狭窄和慢性房颤的患者发生栓塞性脑卒中的风险会增加，每年发生率为 7% ~ 15%[356]。治疗

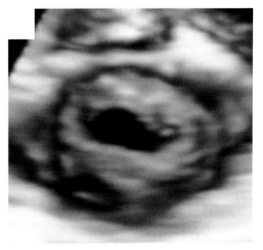

图 54.29　二尖瓣狭窄不同严重程度时出现的血流动力学变化图示。瓣膜面积被列于各阶段上方。↑，增加；↓，降低；CO，心输出量；LA，左心房压；N，正常；PA，肺动脉压（From Rappaport E. Natural history of aortic and mitral valve disease. Am J Cardiol. 1975；35：221-227.）

彩图 54.30　左心房视角下狭窄二尖瓣的三维图像（From Lang RM，Tsang W，Weinert L，et al. Valvular heart disease：the value of 3-dimensional echocardiography. J Am Coll Cardiol. 2011；58：1933-1944.）

表 54.14	二尖瓣狭窄分级					
严重程度	二尖瓣面积（cm²）	压力梯度（mmHg）	肺动脉压	症状	体征	治疗
轻度	> 1.8	2 ~ 4	正常	通常无症状	S_2 ~ OS 时距 > 120 ms；P_2 正常	预防 IE
中度	1.2 ~ 1.6	4 ~ 9	正常	Ⅱ 级	S_2 ~ OS 时距 100 ~ 120 ms；P_2 正常	预防 IE；利尿剂
中度至重度	1.0 ~ 1.2	10 ~ 15	轻度肺动脉高压	Ⅱ ~ Ⅲ 级	S_2 ~ OS 时距 80 ~ 100 ms；P_2 亢进	预防 IE；如适用可行 BMV 或如果症状超过轻度，可行手术
重度	< 1.0	> 15	轻到重度肺动脉高压	Ⅱ ~ Ⅳ 级	S_2 ~ OS 时距 < 80 ms；P_2 增高；如出现右心功能衰竭，右心室会加重症状	预防 IE；BMV 或手术

IE，感染性心内膜炎；OS，二尖瓣开瓣音（From Carabello BA. Modern management of mitral stenosis. Circulation. 2005；112：432-437.）

包括静脉注射肝素或口服华法林的抗凝治疗、药物控制心率以及药物或电复律治疗血流动力学不稳定或急性发作的房颤。对计划进行心脏复律的患者，可能需要首先做 TEE 检查以排除存在左心房血栓[355]。

左心房压升高会导致肺静脉和肺动脉压力被动性的升高。如果单纯从左心房压力升高的角度来评估肺动脉压，大多数二尖瓣狭窄患者的肺动脉压会超过预计值。这些超出预计的压力是继发于反应性的肺血管收缩或肺动脉及肺小动脉中膜与内膜层的组织学改变。肺动脉压力在一定程度上与二尖瓣狭窄的严重程度相关，但由于受二尖瓣跨瓣压差、左心室舒张末期压力、二尖瓣瓣口的实际面积和慢性肺病病史的影响，其压力变化范围很大。

二尖瓣狭窄引起肺动脉压力的慢性升高可导致右心室的代偿性或失代偿性改变。暴露于高压下会导致右心室肥厚。但由于右心室的形状、室壁厚度及心肌成分更少，因此，右心室的反应没有左心室明显。由于右心室相对来说比较脆弱，慢性肺高压总会导致进行性的右心室扩张和最终的右心室衰竭。

二尖瓣狭窄对左心室的影响主要由舒张期血流流入受阻所致。狭窄的二尖瓣瓣口会导致舒张早期血液流入二尖瓣的时间延长和左心室的充盈延迟。继发于二尖瓣狭窄的房颤患者心房收缩期间出现的左心室舒张晚期充盈会明显受损。二尖瓣狭窄患者压力-容量环会左移，导致左心室舒张末期压力和左心室舒张末容积（LVEDV）会偏低。每搏血量会减少，特别是在心率增加和舒张充盈期缩短的临床情况时（图 54.31）[357]。

一般认为大多数二尖瓣狭窄患者的左心室功能或收缩力正常。但在文献综述中，Klein 和 Carroll 指出二尖瓣狭窄患者的左心室收缩功能得到保留的假设尚存争议[358]。相反，二尖瓣狭窄的患者中左心室功能障碍的发生率可能高达 30%。提出的机制包括减少了左心室的充盈、心肌萎缩、炎症性心肌纤维化导致的室壁运动异常、瓣膜下结构的瘢痕化、左心室收缩模式异常、左心室顺应性降低引起的舒张障碍、左心室后负荷增加导致左心室重构、肺动脉高压导致右心室改变引发的室间隔右向左移位以及体循环高血压和冠

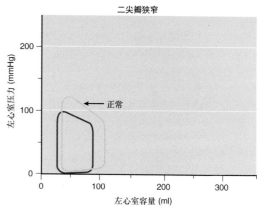

图 54.31　二尖瓣狭窄的压力-容量环（From Jackson JM, Thomas SJ, Lowenstein E. Anesthetic management of patients with valvular heart disease. Semin Anesth，1982；1：239.）

状动脉疾病等合并症[358]。图 54.29 总结了二尖瓣狭窄相关的血流动力学改变。

麻醉管理　对二尖瓣狭窄病理生理改变的理解和审视是对这些患者进行麻醉管理的基础（表 54.15）。二尖瓣狭窄患者的关注要点包括管理心室前负荷、心率、合并的肺动脉高压和可能受损的左心室和右心室收缩功能。大多数瓣膜性心脏病患者对心室前负荷的依赖性和敏感度会增加。血流通过狭窄的二尖瓣需要左心房和左心室之间有高于正常的压力梯度。因此，不论是由于失血或麻醉导致的静脉血管扩张引起的前负荷降低都能明显地影响每搏量、心输出量以及组织灌注。但在二尖瓣狭窄更为严重的患者中，左心房压力可能非常高，保证足够的充盈压和导致充血性心力衰竭的左心房压间的差别可能很小。因此，必须审慎地进行液体管理。

二尖瓣狭窄患者的心率应该保持在正常范围内。因为舒张充盈时间缩短，患者可能很难耐受心动过速。而且，二尖瓣狭窄患者的压力梯度在一定程度上依赖于流量。高流量状态，如妊娠和任何原因导致的交感神经活性的增加，能急剧增加跨瓣压力梯度，表现为左心房压力或肺静脉压力的升高。使用连续波多普勒测量通过二尖瓣的血流流入速度所得的数据，根

表 54.15　二尖瓣狭窄患者（围术期）血流动力学管理目标（译者注：原文应译为"二尖瓣狭窄的病理生理改变"，依据对原始引文的核查认为原作者有误）

	左心室前负荷	心率	收缩力	体循环血管阻力	肺血管阻力
二尖瓣狭窄	↑	↓	维持	维持	↓

（From Townsley MM，Martin DE. Anesthetic management for the surgical treatment of valvular heart disease. In：Hensley FA，Martin DE，Gravlee GP，eds. A Practical Approach to Cardiac Anesthesia，5th ed. Philadelphia：Lippincott Williams & Wilkins；2013：340.）

据改良 Bernoulli 方程，$\Delta P = 4v^2$，可得到跨瓣压力梯度。这里的 "v" 是指测量的通过瓣膜的血流速度。因此，任何心率的增快会导致跨瓣血流速度的增加，会明显改变跨瓣的血流动力学和左心房压。

二尖瓣狭窄的患者在疾病的早期阶段且无房颤时，心房收缩对每搏量的贡献可能会增加。当发生房颤时，心房的有效收缩便消失。然而，导致患者临床病情恶化的最重要因素是心动过速本身，而不是心房有效收缩的消失。

二尖瓣狭窄患者的心室收缩力和外周血管阻力通常得到保留。二尖瓣狭窄患者如果存在改变，唯一变化的是左心室长期处于低负荷状态，但仅在小部分患者中可能出现室壁运动异常或整体收缩功能障碍。通常，外周血管阻力不是增加前向血流量的一个因素，因为每搏量由二尖瓣口面积和舒张充盈期决定。左心室有明显收缩功能障碍时，适当降低外周血管阻力可能是合适的。但必须慎重，因为后负荷降低必然伴有前负荷的降低，而这并不利于二尖瓣重度狭窄的患者。

在治疗二尖瓣狭窄的患者时，右心室功能障碍可能比左心室功能障碍更具挑战性。长期存在肺动脉高压患者，左心房压会持续慢性升高。残留肺血管疾病和不可逆性肺动脉高压的患者，支持衰竭或处于衰竭边缘的右心功能成为临床的首要任务。

监测包括标准的无创监测、有创的血压监测、CVP 监测以及术中超声心动图。监测肺动脉压和使用肺动脉导管监测心输出量可能非常有用，但必须谨慎且充分判断，应考虑到长期肺动脉高压的患者放置 PA 时有肺动脉破裂的倾向。继发性右心功能障碍或衰竭的患者可能需要正性肌力药物支持。肾上腺素和米力农是很好的治疗选择。右心室功能障碍的管理包括优化酸碱平衡和降低二氧化碳分压、给予高浓度氧及可能需要使用血管扩张剂降低肺血管阻力。

二尖瓣反流　二尖瓣反流手术患者的管理以及患者的病理生理改变与二尖瓣复杂的解剖结构有重要关系。二尖瓣包括六个主要结构：左心房壁、二尖瓣瓣环、二尖瓣瓣叶、腱索、乳头肌和左心室壁。任何结构的异常和功能不全都可能导致二尖瓣关闭不全。

二尖瓣反流可分为器质性（瓣膜本身的病变）或功能性（即与二尖瓣结构的非瓣膜性结构相关）[359]。二尖瓣反流通常包含功能性反流和器质性反流，如风湿性瓣膜病，导致瓣环或左心室扩张伴有瓣叶闭合异常。在发达国家，二尖瓣反流最常见的原因如下：①二尖瓣瓣膜的黏液退行性变导致瓣环扩大，腱索拉伸和断裂，以及二尖瓣瓣叶冗长、脱垂或连枷

状二尖瓣瓣叶；②缺血性心脏病引起的二尖瓣关闭不全。对反流的二尖瓣进行手术修复或置换的最常见指征是黏液退行性变，包括二尖瓣脱垂综合征[360]。10%～20% 的冠心病患者存在慢性缺血性或功能性二尖瓣反流，不同于原发性瓣膜原因所致的二尖瓣反流，它不涉及二尖瓣形态学的异常[361]。但是，该类型二尖瓣反流的长期发病率和死亡率很高[352]。

二尖瓣反流的严重程度需要考虑二尖瓣反流是急性还是慢性。症状表现、体格检查、血流动力学和超声心动图，均能为其严重程度分级提供有用信息（表 54.16）。超声心动图评估对于指导术中决策特别重要，包括干预的必要性以及二尖瓣修复或置换是否成功（图 54.32）。与二尖瓣狭窄相似，一些二维和多普勒获取的参数均可以对二尖瓣反流的严重程度进行分级（表 54.17）。三维超声技术的出现和现有的计算软件大大提高了临床医师评估二尖瓣反流严重程度以及明确其确切原因的能力（彩图 54.33，也见图 54.32）。

病理生理　二尖瓣关闭不全使血液在收缩期从左心室反流到左心房。反流量的大小与反流口面积、左心房和左心室间的压力差以及反流周期的持续时间有关[359]。因此，较高的收缩期驱动压力，如高血压，可增加反流容量。负荷状态也同样重要，尤其当瓣环和左心室几何形态的功能变化是二尖瓣反流机制的重要组成部分时。在术中评估二尖瓣反流时应考虑这些情况，因为麻醉对后负荷和前负荷的影响可以彻底改变术前超声心动图或导管评估所示的二尖瓣反流严重

表 54.16　急性和慢性二尖瓣反流

特点	慢性代偿	慢性失代偿	急性
发病症状	无	渐进的劳力性呼吸困难	突发充血性心力衰竭
体格检查			
血压	正常	正常	↓
肺充血	无	不确定	↑↑↑↑
血流动力学			
左心房压力	正常	↑	↑↑
v 波	无	不确定	↑
超声心动图			
左心室大小	↑	↑↑	正常
左心房大小	↑	↑↑	正常
二尖瓣反流 v 波	无	不确定	↑

箭头表示与正常相比，相对的增加（↑）或减少（↓）（From Otto CM. Valvular heart disease：prevalence and clinical outcomes. In：Otto CM, ed. Valvular Heart Disease. 2nd ed. Philadelphia：Saunders；2004：1-17.）

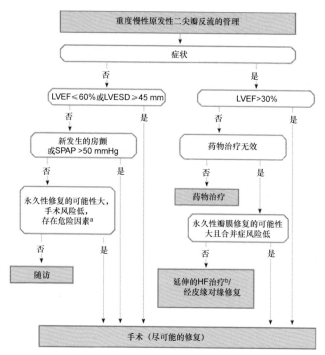

图 54.32 **重度慢性原发性二尖瓣反流的管理。**[a] 患者 LVESD ≥ 40 mm，且存在以下情况之一时：窦性心律时，出现连枷状瓣叶或左心房容积 ≥ 60 ml/m² 体表面积，如果永久性瓣膜修复的可能性大且手术风险低时，应考虑进行瓣膜修复（ⅡaC）。[b] 延伸的 HF 治疗包括：CRT，心室辅助装置，心脏抑制装置，心脏移植。CRT，心脏再同步化治疗；LVEF，左室射血分数；LVESD，左心室收缩末内径；SPAP，肺动脉收缩压（Redrawn from Baumgartner H，Falk H，Bax JJ，et al. 2017 ESC/EACTS guidelines for the management of valvular heart disease. Eur Heart J. 2017；38：2739-2791.）

表 54.17　成人二尖瓣反流严重程度分级

	二尖瓣反流		
	轻	中	重
定性			
血管造影分级	1 +	2 +	3 ～ 4 +
彩色多普勒的反流面积	小的中心型反流（< 4.0 cm² 或 <左心房大小的 20%）	二尖瓣反流图像超过轻度但未及重度	缩流颈宽度 > 0.7 cm 伴有大的中心型反流（面积 >左心房面积的 40%）或左心房内有一束漩涡状的冲击房壁的反流
多普勒缩流宽度（cm）	< 0.3	0.3 ～ 0.69	≥ 0.7
定量指标			
反流量（毫升/次）	< 30	30 ～ 59	≥ 60
反流分数（%）	< 30	30 ～ 49	≥ 50
反流孔面积（cm²）	< 0.2	0.2 ～ 0.39	≥ 0.4
附加标准			
左心房大小			增大
左心室大小			增大

From Bonow RO，Carabello BA，Chatterjee K，et al. 2008 focused update incorporated into the AC/AHA 2006 guidelines for the management of patients with valvular heart disease：a report of the American College of Cardiology/American Heart Association Task Force on Practice Guidelines（Writing Committee to revise the 1998 guidelines for the management of patients with valvular heart disease）. Endorsed by the Society of Cardiovascular Anesthesiologists，Society for Cardiovascular Angiography and Interventions，and Society of Thoracic Surgeons. J Am Coll Cardiol. 2008；52：e1-142.

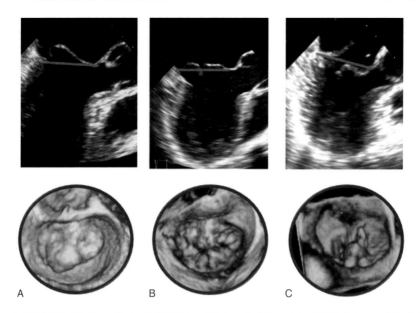

彩图 54.33　二尖瓣脱垂的鉴别诊断。二维（2D）食管超声心动图（TEE）长轴切面显示前瓣脱垂（A，顶部），从左心房面观察的三维（3D）食管超声的示意图（A，底部）。当瓣叶游离缘在收缩期超过二尖瓣瓣环平面时对应诊断二尖瓣脱垂。2D TEE 长轴切面显示腱索伸长导致二尖瓣脱垂，两个瓣叶呈波浪状（B，顶部），从左心房面观察的 3D TEE 示意图（B，底部）。由于瓣叶组织过多，在收缩期瓣体突入左心室（图），瓣叶游离缘仍低于二尖瓣环平面，诊断为瓣叶涌出（leaflet billowing）。2D TEE 长轴切面显示由于腱索破裂，出现连枷样瓣叶（C，顶部），从左心房面观察 P2 连枷的 3D TEE 示意图（C，底部）（From Lang RM，Tsang W，Weinert L，et al. Valvular heart disease：the value of 3-dimensional echocardiography. J Am Coll Cardiol. 2011；58：1933-1944. ）

程度（表 54.18）。

慢性二尖瓣反流患者的左心室功能和压力趋于正常。射血分数一般正常或高于正常，除非心室因慢性二尖瓣反流出现失代偿或出现急性缺血。正常的射血分数具有一定的误导性，可能掩盖已有的心室功能障碍，而这在瓣膜修复或置换后可表现出来。左心房在收缩射血期可作为一个低压通路，导致所测的射血分数高估了真实的心室功能。

二尖瓣反流急性发作时，左心房来不及发生代偿性的变化，所以左心房压会升高。左心房压、肺动脉压或肺动脉楔压波形中均可能会出现一个"v"波。相反，慢性二尖瓣反流，因心腔的扩张功能使左心房的顺应性发生改变，所以左心房压的升高并不明显。

二尖瓣反流的长期改变与慢性压力和容量对左心房和左心室的影响有关。左心室处于慢性、单纯的容量超

负荷状态。左心室出现离心性肥大，导致心腔扩大，室壁厚度不会明显增加。因为离心性肥大和左心房的低阻抗-生理上等效于后负荷降低，使前向心输出量得以维持。增加的左心室每搏量由正常回流到左心房的肺静脉血和上一个心动周期的反流量组成。在二尖瓣反流的早期，因为左心室顺应性的改变，左心室舒张末期压力会相对正常。然而，随着时间的推移，代偿性离心性肥厚不能维持左心室收缩功能，从而逐渐出现收缩功能衰竭，如压力-容量环所示（图 54.34）。在二尖瓣反流的患者中，决定手术干预的时机是心脏专科医师的重要职责，因为当左心室收缩功能恶化到一定程度时，瓣膜术后的功能可能无法完全恢复。

左心房处于增加的容量和压力中。左心房扩张，以代偿收缩时反流的容量。在二尖瓣反流的早期阶段，维持接近正常的左心房压和保护肺血管是有可能

表 54.18　二尖瓣反流患者（围术期）血流动力学管理目标（译者注：原文应译为"二尖瓣反流的病理生理改变"，依据对原始引文的核查认为原作者有误）

	左室前负荷	心率	收缩力	体循环血管阻力	肺血管阻力
二尖瓣反流	↑或↓	↑，维持	维持	↓	↓

(From Townsley MM，Martin DE. Anesthetic management for the surgical treatment of valvular heart disease. In：Hensley FA，Martin DE，Gravlee GP，eds. A Practical Approach to Cardiac Anesthesia. 5th ed. Philadelphia：Lippincott Williams & Wilkins；2013；346.)

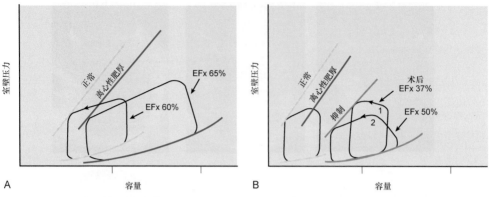

图 54.34　重度的二尖瓣反流室壁压力-容量环和收缩末容量-室壁压力关系的图示。（A）与主动脉瓣反流一样，舒张和收缩末关系右移使容量超负荷的左心室维持较高的每搏输出量。射血时的平均室壁压力有所降低。当收缩力正常时，二尖瓣反流情况下的射血分数（EFx）为正常高值。（B）随着收缩力的降低，术前收缩末室壁压力-容量关系右移。即使收缩力严重降低，心室也能够维持接近正常的 EFx，因为射血时心室容量非常大而且平均室壁压力相对较低（心搏 2，EFx = 50%）。二尖瓣置换（术后）后收缩力仍然低，为了纠正低阻抗性泄漏，心室必须抵抗较高的室壁压力而将每搏输出量全部输送到主动脉；EFx 因而降至 37%（心搏 1）

的。进行性的左心房增大常常导致房颤，大约 50% 即将进行手术矫正的二尖瓣反流患者会出现这种情况。然而，二尖瓣反流患者发生血栓栓塞并发症的风险比二尖瓣狭窄患者要低。

当达到左心房顺应性的阈值时，左心房压和肺动脉压就会升高。最终，如果长期暴露于升高的肺动脉压下，右心室会逐渐增大，且进展为右心功能不全。

Carpentier 根据引起反流的机制将二尖瓣反流分为三种不同的类型。Ⅰ型二尖瓣反流特点是"瓣膜活动正常"，而瓣环扩张是导致反流的原因；Ⅱ型二尖瓣反流由瓣膜边缘过度运动引起，在三种病因中最常见。Ⅱ型病因是瓣膜过度运动导致瓣叶超过瓣环水平。Ⅲ型二尖瓣反流的特征是二尖瓣活动受限。进一步被细分为两个亚型：Ⅲa 型是由二尖瓣的瓣膜下结构纤维化造成；而Ⅲb 型是由于心室重塑导致瓣叶紧贴于心室壁所致（缺血性病因）[354]。

图 54.27 显示了上述 Carpentier 分型[354]。

麻醉管理　二尖瓣反流的麻醉管理主要目标是要保持前向的循环血流。对于慢性、代偿性的二尖瓣反流，维持前负荷，审慎地降低后负荷，且维持心率在高的正常范围内可能比较合适（见表 54.18）。

与大多数代偿性的瓣膜性心脏疾病一样，有血流动力学显著性变化的二尖瓣反流患者对心室的负荷状态很敏感。在麻醉诱导之前应谨慎增加前负荷。然而，二尖瓣反流呈动态性变化，心室膨胀可导致已扩张的二尖瓣环进一步扩张，从而加重二尖瓣反流。

心率应该维持在高正常值范围（即 80～100 次/分）。心动过缓对二尖瓣反流有双重不利影响：它延

长收缩期，同时也延长了反流时间；另外，它延长了舒张时的充盈期，这可能导致左心室扩张。窦性心律是首选，但慢性代偿性二尖瓣反流患者比狭窄性瓣膜性心脏病患者更少依赖心房收缩。

在二尖瓣反流的代偿早期，左心室的收缩力可得到维持。然而，在中度至重度二尖瓣反流的患者中，射血分数与左心室收缩功能相关性较差，潜在的收缩功能障碍可能被严重低估。二尖瓣反流严重患者出现低血压可以通过控制心率和容量，在一定程度上进行控制，但最好使用正性肌力药物来治疗持续的血流动力学不稳定。多巴酚丁胺、小剂量肾上腺素和米力农都是可供选用的正性肌力药物，药物的选择取决于临床医师对监测数据的理解。

二尖瓣反流患者麻醉管理的一般原则是降低体循环阻力，使前向的心输出量最大化。根据情况，足够的麻醉深度、体循环血管扩张剂、正性肌力血管扩张药以及有时用 IABP 机械性降低后负荷均可作为临床选择。直接作用的 α_1 受体激动剂可增加体循环阻力和血压，并降低心率，从而加重二尖瓣反流。临时使用小剂量麻黄碱可能是一个较好的选择。在使用麻黄碱后，如果需要持续增加血压，应该考虑使用正性肌力支持治疗。

在急性或长期存在二尖瓣反流的患者中，肺动脉压和肺血管阻力可能都会升高。右心室大小和功能的继发性改变可能是重要的临床问题。应当尽可能地补救任何可能增加肺血管阻力以及不适宜的加重右心功能不全的因素（如低氧、高碳酸血症和酸中毒）。

最后，由于缺血性乳头肌断裂而导致急性重度二

尖瓣反流和心源性休克的患者，除药物支持左心室功能外，如果必要的话，也可行 IABP 机械性支持。

肥厚型梗阻性心肌病与二尖瓣　肥厚型梗阻性心肌病（HOCM）可导致动力性的瓣膜关闭不全和左心室流出道（LVOT）梗阻。此外，试图外科修复功能不全的二尖瓣可能会造成医源性的左心室流出道梗阻。

典型的肥厚型梗阻性心肌病是一种常染色体显性遗传的家族性疾病。遗传性和表型表达存在异质性，临床表现各异。一些编码心肌肌原纤维蛋白的基因突变可导致心室节段性肥大。虽然室间隔常常受累，但肥厚型梗阻性心肌病同样也可累及左心室其他区域[362]。该疾病是导致年轻人猝死最常见的原因，但它也会导致老年患者死亡和发病。

当左心室间隔基底受累时，可能导致左心室流出道（LVOT）狭窄（图 54.35）。基于心室和二尖瓣的形态，可能会发生动力性流出道梗阻伴二尖瓣关闭不全。当左心室流出道因心肌肥厚而变窄时，室间隔底部和二尖瓣的前瓣极为贴近。心肌肥厚和缩短的室间隔-前瓣间可产生一个狭窄的通道，从而产生跨流出道的压力梯度。血流受阻及其压力梯度会导致进行性代偿性的心肌肥厚，转而进一步阻塞流出道，加剧压力梯度。在收缩期，血液经过此狭窄的流出道被射出时，通过狭窄口的血流速度会增加。血流速度的增加可产生文丘里效应，会将二尖瓣前瓣或腱索结构拉入流出道，因而导致机械性和动力性的左心室流出道梗阻，并因二尖瓣对合障碍而导致二尖瓣反流[363]。在超声心动图上，这称为二尖瓣收缩期前移（SAM）（彩图 54.36）。在选择手术治疗的肥厚型梗阻性心肌病（即心肌切除术、二尖瓣修复，或同时实施）患者中能看到这种功能异常的二尖瓣运动。

有时可在术前就发现 SAM，或在血管重建或二尖瓣手术中偶然发现。另外，二尖瓣修复术也可能造成医源性的 SAM。行二尖瓣修复术的二尖瓣反流患者，心脏彩超的评估和手术视察都可阐明二尖瓣关闭不全的机制。患者可能有腱索及附件的断裂或伸长、瓣叶冗长或脱垂或瓣环扩张减弱了瓣叶的有效闭合。通常情况下，多种因素会共同参与。手术治疗包括单纯瓣环扩张时使用简单的瓣环成形环，但更常见的是切除二尖瓣病变部位，可能行腱索的再分配或重建以及环状瓣膜成形术。

根据左心室的几何形态、大小以及二尖瓣的生理特点，外科修复时可能会让前瓣和瓣膜的闭合点靠近室间隔和左心室流出道。间隔的闭合点狭窄到一定程度时，足以在流出道产生压力梯度，致使前瓣由文丘里效应被牵拉至左心室流出道，导致流出道梗阻和继发性二尖瓣关闭不全（见彩图 54.36）。二尖瓣闭合点前移和多余的前瓣瓣叶长度被认为是导致 SAM 的机制，这促进了能降低高危患者 SAM 发生率的外科技术的发展[364]。梗阻性心肌病的麻醉管理集中在容量和药物干预降低梗阻的程度，同时减轻二尖瓣关闭不全的程度。大多数流出道异常的患者具有正常或高于正常的心肌收缩力。

通常要避免使用正性肌力药。肥厚的心室顺应性常常降低，而且对负荷变化非常敏感，在低血容量时流出道梗阻会加重。在管理一个有流出道梗阻的患者，以及评估是否需要手术重塑 LVOT 和（或）修复

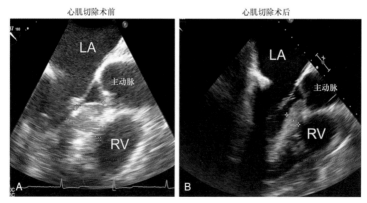

图 54.35　TEE 测量心肌切除术前的室间隔（A）（厚度，2.9 cm）和心肌切除术后的室间隔（B）（厚度，1.5 cm）。LA，左心房；RV，右心室（From Nagueh SF，Bierig SM，Budoff MJ，et al. American Society of Echocardiography clinical recommendations for multimodality cardiovascular imaging of patients with hypertrophic cardiomyopathy；endorsed by the American Society of Nuclear Cardiology，Society for Cardiovascular Magnetic Resonance，and Society of Cardiovascular Computed Tomography. J Am Soc Echocardiogr. 2011；24；473-498.）

消融前

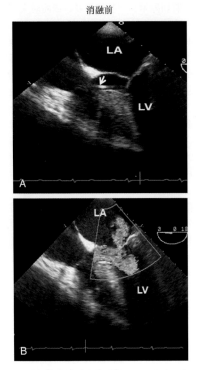

彩图 54.36　食管超声心动图的图像。（A）二维图像显示左心室流出道狭窄，合并瓣叶收缩期前移（箭头）。（B）彩色多普勒图像显示高速血流信号呈马赛克样七彩交替镶嵌，二尖瓣偏心反流位于后外侧。LA，左心房；LV，左心室（From Naguch SF, Bierig M, Budoff MJ, et al. American Society of Echocardiography clinical recommendations for multimodality cardiovascular imaging of patients with hypertrophic cardiomyopathy. J Am Soc Echocardiogr. 2011；24：473-498.）

二尖瓣时，应适当调整前负荷以及心室充盈量。应该避免降低前负荷，因其会加重梗阻。相反，增加后负荷会降低跨流出道的压力梯度，从而减轻 SAM 和流出道梗阻。因此，应该考虑使用血管收缩药，如去氧肾上腺素和血管加压素。在先天性和医源性 LOVT 梗阻中，梗阻的程度呈动态变化。心脏过度收缩和心率加快都会加重梗阻，应考虑使用 β 受体阻滞剂减慢心率。

　　持续而准确的超声心动图评估和诠释，对优化这类患者的术中管理十分重要。必须由麻醉科医师和外科医师共同评估流出道梗阻的严重程度和机制，并谨慎决定是否重新建立心肺转流以修正修复或替换瓣膜。最好能有合适的心脏病专家协助指导。

微创二尖瓣手术　Cosgrove、Sabik 和 Cohen 是第一批改良传统心脏手术方法的外科医师，他们开创

了微创心脏手术的理念[365]。微创技术的快速发展和完善使人们认识到该技术不会危及患者的安全或影响手术暴露，且预后可与传统的开放性手术相媲美。Mihaljevic 和同事刊出了 1996 年到 2003 年进行的1000 例微创瓣膜手术，并指出以下益处：减少转流和阻断时间、减少心肌梗死的发生率、缩短住院时间、出院后回家概率高于去往其他医疗机构[366]。

　　微创技术可通过胸骨下段正中小切口、切除部分第三、四肋软骨的右侧胸骨旁切口或通过 4 cm 切口的右侧开胸进入二尖瓣[367]。随后经左心房或经右心房通过房间隔显露二尖瓣。修复或置换瓣膜的可视化技术可通过以下方式实现：通过直视和使用手术器械；通过胸腔镜引导和视频辅助下的"端口接入"；或更完整的内镜技术即使用达芬奇机器人系统（Intuitive Surgical, Inc., Sunnyvale, CA）。达芬奇系统由外科医师坐在一个远程、计算机增强、三维成像的控制台前控制机器人手臂和器械完成手术[368]。用于患者的达芬奇机器人如图 54.37 所示[369]。图 54.38 显示了外科医师在手术室的位置[370]。

　　内镜下或微创二尖瓣置换术涉及动静脉插管的心肺转流，分别通过股动脉和股静脉进行插管。此外，外科医师可能选择使用腔内主动脉阻断装置，该装置可实现无血手术视野和心脏停搏（图 54.39）[371]。在全内镜冠状动脉血管重建术中，主动脉腔内阻断的定位需要术中造影或超声心动图来确定导管的确切位置。已知的问题和风险包括导管穿过主动脉瓣移位入心脏，以及移位至远端阻塞头臂干[372]。也可以通过小的胸壁切口使用灵活的阻断钳直接阻断主动脉。采用Chitwood 经胸主动脉阻断钳（Scanlan International, Inc., St. Paul, MN）和 Cosgrove 弹性阻断钳（Cardinal Health, McGaw Park, IL）可达到此目的（图 54.40）[367]。心脏停搏液灌注针可在直视或经胸腔镜下插入[372]。逆行灌注心脏停搏液并非适用于所有患者，可以通过在手术部位（右心房入路）直接将逆行导管插入冠状静脉窦，或在颈内静脉置入经皮冠状静脉窦导管，并在超声心动图的引导下进行定位。次要的手术注意事项包括使用机器人器械时要求患者的独特体位。大多数微创手术需要右侧抬高 30 度的体位。

　　根据手术暴露需要，麻醉管理可采用双腔气管导管或支气管封堵器实施单肺通气。监测要点与标准入路心脏瓣膜手术的监测相似。此外，肺动脉引流（PA引流）导管的放置方式类似于肺动脉导管的放置[372]。这两种导管有两个重要的不同点。第一，肺动脉引流管因其顺应性非常好，在追踪时有大量的换能器"噪声"。第二，肺动脉引流管开口较少，因此不能监测

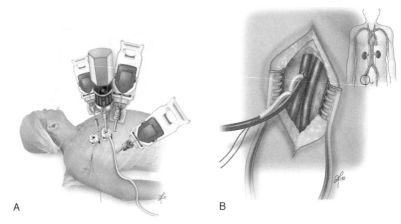

图 54.37 **患者行机器人二尖瓣修复术。**（A）端口置入；（B）股血管插管（Cleveland Clinic Foundation，2017. From Cuartas M，Javadikasgari H，Pfannmueller B，et al. Mitral valve repair：robotic and other minimally invasive approaches. Progr Cardiovasc Dis. 2017；60［3］：394-404.）

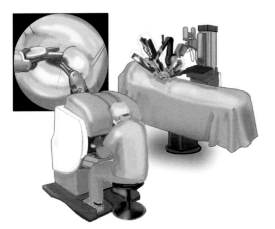

图 54.38 **机器人手术显示的达芬奇手术系统。** 外科医师坐在控制台前，机器人被安置在手术台上。图中显示了二尖瓣修复的外科医师视角（From Soltesz EG，Cohn LH. Minimally invasive valve surgery. Cardiol Rev. 2007；15：109-115.）

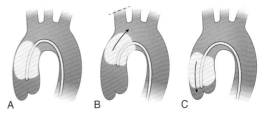

图 54.39 （A）升主动脉内位置精确的内镜阻断的图画。（B）内镜阻断远端移位可能阻无名动脉的血流。（C）内镜阻断近端移位可能导致主动脉阻断或心脏停搏不充分（Modified with permission from Kottenberg-Assenmacher E，Kamler M，Peters J. Minimally invasive endoscopic port-access intracardiac surgery with one lung ventilation：impact on gas exchange and anaesthesia resources. Anaesthesia. 2007；62：231-238；and From Vernick WJ，Woo JY. Anesthetic considerations during minimally invasive mitral valve surgery. Semin Cardiothorac Vasc Anesth. 2012；16：11-24.）

心输出量。有些外科医师喜欢在术野中放置肺动脉引流管。此时，心脏麻醉科医师可以放置肺动脉导管抽取混合静脉血和监测心输出量。

微创二尖瓣手术的预后鼓舞人心。虽然比较微创二尖瓣手术和标准入路手术的前瞻性试验有限，但技术的发展和团队整合的协作方法可能促成良好的手术预后[367]。报告描述的死亡率和发病率与全胸骨切开入路相当，但其术后出血减少，具有缩短住院时间的趋势，且出院回家率更高[370, 373]。

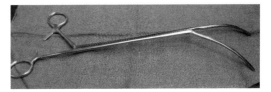

图 54.40 使用前的 Chitwood 经胸主动脉阻断钳（Scanlan International，Inc.，St. Paul，MN）（From Vernick WJ，Woo JY. Anesthetic considerations during minimally invasive mitral valve surgery. Semin Cardiothorac Vasc Anesth. 2012；16：11-24.）

主动脉疾病

主动脉瓣狭窄

病理生理 在美国主动脉瓣狭窄是最常见的心脏瓣膜疾病。近年来，主动脉瓣置换术的年手术量增长显著，尤其在老年和高危患者中[374]。

主动脉瓣狭窄通常由先天性瓣膜缺陷引起，先天性二叶式主动脉瓣的患者占人口的 1% ～ 2%[374]。遗传因素起了重要作用，表现为常染色体显性遗传和可变的外显率[375]。即使是功能正常的二叶式主动脉瓣也会倾向出现开放和闭合时的异常折叠和折皱，导致瘢痕和钙化，最终导致主动脉瓣狭窄伴或不伴主动脉瓣反流。尽管二叶式主动脉瓣患者直至疾病晚期才出现症状，但严重、有症状的主动脉瓣狭窄或反流可能在中年时就出现。另外，二叶瓣的异常运动造成血流流入主动脉后形成湍流，这将最终导致主动脉扩张，随后发生破裂或夹层[376-377]。二叶式主动脉瓣的明显标志为 TEE 食管中段主动脉瓣短轴横切面上，主动脉瓣开口呈典型的"鱼口"征或椭圆形。

获得性主动脉瓣狭窄常常是由于老年退行性病变的瓣膜硬化和钙化所致。人群中主动脉瓣狭窄的发生率正在增加。75 岁以上的人群中大约有 3% 患有主动脉瓣狭窄，其中 12% 患有中度或重度主动脉瓣狭窄[374, 378]。据报道，动脉粥样硬化疾病的临床危险因素（如慢性炎症过程）与主动脉瓣狭窄的进展有明确的联系[378-379]。在发达国家，风湿性疾病不是主动脉瓣狭窄常见的病因，其主动脉瓣狭窄通常伴有主动脉瓣反流。

主动脉瓣狭窄患者典型的压力−容量环如图 54.41 所示。主动脉瓣狭窄患者，左心室流出道梗阻增加了收缩期心室壁的峰值压力，随后导致慢性的压力超负荷，直接刺激左心室的肌原纤维平行复制，从而导致向心性心室肥厚。收缩期由左心室产生的峰值压力较高，这是由于过高的跨瓣压力梯度所致。左心室向心性肥厚主要是由于压力负荷的增加导致（图 54.42）。

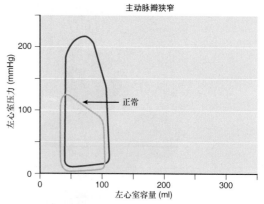

主动脉瓣狭窄

图 54.41　**主动脉瓣狭窄的压力−容量环**（Modified from Jackson JM, Thomas SJ, Lowenstein E. Anesthetic management of patients with valvular heart disease. Semin Anesth. 1982；1：239.）

增加的压力负荷同样导致舒张功能障碍，增加左心室舒张末压和内膜下缺血。

无论是在门诊检查还是在主动脉瓣置换术中，超声心动图和术中 TFE 对主动脉瓣狭窄患者的诊断和最终管理尤为重要。可以通过超声心动图的各种参数评估主动脉瓣狭窄的严重程度，常用的一个指标是主动脉瓣瓣口面积。主动脉瓣瓣口面积的正常范围是 3 ～ 4 cm²，如果主动脉瓣瓣口面积减至 1 cm² 以下，即为重度狭窄[380]。另外一项确定主动脉瓣狭窄程度的常用参数是跨主动脉瓣压差。如果平均跨瓣压差超过 40 mmHg 则提示重度主动脉瓣狭窄[355]。超声心动图可用于检查主动脉瓣狭窄病理生理的多个方面，包括主动脉瓣狭窄的程度、导致左室流出道梗阻的任何瓣膜结构异常、升主动脉病变以及伴随的心脏瓣膜病变。

TEE 检查主动脉瓣的最佳切面是食管中段主动脉瓣短轴切面、食管中段主动脉瓣长轴切面和经胃切面。TEE 食管中段切面有助于明确主动脉瓣的形态和主动脉瓣狭窄的二维结构（彩图 54.43），而经胃

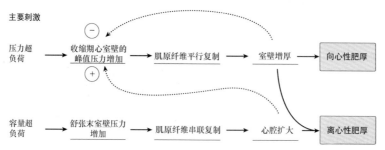

图 54.42　慢性压力负荷过重导致收缩期室壁应力峰值增加，从而直接刺激心室向心性肥厚，倾向于对抗增高的室壁应力或使其"正常化"（From Grossman W, Jones D, McLaurin LP. Wall stress and pattern of hypertrophy in the human left ventricle. J Clin Invest. 1975；56：56.）

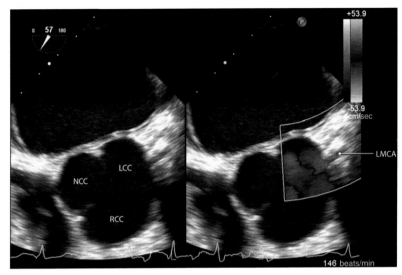

彩图 54.43　**食管中段主动脉短轴切面。** LCC，左冠瓣；LMCA，左冠状动脉主干；NCC，无冠瓣；RCC，右冠瓣（From Virtual TE：＜ http://pie.med.utoronto.ca/tee ＞.）

切面有助于获得跨瓣和跨左心室流出道的压差（彩图 54.44）。另外，食管中段和经胃切面都可以测量主动脉瓣环和左心室流出道的大小。这些测量有助于根据瓣膜的大小做出手术决策。

对于尚未出现症状的主动脉狭窄患者应密切监测病情进展。出现症状的患者（包括运动耐量下降和劳力性呼吸困难、心绞痛、充血性心力衰竭以及晕厥）应该考虑瓣膜置换，如延迟手术治疗会导致预后更糟糕[378]。

麻醉管理　术前用药可缓解患者对心脏手术的焦虑，同时有助于预防主动脉瓣狭窄患者发生围术期心动过速。这类患者的监测包括标准的无创或有创动脉血压和 CVP 监测。脉压可因主动脉瓣狭窄的严重程度而降低至 50 mmHg 或以下。TEE 适用于监测，获得的测量结果提供了极有价值的信息（图 54.45；另见图 54.43 和 54.44）[381-382]。

在手术过程中可以考虑置入肺动脉导管来监测肺动脉压和心输出量，但心室功能正常的患者很少需要。由于主动脉瓣狭窄患者的冠状动脉灌注严重受损，如果 PA 导管放置期间发生心律失常则会导致风险增加。此外，如果需要心肺复苏，胸部按压无法通过狭窄的瓣膜产生有效的心输出量。

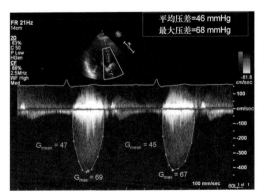

彩图 54.44　**连续多普勒超声定量主动脉的狭窄程度。** G_{max}，最大压差；G_{mean}，平均压差（From http://web.stanford.edu/group/ccm_echocardio/cgi-bin/media wiki/index.php/Aortic_stenosis_assessment. Accessed August 21, 2014.）

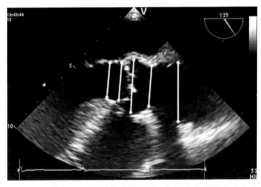

图 54.45　术中 TEE 测量主动脉瓣环，包括左心室流出道（以排除重度非对称性室间隔肥厚）、主动脉瓣环径、主动脉窦、窦管交界和升主动脉的直径（箭头，从左到右）（From Pasic M, Buz S, Dreysse S, et al. Transapical aortic valve implantation in 194 patients：problems, complications, and solutions. Ann Thorac Surg. 2010；90：1463-1469；discussion：1469-1470.）

主动脉瓣狭窄患者的麻醉管理不应使用任何可能有负性肌力性、心动过速或血管舒张作用的药物。此外，应尽一切努力确保患者维持窦性心律。主动脉瓣狭窄患者，"心房收缩"可贡献总心输出量的 40%。

表 54.19 总结了主动脉瓣狭窄患者的麻醉管理目标。

主动脉瓣反流

病理生理 主动脉瓣反流是指血流在心动周期的舒张期从主动脉回流入左心室。慢性主动脉瓣反流比急性主动脉瓣反流更常见，且会发生代偿性的生理改变。相反，急性主动脉瓣反流在血流动力学上无法很好地应对。然而，目前尚不清楚慢性和急性主动脉瓣反流的确切患病率[383]。

慢性主动脉瓣反流的原因包括先天性病变、退行性改变和风湿性疾病，然而特发性病因似乎最常见[383]。这些因素通过导致主动脉瓣瓣叶自身异常或主动脉瓣环和（或）主动脉根部扩张，造成主动脉瓣关闭不全。主动脉瓣瓣叶的异常包括先天性病变（如二叶式主动脉瓣）、心内膜炎、风湿性疾病、炎症疾病、某些结缔组织病和胸部创伤导致的主动脉瓣瓣叶损伤。近端主动脉根部扩张可能是由于长期慢性高血压或仅仅是由正常的衰老过程造成瓣环–主动脉的扩张所致[384]。导致主动脉瓣反流的其他主动脉瓣环或主动脉根部病因包括马方综合征、梅毒、先天性疾病如成骨不全、Ehlers-Danlos 综合征及特发性因素[383-384]。

慢性主动脉瓣反流 患有慢性主动脉瓣反流的患者可能多年甚至数十年都没有症状。左心室会经历一个重塑的过程，该过程由肌原纤维串联复制和慢性反流量长期增加导致的心脏离心性肥厚和心腔扩大所致（图 54.42）。尽管慢性主动脉瓣反流患者的压力–容量环右移很多，但由于左心室舒张末容积缓慢增加，左心室舒张末压力仍保持相对正常（图 54.46）。外周血管扩张可以改善前向血流。代表的特征是，较大的每搏量可以使射血分数维持正常。然而，随着时间推移，左心室壁应力和后负荷会增加。最终，随着左心室扩张和肥厚的进展，出现不可逆的左心室功能障碍，患者就会出现症状。作为对心输出量不足的代偿机制，外周血管发生交感性收缩来维持血压，但这种

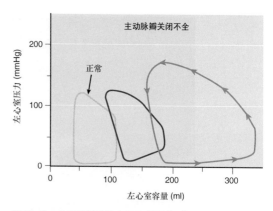

图 54.46 主动脉瓣反流（AR）的压力-容量环。急性主动脉瓣反流，中间环；慢性主动脉瓣反流，右侧环（Modified from Jackson JM, Thomas SJ, Lowenstein E. Anesthetic management of patients with valvular heart disease. Semin Anesth. 1982；1：239.）

适应会加剧反流并进一步减少心输出量。

除了详细的病史采集和体格检查，诊断性检查如磁共振成像、放射性核素血管造影和运动负荷试验都能用来评估主动脉瓣反流。然而，超声心动图依然是最重要的诊断工具（彩图 54.47）。主动脉瓣反流严重程度的评估如下：反流量小于左心室每搏量的 20% 为轻度，20% ～ 39% 为中度，40% ～ 60% 为中重度，

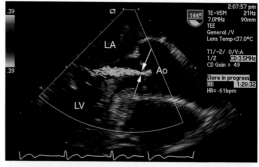

彩图 54.47 缩流颈 卡尺测量主动脉反流束最窄的部分，这相当于反流口近似面积。Ao，主动脉；LA，左心房；LV，左心室（From Perino AC, Reeves ST, eds. A Practical Approach to Transesophageal Echocardiography. 2nd ed. Philadelphia；Lippincott Williams & Wilkins；2008：232.）

表 54.19 主动脉瓣狭窄患者（围术期）血流动力学管理目标（译者注：原文应译为"主动脉瓣狭窄的病理生理改变"，依据对原始引文的核查认为原作者有误）

	左心室前负荷	心率	收缩力	体循环血管阻力	肺血管环力
主动脉瓣狭窄	↑	↓（窦性）	维持恒定	↑	维持恒定

（From Townsley MM, Martin DE. Anesthetic management for the surgical treatment of valvular heart disease. In：Hensley FA, Martin DE, Gravlee GP, eds. A Practical Approach to Cardiac Anesthesia. 5th ed. Philadelphia：Lippincott Williams & Wilkins；2013：327.）

超过 60% 为重度。

超声心动图的多种半定量方法可用于评估主动脉瓣反流。其中包括彩色血流图，它通过主动脉瓣反流束的宽度与左心室流出道宽度的比值来确定主动脉瓣反流的严重程度。由于流体的夹带作用，位于流场中心的反流可能看起来比实际上要大[383]。将中心型反流和偏心型反流评估对比时，应该考虑这种可能性。缩流颈是反流中最狭窄的部分，测量缩流颈可以用来评估主动脉瓣反流的严重程度（图 54.47）。缩流颈 ≥ 6 mm 提示主动脉瓣重度反流的敏感性是 95%，特异性是 90%[385]。缩流颈小于 3 mm 提示主动脉瓣轻度反流。超声心动图可以测量主动脉瓣反流束的压力半降时间。压力半降时间小于 200 ms 提示重度主动脉瓣反流，而压力半降时间超过 500 ms 提示轻度主动脉瓣反流。此外，降主动脉全舒张期反向血流提示中度到重度主动脉瓣反流。

虽然慢性主动脉瓣反流的患者可以数十年无症状，但最终还是会出现左心衰竭的症状，比如运动耐量下降、呼吸困难、夜间阵发性呼吸困难或端坐呼吸。随着疾病进展，可能有必要降低后负荷。此外，少数患者会出现心绞痛，虽然冠状动脉正常。这种心绞痛是由于舒张压低导致冠状动脉灌注差造成的。对于心脏病学家来说，在疾病进展中的哪个阶段采取手术治疗，才能防止出现不可逆的左心功能障碍，这一点很难决策，尤其是在严重的慢性主动脉瓣反流的患者[382-383]。

急性主动脉瓣反流　急性主动脉瓣反流比慢性主动脉瓣反流少见，但预后更差。引起急性主动脉瓣反流的常见病因包括创伤、细菌性心内膜炎以及主动脉夹层。极少见的情况下，急性主动脉瓣反流作为一种特发的并发症出现，如主动脉瓣成形术后。急性主动脉瓣反流的病理生理是容量负荷的急剧增加导致左心室的损害。由于左心室没有时间像慢性主动脉瓣反流一样去经历离心性肥厚的过程，所以左心室没有准备好去适应突发增加的容量。如图 54.46 所示，左心室舒张末压力的突然增加导致压力-容量环右移[384]。交感反应被激活，心率加快和心肌收缩力增强是维持足够心输出量的主要代偿机制。除非急性主动脉瓣反流得到适当管理，否则这些代偿机制很快就会失效。而

且交感反应引起外周血管收缩，会增加外周血管阻力，进一步加剧主动脉瓣反流。左心室功能会迅速恶化，需要紧急手术治疗。在患者被转运至手术室的过程中，血管扩张剂治疗可暂时稳定患者的病情[383]。

麻醉管理　对主动脉瓣反流患者的麻醉管理应包括维持相对较快的心率（约 90 次 / 分）以及在维持前负荷和收缩力的基础上相对较低的外周血管阻力。表 54.20 总结了主动脉瓣反流患者的麻醉管理目标。推荐使用少量的术前用药。关于这类患者全身麻醉药物的选择，应避免使用导致心动过缓或高血压的药物，因为这些变化会加重主动脉瓣反流的程度，并导致左心室功能衰竭。

应标准化在术前放置动脉导管和中心静脉导管，如有肺动脉高压或左心功能受损，还可考虑放置肺动脉导管。在心肺转流前期，麻醉科医师可以用 TEE 来确定主动脉瓣反流的原因和严重程度，评估左心室大小和功能，评估其他心脏瓣膜的功能。而且，TEE 可在心肺转流后即刻评估新主动脉瓣的正确位置和功能。

术前存在左心室功能不全时，脱离心肺转流会更复杂。此外，主动脉瓣机械瓣膜置换可产生轻度的跨瓣压力梯度。因此，需要用正性肌力作用的药物来改善左心室功能。必须继续增加前负荷，以维持已扩张左心室的充盈。

微创主动脉瓣手术　主动脉瓣的手术入路可以通过几个不同的切口，包括右侧胸骨旁切口、胸骨上段正中小切口和胸骨下段正中小切口[365]。由于手术暴露受限，应在准备和铺巾前安置体外除颤电极片，以备除颤之需[372]。

从远处放置 CPB 插管是微创手术的一个特点，但也说明了麻醉科医师通过 TEE 进行指导的重要性。为了获得动脉通路，手术的决定可能需要进行股动脉插管[373]。或者，如果主动脉粥样硬化性疾病阻碍了逆行的主动脉血流，外科医师可能会尝试直接切开主动脉进行主动脉插管，或者通过腋动脉进行插管[370, 372]。可以通过右心房插管进行静脉回路的引流（如果不会妨碍手术暴露），或者通过股静脉进行引流。TEE 可以指导或确定股静脉插管远端引流的位置，是在下腔静脉、右心房或 SVC 远段（彩图 54.48）[373]。为了减

表 54.20　主动脉瓣反流患者（围术期）血流动力学管理目标（译者注：原文应译为"主动脉瓣反流的病理生理改变"，依据对原始引文的核查认为原作者有误）

	左室前负荷	心率	收缩力	体循环血管阻力	肺血管阻力
主动脉瓣反流	↑	↑	维持	↓	维持

LV，左心室（From Townsley MM，Martin DE. Anesthetic management for the surgical treatment of valvular heart disease. In：Hensley FA，Martin DE，Gravlee GP，eds. A Practical Approach to Cardiac Anesthesia. 5th ed. Philadelphia：Lippincott Williams & Wilkins；2013：335.）

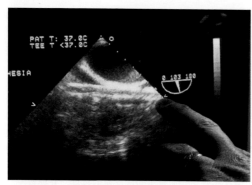

彩图 54.48　静脉插管经下腔静脉-右心房进入上腔静脉

少左心室腔内残留空气的发生率和量，可将二氧化碳充弥至手术野[370]。

通常，麻醉监测的注意事项与标准入路的心脏瓣膜手术相似。在无法直视心脏的情况下，TEE 在评估插管位置和确保心室充分排气方面更有价值[372]。如果需要逆行灌注心脏停搏液，可以使用 TEE 指导颈内静脉逆行导管进入冠状静脉窦。

一项大型研究报告涉及超过 900 例接受微创主动脉瓣手术的患者。与国内平均水平相比，这些患者血液制品的使用会减少（53% 的首次主动脉瓣手术患者未接受血液制品），且出院回家率更高（包括 40% 的 80 岁以上的患者）。

其他瓣膜疾病

三尖瓣疾病　大多数成人的右心瓣膜疾病常常是肺动脉压力增高的继发表现（如继发于原发性肺部疾病、肺血管疾病或左心疾病），但风湿、创伤、感染、体液免疫和（或）新生物也会引起右心瓣膜病变。

三尖瓣反流　成人三尖瓣疾病以反流为主。虽然患者能够耐受轻-中度的三尖瓣反流，但严重三尖瓣反流时会出现右心房压力增高的症状和体征（如肝大、外周水肿、腹水）。长期三尖瓣反流产生的代偿性改变包括右心房和右心室扩大，也可能出现房颤。长期三尖瓣反流和右心室扩张可导致右心室收缩功能受损，这将会使右心室腔进一步扩大，三尖瓣环也随之扩大，从而加重三尖瓣反流和右心室扩大。三尖瓣反流的分期基于反流严重程度及其影响瓣膜修复方式的继发改变[387]。

- 1 期：继发于右心室扩大的瓣环初期扩张。三尖瓣反流通常不明显。
- 2 期：瓣环进一步扩张导致瓣叶对合不良，三

尖瓣反流明显，右心室扩张更显著。

- 3 期：严重的右心室扩张和功能不全，由于右心室扩张引起三尖瓣瓣叶活动受限，从而导致严重三尖瓣反流。

如果三尖瓣关闭不全是继发于右心室压力超负荷状态，如肺动脉高压，右心室肥厚也会随之发生。这种肥厚和右心室压力升高可导致室间隔左移，并使左心室收缩和舒张功能受损。

由风湿、创伤、感染、免疫和（或）新生物所引起的原发性或结构性三尖瓣反流，会造成瓣叶本身形态异常。西方国家三尖瓣反流最常见的病因是继发性或功能性反流[388]，也可能是左心疾病引起肺血管压力升高、肺心病和（或）原发性肺动脉高压的结果。三尖瓣瓣环扩张（三尖瓣瓣叶形态正常）是功能性三尖瓣反流最常见的原因，在主动脉瓣、尤其是二尖瓣瓣膜手术患者中更常见。已经证实正常人群中有 70% 的人存在少量的三尖瓣反流，但该征象是否正常仍然存在一些争议。然而，毋庸置疑的是三尖瓣反流会逐渐导致右心容量超负荷和瓣环逐渐扩张，瓣环扩张不会因为左心瓣膜病变的修复而自发重塑，甚至有可能进一步的持续扩张[389]。

重度三尖瓣反流是长期死亡率的一个预测因素（合并重度三尖瓣反流患者的一年生存率是 65%，不合并三尖瓣反流患者的一年生存率为 90%）。因此，目前美国和欧洲指南认为，接受左心瓣膜手术且合并重度三尖瓣反流的患者为同期行三尖瓣修复或置换的 I 类指征；三尖瓣瓣环扩张合并轻度反流是三尖瓣修复或置换的 II 类指征。

三尖瓣反流使右心室泵出的血液通过肺回流至左心的能力下降，因此三尖瓣反流患者麻醉管理的重点是维持前负荷。提高右心室前向血流最有效的管理策略来源于心室-动脉偶联原理。这一原理认为，不管心腔本身的收缩机制受到何种程度损害，通常可以通过减轻后负荷来提高其泵功能。因此，降低肺血管阻力（如用一氧化氮或前列腺素吸入）有助于改善右心室功能，减少三尖瓣反流，促使血液跨过肺血管床到左心。稍快的心率、维持心房收缩、恰当使用正性肌力药或血管扩张药均有助于改善右心室的前向血流。功能性三尖瓣反流的修复需要通过手术行瓣环成形（例如使用成形环或成形带）或三尖瓣二瓣化，任何一种方式通常都能成功地减轻三尖瓣反流的程度，但有时会有残余的微量反流。如果三尖瓣环缩小过度，会造成三尖瓣跨瓣压差增大[385]。

三尖瓣狭窄　临床上成年人三尖瓣狭窄相对少见。三尖瓣狭窄患者可能会有显著的右心房扩大和房

颤。长期慢性右心房压升高会引起下腔静脉扩张、颈静脉怒张和肝淤血等。临床症状和体征包括肝大（伴或不伴肝功能异常）、腹水、外周性水肿、疲劳和呼吸困难[385, 391]。

三尖瓣狭窄导致右心室充盈减少。正常的三尖瓣面积为 7 cm²，当瓣膜面积小于 1.5 cm² 时，心室充盈受损。通常通过超声心动图多普勒测量三尖瓣跨瓣压力梯度来评估三尖瓣狭窄程度。轻度三尖瓣狭窄是指压力梯度 < 2 mmHg，中度是 2 ～ 6 mmHg，重度是 > 6 mmHg[392]。

麻醉管理的重点是保持前负荷和控制好心率。应该避免心率过快而缩短心室的舒张期充盈时间，而这类患者由于存在瓣膜的狭窄应该延长充盈期。目标心率也不能太慢，因为心率太慢会降低 CO，最好是将心率维持在正常低限。当患者没有房颤时，保持房室同步性对于维持右心室输出量很重要。尽管单纯的三尖瓣狭窄不常考虑右心室收缩功能不全，但合并多个瓣膜疾病或缺血性心脏病时就要适当考虑应用正性肌力药物支持。应维持外周血管阻力，因为三尖瓣水平的恒定梗阻破坏了后负荷降低时前负荷升高的代偿机制。

肺动脉瓣疾病　肺动脉瓣疾病绝大多数是先天性的，也可以是后天获得性的。既往肺动脉瓣手术是成人肺动脉瓣膜病的常见病因。

肺动脉狭窄　肺动脉狭窄（PS）本质上可引起右心输出受阻，阻塞可能位于瓣下水平（位于右心室流出道内肺动脉瓣下）、瓣口或者瓣上水平（位于肺动脉主干内肺动脉瓣上）。在瓣膜型肺动脉狭窄中有 95% 的病例是先天性瓣膜异常[385]，但单纯的先天性瓣膜型肺动脉狭窄相对少见。成人获得性的病因包括类癌性疾病、风湿性疾病以及既往肺动脉瓣、右心室流出道或肺动脉主干手术。还包括先前的 ROSS 手术（矫正先天性主动脉瓣狭窄），这一手术将肺动脉瓣移至主动脉瓣的位置，在肺动脉瓣的位置植入同种异体瓣。跨瓣压升高导致了右心室肥大、扩张，最终可能出现右心室衰竭。治疗方法包括球囊瓣膜成形术、瓣膜切开术、右心室至肺动脉管道重建以及外科或经皮瓣膜置换术。然而，近年的数据表明当前的经皮导管肺动脉瓣置换术并不适用部分右心室流出道形态复杂的患者[393]。瓣膜型肺动脉狭窄进行经皮或外科介入治疗前，其医疗管理策略包括精确地控制心率、维持前负荷，以及正性肌力支持治疗。肺动脉瓣上狭窄通常可以用经皮扩张和（或）支架植入解决，瓣下漏斗部肌性梗阻可发生于法洛四联症（增加后负荷通常可以缓解，根据需要可增加或不增加容量负荷）。漏斗部梗阻也可由长期的慢性肺动脉瓣狭窄所引起。与左心室流出道动力性的梗阻一样，心动过速和低血容量可引发右心室流出道动力性梗阻的临床表现，加重梗阻。动力性右心室流出道梗阻的处理原则与动力性左心室流出道梗阻相同，包括维持前负荷、增加后负荷、控制心率以及避免增强心肌收缩力。

肺动脉瓣关闭不全　肺动脉瓣关闭不全的原因可能是儿时因先天性肺动脉瓣狭窄做过瓣膜球囊扩张，或因法洛四联症做过瓣膜切开术。肺动脉瓣关闭不全也可与风湿性心脏病、肺动脉高压、肺栓塞、类癌综合征、创伤、马方综合征、特发性肺动脉扩张以及心内膜炎等有关[385]。轻度肺动脉瓣关闭不全的常见原因是左心疾病所引起的肺动脉高压。大多数患者都没有症状，但长期严重的肺动脉瓣关闭不全引起有症状的右心室扩张和衰竭时应考虑肺动脉瓣置换。

对因原发性心脏或肺部疾病导致的肺动脉瓣关闭不全的麻醉管理要谨慎。对于原发性肺动脉瓣关闭不全的麻醉管理目标应包括保持前负荷、保障心肌收缩力以及通过调整呼吸机和（或）或选择肺血管扩张药来降低肺血管阻力（通过一氧化氮或吸入前列腺素）。

与房间隔缺损一样，微创手术也可用于治疗三尖瓣疾病[394]。微创心脏手术最好是在精心设计的杂交手术室完成。

结构性心脏病手术

杂交手术室　为了满足特定血管内和经导管手术的外科及影像设备要求，许多机构都建造了杂交手术室。这些手术室具有完整的双重功能，可进行透视、开放手术或两者皆有。理想情况下，此类手术室应位于普通外科手术室内或其附近。杂交手术室的实际位置可能代表了对患者监测的提高，因为关键人员更容易处理意外的并发症和紧急情况。

在杂交手术室进行的手术类型根据机构的偏好而有所不同，但可能包括：①电生理手术，②瓣膜病变的经皮治疗，③放置封堵器或封堵伞以闭合心内缺损或交通，④经皮心室辅助装置植入术，⑤左心耳封堵设备植入术，⑥腹主动脉或胸主动脉瘤支架植入术。

尽管不同手术类型的要求不一样，但镇静或全身麻醉以及有麻醉科医师的监测可提高许多手术的有效性和安全性[398]。术中提供稳定的血流动力学满足器官灌注和功能保护十分重要。一些手术可以通过麻醉监测或区域阻滞给患者提供很好的舒适度的情况下完成，然而，在许多情况下，全身麻醉可能是最好的选择。如果需要的话，气管插管全身麻醉可以提供既保证气道安全又使患者的舒适度最大化的可控的情况[399]。也可以使用喉罩或面罩通气，但在自主呼吸过程中持续的膈肌运动可能会干扰心脏和血管结构的透视显影。在没有严重并发症或合并症的情况下，患者可以在麻醉结束后转移至复苏室。在更复杂的情况下，患者可能会被转移到重症监护室缓慢苏醒。

大多数在透视和 TEE 引导下进行的经皮手术都是在全麻下进行的。这些手术包括避免胸骨切开和心肺转流的二尖瓣修复和 TAVI 手术，TEE 对手术的指导和评估至关重要[396]。经皮封堵装置如房缺和室缺封堵器的植入，以及开窗术通常是在心内超声心动图引导下进行的。如果可以仅使用心内超声心动图或经胸超声心动图或透视成像，手术可以在镇静的情况下进行[397-398]。通常需要放置桡动脉置管，以及建立大的外周静脉或股静脉通道。

经皮 VADs 常用于接受冠状动脉介入治疗的高危患者或射频消融手术患者以及合并心源性休克的患者[397]，这些装置几乎可以完全支持左心室功能，产生非搏动性的灌注。因此，脉搏血氧仪和无创血压监测可能无法正常工作，建议进行动脉内置管。根据患者血流动力学状态和配合程度，可使用镇静或全身麻醉。由于有大失血的可能，需要建立大的静脉通道。在这些操作过程中，中转开放手术的准备是必要的。

经导管主动脉瓣植入 有症状的重度主动脉瓣狭窄患者预后不良，接受药物治疗的患者一年死亡率是 50%。经导管主动脉瓣植入术（TAVI）最初是对需要进行心脏手术，但传统主动脉瓣置换有巨大风险的重度主动脉瓣狭窄患者的一种替代治疗，特别是对高龄且有严重合并症的患者（如瓷化主动脉、既往放疗、衰弱患者、严重肝或肺疾病）[401-403]。目前，经皮主动脉瓣置换术正在用于治疗中危患者，并且正在进行用于低危患者的试验研究[404]。

技术的进步推动了 TAVI 手术的发展。然而，该手术仍存在短期和长期的并发症，包括死亡率、卒中、需要植入永久性起搏器、血管并发症、瓣膜栓塞、肾衰竭、心脏破裂、主动脉破裂、心脏压塞和出血[405-406]。已发表的 TAVI 手术指南推荐专业的多学科心脏团队，包括心脏内科医师、心脏外科医师、麻醉科医师、重症医师、护士以及其他人员[404]。进行该手术的杂交手术室或心导管手术室必须要有足够的空间、专业的超声心动图医师、急救用品、团队的支持以及在必要时能立即建立心肺转流的技术人员和心脏外科医师。

TAVI 手术需要选择血管入路进入主动脉瓣环（图 54.49）[407]。大多数手术都是通过股动脉逆行穿

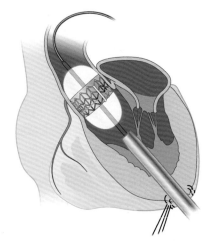

图 54.49 **经心尖主动脉瓣植入术的示意图。**通过球囊扩张在自身瓣环上植入人工瓣膜（From Walther T, Ralk V, Borger MA, et al. Minimally invasive transapical beating heart aortic valve implantation：proof of concept. Eur J Cardiothorac Surg. 2007；31：9-15.）

刺进入的，然而，其他的逆行入路还可以通过锁骨下动脉或无名动脉或直接从升主动脉穿刺进行。在一些病例中，如果主动脉疾病或解剖结构不允许逆行入路，也可以通过手术暴露左心室和经心尖进行顺行入路。经心尖手术需要全身麻醉[405]。大口径的静脉通道、动脉置管和中心静脉置管是必要的，肺动脉漂浮导管可用于既往有肺动脉高压的患者。在手术开始前需要放置体外除颤电极并与除颤仪连接（室颤可因心内导管操作或快速心室起搏引发）[405]。因为在瓣膜手术的某些过程中需要一段时间的快速心室起搏，所以需要建立一个用于临时起搏电极的静脉通路，通常是通过股静脉或锁骨下静脉（如果是经心尖手术，可直接缝在心外膜表面）[405]。

全麻时麻醉诱导后放置 TEE 探头，以便 TAVI 术中确定解剖结构。许多中心已经采用了一种最简单的经股动脉行 TAVI 的方法，其中镇静已经代替了全身麻醉，并且快速康复流程加快了这些患者的周转。尽管这一技术高度依赖机构，且成功也取决于训练有素的团队动力和经验，但在一些中心这种手术已经成为日间手术，结果也相对较好[408-409]。

与全身麻醉相比，镇静的优点包括可行神经功能监测、血流动力学更稳定以及尽可能缩短了术后在 ICU 的停留时间[410]。但是，如果需用 TEE 评估瓣膜情况、主动脉完整性和排除心脏并发症，则建议全身麻醉。

TEE 在评估瓣环大小、主动脉疾病、心室功能和

二尖瓣反流以及确定血流动力学不稳定的原因方面起着重要作用[407, 411]。在放入人工生物瓣膜之前需先行主动脉瓣球囊扩张术。将生物瓣装载在扩张球囊导管上，膨胀后可植入。该装置在实时 TEE 和 X 线透视检查联合引导下定位。膨胀释放后即刻用 TEE 测量主动脉瓣反流的来源和程度[412]，以及检查主动脉是否存在夹层[407, 411]。

在 TAVI 手术过程中最主要的挑战是维持血流动力学稳定。重度左心室向心性肥厚以及血管容量不足的患者可能由于心室起搏、心内导丝或导管操作或球囊主动脉瓣膜扩张本身而出现血流动力学迅速恶化[405]。避免长时间反复低血压、内膜下缺血以及低心输出量对于预防血流动力学衰竭十分重要。需要限制快速心室起搏的频率和持续时间，以确保两次起搏期间能有足够的时间让自主循环恢复。必要时可单次加量推注或持续泵注缩血管药物（去甲肾上腺素、肾上腺素或去氧肾上腺素）。在这项多学科手术过程中成员之间经常沟通十分重要。

TAVI 术需要先进的影像技术以及能够快速、安全建立外科通路和心肺转流的人员[403]。超声评估的 TAVI 短期疗效不错[406]，但需进一步收集来源于国家 TAVI 注册处长期预后的相关数据[405, 413]。

二尖瓣夹合术　经皮二尖瓣夹合器修复术是一种以导管为基础的手术，通过夹合器（MitraClip, Abbott Inc., North Chicago, IL）对二尖瓣进行缘对缘修复（图 54.50）[414]。二尖瓣夹合手术是用于对接受传统二尖瓣修复手术风险极高的患者来进行的瓣膜

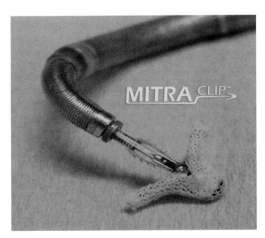

图 54.50　**MitraClip 的特写**（AbbottInc., NorthChicago, IL）（From Kothandan H, Vui KH, Khung KY, et al. Anesthesia management for MitraClip device implantation. Ann Card Anaesth. 2014；17［1］：17-22.）

修复。经皮手术是在心脏搏动的情况下进行。TEE 在指导设备的应用和夹合器的放置方面起着至关重要的作用。在手术开始前要通过三维 TEE 提供瓣环和瓣叶的相关测量。该装置通过股静脉进入，经房间隔穿刺后，在 TEE 引导下推进到位，同时注意避开心房壁。成功的二尖瓣夹合术会产生一个双孔二尖瓣（彩图 54.51）[414]，类似于 Alfieri 修复术，即在手术室心肺转流下进行的二尖瓣缘对缘的缝合术[414]。

二尖瓣夹合术已被证明能显著减少二尖瓣反流，改善患者的 NYHA 功能分级，对于心脏直视手术而言相对缩短了住院时间（图 54.52）。与手术相关的潜在问题包括反流加重、瓣膜狭窄、残留房间隔缺损和房壁破裂导致心脏压塞[414]。

一个由心脏内科医师、心脏外科医师、心脏麻醉科医师、心脏专科护理人员和放射技术人员组成的多学科团队是确保这些手术成功的必要条件。

麻醉注意事项　二尖瓣夹合术需在全身麻醉气管插管下进行。使用常规监测指标和动脉置管监测血压。一般认为建立两条较大的外周静脉通路就足够了。

房间隔穿刺后，通过注射肝素使 ACT 达到 250 s 进行抗凝。每 30 min 查一次，确保将 ACT 维持在合适的水平[414]。

手术过程中，在某些关键操作时可能需要停止通气。放置第二个夹合器可能需要心脏麻醉科医师特别注意。当第二个夹合器从心房到心室的推进过程中，有可能损坏第一个夹合器。一些患者在手术过程中可能会出现短暂的低血压，必要时可使用血管活性药物来维持血压。在每次夹合器夹闭和释放之前，应将血压恢复到患者的非麻醉状态，以评估是否存在残余反流。这将有助于决定夹合器是否可以释放还是需要再加一个夹合器[414]。

手术结束，使用鱼精蛋白逆转肝素的抗凝作用，除非有医疗要求需要，通常在手术结束后拔除气管导管。对于二尖瓣夹合手术，尽管目前倾向于快速康复和术后不送返 ICU，但术后第一晚所有患者通常仍在 ICU 观察。

左心耳封堵器植入术　房颤仍然是最常见的心律失常。由于附壁血栓形成，房颤使卒中的风险增加了五倍，发病率和死亡率显著增加[416]。常用于预防血栓形成的药物包括华法林、X a 因子抑制剂和直接凝血酶抑制剂，可使脑卒中风险降低 60%。有使用抗凝药物禁忌证的患者可选择左心耳封堵术，其应用正日益增加。

PROTECT-AF 临床试验研究了 Watchman-LAA 系

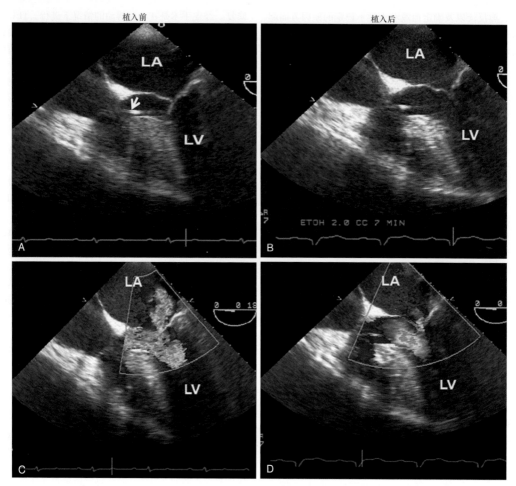

彩图 54.51　经胸超声心动图（TTE）显示功能性二尖瓣反流患者 MitraClip 植入前后的图像。四腔心切面显示 MitraClip 植入前（A）和植入后（B）的二尖瓣反流情况；两腔心切面显示 MitraClip 植入前（C）和植入后（D）的二尖瓣反流情况。LA，左心房；LV，左心室（From Kothandan H, Vui KH, Khung KY, et al. Anesthesia management for MitraClip device implantation. Ann Card Anaesth. 2014；17［1］：17-22.）

统（Boston Scientific Corporation，Natick，MA）, 这一试验的假设是房颤患者使用 Watchman 可以同使用全身抗凝剂一样达到预防效果[414]。

图 54.53 显示了 Watchman 装置（Boston Scientific Corporation）[416]。Watchman 装置的设计像降落伞一样，从股静脉入路植入，在 TEE 和透视的引导下，穿过房间隔进入左心耳。TEE 广泛用于评估该装置的最终放置，并确认装置周围的残余血流量最小。

经食管超声心动图在 Watchman 手术中的作用
手术前应进行 TEE 检查，以排除左心耳中存在血栓，因为左心耳血栓是该手术的禁忌证。而血液自发显影不认为是手术禁忌证。TEE 进一步用于确定左心耳的形态、大小和位置，并与心脏 CT 检查进行对比。此外，通过 TEE 多平面角度切面来测量左心耳开口大小，以确定封堵器理想的放置位置，距离左心耳开口远端 10 mm 的距离是比较合适的。建议封堵器的尺寸比测得最大径大 3 ～ 5 mm[417]。

封堵器是通过房间隔穿刺送入的。为了使装置能对准左心耳的轴线，房间隔穿刺需在卵圆窝的下部和后部进行。在引导装置放置过程中必须要远离主动脉瓣。食管中段主动脉瓣短轴切面和食管中段双房切面可用于确保该装置位于下腔静脉附近并远离主动脉瓣。用拖拽试验和彩色多普勒来排除任何明显的封堵器周围残余血流后，才能从输送鞘管上释放封堵器。

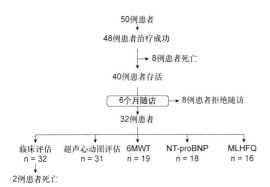

50例患者

48例患者治疗成功

→ 8例患者死亡

40例患者存活

6个月随访 → 8例患者拒绝随访

32例患者

| 临床评估
n = 32 | 超声心动图评估
n = 31 | 6MWT
n = 19 | NT-proBNP
n = 18 | MLHFQ
n = 16 |

2例患者死亡

图 54.52 MitraClip 植入术后 6 个月的预后情况。临床随访 32 例，超声心动图随访 31 例，平均 6.1 个月（4.2 ～ 10.4 个月）。8 例患者在预定的随访时间内死亡，8 例患者没有返回随访，1 名患者在 MitraClip 植入术后 3 个月后接受了左心室辅助装置植入，其他的患者则因为离各自治疗中心太远。6 个月期间的患者情况。MLHFQ，明尼苏达州心力衰竭患者问卷；6 MWT，6 min 步行试验（Redrawn from Franzen O, van der Heyden J, Baldus S, et al. MitraClip therapy in patients with end-stage systolic heart failure. Eu J Heart Fail. 2011；13：569-576.）

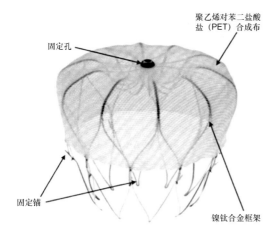

聚乙烯对苯二甲酸盐（PET）合成布

固定孔

固定锚

镍钛合金框架

图 54.53 Watchman 设备（Boston Scientific Corporation, Natick, MA）是一种可自发膨胀的镍钛合金框架结构，具有固定倒钩和覆盖心房表面的可渗透聚酯织物（From Ding J, Zhu J, Lu J, et al. Transcatheter closure of the LA：initial experience with the Watchman device. Int J Clin Exp Med. 2015；8〔9〕：15230-15237.）

封堵器植入术后很重要的一点是进行全面的 TEE 评估以排除相关并发症，包括左上肺静脉受压迫、二尖瓣受影响、冠状动脉回旋支受压。

麻醉管理 左心耳封堵术需在全身麻醉气管插管下进行。除了常规监测外，这些手术还需要开放两条大口径外周静脉通道。在行房间隔穿刺时，给予肝素

使目标 ACT 大于 250 s。根据手术结束时的 ACT 值，可使用鱼精蛋白中和肝素。一般来说，Watchman 手术时间很短，在 30 ～ 45 min 之间。患者一般在手术室内拔管，术后留院观察一晚。

心力衰竭

心力衰竭定义为因任何结构性或功能性异常导致的心脏（作为一个泵）维持机体代谢所需的能力受损而引起的一系列临床综合征。因此，舒张充盈受损和（或）收缩射血受损都能导致心力衰竭。一旦出现心力衰竭，进行性的恶化与短暂的循环代偿可能让心力衰竭持续数年。舒张末期的容积增加基本上可被内源性增加的利尿作用代偿，而利尿作用可通过交感兴奋代偿。交感兴奋进一步促进了利尿，利尿作用又需要进一步激活交感，如此往复。随着这一综合征不断进展，血流动力学逐渐改变，液体潴留和相对低血容量循环出现，机体低灌注扰乱了许多神经内分泌、体液和炎症反馈通路（框 54.13），从而导致心脏和机体主要器官的生理和功能进入不可逆的渐进性循环恶化。在美国，有超过 600 万人患有心力衰竭，其发病率在 65 岁以上者估计为 10%。虽然心力衰竭的生存率在改善，但是心力衰竭相关的死亡率仍然很高，至少有 50% 的心力衰竭患者预计在 5 年内死亡。

ACC/AHA 慢性心力衰竭评估和处理指南根据疾病的分期将患者分为 4 级（框 54.14）[418]。在疾病早期，通过肾上腺素能刺激和肾素-血管紧张素-醛固酮及其他神经激素和细胞因子系统激活来维持心室收

框 54.13   心力衰竭的病理生理学：从损伤到临床综合征
1. 病因 　a. 心肌损伤 　　i. 缺血 　　ii. 中毒 　　iii. 容量负荷过重 　　iv. 压力负荷过重 　b. 基因变异 2. 心肌重构 　a. 心肌细胞生长 　　i. 向心性肥大 　　ii. 离心性肥大 　b. 间质纤维化 　c. 凋亡 　d. 肌小节滑脱 　e. 心腔增大 3. 临床心力衰竭表现 　a. 泵功能 　b. 循环动力学 　c. 代谢异常

框 54.14　ACC/AHA 慢性心力衰竭分级
A：存在心力衰竭的高风险
高血压、糖尿病、冠状动脉疾病、有心肌病家族史
B：无症状心力衰竭
既往有过心肌梗死、左心室功能障碍、瓣膜性心脏病
C：有症状心力衰竭
心脏结构异常、呼吸困难、疲劳、活动能力受限
D：顽固性终末期心力衰竭
尽管接受了最大程度的治疗，静息时仍有明显症状

From Hunt SA, Abraham WT, Chin MH, et al. 2009 Focused update incorporated into the AC/AHA 2005 guidelines for the diagnosis and management of heart failure in adults: a report of the American College of Cardiology Foundation/American Heart Association Task Force on Practice Guidelines developed in collaboration with the International Society for Heart and Lung Transplantation. J Am Coll Cardiol. 2009；53：e1-e90

缩力[419-420]。该阶段的患者属于 ACC/AHA B 级。但随着时间的推移，这些代偿作用减小，出现心室扩大和纤维化，心功能逐渐衰退。这将导致慢性低灌注状态，最终出现顽固性终末期心力衰竭，标志进入 ACC/AHAD 级。纽约心脏协会（New York Heart Association, NYHA）功能分级系统也被用来评估功能限制的严重程度，与预后之间有良好的相关性（框 54.15）。部分患者虽然出现心室重构和扩张，射血分数下降，但可能多年无症状表现。

心力衰竭的内科处理

处理终末期心力衰竭的目标是限制疾病继续发展，延长生命，以及提高生活质量。药物治疗，如 ACEIs、β 受体阻滞剂、利尿剂、正性肌力药和抗心律失常药等是心力衰竭的标准治疗。总体来说，根据目前 ACC/AHA 指南，A 级和 B 级心脏结构异常但还未出现症状的患者是使用 β 受体阻滞剂、ACEIs 和 ARBs（用于无法耐受 ACEIs）药物的 I 级适应证[418]。有症状和体征的心力衰竭（C 级）是使用某些能延长寿命的 β 受体阻滞剂（如比索洛尔、卡维地洛和缓释美托洛尔）、ACEIs 和 ARBs 的 I 级适应证。应对液体潴留患者利尿和限盐。在适当的时候应该植入能够进行心脏复律和除颤的装置，实施血管重建术、瓣膜修复和置换术。对有症状和无症状的患者，目前 ACC/AHA 指南都列出多个 II 和 III 级适应证的辅助治疗。

然而，即使采用多种药物联合治疗，也可能不能

框 54.15　纽约心脏协会（NYHA）心力衰竭症状分级系统
NYHA 功能受损分级
Ⅰ：日常体力活动不受限
Ⅱ：日常体力活动下稍有呼吸困难
Ⅲ：轻度体力活动下感到呼吸困难活动受限
Ⅳ：静息状态或极轻度活动下感到呼吸困难

阻止病程向 D 级心力衰竭进展。若患者达到此阶段，其 2 年病死率高于 75%。因此，在病情相对较早的阶段进行外科干预已成常态，试图阻止该综合征不可逆转的进展。

心力衰竭的外科处理

近几十年，心脏移植被证实是唯一有效的治疗终末期心力衰竭的外科方法。心脏移植能使患者获得良好的生存率和功能储备能力。但是某些外科治疗（联合药物治疗）可延缓甚至潜在具有逆转疾病进程的作用。虽然尚无大型多中心试验显示特定的外科治疗（如冠状动脉血运重建、二尖瓣修复／置换）能对生存率的提高有独立影响，但为了提高生活质量目前对晚期心衰患者进行外科治疗已成常规。

长久以来的报道中，冠心病始终是心衰最常见的病因。当心肌活力尚存并且有可供手术的目标血管时，衰竭心脏的血管重建术能改善心脏功能和 NYHA 分级[421-422]。它同样也能减缓重构并降低心律失常的发生率[423]，并且已证实能改善生存。比如，Liao 和同事发现，在心力衰竭的患者中进行血管重建术者的生存率优于未进行手术的患者[421]。关于血管重建术的最佳方法尚无定论，但陆续有研究分析了经皮冠脉支架植入是否与金标准治疗（即 CABG）在改善长期生存率方面同样有效。在某些患者亚群（比如糖尿病患者），这个问题可能因为外科技术不统一和使用支架不同而更为复杂。一项 meta 分析显示，在合并心衰的冠状动脉移植患者中，接受经皮介入治疗患者早期死亡率（PCI 为 4.3%，CABG 为 36.4%，$P < 0.001$）和总死亡率（PCI 为 21.4%，CABG 为 42.3%，$P = 0.049$）均低于冠状动脉旁路术的患者[424]。

谨慎选择晚期心衰合并二尖瓣反流的患者可以从二尖瓣修复或置换中获益。包括左心室舒张末容积逐渐下降，逆转重构，左心室射血分数逐渐改善，提高功能状态或 NYHA 分级，改善 6 min 步行测试，增加氧耗峰值，以及降低远期死亡率风险[425-426]。事实上，2017 年重点更新了 2014 版 ACC/AHA 心脏瓣膜病管理指南，为心衰患者瓣膜功能障碍的外科治疗提供了一些建议[427]。值得注意的是，指南中提出，原发性和继发性二尖瓣反流是不同的疾病。原发性（结构性）二尖瓣反流的主题是治疗和预防性建议。从治疗的角度来看，在左心室功能不全（左心室射血分数 30%～60%）和（或）左心室收缩末径（LVESD）大于 40 mm 的情况下通过手术治疗原发性重度二尖瓣反流是 I 级证据，可使左心室逆转重塑，防止疾病进一步进展。单纯从预防角度来看，当代偿的左心室射血

分数逐渐低于 60% 和（或）LVESD 在连续检查中超过 40 mm 时，以手术治疗无症状的原发性重度二尖瓣反流是 II a 类证据。然而，一旦左心室功能障碍进展，只有 II b 证据，即当左室射血分数小于 30% 时，也许可考虑修复症状严重的二尖瓣反流。如果要实现最大获益，选择合适的患者十分重要。应该在瓣膜的几何结构和功能紊乱达到某种程度之前进行二尖瓣修复或置换。已经明确了多个不能逆转重构的重要预测因素：左心室舒张末内径 > 6.5 cm，左心室收缩末期内径 > 5.1 cm，左心房容量大，左心室球形指数高，以及左心室射血分数严重下降[321, 426-430]。与二尖瓣修复或置换是否能够提高老年及危重合并症患者的生存率类似，理想的修复方式仍然在摸索中。显然，任何修复的质量都会显著影响预后。

关于继发性或功能性二尖瓣反流（通常继发于缺血性疾病），2017 年 ACC/AHA 提供了 II a 类证据，建议为 NYHA III 或 IV 级慢性重度二尖瓣反流患者选择保留腱索的二尖瓣置换而非修复术。2016 年一项 251 例缺血性重度二尖瓣反流患者随机进行修复或置换术的试验显示，2 年后左心室重塑或死亡率无差异，但 2 年后瓣膜修复组（与瓣膜置换组相比）中-重度二尖瓣反流复发率增加，再发心衰和因心衰再住院的发生率也增加[431]。

血管重建术联合其他外科手术（瓣膜修复或置换、心室塑形）的效果和潜在生存优势继续是大样本多中心的主题。针对心力衰竭患者，迄今尚未发现外科心室修复（塑形）联合血管重建术能改善生存、减轻症状或增加活动耐量[432]。

除了常见的外科治疗外，电生理治疗在现代心力衰竭的处理中占有重要位置。大型国际多中心试验已经显示接受心脏再同步化治疗和（或）ICDs 的有症状或无症状心力衰竭患者的生存率增加，住院风险降低，心脏猝死风险下降，左心室射血分数改善，左心室容量降低，症状缓解[433-437]。

如今，当药物、电生理和外科治疗仍无法阻止心力衰竭的进展时，通常使用心室辅助装置进行机械循环支持（mechanical circulatory support，MCS）。短期的 MCS 通常作为急性心脏事件后的"即刻生命支持的过渡""康复的过渡"或"下一个决定的过渡"和（或）"下一个过渡的过渡"。终末期心力衰竭的患者心室恢复无望（或即便短期支持也无法康复），现在常规接受中期或长期 VAD 支持是"心脏移植的过渡"和"移植候选者的过渡"。众所周知，MCS 可以用来改善多系统器官功能，使以前不适合移植的患者变为适合移植的患者。从 2002 年起，无法移植的患者可

能接受 LVADs 作为"最终治疗"，其生存率优于单独只用药物治疗。对于终末期心力衰竭患者，心脏移植依然是最根本的外科治疗。但是，每年全世界心力衰竭患者的数量远超过供体数量，因此，用 VAD 进行 MCS 是晚期和终末期心力衰竭患者的最佳选择。

之前已经表明 VAD 是通往心脏移植的过渡性治疗，能改善生存率和失代偿心力衰竭患者的结局，并且在 VAD 支持期间能改善多器官功能[438-443]。这就是使用这项过渡性治疗技术的患者数量剧增的原因。

但最近从国际心肺移植协会（International Society for Heart and Lung Transplantation，ISHLT）获得的数据分析显示，从 2004 年 7 月到 2009 年 6 月接受心脏移植的患者中用搏动性或非搏动性 VAD 过渡到心脏移植实际上并无显著的生存率优势[444]。而且，一项分析了从 2002 年 1 月到 2009 年 6 月接受心脏移植患者的研究显示搏动性或非搏动性 VAD 过渡到心脏移植者实际的移植后 6 个月生存率比不过渡的患者还要低（7 年生存率持平）。不过，这项技术早期死亡人数占多数的现象，以及用于进行分析的统计方法都可能对现代进行的 meta 分析产生重大影响。尽管如此，随后的一篇文章发现，通过 LVAD 过渡到心脏移植的患者围术期对血液和血液制品的需求增加，移植后第一年内临床上显著的细胞介导的排斥反应发生率更高，术后死亡率呈增加趋势[445]。目前正在进行进一步的分析，因为总的来说，近年来使用现代设备和在患者管理方面积累的广泛团队经验，似乎确实使之更具生存优势。因此，过渡手术的适应证（如择期或由于严重的失代偿"必须"手术）可能是继续下一步治疗的纳入标准的一个重要部分。在这方面，机械辅助循环支持注册机构（Interagency Registry for Mechanically Assisted Circulatory Support，INTERMACS）的信息在选择合适的患者和干预时机上起重要作用[446]。根据临床状况和症状，INTERMACS 把心衰患者归为以下几大类[447]。

- INTERMACS 1：致命的心源性休克
- INTERMACS 2：正性肌力药物支持下病情恶化
- INTERMACS 3：依赖正性肌力药物维持
- INTERMACS 4：静息时有症状
- INTERMACS 5：活动不耐受
- INTERMACS 6：活动受限
- INTERMACS 7：NYHA III 级晚期症状

源于 INTERMACS 的最新统计结果提示，自从持续流量装置作为美国的终点治疗措施以来，总体生存率已经显著提高：1 年生存率约 80%，2 年生存率约 70%，3 年生存率约 60%，4 年生存率约 50%[448]。这

一发现非常有意义，因为机械性辅助治疗充血性心力衰竭的随机评价（Randomized Evaluation of Mechanical Assistance for the Treatment of Congestive Heart Failure，REMATCH）研究结果显示 1 年生存率约为 25%，因此，2002 年 9 月 HeartMate VE 获得 FDA 批准用于终极治疗。

第一代搏动性 VAD 在 20 世纪 90 年代和 21 世纪初用于心脏复苏和心脏移植的过渡性治疗，如今这些设备在全世界范围已经被第二代和第三代非搏动性装置所取代。这些装置可产生持续性血流，具有体积小、安静、无瓣膜等优点，比第一代设备更耐用。

尽管目前这一代设备比第一代搏动性设备常见的围术期和长期并发症显著减少，但因为出现了第一代设备不存在的新的并发症，似乎"不良事件"的总发生情况并没有明显减少。对多数人而言，生活质量比寿命更为重要，权衡 VAD 的临床获益与感染、泵功能不全（现在最常见的原因是泵血栓或电气传动系统问题）、神经系统事件和出血等并发症的风险是很重要的。也就是说，有 MCS 的终末期心衰患者的生存明显优于没有 MCS 者。

在撰著此书时，美国最常用的长期 LVAD 是 HeartMate Ⅱ（HM Ⅱ；雅培）。Heart-Mate Ⅱ 是一种小型轴式流量泵，它通过一个快速旋转的泵轮从左心室心尖持续抽出血液，再将血液以非搏动的状态回流至升主动脉。从 2008 年起，它在美国被批准用于移植的过渡性治疗，2010 年起被批准用于终极治疗。HeartMate Ⅱ 的并发症发生率远低于前一代搏动性装置，使用寿命也远超过 HeartMate Ⅰ（> 10 年 vs. 仅能使用 18 个月）。目前使用 Heart-Mate Ⅱ 维持到移植的成功率大约是 87%。对于目前所有可植入的 LVAD，建议慢性抗凝维持 INR 于 2.5 ～ 3.5，但 HeartMate Ⅱ 相对于现有的其他装置的一个优点是，它可以在不抗凝的情况下维持一段时间，对依从性差的患者可能是有帮助的。

Heartware HVAD（美敦力）是一种小型离心泵，带有磁悬浮叶轮。2012 年被正式批准为"移植的桥梁"，2017 年被批准用于"终极治疗"。由于它体积小，植入部位是心包内，因此对于体表面积较小的患者使用有优势。使用 HVAD 过渡到心脏移植的成功率和总生存率与使用 HeartMate Ⅱ 相似，但脑卒中的风险稍高[449-450]。在未控制的高血压患者中，HVAD 可能不是一个理想的选择，因为 MAP 大于 90 与 LVAD 支持期间卒中风险增加有关[449]。

HeartMate 3（雅培）是一种小型的心包内植入的可使血液持续流动的离心泵，无轴承，拥有由磁力驱动的磁悬浮叶轮。使用这种离心泵，每分钟 3000 到 5000 的转速可以产生 10 L 以上的流量。根据制造商的说法，如第一次报道植入人体所述，通过在所有血液接触表面涂上经典的 HeartMate 烧结-钛微球膜内衬，提高了该装置的血液相容性。此外，通过在此设备中创建三个独立的血流路径来连续清洗所有内部设备原件，从而降低了血栓形成的风险。同时，转子的磁悬浮消除了对轴承的需求，这不仅减少了磨损，也减少了叶轮旋转过程中产生的热量。正如其他"磁悬浮"设备所显示的那样，更少的热量意味着更少的溶血，从而减少了血浆中游离血红蛋白对微血管的堵塞。此外，由于体积较小且植入部位是心包内，这就允许其可以用于体表面积较小的患者，正如 HVAD 一样。

随着过去十年整体生存率的提高，现在分析主要在其他重要细节上，"离心与轴向"设计已成为一个重要问题。在 MOMENTUM 3 试验（一项对患者行 HeartMate 3 磁悬浮技术机械循环支持治疗的多中心研究）中，将 HM3 与 HM Ⅱ 进行了比较[452]。这项针对近 300 例患者的多中心试验的第一次分析证实，与 HM Ⅱ 相比，HM3 患者终点生存率显著升高，且 6 个月内无致残性脑卒中、再次手术或设备故障（86.2% vs. 76.8%；非劣效性检验的 P 值 < 0.001；优校性检验的 P 值 = 0.04）。6 个月时，植入 HM3 患者没有疑似或确诊的泵血栓形成，而植入 HM Ⅱ 的患者有 10.1% 的患者有血栓。重要的是，两组在出血、脓毒症、右心衰、肝、肾或肺衰竭、住院时间、出院率、心律失常、溶血或动力系统感染方面也没有显著差异。因此，总的结论是植入 HM3 可获得更好的预后，主要是由于泵"故障"而再手术的次数较少。2018 年公布了 MOMENTUM 3 的两年随访数据，再次发现，HM3 不仅"不劣于"HM Ⅱ，而且坦率地说是"优于"HM Ⅱ[453]。不管植入的适应证是什么（移植过渡 vs. 终极治疗），在植入后 2 年，79.5% 的 HM3 植入患者存活且无致残性脑卒中、再次手术或设备故障，而 HM Ⅱ 植入患者仅有 60.2%（非劣校性检验的 P 值 < 0.001；优校性检验的 P 值 < 0.001）。再次推论 HM3 可免于因泵故障（离心泵组为 1.6%，轴流泵组为 17.0%，P < 0.001）而再次手术。两组的死亡率和致残性脑卒中发生率相似，但离心泵组的总脑卒中率低于轴流泵组（10.1% vs. 19.2；P = 0.02）。HM3 在 2017 年获得了 FDA 对"短期适应证"（如"移植过渡"）的批准，对"长期"适应证（如"终极治疗"）在撰写本报告时仍在等待批准。

CardioWest 整体人工心脏（TAH-t，SynCardia Systems，Inc，Tucson，AZ）已获得 FDA 批准（欧洲

和加拿大也批准上市），作为需要双心室长期支持的患者移植的过渡性治疗。有两种型号可供选择：70 ml 心室（体表面积 > 1.7 m²，第 10 椎体水平胸内前后径 > 10 cm）；50 ml 心室（体表面积 < 1.7 m²）。TAH 的适应证包括：不可逆的双心室衰竭、同种异体移植衰竭（排斥反应或心脏移植血管病变）、不能脱离 ECMO、影响 VAD 植入的大面积心梗、复发性室性心动过速/纤颤、心内血栓、肿瘤、限制型心肌病、梗死后室间隔缺损、A 型主动脉夹层伴冠状动脉夹层或终末期先天性心脏病（CHD）[454-456]。2016 年的一项研究报道 TAH 植入术后 3 个月和 6 个月的存活率分别为 76% 和 65%；2005 年到 2015 年之间，45% 的 TAH 患者在 6 个月内进行了心脏移植[457]。最近，TAH-t 再次受到欢迎，主要是因为它是目前唯一可供双心室衰竭患者植入进行中长期支持治疗的解决方法。在前几年，据报道 TAH-t 维持到移植的成功率高达 79%，但最近没有这方面的数据发表。根据厂商数据，已经植入了超过 1100 台 TAH-t 装置。

▌ 心肌病

1980 年 WHO/ISFC 特别工作组定义了"原因不明的心肌病病"后，对心肌病的理解和分类已经发生了巨大变化，心肌病可简单地分为：

- 扩张型心肌病
- 肥厚型心肌病
- 限制型心肌病

同一份文件中特别工作组将原因已知的或与其他系统疾病相关的心肌病定义为"特异性心肌病"，其中包括各种感染性疾病、代谢性疾病、全身性疾病（如浸润性和结缔组织疾病）、遗传性疾病（肌营养不良）、过敏性和毒性反应[458]。

到 2006 年，分子遗传学的重大进展使人们对"心肌病"的病因和发病机制有了全新的认识，从而对心肌病提出了全新的定义和分类。根据美国心脏协会 2006 年的科学声明[459]：

　　"心肌病是一组与机械和（或）电生理功能障碍相关的心肌疾病，通常（但并非总是）表现出不适当的心室肥大或扩张，其原因多种多样，往往是遗传性的。心肌病或局限于心脏，或是全身性疾病的一部分，常常导致与心血管相关的死亡或与进行性心衰相关的功能丧失。"

　　"心肌病不是其他心血管疾病的直接后果，如瓣膜病、系统性高血压、冠心病和动脉粥样硬化导

致冠状动脉血流障碍而引起的缺血性心肌损害。"

因此，目前根据心肌病的概念将其分为原发性（局限于心脏的疾病）或继发性（心脏的病理/病理生理结果为系统性疾病的表现）。原发性心肌病的病因进一步细分为遗传性、后天性或混合性。继发性心肌病按发病机制进行分类，包括感染性、内分泌性、浸润性、自身免疫/炎症性、营养性、毒性和神经肌肉疾病。框 54.16 列举了原发性心肌病的示例[460]。在目前的概念中，获得性（非遗传性）心肌病与继发性心肌病（如缺血性冠状动脉疾病引起的心肌功能障碍不再被视为"心肌病"）是不同的。

与内科学上心肌病分类不同，无论是心脏功能不全被称为原发性或继发性，还是获得性或遗传性，"心肌病"的外科治疗直接根据由此产生的心脏病理生理改变而确定。有些心肌病可以接受手术治疗，有些可以通过电生理干预来"管理"，同时给予或不给予药物治疗；有些心肌病需要所有这些治疗措施。

鉴于一些原发性心肌病（如围产期、应激性心肌病、心肌炎）引起的急性和潜在的严重心脏机械功能障碍，可能需要紧急的 MCS 或 ECMO 作为"即刻生命支持的过渡""康复的过渡""下一个决定的过渡"或"下一个过渡的过渡"。大多数继发性心肌病和一些原发性心肌病（如左心室致密化不全和扩张）从发病时起就具有不断进展的特性。除去急性失代偿外，疾病的长期处理基于最终计划的心脏移植或作为"移植的过渡"的中长期 MCS，其在某些情况下便是"终极治疗"。

许多主要与电生理障碍相关的心肌病（但组织学上心肌正常），可以通过电生理干预（如植入式除颤器 ICD、基于导管的经皮消融、双心室起搏的心脏再

框 54.16　原发性心肌病

遗传性
- 肥厚型心肌病
- 离子通道病
- 致心律失常性右心室发育不全
- 左心室致密化不全
- 线粒体肌病

获得性
- 围产期
- 应激（Takotsubo）
- 心肌炎
- 急性淋巴病

混合性
- 限制性
- 扩张性

（Adapted from Brieler J, Breeden MA, Tucker J. Cardiomyopathy: an overview. Am Fam Phys. 2017; 96 (10): 640-647.）

同步治疗等）进行治疗。

肥厚型心肌病

肥厚型心肌病（HCM）是一种常染色体显性遗传的疾病，是最常见的原发性心肌病，发病率为 1：500[461]。外科手术和介入干预对 HCM 都非常适用。尽管有不同的描述，最常见的描述是不对称的室间隔肥厚可导致室性心律失常和（通常）二尖瓣前叶收缩期前向运动（SAM），可引起收缩期 LVOT 梗阻，这种独立性病变被称为肥厚型梗阻性心肌病或 HOCM。心律失常和 SAM 都有猝死的风险。因此，ICD 和手术干预（如室间隔肌切除术、二尖瓣修复术、乳头肌松解术等）可以降低猝死风险和减轻症状。对于手术风险太高的患者，经皮室间隔酒精注射可用于消融肥厚的间隔组织。

HCM/HOCM 患者应评估其猝死的风险和 ICD 植入指征[462]。除了 ICD 的潜在保护作用外，手术行室间隔肌切除术是治疗室间隔厚度大于 15 mm 和（或）二尖瓣有 SAM 倾向的首选方法，但仅切除室间隔组织对改善 LVOT 梗阻并不总是有效。通常需要同时对二尖瓣和瓣下结构进行处理，以实现完全修复。大多数 LVOT 梗阻和二尖瓣结构相关异常的患者可以行二尖瓣修复而无需行二尖瓣置换。

可能的手术包括：

1. Morrow 肌切除术：一种典型的主动脉下室间隔心肌切除术，但并不是常做的方式。主动脉下区域容易暴露并切除，但不总是由此区域导致 SAM[463]。

2. 广泛心肌切除术：是目前更常做的术式；切除肥厚的室间隔肌束到二尖瓣与室间隔交界点的位置，通常是到前外侧乳头肌的基部，因此，这一切除术引导血流远离二尖瓣叶向内侧和前部转向，从而改善 SAM[464]。

3. 乳头肌松解术：分离乳头肌与左心室游离壁的连接，随着乳头肌的松解，二尖瓣装置向后坠入左心室，更好地分离了左心室的流入和流出部分，以改善 SAM[465-466]。

4. 二尖瓣前叶折叠术：缩短冗长的前叶，减少由前叶松弛所导致的 SAM[467]。

经胸超声心动图（TTE）一般用于初诊，以明确病变的位置和程度以及外科修复的可行性，TEE 一般用于手术室。手术前，TEE 用于评估室间隔增厚的位置和程度、倾向 SAM 的解剖基础、合并的原发性二尖瓣反流、与二尖瓣相关的异常以及 LVOT 压力梯度的定量测量。为了获得最好的结果，超声心动图检查者必须在心肺转流开机前、心肺转流停机前以及心肺转流停机后，与外科医师回顾并讨论所有 TEE 检查的

发现。

外科手术后，超声心动图检查者了解特定的外科手术操作尤其重要，因为这将允许对手术干预的有效性进行更全面的评估。干预后 TEE 评估应包括：

- 干预有效性的评估，有时可通过激发性操作来确定持续性梗阻是否能被引出；
  - 二尖瓣、二尖瓣腱索、乳头肌［这些结构可能在修复过程中变薄、折叠、切除和（或）松解］；
  - 评估心肌切除术潜在的手术并发症（如室间隔缺损、室间隔穿孔）。

术后左心室流出道的压力梯度大小主要取决于对前负荷、后负荷、心率和收缩力的优化，以及是否仍有 SAM。一旦患者得到优化并且没有 SAM，最初梗阻导致的压力梯度常常消失。已知促进 SAM 形成的因素包括：低血容量、血管扩张、强收缩状态和心动过速。在血流动力学的决定因素尚未接近于清醒状态值以及患者术后血容量恢复正常之前，不应评估残余的压力梯度。在没有 SAM 的情况下，10 mmHg 到 30 mmHg 之间的残余 LVOT 压力梯度是可以接受的，但应该考虑给予激发性操作是否会增加。残余 LVOT 压力梯度在 30～50 mmHg 且没有 SAM，提示心肌切除可能不够。这种程度 SAM 的压力梯度提示血流动力学优化不够，可能还需要对二尖瓣和（或）瓣下结构进行额外的修复。SAM 造成残余 LVOT 压力梯度大于 50 mmHg 时，提示二尖瓣［瓣叶、瓣环和（或）瓣下结构］可能需要进一步修复。如果外科医师已经进行了除心肌切除术外的瓣膜"修复"，这可能需要评估是否通过二尖瓣置换术或 Alfieri 缝合术来控制 SAM。

可引起左心室流出道残余梗阻的激发性操作并不总是必要的，方法包括 Valsalva 操作、降低前负荷（例如，反向 Trendelenburg 体位、单次小剂量硝酸甘油等）、通过药物使血管舒张和（或）增加心肌收缩力。

医源性室间隔缺损（从左心室到右心室的分流）应在肌切除术后进行排除，因为这种情况需要立即修复。然而，区分室间隔缺损和冠状动脉间隔支节段（冠状动脉瘘）也很重要。这样的瘘管将显示为肌切除处舒张期流入左心室的血流。大的冠状动脉切断支可能需要结扎或封堵，以免心内分流导致容量负荷过重和潜在的心衰可能。

既往，这种瘘管通常被报道为"罕见"，但采用超声心动图检查就会发现识别这种瘘管很常见，研究报告心肌切除术后的发生率在 19% 到 23% 之间[468-469]。这些瘘管的临床意义取决于其大小（大多数微不足道），自然情况下大多数在几周内自发闭合。但是现

代一项纳入 40 例心肌切除术患者的研究发现，在术后 6 个月，近四分之一的这种瘘管仍然可以通过超声心动图检测到[469]。

心脏移植

在 20 世纪 80 年代早期，免疫抑制剂环孢素的发现使心脏移植成为终末期心力衰竭患者可以接受的外科治疗选择[470]。目前，1 年生存率为 80%～90%，5 年生存率大约为 70%[444]。30～59 岁的患者以及由于非缺血性心肌病需要移植的受体生存率最高。因先天性心脏病而需要移植的患者和接受二次移植的患者，1 年生存率约为 68%[471]。

大部分心脏移植的候选者属于心力衰竭 D 级，他们已接受过最大限度的药物治疗，但其预计生存期仍小于 1 年。这类患者往往因为心源性休克或慢性低心输出量而需要机械或正性肌力药物支持。但候选者还包括有晚期心力衰竭症状且摄氧量峰值 < 10 ml/（kg·min）（达到缺氧阈值）的患者，终末期肥厚型或限制型心肌病导致心功能为 NYHA Ⅳ 级的患者，有顽固性心绞痛和不能接受外科手术的冠状动脉疾病的患者，以及有危及生命的室性心律失常并且药物和外科治疗均无效的患者。通常这类患者的射血分数小于 20%。有时部分 NYHA 心力衰竭 Ⅲ 级且存在恶性心律失常可能发生猝死的患者也会被列在等待手术的名单上。

在美国，心脏移植手术在国家器官共享网络（UNOS）会员医学中心进行。该机构负责器官获取、分配和信息统计。UNOS 根据每个患者的优先次序、ABO 血型相容性、体型匹配以及与供体所在中心的距离来分配供体心脏。最为优先者是因血流动力学急性失代偿而需要机械性循环辅助装置的住院患者、必须依靠辅助装置但又有严重装置相关并发症的患者、需要持续静脉泵注一种或多种大剂量正性肌力药物的患者以及若不进行心脏移植则其生存期预计小于 7 天的患者。

需要心脏移植的心力衰竭患者所患的最常见疾病包括特发性或者缺血性心肌病和复杂先天性心脏病。较少见的疾病有病毒性心肌病、产后心肌病、难治性心脏瓣膜病、原发性心肌病（如肉状瘤病和淀粉样变）以及药物诱发性心肌病。

最常见的指征是特发性扩张型心肌病，约占 2018 年所有病例的 46%[471]。在世界范围内，缺血性心肌病是第二常见的心脏移植指征，占所有登记病例的 38%[444]。与美国的经验相似，非缺血性心肌病是全世界最常见的心脏移植指征，占所有登记病例的 53%。

近年来，心脏移植供体和受体的选择标准都有所扩大[472]。例如，有糖尿病和超过 65 岁以上的心力衰竭患者在以往不考虑手术治疗，但现在很多医学中心都将这类患者列于等待移植的名单中[473]。另外，尽管一般要求心脏捐赠者的年龄在 35 岁以下，但在一些合适的供体（如无心脏疾病的高危因素或无冠脉疾病）中，该标准已经被适当放宽至 60 岁或以上。使患者只能接受 VAD 最终治疗而不能进行心脏移植的主要禁忌证包括年龄大于 70 岁、肾功能不全和高体重指数[447]。目前可变的危险因素（如肺动脉高压）依然是临床研究的内容。如果 PVR 高于 5 dyne/（s·cm⁵）并且对肺血管扩张药无反应，则提示"永久性"肺血管高压。这种肺血管高压与原位心脏移植后早期死亡有关[473]。严重的缺乏依从性、缺乏社会支持结构、预后不良的合并症以及严重的药物和（或）酒精滥用也可能使患者不具移植资格。

供体心脏植入的方式也有所改变，从经典的双房技术（1960 年由 Lower 和 Shumway 最早报道）到 20 世纪 90 年代早期报道的双腔 Wythenshawe 技术。双腔植入技术的优势包括左房扩张的发生率较低，术后对利尿剂的依赖降低，房性心律失常、传导障碍、二尖瓣和三尖瓣关闭不全以及右心衰竭的发生率较低。此外，这项技术已被证明与较短的住院时间有关。而且，多个系列病例报道显示与经典的 Shumway 技术相比，双腔技术的 1 年生存率更高[474-475]。

有一种更新式的植入技术进一步减少了自身左心房残留部分的大小，只剩下分别包含一侧肺静脉的两个相互分离的部分房壁。即所谓的"完全"技术，是由 Dreyfus 和 Carpentier 于 1991 年描述的[476]。

由于现代双腔技术都不再常规保留受体自身窦房结，目前移植后 ECG 上的双 P 波理念成为历史。但是，移植后的生理依然不变：在获取供体心脏过程中进行必要的神经切断导致由自主神经和躯体神经直接支配的输入和输出神经缺失。简单地说，移植后的心脏是独立于受体神经系统之外的，不过心肌受体（如心肌肾上腺素受体）保留有可以被循环中的因子直接激活的潜力，也保留了所有内源性心肌反射和机制（如 Starling 机制、Anrep 作用、Bowditch 作用等）。移植心脏失去了副交感张力意味着静息时心率比正常快，通常约为 90～100 次/分，这也正是维持心输出量所必需的。

充分理解移植心脏中哪些是保留完整的以及哪些是缺失的能指导移植术后的麻醉管理。充足的前负荷很重要。当移植心脏需要正性肌力或正性频率支持时，直接作用药物（如肾上腺素、异丙肾上腺素）以及心脏起搏可以迅速、有效地发挥作用。间接作用药物（如麻黄碱、多巴胺）主要依赖肾上腺释放肾上腺素和去甲肾上腺素。地高辛抑制钠-钾-腺苷三磷酸酶，增加心肌内钙离子浓度而保留对心脏的直接正性肌力作用，但失去了负性频率作用（副交感神经介导作用于窦房结）。在给予可导致心动过缓（如芬太尼）或心动过速（如哌替啶和泮库溴铵）的药物后，由于其副作用是通过神经机制起作用的，因此不会出现心率加快或减慢。抗胆碱能药物（如阿托品和格隆溴铵）不能增加去神经心脏的心率，但是通常还是会在拮抗肌肉松弛作用的时候使用乙酰胆碱酯酶抑制剂（如新斯的明），以降低抗胆碱酯酶潜在的心外胆碱能不良效应。

去神经后的心脏容易发生进展迅速的动脉粥样硬化，这导致移植受体 5 年 CAD 的发生率显著增加，但他们不会有心绞痛。移植的心脏出现严重心律失常时应该考虑是心肌缺血的征兆，除非明确证实了存在其他病因。

成人先天性心脏病

背景和现状

自 20 世纪 60 年代以来，随着内科及外科手术技术的发展，先天性心脏病（congenital heart disease，CHD）的死亡率大大降低。目前患有先天性心脏病的成人患者数量已超儿童的数量[477]。目前还没有正式的成人先心病数据库，但这一人群正以每年 5% 以上的速度增长。成人先天性心脏病患者的病情复杂，需要细致的评估和手术计划。他们可能是初次手术，也可能是再次的姑息治疗；可能是根治性的，也可能有病变残留。绝大多数成人先天性心脏病患者可能终生面临医疗挑战[478]，从长期预防性使用抗生素的并发症，到心律失常和肺动脉高压相关的血栓栓塞所导致的心室功能障碍。

术前麻醉注意事项

这类人群特有的问题为单心室生理、发绀、体循环化右心室、复杂心内板障和肺动脉下右心室功能不良等因素对多系统的影响[477]。成人先天性心脏病的首次病情评估、病史采集以及体格检查应涉及全身各个器官系统，以捕获任何可能的非心脏病变情况。对于每个器官系统的全面评估不在本章讨论范围，建议读者们阅读由 Chassot、Bettex[478] 和 Lovell[479] 撰写的两篇综述。咨询患者的心内科医师（儿童期以及成

人后）以及查阅既往病历记录是极其重要的，特别是对于复杂先天性心脏病患者或曾接受过复杂心脏手术的患者。术前超声心动图能帮助麻醉科医师充分了解先天性心脏病患者原发性以及代偿性的解剖异常及心功能改变。

对患者的早期临床决策包括确定在指定医疗机构进行适当的手术治疗。显然急诊手术没有多少选择的余地，但在行择期手术时必须进行谨慎的评估，尤其应该对负责复杂先天性心脏病患者麻醉的麻醉科医师的能力和经验进行评定。2001 年举行的第 32 届 Bethesda CHD 会议（Bethesda Conference on CHD）提出应成立成人先天性心脏病中心（ACHD 中心）。在该中心应配备具有在先天性心脏病患者管理技能方面专业的心脏麻醉科医师和其他亚专业人员[480]。会议推荐所有高度复杂（框 54.17）和中度复杂（框 54.18）的成人先天性心脏病患者均应在该中心接受治疗。目前，美国[481-482] 和加拿大[477] 已更新了相关指南支持这些建议。

术中麻醉注意事项

本章的主要目的不是深入讨论具体某种成人先天性心脏病的麻醉管理方法。不过，让所有的麻醉科医师知道一些基本的原则还是很有必要的，特别是那些没有接受过心脏麻醉以及先天性心脏病麻醉训练，但可能需要处理先天性心脏病成人患者紧急非心脏手术的麻醉科医师。

框 54.17　高度复杂的成人先天性心脏病的类型
带瓣或不带瓣的异常管道
发绀型先天性心脏病（所有类型）
心室双出口
艾森门格综合征
Fontan 术
二尖瓣闭锁
单心室（也称双入口或双出口心室，共同心室或未分化心室）
肺动脉闭锁（所有类型）
肺血管阻塞性疾病
大动脉转位
三尖瓣闭锁
永存动脉干或半共干
其他未包含的房室连接或者心室动脉连接异常（如十字交叉心、异构、内脏异位综合征、心室转位）

（From Warnes CA，Williams RG，Bashore TM，et al. AC/AHA 2008 guidelines for the management of adults with congenital heart disease: executive summary: a report of the American College of Cardiology/ American Heart Association Task Force on Practice Guidelines（Writing Committee to Develop Guidelines for the Management of Adults with Congenital Heart Disease）. Developed in collaboration with the American Society of Echocardiography，Heart Rhythm Society，Angiography and Interventions and Society of Thoracic Surgeons. Circulation. 2008；118：2395-2451.）

框 54.18　中等复杂的成人先天性心脏病类型
部分或完全性肺静脉异位引流
主动脉-左心室瘘
房室间隔缺损（部分或完全）
主动脉缩窄
Ebstein 畸形
严重的右心室流出道漏斗部梗阻
房间隔原发孔缺损
动脉导管未闭
肺动脉瓣反流（中度至重度）
肺动脉瓣狭窄（中度至重度）
Valsalva 窦瘘管 /Valsalva 窦瘤
静脉窦型房间隔缺损
主动脉瓣上或瓣下狭窄（肥厚型梗阻性心肌病除外）
法洛四联症
室间隔缺损合并
一个或多个瓣膜缺失
主动脉瓣反流
主动脉缩窄
二尖瓣疾病
右室流出道狭窄
三尖瓣或二尖瓣骑跨
主动脉瓣下狭窄

（From Warnes CA, Williams RG, Bashore TM, et al. AC/AHA 2008 guidelines for the management of adults with congenital heart disease: executive summary: a report of the American College of Cardiology/American Heart Association Task Force on Practice Guidelines (Writing Committee to Develop Guidelines for the Management of Adults with Congenital Heart Disease). Developed in collaboration with the American Society of Echocardiography, Heart Rhythm Society, Angiography and Interventions, and Society of Thoracic Surgeons. Circulation. 2008; 118: 2395-2451.）

麻醉管理是一大挑战，需要仔细了解心脏缺损的解剖和生理改变[479]。一个熟练的跨学科团队能提供最佳的管理[483-484]。在术前评估成人先天性心脏病患者时，需要全面的系统回顾以查出充血性心力衰竭、发绀或外周血管疾病的体征。对不同种类的缺损有不同的麻醉考虑，很多综述都有相关讨论[479, 485-486]。

原则 1：是否存在发绀　发绀通常是复杂先天性心脏病的标志。慢性发绀常导致红细胞生成和凝血功能异常。发绀患者血液中促红素水平升高会导致高黏滞综合征，增加神经系统并发症的风险性。

若患者患有发绀型先天性心脏病，麻醉科医师需要进行静脉液体治疗并监测尿量以减少围术期禁食、脱水和术中低血容量对循环的影响。这些情况会使血液黏滞度升高，从而导致凝血功能异常。许多先天性心脏病修复，包括有导管或植入物的患者，需要使用抗血小板药物，这一点应该注意。动脉压监测可能是明智的，而决定放置中心静脉导管时，应仔细考虑患者的解剖和准备进行的外科修复方式。

原则 2：是否有心内或心外的分流　心内分流大多位于心房或心室水平。分流的大小通常用肺血流（Qp）与体循环血流（Qs）的比值（Qp/Qs）来表示。体肺血流平衡或 Qp/Qs 等于 1，代表正常生理状态。Qp/Qs > 1 时常存在非发绀型心脏病，肺血流增多。在发绀型心脏病中 Qp/Qs < 1。心内分流和 Qp/Qs 通常是双向的，这取决于生理状况，因此必须始终认为心内分流是体循环栓塞一个风险。心内分流的位置和大小对先心病患者的麻醉管理至关重要[478]。心内或心外分流的血流方向和大小与 PVR 和 SVR 之间的平衡直接相关，这种关系可以通过使用血管活性药物来管理。

1. 分流方向很重要。分流可能是向左、向右或者是双向的。分流量可能随分流两侧压差或接受血流腔室压力的改变而改变。机械通气、咳嗽、Valsalva 动作、支气管痉挛以及呼气末正压可能使胸内压力升高，导致左向右分流变为双向甚至右向左分流。因此，空气栓子或血栓导致的反常性栓塞对于有心内分流的患者是很危险的，通过静脉通路给药时应非常仔细，确保静脉通道没有气体。

2. 心内缺损的大小很重要。通常根据心导管或者超声心动图测得的血流速度和压力特征将分流分为限制性或非限制性。非限制性分流常见于较大的缺损合并低压力梯度。另外，较大的缺损可能对下游的结构和压力的影响更大。高压力或者压力梯度的小缺损会限制分流量。对存在心内分流患者的麻醉处理要点在于理解和调节影响分流方向和大小的因素。肺血管阻力和体循环血管阻力可直接影响分流的量和方向。增加体循环血管阻力并降低肺血管阻力将明显增加左向右分流的倾向和分流量。相反，降低体循环血管阻力和（或）提高肺血管阻力将会降低左向右分流量，或者造成右向左的分流。机械通气、吸入氧浓度、二氧化碳水平和麻醉药物对血流动力学的影响均可用来调节与 PVR 和 SVR 相关的某些治疗目标，从而实现对分流的管理。氧气和低二氧化碳分压都是有效的肺血管扩张剂。若患者存在肺血流过多的情况，应该避免吸入高浓度的氧气。同样，分流的方向和量决定了是否应进行过度通气，以使二氧化碳分压降低还是使其处于正常范围的高限。

3. 存在分流时，心腔的潜在扩张以及心腔容量和压力升高很重要。房室瓣水平以上的分流，如心房水平的左向右分流通常引起右侧心腔的增大。任何水平的左向右分流都会增加肺血流量，从而导致肺血管阻力和肺动脉压升高。此外，持续处于高肺动脉压和高后负荷情况下，会导致右心持续扩大、右室功能衰竭、双向分流，在极端情况下，还会导致分流方向逆转或右向左的分流，临床上表现为发绀。当 PVR 升高、固定且不可逆时，称之为艾森门格综合征。

心外分流可能来源于先天性心脏病（如肺静脉异位引流）、外科手术建立（如在一些发绀型心脏病患者行 Blalock-Taussig 分流术）或者代偿（如在长时间发绀型心脏病患者中主-肺动脉侧支形成）。应特别注意某些外科建立的主-肺动脉分流。这些体循环与肺循环之间的分流过去常被用于某些发绀型心脏病的姑息性手术。近端连接可能是来源于升主动脉、头臂干或锁骨下动脉。由于分流量取决于体循环压力，体循环压过低会加重低氧血症。另外，长期的心外分流会因容量负荷过大而导致左侧腔室扩大以及心功能不全。

原则 3：是否合并肺动脉高压 肺动脉高压的定义为平均 PAP > 25 mmHg，或者运动时 > 30 mmHg。成人先天性心脏病患者中有 5% ～ 10% 发展为一定程度的肺动脉高压。肺高压与运动耐量下降及功能储备下降有关，对于患者的预后有重要的预示作用[484]。

对肺动脉高压患者的麻醉处理可能非常棘手，常需要进行有创监测以及谨慎的麻醉药物滴定。对于某些合适的手术类型，可以采用区域麻醉，但由于产生交感神经阻滞，应谨慎使用椎管内阻滞。肺动脉压明显升高的患者对前负荷很敏感，因此，对低血容量应该立即积极地处理。肺动脉高压可以通过药物和机械性治疗。框 54.19 列出了降低肺血管阻力从而使肺动脉压降低的因素[479]。

原则 4：是否有心室功能不全 若成年患者的心脏疾病是非先天性的，心功能不全是围术期以及远期并发症及死亡的重要危险因素。关于右心功能不全，提示患者预后不良的因素包括肺动脉高压、肺动脉瓣关闭不全以及由此导致的肺动脉瓣下心室功能不全[486]。法洛四联症修复后的患者可能发生左心室功能不全。左心室功能不全与男性、左心室扩大、修复前分流时间长短、心律失常病史、长 QRS 持续时间、有无 ICD 以及中度到重度右心室功能不全有关[487]。

其他心脏手术

房颤外科射频消融术

在美国，估计有 270 万～ 610 万人患有房颤[488]。在美国联邦医疗保险（Medicare）的 65 岁及以上患者中，房颤发病率从 1992 年的 3.2% 增加到 2002 年的 6.0%[489]。并且年龄越大，发病率越高。脑卒中依然是房颤最可怕的并发症。房颤患者发生脑卒中的风险是没有心律失常患者的 4 倍以上。此外，在 80 岁以

框 54.19 降低肺血管阻力和肺动脉压力的相关因素

降低肺血管阻力
增加动脉氧分压
低碳酸血症
碱血症
降低胸膜腔内压
自主呼吸
  正常肺容量
  高频喷射通气
  避免交感神经刺激
  深麻醉
药物方法
  异丙肾上腺素
  磷酸二酯酶 III 抑制剂
  前列腺素输注（PGE$_1$ 和 PGE$_2$）
  吸入一氧化氮
增加肺血管阻力
交感神经刺激
  浅麻醉
  疼痛
酸血症
低氧
高碳酸血症
低温
增加胸膜腔内压
  控制通气
  呼气末正压
  肺不张

From Lovell AT. Anaesthetic implications of grown-up congenital heart disease. Br J Anaesth. 2004；93：129-139

上的脑卒中患者中 24% 是由房颤造成的[488]。

持续性房颤的发病和持续发作的机制都与左心房和肺静脉有关。相反，阵发性房颤可能是由于肺静脉内皮和左心房心内膜并置排列导致的。电信号从一种类型的组织传递到另外一种类型可能导致这种心律失常。

经典的迷宫手术是目前治疗房颤最有效的方法[490-491]。为了简化手术过程、提高疗效，Cox 和他的同事两次改良了手术方式，因此，目前它的名字是 III 型 Cox 迷宫手术[490]。这种术式能治愈约 99% 的房颤患者[491]。III 型 Cox 迷宫手术的适应证包括不耐受药物治疗、不耐受心律失常症状以及有多次栓塞史的患者[492]。

房颤的消融治疗包括对左、右心房切开、冷冻，从而阻断了导致房颤的多发性折返通路。完整的迷宫手术还包括肺静脉的隔离以及左心耳的切除。这个操作需要进行心肺转流和心脏停搏[493-495]。该手术通过胸部小切口代替胸骨切开并在心肺转流下进行。

Prasad 及其同事的一项研究提示，在冠状动脉或瓣膜手术期间同时进行 III 型 Cox 迷宫手术或单独行 III

型 Cox 迷宫手术均能有效治愈房颤[492]。同时接受此类手术的患者中，Cox 迷宫Ⅲ型手术没有显著增加与血管重建或瓣膜修复手术相关的死亡率或病死率。

迷宫手术在过去未得到广泛应用可能反映了手术操作的复杂性。目前，新的技术能够快速阻滞传导通路，外科医师在患者行其他心脏外科手术的同时进行消融治疗。这些技术包括替代能源，如射频、微波能、超声波、冷冻疗法和激光疗法（表 54.21）。微创外科消融手术也可应用这些技术治疗单纯房颤[491]。另外，心外膜探头的发展推动了非心肺转流下对不停搏心脏进行房颤消融治疗的应用。

由于外科消融在术中可直视心脏结构，建立消融通路相对安全，因此可减少肺静脉狭窄的发生率，心外膜消融还可以避免食管损伤[490-491]。外科方法的优点在于可以切除左心耳，从而彻底消除了脑卒中的风险。目前，隔离肺静脉和切除左心耳可以通过"锁孔入路"（keyhole approach）微创手术（图 54.54）或者胸腔镜进行[496]。这些方法都不需要心肺转流[491]。随着 Cox 迷宫手术经验的增加和技术的发展，目标是改善患者的生活质量，无须服用抗心律失常药物和抗凝药。

心脏压塞和限制性心包炎

心脏压塞 心包有两层：外面的壁层心包和直接附着在心脏表面的脏层心包（心外膜）。通常两者间心包腔内的液体量为 15 ～ 30 ml，产生的压力比 CVP 低 5 mmHg，与胸膜腔的压力大致相等。

心脏压塞是心包腔内的液体量增加并压迫心脏，因而限制了心输出量[497]。心脏压塞时，机体通过增加全身的静脉压和肺静脉压来平衡心包腔压力，从而避免心室腔的塌陷[498]。PCWP、左心室、右心室和右心房舒张压增加，以平衡心包内的压力。因此，心脏压塞的标志是心房和心室舒张期的透壁压力基本上为零。虽然透壁压的降低使每搏量减少，但高肾上腺素能水平通过使心率增加，而有助于部分保持心输出量。

当心包内液体集聚到一定量，心包伸展停止，心包腔容量不再随呼吸周期变化[498]。导致心室间相互依赖，即心脏一侧心腔容量的改变引起另一侧心腔容量相反的变化。在吸气相，静脉回流的增加以及右心的充盈导致房间隔和室间隔左移，损害左心室的射血能力。在呼气相则相反。通过超声可以清楚地看到这种现象。

心室间相互依赖在临床上表现为奇脉[499]，在吸气时桡动脉明显减弱（图 54.55）。奇脉是指吸气时收

表 54.21 房颤外科消融的能量源						
能量种类	心内膜消融	心外膜消融	可调节探头	透壁性评估	无组织碳化	快速性
射频 *	+	+	+	+	−	+
微波	+	+	+	−	+	+
冷冻	+	+	−	+	+	−

* 射频消融可分为单极射频或双极射频。市售的双极设备可进行透壁性评估（From Gillinov AM，Blackstone EH，McCarthy PM. Atrial fibrillation：current surgical options and their assessment. Ann Thorac Surg. 2002；74：2210-2217.）

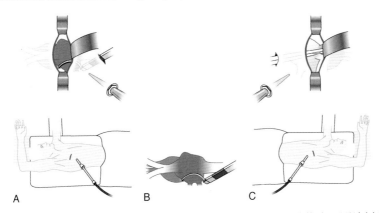

图 54.54 通过左心耳切除进行心外膜肺静脉隔离"锁孔入路"的微创手术方式。（A）在内镜引导下通过小切口进入右肺静脉。（B）采用双极射频夹隔离左心房与右肺静脉的连接处。（C）采用相同方法隔离左肺静脉后用吻合器切除左心耳（From Gillinov AM，Wolf RK. Surgical ablation of atrial fibrillation. Prog Cardiovasc Dis. 2005；48：169-177.）

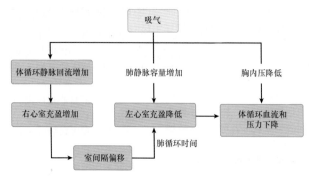

图 54.55　心脏压塞时奇脉产生的机制（From Fowler NO. Diseases of the pericardium. Curr Probl Cardiol. 1978；2：6-38.）

缩压下降超过 10 mmHg[500]。在一些严重的病例，甚至在吸气时不能扪及桡动脉或肱动脉搏动[501]。

心脏压塞不是奇脉的唯一病因。胸膜腔内压的剧烈变化、肺栓塞以及低血容量休克等也可引起奇脉。另外，心脏压塞的患者如果同时合并主动脉瓣关闭不全、房缺，或因左心室肥厚、扩张导致 LVEDP 增加时可能不会出现奇脉。

图 54.56 显示当液体快速或缓慢积聚时心包的压力-容量关系[501]。J 形曲线表示心包腔液体快速增加 100～200 ml 时会使压力升高 30 mmHg 或者更多，引起严重的心脏压塞。液体积聚越快，则血流动力学改变越明显。引起急性心脏压塞的病因包括胸主动脉瘤破裂、纵隔外伤，以及心导管手术时意外导致的心脏或血管穿刺伤[498]。

当心包腔液体缓慢积聚时，壁层心包的顺应性较

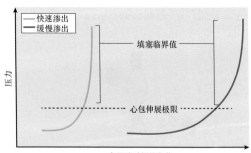

图 54.56　**心脏压塞**。显示随着容量缓慢或快速增加的心包压力-容量（或应变-应力）曲线。左侧曲线显示急速增长的心包积液先到达心包容量储备极限（初始平坦的节段），之后快速超过壁层心包伸展的极限，最终导致压力陡然增加。心包积液轻度增加导致心包压急速上升，最终造成心包压力与液体量增加速度不对称。右侧曲线显示心包充盈速度缓慢，由于心包伸展的时间更多，使机体可启动代偿机制，达到心包伸展极限的时间更长（From Spodick DH. Acute cardiac tamponade. N Engl J Med. 2003；349：684-690.）

好，因此随着液体量的增加，对心包腔压力的影响较快速聚积时小。随着心包腔液体增加，压力也随之增加，CVP 代偿性增加以保持一定的压力梯度来保证心脏的充盈[497]。当心包的顺应性不能继续增加时，心包内的压力几乎等于心腔内的压力。心输出量逐渐降低，并伴有代偿性的心动过速、外周血管收缩以及心肌收缩力增加。

心脏压塞的症状和体征　心脏压塞的患者可能出现胸部疼痛或者饱胀感、呼吸困难、嗜睡、发热、咳嗽、虚弱、乏力、厌食及心悸[497]。严重心脏压塞时可出现贝克三联征（Becktriad）：低血压、颈静脉压力升高和心音遥远。但慢性继发性（恶性肿瘤、终末期肾病及胶原血管病）心脏压塞可能不会表现出典型的贝克三联征。

心脏压塞的超声心动图特征　心脏压塞的超声征象变化多样（框 54.20），其中最具特征性的是舒张期右心房或右心室萎陷。在舒张早期可见右心室萎陷，表现为右心室游离壁的内陷（彩图 54.57）；相反，右心房萎陷见于舒张末期和收缩早期，表现为右心房壁的内陷（彩图 54.57）。这两个心腔萎陷的时限取决于其腔内压力最低的时间（即右心室是舒张早期，右心房是舒张晚期至收缩期）。右心房和右心室的同时萎

框 54.20　心脏压塞的多普勒超声征象
吸气时两个心室的明显变化（吸气相右心室扩大，同时左心室受压，呼气相则相反）
右心房萎陷
右心室萎陷
左心房萎陷
左心室萎陷
下腔静脉淤血
跨瓣流速随呼吸的异常增加（吸气相二尖瓣和主动脉瓣跨瓣流速降低）

（From Pepi M，Muratori M. Echocardiography in the diagnosis and management of pericardial disease. J Cardiovasc Med（Hagerstown）. 2006；7：533-544.）

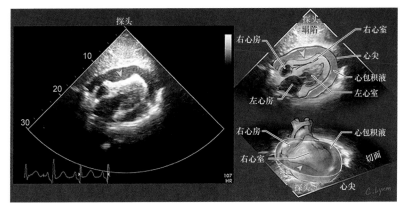

彩图 54.57 心包积液导致心脏压塞的超声表现。舒张早期的剑突下切面显示大量的环绕心脏的心包积液导致右心室完全萎陷（箭头）（From Roy CL，Minor MA，Brookhart MA，et al. Does this patient with a pericardial effusion have cardiac tamponade? JAMA. 2007；297：1810-1818.）

陷提示心包积液对血流动力学的明显影响。左心塌陷极少见，这是由于左心室壁厚，且硬度较大，使之能够抵抗塌陷，并且左心房位于后方。然而，当心包积液量很大时，液体积聚在左心房后面，也能够使之萎陷[502]。左心房萎陷高度提示填塞[501]。

心脏压塞的麻醉管理 Soler-Soler 及同事总结了心包穿刺术（心包积液的外科引流）指征（框 54.21）[503]。心包疾病的外科治疗需要有创性的监测，应包括动脉置管及可能的情况下中心静脉置管。麻醉诱导前应确保大口径静脉通路的建立。

对那些出现严重血流动力学紊乱的患者可实施心包穿刺引流或局部麻醉剑突下探查术[504]，心脏压塞部分解除后才能进行全身麻醉诱导。如拟行全身麻醉，心脏压塞管理的关键是"**快、满、强**"。心率应维持在正常偏高水平，以便在心室每搏量受限的情况下维持。为了获得最佳前负荷，诱导前应补充容量。血管内容量的增加有助于提高心脏的有效充盈压，恢复房室间的压力梯度，以及提高动脉血压。

（Modified from Soler-Soler J，Sagrista-Sauleda J，Permanyer-Miralda G. Management of pericardial effusion. Heart. 2001；86：235-240.）

应该避免所有减少静脉回流心脏的措施，包括大潮气量的控制性正压通气，否则会显著降低前负荷和心输出量[504]。如果需要全身麻醉，一种选择是手术切口消毒铺巾后再行麻醉诱导，然后迅速排出心包积液。另一种选择是让患者保留自主呼吸下行麻醉诱导，避免胸内正压，直至心包腔被打开[504]，或者选择高频率低潮气量的通气模式以减少平均气道压力。

应避免使用可能引起心肌抑制的药物，因此依托咪酯常被用于诱导[505]。另外，也应避免心动过缓，因为心率的增加是保障心输出量最重要的代偿机制。前文已描述过在心包开窗术时使用氯胺酮进行麻醉诱导[506]。

一旦解除了心脏压塞，内源性产生和外源性输注的儿茶酚胺会导致心率和血压突然急剧升高。应预见到这一现象并给予处理。

缩窄性心包炎

病理生理 缩窄性心包炎是指增厚、粘连的心包限制了心脏舒张期的充盈。已证实有数种原因可导致缩窄性心包炎，其中包括感染性疾病。另外，在过去数十年中胸部放射和心脏手术本身也是缩窄性心包炎的原因[507]。如果心包的两层，即脏层和壁层，由于心包纤维化和钙化粘连，那么这两层之间的间隙则会消失[507]。

缩窄性心包炎的症状和体征 缩窄性心包炎患者通常有典型的右心衰竭的症状和体征。较高的跨瓣压驱使血流在舒张期通过瓣口，导致心室快速充盈，并使心室压力陡增。当心室压力超过心房压力时，血流骤停，全部四个心腔的压力达到一致[507]。

缩窄性心包炎的另一个体征是 Kussmaul 征（在 CVP 波形图上 x 和 y 下降的幅度增大），与之对应的是右心回心血量在吸气相的增加。因为心包膜的增厚让心脏不能继续扩张容纳所有回流的血液，回心血液导致的压力被传递到中心静脉系统[508]。

与心脏压塞相似，缩窄性心包炎的患者也经常表现为奇脉。但在部分病例，心包膜增厚能使心肌免受呼吸周期的影响，因此奇脉可能不明显。由于缩窄性心包炎降低了心输出量，从而使患者的活动耐量严重下降，因此，缩窄性心包炎的患者常表现为呼吸困难和端坐呼吸；某些极端的病例会出现心源性恶病质和肌肉萎缩[509]。也可以见到腹水和外周水肿。超声心动图特别有助于鉴别缩窄性心包炎以及有类似临床症状的其他疾病，如限制型心肌病[509-510]。

心包切除术的麻醉要点 心包切除术是治疗缩窄性心包炎的有效方法[511]。这一手术通常是经胸骨正中入路，但也可以经左侧开胸。在较严重的患者，心包切除术需要将心包膜从心脏剥离，必要时需要使用心肺转流。

对缩窄性心包炎患者进行心包切除术的血流动力学管理与对心包积液和心脏压塞患者手术治疗相似。但是，由于需要将心包膜从心脏表面"剥离"，心包切除术还增加了心律失常和心肌损伤的风险，其中包括心脏破裂。心肌的原始表面和心包的剥离会导致纤溶激活，补体和凝血级联被激活。因此，除了实际的手术出血以外，心包切除术可能还与凝血因子消耗引起的全身出血有关。应对心律失常和术中大出血采取防治措施。

心脏和主动脉外伤

心脏穿通伤 在过去的数十年中，随着暴力犯罪的增加，心脏枪伤和刀刺伤的案例数目不断增加。心脏穿通伤的患者往往可能因为出血或心脏压塞导致情况极不稳定，但他们的心脏损伤也可能并不严重[512]。许多患者的血流动力学和心电图可能无明显变化，但这并不能排除危及生命的心脏及其周围组织的损伤[513]。超声心动图可以鉴别心脏周围的液体或血液，可以帮助决定手术方案是实施胸骨切开还是其他入路[512, 514]。

对心脏穿通伤患者的麻醉管理与其他创伤患者相似。血流动力学不稳定的患者需要进行急诊手术。得知立刻要进行心脏穿通伤手术时，麻醉科医师必须确认是否有备血。对极度不稳定的患者，麻醉科医师必须在外科医师切皮的同时建立安全气道，建立静脉通道，以及连接监护导线。为了高效地处理此类患者，麻醉助手的帮忙很有必要。在计划麻醉诱导和气管插管时麻醉科医师还应考虑到患者可能存在饱胃和血容量不足的情况。监测应包括动脉置管和中心静脉置管。由于既往史的缺乏，除非患者有禁忌证，还应考虑额外的监测——经食管超声心动图（TEE）。麻醉管理应力求维持稳定的血流动力学和防止术中知晓。与其他创伤患者相似，对于不稳定患者，术后应继续控制通气，并在全面监护及通气支持的情况下将患者转运至 ICU。

创伤性主动脉损伤 主动脉钝器伤可导致创伤性主动脉横断（traumatic aortic transection，TAT）或急性破裂，这是钝器伤造成死亡最常见的原因之一，仅次于脑外伤。只有 25% 的胸部钝器伤和继发性主动脉创伤（主动脉横断或急性破裂）在到达医院时患者还是活着的[515]。此外，创伤初期活下来但没有得到治疗的患者预后会很糟糕。30% 的患者在 6 h 内死亡，50% 的患者在 24 h 内死亡，90% 的患者在 4 个月内死亡[516]。

导致胸部钝器伤的患者胸主动脉损伤的机制是：由于突然的减速，主动脉相对固定的部分（峡部）受到一个突然的牵引力[515]。主动脉峡部位于左锁骨下动脉的远端、第三肋间动脉的近端，通过动脉韧带与左肺动脉相连。动脉韧带的连接区域类似于主动脉弓活动的铰链。因此，在胸部遭受暴力时它是主要承受剪切力的地方，也是主动脉破裂最常见的部位（50% ～ 70%）。其次是升主动脉或主动脉弓（18%），胸主动脉远端占 14%[515]。胸部钝器伤时胸主动脉的损伤程度可以从单纯的内膜下出血到完全的主动脉横断。

可通过胸部 X 线平片、CT、血管造影或 TEE 检查诊断主动脉损伤。TEE 可以发现心脏压塞、左侧胸腔积液、低血容量、心肌挫伤导致的心室功能不全或胸部穿通伤导致的血管损伤[517]。用 TEE 诊断 TAT 时需要识别在内膜破裂处飘动的内膜片以及内出血导致的动脉壁变形。在降主动脉近端，若探头和主动脉间的距离超过 7 mm，同时主动脉壁和胸膜间有血液，则高度提示主动脉破裂。TEE 可以用于监测较小的内膜撕裂伤的进展，或者对胸部钝器伤后纵隔正常患者进行筛查。

主动脉损伤管理的重点在于这种损伤破裂的风险很高。因为难以预计破裂的时间，因此，对这类患者需要加强观察。术前积极的血压控制对降低破裂风险是必要的[518]。收缩压不应超过 100 mmHg，心率不应大于 100 次 / 分。推荐使用 β 受体阻滞剂和硝酸甘油或硝普钠静脉滴注。

手术期间的监测应该包括动脉置管和中心静脉通道，并应确保大口径静脉输液通道建立。对主动脉损伤患者麻醉管理的关键在于避免收缩压的大幅波动以及持续监测终末器官有无缺血。因为许多主动脉损伤患者的手术都是在紧急情况下实施的，因此，建议使用改良的快速顺序诱导。即便做好了所有预防措施，在诱导和置入喉镜时还是会经常见到血压显著波动。应备有硝酸甘油和艾司洛尔等药物以随时取用，以便快速处理气管插管、放置 TEE 探头和外科切皮时出现的血压升高。

外科修复降主动脉或主动脉弓需在心肺转流以及深低温停循环下进行。降主动脉损伤时需要切开一段动脉来修复。主要挑战包括重要器官尤其是脊髓的保护。在开放手术中，使用部分左心转流（LHB）可以使手术更方便，同时保证内脏和脊髓的灌注。因为不需要使用大剂量的肝素，这一技术并不会导致患者已有的其他创伤恶化[516]。虽然有可能需要开放修复，但是在条件允许的情况下，经皮血管内主动脉修复是更好的治疗手段（STS I 级推荐；证据级别为 B 级）[519-520]。

心导管室的缺血性和其他紧急事件

随着心脏介入治疗学的快速发展，在美国及欧洲，在心导管室内接受介入治疗的患者人数正不断增加。这些紧急事件包括冠状动脉夹层、破裂、心脏压塞、异物栓塞和导丝嵌顿。如果患者存在冠状动脉解剖异常或严重的心室功能不全，那么他们在心导管室发生并发症的风险就越高。某些病例需要综合考虑心脏外科医师和心脏麻醉科医师的建议，并需要他们在一旁待命以备紧急手术。快速的外科介入（如血管重建或临时的机械支持）对降低接受血管造影患者的死亡率和致残率起到了决定性的作用。

如果在进行经皮冠状动脉血管成形术和支架植入术时发生了缺血，在将患者紧急转送至手术室内进行开放性冠状动脉重建术前，可给予药物治疗和使用一些可能的辅助装置，如 IABP 或 VAD，以稳定患者的血流动力学。患者可能在心导管室内接受紧急气管插管。对于冠状动脉夹层或严重缺血的患者，在将其转送至手术室的过程中有可能要进行心肺复苏[521]。尽管麻醉科医师、心内科医师都能指导进行复苏，还是要求介入治疗小组全体成员-医师、护士和技术人员都应该完成基本的心肺复苏课程训练。此外，也特别需要获得高级心肺支持的资格证并且每年进行重新认证[522]。

如果还没有对患者气管插管，应该依据患者的血流动力学情况来选择麻醉诱导药物，应避免发生低血压和心动过速。另外，还要注意患者之前的进食情况。对这类患者的围术期监护应包括快速建立动脉置管和中心静脉通道。TEE 在心脏问题的诊断和术中监测方面极为重要。

其他需要在心导管室进行的操作、侵入性血管试验以及电生理室试验（如主动脉瘤支架植入术和射频消融术），也可能需要手术室的后备支持。应有一个专门的手术团队，以应对随时出现的危及生命的并发症。在动脉瘤破裂、导管刺破大血管或心腔时有必要做好转为"开放"手术的准备。介入心血管杂交手术间是处理这种事件的最佳场所[523]。在没有杂交手术间的机构，有必要将患者紧急转入常规手术间。

最佳的救治还取决于是否具有可靠的急诊检验。血气分析、电解质、血色素或血细胞比容的监测在紧急情况下是非常重要的。接受冠状动脉重建的患者会接受抗血小板凝集的药物。常规的凝血功能检测不能诊断这些患者的出血状态，因此 POC 试验和血栓弹力试验对评估血小板功能和处理围术期出血是有用的[523]。

与择期心脏手术相比，急诊心脏手术具有更高的死亡和致残的风险，特别是当患者存在心源性休克时[524]。识别介入手术患者中的高风险的患者，同时加强介入心内科医师、心外科医师及心脏麻醉科医师间的交流是改善这类急诊手术预后最重要的保障。

杂交手术室内进行的手术

一般注意事项

从 20 世纪 90 年代开始，心导管室（cardiac cathete-rization laboratory，CCL）涉及的范围大大增加，不再仅仅局限于简单的诊断以及对心脏瓣膜疾病、冠状动脉疾病和先天性心脏病的评估[396-397, 522, 525]。在这些场所进行的操作越来越复杂，涉及的患者病情通常也越来越重[397]。因此，心脏麻醉科医师会发现自己身处一个相对隔离的环境：有众多的设备，灯光昏暗，操作空间狭小[521, 524]。在需要时，往往也得不到来自外科同仁的帮助。此外，来自麻醉后勤人员、药房和放射科的服务也不是随叫随到的。最后，接受深度镇静或全身麻醉的中到重症患者的复苏室往往位于比较远的地方。

由于心导管室和杂交手术室内的介入手术经常要使用透视检查，患者和医务工作者会有很高的辐射暴露的风险。电离辐射的潜在风险包括皮肤损害和细胞突变，会导致白血病、骨癌和出生缺陷。CDC 的辐射安全程序提出了这样的观念：辐射应尽可能低（"as low as reasonably achievable，ALARA"）。可通过距离、时间和屏障三种方式将辐射暴露降至最低[522]。作业人员与放射源间的距离应尽可能大，因为辐射剂量率与放射源到受照物之间的距离平方成反比。此外，作业人员的暴露时间应尽可能短，因为辐射剂量率与时间直接相关。最后，在个人防护与放射源屏障上都应做到最好。

伦琴（rad）是一个吸收剂量单位，指单位质量被照物质吸收的电离辐射能量[522]。Rem 是有效剂量的单位，是用于评估全身的剂量。在辐射环境中工作的医务工作者必须佩戴放射剂量测定仪以追踪个人辐射暴露累积量。应将放射剂量测定器佩戴于暴露风险较高的部位，而且应该戴在防护服的外面（比如甲状腺防护项圈外）。建议对全身每年接受辐射超过 5 rem 的个人（患者或工作人员）给予矫治措施（框 54.22）[522]。如果是孕妇，孕期胎儿总的辐射暴露不应该超过每月 0.05 rad 或总量 0.5 rad。

预防造影剂过敏是心导管室或杂交手术室内手术时需要特别考虑的一个问题。既往有类过敏反应或过敏病史如哮喘是发生高敏反应的最重要危险因素[522]。对于高危患者，特别是之前已知过敏发作的患者应提前使用组胺阻滞剂（H_2）和糖皮质激素。目前的方法为操作前 13 h、7 h 和 1 h 分别口服 50 mg 泼尼松，或在心导管检查前 2 h 静脉给予氢化可的松 200 mg，可联合或者不联合 H_2 受体阻滞剂[522]。

对肾功能不全的患者，造影剂相关肾病也是我们所关心的。糖尿病患者在使用造影剂后出现急性肾功能不全的风险特别高[521-522]。应通过小心注射造影剂和控制造影剂的总量将影响降至最低。推荐术前和术后给予生理盐水和（或）碳酸氢钠[522]。但是，对于存在严重心功能不全的患者，或接近终末期的肾病患者，必须谨慎避免容量超负荷[521-522]。在给予造影剂后，常常发现血清肌酐水平升高，对高风险患者应监测肌酐水平 72 h 或更久。目前认为，血浆肌酐水平渐进升高 > 0.5 mg/dl 或升高 > 25% 提示造影剂相关肾病。幸运的是，肾功能不全常常是暂时性的，并且很

少发展为急性肾衰竭。

杂交手术室

为了解决某些血管内和经导管操作对外科和影像设备的技术及操作的需求，许多医疗机构建立了杂交手术室。杂交手术室具有完整的双重能力，可以应对需要透视检查和（或）开放手术。理想情况下，杂交手术室应位于常规手术室内或旁边。这类杂交手术室所处的位置代表了先进的医疗水平，因为有关键人物可随时处理复杂并发症和紧急情况。

因各医疗机构的注重不同，心导管室或杂交手术室内开展的手术类型不尽相同，但是可能包括：①电生理手术；②经皮瓣膜病变处理；③使用闭塞器或伞形装置闭合房间隔缺损、室间隔缺损或动脉导管未闭；④经皮心室辅助装置（VAD）植入术；⑤胸主动脉瘤或腹主动脉瘤支架植入术[400-402]。

尽管不同手术有不同要求，镇静或麻醉可以提高许多手术的有效性和安全性[525]。麻醉过程中为器官灌注和器官保护保持稳定的血流动力学是一个重要的目标。一些心导管室内的手术只需要麻醉监护或局部麻醉，为患者提供一定的舒适度。然而，在比较困难和时间比较长的手术中，让患者保持不动是很困难的。很多时候全身麻醉也许是最好的选择。如果有指征，气管插管全身麻醉可以使患者具有最佳的舒适度和安全的气道控制[521]。使用喉罩或面罩通气也是可以的，但是自主呼吸时持续的膈肌活动会干扰对心脏的血管结构的透视检查。在没有严重并发症和合并症的情况下，可以在将患者转运入心导管恢复室或病房之前拔管。在某些复杂病例，需要将患者转入 ICU。

经皮二尖瓣修复术的优势（如二尖瓣反流矫治和二尖瓣狭窄瓣膜连合部切开术）和经导管主动脉瓣植入术一样，避免了胸骨切开、心肺转流以及主动脉阻断[399]。这些手术也是在全麻下进行的，需要透视和 TEE 引导[402]。

经皮封堵术常用于房间隔缺损，较少用于室间隔缺损、动脉导管未闭和开窗术[402, 525]。TEE 可帮助指导放置封堵器和确认放置成功。如果使用 TEE，需要在全身麻醉下进行。如果使用心内心脏彩超，只要在镇静下即可完成操作[402]。通常需要大口径的外周或股静脉通道和桡动脉置管。

经皮 VAD 植入（TandemHeart, and Impella Recover LP 2.5 and 5.0）适用于进行高危冠状动脉介入、射频消融手术或心源性休克的患者[402]。这些装置的非搏动血流产生的心输出量能完全代替左心室的功能。因

框 54.22　医疗工作者允许的最大辐射限量

- 全身：5 rem/yr（50 mSv/yr）
- 皮肤：50 rad/yr（500 mGy/yr）
- 晶状体：2 rad/yr（20 mGy/yr）
- 胎儿（孕期工作者）：整个孕期 0.5 rad（5 mGy）或 0.05 rad/mo（0.5 mGy/mo）（通过铅围裙下方的腹部辐射剂量牌估算）
- 累计暴露量（一生）：1rem × 年龄（10 mSv × 年龄）

yr，年；mo，月（Modified from Bashore TM, Balter S, Barac A, et al. 2012 American College of Cardiology Foundation/Society for Cardiovascular Angiography and Interventions expert consensus document on cardiac catheterization laboratory standards update：a report of the American College of Cardiology Foundation Task Force on Expert Consensus documents. J Am Coll Cardiol. 2012；59；2221-2305.）

此，脉搏血氧饱和度和无创血压测量可能无法正常工作，因为它们的测量机制依赖于脉搏的存在。根据患者的血流动力学以及配合情况，可选择镇静或全身麻醉。由于操作过程中会使用到动脉插管，因而可以进行有创监测[402]。由于可能有大量失血，需要建立大口径的静脉通道。在这些操作过程中需要外科医师随时待命。建立 ECMO 进行完全心肺支持通常在导管室或杂交手术室内完成的。

致谢

本章合并了第 8 版同标题章节和第 104 章 "一氧化氮和其他吸入性肺血管扩张剂"。此版本作者 Muhammad F. Sarwar、Bruce E. Searles、Linda Shore-Lesserson 和 Marc E. Stone 及编辑和出版社感谢 Nancy A. Nussmeier、Iso-bel Russell、FumitoIchinose 和 Warren M. Zapol 对上一版作出的贡献。它是本章的基础。

参考文献

1. Roger VL, et al. *Circulation*. 2012;125:e2.
2. Capewell S, Lloyd-Jones DM. *JAMA*. 2010;304:2057.
3. Alan SG, et al. *Circulation*. 2013;129:e28.
4. Kim ES, Menon V. *Arterioscler Thromb Vasc Biol*. 2009;29:279.
5. Wechsler AS. *J Thorac Cardiovasc Surg*. 2003;126:617.
6. Edwards FH, et al. *Ann Thorac Surg*. 2005;79:2189.
7. Blankstein R, et al. *Circulation*. 2005;112:I323.
8. Guru V, et al. *J Thorac Cardiovasc Surg*. 2004;127:1158.
9. Konety SH, et al. *Circulation*. 2005;111:1210.
10. Werner RM, et al. *Circulation*. 2005;111:1257.
11. Podgoreanu MV, Schwinn DA. *J Am Coll Cardiol*. 2005;46:1965.
12. Podgoreanu MV, et al. *Circulation*. 2006;114:I275.
13. Perry TE, et al. *Anesthesiology*. 2010;112:607.
14. Perry TE, et al. *BMC Med Genet*. 2009;10(38).
15. Rinder CS, et al. *Anesthesiology*. 2002;97:1118.
16. Grocott HP, et al. *Stroke*. 2005;36:1854.
17. Mathew JP, et al. *J Am Coll Cardiol*. 2007;49:1934.
18. Yende S, et al. *Crit Care Med*. 2004;32:922.
19. London MJ, et al. *Anesthesiology*. 1988;69:232.
20. Landesberg G, et al. *Anesthesiology*. 1992;96:264.
21. Fleisher LA. *Anesthesiology*. 2000;92:1183.
22. Reich DL, et al. Monitoring of the heart and vascular system. In: Kaplan JA, Reich DL, Savino JS, eds. *Kaplan's Cardiac Anesthesia: The Echo Era*. 6th ed. St. Louis: Saunders; 2011:416.
23. Carmona MJ, et al. *Rev Bras Anestesiol*. 2007;57:618.
24. Schwann NM, et al. *Anesth Analg*. 2011;113:994.
25. Hind D, et al. *BMJ*. 2003;327:361.
26. London MJ, et al. *Anesthesiology*. 2002;96:860.
27. Iberti TJ, et al. *JAMA*. 1990;264:2928.
28. Connors Jr AF, et al. *JAMA*. 1996;276:889.
29. Peters SG, et al. *J Crit Care*. 2003;18:166.
30. ElBardissi AW, et al. *J Thorac Cardiovasc Surg*. 2012;143:273.
31. van Harten AE, et al. *Anaesthesia*. 2012;67:280.
32. Rudolph JL, et al. *Acta Anaesthesiol Scand*. 2010;54:663.
33. Sweet JJ, et al. *Ann Thorac Surg*. 2008;85:1571.
34. Wåhrborg P, et al. *Circulation*. 2004;110:3411.
35. Murkin JM. Central nervous system dysfunction after cardiopulmonary bypass. In: Kaplan JA, Reich DL, Savino JS, eds. *Kaplan's Cardiac Anesthesia: The Echo Era*. 6th ed. St. Louis: Saunders; 2011:1061.
36. Abu-Omar Y, et al. *J Thorac Cardiovasc Surg*. 2004;127:1759.
37. Hindman BJ. *Heart Surg Forum*. 2002;5(249).
38. Ridderstolpe L, et al. *J Cardiothorac Vasc Anesth*. 2002;16:278.
39. Murkin JM. *Ann Thorac Surg*. 2001;72:S1838.
40. Djaiani G, et al. *Stroke*. 2004;35:e356.
41. Hartman GS, et al. *Anesth Analg*. 1996;83:701.
42. Gold JP, et al. *Ann Thorac Surg*. 2004;78:1579.
43. Emmert MY, et al. *J Thorac Cardiovasc Surg*. 2011;142:1499.
44. Wilson MJ, et al. *Ann Thorac Surg*. 2000;70(25).
45. Grocott HP. *Anaesthesia*. 2012;67:216.
46. Murkin JM, Arango M. *Br J Anaesth*. 2009;103(suppl 1):i3.
47. Yao FS, et al. *J Cardiothorac Vasc Anesth*. 2004;18:552.
48. Goldman S, et al. *Heart Surg Forum*. 2004;7:E376.
49. Fischer GW, et al. *J Thorac Cardiovasc Surg*. 2011;141:815.
50. Murkin JM, et al. *Anesth Analg*. 2007;104(51).
51. Slater JP, et al. *Ann Thorac Surg*. 2009;87:36. discussion 44.
52. Denault A, et al. *Semin Cardiothorac Vasc Anesth*. 2007;11:274.
53. Heringlake M, et al. *Anesthesiology*. 2011;114(58).
54. Murkin JM. *Anesthesiology*. 2011;114(12).
55. Joshi B, et al. *Anesth Analg*. 2012;114(503).
56. van Dijk D, Kalkman CJ. *Anesth Analg*. 2009;109(1006).
57. Liu YH, et al. *Anesth Analg*. 2009;109(1013).
58. Kertai MD, et al. *Anesth Analg*. 2012;114(533).
59. Bellomo R, et al. *Lancet*. 2012;380:756.
60. Bellomo R, et al. *Int J Artif Organs*. 2008;31:166.
61. Schetz M, et al. *Int J Artif Organs*. 2008;31:179.
62. Rassias AJ. *Semin Thorac Cardiovasc Surg*. 2006;18:330.
63. Reves JG, et al. *Circ*. 1982;66(1).
64. Wade AO, Cordingley JJ. *Curr Opin Crit Care*. 2006;12:437.
65. Lazar HL. *Adv Surg*. 2012;46:219.
66. Streeter NB. *J Cardiovasc Nurs*. 2006;21:E14.
67. McDonnell ME, et al. *J Card Surg*. 2012;27:470.
68. Gandhi GY, et al. *Ann Intern Med*. 2007;146:233.
69. Lazar HL, et al. *Ann Thorac Surg*. 2009;87:663.
70. Klein I, Ojamaa K. *N Engl J Med*. 2001;344(No. 7).
71. Iervasi G, et al. *Circulation*. 2003;107:708.
72. Cerillo AG, et al. *Ann Thorac Surg*. 2014;97:2089.
73. Eagle KA, et al. *Circulation*. 2004;110:e340.
74. Zindrou D, et al. *Ann Thorac Surg*. 2002;74:2121.
75. Edwards FH, et al. *Ann Thorac Surg*. 2005;79:2189.
76. Society of Thoracic Surgeons Blood Conservation Guideline Task Force, et al. *Ann Thorac Surg*. 2011;91(3):944.
77. Engoren MC, et al. *Ann Thorac Surg*. 2002;74(4):1180.
78. Koch CG, et al. *N Engl J Med*. 2008;358(12):1229.
79. Young G, et al. *Blood Coagul Fibrinolysis*. 2007;18(2):97.
80. Hirsh J, et al. *Circulation*. 2001;103(24):2994.
81. Shore-Lesserson L, et al. *Ann Thorac Surg*. 2018;105(2):650.
82. Bull BS, et al. *J Thorac Cardiovasc Surg*. 1975;69(5):674.
83. Young JA, et al. *Ann Thorac Surg*. 1978;26(3):231.
84. Doty DB, et al. *J Cardiovasc Surg (Torino)*. 1979;20(6):597.
85. Shore-Lesserson L. *Semin Cardiothorac Vasc Anesth*. 2005;9(1):41.
86. Guzzetta NA, et al. *Anesth Analg*. 2010;111(1):173.
87. Despotis GJ, et al. *Thromb Haemost*. 1996;75(4).
88. Gravlee GP, et al. *J Thorac Cardiovasc Surg*. 1990;99(3):518.
89. Shore-Lesserson L, et al. *Anesth Analg*. 2000;90(4):813.
90. Bull BS, et al. *J Thorac Cardiovasc Surg*. 1975;69(5):685. 1975.
91. Guo Y, et al. *Can J Cardiol*. 2012;28(5):547.
92. Edmunds Jr LH, Colman RW. *Ann Thorac Surg*. 2006;82(6):2315.
93. Boyle Jr EM, et al. *Ann Thorac Surg*. 1996;62(5):1549.
94. Levy JH. *J Cardiothorac Vasc Anesth*. 2004;18(2):129.
95. Ranucci M, et al. *Perfusion*. 2002;17(3):199.
96. Linden MD, et al. *J Cardiothorac Vasc Anesth*. 2004;18(2):131.
97. Ranucci M, et al. *Crit Care Med*. 2005;33(2):355.
98. Garvin S, et al. *Anesth Analg*. 2010;111(4):862.
99. Avidan MS, et al. *J Thorac Cardiovasc Surg*. 2005;130(1):107.
100. Dietrich W, et al. *Anesth Analg*. 2001;92(1):66.
101. Garvin S, et al. *Anesth Analg*. 2010;111(4):856.
102. Avidan MS, et al. *Anesthesiology*. 2005;102(2):276.
103. Teoh KH, et al. *J Thorac Cardiovasc Surg*. 2004;128(2):211.
104. Warkentin TE, et al. *Thromb Haemost*. 1998;79(1):1.
105. Warkentin TE, et al. *Chest*. 2008;133(suppl 6):340S.
106. Everett BM, et al. *Ann Thorac Surg*. 2007;83(2):592.
107. Warkentin TE. *Br J Haematol*. 2003;121(4):535.
108. Kress DC, et al. *Ann Thorac Surg*. 2007;83(5):1737.
109. Lewis BE, et al. *Circulation*. 2001;103(14):1838.
110. Koster A, et al. *Ann Thorac Surg*. 2007;83(2):572.
111. Koster A, et al. *Ann Thorac Surg*. 2007;83(1):72.
112. Koster A, et al. *Ann Thorac Surg*. 2007;83(5):1865.
113. Welsby IJ, et al. *Anesthesiology*. 2005;102(2):308.
114. Kimmel SE, et al. *Anesth Analg*. 2002;94(6):1402. table of contents.
115. Kimmel SE, et al. *J Am Coll Cardiol*. 1998;32(7):1916.

116. Comunale ME, et al. *J Cardiothorac Vasc Anesth.* 2003;17(3):309.
117. Brown JR, et al. *N Engl J Med.* 2006;354(18):1953. author reply -7.
118. Henry D, et al. *CMAJ.* 2009;180(2):183.
119. Mangano DT, et al. *N Engl J Med.* 2006;354(4):353.
120. Fergusson DA, et al. *N Engl J Med.* 2008;358(22):2319.
121. Donahue BS. *Anesth Analg.* 2004;98(6):1623. table of contents.
122. Donahue BS. *Anesth Analg.* 2004;99(6):1598. table of contents.
123. Donahue BS, et al. *Circulation.* 2003;107(7):1003.
124. Donahue BS. *Anesthesiology.* 2002;97(3):760. author reply 1.
125. Levine GN, et al. *Circulation.* 2011;124(23):e574.
126. Levine GN, et al. *Circulation.* 2016;134(10):e123.
127. Ferraris VA, et al. *Ann Thorac Surg.* 2012;94(5):1761.
128. Berger JS, et al. *J Am Coll Cardiol.* 2008;52(21):1693.
129. Berger PB, et al. *J Interv Cardiol.* 2015;28(3):223.
130. Maltais S, et al. *Eur J Cardiothorac Surg.* 2008;34(1):127.
131. Singh M, et al. *Mayo Clin Proc.* 2001;76(8):784.
132. Lincoff AM, et al. *Ann Thorac Surg.* 2000;70(2):516.
133. Brown DL, et al. *Am J Cardiol.* 2001;87(5):537.
134. McDonald SB, et al. *J Cardiothorac Vasc Anesth.* 2005;19(1):4.
135. Bar-Yosef S, et al. *Can J Anaesth.* 2007;54(2):107.
136. Ruff CT, et al. *Lancet.* 2014;383(9921):955.
137. Douxfils J, et al. *Thromb Haemost.* 2012;107(5):985.
138. Douxfils J, et al. *Thromb J.* 2014;12:24.
139. Sun JZ, et al. *Hypertens Res.* 2011;34(15).
140. Mangano DT. *N Engl J Med.* 2002;347:1309.
141. Gremmel T, et al. *Thromb Haemost.* 2009;101(333).
142. Breet NJ, et al. *JAMA.* 2010;303:754.
143. Bonello L, et al. *J Am Coll Cardiol.* 2008;51:1404.
144. Puskas F, et al. Induction of anesthesia. In: Hensley FA, Martin DE, Gravlee GP, eds. *A Practical Approach to Cardiac Anesthesia.* 5th ed. Philadelphia: Lippincott Williams & Wilkins; 2013:179.
145. Engelman R, et al. *Ann Thorac Surg.* 2007;83:1569.
146. Raphael J. *Semin Cardiothorac Vasc Anesth.* 2010;14:54.
147. Licker M, et al. *Ann Card Anaesth.* 2012;15:206.
148. ElBardissi AW, et al. *Eur J Cardiothorac Surg.* 2008;34:1027.
149. Morris BN, et al. The post cardiopulmonary bypass period: weaning to ICS transport. In: Hensley FA, Martin DE, Gravlee GP, eds. *A Practical Approach to Cardiac Anesthesia.* 5th ed. Philadelphia: Lippincott Williams & Wilkins; 2013:238.
150. Nagpal K, et al. *Ann Surg.* 2010;252:171.
151. Nagpal K, et al. *Ann Surg.* 2011;253:831.
152. Kitch BT, et al. *Jt Comm J Qual Patient Saf.* 2008;34:563.
153. Joy BF, et al. *Pediatr Crit Care Med.* 2011;12:304.
154. Petrovic MA, et al. *J Cardiothorac Vasc Anesth.* 2012;26:11.
155. Catchpole KR, et al. *Paediatr Anaesth.* 2007;17:470.
156. Myles PS, et al. *Lancet.* 2004;363:1757.
157. Avidan MS, et al. *N Engl J Med.* 2008;358:1097.
158. Dahaba AA. *Anesth Analg.* 2005;101:765.
159. Levy JH, et al. Postoperative cardiovascular management. In: Kaplan JA, Reich DL, Savino JS, eds. *Kaplan's Cardiac Anesthesia: The Echo Era.* 6th ed. St. Louis: Saunders; 2011:1025.
160. Bernard F, et al. *Anesth Analg.* 2001;92:291.
161. Gillies M, et al. *Crit Care.* 2005;9:266.
162. Hollenberg SM. *Am J Respir Crit Care Med.* 2011;183:847.
163. Maharaj R, Metaxa V. *Crit Care.* 2011;15:R140.
164. Toller WG, Stranz C. *Anesthesiology.* 2006;104:556.
165. Landoni G, et al. *N Engl J Med.* 2017;376:2021.
166. Desai AS, Jarcho JA. *N Engl J Med.* 2017;376:2076.
167. Haddad F, et al. *Curr Opin Anesthesiol.* 2009;29:68.
168. Kaplan JA, et al. *Kaplan's Cardiac Anesthesia: The Echo Era.* 6th ed. ; 2011.
169. Al-Sarraf N, et al. *Cardiol Res Pract.* 2012;2012:272384.
170. Mathew JP, et al. *JAMA.* 2004;291:1720.
171. Davis EM, et al. *Pharmacotherapy Jul.* 2010;30(7):749. 274e.
172. Kinoshita T, et al. *Eur J Cardiol.* 2012;41:102.
173. Giaccardi M, et al. *Am J Phys Med Rehabil Apr.* 2011;90(4):308.
174. Rader F, et al. *Circ Arrhythm Electrophysiol.* 2011;4:644.
175. Hill LL, et al. *J Cardiothorac Vasc Anesth.* 2002;16:483.
176. European Heart Rhythm Association, European Association for Cardio-Thoracic Surgery, Camm AJ, et al. *Eur Heart J.* 2010;31:2369.
177. Hogue Jr CW, et al. *Chest.* 2005;128(9S).
178. Chung MK. *Crit Care Med.* 2000;28:N136.
179. Atlee JL, Bernstein AD. *Anesthesiology.* 2001;95:1265.
180. Vuylsteke A, et al. *J Cardiothorac Vasc Anesth.* 2000;14:269.
181. Levy JH. *Tex Heart Inst J.* 2005;32:467.
182. Cogliati AA, et al. *J Cardiothorac Vasc Anesth.* 2007;21:847.
183. Bove T, et al. *J CardiothoracVasc Anesth.* 2004;18(4):442.
184. Sear JW. *Br J Anaesth.* 2005;95:20.
185. Kuitunen A, et al. *Ann Thorac Surg.* 2006;81:542.
186. Ejaz AA, et al. *J Nephrol.* 2012;25:497.
187. Mehta RL, et al. *JAMA.* 2002;288:2547.
188. Kellum JA, et al. *Intensive Care Med.* 2002;28(29).
189. Alexander KP, et al. *J Am Coll Cardiol.* 2000;35:731.
190. Bucerius J, et al. *Ann Thorac Surg.* 2003;75:472.
191. Kaplan JA et al.: *Kaplan's Cardiac Anesthesia: The Echo Era,* 6th ed.. p 1070
192. Tarakji KG, et al. *JAMA.* 2011;305:381.
193. Newman MF, et al. *N Engl J Med.* 2001;344:395.
194. van Harten AE, et al. *Anaesthesia.* 2012;66:280.
195. Selnes OA, et al. *N Engl J Med.* 2012;366:250.
196. Grocott HP. *Anaesthesia.* 2012;67:213.
197. Gold JP, et al. *Ann Thorac Surg.* 2004;78:1579.
198. Wilson MJ, et al. *Ann Thorac Surg.* 2000;70(25).
199. Djaiani G, et al. *Circulation.* 2007;116:1888.
200. Martens S, et al. *Ann Thorac Surg.* 2008;85:543.
201. van Dijk D, et al. *JAMA.* 2007;297:701.
202. Bucerius J, et al. *Thorac Cardiovasc Surg.* 2003;51(11).
203. Krinsley JS, Grover A. *Crit Care Med.* 2007;35:2262.
204. Galindo RJ, et al. *Endocrinol Metab Clin N Am.* 2018;47:203.
205. Gold JP, et al. *J Thorac Cardiovasc Surg.* 1995;110:1302. discussion 1311.
206. Gottesman RF, et al. *Stroke.* 2006;37:2306.
207. McKhann GM, et al. *Stroke.* 2006;37:562.
208. Rudolph JL, Marcantonio ER. *Anesth Analg.* 2011;112:1202.
209. Rudolph JL, et al. *Circulation.* 2009;119(229).
210. Higgins TL, et al. Postoperative respiratory care. In: Kaplan JA, Reich DL, Savino JS, eds. *Kaplan's Cardiac Anesthesia: The Echo Era.* 6th ed. St. Louis: Saunders; 2011:1046.
211. Reddy SL, et al. *Ann Thorac Surg.* 2007;84:528.
212. Kapadohos T, et al. *J Thorac Dis.* 2017;9(1):70.
213. Murthy SC, et al. *J Thorac Cardiovasc Surg.* 2007;134:484.
214. Prielipp R, et al. *J Cardiothorac Vas Anes.* 1997;11(No 7):908.
215. Janelle GM, et al. *J Cardiothorac Vas Anes.* 2000vol. 14(No 1, 4).
216. Dehert SG, et al. *J Cardiothorac Van Anes.* 1997;11(No 7):864.
217. England MR, et al. *JAMA.* 1992;268(No 17).
218. Lazar HL. *Adv Surg.* 2012;46:219.
219. Gandhi GY, et al. *Ann Intern Med.* 2007;146:233.
220. Lazar HL, et al. *Ann Thorac Surg.* 2009;87:663.
221. Tindall MJ et al.: *Mathematical medicine and biology: a journal of IMA,* V 25, Issue 4, December 2008
222. Mueller XM, et al. *Chest.* 2000;118:391.
223. Gottschalk A, et al. *Anesthesiology.* 2006;104:594.
224. Liu SS, Wu CL. *Anesth Analg.* 2007;104:689.
225. Bainbridge D, et al. *Can J Anaesth.* 2006;53:492.
226. Liu SS, et al. *Anesthesiology.* 2004;101(153).
227. Svircevic V, et al. *Anesthesiology.* 2011;114:262.
228. Olivier JF, et al. *Heart Surg Forum.* 2007;10:E357.
229. Dowling R, et al. *J Thorac Cardiovasc Surg.* 2003;126:1271.
230. Joshi GP, et al. *Anesth Analg.* 2007;105(1793).
231. Despotis GJ, et al. *Thromb Haemost.* 1996;76(6):902.
232. Mahla E, et al. *Ann Thorac Surg.* 2016;102(6):2010.
233. Chen A, Teruya J. *Clin Lab Med.* 2009;29(2):391.
234. Nuttall GA, et al. *Anesthesiology.* 2001;94(5):773. discussion 5A-6A.
235. Ak K, et al. *J Card Surg.* 2009;24(4):404.
236. Karkouti K, et al. *Circulation.* 2016;134(16):1152.
237. Shore-Lesserson L, et al. *Anesthesia and Analgesia.* 1999;88(2):312.
238. Ott E, et al. *J Thorac Cardiovasc Surg.* 2007;133:1242.
239. Koch CG, et al. *Ann Thorac Surg.* 2006;81:1650.
240. Marik PE, Corwin HL. *Crit Care Med.* 2008;36:2667.
241. Ferraris VA, et al. *Ann Thorac Surg.* 2007;83:S27.
242. Loor G, et al. *J Thorac Cardiovasc Surg.* 2012;144:654.
243. Ranucci M, et al. *Tex Heart Inst J.* 2006;33:300.
244. Rochon AG, Shore-Lesserson L. *Anesthesiol Clin.* 2006;24:839.
245. White MM, et al. *J Thromb Thrombolysis.* 2004;18:163.
246. Agarwal S, et al. *Anesthesiology.* 2006;105:676.
247. Malinin A, et al. *Thromb Res.* 2007;119:277.
248. Wheeler GL, et al. *Am Heart J.* 2002;143:602.
249. Steinhubl SR, et al. *Circulation.* 2001;103:2572.
250. Avidan MS, et al. *Br J Anaesth.* 2004;92:178.
251. Nuttall GA, et al. *Anesthesiology.* 2001;94:773.
252. Despotis GJ, et al. *Transfusion (Paris).* 1994;34:290.
253. Shore-Lesserson L, et al. *Anesth Analg.* 1999;88:312.
254. Helm RE, et al. *Ann Thorac Surg.* 1998;65:125.
255. Spiess BD, et al. *J Cardiothorac Vasc Anesth.* 1995;9:168.
256. Royston D, von Kier S. *Br J Anaesth.* 2001;86:575.
257. Weber CF, et al. *Anesthesiology.* 2012;117:531.
258. Ozier Y, Schlumberger S. *Can J Anaesth.* 2006;53:S21.

259. DelRossi AJ, et al. *Chest.* 1989;96(27).
260. Horrow JC, et al. *Circulation.* 1991;84:2063.
261. Fiechtner BK, et al. *Anesth Analg.* 2001;92:1131.
262. Butterworth J, et al. *Anesthesiology.* 1999;90:1624.
263. Kikura M, et al. *J Am Coll Surg.* 2006;202(216).
264. Horrow JC, et al. *Anesthesiology.* 1995;82:383.
265. Spiess BD, et al. Transfusion medicine and coagulation disorders. In: Kaplan JA, Reich DL, Savino JS, eds. *Kaplan's Cardiac Anesthesia: The Echo Era.* 6th ed. St. Louis: Saunders; 2011:949.
266. Mangano DT, et al. *JAMA.* 2007;297:471.
267. Gill R, et al. *Circulation.* 2009;120(21).
268. Ask A, et al. *J Extra Corpor Technol.* 2006;38:27.
269. De Somer F, et al. *Eur J Cardiothorac Surg.* 2000;18:602.
270. Nutter BT, et al. *J Extra Corpor Technol.* 2004;36:36.
271. Willcox TW, et al. *Ann Thorac Surg.* 1999;68:1285.
272. Linneweber J, et al. *Int J Artif Organs.* 2002;25:549.
273. Federspiel WJ, Henchir KA. Lung, artificial: basic principles and current applications. In: Wnek GE, Bowlin GL, eds. *Encyclopedia of Biomaterials and Biomedical Engineering.* New York: Marcel Dekker; 2004:910.
274. Despotis GJ, et al. *J Thorac Cardiovasc Surg.* 1995;110:46.
275. Shore-Lesserson L, et al. *Ann Thorac Surg.* 2018;105(2):650.
276. Williams ML, et al. *Ann Thorac Surg.* 2010;90:1812.
277. Gottlieb EA, et al. *Paediatr Anaesth.* 2006;16:787.
278. Ing RJ, et al. *J Cardiothorac Vasc Anesth.* 2004;18:472.
279. Tovedal T, et al. *Interact Cardiovasc Thorac Surg.* 2010;11:561.
280. Bove T, et al. *J Cardiothorac Vasc Anesth.* 2004;18:442.
281. Oriaku G, et al. *J Thorac Cardiovasc Surg.* 2000;119:1102.
282. Tian G, et al. *J Thorac Cardiovasc Surg.* 2003;125:872.
283. Guarracino F, et al. *Minerva Anestesiol.* 2001;67(165).
284. Hindler K, Nussmeier NA. Central nervous system risk assessment. In: Newman M, Fleisher L, Fink M, eds. *Perioperative Medicine: Managing for Outcome.* Philadelphia: Saunders; 2008:69.
285. Rees K, et al. *Cochrane Database Syst Rev.* 2001;1:CD002138.
286. Kammersgaard LP, et al. *Stroke.* 2002;33:1759.
287. Hogue Jr CW, et al. *Anesth Analg.* 2006;103(21).
288. Nussmeier NA. *Tex Heart Inst J.* 2005;32:472.
289. Akata T, et al. *J Thorac Cardiovasc Surg.* 2007;133:1559.
290. Nussmeier NA, et al. *Anesth Analg.* 2006;103(1373).
291. Johnson RI, et al. *Perfusion.* 2002;17(145).
292. Engelman R, et al. *Ann Thorac Surg.* 2015;100(2):748.
293. Thong WY, et al. *Anesth Analg.* 2002;95:1489.
294. Grocott HP, et al. *Stroke.* 2002;33(537).
295. Rahn H. *Pneumonologie.* 1974;151(87).
296. Murkin JM, et al. *Anesth Analg.* 1987;66:825.
297. Sakamoto T, et al. *J Thorac Cardiovasc Surg.* 2004;127:12.
298. Shann KG, et al. *J Thorac Cardiovasc Surg.* 2006;132:283.
299. Groom RC, et al. *J Extra Corpor Technol.* 2005;37:343.
300. Schulze C, et al. *Thorac Cardiovasc Surg.* 2000;48:364.
301. Parolari A, et al. *Ann Thorac Surg.* 2007;84:823.
302. Carrier M, et al. *Ann Thorac Surg.* 2006;82:51.
303. Searles B. *J Extra Corpor Technol.* 2006;38:64.
304. Tallman RD, et al. *Perfusion.* 2002;17(111).
305. Ohata T, et al. *J Artif Organs.* 2007;10:92.
306. Fromes Y, et al. *Eur J Cardiothorac Surg.* 2002;22:527.
307. Rastan AJ, et al. *Circulation.* 2006;114:I477.
308. de Vroege R, et al. *Anesth Analg.* 2004;98:1586.
309. Deptula J, et al. *J Extra Corpor Technol.* 2006;38:22.
310. Ikuta T, et al. *Ann Thorac Surg.* 2004;77:1678.
311. Warren O, et al. *Eur J Cardiothorac Surg.* 2007;31:665.
312. Cappabianca G, et al. *J Cardiothorac Vasc Anesth.* 2011;25:156.
313. Dieleman JM, et al. *Cochrane Database Syst Rev.* 2011;5:CD005566.
314. Dieleman JM, et al. *JAMA.* 2012;308:1761.
315. Morgan C, et al. *Crit Care.* 2009;13:R165.
316. Liakopoulos OJ, et al. *Cochrane Database Syst Rev.* 2012;4:CD008493.
317. Dale O, et al. *Anesth Analg.* 2012;115:934.
318. Edmonds Jr HL. Central nervous system monitoring. In: Kaplan JA, Reich DL, Savino JS, eds. *Kaplan's Cardiac Anesthesia: The Echo Era.* 6th ed. St. Louis: Saunders; 2011:466.
319. Cook RC, et al. *J Card Surg.* 2006;21:158.
320. Duebener LF, et al. *Circulation.* 2001;104:I260.
321. Lee AP, et al. *Circulation.* 2009;119:2606.
322. Immer FF, et al. *Ann Thorac Surg.* 2008;85:1614. discussion 1618.
323. Li Z, et al. *Ann Thorac Surg.* 2002;73:1514.
324. Gega A, et al. *Ann Thorac Surg.* 2007;84:759.
325. Harrington DK, et al. *Ann Thorac Surg.* 2007;83:S799. discussion S824.
326. Barnard J, et al. *Interact Cardiovasc Thorac Surg.* 2004;3:621.
327. Green MS, et al. Anesthetic management of myocardial revascu-

larization. In: Hensley FA, Martin DE, Gravlee GP, eds. *A practical Approach to Cardiac Anesthesia.* 5th ed. Philadelphia: Lippincott Williams & Wilkins; 2013:319.
328. Mittnacht AJC, et al. Anesthesia for myocardial revascularization. In: Kaplan JA, Reich DL, Savino JS, eds. *Kaplan's Cardiac Anesthesia: The Echo Era.* 6th ed. St. Louis: Saunders; 2011:522.
329. Shanewise JS. *Semin Cardiothorac Vasc Anesth.* 2006;10:101.
330. Harvey S, et al. *Cochrane Database Syst Rev.* 2006;3:CD003408.
331. Halkos ME, Puskas JD. *Curr Opin Cardiol.* 2010;25:583.
332. Chassot PG, et al. *Br J Anaesth.* 2004;92:400.
333. Mack MJ, et al. *J Thorac Cardiovasc Surg.* 2004;127:167.
334. Patel NC, et al. *J Thorac Cardiovasc Surg.* 2004;128:655.
335. Wijeysundera DN, et al. *J Am Coll Cardiol.* 2005;46:872.
336. Cheng DC, et al. *Anesthesiology.* 2005;102:188.
337. Shroyer AL, et al. *N Engl J Med.* 2009;361:1827.
338. Hannan EL, et al. *Circulation.* 2007;116(1145).
339. Puskas JD, et al. *Ann Thorac Surg.* 2007;84:1447. discussion 1454.
340. Fu SP, et al. *Ann Thorac Surg.* 2009;87:1090.
341. Eifert S, et al. *J Cardiothorac Surg.* 2010;5:90.
342. Lamy A, et al. *N Eng J Med.* 2016;375:2359.
343. Kim JY, et al. Alternative approaches to cardiac surgery with and without cardiopulmonary bypass. In: Hensley FA, Martin DE, Gravlee GP, eds. *A Practical Approach to Cardiac Anesthesia.* 5th ed. Philadelphia: Lippincott Williams & Wilkins; 2013:359.
344. Grayes Emery. *J Cardio Thorac Vasc Anes.* 1997;11(No 5):625.
345. Reser D, et al. *Thorac Cardiovasc Surg.* 2015;63:313.
346. Tekin AI, et al. *Videosurgery Miniinv.* 2017;12(3):285.
347. Deshpande, et al. *Curr Opin Anesthesiol.* 2014;27:49.
348. Cao C, et al. *Ann Cardiothorac Surg.* 2016;5(6):530.
349. Bonatti JO, et al. *Ann Thorac Surg.* 2012;94:1920.
350. Halkos ME, et al. *Ann Thorac Surg.* 2014;97:484.
351. Rheumatic fever and rheumatic heart disease: World Health. *Organ Tech Rep Ser.* 2004:923(1).
352. Borger MA, et al. *Ann Thorac Surg.* 2006;81:1153.
353. Quader N, Rigolin VH. *Cardiovascula Ultrasound.* 2014;12(42).
354. O'Gara P, et al. *JACC: Cardiovascular Imaging.* 2008;1(2).
355. Bonow RO, et al. *J Am Coll Cardiol.* 2008;52:e1.
356. Carabello BA. *Circulation.* 2005;112:432.
357. Savage RM, et al. *Comprehensive Textbook of Perioperative Transesophageal Echocardiography.* Philadelphia: Wolters Kluwer; 2005.
358. Klein AJ, Carroll JD. *Heart Fail Clin.* 2006;2(443).
359. Adams DH, et al. Mitral valve regurgitation. In: Hurst JW, Fuster V, Walsh RA, et al., eds. *Hurst's the Heart.* 13th ed. New York: McGraw-Hill Medical; 2011:1721.
360. Nishimura RA, Schaff HV. Mitral regurgitation: timing of surgery. In: Otto CM, Bonow RO, eds. *Valvular Heart Disease: A Companion to Braunwald's Heart Disease.* 3rd ed. Philadelphia: Saunders; 2009:274.
361. Levine RA, et al. Ischemic mitral regurgitation. In: Otto CM, Bonow RO, eds. *Valvular Heart Disease: A Companion to Braunwald's Heart Disease.* 3rd ed. Philadelphia: Saunders; 2009:260.
362. Hudson JKC, et al. Echocardiographic assessment of cardiomyopathies. In: Savage RM, Aronson S, Shernan SK, eds. *Comprehensive Textbook of Perioperative Transesophageal Echocardiography.* Philadelphia: Lippincott Williams & Wilkins; 2010:611.
363. Roberts R, Sigwart U. *Circulation.* 2001;104:2113.
364. Manabe S, et al. *Interact Cardiovasc Thorac Surg.* 2012;15:235.
365. Soltesz EG, Cohn LH. *Cardiol Rev.* 2007;15(109).
366. Mihaljevic T, et al. *Ann Surg.* 2004;240(529). discussion 534.
367. Bhamidipati CM, et al. *Innovations (Phila).* 2010;5(295).
368. Rehfeldt KH, et al. *J Cardiothorac Vasc Anesth.* 2011;25:721.
369. Javadikasgari H, et al. *Heart.* 2018;104(10):861–867.
370. Soltesz EG, et al. MIMVS. *Cardiol Rev.* 2007;15:109–115.
371. Kottenberg-Assenmacher E, et al. *Anaesthesia.* 2007;62(3):231.
372. Vernick WJ, Woo JY. *Semin Cardiothorac Vasc Anesth.* 2012;16:11.
373. Mihaljevic T, et al. *Ann Surg.* 2004;240:529–534.
374. Dunning J, et al. *J Thorac Cardiovasc Surg.* 2011;142. 776 e773.
375. Cripe L, et al. *J Am Coll Cardiol.* 2004;44:138.
376. Robicsek F, et al. *Ann Thorac Surg.* 2004;77:177.
377. Beller CJ, et al. *Circulation.* 2004;109:763.
378. Freeman RV, Otto CM. *Circulation.* 2005;111:3316.
379. Schoen FJ. *Cardiovasc Pathol.* 2005;14(189).
380. Mochizuki Y, Pandian NG. *Curr Opin Cardiol.* 2003;18:327.
381. Pasic M, et al. *Ann Thorac Surg.* 2010;90:1463. discussion 1469.
382. Augoustides JG, et al. *J Cardiothorac Vasc Anesth.* 2009;23:569.
383. Bekeredjian R, Grayburn PA. *Circulation.* 2005;112(125).
384. Scheuble A, Vahanian A. *Am J Cardiovasc Drugs.* 2005;5:113.
385. Otto CM. Right-sided valve disease. In: Otto CM, Bonow RO, eds. *Valvular Heart Disease: a Companion to Braunwald's Heart Disease.* 3rd ed.

Philadelphia: Saunders; 2009:334.

386. Kim BS, et al. *Semin Thorac Cardiovasc Surg*. 2006;18:148.
387. Taramasso M, et al. *J Am Coll Cardiol*. 2012;2012(59):703.
388. Cohen SR, et al. *J Thorac Cardiovasc Surg*. 1987;94:481.
389. Matsunaga A, Duran CM. *Circulation*. 2005;112:I453.
390. Nath J, et al. *J Am Coll Cardiol*. 2004;43:405.
391. O'Rourke RA. Tricuspid valve, pulmonic valve, and multivalvular disease. In: Fuster V, Wayne AR, O'Rourke RA, eds. *Hurst's the Heart*. 11th ed. New York: McGraw-Hill Medical; 2004:1707.
392. Sivarajan M, Modak K. Valvular stenosis. In: Mathew JP, Ayoub CM, eds. *Clinical Manual and Review of Transesophageal Echocardiography*. New York: McGraw-Hill Medical; 2005:118.
393. Kheiwa A, et al. *Exp Rev Cardiovasc Ther*. 2018;16(3):197.
394. Pfannmuller B, et al. *Ann Thorac Surg*. 2012;94:2005.
395. Chikwe J, et al. Procedures in the hybrid operating room. In: Kaplan JA, Reich DL, Savino JS, eds. *Kaplan's Cardiac Anesthesia: The Echo Era*. 6th ed. St. Louis: Saunders; 2011:807.
396. Braithwaite S, et al. *Curr Opin Anaesthesiol*. 2010;23:507.
397. Shook DC, Savage RM. *Anesthesiol Clin*. 2009;27:47.
398. Reddy K, et al. *Anaesthesia*. 2006;61:1175.
399. Joe RR, et al. *Anesthesiol Clin Nrth America*. 2003;(3):639.
400. Leon MB, et al. *N Engl J Med*. 2010;363:1597.
401. Braithwaite S, et al. *Curr Opin Anaesthesiol*. 2010;23:507.
402. Shook DC, Savage RM. *Anesthesiol Clin*. 2009;27:47.
403. Chikwe J, Kerr J, Love BA. Procedures in the hybrid operating room. In: Kaplan JA, Reich DL, Savino JS, eds. *Kaplan's Cardiac Anesthesia: The Echo Era*. 6th ed. St. Louis: Saunders; 2011:807–813.
404. Otto CM, et al. *JACC*. 2017;69(1313).
405. Holmes Jr DR, et al. *J Thorac Cardiovasc Surg*. 2012;144:e29.
406. Yan TD, et al. *J Thorac Cardiovasc Surg*. 2010;139:1519.
407. Billings 4th FT, et al. *Anesth Analg*. 2009;108(1453).
408. Hosoba S, et al. *Int CardVasc Thor Surg*. 2018;26:420.
409. Greason KL, et al. *J Thorac Cardiovasc Surg*. 2016;151:1026.
410. Fassl J, et al. *J Cardiothorac Vasc Anesth*. 2011;25:576.
411. Patel PA, et al. *J Cardiothorac Vasc Anesth*. 2012;26:698.
412. Pressman GS. *Cardiology*. 2017;137(25).
413. Tommaso CL, et al. *J Thorac Cardiovasc Surg*. 2012;143:1254.
414. Kothandan H, et al. *Ann Card Anaest*. 2014;17(1):17.
415. Franzen O, et al. *Eur J Heart Fail*. 2011;13:569.
416. Ding J, et al. *Int J Clin Exp Med*. 2015;8(9):15230.
417. Kumar D, et al. *Ann Card Anaesth*. 2018;21:88.
418. Hunt SA, et al. *J Am Coll Cardiol*. 2009;53:e1.
419. Francis GS, et al. *Ann Intern Med*. 1984;101:370.
420. Levine B, et al. *N Engl J Med*. 1990;323:236.
421. Liao L, et al. *Am J Cardiol*. 2004;93:1275.
422. Vitali E, et al. *Am J Cardiol*. 2003;91:88F.
423. Kumpati GS, et al. *Cardiol Clin*. 2001;19:669.
424. Luc JG, et al. *Ann Cardiothorac Surg*. 2018;7(1):19.
425. Atluri P, Acker MA. *Semin Thorac Cardiovasc Surg*. 2012;24:51.
426. Romano MA, Bolling SF. *Heart Fail Monit*. 2003;4(7).
427. Nishimura R, et al. *JACC*. 2017;70(2):252.
428. Bax JJ, et al. *Circulation*. 2004;110:II103.
429. Braun J, et al. *Ann Thorac Surg*. 2008;85:430. discussion 436.
430. Ciarka A, et al. *Am J Cardiol*. 2010;106:395.
431. Goldstein D, et al. *N Engl J Med*. 2016;374:344.
432. Jones RH, et al. *N Engl J Med*. 2009;360:1705.
433. Bardy GH, et al. *N Engl J Med*. 2005;352:225.
434. Bristow MR, et al. *N Engl J Med*. 2004;350:2140.
435. Buxton AE, et al. *N Engl J Med*. 1999;341:1882.
436. Cleland JG, et al. *N Engl J Med*. 2005;352:1539.
437. Moss AJ, et al. *N Engl J Med*. 2002;346:877.
438. Delgado DH, et al. *J Card Surg*. 2004;19:47.
439. Feller ED, et al. *Ann Thorac Surg*. 2007;83:1082.
440. Maybaum S, et al. *Circulation*. 2007;115:2497.
441. Reinlib L, Abraham W. *J Card Fail*. 2003;9:459.
442. Rose EA, et al. *N Engl J Med*. 2001;345:1435.
443. Xydas S, et al. *J Heart Lung Transplant*. 2006;25(7).
444. Stehlik J, et al. *J Heart Lung Transplant*. 2011;30:1078.
445. Stone ML, et al. *J Card Surg*. 2015;30:194.
446. Kirklin JK, et al. *J Heart Lung Transplant*. 2008;27:1065.
447. Kirklin JK, et al. *Surg Clin North Am*. 2004;84:257. xi.
448. Kirklin JK, et al. *J Heart Lung Transplant*. 2015;34(12):1495.
449. Rogers JG, et al. *N Engl J Med*. 2017;376:451.
450. Stulak JM, et al. *J Heart Lung Transplant*. 2015;34:1535.
451. Schmitto JD, et al. *J Heart Lung Transplant*. 2015;34:858.
452. Mehra MR, et al. *N Engl J Med*. 2017;376(5):440. 2017.
453. Mehra MR, et al. *N Engl J Med*. 2018.
454. Feldman D, et al. *J Heart Lung Transplant*. 2013;32:157.
455. Shah KB, et al. *J Card Fail*. 2016;22(11):913.

456. Cook JA, et al. *J Thorac Dis*. 2015;7(12):2172.
457. Yaung J, et al. *Anesth Analg*. 2017;124:1412.
458. Report of the WHO/ISFC task force on the definition and classification of cardiomyopathies. *Br Heart J*. 1980;44:672.
459. Maron BJ, et al. *Circulation*. 2006;113:1807.
460. Brieler J, et al. *Am Fam Phys*. 2017;96(10):640.
461. Argulian E, et al. *Am J Med*. 2016;129(2):148.
462. Gersh BJ, et al. *Circulation*. 2011;124(24):e783.
463. Morrow AG, Brockenbrough EC. *Ann Surg*. 1961;154:181.
464. Sherrid MV, et al. *Ann Thorac Surg*. 2003;75:620.
465. Messmer B. *Ann Thorac Surg*. 1994;58:575.
466. Schoendube FA, et al.: *Circulation* 92 (suppl II):II 122, 1995.
467. Balaram SK, et al. *Ann Thorac Surg*. 2012;94:1990.
468. Chenzbraun A, et al. *Am J Cardiol*. 1993;71:1244.
469. Sgalambro A, et al. *J Thorac Cardiovasc Surg*. 2010;140:1046.
470. Gemmato CJ, et al. *Tex Heart Inst J*. 2005;32:168.
471. Health Resources and Services Administration, U.S. Department of Health and Human Services: Organ Procurement and Transplantation Network. <http://optn.transplant.hrsa.gov/data/> (Accessed 2.24.2018)
472. Frazier OH, et al. Surgical treatment of advanced heart failure. In: Willerson JT, Cohn JN, Wellens HJJ, et al., eds. *Cardiovascular Medicine*. 3rd ed. New York: Springer; 2007:1461.
473. Natale ME, Pina IL. *Curr Opin Cardiol*. 2003;18:136.
474. Myers J, et al. *Chest*. 2003;124:2000.
475. Sun JP, et al. *J Heart Lung Transplant*. 2007;26:1243.
476. Dreyfus G, et al. *Ann Thorac Surg*. 1991;52(11).
477. Silversides CK, et al. *Can J Cardiol*. 2010;26:143.
478. Chassot PG, Bettex DA. *J Cardiothorac Vasc Anesth*. 2006;20:414.
479. Lovell AT. *Br J Anaesth*. 2004;93:129.
480. Webb GD, Williams RG. *J Am Coll Cardiol*. 2001;37:1166.
481. Warnes CA, et al. *Circulation*. 2008;118:2395.
482. Bhatt AB, et al. *Circulation*. 2015;131:1884.
483. Marelli A, et al. *Can J Cardiol*. 2010;26:e65.
484. Diller GP, et al. *Circulation*. 2005;112:828.
485. Cannesson M, et al. *Anesthesiology*. 2009;111:432.
486. Stayer SA, et al. *Anesthesiol Clin North Am*. 2003;21:653.
487. Broberg CS, et al. *Am J Cardiol*. 2011;107:1215.
488. Roger VL, et al. *Circulation*. 2012;225:e2.
489. Lakshminarayan K, et al. *Stroke*. 2006;37:1969.
490. Cox JL, et al. *Semin Thorac Cardiovasc Surg*. 2000;12(15).
491. Gillinov AM, Wolf RK. *Prog Cardiovasc Dis*. 2005;48:169.
492. Prasad SM, et al. *J Thorac Cardiovasc Surg*. 2003;126:1822.
493. Arcidi Jr JM, et al. *Semin Thorac Cardiovasc Surg*. 2000;12:38.
494. McCarthy PM, et al. *Semin Thorac Cardiovasc Surg*. 2000;12:25.
495. Schaff HV, et al. *Semin Thorac Cardiovasc Surg*. 2000;12:30.
496. Cox JL. *Tex Heart Inst J*. 2004;31:257.
497. Roy CL, et al. *JAMA*. 2007;297:1810.
498. Shabetai R. *Heart*. 2004;90(255).
499. Kussmaul A. *Berl Klin Wochenschr*. 1873;10(433).
500. Maisch B, et al. *Eur Heart J*. 2004;25:587.
501. Spodick DH. *N Engl J Med*. 2003;349:684.
502. Pepi M, Muratori M. *J Cardiovasc Med (Hagerstown)*. 2006;7:533.
503. Soler-Soler J, et al. *Heart*. 2001;86:235.
504. Longo SR, Campbell DB. Management of cardiothoracic surgical emergencies. In: Hensley FA, Martin DE, Gravlee GP, eds. *A Practical Approach to Cardiac Anesthesia*. 4th ed. Philadelphia: Lippincott Williams & Wilkins; 2008:474.
505. De Jong A, Jaber S. *Critical Care*. 2014;18:560.
506. Aye T, Milne B. *Can J Anaesth*. 2002;49:283.
507. Nishimura RA. *Heart*. 2001;86:619.
508. Osterberg L, et al. *West J Med*. 1998;169:232.
509. Little WC, Freeman GL. *Circulation*. 2006;113:1622.
510. Asher CR, Klein AL. *Cardiol Rev*. 2002;10:218.
511. Imazio M. *Curr Opin Cardiol*. 2012;27:308.
512. Parasramka SV, et al. *Eur J Echocardiogr*. 2008;9:563.
513. Degiannis E, et al. *Ann R Coll Surg Engl*. 2005;87:61.
514. Lin PH, et al. *J Vasc Surg*. 2006;43(suppl A):22A.
515. Jamieson WR, et al. *Am J Surg*. 2002;183:571.
516. Nzewi O, et al. *Eur J Vasc Endovasc Surg*. 2006;31:18.
517. Cinnella G, et al. *J Trauma*. 2004;57:1246.
518. Kahn RA, Moskowitz DM. *J Cardiothorac Vasc Anesth*. 2002;16:218.
519. Svensson LG, et al. *Ann Thorac Surg*. 2008;85(S1).
520. Akowuah E, et al. *J Thorac Cardiovasc Surg*. 2009;138:768.
521. Joe RR, Chen LQ. *Anesthesiol Clin North Am*. 2003;21:639.
522. Bashore TM, et al. *J Am Coll Cardiol*. 2012;59:2221.
523. Bracey AW, et al. *Am J Cardiol*. 2006;98:25N.
524. Hata M, et al. *Ann Thorac Cardiovasc Surg*. 2006;12(28).
525. Reddy K, et al. *Anaesthesia*. 2006;61:1175.

55 心律失常治疗中的麻醉处理

SAMUEL A. IREFIN

翁莹琪 黄长盛 译 王锷 审校

要 点

■ 心律失常的原因包括冲动形成异常、冲动传导障碍或两者兼而有之。心律失常可导致心输出量减少和（或）心肌血流量降低，或引起更严重的心律失常，从而危及生命。

■ 多种类型的心律失常可选择射频消融治疗。

■ 电生理检测可用来描绘正常和异常的心内结构，它不仅能明确心律失常的机制，还能同时进行消融治疗。

■ 起搏技术可用于治疗心力衰竭。该技术可提高脉压、左心室搏出量、心脏指数和肺毛细血管楔压。

■ 植入式起搏器用于治疗有症状的心动过缓，并可对血流动力学需求的变化做出反应。

■ 植入式心律转复除颤器（implantable cardioverter-defibrillator, ICD）可对心室释放高压电击，从而终止室性心动过速。该技术是治疗心律失常的革命性疗法。

■ 植入 ICD 的主要目的是防止血流动力学不稳定的室性心律失常导致心源性猝死。

■ 植入 ICD 也可用于进行心脏再同步治疗。心脏再同步治疗可改善心衰症状、生活质量、运动能力和心电图变量。

■ 心律失常治疗的麻醉管理取决于相关的合并症和拟行的手术。

在美国，心律失常导致约 100 万人住院和近 50 000 人死亡[1]。过去，曾使用具有潜在毒性的药物治疗心律失常，但正如临床试验所示，电生理在心律失常治疗中的作用已从单纯的诊断性检测转变为直接的治疗干预手段。心律失常的原因包括冲动形成异常、冲动传导障碍或两者兼而有之。冲动形成异常包括窦房结自律性增高或降低、异位起搏点以及触发活动。冲动传导障碍包括递减传导、兴奋折返、传入或传出阻滞、隐匿性传导和超常传导[2]。

如今射频导管消融术已经取代了抗心律失常药物，成为多种心律失常的治疗选择。20 世纪 80 年代以前，心电生理学主要用于明确心律失常的机制，而心律失常的治疗主要依靠药物。由于抗心律失常药物治疗（包括随机试验的结果）的缺陷，射频消融和植入式心律转复除颤器（ICD）得以发展[3-4]。

历史回顾

应用装置治疗心律失常大约始于 1899 年，Prevost 和 Batteli[5] 在一次试验后的回顾中发现直接电击可以终止犬的心室颤动（简称室颤）。30 年后，Hooker 及其同事[6] 的研究显示经过心脏的电流可以引发或终止室颤。1947 年，在一次胸部手术中，Beck[7] 首次成功地使用心脏电除颤技术地挽救了人类生命，拯救了一位在胸科手术中发生室颤的 14 岁男孩，这名男孩最终完全康复。这些早期的成果为 Mirowski 和 Mower[8] 的卓越工作提供了基础。两人在 1980 年最终发明了 ICD。在过去的 30 年里，有越来越多的患者使用起搏器和 ICD 来纠正心律失常。

心律失常的范畴

心律失常很常见，一些心律失常是致命性的，而其他的仅有轻微不适。心律失常由冲动形成或传导异常引起，可导致或快或慢、规则或不规则的心脏节律改变。现今，由于起搏器可根据机体需求调整节律，治疗缓慢型心律失常已不再困难[9]。然而，对快速型心律失常患者的治疗情况则不同。快节律可以起源于心脏的任何部位，并且机制各不相同。这些机制可能是局灶性的，这表示异常冲动的起源局限于很小的范围内；也可能是冲动在一个由许多相连的心肌细胞组成的回路中传导所引起的，比如心房扑动，以及其他正常房室传导系统和房室间旁路共存的心律失常。这样的回路可大可小[10]。

最初药物干预用于终止和预防快速节律。然而抗心律失常药物可能存在严重的副作用，有时还可能导致致死性心律失常和猝死[11]。因此，人们开始研究定位心律失常起源或传导路径并隔离或破坏该处组织的技术。如今借由心内导管，我们可以准确定位心律失常的起源或传导路径，并且对该部位施行射频、激光、超声、微波或冷冻处理以治疗节律紊乱。

心力衰竭是老年患者的主要问题。尽管心力衰竭的药物治疗已经有所改进，但患者预后仍然欠佳。新的起搏技术可用于治疗某些心力衰竭患者。多年以来，永久性起搏器被用于治疗有症状的心动过缓患者。当伴有心脏传导阻滞时起搏可以减轻心力衰竭症状。一部分心力衰竭患者并未合并有症状的传导阻滞和心动过缓，一些研究观察了传统的双腔房室-右室起搏对这些患者的治疗效果[4, 12]。双心室起搏旨在恢复心脏同步收缩，研究显示，当心室不同步的情况减轻时，心脏能更有效地收缩，左心室射血分数和心输出量增加，心脏做功和耗氧降低[13]。此外，重建左心室同步性可延长左心室充盈时间，降低肺毛细血管楔压，减少二尖瓣反流。

正常心脏节律

正常心脏的支配节律起源于窦房结，其速率为 60 ～ 100 次 / 分（图 55.1），睡眠时心率可降至 30 ～ 50 次 / 分[14]。当窦房结冲动暂停达 3 秒时，常可出现窦房阻滞、交界区心律、Ⅰ度和Ⅱ度房室传导阻滞（尤其见于运动员），这些都属于正常变异[9]。

起源于窦房结的冲动沿三条房室传导路径传播：前、中和后节间束。这些节间束并不是分离、独立的路径，而是一组传导速度比心房肌稍快的细胞[15]。节间束发出房间束，经由节间束或心房肌传导的电冲动会聚于房室交界区。位于房室交界区的房室结最终接收到这些来自窦房结的冲动。电冲动在房室结内延迟，最终经浦肯野纤维传播到心室肌。

正常情况下，运动可使心率增加至年龄预测最大心率（220 减去年龄）的 85% 以上，达不到这一标准则称为"心脏变时性功能不全"。窦性心律失常的定义是窦性节律的 P-P 间期变异 > 10%（图 55.2）。窦性心律失常是由于迷走神经张力周期性变化引起的，这通常与呼吸相关（吸气时节律加快，呼气时节律减慢）[16]。窦性心律不齐在运动、屏气和阿托品试验时消失，并且多见于无器质性心脏病的个体[17]。

心律失常

心律失常的原因包括冲动形成异常、传导异常，或两者兼而有之。心律失常可导致心输出量下降，心肌血流量降低，或促发更严重的心律失常，从而危及生命[18]。可根据以下情况来描述心律失常：①心率（心动过缓或心动过速）；②节律（规则或不规则）；③冲动的起源部位（室上性、室性或人工起搏）；④冲动传导（房室、室房或阻滞）；⑤心室率；⑥特殊现象（如预激）。

折返是诱发大多数室性心律失常和室上性心动过速常见的电生理机制。折返最常见的模型是由 Erlanger 和 Schmitt 提出的，并随后由 Wit 改进[2]。该模型假定存在一个功能上与周围组织分离的心肌组织

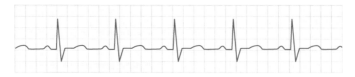

图 55.1　**正常窦性节律**（Courtesy M. Kanj，MD，Cleveland Clinic，Cleveland，OH.）

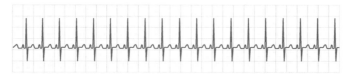

图 55.2　**窦性心律失常**（Courtesy M. Kanj，MD，Cleveland Clinic，Cleveland，OH.）

环，该环上某一部位存在暂时性或永久性的单向阻滞。这种单向阻滞的起源可以是解剖性的（如束支、纤维化、双通道、房室结和旁路），也可以是功能性的（如缺血、药物作用）。

心房扑动是一种大折返性心律失常，有典型的扑动波，速率为 250～300 次 / 分（图 55.3），常见于下导联。患者常出现 2∶1 房室传导，心室率通常为 150 次 / 分，不过房室传导比率也可能突然改变。心房颤动（简称房颤）是一类窄 QRS 波快速型心律失常，是在一般人群最为常见的心律失常（图 55.4）。房颤发病率很高，在一般人群中房颤发病率随年龄增加呈指数性增长，从 40 岁人群的 0.9% 增长至 65 岁以上人群的 5.9%。一般人群发生房颤最重要的危险因素是结构性心脏病、瓣膜性心脏病和左心室肥厚[19]。房颤也是导致心绞痛和卒中的重要原因之一。未接受治疗的房颤患者发生脑卒中的风险为 3%～5%[20]。

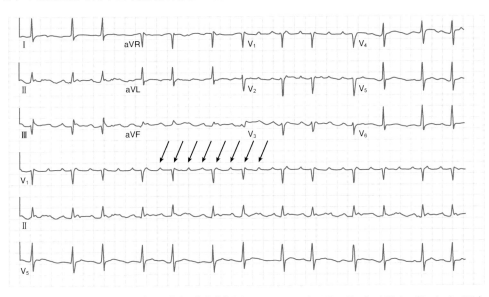

图 55.3　**心房扑动**。注意 V₁ 导联的扑动波（箭头所指）（Courtesy M. Kanj，MD，Cleveland Clinic，Cleveland，OH.）

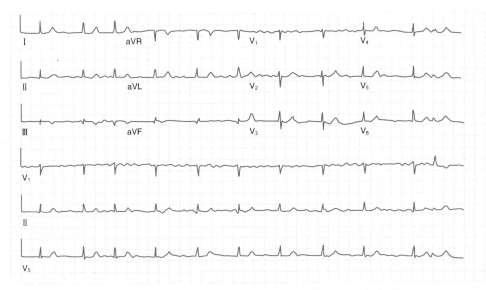

图 55.4　**心房颤动**（Courtesy M. Kanj，MD，Cleveland Clinic，Cleveland，OH.）

室性心动过速的定义为三个或以上连续的室性异位搏动，速率＞100 次 / 分（图 55.5）[21]。室性心动过速传统上分为非持续性和持续性两类。持续超过 30 s 的室性心动过速定义为持续性，而在 30 s 以内自行终止的室性心动过速则被定义为非持续性。持续性室性心动过速又分为单形性（一处起源）或多形性（两处或更多起源）两类[22]。单形性室性心动过速通常因折返引起，折返的部位与心脏疾病的类型有一定的关系。冠心病患者的折返环路通常位于心室肌，而伴左束支传导阻滞的扩张型心肌病患者，其折返环路则通常位于束支[23]。单形性室性心动过速可发生于无其他异常的心脏，而多形性室性心动过速常由一些造成 Q-T 间期显著延长的后天疾患引发。非持续性室性心动过速通常没有症状，但也可引起心悸、乏力和先兆晕厥[22]。

"Torsades de pointes" 是一个法语单词，意为"尖端扭转"。这是一种由多形性室性心动过速组成的综合征（图 55.6）。其原因可能是药物的作用或电解质失衡。尖端扭转型室性心动过速多为阵发性，但通常症状明显且导致意识丧失，有时可发展为心室颤动（室颤）。80% ～ 85% 的心源性猝死是由室颤导致的[22]。

室颤常常发生于室性心动过速之后，但也可以是原发的（图 55.7）。最近的研究表明，室颤是由多个通过折返的主要环路随机传播的波长引起的[22]。室颤最常见的原因是急性心肌梗死，也见于慢性缺血性心脏病、任何原因的缺氧、酸中毒、低钾血症和大量失血的患者。

治疗心律失常的适应证

心内电生理研究可提供心内结构正常或异常电生理的有价值的信息（另见第 36、38 和 86 章）。这些研究可用来确定心律失常的机制，明确其解剖组成以及如何消除它，也可以对心室的电稳定性和抗心律失常药物的作用进行评估。

此外，日渐发展的起搏技术在心力衰竭的治疗上获得了可喜的成果，将改善心力衰竭患者的发病率和病死率。

双心室起搏的血流动力学反应包括左心室压力升高、脉压加大、左心室做功增加、心脏指数和肺毛细血管楔压升高[23]。与多巴酚丁胺等正性肌力药物相比，心脏同步治疗可在不增加心肌氧耗的前提下改善心室功能[13]，并且能随着时间的推移逆转左心室重构[24]。

永久起搏

根据美国心脏病学会和美国心脏协会的指南，近年来起搏治疗的指征有所放宽，缓慢型心律失常和心力衰竭也包括在内[25]。该指南对窦房结功能不全、获得性房室传导阻滞、慢性双束支和三束支传导阻滞、颈动脉窦高敏以及神经介导性晕厥（neurally mediated syndrome）患者的起搏治疗指征进行了阐述。该指南可指导临床医师辨别哪些患者可从起搏治疗中获益。

由 Sennings 和 Elmqvist 领导的一个瑞典研究小组在 1958 年首次为患者植入起搏器[26]。该患者接受了

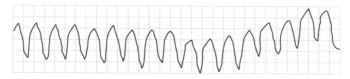

图 55.5　**室性心动过速**（Courtesy M. Kanj，MD，Cleveland Clinic，Cleveland，OH.）

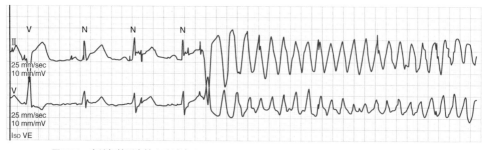

图 55.6　**尖端扭转型室性心动过速**（Courtesy M. Kanj，MD，Cleveland Clinic，Cleveland，OH.）

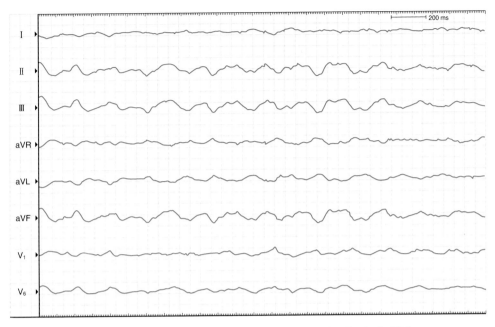

图 55.7　**心室颤动**（Courtesy M. Kanj，MD，Cleveland Clinic，Cleveland，OH.）

开胸手术，通过缝合在心外膜的电极进行起搏。在这些早期的装置中，起搏阈值改变、电极感染和断裂是常见的严重问题。Furman 及其同事开发了经静脉植入起搏器的方法来克服上述问题[27]。1958 年，Furman 通过静脉置入导管电极成功地为一名老年患者进行了起搏。其他研究人员也相继解决了许多技术问题，如装置微型化、电池寿命延长和更稳定可靠的电极材料[28]。由于起搏器植入的适应证已由房室传导障碍扩展到窦房结功能不全，植入式起搏器的需求也相应增长[28]。寿命更长的碘化锂电池的出现给起搏器技术带来了快速革新。用集成电路取代独立元件使起搏器实现了微型化。现今的起搏器电极材料采用硅胶和聚氨酯，这比传统材料具有更好的生物相容性和稳定性。有了这些技术改进，现代的起搏器体积更小，在需要更换发电机前能稳定工作 8～10 年。现代起搏器在功能上的最大挑战是起搏如何模拟心脏兴奋和传导的正常生理过程，从而能根据循环需求来维持心率。在健康的心脏，窦房结受自主神经系统调节，其节律由运动、情绪和血压等多种因素决定。除节律外，激动顺序和房室传导时间也因需而异，这些因素也必须考虑在内。起搏频率由起搏器放电控制，而激动和传导顺序则由起搏电极安放的位置决定。在美国，每年大约有 120 000 例患者植入起搏器。这些人中大部分是病态窦房结综合征患者。其余植入指征包括房室传导阻滞、颈动脉窦高敏、恶性血管扩张综合征和肥厚型心肌病[29]。植入式起搏器主要目的是治疗有症状的心动过缓。随着起搏疗法在心动过缓治疗上的显著发展，人们也开始探索其在新领域的应用。起搏已由大的、固定速率的单腔起搏装置发展为多功能程控的多腔装置，可以对血流动力学的需求做出反应。随着科技的发展，起搏器还将有更大的应用空间。

▌再同步治疗

心脏再同步是起搏疗法的一种，旨在改善心房和两心室的协调性，对传导延迟和左心室收缩功能障碍的心力衰竭患者有效[30]。心脏再同步治疗能降低心力衰竭患者的再住院率，改善生存质量[31]。

心脏再同步治疗可以改善心力衰竭症状，提高生活质量和运动耐量，减少住院以及改善超声心动图结果[32]。从已有的研究结果来看，心脏再同步治疗适用于药物难治的、纽约心脏病学会心功能分级Ⅲ或Ⅳ级的有症状心衰患者，无论这些患者的心衰是否由缺血引起的[31]。当与 ICD 系统联用时，可减轻这些患者发生心源性猝死的危险[30]。

体内自动除颤仪或 ICD 的应用始于 20 世纪 60 年代。在冠心病监护病房，使用体外除颤仪治疗室颤和心源性猝死的情况日渐增多。虽然最初提出体外自动除颤仪构想的是 Zycoto，但 Mirowski 和他的同事[33]是首次主张并开始开发实用的体内自动除颤装置的人。1969 年，Mirowski 和 Mower 发明了当代植入式自动除颤仪的原型[34]。

所有除颤仪最初的目标是通过对心室释放高压电击来终止室性心动过速。与植入式起搏器一样，除颤仪也需要小巧和稳定，并且有足够长的寿命。ICD 还发展出一些其他的功能，如抗心动过速心室起搏、双腔起搏和终止房性心动过速。

起搏和除颤最重要的区别在于：起搏时只需要刺激极小数量的心肌，而除颤则需要刺激绝大多数心肌。由于心肌在整个舒张期极易兴奋，起搏中一个小的除极波就能在整个心脏播散。与之相反，室颤时常常存在多个复杂的折返波，其位置和大小都在不断变化。要想成功除颤，必须同时消除这些波阵。为了做到这一点，必须同时夺获在相对不应期状态的所有组织[35]。除颤的一个独特之处在于它的成功是概率性的[36]，某次成功除颤的能量可能并不一定能完成下一次成功除颤。

植入 ICD 的主要目的是预防血流动力学不稳定的室性心动过速导致的死亡。尽管随着技术的进步，这些装置在监测心律失常、调整电击治疗量方面更灵活，但其主要目的仍是减少心源性猝死，据称每年大约有 30 万名美国人发生心脏猝死。植入 ICD 的另一项指征是对心脏停搏后存活的患者进行二级预防。对这些患者，尤其是找不到可逆转或者可治疗的病因的患者，研究已反复证实植入 ICD 可大幅改善病死率[37]。近年来，房性心动过速的治疗得到了越来越多的关注。目前认为，30% 的室性心动过速患者同时伴有房性心动过速[38]。这些心房来源的心动过速可加重患者的症状，引起异常的心室搏血，还可能引发室性心动过速甚至导致心力衰竭。治疗和预防房性心动过速的新策略被整合于装置中，使其能除颤、对心房和心室进行抗心动过速起搏，以及进行双腔起搏[39]。

ICD 植入的便捷和当代除颤仪使用寿命的延长使其成为初级预防的重要工具。患者无须先经历心脏停搏再植入 ICD 来平衡风险和收益。

术前评估

大多数需要安装起搏器或 ICD 的人都患有严重的心血管疾病。此外，纠正心律失常还可能需要射频消融。射频消融能有效治疗房室结折返和旁路心动过速。随着应用的增加，起搏器和 ICD 植入的指征不断扩展。尽管大多数起搏器植入术都在局部浸润麻醉下

进行，但 ICD 植入术可能需要监护性麻醉甚至全身麻醉。现代的 ICD 装置具有双腔起搏 / 感知、频率调节和模式转换功能，可对所有的室性心动过速和心动过缓进行治疗。

如前所述，ICD 植入术有两个常见的适应证。其一是药物治疗效果欠佳的持续性室性心动过速，其二是有与心肌梗死无关的突发心脏停搏病史。在决定施行 ICD 植入术前，应当完善 ICD 植入必要的术前评估。植入 ICD 的患者需要全面的评估，包括进行电生理检查以明确室性心动过速的可诱导性，以及进行电生理指导下的药物治疗。服用胺碘酮的患者可能需要进行术前肺功能检查以评估药物的可能毒性，因为胺碘酮可能导致慢性阻塞性肺疾病或肺间质疾病。有时，恶性室性心律失常的潜在病理生理与缺血性或原发性心肌病有关[40]。这类患者多表现左心室功能不全，并且充血性心力衰竭的发生率更高。有充血性心力衰竭病史的患者需在术前调整到最佳状态。

一般来说，所有进行心律失常治疗的患者术前评估都应包括心电图（ECG）、胸片、血红蛋白数值和电解质水平。患者术前至少需禁食、禁饮 8 小时。此外，由于装置故障或感染需移除装置和电极的患者可能需要输注血制品。因此，这类患者通常需要检查血型和交叉配血。

麻醉注意事项

起搏器

永久性植入式起搏器是治疗所有类型缓慢型心律失常患者的标准方式。许多这类患者表现为病态窦房结综合征，并且年龄较大。因此，这些患者通常在全身麻醉下接受植入手术。最近随着起搏器技术的发展，这类装置成为一种用来改善血流动力学状态的治疗方式。过去通常由外科医师负责装置植入，而现在这项任务可由心内科专家来完成。装置植入一般在门诊心导管室的局部麻醉下完成。除了患有美国心脏病学会和美国心脏协会发布的适应证的患者，许多有疑难杂症的高危病患也需要植入起搏器。随着适应证的增加，对这些患者进行监测和围术期诊疗需要麻醉科医师的专业技术。

监护麻醉（monitored anesthesia care，MAC）

目前，大多数起搏器植入术由心内科专家实施。大部分手术在局部麻醉和镇静状态下进行。镇静和镇痛也可由经过培训的护士完成。

在需要深度镇静以使患者舒适时，或对血流动力学不稳定的重症患者实施操作时，可能需要麻醉科医师进行监护麻醉。这种情况下需要有充分的监护和复苏设备。监护麻醉的目的是镇痛、镇静和抗焦虑，保证术后快速苏醒并减少且避免副作用。任何镇静催眠药物都可通过各种输注系统用于监护麻醉[41]。亚麻醉剂量的吸入麻醉药也可作为局部麻醉的补充。更新的药物，如中枢性 α_2 受体激动剂，被证实能在监护麻醉中发挥抗焦虑、镇静和减少补充镇痛药物用量的作用。

全身麻醉

植入起搏器很少需要全身麻醉。如果需要全身麻醉，应考虑潜在的心脏病理生理学、适应证、并发症和血流动力学目标。全身麻醉下植入起搏器需要准备好随手可取的生命支持设备，如心脏除颤器和经皮起搏器。

植入式心律转复除颤器（ICD）

自 20 世纪 80 年代起，ICD 的应用指征日渐增多。在过去 20 年里，ICD 经历了重要的变革。在 20 世纪 70 和 80 年代，ICD 植入术通常需要施行开胸手术以安放心外膜电极。

术前评估

如前所述，植入 ICD 的常见指征包括药物治疗无效的持续性室性心动过速和患者既往有非心肌梗死相关的心脏停搏病史。最新的适应证还包括各型先天性长 QT 间期综合征[42]。已发作过心脏停搏的长 QT 间期综合征患者和明确诊断的多形室速患者正越来越多地接受 ICD 治疗，尤其是那些在药物治疗期间发作的患者。此外，无猝死史的肥厚型心肌病患者也可考虑接受植入 ICD[43]。在这些患者中，持续性室性心律失常、非劳累性晕厥以及有明显的早年猝死家族史的患者是 ICD 植入的强烈指征。

任何时候在决定施行 ICD 植入术前，都应当完善 ICD 植入必要的术前评估。电生理检查可用来明确心律失常的类型。当室性心律失常的病理生理与特发性或缺血性心肌病有关[44]，患者可能表现出左心室功能不全，且充血性心力衰竭发生率高，因此，他们需在术前尽可能调整到最佳状态。

麻醉注意事项

20 世纪 80 年代，ICD 植入术需在全身麻醉单肺通气下切开胸廓安放心外膜电极。随着经静脉植入电极的植入式 ICD 的技术发展，植入步骤得以简化。因此，与起搏器植入术一样，ICD 也可在深度镇静下进行，从而极少甚至不需要麻醉科医师的干预[45]。不过，对患者而言，全身麻醉下植入 ICD 可能更安全、舒适。需要植入 ICD 的患者通常为伴有严重的心肺合并症的重症患者。这类患者的心脏射血分数常 < 30%，术中常常需要使用血管收缩药物来支持血流动力学。此外，术中测试除颤阈值时需要进行全身麻醉。

监护麻醉（MAC）

更小的新一代装置和经静脉植入的电极系统使得 ICD 植入术可在局部麻醉和静脉镇静下完成。咪达唑仑和芬太尼是监护麻醉下植入 ICD 的首选药物。监护包括脉搏氧饱和度、五导联心电图和无创血压。通过临床指标观测麻醉深度。植入 ICD 的另一个重要方面是测试装置，此时要求深度镇静或全身麻醉，因为测试时的电击可能会使患者非常痛苦。监护麻醉下植入 ICD 术可能需要麻醉小组的参与。

全身麻醉

大多数植入 ICD 的患者合并有室性心动过速、射血分数 < 30% 的充血性心力衰竭、冠心病、肺动脉高压、慢性肾功能不全或瓣膜性心脏病等。这些患者可能无法长时间平卧，不能满足植入 ICD 的需要。此外，测试装置时需要严密的血流动力学监测。这类患者应该考虑全身麻醉。一旦选择全身麻醉，除了标准监测项目以外，还需要置入动脉导管。所有 ICD 植入术都需准备体外心脏复律除颤装置以备植入的除颤仪不工作。焦虑和极度紧张的患者也应考虑全身麻醉。因为起搏器和 ICD 都是经皮植入，麻醉科医师需要留意可能的并发症，如心肌梗死、脑卒中、可能的心脏损伤（穿孔或心脏压塞）以及锁骨下血管穿刺导致的气胸。

拆除装置

随着植入起搏器和 ICD 的患者日益增多和指征的逐渐扩大，当出现机械故障，需要升级到更复杂的设备，或存在局部或全身感染时，可能需要拆除电极。拆除电极可能是目前心脏电生理专家需要面对的最大挑战之一。

拆除电极的适应证可分为两类——患者相关和电极相关。患者相关的适应证包括感染、治疗无效（高除颤阈）、穿孔、移位、栓塞、诱发新的心律失常、静脉血栓形成、顽固性疼痛、仪器干扰和仪器升级[46]。电极相关的适应证包括电极召回、电极故障和电极干扰[47]。电极的拆除可通过带电的护套来完成，传递到护套末端的能量为准分子激光或电烙。该系统可沿途烧灼黏附在电极壁的瘢痕组织。拆除术存在潜在的致命并发症，如电极断裂、静脉或心肌破裂和心包填塞等，因此，全身麻醉和有创监测是更为谨慎的选择。少数情况下还需要进行紧急心脏手术来拆除电极，因此，治疗团队应当注意心血管失代偿的征象。

▌术后治疗

植入起搏器或 ICD 患者的术后治疗取决于装置植入前后的多重因素。如前所述，大多数患者伴有严重合并症，左心室功能不全、射血分数 < 30% 的充血性心力衰竭的情况并不少见。因此，这些患者必须在麻醉后复苏室监护，尤其是全身麻醉下接受植入术或拆除术的患者。术后恢复的地点包括从术后恢复室到冠心病重症监护病房的各处。大多数植入术在门诊进行，因此，需要制订麻醉方案以确保术后快速苏醒。

▌射频消融治疗心律失常

射频消融治疗心律失常是安全、有效的，对最经常接受治疗的多种心律失常，其治愈率为 85% ~ 98%[48]，主要并发症的发生率小于 3%[48]。心脏消融治疗是经由通常放置于心内膜的导管传递能量，破坏引起心律失常的心肌组织（图 55.8）。术中插入多个电极来定位心律失常并将其消融，通常诊断和消融治疗同时进行[49]。导管消融的效果取决于能否准确定位心律失常的起源。一旦确定了部位，导管电极会与心律失常部位直接接触，传递射频能量并毁损病灶。

射频产生的电流是交流电，用于导管消融的电流周期长度为 300 ~ 750 kHz[50]。与电极直接接触的组织被加热，加热的程度与半径的四次方成反比[51]。因此，射频能量造成的损伤是微小的。尽管电损伤在其中也有一定的作用，但组织毁损的主要机制是热损伤。射频消融造成的急性损伤包括中央区的凝固性坏死以及中央区周围的出血和炎症[52]。适用于射频消融治疗的心律失常包括阵发性室上性心动过速、预激综合征、房扑、房颤和特发性室性心动过速。大多数用射频消融治疗的心律失常都不是致命的，但会严重损害患者的生活质量[53]。射频消融治疗心律失常的优点包括缓解症状，改善心脏功能能力和患者生活质量，使患者无须终身服用抗心律失常药物。射频消融

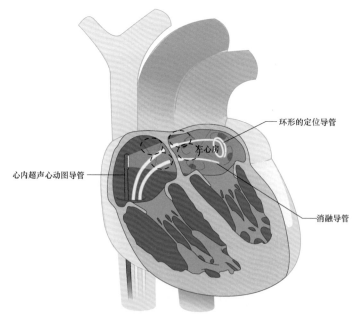

环形的定位导管

左心房

心内超声心动图导管

消融导管

图 55.8 消融手术中的导管放置。在心内超声心动图的引导下放置定位导管和消融导管（Courtesy O. Wazni，MD，Cleveland Clinic，Cleveland，OH.）

最主要的危险是并发症，其发生取决于消融操作的类型和术者的技术。

麻醉注意事项

导管消融于 1982 年开始应用于临床。最初是通过直接电击来完成消融[54]。射频消融在许多方面都优于直流电消融，因此逐渐将其取代。这些优越性包括不刺激骨骼和心肌，能量传输时仅有轻微不适，可在清醒状态下进行操作以及形成的损伤是分散的[52]。

直到最近，大部分心脏消融治疗心律失常都是在适度镇静或监护性麻醉下进行。随着操作的进行，一些患者可能需要深度镇静。目前，由于患者的焦虑和所需操作时间的延长，绝大多数心脏射频治疗都常规在全身麻醉下进行。全身麻醉时需进行 ASA 标准监护，并要建立静脉通路。导管消融是大多数心律失常的首选治疗方法。它是一种安全的治疗，通常一次手术就有效。它能治愈许多患者，为那些需要长期药物治疗的患者提供了另一种治疗选择。

未来趋势

心动过速的治疗在过去 20 年间有了显著的进步。人们关注的重点从药物治疗转移到非药物治疗，从而导致射频导管消融和除颤器的植入明显增多。科技的进步证明这些治疗方法比抗心律失常药物更有优势，从而促进了这种发展[55]。因此，室上性心动过速和房室旁路心动过速是导管射频治疗的主要领域。消融的治愈率非常高。此外，在可预见的将来，致死性室性心动过速仍是未来 ICD 应用的主要领域。ICD 治疗的目标是延长生命，并作为高危人群猝死的初级预防[56]。

近年来，电生理病房（特别是接受了消融治疗的患者）围术期治疗使高频喷射通气（high-frequency jet ventilation，HFJV）的使用得到复兴[57]。尽管在电生理病房使用 HFJV 仍是一种相对较新的技术，但研究表明，HFJV 能改善患者预后，缩短手术时间[58]。HFJV 能为患者身体尤其是心房后壁提供稳定的环境。因此，未来 HFJV 的应用将会增加，并成为传统通气模式之外导管消融患者可选择的一种具有吸引力的通气模式[20, 59]。最近有文章回顾了在电生理病房使用 HFJV 对麻醉的意义[60]。

由于这些新进展，在心脏病房中将出现越来越多

的麻醉小组。在这些区域接受治疗的患者病情更重，存在严重合并症。治疗过程中采用清醒镇静的情况将会持续减少。这些患者需要在麻醉科医师的指导下接受全面的监护和治疗。

参考文献

1. Roger VL, et al. *Circulation*. 2011;123:e18.
2. Wit AL. *Cardiol Clin*. 1990;8:393.
3. Jackman WM, et al. *N Engl J Med*. 1992;327:313.
4. Hochleitner M, et al. *Am J Cardiol*. 1990;66:198.
5. Prevost J, et al. *J Physiol Path Gen*. 1899;1:399.
6. Hooker D, et al. *Elect Eng*. 1936;55:444.
7. Beck C, et al. *JAMA*. 1947;135:985.
8. Mirowski M, et al. *Heart Lung*. 1973;2:867.
9. Mangrum JM, et al. *N Engl J Med*. 2000;342:703.
10. Anonymous. *Am Heart J*. 1979;98:263.
11. Kjekshus J, et al. *Am J Cardiol*. 1992;69:103.
12. Linde C, et al. *Am J Cardiol*. 1995;75:919.
13. Nelson GS, et al. *Circulation*. 2000;102:3053.
14. Clarke JM, et al. *Lancet*. 1976;1:508.
15. Truex RC. *Cardiovasc Clin*. 1974;6:1.
16. Anonymous. *Br Med J*. 1978;2:1663.
17. Barrett PA, et al. *Prog Cardiovasc Dis*. 1981;23:299.
18. Schamroth L. *Circulation*. 1973;47:420.
19. Josephson ME, et al. *Circulation*. 1987;75:III–41.
20. Wazni O, et al. *N Engl J Med*. 2011;365:2296.
21. Hsia HH, et al. *Cardiol Clin*. 1993;11:21.
22. DiMarco JP. *Cardiol Clin*. 1993;11:11.
23. Kass DA, et al. *Circulation*. 1999;99:1567.
24. St. John Sutton MG, et al. *Circulation*. 1985;107:2003.
25. Gregoratos G, et al. *J Cardiovasc Electrophysiol*. 2002;13:1183.
26. Elmqvist R, et al. *Am Heart J*. 1963;65:731.
27. Furman S, et al. *Surg Forum*. 1958;9:245.
28. Greatbatch W, et al. *IEEE Eng Med Biol Soc*. 1991;10:38.
29. Daley WR. *Am J Cardiol*. 1998;82:392.
30. Abraham WT, et al. *N Engl J Med*. 1845;346:2002.
31. Cleland JG, et al. *N Engl J Med*. 2005;352:1539.
32. Auricchio A, et al. *J Am Coll Cardiol*. 2002;39:2026.
33. Mirowski M, et al. *Arch Intern Med*. 1972;129:773.
34. Mower MM. *Pacing Clin Electrophysiol*. 1995;18(3 Pt 2):506.
35. Mehra R, et al. Tachyarrhythmia termination: lead system and hardware design. In: Singer I, ed. *Implantable Cardioverter-Defibrillator*. Armonk, NY: Futura; 1994:109.
36. McDaniel WC, et al. *Med Instrum*. 1987;21:170.
37. Antiarrhythmics Versus Implantable Defibrillators (AVID) Investigators. *N Engl J Med*. 1997;337:1576.
38. Schmitt C, et al. *Pacing Clin Electrophysiol*. 1994;17(3 Pt 1):295.
39. Wharton M, et al. *Circulation*. 1998;98(1):190.
40. Gartman DM, et al. *J Thorac Cardiovasc Surg*. 1990;100:353.
41. Newson C, et al. *Anesth Analg*. 1995;81:486.
42. Groh WJ, et al. *Am J Cardiol*. 1996;78:703.
43. Primo J, et al. *J Am Coll Cardiol*. 1998;31:1081.
44. Tchou PJ, et al. *Ann Intern Med*. 1988;109:529.
45. Tung RT, et al. *Am J Cardiol*. 1995;75:908.
46. Chua JD, et al. *Ann Intern Med*. 2000;133:604.
47. Brodell GK, et al. *Cleve Clin J Med*. 1992;59:91.
48. Calkins H, et al. *Circulation*. 1999;99:262.
49. Calkins H, et al. *N Engl J Med*. 1991;324:1612.
50. Borggrefe M, et al. *Clin Cardiol*. 1990;13:127.
51. Haines DE, et al. *Pacing Clin Electrophysiol*. 1989;12:962.
52. Huang SK, et al. *Pacing Clin Electrophysiol* 11:449.
53. Bubien RS, et al. *Circulation*. 1996;94:1585.
54. Scheinman MM, et al. *JAMA*. 1982;248:851.
55. Echt DS, et al. *N Engl J Med*. 1991;324:781.
56. Moss AJ, et al. *N Engl J Med*. 1933;335:1996.
57. Raiten J, et al. *Anesth Analg*. 2011;112:1110.
58. Goode JS Jr, et al. *Heart Rhythm*. 2006;3:13.
59. Hutchinson MD, et al. *Heart Rhythm*. 2013;10:347.
60. Raiten J, et al. *Curr Opin Anaesthesiol*. 2012;25:482.

56 血管外科手术的麻醉

AHMED SHALABI, JOYCE CHANG

张婧婧 熊颖 译 王焱林 审校

要 点	
	■ 血管外科手术围术期的管理要求麻醉医师对特定血管疾病的病理生理学机制有所了解。
	■ 大血管手术对麻醉医师极具挑战性，因为此类患者多具有显性或隐性冠状动脉疾病。这也是导致围术期及术后远期患者死亡的主要原因。
	■ 进行准确的临床评估以预测发生严重冠状动脉疾病的可能性十分必要，它有助于术前心脏检查项目的选择以及对检查结果进行合理的解读。
	■ 围术期心血管评估和管理的指南建议，仅仅是为了降低手术风险而行冠状动脉介入治疗没有必要。冠状动脉介入治疗应有其适应证，而与术前状况无关。有证据显示，预防性行冠状动脉血管重建术并不能减少大血管外科手术围术期或术后远期死亡率。药物治疗才是冠状动脉疾病管理的基石。
	■ 围术期患者应继续使用原先使用的心血管类治疗药物。应特别重视抗血小板治疗，并且应个体化治疗。
	■ 为了预防和治疗围术期心肌缺血，必须对影响心肌氧供和氧需的各种决定因素进行严密调控。应采用 ST 段监测，尤其是计算机化的 ST 分析，以发现围术期心肌缺血。
	■ 围术期应用 β 肾上腺素受体阻滞剂有利有弊。
	■ 已经接受他汀类药物治疗的患者在围术期应继续使用该类药物进行治疗。
	■ 术中选择何种监测技术归根到底取决于疾病种类、对数据的准确解读和合理的治疗措施。
	■ 维持围术期血流动力学的稳定以保障重要器官的灌注和功能对主动脉手术患者的总体预后的影响比麻醉药物和麻醉方式的选择更为重要。
	■ 主动脉阻断及开放的病理生理学变化极为复杂，取决于多种因素，包括主动脉阻断的水平、冠状动脉疾病及心肌障碍的程度、血管内容量及血液分布、交感神经系统的激活，以及麻醉药物和麻醉技术。
	■ 术前肾功能不全的严重程度是术后肾功能障碍严重程度最有力的预测指标。
	■ 血管内主动脉手术创伤较小，已成为传统开放式主动脉修复术的替代手术方式。内漏或者难以做到主动脉瘤囊与主动脉血流间的完全隔绝，是血管内主动脉修补术的特殊并发症。
	■ 颈动脉内膜切除术中的脑功能监测的主要目的是判断患者是否有必要进行颈动脉分流，其次为判断患者是否需要提高血压，是否需要更改手术方案。
	■ 术后低体温与许多意外的生理功能紊乱有关，并且可能导致心脏不良事件的发生。

术前评估

并存疾病

血管外科手术患者常常并存其他疾病，包括糖尿病、高血压、肾功能不全及肺部疾病。术前应对上述疾病予以充分评估。如果条件允许，应进行积极治疗。由于动脉粥样硬化的病变具有全身发病的特点，患有血管疾病的患者通常有影响多个血管分布区域的病变。冠状动脉疾病（coronary artery disease，

CAD）是血管外科手术期间死亡的主要原因，心脏事件的高发也是严重影响此类患者术后长期生存的主要因素[1]。在血管外科手术患者中，冠状动脉正常者不到 10%，而半数以上患有晚期或严重的 CAD。未识别的心肌梗死（myocardial infarction, MI）（静息条件下室壁运动异常，无 MI 病史）和无症状性心肌缺血（由应激诱导的室壁运动异常，无心绞痛症状）常见于血管外科手术的患者（分别为 23% 及 28%），并与长期死亡率升高和严重心脏事件相关[2]。血管疾病患者的左心室收缩功能不全（left ventricular systolic dysfunction, LVSD）通常是对照组的 5 倍[3]。目前尚不清楚，哪些特定类型的血管疾病与 CAD 并存的可能性更大。一些调查者显示，主动脉、下肢血管、颈动脉疾病患者的 CAD 发病率及严重程度类似。亦有研究表明，下肢血管疾病的患者更易发生严重 CAD 及围术期并发症。药物治疗是控制 CAD 的基础。

围术期及远期心脏预后

术前应考虑到血管外科手术患者心肌梗死及死亡发生的可能性（表 56.1）。非致死性及致死性心肌梗死是决定血管外科患者围术期心脏发病率的最重要和最特异性的部分。综合近期多项研究结果，围术期心肌梗死和死亡的总发生率分别为 4.9% 和 2.4%。而对术后 2～5 年的远期预后的评估表明，心肌梗死和死亡的发生率分别为 8.9% 和 11.2%。尽管积极采用药物和手术治疗，上述围术期和远期心肌梗死的发病率和死亡率依然存在[4]。

基于指南的方法

以指南为基础的医疗服务相对较新，主要起源于美国。由美国心脏病学院（American College of Cardiology, ACC）基金会和美国心脏病协会（AHA）共同制订的心血管疾病领域的指南已超过了 20 年。ACC/AHA 实践指南专责小组于 1996 年出版了"非心脏手术的围术期心血管评估指南"。以循证医学为基础的围术期评估及管理在 2002 年、2007 年[18]、2009 年[19] 及 2014 年[20] 进行了更新。关于非心脏手术围术期心脏评估及管理的阶梯法（2007 年指南的简化）可参阅第 31 章。指南强调，术前评估的目的不是为了进行体检，而是要对患者目前的身体状态进行评估，并针对评估、管理及心脏风险提出建议；同时提供临床风险预测，以便于患者及医护人员制订有益于围术期和长期心脏结局的治疗决策。围术期指南的首

表 56.1　血管外科手术患者心肌梗死的发病率和死亡率

研究	发病率（%）	死亡率（%）	点评
短期随访（住院期间或住院 30 天内）			
Ouyang 等[5]	8	0	小型研究
Raby 等[6]	2.3	0.06	主动脉、下肢和颈动脉
Mangano 等[7]	4.1	2.3	仅报道血管病变
Bode 等[8]	4.5	3.1	全部为下肢血管病变
Christopherson 等[9]	4.0	2.0	全部为下肢血管病变
Mangano 等[7]	5.0	4.0	仅报道血管病变
Fleisher 等[10]	6.0	3.0	仅报道血管病变
Pasternack 等[11]	4.5	1.0	主动脉、下肢和颈动脉
Krupski 等[12]	2.1	2.9	主动脉、下肢血管病变
Baron 等[13]	5.9	4.0	全部为主动脉病变
Norris 等[14]	3.3	5.4	全部为主动脉病变
Fleron 等[15]	5.5	4.1	全部为主动脉病变
McFalls 等[4]	8.4	3.2	主动脉、下肢血管病变
平均	4.9	2.4	
长期随访（住院期间和出院后）			
Raby 等[6]	7.4	5.1	随访 20 个月
Mangano 等[7]	4.7	3.5	随访 15 个月
Mangano 等[16]	19.4	13.5	随访 24 个月
Hertzer 等[17]	12		随访 60 个月
Krupski 等[12]	3.9	11.2	随访 24 个月
McFalls 等[4]	22		随访 30 个月
平均	8.9	11.2	

要主题是：无论术前状态如何，除非表明干预措施是必要的，否则单纯为降低手术相关风险的干预并非必需。因此，除非可能影响到患者的治疗，否则不应该进行术前检查。本章对血管外科手术患者的特殊情况进行了探讨。更新的指南及其循证方法也将在本章讨论。

心脏风险评估

术前心脏评估有助于实施和优化药物治疗，进行合理的诊断和治疗措施，以及调整整体治疗策略。这不仅仅降低了围术期风险，同时也降低了心血管事件的远期风险。临床医师面临的挑战是既要准确评估心脏疾病的发病风险，同时还要控制策略的成本-效益比、临床相关性并遵循循证原则。ACC/AHA 阶梯法考虑到了血管外科手术与其他非心脏外科手术的不同，并在第 31 章进行了详细论述。本章仅对血管外

科手术的相关问题进行探讨。

在评估心脏风险后，为了降低风险而调整围术期管理同样充满挑战。具体包括：调整或增加心脏用药（如 β 肾上腺素受体阻滞剂）的应用，行直接冠状动脉介入术［如经皮冠状动脉介入术（percutaneous coronary intervention，PCI）或冠状动脉旁路移植术（coronary artery bypass grafting，CABG），调整或加强围术期监测（如有创血流动力学监测），改变术前方案（如将开放性主动脉修复术改为血管内主动脉修复术）。由于不同学科其风险评估的标准和调整的目标可能不同，外科医师、麻醉科医师及心脏病专家之间有必要进行协调。

临床风险指数

评估血管外科手术前患者的心脏风险是一个有争议且艰巨的任务。虽然风险指数是决定哪些患者需要进一步行心脏评估（即无创技术提供的额外危险分层）的成本–效益筛选方法，但血管外科手术患者 CAD 的高发病率使风险指数的有效性在某种程度上减弱了。最近针对血管外科手术提出了专门的风险指数，以优化对择期及急诊血管外科手术患者围术期死亡率[21] 及心脏疾病发病率[22] 的预估。虽然风险指数不能为个体提供具体的风险预测，但能将患病群体归类于某一总体风险中。常分为低度风险（心脏风险一般 < 1%）、中度风险（心脏风险为 1% ～ 5%）或高度风险（心脏风险往往 > 5%）。血管外科手术患者队列中由回归分析确定的临床风险变量可与无创性心脏检查联合，以达到优化血管外科术前心脏风险评估的目的。预防性冠状动脉血管重建术的临床试验（coronary artery revascularization prophylaxis，CARP）的登记资料显示，在行择期血管外科手术的患者中如未见多种术前心脏风险变量，则其术后远期生存率最高[23]。

无创的诊断性心脏检查

对发生严重 CAD 的可能性进行准确的临床评估极其重要。一般来说，最好选择那些具有中度临床风险的患者并在血管手术之前行无创检查。如果不能改变治疗策略，则不需要进行此类检查。此类检查也不能作为初步检查以判断是否行冠状动脉血管重建术。没有必要采取单纯旨在帮助患者度过围术期的血管重建术。进行血管手术前过度的心脏评估检查可能导致发病率升高、手术延迟以及患者拒绝手术。关于这一主题的详尽阐述另见第 31 章。

心导管检查及预防性血管重建术

Cleveland 医院的 Hertzer 等进行的系列研究是目前规模最大的关于血管外科手术预后的研究[24]。这些研究者对连续 1000 例血管外科手术患者进行了术前心脏导管检查，拟进行的手术包括主动脉瘤切除术、颈动脉内膜剥脱术和下肢血管血运重建。根据以下分级评估 CAD 的发生和严重程度：正常冠状动脉、轻至中度 CAD（无狭窄超过 70% 的病损）、晚期代偿性 CAD（狭窄超过 70% 的病损≥1 处，但侧支循环充分）、严重可治性 CAD（狭窄超过 70% 的动脉分支≥1）以及严重无法手术的 CAD（狭窄超过 70% 的动脉分支≥1 支，伴严重远端病变或心室功能不全）。该研究最重要的发现是，冠状动脉正常者仅占 8.5%，晚期或严重冠状动脉损害（即狭窄超过 70%）者高达 60%。即使在根据临床病史不考虑存在 CAD 的患者中，也有 1/3 以上存在晚期或严重冠状动脉损害（表 56.2）。

在 Hertzer 的研究中，对可纠正的严重 CAD 患者在进行血管外科手术前实施 CABG 手术，对正常或轻到中度的 CAD 患者直接进行血管外科手术，对无法手术的严重 CAD 患者进行个体化治疗。术后即刻及远期死亡率（4.6 年随访）情况见表 56.3[17]。在 216 例接受冠脉血管重建术（CABG）的患者中，12 例（5.5%）在术后发生死亡。这一死亡率比接受 CABG 但不伴有外周血管疾病患者的死亡率（1% ～ 2%）更高。可能在此类患者中，应将 CABG 相关风险作为术前风险评估的一部分认真对待。接受和未接受 CABG 手术患者的总死亡率（包括早期及 > 5 年的远期死亡率）分别为 12% 和 26%。尽管这些数据支持 CABG 有改善患者预后的观点，但该治疗本身的死亡率（5.5%）使其优势不是那么明显。

表 56.2　1000 例外周血管疾病患者冠状动脉造影结果

| 根据造影分类 | 临床 CAD | | | | | |
| | 无 | | 可疑 | | 合计 | |
	例数	%	例数	%	例数	%
正常冠状动脉	64	14	21	4	85	8.5
轻至中度 CAD	218	49	99	18	317	32
晚期代偿性 CAD	97	22	192	34	289	29
严重可治性 CAD	63	14	188	34	251	25
严重无法手术的 CAD	4	1	54	10	58	5.8

CAD，冠状动脉疾病。
Data from Hertzer NR，Beven EG，Young JR，et al. Coronary artery disease in peripheral vascular patients：a classification of 1000 coronary angiograms and results of surgical management. Ann Surg. 1984；199：223-233

表 56.3　外周血管重建术患者围术期和晚期死亡统计（依据冠状动脉造影分类，随访 5 年以上）

临床特征	总例数	正常或轻到中度 CAD		晚期代偿性 CAD		严重可治性 CAD				严重无法手术的 CAD		总心源性死亡	
						接受过 CABG		未接受 CABG					
		例数	%	例数	%	例数	%	例数	%	例数	%	例数	%
男性	685	10/242	4.1	33/204	16	13/174	7.5	6/24	25	14/41	34	76	11
女性	315	5/160	3.1	12/85	14	12/42	29	3/11	27	8/17	47	40	13
年龄 < 70 岁	722	10/328	3.0	29/198	15	19/148	13	3/20	15	13/28	46	74	10
年龄 > 70 岁	278	5/74	6.8	16/91	18	6/68	8.8	6/15	40	9/30	30	42	15
血压正常	403	7/185	3.8	15/102	15	8/82	9.8	2/15	13	8/19	42	40	9.9
高血压	597	8/217	3.4	30/187	16	17/134	13	7/20	35	14/39	36	76	13
血糖正常	830	12/348	3.4	28/232	12	17/183	9.3	8/30	27	13/37	35	78	9.4
糖尿病	170	3/54	5.5	17/57	30	8/33	24	1/5	20	9/21	43	38	22
总计	1000	15/402	3.7	45/289	16	25/216	12	9/35	26	22/58	38	16	12

CABG，冠状动脉旁路移植术；CAD，冠状动脉疾病。
Data from Hertzer NR，Young JR，Beven EG, et al. Late results of coronary bypass in patients with peripheral vascular disease. II. Five year survival according to sex，hypertension，and diabetes. Cleve Clin J Med. 1987；54：15-23.

　　有研究者进行了两项随机临床试验，以明确预防性冠状动脉血管重建术对开放性主动脉及下肢动脉血管手术预后的影响[4, 25]。从 5859 例患者中，CARP 试验根据临床风险因素和无创性影像学资料筛选出 1190 例患者进行冠状动脉造影[26]。关于 CAD 的发病率和严重程度，血管造影结果显示，43% 的患者至少有一支主要冠状动脉具有 70% 以上的狭窄，适合血管重建术（在血管外科手术前随机接受或不接受血管重建术）；31% 的患者未出现冠状动脉堵塞；18% 的冠状动脉狭窄的患者不适合采用血管重建术；5% 的患者左冠状动脉主干狭窄 ≥ 50%。CARP 试验表明，预防性冠状动脉血管重建术（CABG 或 PCI）是安全的，但是并没有改善血管外科手术的远期预后。血管重建组的远期死亡率（2.7 年）为 22%，不适合血管重建术组的远期死亡率为 23%（图 56.1）。虽然该试验的设计目的并不是用来研究预防性血管重建术的短期效益，但此干预并未减少围术期不良后果，如干预组及未干预组的死亡率分别为 3.1% 和 3.4%，心肌梗死的发生率分别为 12% 和 14%。CARP 的试验结果适用于大多数血管外科病例，但不适用于不稳定性心脏病、左主冠状动脉疾病、主动脉狭窄或严重的左心室功能不全的患者，因为这些患者被此研究排除在外了。DECREASE-V 试验 26 对 1880 例血管外科手术患者进行了筛选，其中 430 例有 ≥ 3 个临床危险因素的患者接受了无创检测，包括负荷超声或灌注成像检查。有严重应激诱发缺血表现（26%）的患者被随机分配接受或不接受血管重建术。冠状动脉造影显示，

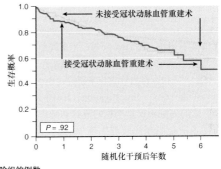

图 56.1　选择性大血管手术前随机接受或未接受冠状动脉血管重建术的患者长期生存率（CARP 试验）（From McFalls EO, Ward HB, Moritz TE, et al. Coronary-artery revascularization before elective major vascular surgery. N Engl J Med. 2004；351：2796-2804.）

24% 的患者有 2 支病变，67% 的患者有 3 支病变，8% 的患者有左主冠状动脉疾病。预防性冠状动脉重建术（CABG 或 PCI）并未改善围术期或远期预后（表 56.4）。接受血管重建术与未接受血管重建术的患者，30 天内各种原因所致死亡或非致命性心肌梗死的发生率分别为 43% 和 33%。1 年的复合终点发生率在两组间也很相近，分别为 49% 和 44%。如前面所提及的，不幸的是，此研究因为主要研究者的学术不端行为而受到审查。

　　在 CARP 和 DECREASE-V 试验中，预防性冠状动脉血管重建术并无益处，这与其他更有说服力的研

表 56.4 DECREASE-V 试验中患者的围术期和长期结局

	接受血管重建术，例数（%）	未接受血管重建术，例数（%）	HR（95% CI）	P 值
患者例数	49	52		
术前事件				
各种因素死亡	2（4.1）	0	—	0.23
心肌梗死	1（2.1）	0	—	
复合	3（6.1）	0	—	0.11
术后 30 天事件				
各种因素死亡	11（22.5）	6（11.5）	2.2（0.74～6.6）	0.14
心肌梗死	17（34.7）	16（30.8）		
复合	21（42.9）	17（32.7）	1.4（0.73～2.8）	0.30
术后 1 年事件				
各种因素死亡	13（26.5）	12（23.1）	1.3（0.55～2.9）	0.58
心肌梗死	18（36.7）	19（36.5）		
复合	24（49.0）	23（44.2）	1.2（0.68～2.3）	0.48

CI，置信区间；HR，危险比。
From Poldermans D, Schouten O, Vidakovic R, et al. A clinical randomized trial to evaluate the safety of a noninvasive approach in high-risk patients undergoing major vascular surgery. The DECREASE-V Pilot Study. J Am Coll Cardiol. 2007；49：1763-1769

究结果不相符，如 Hertzer 等[25] 及其他一些研究［冠状动脉手术临床试验（Coronary Artery Surgery Study，CASS）[27] 和旁路血管重建术研究（Bypass Angioplasty Revascularization Investigation，BARI）][28]。显然，要考虑的问题不仅是严重的冠状动脉病变，目前人们对围术期心肌梗死病理生理学的认识还不完整。例如，围术期心肌梗死可能通常是由位于冠状动脉血管没有明显狭窄处的"元凶病灶"（即容易形成血栓的易损斑块）引起的[29]。对于此类心肌梗死（动脉粥样血栓性），以减少围术期导致冠状动脉斑块不稳定和破裂的触发因素为目的的处理策略比冠状动脉重建术更为恰当。需求性缺血可能是导致围术期心肌梗死最主要的原因，此观点被最近一项血管造影研究的结果证实[30]。

肺功能评估

血管外科手术患者术后可能会出现严重的呼吸系统并发症，行开放主动脉手术的患者术后呼吸系统并发症的发病率尤为突出（参见第 54 章）。最重要的呼吸系统并发症有肺不张、肺炎、呼吸衰竭及潜在的慢性肺疾病加重。此类患者中吸烟人数众多，慢性阻塞性肺疾病（chronic obstructive pulmonary disease，COPD）和慢性支气管炎甚为常见。一旦存在此类疾病，患者术后发生肺部并发症的概率便会增加。当临床评估提示存在严重肺部损害时，肺功能检测有助于评估并优化肺功能（参见第 32 和 41 章）。术前进行动脉血气分析可作为术后比较的基准值。基础高碳酸血症（$PaCO_2 > 45$ mmHg）提示术后肺部并发症的发病率会升高。肺功能检测的结果可以用来指导支气管扩张药的治疗，但同时也要考虑 β 受体激动剂所诱发的心律失常及心肌缺血。对于严重慢性阻塞性肺疾病或支气管哮喘的患者，术前短疗程使用糖皮质激素（泼尼松 40 mg/d，连续 2 天）可能有益。若出现肺部感染，则需要适当的抗生素治疗。尽管目前支持区域麻醉能改善肺部预后的证据有限，但是硬膜外阻滞对严重肺部疾病患者可能有益。应用此类技术可避免术后全身性应用阿片类镇痛药所致的呼吸抑制（参见第 81 章）。术后发生肺部并发症是难以避免的。刺激性肺量测定法及持续气道正压通气具有一定的益处[31]。即使存在严重肺功能不全者，只要处理恰当，也可以耐受主动脉血管手术而不出现过高的病死率[32]。

肾功能评估

慢性肾疾病常见于血管外科手术患者，并且与患者死亡及罹患心血管疾病的风险增加有关（参见第 30 和 42 章）[33]。在有症状的下肢动脉阻塞性疾病患者，无论疾病严重程度、心血管风险及治疗方法，慢性肾疾病均强烈预示远期高死亡率[34]。作为独立的危险因子，心血管疾病与肾功能衰退和肾疾病发展有关[35]。血肌酐、肌酐清除率通常用来评估围术期肾功能。术前血肌酐水平 > 2 mg/dl 是非心脏重大手术后心脏并发症的独立危险因子[36]。术前肌酐清除率 < 60 ml/min 是择期血管外科手术后短期及远期死亡率升高的独立危险因子[37]。对肾功能受损的血管外科手术患者，围术期使用 β 受体阻滞剂[38]和他汀类药物[37]可降低患者的死亡风险。腹主动脉或肾动脉的粥样硬化病变也可对肾血流和肾功能造成损害。相反，肾动脉狭窄可以通过肾素及血管紧张素诱导血管收缩而导致高血压。高血压本身可导致肾功能不全或肾衰竭。糖尿病肾病也很常见（参见第 32 章）。除了基础肾功能异常之外，术前和术中使用造影剂具有直接的肾毒性。术中主动脉阻断会中断肾血流而引起肾缺血。即使体循环动脉血压和心输出量均正常，在肾下方行主动脉阻断也会减少肾血流。血栓斑块可能会进入肾动脉，尤其容易发生在肾动脉上方主动脉阻断和开放时。术中和术后血容量和心输出量的波动可损害肾灌注。一组超过 500 例腹主动脉重建术的报道显示，术后急性肾衰竭的发生率为 7%。

围术期 β 受体阻滞剂治疗

围术期 β 受体阻滞剂治疗是一个重要且颇具争议的话题，尤其对于接受血管外科手术的患者（参见第 31 和 32 章）。对长期接受 β 受体阻滞剂治疗的患者，β 受体阻滞剂的使用应贯穿整个围术期。β 受体阻滞剂治疗不能作为围术期事件，如血容量不足、贫血、疼痛或感染因素所致的的初始或主要治疗方法，因为对上述情况应该进行病因治疗。对高风险患者，尤其是已知有潜在缺血的患者（如术前检测发现缺血的患者），应考虑到手术应激相关的交感神经刺激引起的心动过速。应避免低血压和心动过缓，也应避免围术期突然使用高剂量 β 受体阻滞剂治疗。如果决定在围术期初始采用 β 受体阻滞剂治疗来降低心脏风险，最安全的方法是从低剂量开始，在手术前超过 7 ~ 10 天内逐渐增量直至达到效果。虽然围术期使用 β 受体阻滞剂可能会减少术前需行心脏检查患者的人数，但不应取消此类检查，应仔细评估检查的风险 / 收益比。

围术期他汀类药物治疗

除了降低血脂的作用以外，他汀类药物还能抗炎、稳定斑块及抗氧化（参见第 32 章）。在过去的 10 年中，他汀类药物作为一项有效的治疗措施开始被用于血管外科手术患者，以预防围术期心血管并发症[39]。一项名为 DECREASE-Ⅲ 的双盲安慰剂对照临床试验支持这一药物的使用。不幸的是，Erasmus 大学最近进行的调查研究发现该研究的科学家有不端行为，因此，此研究的结果也受到质疑[40]。他汀类药物的应用对主动脉术后的肾功能有保护作用，也有利于保持下肢移植血管的通畅。尽管目前的指南推荐对所有的外周血管病变患者使用他汀类药物，但关于围术期用药的最佳时间和剂量并无定论。

围术期双重抗血小板治疗

对于接受过冠状动脉支架治疗的患者，非心脏手术的时间选择涉及双重风险，包括中断双重抗血小板治疗（dual antiplatelet therapy，DAPT）可能引起的支架血栓风险，和持续 DAPT 可能增加的术中出血的风险[20, 41]。关于 DAPT 持续时间和非心脏手术的时间选择，早期的推荐是基于对那些接受了第一代支架治疗的患者进行观察所得出的。目前所使用的新一代的支架，尤其是更新的药物洗脱支架（drug eluting stents，DES），形成支架内血栓的风险较低，并且需要 DAPT 有一个更短的最小持续时间[42]。在一篇 meta 分析里，四项临床试验对于采用新一代 DES 治疗患者并且进行短时间 DAPT（3 ~ 6 个月）的安全性进行了说明[43]。并且，在"支架置入患者不坚持抗血小板治疗模式"（Patterns of Nonadherence to Antiplatelet Regimens in Stented Patients，PARIS）登记处，基于临床医师的判断对手术患者在任何时间点中断 DAPT 均未影响主要心脏事件的风险[44]。因此，ACC/AHA 指南在 2016 年进行了修改，以体现这些改变（参见第 31 和 32 章）[45]。

腹主动脉重建术

传统腹主动脉重建术的麻醉要求麻醉医师对相关病理生理学知识有深入了解，熟悉外科手术操作的程序和步骤，能够准确理解复杂的血流动力学监测结果，并能够娴熟地对患者的血流动力学状态进行药物控制和干预。在术前和术中麻醉医师与手术医师进行充分的沟通十分重要。所有的腹主动脉及其分支的开放性手术都有巨大的手术切口并且必须进行广泛剥离，主动脉或其分支的阻断和开放，会引起时间不等的器官缺血-再灌注损伤，也可能引起大幅度的体液转移和体温波动，并伴随神经内分泌及炎性反应的激活。主动脉手术治疗的主要目的是减轻症状，减少相关并发症的发生。如果是主动脉瘤手术，则主要为了预防动脉瘤破裂。近 20 年来，随着导管技术在外周动脉疾病中应用的发展和成熟，人们开始对采用微创手术治疗主动脉疾病产生强烈的兴趣。

主动脉腔内修复术已成为传统外科修复手术损伤较小的一种替代方法（后文将进一步讨论）），该技术已被用于 75% 的择期修复手术，以及 30% 的动脉瘤破裂后修补术[46]。随着新设备和新技术的涌现，及其在主动脉疾病中适用范围的扩大，腔内血管手术领域正在迅速发展。

自然病史和外科死亡率

腹主动脉瘤

腹主动脉瘤（abdominal aortic aneurysm，AAA）在老年男性中的发病率较高，接近 8%（参见第 65 章）。高龄、吸烟、家族史和动脉粥样硬化均为确切的腹主动脉瘤的风险因子。尽管腹主动脉瘤在女性中的发病率较男性低，但是其风险因子与男性相似。在美国，每年死于腹主动脉瘤破裂的患者超过 3 万人[47]。以主动脉瘤为第一诊断出院的人数接近 7 万人；每年大约有 4 万例患者接受腹主动脉瘤修复术，医疗费用超过 10 亿美元。腹主动脉瘤的发病率近年来仍在上升，并且与年龄和性别密切相关。

腹主动脉瘤是一种多因素疾病，与主动脉的老化和粥样硬化有关。尽管还没有统一的学说阐述其发病机制，遗传、生物化学、代谢、感染、机械和血流动力学等因素均可能参与了腹主动脉瘤的发展。主动脉外膜弹性组织降解是腹主动脉瘤形成的标志性改变，也可能是最根本的改变。慢性炎症在主动脉血管壁结缔组织破坏中起关键性作用。腹主动脉瘤患者中有 20% ～ 25% 合并有主髂动脉闭塞性疾病。在接受腹主动脉切除术的患者中约有 5% 的人有炎症性动脉瘤。引起腹主动脉瘤的罕见病因包括创伤、真菌感染、梅毒感染及马方综合征。

腹主动脉瘤大多是在因为其他原因行影像学检查或筛查时意外发现的。腹主动脉瘤的自然病史为瘤体进行性扩大、破裂，最终导致患者死亡。对于无症状的腹主动脉瘤，其直径和扩张速度是预计破裂风险大小的最佳指标。目前的指南强调不能仅将直径阈值作为患者是否需要进行手术干预的指标。然而对于直径在 6 cm 或以上的腹主动脉瘤患者均应行择期修补手术。尽管对于直径在 5.5 ～ 5.9 cm 的腹主动脉瘤是否应行择期修补术仍存在争议，直径为 5.5 cm 的腹主动脉瘤的破裂风险（每年）等于或高于围术期死亡率，因此应该进行手术修补。对于直径在 5.5 ～ 5.9 cm、6.0 ～ 6.9 cm、≥ 7.0 cm 的腹主动脉瘤患者，若拒绝或不适合择期手术治疗，动脉瘤在 1 年内破裂的风险分别为 9.4%、10.2% 及 32.5%[48]。超过 90% 的腹主动脉瘤在发现时其直径还未达到目前手术治疗的指标（5.5 cm）。一项对直径在 4.0 ～ 5.5 cm 的腹主动脉瘤患者进行的随机对照试验让人们对较小、无临床症状的主动脉瘤的自然转归有了深入的认识[49]。有 4 项临床试验已经证实对小动脉瘤（直径在 4.0 ～ 5.5 cm）进行严密观察是一种安全的选择，早期行修复手术（开放或血管内手术）对长期生存率并无益处。如果小动脉瘤出现症状或在 6 个月的时间增大超过 0.5 cm，则考虑手术治疗。虽然人们倾向于使用药物治疗（如抗生素、β 受体阻滞剂或他汀类药物）来延缓或逆转小动脉瘤的扩张，但是关于药物治疗的保护作用支持证据有限[50]。一般认为直径 < 4.0 cm 的动脉瘤为良性，不易破裂或增大。

择期肾下主动脉瘤切除术的围术期死亡率逐步从 20 世纪 50 年代的 18% ～ 20%，下降至 60 年代中期的 6% ～ 8%，70 年代早期为 5% ～ 6%，80 年代为 2% ～ 4%，并稳定于此水平。一项纳入了 15 年里连续 1000 例肾下型主动脉瘤择期修复术患者的研究报道围术期死亡率为 2.4%[51]。Hertzer 等[52] 报告克利夫兰医院（Cleveland Clinic）连续 1135 例择期腹主动脉修复术患者的死亡率为 1.2%。这个单中心的死亡率远低于来自美国的两个全国性资料显示的死亡率（5.6% ～ 8.4%）。全国性统计结果的高死亡率使一些人认为，过去 20 年中取得的技术和治疗的进步都未对需要开放性 AAA 修复的患者的预后产生影响。目前，患者治疗的局部化和血管内治疗有望改善手术死亡率。

过去 40 年里，围术期腹主动脉瘤破裂导致的死亡率没有显著改变，仍然接近 50%，且几乎没有任何例外。如果考虑到入院前就已死亡的患者，则主动脉瘤破裂的总死亡率远远超过 90%。

肾下腹主动脉瘤开腹手术的远期效果良好，血管移植迟发性并发症的发生率很低（0.4% ～ 2.3%）。未破裂腹主动脉瘤术后 1 年生存率为 92%，5 年生存率为 67%。

主髂动脉闭塞性疾病

肾下主动脉和髂动脉是发生慢性粥样硬化最常见的两个部位。主髂动脉粥样硬化具有弥漫性和进行性发展的特征。当粥样斑块增大，使下肢血流降低到某个临界水平以下时便会出现缺血症状。与主动脉瘤不同，主髂动脉闭塞性疾病患者只有出现症状时才考虑手术治疗。当出现致残性间歇性跛行和可能导致截肢的下肢缺血症状时，需行外科手术治疗。手术干预的目的是恢复有效的外周循环，以缓解跛行症状并预防截肢。局限性主髂动脉闭塞性疾病患者典型的表现仅为跛行，因为通常侧支循环足以防止下肢缺血。主髂动脉手术的围术期死亡率低于腹主动脉手术。

主髂动脉疾病的治疗选择包括：解剖或直接重建（即主双股动脉旁路），解剖外或间接移植物旁路移植（即腋股动脉旁路），导管相关的腔内技术（即，经皮腔内血管成形术［PTA］或无需插入支架）。主双股动脉旁路被视为主髂动脉闭塞性疾病治疗的金标准。解剖外旁路移植一般用于有特殊情况的患者，如存在感染、血管重建手术失败史，或有禁忌风险的患者，其围术期并发症的发生率和死亡率较低，但其长期通畅率较低及功能改善效果欠佳。导管相关的血管腔内技术，如经皮腔内血管成形术，适用于部分病变相对局限的患者，10% ～ 15% 的主髂动脉闭塞性疾病患者可以采用导管技术替代主动脉双侧股动脉旁路。

肾动脉和内脏动脉病变

肾动脉狭窄最常见的原因是动脉粥样硬化。闭塞性病变的部位几乎无一例外地发生在肾动脉的近段开口处，通常是主动脉粥样硬化的延续。纤维性肌发育不良是导致肾动脉狭窄的重要原因，但较少见，并且主要累及肾动脉的远端 2/3。血流动力学上，显著的肾动脉狭窄可通过激活肾素-血管紧张素-醛固酮系统引起高血压，而双侧受累可导致肾衰竭。即使采用最大剂量的药物治疗，肾血管性高血压患者的血压控制也并不理想。上述患者往往存在严重的双侧肾动脉狭窄、反复发作的充血性心力衰竭及波动性肺水肿。治疗适应证包括控制高血压以及保护肾功能。手术干预方法包括主动脉肾动脉旁路、解剖外旁路（肝肾动脉或脾肾动脉旁路），或经主动脉行肾动脉内膜切除术。开放性手术常需要在肾动脉或腹腔动脉开口水平以上行腹主动脉阻断。放置支架的经皮经腔血管成形术是部分择期手术患者的一线治疗方案。

腹腔动脉和肠系膜动脉开口处狭窄是由主动脉粥样硬化的延伸导致的。肠系膜下动脉是最常累及的部位，其次是肠系膜上动脉和腹腔动脉。

由于内脏血管的侧支循环丰富，单根血管的闭塞很少引起缺血性症状。但是任何两根血管的闭塞或严重狭窄可能对侧支循环造成严重影响，从而导致慢性

内脏缺血。针对内脏血管狭窄所行的外科修复手术适用于有症状的患者。手术干预方法包括经主动脉内膜切除术和旁路移植。后者通常需要在腹腔动脉水平以上行主动脉阻断，其死亡率为 7% ～ 18%。为降低开放性修复术的高死亡率，经皮经腔血管成形术在治疗慢性内脏缺血中的应用越来越广泛。急性的内脏动脉闭塞可以由栓塞引起，也可以由血栓形成导致（比栓塞少见）。为了避免急性内脏缺血导致死亡，必须在肠缺血坏死之前及时做出诊断和处理。

主动脉阻断

主动脉阻断引起的病理生理变化极为复杂，与多种因素有关，包括主动脉阻断的水平、左心室状态、主动脉周围侧支循环状况、血容量及其分布、交感神经系统的激活程度以及所使用的麻醉药物及技术。多数腹主动脉重建术需要在肾动脉下水平行主动脉阻断。但对肾上型腹主动脉瘤、肾动脉或内脏动脉血管重建，则必须于肾动脉上和腹腔动脉上水平行主动脉阻断。此外，对靠近肾动脉的动脉瘤和炎性动脉瘤，以及向近端延伸的主髂动脉闭塞性疾病，也必须在肾动脉上和腹腔动脉上水平行主动脉阻断。在较高水平行主动脉阻断会严重影响心血管系统，并导致其他重要器官的缺血和低灌注。缺血可能导致肾衰竭、肝缺血及凝血功能异常、肠梗死以及截瘫。随着血管内血管修复术越来越普遍，开放手术中解剖复杂的动脉瘤比例也在增加，其中很多必须在肾动脉以上水平行主动脉阻断[53]。

血流动力学和代谢变化

与主动脉阻断有关的血流动力学及代谢变化总结于框 56.1 中。这些改变的幅度以及方向是复杂、动态的，在不同的实验和临床研究中观察到的结果也不一致，其变化需考虑多项重要因素（框 56.2）。主动脉阻断对整个心血管系统的影响很大，其程度主要取决于阻断的水平。阻断水平以上出现动脉血压升高，阻断水平以下则出现动脉血压降低。这是各个水平主动脉阻断时均会出现的血流动力学反应。阻断水平以上出现血压升高的主要原因是主动脉血流阻力突然增大，继而收缩期左心室壁张力或后负荷增加。然而，其他因素，如心肌收缩力、前负荷、血容量和交感神经的激活程度也至关重要[54]。除非采用分流循环支持方法或静脉应用血管扩张药，膈肌以上的主动脉阻断导致的血压升高最为明显。主动脉阻断时心输出量和充盈压变化的方向并不完全一致，对变化的方向和

血流动力学变化
↑阻断水平以上动脉血压
↓阻断水平以下动脉血压
↑节段性室壁运动障碍
↑左室室壁张力
↑射血分数
↓心输出量 †, ‡
↓肾血流
↑肺阻塞压力
↑中心静脉压
↑冠状动脉血流

代谢变化
↓机体总氧耗量
↓机体总二氧化碳生成量
↑混合静脉血氧饱和度
↓机体总摄氧量
↑肾上腺素及去甲肾上腺素
呼吸性碱中毒
代谢性酸中毒

治疗措施
降低后负荷
　硝普钠
　吸入麻醉药
　氨力农
　分流及主动脉-股动脉旁路
降低前负荷
　硝酸甘油
　控制性静脉切开放血
　主动脉-股动脉旁路
肾保护
　液体输注
　远端主动脉灌注技术
　选择性肾动脉灌注技术
　甘露醇
　增加肾灌注的药物
其他
　低体温
　减小每分通气量
　碳酸氢钠

* 阻断时间越长，阻断平面越靠近近端，则这些改变越明显。
† 胸段阻断时心输出量可能增加。
‡ 通气设置未变与阻断前相同时

主动脉阻断水平
种属差异
麻醉药物及技术
血管扩张剂治疗
分流循环支持
主动脉周围侧支循环情况
左心室功能
冠状动脉循环状况
血容量
神经内分泌激活
主动脉阻断持续时间
体温

幅度应进行综合理解（图 56.2）。胸段降主动脉近段阻断使平均动脉压、中心静脉压、平均肺动脉压和肺毛细血管楔压分别升高 35%、56%、43% 和 90%，心脏指数降低 29%[55]。心率和左心室搏出量无显著变化。腹腔动脉以上水平主动脉阻断使平均动脉压上升 54%，肺毛细血管楔压上升 38%[56]。二维超声心动图显示射血分数下降 38%。即使通过麻醉药物及血管舒张剂治疗，使体循环血压和肺毛细血管楔压维持在正常水平，腹腔动脉上主动脉阻断仍导致左心室收缩末及舒张末容积显著增加（分别为 69% 和 28%），并且在 12 例患者中发现有 11 例出现异常室壁运动，提示心肌缺血（表 56.5）。肾动脉上水平主动脉阻断对心血管的影响与上述腹腔动脉上主动脉阻断的变化相似但程度较轻，而肾动脉下阻断仅造成轻微影响，并且不会导致异常室壁运动。

　　高位主动脉阻断时心室充盈压（前负荷）显著升高，可能是后负荷增加及血液重新分布的结果。这是胸主动脉阻断时发生的最重要的变化。该假设的中心理论是腹腔内脏循环构成功能血容量储备的重要来源。内脏器官可容纳总血容量的 25%，其中近 2/3 容量（800 ml 以上）可在数秒钟内由高顺应性的静脉血管床进入体循环，即自体输血效应[57]。由于内脏静脉容量较小，血容量由阻断远端的血管床再分布到阻断近端相对顺应性较小血管床（图 56.3）。胸主动脉阻断时，被动及主动机制同时使内脏静脉容量减少。

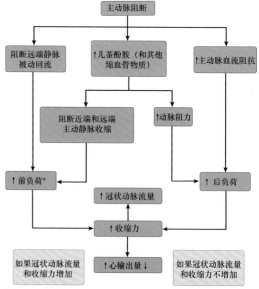

图 56.2　主动脉阻断导致的血流动力学反应。前负荷（带星号标记）并不一定由于肾下腹主动脉阻断而增加。根据内脏血管张力的不同，血流可分流至内脏循环，前负荷可能并不增加

表 56.5　主动脉阻断开始时心血管参数的百分比变化

心血管参数	阻断后参数百分比变化		
	腹腔动脉上	肾动脉上–腹腔动脉下	肾动脉下
平均动脉压	54	5*	2*
肺毛细血管楔压	38	10*	0*
舒张末面积	28	2*	9*
收缩末面积	69	10*	11*
射血分数	−38	−10*	−3*
出现室壁运动异常	92	33	0

* 与腹腔动脉以上水平阻断比较有显著差异（$P < 0.05$）。
From Roizen MF，Beaupre PN，Alpert RA，et al. Monitoring with two-dimensional transesophageal echocardiography：comparison of myocardial function in patients undergoing supraceliac，suprarenal-infraceliac，or infrarenal aortic occlusion. J Vasc Surg. 1984；1；300-305

在腹腔内脏系统以上阻断主动脉导致内脏动脉血流急剧减少，使内脏容量血管的压力显著降低[58]。这种压力的降低使内脏静脉被动地回流，增加回心血量，进而增加了阻断近端的血容量。胸主动脉阻断还可使血浆肾上腺素和去甲肾上腺素水平显著升高，从而使阻断水平上下的血管运动张力增加。内脏静脉对肾上腺素的刺激高度敏感。儿茶酚胺对内脏容量血管床的主要作用是引起静脉血管收缩，从而主动驱使内脏血液流出，使内脏静脉血容量减少，并增加心脏的静脉回流[58]。

　　动物实验支持血容量再分布假说。在以狗为对象的实验中，胸主动脉阻断会导致平均动脉压上升84%，左室舒张末期压升高188%，而每搏量无显著

改变[59]。在同一个实验模型中同时阻断胸主动脉和下腔静脉，前负荷和平均动脉压没有显著变化（彩图 56.3），但每搏量减少了74%。通过在夹闭期间于阻断水平以上输血，作者模拟了胸主动脉单独阻断相同的血流动力学影响。这项研究还表明，胸主动脉阻断使阻断以上水平的血流量急剧增加（155%），而同时阻断胸主动脉和下腔静脉则无变化。另有动物实验发现，胸主动脉阻断后近段主动脉高血压和中心静脉压升高能够通过放血的方法完全逆转[60]。在对狗的动物实验中，在胸段和肾动脉上水平阻断主动脉均可导致近端高血压，但只有胸段阻断会使中心静脉压升高[61]，在这项研究中，胸主动脉阻断增加了阻断近端器官和组织的血容量，而肾动脉上水平阻断无此改变。这些试验数据强烈支持主动脉阻断期间的血容量再分布假说，也有助于解释不同水平阻断主动脉所观察到的血流动力学反应的显著差异[56]。

　　主动脉阻断还可出现后负荷依赖性的前负荷增加，这通常见于心肌收缩力受损和冠状动脉储备弱时。左心室功能不全时，后负荷增加会导致舒张末期容积增加，并伴每搏量减少（后负荷不匹配），导致每搏量减少的原因可能是前负荷储备受限、心肌缺血或压力诱导心肌收缩增强的能力丧失（即 Anrep 效应）。若右心室功能正常，则夹闭后右心室搏动量加上左心室收缩末期容积增加会导致左心室扩张和舒张末期容积增加。如果不采取纠正措施，可能导致明显的左心室超负荷，并伴有严重的周围器官功能障碍和肺水肿。

　　多数临床研究提示，胸主动脉阻断时（无血管扩

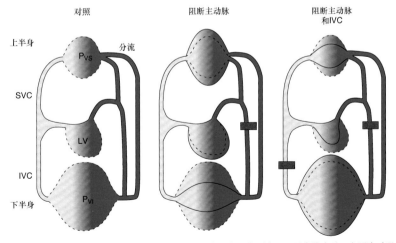

彩图 56.3　**不同阻断方式导致的顺应区变化示意图。**上半身、下半身和左心室顺应区；用虚线表示；左图为对照组，不行任何阻断，中图表示仅阻断主动脉，右图表示主动脉和下腔静脉同时阻断。IVC，上腔静脉；LV，左心室；PVS，上半身顺应性压力；PVI，下半身顺应性压力；SVC，下腔静脉

张剂治疗或分流循环支持）心输出量减少，而大多动物实验未显示心输出量显著变化或增加。

　　然而，左心室的功能状态显然发挥着重要的作用。一个正常、未受损的心脏可以耐受容量负荷的急剧增加，而不会出现明显的心室扩张或功能不全。然而受损心脏的心肌收缩力与冠状动脉储备降低，对负荷增加会表现为由急性左心功能不全和心肌缺血导致的心室扩张。尽管在动物实验中很少见心肌收缩力受损和冠状动脉储备减少，但这些异常在接受主动脉重建术的老年患者中十分常见。胸段或腹腔动脉上主动脉阻断[55-56]造成的心室负荷增加可增加左室壁压力（后负荷），进而导致左心室功能的急剧恶化和心肌缺血。

　　心肌内压高引起的心内膜灌注不足可能是异常室壁运动和射血分数改变的原因，主动脉阻断后心输出量减少也可能是由于反射机制导致的反馈性抑制。如主动脉压力升高激活压力感受器，从而抑制心率、心肌收缩力和血管张力。胸主动脉阻断后，使用血管舒张剂使心室负荷维持在正常水平，可以维持或增加心输出量[65]。主动脉阻断和开放对代谢的影响总结见框 56.1。胸主动脉阻断使机体总氧耗量减少约 50%，氧耗量减少仅发生在阻断水平以上的组织，但此现象的原因不明。临床研究发现，腹腔干水平以上主动脉阻断使混合静脉血氧饱和度增加，可能是由于氧耗减少的程度超过心输出量的下降，因此，机体氧的总摄取量下降。中心高血容量或阻断近端组织发生的动静脉分流可能对机体氧的总摄取量减少也起到了一定的作用。胸主动脉阻断后与阻断前的基础值比较，阻断远端的动脉血压降低 78% ~ 88%，血流量减少 79% ~ 88%，氧耗量减少 62%。主动脉阻断水平以下组织和器官的血流量依赖于灌注压，而不受心输出量的影响。已经证明，若使用硝普钠将阻断近端的主动脉压维持在阻断前水平，会导致阻断远端的动脉压下降 53%。这些数据对主动脉阻断期间重要器官的保护有重要意义，后面将进一步讨论此问题。

　　肾动脉下主动脉阻断导致的心血管反应不及高位阻断剧烈（表 56.5）。尽管一些临床试验报道，肾动脉下阻断血流动力学改变不太明显，包括动脉血压升高（7% ~ 10%），体循环阻力增加（20% ~ 32%），而心率无明显改变。心输出量的变化最为一致，下降了 9% ~ 33%，但关于心室充盈压的报道结果不一。肾动脉下主动脉阻断时，血容量再分布可能影响前负荷（图 56.3）。此情况下，阻断水平以下的血容量转移到阻断水平以上内脏循环的顺应性静脉节段，使预期的前负荷增加程度减缓。肾动脉下主动脉阻断后的前负荷变化还可能依赖冠状动脉循环状况。对有严重

缺血性心脏病的患者进行肾动脉下主动脉阻断时，中心静脉压及肺毛细血管楔压明显升高（升高程度分别为 35% 和 50%），而无冠心病者则表现为充盈压降低。超声心动图发现，进行肾动脉下主动脉重建时出现节段性心室壁异常运动者占 30%，其中 60% 发生在主动脉阻断时。主髂动脉闭塞性疾病患者对肾动脉下阻断的血流动力学反应较腹主动脉瘤患者轻，这可能是由于主动脉周围侧支循环丰富。

肾功能及其保护

　　在主动脉重建手术期间，肾功能的保护十分重要。择期行肾动脉下主动脉血管重建术的患者，急性肾衰竭的发生率接近 3%，术后急性肾衰竭相关死亡率超过 40%。尽管对这些患者的围术期管理有了显著改善，但在过去的几十年中，急性肾衰竭的高发病率和由此带来的高死亡率状况基本上没有改变。大多数与术后肾衰竭发生有关的疾病实质上并非肾相关疾病。

　　在主动脉手术中，虽然尿量受到严密监控且经常增加，但术中尿量不能预测术后肾功能，亦不能依靠尿量推测肾灌注是否充分。需行肾动脉上主动脉阻断的手术可使肾血流量急剧减少。有研究报道胸主动脉阻断时肾血流量将减少 83% ~ 90%。于肾动脉下阻断主动脉可使肾血管阻力增加 75%，肾血流量下降 38%，肾内血流再分布到肾皮质。虽然全身的血流动力学变化并不明显，但肾血流动力学已经出现剧烈变化，且变化会持续到主动脉开放后。肾动脉下主动脉阻断期间及后续的肾灌注和肾功能持续恶化是由于肾血管的收缩所致，但其具体的病理生理学机制目前尚不明确。麻醉平面到 T_6 水平的硬膜外麻醉可以阻滞肾交感神经，但并不能预防和改善肾于主动脉阻断所导致的严重肾灌注和功能损伤。尽管主动脉阻断期间血浆肾素活性增加，但如果在肾于主动脉阻断前用血管紧张素转换酶抑制剂预处理，并不能缓解肾血流量减少和肾小球滤过率降低。另外血浆内皮素、肌红蛋白和前列腺素等介质，也可能与主动脉阻断后肾灌注及肾功能受损有关。

　　几乎所有主动脉重建术后的肾功能障碍和衰竭均与急性肾小管坏死有关。术前肾功能不全的程度是预测是否会出现术后肾功能障碍最有效的指标。除了主动脉阻断导致肾血流量减少以外，缺血再灌注损伤、血容量不足、粥样硬化碎片栓塞肾血管以及手术损伤肾动脉均与肾功能障碍有关。

　　甘露醇、襻利尿剂及多巴胺药物在临床上用于在主动脉手术中保护肾功能。但关于这些药物的使用及

其肾保护作用机制存在很大争议。尽管还未被证实，但是普遍认为主动脉阻断前药物保护对肾功能是有益的而被应用。临床上，在主动脉阻断前使用甘露醇 12.5 g/70 kg 诱导渗透性利尿的做法十分普遍。在肾动脉水平以下阻断主动脉时，甘露醇能够增加肾皮质血流，减轻缺血所致的肾血管内皮细胞水肿和血管床充血。甘露醇还可能通过其他机制保护肾，包括清除自由基、减少肾素分泌以及增加肾前列腺素的合成。襻利尿剂和小剂量多巴胺 [1 ～ 3 μg/（kg·min）] 可增加术中肾血流量和尿量以保护肾，减轻由主动脉阻断带来的损害。对术前肾功能不全及需行肾动脉上主动脉阻断的患者常规使用以上药物，同时加强术后对血容量和电解质的监测。由于低血容量及随之带来的肾低灌注，使用襻利尿剂和多巴胺可能有一定损害。此外，多巴胺的正性变力和正性变时作用可能引起心动过速并增加心肌氧耗，对冠状动脉储备不全的患者不利。

甲磺酸非诺多泮是一种选择性多巴胺 1 型受体激动剂，可优先扩张肾和内脏血管床，被认为具有肾保护作用。但该药在预防主动脉手术后肾功能不全的作用上尚不清楚。在需行肾上主动脉阻断的主动脉手术后，他汀类药物的使用与肾功能保护有关[63]。远端缺血预处理能降低开放性主动脉手术后肾损害的发生率[64]。主动脉阻断期间及阻断后最有效的肾功能保护措施是使体循环血流动力学达到最佳状态，包括血容量和血细胞比容的维持，其目标是使前负荷达到足以让左心室能够与主动脉阻断引起的心肌收缩力及后负荷改变相适应，从而维持心输出量。然而采用该措施时，应避免血容量过多，因为在心功能储备不足的患者，容量过多会使前负荷过重或导致肺水肿的发生。

治疗策略

既往存在心室功能受损和冠状动脉储备下降的患者对于主动脉阻断对循环系统造成的应激极为敏感。预防主动脉阻断导致的不利影响的合理治疗策略主要包括降低后负荷，维持正常的前负荷及心输出量。可以选择性地应用血管扩张剂、正性和负性变力药物和控制性减容（即放血法）。

对心室功能受损而又必须行腹腔动脉上主动脉阻断患者的治疗及具挑战性。主动脉阻断造成的血流动力学改变会导致心肌缺血，而心肌缺血反映了心肌氧供和氧需失衡。控制性（即缓慢阻断）腹腔动脉上阻断对避免心脏承受急而强的压力极为重要，通常需要降低前后负荷。硝普钠或氯维地平（以扩张小动脉为主）最常用于降低后负荷，进而减轻心脏负荷和降

低室壁张力。一项以需行胸段降主动脉阻断的患者为对象的大型临床研究显示，阻断期间应用硝普钠能够稳定的左心室功能。硝普钠可在主动脉开放前维持使血容量充足，进而稳定开放后血流动力学。维持正常的前负荷同样重要，需要仔细调整液体输入量并应用血管扩张药。硝酸甘油增加静脉容量的作用优于硝普钠，因此应用较普遍。

行腹腔动脉上主动脉阻断时，若无明显的左心室功能失代偿和心肌缺血，可允许近端主动脉压达到 120 mmHg。若术中发现主动脉组织脆性高，外科医师会要求降低近端动脉压。阻断部位以下的血流量与压力相关，血管扩张剂可使压力降低。此时，阻断远端的重要器官和组织灌注压降低，血流量减少。在少数情况下，为了维持足够的心输出量，有时需要应用正性变力药物进行积极干预。

主动脉开放

主动脉开放对血流动力学和代谢的影响见框 56.3。对主动脉开放的血流动力学反应取决于多个因素，包括主动脉阻断的水平、阻断持续时间、是否采用分流支持措施以及血容量状况。低血压是主动脉开放后最常见的血流动力学反应，低血压在腹腔动脉上阻断开放后（图 56.4）尤其严重。主动脉开放后阻断

框 56.3　主动脉开放的生理改变 * 和干预措施

血流动力学变化
↓心肌收缩力
↓动脉压
↑肺动脉压
↓中心静脉压
↓静脉回流
↓心输出量
代谢改变
↑机体总耗氧量
↑乳酸生成
↓混合静脉血氧饱和度
↑前列腺素生成
↑补体激活
↑心肌抑制因子
↓体温
代谢性酸中毒
治疗干预措施
↓吸入性麻醉药的使用
↓扩血管药的使用
↑液体输入
↑血管收缩药的使用
严重低血压者重新阻断主动脉
考虑使用甘露醇
考虑使用碳酸氢钠

* 阻断时间越长，阻断水平越靠近近端则这些改变越明显

远端的组织和器官反应性充血，以及随后的相对中心低血容量是发生低血压的主要机制。主动脉开放后的血流动力学反应可能还与缺血组织中洗脱的血管活性物质和心脏抑制介质，以及一些体液因子有关。这些体液因子和介质也可能与主动脉阻断后器官功能障碍的发生有关。这些因子和介质包括乳酸、肾素-血管紧张素、氧自由基、前列腺素、中性粒细胞、激活的补体、细胞因子及心肌抑制因子[54]。

麻醉管理

术中监测

短时间大量失血是围术期不可忽视的可能并发症。静脉通路通常由一根颈内静脉导管和两根外周静脉导管组成，中心静脉导管的类型和大小可以根据具体情况确定。所有腹主动脉重建术的患者应该常规留置动脉导管。与其他血管操作相似，桡动脉是最常用的穿刺部位，具有部位表浅、容易置管及并发症少的优点。应在另一只手臂绑上无创性测压袖带，以防直接动脉测压导管出现故障。

应对所有的开放性主动脉手术常规放置中心静脉导管，以便进行 CVP 监测和向中心循环直接给药。行肾动脉下腹主动脉重建时，不推荐无选择性地常规放置肺动脉导管。对于心肺功能严重受限或复杂主动脉重建患者推荐放置肺动脉导管。患者的左心室功能和肺功能良好时，CVP 与左心室充盈压之间有很好的相关性。既可以在麻醉诱导前放置有创性监测导管，也可以在诱导后放置。诱导前放置的优点是可以评估患者清醒时（基线值）的心血管状态，以便在诱导前纠正心室充盈和心功能方面的严重异常。

肺动脉导管监测时有选择地行肺动脉导管监测，准确理解所测数据，并采用合理的治疗策略，对于接受复杂主动脉重建术的高危患者来说是有益的。但肺动脉导管监测对高危患者的临床价值尚未确定[65]。过去 20 年里，临床研究的结果中死亡率升高或降低均可观察到。美国国家心肺血液研究院（National Heat, Lung and Blood Institute）以及食品和药品监督管理局（FDA）[66] 启动了一项大型前瞻性随机临床研

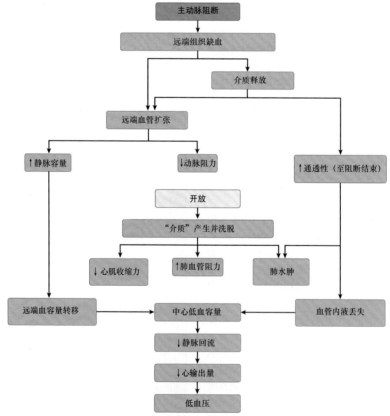

图 56.4　主动脉开放导致的全身性血流动力学反应

究，对两组高危手术患者进行了比较。一组患者接受以肺动脉导管为指导的目标指向疗法，另一组接受无肺动脉导管检测的标准疗法。结果显示放置肺动脉导管没有益处[67]，但亦未发现放置肺动脉导管导致死亡率增加。

经食管超声心动图（transesophageal echocardiography，TEE）已被用于术中评估整体心室功能、指导液体治疗以及监测心肌缺血。行腹腔动脉上主动脉阻断的患者，超声心动图发现心室舒张末期面积显著扩大，且射血分数显著降低，应用扩血管药也不能完全纠正，而肺动脉导管监测通常不能发现这些变化[56]。

目前对腹主动脉重建手术的最佳监测技术尚无定论。关于肺动脉导管或 TEE 监测能否改善预后，现有的临床研究尚不足以给出结论性的答案。任何监测技术的临床实用性最终取决于病例的选择、对检测数据的准确解读以及恰当的治疗干预。

血液回收

术中血液回收广泛用于与同种异体输血相结合，在某些医疗机构已经成为常规。该技术设备昂贵，需要严格的训练和相关的专业技能。一项早期的非随机研究报道，择期主动脉手术时采用血液回收技术后，异体红细胞输注单位数减少了 75%，但后来随机试验得出了相反的结果。进行主动脉手术时常规使用血液回收技术的性价比不高，因此该技术最好仅用于预计会出现大量失血的部分患者。体现该技术最优成本-效益的做法是先进行血液回收贮血槽收集血液，当发生大出血时才启动血液回收全流程。

麻醉药物及技术

多种麻醉技术已成功应用于腹主动脉重建术，包括全身麻醉、区域（硬膜外）麻醉以及联合麻醉技术。复合麻醉技术通常是在全麻的基础上，复合腰段或下胸段硬膜外置管，将局部麻醉药、阿片类药物（更为常见的是将二者联合）以单次注入或连续注入方式注入硬膜外腔。比麻醉药物和麻醉方式的选择更为重要的是维持围术期血流动力学的稳定，保证重要脏器的血流灌注和功能对总体预后的影响[14]。因此针对行腹主动脉重建术的患者选用可以快速而准确地控制血流动力学参数的麻醉技术非常重要。鉴于主动脉重建患者心脏并发症的高发病率和死亡率，麻醉对心室功能和心肌灌注的影响是最为重要的。全身麻醉的诱导应保持在意识消失、喉镜暴露、气管插管及诱导后各阶段血流动力学稳定。可以应用多种静脉麻醉药（丙泊酚、依托咪酯和硫喷妥钠）。合用短效

的强力阿片类药物如芬太尼（3 ~ 5 μg/kg）通常能使诱导期间及随后阶段的血流动力学保持稳定。在气管插管前辅助通气期间，以低浓度吸入挥发性麻醉药作为辅助，可以减轻喉镜暴露及气管插管造成的血流动力学反应。诱导期间应该备有艾司洛尔 10 ~ 25 mg、硝普钠 5 ~ 5 μg、硝酸甘油 50 ~ 100 μg、氯维地平 100 μg 和去氧肾上腺素 50 ~ 100 μg，酌情选用以维持血流动力学稳定。

麻醉维持可以联合应用强效阿片类药物（芬太尼或舒芬太尼）和吸入性麻醉药（七氟烷、地氟烷或异氟烷）（即平衡麻醉）。严重左心功能不全者可单纯使用阿片类药，但采用平衡麻醉技术可以充分利用强效阿片类药物和吸入性麻醉药的优点，同时还能最大限度地减少其副作用。以阿片类药物或吸入性药物为主时，均可吸入氧化亚氮作为辅助。

各种不同的区域麻醉和镇痛技术已被有效地用于主动脉重建的手术期间及术后。过去的 20 年来，应用区域麻醉和镇痛技术以减少主动脉重建术患者围术期发病率受到关注。关于全身麻醉和联合硬膜外麻醉的益处，以及术后是否持续给予硬膜外镇痛药仍存在争议[13-14, 68-71]。此外，报道可改善预后的研究并没有说明是术中麻醉、术后镇痛，抑或是二者联合的作用。Breslow 等[72] 的一项随机试验发现，主动脉手术时硬膜外应用吗啡可以减轻肾上腺素能反应，并减少术后高血压的发生。而另一项大型随机试验发现鞘内应用阿片类药物并未减少非手术并发症的发生[15]。麻醉或镇痛技术对围术期心肌缺血发生率的影响已经受到高度关注。4 项随机试验共观察了接近 450 例主动脉重建术患者，未发现使用硬膜外技术能够降低术前[14, 73]、术中[74] 和术后[70] 心肌缺血的发生率。另外一些随机试验也表明主动脉手术中应用硬膜外技术并未减少心血管、肺或肾并发症的发生率[13-14, 69-70, 75]。

主动脉手术后治疗时间和强度取决于围术期是否发生生理功能紊乱（即意识状态的抑制、低体温、液体超负荷、切口疼痛、肠梗阻和呼吸抑制），以及一些发生率稍低但严重的术后并发症（即心肌梗死、肺炎、脓毒症、肾衰竭及组织低灌注）。因此住院时间是与所有围术期严重并发症的综合副作用（除院内死亡以外）相关性最高的一项，并且是受麻醉或镇痛技术影响最大的一个参数。已有的随机试验未能证明主动脉手术中使用区域麻醉技术能够缩短住院时间。Norris 等[14] 的一项随机临床试验以不同形式将麻醉方法（即全身麻醉或全身麻醉-硬膜外联合麻醉）和术后镇痛措施（即静脉给药患者自控镇痛或硬膜外给药患者自控镇痛）进行组合，比较了在不同的组合下

腹主动脉术后患者的住院时间。本研究有两个独特之处：其一，此研究是一个阶乘设计（图 56.5），包括术中麻醉和术后镇痛的所有 4 种组合，并且可能区分哪些是时间因素，哪些是技术因素。其二，此研究采用双盲设计，以避免研究者与医师导致的偏倚。此研究严格遵照预案进行围术期管理，实施标准的术后外科处理并给予最优化的术后疼痛治疗。尽管此研究中总的住院时间（平均 7 天）远远低于已报道的其他研究[13, 68, 70, 75]，但该研究并没有证实麻醉或镇痛技术能够缩短住院时间或直接降低医疗费用（表 56.6）。本研究中术后并发症总的发生率较低，但是各种麻醉方法和镇痛技术之间没有差别。术后疼痛也都得到了很好的控制，不同镇痛治疗组的疼痛评分相近。因此对主动脉手术患者，如果围术期管理和疼痛治疗均能做到最优化，与全身麻醉和静脉给药患者自控镇痛方法相比，硬膜外麻醉和镇痛并没有明显的优势或劣势。

在主动脉重建时，全身麻醉联合硬膜外局麻药的应用尚存在许多问题，包括主动脉开放时低血压，

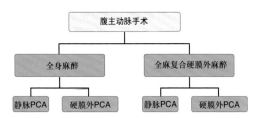

腹主动脉手术
- **全身麻醉**
  - 静脉PCA
  - 硬膜外PCA
- **全麻复合硬膜外麻醉**
  - 静脉PCA
  - 硬膜外PCA

图 56.5　**因素研究设计图示**。设计中包括术中麻醉和术后镇痛的所有 4 种组合，从而能够将时间和不同技术产生的影响分隔开。在对治疗组的数据进行分析时，对术中治疗、术后治疗以及硬膜外镇痛进行的分析，与同一模型下的术中和术后治疗联合评估（因素分析）一样，都是可行的。可对预后的改善是由于术中麻醉、术后镇痛，或二者的共同作用，还是均无关联进行评价。PCA，患者自控镇痛

以及液体和缩血管药的用量增加。对腹腔动脉上阻断的手术，以上副作用可能更为突出，因此医生应尽量避免在此类手术中使用硬膜外局麻药物。在需行腹腔动脉上主动脉阻断的手术中，硬膜外腔可以给予阿片类药物而不是局麻药物。主动脉开放后，在血流动力学及血容量恢复稳定的情况下，再向硬膜外腔注入局麻药物。尽管有在单纯硬膜外麻醉（无全身麻醉）下以逆行腹膜路径行主动脉重建术的报道，但此技术并不被推荐作为常规使用。

当复苏期间出现高血压和心动过速时，应该积极用短效药物予以纠正，如艾司洛尔、硝酸甘油、氯维地平和硝普钠。应在循环恢复和建立充分的器官灌注后再行麻醉苏醒。拔管前必须保证血流动力学、代谢和体温达到稳态，或患者应带气管导管，在控制通气下将其转运至 ICU。

体温控制

术后低体温会带来许多不利的生理反应，可能会造成预后不良（参见第 80 章）。在切皮前可以通过提高手术室温度、使用加温毯和加热输注的液体维持正常体温。如果手术开始不久就出现严重低体温，使体温恢复正常极为困难。对此类患者需延迟复苏和拔管。手术过程中所有输注的液体和血液制品均应在加热后输注。患者的上半身应覆盖充气加热毯，下半身则不宜加热。原因是加热后可以增加代谢需求，进而加重主动脉阻断远端组织的缺血性损伤。

胸腹主动脉手术

对于麻醉及围术期管理，开放性胸腹主动脉修复术是公认的最具有挑战性的手术。修复术可适用于多

表 56.6　住院时间和直接重症监护治疗病房的医疗费用（随机治疗评估腹主动脉瘤手术后患者出院生存率试验）

	GA-IVPCA	RSGA-IVPCA	GA-EPCA	RSGA-EPCA	总计	P 值
病例数	35	36	36	44	151	
住院时间（天）*	7.0（2.2）	8.0（2.8）	7.0（2.0）	7.0（2.8）	7.0（2.2）	0.833[†]
范围	4 ～ 43	5 ～ 28	5 ～ 20	5 ～ 18	4 ～ 43	
95% CI	7.0 ～ 13.3	7.4 ～ 10.2	6.9 ～ 8.8	7.6 ～ 9.6	7.9 ～ 9.7	
直接医疗费用（美元，1997）*						
住院	12 413	13 786（4413）	12 492（3111）	13 767（3900）	12 793（3777）	0.242
内科治疗	10 394	10 288（4538）	9609（3866）	9790（3567）	9934（4072）	0.459
总计	22 674	23 001（6079）	22 182（3914）	22 727（3961）	22 674（4930）	0.851

CI，置信区间；GA-IVPCA，全麻-静脉自控镇痛；RSGA-IVPCA，区域麻醉复合全身麻醉-静脉自控镇痛；GA-EPCA，全身麻醉-硬膜外自控镇痛；RSGA-EPCA，区域麻醉复合全身麻醉-硬膜外自控镇痛。
From Norris EJ，Beattie C，Perler B，et al. Double-masked randomized trial comparing alternate combinations of intraoperative anesthesia and postoperative analgesia in abdominal aortic surgery. Anesthesiology. 2001；95：1054-1067

种病变，包括退行性主动脉瘤、急性和慢性主动脉夹层、壁内血肿、真菌性动脉瘤、假性动脉瘤、穿通性主动脉溃疡、主动脉缩窄以及创伤性主动脉撕裂。自1955 年首例胸腹主动脉瘤（thoracoabdominal aortic aneurysm，TAA）修复术实施以来，该领域逐渐取得了重大进展。手术死亡率和围术期并发症的发生率显著降低。然而，即使在有大量手术经验的医疗中心，其发病率和死亡率仍然居高不下，尤其是主动脉夹层或破裂的主动脉瘤。为了此类患者的治疗，麻醉科医师必须掌握多方面的知识，如单肺通气、体外循环支持（包括循环暂停）、肾和脊髓保护、人工降温、有创血流动力学监测（包括 TEE）、大量输血以及凝血功能异常的处理。术中管理需要整个团队的共同努力，外科医师、麻醉科医师、灌注师、护理和电生理监测人员之间必须保持密切合作。腔内支架–血管移植修复术在胸段和胸腹段降主动脉病变的应用上也正在迅速发展。如下文所述，随着腔内支架–血管移植修复术在胸主动脉瘤、主动脉夹层和创伤性主动脉撕裂中应用的经验不断积累，对部分患者而言，腔内血管修复术可能是一种有效替代开放修复术的选择。

病因和分型

胸腹主动脉瘤发病的主要原因是粥样硬化退行性病变（占 80%）和慢性主动脉夹层（占 17%）[76]。其他原因有创伤、累及主动脉壁的结缔组织疾病（如马方综合征）、动脉囊性中层退行性变、Takayasu 大动脉炎及梅毒性动脉炎。TAA 的实际发病率尚不明确，但是人群研究提示其发病率远远低于肾动脉下腹主动脉瘤的发病率。退行性 TAA 和夹层型 TAA 的相关危险因子、累及主动脉的程度和自然演变过程均不相同。因此对这两类 TAA 的特征必须有透彻了解才能制订出全面的治疗计划。退行性及夹层型 TAA 实质上都与主动脉血管壁的薄弱有关。尽管不经手术治疗主动脉瘤的自然转归并不一定，但是瘤体通常会进行性扩大，非手术治疗一般预后不佳。随着动脉瘤进行性增大，主动脉自身的营养性血流也会受到影响。即使动脉血压稳定，动脉直径增加也会伴有血管壁张力的增加（LaPlace 定律）。TAA 患者中高血压的发病率较高，高血压也会促进动脉瘤增大。

初诊时，退行性 TAA 和夹层 TAA 中有症状者分别占 57% 和 85%，最常见的主诉是背痛。邻近动脉瘤的器官或组织受压迫可引起其他症状。这两类 TAA发生主动脉破裂（可作为 TAA 的证明）的概率均为9%。胸段和腹段主动脉破裂的发生率相当，并且破裂通常发生于动脉瘤直径在 5 cm 以上的患者。当动脉瘤直径超过 6 cm 时，一般建议外科手术修复治疗，但对马方综合征及有主动脉瘤的家族史的患者提倡早期修复。

除了依据病因以外，胸腹主动脉瘤还可根据其解剖部位进行分型。1986 年 Crawford 等[84]发现动脉瘤累及程度与临床结局之间的相关性，于是依据动脉瘤累及主动脉的范围提出了一种分型方法（图 56.6）。Crawford 分型将动脉瘤分为 Ⅰ、Ⅱ、Ⅲ 和 Ⅳ 型。此分型适用于各种原因引起的主动脉瘤（退行性和夹层型）。Ⅰ 型动脉瘤累及全部或大部分胸段降主动脉，以及腹主动脉上部。Ⅱ 型动脉瘤累及全部或大部分胸

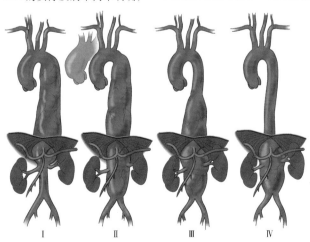

图 56.6　胸腹主动脉瘤 Crawford 分型法。依据解剖部位和累及范围划分：Ⅰ 型动脉瘤，累及全部或大部分胸段降主动脉，以及腹主动脉上部。Ⅱ 型动脉瘤，累及全部或大部分胸段降主动脉，以及全部或大部分腹主动脉。Ⅲ 型动脉瘤，累及胸段降主动脉下段，以及大部分腹主动脉。Ⅳ 型动脉瘤，累及全部或大部分腹主动脉，包括内脏节段

段降主动脉，以及全部或大部分腹主动脉。Ⅲ型动脉瘤累及胸段降主动脉下段，以及大部分腹主动脉。Ⅳ型动脉瘤累及全部或大部分腹主动脉，包括内脏节段。由于同时累及主动脉的胸段和腹段，对Ⅱ和Ⅲ型动脉瘤的修复最为困难。Ⅱ型动脉瘤发生截瘫和肾衰竭的风险性最大，因为阻断主动脉会导致脊髓和肾缺血。即使采用体外循环支持，由于供给这些器官的血液来主源于阻断动脉之间，总是有一段无法避免的血流中断时间。因此，采用缺血性损伤的预防措施对于降低发病率极为重要。

无论是否有动脉瘤形成，对主动脉夹层同样也可依据累及主动脉的范围进行分型。应用最为广泛的是 DeBakey 分型法，将主动脉夹层分为Ⅰ、Ⅱ和Ⅲ型（图 56.7）。

Ⅰ型始于升主动脉，并延伸到整个主动脉。通常对本型病变分两次进行修复，首次手术修复升主动脉和主动脉弓，第二次手术处理胸段降主动脉。Ⅱ型动脉瘤的范围限于升主动脉。Ⅰ和Ⅱ型都常常累及主动脉瓣而导致反流，有时还会累及冠状动脉开口。Ⅲ型动脉瘤起始于左锁骨下动脉远侧，延伸到膈肌（ⅢA型），或延伸到主髂动脉分叉部位（ⅢB型）。

另一种常用的主动脉夹层分型系统是 Stanford 分型法。这种方法更简单地将其分为两型：累及升主动脉为 Stanford A 型，不累及升主动脉的则为 Stanford B 型。主动脉夹层还可根据发病时间分型，发病 2 周以内者为急性，发病超过 2 周以上者为慢性。发病时间

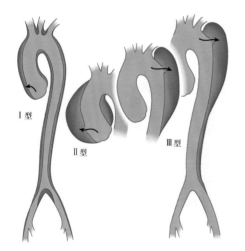

图 56.7　主动脉夹层 DeBakey 分型法。Ⅰ型自升主动脉内膜撕裂，主动脉夹层向下延伸到整个主动脉；Ⅱ型自升主动脉内膜撕裂，主动脉夹层仅限于升主动脉；Ⅲ型自胸降主动脉近端内膜撕裂，主动脉夹层仅限于胸主动脉（ⅢA 型），或延伸到腹主动脉或主髂动脉分叉部位（ⅢB 型）

分型对判断死亡率有显著意义，急性期死亡率远远高于慢性期。

累及升主动脉的急性主动脉夹层（DeBakey Ⅰ型和Ⅱ型、Stanford A 型）属于外科急症，需要立即进行心脏外科修补（参见第 54 章）。大多累及降主动脉的急性主动脉夹层（DeBakey Ⅲ型、Stanford B 型）通常采取保守治疗（即控制血压、心率和镇痛）。因为就病情稳定的患者而言，与内科或介入治疗相比，外科手术修补不具有明显的优势。如有以下情况可能应早期进行外科治疗：动脉瘤形成、有破裂风险、发生下肢或内脏缺血，以及对内科治疗反应不佳。在慢性主动夹层患者中，20% ～ 40% 的患者会在胸段降主动脉或胸腹主动脉发展为显著的瘤样扩张。

发病率和死亡率

尽管外科和麻醉技术均有巨大进步，开放性 TAA 修复术的死亡率和并发症发生率仍然很高。行全胸腹主动脉（Crawford Ⅱ型）置换的患者在围术期的风险最高。据一些大型医疗机构报道，目前的死亡率为 5% ～ 14%，而全州及全美国的死亡率可能更高（约为 20%）。围术期死亡率可能使得 TAA 修复术有关风险被低估。一个大样本全州范围的调查显示，选择性 TAA 修复术的 30 大死亡率为 19%，365 天死亡率为 31%[77]。

对患者行 TAA 外科修复术后截瘫或下肢轻瘫的发生率为 3.8% ～ 40%，其发生率与多种复杂因素有关，包括动脉瘤的解剖部位、主动脉阻断的时间、保护措施的应用、剥脱的程度以及动脉瘤是否发生破裂。对广泛剥脱的 TAA 行修复手术导致神经系统功能障碍的风险性最高。一项以连续的 210 例开放性 TAA 修复术患者为对象的研究报告称其中 3 例患者发生截瘫，2 例发生暂时性下肢轻瘫，神经系统功能障碍的总发生率为 2.4%（其中永久性障碍占 1.4%）[78]。肾衰竭的发病率为 3% ～ 30%，影响发病率的因素与前面所述相似。TAA 修复术后患者中大约 6% 需要进行透析，而透析与高死亡率有关（30% ～ 60%）。约 7% 的患者发生胃肠道并发症，并有接近 40% 的死亡率。此外，肺部并发症是 TAA 修复术后最常见的并发症，术后肺功能不全的发病率接近 50%，8% ～ 14% 的患者需要行气管切开。与所有其他血管外科手术一样，心脏并发症十分常见，也是围术期首要的死亡原因。通常开放性单独降主动脉置换术的围术期死亡率和主要并发症发生率较 TAA 修复术低。

术前准备和监测

对开放性 TAA 手术修复须进行详尽的术前评估并制订周密的方案。合并存在心肺疾病的评估和处理在本章前一部分已做讨论。手术前一日，麻醉科医师和血管外科医师至少应该就以下问题进行讨论：动脉瘤的范围和拟采用的手术修复方式，对主动脉阻断远端如何灌注，脊髓缺血的监测，肾和脊髓保护，血流动力学监测和通气策略。根据降主动脉中主动脉疾病的程度和位置，决定是否使用左心转流术。

TAA 修复术中可能出现大量失血。笔者常规在手术期间准备压缩红细胞和已解冻的新鲜冰冻血浆各 10 单位，血小板若干以备随时取用，并确保需要更多的血液制品时可随时获得。

留置大孔径的静脉通路极为重要，尤其对计划行部分体外转流者（与完全转流不同），因为灌注师很难或不可能通过局部的紧闭转流环路进行补液或输血。快速输液系统（rapid infuser system，RIS）可以保证以 1500 ml/min 的速率输注血液制品，并将温度控制在 37 ~ 38℃。对近端胸降主动脉瘤患者，应取右侧桡动脉穿刺置管，因为有可能在靠近左锁骨下动脉处行主动脉阻断，从而导致左上肢血流被阻断。当采用远端灌注措施时，还可对阻断远端动脉血压进行监测。可以在右股动脉穿刺置管，或者由手术医师将导管直接置入股动脉或阻断远端主动脉。在主动脉阻断水平高、下半身部分的灌注由分流或体外循环提供时，远端动脉压监测有助于了解肾、脊髓和肠系膜循环的灌注压。桡动脉和股动脉的压力应该同时显示在麻醉医师的监视器上，并且也能让手术医师和灌注师同时看到。TAA 手术修复时常规进行 TEE 监测（参见第 37 章）。接受过正规训练的人员可以通过 TEE 来评估左心室舒张末容积、心肌缺血和瓣膜功能。动脉瘤的大小及范围也可能通过此手段来明确。

应对拟行单肺通气的患者放置双腔气管导管（参见第 53 章）。单肺通气能够提供最佳的手术视野，并减少与肺回缩的相关损伤。手术结束时，若有可能应将双腔导管更换为单腔导管，这样有助于在 ICU 进行气道管理，并减少术后脱机期间的气道阻力。许多中心使用体感诱发电位（somatosensory evoked potential，SSEP）或运动诱发电位（motor evoked potential，MEP）进行电生理检测以监测脊髓缺血（参见第 39 章）。这些监测技术有助于识别为脊髓供血的重要肋间动脉以及确认主动脉移植物的成功植入。一旦发现脊髓缺血，通常需要改变阻断的位置，提高上半身或下半身的血压，以通过侧支循环增加脊髓的血流灌

注，或采取其他脊髓保护措施（即脑脊液引流、控制性低温或鞘内用药），这些技术会在后面讨论。进行 TAA 修复术时应用 SSEP 监测普遍有三个问题：第一，由于是感觉电位监测，更容易检测出与感觉有关的脊髓侧索和后索缺血，而对传导运动的脊髓前索缺血不敏感。因此尽管 SSEP 数值正常，也有发生截瘫的可能性；第二，吸入性麻醉药和低温对 SSEP 信号有严重干扰；第三，缺血可影响外周神经功能，下肢缺血使来自常用刺激部位（如胫后神经）的信号传导延迟。为了排除外周神经的影响，通过对留置于腰段硬膜外腔的电极进行脊髓刺激，与单用外周监测相比，对发现脊髓缺血可能更有特异性。采用阻断远端灌注技术可以避免下肢和外周神经缺血。为了避免左侧股动脉逆向灌注导管插入处血流受阻而导致下肢缺血，有些外科医师会在股动脉上缝合一个直径较小的人造血管（端–侧吻合）用于插入灌注导管，以保证正反两个方向的血流灌注。一项关于 TAA 修复术的大型前瞻性研究显示，SSEP 应用的限制性是神经学预后不能改善的原因。经颅 MEP 技术已经成功地被用于对脊髓前索的监测。该技术相对简单，可以看做是脑和脊髓的"四个成串"（train-of-four）刺激。对运动皮质的电刺激使 α 运动神经元激活，下肢肌肉便可获得诱发的肌电图反应。只有肌电反应才能特异性地反映脊髓前角灰质运动神经元的状态。将双极记录针放在腘窝处（即腘神经），在腓肠肌与胫前肌上放置双面电极。在腘窝放置刺激针是为了监测肌肉的直接反应和神经肌肉阻滞的平面。行主动脉阻断时每分钟监测一次 MEP。若 MEP 波幅降至低于基线的 25% 时，提示脊髓缺血，需采取纠正措施。因为不需要进行信号叠加处理，一旦发生缺血，脊髓前角细胞几乎立即丧失功能，所以该项技术能够迅速确定供应脊髓的肋间动脉。另外，可以应用这项技术评估阻断远端的动脉灌注以及对再植起关键作用的肋间动脉的通畅情况。此方法须精确调节短效神经肌肉阻滞剂的剂量以维持稳定的肌肉松弛状态，如神经肌肉完全阻滞，则无法进行 MEP 监测。异氟烷、地氟烷、七氟烷和氧化亚氮均能抑制突触传导，并显著降低肌源性 MEP 波幅。尽管刺激技术的改进使应用吸入性麻醉药时的监测效果得到了改善，但全凭静脉麻醉仍是最佳选择。芬太尼和氯胺酮对肌源性 MEP 几乎无影响，两种药物可作为联合用药用于采用 MEP 监测的病例[78]。在本组 210 例连续病例中，所报道的神经障碍的发生率是最低的，仅为 2.4%，永久性截瘫仅为 1.4%[78]。使用体外循环时应该同时监测中心温度和外周温度，以便评估降温和升温。然而体温监测在完全体外循环和部分

体外循环下差别是很大的。完全体外循环是通过升主动脉进行灌注，通常上半身的中心体温（即鼻咽和食管）下降和升高最为迅速，而下半身体温的变化较为缓慢。部分体外循环时情形恰好相反，此时旁路的血液返回到股动脉，下半身（直肠和膀胱）的温度变化早于上半身。了解以上差别对于准确控制体温非常重要，因为降温和升温的终点是使滞后变化的温度到达目标温度。

麻醉管理

单纯主动脉阻断

降主动脉和胸腹段主动脉手术也可不在体外循环下进行（即左心旁路或心肺旁路）。"夹闭和缝合"技术已显示出相对良好的结果，但是这些病例来自一些经验丰富的医疗中心，其阻断时间也是最短的。支持该技术的人多是看重其简洁性。然而应该将该技术可避免复杂体外循环及并发症的优点与重要器官发生缺血性损伤，肾衰竭及截瘫并发症的风险相权衡。除了动脉瘤的部位和范围，主动脉阻断时间是使用夹闭和缝合技术时是否发生截瘫和肾衰竭最重要的独立决定因素。随着阻断时间的延长，需要一些辅助方法来防止终末器官出现缺血并发症，包括硬膜外降温以保护脊髓，局部降温以保护肾脏，肠系膜分流术以减少内脏缺血，但上述方法均缺乏足够的临床证据。

采用单纯夹闭和缝合技术时，主动脉阻断会导致显著的近端高血压，此时需要进行积极的药物治疗。处理方法在腹主动脉重建一节已有讨论。

左心转流

当压力足够维持器官灌注，通过使用逆行主动脉远端灌注来维持下半身灌注，可减少缺血性损伤并改善预后。主动脉远端灌注最简单的方法是被动运输或旁路分流。肝素涂层的 Gott 旁路可将血流从左心室或近端降主动脉引流到远端主动脉。该管道是为了避免全身肝素化而专门开发的。一些中心则安放临时的腋–股动脉转流管用作主动脉阻断时的分流。部分旁路又称左心旁路或左心房–股动脉旁路，是最常用的远端主动脉灌注技术（图 56.8）。该技术可以对血流进行调节，通常将血液从左心房引出，再使其流回左股动脉，该技术需使用离心泵（Bionedicus，Eden Prairie，MN），但由于使用的管道为肝素涂层故不需要行全身肝素化。部分转流使用的肝素常规用量是 100 u/kg。此外由于仅有左心血流经过旁路，故不需

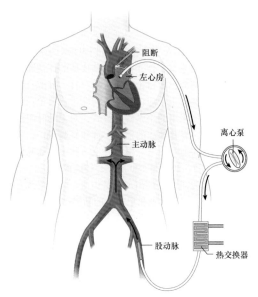

图 56.8 **左心房–股动脉旁路示意图。** 左心房和左股动脉插管，通过肝素涂层管道连接离心泵构成环路。可能会在环路中加入热交换器以便降温和复温

要体外氧合器。在回路中安放热交换器以控制血液温度的升降是一项有益的措施，但并非必需措施。左心旁路转流的插管方式多种多样，可以在主动脉弓或胸降主动脉近端插管来代替左心房插管，可以使主动脉阻断时左心室后负荷的升高得到缓解。行左心房插管时，左心室前负荷降低，心输出量也会减少。无论采用哪种环路，均能使阻断近端的高血压得到控制，心室做功减少，并保障阻断远端的血流灌注。当联合应用低温（30℃）和心房插管转流时，近 15% 的患者会出现新发心房颤动。尽管多数患者在复温后可恢复窦性心律，但仍然可能需要进行直接的心脏复律。

行左心转流时，需密切监测主动脉阻断近端和远端的动脉血压，并精准调节血容量、旁路泵的流量并应用血管活性药来达到目标血压。术中外科医师、麻醉医师与灌注师之间必须保持不断的交流和合作。在近端主动脉阻断时我们一般按心输出量的 50% 设定初始泵流量，然后逐渐调整流量以达到近端及远端目标血压，这一阶段较少使用扩血管药物。由于没有重要器官缺血，手术医师可以从容地完成近端吻合。随着阻断时间延长，可在对泵流量做微小调整的情况下行肋间动脉重建。当行内脏动脉和肾动脉吻合时，泵流量明显较低。此时仅有下肢得到灌注。此时可实施中度低温（32℃），以保护重要器官的功能。在完成远端吻合后，增加泵流并主动将患者体温恢复到 37℃。

深低温停循环

进行累及主动脉弓的复杂动脉瘤手术时，由于术中脑血流会有短暂的中断，必须采用选择性心肺转流术，并兼以深低温（15℃）停循环（deep hypothermic circulatory arrest，DHCA）（参见第 54 章）。可以采用股动脉和股静脉插管方式形成旁路（即股-股转流）。在 DHCA 期间，一些中心也采用正向（无名动脉）或逆向（颈内静脉）灌流的方法，选择性地向脑部灌注冷的氧合血液，以延长停循环的最大安全时限。未采用选择性脑灌注时 DHCA 的安全时限为 45～60 min，采用此技术时安全时限则延长至 90 min。当在胸或胸腹主动脉修复术中无法行近端主动脉阻断时，无论主动脉疾病的位置、范围和严重程度如何，都必须行DHCA，此种情况常见于既往有主动脉弓修复术病史的患者。既往手术史患者主动脉弓处易形成粘连和瘢痕，从而使 TAA 修复时近端主动脉阻断十分困难，甚至无法进行。DHCA 下手术不需要行近端主动脉阻断，并且可为近端主动脉吻合提供无血的手术野。一些医学中心主张常规在复杂主动脉重建术中采用 DHCA，以更好地保护终末器官和脊髓功能。这种潜在的优势必须与心肺转流延长以及循环停止时间所致的风险进行权衡。在 DHCA 下完成近端主动脉吻合和肋间动脉-移植物吻合后，应对移植物进行插管，从而在上半部形成旁路循环。经过低温和低流量转流阶段，主动脉远端吻合得以完成，之后开始进行复温。

麻醉技术

对于 TAA 修复术，没有单一的最佳麻醉技术可言。通常联合应用阿片类药、小剂量强效吸入麻醉药、苯二氮䓬类及肌松剂进行平衡麻醉。如果采用经颅 MEP 监测，则全凭静脉麻醉为最优选择。麻醉诱导过程应该缓慢而可控。由于急性应激可能导致动脉瘤破裂，故应当避免血压升高。由于心肌缺血与心率有关，故心率不应高于基础水平。应该在 ICU 中待血流动力学与代谢均得以稳定后，才能拔除气管导管。术后镇痛方案也应集中于疼痛的控制及血流动力学的稳定。

脊髓缺血及保护

截瘫是主动脉手术中极为严重的并发症。据报道，截瘫在主动脉缩窄修补术中的发生率为 0.5%～1.5%，在胸主动脉瘤修补术中的发生率为 0%～10%，在胸腹主动脉瘤修补术中的发生率为 10%～20%，在广泛的夹层性 TAA 修复术中的发生率则高达 40%。脊髓

的供血来自两根脊髓后动脉（约为 25%）和一根脊髓前动脉（约为 75%）（图 56.9）。脊髓后动脉接受来自小脑后下动脉、椎动脉和根动脉后支的血液，为脊髓感觉束供血。脊髓前动脉由椎动脉颅内部分的两条分支构成，向脊髓的运动束供血。脊髓上颈段的大部分血液来自椎动脉。脊椎前动脉胸段部分的血液由根动脉前支供应（根动脉在颈段有 1～2 根，胸段有 2～3 根，腰段也有 1～2 根）。最大的根动脉称为大根动脉（great radicular artery，GRA）或 Adamkiewicz 动脉（AKA）。脊髓下 2/3 的血供主要来自 AKA。AKA 的来源节段多变（T_5～L_5），但在 75% 的人群中位于 T_9 与 T_{12} 之间。AKA 起源的多变解释了即使行肾动脉下主动脉瘤修复术，截瘫的发生率也有 0.25% 的原因。目前在 TAA 修复期间脊髓供血广泛受到影响的原因尚不明确。

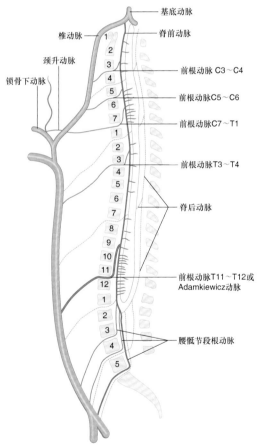

图 56.9　脊髓血供图，显示脊髓根动脉前后分支的侧面观。胸腰段脊髓的主要血供来自大根动脉，即 Adamkiewicz 动脉，其发源部位有变异，通常在 T_9 与 T_{12} 之间自主动脉发出

许多方法可用于预防脊髓的缺血性损害。利用体外循环支持灌注远端主动脉可以减少偏瘫的发生。当预期阻断时间超过 30 min 时，任何远端旁路技术均可能有益，但是若阻断时间短于 20 min，则旁路技术可能并无益处。行 TAA 修复术时常采用脑脊液引流的方法改善脊髓灌注，并且常常与主动脉远心端灌注联合使用。脊髓灌注压的定义为：远端平均主动脉压减去脑脊液压力或中心静脉压中的高值。脊髓血流的自主调节功能与大脑相似，灌注压在 50 ～ 125 mmHg 时其血流相对恒定。发生缺氧或高碳酸血症时自主调节功能丧失，血流量则与灌注压呈线性相关。因此即使灌注压极低，仍然可以保留充足的脊髓血流灌注。胸主动脉阻断时脑脊液压通常升高 10 ～ 15 mmHg，因此脑脊液引流极为重要。脑脊液压力升高会导致脊髓灌注压降低，从而增加脊髓缺血损伤的可能性。

尽管动物研究证实脑脊液引流对脊髓有保护作用，但是临床中对该措施仍存在争议。一项随机试验报道应用脑脊液引流使截瘫的发生率降低，但另一项研究却认为脑脊液引流并无益处。绝大多数支持脑脊液引流的报道来自非随机性回顾性队列研究，这些研究中除脑脊液引流术外还联合应用了其他措施，例如罂粟碱鞘内注射和低温部分旁路技术。Coseli 等[79] 的试验提供了支持脑脊液引流有效的最有力的证据：他们进行了一项前瞻性随机试验，来评估脑脊液引流对 Crawford Ⅰ型和Ⅱ型 TAA 修复术后患者脊髓损伤的影响。脑脊液引流使术后脊髓损伤的相对风险降低了 80%。对照组 9 例（13%）患者发生截瘫或下肢轻瘫，而脑脊液引流组仅出现 2 例（2.6%）。两组均采取了左心旁路技术、中度肝素化、耐受性轻度低温，以及特定的肋间或腰动脉血管重建。脑脊液压力的目标值为 10 mmHg。脑脊液引流还可逆转开放性或血管内 TAA 修复术[80] 后的迟发性神经功能障碍。

尽管在 TAA 修复术中脑脊液引流术被普遍采用，但也存在风险。潜在的并发症包括头痛、脑膜炎、慢性脑脊液渗漏、脊髓和硬膜外血肿以及硬膜下血肿。如手术后出现任何下肢神经功能损害，均应该考虑到椎管内病变的可能性。一项包含 230 例 TAA 修复术时采用脑脊液引流患者的回顾性分析报告了 8 例（3.5%）硬膜下血肿[81]。大量脑脊液引流被确定是硬膜下血肿发生的风险因素，6 例患者在住院期间发现硬膜下血肿，其死亡率为 67%。另外 2 例出现迟发性血肿，对他们均进行了硬膜补片以控制慢性脑脊液渗漏。

低温可能是针对缺血性损伤最可靠的神经保护措施。体温每降低 1℃，能够减少 5% 的氧需求。即使采用浅低温（34℃），也可使对主动脉阻断的耐受时间延长 2 倍。由于代谢率降低与温度呈线性相关，故中度或深度低温的保护作用更强。无论全身性低温还是脊髓局部降温均是有益的。完全性体外循环（有或无 DHCA）和部分体外循环均可以达到全身性降温的目的。通过左心房-股动脉转流降温到 30 ～ 32℃，并结合脑脊液引流技术，在 20 例平均阻断时间相对较长（约 70 min）的患者中没有发现持续的神经系统后遗症。在动物模型中，经 AKA 灌注预冷血液或晶体液对脊髓进行局部降温能够对缺血脊髓提供显著的保护作用。在人类，以 4℃ 盐水进行硬膜外腔输注实施局部冷却也是有益的。即使不采用主动性降温措施，行 TAA 手术时使患者被动降温到 33 ～ 34℃ 也有好处，被动降温措施的难点在于手术修复完成后如何复温。最简单的措施是在患者的上肢覆盖充气式温毯。但对下肢不能采取主动复温措施，因为缺血组织温度升高会增加代谢需求，从而加重代谢性酸中毒和缺血损伤。

多种药物被研究用于降低脊髓缺血性损伤的发生率。其中巴比妥类药物能够提供显著的保护作用。糖皮质激素对犬能够提供保护作用，但是人类只有在同时采用脑脊液引流时才有益处。钙通道阻滞剂对脊髓缺血的保护作用还没有一致的结果。N- 甲基 -D- 天冬氨酸（N-methyl-D-aspartate，NMDA）受体拮抗剂也成为研究关注的对象，因为缺血性损伤与兴奋性氨基酸（尤其是谷氨酸）水平升高有关，因其会导致钙离子通透性增加并增加细胞内钙的浓度。右啡烷（dextrorphan）（一种非竞争性的 NMDA 受体拮抗剂）对脊髓缺血可能有保护作用。镁也是一种 NMDA 受体拮抗剂，在大鼠和犬模型中进行鞘内注射可以促进脊髓缺血的恢复。纳洛酮在人外伤性脊髓损伤及兔缺血性脊髓损伤模型中均显示出保护作用，在 TAA 修复术患者中，联合应用纳洛酮及脑脊液引流技术也显示出保护作用。术前脊髓血管造影已用于接受 TAA 修复术的患者。实施脊髓血管造影这种高侵入性检查的目的在于确认为 AKA 供血的肋间动脉，以便在手术中再植这些动脉从而预防脊髓缺血。当选择性肋间动脉造影显示某个肋间动脉分支向头侧形成一个发卡样回旋后返回椎管，并为脊髓中央的纵向动脉供血（即脊髓前动脉），便可确认该肋间动脉为 AKA 的来源（图 56.10）。43% ～ 86% 的患者，可以通过传统的血管造影辨认 AKA。有报道称计算机断层血管造影（computed tomographic angiography，CTA）及磁共振血流成像术（magnetic resonance angiography，MRA）对 AKA 定位的准确性更高，后者几乎可达 100%[83]。

为 AKA 供血的肋间动脉再植的重要性并未被广

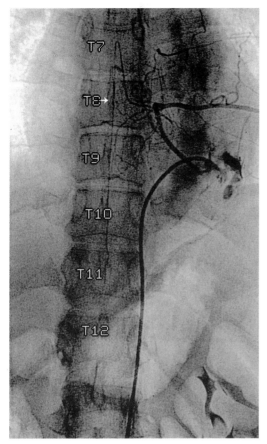

图 56.10　一例广泛变性型胸腹主动脉瘤的脊髓血管造影。将造影剂选择性注入位于 T_8（箭头处）水平的肋间动脉，显示大根动脉（GRA）和广泛的侧支循环

泛接受。即使接受了 AKA 定位及再植的患者，脊髓损伤也并非能完全避免。一些研究人员认为，术前AKA 定位对 TAA 修复术后神经系统的预后几乎没有影响。报道称[84] 术前脊髓血管造影未能改善总体神经系统的预后，但是能为动脉瘤类型、AKA 的确认及神经系统的预后提供重要信息。在一组行手术修复治疗的广泛退行性动脉瘤患者中，对 AKA 进行了确认的 45 例患者均未发生脊髓损伤，而未对 AKA 进行确认的 81 例患者中有 10 例发生脊髓损伤（12%）。相反，对慢性扩张性主动脉夹层 20 例术前经过 AKA 确认者中有 3 例术后发生脊髓损伤（15%），而在 49 例没有进行 AKA 确认者中，仅 3 例发生脊髓损伤（6%）。研究者认为退行性动脉瘤患者发生附壁血栓导致许多肋间动脉堵塞，倾向于形成广泛的脊柱旁侧支循环（图 56.10），确认 AKA 并集中进行血管重建

便可获得成功。但慢性夹层患者绝大多数肋间动脉是通畅的，侧支循环形成不良时，仅对 1 或 2 根肋间动脉实施血管重建并不足以为脊髓提供充分的血液灌注。有临床研究支持该侧支血供的概念，该研究发现在大多数行 TAA 修复术的患者术中阻断供应 AKA 的节段并不会造成严重的脊髓缺血[83]，说明一定有独立于 AKA 的足够维持脊髓完整功能的侧支血供存在。

TAA 修复术后常常会出现迟发性神经功能缺陷[85]。在一项样本量为 2368 例 TAA 修复术患者的研究中，93 例（3.9%）患者发生术后截瘫或下肢轻瘫，其中 34 例（37%）最初脊髓功能完整，但随后出现功能缺陷[86]。术前肾功能不全、急性夹层及 Ⅱ 型 TAA 是迟发性神经系统缺陷的重要预警因素。术后低血压和脑脊液引流障碍可能在这些缺陷的发展中起重要作用。保持最佳血压并维持脑脊液引流常常可以使神经系统缺陷得以恢复。

肾缺血及保护

TAA 术后的肾衰竭常由以下因素导致：术前并存肾功能障碍、阻断时缺血性损伤、血栓形成或栓塞发生影响肾血流，以及低血容量和低血压。即使在临床经验最丰富的医疗中心，仍然有接近 6% 的患者需要行术后透析，其相关死亡率也居高不下。术前肾功能不全是出现术后肾衰竭最根本的因素。对"夹闭和缝合"技术而言，主动脉阻断时间是非常重要的因素。逆行远端主动脉灌注术被广泛用于主动脉阻断期间的肾保护。充足的旁路流量和动脉血压对肾功能的维持至关重要。全身及局部降温可以通过减少氧需来保护缺血期的肾。一些中心提倡在远端 TAA（TAA Ⅲ 型和Ⅳ型）手术中采用 DHCA 治疗来保护肾功能。应用药物保护肾功能尚有争议，阻断常使用 12.5 ～ 25 g/70 kg 甘露醇。缺血性动物模型研究发现甘露醇能够改善肾皮质血流及肾小球滤过率，同时可减轻内皮细胞肿胀，还有渗透性利尿作用。有动物实验证据显示，甘露醇还具有清除自由基的作用，进而对肾缺血起保护作用。也可以应用襻利尿剂，但动物实验中其效果不及甘露醇。临床研究显示，预防性应用襻利尿剂并未改善预后，也未降低术后急性肾衰竭患者的透析需求。小剂量多巴胺 [1 ～ 3 μg/（kg·min）] 能够扩张肾血管，增加肾血流量和尿量，尽管这些作用有益，但多巴胺是否对缺血期的肾具有保护作用还不清楚。甲磺酸培诺多泮（fenoldopam mesylate）是一种选择性多巴胺 1 型受体激动剂，优先扩张肾和内脏血管床，也有一定的神经保护作用，但目前没有证据支持其常规使用。

目前对 TAA 手术患者肾保护的最佳策略包括低

体温、应用甘露醇、预防低血压，以及肾低灌注。

凝血功能和代谢功能的管理

　　凝血功能障碍是 TAA 修复手术常见的并发症。当大量输血而使患者的全身血液被替换后，可能因为血小板缺乏而发生稀释性凝血障碍（参见第 49 章和第 50 章）。当输血量达到 1 ～ 2 个全身血容量时，凝血因子被稀释，从而会增加出血风险。其他引起凝血异常的因素包括肝素的残余，肝缺血导致凝血因子生成障碍，以及转流结束后体温持续低下。早期使用新鲜冰冻血浆和血小板常可以避免严重的凝血障碍发生。应该经常检测凝血酶原时间、部分凝血活酶时间、纤维蛋白原水平和血小板计数。也可以使用床旁血栓弹力图（TEG 或 ROTEM）。有时需应用冷沉淀来纠正凝血障碍，尤其是在凝血酶原时间和部分凝血活酶时间延长、血容量过多而不能输注大量新鲜冰冻血浆时。经过以上措施仍然不能改善凝血功能时，可用氨基己酸进行抗纤溶治疗，还可以应用去氨加压素以增加循环中的 von Willebrand 因子和Ⅷ因子。体外转流停止前应该使体温恢复到正常，此后应采取提高环境温度并在上肢覆盖充气式温毯以保持体温正常。

　　应经常检测动脉血气及电解质水平，积极纠正高钾血症，特别是少尿或无尿的患者。氯化钙、碳酸氢钠、胰岛素和葡萄糖是针对高钾血症最基本的急救药物。

主动脉腔内修复术

主动脉腔内修复（EVAR）历史

　　首例 EVAR 是由乌克兰外科医生 Nicholas Volodos 博士和同事实施并报告。1987 年 3 月 24 日，他们对创伤后的胸主动脉假性动脉瘤进行了世界上首次人类血管内修复，患者在植入支架移植物 18 年仍然存活，并且没有任何与支架相关的并发症。但由于冷战时期铁幕的影响，该报道未能在全球范围内传播，而是于1988 年首次以俄语出版[87]。

　　1990 年 9 月 7 日，阿根廷外科医生胡安·帕罗迪（Juan Parodi）和阿根廷放射科医生朱利奥·帕尔玛兹（Julio Palmaz）及其同事在西方世界首次成功进行了EVAR。Parodi 在获得了对人类进行病例治疗许可前，用有限的资金对狗进行了多年的支架试验，人类病例治疗许可的条件是患者必须已被至少两个中心拒绝治疗。1990 年，他接到阿根廷总统打来的电话，要求为他患有主动脉瘤和严重 COPD 的表哥使用该技术，这

成为 Parodi 第一个成功的 EVAR。术后三个月，患者并发远端内漏，并使用单分支型的主动脉内膜支架，对对侧髂总动脉夹闭和股骨搭桥术。该患者存活了 9 年后因胰腺癌去世[88]。

　　对于所有类型的主动脉疾病，血管内技术均是可行性最高的治疗选择，并且是通过腔内装置辅助治疗AAA 的完美选择（图 56.11）[89]。血管内移植已用于多种类型的创伤性损伤、动脉瘤破裂、主动脉夹层以及胸腹和胸主动脉疾病。EVAR 由于其侵入性较小，围术期死亡率和发病率低，住院时间短，被认为是AAA 患者的主要治疗选择[90]。

支架型移植物的发展

　　血管内技术始于 20 世纪 60 年代末，从开始实验性地用于治疗动脉疾病逐渐发展进步最终使 EVAR 成为修复 AAA 的最常用技术。二十多年前，Parodi 及其同事报道了 AAA 的首次血管内修复术[91]。当时AAAs 内移植物被用于行开放型 AAA 修复术高风险的患者。在对过去 20 年中 EVAR 的发展进行分析和详细比较后，研究人员证实了在操作过程、结局和效率方面的巨大成功。移植物由模块化的合成纤维分叉装置组成，该装置可通过导管进入人体。在成功治疗降主动脉的血管内修复之后，血管内支架对于肾下主动脉疾病的治疗也获得了巨大的成功。1994 年，Dake等[92]首次报道了带支架的人造血管在胸降主动脉瘤治疗中的应用。他们在 13 名患者中使用特制的自扩型支架移植物，其成功率为 100%，也因此 FDA 于2005 年批准了支架内移植物的使用。自此，FDA 陆续批准了许多其他用于多种主动脉疾病的支架植入装置，例如创伤横断性损伤、主动脉瘤破裂、穿通性溃疡、夹层和动脉瘤。2012 年，FDA 批准了带孔的覆膜支架，用于通过血管内机制改善肾和近肾主动脉瘤[93]。这种移植物的开口容易与主动脉切开口对齐，有助于隔绝动脉瘤并维持终末器官灌注。这种带孔的移植物称为 FEVAR（fenestrated EVAR），而原始的 EVAR 名称通常用于指代治疗肾下动脉瘤的分支移植物。

　　另外值得注意的是，现有商业化的标准化的支架移植物可用于治疗急性环境中复杂性 AAA 患者。在使用这些标准的带孔的支架移植物的病例中，研究人员没有发现围术期死亡、动脉瘤破裂、扩张和支架移位[94]等并发症。然而有关现有商业化的带窗孔的和分支支架移植物的潜在好处仍然缺乏重要的临床证据。因此，需要更多的研究来支持商业化的支架可以减少 AAA 患者围术期对于定制型移植物的需求。

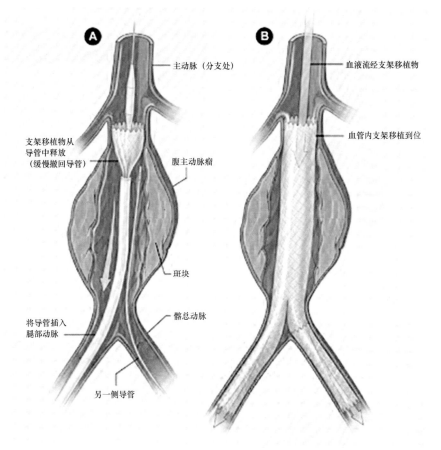

图 56.11　血管内动脉瘤修复，腹主动脉瘤。（Ａ）将导管经腹股沟插入动脉后将支架移植物从导管中释放。（Ｂ）动脉瘤血液经支架流过（Retrieved from：https://surgery.ucsf.edu/conditions--procedures/endovascular-aneurysm-repair.aspx.）

带孔的移植物（FEVAR）和多分支式移植物（multi-branched grafts，mBEVAR）之间的主要区别在于后者具有轴向定位的套囊，可作为靶向置入肠系膜或肾血管的途径。进而减小了对外科医生精度的要求。也使得在上下移动主动脉时有了一个相对安全的小空间，这样做的代价是 BEVAR 的装置较长并最终覆盖降主动脉的大部分，因此存在脊髓损伤的风险，应考虑采取脊髓保护策略[95]。

　　腔内血管技术可以避免开放性手术相关的手术切口过大、分离广泛、主动脉阻断时间过长、大量失血和大量体液转移而成为治疗血管疾病的最优选择。为 AAA 患者选择的最佳治疗策略时须谨慎。血管内技术需根据病变水平和血管大小放置血管内支架。股动脉可通过切开术或经皮穿刺术进入后置管。通常市售的较小设备可用于经皮穿刺 EVAR、FEVAR 和 BEVAR。

设备的尺寸，股动脉的尺寸，是否有股骨或髂骨病史或手术史以及外科医生的经验是决定行切开术还是经皮穿刺的因素。如果患者有严重的髂动脉或股动脉病变，则可能需要同时进行局部动脉内膜切除术或球囊血管成形术。此外，在血管内 AAA 治疗期间，约 20% 的患者需接受腹膜后辅助手术治疗，即通过腹膜后入路暴露髂总动脉并放置人工髂导管，用于将输送系统从腔内置入主动脉。毫无疑问，该辅助性腹膜后手术使很多患者能够进行 EVAR 手术，但同时也伴随着住院时间的延长，手术时间的延长及大量失血的风险[96]。

　　了解手术方法和血管通路对于麻醉计划的制订至关重要。目前大多数体外循环是通过股动脉经皮穿刺进行的，这使得通过局部浸润途径进行麻醉监测（MAC）成为更为安全的选择（图 56.12 至 56.14）。另一方面，多分支移植物因其涉及内脏分支的插管，

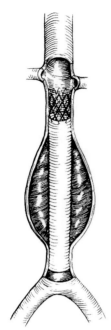

图 56.12 支架移植物与头部支架的组合（From Yao JST, Eskandari MK. Transfemoral intraluminal graft implantation for abdominal aortic aneurysms：two decades later. Ann Vasc Surg. 2012；26［7］：895-905.）

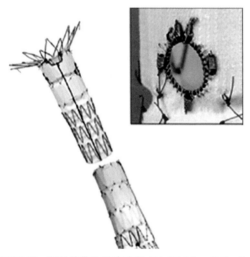

图 56.13 定制的带孔腔内支架（Modified from Kothandan H，Chieh GLH，Khan SA，et al. Anesthetic considerations for endovascular abdominal aortic aneurysm repair. Ann Cardiac Anaesthesia. 2016；19［1］：132.）

故而设备较大，耗时较长。如果通过左腋动脉通路进行，沿腹腔中轴和肠系膜上动脉方向的插管会更容易操作。然而，可偏转、可调试的导管鞘的出现使得外

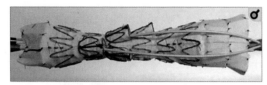

图 56.14 定制的分支型支架移植物（From Kothandan H，Chieh GLH，Khan SA，et al. Anesthetic considerations for endovascular abdominal aortic aneurysm repair. Ann Cardiac Anaesthesia. 2016；19［1］：132.）

科医生可以从用于插入主动脉组件相同的股血管通道中插入指定的末端血管，而无需在左臂行额外的动脉切开术。

麻醉管理

关于 EVAR 相关的麻醉管理，在过去较长一段时间里长时间的手术均使用全身麻醉，随着经验积累以及新一代器械的出现，手术时间大为缩短，局部麻醉和区域麻醉的使用更为常见，通常辅助使用静脉镇静药。尽管局部、区域和全身麻醉均具有可行性，但对其报道仍存在争议，进而提高了人们对麻醉管理的关注。有研究表明，使用局部麻醉或区域麻醉可减少患者 ICU 的转入率，缩短住院天数并减少早期并发症的发生率[97]。麻醉医生须综合评估患者的各器官功能状况，是否有合并症，动脉瘤的复杂性和手术的紧急性。根据 Kothandan 及其同事的观点，在血管内手术中检验特定的风险分层模型时，没有单一有用的模型[97a]。在进行血管内手术时，很少有麻醉医生会利用风险评分，如改良心脏风险指数或修订后的风险评分[98-99]。

脊髓血供

由于脊髓复杂的解剖结构，对其血液供应的全面了解至关重要，但是最新的成像技术已经能极大程度地了解极小且复杂的血管。因此与过去相比，现在更容易确定脊髓血管模式，如上文在胸腹腔修复术部分中所述。为了更好地理解脊髓的血液供应，适应性侧支网络的概念非常重要。该概念可以概括如下：

- 有一个供应脊髓并在椎旁组织中运行的轴向动脉网络。
- 该轴向动脉网络来源于节段动脉、锁骨下动脉和腹下动脉。
- 当其中一种来源受损时，另外两种来源的血液将会增加以保证脊髓的血液供应。如在主动脉夹闭后从肋间动脉向开放的主动脉囊出血便是窃血现象的例子[100]。

因此，脊髓动脉系统由外部血管系统和内部血管系统组成。外部动脉网络由肋间和腰动脉、锁骨下动脉和腹下动脉形成的节段性动脉组成。内部动脉网络是由供应脊髓后部的两条脊髓后动脉和供应脊髓前部的一条脊髓前动脉动脉形成，且脊髓内部动脉可以接收来自外部动脉的血液供应（彩图 56.15）。脊髓后部相对来说不容易受到缺血的影响，因为与单根脊髓前动脉相比，两根脊髓后动脉的侧支循环使脊髓后部更容易受到局部缺血的影响。脊髓前动脉起源于椎动脉的终末支，并沿着脊髓的前部纵裂走行，沿途由后肋间动脉或腰动脉的根动脉或节段性髓质分支补充加强。最大的脊髓节前动脉是 Adamkiewicz 动脉（AKA），脊髓下 2/3 的血供主要来自 AKA，由于它是唯一供应该区域的主要动脉，因此容易发生分水岭缺血。AKA 起源于降主动脉旁的左后肋间动脉，通常位于 T_9 和 T_{12} 之间，在某些情况下会低至 L_5。AKA 独特识别特征是成像上的"发夹结构"，可通过胚胎学发育过程中脊髓和脊柱的生长差异来解释。

脊髓前动脉综合征的发生是由于脊髓前动脉供应部分的脊髓发生梗死。这可能是由于 AKA 或胸腹水平上的脊髓前动脉本身破裂所致。病因可能是主动脉夹层、栓塞、血管内支架覆盖胸腹主动脉的大部分区域以及胸腹主动脉瘤（thoracoabdominal aortic aneurysm，TAAA）修复期间的手术剥离。该综合征的临床表现与脊髓束和脊髓损伤的程度有关。一般来说，包括皮质脊髓束和皮质核束在内的脊髓前内侧部分只接受脊髓前动脉的血液供应，如果供应中断，则会导致损伤水平以下的运动瘫痪。脊髓的前外侧包含脊髓丘脑束和脊髓小脑束，是同时接收来自脊髓前动脉和脊髓后动脉血液的分水岭，但在脊髓前动脉综合征中仍然会发生梗死，影响疼痛和温度感觉。负责振动感觉和本体感觉的背侧束因有脊髓后动脉供血而保持完整。脊髓前动脉综合征的患者也可能出现自主神经功能障碍，如肠道和膀胱失禁、体位性低血压和性功能障碍等[101]。

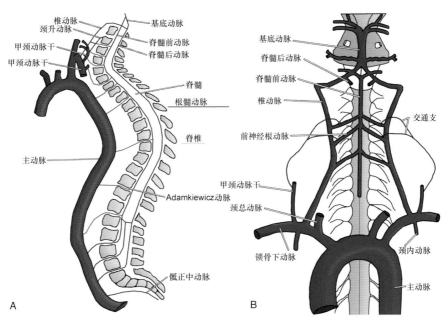

彩图 56.15 **概述脊髓和颈脊髓的血液供应以及脊髓前动脉的起源。**（A）脊髓血液供应概述。脊髓主要接收来自颅颈交界处的三个动脉的血液。这些动脉沿脊髓纵轴延伸，止于脊髓尾端。三个动脉分别为脊髓前动脉和一对脊髓后动脉，其血液供应主要来自椎动脉，颈升动脉，甲颈动脉干的分支。甲颈动脉干还通过多支前、后神经根髓质动脉为颈椎脊髓供血。这些动脉不与脊髓动脉（前和后）吻合；相反，它们沿水平方向进入椎管直接供应脊髓。随着脊髓延伸，尾部血液供应变少。来自胸主动脉和腹主动脉根髓动脉持续直接供应脊髓，但直至位于下胸部或腰椎水平时，脊髓动脉才接受新的吻合。腰部和骶部脊髓同时从骶部正中动脉接受血液。紫红色线代表根髓动脉，黄色方框代表椎骨。（B）颈髓和脊髓前动脉的起源。脊髓前动脉起源于颅颈交界处的椎动脉，此外脊髓前动脉从前根神经根动脉（椎动脉分支）和颈升动脉（甲颈动脉干的分支）接收血液，脊髓前动脉无其他吻合支，直至下胸部和腰椎区域与 Adamkiewicz 的动脉吻合（未显示）。脊髓前动脉向脊髓前部供应大量的含氧血液（From Hoehmann CL，Hitscherich K，Cuoco JA. The artery of Adamkiewicz：vascular anatomy，clinical significance and surgical considerations. J Cardiovasc Res. 2016；5：6. ）

EVARs 麻醉路线图

麻醉管理主要关注点：

- 患者血流动力学的稳定性
- 保证内脏血管、肾、脊髓、心脏和大脑等关键器官的灌注
- 及早发现并处理失血并维持血管容量
- 维持正常的核心体温（围术期体温正常）

Karthikesalingam 等认为，因大多数文献都依赖于回顾性和描述性研究。在标准 EVAR 病例中，很少有证据表明哪种麻醉技术是最好的，而在复杂 EVAR 病例中则更为有限[102]。因此，技术的选择应基于动脉瘤的复杂性、患者发病前的状态、血管团队的经验、麻醉医师的选择以及患者等因素。Fleisher 等赞成 ACC/AHA 指南中关于心脏病患者没有特定的麻醉管理模式的观点，因为在这方面没有足够的证据支持[18]。EVAR 手术变成开放性修复的情况并不常见（发生率低于 2%），但是麻醉医师应始终建立适当的血管通路随时准备应对术中破裂并大量失血的情况[104]。以下清单提供了临床医生在考虑如何进行血管内主动脉手术时可参考的麻醉路线图。

1. 麻醉方式的选择
2. 辐射安全
3. 肾保护
4. 血管通路和失血
5. 温度控制
6. 脊髓保护

麻醉方式的选择

Broos 和同事于 2015 年回顾了不同麻醉方式，如全身麻醉、区域或局部麻醉对 EVAR 修复结果的影响，最终得出结论，麻醉方式的选择与围术期的发病率和死亡率无关[105]。同时，就术后住院时间，ICU 住院时间和手术时间而言，局部或区域麻醉比全麻更有优势。Edwards 与同事回顾了 6009 例选择性 EVAR 手术的结果[106]，并得出结论：与局部/脊髓麻醉相比，全身麻醉与肺部疾病和 EVAR 术后住院时间的延长密切相关。同样，Karthikesalingam 及其同事对包含 13 459 例在局部或全身麻醉下接受 EVAR 手术的患者的 10 项研究进行了系统的回顾和 meta 分析[102]，结果显示与全身麻醉相比，局部麻醉的术后并发症更少，术后住院时间和手术时间更短。尽管有回顾性研究和系统性回顾的结果，但目前的文献仍然缺乏前瞻性数据的结果。此外，可买到的商业性设备的增加以

及血管内修复手术经验的增加均可减少手术时间，如今的手术时间远远少于最初进行血管内主动脉试验时所需的时间。

关键的问题是尚无足够的证据证明某一种麻醉技术有特殊的优势，同样，EVAR 的成功也不能说明某种特定类型麻醉技术的优势。一般来说，若无麻醉禁忌证，经腹股沟静脉穿刺进行简单的 EVAR 可以在局部麻醉和 MAC 麻醉、椎管内麻醉或全身麻醉下进行。需要进行多次动脉切开或腹股沟和手臂联合入路的复杂性血管内修复，例如 FEVARs 或 BEVARs，则需行全身麻醉。

辐射安全

血管内手术因其低出血量而获得越来越多的认可，但与此同时，患者也容易受到辐射暴露的危险[107]。故"在合理范围内尽可能低"（As low as reasonably achieved，ALARA）的原则是限制员工和患者相对少地暴露于辐射照射的基础[108-110]。临床医生可以利用实时辐射监控程序，以更好地了解情况并调整辐射剂量[111]。

肾保护

造影剂诱发的肾病（contrast-induced nephropathy，CIN）是静脉内给予造影剂的 2 到 3 天内血清肌酐浓度基线升高 25% 或以上或绝对值升高 0.3 ~ 0.5 mg/dl 为表现的肾功能损害[112]。

最近发表的一项 2 乘 2 阶乘设计、双盲、安慰剂和药物控制的随机研究预测 PRESERVE 试验，旨在回答使用高碳酸氢钠和乙酰半胱氨酸血管造影后，CIN 高危患者的预后是否发生改变的问题。该研究的结论是，静脉注射碳酸氢钠和静脉注射氯化钠对预防死亡，达到透析指征，肾功能持续 90 天下降或预防造影剂引起的急性肾损伤均无益处[113]。

导致 CIN 的两个最重要因素是造影剂负荷和已存在的肾疾病，故应限制造影剂负荷，充分水合以降低碘染料的黏度，从而降低近曲小管的氧化应激。

血管通路和失血

外科医生通常使用腋窝或左肱入路来插入通气管或 FEVAR 的支架。Cheng 强调了在 EVAR 麻醉管理中面临的特殊挑战，例如预防截瘫、卒中和血压控制[114]。除此之外，外科医生可能需要进行双侧股血管切开术以及左腋窝入路，此时的选择将极为有限 [即主动脉内球囊泵（intraaortic balloon pump，IABP）右臂入路]。一般来说，中心静脉通路并非必选项，但在使用复杂

的分支移植物且合并症多且外周静脉通道受限时，可以使用中心静脉通路。在肝素抗凝作用下进行长时间的操作（如分支移植）会导致从多个动脉切开部位持续缓慢失血的可能，在暗室中容易被忽视。而患者突然出现血流动力学不稳定的情况并不常见，除非患者的动脉瘤破裂或使用主动脉闭塞气囊。

温度控制

患者容易在围术期发生体温过低而产生不良后果。因此强烈建议在切皮前维持正常体温，可以通过提高手术室环境温度，加热静脉输注的液体和使用身体加热器来实现。体温过低可能会延长气管拔管时间，若存在卒中或脊髓损伤的风险，应尽早进行神经系统检查。

脊髓保护

脊髓损伤（spinal cord injury，SCI）是胸和胸腹主动脉修复的严重并发症之一[115-116]。SCI 发生的原因很多，如与主要的侧支动脉 AKA 相关的支架置入术的闭塞风险，或者是骶中动脉、肠系膜下动脉或髂内动脉的损伤。脊髓损伤的危险因素包括急诊手术、主动脉夹层、广泛的主动脉疾病、主动脉破裂、腹部手术史、腹下动脉阻断和肾功能不全史。多种措施被用于减轻脊髓损伤，如增加动脉压，脑脊液引流和降低中心静脉压等[117]。2014 年欧洲主动脉疾病治疗指南指出，脑脊液引流对高危患者有益（Ⅱa 类，证据等级 C）[118]。同样，ACCF/AHA 胸主动脉疾病指南建议对高脊髓损伤风险的（Ⅰ级、证据水平 B）TEVAR 患者进行脑脊液引流[119]。若患者耐受性低，可以在全身麻醉诱导前或诱导后放置脊髓引流管。对于接受抗凝或抗血小板治疗的患者，应遵循美国区域麻醉和疼痛医学学会（ASRA）指南，并与围术期团队一起安排围术期药物的管理[120]。

为了优化脊髓灌注，通常会监测 CSF 压力并定期排出 CSF。大多数医疗中心都有处理脊柱引流和脑脊液引流的方案。指南多主张将 CSF 压力控制为 10 ～ 15 mmHg。有些机构常规在术中和术后定期引流 CSF，有些则根据 CSF 压力或是否有 SCI 症状决定是否引流。应注意避免脑脊液过度流失。脑脊液引流速度过快，特别是在术中肝素化或术后凝血病期间，可能导致颅内低血压和增加颅内出血的风险。

如果在放置导管时遇到血性脑脊液，应与外科医生和患者讨论是否暂时放弃，并重新安排置管。一些机构鼓励常规透视引导下行脊柱引流术，以减少插入次数。可以考虑超声引导下置管。

降低 SCI 风险可通过维持流经左锁骨下动脉和髂内动脉的血流实现。如果 TEVAR 移植物覆盖左锁骨下动脉的来源，则会减少锁骨下动脉的血流量，此时可以通过左颈动脉弓形分支到左锁骨下旁路来增加血流。在髂内动脉血流减少的情况下，通过扩大导引鞘进而减少的阻塞可改善脊椎侧支血流[121]。

潜在并发症

早期和晚期并发症

早期并发症是指从术后 2 ～ 30 天发生的并发症，此类并发症包括移植后综合征（postimplantation syndrome，PIS）、截瘫、脑卒中、急性肾衰竭、下肢和盆腔器官缺血、动脉瘤破裂等。术后 31 天发生的晚期并发症常与内漏有关，但也包括动脉瘤破裂、动脉瘤近端颈部变性、移植物移位、肢体闭塞和移植物感染。

内漏

血管内支架消除了动脉瘤，但 EVAR 仍容易受到动脉瘤囊动脉血流的影响而无法维持或完全消除动脉囊的血流（图 56.16 和 56.17）。Chen 和 Stavropoulos 等解释了 Ⅰ 型内漏，即支架移植物无法在远端（ⅠB）或近端（ⅠA）位置完成圆周密封，由于动脉瘤囊压力增加需立即治疗[122]。若不及时治疗，可能导致动脉瘤扩张甚至破裂。ⅠA 需要早期进行血管内干预，可能产生主动脉近端颈部的反向压力。锥束计算机断层扫描等技术可以检测内漏。内漏的治疗常通过近端附着部位的球囊血管成形术，通过支架移植物的重塑达到密封。内漏也可以通过内移植物的覆盖延伸治疗[123]，特别是当肾动脉和支架之间的空间不足时，也可以选择栓塞治疗。复杂的近端内漏也可用有孔的或分支的移植物延伸替代。

动脉瘤囊的分支血管通过腰动脉或肠系膜下动脉反向充盈时即为 Ⅱ 型内漏[124-125]。这可能导致动脉瘤破裂，囊腔增大和囊内压力升高等各种异常[126]。Ⅱ型内漏可通过髂动脉行动脉栓塞治疗或通过肠系膜上或肠系膜下动脉的逆行栓塞治疗，也可以在腰椎 CT 血管造影（CTA）引导下行栓塞治疗[127]。当 Ⅱ 型内漏接近 IVC，可选择经颈静脉鞘通过 IVC 进入动脉瘤囊进行栓塞。此类手术的潜在风险包括腹膜后出血，非靶向栓塞引起的肺栓塞和主动脉腔瘘[128]。

当支架移植物发生结构故障时会导致血液流入动脉瘤囊进而引起 Ⅲ 型内漏。此类内漏可能是由于设备故障（例如模块化移植组件的分离，连接泄漏）或织物腐蚀。Ⅲ型内漏要立即进行干预和治疗，以避免

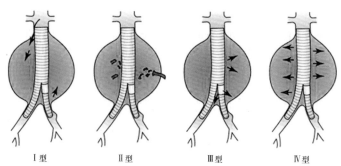

I 型　　　　　　 II 型　　　　　　 III 型　　　　　　 IV 型

图 56.16 **内漏分型**（From White GH，May J，Waugh RC，et al. Type III and type IV endoleak：toward a complete definition of blood flow in the sac after endoluminal AAA repair. J Endovasc Ther. 1998；5：305-309.）

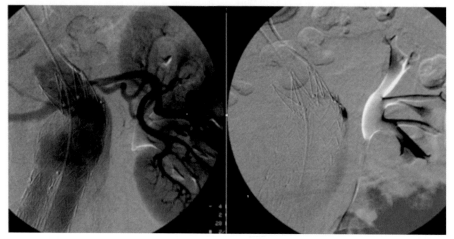

图 56.17 **血管内动脉瘤修复后 2 天 CT 结果显示 1A 型内漏逐渐扩大**（From Tureli D，Baltacioglu F. Type I endoleak management after endovascular repair of infrarenal abdominal aortic aneurysm. Vasc Dis Manag. 2014；11：E91-E97.）

动脉瘤迅速扩张和破裂。通过血管成形术在故障位置插入新的预制支架移植物从而实现有效密封。IV 型内漏与移植物孔隙率相关，而 V 型内漏显示动脉瘤囊增大，在影像学检查中没有任何明显的痕迹。

如果血管腔内治疗失败或无法进行，可选择开放手术治疗。外科治疗可包括结扎内漏的动脉，移植物切除和外源性移植物开放动脉瘤修复。麻醉和手术团队之间仔细的术前计划需所有人都做好术中可能出现动脉瘤囊破裂的准备，在血管腔内治疗失败时及时转为开放手术。

移植后综合征

目前对于 PIS 的了解甚少，可能发生于血管腔内主动脉手术后，并且发病率和临床表现差异较大。病因可能是人体对血管内皮或支架移植物材料的反应引起的一种全身性炎症反应综合征（SIRS）。临床表现可能包括发热、白细胞增多、血小板减少和凝血障碍。治疗多为支持性治疗、应用解热退热药、血小板或新鲜冷冻血浆输注以治疗凝血障碍[129]。

混合性主动脉弓修复术

自 20 世纪 90 年代初期引入胸主动脉腔内修复术（thoracic endovascular aortic repair，TEVAR）[130] 以来，对降主动脉和胸腹动脉瘤的低侵入性较小的血管内治疗方法随着各种商业性胸腔支架移植物发展有了巨大进步。鉴于开放性主动脉弓手术技术的侵袭性和复杂性，混合性主动脉弓修复术成为趋势，即将 TEVAR 与常规"象鼻修复术"或脑血管开放性去分支术相结合，并联合解剖外旁路术[131-132]。混合性手术简化了主动脉弓重建术，并使得有并发症的高危患者可行主动脉弓修复。主动脉弓病理也适合行 TEVAR，但通常需要同时或分段行开放式去分支术，例如颈动脉-颈动脉或颈动脉-锁骨下旁路。去分支术在保证头部和上肢血液灌注的同时允许支架横跨整个主动脉弓的起始部[133]。

混合性主动脉弓修复术的麻醉管理

　　TEVAR 的麻醉管理必须有利于在主动脉弓短侧近处精确放置支架[134]。主动脉血流的流体动力学迫使支架向远端移动（风向袋效应）使得支架的放置变得复杂。根据支架移植物与左心室流出道的距离，短暂性低血压（收缩压为 60 mmHg）在放置支架期间限制支架移动非常有益。多种药物已被用于降低支架放置时收缩压[135]，但快速心室起搏（rapid ventricular pacing，RVP）通常是首选技术（图 56.18）[136]。据报道，与硝普钠相比，RVP 诱导血压降低的速度更快，持续时间更短[137-138]。尽管在 TEVAR 和颅内手术中，腺苷常被用于短暂性停搏，但有报道认为停搏持续时间不可预测且药物剂量的个体差异较大（0.3～41 mg/kg）。左心室的意外收缩可能会使支架放置在关键时刻复杂化。与药理学技术不同，RVP 的发作和持续时间可以精确控制。来自经导管主动脉瓣置换术（TAVR）文献的关于 RVP 的大量公开数据表明 RVP 被用于球囊瓣膜成形术和瓣膜展开术。有小型研究报道 RVP 对 TEVAR 的有效性和安全性，但也有死亡病例报道（图 56.19）[139]。

　　图 56.20 阐述了混合性主动脉弓修复术的类型 I、II 和 III。

　　采用混合性方法治疗主动脉弓动脉瘤越来越普遍，反映了外科医生越来越适应腔内技术，以及将支架移植物置入胸主动脉技术的进步。随着胸主动脉疾病患者的年龄增加，医生对于腔内技术的熟悉程度将至关重要。除了复杂手术（如混合性主动脉弓修复术）的相关手术死亡率外，这种手术致命弱点仍然是神经系统并发症。多组研究表明，主动脉弓混合性修复术的死亡率在可接受范围内，且术后和长期内漏发生率极低，但神经系统并发症，包括卒中和脊髓损伤，仍然是发病率和相关死亡率的重要原因[140]。

颈动脉内膜切除术

　　目前已明确脑卒中与颈动脉疾病之间有较强的相关性。颈动脉疾病的主要原因是动脉粥样硬化，最常见的累及部位为颈总动脉分叉，而后蔓延到颈内动脉和颈外动脉。颈动脉病可表现为轻重不同的一组临床症状，最严重者为脑梗死导致的致死性或致残性脑卒中，其次为非致残性脑卒中、短暂性脑缺血发作（transient ischemic attack，TIA）和一过性黑矇（单眼的短暂失明）。最轻者仅有无症状性颈动脉杂音。颈动脉粥样硬化造成的脑血管后遗症可能是由于血栓或粥样斑块脱落导致栓塞，或颈动脉狭窄导致脑血流量

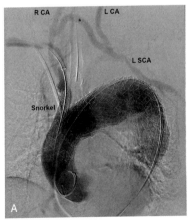
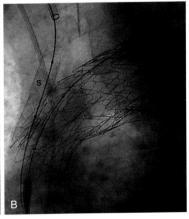

图 56.18　术中数字减影血管造影术显示，支架放置完成并快速心室起搏（RVP）后行胸主动脉腔内主动脉修复，并进行了主动脉弓去分支术。（A）足弓血运重建概述，显示了主动脉弓支架移植物，无名静脉腔内支架和颈动脉-颈动脉-锁骨下旁路（用星号表示）。图中标记了右颈总动脉（R CA），左颈总动脉（L CA）和左锁骨下动脉（L SCA）。可以观察到用于传送 RVP 的临时起搏器导线从左上方进入图像。（B）从升主动脉弓延伸到无名动脉腔内支架（snorkel stent，S）的特写。腔内支架可以保证流向颈动脉和锁骨下动脉的血流量，并允许在近端起始处放置支架（From Bokoch MP, Hiramoto JS, Lobo EP, et al. Rapid ventricular pacing for landing zone precision during thoracic endovascular aortic arch repair: a case series. J Cardiothorac Vasc Anesth. 2017；31［6］：2141-2146.）

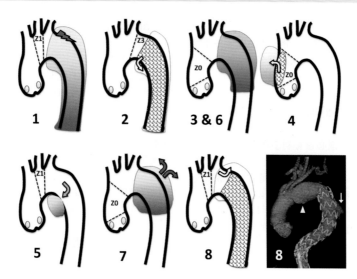

图 56.19　研究中接受快速心室起搏（RVP）的胸腔内血管主动脉修复（TEVAR）患者的主动脉弓病理学示意图。（患者 #1）慢性 B 型夹层动脉瘤，（#2）因 TEVAR 术后内漏引起的动脉瘤扩大，（#3 和 #6）孤立性弓状动脉瘤，（#4）冠状动脉旁路移植术前主动脉插管部位的斑块外漏导致升主动脉假性动脉瘤，（#5）穿透主动脉弓的动脉粥样硬化溃疡，（#7）破裂主动脉弓动脉瘤，（#8）扩大 TEVAR 后的主动脉弓动脉瘤和内漏。虚线表示在 RVP 下展开的支架近端边缘的放置区域（Z），箭头指示血液漏出或渗出，闪电样图标表示剥离。（右下）患者 #8 的术前三维重建 CT 血管造影照片，显示动脉瘤扩张（三角）和内漏（箭头）（From Bokoch MP，Hiramoto JS，Lobo EP，et al. Rapid ventricular pacing for landing zone precision during thoracic endovascular aortic arch repair：a case series. J cardiothoracic Vasc Anesthesia. 2017；31［6］：2141-2146.）

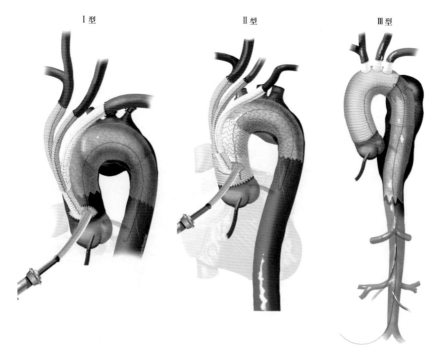

图 56.20　**主动脉弓修复术分型**：Ⅰ型、Ⅱ型、Ⅲ型（From Vallabhajosyula P，Szeto W，Desai N，et al. Type Ⅰ and type Ⅱ hybrid aortic arch replacement：postoperative and mid-term outcome analysis. Ann Cardiothoracic Surg. 2013；2［3］：280.）

减少（低灌注）。后者在颈动脉粥样硬化导致的脑血管后遗症中所占比例可能不到 10%。尽管对动脉粥样硬化的发生和演变已有相当深入的认识，但对造成粥样斑块不稳定和破裂的原因却知之甚少。不管其机制如何，脑损伤的程度取决于许多因素，例如粥样斑块的形态、血栓的性质、低灌注的时间、脑血管的反应性、颅底动脉环（Willis 环）的完整性和脑侧支循环。已有关于颈动脉疾病处理的多学科指南用于临床[141]。

脑卒中是世界范围内公众健康的主要负担。在美国，脑卒中在致死原因中排第五位，也是导致严重和长期残障的首要原因。此外，脑卒中也在医疗费用中占据一大部分。2008 年美国直接和间接用于脑卒中的治疗费用约为 655 亿美元[142]。美国几乎每年有 78 万人新发（约 60 万人）或再发（约 18 万人）脑卒中[142]。每年因脑卒中而住院者高达 95 万人次，导致的死亡人数为 16.5 万人。有一些明确界定脑卒中的危险因素，其中最重要的是高血压。大约 83% 的脑卒中原因是由于脑缺血（即脑血栓形成或栓塞），7.6% 的缺血性脑卒中患者在初诊后 30 天内死亡[143]。颅外的动脉粥样硬化疾病在所有的缺血性脑卒中患者中占 20%。不到 20%的患者在发生脑卒中之前有短暂性脑缺血发作。尽管脑卒中的死亡率确有所降低，但是年发病率却在增长。发病率增长的原因可能是高危人群增加的缘故。围术期脑卒中在全身麻醉及手术患者中的发生率分别为：在随机患者中为 0.1%，在其有无症状性颈动脉杂音的患者中为 1.0%，在颈动脉至少有 50% 狭窄的患者中为 3.6%。

尽管可供选择的逆转急性缺血性脑卒中的治疗方法有限，但采取恰当的治疗还是能够改善预后。一种获得批准的治疗是使用重组组织纤溶酶原激活物（recombinant tissue plasminogen activator，rtPA）。由于治疗窗仅为症状出现后的 3 ~ 4.5 h，因此，迅速评估和诊断缺血性脑卒中至关重要。结合血管内治疗的选择改善了预后。2015 年发表的一项研究中，三项随机对照试验表明，与标准的溶栓治疗相比，结合血管内取栓术具有更好的效果。美国心脏病协会（AHA）及美国脑卒中协会（American Stroke Association）2015 年的指南建议，如果急性缺血性脑卒中患者满足条件，则可采用血管内治疗，这些条件包括：大血管前循环闭塞，基线独立，于 24 小时内治疗[144]。

适应证

在颈动脉分叉处实施内膜剥脱术用于减轻症状和预防脑卒中已经有 50 多年的历史。尽管大规模随机

临床试验已证实，无论有无症状，颈动脉内膜切除术对预防其同侧脑卒中的发生是有效的[145-146]，但在总体评估时应考虑多个因素，包括围术期风险、合并症及预期寿命。在一些技术水平较高的医疗中心，该手术已经成为一种效果持久的低风险操作。在美国，颈动脉内膜切除术已经成为最常见的外周血管手术，每年估计完成 13 万例。自 20 世纪 70 年代早期，行颈动脉内膜切除术的比例和数量有剧烈波动。随着血管外科专业的迅速发展和手术适应证的扩展，在非联邦医院内进行颈动脉内膜切除术的例数由 1971 年的 1.5 万例迅速增加到 1985 年的 10.7 万例，而在随后的 5 ~ 6 年里却逐渐减少。引起手术例数减少的原因可能是发表了一些质疑该手术适应证的文章，以及一些独立报告过度强调该手术的高并发症发生率和死亡率。

1992 年，在两项大型前瞻性随机试验结果发表后，颈动脉内膜切除术的例数又有了显著增加。这两项研究是北美有症状的颈动脉内膜切除术研究（The North American Symptomatic Carotid Endarterectomy Trial，NASCET）和欧洲颈动脉手术研究（European Carotid Surgery Trial）。这两项研究均报告了颈动脉内膜切除术对有症状的高度颈动脉狭窄（狭窄程度达 70% ~ 99%）患者的确切治疗效果[145, 147]。在 NASCET 中，经手术治疗的患者 2 年随访脑卒中发病率为 9%，经内科治疗的患者则为 26%。颈动脉内膜切除术这一优势一直持续到第 8 年随访[148]。在欧洲颈动脉手术研究中，手术组长期脑卒中的发生率为 2.8%（不包括围术期脑卒中与死亡率为 7.5%），而内科治疗组长期脑卒中的发生率为 16.8%。

已有 5 项随机试验评估了对无症状颈动脉狭窄患者实施颈动脉内膜切除术的有效性[146, 149-152]。第一项公布结果的研究为颈动脉手术无症状性狭窄手术治疗与阿司匹林研究（Carotid Artery Surgery Asymptomatic Narrowing Operation Versus Aspirin Trial）。其结论是，颈动脉狭窄程度 50% ~ 90% 的无症状患者不是进行颈动脉内膜切除术的指征[149]。不幸的是，这项研究存在严重缺陷，结果受到质疑。第二项研究 Mayo无症状颈动脉内膜切除术研究（Mayo Asymptomatic Carotid Endarterectomy Study）提前终止，原因是手术组急性心肌梗死和短暂性脑缺血事件的发生率显著增加[150]。但这类事件多数与手术本身无关，而是与手术组患者停用阿司匹林有关。第三项试验退伍军人办事处研究（Department of Veterans Affairs Trial）专门就颈动脉狭窄程度达 50% 或以上的无症状男性患者进行了研究，将采用颈动脉内膜切除术联合阿司匹林治疗与单纯内科治疗（即使用阿司匹林）的治疗效果

进行了比较[151]。结果显示手术组的同侧神经系统事件发生率（8%）比内科治疗组（20.6%）显著降低。但总的脑卒中和死亡发生率在两组间没有差别。第四项研究无症状颈动脉粥样硬化研究（Asymptomatic Carotid Atherosclerosis Study，ACAS）显示，无症状的颈动脉狭窄（≥ 60%）患者接受颈动脉内膜切除术联合阿司匹林治疗，其 5 年内发生同侧脑卒中的风险比单纯使用阿司匹林治疗低（分别为 5.1% 和 11.0%）[146]。这项研究显示 5 年绝对风险仅降低 5.9%，即每年仅超过 1%。值得注意的是，此项研究中随机纳入手术组的患者其预后在术后 3 年才显示出改善趋势。迄今为止最大的试验欧洲无症状颈动脉手术试验（European Asymptomatic Carotid Surgery Trial）与 ACAS 的结果大部分相同，但前者在某种程度上设计得更实际[152]。这项试验表明，经超声诊断的无症状性颈动脉狭窄（狭窄程度约为 70%）的患者，即刻行颈动脉内膜切除术并联合药物治疗与单独接受药物治疗比较，其 5 年脑卒中的风险更低（脑卒中发生率分别为 6.4% 与 11.8%）。值得注意的是，半数的 5 年收益包括致残或致命性脑卒中。

尽管具有里程碑意义的随机临床试验已明确指出对哪一部分颈动脉狭窄患者实施颈动脉内膜切除术可能是有益的（并为世界各地建立循证实践指南提供标准）。但在过去的 10 年里，颈动脉内膜切除术的例数显著增加，部分原因可能是试验结果被过度演绎，而被用于某些试验并不直接支持的患者和机构。例如，无论是 NASCET 还是 ACAS，均排除了 80 岁以上的患者，并严格挑选了医疗机构和手术医师，从而达到手术效果最优化。此外，ACAS 的亚组分析中女性患者并不能获得显著益处[146]。随着另一项介入治疗手段的出现，即经皮颈动脉血管成形并支架植入术（后面会进一步讨论），以及重症医疗的发展，此问题变得更为复杂。

围术期发病率和死亡率

尽管上述随机试验已显示颈动脉内膜剥落术对同侧脑卒中有预防作用，但是决定一项技术是否有益的最关键因素应包括总的围术期事件发生率和预期长期生存率。因此，颈动脉内膜切除术的围术期脑卒中发生率及死亡率必须非常低才能显示其效果优于单纯的内科治疗。除此之外，为了抵消手术相关的围术期风险，患者必须有适当的预期寿命（12 ~ 18 个月）。在 ACAS（1987—1993 年）中，无症状患者的 30 天脑卒中和死亡的发生率为 2.3%，在 NASCET（1988—1991 年）中，有症状患者 30 天脑卒中和死亡的发生率为 5.0%，此结果被当作基准值。更多最近的研究报告了更低的事件发生率。比如，一项前瞻性数据库研究对 13 316 名在 2007—2008 年接受颈动脉内膜切除术治疗的患者进行了总结，显示在无症状患者中 30 天脑卒中及死亡发生率为 1.3%，而在有症状的患者中则为 2.9%[153]。发生脑卒中的患者 30 天死亡率要高于未发生脑卒中的患者（12.9% vs. 0.6%）。有解剖学高风险因素的患者，例如发生再狭窄以及对侧颈动脉闭塞，则其围术期脑卒中及死亡风险最高。术前高血压控制不佳及术后出现高血压或低血压的患者更易出现神经系统缺陷。接受颈动脉内膜切除术的患者，其围术期心肌梗死的发生率为 0 ~ 5%。最近有研究报道，心肌梗死的发生率相对低下。对颈动脉手术行全麻还是局部麻醉研究（General Anesthesia versus Local Anesthesia for Carotid Surgery，GALA）（将 在后面进一步讨论），结果显示在 3526 名患者中有 13 人（0.37%）发生了围术期心肌梗死[154]。其中仅有 4 例致死性心肌梗死病例，在总的 30 天死亡率中仅占 8.9%。虽然对年龄超过 80 岁的患者，颈动脉内膜切除术的效果还不确切，但最近有研究显示在高龄及高风险患者中可以安全地进行颈动脉内膜切除术，其脑卒中及死亡的发生率与随机试验（NASCET 和 ACAS）的结果无明显差异。

术前评估

关于颈动脉内膜切除术患者的最佳术前评估方案还存在争议（参见第 31 章）。近期有症状的颈动脉疾病患者最具有挑战性，因为存在有力的证据支持在出现症状 2 周内应行手术治疗，所以用以评估并优化相关合并症及开始新的药物治疗的时间是有限的[155]。对无症状的颈动脉疾病患者，应优化其药物治疗，治疗药物应包括 β 受体阻滞剂、他汀类药物以及抗血小板药物。家庭医师应注意加强对控制不佳的高血压的治疗。术前几周内使血压逐渐下降可以使血容量得以恢复，使脑自动调节能力恢复到正常范围，并改善围术期管理。控制不佳的糖尿病同样需要得到优化，因为此措施可以改善围术期预后[156]。

颈动脉内膜切除术患者常常患有冠心病。冠心病也是行颈动脉内膜切除术的患者早期和晚期死亡的首要原因。Hertzer 等[157]在术前对拟行颈动脉内膜切除术的 506 名患者行冠状动脉造影。这些患者有一支或多支冠状动脉存在严重狭窄（> 70%）。在怀疑有 CAD 的患者中，CAD 的发生率为 83%，在被认为没有 CAD 的患者中，CAD 的发生率为 40%。尽管已知行颈动脉内膜切除术的患者 CAD 发病率较高，但是医师在术前很少进行专门评估心肌功能或心肌缺血的检查。当然，这不包括有不稳定型心绞痛、新近发生心肌梗死且目前有明显缺血表现、失代偿充血性心力衰竭和有明显瓣膜疾病的患者。通常，特殊的心脏检查不大可能会取消手术或改变围术期的管理方案。进一步考虑到颈动脉内膜切除术围术期非致死性及致死性心肌梗死的总体发生率低，则过度检查甚至行预防性冠脉血管重建则显得没有那么必要[154]。最近有一项关于冠状动脉造影及血管重建治疗以预防颈动脉内膜切除术后心肌缺血事件的安全性及有效性的临床研究。随机选取 426 例无 CAD 病史的患者，并随机地进行颈动脉内膜切除术前接受动脉造影（216 例患者）或不接受动脉造影（210 例患者）。在接受造影的患者中，有 68 例存在严重的冠状动脉狭窄，其中 66 例行 PCI 治疗，2 例行 CABG。在术前 1～8 天进行 PCI，其步骤都包括血管成形及支架置入。接受血管造影的患者中没有人术后发生心脏缺血事件或出现 PCI 相关并发症，然而未接受血管造影的患者中有 9 例发生了缺血性事件（1 例致死性心肌梗死，另 8 例接受药物治疗）。尽管所有的 PCI 患者都接受了双重抗血小板治疗，但没有明显的出血或颈部血肿发生。没有报告长期随访的结果。

对同时患有颈动脉狭窄和需行冠状动脉血管重建的患者的治疗是一个难题，因为常常无法确定应该优先治疗哪种疾病[158]。必须从临床症状和解剖病变的角度对颈动脉和冠状动脉病变的严重程度进行评估，然后决定是进行联合治疗，还是分步治疗（先行颈动脉内膜切除术），或是逆序治疗（先行 CABG）。对有症状的颈动脉疾病患者及无症状的双侧颈动脉严重狭窄的患者，推荐在 CABG 前先行颈动脉血管重建治疗（分步治疗）。目前尚不清楚如何对行 CABG 的严重单侧无症状颈动脉狭窄患者进行优化管理。目前仅有一项相关的随机临床试验。该试验随机选择了 185 例患有严重单侧无症状性颈动脉狭窄的患者行 CABG，并将这些患者随机分为两组：一组进行分步或联合治疗（94 例），另一组接受逆序治疗（90 例）[159]。尽管两组的围术期死亡率相当（约 1.0%），但 90 天脑卒中和死亡发生率在分步及联合治疗组明显更低（1.0% *vs.* 8.8%）。由于缺乏高质量证据，对具体患者而言，应该根据外科医师和该医疗机构对此类患者的经验，通过仔细评估其 CAD 及颈动脉疾病的相对严重程度来决定如何治疗管理。进行分步治疗时，颈动脉血管成形加支架置入术已作为血管重建手术的替代方法

被广泛用于 CABG 之前的治疗。最近出现了一种新的联合治疗方案（颈动脉血管成形 / 支架置入术联合 CABG）。一项小规模的可行性和安全性研究（90 例）的结果显示，局部麻醉下行颈动脉血管成形加支架置入，而后紧接着行 CABG，30 天时患者脑卒中及死亡的发生率为 2.2%[160]。

麻醉管理

颈动脉内膜切除术麻醉管理的目标是保护心和脑不遭受缺血性损伤，控制心率和血压，缓解手术疼痛及应激反应。在满足这些目标的同时，还必须记住，应保证患者术毕清醒以便进行神经学检查。

颈动脉手术患者的术前访视尤其重要。术前访视时应对血压和心率进行一系列的测量，以便为围术期心率和血压管理确定一个可接受的范围。患者长期服用的心脏治疗药物应继续服用到手术当日清晨并包括手术当日清晨一次。整个围术期不应停用阿司匹林治疗。既往研究发现，颈动脉内膜切除术患者如停用阿司匹林治疗可能导致心肌梗死及短暂性脑缺血事件的发生概率增加。手术当日患者到达医院后，应该问诊是否有与心血管及脑血管疾病相关的新发症状。如果在家未服用长期的心血管用药，只要有可能，则应在术前等待室服用。由于焦虑与心率加快、体循环阻力增加以及心肌氧耗增加有关，而在该类患者这些变化会诱发心肌缺血，因此，此时对患者进行安抚也尤其重要。

ECG 应包括连续的 II 导联和 V_5 导联监测，以发现异常心律及 ST 段改变。对所有患者应常规行动脉内置管监测实时血压。推荐在另一侧手臂进行无创血压监测。颈动脉手术通常不需要采用中心静脉置管及肺动脉置管进行监测，除非极少数有失代偿心力衰竭或近期发生心肌梗死并持续有心肌缺血而又需要紧急手术的患者。如果需要进行这些检测，一般选择锁骨下静脉或股静脉置管，以免颈静脉穿刺不慎误伤颈动脉导致血肿形成而影响颈动脉血流。一般来说，行中心静脉置管最常见的原因是建立外周静脉通路困难或者不适合。放置两个安全的、中等直径（16 G）的外周静脉导管即可满足输液及用药的需要。由于患者的两只手臂将被固定在紧贴身体的部位，因此，应确保摆好手术体位后静脉通路的通畅。

全身麻醉

只要能够维持术中血流动力学稳定，保证患者术毕清醒，任何常用的麻醉诱导药、麻醉维持药和非去

极化肌肉松弛药均可安全地用于颈动脉内膜切除术。现简述常规的步骤。术前镇静药物（如咪达唑仑）可能会影响早期的神经功能评估，因此，应避免使用。进行常规监测和面罩给氧后，在建立动脉通道的同时开始输注小剂量阿片类药物（如芬太尼 0.5 ～ 1.0 μg/kg）。通过渐进式给予丙泊酚并继续追加阿片类药物（芬太尼总用量为 2 ～ 4 μg/kg）来完成麻醉诱导过程。也可以使用依托咪酯来诱导，此药物尤其适用于心脏功能储备受限的患者。使用短效或中效的非去极化肌松药如罗库溴铵来协助气管插管。艾司洛尔特别适用于缓解喉镜置入及气管插管时心率加快和血压升高的情况，常用于诱导期。在插管中和插管之后，是难以预计此类患者动脉血压的反应的，临床医师应做好立即处理血压极高或极低情况的准备。可选用短效药物来处理血压变化，如使用去氧肾上腺素 50 ～ 100 μg 来处理低血压，使用硝普钠 5 ～ 25 μg 或氯维地平 100 ～ 250 μg 来处理高血压。对血压控制不佳的患者（舒张压 > 100 mmHg）需要特别注意。此类患者通常血管内容量不足，在麻醉诱导期间可能会出现严重的低血压。静脉输液管理，仔细调节麻醉药用量，以及立即处理低血压均十分重要。

采用吸入性麻醉药维持麻醉。七氟烷或地氟烷可能会被首选，因为其起效更迅速。使用 EEG 和局部脑血流（regional cerebral blood flow，rCBF）测定的研究结果表明，使用异氟烷时的临界 rCBF 值（当 rCBF 低于此数值时，就会出现脑缺血产生的 EEG 变化）更低。行颈动脉内膜切除术的患者使用七氟烷时的临界 rCBF 值与使用异氟烷时相近[161-162]。以 50% 氧化亚氮混合氧气吸入曾经经常被使用，然而其常伴随着术后恶心呕吐的增多。也可以通过吸入挥发性麻醉药复合静脉麻醉药丙泊酚、瑞芬太尼或右美托咪定来进行麻醉维持。如果术中使用神经监测，则要求吸入麻醉药浓度低于 0.5 倍最低肺泡有效浓度（minimum alveolar concentration，MAC），并复合静脉麻醉药的使用。另外，有临床研究显示，吸入麻醉与全凭静脉麻醉（total intravenous anesthesia，TIVA）之间无差异[163]。在全身麻醉基础上，浅丛神经阻滞不是必需的，但可以考虑作为补充麻醉方式。

尽管颈动脉内膜切除术只是一种中度刺激的手术，但是术中常出现血流动力学波动。如有需要，术中可以应用短效药物（去氧肾上腺素、艾司洛尔、硝酸甘油、硝普钠、尼卡地平、氯维地平），将动脉血压和心率控制在术前制订的个体化的合适范围内。手术过程中，应将动脉血压控制在正常高值范围，特别是在颈动脉阻断期间，以增加侧支循环血流，预防脑缺血的发生。当患者有对侧颈动脉闭塞或严重狭窄时，若颈动脉阻断期间无神经生理学监测，可实施诱导性高血压，即使血压高于基础水平 10% ～ 20%。可以通过应用维持浅麻醉深度或使用拟交感药，如去氧肾上腺素、麻黄碱或去甲肾上腺素，来提升血压。因为血压升高和心率加快可能增加心肌缺血[164]或心肌梗死的风险，因此，在颈动脉内膜切除术中应用升压药提升血压时应该高度谨慎。在脑缺血的某些特定情况下应有限制地使用缩血管药[165]。一项报道称，颈动脉阻断期间采用诱导性高血压，与心肌缺血的发生无相关性[166]。

对颈动脉窦部位进行的手术操作诱导压力感受器反应，可以导致突发的心动过缓及低血压。及时停止手术操作便可恢复血流动力学稳定，通常用 1% 利多卡因在颈动脉分叉处做浸润麻醉可以预防上述情况再次发生。但是浸润麻醉可能增加术中和术后高血压的发生率[167]。

术毕用敷料覆盖切口时，给予肌肉松弛拮抗药（即新斯的明或舒更葡糖），并将氧浓度提高到 100%。在患者能够自主睁眼或活动前，给予轻度辅助通气。除了极个别情况外，所有患者在进行神经功能评估后即可拔除气管导管。若苏醒期突发神经功能障碍，应该立即与手术医师探讨是否需要进行血管造影或再次手术，或者两者都需要。苏醒期及气管导管拔除期间可能出现严重高血压和心动过速，需要进行积极的药物处理。此阶段可能比麻醉诱导期更需要对血流动力学进行严格控制。有报道称，行颈动脉内膜切除术时，与异氟烷比较，使用丙泊酚麻醉的患者在苏醒期的血流动力学更加稳定，所需药物干预更少。另外，丙泊酚组在苏醒期心肌缺血的发生率显著低于异氟烷组（分别为 1/14 和 6/13）。需特别注意的是，所有在苏醒期发生心肌缺血的患者，其收缩压均高于 200 mmHg。

区域麻醉和局部麻醉

区域麻醉和局部麻醉应用于颈动脉内膜切除术已超过 50 年。许多中心认为这是可供选择的麻醉方法。区域麻醉是通过阻滞浅颈丛、中间颈丛、颈深丛或行联合颈丛阻滞，以实现对 C_2 ～ C_4 支配节段的阻滞（参见第 46 章）。单独行颈浅丛或中间颈丛阻滞就可以达到满意的麻醉效果，可能是局部麻醉药扩散到颈部神经根的缘故[168]。在切口和手术区域行局部浸润麻醉可以提供必需的感觉阻滞。最近一项包括 1 万多例在颈丛阻滞下行颈动脉内膜切除术患者的综述报道，与颈浅丛或中间颈丛阻滞相比，采用颈深丛（或联合颈丛）阻滞时与穿刺针相关的严重并发症的发生率更高（颈浅丛或中间颈丛阻滞：0；颈深丛或联合颈丛：0.25%）[169]。行颈深丛阻滞的患者转为全身麻醉的概率也更高（2.1% vs. 0.4%）。两组间严重的系统性并发症发生率没有差别。尽管颈丛阻滞发生严重并发症的概率不高，但是接受颈浅丛和颈深丛阻滞的患者中几乎有一半局部麻醉药用量接近中毒剂量[170]。虽然未出现局部麻醉药中毒相关的严重并发症，但是当要求外科医师使用局部麻醉药进行额外的阻滞时，需要警惕局部麻醉中毒的发生。

区域麻醉或局部麻醉可使患者保持清醒状态从而能够进行持续的神经学评估，这是检测是否有脑灌注不足和脑功能受损最敏感的手段。患者保持清醒可以减少分流操作的需要，并节约间接检测脑灌注的相关费用。被报道过的其他优点还包括血压更稳定，对升压药物的需求更少，减少术野出血，并降低医疗费用。局部麻醉或区域麻醉潜在的缺点包括不能通过麻醉药实施药物性脑保护，患者可能出现惊恐或不配合，颈动脉阻断时可能出现惊厥或意识丧失，无法对气道进行管理而不得不转为全身麻醉。在局部或区域麻醉下行颈动脉内膜切除术期间，术中神经功能改变的发生率在报道中波动范围很大（2.4% ～ 24%）。报道的局部麻醉转全身麻醉率为 2% ～ 6%。颈丛阻滞后常见膈神经麻痹，一般情况下不会造成临床后果，除非患者有严重的 COPD 或者对侧膈肌运动障碍。

区域麻醉和局部麻醉需要患者在整个手术过程中充分配合，最好在术中不断与患者进行交流，并保持手术操作轻柔。术中外科医师追加局部麻醉药浸润是有益的，特别是在下颌骨下缘及下颌支部位。如果在手术中使用镇静药，必须应用最小剂量，以便能够持续进行神经功能检查。手术消毒巾应该越过患者的头面部，以减少幽闭恐怖症性焦虑。手术中需要不断检测患者的意识和语言状态，以及对侧手的握持能力。如果双侧手臂都被固定于身体两侧，则可以通过发声玩具来检测手的握持能力。在颈动脉试探性阻断时或分流以后，如果出现神经系统改变，可应用去氧肾上腺素提升血压。对清醒患者试验性阻断颈动脉 2 ～ 3 min 可以迅速判断患者是否能够从分流中获益。患者对区域麻醉的接受程度很高，愿意在将来的颈动脉内膜切除术中再次接受颈丛阻滞者达 92%。在以下情况下应该避免使用区域麻醉：患者强烈要求行全身麻醉（即幽闭恐怖症），存在语言障碍而交流困难，以及血管存在解剖学变异导致操作困难。解剖学上的操作困难通常见于短颈和颈动脉分叉部位高（向头侧偏移）的患者，可能需要用力行下颌下牵拉。

区域麻醉与全身麻醉比较

过去几十年，关于麻醉方法对颈动脉内膜切除术预后的影响一直都存在争议，并一直在研究中。直到最近，非随机化的研究结果显示，区域麻醉与围术期死亡、脑卒中、心肌梗死和肺部并发症的显著减少有关[171]。具有里程碑意义的 GALA 研究解决了缺乏随机化数据支持这一问题[154]。这项多中心随机对照研究纳入了 3526 名来自 24 个国家 95 个医疗中心的有症状或无症状的颈内动脉狭窄患者。这些患者被随机分配在全身麻醉（1753 例）或局部麻醉下（1773 例）进行颈动脉内膜切除术，试验时间为 1999—2007 年。该研究的主要结局指标包括围术期死亡、心肌梗死及脑卒中（包括视网膜梗死）。该研究主要发现，麻醉方法与复合终点指标的明显差异并不相关（全身麻醉中出现上述主要结局的比例为 4.8%，局部麻醉为 4.5%）。麻醉方法与次级结局指标的差异也不相关，次级结局包括手术时间、ICU 住院时间、总的住院时间以及术后 1 个月期间的生活质量。全身麻醉组与局部麻醉组在其他转归上也无差别，包括脑神经损伤（10.5% vs. 12.0%）、伤口血肿（8.3% vs. 8.5%）、伤口血肿需再次手术（2.6% vs. 2.3%）和胸腔感染（2.0% vs. 1.9%）。需要注意的是，4.4% 的局部麻醉患者（其中 93% 接受了颈丛阻滞）出现了并发症而需要取消手术或改为全身麻醉。GALA 研究的重要局限性包括缺乏标准化，未行盲化处理，可能存在研究者偏倚。根据 GALA 研究患者层面的数据，最近有报道称，在成本-效益方面局部麻醉优于全身麻醉[172]。

尽管随机临床试验，如 GALA，被看做是临床研究的金标准，但是，其结果也并非总是具有推广性，也可能不能反映不符合纳入条件患者治疗中的实际情况。最近来自一个大型国际血管机构的报告称，2003—2007 年在 10 个国家进行的 20 141 例颈动脉内膜切除术中，麻醉方法与围术期死亡率（总死亡率 0.5%）或脑卒中发生率（总发生率 1.5%）无关[173]。这些实际结果对 GALA 研究的结果是一种补充。因此，行颈动脉内膜切除术时，如果主要考虑围术期严重并发症的情况，那么没有理由认为某种麻醉方法优于另一种。最终选用哪种麻醉方式主要取决于手术医师和麻醉医师的经验以及患者本人的意愿。

CO_2 和血糖的管理

脑血管对 CO_2 的反应性是复杂的脑血流自主调节系统的组成部分。正常情况下，脑血流自主调节机制能够针对 $PaCO_2$ 的急性改变做出反应，当出现低碳酸血症时，脑血流会减少（即脑血管收缩）；而高碳酸血症时，脑血流会增加（即脑血管扩张）。在颈动脉狭窄或闭塞的患者，由于颅内的侧支循环不足，会发生同侧的脑血流减少。在这种侧支循环不足而导致脑部低灌注的情况下，低灌注区域的阻力血管会扩张以维持脑血流。阻力血管的慢性扩张会使针对 CO_2 的脑血流反应削弱或消失（即"血管舒缩麻痹"现象）。颈动脉狭窄或闭塞时，脑血管对高碳酸血症反应性的受损可能在同侧脑卒中的发病中起重要作用。尽管可以推测 CO_2 反应性受损可能增加颈动脉阻断后脑缺血的风险性，但术中监测的结果并没有提示这种相关性，而且颈动脉内膜切除术后受损的 CO_2 反应性会得到显著改善。

关于全身麻醉期间对通气和呼吸末 CO_2 的控制存在争议。高碳酸血症会导致"盗血现象"（即低灌注区血管扩张而使血液自缺血区域分流出来），应予以避免。同时，低碳酸血症可使脑血管收缩。有人提倡用此反应来逆转盗血现象，但是能否逆转"盗血现象"还缺乏临床证据。另外，研究结果也不支持在局部大脑缺血的情况下以低碳酸血症作为一种治疗方法以实现血液再分布。实际上，在局部大脑缺血的动物模型中，低碳酸血症（$PaCO_2$ 为 23 mmHg）反而扩大了有缺血风险的脑组织面积。因此，在颈动脉内膜切除术时，通常保持 CO_2 为正常水平，或在轻度低碳酸血症水平。

有证据表明高血糖可加重神经组织的缺血性损伤。来自 Johns Hopkins 医院的数据显示，手术日行颈动脉内膜切除术时，血糖高于 200 mg/dl 与围术期卒中或短暂性脑缺血发作、心肌梗死及死亡发生风险的增加有关[156]。因此，在出现其他数据之前，颈动脉内膜切除术时将血糖水平控制在 200 mg/dl 以下可能是有益的。如果在术前或术中使用胰岛素处理高血糖，则应该严密监测血糖水平，尤其是实施全身麻醉时，以免发生低血糖的危险。

神经学监测和脑灌注

关于颈动脉内膜切除术时脑缺血、低灌注的监测以及最近的对脑栓塞的监测问题仍存争议（参见第 39 章）。监测手段包括颈内动脉残端压（internal carotid artery stump pressure）测量、rCBF 测量、EEG 监测、SSEP 监测、经颅多普勒超声（transcranial Doppler ultrasonography，TCD）以及脑氧饱和度监测。使用上述监测手段是基于预防术中脑卒中发生的需要。这些监测最主要的临床用途是鉴别哪些患者可以在颈动

脉阻断期间从颈动脉分流中获益。其次可以鉴别哪些患者可以从提高血压或改变手术方式中获益。尽管做了大量调查工作，也只有有限的数据支持脑监测能改善行颈动脉内膜切除术患者的预后。几项大型研究报道，对经动脉内膜切除术患者，无论常规分流术、不行分流术还是选择性分流术，使用下面将要详细讲解的一个或多个监测方法都取得了很好的结果，这使问题更复杂化了。在一篇综述中，文献报道的行常规分流的脑卒中平均发生率为 1.4%，而常规不行分流的发生率为 2%[174]。在行选择性分流的患者中，进行残端压监测时，平均围术期脑卒中发生率为 1.6%，行 EEG 监测时为 1.6%，行 SSEP 监测时为 1.8%，行 TCD 时为 4.8%[174]。

颈动脉残端压

颈内动脉残端压代表来自对侧颈动脉和椎基底动脉系统的侧支循环经 Willis 环反流形成的压力。监测颈内动脉残端压的优点是费用低，操作相对简便，并且可以在颈动脉阻断时全程持续监测（动态残端压）。尽管如此，很少有医疗机构使用该项监测。最近的一个单中心报告称，在连续的 1135 名全身麻醉下行颈动脉内膜切除术患者中行残端压监测，并以 < 45 mmHg 作为需选择性行分流术的标准[175]。在接受了选择性分流的患者（21%）中，30 天脑卒中发生率为 3%；在未行分流的患者（79%）中，脑卒中发生率为 0.5%；总体 30 天脑卒中发生率为 1%。总的 30 天死亡率为 0.5%。值得注意的是，没有患者因为术中广泛的大脑低灌注而发生脑卒中。最近一项前瞻性随机临床试验对常规分流与选择性分流两种情况进行了比较。该研究中共有 200 例患者在全身麻醉下行颈动脉内膜切除术，以残端压 < 40 mmHg 作为选择性分流的标准，结果发现两种方法都与围术期脑卒中的发生有关，但发生率不高（常规分流为 0，选择性分流为 2%）[176]。行选择性分流的队列中出现的 2 例脑卒中与颈动脉血栓形成有关。围术期无患者死亡。尽管残端压监测是一种老方法，但该方法似乎经得起时间的考验。

局部脑血流量

颈动脉内膜切除术时 rCBF 监测是通过静脉或同侧颈动脉注射放射性氙，再经放置于同侧大脑中动脉供应皮质区的探测器收集信号，最后对获得的放射性衰减曲线进行分析得到的。监测通常在颈动脉阻断前、阻断期间和阻断后即刻进行。这一技术与 EEG 结合应用，使人们对 rCBF 与大脑缺血的 EEG 证据间的关系，以及不同麻醉药物作用下 rCBF 的临界值有了

更深入的了解[177-178]。不同挥发性麻醉药的临界 rCBF 值不同。氟烷、安氟烷、异氟烷或七氟烷与氧化亚氮混合吸入时，临界 rCBF 值分别为每分钟 20、15、10 和 10 ml/100 g 脑组织[161, 177-178]。但是，由于该技术价格昂贵，技术要求较高并需要专业人员对结果进行解释，目前只在少数中心得到使用。

脑电图

许多中心提倡术中应用 EEG 监测脑缺血的发生，并为后续选择性分流提供依据（参见第 39 章）。全套 16 导联的带状图 EEG 以及经计算机处理的（压缩频谱图）EEG 均可以用于脑缺血的术中监测。后者较原始 EEG 图更容易解读，但敏感性不及前者。全身麻醉下行颈动脉阻断时，所监测的患者中有 7.5% ～ 20% 出现明显的缺血性 EEG 改变。与对侧颈动脉无病变者相比，严重的 EEG 改变在存在对侧颈动脉病变者中出现得更为频繁（发生率分别为有对侧病变者 14.3% 和无对侧病变者 5.1%）。对存在对侧颈动脉闭塞的患者实施颈动脉阻断时，发生严重缺血性 EEG 改变的比例上升到 50%。由于对侧颈动脉闭塞高度预示颈动脉阻断时发生缺血性 EEG 异常，故建议此时不适用 EEG 监测。在分流失效、低血压及脑血栓时也会出现 EEG 的缺血性改变。

在颈动脉内膜切除术采用 EEG 进行脑缺血监测时，必须保持患者的生理以及麻醉状态平稳。异氟烷、地氟烷和七氟烷在等效剂量下对 EEG 的影响相似，当以 0.5 MAC 的浓度吸入时，可获得可靠的 EEG 脑缺血监测。

行颈动脉内膜切除术时应用 EEG 对脑缺血情况进行监测的临床效用受到多种因素的限制。第一，EEG 监测可能难以发现皮质下或小的皮质梗死灶。第二，假阴性结果（即术中未发现 EEG 的缺血性改变，但却存在神经功能缺陷）并不少见。既往有过脑卒中或可逆性神经功能障碍患者中假阴性率尤其高。第三，EEG 的变化对脑缺血并无特异性，EEG 可能会受到体温、血压波动及麻醉深度的影响。第四，由于并非所有的脑缺血必然发展为脑梗死，所以也会出现有术中假阳性（即术中有典型的 EEG 缺血样改变，却不存在围术期神经功能障碍）。第五，术中 EEG 监测有固有的局限性，因为术中发生的脑卒中大多被认为是血栓栓塞所致，而围术期脑卒中大多数发生于术后。目前尚无一致的数据可以证明 EEG 监测明显优于其他脑功能监测手段，或证明应用 EEG 监测能够改善预后。

躯体感觉诱发电位

SSEP 监测的基础是大脑皮质感觉区对外周神经受刺激后发出的电脉冲信号产生反应。皮质感觉区的血液供应主要来自大脑中动脉，在颈动脉阻断时存在缺血危险。与 EEG 不同的是，SSEP 能够发现皮质下感觉通路的缺血。脑缺血的特征性 SSEP 表现（即波幅降低、潜伏期延长，或两者同时出现）会伴随 rCBF 的降低，并且在灵长类动物，若脑血流量减少到每 100 g 脑组织 12 ml/min 以下时，SSEP 会完全消失。尚未能确立特定的波幅下降值或潜伏期延长值，以作为人类在手术条件下 rCBF 受损的生理学标志。麻醉药、低温和血压都可能对 SSEP 产生剧烈的影响，已经有关于假阴性结果的相关报道。SSEP 监测颈动脉内膜切除术中脑缺血的有效性尚未得到肯定。

经颅多普勒超声

TCD 检查能够持续监测平均血流速度，并能发现大脑中动脉的微血栓栓塞事件（参见第 39 章）。由于大多数围术期神经系统功能障碍的发生原因都是血栓栓塞，因此，上述参数具有重要的临床意义。采用 TCD 技术已在超过 90% 的颈动脉内膜切除术患者中发现存在术中栓塞。术中发现的栓子绝大多数为空气栓，并且并没有造成不良的神经系统后果。TCD 可能对术中分流效果是否良好和建立分流时是否发生了栓塞提供重要信息。如在颈动脉分离时出现栓塞，则提示颈动脉内粥样硬化斑块不稳定，宜及早进行颈动脉阻断。在动脉分离及伤口缝合时发生的栓塞与术中脑卒中的发生有关。有一个中心报道将 TCD 监测与颈动脉血管造影结合起来，术中脑卒中发生率由 4% 降为 0%。超过 70% 的颈动脉内膜切除术患者在术后早期发现存在栓塞，几乎无一例外地是微小栓子。多数 TCD 检查出来的栓塞发生于术后 2 ～ 3 h。术后早期阶段持续微小栓塞预示血栓形成，并可能发展为严重的神经功能障碍。已证明如果术后早期频繁出现 TCD 血栓信号，则高度提示存在术后早期同侧局灶性脑缺血。研究显示颈动脉内侧剥脱术后应用右旋糖酐治疗能够减少并最终终止栓塞形成。围术期微栓塞在女性和有症状的颈动脉病变患者中更为常见。有报告称，TCD 监测能够早期发现无症状性颈动脉闭塞，以及颈动脉内膜切除术后的高灌注综合征。尽管 TCD 监测显示出一定的作用，但目前还缺乏证明该监测可以改善预后的结论性证据。此外，由于其技术失败率较高，从而大大限制了这种监测手段的临床效用[179]。

脑氧合

通过颈静脉球可直接监测脑氧合。这种监测可以测定动脉-颈静脉氧含量差和颈静脉血氧饱和度，从而提供全脑氧代谢的相关信息。可通过向手术同侧置入的颈静脉球导管以获得预内静脉血样本。也可以使用连续纤维光学预静脉氧饱和度导管，但其明显的技术和方法学缺点限制了这一监测在颈动脉内膜切除术中的临床应用。

近红外光谱法是一种无创技术，可通过头皮和颅骨对局部脑氧饱和度行连续监测。与脉搏血氧饱和度测定法相似，脑氧饱和度监测是基于氧合和脱氧血红蛋白对近红外光谱吸收不同的特性而产生的。与脉搏氧饱和度检测仪不同，脑氧饱和度仪测量的是整个组织床（即脑组织、动脉及静脉血液）的血红蛋白氧饱和度。由于其主要为静脉血，因此，脑氧饱和度的值与静脉血接近。市场上能买到的脑氧饱和度传感器用于手术部位同侧的前额皮肤，测得的局部脑氧饱和度来自于传感器下的一小部分额叶皮质。到目前为止，脑氧饱和度基线值在不同患者存在很大变异，同时，尚无脑氧饱和度降低的临床阈值可以提示是否需要行分流术，以上这些缺陷阻碍了这一新型监测方法的广泛应用。

术后管理

颈动脉内膜切除术后大多数神经系统并发症（短暂性及永久性）可以用术中栓塞、颈动脉阻断时低灌注，以及术后颈动脉内膜切除部位栓塞和血栓形成予以解释。一般来说，大多数神经系统并发症与外科操作有关。血栓栓塞因素（而非血流动力学因素）似乎是围术期发生神经系统并发症的主要机制，并且多数血栓栓塞发生于术后阶段。颈动脉血栓形成造成的神经并发症可能高达 3.3%，即使即刻进行手术干预，此类患者仍有很高的大面积脑卒中或死亡发生率。其他相对少见的重要并发症包括颅内出血和脑组织高灌注。报道称颈动脉内膜切除术后颅内出血的发生率为 0.4% ~ 2.0%。多数颅内出血发生于术后 1 ~ 5 天，并有很高的并发症发病率和死亡率。

颈动脉内膜切除术后高血压很常见。不难想象，术前血压控制不佳的高血压患者通常会发生严重的术后高血压。发生术后高血压的原因尚不清楚，但是手术造成颈动脉窦压力感受器的去神经现象似乎起到一定的作用。区域麻醉时较少发生高血压。其他引起术后高血压的原因包括低氧血症、高碳酸血症、膀胱膨胀及疼痛，应及时排除并处理此类因素。由于神经系统和心脏并发症均与术后高血压有关，因此，应该采取积极措施，将术后血压控制到接近术前水平。短效的药物最为安全、有效。血压持续升高者，可在离开

ICU 前改用长效的静脉或口服药治疗。

术后脑组织高灌注综合征是指通过手术处理得到再灌注的脑组织的血流量骤然增加，同时脑血流的自主调节功能丧失，表现为头痛、惊厥、局灶性神经体征、脑水肿以及颅内出血的可能。不幸的是，目前对高灌注综合征的原因和治疗方法知之甚少。典型情况下，颈动脉内膜切除术数日之后才会发生高灌注综合征。术后出现严重高血压及术前有严重颈内动脉狭窄的患者发生高灌注综合征的风险增加。但是最新的数据不支持以上观点，这些数据提示近期接受过对侧颈动脉内膜切除术可能预示高灌注综合征[180]。

颈动脉内膜切除术后低血压的发生率几乎与高血压相当。颈动脉窦压力感受器过度敏感或重激活似乎在其中起重要作用。区域麻醉后低血压可能更为常见。应该及时纠正低血压，以避免脑缺血和心脏缺血的发生。颈动脉内膜切除术后低血压患者的心输出量一般是正常或增加的，而体循环阻力则降低。对术后低血压患者应该严密监测，以及时发现心肌缺血的发生，并合理给予液体及血管活性药物治疗。大多数患者经过 12 ~ 24 h 其低血压状态会得到纠正。

文献中对颈动脉内膜切除术后脑神经和颈神经功能障碍已有完善的报道。尽管多数损伤为短暂的，但永久性损伤可能导致严重残疾。拔除气管导管后，应该尽快检查患者是否有喉返神经、喉上神经、舌下神经和下颌缘神经的损伤。单侧喉返神经损伤可能导致同侧声带在旁正中位麻痹。尽管多数患者有声嘶和咳嗽功能障碍，但患者一般可以耐受。但双侧喉返神经损伤会导致双侧声带麻痹，进而造成致命的上呼吸道梗阻。对先前曾进行过对侧颈动脉内膜切除术或颈部手术的患者应该考虑到这种情况发生的可能性。

颈动脉内膜切除术后可发生颈动脉体去神经现象，这是手术操作导致的。单侧颈动脉体功能丧失可能导致对于轻度低氧血症的通气反应削弱，此类情况几乎没有临床意义。双侧颈动脉内膜切除术可能与急性缺氧和静息 $PaCO_2$ 升高引起的正常通气和动脉血压反应丧失有关。此时，中枢化学感受器便成为维持通气的主要感受器，应用阿片类药物可能导致严重的呼吸抑制。幸运的是，多数患者只需要对乙酰氨基酚或酮咯酸来缓解术后疼痛。

伤口血肿的发生率可能高于文献所报道的数值。在北美有症状的颈动脉内膜切除术试验（NASCET）中[145]，5.5% 的患者发生伤口血肿。多数伤口血肿的原因是静脉渗血，只需表面压迫 5 ~ 10 min 即可。若血肿扩大，则应立即进行床边评估，如果有气道压迫迹象，应即刻抽去积血。积极控制术后血压有助于

减少血肿发生率。

尽管一些医师认为颈动脉术后不需要常规行重症监护，但有相当多的患者确实需要重症监护和积极干预治疗。作者本人认为颈动脉内膜切除术后患者均应在 ICU 中观察至少 8 h，因为大多数需要干预治疗的事件均发生于这一时间段[181-182]。

颈动脉疾病的血管内治疗：颈动脉血管支架植入术

颈动脉疾病的血管内治疗是预防脑卒中措施进展中的一项革新，目前该治疗包括经皮经腔血管成形及支架置入术。重要的技术进展包括使用双重抗血小板治疗、自膨式支架，以及防止血栓脱落的装置。近 10 年已经发表了比较颈动脉支架置入与颈动脉内膜切除术的主要随机临床研究的结果。最近一篇系统综述对随机试验（共 16 项试验，包含 7572 名患者）进行了总结。结果发现与动脉内膜切除术相比，腔内治疗（包括球囊血管成形术或支架置入术）与围术期脑卒中或死亡发生的风险增高相关[183]。值得注意的是，风险的增加似乎只限于年龄在 70 岁或以上的患者。血管内治疗与心肌梗死、脑神经麻痹以及操作部位血肿发生的风险降低有关。两组患者在围治疗期后同侧脑卒中的发生率上无差别。在对不适宜接受手术治疗的患者进行血管内治疗或内科治疗时，其死亡率或脑卒中发生率无差别。最新的指南对有症状及无症状的接受血管重建治疗的患者提出了特殊建议[149]。

颈动脉支架置入包括以下步骤：股动脉穿刺置管，主动脉弓造影，选择性行颈总动脉起始处置管并造影，将导丝置入颈外动脉，颈动脉鞘管置入套管并使之到达颈总动脉，置入防止血栓脱落的装置，在病变部位进行球囊血管成形，使支架释放导管越过已扩张的病变部位，打开自膨式支架，支架球囊扩张，完成血管造影，最后处理穿刺部位的伤口。股动脉是标准入路，但据报道肱动脉及高位桡动脉入路的成功率也很高。必须有防止血栓脱落的设备，包括远端滤器或闭塞球囊以及近端阻断血流或逆转血流的结构。当前，心脏病专家及放射科专家在特殊的血管内治疗室为很大一部分患者进行了血管内治疗。

大多数颈动脉支架置入都是在局部麻醉联合轻度镇静或在无镇静情况下进行的，以使患者更容易配合，同时进行持续的神经功能评估。除了常规检测以外，应行动脉置管以持续检测血压。在放置支架的阶段及放置完毕以后常见一定程度的血流动力学波动。

与不进行血管成形术相比，在颈动脉放置支架以后进行球囊血管成形术时，心动过缓与低血压更为常见[184]。一项最近的大型回顾性研究报告称在颈动脉支架置入后有 4.9% 的患者发生心搏骤停[185]。在从右侧进行操作的患者中，对侧颈动脉有严重狭窄的患者及左室射血分数降低的患者发生心搏骤停的概率增加。在球囊扩张以前预防性使用阿托品可以使初次行颈动脉支架置入的患者术中发生心动过缓及心脏相关并发症的概率减小[186]。

下肢血管重建术

外周动脉疾病

外周动脉疾病（peripheral artery disease，PAD）或下肢动脉粥样硬化闭塞性疾病是美国医疗系统中资源消耗性疾病的一种[187]。与 PAD 相关的主要风险是下肢截肢，并且也可以导致肾血管、脑血管以及心血管床的动脉粥样硬化。这也是 PAD 患者为何易患脑卒中，心肌梗死甚至死亡的原因[188]。也有研究指出，糖尿病患者进展为长期严重残废的风险较高[189]。由于这些事实，Hirsch 等强调，因为需要广泛的治疗规程和相关的诊断性检测，PAD 患者通常经历着昂贵的治疗处理[190]。

PAD 患者抗血小板与抗凝治疗的围术期管理

对于 PAD 患者的长期治疗管理包括日渐增加的有效抗血小板和抗凝药物的使用。而因为多种风险和获益并存，在围术期使用这些药物变得越来越有挑战性[191]。与围术期管理相关的主要关注点之一是增加的出血风险。但如果抗血小板治疗暂停，因为手术相关的血栓前期影响，患者又会处于更高的血栓性并发症的风险中[192]。

单一抗血小板疗法在有症状的外周动脉疾病患者中的应用

研究者合作进行了 42 项随机临床试验，对 9214 名指定接受单一抗血小板治疗（single antiplatelet therapy，SAPT）的患者进行了 meta 分析[193]，据此发现，PAD 患者发生严重血管事件的概率降低了 23%。Mahmoud 及合作者进行了另外一项重要的研究，这项研究对于阿司匹林在无症状和有症状的外周血管疾病患者中的疗效进行了调查。研究显示，阿司匹林的使用与出血加重或者心血管病变改善均无严格的相关性[194]。他们由此推论，迫切需要大规模的随机临床试验来证实阿司匹林在此类疾病中的疗效。

双重抗血小板治疗在有症状的外周动脉疾病患者中的应用

Field 和 Benavenate 提出了氯吡格雷对于动脉粥样硬化血栓风险和缺血稳定性管理和避免（CHARISMA）研究。此研究包括了 15 603 名患者，他们受无症状的多种血管风险因素影响，或者患有有症状的血管疾病。这些患者被分为两组，一组接受单一阿司匹林治疗，另一组接受阿司匹林（75～162 mg/d）与氯吡格雷（75 mg/d）双重治疗[195]。结果显示两组之间并无明显差异，并且事实上，患者的出血风险还增加了。

另外一项研究，对于先前有心脏病发作的患者在阿司匹林-心肌梗死溶栓的基础上使用替格瑞洛对比安慰剂预防心血管事件（PEGASUS-TIMI 54）试验是由 Bonaca 和合作者执行的。他们在有心脏病发作史的患者中研究了替格瑞洛（一种可逆的 P2Y12 抑制剂）的使用，结果显示，替格瑞洛显著降低了心血管性死亡、心肌梗死以及脑卒中的风险，但是这是以严重出血风险增加为代价的[196]。

利伐沙班用于冠状动脉或外周动脉疾病患者预防主要心血管事件（COM-PASS）研究随机纳入了 27 395 名患有稳定的冠状动脉粥样硬化血管疾病的参与者。这些患者被随机分配到三个组：一组接受利伐沙班（一种直接的 X a 因子抑制剂）（2.5 mg，bid）和阿司匹林（100 mg/d）治疗，一组只接受利伐沙班（5 mg，bid）治疗，另一组只接受阿司匹林（100 mg/d）治疗[197]。主要的预后结局由心血管性死亡，卒中，或者心肌梗死组成。这项试验因为压倒性的效果被停止了。总死亡率，CAD 死亡率，心血管性死亡率被降低了 20%。当患者因为 CYP2C19 酶发生遗传学变异并影响其在肝激活，则对氯吡格雷产生了药物遗传学性抵抗（慢反应），而 COM-PASS 试验为氯吡格雷的选择性替代药品提供了强有力的证据。据推测，30% 的患者可能对氯吡格雷具有药物遗传学性抵抗。

开放性旁路手术与麻醉管理

一般来说，开放性旁路手术和血管内血管重建是 PAD 患者治疗的两种选择方式[198]，尤其是对于那些在内科治疗后未见改善的患者以及被严重肢体缺血所影响的患者[199-200]。就这点而言，由于这些患者存在严重合并症，因此他们也具有主要围术期并发症的风险。尽管全麻通常被用于开放性外周血管重建手术，也可以采用区域麻醉神经轴索麻醉[201]。它们可以改善术后疼痛控制和围术期血流动力学稳定。在进行神经轴索麻醉或区域麻醉之前，应该考虑关于抗血栓药的 ASRA 指南，尤其是因为在远端旁路血管手术动脉阻断期间会使用中等剂量的肝素[155]。

外周动脉疾病的血管内治疗

全麻、椎管内麻醉，或者 MAC 均可以用于外周动脉支架手术，因其通常经皮穿刺即可完成。除非有不同技术的其他适应证，我们通常使用 MAC。同其他经皮介入操作类似，适应证和禁忌证有一些要求，包括患者同意保持清醒或者清醒镇静状态，患者能够平躺以进行股动脉操作，以及患者能在整个手术过程中安静地平躺。在这些情况中不同的是，经皮穿刺操作可能会被疾病进程影响。例如，股动脉狭窄可能需要一个开放性的切口，或者甚至在支架置入远端动脉之前联合进行股动脉内膜切除术。如果是这种情况，那么麻醉方式将只能选择全麻或者椎管内麻醉。再次强调，如果考虑椎管内麻醉的话，则必须重视 ASRA 指南[155]。值得注意的是，几项研究均指出，无论接受全麻还是椎管内阻滞的患者，在心脏预后方面没有明显差异[8-9]。

致谢

本书编辑，出版方以及本章作者向 Dr. Edward J. Norris 致以诚挚的感谢，感谢他为此主题章节原先版本所作出的贡献。他的上一版此章内容是现今版本的基础。

参考文献

1. Mangano DT. *Anesthesiology*. 1990;72:153–184.
2. Feringa HH, et al. *Coron Artery Dis*. 2007;18:571–576.
3. Kelly R, et al. *J Am Coll Cardiol*. 2002;39:219–224.
4. McFalls EO, et al. *N Engl J Med*. 2004;351:2795–2804.
5. Ouyang P, et al. *Am J Cardiol*. 1989;64:1113–1116.
6. Raby KE, et al. *Am J Cardiol*. 1990;66:1309–1313.
7. Mangano DT, et al. *N Engl J Med*. 1990;323:1781–1788.
8. Bode RH, et al. *Anesthesiology*. 1996;84:3–13.
9. Christopherson R, et al. *Anesthesiology*. 1993;79:422–434.
10. Fleisher LA, et al. *Am Heart J*. 1991;122:980–986.
11. Pasternack PF, et al. *J Vasc Surg*. 1989;10:617–625.
12. Krupski WC, et al. *J Vasc Surg*. 1992;15:354–363.
13. Baron JF, et al. *Anesthesiology*. 1991;75:611–618.
14. Norris EJ, et al. *Anesthesiology*. 2001;95:1054–1067.
15. Fleron MH, et al. *Anesth Analg*. 2003;97:2–12. 12818934.

16. Mangano DT, et al. *JAMA*. 1992;268:233–239.
17. Hertzer NR, et al. *Cleve Clin J Med*. 1987;54:15–23.
18. Fleisher LA, et al. *Circulation*. 2007;116:e418–e499.
19. Fleisher LA, et al. *J Am Coll Cardiol*. 2009;54:e13–e118.
20. Fleisher LA, et al. *Circulation*. 2014;130:e278.
21. Kertai MD, et al. *Arch Intern Med*. 2005;165:898–904.
22. Bertges DJ, et al. *J Vasc Surg*. 2010;52:674–683.
23. McFalls HB, et al. *J Vasc Surg*. 2007;46:694–700.
24. Hertzer NR, et al. *Ann Surg*. 1984;199:223–233.
25. Poldermans D, et al. *J Am Coll Cardiol*. 2007;49:1763–1769.
26. Eagle KA, et al. *Ann Intern Med*. 1989;110:859–866.
27. Eagle KA, et al. *Circulation*. 1997;96:1882–1887.
28. Hassan SA, et al. *Am J Med*. 2001;110:260–266.
29. Naghavi M, et al. *Circulation*. 2003;108:1664–1672.
30. Duvall WL, et al. *Catheter Cardiovasc Interv*. 2012;80:768–776.
31. Bapoje SR, et al. *Chest*. 2007;132:1637–1645.
32. Compton CN, et al. *J Vasc Surg*. 2005;42:650–653.
33. Go AS, et al. *N Engl J Med*. 2004;351:1296–1305.
34. Pasqualini L, et al. *J Intern Med*. 2007;262:668–677.
35. Elsayed EF, et al. *Arch Intern Med*. 2007;167:1130–1136.
36. Lee TH, et al. *Circulation*. 1999;100:1043–1049.
37. Welten GM, et al. *Am Heart J*. 2007;154:954–961.
38. Welten GM, et al. *Kidney Int*. 2007;72:1527–1534.
39. Schouten O, et al. *J Vasc Surg*. 2006;44:419–424.
40. Erasmus Medical Center: Follow-up Investigation committee: Report on the 2012 follow-up investigation of possible breaches of academic integrity. https://www.erasmusmc.nl/nl-nl?lang=en.
41. Siller-Matula JM, et al. *Eur Heart J Acute Cardiovasc Care*. 2015. Published online before print May 5, 2015.
42. Schulz-Schüpke S, et al. *Eur Heart J*. 2015;36:1252–1263.
43. Palmerini T, et al. *J Am Coll Cardiol*. 2015;65:1092–1102.
44. Mehran R, et al. *Lancet*. 2013;382:1714–1722.
45. Levine GN, et al. *J Am Coll Cardiol*. 2016;68:1082–1115.
46. Schermerhorn ML, et al. *Ann Surg*. 2012;256:651–658.
47. Bobadilla JL, et al. *Adv Surg*. 2012;46:101–109.
48. Lederle FA, et al. *JAMA*. 2012;287:2968–2972.
49. Filardo G, et al. *Cochrane Database of Systematic Reviews*. 2012;3:CD001835.
50. Rughani G, et al. *Cochrane Database of Systematic Reviews*. 2012;9.
51. Lloyd WE, et al. *Cardiovasc Surg*. 1996;4:724–726.
52. Hertzer NR, et al. *J Vasc Surg*. 2002;35:1145–1154.
53. Wahlgren CM, et al. *Ann Vasc Surg*. 2007;21:687–694.
54. Gelman S. *Anesthesiology*. 1995;82:1026–1057.
55. Kouchoukos NT, et al. *Surgery*. 1979;85:25–30.
56. Roizen MF, et al. *J Vasc Surg*. 1984;1:300–305.
57. Gelman S, Mushlin PS. *Anesthesiology*. 2004;100:434–439.
58. Gelman S. *Anesthesiology*. 2008;108:735–748.
59. Stokland O, et al. *Am J Phys-Hrt Circ Phys*. 1980;238:H423–H429.
60. Mutch WA, et al. *Anesthesiology*. 1991;74:320–324.
61. Gelman S, et al. *Anesth Analg*. 1994;2:219–224.
62. Eide TO, et al. *Euro Surg Res*. 2005;6:330–334.
63. Schouten O, et al. *Am J Cardiol*. 2006;97:1383–1385.
64. Ali ZA, et al. *Circulation*. 2007;116:I–98.
65. Shah MR, et al. *JAMA*. 2005;294:1664–1670.
66. Bernard GR, et al. *JAMA*. 2000;283:2568–2572.
67. Sandham JD, et al. *N Eng J Med*. 2003;348:5–14.
68. Her C, et al. *J Cardiothorac Anesth*. 1990;4:552–557.
69. Davies MJ, et al. *Anaesth Int Care*. 1993;21:790–794.
70. Bois S, et al. *Anesth Analg*. 1997;85:1233–1239.
71. Park WY, et al. *Ann Surg*. 2001;234:560.
72. Breslow MJ, et al. *JAMA*. 1989;261:3577–3581.
73. Garnett RL, et al. *Can J Anaesth*. 1996;43:769–777.
74. Dodds TM, et al. *J Cardiothorac Vasc Anesth*. 1997;11:129–136.
75. Boylan JF, et al. *Anesthesiology*. 1998;89:585–593.
76. Crawford E, et al. *J Vasc Surg*. 1986;3:389–404.
77. Rigberg DA, et al. *J Vasc Surg*. 2006;43:217–222.
78. Jacobs MJ, et al. *Ann Thorac Surg*. 2002;74:S1864–S1866.
79. Coselli JS, et al. *J Vasc Surg*. 2002;35:631–639.
80. Fedorow CA, et al. *Anesth Analg*. 2010;111:46–58.
81. Dardik A, et al. *J Vasc Surg*. 2002;36:47–50.
82. Frank SM, et al. *J Vasc Surg*. 1994;19:687–697.
83. Nijenhuis RJ, et al. *J Vasc Surg*. 2007;45:677–685.
84. Williams G, et al. *J Vasc Surg*. 2004;39:314–321.
85. Achouh PE, et al. *Ann Thorac Surg*. 2007;84:782–788.
86. Wong DR, et al. *Ann Thorac Surg*. 2007;83:1345–1355.
87. Karpovich IP, et al. *Grudnaia khirurgiia (Moscow, Russia)*. 1988;6:84–86.
88. Parodi JC, et al. *Ann Vasc Surg*. 1991;5:491–499.
89. Schermerhorn ML, et al. *N Eng J Med*. 2008;358:464–474.
90. Steuer J, et al. *Euro Hrt J*. 2015;37:145–151.
91. Tadros RO, et al. *J Vasc Surg*. 2014;59:1518–1527.
92. Dake MD, et al. *N Eng J Med*. 1994;331:1729–1734.
93. Buck DB, et al. *Nat Rev Cardio*. 2014;11:112.
94. Chuter TAM, et al. *J Vasc Surg*. 2011;54:660–668.
95. Chuter TAM, et al. *J Endovasc Ther*. 2003;10:940–945.
96. Kothandan H, et al. *Ann Card Anaesth*. 2016;19:132.
97. Lee W, et al. *J Vasc Surg*. 2003;38:459–463.
98. Ruppert V, et al. *J Vasc Surg*. 2006;44:16–21.
99. Lee TH, et al. *Circulation*. 1999;100:1043–1049.
100. Kertai MD, et al. *Arch Int Med*. 2005;165:898–904.
101. Hoehmann CL, et al. *J Cardiovasc Res*. 2016;5.
102. Griepp RB, et al. *Ann Thorac Surg*. 2007;83:S865–S869.
103. Karthikesalingam A, et al. *J Vasc Surg*. 2012;56:510–519.
104. Fleisher LA, et al. *Circulation*. 2007;116:1971–1996.
105. Blankensteijn JD, et al. *N Eng J Med*. 2005;352:2398–2405.
106. Broos P, et al. *J Endovasc Ther*. 2015;22:770–777.
107. Edwards MS, et al. *J Vasc Surg*. 2011;54:1273–1282.
108. Center S. *J Imag Interv Radiol*. 2016;2:21.
109. Ketteler ER, Brown KR. *J Vasc Surg*. 2011;53(suppl):35S–38S.
110. Durán A, et al. *Cath Cardiovasc Int*. 2013;82:29–42.
111. Fazel R, et al. *Circulation*. CIR-0000000000000048:2014.
112. Christopoulos G, et al. *Circulation:Cardiovasc Int*. 2014;114:CIRCIN-TERVENTIONS.
113. McDonald JS, et al. *Radiology*. 2013;267:119–128.
114. Weisbord SD, et al. *N Eng J Med*. 2018;378:603–614.
115. Cheng SWK. *BJA*. 2016;117:ii3–ii12.
116. Bajwa AM, et al. *Euro J Vasc Endovasc Surg*. 2008;35:46–48.
117. Lioupis C, et al. *Vasc Endovasc Surg*. 2010;44:56–60.
118. Cheung AT, et al. *Ann Thorac Surg*. 2005;80:1280–1289.
119. Erbel R, et al. *Russian J Cardio*. 2015;123:7–72.
120. Hiratzka LF, et al. *J Am Coll Cardiol*. 2010;55:1509–1544.
121. Horlocker TT, et al. *Reg Anesth Pain Med*. 2018;43:263–309.
122. Maurel B, Haulon S. *Euro J Vasc Endovasc Surg*. 2016;51:316.
123. Chen J, Stavropoulos SW. *Sem Interv Rad*. 2015;32:259.
124. Thomas BG, et al. *J Vasc Surg*. 2010;51:1373–1380.
125. Dangas G, et al. *JACC*. 2012;5:1071–1080.
126. Sidloff DA, et al. *Br J Surg*. 2013;100:1262–1270.
127. Jones JE, et al. *J Vasc Surg*. 2007;46:1–8.
128. Bryce Y, et al. *Cardiovasc Diag Ther*. 2018;8:S131.
129. Mansueto G, et al. *J Vasc Surg*. 2007;45:1120–1127.
130. Bischoff MS, et al. *Gefässchirurgie*. 2013;18:381–387.
131. Dake MD, et al. *N Eng J Med*. 1994;331:1729–1734.
132. Fann JI, et al. *Ann Thorac Surg*. 1995;60:1102–1105.
133. Xydas S, et al. *J Thorac Cardiovasc Surg*. 2010;139:717–722.
134. Bicknell C, Powell JT. *Heart*. 2015;101:586–591.
135. Vallabhajosyula P, et al. *Ann Cardiothorac Surg*. 2013;2:378.
136. Bernard EO, et al. *J Vasc Surg*. 2000;31:790–793.
137. Tagarakis GL, et al. *J Cardiothorac Vasc Anesth*. 2014;28:843–847.
138. Nienaber CA, et al. *J Endovasc Ther*. 2017;14:506–512.
139. Chen J, et al. *Clin Interven Aging*. 2014;9:73.
140. Bokoch MP, et al. *J Cardiothorac Vasc Anesth*. 2017;31:2141–2146.
141. Vallabhajosyula P, et al. *Ann Cardiothorac Surg*. 2013;2:280.
142. Brott TG, et al. *J Am Coll Cardiol*. 2011;57:1002–1044.
143. Rosamond W, et al. *Circulation*. 2008;117:e25–e146.
144. Rosamond WD, et al. *Stroke*. 1999;30:736–743.
145. Powers WJ, et al. *Stroke*. 2015;46.
146. North American Symptomatic Carotid Endarterectomy Trial Collaborators. *N Engl J Med*. 1991;325:445–453.
147. Executive committee for the asymptomatic carotid atherosclerosis study. *JAMA*. 1995;273:1421–1428.
148. European carotid surgery trialists' collaborative group. *Lancet*. 1991;337:1235–1243.
149. Barnett HJ, et al. *N Engl J Med*. 1998;339:1415–1425.
150. CASANOVA Study Group. *Stroke*. 1991;22:1229–1235.
151. Mayo Asymptomatic Carotid Endarterectomy Study Group. *Mayo Clin Proc*. 1992;67:513–518.
152. Hobson 2nd RW, et al. *N Engl J Med*. 1993;328:221–227.
153. Halliday A, et al. *Lancet*. 2004;363:1491–1502.
154. Gupta PK, et al. *J Surg Res*. 2011;167:182–191.
155. Lewis SC, et al. *Lancet*. 2008;372:2132–2142.
156. Rothwell PM, et al. *Lancet*. 2004;363:915–924.
157. McGirt MJ, et al. *Neurosurgery*. 2006;58:1066–1073.
158. Hertzer NR, et al. *Arch Intern Med*. 1985;145:849–852.
159. Brown KR. *J Cardiovasc Surg (Torino)*. 2003;44:395–399.
160. Illuminati G, et al. *J Vasc Surg*. 2011;54:993–999.
161. Velissaris D, et al. *J Vasc Surg*. 2011;53:1237–1241.

162. Grady RE, et al. *Anesthesiology*. 1998;88:892–897.
163. Umbrain V, et al. *Anaesthesia*. 2000;55:1052–1057.
164. Jellish WS, et al. *J Neurosurg Anesthesiol*. 2003;15:176–184.
165. Smith JS, et al. *Anesthesiology*. 1988;69:846–853.
166. Modica PA, et al. *Neurosurgery*. 1992;30:842–846.
167. Mutch WA, et al. *Can J Anaesth*. 1995;42:577–587.
168. Fardo DJ, et al. *Am Surg*. 1999;65:648–651.
169. Pandit JJ, et al. *Br J Anaesth*. 2003;91:733–735.
170. Pandit JJ, et al. *Br J Anaesth*. 2007;99:159–169.
171. Tissot S, et al. *Anesth Analg*. 1997;84:1377–1379.
172. Rerkasem K, et al. *Cochrane Database Syst Rev*. 2008:CD000126.
173. Gomes M, et al. *Br J Surg*. 2010;97:1218–1225.
174. Menyhei G, et al. *Eur J Vasc Endovasc Surg*. 2011;41:735–740.
175. Aburahma AF, et al. *J Vasc Surg*. 2011;54:1502–1510.
176. Jacob T, et al. *J Cardiovasc Surg (Torino)*. 2007;48:677–681.
177. Aburahma AF, et al. *J Vasc Surg*. 2010;51:1133–1138.
178. Michenfelder JD, et al. *Anesthesiology*. 1987;67:336–340.
179. Messick Jr JM, et al. *Anesthesiology*. 1987;66:344–349.
180. Moritz S, et al. *Anesthesiology*. 2007;107:563–569.
181. Ascher E, et al. *J Vasc Surg*. 2003;37:769–777.
182. Lipsett PA, et al. *J Vasc Surg*. 1994;20:403–409.

183. Sheehan MK, et al. *J Vasc Surg*. 2001;34:13–16.
184. Bonati LH, et al. *Cochrane Database Syst Rev*. 2012;9:CD000515.
185. Bussiere M, et al. *J Neurosurg*. 2009;110:905–912.
186. Satya K, et al. *J Endovasc Ther*. 2011;18:513–517.
187. Cayne NS, et al. *J Vasc Surg*. 2005;41:956–961.
188. Conte MS, et al. *J Vasc Surg*. 2015;61:2S–41S.
189. Diabetes care. *J Vasc Surg*. 2004;6:1356–1357.
190. Marso SP, Hiatt WR. *J Am Coll Cardio*. 2006;47:921–929.
191. Hirsch AT, et al. *Vasc Med*. 2008;13:209–215.
192. Yeung LY, et al. *Trauma Surg Acu Care Open*. 2016;1:e000022.
193. Zimarino M, et al. *Drugs*. 2005;65:725–732.
194. Trialists'collaboration. *BMJ*. 2002;324:71–86.
195. Mahmoud A, et al. *PloS One*. 2017;12:e0175283.
196. Field TS, Benavente OR. *Curr Neurolog Neurosci Rep*. 2011;11:6–14.
197. Bonaca MP, et al. *N Eng J Med*. 2015;372:1791–1800.
198. Bosch J, et al. *Can J Cardiol*. 2017;33:1027–1035.
199. Chang CH, et al. *Sci Rep*. 2016;6:37177.
200. Rooke T, et al. *J Am Coll Cardiol*. 2011;58:2020–2045.
201. Tsai TT, et al. *J Vasc Surg*. 2016;63:1663.
202. Bouman E, et al. *J Cardiovasc Surg (Torino)*. 2014;55:207–216.

57 神经外科和神经介入手术的麻醉

BRIAN P. LEMKUIL，JOHN C. DRUMMOND，PIYUSH M. PATEL，ARTHUR LAM

徐尤年　译　陈向东　审校

要　点

- 在制订颅内压（intracranial pressure，ICP）控制策略时，临床医师应考虑颅内空间的四个组成部分：细胞、细胞间液和细胞内液、脑脊液，以及血液。
- 临床医师术前应评估颅内顺应性的储备，这是选择麻醉药物和麻醉技术的基础。
- 脑循环中的静脉端易于被动扩张，是导致颅内压升高或手术野"张力高"的常见原因。
- 近期颅脑损伤［如创伤性颅脑损伤（TBI）、蛛网膜下腔出血（SAH）以及脊髓损伤（SCI）］的患者，其静息状态下的脑血流量降低，自身调节功能受损，因此脑灌注压（CPP）应维持在接近清醒时的正常水平。
- 处坐位行神经外科手术患者的动脉血压应以外耳道的水平进行校正，无高血压病患者的平均动脉血压（MAP）应维持在 60 mmHg 以上。
- 当存在静脉空气栓塞（VAE）风险时，标准的监测项目至少应包含经胸多普勒和呼气末二氧化碳分析。
- 虽然浅低温的临床前实验效果令人鼓舞，但目前治疗性浅低温不提倡用于重症监护治疗病房（ICU）中的颅脑损伤患者或行颅内动脉瘤手术的术中管理，因为人体试验发现治疗性浅低温对这类患者无益。
- 急性蛛网膜下腔出血患者在行动脉瘤夹闭或栓塞术时，麻醉管理中最重要的注意事项是防止阵发性高血压所导致的动脉瘤破裂的危险。但是在处理脑动脉瘤的过程中，如果需要临时性夹闭血管，则应维持较高的灌注压。
- 虽然择期动脉瘤手术较少应用控制性降压，但仍应做好充分的准备，一旦动脉瘤破裂，应及时和精确地控制血压。
- 颈椎损伤情况不明的脑外伤患者，可采用快速诱导顺序气管插管，但应手法保持轴线固定（患者枕部紧靠颈托），这种方法导致脊髓损伤的风险很小。
- 成人脑外伤发生后的前 48 ～ 72 h 内的脑灌注压（CPP ＝ MAP － ICP）应维持在 60 ～ 70 mmHg 目标范围内。
- 低碳酸血症有导致脑缺血的潜在危险，近期颅脑损伤的患者以及术中撑开器下受压的脑组织更容易发生。因此只有在绝对需要如颅内压剧烈升高或不确定性颅内压的情况下，才可考虑使用过度通气。

本章主要为神经外科麻醉管理中的常见问题提供指导性建议。本章首先回顾种类繁多的神经外科手术相关的问题，并将这些问题组成一份清单，麻醉科医师在实施任何神经外科麻醉前，均应该复习这份清单。随后本章将就特定的手术问题进行讨论。在学习本章之前，应当先熟悉第 11 章中介绍的脑生理和麻醉药物对脑生理影响方面的知识，第 39 章中所讲述的神经系统监测方面的知识，以及第 56 章中讲述颈动脉内膜切除术（CEA）、颈动脉成形术和支架植入术等相关知识。

神经外科麻醉的一般性问题

神经外科手术和麻醉管理中的几个基本性问题具有共性，如果外科医师与麻醉科医师之间缺乏充分了解，则麻醉科医师应该在每次手术前就这些基本性问题与外科医师一起讨论并达成共识（框 57.1）。框 57.1 列出的清单因手术的不同而异，但一般包括确定手术体位和体位固定装置；有关类固醇、渗透剂 / 利尿剂、抗惊厥药和抗生素的使用；外科医师对脑"张力过高"和残留的颅内顺应性储备的感知；血压、二氧化碳分压和体温的控制目标；预计失血量；有针对性的神经生理功能监测［可能导致麻醉药和（或）肌松药的使用受限］；以及在某些情况下预知静脉空气栓塞的风险。对这些问题的关注，以及由此引发的决定将在本节中讨论。另一个共性问题——脑保护，将在"动脉瘤和动静脉畸形"一节中进行简单介绍，详细介绍见第 11 章。

控制颅内压和脑松弛

防止颅内压（ICP）升高和控制已升高的 ICP 是神经外科麻醉的共性问题。颅骨未打开前，麻醉科医师的目标是维持足够的脑灌注压（CPP）［脑灌注压＝平均动脉压（MAP）－ICP］，并防止脑组织在颅内各脑室之间或通过枕骨大孔疝出（图 57.1）[1]。颅骨打开后，应保持脑松弛以利于外科手术操作，或在某些极端情况下，须通过开颅手术逆转进展性脑疝。无论颅骨打开与否，麻醉管理原则相似。

ICP 增高的临床表现多样，包括头痛（尤其是夜间头痛痛醒的患者）、恶心、呕吐、视物模糊、嗜睡和视乳头水肿。CT 可显示颅内压升高或颅内顺应性

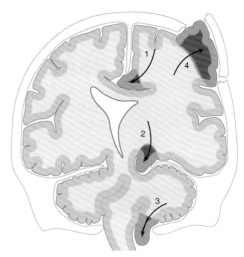

图 57.1　各种脑疝路径示意图：1. 大脑镰疝，2. 小脑幕疝，3. 小脑疝，4. 经颅盖疝（From Fishman RA. Brain edema. N Engl J Med. 1975；293：706-711.）

降低，指征包括中线移位、基底池消失、镰状结构和脑室消失（脑积水或孤立性脑室时脑室增大）以及脑水肿。脑水肿的 CT 片显示为低密度区。基底池在 CT 上显示为脑干上段的黑环（液性）（图 57.2），包括脑间池（位于两侧大脑脚之间）、第四脑室（内有上、下丘脑）和周边池（位于大脑脚两侧）。

颅内容积-压力关系见图 57.3。低脑容量时表现为平台期，表示颅内不是一个完全封闭的空间，颅内存在一定程度的代偿空间。代偿主要是由于颅内的脑脊液（CSF）向脊髓内的 CSF 空间转移以及颅内静脉血向颅外静脉转移。当代偿最终耗竭时，颅内容量的轻度增加即可导致 ICP 显著升高。ICP 的增加可导致

框 57.1　神经外科麻醉的一般性问题
■ 控制颅内压或脑松弛
■ $PaCO_2$ 的管理
■ 动脉血压的管理
■ 类固醇的使用
■ 渗透性脱水药的使用
■ 利尿剂的使用
■ 抗惊厥药物的使用
■ 患者体位
■ 颅内积气
■ 静脉空气栓塞
■ 监测
■ 静脉液体管理
■ 低温
■ 血糖管理
■ 麻醉苏醒

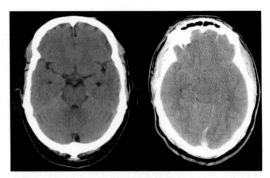

图 57.2　CT 扫描的正常图（左）和受压的基底池（右）。基底、脑组织周围和脑脊液的腔隙包括脚间池（前部）、周边池（侧部）和第四脑室（后部）。右侧是弥散性脑水肿的患者（由于矢状窦血栓形成所致），示脑池结构消失（Courtesy Ivan Petrovitch，MD.）

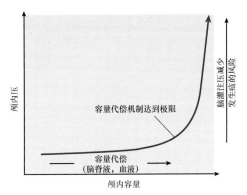

图 57.3　**颅内容量-压力的关系**。曲线的水平部分显示颅内压对颅内损伤组织肿胀有一定的代偿。代偿大部分依赖于 CSF 流出及静脉血自颅内转移到颅外。一旦代偿失衡，则颅内容量轻度增加将导致颅内压明显增高伴随脑疝形成和灌注压（CPP）降低，最后导致脑缺血

脑组织从一个脑区疝入另一个脑区（如图 57.1 所示），从而对脑组织造成机械性损伤，或导致脑灌注压下降，从而引起脑缺血性损伤。

一些因素的相互作用可引起或加重颅内高压（图 57.4）。当临床医师面对处理增高的 ICP 的问题时，总体而言，其目标是为了减少颅内容量的容积。为便于记忆，颅内空间被分为四个部分（表 57.1）：细胞（包括神经元、神经胶质细胞、肿瘤和外渗性积血）、体液（细胞内液和细胞外液）、CSF 和血液。

1. 细胞部分　这部分基本属于外科医师的领域，但是麻醉科医师有责任给外科医师提出诊断性意见。

表 57.1	颅内成分及其容量调节的方法
成分	**容量控制方法**
1. 细胞（包括神经元、神经胶质细胞、肿瘤和外渗性积血）	手术切除
2. 体液（细胞内液和细胞外液）	渗透性脱水剂 / 利尿剂类固醇（主要针对肿瘤）
3. 脑脊液	引流
4. 血液 　动脉血 　静脉血	 减少脑血流量 增加脑静脉引流

在硬膜外血肿清除后，当脑组织膨入手术野时，临床医师应当考虑是否存在对侧硬膜下或硬膜外血肿，可立即穿刺或术后立刻进行影像学检查。

2. 脑脊液部分　目前在手术室内还没有药物方法可在短时间内调控脑脊液的多少。减少 CSF 部分的唯一实用方法就是引流。当手术视野受限时，手术医师可通过穿刺针穿入侧脑室引流 CSF，从而改善手术野的状况。在没有沟回疝和枕骨裂孔疝危险时，腰部 CSF 引流可起到改善手术视野的作用。

3. 体液部分　这部分容积可用类固醇激素和利尿剂处理。这两类药物的使用将在本章后续部分讨论。

4. 血液部分　此部分最受麻醉科医师关注，因为此部分易于快速调控。血液部分又分为两部分：动脉血和静脉血。

对血液部分，首先应该关注静脉部分。静脉部分一般呈被动性扩张，而这一点常被忽视。尽管静脉部分的扩张是被动式的，但静脉充血常是 ICP 升高和手

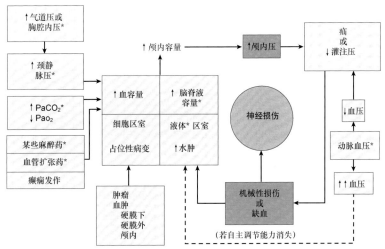

图 57.4　**颅内高压的病理生理**。本图显示了四种颅内成分：血液、脑脊液、体液（细胞内液和细胞外液）和细胞，这四种成分中的任何一个或所有成分的增加将导致颅内压升高，并最终导致神经系统损伤。麻醉科医师可调控的内容用星号（＊）标识（通过脑室造口术的导管调节 CSF 的容量）。PaCO$_2$，动脉血二氧化碳分压；PaO$_2$，动脉血氧分压

术野显露不良的重要原因（图 57.5）。为保证静脉引流通畅，在神经外科手术的麻醉和重症监护中，常采用头部抬高的措施。阻碍静脉回流的因素如头部姿势不当或头颈部周围受压（如颈托、气管导管系带）应去除。胸腔压力升高也可导致颅内静脉回流受阻，相关因素包括气管导管折曲或不畅、张力性气胸、呛咳、不耐受气管导管或肺部气体排出不畅如支气管痉挛。在无禁忌证的情况下，开颅手术中应保持良好的肌松，肌松剂的使用可防止突然的咳嗽而导致颅内容物膨出手术切口。

最后，循环的动脉端也应受关注。关注麻醉药物和技术（见第 11 章）对脑血流量（CBF）的影响是神经外科麻醉的固有组成部分。总体而言，CBF 的增加与脑血容量（CBV）的增加相一致[2-4]。低血压或血管阻塞所致的脑缺血是例外，在这些情况下，当 CBF 突然减少时，脑内血管扩张，从而导致 CBV 增加。然而总体而言，CBF 的增加导致 CBV 的增加。当容量代偿机制耗竭或 ICP 已经增高时，应注意 CBF 的控制。常用的方法是通过选择麻醉药或控制某些生理参数以避免 CBF 的不必要升高。影响 CBF 的参数见框 57.2，并见第 11 章的讨论。

麻醉药物的选择

神经外科麻醉药物的选择，尤其是在 ICP 不稳定情况下的选择，是需要经常考虑的问题。第 11 章已对相关问题进行了详细讨论，本章只进行概要介绍。

总体而言，静脉麻醉药物、镇痛药和镇静药可降低 CBF 和脑代谢率（cerebral metabolic rate，CMR），且对 ICP 没有不利的影响。术前意识清醒的患者给予大

框 57.2　影响脑血流的因素

详细讨论见第 11 章 "麻醉药物对脑血流及脑代谢率的影响" 一节。
- PaO_2
- $PaCO_2$
- 脑代谢率
  - 清醒 / 疼痛
  - 癫痫发作
  - 体温
  - 麻醉药
- 血压 / 自主调节状态
- 血管活性药物
  - 麻醉药
  - 升压药
  - 正性肌力药
  - 血管舒张剂
- 血液黏度
- 神经源性通路（轴外和轴性通路）

剂量氯胺酮是例外。在麻醉期间，静脉麻醉药物一般不影响脑自主调节功能和对 CO_2 的反应性（见第 11 章）。

与静脉麻醉药物相反，所有的吸入性麻醉药物均导致剂量依赖性的脑血管扩张，这取决于生理和药理环境。扩张血管强弱的顺序约为氟烷＞恩氟烷＞地氟烷＞异氟烷＞七氟烷。正如第 11 章所述，地氟烷、异氟烷和七氟烷引起 CBF 改变的差异性并无临床意义。吸入性麻醉药物引起的 CBF 变化的单独作用受下列因素的影响：麻醉药物浓度、术前脑代谢抑制程度、血压变化合并脑自主调节功能异常，以及 $PaCO_2$ 变化加上原发病引起的对 CO_2 的反应性受损。

氧化亚氮（nitrous oxide，N_2O）也是一种脑血管扩张剂。单独使用 N_2O 麻醉时，对 CBF 的影响最大；在已使用麻醉药物丙泊酚或苯二氮䓬类的情况下，再应用 N_2O 时对 CBF 的影响最小；与其他强效吸入性

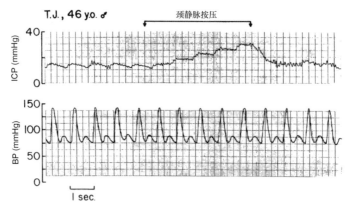

图 57.5　**一例颅内血肿患者脑内静脉系统阻塞对颅内压（ICP）的影响。** 短暂压迫双侧颈静脉可用以验证新放置的脑室引流设备的效果。ICP 的变化显示保持颅内静脉通畅的重要性

麻醉药物合用时对 CBF 的影响中等（见第 11 章）。

虽然 N_2O 和强效吸入麻醉药物具有扩张脑血管的作用，但经验表明，如果后者的浓度低于最低肺泡浓度（MAC），再辅以阿片类药物的平衡麻醉适用于大多数择期和较多的急诊神经外科手术。考虑到 N_2O 和其他吸入性麻醉药均一定程度上扩张脑血管，在脑容量代偿功能耗竭和生理功能异常的情况下，还是不应忽视吸入麻醉药物的脑血管扩张作用。对于存在嗜睡、呕吐、视乳头水肿、巨大肿瘤、基底池压缩的患者，以及 CT 显示肿块扩大或脑池和脑沟消失的创伤性脑损伤（TBI）患者应选择以静脉麻醉为主，直至颅骨和硬膜打开，这时可通过观察手术野的情况来直接评估麻醉技术的效果。虽然吸入麻醉药可用于神经外科手术的麻醉，但当 ICP 持续升高或手术野张力持续过高时，N_2O 和其他吸入性麻醉药应停用[5-6]，改为静脉麻醉。

肌松剂（如阿曲库铵）引起组胺释放，应少量分次给药。琥珀胆碱可引起 ICP 升高，但 ICP 的升高轻微且短暂，而且预先给予非去极化肌松剂可防止琥珀胆碱引起的 ICP 升高，此外至少在一般的急诊脑外科手术患者中（如头部损伤，蛛网膜下腔出血），琥珀胆碱升高 ICP 的作用不明显[7-8]。因此，在具有控制呼吸道的技术和维持 MAP 的情况下，当临床上需要快速麻醉诱导以控制气道和维持 MAP 时，可使用琥珀胆碱。

上述内容和第 11 章讲述的脑生理知识，使我们能够轻松建立起一套系统的临床操作程序，这套操作程序有助于解决急性 ICP 升高或手术野条件急剧恶化等情况，见框 57.3。

如果按照框 57.3 仍不能满意的解决问题，则框 57.4 提供了进一步方案。有关 CSF 引流问题前面已讨论过。神经外科手术中常用到高渗透性溶液（见后面"渗透疗法和利尿剂"一节）。巴比妥类药物常用于降低 CMR，继而引起 CBF 和 CBV 的降低。丙泊酚在这方面的应用也越来越广泛。然而，值得注意的是，巴比妥类药物在重症监护治疗病房（ICU）中使用的经验已证实其可有效控制 ICP（虽然并不改善预后）[9]，但丙泊酚尚无类似的经验。此外，在 ICU 中长期输注丙泊酚的患者，常会发生致命性的代谢酸中毒和横纹肌溶解综合征[10-12]。

▌$PaCO_2$ 的管理

麻醉科医师和外科医师关于 $PaCO_2$ 管理问题应达成共识。控制性低碳酸血症曾是颅脑外科手术中控制

框 57.3　颅内高压 / "脑组织高张力"的检查项目

1. 相关压力是否已控制？
   a. 颅内静脉压
   　i. 头部扭转或颈部扭曲过度？
   　ii. 颈静脉受压？
   　iii. 是否头高位？
   b. 气道压
   　i. 气道阻塞？
   　ii. 支气管痉挛？
   　iii. 劳损、呛咳、肌肉松弛适当？
   　iv. 气胸？
   　V. PEEP 过高或 APR 通气？（译者注：原文没有介绍PEEP 对颅内压的影响，第 8 版介绍了 PEEP 引起颅内压升高。）
   c. O_2 和 CO_2 分压（PaO_2 和 $PaCO_2$）
   d. 动脉压
2. 脑代谢是否控制？
   a. 疼痛 / 清醒？
   b. 癫痫发作？
   c. 发热？
3. 是否使用了脑血管扩张药物？
   a. N_2O、强效挥发性麻醉药、硝普钠、钙通道阻滞药
4. 是否有未知的脑组织损伤？
   a. 血肿
   b. 脑积气基础上采用或不采用 N_2O 吸入
   c. CSF 引流（脑室引流管被夹闭）

APR，气道压力释放；CSF，脑脊液；PEEP，呼气末正压

框 57.4　迅速降低颅内压 / 脑容量的方法（检查框 57.3 清单后的操作方案）

- 进一步降低 $PaCO_2$（但不低于 23 ～ 25 mmHg）
- CSF 引流（脑室切开术、脑室引流术）
- 利尿（常用甘露醇）
- 降低 CMR（巴比妥类药、丙泊酚）
- 降低 MAP（如果脑自主调节功能失调）
- 外科手术控制（即：脑叶切除或去骨瓣术）

CMR，脑代谢率；MAP，平均动脉压

颅内压升高的常规方法之一。基本原理是，低碳酸血症常伴有 CBF 和 CBV 的减少，从而导致 ICP 的降低或"脑松弛"（见第 11 章图 11.9）。这种原理是正确的[13]。但是，两方面的顾虑影响了临床医师对过度通气的使用：第一，低碳酸血症的脑血管收缩效应在某些情况下可导致脑缺血；第二，低碳酸血症降低 CBF 和 ICP 的效应不能持续很长时间[14]。

低碳酸血症引发的脑缺血

正常脑组织接受临床常用的过度通气不太可能导致损伤。但在某些病理情况下却并非如此。

正常脑组织　资料显示[15-19]：当 $PaCO_2 > 20\,mmHg$ 时，正常脑组织不出现缺血性损害。然而一项研究显示[18]，过度通气导致 $PaCO_2 < 20\,mmHg$ 的志愿者出

现 EEG 异常和感觉异常，这些异常可被高压氧所逆转，提示这些异常可能确实由脑缺血所致。相应地，鉴于 $PaCO_2 < 20 \sim 25$ mmHg 并不能进一步改善颅内顺应性，因此手术前 $PaCO_2$ 水平正常的患者，应尽量避免 $PaCO_2$ 快速降低至 $22 \sim 25$ mmHg 以下。

受损脑组织　调整低碳酸血症主要考虑用于防止脑疝形成、保持 ICP < 20 mmHg、降低脑撑开器对脑组织的压力以及方便施行外科手术。但过度通气有潜在的危害，应防止滥用。过度通气可引起脑缺血[20-21]，特别是在基础脑血流已经明显减少时更常见，而这种情况常出现在脑损伤后的最初 24 h 内[22-24]。颅脑损伤患者在急性过度通气时，CBF 低的区域更易受损[20-21, 25]。此外，降低过度通气的幅度可增加颈静脉血氧饱和度（$SjvO_2$）[26-28]。

证明过度通气的危害性比较困难。Muizelaar 及其同事进行了一项研究[29]，受试者分为血碳酸正常组（$PaCO_2$ 维持在 35 mmHg 左右）和低碳酸血症组（$PaCO_2$ 约为 25 mmHg）。研究发现，虽然两组患者术后 3 个月和 6 个月预后均没有差异，但是对其中由试验前运动评分良好的患者组成的亚组进行分析发现，血碳酸正常组的预后较低碳酸血症组好。这些术前运动评分良好的亚组患者，可能代表了一类虽然需要气管插管，但不需要通过过度通气来控制 ICP，因此很难从过度通气中受益的人群。总体而言，预防性过度通气并不被推荐。目前，这个结论的适用人群逐渐扩大，已经不再局限于轻度 TBI 的患者。

过度通气不应被列为每个神经外科手术麻醉的常规方法。过度通气的使用应有其确切的适应证（通常为 ICP 升高或 ICP 不确定，或需要改善手术野的状况，以及同时存在这两种情况）。过度通气存在不良反应，无适应证时应避免使用。从脑损伤中得出的低碳酸血症具有危害性的概念，已影响到所有的神经外科手术。需要特别指出的是，低碳酸血症在 SAH 患者的管理中更应该避免使用，因为这类患者的低 CBF 状态肯定会出现[30-31]。另外，撑开器下的脑组织的 CBF 同样可降低[32-33]。然而，在以下情况下，还是可以考虑尽可能短地使用过度通气以作为一种"急救"措施，这些情况包括脑疝发生或进展期，以及手术野的状况恶化导致手术难以继续进行时。

低碳酸血症引起 CBF 减少的过程

低碳酸血症对 CBF 的影响并不是持续性的。图 57.6 为在持续过度通气过程中 CBF 和 CSF 的 pH 值的非定量性变化。在过度通气的初期，CSF 的 pH 值

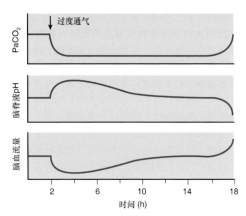

图 57.6　持续过度通气时动脉血 $PaCO_2$、脑血流量（CBF）以及脑脊液（CSF）pH 值的变化趋势。尽管在持续过度通气期间 $PaCO_2$ 的下降和碱中毒水平能维持，但脑内 pH 和 CBF 在 $8 \sim 12$ h 后回归正常

和脑组织细胞外液的 pH 值均升高，同时 CBF 急剧下降。但脑组织的碱化并不持久。由于碳酸酐酶功能发生改变，CSF 和脑细胞外液中碳酸盐浓度下降，$8 \sim 12$ h 后，CSF 和脑组织细胞外液的 pH 值恢复至正常水平。同时 CBF 也相应地恢复至正常水平[34-35]。这有两层意义：首先，只有当患者需要降低脑容量时才可应用过度通气。持续性但非必要性的过度通气可能最终仍需要其他治疗措施来降低脑容量，在这种情况下，加深过度通气是无效的。如果已经使用过度通气，当 $PaCO_2$ 已处于 $23 \sim 25$ mmHg 范围内时，再加深过度通气可能造成患者的肺组织出现气压伤。其次，已持续过度通气一段时间（如在 ICU 中持续过度通气 2 天）的患者，$PaCO_2$ 应由 25 mmHg 缓慢恢复至正常水平（如 40 mmHg）。长时间过度通气的患者，如果 $PaCO_2$ 从 25 mmHg 快速增至 40 mmHg，将出现与血碳酸水平正常的患者将 $PaCO_2$ 从 40 mmHg 快速增至 55 mmHg 时相同的生理改变。

在开颅手术中，如果需要低碳酸血症作为一种辅助手段来松弛脑组织，则当撑开器移去后（如果此时关闭硬脑膜没有问题），应升高 $PaCO_2$，以最大程度地减少颅内残余气体（见"脑积气"一节）。

动脉血压的管理

动脉血压维持范围在神经外科手术开始前就应确定。当代神经外科普遍认为，在急性中枢神经系统损伤后和大多数颅脑手术中，CPP 应当维持正常，甚至高于正常水平。这种观念基于累积起来的认识，即当

存在急性神经系统损伤时，尤其是脑损伤和 SAH 后，某些脑区的 CBF 通常非常低。另外两个因素也须加以考虑：首先，整个脑组织对血压下降的自主调节反应可能受损。图 57.7 显示，对于脑组织自主调节功能正常时被认为是安全的血压水平，对低 CBF 灌注和脑组织自主调节功能丧失的患者却可能造成脑组织缺血性损害。其次，动脉血压的维持与使用撑开器时的脑组织受压有关[32]，局部组织受压将降低其有效灌注压。

虽然尚无证据支持这种观点，但我们认为，对以下情况应维持较高血压：新近脊髓损伤、脊髓受压或存在脊髓受压的危险因素、疾病引起的血管受压或血管病变（通常存在于颈椎管狭窄伴或不伴后纵韧带硬化）、某些特定的手术，以及脊髓受牵拉的手术患者。对于这些患者，我们认为，血压维持标准为麻醉期间的血压尽可能维持在清醒状态时的平均血压水平或确保血压波动范围在该水平 10% 以内。

类固醇激素

应用类固醇激素以减少或防止脑水肿的形成，是神经外科的标准做法。类固醇在减轻肿瘤相关水肿[36-39]和放射性坏死方面的疗效得到了很好的证实，但对任何其他颅内病理相关水肿的疗效却没有得到证实。虽然类固醇激素起效迅速，但在起效时间上仍不足以应对术中的紧急事件。择期手术前 48 h 使用类固醇激素可具有潜在的在开颅时减轻脑水肿形成并改善手术条件的效果[45]。虽然使用类固醇激素在 24 h 内即可改善手术条件[40]，但降低 ICP 的作用可能在应用激素后的 48 ~ 72 h 也不会出现[49]。类固醇激素在减轻脑水肿前，以某种方式改善颅内空间的"黏弹性特征"，但机制尚不明确[41]。对照研究显示，在颅脑损伤患

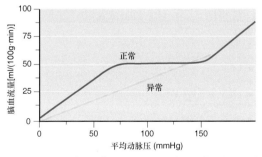

图 57.7 **脑血管自主调节功能正常和异常情况下的脑血流量随平均动脉压力变化曲线。**"脑血管自主调节功能异常"曲线显示脑血流量（CBF）与脑灌注压成正比。该曲线提示，在头颅损伤[26]和蛛网膜下腔出血[30]后即刻，即使血压正常，CBF 值也低于正常值。即使中度低血压也可能引起明显脑缺血

者中使用类固醇激素虽然没有明显的不良反应，但也没有任何有利的作用，所以在颅脑损伤患者中已经不再使用类固醇激素[42]。

渗透性脱水药物和利尿药物

在神经外科手术和神经重症监护治疗中广泛使用高渗剂和利尿剂来减少脑组织的细胞内液和细胞外液的容量。临床上常用的有渗透性利尿剂和袢利尿剂。虽然袢利尿剂有效性明确[43]，但渗透性利尿剂的应用更加广泛。

甘露醇

甘露醇最常见于神经外科术中，因其应用于神经外科手术历史悠久，降低脑容量的效果确切且快速。甘露醇的使用剂量为 0.25 g/kg 至 100 g，最常用的剂量为 1 g/kg。然而，一项系统研究显示，在颅脑损伤患者中使用 0.25 g/kg 的甘露醇也可达到同样的降低 ICP 的效果，虽然作用时间不像大剂量那样持久[44]。最近的研究报告显示，与 0.25 g/kg 剂量相比，较高剂量（1 ~ 1.5 g/kg）的甘露醇可获得更好的手术大脑松弛评分[45]。甘露醇必须输注给予（输注时间为 10 ~ 15 min）。快速输注的甘露醇进入脑循环，增高渗透压，可导致血管扩张，引起脑肿胀并增加颅内压，但在缓慢输注时这种情况不会发生。

输注的甘露醇进入脑组织，并在短时间内进入脑脊液[46]。甘露醇可进入脑实质而加重脑组织水肿，因此部分临床医师在某种程度上不愿意使用甘露醇[47]。大部分临床医师将甘露醇作为控制 ICP 的首选。但是否只有在大部分脑组织的血脑屏障功能基本完整的情况下使用甘露醇才有效？对此大部分临床医师的回答是，凭经验使用甘露醇，即如果使用以后可以有效地降低颅内压，改善手术野条件，则继续使用甘露醇。使用高渗性液体脱水治疗，理论受到渗透压上限即 320 mOsm/L 的限制（尽管支持该阈值的依据不是非常充分[48]）。然而，在危及患者生命的时候，用药主要凭临床经验，甘露醇的剂量会逐渐增加（如 12.5 g 甘露醇），直至临床医师确认甘露醇不再出现更好的效果为止。

高渗盐水

近年来，在重症监护治疗中高渗盐水（HTS）代替甘露醇的使用正逐渐增加[49]。虽然高渗盐水在短期使用时，降低颅内压的效果与等渗透量的甘露醇相似[50-53]，

但高渗盐水在 ICU 中的使用更具优势，在 ICU 中反复使用甘露醇导致的副作用（多尿和肾损害）对临床影响更大。此外，个别报道称：对于甘露醇脱水效果不佳的患者，使用高渗盐水有效[54-55]。虽然大家对高渗盐水的使用热情很高[54, 56-57]，但是支持文献却比较少[58-59]。在有限的文献中，研究所使用的高渗盐水的浓度不等（3%、7.5%、15% 和 23.4%），种类多、差异大，且渗透负荷也不同，因此很难对高渗盐水的脱水效果作出客观公正的评价。

利尿剂的联合使用

有些医师提倡合用袢利尿剂（通常是呋塞米）和渗透性利尿剂。显而易见，甘露醇形成渗透压梯度，使脑实质脱水，呋塞米通过加速血管内水的排出而维持该梯度，这是利尿剂联合使用的一种机制。第二种机制进一步说明了两种利尿剂联合应用的合理性。神经元和神经胶质细胞拥有内稳态机制来调节细胞容积。当细胞外液渗透压增加时，神经元和神经胶质细胞收缩，细胞内某些高渗物质堆积，从而缩小细胞内液和细胞外液间的渗透压梯度，并使细胞容积迅速恢复。氯离子是细胞内高渗物质中的一种。氯离子通过氯离子通道进入细胞，而袢利尿剂可以抑制氯离子通道，从而抑制了细胞容量的正常恢复机制[60-61]。联合利尿可能导致低血容量和电解质紊乱。

神经元和神经胶质细胞的正常容积调节机制可能与脑水肿的反弹有关。反弹现象通常是由于以前使用过甘露醇和脑组织内甘露醇蓄积所致。虽然有这种可能性，但实际上，反弹现象可能是"高渗性反弹"而非"甘露醇性反弹"。不管病因如何，在持续使用任何高渗性液体后，当体内渗透压迅速降至正常时，神经元和神经胶质细胞（已有高渗物蓄积）都可能发生水肿反弹。血糖异常升高期间也可发生脑水肿反弹。应用高渗盐水与应用甘露醇一样，不能避免水肿反弹现象。

抗惊厥药

一般认为，大脑皮质的任何刺激，包括急性神经系统疾病如脑损伤和 SAH，都可导致惊厥[62-63]。皮质层切开部位和撑开器刺激部位均可成为惊厥源。现代的抗惊厥药物（如左乙拉西坦）安全性高、不良反应少，只要没有禁忌证，对大多数幕上肿瘤手术患者应常规给予抗惊厥药物治疗。用药目的是防止术后惊厥，因此无需快速给药。

体位

手术开始前确定好特定手术的体位及必要的体位固定用具。常见的体位、体位辅助用具和支撑装置见框 57.5（另见第 34 章）。

概述

多数神经外科手术时间较长，所有体位问题均须认真对待。确定受压点并用垫子加以仔细保护。避免神经受压和受牵拉。由于神经外科手术患者存在较高的血栓栓塞风险，应使用弹力袜和持续充气加压装置加以预防[64]。开颅时，维持头部抬高的体位（如抬高 15°～20°）可确保最佳的静脉引流。但慢性硬膜下血肿清除术是个例外，术后患者应处于平卧位以防止积液。另外，CSF 引流术后也应平卧以避免脑室过快萎陷。

仰卧位

仰卧位通常用于正中位或偏向额侧、颞侧和顶部入路的手术。头部极度扭曲可妨碍颈静脉回流，肩枕可改善这一状况。双侧额骨切开术和经蝶窦垂体手术时，头部一般处于中立位。头部抬高的体位最好是通过调整手术台成躺椅（草坪椅）状（采取臀部弯曲、膝关节下垫枕，轻度反向 Trendelenburg 的放松体位）完成。这种体位不但可以促进脑静脉回流，还可减轻背部受牵拉。

半侧卧位

半侧卧位又称 Jannetta 体位，以一位神经外科医师的名字命名，他常用此体位来通过乳突后径路做第 V 脑神经的微血管减压术。此体位通过把手术床倾斜 10°～20°同时旋转肩部而成。应避免过度旋转头部导致颈部压迫对侧颈内静脉。

框 57.5　神经外科常用体位和辅助工具

体位
- 仰卧位
- 侧卧位（草坪椅）
- 半侧卧位（Jannetta）
- 俯卧位
- 坐位

固定体位工具
- 针形头部固定器（Mayfield）
- 可透射线的针形头部固定器
- 马蹄形头部支架
- 泡沫头部支架（如 Voss，O.S.I，Prone-View）
- 真空垫（"bean bag"）
- Wilson 型支架
- Andrews（"hinder binder"）型支架
- Relton-Hall（四根柱子）支架

侧卧位

侧卧位适用于顶骨后部、枕部和颅后窝的手术，包括桥小脑角的肿瘤以及椎动脉和基底动脉处的动脉瘤。腋垫对防止臂丛神经损伤非常重要。

俯卧位

俯卧位适用于脊髓、枕叶、颅骨连接处和颅后窝的手术。颈部脊髓和颅后窝的手术体位常是颈部屈曲，反向 Trendelenburg 体位，并抬高下肢。这种体位使手术野呈水平位。在摆俯卧位时，麻醉科医师应有条不紊地断开、再连接监护仪，以防止长时间的无监护"窗口期"。颈椎不稳的患者，可以采用清醒气管插管和清醒时摆俯卧位，以确保在麻醉诱导时和在最终手术体位下患者的神经系统状态稳定。该方法有时也适用于肥胖患者。

摆俯卧位时，头部常用针形固定器（摆体位前先固定好）或一次性泡沫头枕来固定，马蹄形头部支架不常用。俯卧位的一个并发症应引起重视：视网膜缺血或失明。这是由于眼球受压导致视网膜中央血管血流受阻所致。每隔一段时间（如每 15 min）以及术中改变头 / 部位置后都应确保眼睛未受压迫。但是，并非所有的术后失明都是眼眶直接受压所致。缺血性视神经病变较压迫性视网膜中央血管受阻更易导致术后失明。缺血性视神经病变的病因不明，统计表明：低血压、血细胞比容低、长时间手术操作和大容量血管内补液与之有关[65]。

直接压迫可导致前额、上颌骨和颏部不同程度的坏死，尤其是长时间的脊柱手术。应使压力尽可能均匀地分布在面部各处。应检查腋窝、乳房、髂嵴、股鞘、外生殖器、膝和足跟是否受压。应避免牵拉臂丛神经应做到不超过"90-90"状态（手臂外展不超过90°，肘曲不超过90°），确保肘在肩前方，防止臂丛神经缠绕在肱骨头周围。术中适当的使用止涎剂（如格隆溴铵）和黏合剂（如安息香）有助于防止固定气管导管的胶布松动而致气管导管移位。

俯卧位手术，尤其是腰椎手术，应避免下腔静脉受压。下腔静脉受压使血液进入硬膜外血管丛，可导致椎板切除术中的出血量增加。所有脊椎手术中均应避免下腔静脉受压，应用 Wilson、Andrews 和 Jackson 变形支架极为有效。使用这些支架增加空气栓塞的危险性[66-67]，尽管导致严重临床后果的发生率很低[68]。

俯卧位应防止舌损伤。在颈部和颅后窝手术时，常需颈部极度屈曲，以利于手术操作，这将缩短下咽部的前后径。在异物存在时（如气管导管、食管听诊器、经口通气道）可能导致舌根压迫性（包括软腭及咽后壁）缺血。拔除气管导管后，由于缺血组织再灌注后的水肿而很快出现"巨舌"，引起气道阻塞（见后面章节）[69]。因此，应避免口咽部不必要的设备。完全忽视经口通气道并不明智，因为在长时间俯卧位手术期间，随着面部进行性水肿，舌可能伸入牙齿之间而受到上下牙列的压迫。纱布卷牙垫可以防止这一问题，而无需在咽喉部添加保护物。

坐位

多篇综述介绍了坐位手术的丰富经验[70-74]，均认为采取坐位实施手术所致的并发症的发生率和死亡率处于可接受的范围内。然而，报道的每年的坐位手术量在 50 ～ 100 例以上，而对于平常很少使用坐位手术的医疗小组，其危险性可能较高。坐位可以用其他体位（俯卧位、半侧卧位、侧卧位）代替，但在中缝结构部位的手术（四叠体、第四脑室底、脑桥延髓的连接处和小脑蚓部）时，即使倾向于用其他替代体位的医师也可能选择坐位。颅后窝手术已有替代体位，当坐位有禁忌时，应当考虑替代体位。

设定坐姿　合适的坐姿应是一种斜倚姿势而不是真正意义上的坐位（图 57.8）。腿部应尽可能地抬高（常用软垫垫在膝盖下）以促进静脉回流。头架应连接在手术台的患者后背支撑处（图 57.8A）而不应在手术台患者大腿或小腿下方的支撑部[75]（图 57.8B）。这样可以在必要的时候方便降低头部和进行胸外按压而不必先从患者身上取下头架。

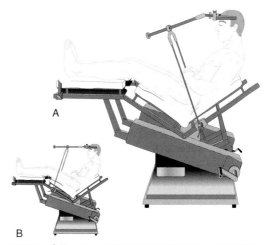

图 57.8　**坐位**。图 A 显示的头部支架位置正确，该体位可不需先拆除头部装置即可降低头部。图 B 所示的头部支架安装在手术台靠近大腿的部分，这种方式应避免（From Martin JT. Positioning in Anesthesia and Surgery. Philadelphia：Saunders；1988，with permission.）

当采用坐位时，临床医师应注意测量和维持手术野的灌注压。压力换能器的基点以外耳道的水平为准。如果在臂部用袖带测压，则须对手臂和手术野之间的流体静压差进行校正 *。

坐位存在许多危险因素。本节将讨论坐位时的循环不稳定、巨舌症和四肢麻痹。脑积气将在"脑积气"部分讨论，静脉空气栓塞（VAE）和反常性空气栓塞（PAE）在"静脉空气栓塞"部分讨论。这几种危险在行脊椎和颅后窝的非坐位手术时也可能发生，但坐位时更易发生。

坐位对心血管系统的影响　应避免低血压的发生。防止低血压的措施包括预先扩容、下肢用弹力绷带以对抗重力、缓慢及分阶段升高手术台。一些患者需使用升压药。大多数健康患者血流动力学的改变达不到威胁生命的程度。一项研究观察到，对于年龄在 22 ～ 64 岁的健康成年患者，麻醉后的循环改变相对轻微[76]。MAP 不变，而肺动脉楔压、每搏量和心指数降低，后者下降约 15%，这些患者使用的麻醉药物有些差别。MAP 不变（一般需要使用"温和"的兴奋交感神经的麻醉药物）而心指数下降则提示外周血管阻力（systematic vascular resistance，SVR）升高。他们的计算结果以及其他学者的观察结果都说明 SVR 显著升高[77]。因此，对于那些不能耐受 SVR 急剧升高的患者，坐位可能较危险，应考虑采用替代体位。

坐位时，MAP 应以头部水平进行校正和测量才能真实地反映 CPP。健康人 CPP（MAP －估计的 ICP）的低限应维持在 60 mmHg，以保证正常脑血流灌注。老年患者、高血压或脑血管疾病、颈椎退行性病变或颈椎管狭窄的患者（这些患者可能导致脊髓灌注不足），以及在撑开器强力或持续压迫脑和脊髓的时候，CPP 的低限值应适度提高。

巨舌症　有报道称，在颅后窝手术后出现了上呼吸道阻塞，并已观察到咽部结构水肿，包括软腭、咽后壁、咽部和舌根部[39, 69, 78]。这是由于颈部屈曲位（为了术中更好地显露脑后部结构）长时间手术时，口部由于外来物（一般为经口通气道）压迫使得口咽结构损伤和长时间缺血后再灌注而引起的水肿。为防止口咽部前后径过度减少，常保持颏部和胸骨 / 锁骨间至少两横指宽。巨舌症与神经外科患者使用经食管超声（TEE）可能有关。神经外科手术中常规使用 TEE 的医疗中心，一般应采用小儿探头以避免咽喉部结构创伤。

四肢麻痹　坐位本身可引起罕见的、不明原因的术后截瘫。有学者推测，坐位常并存的颈部屈曲可导致颈部脊髓受牵拉或受压[79]。这种可能性提示，颈椎退行性病变，尤其是伴有脑血管疾病的患者可能是坐位的相对禁忌证。动脉血压管理见上文有关心血管影响中所涉及的内容。这也提示，对于高危患者，在坐位手术中监测体感诱发电位具有合理性（另见第 39 章）。

脑积气

脑积气多发于颅后窝开颅术采取头高位的患者[80-81]。在这些手术中，空气进入幕上，就像空气进入倒置的饮料瓶中一样。脑积气的压力可能与外界大气压一致，也可能不一致，这取决于脑干和颞叶切迹之间的关系。这种现象与使用 N_2O 有关，N_2O 易进入密闭的空腔，并使空腔扩大。在术中颅内呈完全密闭的气室情况下（不常发生），使用 N_2O 导致的后果与不断扩张的占位性病变相似。我们并不认为 N_2O 绝对禁用，因为在关闭硬脑膜前，颅内积气的可能性很小。然而，在颅后窝开颅手术时，当出现脑膜越来越紧时，应考虑颅内积气的可能性[82-83]。

头高位经颅后窝手术，在手术缝合，颅内腔室完全与外界隔绝后，应停用 N_2O，因为 N_2O 可导致张力性气颅。值得注意的是，在硬脑膜未关闭前使用 N_2O 对患者有利[84]，因为气体室中的 N_2O 可使气体室的收缩更快（因为 N_2O 比 N_2 弥散的更快）。张力性气颅常被简单地认为仅由 N_2O 引起。现在可以肯定，张力性气颅是颅内手术的并发症，与 N_2O 完全无关[85]。张力性气颅是颅后窝和幕上手术后苏醒延迟和不苏醒的重要原因之一（图 57.9）[85-86]。头高位时，患者由于低碳酸血症、静脉回流良好、渗透性利尿的使用和手术野 CSF 丢失等综合性因素使颅内容积减少，空气进入颅内。而关颅后，患者体位变为接近仰卧位，CSF、静脉血和细胞外液重新聚集于颅内，颅内空气压缩引起组织广泛损伤（因为 N_2 弥散很慢）。气颅可导致苏醒延迟或严重头痛。在幕上开颅术中，因为使用脑松弛技术以改善手术野，在前颅底打开后，空气从额下大量进入颅内，从而形成较大的气体空间（图 57.9）。手术快结束时，体位改为仰卧位 / 眉弓高位，此时不可能与较小的开颅手术一样，用生理盐水填充颅内无效腔，因而留下大量残留气体在颅内。我们质疑在这种情况下对 N_2O 的禁用。但在头皮缝合时停用 N_2O 是合理的。眉弓侧位片可诊断脑积气，但 CT 扫描

---

* 32 cm 血柱产生 25 mmHg 的压力。

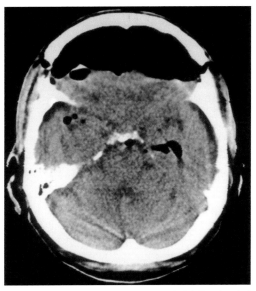

图 57.9　CT 扫描示经额下行鞍上部神经胶质瘤术后大面积脑积气。患者术后立即出现意识模糊、烦躁和严重头痛

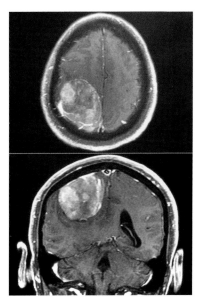

图 57.10　矢状窦旁脑膜瘤患者水平面（上图）和冠状面（下图）的磁共振成像。在矢状窦旁脑膜瘤、大脑凸面脑膜瘤以及大脑镰旁脑膜瘤的肿瘤切除术中，因脑膜瘤接近矢状窦（在下图中两半球连接处顶端的三角形结构）可能出现静脉空气栓塞

更常用。治疗方法为颅骨钻孔，然后针刺穿破硬膜。

　　无论是神经外科手术还是非神经外科手术，当患者需再次麻醉时，应考虑颅内气体残留的可能性。开颅术后 7 天在 CT 上仍常见到气体残留[87]。硬膜缺损患者和鼻窦与颅内空间相通的患者在术后有可能发生自发性脑积气[88]。

静脉空气栓塞

　　静脉空气栓塞（venous air embolism，VAE）的发生率与手术操作、手术体位和监测手段有关。在坐位颅后窝手术中，经心前区多普勒监测其发生率为 40%，用 TEE 监测则发生率高达 76%[89-92]。在非坐位颅后窝手术中，其发生率要低得多（据 Black 和同事报道，心前区多普勒监测为 12%[72]），每次进入的气量可能也较少，但未经证实。坐位行颈椎椎板切除术时，VAE 的发生率为 25%（TEE 监测），明显低于颅后窝手术的 76%[91]。虽然 VAE 主要发生在坐位的颅后窝和上颈椎手术中，但是也可发生于幕上手术。最常见的疾病包括肿瘤，特别是矢状窦旁或大脑镰脑膜瘤侵犯矢状窦后半部分的肿瘤（图 57.10），特别是儿童颅骨连接处的手术[93-94]。头钉固定点也可能是进气点。因此，当患者的头高位去除后，头钉就应该及时取下。自主呼吸时，患者存在胸内负压，将增加气体进入静脉的风险。最近研究发现，在保留患者自主呼吸进行脑深部刺激电极置放手术中，用超声监测发现有 6% 的患者发生了 VAE[95]。

　　严重 VAE 主要来源于脑的大静脉窦，尤其是横窦、人字缝窦和矢状窦后部，这些结构在硬膜的牵拉下不会塌陷。空气也可通过静脉断裂处，尤其是枕骨下肌肉组织、颅骨板（可由颅骨切开术和针状固定器造成）和颈部硬膜外的静脉处进入。我们认为（未经系统性研究证实），颈部椎板切除术中，由于手术暴露需要横断枕骨下肌肉，断裂的静脉与大气相通，空气自该处进入枕骨，因而 VAE 的危险性很大。有资料显示[96]，脑室内或硬膜下的空气在压力的驱使下，偶尔可通过 CSF 的正常流动而进入静脉系统。

静脉空气栓塞的监测

　　VAE 的监测设备应具备：①灵敏度高，②特异性强，③反应迅速，④可定量测定 VAE，⑤可监测 VAE 的恢复过程。联合应用心前区多普勒和呼气末二氧化碳监测即可达到这些标准，而且这两项监测手段是临床上的常规技术。心前区多普勒探头放置在胸骨左侧或右侧的第 2 与第 3 或第 3 与第 4 肋间处，监测到气体栓塞的概率最高[97]。当心音明显时，不需要特别在意放置位置。TEE 监测 VAE 比心前区多普勒更加灵敏（图 57.11）[98]，并可确定空气有无右向左分流。

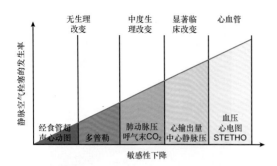

图 57.11　**监测静脉空气栓塞的不同技术的相关敏感性。**STETHO，经食管听诊；T-echo，经食管超声心动图；VAE，静脉空气栓塞

然而 TEE 在长时间手术（尤其是颈部屈曲度较大的手术）中的安全性尚待证实。呼出气 N_2 分析在理论上可行，但呼出气 N_2 仅能显示严重的 VAE，因此灵敏度有限[99]。

空气栓塞的生理变化和监测反应如图 57.12 所示。处理空气栓塞的应对措施见框 57.6。

哪些患者需要放置右心导管？

所有采用坐位施行颅后窝手术的患者基本上均应

框 57.6　**急性空气栓塞事件的处理**

1. 防止更多空气进入
   - 告知外科医师（淹盖或包裹手术野）
   - 颈静脉按压
   - 放低头部
2. 处理血管内空气
   - 抽吸右心导管
   - 停用氧化亚氮
   - 吸入氧浓度改为 100%
   - 缩血管药，正性肌力药
   - 胸部按压

放置右心导管。虽然危及生命的严重 VAE 较少见，但一旦发生，该导管可立即将心脏中的气体抽空，因此右心导管是成功复苏的必备条件。非坐位手术时，一般只要与手术医师讨论并做好书面记录，也经常不放置右心导管。手术是否有发生 VAE 的风险以及患者的生理状况是决定放置右心导管与否的重要因素。三叉神经痛患者行第 5 对脑神经血管减压术和半侧面部痉挛患者行第 7 对脑神经减压术一般不放置右心导管。半侧卧位的经乳突后开颅的短小手术中，采用心前区多普勒监测到的 VAE 发生率很低。然而，在决定不应用右心房导管前，应该了解该单位的外科操作，特别注意头高位的角度。在 Jannetta 手术中，在横窦与矢状窦之间实施经乳突后的开颅术，常见到枕骨下骨质

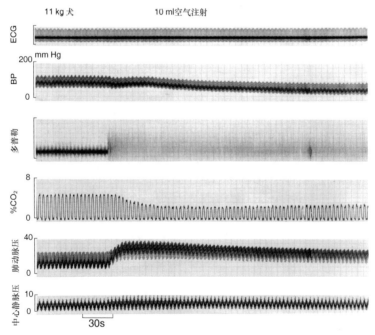

图 57.12　一只 11 kg 的犬在 30 s 内注射 10 ml 空气后心电图、动脉血压、肺动脉压、呼出气 CO_2 浓度、心前区多普勒和中心静脉压的变化

中的静脉窦和静脉断裂，如果此时采用头高位，VAE
的危险性仍然很大。

右心导管入路的选择

　　虽然有些外科医师要求不通过颈部静脉置管，但
是如果操作熟练，经颈内静脉置管也是可行的。只有
极少数患者由于 ICP 高而不能采取头低位（译者注：
在置管的操作过程中需要头低位）。如果解剖结构变
异导致置管困难或形成血肿，则建议采用其他静脉途
径置管。

右心导管的定位

　　Bunegin 等建议[100]，多孔导管的尖端置于上腔静
脉（superior vena cava，SVC）和心房连接处下方 2 cm
处，单孔导管的尖端置于该连接的上方 3 cm 处。当
少量气体进入而心输出量稳定时，此定位的微小差别
与去除气体的效率有关，但当进入的空气量很大，并
引起心血管系统衰竭时，导管置于右心房的任何位置
均可。确定右心导管位置的方法包括：① X 线摄片；
② 血管内心电图[101]；③ 经食管超声心动图[102]。虽
然无文献报道，经右侧颈内静脉置入导管，若置入通
畅，放置在胸骨右侧第 2 或第 3 肋间水平即可。血管
内心电图基于以下事实：处于右心房中部的电极，当
电极逐渐接近 P 波起搏点时，最初可见逐渐增大的正
向 P 波；随着导管深入，电极逐渐远离起搏点和心房
去极化，P 波呈逐渐增大的负向波（图 57.13）。双向
P 波是电极置于心房内的特征波形。这项技术要求中
心静脉（CVP）导管作为 ECG 的探测电极。这项技术
要求导管用电解质溶液（最好用碳酸氢盐）充满，并
且连接 ECG 导联（如果选择 II 导联，则另一 ECG 电
极贴在腿上）于 CVP 导管接头处。现在已有市售的带
ECG 电极的 CVP 套件。血管内不同部位的 ECG 波形
见图 57.13。为降低微电流休克的风险，首选电池供
电的 ECG 装置，且在放置导管的过程中，应从患者
身上移走不必要的电子仪器。

反常性空气栓塞

　　25% 的成人存在卵圆孔（patent foramen ovale，
PFO）未闭，空气有经卵圆孔进入左心的可能性[103]，
可导致严重的脑血管和冠脉事件。然而，反常性空
气栓塞（paradoxical air embolism，PAE）是否就是脑
血管或冠脉空气栓塞的确切原因尚无定论。开放卵
圆孔的最小压力尚未知，压力梯度可能为 5 mmHg。
Mammoto 等的临床研究观察到，PAE 只发生在严重
空气栓塞时，因此，右心压力显著升高是发生 PAE

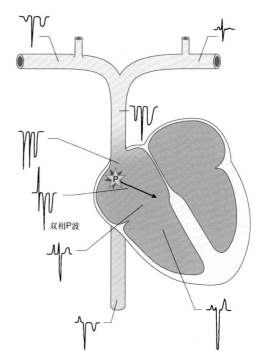

图 57.13　中心静脉导管作为一个血管内 ECG 电极放置在不
同部位时的 ECG 波形。该波形记录 II 导联。阳极（腿部电极）
连接在中心静脉导管上；P 表示窦房结；黑色箭头表示 P 波的
向量；等量双相 P 波表示导管在右心房的中部[101]

的重要先决条件[104]。一些临床研究者观察了右心
房到左心房的压力梯度的影响因素。呼气末正压通
气（positive endexpiratory pressure，PEEP）增加右心
房压（right atrial pressure，RAP）与肺毛细血管楔压
（pulmonary capillary wedgepressure，PCWP）之差[105]，
而大量输液（如 2800 ml/ 人与对照组 1220 ml/ 人比
较）可降低此压力梯度[106]。因此，曾提倡 PEEP 作
为预防空气栓塞的手段之一，现已弃用。现主张在施
行颅后窝手术中应多补充液体。但其后的资料表明，
即使平均左心房压超过平均右心房压，PAE 仍可能发
生，其原因在于，心房内的压力在每个心动周期中发
生短暂的逆转[107]。

　　有些治疗中心主张术前用超声心动图[92]、经颅
多普勒（TCD）[108] 或 TEE[109] 技术对坐位手术患者
进行诊断，如果发现存在卵圆孔未闭，将对这类患者
采用替代体位[91，110]。一些中心提倡使用 TEE 来识别
术中 PAE[91，111]。但是，这些方法均未普及为常规方
法。因 PAE 所致的严重事件相当少见，当外科医师认
为坐位是手术的最佳体位时[74]，他们常不愿意因为
这种极低的可能性而放弃使用坐位。

肺血管通道进气

空气偶尔可跨过肺血管床进入体循环[112-114]。当大量空气经肺血管"过滤"时，最可能形成跨肺通道[115-116]。此外，肺血管扩张药，包括吸入麻醉药，可降低跨肺通道的阈值[115-117]。不同麻醉药物之间的差别不足以导致麻醉技术的调整。但应强调的是，即使发生很小的静脉空气栓塞，也应立刻停用 N₂O，因为气体可通过卵圆孔或肺血管床进入左心。

急性空气栓塞常用的应对措施见框 57.6。包括直接压迫颈内静脉以提高静脉压（译者注：脑静脉压）。PEEP 和瓦尔萨尔瓦动作曾是非常推崇的提高静脉压的方法，但是由于 PEEP[105] 和瓦尔萨尔瓦动作有潜在的增加反常空气栓塞的风险，而直接压迫颈内静脉提高脑静脉压的方法基本被确认为有效[118-119]。更为重要的是，如果静脉空气栓塞已经引起了血流动力学紊乱，这时突然使用很高的 PEEP 将阻碍静脉回流，从而加剧血流动力学的紊乱。

改为左侧卧位曾被推荐用于严重空气栓塞所致血流动力学不稳定的患者。左侧卧位可使空气停留在右心房，避免空气堵塞右心室流出道，并便于从右心导管抽气。问题在于，摆侧卧位虽然可行，但患者带着头架，摆侧卧位不是一件容易的事情。另外，唯一的一个验证改变体位的效果的实验是用犬做的，但是该实验发现改变体位并没有改善实验动物的血流动力学状态[120]。

氧化亚氮

N₂O 可弥散进入滞留在血管床内的气泡内；因此，在发生静脉空气栓塞后，应停用 N₂O 以免加重心血管系统损害。如前所述，出现 VAE 后，停用 N₂O 的另一原因是为了避免 PAE 的发生。当严重 VAE 发生时，不论之前的 RAP-LAP 梯度如何，与 LAP 相比，RAP 将快速升高[121]，对于 PFO 患者而言，严重 VAE 使导致 PAE 的危险性急剧升高[104]。存在 VAE 危险因素的患者可否使用 N₂O？有人建议麻醉中不用 N₂O，这样就不存在 N₂O 可能引起的不良后果的顾虑，形容这是"最容易走的路"。但是，鉴于 N₂O 并不增加 VAE 的发生率[122]，在严重 VAE 发生后立即停用 N₂O 并不加重 VAE 所致的血流动力学紊乱[123]，因此 N₂O 仍可应用。

▌监测

神经学方面的监测技术在第 39 章讨论。神经外科手术中常使用有创监测。框 57.7 列举了有关动脉导管置入的一些适应证。

ICP 增高的患者不能耐受由于浅麻醉所致的突然性血压升高。外科手术使升高的 ICP 下降，脑干受压被解除，可能导致突然性的低血压。实时直接动脉压监测也可作为麻醉深度监测和早期神经损伤的预警指标。脑组织大多无感觉，因而许多神经外科手术在颅内操作时无明显刺激性，较浅的麻醉即可维持循环稳定。此时应注意突然躁动情况的发生（大多数是由于脑神经受牵拉或刺激引起）。这种情况在应用面肌电图仪监测脑神经而不得不减少肌松药用量的情况下尤其容易发生。血压的变化可提示即将发生的躁动，也可提示外科医师有过度或未知的刺激、牵拉或神经组织受压。这些情况多发生在颅后窝的脑干或脑神经手术中，血压的突然变化应立即报告给手术医师。

用右心导管回抽空气在"静脉空气栓塞"部分已讨论。一般情况良好，外周静脉通路通畅，没有空气栓塞风险的患者，我们一般不行右心导管置管。有心脏病史者应行肺动脉导管置管。心前区多普勒监测在"静脉空气栓塞"部分中已讲述。

框 57.7　直接动脉压监测的相对适应证

- 颅内压升高
- 神经组织缺血或早期缺血
  - 新近的蛛网膜下腔出血
  - 新近的颅脑损伤
  - 新近的脊髓损伤
  - 可能或潜在的短暂性血管阻塞
- 循环不稳定
  - 外伤
  - 脊髓损伤（脊髓休克）
  - 坐位
  - 巴比妥类药物引起的昏迷
- 存在控制性降压的可能性
- 存在控制性高血压的可能性
- 预计 / 潜在性大量出血
  - 动脉瘤钳夹
  - 动静脉畸形
  - 血管肿瘤
  - 波及大静脉窦的肿瘤
  - 颅面部重建手术
  - 颅骨连接处的大型手术
- 实施预计不需要肌肉松弛的浅麻醉
- 脑干操作 / 受压 / 离断
- 预计涉及脑神经的操作（尤其是第 5 对脑神经）
- 利于术后护理的情况
  - 高血容量
  - 颅脑损伤
  - 尿崩症
- 心脏意外事件

静脉内液体管理

神经外科麻醉中液体管理的总原则为：①维持正常血容量；②避免血浆渗透压下降。第一条原则是"动脉血压的管理"一节中的一部分，即在大多数神经外科手术中和神经外科监护病房中，一般应维持正常的 MAP。维持正常血容量仅是维持 MAP 的一个因素。第二个原则是血浆渗透压下降可导致正常脑组织和异常脑组织水肿[124-125]这个问题的延伸。如果输入液中的自由水（液体中含非葡萄糖的溶解物不足，导致与血浆相比不等渗）超过自由水的丢失量，则血浆渗透压将降低。术中补液通常使用生理盐水和乳酸林格液（Lactated Ringer's solution，LR）。生理盐水的渗透压为 308 mOsm/L，略比血浆（295 mOsm/L）高渗。缺点是大量输入生理盐水可导致高氯性代谢性酸中毒[126]。这种酸中毒涉及细胞外液而非细胞内液，其生理意义尚不明。至少，当存在酸中毒时，它可能混淆诊断。在心脏外科[127]和重症监护治疗[128]患者中，生理盐水和平衡晶体溶液之间的比较没有显示任何可归因于生理盐水的不良事件（急性肾损伤、死亡率、住院时间）。尽管如此，为避免高氯性代谢性酸中毒，许多临床医师仍首选乳酸林格液。虽然理论上乳酸林格液（273 mOsm/L）补充血容量和第三间隙以及隐性丢失量的作用并不理想，但它是满足以上两种要求的合理选择，因而被广泛应用。然而，乳酸林格液是一种低渗液，研究发现，健康动物输注大量乳酸林格液后血浆渗透压降低，导致脑水肿[125]。因此，当需输注大量液体，如大出血和多发伤时，我们的经验是，采用 1:1 交替输注乳酸林格液和生理盐水。或者可以考虑等离子体碱液（Baxter International Inc.; Deerfield，IL），一种物理化学性质类似于等离子体的缓冲晶体溶液（pH 7.4）[129]。血浆碱液被认为是等渗的，其体内渗透压的计算范围约为 270 至 294 mOsmol/kg（取决于制造工艺）。尽管使用生理平衡的溶液如血浆碱液可能有好处，但目前仍没有足够的临床证据支持一种液体胜过另一种液体。

晶体和胶体液孰优孰劣是一个反复讨论的话题，尤其是在脑外伤患者的使用上更是如此。尽管争论很激烈，但一个简单的事实足以说明问题：在实验性动物头部损伤[130]时，在渗透压不变的情况下，胶体渗透压的降低将加重脑水肿。与血浆渗透压相比，胶体渗透压降低所致的跨毛细血管压力梯度的改变实际上很小。尽管如此，这种在中度脑外伤所致的血–脑屏障障碍的动物模型上的实验数据得出的结论依然提示，胶体渗透压梯度微小的改变仍可加重脑水肿。因

此，液体补充模式应是，除维持正常血浆渗透压外，还应防止胶体渗透压明显降低。多数择期开颅术患者补液量不大，可不必补充胶体液。但在需要大量输液的情况下（多发伤、动脉瘤破裂、脑静脉窦撕裂、巴比妥类药物所致昏迷时需要补充液体以支持充盈压），联合应用等张晶体液和胶体液可能更为合适。

选择何种胶体液

胶体液的选择备受关注，一方面是胶体液的有效性，另一方面是胶体液的安全性。本中心的经验是选择白蛋白。然而，文献上存在相反的意见和分歧。最近的关于重度脑外伤［格拉斯评分（GCS）3～8分］的盐水对比白蛋白（Saline vs. Albumin Fluid Evaluation，SAFE）临床研究的亚组结果分析表明，使用白蛋白增加患者死亡率[131]。这个结论有几点疑点：第一，SAFE 研究的分组没有遵循随机原则，两组患者受伤的轻重程度不一样，白蛋白组患者的受伤更重[132]。第二，使用的白蛋白的浓度为 4%，为低渗透压液（274 mOsm/L），低渗透压可加重脑外伤者的脑水肿[133]。而且，关于白蛋白对机体生理功能存在不利影响的原因，此研究没有给出相应的合理化的解释。脑水肿的形成难以解释清楚也是此研究难以消除的疑点之一[134]。即使该研究的结论成立，此结论应适用于所有的胶体（冰冻血浆和淀粉类液体），而不仅仅适用于白蛋白。其他关于白蛋白在脑外伤中应用的研究并未发现不良反应[135-136]。与此前白蛋白的不良反应的研究相反，另外两个关于白蛋白在颅脑损伤中应用的Ⅲ期临床试验发现，白蛋白具有优势，这两个试验的研究对象是蛛网膜下腔出血和脑卒中的患者[137-138]。尽管白蛋白的使用与症状性颅内出血（ICH）和充血性心力衰竭（CHF）的发病率增加有关，但在最初的预后测量中没有发现任何负面影响，即 90 天时神经系统的良好预后率[139]。在白蛋白应用方面，目前的研究最多提示应限制其在重度颅脑损伤患者中的用量。关于胶体液的适应证和使用中需要注意的问题，特别是白蛋白的使用问题，在第 47 章中有详细的介绍。

在神经外科手术中，含淀粉类胶体液应慎重使用，一方面其稀释凝血因子，另一方面其直接干扰血小板和第Ⅷ因子复合体的功能[140]。其对凝血功能影响的大小与淀粉制剂的平均分子量和羟乙基取代基所占的比例成正比。已有多份病例报告发现，神经外科手术患者的出血与羟乙基淀粉的使用有关。事实上，所有这些报告中患者的淀粉类胶体的用量都超过了厂商建议的限量[141]或者羟乙基淀粉连续数日的使用而达到推荐的极量，这可能导致蓄积效应[142]。目前应

用小分子量、低取代基淀粉类制剂的应用范围较宽。这类制剂在手术室的使用总体上是安全的[143]，也可用于重度颅脑损伤的患者[144]。是否使用这类胶体取决于各医院的态度。虽然羟乙基淀粉可以正常用于颅脑损伤患者，但临床医师应遵照厂家推荐的剂量，并且对凝血功能障碍的患者限用。最近，羟乙基淀粉制剂对 ICU 中危重病患者肾功能不良影响的报道使得一些医师在临床工作中的任何场合都不愿意使用羟乙基淀粉。应避免使用含右旋糖酐的制剂，因其影响血小板功能。

长期以来，临床医师们对高张液体在多发性损伤，特别是颅脑损伤患者复苏中的应用很感兴趣。然而还没有科学的、令人信服的证据证实高张液体能够改善预后[145]。

血糖管理

血糖升高加重脑缺血的观点被广泛接受。这种观点对既往脑功能正常的急性脑缺血患者可能适用，但不能外推至所有的"神经科患者"都需要非常严格地控制血糖。在急性缺血早期控制血糖可能有益（在临床上并没有非常确凿的证据）的观点可能被夸大，清晰的证据是，对正常脑组织而言为正常的血糖水平，对脑损伤（脑外伤或蛛网膜下腔出血）的患者而言将导致脑组织"低血糖"和严重的代谢异常[146-149]。这可能与创伤导致的高血糖状态有关[147, 150]。虽然应控制严重的高血糖以降低感染率，急性颅脑损伤患者（脑外伤或蛛网膜下腔出血）的血糖不应过于严格的控制。正如一篇综述所述，受损伤的脑组织"爱甜食"[151]，作者的标准是，围术期血糖的干预值为 250 mg/dl（14 mmol/L），目标是控制血糖在 200 mg/dl（11 mmol/L）以下。最近指南推荐的标准是，ICU 中脑外伤患者的血糖控制在 180 mg/dl（10 mmol/L）以下，但不得低于 100 mg/dl（5 mmol/L）[152]。NICE-Sugar 研究中对照组的血糖控制在 140 ～ 180 mg/dl（7.8 ～ 10 mmol/L）范围内[153]是一个合理的范围。控制血糖时切记应防止低血糖的发生，控制血糖水平越低，这种警惕性应越高。

低温

低温对脑生理的影响及其脑保护机制见第 11 章。大量的动物实验发现，在标准的脑损伤和脊髓损伤动物模型上，浅低温（32 ～ 34℃）可减轻神经系统损害。基于这些研究，低温曾广泛用于脑血管手术，尤其是动脉瘤，偶尔也用于动静脉畸形（AVMs）的管理。然而，一项关于分级较良好的动脉瘤手术的患者使用浅低温的多中心国际研究发现，在 1001 例患者中，神经系统的损害并没有得到改善[154]。临床上似乎应该放弃术中常规使用低温。

脑损伤后据推测可导致脑缺血[26, 155]，因此低温在外伤性脑损伤动物模型中也被深入的研究[156]。动物实验证明有效，从而催生出一项关于低温的前瞻性多中心研究：在损伤后的 8 h 内降温并维持低温（33℃）48 h。但这项前瞻性研究未发现低温具有改善预后的作用[157]。进一步对组内亚组间的数据进行分析显示，年龄低于 45 岁、进入一个三级医院时的体温低于 35℃ 的患者，如果被随机分配在该研究的低温组，则预后明显改善。随后进行的另一项快速低温对预后影响的研究，即在损伤后的 2.6 h 内降温至 35℃，4.4 h 内降温至 33℃，结果依然为阴性[158]。低温也被认为是小儿脑外伤的一种神经保护策略。最大的随机对照试验（RCT）未能在 6 个月时显示出改善的结果，事实上，在低温组显示出恶化的趋势[159]。

由于无确切临床效果，神经外科中常规使用低温疗法不能在标准教科书中提倡。低温技术通常限于动脉瘤手术，是否应用取决于医院的态度。本章作者选择性地应用浅低温技术，主要用于预计术中具有脑缺血高风险的患者。如果应用低温技术，当体温过低时，可能出现心律失常和凝血功能障碍。患者苏醒前应充分复温，以防止出现寒战、高血压和苏醒延迟。

与神经外科手术中使用低温技术的情况相比，浅低温技术在心搏骤停复苏后的应用更广泛。两项多中心研究发现，给予有目击者的心搏骤停成活的患者 4 h 内将温度降到 32 ～ 34℃，持续 12 ～ 24 h，则其神经功能的预后更好[160-161]。随后的一项随机试验报告了在 33℃ 或 36℃ 下采用靶向温度管理治疗的患者的相似结果[162]。因此这项技术被国际工作团队推荐广泛应用于临床[163-164]。

尽管浅低温有导致凝血功能障碍和心律失常的风险，但是在临床脑外科择期手术中使用浅低温治疗（32 ～ 34℃）并无这些风险。另一个需要指出的问题是，究竟测量身体的哪一个部位的温度最能够反映大脑的温度[165]。观察发现：食管、鼓膜、肺动脉、颈静脉球的温度与大脑深部温度都很接近，而膀胱温度则不能反映大脑温度。脑膜切开后，大脑皮质的温度明显低于脑组织深部温度和中枢温度。

麻醉苏醒

大多数神经外科麻醉科医师认为，应大力提倡

"平稳"麻醉苏醒，即苏醒期避免出现咳嗽、屏气和高血压。苏醒期高血压应该避免，高血压可导致颅内出血和脑水肿形成[166-171]。在脑血管自主调节功能低下的情况下，高血压可通过血管充血而导致ICP升高。同样原理，咳嗽和屏气也可使ICP升高。胸内压的突然升高通过动脉和静脉系统的传递，引起脑动脉和静脉压力的一过性升高，导致同样的后果：水肿形成、出血和ICP升高。在某些手术中，应特别注意咳嗽问题。在经蝶窦行垂体手术时，外科医师打开蛛网膜后需再关闭蛛网膜，以防止脑脊液漏。如果这时出现咳嗽，可因突然大幅度增加的CSF压力而使关闭的蛛网膜重新开放，从而导致脑脊液漏。颅内与鼻腔之间通道的形成有导致术后脑膜炎的危险。一些操作可能损伤前颅窝底筛板，使空气通向一个单向阀门进入颅内，导致张力性气颅。这种情况仅在拔除气管导管后咳嗽时才可能发生。

目前尚缺乏有关评价"不平稳"苏醒的危险程度的临床资料。两项回顾性临床研究显示，术后高血压与颅脑手术后颅内出血有关[170-171]。然而，苏醒期高血压是否导致术后颅内出血尚不清楚。苏醒期一过性高血压与脑水肿形成之间的关系也未被证实。麻醉动物研究显示，突然而急剧的血压升高可引起血-脑脊液屏障受损，造成示踪剂外渗[167]。但并无资料证实咳嗽引起的一过性高压或苏醒期一过性高血压与脑水肿的形成有关。尽管如此，还是应采取措施防止这些事件的发生，前提条件是，这些措施本身不增加患者的风险。

一种常见的循环高血压管理的措施为，在开颅手术的最后阶段，预防性或针对性地应用利多卡因和血管活性药物，常用拉贝洛尔和艾司洛尔[172]。其他药物如肼屈嗪、依那普利和地尔硫䓬的效果也很好。术中应用右美托咪定也可减轻苏醒期的高血压反应[173]和防止术后恢复室内高血压的发生[174]。

防止呛咳和屏气的方法有很多。本章作者有自己独特的方法：在手术结束时，作者鼓励手下"在保持患者自主呼吸的情况下尽可能多的应用麻醉性镇痛药"。该方法的理论基础是，可待因及其相关化合物具有镇咳效应（麻醉性镇痛药抑制气道反射）。我们也主张N₂O是最后被停用的吸入麻醉药。如有必要，可以丙泊酚单次注射或以12.5至25 μg/（kg·min）的速率输注作为补充。

神经外科手术麻醉苏醒期的另一个原则是，麻醉苏醒始于头部包扎完毕，而不是始于手术缝合的最后一针。适用于神经外科手术的麻醉药物的一个固有的缺点是，头部包扎时的扭动可带动气管导管移动，从

而引起严重的呛咳和屏气。我们在临床工作中还有一个细节，即在手术结束前的后期阶段，尽可能迟地应用肌松拮抗剂。在麻醉苏醒期减浅麻醉的过程中，减轻气道反应性和防止呛咳和屏气的另一项常用且有效的措施是给予利多卡因。我们常在头部包扎可能产生相关运动之前静注利多卡因1.5 mg/kg。

基于防止呛咳、屏气和高血压处于优先地位的原则，现在有一种在患者意识未完全清醒前拔除气管导管的趋势。这种早拔管在某些情况下是可行的。然而，应警惕的是，神经外科手术可导致神经功能受损，从而引起意识恢复延迟，或导致脑神经功能障碍。在这些情况下，最安全的办法还是等患者意识恢复或能合作且气道反射恢复时再拔管。

特殊手术

多数与具体神经外科手术相关的问题是共性的，这些共性问题已在本章"神经外科一般性问题"一节中讲述。接下来的讲述将集中在一些特殊手术（见框57.8）。

幕上肿瘤

神经外科常见的手术是幕上肿瘤开颅切除术或活检术。其中神经胶质瘤和脑膜瘤最常见。术前应考虑的问题包括颅内压以及肿瘤的位置与大小。肿瘤的位置和大小可提示手术的部位、估计出血量，有时也提示空气栓塞的风险。大多数幕上肿瘤空气栓塞的发生率低。但当肿瘤（通常是向外凸出的脑膜瘤）侵犯到矢状窦时很可能发生空气栓塞。因而，只有当幕上肿瘤靠近矢状窦后半部时，才考虑采取预防空气栓塞的措施，包括放置右心房导管。

蝶鞍上的颅咽管瘤和垂体瘤切除的患者，术中可

框57.8　特殊手术

- 幕上肿瘤
- 动脉瘤和动静脉畸形
- 创伤性颅脑损伤
- 颅后窝手术
- 经蝶窦手术
- 清醒开颅/癫痫病灶切除手术
- 脑立体定位手术
- 颅内镜手术
- 介入手术
- 脑脊液分流手术
- 小儿神经科手术
- 脊柱手术

能需要在下丘脑或在下丘脑周围操作（见图 57.18）。刺激下丘脑可兴奋交感神经，导致高血压。下丘脑受损可导致一系列生理功能紊乱，特别是水平衡紊乱。尿崩症最常见，偶尔也可发生脑盐消耗综合征（cerebral salt-wasting syndrome），但相当罕见。水平衡紊乱一般出现较晚，常始于术后 12～48 h，而非在术中。术后还可能出现体温调节紊乱。

经额叶下入路开颅术的患者有时表现为术后即刻出现意识障碍。牵拉和刺激额叶表面可导致患者嗜睡和清醒不彻底，表现为苏醒延迟或一定程度的去抑制化或二者都有。这种现象有时又称为"额叶分裂"。这种现象在双侧额叶受牵拉时比单侧更常见。这提示麻醉科医师应在拔管前确保意识恢复，而不是仅凭估计清醒时间而擅自拔管。另一个提示是（但未经系统研究证实），当双侧额叶下部受牵拉时，应减少常用的镇静镇痛药（阿片类，丙泊酚输注）的用量。这是因为，不影响大多数普通患者意识恢复的残余的低浓度镇静药，往往影响这类患者的意识恢复。额叶下部入路最常用于嗅沟处脑膜瘤的切除，以及蝶鞍上肿瘤如颅咽管瘤和向鞍上扩展的垂体瘤的切除。

术前准备

患者出现明显的肿瘤相关的压迫症状尤其是脑水肿时，术前应使用类固醇激素。如果患者没有使用激素，麻醉科医师有责任找出原因。激素的使用最好于术前 48 h 开始（见"类固醇激素"一节），虽然术前 24 h 使用也很有效。最常用的药物是地塞米松，通常静注或口服 10 mg，随后每 6 h 给予 10 mg。为避免颅内顺应性异常的患者出现 CO_2 潴留，所有存在肿瘤压迫症状的患者不应在手术室外使用术前药。

监测

常规监测技术的使用因医院的不同而异，但全麻下肿瘤切除术中行有创血压监测是统一的。存在严重压迫症状和代偿空间很小的患者应在麻醉诱导前放置动脉测压导管。最迟也应在上头架之前完成动脉穿刺测压。诱导期和上头架的过程中可能出现高血压，对脑顺应性受损和自主调节功能丧失的患者，高血压可导致高风险。动脉血压监测也有利于麻醉苏醒期的血压管理。除有创血压外，对于手术中可能出现大出血（肿瘤侵犯矢状窦、大血管的肿瘤）的患者，如果外周静脉开放不够，应放置中心静脉导管。如果没有其他指征，术中是否需要进行颅内压监测呢？我们认为没有必要。麻醉科医师对麻醉药物和麻醉技术的认识非常充分，有能力在没有 ICP 监测的情况下进行麻醉

诱导。待颅骨打开之后，通过对手术野的直接观察可以了解与 ICP 监测一样的信息。

麻醉管理

麻醉药物选择的原则见"颅内压的控制和脑松弛"一节。

动脉瘤和动静脉畸形

现代观念认为，颅内动脉瘤破裂的当代管理和当前的建议要求尽早进行干预，以降低再出血率[175]。干预措施包括手术夹闭或血管内介入治疗[175]。后一种方法将在随后的"神经介入手术"中讲述。

早期干预治疗过去只针对评分较好的患者，如世界神经外科医师联合会（World Federation of Neurosurgeons, WFNS）分级 I～III，至多 IV 级（表 57.2）或 Hunt-Hess 评分 I～III 级（表 57.3）的患者，但现在早期干预范围已扩展到大部分患者[175]。如果无法进行早期干预而必须进行手术治疗，则手术应推迟至蛛网膜下腔出血后的 10～14 天以后，以期安全度过血管痉挛的最危险期（蛛网膜下腔出血后 4～10 天）。

早期干预有几点理由：首先，动脉瘤夹闭或切除越早，再出血的可能性越小（再出血是 SAH 后住院

表 57.2　世界神经外科医师联合会（WFNS）蛛网膜下腔出血量化表

WFNS 等级	GCS 评分	运动缺陷
I	15	无
II	14～13	无
III	14～13	有
IV	12～7	有或无
V	6～3	有或无

GCS，格拉斯哥昏迷评分

表 57.3　蛛网膜下腔出血后神经系统功能的 Hunt-Hess 分级

分级	标准 *
I	无症状或轻微头痛和颈强直
II	中到重度头痛，颈强直，除脑神经麻痹外无其他神经功能障碍
III	昏睡，意识模糊，或轻度局灶性神经功能障碍
IV	昏迷，中到重度半身瘫痪，可能出现早期去大脑僵直和植物人状态
V	深度昏迷，去大脑僵直，临终表现

* 存在严重的系统性（全身性）疾病，如高血压、糖尿病、严重的动脉硬化、慢性肺疾病和动脉造影显示严重血管痉挛时，将患者分入更严重的一级中

患者死亡的首因[176]）；其次，血管痉挛引起的缺血的治疗措施包括扩容和升高血压，早期夹闭动脉瘤消除了因这些治疗所引起的再出血的风险。以前的治疗方案要求患者绝对卧床约 14 天，直至血管痉挛的危险期结束。早期手术夹闭动脉瘤可减少住院时间，降低因长期卧床而出现的医源性并发症（深静脉血栓、肺不张、肺炎）的发生率。

早期干预的手术难度较大。蛛网膜下腔出血后的早期比 2 周后更易出现脑组织水肿。此外，血液流入蛛网膜下腔后常导致一定程度的脑积水。9% ～ 19% 的蛛网膜下腔出血患者以后需行 CSF 分流术[175, 177-180]。早期干预增加术中动脉瘤破裂的风险，因为出血处的血凝块形成的时间很短，可能不足以堵塞原始出血点。所有这一切要求我们把减少颅内容物的容积（见"颅内压的控制和脑松弛"一节）的技术处于优先考虑的地位，以便清晰暴露手术野并尽可能减少脑组织受牵拉。

术前评估

多数拟行颅内动脉瘤夹闭手术的患者直接来自于 ICU，ICU 的治疗直接影响到患者术前的状态。

液体管理　蛛网膜下腔出血（SAH）后出现抗利尿激素异常分泌综合征（syndrome of inappropriate secretion of antidiuretic hormone，SIADH）的患者应限制输液。但是，SAH 后的脑盐消耗综合征可导致低钠血症，脑盐消耗综合征可能是脑组织释放脑钠尿肽的结果[181-182]。脑盐消耗综合征表现为低钠血症、低血容量和尿中高钠（大于 50 mmol/L）三联征，导致全身血管收缩[183]。鉴别脑盐消耗综合征和 SIADH 很重要。SIADH 以正常血容量或轻度高血容量为特征，治疗上应限制液体输注。脑盐消耗综合征与血管内容量减少有关，这类患者 SAH 后限制输液将导致容量不足加剧，对机体特别不利，因而应当避免[184-186]。虽然临床上区分这两种低钠血症（SIADH 和脑盐消耗综合征）可能很困难，但是治疗相对简单：以正常容量为目标输注等张液体。

血管痉挛　麻醉科医师应当判断患者是否出现了血管痉挛，如果已经出现，治疗是否已经开始。SAH 后血管痉挛的原因是由于血红蛋白的裂解产物积聚在 Willis 环血管周围所致。具体机制或调节因素尚不明确。钙离子通道可能参与其中，NO 以及内皮素系统也可能与血管痉挛有关[186-187]。

当临床上怀疑发生脑血管痉挛（典型特征是皮质感觉中枢的改变和新出现的神经功能障碍）时，应当

推迟手术，改行 TCD、血管造影或其他的影像学检查。既往有症状的血管痉挛通常采用"3H"治疗（高血容量、高血压和血液稀释），目前的治疗方法已转向液体复苏，包括正常血容量（而非高血容量）[175, 188]、高血压，有时也采用球囊血管成形术或动脉血管扩张药[189]。

如果行手术治疗，术中应避免低血压[175]，CPP 应维持在接近清醒时的水平。低血压与血管痉挛患者的预后不良有关[190]，低血压是脑缺血的潜在诱因或者能够加重已经发生的脑缺血[191-193]，这一点已是共识。这种观点甚至适用于 WFNS 分类 I 级的患者，此类患者在血压正常时也可能出现亚临床症状的局灶性脑缺血[30]。

ICU 治疗血管痉挛的方案通常包括联合应用高血容量、血液稀释和升高血压（译者注：3H 治疗）。"高血容量、高血压"治疗血管痉挛缺乏充足的科学依据，前瞻性研究发现"3H"治疗方案以及单纯扩容治疗的效果均不佳[188, 194-196]。虽然单独采用升高血压的措施有效[187, 196-199]，但是血液流变学与血压的关系尚不明确。去氧肾上腺素和多巴胺是最常用的升压药，选择升压药首先应考虑全身的心血管状况。升压的目标值多种多样。大多数情况下，升压的目标为，MAP 高于基础平均压约 20 ～ 30 mmHg（译者注：原文为"高于基础收缩压"，译者认为有误）。有报道认为，多巴酚丁胺可增加心输出量但不升高 MAP，增加脑血管痉挛区域的 CBF[196]。有人认为血细胞比容应当低至 30% 以下，但降低血细胞比容不是临床上优先考虑的目标。血细胞比容的降低常发生于为升压而采取扩容措施后。

钙通道阻断药　钙通道阻断药是目前治疗 SAH 的一部分。尼莫地平可以降低 SAH 后脑缺血并发症的发生率[200]，尽管血管造影认为其并不能降低血管痉挛的发生率[201]。SAH 后的患者在入室前应已使用过尼莫地平治疗。在北美，尼莫地平只能口服，曾有研究评估以静脉使用尼卡地平代替尼莫地平口服的可能性。多中心研究显示，尼卡地平降低有症状的血管痉挛的发生率，但不改善预后[202-203]。因此尼莫地平依然广泛应用。对于顽固性血管痉挛患者，直接经动脉使用钙通道阻断剂（维拉帕米、尼卡地平、尼莫地平[204-207]）是首选。米力农和罂粟碱在临床也有应用[206, 208]。

其他药物治疗　其他类别的药物也曾被尝试使用以缓解血管痉挛，延缓缺血性损伤，但都没有成为常规。近期一项关于内皮素拮抗剂克拉松的研究发现，其可降低死亡率，但对存活者的预后没有影响。有几

项小样本的研究认为镁离子有效，然而一项随机对照的大样本研究发现，对 SAH 后 4 天内进行镁剂治疗的患者，镁剂并不能改善预后[209]。另外有几项关于他汀类药物在 SAH 后的应用的小样本研究。meta 分析结果显示，他汀类药物虽然有减轻出血后缺血性损伤和降低死亡率的趋势，但差异并没有统计学意义[210]。虽然某些中心已经将他汀类药物作为当地的常规治疗，但是广泛应用尚需大样本的研究来证实[211]。有报道称，动脉夹闭后，口服磷酸二酯酶抑制剂西洛他唑可以显著降低脑血管痉挛[212-213]、延迟性脑梗死的发生率[213]以及改善 SAH 后结果[212]。但该实验不是双盲设计，而且西洛他唑是一种血小板抑制剂，同时还是一种血管扩张剂。因此，虽然结果很好，但在推广使用之前尚需进一步证实其安全性和有效性。

抗纤维蛋白溶解药　抗纤维蛋白溶解药曾用于降低再出血的发生率。虽然其确实降低了再出血的发生率，但长时程以此目标为目的应用抗纤维蛋白溶解药，却是以增加缺血症状和脑积水的发生率为代价，总体上恶化了预后。但是，在动脉瘤被控制前，早期、短期使用抗纤维蛋白溶解药可能有利于预后[175]。

蛛网膜下腔出血相关心肌功能障碍　SAH 可导致广泛的、可逆性、"顿抑"样心肌损伤。心肌功能障碍的严重程度与神经功能障碍的严重程度高度相关[214]，心功能障碍常需要升压药物支持[215]。虽然 SAH 导致心肌功能障碍的机制尚不清楚，但认为与儿茶酚胺的介导有关[216]。肌钙蛋白常升高，但升高的幅度尚未达到诊断心肌梗死的标准[217]。肌钙蛋白的峰值与神经功能损害和超声心动图下的心肌功能障碍的严重程度相关[215, 218]。

SAH 后的患者通常出现 ECG 的异常。除典型的"峡谷 T 波"外（图 57.14），还有非特异性的 T 波改变、QT 间期延长、ST 段压低和出现 U 波。ECG 的改变与超声心动图所见的心肌功能障碍没有特定的关系[217]。ECG 的异常并不能预示心脏疾病的发生和发展[219]。如果心室功能良好，但 ECG 异常且为非心肌缺血的

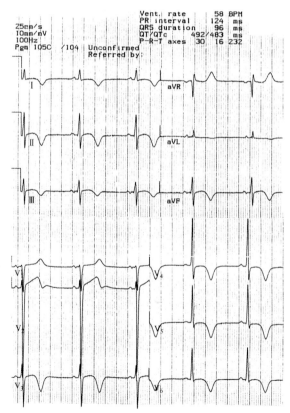

图 57.14　与蛛网膜下腔出血（SAH）相关的心电图异常。SAH 后"峡谷 T 波"是其典型特征

典型表现时，无需特别干预，也不需要改变治疗方案，但应警惕发生心律失常的可能性。SAH 后常出现 QT 间期延长（大于 550 ms），尤其是当 SAH 患者病情严重时[218]，这种 ECG 异常与恶性室性心律失常的发生有关，包括尖端扭转型室性心动过速[220]。

麻醉技术

麻醉技术包括以下要点：

1. 绝对避免急性高血压，以免发生血管再破裂。

2. 术中维持脑松弛，以便于实施动脉瘤手术。

3. 维持高于正常的平均动脉压，以防止近期受损的、临界灌注区域、主要依靠侧支循环的区域的 CBF 明显减少。

4. 当手术医师试图钳夹动脉瘤或控制破裂的动脉瘤出血时，包括临时进行血管阻断时，都应精确控制 MAP。

监测

必须行有创动脉压监测，如外周静脉开放不足，应放置中心静脉导管。

麻醉药物选择　能精准调控 MAP 的麻醉技术都可选用，但当 ICP 升高或手术野张力增大时，吸入麻醉不太合适。在动脉瘤夹闭手术中，唯一绝对需要的技术是防止阵发性高血压。再出血具有致命性[176]，而蛛网膜下腔出血早期行动脉瘤夹闭术时，由于动脉瘤上的血凝块不牢固而极易发生再出血。麻醉诱导期的再出血尤其具有致命性。从破裂口处流出的动脉血难以通过 CSF 流出道（被血凝块填塞）而被迫渗入脑组织，由于此时颅内顺应性低（脑肿胀、脑积水），将导致 ICP 急剧升高。

控制性降压　控制性降压已不再作为常规（见前面的"动脉血压管理"部分）。然而，麻醉科医师应做好降压准备，一旦需要，应立即并精确地降低血压。在出血前就应做好降低血压的准备。我们在诱导前准备好硝普钠，并用 Y 型管连接到静脉通道上。由于输送药物的液体流速稳定，硝普钠输注速度的变化能迅速反映到中央室。各种降压药均有其优缺点。麻醉科医师应当选择其最熟悉的降压方法，以便精确控制 MAP。当出现活动性动脉出血时，麻醉科医师需要将 MAP 控制在 40～50 mmHg 范围内，但这种情况不常见。如果出血开始时患者处于低血容量状态，则精确控制血压在此范围内相当困难。我们的经验是，维持正常血容量。

控制性高血压　在临时性动脉阻断时，为增加通过侧支循环的脑血流量，可能需要提升血压（见随后的"临时阻断"一节）。此外，在钳夹动脉瘤后，有些外科医师需要穿刺动脉瘤的顶部以确定钳夹部位是否合适，此时可能需要暂时升高收缩压至 150 mmHg。在以上两种情况下，均可使用去氧肾上腺素。

低碳酸血症　作为松弛脑组织的辅助手段，低碳酸血症曾一度常规使用。但因其可能加重脑缺血而深受质疑（见前面的"PaCO₂ 管理"部分）。因此，现在认为，除非存在降低 ICP 和保持脑松弛的需要，应避免使用。

腰段 CSF 引流　脑脊液引流曾被实施以使手术野显露更清晰，但现在越来越少用，因为外科医师在手术中可以通过大脑基底池排放 CSF 来达到同样的脑松弛效果。如果放置腰段 CSF 引流管，应避免 CSF 流失过多。引流脑脊液时，应当避免动脉瘤壁与外界之间的压力梯度突然降低（CSF 过度引流导致 ICP 突然降低），这种突然性的减压可引起再出血。在确认腰段引流系统通畅后，关闭该引流，直到手术医师打开硬膜后再开放 CSF 引流。引流管开放，让 CSF 自由流入置于地面水平的引流袋内。在撑开器撤除后，应及时停止引流，以便 CSF 重新汇集，以减轻脑积气的程度。术后一般立即拔除 CSF 引流管。

有些外科医师使用大剂量的甘露醇（例如 2 g/kg）。甘露醇在一定程度上可使手术野显露更清晰，并减轻撑开器对脑组织的压力。除此以外，有证据显示，甘露醇还有其他优点。动物实验和人体试验均表明，甘露醇可提高中度缺血区域的 CBF，其机制尚不清楚[221-224]。降低毛细血管周围组织的静水压或改变血液流变学（或两者均存在）可能是甘露醇这种作用的机制。通常在硬膜打开前，使用剂量为 1 g/kg 的甘露醇[45]。有些外科医师在临时阻断血流前 15 min 再次输注 1 g/kg 的甘露醇，认为具有增加脑组织灌注的作用。

临时阻断　外科医师有时在放置永久性血管夹前需要临时性阻断动脉瘤的血供。临时阻断动脉瘤的血供（例如暂时阻断动脉瘤两侧的血管）有利于分离出动脉瘤的根部而利于完成动脉瘤的夹闭。这种方法常用于较大的动脉瘤。颈动脉虹吸部附近的巨大动脉瘤，可通过单独的颈部切口在颈内动脉根部水平进行阻断。Samson 等通过对神经功能预后的临床观察发现，正常体温和正常血压的患者可耐受 14 min 以内的阻断。阻断时间越长，脑缺血损伤的可能性越大，如果阻断时间超过 31 min，则脑缺血性损害达 100%[225]。

另一项研究显示，阻断引起脑缺血的时间阈值为 20 min[226]。一般来说，"7 min 阻断原则"较适用。阻断期间应维持高于正常值的 MAP，以利于通过侧支循环来增加 CBF。

脑保护 在麻醉药物选择原则上，我们不应把药物可能具有脑保护作用而作为选择的依据。脑保护的主要措施包括，维持 MAP 以保证侧支循环的血流以及撑开器下脑组织的灌注、保持脑松弛以利于手术进行并减轻撑开器对脑组织的压力、限制临时性阻断的时间以及可能应用浅低温。某些麻醉药被认为具有脑保护作用（见第 11 章的讨论）。丙泊酚和依托咪酯最为大家所熟知。但是，动物实验表明，在标准的脑缺血损伤动物模型上，丙泊酚对脑缺血的保护作用并不强于吸入麻醉药。旨在证明依托咪酯具有脑保护作用的局灶性脑缺血动物模型的研究结果发现，依托咪酯加重脑缺血性损害[227]。动脉瘤钳夹手术的临床观察也显示，依托咪酯使脑组织的 PO_2 降低，而地氟烷麻醉却可增加脑组织的 PO_2。进而在血管临时性阻断期间发现，使用依托咪酯导致脑组织中的 pH 值严重降低，而地氟烷对脑组织的 pH 值无影响[228]。由于无实验支持依托咪酯的有效性，依托咪酯不应使用。就吸入麻醉药物而言，异氟烷曾被实验证实有脑保护作用，但是目前的实验研究发现，各种吸入麻醉药对局灶性和全脑性脑缺血预后的影响并无差别[227, 229-231]。采用显著抑制 EEG 的较高浓度的吸入麻醉药与中等浓度（如 1 MAC）相比，二者产生的脑保护作用也无差别[231-232]。但是，这些动物实验确实显示，与清醒状态相比，吸入麻醉药可提高脑缺血的耐受能力[230-231, 233]。同时，动物实验也证实，与单纯的 N_2O 复合麻醉性镇痛药的麻醉方案相比，包含强效吸入麻醉药的麻醉方案相对而言更具脑保护作用。各种麻醉药物的脑保护作用的程度不同，且缺乏与患者关联起来的证据，使得标准教科书常不介绍具体的麻醉方案。选择麻醉药物最重要的依据是精确的血流动力学控制和苏醒及时，这两点决定了大多数动脉瘤手术的麻醉方案的制订。麻醉药物中，只有巴比妥类药物被证实具有确切的脑保护作用。但是，这类药物在血流动力学控制方面和苏醒方面存在着潜在的不良作用，因而不建议常规使用。巴比妥类药物可用于预计需要较长时间血管阻断的手术，且在这类手术中，当临时血管阻断致使 EEG 上观察到脑缺血时，使用巴比妥类药物的效果较理想[234]。

对于已发生脑血管痉挛或者发生脑血管痉挛风险很高的患者，血红蛋白应高于状态平稳的 ICU 患者（大于 7 g/dl）。最新的资料建议血红蛋白不应低于 9 g/dl[199, 235]。

低温 正如前文"低温"部分所述，一项前瞻性研究显示，浅低温用于动脉瘤手术并不能改善神经功能的预后[154]。但是，许多曾经使用过浅低温的神经外科团队在临时阻断血管时仍然使用浅低温（32 ～ 34℃）。使用低温的医疗机构的医师团队愿意接受麻醉苏醒延迟，以保证充分的复温，从而避免患者在体温尚未恢复前苏醒，因为低温苏醒可导致严重的高血压。

神经生理监测 诱发电位和 EEG 已用于临床监测，尽管尚未广泛使用[234, 236]。EEG 监测用于指导血流阻断期间的管理或指导阻断前降低脑代谢率的麻醉药物的使用[223]。有些外科医师在阻断时习惯性地把电极安放在危险区域的皮质区，但更常见的是置于额部-乳突部位的皮肤表面，这个部位放置电极足以显示重要的缺血事件。在大多数情况下，如果必须阻断血流，血管常会临时性阻断，这时应观察临时阻断期间 EEG 的变化。如果 EEG 明显变慢，需重新松开夹钳、升高 MAP、阻断时间应尽可能的短或间断性临时阻断。如果预计需要较长时间的阻断，则应使用巴比妥类药物（见前述），以产生爆发性抑制。这种情况罕见（另见第 39 章）。

术中血管造影术 术中造影术越来越多地应用于颅内动脉瘤的管理。对于麻醉科医师而言，这种技术并没有太大的意义。但是患者头部的装置应妥善固定，以便 C 臂通过而不影响气道管理和监测设备。

特殊部位动脉瘤的特殊问题

最常见的手术是动脉瘤位于 Willis 环上或 Willis 环附近。血管可能起源于前交通动脉、大脑中动脉、大脑前动脉、眼动脉、基底动脉的顶端、后交通动脉以及少数起源于大脑后动脉。所有这些动脉瘤的处理对于麻醉科医师而言大同小异，一般采取仰卧位，头稍转向手术部位的对侧。

眼动脉瘤 眼动脉是颈动脉进入硬脑膜后发出的第一个分支，因周围有前床突和眼神经，使眼动脉瘤的手术操作比较困难。因此，这类动脉瘤常需要临时性血管阻断。外科医师常先分离颈部的颈动脉，当找到通往动脉瘤的颈部动脉后，首先阻断颈部的动脉，然后阻断最接近后交通动脉起源部的颈动脉的颅内部分。在已阻断的血管的两部分中间插入导管并持续吸引。失血量通常不大，但仍需监测。

椎基底动脉瘤　这部位的动脉瘤手术常需侧卧位。手术需要暴露颅中窝和颅后窝，有发生静脉气栓（VAE）的风险，虽然可能性很小，但也需警惕。椎基底动脉瘤的皮质层或体表 EEG 监测的相关性差，可用听觉或体感诱发电位进行监测[237-239]。与其他可能影响到脑干出现机械性或血管性损害的手术一样，此类手术中应监测心血管反应，外科操作引起的心血管系统的突然改变应立即通知外科医师[240-241]。

盖伦静脉瘤样畸形　盖伦静脉瘤样畸形是先天性的硬脊膜动静脉瘘，常在婴儿期采用血管内的方法进行治疗，处理与动静脉畸形（AVMs）相同。这些方法涉及预测脑自主调节功能障碍的问题，将在接下来的内容中加以讨论。

动静脉畸形

大多数颅内动静脉畸形（AVMs）与动脉瘤手术的注意事项相似：避免出现急性高血压以及在出血时能够精确地控制血压。AVMs 的一个独特的表现是"灌注压骤增"或脑自主调节功能障碍[242-243]。其特征性表现为，突发性的脑充血和脑肿胀，脑组织有时表现为向脑外呈菜花状突出。这种现象常发生在长时间手术、大的 AVMs 手术的后期，是术后不能解释的脑肿胀和出血的原因。其机制尚未完全阐明。动静脉畸形的血管长期以大流量、低阻力的形式使血流从血管分布区的附近涌向血管支配区。这部分脑组织的血管可能处于极度扩张状态，当动静脉畸形的血管被夹闭后，脑组织的高血压难以通过血管收缩机制进行调节。虽然这种解释与临床表现相符，但是实验证据并不完全支持这种解释[242-245]。至少部分血管充血并不是被动的，可能由神经源性或某种旁分泌所引起。

麻醉技术　虽然动静脉畸形术中发生血管破裂的概率非常小，但总体的麻醉管理原则与动脉瘤相同。具体的麻醉管理每家医院不尽相同。作者的处理原则是，除出血以外，我们一般不使用控制性降压。我们认为，在正常压力下断流血管对动静脉畸形血管支配区域的周围脑组织产生的影响较小。如果出现顽固性脑肿胀，严格控制血压非常重要。其理论依据是，脑血流通过受损区域与压力有关，降低 MAP 可以减少脑血流。在严重脑水肿期，我们联合使用低碳酸血症、低温和巴比妥类药物（配合控制性降压）。正常情况下我们一般慎用控制性降压，因控制性降压有致脑缺血的风险）。这三种措施通过减少正常脑组织的容积而起作用，即低碳酸血症直接降低 CBF，巴比妥类药物和低温具有降低 CMR 和 CBF 的双重作用。低

温还可减少巴比妥类药物的用量。所有的神经外科手术后均应防止高血压，而动静脉畸形手术后更应如此，因为动静脉瘤切除后的相邻区域的脑组织的自主调节功能障碍，如果出现高血压，将导致脑水肿和脑出血。

颅脑外伤

颅脑外伤患者的气管插管

对于一个外伤性脑损伤（traumatic brain injury，TBI）的患者，麻醉科医师参与协助治疗的第一个措施通常是进行气道管理。格拉斯哥昏迷评分（GCS）为 7 ～ 8 分（表 57.4）或更低的患者需要行气管插管和控制呼吸，以控制 ICP 和（或）气道。颅脑外伤不严重的患者，如果外伤导致心肺功能障碍或不能配合诊断性操作也需要气管插管。麻醉科医师在气管插管时，可能会遇到诸多限制（框 57.9），包括：① ICP 升高；②饱胃；③颈椎情况不明；④气道情况不明（出血，可能有喉-气管损伤、颅底骨折）；⑤血容量状态不明；⑥患者不合作、躁动；⑦低氧血症。没有绝对正确的方案，最好的方法是权衡各种因素的利弊和病情紧急程度的权重。麻醉科医师不应一开始就过度关

表 57.4　格拉斯哥昏迷评分（Glasgow Coma Scale）

睁眼	
无睁眼	1
疼痛刺激时睁眼	2
语言刺激时睁眼	3
自发性睁眼	4
语言	
无发音	1
含糊和无意义的发音	2
只能说出不适当单词	3
含糊但能交流	4
表达清楚正确	5
运动	
无运动	1
异常伸展（去大脑僵直）	2
异常屈曲（去皮质僵直）	3
对疼痛刺激逃避反应	4
对疼痛刺激定位反应	5
遵从指令动作	6
总分	3 ～ 15

（译者注：睁眼评分 2 分与 3 分的体征原文颠倒有误，此处已纠正。）

<table>
</table>

框 57.9　影响颅脑外伤患者插管的因素

- 饱胃
- 颈椎情况不明
- 气道情况不明
  - 出血
  - 气道损伤（喉，环杓软骨）
  - 颅底骨折
- 容量状况不明
- 不合作／躁动
- 低氧血症
- 颅内压升高

注 ICP，而应始终坚持复苏的 ABC 步骤：保持气道通畅、确保气体交换和保持循环稳定，这些措施比控制 ICP 更重要。不能因为气管插管时出现呛咳和暂时的高血压而不控制气道或者过度的降低血压，这样对患者很不利。

颈椎

应当时刻注意某些因素可导致或加重颈椎损伤的可能性。大约 2% 钝性外伤住院患者和 8%～10% 格拉斯哥评分小于 8 分的严重创伤性脑外伤的患者存在颈椎骨折[246-247]。颈椎骨折的高发生率提示，对于闭合型颅脑损伤的患者，在镇静药和肌松药诱导下的经喉镜明视插管可能导致脊髓损伤。虽然有些文献报道认为，快速诱导顺序插管列为禁忌，但是另外一些文献认为，快速诱导插管并不显著增加神经损伤的风险[248-251]。当然也有可能是与插管相关的神经损伤没有被报道。Criswell 等的一份调查报告[252]认为，此类事件比文献报道的要多[253-254]。虽然文献对于是否"绝对抛弃"这种方法存在争议，但大多数创伤性颅脑损伤的患者，在控制气道的时候，是在镇静药-肌松药-直接喉镜下完成气管插管。但是我们认为，严重脊髓损伤可能高发于寰椎-枕骨区的损伤，这种损伤很难用普通的影像学检查来证实，麻醉科医师应进行更详细的检查或用进一步的影像学资料进行评估。如果气道或颈椎情况不明，且在不需要紧急控制气道的情况下，应当避免使用快速诱导直接喉镜插管（可导致寰椎-枕骨过度延伸）。如果临床情况允许，可以考虑经鼻气管插管，但是应谨记，当颅底骨折导致脑脊液漏时，经鼻插管可增加感染的风险。麻醉科医师需要慎重考虑（例如在严重的面部受损时，应当避免使用经鼻气管插管），如果插入气管导管遇到异常阻力时应提高警惕。

如果采用镇静药-肌松药顺序插管（紧急情况下多用此法），标准做法包括压迫环状软骨和保持脊柱轴线固定。曾经的轴线牵引法已被固定法所代替，因为前者在脊柱本身不稳定时会导致过度牵拉而引起脊髓损伤。临床上的系列研究均认为，可采用麻醉药和肌松药诱导后经经口气管插管[248]，在插管的过程中保持患者的脊柱轴线固定，患者的枕部紧贴在颈托上，限制性"嗅花"位插管（图 57.15）。毫无疑问，轴线固定方法将增加喉镜暴露的难度，但这也减轻了为暴露声门所必要的寰椎-枕骨伸展的程度[255]。这种情况可能是由于喉镜对抗助手的压力使舌和口底软组织更受压所致。有人主张在使用喉镜操作时保留颈托的后半部分固定（见图 57.15），该颈托可作为肩部和枕骨间的支架以进一步限制寰椎-枕骨的伸展。

在复苏过程中，在使用镇静-肌松药顺序插管前，麻醉科医师应准备好环甲膜切开装置，必要时能够做到快速和熟练地使用。近期受伤的脑组织对低血氧和低血压的耐受性极低[256]。麻醉科医师难免会遇到困难插管。据巴尔的摩 Cowley 休克创伤中心的经验，环甲膜切开术或气管切开术的比例为 0.3%[257]。在多数情况下，插管失败时喉罩可以替代环甲膜切开术而成为一种暂时、有效的通气手段，也可作为气管插管的通道。

正如第 11 章所述，虽然琥珀胆碱可能会增加 ICP，但增加幅度很小，且在重度脑外伤患者可能并不增加 ICP[8]。因此，琥珀胆碱不应列为创伤性脑损伤（TBI）患者的禁忌。当急需保持气道安全时（保证氧供和控制 $PaCO_2$），且琥珀胆碱适合使用时，应该使用琥珀胆碱。然而，在这种情况下使用琥珀胆碱的必要性随着罗库溴铵和肌松药拮抗剂舒更葡糖的使用而减少。

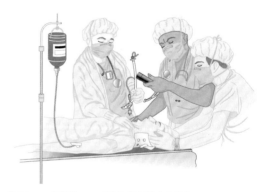

图 57.15　颈椎情况不明的急性创伤患者的气管插管。已用镇静药和肌松药。一助手轴线固定颈椎，使枕骨紧贴颈托，另一助手压迫环状软骨。颈托后半部分仍保留，以限制寰椎轴线伸展（Reproduced with permission from Stene JD. Anesthesia for the critically ill trauma patient. In：Siegel JH, ed. Trauma：Emergency Surgery and Critical Care, Melbourne：Churchill Livingstone；1987：843-862.）

麻醉科医师在面对颈部情况不明时该如何应对？这种情况应当越少越好。曾经的标准的"三视角"X线平片（这项检查操作困难，假阴性率高）已逐渐被CT扫描所代替，因为CT检查速度快、扫描断面薄，而且可以对图像进行矢状面重建。一项大样本的meta分析认为，"现代的多层螺旋CT足以对外伤后颈椎损伤的患者进行筛查"[258]。但是有人还是担心CT可能漏诊韧带损伤，这种损伤需要用核磁共振（MRI）检查[259]。对于没有行颈椎影像学评估的清醒患者，几项临床观察发现，神志清楚、没有醉酒、没有显著移位损伤的患者，如果发生了颈椎骨折，通常伴有疼痛、中线压痛、自主活动受限或神经损伤的症状[260-262]。因此，麻醉科医师经常遇到因颈椎损伤情况不明而戴着颈托的患者，只要患者神志清楚，没有症状，一般也没有必要采取特殊的预防措施。

麻醉技术

麻醉药物选择　最常见的开颅手术是清除硬膜外、硬膜下或颅内血肿。这三种手术的麻醉方法相似。指导原则在"颅内压的控制和脑松弛"一节中已经讨论过。总体而言，对脑血管具有收缩作用的麻醉药物优于那些对脑血管具有扩张作用的麻醉药物。除氯胺酮外，所有静脉麻醉药物均有一定程度的脑血管收缩作用而可被选用，前提条件是，这些药物需维持血流动力学的稳定。所有吸入麻醉药物（N_2O 和所有强效吸入性麻醉药）均有一定程度的脑血管扩张作用。虽然吸入麻醉药物的使用也可保持良好的 ICP 水平和手术野的状态，但是当 ICP 失控（或不明）或手术野"紧张"时，应停用吸入麻醉药而改用其他麻醉药物。如患者术后需保留气管导管，以麻醉性镇痛药（例如芬太尼）为主的麻醉和肌松药常常效果较好。所有的肌松剂均可使用，有组胺释放作用的肌松剂（现已少用）虽然可以使用，但应当以小剂量追加的形式缓慢滴注。对于术后可立刻拔管的患者（例如急性硬膜外血肿患者在病情恶化前有短暂的清醒期），开颅后应调整麻醉方案。可根据手术野的情况决定采用吸入麻醉药还是短效的静脉麻醉药。冲击伤或复合性颅骨骨折的患者在使用 N_2O 时，麻醉科医师必须注意颅内积气的可能性。

监测　麻醉科医师应认识到，尽快开颅是优先考虑的问题[263]。在建立静脉通道后，应当仔细权衡因为建立有创压力监测通路所致的延迟开颅的利和弊。所有的急性外伤的开颅术，在紧急情况下应在麻醉诱导后放置有创动脉监测。外周静脉输液通常可满足手术需要。ICP 高的患者在打开硬膜后，解除了对脑干的压迫，可能出现血压剧降[264]。充分的容量复苏可以缓解这种并发症。偶尔情况下，对于矢状窦处凹陷性骨折患者，应行心前区多普勒监测，并在外科医师评估 VAE 风险的建议下，放置右心导管。

血压管理　动物实验表明，受损的脑组织对较小的伤害性刺激（例如中度的低血压、低氧血症）非常敏感[265]。虽然在人类还没有得出明确的因果关系，但是几项临床观察证实了成人 TBI 患者预后不良与轻度的低血压和低氧血症有关[256, 266-271]，小儿患者亦是如此[272]。这种对低血压的敏感性的原因，可能与损伤后 2～3 天内患者的部分脑区出现 CBF 降低[23, 26, 273-275]、脑的自主调节功能受损有关[276-278]。TBI 患者的 CBF 特征为，TBI 后 CBF 先降低，48～72 h 后逐渐升高至正常，有时甚至稍高于正常水平[23, 26, 273-274, 276, 279-280]。研究证据表明，脑损伤后 CBF 降低与预后不良相关[26, 270, 275, 281-283]，脑外伤后死亡的患者中很大一部分都是缺血相关的病理性损伤[155]。这些结果导致神经外科医师、神经外科监护人员和麻醉科医师更加强调 TBI 患者的血压维持问题。

对于颅脑外伤的患者，适宜的血压是多少？系统研究中从 $SjvO_2$ 和 TCD 数据得出的脑灌注充分指数显示，当平均 CPP（CPP = MAP − ICP）小于 70 mmHg 时[270, 284-285]，脑灌注开始下降。许多中心把 70 mmHg 作为 CPP 的目标值。一项临床研究，比较了 TBI 患者在 ICU 治疗中维持 CPP 在 70 mmHg 与 50 mmHg 的区别，结果显示，前者的脑功能恢复较好，但预后并没有明显的优势，这可能与维持 CPP 在 70 mmHg 时出现相关心肺事件较多有关[286]。因此许多中心和权威机构将 60 mmHg 作为 CPP 管理的最低目标值[279, 287-290]。脑外伤基金会的推荐意见给出较宽泛的范围：成人"CPP 目标值在 60～70 mmHg 之间"。与年龄相关的儿童的 CPP 目标值在 40～50 mmHg 之间[291]。

对于脑外伤的患者，"前2～3天将CPP维持在60～70 mmHg之间"是大家比较容易接受的一个方案。但也有人怀疑这种"一刀切"的方案是否合适，认为这种方案忽略了 TBI 患者间病理生理学的差异。的确如此，并非所有脑外伤患者的脑血流都会减少，也并非所有脑外伤患者都会发生脑血管自主调节功能障碍。虽然在受伤的初期，脑外伤患者主要表现为脑血流减少，但也确实可能有脑充血的患者[22, 24, 280, 282, 293-294]。这种情况多见于脑实质性损伤，在脑挫伤中比较少见。即使是在损伤后短期内出现脑血流下降的患者，24 h 或以后，患者的延迟性脑充血仍达高峰[22, 280, 282, 293-294]。

脑充血在小儿中更常见[295]。也有证据表明，提高灌注压并不是对所有患者均有利。只是有利于脑血管自主调节功能障碍、基础脑血流低、颅内压高、GCS 评分低的患者[296-299]。"目标导向治疗"概念因而被提了出来[300-306]。但是，鉴别不同血流状态（连续 CBF 监测设备、TCD、Sjvo₂）的方法并不普及。某些机构拥有必要的数据收集能力，采用另一种方法达到目标导向治疗的目的。他们根据 ICP 随 MAP 变化的关系找出"最佳 CPP 值"。ΔICP/ΔMAP 最小的 MAP 范围值被认为是脑血流自主调节功能良好的范围，也是这个患者的目标血压范围值[301, 302]。这种方法在大多数 ICU 中并不可行。结果是，虽然"目标导向治疗"这个概念看似极具吸引力，但 60 ～ 70 mmHg 的 CPP 作为目标值更易于被大多数人所接受。

目前，至少有两种替代方法用于颅脑外伤患者的血压管理（图 57.16）。第一种就是所谓的隆德（Lund）观点，其依据是，血压导致静水压性脑水肿的形成，而且过低的胶体渗透压和晶体液输注过量加重脑水肿的形成[307-309]。最初提出时，隆德策略的做法是，脱水治疗（呋塞米利尿治疗、限制晶体液的输注）、白蛋白输注维持正常的胶体渗透压、输注美托洛尔和可乐定控制血压以维持 CPP 在 50 ～ 55 mmHg。隆德概念一经提出即备受争议，因为这种理论与大多数临床医师所熟知的维持 CPP 在 70 mmHg 的重要观念相悖，并且与后来的研究发现保持液体负平衡对脑损伤的患者不利的观点相悖[271]。随着时间的推移（同时也由于部分以前支持维持脑组织高灌注的学者逐渐放宽了灌注压的

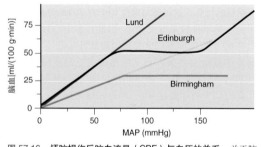

图 57.16　**颅脑损伤后脑血流量（CBF）与血压的关系**。关于脑损伤后的病理生理紊乱存在不同认识，因此产生了三种脑灌注压管理策略。最常用的一种观点是 Edinburgh(爱丁堡)观点（由其最初的机构命名），它强调脑损伤后 CBF 降低，脑自主调节功能受损，需要维持 CPP［平均动脉压（MAP）－颅内压（ICP）］至 60 mmHg ～ 70 mmHg。"Lund"（隆德）观点强调脑充血促进了 ICP 升高。它主张使用降压药物降低血压[307]，同时维持 CPP 大于 50 mmHg。最近主张将 CPP 值升高为 60 ～ 70 mmHg，允许偶尔低至 50 mmHg[309]。Alabama 大学的观点称为"Birmingham"（伯明翰）观点，主张用药物诱导高血压，其理论基础是脑自主功能大部分完好，高血压将引起血管收缩，与此同时降低脑血容量和 ICP[314-315]。

范围[279, 287-288]），隆德概念的提出者对最初的方案作出了修改。新概念要求维持正常血容量，并且要求大多数患者的 CPP 维持在 60 ～ 70 mmHg。后者的提出使隆德观念不再广受争议。但是，对于颅内压控制不好的患者，CPP 维持在 50 ～ 60 mmHg 的观点[135]，目前还是饱受质疑[310]。虽然隆德概念提出者声称，遵照隆德概念可以改善颅脑外伤者的预后，但是得出该结论的研究要么没有设置对照组，要么对照不足[136, 311-313]。因此在北美，隆德概念并没有被广泛接受。

第二个观点是由 Alabama 大学伯明翰分校的神经外科医师提出（也被称为"罗斯纳概念"，以这个治疗方法的主要倡导者的名字命名），认为控制性高血压（维持血压高于正常）可作为控制 ICP 的辅助措施[26, 314-315]。这一概念基于以下理论：脑外伤后脑自主调节功能至少部分存在，MAP 的增加可引起脑自主调节介导的脑血管收缩，降低脑容量，进而降低 ICP。这个概念的提出者声称，该方法的使用在当地医院取得了满意的效果[315]，但其他研究者却发现，就降低升高的颅内压而言，该方法要么无效，要么恶化[13, 316]。这一概念目前倡导者很少（译者注：原文在图 57.16 中介绍了三种方案，但在文字中只介绍了两种）。

面对这些不同的方法，麻醉科医师究竟应该如何管理 TBI 患者？这些方法的一个共同主题是维持灌注压在不同的水平，维持 CPP 在 60 mmHg 或略高的范围内是最可能被大家广为接受的方法。如果单凭维持正常血容量不能达到这个目标，则可使用去氧肾上腺素、去甲肾上腺素和多巴胺来升高血压。虽然 CPP 的推荐值确定了，但是各自的做法不同，因此需要与当地医疗机构的创伤科医师和神经外科医师沟通，以确定 CPP 的目标值。

过度通气　低碳酸血症已经在"Paco₂ 管理"部分中有详细叙述。急性低碳酸血症对于降低 ICP 的有效性已明确[13]。但大量的证据表明，过度通气可能有害[20-21, 26, 29, 317-318]，因此应避免滥用。有证据表明，过度通气和由其引发的血管收缩可导致脑缺血[20-21, 25, 27, 317]，特别是在 CBF 的基础值已降低的情况下尤其如此[27]，这种情况正是在颅脑外伤后前 48 ～ 72 h 内所发生的情况[23-24, 26, 273]。颅脑外伤基金会的专家们一致认为：不建议用小于或等于 25 mmHg 的 PaCO₂ 进行长时间的预防性过度换气[62]"。虽然没有正式贯彻第三版的建议，但他们重申了以下建议，以示对血管收缩介导的缺血的关注：①"过度通气是降低颅内压升高的一种临时措施"；②"在损伤后的 24 h 内，当 CBF 经常严重降低时，应避免过度通气"；③"如果使用过度

通气，建议监测 $SjvO_2$ 或脑组织 PO_2 来监测氧供"。现有资料表明，过度通气应该有选择地使用，而不是常规应用于 TBI 患者的治疗。维持 ICP 小于 20 mmH、预防和逆转脑疝、最大程度地减少撑开器对脑组织的压力，以及利于手术操作仍是 TBI 患者术中管理的重要目标，如果其他方法难以达到这些目标，则仍可使用过度通气。在手术开始前，麻醉科医师应与外科医师就一些参数的管理达成一致。

液体管理　颅脑外伤患者的液体管理见前面的"静脉输液管理"部分。液体管理中关于液体选择的重要原则是，防止血浆渗透压和胶体渗透压的降低，即在大量液体复苏时（如失血量大于循环血量的一半），应混合输注胶体和晶体。临床目标是维持正常的血管内容量，以作为维持 MAP 和 CPP 的辅助部分。慢性液体负平衡，如采用联合中度液体限制和大量应用渗透性利尿剂，对患者不利，应当避免[271]。严重颅脑外伤可释放大量的促凝血酶原激酶进入循环系统，导致消耗性凝血功能障碍[319-321]。应进行相应的实验室检查并予以及时补充。在麻醉管理的早期测定血浆渗透压有助于评价前期给予的甘露醇和羟基乙基淀粉的蓄积作用。关于高张液体的使用和胶体液的相关属性已在"血管内液体管理"中讨论过。创伤性颅脑损伤的患者可发生脑缺血，因此，与病情稳定的危重患者的 7 g/dl 的血红蛋白的要求相比，创伤性脑外伤患者要求的血红蛋白应更高一些。但这方面的可供参考的信息比较少。一项通过观察脑组织氧分压变化的研究建议，这类患者的血红蛋白应维持在 9 g/dl 以上[235]。

监测

颈内静脉氧饱和度　颈内静脉氧饱和度（$SjvO_2$）监测已用于指导颅脑损伤患者的管理[20-21, 27-28, 270, 285-286, 317, 322-323]。其原理是：边缘状态或 CBF 不足将导致氧摄取增加，从而使动−静脉氧含量差增大，$SjvO_2$ 降低。正常人的 $SjvO_2$ 在 60% ～ 75% 之间。当 $SjvO_2$ 小于 50% 达 5 min 时，通常认为是"颈静脉血失饱和"。大量研究资料表明，防止过度通气、提高 MAP 或控制性高血容量的干预措施可使降低的 $SjvO_2$ 得以改善。$SjvO_2$ 是对整个大脑的氧摄取进行评估。然而，其对单纯的局灶性脑损伤的评估的敏感性有限，已有资料表明，$SjvO_2$ 降低并不能反映局部的脑组织灌注不足[20-21, 24, 317]。Stoccheti 等[324] 发现，单侧放置 $SjvO_2$ 导管本身就存在固有的缺点，他们观察到，两侧的颈静脉球氧饱和度的差值平均为 5.3%±5%，血红蛋白氧饱和度差值常达到 15%[324]。

尽管有成功使用 $SjvO_2$ 监测的报道[28, 325-326]，但我们认为，这种方法尚不足以广泛用于术中监测。当然，在排除明显的假阴性结果的情况下，在 ICU 中，当脑的灌注开始受影响时，$SjvO_2$ 可作为一种趋势性监测以确定 CPP 的水平或过度通气的时机[20-21, 24, 317]。这种技术不只是用于监测脑组织灌注。高 $SjvO_2$ 提示患者出现 ICP 增高，高灌注是 ICP 增高的重要促发因素，因此积极降低 CBF（例如过度通气、巴比妥类药物）可能对患者有利。

脑组织 PO_2 监测　脑组织 PO_2（$PbtO_2$）已用于指导 TBI 和 SAH 患者的治疗，但有关此方法改善预后的报道不多[316, 318-331]。$PbtO_2$ 的正常值应大于或等于 20 ～ 25 mmHg，小于或等于 10 ～ 15 mmHg 被认为有低氧性损伤的危险。一项研究发现，尽管 CPP 大于或等于 60 mmHg 以及 ICP 小于 25 mmHg，仍有 29% 的 GCS 评分小于或等于 8 分的 TBI 患者的局部脑组织的 $PbtO_2$ 小于或等于 10 mmHg[289]。该研究的结果似乎支持这项监测技术的使用。$PbtO_2$ 监测与 $SjvO_2$ 监测正好相反，$PbtO_2$ 仅监测电极尖端周围脑组织很小区域的氧饱和状态。如果将电极放置在离受损区域较远的地方来测量整体的氧合，就不能监测到受损处的不良事件[332]。这种技术对于不可逆性脑损害似乎不可能成为一种指导治疗的有用手段。迄今为止，$PbtO_2$ 监测既没有标准化也没有被广泛应用。

颅脑外伤患者行非神经外科手术时的 ICP 监测　当考虑对脑损伤患者进行非神经外科手术时，相关变量包括：

1. **意识水平**　任何时候如果发现意识丧失（或者在没有证人的情况下对事件失忆）或 GCS 评分小于 15，则应进行 CT 扫描。如果 CT 扫描提示基底池受压（显示幕上无代偿空间）、中线移位或脑室消失以及任何可能的颅内损伤（例如挫伤、小的硬膜下损伤），则术中应进行 ICP 监测，48 h 内应行全身麻醉。GCS 评分高的患者也不应放松警惕。GCS 评分高的患者，在颅脑外伤后，可能出现开始能谈话而后失语，出现脑损伤相关的意识丧失，病情恶化直至死亡。有报道发现，脑外伤 4 天后仍可发生病情迟延性恶化[333-334]。额颞部损伤，通常为挫伤，尤其是颞中部外伤的患者最易发生这种情况。该脑区（也就是靠近易发生疝的沟回和切迹处）损伤范围的中度扩大可导致脑疝，甚至在较低的 ICP（20 mmHg 左右）时也可发生脑疝。在作者医院，神经外科医师建议此类患者应避免使用麻醉药品，如果必须行长时间的全身麻醉，则建议使用 ICP 监测。

2. 损伤时间　损伤后的时间越长，越不需要进行 ICP 监测。但延迟性恶化可出现在受损后的 48 h[333]，个别文献报道可长达 4.5 天[334]。对于 CT 证实有损伤且 GCS 低于 15 的患者，至少在这个时间窗内应进行监护。

3. 手术的性质和时间　俯卧位 6 h 以上的脊柱手术发生不良的 ICP 事件的危险性显然高于 20 min 的清创术和手臂伤口的缝合术。

低温

缺血性损害无疑是 TBI 的病理生理的组成部分之一，浅低温在动物实验性脑缺血中显示出较强的脑保护作用。在此基础上，对 TBI 后的实验性低温进行了研究，提示低温可改善预后[156]。随后开展了几项单中心前瞻性关于 TBI 后使用低温的研究[335-338]。这些研究均发现，患者对长时间的浅低温（32 ～ 34℃）具有良好的耐受性，同时发现浅低温改善 ICP 和预后，据此开展了一项多中心研究。这项多中心研究要求对颅脑外伤患者在 8 h 以内行低温治疗，结果发现，低温对颅脑外伤患者的总预后无改善作用[157]。考虑到外伤后 8 h 内行低温治疗太晚，因而进行了另外一项研究，在外伤后 2.5 h 内达到预定的低温目标值，但结果依然为阴性[158]。近期的一项欧洲多中心试验（EUROTHERM）评估了低温联合标准治疗与单纯标准治疗之间的差异，但未能证明低温对预后有益[339]（另请参见"低体温"一节。）因此，截至撰写本文时，低温在 TBI 管理中尚未确立作用。

颅后窝手术

有关颅后窝手术（表 57.5）的大部分注意事项在本章"共性问题"部分已讨论过，包括坐位、心血管影响、合并症（例如四肢麻痹、巨舌症）、颅内积气和静脉空气栓塞、反常性空气栓塞。采用坐位可使颅后窝手术操作更方便，但增加了上述并发症的发生率，虽然这些并发症在非坐位时也可能发生。本节主要讲述颅后窝手术对脑干直接刺激的相关心血管效应以及对术后管理的影响。

脑干刺激

脑桥下部、延髓上段和第五对脑神经（彩图 57.17）的轴外部受刺激可导致一系列的心血管反应。在第四脑室底部手术时常刺激脑桥下部和延髓上段，在小脑桥脑角或邻近部位手术时 [如听神经瘤，第五

表 57.5　颅后窝手术应注意的问题和在本章中讲述的位置

注意事项	讲述位置（节 / 段）
坐位时血流动力学影响	体位，坐位
静脉空气栓塞	静脉空气栓塞
反常空气栓塞	静脉空气栓塞
脑干或脑神经手术血流动力学影响	颅后窝手术
巨舌症	体位，坐位
颅腔积气	颅腔积气
四肢麻痹	体位，坐位

对脑神经（三叉神经痛）、第七对脑神经（半侧面部痉挛）或第九对脑神经（舌咽神经痛）微血管减压术] 常刺激脑桥下部和延髓上段。心血管反应包括心动过缓和低血压、心动过速和高血压、心动过缓和高血压以及室性心律失常[340]。对这些部位进行手术操作时，必须仔细观察 ECG 的变化并行直接动脉测压，以便及时提醒外科医师，防止损伤邻近脑神经核和呼吸中枢。药物治疗心律失常可掩盖心律失常的发生，导致提醒减少，这一点应当注意。

在准备拔管以及术后监护时均应考虑到颅后窝内的组织结构在手术中可能受到刺激和损伤。特别应注意的是，当涉及第四脑室底部的分离手术时，可能损伤该区域的脑神经核或术后该区域可能出现水肿，或者两者均发生。脑神经功能障碍，特别是第 IX、X 和 XII 对脑神经功能障碍可导致上呼吸道丧失通畅，脑干水肿可导致脑神经功能障碍和呼吸驱动力受损。颅后窝的空间相对较小，其代偿空间比幕上空间更为有限。相对较轻的水肿即可导致意识、呼吸驱动力和心脏运动功能异常。麻醉科医师和神经外科医师充分合作，应就可否拔管以及术后监护的地点（如 ICU 或非 ICU）等进行协商。

曾提倡在手术中保留自主呼吸，因为自主呼吸可提示呼吸中枢受损。现在已经很少保留自主呼吸，因为呼吸中枢和心血管中枢距离很近，可用心血管的反应来反映呼吸中枢的受损情况。此外，电生理监测作为检测脑干损伤的一种手段，在很大程度上取代了自主通气的作用[341]。

在颅后窝手术中，可采用多种电生理监测，包括体感诱发电位和运动诱发电位（SSEPs、MEPs）、脑干听觉诱发电位和面神经肌电图监测（EMG）。面神经肌电图监测要求患者处于无肌松或不完全肌松状态。体感诱发电位监测需要限制一些麻醉药的使用。这些已在 39 章中进行了讨论。

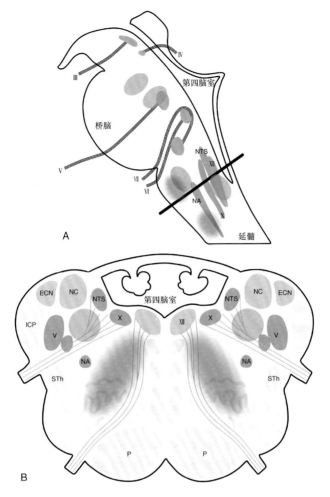

彩图 57.17　**血管舒缩中枢和呼吸中枢。**矢状面（A）和轴向面（B）显示第四脑室底附近的血管舒缩中心（红色）和呼吸中枢（蓝色）。轻微的脑干操作引起的红色结构区域的刺激可导致显著的心血管反应，包括高血压、低血压、心动过缓和心动过速。ECN，外楔形核；ICP，小脑下角；NA，疑核，NC，楔状核；NTS，孤束核；P，锥体；STH，脊髓丘脑束；V，三叉神经脊核和束；X，迷走神经运动背核；XII，舌下神经核

球囊压迫三叉神经节

　　球囊压迫三叉神经节是可能导致心律失常的另一种情况。该手术是在 Meckel 腔内采用 Fogarty 球囊快速充气法毁损第五对脑神经[342-343]。球囊通过颊部和上颌骨处经皮进入。该手术应在全麻下进行，因为穿刺针进入 Meckel 腔和球囊压迫（持续几分钟）的刺激很强。此时可发生明显的短暂性的心动过缓，这种心动过缓常是确定施压是否正确的指征。虽然有人认为建议安置体外起搏电极，但我们认为没有必要。

▎经蝶窦入路手术

　　经蝶窦经路的蝶鞍手术常用于切除蝶鞍内及邻近部位的肿瘤（图 57.18）。病变多来源于垂体，最常见的病变是分泌催乳素的微小腺瘤和无分泌功能的巨大腺瘤。前者多见于继发性闭经和继发性泌乳的妇女。无分泌功能的腺瘤表现出明显的压迫症状（例如头痛、视物模糊、垂体功能减退）且在就诊时肿瘤就较大。由于肿瘤压迫垂体组织，这类患者常表现出垂体功能减退的症状。其他三种不常见的垂体瘤是：分泌生长激素的肿瘤，可导致肢端肥大症；分泌促肾上腺

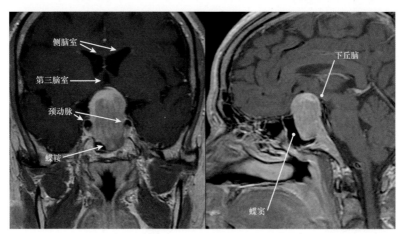

图 57.18　**垂体瘤伴鞍上伸展。**左侧显示肿瘤靠近颈动脉（位于海绵状窦内），脑室受到压迫变形。视神经交叉（未见）位于蝶鞍之上，位于肿瘤向上扩张的路径上。右图显示位于蝶鞍上方的肿瘤（包括出现在此位置的颅咽管瘤）毗邻并可侵入下丘脑。在肿瘤的右上侧和解剖侧上方，放射密度较高（白色）的是正常垂体

皮质激素（ACTH）的肿瘤，可导致库欣病，罕见的分泌甲状腺刺激激素的肿瘤，可导致甲状腺功能亢进。这类患者的围术期管理已有详细的综述[344]。

术前评估

　　术前评估的重要内容是对患者的内分泌功能和视力情况进行评价。总体而言，当垂体病变增大并压迫垂体组织时，垂体功能受限。激素功能丧失的次序为：首先是促性腺激素，其次是生长激素，第三是 ACTH，最后是促甲状腺激素（TSH）。ACTH 减少可导致肾上腺皮质功能减退。对这一点的关注是非常重要的，因为艾迪生病危象可能会接踵而至，尤其是在手术的压力下。严重的肾上腺皮质功能低下，伴随低钠血症者，术前应予以纠正。甲状腺功能低下很少见，但如术前发现严重的甲状腺功能低下则应纠正，因为甲状腺功能低下的患者常不能耐受麻醉药物的心血管抑制作用。垂体分泌功能亢进的表现也应高度重视。分泌 ACTH 的腺瘤（库欣病）通常伴随高血压、糖尿病、阻塞性睡眠呼吸暂停（OSA）和向心性肥胖。进行性肢端肥大症的患者可出现舌体肥大和声门狭窄，应进行相应的气道评估。皮肤变厚，导致动脉穿刺置管困难，亦可出现高血压、OSA 和心肌病变。

监测

　　许多医师主张放置动脉导管以利于血压的监测，因为手术时通常需要在鼻黏膜中注入含有肾上腺素的局麻药。如果术后患者出现尿崩症，动脉导管提供了一条采血途径。经蝶窦入路手术的失血量较少。海绵

窦是蝶鞍区的边侧缘，内有颈动脉通过（图 57.18），在大肿瘤切除时，如果涉及海绵窦，将导致极其严重的出血。另外，某些患者在垂体前有一个静脉窦与两个海绵窦相通，导致整个蝶鞍区的硬脑膜被海绵窦覆盖，使经蝶窦的蝶鞍区手术风险极高。有时不得不放弃经此路径行垂体手术。

麻醉技术

　　虽然向蝶鞍上生长的肿瘤偶尔可导致脑积水（图57.18），增高 ICP，限制了一些麻醉技术的使用，但此类手术麻醉药物的选择范围总体而言很宽泛。手术常采用仰卧位，并取一定程度的头高位以防止静脉回流受阻。咽部填塞可防止血液进入胃内（导致呕吐）或聚集于声门部位（引起拔管时呛咳）。一种 RAE 型导管很适用，它可固定于手术医师优势手对侧嘴角的下颌骨上（例如对右侧优势手的医师来说是左侧嘴角）。小型食管听诊器和温度探头沿着气管导管置入。

　　这类手术通常需要在 C 臂机图像辅助系统下完成（侧位），因此在铺巾后，麻醉科医师难以再接触患者的头部和手臂。宜将神经刺激仪固定于下肢。手术通常是从上唇下面切开或鼻孔经由鼻窦进入。当手术进行时，鼻黏膜表面用局麻药和肾上腺素浸润，此时应注意观察有无心律失常的发生。

　　手术对 CO_2 管理的要求视情况而定。有些情况下，要求使用低碳酸血症以减少脑容积，从而最大限度地减轻蛛网膜凸入蝶鞍的程度。需要重点关注的问题之一是应尽可能避免切开蛛网膜，切开蛛网膜可引起脑脊液漏。术后持续性 CSF 漏极易引发脑膜炎。相

反，蝶鞍上的肿瘤在正常 CO_2 的情况下有助于病变组织进入蝶鞍而便于切除[345]。为达到同样的利于手术切除肿瘤的目的，另一种方法是"泵"盐水进入腰段的 CSF 腔[346]。

苏醒平稳很重要（见"麻醉苏醒"部分），尤其是在蛛网膜曾被打开（随后用纤维胶黏住、脂肪或肌肉封闭）的患者。多次剧烈的 Valsalva 动作以及咳嗽或呕吐可导致 CSF 漏并增加继发性脑膜炎的危险。气道应清理干净，包括血凝块。考虑到可能出现持续性 CSF 漏，外科医师可能在手术后的早期在腰段放置 CSF 引流管以减压。

尿崩症

抗利尿激素（antidiuretic hormone，ADH）在下丘脑视上核合成，经视上核-垂体束转运到垂体后叶。垂体后叶在手术中常常保留不切除。即使后叶被切除，也不影响体内水的平衡，推测是由于 ADH 可从通道的切口端释放出来。如果垂体柄被离断，即使垂体后叶保持完整，仍可发生短暂尿崩症。尿崩症很少发生在术中，常发生在术后 12～48 h。临床特征为多尿并伴血浆渗透压升高。通过比较尿与血浆的渗透压可作出诊断。低渗尿和已升高或进行性升高的血浆渗透压可明确诊断。真性尿崩症患者的尿比重低（低于或等于 1.002），但尿比重测定现也较少使用。

尿崩症确诊后，液体补充方案为：每小时的液体维持量加上前一个小时的尿量 2/3（另一种方案是前一个小时的尿量减去 50 ml 再加上液体维持量）。补液的种类应根据患者电解质的检查结果而定。患者丢失的液体通常为低渗和低钠溶液。0.45% 盐水和 5% 葡萄糖液通常用于液体的补充。当大量使用 5% 葡萄糖液时，应注意高糖血症的可能性。如果每小时需要量超过 350～400 ml 时，通常使用去氨加压素。

清醒开颅术和癫痫手术

当肿瘤或癫痫病灶接近语言和运动皮质（术中要求患者讲话或做出动作）或接近颞正中部短期记忆部位时，需施行清醒开颅术。多数患者为颞叶癫痫。在磁共振成像（MRI）中常见器质性病变。患者多有外伤史。

术前评估

大多数患者术前将进行韦达测试和（或）视频脑电监测分析[347]。近年来，逐渐采用 MR 和（或）正电子发射计算机断层扫描来进行术前功能评估。韦达测试是将戊巴比妥钠注射入颈动脉以选择性麻醉大脑半球，用于定位控制语言中枢的半球和（或）确认是否存在两侧半球的短时记忆。颞叶的后外侧部分主管语言，正中部主管记忆。

放置 EEG 电极的麻醉

视频脑电监测用于确定临床症状性癫痫灶的定位。通常需要在硬膜下放置条状电极（通过颅骨钻孔）或硬膜下电极栅（需要开颅）。较少的情况下，需将电极放置于脑实质，通常置于颞叶内（在立体定位下通过钻孔放置），或者通过直视颞叶表面的情况下放置。后者常为卵圆型电极。放置使用的针与硬膜外穿刺针类似。穿刺点位于嘴角外侧大约 2 cm 处。穿刺针通过软组织，经颧骨的颞突下方和下颌骨分支的内侧，向上到达颅底卵圆孔附近。该操作常在称作"监护下的麻醉（MAC）"下完成，当穿刺针到达颅底刺激骨膜时应使用小剂量的麻醉药，通常是丙泊酚。放置好相关电极后，患者的癫痫治疗药物应停用。将患者置于观察室，连续观察 EEG 和患者的行为。采用这种方法，通过观察临床癫痫发作时 EEG 的改变可以确定癫痫的解剖来源。

麻醉前评估和准备

术前访视时，应就操作过程、持续时间及术中避免体动等方面的知识对患者进行宣教。应熟知癫痫发作的先兆症状以便确认患者是否将发生癫痫大发作。如果术中需要通过皮质电图以确认癫痫灶，在停用抗癫痫药物或将抗癫痫药物减半时应预知难控性癫痫发生的风险。应避免使用具有抗惊厥作用的术前用药（例如苯二氮䓬类），这些药物可干扰术中 EEG 定位。

麻醉技术

麻醉技术的目标包括：

1. 尽量减轻患者操作部位的疼痛及长时间手术时活动受限造成的不适。

2. 确保患者在受到皮层刺激而进行语言、记忆或运动 / 感觉评估过程中的反应性和依从性。

3. 选择对自发癫痫活动抑制作用最小的麻醉技术。

达到上述目标的镇静方法很多。这些技术包括轻度镇静、保留自主呼吸开放气道的深度镇静（伴有间断无反应性）、使用喉罩（LMA）或气管插管进行气道管理的睡眠—清醒—睡眠技术，有时需行正压机械通气。从麻醉一开始，麻醉科医师就应该明白，实施清醒开颅术的主要麻醉方式是局麻。镇静并不能弥补因神经阻滞和头钉固定点浸润不完善所造成的疼痛（图 57.19）。虽然麻醉科医师可给予一定的全麻药物

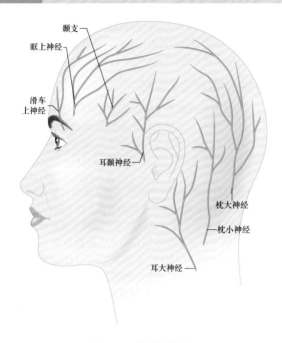

图 57.19　头皮的皮神经

使患者在术中更舒适，并使患者对疼痛和长时间无活动较易耐受，但麻醉科医师不能错误地认为，只要保留患者自主呼吸，即使在气道不受保护、紧急情况下麻醉科医师无法靠近患者以给予及时的呼吸管理的情况下，也可以保证患者的安全。

镇静方法很多。一些麻醉科医师（包括作者）主要用丙泊酚[348-349]，必要时也可联合使用小剂量的瑞芬太尼［例如瑞芬太尼 0.02 ～ 0.05 μg/（kg·min）］或者右美托咪定［0.2 μg/（kg·h）］。其他的组合包括丙泊酚复合芬太尼或瑞芬太尼、右美托咪定复合或不复合瑞芬太尼，都是合理的[350-352]。合用镇静药物必须特别注意，尤其是在合用麻醉性镇痛药物时，这些药物与丙泊酚合用对呼吸的抑制具有协同作用。尤其是在使用针型固定器时更应注意，因为针型固定器限制了麻醉科医师对呼吸抑制的迅速处理或使麻醉科医师无法管理气道。在 EEG 记录前应停止丙泊酚输注至少 15 min。尽管丙泊酚清醒快，但在 EEG 上仍然会留下印迹，特征为高频、高波幅的 β 波，可干扰皮质表面的 EEG[348]。右美托咪定除有镇静和抗焦虑作用外，还具有镇痛作用，以及对呼吸抑制作用轻等优点，使其应用越来越广泛[352-356]。许多右美托咪定的研究显示，其可为功能性检查提供满意的条件，在脑刺激确定语言中枢以及脑皮质电图检查时，右美托咪定持续输注的速度为 0.1 ～ 0.5 μg/（kg·h）[352, 354, 357-358]。有

报道认为，使用右美托咪定后需要很长的停药时间才能使患者的反应性恢复[355, 359]，因此在认知功能检测时推荐的输注速度较低［（0.1 ～ 0.2 μg/（kg·h）］[357]。应常规使用止吐药（例如昂丹司琼、地塞米松，或两者联合），特别是在使用了麻醉性镇痛药的情况下。

有几个团队报道称在开颅时可使用 LMA，保留自主呼吸或行控制通气，在脑组织暴露后，停止使用镇静药并拔除 LMA[353-355, 357, 360-361]。虽然这些方法都有效，但应注意的是，LMA 大多数使用在没有头钉固定的患者。在使用清醒-睡眠-清醒的技术中，需要插管-拔管-再插管，一种特制的气管导管可以使局部麻醉药涂抹在声门和气管，以减轻患者的不适[362]。

常规无创监测已足以保证围术期安全。如果手术中要求深度镇静，则必须应用二氧化碳分析仪，其可以显示每一次呼吸的波形，以确认气道是否通畅以及呼吸驱动力是否正常。通常这类手术时间较长。应注意患者的舒适度（例如温度管理，防止压疮等），以提高患者的耐受性。

放置针型固定器（不是所有医师都用针型固定器）和开颅时患者将感到不适。许多患者在硬膜操作，特别是牵拉颞下的硬脑膜时感觉到疼痛。幕上脑实质的操作无痛觉。浸润固定钉部位和头皮神经阻滞麻醉的局麻药容量很大，麻醉科医师应记录使用的局麻药用量，并对局麻药的使用量提供建议。

麻醉科医师应积极参与头部的固定。头部固定越接近"嗅花位"，则越易于保留自主呼吸和开放气道的管理，镇静的安全性也越高。在摆体位时，应保持患者面部暴露在外。清楚地看到患者的面部很重要，可保证在语言测试时看到患者的表情，运动描计时看到患者的面部活动。

一般情况下，在硬膜完全打开后，在切除癫痫灶时，皮质表面的 EEG 记录应可确定癫痫灶的部位。如果未观察到癫痫活动，则需要采用刺激试验[363]。使用约 0.3 mg/kg 的美索比妥安全有效。也可使用 0.05 ～ 0.1 mg/kg 的依托咪酯。也可在浅全麻（例如 N_2O/ 芬太尼 / 低剂量的异氟烷）下进行癫痫灶的定位。据报道，全麻时静脉推注阿芬太尼的剂量为 30 ～ 50 μg/kg[364, 365]，依托咪酯的剂量为 0.2 ～ 0.3 mg/kg[366-367]，瑞芬太尼的剂量为 2.5 μg/kg[368]在诱发癫痫灶时有效。过度通气也有助于激发癫痫灶[369]。

EEG 确定癫痫病灶后，通过电刺激皮质表面，观察运动、感觉、语言阻断作用来进行功能性检查。在皮质刺激之前，麻醉科医师应做好控制癫痫大发作的准备。停止皮层刺激或者给予皮质以冰盐水，癫痫发作一般自行停止。如果癫痫发作不自行停止，应及时

给予药物处理（例如追加丙泊酚 0.5 ~ 1 mg/kg）。如果癫痫发作已自行停止，应立即停用丙泊酚，因为可能还需要使用 EEG 进行癫痫灶的定位，而丙泊酚对定位有干扰作用[348]。

脑立体定位术

脑立体定位术适应证较多，包括深部小病变的活检、放置深部脑刺激电极。放置深部脑刺激电极可作为运动失调症的治疗（如帕金森病、特发性震颤、肌张力障碍）[370]，以及其他疾病（抽动病、强迫性抽动症、抑郁）。运动失调症手术最常见的靶核是丘脑底核、内侧苍白球或者是丘脑腹外侧核（图 57.20）[370]。深部刺激的有益作用的机制还不清楚。一个重要的理论认为，异常运动由涉及基底核、皮质神经元的异常同步震荡回路所引起，高频刺激这个通路中的任何一点都可干扰这种震荡[371]。

术前评估包括患者凝血功能正常、未使用血小板抑制药物（包括中草药）。应详尽告知患者手术方式、可能的持续时间及必要的体动限制。

麻醉科医师面对的困难主要包括：

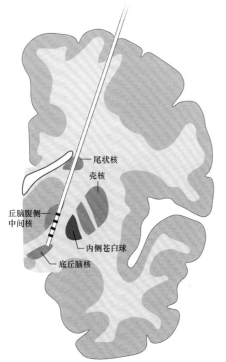

—尾状核
　壳核

丘脑腹侧—
中间核

　内侧苍白球

底丘脑核

图 57.20　**脑刺激电极的目标位置。**最常见治疗运动失调，目标核是底丘脑核、丘脑腹外侧核（Vim）和内侧苍白球

1. 气道管理。立体定位装置种类繁多，通常在局麻下安置，在进入手术室以前已经进行了图像定位。安装的支架有时妨碍了面罩的使用和通气、喉镜的使用及颈部伸展。如果采用全麻，有时需采用清醒插管。这些定位装置常固定在手术床上。如果使用镇静，麻醉科医师应知道在紧急情况下如何快速卸下这些装置（包括知道必要的工具或扳手在哪里）。

2. 麻醉药对微电极记录结果和症状的影响。在深部电极定位过程中，依赖于立体定位轴和特定神经核的典型电生理印迹（如丘脑底核、苍白核）。镇静剂不应影响这些特征性电信号。但是麻醉药对这些电生理信号影响的性质和持续时间（不同的核团影响还可能不一样）我们还缺乏系统的了解。基于"宁可信其有，不可信其无"的原则，一些神经外科医师和电生理学家要求不用任何镇静剂。这种限制麻醉药使用的要求没有必要。目前有几篇这方面的综述性文章[372-374]。简而言之，苯巴比妥类影响最大，应避免使用。丙泊酚对运动功能干扰严重，但是这种药还是经常使用[375]。应计算好丙泊酚的使用与电极记录之间的时间间隔。右美托咪定在小剂量使用时对信号没有明显的干扰[376]，因而应用广泛。瑞芬太尼半衰期短，虽然也有部分报道称其影响帕金森病患者的震颤，但还是比较适用[377]。刺激后患者症状停止，没有出现严重的不良反应，是证明刺激部位准确和参数设置合理的重要指标。震颤不应被镇静药所抑制，而丙泊酚可产生这种抑制作用[378]。帕金森病患者使用右美托咪定作为深部脑刺激器放置时的镇静获得了满意的电生理记录和震颤的保存，右美托咪定的剂量以保持患者存在正常言语反应为限[352, 376, 379]。另一个难题是，运动功能失调的患者在震颤持续发作时如何获得高质量的影像学资料。在进行立体定位时立即给予一定的镇静药物可能是一个可行的办法。可用丙泊酚，但是停药后至开始记录的时间间隔应尽可能地长。

3. 颅内血肿和防止高血压。颅内血肿是立体定位手术中的一个严重的并发症。预防或迅速控制高血压是麻醉医师管理的重要目标。一个重要的考量是，当多个穿刺针通过脑组织时，高血压可促使颅内血肿的形成。当出现严重血肿时，可能需要紧急开颅，麻醉科医师应自手术开始之时就做好充分准备。

另外，如前"空气栓塞"一节所讲，行立体定位术时保留患者自主呼吸也可能发生静脉空气栓塞[95]。

神经内镜手术

切除脑室内的病变（如胶质囊肿，第三脑室终板或基底部开窗术治疗脑积水等）可以在内镜下完成。入路通常是在额骨或者是枕骨部位钻孔进入侧脑室。麻醉科医师需要重点关注的是，行脑室冲洗的液体（应经过预热）像骨科关节镜手术一样，应清亮透明。流出端管道的阻塞可引起颅内压急剧升高，导致生命体征的突然变化。典型特征为"挤压样"表现，即血压升高和心率减慢，但心率改变通常不典型。心血管系统的反应是颅内结构（如丘脑）受到机械刺激的一种表现，虽然不一定具有预示作用。血流动力学的任何急剧变化都要在第一时间通知外科医师。是否需要直接动脉血压监测可与外科医师商量共同决定。

介入神经放射学

各类介入手术是为了对颅内和颅外疾病实施评估和治疗。这些手术包括：动脉粥样硬化疾病的支架辅助血运重建；在急性血栓栓塞性疾病中进行血栓切除术；动脉瘤，AVM，肿瘤和动静脉瘘栓塞[380]。在神经麻醉的复发问题一节中已经讨论了许多神经介入麻醉的管理方法。介入性神经麻醉的关键组成部分包括限制患者活动，快速诱导麻醉以促进神经系统检查，严格的血流动力学操作以防止过度灌注和灌注不足以及对 PaCO$_2$ 的管理。另外，麻醉科医师可能需要监测凝血功能并进行相应调节。神经介入手术的基础是充分了解血管解剖学和基础病理学。在整个过程中麻醉科医师与介入科医师之间的密切沟通是至关重要的。图 57.21 中回顾了脑血管解剖。

麻醉技术

全麻被广泛采用的原因有很多：①确保手术过程中患者固定不动；②在手术过程中确保患者舒适；③控制患者的合并症或神经系统疾病。保护气道和控制通气（PaCO$_2$ 主导，呼吸暂停）也可能成为决定采用全麻的因素。全麻的潜在缺点包括：插管、拔管时的血流动力学不稳定；麻醉药引起的低血压导致脑灌注不足；无法直接监视患者的神经系统状况；与拔管时和咳嗽、劳累有关的并发症；以及由于残留麻醉药而导致的延迟苏醒或术后神经系统检查受损。如果采用全麻，只要达到基本的神经麻醉目标（严格的血流动力学控制，快速诱导且对神经系统检查残留麻醉剂的影响最小，并且诱导/苏醒顺利），几乎没有证据表明使用特定麻醉剂会更好。一些人提倡避免使用 N$_2$O，因为在手术过程中可能会将气体引入动脉系统。尽管 N$_2$O 可能会扩大气体范围并可能增加缺血风险，但作者的本地

经验表明，只要介入技术精准，N$_2$O 是安全的。

由于各种原因（例如，更好地维持 CPP，避免诱导/苏醒时血流动力学不稳定，神经系统检查功能保护，便利），在介入放射科室提倡采用静脉镇静药物实施 MAC。尽管这些原因是直观的，但麻醉类型是否真的在这些领域提供了明显的优势仍不清楚。

急性血栓切除术

最近发表的研究表明，在卒中症状出现后 24 h 内接受血栓切除术的部分患者的预后改善。麻醉科人员参与急性卒中患者急诊血栓切除术的频率可能会增加[381-382]。近年来，关于该手术的最佳麻醉类型（GA 与 MAC）一直存在一些争论。许多回顾性研究发现 GA 与急性血栓切除术后神经功能恶化有关[383]。这些研究中固有一个明显的选择偏差，即气道控制通常用于有严重神经功能缺陷和意识障碍的患者，这排除了患者合作的可能。随后的 RCTs[384-385] 和最近的一项 meta 分析[386] 没有显示 MAC 在这个患者群体中的有益结局。尽管 MAC 有可能加快建立血管通路时间（成像与腹股沟穿刺时间间距）[383]，但最近的研究未能显示其在平均再血管化时间上的优势[383-385]。这可能是因为气管内插管引起的短时间延迟被患者活动性降低和手术条件改善所抵消。值得注意的是，MAC 和 GA 都能显著降低血压，从而增加缺血半暗带梗死的风险。然而麻醉科医师对低血压的密切关注和积极治疗似乎否定了潜在的增加低血压风险。在选定的患者（合作）中，MAC 可允许在整个手术过程中进行神经系统检查，这也可在血栓切除术过程中提供治疗终点。目前，没有足够的证据常规推荐一种麻醉方法而拒绝另一种。相反，所采用的麻醉方式应基于对患者的快速临床评估、麻醉科医师使用不同麻醉方式的舒适程度以及当地医院条件。当选择 GA 时，必须注意避免过度延迟血管内治疗和维持接近清醒水平的脑灌注。保持正常的血压和避免严重的高氧血症也可能是合理的。

肿瘤和动静脉畸形

在操作过程中有时需要将病变区域夹闭或者用材料填塞，过度通气有利于血流从正常脑组织分流到将要被闭塞的区域。当介入科医师准备将封堵胶注入血流丰富的病变区（如动静脉畸形、动静脉瘘）的时候，要求麻醉科医师降低血压，防止封堵胶进入病变区域的引流静脉或进入全身静脉系统。降压药物的选择依据麻醉科医师的个人经验并考虑患者全身心血管

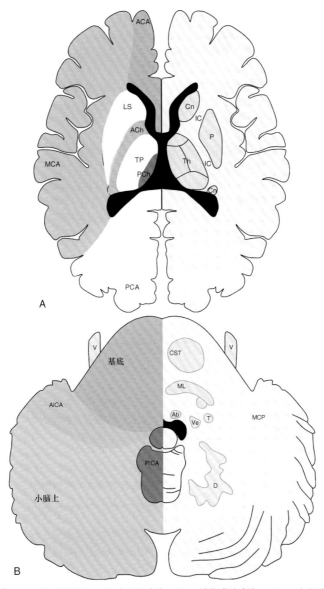

图 57.21　**脑血管解剖分布**。Ab，外展神经核；ACA 大脑前动脉；ACh，脉络膜前动脉；AICA，小脑前下动脉；CST，皮质脊髓束；Cn，尾状核；D，齿状核；IC，内囊；LS，豆纹动脉；MCA，大脑中动脉；MCP，中脑脚；ML，内侧丘系；P，壳核；PCA，大脑后动脉；PCh，脉络膜后动脉；PICA，小脑后下动脉；T，三叉神经核；Th，丘脑；TP，丘脑穿通动脉；V，三叉神经；Ve，前庭核

功能状态而定。腺苷可导致一过性血流停滞，是达到此降压目标的最有效药物[387]。

颅内动脉瘤

　　国际蛛网膜下腔动脉瘤试验和随后的 meta 分析已经证实，血管介入方法可治疗大多数的颅内动脉瘤[388-389]。但是，也有相当多的患者需要采用手术夹闭[390]，主要是宽颈动脉瘤、近端血管阻塞或有其他病变以及其他复杂解剖的情况。

　　动脉瘤相关的一些操作，特别是解决血管痉挛的措施，如选择性的动脉内使用血管扩张药（罂粟碱、钙离子通道拮抗剂），以及较常用的球囊扩张术，可能不需要麻醉科医师的参与。如果手术时间长、患者原因或偶尔需要精确的生理控制就需要监护下的麻醉或全麻。介入科医师通常要求患者绝对制动，这时通常需要全麻。此外，当血管破裂或血管内装置的位置放置不当时，也需要麻醉科医师协助复苏抢救。当血管破裂时，介入科医师可能要求降低血压，并使填塞动脉瘤的弹簧圈在最短的时间内完成栓塞。此外，还需要立即逆转肝素化。当弹簧圈或球囊（球囊现已少用）移位时可导致缺血，在取出这些装置的过程中，需要液体负荷和使用升压药来提高侧支循环的 CBF。这时通常需要有创动脉测压。直接动脉压可通过介入科医师的血管鞘进行，但有时不可行。当这些并发症发生时，与介入医师的密切沟通对于确保麻醉团队做出适当的反应是至关重要的。

支架辅助血管重建术或支架辅助动脉瘤弹簧圈栓塞

血管内支架置入术通常需要准备双重抗血小板治疗 5 ～ 7 天。阿司匹林和氯吡格雷抑制试验可在手术当天进行，以确认患者的依从性和药物生理反应[391]。有效的双抗血小板制剂预防早期支架内血栓形成对于使用导流支架（例如管道栓塞装置）具有特别重要的意义。颈动脉支架（CAS）置入可作为 CEA 的替代方法，特别是当血管解剖结构对 CEA 不利或对冠状动脉疾病有显著影响时。在释放支架[392]时，应预见到低血压和（或）心动过缓，可能需要临时的血管加压剂支持或心动过缓的药物治疗。

脑脊液（CSF）分流手术

CSF 分流用于缓解各种脑积水和假性脑瘤。脑积水分为交通性和非交通性两种。在非交通性脑积水中，脑脊液从脑室流出的过程受阻。这种阻塞可能是由于脑室内积血、感染或肿瘤位于脑室或邻近脑室。在交通性脑积水中，脑脊液可从脑室中流出但不被蛛网膜绒毛所吸收。这种情况多见于继发性脑脊液感染或脑脊液血染。蛛网膜下腔出血后常见一定程度的交通性脑积水。

脑室-腹腔分流最常见。导管通过颞角钻孔插入非优势脑（通常是右脑）侧脑室。储存囊放置在邻近穿刺孔的皮下，排放端通过皮下隧道直达上腹部，并通过一个小切口插入腹腔内。中度肌松较适宜。胃扩张可能导致意外的胃切开伤。脑脊液阻塞的脑室可能不止一处，这就需要双管分流，多见于小儿。此时需要两个引流点，分别位于侧脑室和第四脑室。第四脑

室引流需要采用俯卧位，而大多数脑室-腹腔分流术采用仰卧位。

交通性脑积水偶尔采取腰大池-腹腔分流术。患者取侧卧位，通过 Tuohy 型穿刺针将导管插入腰部蛛网膜下腔。导管经皮下隧道至腹前壁并通过一个小切口插入腹腔内。

麻醉管理

通常不需要采用有创监测。麻醉选择应避免进一步增加 ICP。该手术一般不在外伤的急性期实施，因此不必过度担心低碳酸血症的危害。术中习惯采用中度过度通气（$PaCO_2$ 为 25 ～ 30 mmHg）。但具体 $PaCO_2$ 维持目标可以与外科医师共同协商。手术通常采用仰卧位。当导管进入脑室后，血压可能突然下降（脑干压力减轻的结果），偶尔需用短效升压药。建立皮下隧道时可产生疼痛刺激。术后患者不适感轻微。与其他神经外科患者不同，分流术后患者常取平卧位，以防止脑室系统塌陷过快。分流后硬膜下血肿的发生率低，脑组织快速萎缩所致的交通静脉撕裂可能是硬膜下血肿的一个原因。

小儿脑室腹腔分流术

小儿脑室腹腔分流术比成人多见。常见的适应证有脑脊髓瘤、新生儿脑室内出血和颅后窝肿瘤伴脑积水。虽然对这些患儿的治疗不能随意，但是在小儿，开放囟门行颅内压监测往往会发生定位误差，因此不应打开低龄患儿的囟门监测 ICP，可通过触诊囟门来连续监控 "ICP" 的变化趋势。尽管在理论上用吸入麻醉药诱导有所顾忌，但临床上患儿对吸入麻醉药有很好的耐受性，吸入麻醉药即使对于囟门闭合的小儿也适用。但对于已昏迷的小儿不宜采用这种麻醉方法。在静脉通道建立后，一般采用丙泊酚-肌松药顺序诱导。当小儿外周静脉通道难以很快建立时，常用七氟烷诱导，并尽快行面罩控制辅助呼吸。当呼吸控制后，应建立静脉通道，并通过静脉通道使用肌松药，有时需要给予静脉麻醉药，以便在最佳的条件下行气管插管。对于大于 6 个月的未昏迷的小儿，常静脉滴定应用芬太尼，因为这种手术并非完全无痛，有阿片类镇痛药作为背景可使术后苏醒更平稳。

儿科神经外科手术

表 57.6 列举了常见的儿科手术及其麻醉管理注意事项。最常见的手术是脑室-腹腔分流时导管的放置和调整（前文已讨论）。多数小儿肿瘤位于颅后窝，

表 57.6　小儿神经外科疾病和麻醉管理注意事项

年龄组	病变	发病原因	麻醉注意事项
新生儿	脑室内出血	室管膜下血管破裂	早产相关问题
	凹陷性颅骨骨折	钝器伤	脑水肿相关问题
	脊膜膨出	脊膜自颅骨缺损处膨出	巨大膨出导致气道管理困难
			俯卧位或侧卧位 修复手术导致 ICP 升高 出血较多
	脑膨出	脊膜及脑组织自颅骨膨出	类似脊膜膨出
	脊髓脊膜膨出	脊膜及脊神经根自脊椎裂膨出	俯卧或侧卧位 巨大缺损修复后呼吸受限
婴儿	脑积水	多种病因	ICP 升高
	Arnold-Chiari 畸形	颅后窝内容物疝入枕骨大孔	头部屈曲使脑干受压，伴或不伴脑积水和 ICP 升高；伴或不伴脊髓脊膜膨出；术后呼吸抑制
	颅缝早闭	颅缝过早闭合	开颅或内镜手术 失血量大 空气栓塞 仰卧或俯卧位
	颅面骨发育不良	发育异常	手术时间长 失血量大 脑组织回缩 空气栓塞 插管损伤
	血管畸形	多种病因	充血性心力衰竭 大量失血 控制性降压
	硬膜下血肿	外伤	与损伤相关的问题
儿童	颅后窝肿瘤	室管膜瘤	脑积水
		星形细胞瘤	ICP 升高
		髓母细胞瘤	俯卧位或坐位
		畸胎瘤	空气栓塞
		脑干胶质瘤	脑干受压 术后脑神经功能障碍或脑干水肿或受压

ICP，颅内压

且多位于中线附近，常伴有脑积水。小儿颅后窝手术时，其 VAE 的风险、监测和治疗类似于成人和儿童，已在前面讨论过。当采用坐位实施手术时，常采用心前区多普勒监测并放置右心导管。骨缝处的手术出血量可能较大，与涉及的骨缝的数量成正比。存在明显的 VAE 风险时需采用心前区多普勒监测[97]。椎管内肿瘤的小儿可能已行紧急的姑息性放射治疗，或伴有颅内压升高和脑疝形成。患儿可能伴有顽固性疼痛且对镇痛药物耐受，如使用激素可导致向心性肥胖，其他的化疗药物的副作用也可能产生复杂影响。

脊柱外科手术

表 57.7 总结了神经外科医师实施脊髓和脊柱手术时可能出现的一些问题。

脊柱手术的内容在第 66 章中有详细的介绍。相关的电生理监测技术见第 39 章。俯卧位的问题在前面已有介绍，术后视觉丧失问题在第 39 章中有详细的讨论。

脊髓的生理与脑相似，如对 CO_2 的反应性、血脑屏障、自主调节功能、高代谢率和血流量（虽然在

表 57.7　各种脊柱手术的麻醉管理和所需的体位

脊柱节段和外科情况	问题／注意事项	体位和评论
颈椎区：椎管狭窄、外伤、类风湿关节炎、椎间盘退行性疾病	保持颈部正中位置，避免压迫脊髓	仰卧位／经前路完成大部分椎间盘手术 俯卧位或者坐位／经后路做椎板切除和椎弓根手术
	维持灌注压在接近清醒时的水平	考虑是否存在脊髓压迫，新近期的脊髓损伤或脊髓牵拉
	低血压（脊髓休克）	多发生在完全性的颈髓损伤
	术后呼吸功能不全	多发生在颈髓损伤
	空气栓塞	多发生在坐位椎板切除手术中
前路颈椎椎间盘手术	膨出压迫气道 术后组织水肿／气道受压 术后脑神经功能异常	仰卧位 需要牵引，方便移植物植入 需要气管导管套囊放气，再充气
颈椎不稳定	清醒插管 清醒体位 如果清醒插管不可行，插管时保持头部轴线位	俯卧位或者仰卧位
胸腰段：退行性病变，椎管狭窄，外伤	体位变化大 清醒插管和清醒摆体位 失血 空气栓塞 术后失明	俯卧位、侧卧位或膝胸位 是否颈椎不稳定、外伤后、体位变化大 尤其是再次手术、器械损伤、椎管狭窄；损伤主动脉、髂动脉或大静脉 少见 病因不明，与长时间俯卧位、低血细胞比容、大量出血和低血压有关；患者的个体差异（见第 34 章）
椎体转移瘤	大量失血	俯卧位、前外侧／腹膜后 L1 以上病变使用肺隔离术
脊髓肿瘤	牵拉时保持灌注压	俯卧位
有重大神经损伤危险的手术	唤醒试验（目前罕见） 体感诱发电位 运动诱发电位 椎弓根螺钉时应用肌电图监测	训练患者 麻醉药物使用受限 麻醉药／肌松药使用受限 肌松药使用受限

某种程度上少于脑），以及灰质对严重缺血的易感性。减轻脊髓水肿的方法与降低颅内压升高的方法相似，但很少使用。麻醉科医师应特别注意脊髓受压的相关情况。这种情况常见于颈椎椎管狭窄的患者，据推测与脊髓骨折的移位有关。对于这类患者需行动脉穿刺置管测压，并维持血压稳定。我们认为，对于这类患者和脊髓急性损伤（＜ 7 天）的患者，血压应维持在 85 ～ 90 mmHg 或接近清醒时的水平，以较高者为准。如果只是脊神经根受压，则血压管理不必像脊髓受压那样严格。椎管狭窄和脊髓受压的患者通常都有下肢反射亢进和踝阵挛，当然也有例外情况。对于颈椎不稳和某些严重颈椎椎管狭窄的患者应选择清醒气管插管，以减轻颈部的屈曲和（或）后伸，轻度的屈曲和后伸可加重颈髓压迫。插管前应与外科医师商量并达成一致。

参考文献

1. Fishman RA. N Engl J Med. 1975;293:706.
2. Grubb RL, et al. Stroke. 1974;5:630.
3. Archer DP, et al. Anesthesiology. 1987;67:642.
4. Greenberg JH, et al. Circ Res. 1978;43:324.
5. Grosslight K, et al. Anesthesiology. 1985;63:533.
6. Petersen KD, et al. Anesthesiology. 2003;98:329.
7. Stirt JA, et al. Anesthesiology. 1987;67:50.
8. Kovarik DW, et al. Anesth Analg. 1994;78:469.
9. Eisenberg HA, et al. J Neurosurg. 1988;69:15.
10. Cremer OL, et al. Lancet. 2001;357:117.
11. Cannon ML, et al. J Neurosurg. 2001;95:1053.
12. Otterspoor LC, et al. Curr Opin Anaesthesiol. 2008;21:544.
13. Oertel M, et al. J Neurosurg. 2002;97:1045.
14. Steiner LA, et al. Intensive Care Med. 2004;30:2180.
15. Grote J, et al. Pflugers Arch. 1981;391:195.
16. Alexander SC, et al. J Appl Physiol. 1968;24:66.
17. Hansen NB, et al. Ped Res. 1986;20:147.
18. Cohen PJ, et al. Anesthesiology. 1966;27:211.
19. Bruce DA. Clin Perinatol. 1984;11:673.
20. Coles JP, et al. Crit Care Med. 2002;30:1950.
21. Coles JP, et al. Crit Care Med. 2007;35:568.
22. Martin NA, et al. J Neurosurg. 1997;87:9.
23. van Santbrink H, et al. Acta Neurochir. 2002;144:1141.
24. Coles JP, et al. J Cereb Blood Flow Metab. 2004;24:202.

25. Cold GE. *Acta Neurochir*. 1989;96:100.
26. Bouma GJ, et al. *J Neurosurg*. 1991;75:685.
27. Gopinath SP, et al. *J Neurol Neurosurg Psychiatry*. 1994;57:717.
28. Matta BF, et al. *Anesth Analg*. 1994;79:745.
29. Muizelaar JP, et al. *J Neurosurg*. 1991;75:731.
30. Ishii R. *J Neurosurg*. 1979;50:587.
31. Enqquist H, et al. *J Neurosurg Anesthesiol*. 2018;30:49.
32. Andrews RJ, Muto RP. *Neurol Res*. 1992;14:19.
33. Xu W, et al. *Acta Neurochir*. 2002;144:679.
34. Raichle ME, et al. *Arch Neurol*. 1970;23:394.
35. Muizelaar JP, et al. *J Neurosurg*. 1988;69:923.
36. Miller JD, et al. *Neurosurg*. 1977;1:114.
37. Yeung WTI, et al. *J Neurooncol*. 1994;18:53.
38. Wilkinson ID, et al. *Neurosurg*. 2006;58:640; discussion 640.
39. Bebawy JF. *J Neurosurg Anesthesiol*. 2012;24:173.
40. Miller JD, Leech P. *J Neurosurg*. 1975;42:274.
41. Bell BA, et al. *Lancet*. 1987;1:66.
42. Edwards P, et al. *Lancet*. 1957;365:2005.
43. Cottrell JE, et al. *Anesthesiology*. 1977;47:28.
44. Marshall LF, et al. *J Neurosurg*. 1978;48:169.
45. Seo H, et al. *J Neurosurg*. 2017;126:1839–1846.
46. Rudehill A, et al. *J Neurosurg Anesthesiol*. 1993;5:4.
47. Kaufmann AM, Cardoso ER. *J Neurosurg*. 1992;77:584.
48. Diringer MN, Zazulia AR. *Neurocrit Care*. 2004;1:219.
49. Hays AN, et al. *Neurocrit Care*. 2011;14:222.
50. Qureshi AI, Suarez JI. *Crit Care Med*. 2000;28:3301.
51. Doyle JA, et al. *J Trauma*. 2001;50:367.
52. Francony G, et al. *Crit Care Med*. 2008;36:795.
53. Sakellaridis N, et al. *J Neurosurg*. 2011;114:545.
54. Khanna S, et al. *Crit Care Med*. 2000;28:1144.
55. Horn P, et al. *Neurol Res*. 1999;21:758.
56. Ogden AT, et al. *Neurosurg*. 2005;57:207; discussion 207.
57. Marko NF. *Crit Care*. 2012;16:113.
58. Mortazavi MM, et al. *J Neurosurg*. 2012;116:210.
59. Berger-Pelletier E, *CJEM*. 2016;18:243.
60. Staub F, et al. *J Neurotrauma*. 1994;11:679.
61. Ringel F, et al. *J Neurochem*. 2000;75:125.
62. Carney N, et al. *Neurosurgery*. 2017;80:6.
63. Lin C-L, et al. *J Neurosurg*. 2003;99:978.
64. Prell J, et al. *J Neurosurg*. 2018:1.
65. Postoperative Visual Loss Study Group. *Anesthesiology*. 2012;116:15.
66. Albin MS, et al. *Anesth Analg*. 1991;73:346.
67. Sutherland RW, Winter RJ. *Acta Anaesthesiol Scand*. 1997;41:1073.
68. Brown J, et al. *Resuscitation*. 2001;50:233.
69. Ha JF, et al. *A A Pract*. 2018;10:204.
70. Standefer M, et al. *Neurosurgery*. 1984;14:649.
71. Matjasko J, et al. *Neurosurgery*. 1985;17:695.
72. Black S, et al. *Anesthesiology*. 1988;69:49.
73. Duke DA, et al. *Neurosurgery*. 1998;42:1286.
74. Harrison EA, et al. *Br J Anaesth*. 2002;88:12.
75. Martin JT. *Positioning In Anesthesia And Surgery*. Philadelphia: Saunders; 1988.
76. Marshall WK, et al. *Anesth Analg*. 1983;62:648.
77. Dalrymple DG, et al. *Br J Anaesth*. 1979;51:1079.
78. Pivalizza EG, et al. *J Neurosurg Anesthesiol*. 1998;10:34.
79. Wilder BL. *Neurosurgery*. 1982;11:530.
80. Toung TJK, et al. *Anesth Analg*. 1986;65:65.
81. Morales F, et al. *Neurocirugia (Astur)*. 2003;14:5.
82. Drummond JC. *Anesthesiology*. 1984;60:609.
83. Goodie D, Traill R. *Anesthesiology*. 1991;74:193.
84. Skahen S, et al. *Anesthesiology*. 1986;65:192.
85. Prabhakar H, et al. *J Neurosurg Anesthesiol*. 2003;15:278.
86. Toung TT, et al. *Neurosurgery*. 1983;12:164.
87. Reasoner DK, et al. *Anesthesiology*. 1994;80:1008.
88. Satyarthee GD, Mahapatra AK. *J Clin Neuro Sci*. 2003;10:495.
89. Michenfelder JD, et al. *Anesthesiology*. 1972;36:164.
90. Marshall WK, Bedford RF. *Anesthesiology*. 1980;52:131.
91. Papadopoulos G, et al. *Acta Neurochir*. 1994;126:140.
92. Schwarz G, et al. *J Neurosurg Anesthesiol*. 1994;6:83.
93. Faberowski LW, et al. *Anesthesiology*. 2000;92:20.
94. Tobias JD, et al. *Anesthesiology*. 2001;95:340.
95. Johnson M, et al. *ASA Meeting Abstracts A469*. 2012.
96. Matjasko J. *J Neurosurg Anesthesiol*. 1996;8:1.
97. Schubert A, et al. *Anesth Analg*. 2006;102:1543.
98. Mirski MA, et al. *Anesthesiology*. 2007;106:164.
99. Drummond JC, et al. *Anesth Analg*. 61985;4:688
100. Bunegin L, et al. *Anesthesiol*. 1981;55:343.
101. Martin JT. *Anesth Analg*. 1970;49:793.

102. Roth S, Aronson S. *Anesthesiology*. 1995;83:1359.
103. Hagen PT, et al. *Mayo Clin Proc*. 1984;59:17.
104. Mammoto T, et al. *Acta Anaesthesiol Scand*. 1998;42:643.
105. Perkins NAK, Bedford RF. *Anesth Analg*. 1984;63:429.
106. Colohan ART, et al. *J Neurosurg*. 1985;62:839.
107. Black S, et al. *Anesthesiology*. 1989;71:235.
108. Engelhardt M, et al. *Br J Anaesth*. 2006;96:467.
109. Kwapisz MM, et al. *J Neurosurg Anesthesiol*. 2004;16:277.
110. Leonard IE, Cunningham AJ. *Br J Anaesth*. 2002;88:1.
111. Black S, et al. *Anesthesiology*. 1990;72:436.
112. Bedell EA, et al. *Anesthesiology*. 1994;80:947.
113. Tommasino C, et al. *J Neurosurg Anesth*. 1996;8:30.
114. Ljubkovic M, et al. *J Appl Physiol*. 2012;112:91.
115. Butler BD, Hills BA. *J Appl Physiol*. 1979;47:537.
116. Katz J, et al. *Br J Anaesth*. 1988;61:200.
117. Yahagi N, et al. *Anesth Analg*. 1992;75:720.
118. Grady MS, et al. *J Neurosurg*. 1986;65:199.
119. Toung TJK, et al. *Anesthesiology*. 1988;68:53.
120. Geissler HJ, et al. *Anesthesiology*. 1997;86:710.
121. Mehta M, et al. *Acta Anaesthesiol Scand*. 1984;28:226.
122. Losasso TJ, et al. *Anesthesiology*. 1992;77:21.
123. Losasso TJ, et al. *Anesthesiology*. 1992;77:148.
124. Weed LH. McKibben PS. *Am J Physiol*. 1919;48:512.
125. Tommasino C, et al. *Crit Care Med*. 1988;16:862.
126. Kellum JA. *Crit Care Med*. 2002;30:259.
127. McIlroy D, *Intensive Care Med*. 2017;43:795–806.
128. Semler MW, *N Engl J Med*. 2018;378:829.
129. Weinberg L. et al. *World J Crit Care Med*. 2016;5:235.
130. Drummond JC, et al. *Anesthesiology*. 1998;88:993.
131. Myburgh J, et al. *N Engl J Med*. 2007;357:874.
132. Drummond JC, et al. *Anesth Analg*. 2011;113:426; author reply. 427.
133. Van Aken HK, et al. *Curr Opin Anaesthesiol*. 2012;25:563.
134. Drummond JC. *Anesthesiol*. 2010;112:1079.
135. Grande PO. *J Neurosurg Anesthesiol*. 2011;23:358.
136. Rodling Wahlstrom M, et al. *Acta Anaesthesiol Scand*. 2009;53:18.
137. Suarez JI, et al. *Acta Neurochir Suppl*. 2015;120:287–290.
138. Suarez JI, et al. *Stroke*. 2012;43:683.
139. Hill MD, et al. *Stroke*. 2011;42:1621.
140. Kozek-Langenecker SA. *Anesthesiology*. 2005;103:654.
141. Cully MD, et al. *Anesthesiology*. 1987;66:706.
142. Trumble ER, et al. *J Neurosurg*. 1995;82:44.
143. Van Der Linden P, et al. *Anesth Analg*. 2012;116:35.
144. Neff TA, et al. *Anesth Analg*. 2003;96:1453; table of contents.
145. Bulger EM, Hoyt DB. *Adv Surg*. 2012;46:73.
146. Oddo M, et al. *Crit Care Med*. 2008:36:3233.
147. Zetterling M, et al. *J Neurosurg*. 2011;115:66.
148. Magnoni S, et al. *Crit Care Med*. 2012;40:1785.
149. Vespa P, et al. *Crit Care Med*. 2012;40:1923.
150. Bergsneider M, et al. *J Neurosurg*. 1997;86:241.
151. Shutter L. *Crit Care Med*. 2012;40:1995.
152. Jacobi J, et al. *Crit Care Med*. 2012;40:3251.
153. Finfer S, et al. *N Engl J Med*. 2009;360:1283.
154. Todd MM, et al. *N Engl J Med*. 2005;352:135.
155. Graham DI, et al. *J Neurol Neurosurg Psychiatry*. 1989;52:346.
156. Clifton GL, et al. *J Cereb Blood Flow Metab*. 1991;11:114.
157. Clifton GL, et al. *N Engl J Med*. 2001;344:556.
158. Clifton GL, et al. *Lancet Neurol*. 2010;10:131.
159. Hutchison JS, et al. *N Eng J Med*. 2008;358:2447.
160. Bernard SA, et al. *N Engl J Med*. 2002;346:557.
161. Hypothermia-after-cardiac-arrest-study-group. *Engl J Med*. 2002; 346:549.
162. Nielsen N, et al. *N Engl J Med*. 2013;369:2197.
163. Nolan JP, et al. *Circulation*. 2003;108:118.
164. Donnino MW, et al. *Resuscitation*. 2016;98:97.
165. Crowder CM, et al. *J Neurosurg*. 1996;85:98.
166. Johansson B, et al. *Acta Neuropathol (Berl)*. 1970;16:117.
167. Forster A, et al. *Anesthesiol*. 1978;49:26.
168. Hatashita S, et al. *J Neurosurg*. 1986;64:643.
169. Mayhan WG. *Am J Physiol*. 1990;258:H1735.
170. Kalfas IH, Little JR. *Neurosurg*. 1988;23:343.
171. Jian M, Han R. *J Neurosurg Anesthesiol*. 2012;24:459.
172. Grillo P, et al. *Anesth Analg*. 2003;96:1145.
173. Tanskanen PE, et al. *Br J Anaesth*. 2006;97:658.
174. Bekker A, et al. *Anesth Analg*. 2008;107:1340.
175. Connolly Jr ES, et al. *Stroke*. 2012;43:1711.
176. Broderick JP, et al. *Stroke*. 1994;25:1342.
177. O'Kelly CJ, *J Neurosurg*. 2009;111:1029.

178. Kwon JH, *J Korean Neurosurg Soc.* 2008;43:177.
179. Adams H, et al. *Stroke.* 2016;47:2488.
180. Tso MK, et al. *World Neurosurg.* 2016;86:226.
181. Tisdall M, et al. *J Neurosurg Anesthesiol.* 2006;18:57.
182. Berendes E, et al. *Lancet.* 1997;349:245.
183. Igarashi T, et al. *Neurol Res.* 2007;29:835.
184. Wijdicks EFM, et al. *Ann Neurol.* 1985;18:211.
185. Okuchi K, et al. *Acta Neurochir.* 1996;138:951.
186. Rahman M, Friedman WA. *Neurosurgery.* 2009;65:925; discussion. 935.
187. Deshaies EM, et al. *Neurol Res.* 2009;31:644.
188. Kiser TH. *Hospital Pharmacy.* 2014;49:923.
189. Haque R, et al. *Neurol Res.* 2009;31:638.
190. Rasulo FA, et al. *J Neurosurg Anesthesiol.* 2012;24:3.
191. Chang HS, et al. *J Neurosurg.* 2000;92:971.
192. Foroohar M, et al. *Surg Neurol.* 2000;54:304.
193. Schmidt JM, et al. *Stroke.* 2011;42:1351.
194. Treggiari MM, et Al. *J Neurosurg.* 2003;98:978.
195. Rinkel GJ, et al. *Cochrane Database Syst Rev.* 2000;2:CD000483.
196. Kim DH, et al. *Neurosurg.* 2003;53:1044.
197. Muizelaar JP, Becker DP. *Surg Neurol.* 1986;25:317.
198. Raabe A, et al. *J Neurosurg.* 2005;103:974.
199. Dhar R, et al. *J Neurosurg.* 2012;116:648.
200. Pickard JD, et al. *Br Med J.* 1989;298:636.
201. Petruk KC, et al. *J Neurosurg.* 1988;68:505.
202. Haley EC, et al. *J Neurosurg.* 1993;78:537.
203. Haley EC, et al. *J Neurosurg.* 1993;78:548.
204. Stuart RM, et al. *Neurosurg.* 2011;68:337; discussion. 345.
205. Linfante I, et al. *Neurosurg.* 2008;63:1080; discussion. 1086.
206. Kerz T, et al. *Br J Neurosurg.* 2012;26:517.
207. Feng L, et al. *AJNR Am J Neuroradiol.* 2002;23:1284.
208. Fraticelli AT, et al. *Stroke.* 2008;39(3):893.
209. Dorhout Mees SM, et al. *Lancet.* 2012;380(9836):44.
210. Vergouwen MD, et al. *Stroke.* 2010;41:e47.
211. Kirkpatrick PJ, *Lancet Neurol.* 2014;13:666.
212. Matsuda N, et al. *Cerebrovasc Dis.* 2016;42:97.
213. Senbokuya N, et al. *J Neurosurg.* 2013;118:121.
214. Macrea LM, et al. *Resuscitation.* 2005;65:139.
215. Naidech AM, et al. *Circulation.* 2005;112:2851.
216. Lee VH, et al. *Neurocrit Care.* 2006;5:243.
217. Bulsara KR, et al. *J Neurosurg.* 2003;98:524.
218. Hravnak M, et al. *Stroke.* 2009;40:3478.
219. Brouwers PJAM, et al. *Stroke.* 1989;20:1162.
220. Lanzino G, et al. *J Neurosurg Anesth.* 1994;6:156.
221. Meyer FB, et al. *J Neurosurg.* 1987;66:109.
222. Jafar JJ, et al. *J Neurosurg.* 1986;64:754.
223. Bouma GJ, Muizelaar JP. *J Neurosurg.* 1990;73:368.
224. Ogilvy CS, et al. *Neurosurg.* 1996;38:1202.
225. Samson D, et al. *Neurosurg.* 1994;34:22.
226. Ogilvy CS, et al. *Neurosurg.* 1996;84:785.
227. Drummond JC, et al. *Neurosurg.* 1995;37:742.
228. Hoffman WE, et al. *Anesthesiology.* 1998;88:1188.
229. Ridenour TR, et al. *Anesthesiology.* 1992;76:807.
230. Warner DS, et al. *Anesthesiology.* 1993;79:985.
231. Engelhard K, et al. *Br J Anaesth.* 1999;83:415.
232. Baughman VL, et al. *Anesthesiology.* 1988;69:192.
233. Soonthon-Brant V, et al. *Anesth Analg.* 1999;88:49.
234. Young WL, et al. *Anesthesiology.* 1989;71:794.
235. Oddo M, et al. *Intensive Care Med.* 2012;38:1497.
236. Symon L, et al. *J Neurosurg.* 1984;60:269.
237. Little JR, et al. *Neurosurgery.* 1987;20:421.
238. Quinones-Hinojosa A, *Neurosurg.* 2004;54:916; discussion 924.
239. Bacigaluppi S, *World Neurosurg.* 2012;78:276.
240. Manninen PH. *J Neurosurg Anesthesiol.* 1995;7:63.
241. Mack WJ, et al. *Neurosurgery.* 2007;60:815; discussion. 815.
242. Young WL, et al. *Neurosurg.* 1996;38:1085.
243. Zacharia BE, et al. *Neurosurg Clin N Am.* 2012;23:147.
244. Young WL, et al. *Neurosurgery.* 1993;32:491.
245. Meyer B, et al. *Stroke.* 1999;30:2623.
246. Morris CG, McCoy E. *Anaesthesia.* 2004;59:464.
247. Crosby ET. *Anesthesiology.* 2006;104:1293.
248. Stene JD. Anesthesia for the critically ill trauma patient. In: Siegel JH, ed. *Trauma: Emergency Surgery And Critical Care.* Melbourne: Churchill Livingstone; 1987:843.
249. Talucci RC, et al. *Am Surgeon.* 1988;54:185.
250. Suderman VS, et al. *Can J Anaesth.* 1991;38:785.
251. Shatney CH, et al. *Am J Surg.* 1995;170:676.
252. Criswell JC, et al. *Anaesthesia.* 1994;49:900.
253. Hastings RH, Kelley SD. *Anesthesiology.* 1993;78:580.
254. Muckart DJJ, et al. *Anesthesiology.* 1997;87:418.
255. Hastings RH, Wood PR. *Anesthesiology.* 1994;80:825.
256. Chesnut RM, et al. *J Trauma.* 1993;34:216.
257. Stephens CT, et al. *Anesth Analg.* 2009;109:866.
258. Panczykowski DM, et al. *J Neurosurg.* 2011;115:541.
259. Stassen NA, et al. *J Trauma.* 2006;60:171.
260. Bachulis BL, et al. *Am J Surg.* 1987;153:473.
261. Fischer RP. *Ann Emerg Med.* 1984;13:905.
262. Stiell IG, et al. *N Engl J Med.* 2003;349:2510.
263. Seelig JM, et al. *N Engl J Med.* 1981;304:1511.
264. Miller P, et al. *Anesth Analg.* 2006;103:869.
265. DeWitt DS, et al. *J Neurosurg.* 1992;76:812.
266. Pietropaoli JA, et al. *J Trauma.* 1992;33:403.
267. Stocchetti N, et al. *J Trauma.* 1996;40:764.
268. McHugh GS, et al. *J Neurotrauma.* 2007;24:287.
269. Henzler D, et al. *Crit Care Med.* 2007;35:1027.
270. Jones PA, et al. *J Neurosurg Anesthesiol.* 1994;6:1.
271. Clifton GL, et al. *Crit Care Med.* 2002;30:739.
272. Samant UB, et al. *J Neurotrauma.* 2008;25:495.
273. Bouma GJ, *J Neurosurg.* 1992;77:360.
274. Diringer MN, et al. *J Neurosurg.* 2002;96:103.
275. Tazarourte K, et al. *Acta Anaesthesiol Scand.* 2011;55:422.
276. Hlatky R, et al. *Neurosurg.* 2002;97:1054.
277. Schmidt EA, et al. *J Neurosurg.* 2003;99:991.
278. Schramm P, et al. *J Neurosurg Anesthesiol.* 2011;23:41.
279. Bruzzone P, et al. *Acta Neurochir.* 1998;71:111.
280. Steiger HJ, et al. *Stroke.* 1996;27:2048.
281. Schroder ML, et al. *J Neurotrauma.* 1996;13:17.
282. Marion DW, et al. *J Neurosurg.* 1991;74:407.
283. Soustiel JF, et al. *J Neurotrauma.* 2005;22:955.
284. Chan K-H, et al. *J Neurosurg.* 1992;77:55.
285. Chan KH, et al. *Neurosurg.* 1993;32:547.
286. Robertson CS, et al. *Crit Care Med.* 1999;27:2086.
287. Marshall LF. *Neurosurg.* 2000;47:546.
288. Robertson CS. *Anesthesiol.* 2001;95:1513.
289. Stiefel MF, et al. *J Neurosurg.* 2006;105:568.
290. Schirmer-Mikalsen K, et al. *Acta Anaesthesiol Scand.* 2012;57:46.
291. Kochanek PM, et al. *Pediatr Crit Care Med.* 2012;1(suppl 13):S1–S2.
292. Romner B, et al. *J Neurosurg.* 1996;85:90.
293. Kelly DF, et al. *J Neurosurg.* 1996;85:762.
294. Kelly DF, et al. *J Neurosurg.* 1997;86:633.
295. Muizelaar JP, et al. *J Neurosurg.* 1989;71:63.
296. Coles JP, et al. *Brain.* 2004;127:2479.
297. Cremer OL, et al. *Anesth Analg.* 2004;99:1211; table of contents.
298. Hlatky R, et al. *Neurosurg.* 2005;57:917; discussion. 917.
299. Lin JW, et al. *Acta Neurochir Suppl.* 2008;101:131.
300. Warner DS, Borel CO. *Anesth Analg.* 2004;99:1208.
301. Howells T, et al. *J Neurosurg.* 2005;102:311.
302. Zweifel C, et al. *Neurosurg Focus.* 2008;25:E2.
303. Trivedi M, Coles JP. *J Intensive Care Med.* 2009;24:96.
304. Johnson U, et al. *Neurosurg.* 2011;68:714; discussion. 721.
305. Aries MJ, et al. *Crit Care Med.* 2012;40:2456.
306. Caricato A, Pitoni S. *Crit Care Med.* 2012;40:2526.
307. Asgeirsson B, et al. *Intensive Care Med.* 1994;20:260.
308. Asgeirsson B, et al. *Acta Anaesthesiol Scand.* 1995;39:103.
309. Grande PO, et al. *Acta Anaesthesiol Scand.* 2002;46:929.
310. Sharma D, Vavilala MS. *J Neurosurg Anesthesiol.* 2011;23:363.
311. Naredi S, et al. *Intensive Care Med.* 1998;24:446.
312. Eker C, et al. *Crit Care Med.* 1998;26:1881.
313. Naredi S, et al. *Acta Anaesthesiol Scand.* 2001;45:402.
314. Rosner MJ, Daughton S. *J Trauma.* 1990;30:933.
315. Rosner MJ, et al. *J Neurosurg.* 1995;83:949.
316. Czosnyka M, et al. *J Neurosurg.* 2001;95:756.
317. Imberti R, et al. *J Neurosurg.* 2002;96:97.
318. Stocchetti N, et al. *Chest.* 2005;127:1812.
319. Nekludov M, et al. *J Neurotrauma.* 2007;24:174.
320. Talving P, et al. *J Trauma.* 2011;71:1205.
321. Laroche M, et al. *Neurosurg.* 2012;70:1334.
322. White H, Baker A. *Can J Anesth.* 2002;49:623.
323. Clayton TJ, et al. *Br J Anaesth.* 2004;93:761.
324. Stocchetti N, et al. *Neurosurg.* 1994;34:38.
325. Schneider GH, et al. *Acta Neurochirurgica.* 1995;134:71.
326. Gopinath SP, et al. *Anesth Analg.* 1996;83:1014.
327. Stiefel MF, et al. *J Neurosurg.* 2005;103:805.
328. Nortje J, Gupta AK. *Br J Anaesth.* 2006;97:95.
329. Narotam PK, et al. *J Neurosurg.* 2009;111:672.
330. Spiotta AM, et al. *J Neurosurg.* 2010;113:571.

331. Bohman LE, et al. *Neurocrit Care*. 2011;14:361.
332. Ponce LL, et al. *Neurosurg*. 2012;70:1492; discussion, 1502.
333. Marshall LF, et al. *J Neurosurg*. 1983;59:285.
334. Peterson EC, Chesnut RM. *J Trauma*. 2011;71:1588.
335. Shiozaki T, et al. *J Neurosurg*. 1993;79:363.
336. Marion DW, et al. *J Neurosurg*. 1993;79:354.
337. Clifton GL, et al. *J Neurotrauma*. 1993;10:263.
338. Metz C, et al. *J Neurosurg*. 1996;85:533.
339. Andrews PJ, et al. *Trials*. 2011;12:8.
340. Drummond JC, Todd MM. *Anesthesiology*. 1984;60:232.
341. Manninen PH, et al. *Anesthesiology*. 1992;77:681.
342. Lobato RD, et al. *J Neurosurg*. 1990;72:546.
343. Skirving DJ, Dan NG. *J Neurosurg*. 2001;94:913.
344. Nemergut EC, et al. *Anesth Analg*. 2005;101:1170.
345. Korula G, et al. *J Neurosurg Anesthesiol*. 2001;13:255.
346. Nath G, et al. *J Neurosurg Anesthesiol*. 1995;7:1.
347. Chui J, et al. *Anesth Analg*. 2013;116(4):881.
348. Drummond JC, et al. *Anesthesiol*. 1992;76:652.
349. Herrick IA, et al. *Anesth Analg*. 1997;84:1280.
350. Manninen PH, et al. *Anesth Analg*. 2006;102:237.
351. Keifer JC, et al. *Anesth Analg*. 2005;101:502; table of contents.
352. Rozet I. *Curr Opin Anaesthesiol*. 2008;21:537.
353. Mack PF, et al. *J Neurosurg Anesthesiol*. 2004;16:20.
354. Ard J, et al. *J Neurosurg Anesthesiol*. 2003;15:263.
355. Bekker AY, et al. *Anesth Analg*. 2001;92:1251.
356. Frost EA, Booij LH. *Curr Opin Anaesthesiol*. 2007;20:331.
357. Souter MJ, et al. *J Neurosurg Anesthesiol*. 2007;19:38.
358. Talke P, et al. *J Neurosurg Anesthesiol*. 2007;19:195.
359. Bustillo MA, et al. *J Neurosurg Anesthesiol*. 2002;14:209.
360. Sarang A, Dinsmore J. *Br J Anaesth*. 2003;90:161.
361. Deras P, et al. *Neurosurgery*. 2012;71:764.
362. Huncke K, et al. *Neurosurgery*. 1998;42:1312. discussion. 1316.
363. Cascino GD. *Electroencephalogr Clin Neurophysiol Suppl*. 1998;48:70.
364. Cascino GD, et al. *J Clin Neurophysiology*. 1993;10:520.
365. McGuire G, et al. *Br J Anaesth*. 2003;91:651.
366. Ebrahim ZY, et al. *Anesth Analg*. 1986;65:1004.
367. Gancher S, et al. *Anesthesiology*. 1984;61:616.
368. Wass CT, et al. *Epilepsia*. 2001;42:1340
369. Kjaer TW, et al. *Acta Neurol Scand*. 2012;121:413.
370. Lyons MK. *Mayo Clin Proc*. 2011;86:662.
371. Hammond C, et al. *Trends Neurosci*. 2007;30:357.
372. Poon CC, Irwin MG. *Br J Anaesth*. 2009;103:152.
373. Venkatraghavan L, et al. *Anesth Analg*. 2010;110:1138.
374. Erickson KM, Cole DJ. *Anesthesiol Clin*. 2012;30:241.
375. Deogaonkar A, et al. *Anesthesiol*. 2006;104:1337.
376. Rozet I, et al. *Anesth Analg*. 2006;103:1224.
377. Bohmdorfer W, et al. *Anaesthesist*. 2003;52:795.
378. Anderson BJ, et al. *Br J Neurosurg*. 1994;8:387.
379. Elias WJ, et al. *Mov Disord*. 2008;23:1317.
380. Lee CZ, Young WL. *Anesthesiol Clin*. 2012;30:127.
381. Nogueira RG, et al. *N Engl J Med*. 2018;378:11.
382. Albers GW, et al. *N Engl J Med*. 2018;378:708.
383. Brinjikji W, et al. *Stroke*. 2017;48:2784.
384. Schonenberger S, et al. *JAMA*. 2016;316:1986.
385. Lowhagen Henden P, et al. *Stroke*. 2017;48:1601.
386. Ilyas A, et al. *World Neurosurg*. 2018;112:e355.
387. Hashimoto T, et al. *Anesthesiology*. 2000;93:998.
388. Molyneux A, et al. *Lancet*. 2002;360:1267.
389. Li H, et al. *Stroke*. 2013;44:29.
390. Lanzino G, et al. *J Neurosurg*. 2006;104:344.
391. Faught RW, et al. *J Neurointerv Surg*. 2014;6:774.
392. Lin PH, et al. *J Vasc Surg*. 2007;46:846; discussion 853.

58 减重手术的麻醉

GAURAV MALHOTRA, DAVID M. ECKMANN
郭晓光 夏江燕 译 张加强 杨建军 审校

要 点

■ 在美国有超过 2/3 的人超重或肥胖。全球肥胖者的数量远远超过营养不良者。肥胖已逐渐成为死亡原因中最重要的可预防独立危险因素,是影响疾病发病率及死亡率的重要原因。

■ 代谢综合征包括腹型肥胖、高密度脂蛋白水平下降、胰岛素抵抗、糖耐量异常及高血压。仅美国成年人中此类患者比例约为 34%。

■ 肥胖是睡眠呼吸暂停最重要的独立风险因素。多数肥胖患者存在口腔及咽部组织增生,从而使通气、气管内插管及拔管更具有挑战性。

■ 可用于肥胖治疗的药物是有限的,并且单纯药物治疗往往疗效不佳。患者行为学的改变对治疗是否成功很重要。

■ 对体重指数(body mass index, BMI)> 40 kg/m² 或者 BMI > 30 kg/m² 且合并高血压、糖尿病、高胆固醇血症等的患者推荐实施减重手术,患者有望术后体重下降。临床研究发现,实施减重手术的肥胖患者远期生存率优于依赖药物治疗的患者。

■ 术前评估应重点关注心肺功能及气道安全,同时关注有无糖尿病、高血压及阻塞性呼吸睡眠暂停等。

■ 麻醉药物的选择应基于药物的脂溶性以及是否增加迟发性呼吸抑制的风险。

■ 充分的麻醉前准备及良好的体位安置是气道管理的关键。如条件允许,术前应使用压力辅助通气。

■ 术中机械通气时,充分肌松、适当呼气末正压、基于理想体重设置潮气量以及必要时实施肺复张有助于改善通气。

■ 术后常见严重并发症为深静脉血栓及手术吻合线相关问题。

■ 对肥胖患者行非减重手术时采用与减重手术相似的麻醉方法是有益的。

肥胖是一种疾病

肥胖是 21 世纪严重的流行病之一[1]。在 20 世纪中叶之前,在全世界范围内肥胖都是少见的[2]。但目前,地球上有 19 亿超重成年人和 6.5 亿肥胖者,其中美国成年人占了相当高的比例[3-5]。肥胖同时也是困扰年轻人的一个问题,2016 年统计显示超过 3.4 亿的 5 至 19 岁儿童及青少年同样存在肥胖问题[6]。目前 2/3 美国成年人存在超重或肥胖,其中 1/3 成年人是肥胖患者,而 1/13 成年人的 BMI 超过 40 kg/m² 属于极端肥胖[7]。在 2 至 19 岁儿童及青少年中,肥胖患者约占 1/6,而极度肥胖患者约占 1/17[8]。肥胖及其相关健康问题是目前导致疾病发病率和死亡率增加,医疗费用大幅增长的重要原因。在美国每年因为肥胖相关疾病导致死亡的人数超过 30 万例,而治疗肥胖相关疾病的医疗费用超过 2700 亿美元[6]。肥胖已成为仅次于吸烟的第二大可预防的致死因素[9]。

肥胖可被定义为一种疾病,因其是一种由于环境、遗传及内分泌原因导致的机体生理功能障碍[9]。肥胖经常发生于摄入食物中的卡路里长期超过机体消耗的能量。肥胖的影响因素既有能量摄入,也包括能量消耗,而能量摄入和消耗又受到遗传因素、生活方式、文化及社会经济状况因素的影响[10]。例如,一些综合征与肥胖有关,包括瘦素缺乏、Prader-Willi 综合征及 Lawrence-Moon-Biedl 综合征[4]。激素、多肽、营养素、解耦联蛋白及肠、肝、脑、脂肪细胞源性神经调节物质等代谢因子均可影响能量调节，但其中多数机制尚未阐明。

体重指数（BMI）是使用最广泛的评价体重状态的分级工具[11]。BMI 的定义为患者的体重（kg）除以患者身高（m）的平方，得到的数值以千克 / 平方米（kg/m^2）为单位。图 58.1 显示了经年龄性别修正后的 BMI（13 ～ 50 kg/m^2）曲线，坐标轴分别为身高（同时以英寸及厘米表示）及体重（同时以磅及千克表示）。多数电子医疗病例系统均可在输入身高及体重后显示患者的 BMI。国家卫生研究院提供网上 BMI 计算器及可通过（https://www.nhlbi.nih.gov/health/educational/lose_wt/BMI/bmicalc.htm.）下载到智能手机的 BMI 应用。通过该系统，根据 BMI 对患者进行分类，相关健康问题发生的风险见表 58.1。BMI 25 ～ 29.9 kg/m^2 属于超重，30 ～ 49.9 kg/m^2 属于肥胖。肥胖进一步划分为三级：1 级（BMI 30 ～ 34.9 kg/m^2）、2 级（BMI 35 ～ 39.9 kg/m^2）和 3 级（BMI 40 ～ 49.9 kg/m^2）。BMI ≥ 50 kg/m^2 时被认为是超级肥胖。如果 BMI 超过正常范围，则出现严重健康问题的风险显著增加，且与患者的腰围有关（表 58.2）。营养不良及

表 58.1	与 BMI 增加相关的风险分级	
分级	BMI（kg/m^2）	发生健康问题的风险
低体重	< 18.5	增加
正常体重	18.5 ～ 24.9	最小
超重	25.0 ～ 29.9	增加
肥胖		
1 级	30.0 ～ 34.9	高
2 级	35.0 ～ 39.9	很高
3 级	40.0 ～ 49.9	非常高
极度肥胖	≥ 50	异常增高

BMI，体重指数

营养失调通常可用于解释低体重患者为何罹患疾病的风险也会增加。

一些特殊疾病常与肥胖相关，肥胖常并发数种而非一种疾病[7]，包括：胰岛素抵抗、2 型糖尿病、阻塞性睡眠呼吸暂停（obstructive sleep apnea，OSA）、哮喘、慢性阻塞性肺疾病、通气不足、心血管疾病、高血压、恶性肿瘤及骨关节炎[1, 12-22]。事实上，BMI 异常增高引起的健康风险可涵盖全身各器官系统。表 58.3 详细列举了最常见的特殊疾病及其与肥胖相关的

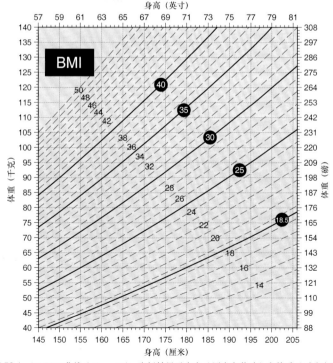

图 58.1　iso-BMI 曲线（13 ～ 50），坐标轴显示身高（厘米和英寸）和体重（千克和磅）

风险。由于这些合并症的存在，肥胖患者也易于发生过早死亡[11, 23]。在表 58.3 中所列举的健康风险中，需要特别关注代谢综合征及阻塞性睡眠呼吸暂停，因为这两者会对肥胖患者的麻醉管理带来特殊影响。

表 58.2　腰围和风险

腰围	体重指数（kg/m²）		
	正常体重	超重	1 级肥胖
< 102 cm（♂） < 88 cm（♀）	风险最低	风险增加	高风险
≥ 102 cm（♂） ≥ 88 cm（♀）	风险增加	高风险	非常高的风险

♂，男性；♀，女性；

表 58.3　与 BMI 增加相关的健康风险

代谢综合征	在发达国家中，30% 中年人具有代谢综合征的特点
2 型糖尿病	90% 2 型糖尿病者 BMI > 23 kg/m²
高血压	肥胖患者患高血压的风险增加 5 倍 66% 的高血压患者伴有超重 85% 的高血压患者伴有 BMI > 25 kg/m²
冠心病	BMI 每增加一单位，冠心病风险增加 3.6 倍
冠心病和脑卒中	BMI > 21 kg/m² 时，患者会逐渐发生血脂异常，同时伴有小颗粒低密度脂蛋白水平升高 在伴有高血压的女性肥胖患者中，70% 存在左心室肥厚 在 > 10% 患者中肥胖是导致心力衰竭的促进因素 超重 / 肥胖加上高血压与缺血性卒中的风险增加有关
呼吸系统影响（如阻塞性睡眠呼吸暂停）	男性颈围 > 43 cm 和女性颈围 > 40.5 cm 与阻塞性睡眠呼吸暂停、日间嗜睡以及肺动脉高压的发生有关
癌症	在不吸烟的癌症患者中，有 20% 的死亡与肥胖有关（在子宫内膜癌中则占 30%）
生殖功能	6% 的女性原发性不孕归因于肥胖 男性的阳痿和不育常与肥胖有关
骨关节炎	在老年患者本病常与体重增加有关——老年患者由骨关节炎引起残疾的风险与心脏病引起的风险相等，并且高于任何其他疾病
肝及胆囊病	超重和肥胖与非酒精性脂肪肝（NASH）有关；40% 的非酒精性脂肪肝患者为肥胖患者，20% 的患者合并血脂异常 女性 BMI > 32 kg/m² 时，发生胆囊疾病的风险增加 3 倍，BMI > 45 kg/m² 时，风险增加 7 倍

BMI，体重指数

代谢综合征

现在将一系列代谢异常及生理异常称为"代谢综合征"（metabolic syndrome）[24]。如框 58.1 所列，代谢综合征患者常伴有腹型肥胖、高密度脂蛋白水平（high-density lipoprotein, HDL）降低、高胰岛素血症、糖耐量异常、高血压和其他特征性表现[15]。诊断代谢综合征的特殊标准见表 58.4。其诊断需要符合以下标准中的至少三项：腹型肥胖、空腹血糖升高、高血压、低 HDL 及高甘油三酯血症[25]。体重增加伴内脏肥胖是代谢综合征的一个主要预测因素。由于 BMI 对肥胖相关代谢性疾病和心血管疾病的预测相对不敏感，因此临床上使用腰围而非 BMI 来确定促成代谢综合征的脂肪含量。腰围可反映腹部皮下脂肪和腹腔内脏脂肪组织，而 BMI 不能。因此腰围是反映中心或躯干脂肪的更好指标。

在美国，约 34% 成年人患有代谢综合征[26]。在这些患者中，超过 83% 的患者达到了腹型肥胖的诊断标准。代谢综合征的发病率随年龄增加而升高，在年龄达到 60 岁的肥胖人群中超过 40% 的人合并代

框 58.1　与代谢综合征相关的特征性表现

腹型肥胖
导致动脉粥样硬化的血脂异常（↑ TGs，↓ HDL-C，↑ ApoB，↑ LDL 小颗粒）
血压升高
胰岛素抵抗伴或不伴糖耐量异常促炎症状态（↑ hs-CRP）
促血栓形成状态（↑ PAI-1，↓ FIB）
其他（内皮功能不全，微量白蛋白尿，多囊卵巢综合征，雄激素水平降低，非酒精性脂肪肝，高尿酸血症）

ApoB，载脂蛋白 B；FIB，纤维蛋白原；HDL-C，高密度脂蛋白胆固醇；hsCRP，高敏感 C 反应蛋白；LDL，低密度脂蛋白；PAI-1，纤溶酶原激活物抑制剂；TG，甘油三酯

表 58.4　诊断代谢综合征的临床标准

中心型肥胖	男性腰围 > 102 cm 女性腰围 > 88 cm

及以下之中的两项：

标准	定义值
甘油三酯	≥ 150 mg/dl（1.7 mmol/L） 或血脂异常特殊性治疗
高密度脂蛋白胆固醇	男性 < 40 mg/d（1.03 mmol/L） 女性 < 50 mg/dl（1.29 mmol/L） 或血脂异常特殊性治疗
血压	收缩压 > 130 mmHg 舒张压 > 85 mmHg 或治疗既往诊断高血压
空腹血糖	> 110 mg/dl（5.6 mmol/L） 或既往诊断 2 型糖尿病

谢综合征[24]。通常男性患者多于女性，并且西班牙裔及南亚裔美国人的易感性似乎更高。非洲裔美国男性的发病率常低于白人男性。糖皮质激素、抗抑郁药、抗精神病治疗药物等一些常用的处方药也可能引起代谢综合征。由治疗人免疫缺陷病毒（human immunodeficiency virus，HIV）感染的蛋白酶抑制剂引起的胰岛素抵抗可能导致代谢综合征。

代谢综合征患者发生心血管疾病的风险及全因死亡风险增加。代谢综合征患者罹患 2 型糖尿病的风险增加，而糖尿病本身既是动脉粥样硬化疾病的一个重要危险因素，同时也是与冠心病同等级别的疾病[17, 24]。代谢综合征也与多囊卵巢综合征、非酒精性肝疾病、胆结石、睡眠障碍、性功能异常及某些肿瘤有关包括乳腺癌、子宫内膜癌、胰腺癌、结肠癌和肝癌，详见表 58.3[27]。纳入了近 1900 例患者的多项研究发现，对病态肥胖的患者实施减重手术后体重减轻量显著高于非手术减重患者，并且与病态肥胖相关的多数疾病可在 1 年内缓解[28]。在实施减重手术后体重减轻到预期水平的患者中，超过 95% 的患者代谢综合征可以得到解决[29]。这项发现可清楚地表明减重手术不是简单的一种控制体重的措施，而且可以干预代谢[30]。

炎症过程在代谢综合征中似乎具有重要作用[20]。脂肪组织具有两大主要功能：①储存及释放富含能量的脂肪酸。②分泌调节能量代谢所需的内分泌和自分泌蛋白质。脂肪细胞通过释放游离脂肪酸发挥代谢效应，儿茶酚胺、糖皮质激素的释放、β 受体激动剂活性的增强，胰岛素介导的脂肪储备减少等因素可使此效应增强。内脏脂肪组织被证实是肿瘤坏死因子 -α（necrosis factor-α，TNF-α）、白介素 -6（interleukin-6，IL-6）等促炎因子及脂联素等抗炎因子的重要来源。促炎细胞因子水平升高可能会引起胰岛素抵抗，主要是通过阻断胰岛素信号传导以及促进过氧化物酶体增殖物激活受体 -γ 的下调（此两者为脂肪细胞分化及控制最重要的调节过程）。另外，胰岛素抵抗还可通过削弱胰岛素的抗炎效能起到促炎作用。最后，肥胖患者的氧化应激作用增强，主要由于摄入过量的营养物质和相应增加的代谢率所致。这些因素可能也是引起肥胖患者炎症反应增加的原因[20]。

肥胖患者的自然免疫反应异常。自然杀伤细胞（natural killer cell，NK cell）的细胞毒性活性随肥胖而降低，血浆中可调节自然杀伤细胞功能的细胞因子 IL-12、IL-18、干扰素 -γ 的水平也均降低[31]。其他细胞因子（主要是 IL-6 和 TNF-α）和脂肪因子（瘦素、脂联素、脂肪衍生抵抗素）是脂肪和脂肪相关组织产生和释放的两大主要炎症蛋白[20]。肥胖患者血浆及脂肪组织中的 IL-6 及 TNF-α 水平均有升高。在 2 型糖尿病或者糖耐量异常患者的循环中 IL-6 也一直处于较高水平。瘦素及脂联素是主要由脂肪细胞产生的蛋白质，被称为脂肪细胞因子。虽然瘦素主要参与食欲控制，但其免疫效应包括保护 T 淋巴细胞免受凋亡和调节 T 细胞活化和增殖。瘦素水平降低可增进食欲，降低代谢，同时增强机体对内毒素、TNF-α 等促炎刺激因子毒性作用的易感性。瘦素水平升高可促炎症，这可能在心脏病和糖尿病的进展中起重要作用，尤其是对肥胖患者而言。血清脂联素水平与胰岛素敏感性相关，它在肥胖人群中不升高。2 型糖尿病患者脂联素水平明显降低。脂联素降低 TNF-α 的产生和活性，也抑制 IL-6 的产生。抵抗素是一种诱导胰岛素抵抗的脂肪因子，由内毒素和细胞因子诱导。抵抗素作用于细胞水平，能够上调促炎细胞因子的产生，其机制很可能是通过核因子 κB（nuclear factor κB，NFκB）途径。抵抗素似乎是介导代谢信号、炎症反应过程及心血管疾病发生和发展三者之间相互作用的分子学桥梁。抵抗素水平的升高与人类炎症反应标记物有关，而与 BMI 之间没有明显的依赖关系[20]。

如果要完全阐明肥胖与炎症反应之间的联系，那就必须理解 NFκB 在胰岛素抵抗过程中的作用。游离脂肪酸和 TNF-α 都通过细胞内炎症级联途径作用来抑制胰岛素信号传导。此过程是由位于细胞质内的转录因子的激活所介导的。随着它们转位到细胞核后，最终与调节炎症过程的转录因子结合。细胞质还含有 NFκB（另一种转录因子），其激活与包括糖尿病在内的许多疾病有关。NFκB 也能被低氧血症所诱导，它增加了促炎细胞因子 TNF-α 和 IL-6 的产生，这两种细胞因子在阻塞性睡眠呼吸暂停综合征患者中通常是增加的[20]。因此，炎症反应是联系肥胖、代谢综合征和阻塞性睡眠呼吸暂停这三者之间的桥梁[32]。

阻塞性睡眠呼吸暂停—低通气综合征

OSA 是一种以睡眠时反复发作的部分或完全上气道塌陷为特征的疾病[33]。阻塞性睡眠呼吸暂停的定义是在神经肌肉通气功能正常的情况下，呼吸气流完全停止达 10 s 或更长。然而，梗阻性低通气的定义可能因评分标准而有所不同。医疗保险和医疗补助服务中心（The Centers for Medicare and Medicaid Services，CMS）将低通气定义为持续至少 10 s 的 30% 及以上的部分气流减少，伴随着氧饱和度（SpO_2）下降至少 4%，而美国睡眠医学学会（American Academy of

Sleep Medicine，AASM）定义为 SpO_2 下降 3% 或者末梢皮质觉醒。此外，AASM 定义了第三种呼吸事件，其中监测到气流受限并伴有皮质觉醒，这些事件定义为呼吸努力相关微觉醒（Respiratory Effort Related Arousals，RERAs）。

对 OSA 的诊断只能在接受多导睡眠图或家庭睡眠研究的患者中进行[33]。多导睡眠图的结果以呼吸暂停/低通气指数（apnea hypopnea index，AHI）来表示。AHI 取值为发生呼吸暂停和低通气的总次数除以总睡眠时间或包括 RERA 的呼吸障碍指数（Respiratory Disturbance Index，RDI）得出的。健康受试者的流行病学研究尚未确定 AHI 的正常下限。大多数睡眠中心通常使用每小时 5 到 10 次的 AHI 作为正常界限。阻塞性睡眠呼吸暂停/低通气综合征（Obstructive Sleep Apnea/Hypopnea Syndrome，OSAHS）的严重程度是主观定义的，但推荐的疾病分级如下[33]：

轻度：AHI 为每小时 5 ～ 15 次

中度：AHI 为每小时 15 ～ 30 次

重度：AHI 为每小时 30 次以上

由于睡眠呼吸暂停/低通气综合征患者有继发高血压和肺动脉高压、左心室肥厚、心律失常、认知功能障碍、持续性日间嗜睡及其他疾病的风险，因此，对中、重度患者推荐进行治疗。治疗方法部分取决于睡眠呼吸障碍的严重程度。但有一点是治疗共识，即对于中、重度阻塞性睡眠呼吸暂停患者需要在睡眠期间进行持续气道正压通气（continuous positive airway pressure，CPAP）。其他保守治疗包括减重、睡前避免饮酒以及睡眠时采取侧卧位等。

许多研究证实，肥胖是 OSAHS 的最大危险因素，约 70% 的 OSAHS 患者（高达 80% 的男性和 50% 的女性）患有肥胖。严重的睡眠呼吸暂停疾病在男性中更常见，而女性达到更年期后更常见。AHI 和最低 SaO_2 之间存在明显的负相关。重要的是在患者手术之前 OSAHS 很容易被漏诊。在一项对 170 例手术患者的研究中发现，术前只有 15% 的患者被诊断为 OSAHS，但通过术前检查发现 76% 患合并有 OSAHS[34]。一份 STOP-Bang 问卷（框 58.2）可用于筛查 OSA 患者，评分为 5 至 8 分，确定有中度至重度疾病风险[35]。我们认为，对于肥胖患者在减重手术前进行多导睡眠图检测 OSAHS 是很重要的。术前诊断及适当介入措施可以获得以下好处：减少术后睡眠剥夺，改善对镇痛和麻醉药物的反应，使心血管紊乱恢复正常[36]。

从解剖学上来说，伴有 OSAHS 的典型肥胖患者口咽部脂肪组织增生，包括悬雍垂、扁桃体、扁桃体柱、舌、杓状会厌襞以及侧咽壁。肥胖程度与咽腔

> **框 58.2　STOP-Bang 问卷**
>
> 1. 打鼾：你是否大声打鼾（声音大到可以通过紧闭的门听到）？
> 2. 劳累：白天你经常感到疲倦、疲劳或困倦吗？
> 3. 观察：有人观察到你在睡觉时停止呼吸吗？
> 4. 血压：你是否有或正在接受高血压治疗？
> 5. BMI：BMI 大于 35 kg/m^2？
> 6. 年龄：50 岁以上？
> 7. 颈围：颈围 > 40 cm？
> 8. 性别：男性？
>
> OSA 高风险：是 ≥ 3 个问题。
> OSA 低风险：是 < 3 个问题。
> BMI，体重指数

大小之间存在反比关系。咽侧壁脂肪沉积使气道变窄，并使口咽部形状改变为横轴短、前后轴长的椭圆形[37-39]。这种外观上的变化可加重气道阻塞的严重程度，而且也使在面罩通气期间保持气道通畅及全身麻醉时行直接喉镜下气管内插管的难度更大[40-41]。拔管前应完全逆转神经肌肉阻滞，应采用低潮气量或肺保护性通气。

此外，使用阿片类药物和镇静药物处理术后疼痛时，可使拔管后气道梗阻的发生率增加，因为这些药物易于降低咽部扩张肌的张力，以及具有上呼吸道塌陷的可能性[40]。

阻塞性睡眠呼吸暂停在炎症和代谢综合征中也起着重要作用[20, 32]。发生低通气和呼吸暂停事件时，患者睡眠觉醒和氧合血红蛋白饱和度下降构成了 OSAHS 中的一个周期性事件，而低通气和呼吸暂停事件是这个周期性事件中的一部分。未治疗的阻塞性睡眠呼吸暂停患者在经历周期性低氧血症和再氧合过程中，交感神经系统被激活。此种激活可导致促炎症细胞因子水平升高，以及血管内皮细胞的氧化应激增加，进而在合并阻塞性睡眠呼吸暂停的肥胖患者中诱发更严重的全身炎症反应[32]。在 OSAHS 患者中，许多不同炎症介质的水平都是升高的，包括 IL-6、高敏感 C 反应蛋白（hs-CRP）、瘦素、TNF-α、IL-1、活性氧以及黏附分子，如细胞内黏附分子-1（intracellular adhesion molecule-1，ICAM-1）和血管细胞黏附分子-1（vascular cell adhension molecule-1，VCAM-1）[20]。因此，肥胖代谢综合征和 OSAHS 是互相关联的疾病。这些疾病可显著改变患者炎性疾病的特征，并增加多种患病风险，尤其是心血管和气道方面的疾病。更为重要的是，手术干预不仅使患者体重减轻，从而可改善肥胖相关的呼吸系统疾病[14]，而且可使血清脂联素水平显著且持续的升高，同时降低 IL-6 和 hs-CRP 水平[42]，改善自然杀伤细胞功能，升高 IL-12、IL-18 及 IFN-γ 的血浆水平升高[31]。

肥胖患者的非手术治疗

肥胖非手术治疗的首要目标包括：减重、代谢综合征相关异常的治疗、2 型糖尿病和心血管疾病相关事件的预防。代谢综合征的治疗需要遵循一种积极、多方面的治疗策略，需要同时处理多种潜在的代谢异常和并存的危险因素[24]。对肥胖和代谢综合征患者而言，治疗性的调整生活方式是一种最基本的恰当的治疗方法，具体包括调整饮食、减肥、锻炼身体以及戒烟。治疗的目标是增进健康，这也是提倡减肥的主要原因。由于存在较强的脑-胃肠轴驱动摄食行为及饱感，故通过饮食调节达到能量平衡并不容易实现。该脑-胃肠轴含有激素成分，包括内源性产生的胃饥饿素（一种由胃产生的促进食欲的多肽）[43]。故应从系统、器官、细胞及分子水平上监测非手术治疗对危险因素及并发症的影响，需要治疗的并发症减少则提示非手术治疗有效。

通过治疗性生活方式改变的减肥目标并非让患者达到正常体重或理想体重（ideal body weight，IBW）。即使是体重减低在 5%～10% 范围内的适度减肥，也能够降低总胆固醇和甘油三酯水平，提高 HDL 胆固醇（HDL-C），降低血压和血糖以及减少胰岛素抵抗，从而对并存疾病如糖尿病、血脂异常及高血压的治疗获得显著的初步成效[22, 24]。肥胖治疗指南强调了通过行为改变来降低能量摄入，增加体育锻炼，从而减轻体重的必要性。降低能量摄入是体重减轻的最重要措施，而增加体育锻炼对于保持体重至关重要[45]。低能量饮食对长期减肥更有效，也更健康。为了能够长期保持减肥的成果，最好将经常锻炼作为减肥方案的主要部分。规律地进行身体锻炼能够改善与肥胖和代谢综合征相关的一些危险因素[46]。有关锻炼标准的建议是每天至少进行 30 min 中等强度且易于实行的体育活动。对那些拟行手术治疗的极度肥胖患者，减肥目标有必要订得更高一些。即便是通过手术治疗，患者也很难达到理想体重，经过几年的平台期后体重往往会再次增加。对某些患者，尤其是存在严重合并症的患者，单纯预防体重进一步增加可能就是其最合理的治疗目标。

除了治疗性的生活方式改变对肥胖患者带来的益处外，还需要对与肥胖和代谢综合征相关的血脂异常及高血压采取一些特殊的干预措施[47]。代谢综合征患者通常存在甘油三酯水平升高和 HDL-C 水平降低。当 LDL-C 水平过高时，很多患者需要接受他汀类药物治疗。他汀类药物被证明可以减少 2 型糖尿病和代谢综合征患者心血管疾病的风险。依泽替米贝可以选择性地抑制肠道对胆固醇的吸收，与他汀类药物合用后可使 LDL-C 进一步降低 15%～20%。纤维酸类药物可以有效降低甘油三酯水平并提高 HDL-C。单用纤维酸类仅降低 LDL 胆固醇的作用比较温和，但当与他汀类药物合用时，可增加肌肉疾病的风险。ω-3 脂肪酸能降低代谢综合征患者的甘油三酯水平并改善胰岛素抵抗。它们通常与其他降脂药物联合使用。烟酸对于提高代谢综合征患者的 HDL-C 水平非常有效。烟酸可以降低小而致密的 LDL 颗粒的浓度及血清脂蛋白（a）水平[47]。

对肥胖和代谢综合征患者来说，限制饮食中的食盐量和治疗性的生活方式改变是治疗高血压的基本手段。根据美国心脏病学会和美国心脏学会（ACC/AHA）发布的 2017 年指南[48]，对血压 > 130/80 mmHg 的患者需采用抗高血压药物治疗。对这些患者，没有可以推荐作为一线用药的特异性的降压药物。通常情况下，联合使用多种药物才能达到降压治疗的目标。降压治疗所获得的患者健康风险降低很大一部分原因归功于血压的下降。

通常代谢综合征、2 型糖尿病和肥胖患者的胰岛素抵抗及高血糖可以通过口服降糖药物进行治疗[47]。一系列不同类型的药物（及同类药物中的不同药物）可以通过不同的作用机制治疗高血糖。这些药物包括α-葡萄糖苷酶抑制剂、磺脲类药物、米格列醇类药物、D-苯丙氨酸衍生物、双胍类以及噻唑烷二酮类药物[47]。麻醉方面的考虑包括：围术期需要对血糖水平进行评估和控制，特别是对那些有胰岛素抵抗但是暂时无法继续使用口服药物的患者需要谨慎地使用胰岛素。目前，对服用二甲双胍（甲福明）的患者麻醉处理仍存在许多争论，因为这类患者术后有发生乳酸酸中毒的可能。因此，对于择期手术前 48 h 内服用过二甲双胍的患者，很多医师会常规取消或延迟手术。然而，也有些医师会在术前和术后继续使用二甲双胍，只要有可能，尽量不中断药物的使用。最近研究证据表明，服用二甲双胍的患者发生围术期并发症的风险降低。似乎说明二甲双胍可以安全地用于围术期[49]。

代谢综合征和肥胖患者可能应接受抗血小板治疗。美国心脏协会（American Heart Association）目前建议，对 Framingham 风险评分确定 10 年内发生心血管疾病风险为 10% 或更高的代谢综合征患者，可以使用小剂量阿司匹林作为一种基本预防措施。

行为干预和调整

行为干预和调整对肥胖患者改变他们已经养成的

饮食习惯及身体锻炼习惯很重要，这样他们可以实现减轻体重并长期维持减肥的成果[47]。这对于非手术减肥及手术减肥患者均适用。典型的行为治疗方案的主要特点包括：自我监测、目标的设定、营养和运动教育、刺激控制、问题的解决、认知的重构以及对反弹的预防。患者通常可以通过多模式减肥方案，包括饮食控制、体力活动和行为干预等措施来达到减肥目标，获得益处，因为这些综合干预措施不需要药物或者手术就可以提供最好的减重和保持体重的效果。然而，关键的问题在于要识别那些有饮食失调或者存在严重精神障碍的患者，以便其能得到获得理想减肥效果所必需的特殊精神和心理治疗。

减重的药物治疗

在采取药物疗法治疗肥胖之前首先要强调生活方式和行为的调整。通过饮食控制和运动没有达到合理减肥目标的患者可能需要药物治疗来增加减肥效果[27]。有几种减肥药物已经被 FDA 批准，目前可以长期使用。它们通常用于 BMI 为 30 kg/m² 或更高（BMI ≥ 27 kg/m² 但具有肥胖相关危险因素或者合并症）的患者，作为饮食控制和运动的辅助疗法。目前仅有两种类型的减肥药物：食欲抑制剂和脂肪酶抑制剂。对于有减肥指征的患者，目前有三种药物可供选择：芬特明、氯卡色林[50]和奥利司他[47]。作为一种肾上腺素再摄取抑制剂，芬特明能够增强中枢神经系统和外周组织的肾上腺素能信号。芬特明通过降低食欲、减少食物摄入、增加静息代谢率来促进体重减轻。其副作用包括心动过速和高血压。氯卡色林是一种选择性的五羟色胺受体 5-HT₂c 激动剂，通过激活前阿片黑素细胞皮质激素来减少食物摄入。由于其对 5-HT₂c 的敏感性高，对比由于存在卒中和急性冠脉综合征风险而在美国退市的其他减肥药物，氯卡色林安全性更高。对于选择性五羟色胺再摄取抑制剂（selective serotonin reuptake inhibitors，SSRIs）或单胺氧化酶抑制剂（monoamine oxidase inhibitors，MAOIs）的患者，不应用氯卡色林，因其可能导致致死性血清素综合征的风险。奥利司他是一种脂肪酶抑制剂，可以可逆性地与脂肪酶结合，抑制某些食物脂肪的吸收和消化。由于奥利司他也抑制脂溶性维生素的吸收，使用这种药物的患者需要补充脂溶性维生素 A、D、E 和 K。它有明显的胃肠道副作用，包括腹泻、脂肪泻、胃肠胀气、大便失禁以及油性直肠排泄物。

替代药物选择

Allison 等[51]回顾了有关饮食和中草药减肥的文献。这些物品被用来当作"食物补充成分"来销售，因此避开了 FDA 的管理权限。尽管这些补充成分不能合法地宣称其可以治疗疾病，但它们声称能降低罹患某种疾病的风险。根据文献回顾，声称能够减肥的产品为复方制剂，包括壳聚糖、甲基吡啶铬、共轭亚油酸、生物碱类（麻黄）[52]和藤黄果[51]。绝大多数有关这些复合物的研究都缺乏随机、对照和盲法设计，因此，这些化合物在有效性和安全性方面仍存在疑问。唯一涉及中草药的被证明有持续减肥效果的研究是麻黄碱和咖啡因的联合使用[53-54]。从药理学角度可以解释这种作用。因为作为一种肾上腺素激动剂，麻黄碱是一种众所周知的食欲抑制剂和产热剂。因此，以减肥为目的的大多数（即使不是全部）食物补充成分中都加入了麻黄（是麻黄碱的一种天然来源）。麻黄碱作为一种减肥物质与咖啡因或（和）阿司匹林同时使用，其疗效已经得到了公认。但遗憾的是，已经出现多例服用此药物后心脏和神经系统并发症的报道[55]，比如高血压、卒中、癫痫甚至死亡。这些并发症的发生可能与药物制备阶段添加的药物剂量不一致，并且患者在使用过程中缺乏医务人员的指导和监督有关。因此，美国国立卫生研究院（National Institutes of Health）禁止在任何推荐的减肥方案中使用这些产品。

植入性电刺激仪

植入性胃刺激仪是被放置于皮下的类似于心脏起搏器的装置，对沿着胃小弯的胃组织起到刺激作用。21 世纪初期有人就开始尝试使用这种胃刺激器，发现其具有中等减肥效果，同时副作用很少[56-57]。在美国和欧洲进行的多项临床试验得出了一些有希望的结果。多数研究表明，电极植入后的 12 个月内体重下降，然而只有少数研究的随访时间超过一年[58]。一项研究发现该设备能够使患者的体重减轻 25%，改善口服糖耐量试验，降低血压，改善胃食管反流（Gastroesophageal Reflux Disease，GERD）的症状，同时增加副交感神经的张力。在此研究中首批 65 例患者没有发生严重的不良反应[56]，在随后的另一项对 20 例患者的研究中也是如此[57]。胃生长激素释放肽水平的改变可能是该装置产生减肥效果的原因之一。

肥胖的手术治疗

成人肥胖的根源大部分来自儿童肥胖。不幸的是，在美国儿童肥胖是最常见的儿童营养失调疾病。年轻人显著肥胖，而且发病率越来越高，这是当前肥胖流行的悲剧之一。公众对此问题的关注开始增加，并随之制订出了一些诸如调整校园自动售货机的摆放、限制公共场合甜食及软饮料的可获取度等公共策略，以作为控制小儿肥胖流行的一种手段。通常根据 BMI、年龄、性别以及参照美国疾病预防和控制中心（Centers for Disease Control and Prevention，CDC）颁布的定义而绘制的特异性临床生长曲线来做出儿童肥胖的诊断[59]。这些百分比曲线适用于年龄在 2 ～ 20 岁的青少年。由于在生长过程中 BMI 显示了非线性的变化，所以使用了百分比范围。CDC 将儿童的 BMI 从第 5 到第 85 百分位数之间定义为"健康体重"，从第 85 到第 95 百分位数定义为"具有超重风险"，大于第 95 百分位数则为"超重"。而以前 BMI 值在第 85 和第 95 百分位数之间和超过第 95 百分位数则分别被认为是"超重"和"肥胖"。这种术语的转变依然有争议。超过第 99 百分位数被认为是极度肥胖儿童。

国家健康和营养测试调查 2011—2014 年的资料显示：2 ～ 5 岁、6 ～ 11 岁以及 12 ～ 19 岁儿童超重的发生率分别为 9.4%、17.4% 和 20.6%[60]。在超过 6 岁的儿童中性别对超重的发生率似乎没有影响。自 1988 年以来，6 至 11 岁和 12 至 19 岁儿童的肥胖率稳步上升，但最近 2 至 5 岁儿童的肥胖率略有下降。在一些发展中国家，儿童超重的发生率比美国高[61]。这提示青少年肥胖已经较为普遍。

儿童肥胖的治疗基础是能量摄入和消耗之间的平衡。在家庭的干预和支持下，改变生活方式最易取得成功。这种治疗方法取得成功的三个关键点是：更好的饮食习惯、增加体育锻炼和减少静坐活动[62]。要取得治疗成功，不仅要对儿童和家庭进行教育，还包括目标的设定、自我监测、激励物和刺激控制。生活方式的干预仍旧是减肥的首选，但对某些患者协同药物治疗可能是有益的。批准用于治疗儿童肥胖的药物有在本章其他地方已提及的奥司利他，作为二线治疗方案[63]。

尽管在 2000 年美国所有行减重手术的患者中，只有不到 1% 的患者年龄小于 20 岁[64]，但总的数字仍在继续增加。不幸的是，目前越来越多的青少年在医学指导和药物的帮助下无法达到减肥目标，或者因出现合并症而接受减重手术。尽管成人减重手术方案可以为青少年患者提供安全而有效的围术期处理，但

它们可能无法处理青少年独特的代谢和心理需要。由于肥胖的发生时间较短，与年龄相关的合并症也较少，与成年患者相比，需要接受减重手术的青少年患者住院时间更短，术后即刻死亡率也比成人低[64]。

知情同意对该人群是一个重要问题。对于一个半择期性的、相对风险较高的手术，仅取得父母的同意是否合适？儿童本人是否真正理解"手术之后的 1 个月内有很高的死亡风险"这一概念？对这些问题以及其他诸如伦理之类的问题需要进行讨论，但超出了本章的讨论范围。

随着病态肥胖和超级肥胖发生率的快速上升，以及与之相伴的肥胖人群过早死亡的风险的增加，每年减重手术的实施数量也在显著增加。"减重手术"指通过手术改变小肠或者胃以达到减轻体重的目的。据估计，美国每年实施 216 000 台以上的减重手术。对肥胖患者的关注不仅局限于减重手术，因为肥胖患者也会经历各种类型的手术。然而，肥胖手术治疗的益处表现为：可以逆转代谢综合征、2 型糖尿病以及其他肥胖合并症的病理生理学改变，从而产生明显的内分泌和心血管方面的益处。另外，还可为增加减重效果提供一种机械手段[65-71]。有数种减重术式可供选择，从早期的减少吸收型胃旁路手术，到新式的控制与热量摄取及饱感相关的激素为目的的手术[72]。所有可选择术式最终可以归结为两类：①胃限制性手术，②将胃减容和诱发营养吸收障碍相结合的微创手术。

手术方式

减重手术是世界上增长最快的手术之一[73]。手术方式可分为胃限制性手术和将胃减容和诱发营养吸收障碍相结合的手术[74-83]。这些手术方式可采用开放式，腹腔镜或机器人辅助下实施手术。一般情况下，微创手术（腹腔镜或机器人辅助）要优于开放式手术，由于其并发症少，住院时间短发病率低[84]。开放式减重手术实施例数逐步下降，以至于近 90% 的减重手术都在腹腔镜下实施[85]。

限制性手术

限制性手术操作的目的是减少和限制患者摄入的食物量[80]。通过降低胃的储存能力来实现的。近三十年来垂直束带胃成形术被广泛应用于限制性手术，但目前在很大程度上已经被创伤更小的腹腔镜下胃束带手术（laparoscopic gastric band procedure，LGB）所替代。然而近年来，LGB 手术所占减重手术

比例从 2011 年的 35% 下降到了 2016 年的约 3%[86]。比例下降原因可能是减重少及束带修复率较高。近年来袖状胃切除术（sleeve gastrectomy, SG）已经是最常见的减重手术，如图 58.2 所示。在 SG 手术采用绕 32 ～ 40 F 探条去除胃大弯，形成管胃，SG 手术已经被证实是安全有效的，平均减重约 65%[87]，体重下降后，SG 不仅是限制性胃减容而且由于激素水平的下降可调节食欲和食物摄入[88]。

吸收障碍性手术

吸收障碍性手术的目的在于通过胃减容和营养物质的吸收障碍引起体重减轻。早期的手术是制造一个很长的空肠回肠旁路。术后患者的体重明显减轻，但这种手术常伴有难以接受的严重的维生素和蛋白质吸收障碍、骨质疏松及肝衰竭。

目前，胃分流术（gastric bypass, GBP）（图 58.3）以及胆胰分流术（biliary pancreatic diversion, BPD）是两种最常用的吸收障碍性手术，两者都被证明安全且有效[80]。与 BPD 相比，GBP 更常见，更安全。GBP 手术通过钉舱或者束带制造一个胃小袋，这成为胃限制性手术的一个组成部分。GBP 手术还包括制造一个 Roux-en-Y 吻合，其中胃小袋直接与空肠的中段相连[89]。OrVil 装置，一种非锥形或锥形的探条，如图 58.4，可由外科医生用来协助建立吻合口。OrVil 装置的胃部通过口咽，然后由外科医生通过胃造口处进行牵拉，直到 OrVil 装置的砧部到达胃。然后，把它连接到吻合器上进行吻合。因而食物在胃肠道内的运行路径绕过了胃残端和十二指肠上段。此手术可以开

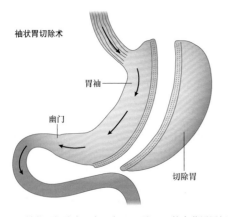

图 58.2　袖状胃切除术：在一个 32 F 至 40 F 的肉芽周围切除胃的胃底和更大的弯曲，形成管状胃

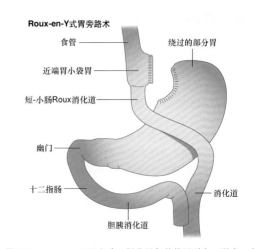

图 58.3　Roux-en-Y 胃旁路：部分胃与其他胃脱离，形成一个小袋。该袋通过一条小肠连接到小肠的下部，类似于 Y；因此，部分胃和小肠被绕过。然而消化液（胆汁酸和胰酶）仍然可以与食物混合，使身体能够吸收维生素和矿物质，减少营养缺乏的风险

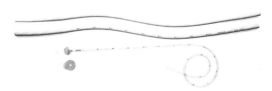

图 58.4　减重手术中常用的 32 F 锥形探条（上），40F 非锥形探条（中），或 OrVil 装置（下）

腹完成，也可以在腹腔镜技术下进行[90-91]。尽管 GBP 被认为是一种安全的手术，但与其相关的围术期死亡率高于 LGB[77]。另外，它还有一些重要的长期并发症，如维生素 B_{12} 缺乏、贫血、切口疝、胆石症以及吻合钉线断裂等发生率相当高。通常需要同期行胆囊切除术以避免将来发生胆石症[92]。BPD 也是一种重建消化道解剖的 Roux-en-Y GBP，其中被搭桥的肠道节段还包括十二指肠的胆管和胰管入口处。这使搭桥的小肠暴露在胆汁和胰液下。胃窦被切除可以避免胃溃疡，食物的摄入仅受到部分影响。离断中等长度的小肠也是此术式的必要部分，将离断的小肠远端部分汇合吻合到胃残端上。离断小肠的近端包括胆胰分泌入口在内被吻合到距回盲瓣 50 cm 的消化道上。无论是患者接受 GBP 还是 BPD 减重手术后，均需要终生随访，并且可能需要长期接受微量营养成分的替代治疗。

微创侵入性装置

最近在美国有几个被批准用于减肥的装置。其中之一胃内球囊,其作用是通过限制性方式发挥[93]。胃内球囊在内镜下放置在患者的胃中,并充满生理盐水,以提供饱腹感。该装置可在患者的胃中保存最长6个月,并已被证明平均减少 6.8% 的体重。胃内球囊最常见的并发症与胃肠道症状有关,如恶心、呕吐、口臭、GERD 和腹部不适;然而,也可能发生严重的并发症如球囊破裂、迁移和肠梗阻[94]。

另一种被批准在美国使用的设备是内镜下放置的经皮胃造口管,以促进胃排空。该装置可用于排出摄入的食物,初步研究表明,总体重(total body weight,TBW)下降约 12%[95]。最常见的副作用是腹部不适和蠕动刺激;然而,很少有严重的并发症,如需要住院的腹痛和腹膜炎。

减重手术的健康获益

衡量减重手术成功与否最常用的两个预后指标是体重下降和合并症的解除。已发表的多篇 meta 分析[67, 96-97]及一篇重要文献综述[98]已经很好地总结了减重手术的主要效果。采用 SG 或 GBP 术式进行减重手术的患者体重下降了 52% 至 68%[99-100]。减重手术引起的体重减轻程度远远超过常用的非手术治疗方法,与患者的理想体重和预期体重更加接近。这种程度的体重减轻可长期保持至少 10 年。

文献对肥胖和代谢综合征相关合并症的改善程度也进行了评估[67, 97-98, 101]。临床研究表明,第一年与药物治疗 12% 的有效率相比,40% 手术治疗患者 2 型糖尿病改善[102]。另一项研究表明,2 年的改善率为85%,而药物治疗患者改善率为 0%[103]。这种获益可长期持续,6 年中 62% 的手术患者的 2 型糖尿病得到了改善[104]。术后糖尿病的缓解与术前疾病的持续时间呈负相关。这种缓解更多地发生在已经通过口服降糖药使糖尿病得到控制的患者。这就说明针对肥胖的手术治疗是一种重要的内分泌学治疗措施,因为通过非手术治疗使糖尿病病情得到了中等程度改善的患者,几乎 100% 都会在 5 年之内发生病情反弹。

手术对高血压和高脂血症的治疗效果也是很明显的。一项对近 1900 名患者的研究表明,在 6.5 年的随访中,32% 的手术治疗患者的高血压缓解,而在非手术治疗患者中,这一比例为 12.5%[105]。一项 5 年的研究表明,约 30% 至 40% 的减重手术治疗患者与 8% 的药物治疗患者,甘油三酯水平明显下降;30% 减重手

术治疗患者与 7% 药物治疗患者,HDL 水平增加[106]。OSAHS 的缓解似乎与减重手术的类型无关,共有85.7% 患者获得了缓解[107]。手术后其他并存疾病的缓解情况也同样得到了证实。有研究报道,减重手术可改善肥胖患者的肝脂肪浸润程度,改善 GERD 症状、增强呼吸功能,减少喘息症状,逆转肥胖性心肌病,缓解关节疼痛症状,以及改善关节活动度等[71, 108-112]。5 年的术后随访确定减重手术可以持续减少肥胖相关的合并症[113]。与通过非手术的生活方式干预方法减肥相比,尽管减重手术可使体重减轻得更多,但其在对并发症的切实解决及危险因素的确切改善方面与成功的保守治疗效果类似[101]。

减重手术患者的麻醉管理

实施减重手术患者接受的是目前最好的、对病态肥胖具有远期疗效的治疗手段。然而,此类患者的术前状态存在一些异常生理状况,甚至累及多个器官病变。正因为如此,各种减重手术均与风险相当高的死亡及发病率有关。可使用术前危险分级来识别与减重手术相关的严重致残以及较高死亡风险的患者[114]。无论如何,为了保证患者的安全,必须对围术期、术中及术后各阶段的麻醉管理做出详尽的计划。

术前评估

麻醉的手术前评估包括对高血压、糖尿病、心力衰竭和肥胖性低通气量综合征的评估。患者所行的睡眠试验的结果很重要。AHI 评分超过 30 意味着严重的睡眠呼吸暂停,预示麻醉诱导时可能发生迅速而严重的氧饱和度下降。如 CPAP 水平超过 $10 \text{ cmH}_2\text{O}$ 则意味着患者有面罩通气困难的可能。

术前评估的另一个重要信息可以通过检查患者既往的手术记录、麻醉处理(比如维持气道困难与否、建立静脉通路有无困难)、是否需要入住 ICU、手术结局、患者当时的体重等相关记录来获得。这些信息有助于缓解医者的担忧,或者对随后的麻醉管理做出更好的准备。术前推荐的实验室检查包括空腹血糖和血脂情况、血清生化检查(为了评估肾和肝功能)、全血细胞计数、铁蛋白、维生素 B_{12}、促甲状腺素及25-羟维生素 D。

如果在围术期能够做到合理评估、充分准备及最优化的管理,即便是合并有明确冠状动脉疾病(CAD)的患者,其并发症的发生率和死亡率也可与无 CAD 的患者一致[115]。关于阻塞性呼吸睡眠暂停对

围术期的风险还有争议[116]，但是如果条件允许，大多数患者应该采用夜间氧饱和度监测、多导睡眠图或两种方法联合来筛查阻塞性呼吸睡眠暂停。如果发现有阻塞性呼吸睡眠暂停，推荐行 CPAP，建议患者在家中即开始此治疗并持续至整个围术期。

此类患者中肝功能异常很常见，尤其是非酒精性脂肪肝。肝疾病的严重程度可以作为围术期风险以及术后结局的一个预测因素。肝硬化合并门脉高压被认为是减重手术的禁忌证[116]。如有消化不良的胃肠道症状提示可能存在幽门螺旋杆菌感染，需要接受标准方案治疗。

被视为减重手术禁忌证的情况包括：不稳定性 CAD、未控制的严重阻塞性呼吸睡眠暂停、未控制的精神障碍、智力减退（IQ < 60）、无法理解手术、能察觉到的无法遵守术后限制规定者、持续的药物滥用、合并有恶性肿瘤且 5 年生存预后很差。多数情况下，对所有合并症进行术前处理有助于降低风险，使高风险转变为可接受的风险。

由于麻醉药物对已经存在呼吸功能受损的阻塞性呼吸睡眠暂停患者具有副作用，使对此类患者的麻醉管理变得更加复杂。此类患者常见的并存疾病使问题变得更加严重[117]。根据所使用的麻醉药物来改变围术期的麻醉风险只是个案报道的结果。缺乏足够的试验证据来明确回答这个问题。美国麻醉医师协会及麻醉和睡眠协会都发表了基于现有文献及专家共识的建议，涉及对明确诊断 OSA 的患者以及那些存在睡眠呼吸暂停风险但未确诊患者的围术期识别及管理。一个在临床上十分常见而至今尚未得到科学证据回答的问题是：对合并睡眠呼吸暂停的患者行门诊手术或日间手术是否安全？对患者来说，哪些手术造成的风险足够大而需要推荐患者手术当晚留在医院？使用的麻醉药是否会影响这个决定？非甾体抗炎药（nonsteroidal anti-inflammatory drugs，NSAIDs）的使用增加会不会使这个观点发生改变？某些因素，如颈围、开腹手术对比腹腔镜手术，对手术结果和预后的影响作用尚在研究中。此类患者及其他需要减重手术的患者健康相关问题的深入研究也在继续。

术中管理

肥胖患者给麻醉医师带来了多方面的特殊挑战，包括气道管理、体位安置、监护、麻醉技术以及麻醉药物的选择、疼痛治疗和液体管理等。这些问题在术后管理阶段同样重要，其中最重要，并且研究证据也最充分的是气道管理，包括气管内插管、呼吸生理以

及维持合适的血液氧合和肺容量的技术。为肥胖患者提供麻醉的麻醉管理团队所使用的特殊干预措施和手段是决定患者结局的重要因素。

患者的体位

尽管缺乏循证医学研究来证明肥胖患者在体位安置时更容易发生并发症，但病态肥胖患者在安置体位时需要格外关注（参见第 34 章）。有报道显示：即便是仰卧位，患者也可由于臀部肌肉受压引起横纹肌溶解而出现肾衰竭[118]或死亡[119]。肥胖患者处于俯卧位时，凝胶衬垫或者其他支撑体重的卷巾则可能承受了过多的重量。必须仔细检查受压点，尽管受压点可能已被小心地垫起，但仍有可能发生皮肤撕脱伤。这可能引起组织坏死或感染，尤其对长时间的手术更是如此[120]。当患者处于侧卧位时很难确保下侧髋部不受压力影响。肥胖患者的腋窝组织增加。在此体位下，很难也不必依据传统做法在腋窝放置一块卷巾。取截石位时，用常规而非大号的腿架来支持患者的重量是一个挑战。为了降低组织压伤或发生骨筋膜间室综合征的风险，应尽可能缩短将患者大腿放在腿架上的时间[121]。

气道管理

任何的体位问题均没有安置肥胖患者喉镜检查或气管内插管的体位重要，通常认为这两种操作在肥胖患者比 BMI 正常的患者实施起来更加困难。颈粗短、舌大以及咽部软组织显著增多可引起肥胖患者喉镜检查和插管困难。然而，在临床实践中并未观察到病理性肥胖和喉镜检查及插管困难之间存在相关性。只要在临床操作中遵循一个简单却重要的方法，即在麻醉诱导前充分关注患者的体位安置，那么对较瘦患者和肥胖患者的喉镜检查和插管的难度就可能没有差别了。合适的体位在插管中的作用十分重要，因为它能够为在直接喉镜下成功实施气管插管提供良好的插管条件。

目前已有大量关于在肥胖患者中喉镜检查和困难插管发生率的研究，但结论却并不一致。一项研究发现口咽部 Mallampati 分级与 BMI 有关，两者的关系可作为困难喉镜检查的预测指标[122]。在喉镜检查时，无论患者的 BMI 是多少，都应该将患者的头部放置于最佳嗅花位。有一项仅包括肥胖患者在内的研究发现 BMI 与插管困难之间没有关系[41]。既往认为较高的 Mallampati 评分是"潜在困难插管"的预测指标，但在一项包含 100 例患者的研究中，有 99 例通过直接喉镜即可成功地完成插管，所有患者的肩膀下面都

放置了枕头或者毛巾，以使头部垫高、颈部伸展。另一组关于较瘦患者和肥胖患者的研究发现 Mallampati 评分 Ⅲ 级或 Ⅳ 级是对肥胖患者插管困难唯一的独立危险因素[123]。该研究证实 Mallampati 评分预测插管困难的特异性较低，阳性预测值也较低，分别是 62% 和 29%。但其得出了肥胖患者插管更加困难的结论。插管时，患者被置于半卧位（抬高 30°），头位于嗅花位。另一项研究使用超声来定量测定声带水平的皮肤与气管前的软组织质量[124]。该研究还通过其他方法来评估气道，包括甲颏距、张口度、颈部活动、Mallampati 分级、颈围以及是否存在阻塞性睡眠呼吸暂停。当患者处于嗅花位时，仅有超声测量到的气管前软组织增多和颈围被认为是直接喉镜下困难插管的阳性预测因子。有一项包含 35 份研究的 meta 分析评价了对没有气道疾病的患者诱导前的检查对预测插管困难的诊断准确度[125]。肥胖患者困难插管的发生率是非肥胖人群的 3 倍。这可能与患者的体位放置未达到最佳状态有关，这一点在之前的研究中都没有仔细描述。最佳体位包括斜坡位或者抬高病理性肥胖患者的上半身和头部，使外耳道与胸骨角成一水平线。这种体位被证实能够改善喉镜检查时的视野[126]。这项研究比较了在气道操作时分别置于斜坡位和嗅花位的两组病理性肥胖患者。研究证实两组患者喉镜暴露的视野有显著的统计学差异，斜坡位时喉镜视野更好。在一项研究中，Mallampati 评分 Ⅲ 级或者 Ⅳ 级及男性病态肥胖患者被证明可预测困难插管，而困难的直接喉镜检查与 OSA、颈围及 BMI 之间没有关系[127]。

根据随机对照试验所提供的证据以及其他有关肥胖患者气道管理的文献，如果患者被小心地置于斜坡位，直接喉镜下插管应该更加容易。可借助一些市售的体位安置装置[128]或毯子及手术单实现斜坡位，从而可使患者的头部与胸部处于所要求的位置[129]。对肥胖患者必须检查可能导致插管困难的常用客观指标，包括张口度小、龅牙、颈部活动受限以及小下颌等。备选的气道管理技术包括：使用可视喉镜装置为肥胖患者实施气管插管[130]；与直接喉镜相比，可视喉镜在减重手术中可提供更好的声门暴露，并减少成功气管插管所需要的时间[131]。对清醒患者给予适当镇静、局部麻醉下直接喉镜检查以评估喉镜视野，从而决定是继续全身麻醉诱导，还是在清醒镇静状态下选用纤维支气管镜插管。当然，紧急气道管理工具，包括喉罩和纤维支气管镜，应该处于随时备用的状态。

围术期另外一个需要特别关注的领域是肥胖患者的呼吸生理。管理肥胖患者时使用一些技术来维持氧合和肺容量尤其重要。首先，肥胖患者有多种肺功能异常，包括肺活量降低、吸气容量降低、呼气储备容量降低以及功能残气量降低。其次，肥胖患者的闭合气量接近甚至低于潮气量，尤其是在仰卧位或者斜卧位时。另外，由于肥胖患者在异常低下肺容量参数下呼吸时，其肺顺应性及呼吸系统顺应性都较低[132]。由于存在潜在的呼吸生理异常，肥胖患者很容易发生氧饱和度的迅速降低，特别是在呼吸暂停阶段，例如全身麻醉诱导阶段。只要给予正确的预防措施，单纯阻塞性睡眠呼吸暂停并不增加全身麻醉诱导期氧饱和度降低的风险[133]。然而，在全身麻醉诱导和气管插管后，患者在整个麻醉过程中可能会继续丧失气体交换单位[134]。为了保证肥胖患者的氧合和维持肺容量，已经研究了一系列策略。

在一项关于呼吸暂停期间患者低氧血症发生速度的研究中，患者在麻醉诱导之前通过面罩接受 100% 的氧气以去除氮气[134]，诱导之后继续处于呼吸暂停阶段，SpO_2 降低至 90% 为终点。肥胖患者在 3 min 内达到终点，而 BMI 正常的患者需要 6 min 才能达到终点。为了预防肥胖患者全身麻醉诱导阶段发生肺不张和氧饱和度下降，采用的方法包括：在预氧合阶段应用持续正压通气[135-137]、通过面罩给予呼气末正压（positive end-expiratory pressure，PEEP）以及诱导后给予机械通气[137]。在仰卧位预氧合阶段使用 10 cmH_2O 的 CPAP，可以使插管之后的 PaO_2 升高而肺不张的数量减少[81]。在预氧合阶段使用 CPAP 结合 PEEP 或诱导之后使用机械通气，可以将呼吸暂停阶段的非低氧血症时间从 2 min（对照组不接受 CPAP 或 PEEP）延长到 3 min。然而，在仰卧位预氧合的 3 min 时间内，使用 7.5 cmH_2O 的 CPAP 不能改变肥胖患者 SpO_2 下降到 90% 所需要的时间[136]。预氧合时，与仰卧位不使用气道正压相比，采用 25° 的头高位（背部斜卧）时麻醉后呼吸暂停的肥胖患者 SpO_2 下降到 92% 时所需要的时间延长[138]。采用头高位进行预氧合的患者在麻醉诱导之前 SpO_2 明显升高。肥胖相关的气体交换功能障碍取决于腰围／臀围比例，这是反映环绕胸腔脂肪组织分布的指标[139]。该研究进一步证明：病理性肥胖的男性比病理性肥胖的女性更容易发生肺部气体交换功能降低。有一项研究评估了肥胖患者的体位安置与麻醉诱导之后以及插管阶段呼吸暂停时发生低氧血症的关系。在呼吸管路被断开前患者接受 50% 的氧气／50% 的空气混合气体通气 5 min[140]，其后停止呼吸，直到 SpO_2 下降到 92% 再继续机械通气。仰卧位患者 2 min 达到终点；若将仰卧位患者背部抬高 30°，则到达终点的时间可以延长 30 s；如果采用 30° 的反 Trendelenburg 体位，此时间可延长 1 min。肥胖患者在减重手术时采用 30° 的反 Trendelenburg 体位。与仰卧位相比，该体位能降低肺泡-动脉氧分压差，也能增加全肺顺应性，降低气道的峰压和平台压[141]。与正常体重患者相比，全身麻醉时肥胖患者的肺活量降低程度更严重[142]。

关于维持术中肺容量和氧合的不同策略已有大量研究。将肥胖患者全身麻醉机械通气时的潮气量从 13 ml/kg 逐步提高至 22 ml/kg 并不能改善气体交换功能，但却使气道压增高[143]。研究证明，在全身麻醉肌松状态下，与正常患者相比，肥胖患者使用 10 cmH₂O 的 PEEP 能更好地改善使用肌松剂全身麻醉期间的通气力学，并能提高 PaO_2，降低肺泡-动脉氧分压差[144]。在单独应用 PEEP 的基础上，使用肺复张手法（如在 55 cmH₂O 压力下持续膨肺 10 s）后，使用 PEEP 可预防肺不张加重和改善氧合的功效已得到证实，单独使用 PEEP 或肺复张手法时对肺功能的维持不能达到两者合用时的效果[145]。

腹腔镜手术期间的气腹能够增加肺阻力，降低动态肺顺应性[146]。气腹期间，体位、潮气量及呼吸频率的改变对肥胖患者的肺泡-动脉氧分压差没有影响[147]。在腹腔镜减重手术气腹期间，通过反复、持续地将肺膨胀至 50 cmH₂O，继之以使用 12 cmH₂O 的 PEEP 机械通气的措施来募集肺泡能够提高术中 PaO_2，但其代价是可能导致低血压，必要时还需要使用血管收缩药物[148]。为了优化肥胖患者行 LBG 手术时的 PEEP，使用 15±1 cmH₂O 的 PEEP 能维持患者的正常功能残气量。为了预防 PEEP 诱发的血流动力学改变，需要给予扩容治疗[149]。

总之，对肥胖患者，在预氧合阶段、麻醉诱导阶段或术中采用后背抬高的 PEEP 通气模式可降低患者的 A-a 梯度[150]。另外，在预氧合、麻醉诱导以及麻醉维持阶段，使用无创通气模式，包括通过面罩给予的压力支持和双水平气道正压，来维持肥胖患者氧合和通气力学的措施被证明是有益的。在麻醉苏醒前及拔管后患者采取最佳体位，加用 PEEP，使用特殊通气模式对维持拔管后的肺功能和气体交换的影响也没有得到确认。目前还没有任何公认的指南可以指导肥胖患者接受全身麻醉时如何维持氧合和通气力学的问题。因此，对肥胖患者，考虑到之前详细描述过的气道管理问题以及刚才所描述的氧合、肺容量和通气力学问题，麻醉实施者在安置患者体位时应同时实现如下两个目标的结合：提供一个更好的喉镜视野，以便于气管内插管，同时为氧合和肺力学功能的维持提供最好的条件。

我们的常规做法是，先将患者置于斜坡位，在预氧合之前更换为反 Trendelenburg 体位。如果有必要的话，使胸部倾斜 25°～30°。然后在正压通气下采用 100% 氧气对患者进行预氧合持续 3～5 min。对在家中接受 CPAP 的 OSA 患者，通过面罩给予 CPAP 或者压力支持通气，其压力水平与患者在家中使用的 CPAP 压力相同。采用另外 8～10 cmH₂O 的 CPAP 是合适的。在麻醉诱导后，手术期间可持续使用 8～10 cmH₂O 的 PEEP。但是必须注意，如果发生了低血压，则需要给予治疗。最后，如果患者在手术期间必须改变体位，在苏醒和拔管之前必须将患者的体位恢复到头高位。

在麻醉苏醒阶段，拔管前必须充分逆转神经-肌肉阻滞作用。由于许多新型麻醉机上使用的压力支持模式越来越多，在苏醒期，减重手术患者的自主呼吸一旦恢复即可使用压力支持通气维持，直到自主呼吸充分恢复。当神经刺激器的持续强直刺激试验或者 5 s 抬头试验证实肌力已经充分恢复后，就可以安全地对能够接受指令的清醒患者拔管了。拔管后，应具备立即通过面罩给予压力支持或 CPAP 的条件，其实施方法和麻醉诱导之前的预氧合期间相同。患者苏醒或拔管后 24 小时内，采用 PEEP 或无创通气已被证实可改善患者的肺功能[151]。在将患者转运出手术室的过程中，应有提供 CPAP 的不同设备。在肥胖患者麻醉恢复的过程中使用 CPAP，尤其是在那些已经接受 CPAP 治疗的 OSA 患者。关于气道管理及其与肺功能之间的整体关系，必须重视的基本前提是：病态肥胖引起了肺功能及肺力学的显著紊乱。需仔细处理或纠正这些紊乱，使肥胖患者术中及术后肺部并发症的发生率降到最低[152-153]。

麻醉药物及剂量

众所周知，阻塞性睡眠呼吸暂停的患者对麻醉药品如阿片类药物、丙泊酚及苯二氮䓬类药物的反应增强。这些药物可以降低维持气道通畅所必需的咽部肌肉的张力[40, 154]。在患者有阻塞性睡眠呼吸暂停的背景下，吸入麻醉剂使机体对 CO_2 的通气反应降低，这在扁桃体肥大的儿童患者中尤为明显。另一项儿童研究提示，在气管插管后保留自主呼吸的患儿中，静脉给予 0.5 μg/kg 芬太尼可抑制通气，多数患儿甚至会发生呼吸暂停。尽管这些资料来源于儿科文献，在对这些原则没有找到不同的证据之前，将其用于成年肥胖患者时应该谨慎。此时使用短效药物以及对呼吸无抑制作用的药物如（α_2 受体激动剂右美托咪定）就很有吸引力了，至少理论上这种方法可以促进患者的呼吸功能恢复到基础状态[120]。

应该根据患者的实际体重（total body weight，

TBW）还是理想体重（ideal body weight，IBW）进行计算常用麻醉药物的剂量主要取决于药物的脂溶性。既往 IBW 解释为不包括脂肪的体重，意味着其可替代"瘦体重"，或者更为恰当的描述为："去脂体重"（lean body mass，LBM），后者通常大约是 IBW 的 120%。当使用水溶性药物时，去脂体重可以作为很好的体重的估计值。正如所预想的，脂溶性药物在肥胖患者中的分布容积会发生改变。这一点在常用麻醉药物中的苯二氮䓬类和巴比妥类尤其明显。但是针对此规则而言，有两种药物例外，即普鲁卡因胺[155]和瑞芬太尼[156]。这二者尽管是高脂溶性药物，但它们的药物性质与分布容积之间没有关系[157]。因此，常用的麻醉药物，比如丙泊酚、维库溴铵、罗库溴铵和瑞芬太尼的剂量应该根据 IBW 给予。相反，咪达唑仑、琥珀胆碱、顺阿曲库铵、芬太尼和舒芬太尼的剂量应该根据 TBW 给予。但是需要格外注意的是：丙泊酚的维持剂量应该根据 TBW 来计算，而舒芬太尼的维持剂量应该根据 IBW 来计算[157]。这意味着根据患者体重，可以使用偏大剂量的苯二氮䓬类、芬太尼或者舒芬太尼，尽管这些药物最好应该逐渐增加剂量以达到预期的临床效果。相反，根据实际体重，在对患者实施麻醉时应该使用偏小剂量的丙泊酚。

对维库溴铵或罗库溴铵来说，应该根据 IBW 给予初始剂量，之后应该根据外周神经刺激仪的肌松监测结果来决定追加剂量。对肥胖患者给予充分的肌肉松弛不仅能为外科医师提供方便，也有利于机械通气，药物的选择不如患者的肌松程度重要。舒更葡糖钠的药动学特征与罗库溴铵相似，其剂量应基于 IBW[158]。

应该根据其组织溶解度等物理特性选择挥发性麻醉药，如血 / 气分配系数和脂肪 / 血分配系数。有些证据提示：对肥胖患者，地氟烷是一种可供选择的麻醉药物，因为与七氟烷及丙泊酚不同，其具有更加稳定且迅速恢复等特点[159-160]。然而，一些麻醉科医师认为：七氟烷和地氟烷在快速恢复方面并没有明显的临床差异[161]。

尽管 N_2O 具有一定的镇痛效果，而且清除迅速，但应尽量避免使用，因为肥胖患者的需氧量很高。在短小的腹部手术中，N_2O 进入体内空腔对机体的影响可能并不显著，但在减重手术，尤其是腹腔镜或机器人下减重手术中，肠腔内气体容量的增加会使本来就具有挑战性的手术操作变得更加困难。

麻醉诱导

关于肥胖患者是否存在胃内容物误吸的风险以及是否需要对误吸进行预防，目前还存在很多争议[162]。

在糖尿病患者中，腹部膨隆以及女性这两个因素与胃内固体和液体的排空缓慢有关[163]。尽管很多肥胖患者都合并 2 型糖尿病，但对全身麻醉期间胃食管反流的单独研究并未显示体型是反流率的一个预测因子[164]。肥胖患者禁食或者在麻醉前 2 h 口服 300 ml 清亮液体，其胃内液体容量和 pH 是相同的[165]。肥胖本身并不增加胃内容物误吸的风险。然而，对那些有明确误吸风险的患者，必须考虑使用 H_2 受体激动剂或质子泵抑制剂预防酸性物质的误吸。对这些患者也可以考虑实施快速诱导插管或清醒纤维支气管镜插管[40]。

基于产科实践中得到的经验显示，对体型庞大的患者而言，区域麻醉，尤其是硬膜外麻醉和脊髓麻醉，都是安全可行的[120]。然而，区域麻醉在技术操作上可能更为困难，其对于肥胖患者而言具有生理挑战：导管的置入往往比较困难，而且导管比较容易发生移位，脱出硬膜外腔。这些患者可能需要使用特殊设备，比如更长的穿刺针或者特殊的超声探头来纠正导管的位置。由于肥胖患者的硬膜外腔比正常体重的患者更小，经导管给药时要特别小心，因为药物容易向头侧扩散，产生更强的阻滞作用[166-167]。当区域阻滞平面过高时，肥胖患者比正常体重的患者更容易发生严重的呼吸抑制。

几乎没有证据显示硬膜外镇痛能够改善患者的总体预后。因为腹腔镜手术有逐渐取代开腹手术的趋势，故术后镇痛问题已不再那么重要。对病理性肥胖患者行开腹手术时，通过胸段硬膜外导管进行术后疼痛控制的最大好处就是可减轻术后肺活量下降[168]。

肥胖本身并不需要有创监测，因此，可以在常规监测下安全进行 GPB 手术。肥胖患者存在合并症则是有创监测的适应证。由于需要接受手术治疗的肥胖患者经常存在合并症，因此，在这些患者中有创监测的使用概率也会增加[169]。病理性肥胖患者存在严重的合并症，比如肥胖性低通气量综合征伴有肺动脉高压或者肺源性心脏病时，可能需要肺动脉导管或者术中经食管超声心动图监测。使用中心静脉导管的原因通常是外周静脉建立困难，而非其他原因。对许多需行减重手术的患者，因为肥胖及手术相关的深静脉血栓及肺栓塞的高风险，会预防性放置下腔静脉滤器[170]。推荐对此类患者手术时在超声引导下进行中心静脉置管，以减少并发症，并易于置管。同样，无创血压测量困难以及与体型相关的血压袖带无法正确放置，均可作为有创血压监测的适应证。动脉血气分析有助于指导术中通气和术后气管导管的拔除。

减重手术患者术后疼痛管理可采用静脉患者自控镇痛（patient-controlled analgesia，PCA）或胸段硬膜外镇痛，没有证据显示哪种方式更为优越。因此多数情况下，手术方式采用开放手术还是腹腔镜手术，有助于指导术后疼痛管理方案。在实际工作中，倾向于为开腹 GBP 手术患者保留硬膜外导管镇痛。尽管存在一些不足，极度肥胖患者的镇痛成功率大约也能达到 80%。需要在麻醉诱导前测试硬膜外麻醉的有效性。以阿片类药物为基础的 PCA 加上局部麻醉药伤口浸润以及辅助使用非麻醉性镇痛药对大多数患者来说是合适的选择。切皮前在伤口部位注入局部麻醉药可以起到超前镇痛的作用。口服和静脉注射对乙酰氨基酚、非甾体抗炎药、低剂量氯胺酮和右美托咪定等非麻醉药物的辅助镇痛将降低阿片药物需求，从而减少相关阿片药物相关的副作用。

手术期间根据患者的体重选用合适的手术床也相当重要。如果手术台与患者的体重不匹配，对患者和手术室人员都会造成严重后果。在整个镇静和睡眠期间，给予患者一定的束缚是有用的。除了安全绑带，在患者的身体下面放一个可改变形状的沙袋也可以预防患者从手术台上滑落。可通过强制空气加热器空气加温实现手术间的温度管理。在手臂下方可能需要放置额外的衬垫，以防止患者的手臂和肩膀发生脱位。如果将手臂包起来放在患者身体两侧的话，则可能需要放置一个较宽而且有很好衬垫的托手板。

液体需要量可能比预期的要多，即便是一台持续 2 ～ 3 h 的较短手术，可能也需要 3 ～ 4 L 晶体液，以预防急性肾小管坏死（acute tubular necrosis，ATN）。低血容量能导致较长的肾前性少尿状态，促进急性肾小管坏死的发生，可通过适量补液来预防。来自于 Pittsburgh 大学医学中心的回顾性资料提示，减重手术后原发性急性肾衰竭的发生率为 2%。其他诱发因素有：BMI 超过 50 kg/m^2、手术持续时间较长、既往肾疾病史以及术中低血压[171]。

术后管理

在实践中，倾向于让减重手术患者在手术后一直待在同一个地方。这种方法有助于为患者提供连续的专业护理和辅助治疗。应该尽可能对这些患者使用 CPAP 或者双相正压通气同时推荐监测呼吸末二氧化碳及使用脉氧仪监测 SpO_2。呼吸末二氧化碳分压监测是评估病态肥胖患者呼吸功能的关键，因为术后吸氧可能会延迟对通气不足的诊断。在费城宾夕法尼亚大学医院，对确认有困难气道的患者通过腕带及在床边使用醒目标志加以区别，以电子形式记录住院期间的病历。另外，麻醉主治医师会将插管的难度以及在手

术室内为了确保气道畅通所采取的措施写成一个便条留在病房。不管是什么原因，万一患者需要行紧急气管内插管，相信这张便条上提供的信息对抢救小组来说都是很重要的。

术后恶心呕吐（postoperative nausea and vomiting，PONV）是麻醉后监护治疗室（postanesthesia care unit，PACU）延迟出室的常见原因。腹腔镜手术是 PONV 已知的危险因素[172]。减重手术涉及胃部操作，可能增加患者 PONV 的风险。目前建议采用一种多模式 PONV 预防方法，包括排除禁忌证的情况下使用昂丹司琼、地塞米松以及东莨菪碱贴片，以减少患者的不适及严重并发症，如误吸、伤口裂开及吻合口瘘。

加速康复外科（enhanced recovery after surgery，ERAS）方案正在广泛用于手术患者，以降低发病率和减少住院时间。一项针对 SG 患者的研究表明，ERAS 组患者住院时间中位数为 1 天，而对照组为 2 天，而术后并发症及再入院率无差异[173]。该方案包括标准化的术前患者教育，缩短术前禁食时间，多模式镇痛和预防 PONV，避免容量超负荷，早期下床活动及进食以及积极锻炼肺活量。

并发症的处理

虽然减重手术被认为很安全，但也并非没有任何潜在的并发症，目前这些并发症发生的预测率正在提高[174]。腹腔镜手术和开放性减重手术患者的院内死亡率分别为 0.17% 和 0.79%[175]。死亡率与住院期间二次手术相关[176]。肠瘘是一种严重并发症导致大量手术患者死亡[177]。危险因素还包括高龄，过度肥胖，功能状况较差和充血性心力衰竭及肾衰竭。

住院期间，术后短期内发生的并发症可以特征性地分为四类：伤口、胃肠道、肺部和心血管方面的并发症。在每种类型并发症的发生率上，腹腔镜手术均低于开腹手术。美国外科医生学院国家外科质量改进计划数据库显示，与腹腔镜 GBP 相比，开放性 GBP 的患者发病率为 7.4%：3.4%，二次手术率 4.9%：3.6%，术后中位停留时间分别为 3 天和 2 天。框 58.3 提供了减肥手术并发症的分类清单。

需要再次手术的常见并发症包括：术后腹腔出血、吻合口瘘、缝线裂开、小肠梗阻和深部伤口感染[177-182]。这些都需要在全身麻醉下再次开腹手术。尽管围术期已采取了深静脉血栓预防性治疗措施，但患者术后依然可能发生深静脉血栓形成或者肺栓塞，需要在麻醉下放置下腔静脉滤网。如前所述，一般在实施减重手术前置入滤网[170]。静脉血栓栓塞高风险因素包括开

框 58.3　减重手术的并发症	
早期	出血
	感染
	脱水
	腹膜炎
	吻合口瘘
	肠梗阻
	穿孔
	肺炎
	深静脉血栓 / 肺栓塞
	死亡
晚期	厌食症
	胆石症 / 胆囊炎
	眼袋扩张或狭窄
	胃食管反流病 / 吞咽困难
	切口疝
	小肠梗阻
	吻合口溃疡
	胰腺炎
	营养问题
	脂溶性维生素缺乏症，尤其是维生素 B_{12}

放性手术、男性、术前下肢水肿及肺动脉高压[183]。

对所有首次减重手术后不久需要再次手术的患者，应该谨慎地复习麻醉记录单。特别应该关注上一次麻醉时患者的体位安置以及气道管理所采用的技术。由于存在失血、补液不足、血管扩张以及与发热和感染有关的隐性液体丢失，患者可能处于低血容量状态。特别重要的是，要考虑发生胃内容物误吸的新增风险。误吸原因可能是存在术后肠梗阻、小肠梗阻以及手术造成的 Roux-en-Y 胃分流而使幽门无法发挥预防肠内容物反流的作用和功能。在手术室内行全身麻醉诱导之前，小心放置一根鼻胃管或口胃管能够对手术患者起到胃袋减压的作用，从而减轻小肠梗阻。但此项操作可能会增加新鲜吻合口缝线撕裂的风险，所以在进行此项操作之前，麻醉科医师应该与手术医师进行沟通，权衡利弊。在开腹探查手术中，可以立即修补任何为了达到胃肠道减压目的所造成的吻合口穿孔，随后可将鼻胃管或口胃管调整至合适位置，以用于持续的术后引流。

再次手术的患者可能需要延长术后通气，这取决于再次手术的范围，是否需要容量复苏或者输血，吻合口瘘造成的腹膜炎的程度，以及脓毒症或者其他持续存在的危害健康的风险。术后疼痛治疗也与初次减重手术时有明显的区别。再次手术前，如果患者的血流动力学足够稳定，可以在麻醉诱导之前放置硬膜外导管以便于疼痛治疗，这也是术后护理的一部分。这对行开腹手术的肥胖患者而言特别有价值，这在本章前面部分已有描述。

进行减重手术后可能会发生很多潜在的严重并发症，在几周内、几个月内甚至几年内均需要手术干预。患者可能会发生吻合口狭窄或溃疡、腹部切口疝、胃侧壁瘘以及严重的反流疾病，这些都需要再次手术[92]。小肠梗阻可在手术后数周发生[181]。在体重显著减轻之后，患者可能需要行美容手术来去除过多的皮肤，或者吸脂术来重塑身体变形的部位。患者可能需要对胃束带进行调整或者去除胃束带。对这些患者的麻醉考虑应该包括：复习之前的麻醉记录以及了解气道管理和疼痛治疗方面的相关信息。已经达到减肥效果，包括缓解了糖尿病、高血压以及阻塞性睡眠呼吸暂停等合并症的患者，可使此次手术比较上次减重手术的麻醉方案发生显著改变。

一部分患者在接受 GBP 手术后会发生显著的神经系统并发症[184-186]，包括多发性神经病、多发性神经根性神经病、脊髓病、脑病和视神经疾病。最常发生的是脊髓病，但在手术 10 年后才会出现明显症状[184]。在这些患者可检测出营养缺乏。但除了在某些脊髓病患者中能够发现维生素 B_{12} 和铜缺乏之外，没有发现其他特异性的营养成分缺乏与神经系统并发症有关。尽管伴发于减重手术的神经系统症状不太可能需要再次手术治疗，但提示此类患者可能存在新的或者另外的合并症。麻醉医师在处理之前接受过减重手术的患者时，应该充分考虑到这些问题。

减重手术后营养和代谢方面的并发症还包括蛋白质和蛋白质-能量营养不良。患者可能发生体重过度减轻（降得太快或降低程度超出了预定目标）、脂肪泻或严重腹泻、低白蛋白血症、消瘦、水肿或食欲旺盛[92, 187-189]。如果发生严重营养不良，患者可能需要行肠内或者肠外营养治疗。对体重过度降低和低蛋白血症的患者，可能需要进行手术纠正。在这种情况下，麻醉方案必须考虑到由于血清白蛋白水平降低引起的药物结合减少。

肥胖患者接受非减重手术的管理

很少有研究评估肥胖患者进行普通手术时肥胖对并发症的重要性。Dindo 等[190]研究了 6366 例行普通择期手术的患者，结果发现除了切口感染率之外，其他并发症的发生率和严重性没有差别。其他评估肥胖对伤口感染作用的研究则发现肥胖患者的感染率是增加的[191-192]。多项研究证实，肥胖患者在妇科、骨科、心血管、泌尿科以及移植手术后的并发症风险更高但其他研究却没有发现存在肥胖相关的风险差别[193-194]。

根据 Dindo 等[190]有关并发症和手术操作类型的

资料显示：大手术以及开放手术是导致手术后并发症的独立危险因素。他们发现肥胖和非肥胖组患者的术后并发症类型没有差别。此项研究所提供的资料可以减少如下偏见，即肥胖患者术后并发症的发生风险更高。医务人员产生这一偏见的原因可能与此类患者麻醉和手术操作的难度较高有关。病理性肥胖患者所需的手术时间更长，其腹腔镜下手术比开腹胆囊切除术的手术时间要长 25% 左右。在伤口感染率上腹腔镜手术明显优于开腹手术，因此，肥胖患者应尽量选用腹腔镜手术，而避免选用开腹手术。

参考文献

1. Kaidar-Person O, et al. *Obes Surg*. 2011;21(11):1792–1797.
2. Haslam D. *Obes Rev*. 2007;8(suppl 1):31–36.
3. Baskin ML, et al. *Obes Rev*. 2005;6(1):5–7.
4. Hensrud DD, Klein S. *Mayo Clin Proc*. 2006;81(suppl 10):S5–10.
5. Canoy D, Buchan I. *Obes Rev*. 2007;8(suppl 1):1–11.
6. Obesity and Overweight Fact Sheet. www.who.int/mediacentre/fact sheets/fs311/en.
7. Fryar CD, Carroll MD, Ogden CL. *Prevalence of overweight, obesity, and extreme obesity among adults aged 20 and over: United States, 1960–1962 Through 2011–2014*. National Center for Health Statistics Data; 2016.
8. Ogden CL, et al. *JAMA*. 1988-1994 Through 2013-2014. 2016; 315(21):2292–2299.
9. Conway B, et al. *Obes Rev*. 2004;5(3):145–151.
10. Zabena C, et al. *Obes Surg*. 2009;19(1):87–95.
11. Katzmarzyk PT, et al. *Obes Rev*. 2003;4(4):257–290.
12. Kopelman P. *Obes Rev*. 2007;8(suppl 1):13–17.
13. Nguyen NT, et al. *Obes Surg*. 2011;21(5):351–355.
14. Zammit C, et al. *Int. J. Gen. Med*. 2010;3:335–343.
15. Apovian CM, et al. *Circulation*. 2012;125(9):1178–1182.
16. Wearing SC, et al. *Obes Rev*. 2006;7(3):239–250.
17. Scopinaro N, et al. *Obes Rev*. 2012;21(2):185–192.
18. Guidone C, et al. *Diabetes*. 2006;55(7):2025–2031.
19. Pinkney J, et al. *Obes Rev*. 2004;5(1):69–78.
20. Alam I, et al. *Obes Rev*. 2007;8(2):119–127.
21. Machado M, et al. *Curr Opin Clin Nutr Metab Care*. 2006;9(5):637–642.
22. Valera-Mora ME, et al. *Am J Clin Nutr*. 2005;81(6):1292–1297.
23. Poirier P, et al. *Circulation*. 2011;123:1683–1701.
24. Liberopoulos EN, et al. *Obes Rev*. 2005;6(4):283–296.
25. Levin PD, et al. *Med Clin North Am*. 2009;93(5):1049–1063.
26. Ervin RB, et al. *Natl Vital Stat Rep*. 2009;(13):1–7.
27. O'Neill S, et al. *Obes Rev*. 2015;16(1):1–12.
28. Buchwald H, et al. *JAMA*. 2004;292(14):1724–1737.
29. Frezza EE, et al. *Obes Surg*. 2011;21(3):379–385.
30. Buchwald H, et al. *Obes Surg*. 2009;19(12):1605–1611.
31. Moulin CM, et al. *Obes Surg*. 2011;21(1):112–118.
32. Selmi C, et al. *Exp Biol Med*. 2007;232(11):1409–1413.
33. Patil SP, et al. *Chest*. 2007;132(1):325–337.
34. O'Keefe T, et al. *Obes Surg*. 2004;14:23–26.
35. Chung F, et al. *Br J Anaesth*. 2012;108(5):768–775.
36. Tung A, et al. *Curr Opin Anaesthesiol*. 2001;14:671–678.
37. Biro P, et al. *J Clin Anesth*. 1995;7(5):417–421.
38. Pierce RJ, et al. *Clin Exp Pharmacol P*. 1999;26(1):1–10.
39. Mayer P, et al. *Eur Respir J*. 1996;9(9):1801–1809.
40. Benumof JL, et al. *Anesthesiol Clin*. 2002;20(4):789–811.
41. Brodsky JB, et al. *Anesth Analg*. 2002;94(3):732–736.
42. Gomez-Illan F, et al. *Obes Surg*. 2012;22:950–955.
43. Roth CL, et al. *Obes Surg*. 2009;(1):29–35.
44. National Cholesterol Education Program (NCEP). *Circulation*. 2002;106(25):3143–3421.
45. Kushner RF, et al. *Prog Cardiovasc Dis*. 2014;56(4):465–472.
46. Grundy SM, et al. *Circulation*. 2004;109(3):433–438.
47. Low AK, et al. *Am J Med Sci*. 2006;331(4):175–182.
48. Whelton PK, et al. *Hypertension (Dallas, Tex.: 1979)*. 2017.
49. Martinez EA, et al. *Anesth Analg*. 2007;104(1):4–6.
50. Bray GA, et al. *Best Pract Res Clin Gastroenterol*. 2014;28(4):665–684.
51. Allison DB, et al. *Crit Rev Food Sci Nutr*. 2001;41(1):1–28.
52. Boozer CN, et al. *Int J Obes Relat Metab Disord*. 2001;25(3):316–324.
53. Boozer CN, et al. *Int J Obes Relat Metab Disord*. 2002;26(5):593–604.
54. Astrup A, et al. *Int J Obes Relat Metab Disord*. 1992;16(4):269–277.
55. Haller CA, et al. *N Engl J Med*. 2000;343(25):1833–1838.
56. Cigaina V. *Obes Surg*. 2004;14(suppl 1):S14–S22.
57. Favretti F, et al. *Obes Surg*. 2004;14(5):666–670.
58. Cha R, et al. *World J Gastrointest Endosc*. 2014;6(9):419–431.
59. Dietz WH. *N Engl J Med*. 2005;352(20):2100–2109.
60. Fryar CD, Carroll MD, Ogden CL. *Prevalence of Overweight and Obesity Among Children and Adolescents Aged 2–19 Years: United States, 1963–1965 Through 2013–2014. Surveys, D. o. H. a. N. E., Ed*; 2016.
61. de Onis M, et al. *Am J Clin Nutr*. 2000;72(4):1032–1039.
62. Kirk S, et al. *J Am Diet Assoc*. 2005;105(suppl 5):44–51.
63. Boland CL, et al. *Ann Pharmacother*. 2015;49(2):220–232.
64. Tsai WS, et al. *Arch Pediatr Adolesc Med*. 2007;161(3):217–221.
65. Christou NV, et al. *Ann of Surg*. 2004;240(3):416–423.
66. Pereira JA, et al. *Obes Res*. 2003;11(12):1495–1501.
67. Buchwald H, et al. *J Am Coll Surg*. 2005;200(4):593–604.
68. Shaffer EA, et al. *J Clin Gastroenterol*. 2006;40(3 suppl 1):S44–S50.
69. Encinosa WE, et al. *Med Care*. 2006;44(8):706–712.
70. Flum DR, et al. *J Am Coll Surg*. 2004;199(4):543–551.
71. Lynch RJ, et al. *J Clin Gastroenterol*. 2006;40(8):659–668.
72. Akkary E, et al. *Obes Surg*. 2012;22(5):827–831.
73. Buchwald H, et al. *Obes Surg*. 2013;23(4):427–436.
74. Salameh JR, et al. *Am J Med Sci*. 2006;331(4):194–200.
75. Poulose BK, et al. *J Am Coll Surg*. 2005;201(1):77–84.
76. Santry HP, et al. *J Am Coll Surg*. 2011;(1):59–67.
77. Weber M, et al. *Ann of Surg*. 2004;240(6):975–982.
78. Deitel M, et al. *J Am Coll Nutr*. 2002;21(5):365–371.
79. Galvani C, et al. *Surg Endosc*. 2006;20(6):934–941.
80. Kendrick ML, et al. *Mayo Clin Proc*. 2006;81(suppl 10):S18–S24.
81. Deitel M. *Obes Rev*. 2007;17(6):707–710.
82. Eisenberg D, et al. *World J Gastroenterol*. 2006;12(20):3196–3203.
83. Montgomery K, et al. *Obes Surg*. 2007;17:711–716.
84. Weller WE, et al. *Ann Surg*. 2008;248(1):10–15.
85. Nguyen NT, et al. *Obes Surg*. 2011;213(2):261–266.
86. Estimate of Bariatric Surgery Numbers, 2011–2016. https://asmbs.org/resources/estimate-of-bariatric-surgery-numbers.
87. van Rutte PW, et al. *Br J Surg*. 2014;101(6):661–668.
88. Ramon JM, et al. *J Gastrointest Surg*. 2012;16(6):1116–1122.
89. Schauer PR, et al. *Ann of Surg*. 2000;232(4):515–529.
90. Gentileschi P, et al. *Surg Endosc*. 2002;16(5):736–744.
91. Huang CK, et al. *Obes Surg*. 2011;21(3):391–396.
92. Malinowski SS. *Am J Med Sci*. 2006;331(4):219–225.
93. Mathus-Vliegen EM, et al. *Gastrointest endosc*. 2005;61(1):19–27.
94. Gaur S, et al. *Gastrointest endosc*. 2015;81(6):1330–1336.
95. Thompson CC, et al. *Am J Gastroenterol*. 2017;112(3):447–457.
96. Garb J, et al. *Obes Surg*. 2009;19(10):1447–1455.
97. Buchwald H. *J Am Coll Surg*. 2002;194(3):367–375.
98. Franco JV, et al. *Obes Surg*. 2011;21(9):1458–1468.
99. Salminen P, et al. *JAMA*. 2018;319(3):241–254.
100. Peterli R, et al. *Ann Surg*. 2013;258(5):690–694. discussion 695.
101. Martins C, et al. *Obes Surg*. 2011;21(7):841–849.
102. Schauer PR, et al. *N Engl J Med*. 2012;366(17):1567–1576.
103. Mingrone G, et al. *N Engl J Med*. 2012;366(17):1577–1585.
104. Adams TD, et al. *JAMA*. 2012;308(11):1122–1131.
105. Jakobsen GS, et al. *JAMA*. 2018;319(3):291–301.
106. Schauer PR, et al. *N Engl J Med*. 2014;370(7):641–651.
107. Sarkhosh K, et al. *Obes Surg*. 2013;23(3):414–423.
108. Kushner RF, et al. *Mayo Clin Proc*. 2006;81(suppl 10):S46–S51.
109. Ikonomidis I, et al. *J Hypertens*. 2007;25(2):439–447.
110. Dixon JB, et al. *Obes Res*. 2002;10(9):903–910.
111. Bouldin MJ, et al. *Am J Med Sci*. 2006;331(4):183–193.
112. Champault A, et al. *Surg Laparosc Endosc Percutan Tech*. 2006;16(3):131–136.
113. Bolen SD, et al. *Obes Surg*. 2012;22(5):749–763.
114. Thomas H, et al. *Obes Surg*. 2012;22:1135–1140.
115. Lopez-Jimenez F, et al. *Mayo Clin Proc*. 2005;80(9):1157–1162.
116. Collazo-Clavell ML, et al. *Mayo Clin Proc*. 2006;81(suppl 10):S11–S17.
117. Hillman DR, et al. *Sleep Med Rev*. 2004;8(6):459–471.
118. Bostanjian D, et al. *Obes Surg*. 2003;13(2):302–305.
119. Collier B, et al. *Obes Surg*. 2003;13(6):941–943.

120. Passannante AN, et al. *Anesthesiol Clin*. 2005;23(3):479–491.
121. Mathews PV, et al. *J Orthop Trauma*. 2001;15(8):580–583.
122. Voyagis GS, et al. *Eur J Anaesthesiol*. 1998;15(3):330–334.
123. Juvin P, et al. *Anesth Analg*. 2003;97(2):595–600.
124. Ezri T, et al. *Anaesth*. 2003;58(11):1111–1114.
125. Shiga T, et al. *Anesthesiol*. 2005;103(2):429–437.
126. Collins JS, et al. *Obes Surg*. 2004;14(9):1171–1175.
127. Neligan PJ, et al. *Anesth Analg*. 2009;109(4):1182–1186.
128. Cattano D, et al. *Obes Surg*. 2010;20(10):1436–1441.
129. Kristensen MS. *Eur J Anaesthesiol*. 2010;27(11):923–927.
130. Schumann R. *Best Pract Res Clin Anaesthesiol*. 2011;25(1):83–93.
131. Yumul R, et al. *J Clin Anesth*. 2016;31:71–77.
132. Behazin N, et al. *Eur J Appl Physiol*. 2010;108(1):212–218.
133. Eikermann M, et al. *Open Respir Med J*. 2010;4:58–62.
134. Jense HG, et al. *Anesth Analg*. 1991;72(1):89–93.
135. Coussa M, et al. *Anesth Analg*. 2004;98(5):1491–1495.
136. Cressey DM, et al. *Anaesth*. 2001;56(7):680–684.
137. Gander S, et al. *Anesth Analg*. 2005;100(2):580–584.
138. Dixon BJ, et al. *Anesthesiol*. 2005;102(6):1110–1115.
139. Zavorsky GS, et al. *Chest*. 2007;131(2):362–367.
140. Boyce JR, et al. *Obes Surg*. 2003;13(1):4–9.
141. Perilli V, et al. *Anesth Analg*. 2000;91(6):1520–1525.
142. Ungern-Sternberg BS, et al. *Br J Anaesth*. 2004;92(2):202–207.
143. Bardoczky GI, et al. *Anesth Analg*. 1995;81(2):385–388.
144. Pelosi P, et al. *Anesthesiol*. 1999;91(5):1221–1231.
145. Reinius H, et al. *Anesthesiol*. 2009;111(5):979–987.
146. El Dawlatly AA, et al. *Obes Surg*. 2004;14(2):212–215.
147. Sprung J, et al. *Anesth Analg*. 2003;97(1):268–274.
148. Whalen FX, et al. *Anesth Analg*. 2006;102(1):298–305.
149. Erlandsson K, et al. *Acta Anaesthesiol Scand*. 2006;50(7):833–839.
150. Harbut P, et al. *Acta Anaesthesiol Scand*. 2014;58(6):675–680.
151. Neligan PJ, et al. *Anesthesiol*. 2009;110(4):878–884.
152. Pelosi P, et al. *Best Pract Res Clin Anaesthesiol*. 2010;24:211–225.
153. Candiotti K, et al. *Br J Anaesth*. 2009;103(suppl 1):i23–i30.
154. Dhonneur G, et al. *Anesth Analg*. 1999;89(3):762–767.
155. Christoff PB, et al. *Ann Pharmacother*. 1983;17(7):516–522.
156. Egan TD, et al. *Anesthesiol*. 1998;89(3):562–573.
157. Ogunnaike BO, et al. *Anesth Analg*. 2002;95(6):1793–1805.
158. Carron M, et al. *Anaesth*. 2012;67(3):298–299.
159. Juvin P, et al. *Anesth Analg*. 2000;91(3):714–719.
160. De Baerdemaeker L, et al. *Br J Anaesth*. 2003;91(5):638–650.
161. De Baerdemaeker L, et al. *Obes Surg*. 2006;16(6):728–733.
162. Kalinowski CP, et al. *Best Pract Res Clin Anaesthesiol*. 2004;18(4):719–737.
163. Jones KL, et al. *Diabetes Care*. 2001;24(7):1264–1269.
164. Illing L, et al. *Can J Anaesth*. 1992;39(5 Pt 1):466–470.
165. Maltby JR, et al. *Can J Anaesth*. 2004;51(2):111–115.
166. Hodgkinson R, et al. *Anesth Analg*. 1980;59(2):89–92.
167. Hodgkinson R, et al. *Anesth Analg*. 1981;60(6):421–424.
168. Ungern-Sternberg BS, et al. *Br J Anaesth*. 2005;94(1):121–127.
169. Capella J, et al. *Obes Surg*. 1996;6(1):50–53.
170. Vaziri K, et al. *Obes Surg*. 2011;21(10):1580–1584.
171. Ricciardi R, et al. *Surg Laparosc Endosc Percutan Tech*. 2006;16(5):317–320.
172. Gan TJ. *Anesth Analg*. 2006;102(6):1884–1898.
173. Lemanu DP, et al. *Br J Surg*. 2013;100(4):482–489.
174. Turner PL, et al. *Obes Surg*. 2011;21(5):655–662.
175. Lancaster RT, et al. *Surg Endosc*. 2008;22(12):2554–2563.
176. Poulose BK, et al. *J Surg Res*. 2005;127(1):1–7.
177. Fernandez AZ, et al. *Surg Endosc*. 2004;18(2):193–197.
178. Podnos YD, et al. *Arch Surg*. 2003;138(9):957–961.
179. Derzie AJ, et al. *J Am Coll Surg*. 2000;191(3):238–243.
180. Gonzalez R, et al. *J Am Coll Surg*. 2007;204(1):47–55.
181. Hwang RF, et al. *Surg Endosc*. 2004;18(11):1631–1635.
182. Livingston EH, et al. *J Am Coll Surg*. 2006;203(5):625–633.
183. Winegar DA, et al. *Surg Obes Relat Dis*. 2011;7(2):181–188.
184. Juhasz-Pocsine K, et al. *Neurol*. 2007;68(21):1843–1850.
185. Singh S, et al. *Mayo Clin Proc*. 2005;80(1):136–137.
186. Thaisetthawatkul P, et al. *Neurol*. 2004;63(8):1462–1470.
187. Parkes E. *Am J Med Sci*. 2006;331(4):207–213.
188. Poitou BC, et al. *Diabetes Metab*. 2007;33(1):13–24.
189. Xanthakos SA, et al. *Curr Opin Clin Nutr Metab Care*. 2006;9(4):489–496.
190. Dindo D, et al. *Lancet*. 2003;361(9374):2032–2035.
191. Jin R, et al. *Circulation*. 2005;111(25):3359–3365.
192. Shapiro M, et al. *N Engl J Med*. 1982;307(27):1661–1666.
193. Brandt M, et al. *Eur J Cardiothorac Surg*. 2001;19(5):662–666.
194. Engelman DT, et al. *J Thorac Cardiovasc Surg*. 1999;118(5):866–873.

59　麻醉与肾和泌尿生殖系统

VINOD MALHOTRA, ANUJ MALHOTRA, ANUP PAMNANI, DANIEL GAINSBURG

欧阳杰　译　思永玉　审校

<table>
<tr><td>**要　点**</td><td>

- 腹腔内的泌尿生殖系统器官——肾和输尿管的神经支配主要来源于脊髓的胸腰段（$T_8 \sim L_2$）。盆腔器官，如膀胱、前列腺、精囊和尿道的神经支配主要来源于腰骶部，部分来自于低位胸段。
- 腹腔外的泌尿生殖器官，除了睾丸（$T_{10} \sim L_1$）外，疼痛传导的脊髓水平为 $S_{2\sim4}$。
- 肾血流量占心输出量的 15% ~ 25%，其中大部分流向肾皮质。肾髓质乳头更易受到缺血性损害。当平均动脉压为 60 ~ 160 mmHg 时，肾可以很好地调节自身血流。
- 肾小球滤过率（glomerular filtration rate，GFR）是衡量肾小球功能的最佳指标。肌酐清除率能较好地反映 GFR，而尿量则不能。
- 高血容量、酸血症、高钾血症、心肺功能不全、贫血及出血紊乱是慢性肾衰竭的表现。
- 血清肌酐作为最常用的评价肾功能的指标局限性明显，新的生物标记物如血清胱抑素 C 能更早更好地检测急性肾损伤，评估终末期肾病的风险及相关死亡率。
- 肾移植能够逆转终末期肾病的多数异常情况，而透析仅能部分改善，并且其本身可导致其他并发症。
- 新技术的应用，如激光前列腺切除术，使经尿道前列腺切除（transurethral resection of the prostate，TURP）综合征变得罕见。TURP 综合征是一种由于膀胱灌洗液的吸收引起的症候群。心血管系统和神经系统的改变与低渗透压、低钠血症、高血糖、高氨血症和高血容量有关。
- 除了激光 TURP 外，标准的 TURP 选择区域阻滞麻醉比全身麻醉更具有优势，但两者的 30 天死亡率没有差别，为 0.2% ~ 0.8%。
- 泌尿外科腹腔镜手术常需要在腹膜后间隙充入二氧化碳。长时间手术时可发生纵隔气肿和头颈部的皮下气肿。
- 体外冲击波碎石（extracorporeal shock wave lithotripsy，ESWL）在既往会引起明显的生理变化是因为使用水浴，但是新的技术去除了水浴从而消除了这些风险。冲击波可导致具有临床症状的心律失常。孕妇和未治疗的凝血功能异常是 ESWL 的禁忌证。
- 5% ~ 10% 的肾肿瘤可侵犯肾静脉、下腔静脉和右心房。在手术中可发生循环衰竭甚至肿瘤栓塞等并发症。这类手术可能需要使用心肺转流。
- 根治性前列腺切除术可能导致明显出血，术中有可能发生静脉空气栓塞。保留自主呼吸的区域阻滞麻醉相比全身麻醉和间歇正压通气可减少失血。硬膜外麻醉的其他优点还包括减少深静脉血栓的发生和提供超前镇痛。麻醉方式是否影响预后尚不明确。
- 相对于开放性前列腺根治术，机器人根治性前列腺切除术可减少出血和减轻术后疼痛。麻醉科医师需要注意严重头低位和气腹引起的高碳酸血症、低氧血症、眼内压和颅内压增高、下肢灌注压降低和体位性损伤。
- 机器人手术的麻醉问题包括手术时长、液体管理、气腹和体位。最常见的并发症是周围神经病变、角膜损伤、血管并发症（包括骨筋膜室综合征、横纹肌溶解和血栓栓塞性疾病）和水肿。
- 术后尿潴留是泌尿外科手术后疼痛的来源之一，尽早使用临床方法或超声确诊，若有指征（残余尿量＞600 ml），放置导尿管是有效的措施并且能够预防后遗症。

</td></tr>
</table>

处于极端年龄的患者接受肾和泌尿生殖系统手术的概率更高。在老年患者，除了生理性的老龄化改变外，心血管和呼吸系统合并症也很常见。询问病史，以及进行体格检查和适当的实验室检查对于评估这些合并症十分必要。对于小儿泌尿疾病患者，应仔细询问病史以排除非泌尿系统的先天性疾病。

泌尿系统手术主要涉及肾、肾上腺、输尿管、膀胱、前列腺、尿道、阴茎、阴囊、睾丸和精索，其感觉神经支配主要来自于胸腰段和骶部脊髓（表 59.1），因此非常适合实施区域阻滞麻醉。

泌尿生殖系统的神经

位于腹腔的泌尿生殖系统脏器的神经支配来自于自主神经系统，包括交感神经和副交感神经。位于盆腔的泌尿系统器官和外生殖器受躯体神经和自主神经共同支配。表 59.1 总结了泌尿生殖系统的疼痛传导路径和脊髓水平。

肾和腹部输尿管

支配肾的交感神经节前纤维来源于 $T_8 \sim L_1$ 节段，在腹腔丛和主动脉肾神经节处聚集（图 59.1）。支配肾的节后神经纤维主要由腹腔丛和主动脉肾神经节发出。部分交感神经纤维经内脏神经到达肾。副交感神经来源于迷走神经[1]。支配输尿管的交感神经纤维起源于 $T_{10} \sim L_2$ 节段，连接节后纤维的突触位于主动脉肾节、上腹下丛和下腹下丛。支配输尿管的副交感神经由 $S_{2\sim4}$ 节段传入[1]。伤害感受器纤维与交感神经纤维伴行，到达相同的脊髓神经节。来源于肾和输尿管的痛觉纤维主要投射至 $T_{10} \sim L_2$ 躯体节段，即下背部、腰部、髂腹股沟部和阴囊或阴唇。有效阻滞这些神经段可获得良好的麻醉及镇痛效果。

<table>
<tr><td colspan="4">表 59.1　**泌尿生殖系统的疼痛传导途径和脊髓投射节段**</td></tr>
<tr><th>器官</th><th>交感神经
脊髓节段</th><th>副交感神经</th><th>疼痛传导的
脊髓水平</th></tr>
<tr><td>肾</td><td>$T_8 \sim L_1$</td><td>迷走神经</td><td>$T_{10} \sim L_1$</td></tr>
<tr><td>输尿管</td><td>$T_{10} \sim L_2$</td><td>$S_{2\sim4}$</td><td>$T_{10} \sim L_2$</td></tr>
<tr><td>膀胱</td><td>$T_{11} \sim L_2$</td><td>$S_{2\sim4}$</td><td>$T_{11} \sim L_2$（顶部）
$S_{2\sim4}$（颈部）</td></tr>
<tr><td>前列腺</td><td>$T_{11} \sim L_2$</td><td>$S_{2\sim4}$</td><td>$T_{11} \sim L_2$，$S_{2\sim4}$</td></tr>
<tr><td>阴茎</td><td>L_1 和 L_2</td><td>$S_{2\sim4}$</td><td>$S_{2\sim4}$</td></tr>
<tr><td>阴囊</td><td>无</td><td>无</td><td>$S_{2\sim4}$</td></tr>
<tr><td>睾丸</td><td>$T_{10} \sim L_1$</td><td>无</td><td>$T_{10} \sim L_1$</td></tr>
</table>

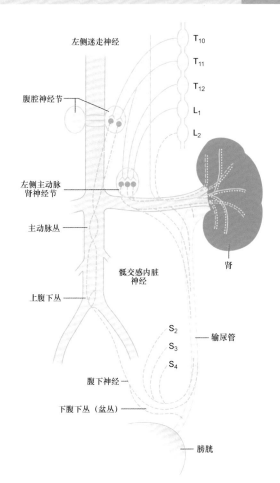

图 59.1　**肾和输尿管的自主和感觉神经支配**。实线表示节前纤维，线段表示节后纤维，点线表示感觉纤维（From Gee WF, Ansell JF. Pelvic and perineal pain of urologic origin. In：Bonica JJ, ed. The Management of Pain. 2nd ed. Philadelphia：Lea & Febiger；1990：1368-1378.）

膀胱和尿道

支配膀胱和尿道的交感神经来源于 $T_{11} \sim L_2$ 节段，随上腹下丛走行，向下通过左、右腹下丛神经支配膀胱[2]。副交感神经自 $S_{2\sim4}$ 节段发出，组成副交感神经丛。该丛有下腹丛加入。膀胱分支延伸到膀胱底部，支配膀胱和邻近的尿道（图 59.2）。膀胱的运动神经支配主要来自于副交感神经纤维（膀胱三角除外），因此，数量远比交感神经纤维多[2]。

膀胱牵张和膨胀感的传入纤维由副交感神经传导，而疼痛、触觉和温度觉的传入纤维由交感神经传导。支配膀胱底部和尿道的交感神经纤维主要为

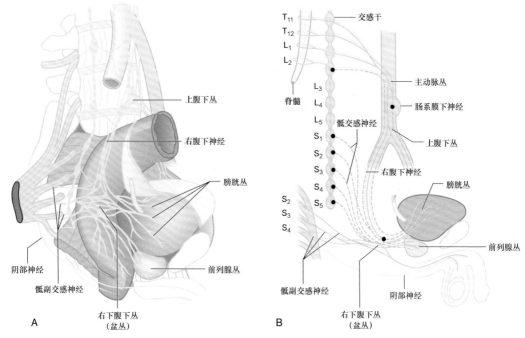

图 59.2 （A）膀胱和前列腺的神经支配，显示出各种神经结构与大肠的关系，以及这些神经在膀胱和前列腺中的分布。（B）示意图显示出膀胱、阴茎和阴囊的节段性神经支配。实线表示节前纤维，虚线表示节后纤维，点线表示感觉纤维（From Gee WF, Ansell JF. Pelvic and perineal pain of urologic origin. In：Bonica JJ，ed. The Management of Pain. 2nd ed. Philadelphia：Lea & Febiger；1990：1368-1378. ）

α 肾上腺素能，支配膀胱顶部和侧壁的交感神经主要为 β 肾上腺素能。这些神经解剖方面的知识很重要，有助于评价神经阻滞、局部阻滞和肾上腺素能或胆碱能药物对泌尿系统的药理学作用[2]。

前列腺和尿道

前列腺和前列腺尿道接受来自前列腺丛的交感神经和副交感神经支配。前列腺丛由副交感神经盆丛发出，部分下腹丛神经加入到副交感神经盆丛。这些神经的脊髓来源主要是腰骶段（见图 59.2）[2]。

阴茎和阴囊

支配阴茎、尿道和海绵体组织的自主神经来自前列腺丛。来自外阴神经（$S_{2\sim4}$）的躯体神经纤维支配外括约肌。阴茎的背侧神经，即外阴神经的第一分支，是其主要的感觉支配神经。阴囊前部的神经支配为髂腹股沟神经和生殖股神经（L_1 和 L_2），后部为外阴神经（S_2 和 S_4）的会阴部分支[2]。

睾丸

在胎儿发育过程中，睾丸从腹腔下降至阴囊。由于睾丸与肾有共同的胚胎来源，所以其神经支配也与肾及输尿管上段相似，向上可至 T_{10} 节段[2]。

肾血流量

肾接受 15% ～ 25% 的心输出量。根据机体的状况，流经肾动脉的血液可达到 1 ～ 1.25 L/min。大部分血液流至肾皮质，仅 5% 的心输出量流经肾髓质。这种情况导致肾乳头对缺血非常敏感。机体通过控制血管平滑肌的活动和改变血管阻力的机制来调节肾血流。运动时肾血管交感神经张力增加，肾血流减少，而运动中的骨骼肌血流增加。同样，在机体处于休息状态下，肾血管平滑肌松弛。手术导致的交感刺激可增加血管阻力，导致肾血流减少。麻醉药物通过降低心输出量而导致肾血流减少。

肾小球毛细血管位于入球小动脉和出球小动脉之间。肾小球毛细血管是高压系统，而肾小管周围毛细血管是低压系统。因此,肾小球毛细血管是液体过滤系统,而肾小管周围毛细血管是液体吸收系统。由出球小动脉形成的直小血管是肾小管周围毛细血管的特殊部分,通过逆流倍增机制在血液浓缩方面起着重要作用,调控肾入球小动脉血管舒张和收缩的内在机制自动调节肾血流。当平均动脉压降至 60 mmHg 以下时,肾血流减少,并最终影响肾小球滤过率(GFR)。平均动脉压持续低于 60 mmHg 可以影响肾血流,但由于内在的自主调节机制,不影响 GFR(图 59.3)。在完整或去神经支配的肾,当平均动脉压维持在 60 ~ 160 mmHg 时,通过自我调节功能可以维持 GFR 稳定[3]。

掌握神经解剖学和肾血流的知识对麻醉科医师重要,透彻理解肾生理学和药理学同样重要。泌尿外科患者常伴有肾器质性或功能性损害。麻醉和手术可显著改变肾功能。肾功能不全将严重影响麻醉药物和辅助药物的药动学和药效学。对肾疾病患者的评估将在随后讨论。

肾疾病患者的麻醉

肾功能评估

肾疾病可能在常规体检中意外发现,或在患者表现出肾功能不全的症状时发现,如高血压、水肿、恶

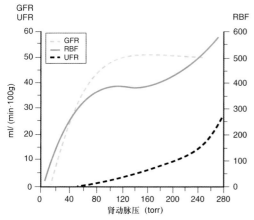

图 59.3 **肾血流量(renal blood flow,RBF)和肾小球滤过率(GFR)的自主调节。**图示当犬的平均动脉压从 20 mmHg 变化到 280 mmHg 时,RBF、GFR 和 尿量(urine flow rate,UFR)与平均动脉压的关系。当平均动脉压在 80 ~ 180 mmHg 时,可以观察到 RBF 和 GFR 的自主调节(Redrawn from Hemmings HC. Anesthetics, adjuvants and drugs and the kidney. In:Malhotra V, ed. Anesthesia for Renal and Genitourinary Surgery. New York:McGraw-Hill;1996;18.)

心以及血尿。在这两种情况下,首要措施是进一步评估肾异常的原因和程度。对所有患者的评估应包括:①疾病持续时间;②详尽的尿液分析;③评估 GFR。虽然病史和体格检查很重要,但肾疾病的症状多变。具体的症状和体征将在各个疾病章节分别讨论。根据解剖学特点进行诊断性分类:肾前性、肾后性和肾性疾病。肾性疾病又可以进一步分为肾小球性、肾小管性、肾间质性和血管异常性疾病。下面将阐述对肾功能评估有帮助的实验室检查(表 59.2)。

肾小球功能

肾小球滤过率

GFR 是反映肾小球功能的最佳指标。正常 GFR 约为 125 ml/min。GFR 下降至正常的 50% 以下才可能

表 59.2 常用肾功能检查		
试验名称	**参考值范围**	**单位**
尿素氮	5 ~ 25	mg/dl
肌酐	0.5 ~ 1.5	mg/dl
钠	133 ~ 147	mmol/L
钾	3.2 ~ 5.2	mmol/L
氯	94 ~ 110	mmol/L
CO_2	22 ~ 32	mmol/L
尿酸	2.5 ~ 7.5	mg/dl
钙	8.5 ~ 10.5	mg/dl
磷	2.2 ~ 4.2	mg/dl
尿常规		
颜色	淡黄-琥珀色	
外观	透明-模糊	
蛋白质	0	mg/dl
血	阴性	
葡萄糖	0	mg/dl
酮体	0	mg/dl
pH	4.5 ~ 8.0	
比重	1.002 ~ 1.030	
胆红素	阴性	
显微镜尿分析		
红细胞	0 ~ 3	每高倍镜视野
白细胞	0 ~ 5	每高倍镜视野
管型	0 ~ 2	每低倍镜视野

From Miller ED Jr. Understanding renal function and its preoperative evaluation. In:Malhotra V, ed. Anesthesia for Renal and Genitourinary Surgery. New York:McGraw-Hill;1996:9

被发现。当 GFR 下降至正常的 30% 时，即为中度肾功能不全阶段。患者无症状，仅有生化证据表明 GFR 下降（即尿素和肌酐的血清浓度升高）。进一步检查通常会发现其他异常，例如夜尿症、贫血、能量损失、食欲下降以及钙和磷代谢异常。

随着 GFR 进一步降低，开始进入重度肾功能不全阶段。这一阶段的特点是尿毒症的典型临床表现和生化异常，如酸中毒、容量超负荷，以及神经、心脏和呼吸系统改变。在轻度和中度肾功能不全阶段，如并发应激反应，将进一步损害肾功能，并导致明显的尿毒症症状和体征。当 GFR 降低至正常的 5% ～ 10% 时，称为终末期肾病（end-stage renal disease，ESRD）。未行肾替代疗法的患者将无法继续生存。临床上多数促肾上腺皮质释放激素的异常可以通过肾移植而逆转，透析治疗的效果则不确切（表 59.3）。

血尿素氮

血尿素氮（BUN）浓度与 GFR 降低无直接相关性。BUN 浓度受非肾因素影响，如运动、出血、类固醇激素，以及组织大量分解。更重要的是，在肾疾病中，GFR 降低至正常值的 75% 时尿素氮才会升高[1]。

肌酐和肌酐清除率

肌酐检测是评价整体肾功能的一项检测指标。血清肌酐来源于肌肉组织代谢以及日常蛋白质的摄入。正常值为 0.5 ～ 1.5 mg/dl，妊娠期为 0.5 ～ 1.0 mg/dl。肌酐在肾小球中自由滤过，既不重吸收又不分泌（远端肾单位分泌的肌酐数量几乎可以忽略不计）。因此，血清肌酐检测可反映肾小球功能（图 59.4）[4]，肌酐清除率是 GFR 的特异性检测指标。肌酐清除率可以由 Cockcroft-Gault 导出的以下公式进行计算，从中可以看出 GFR 的降低与年龄、体重以及性别有关：

$$肌酐清除率（ml/min）=（140 -年龄）\times 去脂体重（kg）/ [（血浆肌酐（mg/dl）\times 72]$$

女性此计算值应再乘以 0.85，因为女性机体的肌肉所占比例较低。

由于血肌酐正常值的范围广，除非知道其基础值，否则无法确定代表 GFR 减少 50% 的血清肌酐升高 50% 的数值。同样，尽管血清肌酐值似乎仅仅是轻度升高（1.5 ～ 2.5 mg/dl），但依赖于肾小球滤过的药物排泄却可能显著降低。相对于尿素氮，血清肌酐浓度和清除率是能更好地反映整体肾功能和 GFR 的指标（框 59.1）。但是有些情况下血清肌酐可能发生变化，而 GFR 不受影响（表 59.4）。目前肾小球滤过率估算值的主要局限性是，在没有已知慢性肾病的人群中，其准确性比那些有慢性肾病的人群要高。尽管如此，目前的肾小球滤过率估算值有助于疾病的检测、评估和

表 59.3　慢性肾衰竭的临床表现及其对透析和促红细胞生成素治疗的反应

透析可改善的症状	促红细胞生成素可改善的症状	反应不确定的症状	不能改善的症状	透析治疗后加重的症状
容量过多和过少	疲劳	继发性甲状旁腺功能亢进	脂蛋白水平升高	再生不良型骨软化
高钠血症和低钠血症	精神异常	高尿酸血症	高密度脂蛋白水平降低	β₂ 微球蛋白血症
高钾血症及低钾血症	昏睡	高甘油三酯血症	生长和发育迟缓	肌肉痉挛
代谢性酸中毒	苍白	蛋白质-能量营养不良	不孕症和性功能障碍	透析失衡综合征
高磷酸血症	贫血	头痛	闭经	低血压和心律失常
低钙血症	出血倾向	外周神经病变	睡眠障碍	肝炎
维生素 D 缺乏性骨软化		不宁腿综合征	瘙痒症	特发性腹水
糖耐量降低		瘫痪	淋巴细胞减少	腹膜炎
低体温		癫痫发作	脾大和脾功能亢进	白细胞减少症
扑翼样震颤		肌病		低补体血症
肌紧张		高血压		
肌阵挛		心肌病		
昏迷		渐进性动脉粥样硬化		
充血性心力衰竭或肺水肿		血管钙化		
心包炎		色素沉着		
尿毒症性肺病		消化性溃疡		
瘀斑		胃肠道出血		
尿毒症性寒战		增加对感染的易感性		
厌食				
恶心和呕吐				
尿毒症性恶臭				
胃肠炎				

$β_2$ 微球蛋白血症

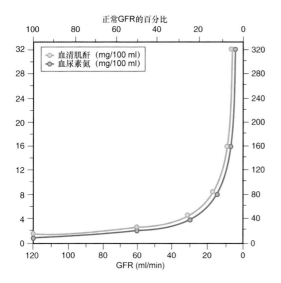

图 59.4　**血尿素氮、肌酐和肾小球滤过率（GFR）之间理论上的关系**（Redrawn from Kassirer JP. Clinical evaluation of kidney function-glomerular function. N Engl J Med. 1971；285：385. ）

框 59.1　影响血尿素氮而不影响 GFR 的情况
增加血尿素氮
■ 有效循环血量减少（肾前性氮质血症）
■ 分解代谢状态（消化道出血，皮质类固醇的使用）
■ 高蛋白饮食
■ 四环素
降低血尿素氮
■ 肝病
■ 营养不良
■ 镰状细胞性贫血
■ 抗利尿激素异常分泌综合征

表 59.4　**影响血清肌酐而不影响 GFR 的情况**

情况	机制
引起血肌酐升高的情况	
酮症酸中毒	非肌酐色原体
头孢噻吩，头孢西丁	非肌酐色原体
氟胞嘧啶	非肌酐色原体
其他药物，如阿司匹林、西咪替丁、丙磺舒和甲氧苄	抑制肾小管肌酐分泌
引起血肌酐降低的情况	
高龄	生理性肌肉含量下降
恶病质	病理性肌肉含量下降
肝病	肝合成肌酸减少及恶病质

管理，并改善患者的护理和获得更好的临床结果[5]。

肾小管功能

浓缩

尿比重是衡量肾浓缩功能，特别是肾小管功能的指标。测定尿渗透浓度［每千克溶剂中溶质分子的数量（克分子量）］的意义与尿比重类似，但特异性更高。浓缩尿（尿比重 1.030，渗透压 1050 mOsm/kg）是肾小管功能良好的指标，而尿渗透压维持在血浆渗透压水平（尿比重 1.010，渗透压 290 mOsm/kg）则提示肾疾病。当出现尿浓缩功能障碍后尿稀释机制仍然存在时，尿渗透压在 50～100 mOsm/kg 可能与肾疾病的加重一致。

蛋白

无肾疾病时，人体每天可排泄 150 mg 蛋白质；剧烈运动后或者站立数小时后排泄量更大。大量蛋白（>750 mg/d）通常表示异常，提示严重的肾小球损害。

葡萄糖

葡萄糖经肾小球自由滤过，并随后在近端肾小管重吸收。尿糖标志着糖负荷过高，超过了肾小管的重吸收能力，往往提示糖尿病的存在。无糖尿病但正接受静脉葡萄糖注射的住院患者也可能出现尿糖。

其他诊断测试

尿液分析和外观

尿液及尿沉渣的肉眼和显微镜检查，以及尿 pH、比重、蛋白含量和糖含量检测，是一项简便、低成本、实用的实验室检查。尿的大体外观可提示泌尿生殖系统的出血或感染。尿沉渣的显微镜检查可显示管型、细菌和不同的细胞形态，从而为肾疾病患者的诊断提供信息。

尿和血电解质及血气分析

如果怀疑肾功能受损，应检测钠、钾、氯化物和碳酸氢盐的浓度。但是这些检查的结果通常正常，除非出现了症状明显的肾衰竭，并且患者进展成尿毒症时才发生高钾血症。当试图辨别低钠血症的原因，容量减少（无论是总循环血容量的减少还是有效动脉血容量的减少）和盐损失增加相关情况的病因，如抗利尿激素分泌异常综合征，失盐性肾病或肾上腺功能不全，测量尿钠或氯排泄就特别有用[6]。如果存在严重的肾脏疾病，患者食用高动物蛋白的食物可能引起代谢性酸中毒。

新的肾功能生物标记物 尽管血清肌酐最常被用作 GFR 的标记物，也可作为肾功能的标志物，但它受非肾因素的影响，有一定的局限性。影响血清肌酐的非肾因素有：年龄、性别、肌肉量和代谢、饮食和水合作用等。此外急性肾损伤时，肌酐水平可能需要数小时或数天才能达到稳定状态，才能准确反映 GFR 作为肾功能的指标。已经确定了几种新的肾功能标志物。血清胱抑素 C 是一种普遍存在的蛋白，仅通过肾小球滤过排出，与肌酐相比，其受肌肉质量和营养变化的影响较小。它可以更好地预测不同人群的死亡风险和 ESRD 风险[7]。

其他新型的生物标志物，如 N- 乙酰基 - β -D- 氨基葡萄糖苷酶，肾损伤分子 1，白介素 18，尿调节蛋白和微小 RNA 显示出早期识别肾损伤的希望。这些生物标志物未来可能在降低围术期肾损伤相关的发病率和死亡率方面发挥作用[8]。

心电图 与血清钾浓度检测相比，心电图能更有效地反映钾离子过多的毒性反应。

影像学研究

肾脏超声 超声是最常用于评估肾和泌尿道的诊断检查。它具有非侵入性，无电离辐射，患者需要的检查前准备最少等特点。是肾功能不全患者的首选检查，用于评估肾大小以及是否存在肾盂积水和梗阻。它可以用于评估原生肾和移植肾的血管系统。超声也用于评估肾结构和描述肾占位病变特征[9]。

肾脏 CT 计算机断层扫描（CT）对肾、输尿管和膀胱的扫描已经成为检测肾结石的选择，因为它能够检测各种类型的结石，包括在输尿管的尿酸性结石和非阻塞性结石。即使在超声是第一线成像方式的领域，CT 也提供了补充，有时甚至是更好的成像方法。增强 CT 或肾超声检查均可用于肾包块的诊断[9]。

CT 血管造影 CT 血管造影术被用于评估肾动脉狭窄，并迅速成为一种有用的诊断工具。尽管它可以和无创的磁共振血管造影（MRA）检查相媲美，但是 CT 血管造影需要使用碘造影剂，可能会引起造影剂诱发的肾病[9]。

磁共振成像与磁共振血管造影 磁共振成像可以详细显示肾的组织特征和周围的结构。它是增强 CT

的一种很好的替代检查，特别是在不能耐受碘造影剂的患者以及希望减少放射线照射的患者（例如孕妇和儿童）。钆，一种顺磁静脉造影剂，常用于 MRA，因为它能更灵敏地检测病灶和提高诊断的准确性，且具有良好的安全性和耐受性。肾性全身纤维化是一种罕见的多器官纤维化疾病，目前尚无有效的治疗方法。中度至重度肾疾病的患者会发生这种疾病[9]。

慢性肾衰竭的重要病理生理表现

高血容量

发生慢性肾衰竭（chronic renal failure，CRF）时机体钠离子和水的总含量增加[6]，但只有当 GFR 降低到非常低的水平时才可出现临床症状。体重增加通常与容量增加有关，但伴发的瘦体重减轻抵消了容量引起的体重增加。联合使用袢利尿剂与美托拉辛（一种远曲小管 Na^+-Cl^- 协同转运体的抑制剂）可以克服利尿剂抵抗。

酸血症

虽然大多数 CRF 患者的尿液能正常酸化，但这些患者生成氨的能力下降。在早期阶段，伴随有机阴离子被分泌入尿，代谢性酸中毒不伴有阴离子间隙的改变。但是，随着肾衰竭的进展，会形成巨大的阴离子间隙（约 20 mmol/L），而血浆碳酸氢根离子（HCO_3^-）浓度则相应降低。血液透析通常能纠正这种酸血症。在中度慢性肾衰竭患者，虽然酸血症可以很好地被代偿，但患者术后仍可发生酸血症和高钾血症[10]（表 59.5）。

高钾血症

每天经过肾小球最多可以滤过约 700 mmol K^+，大部分在肾小管被重吸收。终尿液中的 K^+ 含量反映了皮质集合管及其以外的组织结构对 K^+ 的分泌和重吸收情况。CRF 患者的胃肠道 K^+ 分泌增加。但是，多种因素可引起高钾血症，包括蛋白质分解代谢、溶血、出血、输入库存红细胞、代谢性酸中毒以及使用某些抑制 K^+ 进入细胞或在远端肾单位分泌的药物。

心脏和肺部表现

高血压是 CRF 和终末期肾病的常见并发症。由于高血容量是尿毒症高血压的主要原因，所以透析前患者使用利尿剂或者终末期肾病患者进行透析常可使血压恢复正常。然而，尽管进行了治疗，由于激活了肾

表 59.5　慢性肾衰竭的代谢性酸中毒

	PaCO₂（mmHg）	pH	HCO$_3^-$（mEq/L）	K$^+$（mEq/L）
术前	32	7.32	17	5
术中	40	7.25	18	5.3
术后	44	7.21	19	5.6
	48	7.18	19	5.9

该患者为 36 岁，男性，患有重度糖尿病性肾病，肾衰竭晚期，拟行肾移植。术前，患者有慢性代谢性酸中毒（HCO$_3^-$为 17 mEq/L），并伴有部分呼吸代偿（PaCO$_2$，32 mmHg，pH7.32）。钾为正常值的高限（5 mEq/L）。术中患者接受了"标准"机械通气，维持"正常"PaCO$_2$（40 mmHg），但代谢性酸中毒没有改善（pH 7.25），血钾上升到 5.3 mEq/L。术后拔出气管导管，但移植肾的功能并不理想，仍然存在代谢性酸中毒。由于残余的阿片类药物的作用，患者出现了轻度 CO$_2$ 潴留（PaCO$_2$ 为 44 mmHg 及 48 mmHg），而且出现了危险的高钾血症（K$^+$为 5.9 mEq/L）

素–血管紧张素系统和自主神经因子，患者仍存在高血压。患者普遍存在左心室肥大和急进型动脉粥样硬化（糖代谢和脂肪代谢紊乱）的情况。与规律透析的 CRF 患者相比，未规律透析的患者易发生心包炎。

　　肺水肿和限制性肺功能障碍是肾衰竭患者的常见特征。高血容量、心力衰竭、血清渗透压降低和肺毛细血管通透性增加均促进了肺水肿的发展。由于血管内容量过大，利尿剂治疗或透析可有效用于治疗肺充血和水肿[11]。

血液学表现

　　CRF 常导致正常色素及正常红细胞性贫血。当 GFR 降至 30 ml/min 以下时，常可观察到贫血，这是由于病肾分泌的促红细胞生成素不足造成的。另一个因素是铁的缺乏，部分是血液丢失造成的，包括重复实验室检查，血液残留在透析机中，以及胃肠道出血等，也有的与血液丢失无关[10]。使用铁剂、达贝伯汀以及重组人红细胞生成素（表 59.6）能够使红细胞比容恢复正常，减少红细胞输注次数，减少住院次数以及降低 30% 的心血管死亡率[13]。

　　血小板因子 3 活力降低、异常的血小板聚集和黏附以及异常的凝血酶消耗引起的出血时间延长均可导致凝血障碍。能通过透析来纠正与血小板因子 3 相关的凝血异常，但在透析效果良好的患者也可出现出血时间延长的情况。对肾衰竭患者的出血时间异常和凝血异常可使用去氨加压素、冷沉淀、混合雌激素、输血和促红细胞生成素来控制[9]。

█ 药物对肾功能下降患者的影响

　　大多数麻醉药物是非离子状态的弱电解质和脂溶性药物，这些药物可被肾小管大量重吸收。这些药物作用的消失并不取决于肾的排泄，而是由再分配和代谢决定。这些药物经生物转化后，以水溶性、极性原

表 59.6　纠正慢性肾病贫血的管理指南

促红细胞生成素

开始剂量	每周 50 ~ 150U/kg 静脉注射或者皮下注射（每周 1 次，2 次或者 3 次）
目标血红蛋白	11 ~ 12 g/dl
最佳纠正速率	4 周中血红蛋白增加 1 ~ 2 g/dl

阿法达贝泊

开始剂量	0.45 g/kg 单次静脉或皮下注射，每周 1 次
	0.75 g/kg 单次静脉或皮下注射，每 2 周 1 次
目标血红蛋白	12 g/dl
最佳纠正速率	4 周中血红蛋白增加 1 ~ 2 g/dl

铁剂

通过转铁蛋白饱和度（percent transferrin saturation，TSat）和血清铁蛋白来检测铁储备
如果患者缺铁（TSat < 20%，血清铁蛋白 < 100 g/L），则给予铁剂，50 ~ 100 mg 静脉注射，每周 2 次，持续 5 周；如果铁指标仍处于低位，重复此处理
如果铁指标正常，但血红蛋白仍然不足，在给予以上处理的同时静脉补充铁剂，监测血红蛋白、TSat 和血清铁蛋白
当 TSat > 50% 或血清铁蛋白 > 800ng/ml（> 800 g/L）时，停止铁治疗

体的形式被排泄入尿液。这些代谢产物在药效学上无活性，所以其蓄积也无不利影响[10]。多数具有中枢和周围神经活性的药物归入此类，包括多数麻醉性镇痛药物、巴比妥类药物、吩噻嗪类药物、苯丁酮衍生物、苯二氮䓬类药物、氯胺酮及局部麻醉药[12]。有些药物为非脂溶性或在生理 pH 范围内高度离子化，将以原形经尿液消除。这些药物的作用时间在肾功能受损患者中将延长。这类药物包括肌肉松弛剂、胆碱酯酶抑制剂、噻嗪类利尿药、地高辛和许多抗生素（表 59.7）[14]。

阿片类药物

　　肾衰竭严重影响吗啡和哌替啶的临床作用，但是

表 59.7 麻醉中常用的依赖肾清除的药物

完全依赖	部分依赖
地高辛、正性肌力药物（常用，对慢性肾衰竭患者监测血药浓度）	静脉麻醉药：巴比妥类
其他：氨基糖苷类、万古霉素、头孢菌素类和青霉素	肌松剂：泮库溴铵
	抗胆碱药：阿托品、格隆溴铵
	胆碱酯酶抑制剂：新斯的明、依酚氯铵
	其他：米力农、肼屈嗪、环丝氨酸、磺胺类和氯磺丙脲类

对芬太尼类药物则影响不大[15]。

吗啡是一种阿片类药物，其活性代谢物依赖于肾清除机制来消除。吗啡主要通过在肝中的结合而代谢，而水溶性葡萄糖醛酸（吗啡 3- 葡萄糖醛酸和吗啡 6- 葡萄糖醛酸）通过肾脏排泄。肾在吗啡的结合中也发挥作用，占其新陈代谢的近 40%[16]。肾衰竭患者可出现高水平的吗啡 -6- 葡萄糖醛酸和危及生命的呼吸抑制。鉴于肾衰竭引起的这些变化，对于肾清除机制严重改变的患者，应考虑使用吗啡替代品[15]。

肾衰竭也显著改变了哌替啶的临床药理学。主要代谢物去甲哌替啶具有止痛和中枢神经系统（CNS）兴奋作用。由于活性代谢物经肾排泄，因此，去甲哌替啶蓄积后产生的潜在中枢神经系统毒性在肾衰竭患者中尤其值得关注[17]。

芬太尼同类药物的临床药理作用并未因肾衰竭而发生重大改变，尽管血浆蛋白结合力的下降可能会改变芬太尼类阿片类药物的游离分数[15]。与芬太尼一样，尽管患者肾功能受损时舒芬太尼的清除和消除半衰期存在更大的变异性，但肾病不会以某种一致的方式改变舒芬太尼的药代动力学[18]。阿芬太尼在肾衰竭中的临床疗效可能会增加，因为初始分布量减少且阿芬太尼的游离分数增加[19]。但是，阿芬太尼的恢复不应延迟。肾功能不全不会改变瑞芬太尼的药代动力学或药效学[20]。

氢吗啡酮本体在血液透析患者中基本不积累。相反，在透析治疗之间，其活性代谢产物氢吗啡酮 -3-葡萄糖醛酸迅速积累，但能够在血液透析过程中被有效去除[21]。在严密监测下，氢吗啡酮可安全用于需要透析的患者。但应用于 GFR 低于 30 ml/min 且尚未开始透析或已退出透析的患者应特别注意。

吸入麻醉药

所有吸入的麻醉药都会发生某种程度的生物转

化，新陈代谢的非挥发性产物几乎都被肾清除[22]。吸入麻醉药对中枢神经系统作用的逆转取决于肺的排泄。因此，肾功能受损不会改变对这些麻醉药的反应。对肾功能轻度或中度损害的患者从选择无害的麻醉剂的观点来看，所有现代有效的吸入麻醉剂都是可以接受的。吸入异氟烷后的氟化物水平仅增加 $3 \sim 5 \, \mu M$[23]，吸入氟烷之后仅增加 $1 \sim 2 \, \mu M$[24]。因此这些麻醉剂没有肾毒性。

地氟烷和七氟烷是两种新型的吸入麻醉剂，它们在分子稳定性和生物转化方面均存在显著差异。地氟烷是高度稳定的，可抵抗碱石灰[25]和肝的降解。使用 1.0 MAC 地氟烷后，平均氟化物浓度小于 $1 \, \mu M$[26]。地氟烷在肾衰竭患者中的安全性已得到证实。此外，肾功能损害的更敏感指标尿视黄醇结合蛋白和 β-N- 乙酰氨基葡萄糖苷酶未显示肾损害的证据。长时间暴露于地氟烷（7 MAC 小时）与肾功能损害无关[27]。

七氟烷不太稳定，钠石灰会使其分解[28]，并且会被肝进行生物转化。长期吸入七氟烷后，血浆中无机氟化物的浓度接近肾毒性水平（50 μmol/l）[29]。然而，尚未在人类中发现肾功能有明显变化的证据[30]。数据还表明，七氟烷低流量 1 L/min 麻醉时，不会产生化合物 A 的分解产物（氟 -邻甲基 -2,2- 二氟 -1- [三氟甲基] 乙烯基醚），这种分解产物被认为具有潜在的肾毒性[31]。

吸入麻醉药会导致肾功能短暂性可逆性下降。GFR、肾血流量、尿量和钠的尿排泄减少（表 59.8）。可能的机制包括肾自我调节功能丧失，神经体液因子（例如抗利尿激素，血管加压素，肾素）的激活以及神经内分泌反应。尽管大多数吸入麻醉药已显示可降低 GFR 和钠的尿排泄，但研究其对肾血流影响的研究却产生了矛盾的结果，这可以用试验方法的差异来解释。数据表明，氟烷、异氟烷和地氟烷能维持肾血流量[32-33]，而七氟烷会降低肾血流量[34]。

静脉麻醉药

超短效巴比妥类药物如硫喷妥钠和美索比妥钠的中枢神经系统作用的消退是由药物再分布造成的，肝代谢是这些药物消除的唯一途径。硫喷妥钠的白蛋白结合率为 75% ～ 85%[35]，但在尿毒症患者，其白蛋白结合率显著降低。由于硫喷妥钠是一种高结合率的药物，结合率的降低将使更多的药物到达受体部位。另外，硫喷妥钠的 pKa 值在生理范围内呈弱酸性，因此，酸中毒将产生更多的非离子化、非结合型的活性硫喷妥钠。这些综合作用使 CRF 患者游离的硫喷妥钠从正常人的 15% 上升至 28%。因为在肾疾病患者中，

表 59.8 各种麻醉药对肾功能的影响

	肾血流	肾小球滤过率	尿量	尿中溶质
全身麻醉	↓	↓	↓	↓
静脉麻醉药物				
硫喷妥钠	↔	↓	↓	↓
咪达唑仑	↔	↔	↓	↔
芬太尼（大剂量）	↔	↔	↔	↔
吸入麻醉药物				
氟烷	↔	↓	↓	↓
异氟烷安氟烷	↔↓	↓↓	↓↓	↓↓
呼气末正压异氟烷	↓↔	↓	↓	o
区域麻醉呼气末正压	↓	↓	↓	o
硬膜外区域麻醉（加肾上腺素）	↓	↓	↓	o
硬膜外（不加肾上腺素）硬膜外（加肾上腺素）	↔↓	↔↓	↔↓	oo
腰硬联合（不加肾上腺素）	↔↔	↔↔	↔↔	oo
脊髓麻醉	↔	↔	↔	o

↔，无明显变化；o，显著影响；↓，减少。
虽然研究方法的不同导致麻醉药对肾血流量影响的报道有争议，但似乎目前的文献支持这些数据。
From Hemmings HC Jr. Anesthetics, adjuvant drugs and the kidney. In：Malhotra V，ed. Anesthesia for Renal and Genitourinary Surgery，New York：McGraw-Hill；1996；20

硫喷妥钠的代谢从本质上没有改变，所以应减少其产生和维持麻醉作用所需要的量[36]。美索比妥钠与硫喷妥钠相似，尽管代谢在其疗效消退中所占的比重略微高一些[37]。

从肌酐浓度的测定来看，丙泊酚对肾功能没有不利影响。长时间输注丙泊酚可产生绿色尿液，这是由于尿液中存在酚类物质。这种颜色的改变对肾功能无影响。给予丙泊酚后尿酸排泄增加，在低 pH 和低温条件下，尿酸结晶使尿液呈云雾状[38]。

目前尚无尿毒症患者使用大剂量麻醉性镇痛药和镇静剂的报道。这些药物在排泄前被大量代谢，所以它们的作用没有明显延长。苯二氮䓬类药物，尤其是地西泮[14]，半衰期长，所以容易产生蓄积。由于强效吸入麻醉药相对于静脉药物而言更易于被逆转，因而在尿毒症患者中，吸入麻醉药用于全身麻醉诱导更具有优势。

肌肉松弛剂及其拮抗剂

琥珀胆碱可用于肾功能低下或肾功能缺失的患者。琥珀胆碱被假性胆碱酯酶降解，产生无毒的终末代谢产物——琥珀酸和胆碱。这两种化合物的代谢前体，即琥珀单胆碱，经肾排泄。因此，在肾衰竭患者应避免长时间输注大剂量琥珀胆碱。虽然假性胆碱酯

酶水平在尿毒症患者中降低[39]，但降低程度不足以引起琥珀胆碱的阻滞时间延长。据报道，血液透析对胆碱酯酶水平没有影响[40]。

给予琥珀胆碱后，血清钾离子水平快速而短暂地升高 0.5 mEq/L。在创伤、烧伤或神经功能损伤患者，升高可达 5 ～ 7 mEq/L，可能与肌膜去神经性化后对琥珀胆碱和乙酰胆碱的超敏感有关[41]，可导致心血管系统衰竭。在尿毒症高钾血症患者中，血清钾的进一步升高非常危险，因此，除非患者在术前 24 h 内已经接受过透析治疗，否则不推荐使用琥珀胆碱。如果患者最近进行了透析或血清钾正常，且没有其他禁忌证的情况下，琥珀胆碱的使用是安全的。

已对非去极化肌松药的使用进行了深入研究。肾衰竭减少了药物或其代谢产物的经肾消除或通过降低药物代谢酶的活性（如美维库铵的代谢），而影响非去极化肌松药的药理学（表 59.9）。此类肌松药的作用时间在肾衰竭患者可能延长。

长效非去极化肌肉松弛剂泮库溴铵 40% ～ 50% 经尿液排出，一部分泮库溴铵被生物转化成活性较低的代谢产物——3- 羟泮库溴铵之后再排出[42]。泮库溴铵在肾功能降低患者中的终末清除半衰期延长（表 59.9）[43]；因此，应谨慎给予泮库溴铵，特别是需要重复给药时。

表 59.9 正常患者和无肾患者的非去极化肌松剂的药动学数据

药物	被研究的患者	消除半衰期（h）	清除率 ml/（kg·min）	分布容积（L/kg）
维库溴铵	正常患者	0.9	5.3	0.2
	无肾患者	1.4	3.1	0.24
阿曲库铵	正常患者	0.3	6.1	0.18
	无肾患者	0.4	6.7	0.22
泮库溴铵	正常患者	1.7	1	0.14
	无肾患者	8.2	0.3	0.14
罗库溴铵	正常患者	0.71	2.9	0.207
	无肾患者	0.97	2.9	0.264
顺阿曲库铵	正常患者	—	5.2	0.031
	无肾患者	—	—	—
美维库铵	正常患者	0.03	106	0.278
	无肾患者	0.06	80	0.478

在 20 世纪 80 年代初阿曲库铵和维库溴铵这两种非去极化肌松药被投入临床使用。阿曲库铵通过酯酶水解作用和非酶的碱性降解作用（霍夫曼消除）形成无活性产物，后者不依赖肾排泄[44]。可以预见，其终末消除半衰期和神经肌肉阻滞指数（起效时间、维持时间和恢复时间）与正常患者和肾功能不全患者相同[45]。

约 30% 的维库溴铵经肾消除。Lynam 及其同事[46]发现，肾衰竭患者与肾功能正常患者相比，前者给予维库溴铵后神经肌肉阻滞的时间较长（99 min vs. 54 min），这是由于其清除半衰期较长（83 min vs. 52 min）以及血浆清除率较低 [3.1 ml/（kg·min）vs. 5.3 ml/（kg·min）]。有关环孢素溶剂（Kolliphor EL）与阿曲库铵和维库溴铵之间的相互作用的研究已有报道。在猫的动物实验中这些肌松药的阻滞作用被加强[47]，但是尚不清楚在肾移植患者是否也存在这种强化作用。

顺阿曲库铵是阿曲库铵的顺式单体。器官非依赖性消除机制（霍夫曼消除）占整个顺阿曲库铵消除的

77%。由于肾排泄只占顺阿曲库铵消除的 16%，所以肾衰竭对其作用时间的影响很小[45]。

短效药物美维库铵由血浆假性胆碱酯酶降解。在终末期肾衰竭患者中，其作用延长 10 ～ 15 min。这可能与尿毒症患者或者血液透析患者血浆胆碱酯酶活性降低有关[48-49]，因而在肾功能缺失的患者中，美维库铵的输注量应减少[49]。

罗库溴铵是一种氨基类固醇非去极化肌肉松弛剂。罗库溴铵在肾衰竭患者中的清除半衰期延长，这是由于其分布容积增加但清除率不变所致。这可以解释在肾功能缺失患者罗库溴铵的作用时间延长，但这种延长有无临床意义尚不得而知[50]。

胆碱酯酶抑制剂新斯的明、吡斯的明和依酚氯铵在正常人、肾功能缺失患者和肾移植患者中的药动学数据见表 59.10，三种药物之间无较大的差异[51-53]。肾排泄对于这三种药物的清除都十分重要，大约 50% 的新斯的明和 70% 的吡斯的明及依酚氯铵被排泄入尿。所有胆碱酯酶抑制剂的排泄在肾功能受损者中均延长，延长程度与肌松剂的肌松作用消除延长的程

表 59.10 正常患者、肾功能缺失患者和肾移植患者胆碱酯酶抑制剂的药动学数据

药物	被研究的患者	消除半衰期（h）	清除率 ml/（kg·min）	分布容积（L/kg）
新斯的明	正常患者	1.3	8.4	0.7
	无肾患者	3*	3.9*	0.8
	肾移植患者	1.7	9.4	1.1
吡斯的明	正常患者	1.9	8.6	1.1
	无肾患者	6.3*	2.1*	1
	肾移植患者	1.4	10.8	1
依酚氯铵	正常患者	1.9	8.2	0.9
	无肾患者	3.6*	2.7*	0.7
	肾移植患者	1.4	9.9	0.9

* 与正常相比 $P < 0.05$

度相同或程度更高。因此，在多数肾衰竭患者中，神经肌肉阻滞作用被拮抗后的"再阻滞"是由其他原因所致。表 59.10 数据显示，所有胆碱酯酶抑制剂的药动学在正常患者和功能良好的肾移植患者中均相似。

舒更葡糖是一种较新的拮抗药物，它是一种环糊精分子，可以选择性地与维库溴铵和罗库溴铵等氨基类固醇神经肌肉阻滞剂结合，从而使其失去活性。所产生的舒更葡糖–神经肌肉阻滞剂复合物从肾排出。在严重肾功能不全的患者中，这些环糊精复合物会累积。尽管舒更葡糖可以有效逆转这些患者的神经肌肉阻滞，但长期暴露于舒更葡糖的影响尚不清楚。目前尚无足够的数据推荐对重度肾功能不全患者进行常规给药[54]。也有数据表明，舒更葡糖复合物可有效地被高流量血液透析透析掉[55]。

血管加压药和降压药

严重肾功能疾病的患者常使用抗高血压药物和其他心血管药物。90% 以上的噻嗪类利尿药[56]和 70% 的呋塞米[57]经由肾排泄，因而在肾功能异常或者肾功能不全患者中，其作用时间延长。普萘洛尔几乎完全在肝中代谢[58]，艾司洛尔由红细胞细胞质中的酯酶生物降解[59]，所以这些药物在肾功能异常或者肾功能不全患者中的作用时间不会延长。钙通道阻滞剂硝苯地平、维拉帕米和地尔硫䓬大部分在肝中被代谢为无药理学活性的产物，因此，这些药物在肾功能不全患者中可以给予常规剂量[60]。硝酸甘油代谢迅速，只有不到 1% 从尿液中以原形排泄，所以可广泛使用[61]。

自从 20 世纪 20 年代硝普钠作为降压药应用于临床以来，人们对其应用又有了新的认识。氰化物是硝普钠的中间代谢产物，硫氰酸盐是其终末代谢产物。作为硝普钠治疗的并发症，氰化物中毒已经广为人知，但是硫氰酸盐的潜在毒性还没有被充分认识。硫氰酸盐的半衰期超过 4 天，而且在肾衰竭患者中还进一步延长。有报道发现，当硫氰酸盐水平高于 10 mg/dl 时，患者出现低氧血症、恶心、耳鸣、肌肉痉挛、定向障碍和精神障碍症状。因此，与咪噻吩和硝酸甘油相比，硝普钠不适合长期使用。

与上述三种药物相比，肼屈嗪的作用较为缓慢。在肝被羟化和葡萄糖醛酸化后，其作用消除，只有约 15% 以原形从尿中排泄[63]。在尿毒症患者中，肼屈嗪的消除半衰期延长，所以使用时需谨慎[64]。单次静脉注射 0.5 mg/kg 拉贝洛尔后，其分布容积、消除率和消除半衰期在终末期肾病患者和正常受试者中相似[65]。如果需要使用血管收缩剂，使用直接作用于 α 肾上腺素受体的激动剂将是有效的，如去氧肾上腺素。然而这类血管收缩药对肾循环的干扰巨大。虽然 β 肾上腺素激动剂，如异丙肾上腺素，能够维持心脏和脑的灌注而不造成肾血管收缩，但这些药物增加心肌的应激性。所以，如果可能，最好用简单的方法如血容量的扩充代替药物治疗。如果这些措施效果不佳，应使用 β 肾上腺素激动剂或多巴胺。

急性肾损伤和血液透析

AKI 经常被认为是一种离散综合征，但其代表了不同严重程度和病因的多种病理生理过程。其中包括由于正常肾灌注不足没有引起肾实质损伤但导致了 GFR 降低；部分或完全尿液阻塞；以及一系列具有肾小球、间质、肾小管或血管等肾实质损伤特征的病变过程。诱发 AKI 通常是多因素的，并且发生在有异质性患者人群中[66]。以前作者们曾使用过的术语众多，如肾功能不全、肾功能障碍、急性肾衰竭，以及需要透析的肾衰竭。定义这些术语的参数包括（图 59.5）肌酐的绝对值和百分比变化值、预估 GFR 的绝对值和百分比变化值，以及尿量减少[67]。急性肾损伤的发生率取决于手术类型和残存的肾功能（框 59.2 和表 59.11）。

在心脏外科手术中，如果定义宽泛，急性肾损伤的发生率为 7.7% ~ 11.4%[68]，而需要透析的急性肾损伤则较低，低于 1% ~ 5%。在胃旁路手术中的发生率为 8.5%[69]，而在主动脉瘤术后为 15% ~ 16%[70]。同样，肝移植术后急性肾损伤的发生率也较高。据报道，肝移植术后 48% ~ 94%[71]的患者存在急性肾功能不良。

在非心脏手术中，Kheterpal[72]及其同事已经确定了一些独立的 AKI 危险因素：年龄，急诊手术，肝疾病，体重指数，高危手术，周围血管疾病和慢性阻塞性肺疾病（需要进行慢性支气管扩张剂治疗）。根据增量评分，肾衰竭的发生率分别增加 0.3% 和 4.5%。

急性肾损伤患者的围术期管理

尽管已知许多因素可导致外科手术患者发生 AKI，但很少有预防 AKI 的干预措施，也没有明显的围术期肾损伤治愈方法。对此类干预措施的完整回顾不在本章的范围之内。但是，有些值得一提。

透析

透析可能不会降低围术期 AKI；但是可以治疗相关的酸中毒，高钾血症和高血容量。对于某些手术，

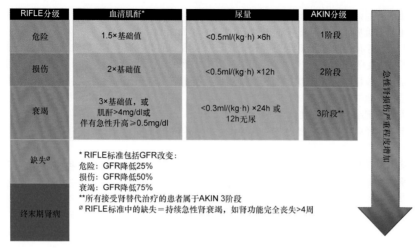

RIFLE分级	血清肌酐*	尿量	AKIN分级
危险	1.5×基础值	<0.5ml/(kg·h)×6h	1阶段
损伤	2×基础值	<0.5ml/(kg·h)×12h	2阶段
衰竭	3×基础值,或肌酐>4mg/dl或伴有急性升高≥0.5mg/dl	<0.3ml/(kg·h)×24h 或12h无尿	3阶段**
缺失∅			
终末期肾病			

* RIFLE标准包括GFR改变:
危险:GFR降低25%
损伤:GFR降低50%
衰竭:GFR降低75%
**所有接受肾替代治疗的患者属于AKIN 3阶段
∅ RIFLE标准中的缺失=持续急性肾衰竭,如肾功能完全丧失>4周

急性肾损伤的严重程度增加

图 59.5　**急性肾损伤的相关参数**（From Mehta RL，Kellum JA，Shah SV，et al. Acute Kidney Injury Network：report of an initiative to improve outcomes in kidney injury. Crit Care. 2007；11：R31.）

框 59.2　术后引起急性肾损伤的危险因素

术前因素
- 术前肾功能不全
- 高龄
- 心脏疾病（缺血性或充血性）
- 吸烟
- 糖尿病
- ASA Ⅳ级或Ⅴ级

术中因素
- 急诊手术或腹腔，胸腔，腹股沟以上水平的血管外科手术
- 输注红细胞
- 使用正性肌力药物
- 主动脉阻断时间
- 体外循环：使用呋塞米，尿液输出，再次转流

术后因素
- 输注红细胞
- 使用缩血管药物
- 使用利尿剂
- 使用抗心律失常药物

Data from Abelha FJ，Botelho M，Fernandes V，et al. Determinants of postoperative acute kidney injury. Crit Care. 2009；13：R19；Parolari A，Pesce LL，Pacini D，et al. Risk factors for perioperative acute kidney injury after adult cardiac surgery：role of perioperative management. Ann Thorac Surg. 2012；93：584-591

例如主动脉手术，透析实际上可减少肾衰竭患者的 30 天死亡率。这些幸存者中有多达 75% 的患者恢复了肾功能并且不再依赖透析[73]。

非透析管理

针对肾功能不全的最佳治疗方法尚未建立，ACE-I 治疗或利尿剂治疗等干预措施能否防止围术期肾功能下降尚不清楚[68]。

手术期间应维持正常的血流动力学参数，以防止 AKI。此外，可给予氧自由基清除剂如甘露醇和 N-乙酰半胱氨酸以防止缺血-再灌注损伤。然而，实施这些策略的研究显示并不能减少心脏手术患者 AKI 的发生。多年来，甘露醇是在主动脉阻断之前，特别是在腹主动脉瘤手术中的肾上腹主动脉阻断之前应用。迄今为止的临床试验未能证明这种方法可以降低该人群的肾衰竭发生率[74]。

多巴胺和心钠素最初都在预防 AKI 中显示出潜力，因为它们具有血管活性作用，可导致肾血流量增加。研究表明，多巴胺[75]和心房利钠肽[76]均与死亡率增加无关。使用选择性多巴胺受体激动剂非诺多巴胺可以减少术后 AKI 发生。然而，这并没有减少对肾替代疗法的需求或院内死亡率[77]。

肾和泌尿生殖手术

经尿道前列腺切除术

经尿道前列腺电切术（transurethral resection of the prostate，TURP）与麻醉相关的一系列特殊问题有关。选择麻醉方案时，必须考虑这些问题以及通常的考虑因素，例如患者的总体健康状况、手术时间长短以及患者和外科医师的选择。

前列腺增生症的病理生理学

前列腺通常被描述为膀胱底部的胡桃大小器官。

表 59.11　术后尿量减少和急性肾损伤的常见原因

	部位		
	肾前性	**肾性**	**肾后性**
鉴别诊断	低血压	急性肾小管坏死	导尿管梗阻
	绝对	缺血再灌注	导尿管扭结
	相对	造影剂	导尿管破损
	血容量减少	急性间质性肾炎	前列腺肥大
	绝对		膀胱痉挛
	相对（如腹内高压）		尿潴留

From Chenitz KB，Lane-Fall MB. Postoperative oliguria. Anesth Clin. 2012；513-526

有三个主要区域——围绕腺体的纤维肌基质和两个被称为中央和外周的腺体区域。还有一小部分围绕前列腺尿道周围的正常前列腺腺体区域称为过渡区，约占正常前列腺的 5%。这是良性前列腺增生（benign prostatic hyperplasia，BPH）的主要部位。该区域的结节性扩张导致男性尿道受压并伴有部分膀胱出口梗阻[78]。前列腺的血液供应丰富，血管穿透前列腺包膜并在腺内分支。在前列腺包膜附近还有大静脉窦[79]。BPH 的发病率从男性生命的第四个十年开始急剧上升，在 80 多岁时达到 88% 的高峰[80]。

外科手术

TURP 长期以来一直被认为是 BPH 外科治疗的"黄金标准"。在过去的几十年中，由于医疗管理，α 受体阻滞剂和 5α 还原酶抑制剂的改进，在美国每年完成的单极 TURP（M-TURP）手术数量逐步下降。现在引入了更新的外科治疗方式，如双极 TURP（B-TURP）、激光 TURP（L-TURP）、微波消融和水消融。制定完善了患者护理指南[81-84]。

TURP 手术是通过尿道插入切除镜有序的切除或汽化前列腺组织。可以通过使用以下几种技术之一来实现：使用电切电凝金属环的 M-TURP 或 B-TURP，前列腺钬激光摘除术（HoLEP），以及双极等离子体汽化或激光汽化[82, 85-87]。最近引入的新技术是水消融，这是一种结合图像引导和机器人技术的微创水消融技术，利用高速盐水流靶向和无热切除前列腺组织[83]。切除期间，必须注意不要破坏前列腺包膜。如果前列腺包膜破损，大量灌洗液可能会通过前列腺周围或腹膜后间隙吸收到循环中。如果怀疑有穿孔，应立即终止手术并止血[88]。

M-TURP 期间出血很常见，但通常很容易控制。通过电凝控制动脉出血；然而，当大静脉窦被打开时，止血变得困难。如果出血变得不可控制，则应尽快终止手术，并将 Foley 导管插入膀胱并牵引压迫止血。大约 2.5% 的 M-TURP 手术因出血过多需要输血[89]。

灌洗液

理想情况下，在 TURP 期间使用的冲洗溶液应该是等渗、不溶血、电惰性、透明、不代谢、无毒、排泄迅速、易消毒且价格便宜[90-91]。但这种溶液并不存在。最初，M-TURP 选择的冲洗溶液是蒸馏水，因为它是电惰性的，透明且便宜，但它渗透压极低。当它被吸收进循环时，会引起大量溶血、低钠血症、肾衰竭和中枢神经系统症状[92]。生理盐水或乳酸林格液是等渗的，如果被吸收到循环中可以耐受，但是它们是高度电离的，会导致来自 M-TURP 切除环的高频电流分散。这些问题导致只能使用接近等渗的冲洗溶液，例如甘氨酸、Cytal（2.7% 山梨醇和 0.54% 甘露醇的混合液）、山梨醇、甘露醇、葡萄糖和尿素（表 59.12）。这些灌洗液允许电灼和适度低渗，以保持透明度[93-94]。

尽管这些灌洗液不会引起明显的溶血，但是过度吸收会导致一些围术期并发症，例如循环超负荷、肺水肿和低钠血症。此外，这些灌洗液中的溶质还可能产生不良反应：甘氨酸可引起心脏、神经系统和视网膜方面的副作用；甘露醇迅速扩张血容量，在心脏病患者中会导致肺水肿。山梨醇被代谢为果糖和乳酸，可能引起高血糖症和（或）乳酸性酸中毒；葡萄糖会导致糖尿病患者严重的高糖血症。

表 59.12　用于经尿道前列腺电切术的灌洗液的渗透压

灌洗液	渗透压（mOsm/kg）
1.2% 甘氨酸	175
1.5% 甘氨酸	220
Cytal（见文中）	178
3.5% 山梨醇	165
5% 甘露醇	275
2.5% 葡萄糖	139
1% 尿素	167
蒸馏水	0

用几乎等渗的溶液代替蒸馏水，消除了 M-TURP 的并发症如溶血及其后遗症。与严重低钠血症相关的严重中枢神经系统症状（如癫痫病发作和昏迷）的发生率也降低。然而，与大量吸收灌洗液有关的水化过度却仍然存在。新的外科技术使用生理盐水作为膀胱灌洗液，消除了稀释性低钠血症和 TURP 综合征的风险。

经尿道前列腺切除术的麻醉注意事项

进行传统的 M-TURP 手术时，可选择脊髓麻醉[95]。脊髓麻醉为患者提供充分的麻醉，同时松弛患者的骨盆底和会阴部为外科医师的操作提供便利。全身麻醉或脊髓麻醉下行 M-TURP 后的心脏发病率和死亡率是相似的[96]；然而，脊髓麻醉的优点是患者保持清醒状态，麻醉科医师能够识别 TURP 综合征的早期体征和症状（例如，精神状态改变）或灌洗液的渗出。躁动和意识模糊通常不是麻醉平面不足的表现，而是低钠血症和（或）血浆低渗透压的早期征兆。持续给予镇静剂或全身麻醉可能会掩盖 TURP 综合征的严重发病，甚至导致死亡[97]。

脊髓麻醉感觉阻滞平面达到 T_{10} 就能阻断前列腺和膀胱颈部的感觉传导，为 TURP 提供满意的麻醉。此外，达到 T_{10} 感觉阻滞平面消除了膀胱膨胀的不适感。但较高的感觉阻滞平面可能会掩盖清醒患者膀胱或前列腺包膜意外穿孔的症状［腹部或肩部疼痛和（或）恶心和呕吐］[94]。

TURP 时选择脊髓麻醉相对于硬膜外麻醉具有一些优点。从技术上讲，它在老年患者中更容易实施。骶神经支配前列腺、膀胱颈和阴茎的感觉神经，硬膜外麻醉时偶尔会发生骶神经的不完全阻滞，而在脊髓麻醉时则可以避免这一问题。然而，如果由于技术困难、骶神经覆盖、凝血状态或患者拒绝等原因而无法实施椎管内麻醉，则需要选择全身麻醉。

关于椎管内麻醉或全身麻醉是否影响 TURP 期间的失血仍存在争议。一些研究报告了在椎管内麻醉下出血减少[98-100]，而另一些研究则发现这两种麻醉方式之间没有显著差异[101-104]。基于椎管内麻醉下出血减少的研究，作者们推测椎管内麻醉不仅降低体循环血压减少失血，而且还通过降低中心静脉和外周静脉压力从而减少失血。然而，与全身麻醉相比，脊髓麻醉通过降低中心静脉压（CVP）可以使灌洗液吸收得更多[105]。影响 TURP 期间失血的其他因素包括腺体的血管分布和大小、手术的持续时间、切除期间打开的静脉窦数量以及近期或重复导尿管插入引起的感染和前列腺炎症的存在[89, 95]。

TURP 的麻醉注意事项还应包括体位。TURP 通常需要在截石位伴稍倾斜的头低脚高位下进行。这种体位会导致血容量的变化，肺顺应性下降，膈肌的头向移位，同时导致肺容量减少，诸如残气量、功能残气量、潮气量和肺活量都减小。心脏前负荷也可能会增加。此外，可能会发生腓总神经、坐骨神经和股神经的损伤[106]。

经尿道前列腺切除术后的发病率和死亡率

接受 TURP 手术的通常为高龄患者，往往有并存疾病。据报道与 M-TURP 相关的 30 天死亡率在 $0.2\% \sim 0.8\%$ 之间，常见的死亡原因包括肺水肿，肾衰竭和心肌梗死[95, 107]。接受椎管内麻醉或全身麻醉的患者死亡率相似[108]。一项研究发现，术后的发病率为 18%。合并急性尿潴留、腺体大于 45 g、切除时间超过 90 min、年龄大于 80 岁的患者，术后发病率增加[95]。

M-TURP 最令人担忧的并发症是 TURP 综合征。该综合征具有多因素的病理生理表现，本质上是冲洗溶液的过度吸收和所导致的低钠血症共同引起的医源性水中毒[109]。大型研究报告称，轻度至中度 TURP 综合征的发生率在 $0.78\% \sim 1.4\%$ 之间[110-111]。然而据报道，严重 TURP 综合征（血清钠浓度 < 120 mEq/L）的死亡率高达 25%[112]。

由于许多接受 TURP 的患者是老年人，因此另一个需要关注的问题是术后认知功能障碍的发生率。在一项小型前瞻性研究中发现，老年 TURP 患者接受脊髓麻醉辅助静脉镇静或全身麻醉，发现两组患者在术后 6 小时认知功能均显著降低，但两组患者相比较，在围术期任何时段甚至 30 天后心理功能均无差异[113]。

经尿道前列腺切除术的并发症

灌洗液的吸收

几乎每一台 TURP 手术都伴随着灌洗液通过开放的前列腺静脉窦吸收的情况。以下几个因素决定吸收的量和速度：①手术台上方灌洗液的高度，影响静水压力；②膀胱扩张的程度；③开放静脉窦的范围；④手术切除时间的长短[114]。通常切除的每分钟可吸收 10 ~ 30 ml 液体，在持续 2 小时的手术中可能吸收 6 ~ 8 L。患者是否因吸收灌洗液而出现并发症取决于吸收液体的总量和类型[115-116]。

循环容量过多、低钠血症与低渗透压

过量吸收灌洗液会导致血管内容量快速扩张，从而导致循环超负荷。最初，可能会观察到高血压和心动过缓，对于心脏功能受损的患者，可能会发展为肺水肿，最终导致心搏骤停[117]。在最初的高血压阶段之后，或将伴随一段长时间的低血压。一种可能的机制是：高血压和低钠血症因素结合，导致静水压沿着渗透压梯度和静水压力梯度从血管内进入肺间质，引起肺水肿和低血容量性休克[118-120]。此外，内毒素释放进入血液循环导致的代谢性酸中毒也会引起低血压[121-122]。某一特定的患者是否发生循环超负荷的症状取决于患者的心血管状况、灌洗液吸收的量和速度以及手术出血的程度[116]。

低钠血症症状的严重程度与血清钠浓度下降的速度相关。血清钠水平的急性变化比慢性低钠血症更令人担忧[123]。此外，通常不可能将低钠血症引起的心血管损害症状与继发性循环超负荷的症状区分开来。当血清钠水平急剧下降至 120 mEq/L 以下时可观察到中枢神经系统症状和心血管反应。起初，可能会观察到躁动和神志不清，随着血清钠水平的持续下降，可能会导致意识丧失和癫痫发作（< 110 mEq/L）。血清钠水平低于 120 mEq/L 时，也可能发生低血压、肺水肿和充血性心力衰竭，在小于 115 mEq/L 的水平会伴有心电图改变（QRS 波增宽，心室异位节律和 ST 段抬高）。最终在接近 100 mEq/L 的水平，可能会发生呼吸停止和心搏骤停[124]。

目前认为 TURP 综合征的典型中枢神经系统症状不是由低钠血症本身引起的，而是由于急性血浆低渗透压导致血管内液体进入大脑，进而导致脑水肿。随着现代非电解质灌洗液的出现，严重中枢神经系统并发症的发生率已经降低。然而，严重中枢神经系统紊乱仍可继发于低钠血症[115-116]。

甘氨酸毒性

甘氨酸是一种非必需氨基酸，当被大量吸收时可能会对神经和心脏产生影响。甘氨酸被认为是 TURP 患者短暂性失明的可能原因。中枢性作用机制（例如脑水肿）也可能导致视力障碍，但正常的瞳孔光反射是保留的。在短暂性失明的 TURP 患者中，瞳孔光反射迟钝或无反应，提示有视网膜的副作用。甘氨酸是视网膜的一种抑制性神经递质，在一项研究中，观察到吸收了几百毫升 1.5% 的甘氨酸灌洗液后，视觉诱发电位随视力下降而延长[125]。甘氨酸也被证明对心肌有亚急性作用，在心电图上表现为 T 波低平或倒置。在一些患者中，CK-MB 同工酶的升高可能持续 24 h，但达不到心肌梗死的诊断标准[126]。

氨中毒

由于甘氨酸在肝中代谢为氨，因此甘氨酸的吸收可能会导致中枢神经系统毒性[127]。氨中毒的早期症状，恶心和呕吐通常发生在术后 1 小时内。当血清氨浓度大于 100 μmol/L 时，可观察到中枢神经系统的症状和体征[128]。如果血氨浓度更高，患者可能会陷入持续 10 ～ 12 h 的昏迷，在血氨浓度降至 150 μmol/L 以下时才会苏醒[94]。

膀胱穿孔

膀胱意外穿孔是 TURP 的另一种常见并发症，据报道发病率约为 1%，大多发生在腹膜后[129]。常见原因是手术器械损伤或灌洗液导致膀胱过度扩张。穿孔早期迹象是灌洗液回流减少，但经常被忽视。最终，大量的液体积聚在腹部导致腹部膨胀。神志清醒的椎管内麻醉患者可能会主诉腹部疼痛和（或）恶心和呕吐。如伴有腹腔内穿孔，症状相似且进展较快，患者可主诉由于膈肌刺激引起的严重肩痛。腹腔内穿孔可采用开放式手术修复或经腹腔引流来治疗[130]。

短暂性菌血症和脓毒症

前列腺内寄生有多种细菌，这些细菌可通过开放的前列腺静脉窦入血而引起围术期菌血症。留置导尿管可能会进一步增加这种风险。因此，建议对 TURP 手术患者预防性使用抗生素。菌血症通常是短暂的，无症状的，用普通的抗生素组合很容易治疗；然而，这些患者中有 6% ～ 7% 可能会发生脓毒症[95]。

低温

TURP 手术患者使用室温灌洗液可能会引起寒战和体温过低。在体温调节能力较弱的老年人中尤其明显[131]。加热灌洗液将减少热量损失和寒战。有担忧这些加热灌洗液可能导致血管扩张增加出血，但这种担忧没有显示出临床意义[132-133]。

出血和凝血功能障碍

由于血液与大量灌洗液的混合，导致 TURP 手术失血的估计常常不准确。据估计，M-TURP 手术的出血量为 2 ～ 4 ml/min，前列腺切除的出血量为 20 至 50 ml/g[89]。但是这些都是粗略的估计，应严密监测患者生命体征，通过连续血细胞比容变化来评估失血量和输血必要性。

TURP 术后异常出血的发生率低于 1%。可能的原因包括血小板稀释（稀释性血小板减少症）和大量吸收灌洗液后继发的凝血因子减少以及全身性凝血功能障碍。在这些患者中，凝血功能障碍是由原发性纤维蛋白溶解或者弥散性血管内凝血病引起的。在原发性纤溶过程中，前列腺释放出纤溶酶原激活物，将纤溶酶原转化为纤溶酶，然后通过纤维蛋白溶解增加出血。如果怀疑原发性纤维蛋白溶解，则应在第一个小时内静脉给予 4～5 g 氨基己酸进行治疗，然后以 1 g/h 的速度持续输注。一些临床医师认为，切除的前列腺组织富含促凝血酶原激酶，吸收后会诱发弥散性血管内凝血病[89]。应根据需要给予静脉输液和血液制品支持治疗。

经尿道前列腺电切术并发症的治疗

TURP 综合征可能最早可在手术开始后几分钟出现，也可能术后数小时才出现。手术团队必须对症状和体征有高度的认识（表 59.13）。首先，应根据患者的症状对症支持治疗（保证通气，增强氧合，心血管支持等）；同时还应考虑其他需要治疗的情况，如高碳酸血症、低糖血症和糖尿病昏迷或药物相互作用[90]。如果怀疑有 TURP 综合征，应抽取血样分析电解质，葡萄糖和动脉血气，并监测 12 导联心电图。此外，外科医师应尽快终止手术[94]。

低钠血症和容量超负荷的治疗取决于患者症状的严重程度。如果血清钠水平高于 120 mEq/L，并且患者症状较轻，则应限制液体并使用袢利尿剂（一般为呋塞米），通常能使血清钠恢复正常水平。

在严重的 TURP 综合征伴有血清钠低于 120 mEq/L 的情况下，应考虑静脉输注高渗盐水（3% 氯化钠）治疗。但高渗盐水快速纠正低钠血症有可能引起脑水肿和桥脑中央髓鞘溶解症[134-135]。

前列腺激光切除，等离子汽化，微波消融和水消融

为了减少围术期的并发症，泌尿外科界不断地开发传统 TURP 和 M-TURP 的外科替代疗法。这些新技术的主要优势是使用生理盐水代替低渗冲洗溶液（例如甘氨酸），避免了稀释性低钠血症和 TURP 综合征的发生[136]。但是，仍然存在容量过负荷的可能。目前观察到这些最新的手术方式的其他优点是减少了术中和术后出血，减少了灌洗液的吸收以及缩短了住院时间。尽管脊髓麻醉是 TURP 和 M-TURP 的首选麻醉方式，因为它可以监测患者精神状态，但这些外科新技术允许麻醉科医师能够根据患者的身体状况和选择来制订麻醉方案。此外，患者可能正在服用抗凝药物或存在凝血功能障碍，可能无法实施脊髓麻醉进行传统 TURP 或 M-TURP 手术[137-139]。

前列腺激光切除术（L-TURP）已成为治疗 BPH 的越来越常见的选择。L-TURP 输送光能，根据前列腺组织被加热到的温度，确定组织是凝固还是蒸发[82]。有人建议将 HoLEP 推荐为 BPH 外科治疗的新的金标准[85, 140]。

钬激光发射器是一种固态、高功率脉冲激光器，可发射波长为 2140 nm 的光，具有精确的切割能力。前列腺组织被激光汽化，所散发的热量使中小血管凝结。这种技术允许从包膜中逆行切除整个前列腺叶，然后将其推入膀胱用软组织粉碎器粉碎后取出。HoLEP 可安全地用于前列腺较大（重量大于 70 到 100 g）的患者，其效果与接受开放式前列腺切除术的患者相似[141]。与传统 M-TURP 相比，HoLEP 具有输血率低、留置尿管时间短以及缩短住院时间等优点[142-145]。

BPH 激光治疗的另一个进展是前列腺光选择性汽化（photoselective vaporization of prostate，PVP）技术的发展。初始的 80 瓦 KTP（磷酸钛氧钾）激光发生器是一种高功率的钬激光使光束通过 KTP 晶体，将波长减半至 532 nm，而频率加倍。532 nm 波长能够被血红蛋白和血液丰富的组织选择性地吸收，被水吸收的很少。这种激光在使前列腺组织汽化时，耗散到周围组织的能量最小。现今已引入功率更高的 120 和 180 瓦系统，该系统引用激光发生器使用三硼酸锂晶体，可以更快地汽化和凝固前列腺组织[82, 146]。

表 59.13　TURP 综合征的症状和体征			
心血管和呼吸系统	**中枢神经系统**	**代谢**	**其他**
高血压	兴奋 / 精神错乱	低钠血症	低渗透压
心动过缓 / 心动过速	癫痫发作	高甘氨酸血症	溶血
充血性心力衰竭	昏迷	高血氨症	急性肾衰竭
肺水肿和低氧血症	视力障碍（失明）		
心肌梗死			
低血压			

这项技术的优点有：几乎无血的手术视野，快速闭合静脉窦而止血，减少灌洗液的吸收。多项研究表明，PVP 对于保留抗凝治疗的患者是安全有效的，这类患者有高风险的心血管危险因素而不宜停药[147-149]。PVP 的潜在并发症包括膀胱穿孔、排尿困难和感染（继发于发生凝血的坏死组织）。与 M-TURP 相比，PVP 的残留腺体再手术率较高，但在 180 瓦动力系统中再手术率却降低了[82]。这种激光手术方式允许麻醉科医师根据患者的身体状况和选择制订麻醉方式，包括静脉麻醉[150]。

前列腺增生的双极等离子汽化技术是近年来非激光治疗前列腺增生的一项进展。这种双极系统的设计将有源和回收极结合在同一个电极上。因此，与单极系统相比，能量不会越过患者的身体返回电极垫，而是停留在前列腺汽化的部位。等离子体汽化系统在球形（蘑菇状或纽扣状）的双极性电极表面上产生等离子体电晕。该电极在不与前列腺组织直接接触的情况下在上方滑动时会产生一层高度电离的颗粒薄层，产生最少的热量，并随之蒸发和凝结前列腺组织。等离子体场蒸发了有限的前列腺细胞层，从而显著地减少出血[87]。

经尿道前列腺微波消融术（transurethral microwave thermotherapy，TUMT）被认为是 M-TURP 的有效替代方法，该疗法的主要并发症较少，可作为门诊手术在局部麻醉或骶管阻滞下完成。TUMT 通过专用导管将前列腺组织加热到 45 ～ 65℃。虽然 TUMP 在远期缓解尿道梗阻方面的效果不如 M-TURP，但它适合于老年患者和高危患者[86, 151]。

外科治疗 BPH 的最新方式是水消融，这是一种微创的高速盐水消融技术，结合了超声图像引导和机器人技术，可在全身麻醉下有针对性地无热切除前列腺组织。利用超声波图像，绘制出前列腺被切除的区域，系统调整高速盐水流的压力水平，以控制前列腺组织的消融。然后使用单极或双极技术对切除区域进行定向烧灼止血。在这项技术的初期小型研究中，围术期血清钠或血细胞比容变化不显著。由于切除时间约为 5 min，整个手术时间为 45 min，与其他手术时间更长的技术相比，该技术可能具有更高的安全性。精细测绘手术区域可保留膀胱颈和精囊周围组织，从而保护正常性功能。但需要进一步的临床研究以验证这一新技术[83, 152]。

输尿管镜碎石术和经皮肾镜碎石术

肾结石病是一种常见且花费高昂的疾病，据报道，肾结石在美国患病率为 8.8%[153]。大多数肾系统结石患者尽管接受了保守治疗，但对于较复杂的结石患者仍需要手术治疗。最常用的手术方式是输尿管镜（ureteroscopy，URS）和经皮肾镜取石术（percutaneous nephrolithotomy，PCNL）。肾内结石的大小和位置是治疗选择的依据。有症状的非下极肾结石较小的患者和（或）输尿管中段或远端结石的患者建议使用 URS。与体外冲击波碎石术（ESWL）相比，URS 单次手术的结石清除率较高。对于肾结石直径大于 20 mm 或有肾下极结石大于 10 mm，且有症状（侧腹部疼痛）的患者，应选择 PCNL 治疗。结石较多和肾下极结石的患者，PCNL 结石清除率较高，但复发率也高[154]。

小直径的输尿管软镜的出现，液电碎石术（electrohydraulic lithotripsy，EHL）探针的小型化，特别是激光纤维，改变了与该手术相关的麻醉方式。最初，URS 需要使用更大、更硬的器械进行输尿管扩张，因此患者需要进行全身麻醉或椎管内麻醉。这些麻醉方式的优点是可以防止患者体动，从而减少输尿管损伤的风险。虽然全身麻醉或椎管内麻醉仍然很普遍，但研究表明，在局部麻醉或静脉镇静的情况下，实施 URS 是安全有效的[155-157]。

EHL 使用一根可弯曲的探针穿过输尿管镜，在两个电极之间产生高压电火花，产生球形液压冲击波，并在结石附近形成空泡以粉碎结石。EHL 可以在生理盐水溶液中进行，因此避免了用低渗灌洗液冲洗泌尿道的风险。EHL 主要关注的问题是它对输尿管黏膜的损伤，可能会导致输尿管穿孔。激光碎石术通过输尿管镜放入钬：YAG 柔性激光纤维抵近结石，通过激光的光热作用使结石汽化。与 EHL 相比，钬激光技术更安全、更高效，因为它可以在接近输尿管壁的地方使用，而不会造成黏膜伤害。此外，它能将结石打成更小的结石碎片[155]。

PCNL 是治疗大型（> 20 mm）或复杂结石的首选手术方式。PCNL 的禁忌证包括患者有未治疗纠正的凝血功能障碍和活动的、未经治疗的尿路感染。随着结石的碎裂，细菌和细菌内毒素可能被释放，使患者面临脓毒症的风险。为了降低这种风险，应该在围术期使用广谱抗生素。在透视或超声引导下进行肾穿刺，放置鞘管，置入硬性或柔性肾镜，然后可以通过各种内镜技术清除结石。尽管有椎管内麻醉和局部麻醉辅助镇静在该类手术中成功应用的报道，但 PCNL 通常都是在全身麻醉俯卧位下进行[155]。也可采用仰卧位，但手术视野变小，肾收集系统塌陷，上极肾盏穿刺难度增加[158]。除了典型的麻醉问题，包括那些与俯卧位有关的问题，PCNL 还有一些额外的风险。

胸膜损伤，包括气胸和胸腔积液；肾镜检查期间灌注大量灌洗液导致患者体温过低；出血或血液稀释可能导致急性贫血。仔细监测患者的肺部状况（气道压力，呼气末 CO_2 分压和氧饱和度）、血流动力学和体温可能会早期提示这些潜在的并发症[155]。

体外冲击波碎石术

ESWL 是一种替代治疗方法，用于崩解肾非下极结石和输尿管上段结石。虽然 ESWL 被认为是治疗这些类型结石的首选，但是在美国它已被 URS 超越[159]。对于有症状结石小于 20 mm 的患者，ESWL 仍然是一种有效的治疗方法；但是与 URS 相比，患者可能会重复使用体外震波碎石治疗。因此，为了提高结石清除率，ESWL 的成功治疗取决于几个因素：肥胖、皮肤到石头的距离、集合系统的解剖结构、结石的组成和结石的密度/衰减[154]。最初的第一代碎石器（Dornier HM-3）需要将患者浸入水浴中，这可能对心血管和呼吸系统产生严重影响（框 59.3）。新一代碎石机使用更小的能量，并且取消了水浴，因此降低了碎石的效率，导致了再治疗比率升高[160]。碎石机重复产生的高能冲击波通过密度和水相近的身体组织，聚焦在结石上，使其碎裂。最初的第一代碎石机利用了放置在水浴中的电极（或火花塞）产生的电液冲击波。这种火花引起水的爆炸汽化，导致气泡迅速膨胀和破裂，从而产生压力波，然后用一个金属椭球体将其聚焦在结石上。新一代使用压电晶体或电磁发电机来产生这些冲击波，然后沿着充水的锥形体或坐垫，或硅胶膜和（或）凝胶传导，不经过空气而耦合在患者身上[161]。

冲击波疗法的生物力学效应

为了使 ESWL 冲击波有效，在治疗过程中应避免结石移动。否则会使治疗时间延长，同时暂停冲击波，直到结石返回或重新对准治疗焦点区域；如果不暂停冲击波，则附近的组织可能会因冲击波的能量而受到损伤。在全身麻醉期间使用机械控制通气可能使结石偏移超过 60 mm。保留自主呼吸可使结石位移超过 12 mm，而在有足够镇静的患者中，结石的偏移可限制在约 5 mm[161]。

为了有效地碎石，冲击波应以能量无衰减的形式到达结石，所以腰部不可接触任何为冲击波能量衰减提供接触面的介质。应去掉肾造瘘口敷料，并将肾造瘘的导管用胶带固定以避免冲击波路径。虽然冲击波穿过大部分组织时相对不衰减，但冲击波确实可导致组织损伤，并且损伤程度取决于暴露的组织和冲击波到达组织时的能量。损伤多见皮肤损伤和腰部瘀斑，也可发生腰部肌肉的痛性血肿。手术结束时常出现血尿，是由于冲击波引起肾和输尿管内皮损伤所致。必须充分补充水分以防止血凝块阻塞。

患者在接受浸泡式碎石术时，冲击波引起心律失常的发生率为 10% ～ 14%[163-164]。对于新的碎石技术，一些作者发现使用压电冲击波，约 20% ～ 59% 的患者发生心律失常，而使用电磁碎石的患者心律失常发生率只有 1.4% ～ 9%。这些心律失常发作似乎没有任何临床意义[162]。一些心律失常可能是由于冲击波对传导系统造成的机械应力所致。碎石机复杂的接地系统保证了不可能发生电流引起的心律失常。心电图伪迹很常见。一旦停止碎石，心电图伪迹和心律失常通常会消失。

碎石术的麻醉选择

历史上，用于浸没式碎石术的麻醉方案包括全身麻醉、硬膜外麻醉、脊髓麻醉、腹侧浸润伴或不伴肋间阻滞和镇痛-镇静，包括患者自控镇痛[165-172]。对于新一代的碎石术，大多数镇痛-镇静的联合应用即可满足要求。甚至有使用阿芬太尼让患者自控镇痛和阿芬太尼联合丙泊酚的报道[173-174]。许多中心通常使用短效吸入麻醉药或静脉麻醉药实施全身麻醉，置入喉罩实施机械通气。

新一代碎石机

新一代碎石机没有水浴，使用透视和（或）超声检查来观察和定位结石，倾向于使用多功能的手术床，以便在不将患者搬离手术床的情况下完成其他手术，如膀胱镜检查和支架放置。由于冲击波高度聚焦，所以在进入部位引起的疼痛较轻，静脉镇痛镇静是这些新型碎石术的主要麻醉方式。如果需要更改为其他手术方式，如膀胱镜检查，处理结石或支架放置，则需要改变麻醉方式。因为这些新型碎石的冲

框 59.3　碎石术中浸入的变化		
心血管	增加	中心血容量
	增加	中心静脉压
	增加	肺动脉压
呼吸	增加	肺血流量
	减少	肺活量
	减少	功能残气量
	减少	潮气量
	增加	呼吸频率

击波聚焦区要小得多，所以必须提供足够的镇痛和镇静，使随着呼吸动度产生的结石偏移仅限于聚焦区。

禁忌证

妊娠、活动性尿路感染和未经治疗的出血性疾病是碎石术的主要禁忌证。育龄妇女在行碎石术前必须进行妊娠检查，阴性方可手术。凝血标准试验，如血小板计数、凝血酶原时间和部分凝血活酶时间，应根据病史进行测定。心脏起搏器、自动植入式心律转复除颤器（AICDs）、腹主动脉瘤、矫形假体和肥胖不再被视为禁忌证。

安装起搏器的患者，如果将起搏器安装在胸部，应注意以下预防措施，也能安全地接受碎石术[175-177]。在治疗前应将起搏器重新程控，切换到无需求模式，以防冲击波干扰其功能。同时应准备好其他的节律调整方法。虽然大多数心脏起搏器位于胸部，与冲击波路径存在比较安全的距离，但仍有一些起搏器可能受损。Weber 及其同事[175]检测了43 个不同的心脏起搏器，发现其中 3 个受到了冲击波的影响。双腔起搏器对干扰更为敏感。碎石应从较低能量开始，观察心脏起搏器的功能，然后再逐步增加能量。

AICD 的生产厂家和碎石机的生产厂家都认为，AICD 是体位冲击波碎石术的禁忌证，但也有 AICD 的患者成功接受了碎石治疗的报道[176]。应在治疗前即刻关掉 AICD 装置，准备好替代的除颤设备，治疗后立即重新开启[178]。

对合并小型主动脉瘤的患者，如果动脉瘤不紧邻结石，则可安全地进行碎石治疗。矫形外科假体，如髋关节假体，甚至哈氏棒，如果这些假体不在冲击波的路径上，通常情况下都不是问题。对于重度肥胖患者，不仅肥胖患者的麻醉是个挑战，而且将冲击波聚焦对准结石也变得非常困难。对于这类高危患者，谨慎的做法是在给予麻醉药物之前先尝试将冲击波聚焦对准结石。

泌尿外科开放性根治性手术

根治性手术是指切除肿瘤或病变的器官和可能的邻近结构，以及它们的血液供应和淋巴引流。这类手术通常用于恶性疾病而不是良性疾病的患者。手术时间可能会很长，会突发大量的失血。虽然过去几十年的趋势是从开放手术到腹腔镜或机器人辅助手术，但仍有一些病例需要接受大型开放式泌尿外科手术。

根治性肾切除术

肾最常见的恶性肿瘤是肾细胞癌，占所有肾实质

性包块的 80%～85%[179]。由于肾细胞癌对化疗和放疗不敏感，手术切除或消融是局限性肾细胞癌的根治性疗法（框 59.4），该手术包括切除肾、同侧肾上腺、肾周脂肪和周围的筋膜。

近来，对肾上极较大的肿瘤、肾上腺增大或出现异常的患者需行同侧肾上腺切除[180]。部分肾切除术（肾保留手术）适用于孤立功能性肾、小病变、双侧肿瘤或因糖尿病、高血压等疾病导致风险增加的患者[181-182]。部分肾切除术治疗肾细胞癌已被证明具有与根治性肾切除术同等的治疗效果[183]。

进行根治性肾切除时，麻醉科医师必须关注侧卧位导致的明显的心血管系统和呼吸系统改变。呼吸系统的改变包括胸廓顺应性、潮气量、肺活量和功能残气量的下降，以及随后的肺膨胀不全和可能的低氧血症。术中可能发生气胸，从而引起明显的呼吸系统和血流动力学改变。肾桥升起时血压下降是很常见的。这种血压下降通常与下腔静脉受压有关。此外，肝压迫腔静脉和纵隔移动可减少静脉血回流进而减少每搏量。侧卧位时，颈丛、臂丛和腓总神经由于牵拉或受压可能出现神经损伤。

5%～10% 患者的肾细胞癌侵入肾静脉、下腔静脉及右心房。右侧肾细胞癌易侵犯下腔静脉和心房。这些患者术中可发生许多严重问题，如术中腔静脉被肿瘤完全堵塞引起的循环衰竭，或者肿瘤碎片脱落引起急性肺栓塞。对于这类患者，术前应确定病变范围，甚至有可能需要体外循环支持。在这种情况下，由于下腔静脉栓塞导致回流不畅，中心静脉压不能准确地反映血管内容量，经食管超声心动图有一定的价值[184]。静脉回流下降也预示患者在麻醉诱导时可能出现低血压。静脉阻塞可引起硬膜外腔静脉扩张、腹壁及腹膜后侧支循环的形成。需要进一步强调的是，完善的术前准备非常重要，而只有在明确肿瘤范围的前提下才能进行完善的术前准备[185]。

框 59.4　肾肿瘤根治性肾切除术的麻醉管理中应考虑的问题

- 85%～90% 为肾细胞癌
- 5%～10% 扩散至下腔静脉和右心房
- 安置大孔径的静脉通路、动脉测压通道、颈内静脉导管（如果出现下腔静脉受侵犯，最好放置在左侧）
- 副瘤综合征
- 高钙血症，嗜酸性粒细胞增多，催乳素、促红细胞生成素和糖皮质激素增多
- 男性多于女性
- 通常与长期吸烟史有关
- 冠状动脉疾病和慢性阻塞性肺疾病
- 肾衰竭

根治性膀胱切除术

膀胱是美国男性第四大常见癌症，女性的第十二大癌症[186]。对于浸润肌层无转移的膀胱癌和高危无肌层浸润的膀胱癌，根治性膀胱切除术加盆腔淋巴结清扫术是首选的手术治疗方法。根治性膀胱切除术合并尿液转流被认为是最复杂的泌尿外科手术之一，包括切除整个膀胱、远端输尿管、淋巴结，以及男性的前列腺和精囊或者女性尿道、邻近的阴道和子宫。对于尿道转流，通常选择原位新膀胱或者回肠代膀胱术[187]。这个手术的并发症发生率高，住院时间长。一项在英国对 2537 例开腹根治性膀胱切除术患者进行了为期两年的大规模研究（2014—2015 年），发现中位失血量为 500 至 1000 ml，输血率为 21.8%[188]。基于监测、流行病学和最终结果−医疗保险数据库的统计分析显示，1991 年至 2009 年间接受根治性膀胱切除术的 5207 例 65 岁以上患者中 30 天的死亡率为 5.2%[189]。该手术的并发症包括尿液外渗、肠吻合口漏、术后肠梗阻、术后感染和静脉血栓栓塞。加速康复外科（enhanced recovery after surgery，ERAS）理念可改善情感和身体的恢复[190]。此外，给予外周 μ 阿片类受体拮抗剂阿维莫泮的患者，肠道功能恢复速度明显加快[191]。

就像任何可能发生严重失血的大手术一样，充足的静脉通路和动脉置管测压是必不可少的。全麻气管插管时应考虑全麻复合硬膜外技术进行术后镇痛或应用加速康复外科（ERAS）流程。由于不能观察到尿液故不能将尿量作为衡量体内液体状况的指标，然而，手术团队可以观察在输尿管的截断端是否有尿流。乳酸水平可以用于监测是否有足够的器官灌注。当预计会大出血时，可考虑放置中心静脉导管以备液体复苏[192]。对于接受根治性膀胱切除并尿道转流的患者，实施 ERAS 流程可加速肠功能的恢复，缩短住院时间，再次入院率也不增加[193]。

根治性前列腺切除术

前列腺癌是男性最常见的癌症，也是美国男性癌症死亡的第二大原因[186]。对局限性前列腺癌可用放疗或根治性前列腺切除术进行治疗（框 59.5）。由于常规对年龄超过 50 岁的男性行前列腺特异性抗原的实验检查，以及降低阳痿风险的保留神经手术的普及，目前根治性前列腺切除术越来越多。虽然 1905 年最先描述的是经膀胱腔入路，但目前多采用耻骨上径路，将前列腺、输精管、贮精囊和部分膀胱颈随同盆腔淋巴结一起切除。

框 59.5　前列腺癌根治术的麻醉管理中应关注的问题

- 老年病
- 冠状动脉疾病，慢性阻塞性肺疾病，肾功能不全
- 失血量大
- 建立大孔径静脉通路和有创监测
- 急性等容血液稀释与自体输血
- 极度伸展的体位
- 神经损伤、软组织损伤、关节脱位
- 静脉空气栓塞
- 麻醉管理
  - 区域麻醉与全身麻醉比较优劣的争议
  - 对死亡率的影响不明确
  - 硬膜外麻醉时自主呼吸可降低失血量
  - 全身麻醉或联合麻醉中间歇正压通气可增加失血量

传统的根治性前列腺切除术是通过开腹手术进行的，但机器人辅助手术正在越来越频繁地取代这种技术。开放的前列腺根治术中最常见的问题是出血和大量失血后的输血。因此，建议使用大口径静脉通路。减少患者对异体血需求的常用方法为：术前自体血采集、术前使用重组促红细胞生成素、术中等容血液稀释和术中自体血回收。术后早期并发症包括深静脉血栓、肺栓塞、血肿、皮下积液和伤口感染，发生率为 0.5% ～ 2%[194]。晚期并发症包括尿失禁、阳痿和膀胱颈挛缩[195]。行前列腺根治术患者的体位为仰卧、背部过伸和耻骨高于头部的 Trendelenburg 体位。前列腺静脉与心脏之间的重力梯度可导致经前列腺窝吸入空气而发生空气栓塞[196]。

前列腺癌根治术麻醉技术的比较

硬膜外麻醉、脊髓麻醉、全身麻醉以及硬膜外麻醉复合全身麻醉均可用于前列腺根治术。对复合麻醉中的硬膜外麻醉部分，可经胸段或腰段硬膜外入路实施；对全身麻醉部分，可采取自主呼吸或间歇正压通气（intermittent positive pressure ventilation，IPPV）模式。许多研究报道了这三种麻醉方法用于耻骨后前列腺根治术的优缺点[197-200]。

当选择硬膜外麻醉或硬膜外麻醉与保留自主呼吸的全身麻醉联合使用时，术中失血明显减少。在一项比较了将这三种麻醉方法用于前列腺根治术的研究中，在动脉压几乎没有差异的条件下，全身麻醉和应用 IPPV 的复合麻醉组的失血量明显多于硬膜外麻醉组[197]。据推测，根治性前列腺切除术中 IPPV 引起的静脉压升高可能是全身麻醉和复合麻醉组出血增多的原因。曾有研究证实，硬膜外麻醉或保留自主呼吸复合麻醉的患者，其中心静脉压和外周静脉压低于应用

IPPV 的全身麻醉患者[201]。其次，硬膜外麻醉单独或复合全身麻醉药物可降低术后患者的血栓栓塞风险[202]，降低患者术后疼痛和对镇痛的需求[203]，且患者肠道功能的恢复比全身麻醉快。正确选择硬膜外麻醉可缩短住院时间和降低住院费用，这也确定了其临床应用的合理性[204-205]。在一项研究中，80% 的患者可在手术 1 天后出院，平均住院时间为 1.34 天[206]。

目前还不清楚全身麻醉与硬膜外麻醉对患者预后的影响是否存在差异。医院选择何种麻醉方式依泌尿外科医师、麻醉科医师及患者的意愿而定。

泌尿外科机器人和腹腔镜手术

腹腔镜手术相对传统开放手术的优势包括缩短住院时间，改善手术视野，减少失血量，加快恢复时间，减轻术后疼痛和改善美容效果。机器人辅助手术的引入进一步增强了外科医师的控制能力和灵活性，但也增加了成本。与腹腔镜技术相比，该技术是否明显降低发病率和死亡率还存在争议[207]。机器人在泌尿外科的应用已经扩展到前列腺根治术、膀胱根治术、肾盂成形术以及成人和儿童的肾和肾上腺手术。

机器人手术的麻醉问题包括手术时长、静脉输液管理、气腹和体位。最常见的并发症是周围神经病变、角膜损伤、血管并发症（包括筋膜室综合征、横纹肌溶解和血栓栓塞性疾病）和水肿。此外，泌尿外科微创手术的麻醉问题主要包括气腹的生理影响，侧卧位和极度的头低脚高位（steep head down tilt, SHDT），以及机器人和机器臂的操作限制了患者的接触和观察。

尽管所有与腹腔镜和机器人辅助手术相关的常规并发症和麻醉关注点都适用于泌尿科手术，但需要强调两个独特的问题。首先，由于泌尿生殖系统主要是在腹膜后，较大的腹膜后间隙及其与胸腔和皮下组织的连接会暴露在注入的二氧化碳中，这些患者会出现严重的皮下气肿，并可能一直延伸到头部和颈部[195]。最严重的情况下，黏膜下层的二氧化碳蓄积引起咽部肿胀，导致上呼吸道有受损伤的风险。这些患者在拔管之前，应特别注意此类并发症。其次，机器人手术时间可能很长，会出现二氧化碳吸收过多导致酸血症和明显的酸中毒[195]。由于二氧化碳气腹导致腹腔和胸腔内压力显著增加，在某些情况下使用 SHDT 体位，以及手术时间长，麻醉方式应选择全身麻醉控制通气。尽管血管内容量充足，但术中可能出现少尿，应在术后即刻开始利尿。在腹膜后间隙注入的气体引起肾周压力增加，直接压迫肾实质和肾静

脉，导致肾血管阻力增加。这会导致肾素、醛固酮和抗利尿激素的释放，从而暂时减少肾血流量，影响肾功能和尿量[209]。

气腹造成的通气和呼吸变化包括肺顺应性降低、气道压增高和通气血流比例失调。呼气末正压通气可改善患者的氧合[210]，在注入 CO_2 15 ～ 30 min 后，血碳酸浓度开始升高，最终引起高碳酸血症、酸中毒、心动过速、心律失常及其他血流动力学和中枢神经系统的改变，可通过过度通气来避免这些变化[211]。尽管临床表现很明显，但多数健康患者可以耐受这些变化。相对于腹腔内气腹，腹膜外气腹动脉血 CO_2 分压增幅更大[212]。气腹开始时观察到的血流动力学变化（框 59.6）包括体循环血管阻力增加和平均动脉压增加。这些变化是由于腹内压增加、主动脉受压和后负荷增加引起的[213]。随着气腹充气，心输出量会下降[214-215]。已有报道心率也会发生变化。随着气腹的建立观察到反射性心动过缓的发生，这可能与腹膜受到牵拉和迷走神经刺激有关[216]。

机器人辅助根治性前列腺切除术

机器人辅助根治性前列腺切除术（robotic-assisted radical prostatectomy，RARP）已成为全球第二大机器人辅助手术[217]。麻醉关注点主要是极度的头低脚高位时使用气腹。RARP 时，患者被置于背侧截石位，双臂裹进手术床的两侧，并且患者全身覆盖无菌单，这限制了麻醉科医师对患者的接触观察。气腹开始，将患者置于头低脚高 30°～ 45°体位。消毒铺巾后接触患者将受到限制；各种动静脉管路、监护仪和保护患者的装置需要事先放置和固定妥当。一旦机器人安置在患者上方并将其手臂连接（对接）到端口上；除非先将机器人拆下，否则不能移动患者和（或）实施心肺复苏[218]。术中患者体动可能会导致内脏或血管损伤，建议术中经常评估肌肉松弛度。由于接触患者受限，手术时间又长，应特别注意手臂和腿部的受压部位，以避免尺神经和股外侧皮神经损伤[214]。

对容量正常的患者，严重头低脚高位引起的生理变化包括血流动力学变化，如下肢灌注压降低、Willis

框 59.6　气腹相关的生理变化	
增加	**减少**
全身血管阻力	心输出量
血压	功能残气量
气道峰压	肺顺应性
通气血流比失调	肾血流量
颅内压	肾小球滤过率
	内脏血流量

环平均动脉压升高、中心血容量增加、心输出量降低和重要脏器灌注压降低。心肌耗氧量增加、心肌缺血、心律失常和心肌氧供降低对心脏病患者具有潜在风险。Lestar 及其同事发现，对 ASA Ⅰ～Ⅱ级行根治性前列腺切除术的患者，尽管左、右心室充盈压上升 2～3 倍，但是心功能没有明显的变化[219]。严重头低脚高位引起的呼吸系统变化为肺顺应性降低，肺活量和功能残气量减少，肺容量减少 20%，以及通气血流比例失调，这些变化复合了气腹的影响。曾有敏感患者出现肺充血和肺水肿的报道。SHDT 体位时也可能出现面部、咽部和喉部水肿。球结膜水肿（结膜水肿）在 RARP 中很常见，但通常是自限性的，患者解除 SHDT 体位后可自行恢复。如果在手术结束时发现面部和（或）结膜水肿，麻醉科医师应高度怀疑有喉头水肿。曾有病例报道，在机器人前列腺切除术中，由于气腹导致一过性的肌酐升高[220]。对有反流病史的患者，严重的头低位将增加胃内容物反流误吸的风险。

严重头低位的其他影响包括颅内压增高、眼内压增高、静脉空气栓塞、臂丛神经损伤、关节痛、筋膜室综合征和手指损伤。对既往脑室腹腔分流的患者，围术期应对分流情况进行详细评估[221]。在严重头低位气腹时，必须意识到颅内压增高或脑室腹腔分流无效这个问题。Kalmar 及其同事研究得出，总体而言，机器人前列腺切除术的患者可以承受长时间的极度头低位和 CO_2 气腹对心脑血管（包括脑灌注压和氧合）和呼吸系统造成的影响[222]。

据报道，在机器人前列腺切除术中采用 SHDT 体位可显著增加眼内压，但其临床意义尚不清楚[223]。然而，值得关注的是原发性开角型青光眼患者通过小梁网的房水流出减少，从而导致眼内压升高。2 例严重青光眼患者被建议不进行 SHDT 体位的 RARP 手术，而选择平卧位的开放式根治性前列腺切除术[224]。另一位接受 RARP 手术的严重青光眼患者在术中使用乙酰唑胺和甘露醇来控制眼压的升高[225]。需要引起重视的是，前列腺根治术后，至少有 6 例发生失明的报道，其中 3 例为开放性手术，3 例为机器人腹腔镜前列腺切除术。限制 SHDT 体位的时间和减少静脉输液量可能会降低这种严重并发症的风险[227]。

除一项研究以外，与耻骨后根治性前列腺切除术相比，RARP 能减少失血[228]。在耻骨后根治性前列腺切除术和 RARP 术患者中，使用酮咯酸超前镇痛联合苏醒期使用阿片类或非阿片类镇痛，患者术后疼痛评分在 0～4 分，只有轻至中度疼痛。大部分患者在术后第 1 天就可出院。

机器人辅助根治性膀胱切除术

近几十年来，随着机器人辅助泌尿外科手术的普及，2003 年出现了第一例机器人辅助根治性膀胱切除术（robotic-assisted radical cystectomy，RARC）并体外或体内新膀胱成形。自 2003 年起，RARC 在美国和全球范围内的应用大大增加，但是在机器人使用的安全性、有效性和成本效益方面仍存在争议。一个对四项随机对照试验进行的 meta 分析比较了体外尿路改道的 RARC 和开放性膀胱根治性切除术，发现 RARC 组失血量和伤口并发症显著降低，但是 RARC 组手术时间显著延长，两组在围术期发病率、住院时间、手术切缘阳性、淋巴结取出量和淋巴结阳性方面均无明显差异[233]。在一项多中心回顾性研究中，体外和体内尿路改道 RARC 相比，90 天总并发症发生率无显著差异，但体内组患者的胃肠道和感染的并发症发生率明显较低[234]。体内尿路改道有几点优势：肠道在腹部内不会发生低体温或因为渗透作用丢失体液；减少出血；减少输尿管剥离的需要；降低肠道和输尿管的张力[235]。体内尿路改道的 RARC 有利于 ERAS 方案的实行，减少患者的住院时间[236-237]。尽管机器人手术能尽量减少并发症，但是三十年来，肿瘤患者的结局并未明显改善，所以外科技术不太可能提高生存率[238]。

与 RARP 一样，RARC 的麻醉关注点包括 SHDT 体位的管理，背部截石位时的气腹和接触观察患者受限。因为 RARC 患者术后疼痛比开放性手术轻，并且鼓励患者早期活动所以一般不需要硬膜外镇痛。术中除了注意预防低体温、低氧血症、低血容量，避免液体过多外，还需要注意阿片类药物对肠道功能恢复的副作用[239]，避免使用阿片类药镇痛。ERAS 方案有助于限制术后阿片类药物的使用。在一个具有丰富泌尿手术经验的医学中心进行的研究中，100 例患者接受了 RARC 并尿路改道手术，因尿路改道类型不同，手术时间长短不一（4～12.9 h），失血量最高达 1400 ml[237]。因为这类手术所需时间长，可能会大量失血，建议开通足够的静脉通路和实施动脉测压，每隔一定时间做一次血气分析，评估患者是否存在呼吸性和（或）代谢性酸中毒。长时间充入二氧化碳可能导致呼吸性酸中毒，因此需要注意呼气末二氧化碳和 $PaCO_2$。此外，由于长时间的手术和冷二氧化碳气体的充入会导致热量丢失，在手术和低体温发生前有可能出现代谢性酸中毒（继发于液体限制）[240]。

腹腔镜肾切除术

腹腔镜肾切除术通常用于根治性和活体供体肾切

除手术。对于根治性肾切除术，尽管腹腔镜技术具有降低发病率、失血量、术后镇痛需求和住院时间的优势，但研究表明，开放手术和腹腔镜手术对肿瘤患者结局影响没有显著差异[241-242]。在 2003—2015 年对 23 753 例患者进行的一项大型回顾性研究中，比较了机器人辅助手术与腹腔镜根治性肾切除术对肾肿瘤患者的围术期结果，两组在主要并发症或输血率上没有差异，但机器人辅助肾切除术的使用率却从 1.5% 增长到 2015 年的 27%；与腹腔镜手术相比，机器人辅助肾切除术延长了手术时间，增加了住院费用[243]。

　　腹腔镜肾切除术采用经腹膜或经腹膜后两种方法。经腹膜腹腔镜手术的主要优势是为较大的肾肿瘤（≥ 10 cm）切除提供足够的手术空间[244]。经腹膜后腹腔镜手术可以避免经过腹部脂肪组织，并能很快的剥离肾脏而直接进入肾门[245]。腹腔镜肾切除术一般借用缓冲袋、枕头或腋枕将患者摆为侧卧位或屈曲的半侧卧位，除了腹腔镜手术可能引起的常见并发症（如：体位损伤、皮下气肿和二氧化碳栓塞），还要注意术后可能出现横纹肌溶解症。危险因素包括手术时间过长、高体重指数（BMI）、容量不足和侧卧位体位。限制体位的屈曲角度可能会减少这种并发症的发生[246]。麻醉关注点除了考虑上述气腹的生理影响外，对某些高危的择期手术患者，可能还需要足够的静脉通路、动脉穿刺置管、CVP 导管和（或）经食管超声心动图。

机器人辅助部分肾切除术

　　部分肾切除是小的肾肿块（< 4 cm）的标准治疗（见根治性肾切除术）[247]。手术切除这些肿瘤已从开放性根治性肾切除发展到腹腔镜部分肾切除（LPN）和机器人部分肾切除（RPN）。RPN 已成为首选技术，因为 RPN 的学习曲线估计为 25 例，而 LPN 超过了 200 例[248]。为提高手术可见度并减少失血量，LPN 和 RPN 都需要临时夹闭肾门，为防止夹闭后出现 AKI，热缺血时间应低于 30 min[249-250]。在对 23 项包括 2240 例患者进行 meta 分析后发现，RPN 中转开腹或转为根治性肾切除术的发生率比 LPN 更低，术后 GFR 更好，热缺血时间更短，失血量更少，住院时间更短[251-252]。

　　RPN 的麻醉关注点像腹腔镜肾切除术一样要注意体位和气腹。为了方便机械臂自由活动，患者要侧卧位在手术床的边缘，肾处弯曲约 15°[253]。肾部分切除术后，由于剩余肾小球超滤的功能性单位数量减少，剩余肾小球负荷的增加导致肾小球内压升高，在短期和长期对肾造成损害。一项观察肾部分切除术后 AKI

的回顾性研究中发现，术中输入液体越多，术后 GFR 下降越多。RPN 比开放或 LPN 更能耐受输液。作者推测，这可能是因为机器人手术的操作精度可以对剩余肾组织进行最小程度的处理而保留更多的剩余肾组织从而保护肾功能。因此，肾部分切除术中需对输液作出正确的评估[254]。

泌尿生殖系统疼痛综合征和治疗

　　泌尿生殖系统疼痛可分为术后即刻疼痛、急性或慢性非恶性疼痛以及癌性疼痛。治疗包括药物、椎管内或局部神经阻滞、神经调节或手术。围术期选择镇痛方式应权衡其镇痛作用与相关副作用，尤其是做侵入性降低的普通泌尿外科手术和实施 ERAS 方案的快速手术时。

术后疼痛和治疗

炎性疼痛

　　泌尿生殖系统手术后的疼痛与其他术后疼痛类似，是手术操作和创伤的直接结果。急性疼痛是最常见的炎性疼痛，与切口、回缩和缝合有关。炎性介质有局部和全身性的，包括缓激肽、5-羟色胺、前列腺素、组胺、白三烯和细胞因子[255]。疼痛在术后前几天最严重，一般随着组织愈合而迅速改善。

神经性疼痛

　　术后也可能存在神经性疼痛，可能是由神经性炎症引起[256]，也可能是由于暂时或持续的压力、拉伸或直接结扎神经引起的。这种疼痛可能是即时的，也可能随着神经末梢的重新生长或在瘢痕组织中形成神经瘤而持续数周至数月。这种疼痛被描述为灼痛、针刺样疼痛、电击样疼痛和放射痛（放射至皮肤或周围神经分布区域）。

术后尿潴留

　　对泌尿外科手术，术后疼痛特别需要考虑术后尿潴留（postoperative urinary retention，POUR）。因为椎管内或区域阻滞、全身麻醉的残留或内脏痛的弥散性，是否有术后尿潴留可能难以评估。术后易发生尿潴留的危险因素包括：男性，手术时间，输液量，并存神经系统疾病，会阴手术，使用抗胆碱药、β 受体阻滞剂或肾上腺素能药物，使用椎管内局麻药或阿片类药物[257]。此外，如果疼痛伴有不同的自主神经改变的迹象，如心动过缓和低血压，则值得高度怀疑术后尿潴留。POUR 如果不及时治疗，可能会导致膀胱扩张，并对长期的尿流动力学产生不利影响。无论是临床诊断还是超声诊断，均应及时诊断以避免后遗症，必要时进行导尿术（残留尿量 > 600 ml）。

加速康复外科

传统的泌尿外科手术（例如根治性膀胱切除术或根治性前列腺切除术）失血量大，恢复时间长，术后疼痛明显。因此，常选用椎管内或区域阻滞行术后镇痛，尽量减少 NSAIDs（非甾体抗炎药）的使用以降低出血风险。各种研究表明在开放性根治性膀胱切除术中可以使用硬膜外麻醉[259]和直肠鞘管置入[260]镇痛。随着腹腔镜技术和机器人辅助技术的发展，这些手术变得微创，焦点转向早期活动、康复和出院。这些目标通常变成围术期 ERAS 方案的一部分。从疼痛管理的角度来看，主要目标是使用多模式镇痛以最大程度减少阿片类药物的使用和副作用（主要是肠梗阻）。在实施 ERAS 之前，根治性膀胱切除术后有 12% ~ 25% 的患者会发生术后肠梗阻或缺乏胃肠动力，而这也是导致住院时间延长和再入院的最常见原因[261]。

为了实现早期活动，目前多主张使用静脉给药或口服对乙酰氨基酚或扑热息痛和非甾体抗炎药（NSAIDs）治疗暴发性疼痛，必要时也可加用加巴喷丁类药物，或使用单次神经阻滞或区域阻滞来替代硬膜外镇痛[263]。

慢性术后疼痛

多数情况下，术后疼痛会在术后几天到几周内消失，还可通过口服阿片类或非阿片类药物来治疗。但是，对某些患者，药物对胃肠道、呼吸系统或认知方面的副作用可能会妨碍其有效使用。一部分患者会发展为慢性手术后疼痛（chronic postsurgical pain, CPSP），国际疼痛研究协会将慢性手术后疼痛定义为术后疼痛持续超过 2 个月，并且不能以先前存在的疼痛或持续的创伤来解释[264]。CPSP 的危险因素在许多类型的手术中都有说明，而且 CPSP 的发生率很高，其中 20% 至 50% 的患者存在各种类型的持续性慢性疼痛，2% 至 10% 的患者存在严重的致残性疼痛，其疼痛分数在疼痛强度数字评分量表上显示为 5 ~ 10[265]。CPSP 的最大危险因素就是急性术后疼痛控制不佳[266]，这导致了人们对围术期的关注。

围术期管理注意事项

对肾功能不全的患者，应尽量避免使用哌替啶和吗啡，因为这些药物的代谢产物经肾排泄，可以在体内聚集，如去甲哌替啶和吗啡 -3- 葡萄糖苷酸可以降低癫痫的阈值。吗啡 -6- 葡萄糖苷酸仍具有激动 μ 阿片受体的作用，如果肾清除率不足，还可能会蓄积至毒性水平。阿片类药物容易造成尿潴留，尤其是经椎管内途径给药时。如果使用加巴喷丁类药物，要注意其通过肾排泄，需根据肌酐清除率调整剂量。抑制前列腺素合成的 NSAIDs 可减少易感患者的肾血流或增加出血风险。

急性或慢性非恶性疼痛

肾良性肿瘤

腰痛是成人血管平滑肌脂肪瘤常见的症状。血管平滑肌脂肪瘤由异常生长的血管、平滑肌和脂肪组成。这种良性肿瘤可出现压迫症状而影响肾功能。当发生急性疼痛加剧时，应怀疑肿瘤破裂和血肿形成。血管平滑肌脂肪瘤可能与结节性硬化症有关，但也常见于健康患者。治疗措施包括用对乙酰氨基酚和神经调节药物进行对症治疗。由于血管平滑肌脂肪瘤可能影响肾功能，因此，使用非甾体抗炎药物（NSAIDs）时应谨慎。

多囊肾

多囊肾多为常染色体显性遗传。多囊肾可造成肾重度增大并伴有肾功能的损害。肾疼痛是由于囊肿扩张和肾筋膜受牵拉造成，囊肿内出血、囊肿破裂或感染可使疼痛加剧。肾囊肿的经皮引流可缓解症状，急性期可使用阿片类药物来控制疼痛。

肾结石

尿路梗阻可引起严重的痉挛性腰痛。输尿管上 1/3 的疼痛反射至下腹部和腰部，中 1/3 的疼痛反射至髂窝，下 1/3 的疼痛反射至耻骨上和腹股沟区域。液体摄入过少和高浓度结石盐易形成肾结石。肾绞痛、血尿和不透射线的结石（70% ~ 75% 的结石不透 X 线）或普通 CT 可以明确诊断[267]。阿片类药物和 NSAIDs 是缓解严重肾绞痛症状的首选。虽然静脉输液被广泛地应用，但是在肾绞痛时未被证实有益。

肾感染性疾病

引起腰痛的感染性肾病通常包括急性肾盂肾炎和肾周脓肿。发热是提示感染存在的重要标志。由于肾是腹膜后器官，因此缺乏腹腔体征。鉴别诊断主要为肾周围脏器的感染，如下叶肺炎、胰腺炎、阑尾炎及胆囊炎。口服和注射阿片类药对控制急性疼痛非常有效。尽管需要外科干预消除感染灶（如结石、尿道反流、反复性尿道感染），但对大多数肾感染性疾病而言，全身使用抗生素可以治愈。

间质性膀胱炎

间质性膀胱炎是一种不明原因的疾病，患者没有感染性疾病或恶性肿瘤，以耻骨上慢性疼痛为特征，与膀胱充盈及尿频、尿急相关[268]。间质性膀胱炎的病理特征可能提供一些证据，但是不一定能做出诊断，包括 Hunner 溃疡（表现为膀胱壁的间断出血）和膀胱膨胀后的点状出血。病理生理学认为是由于膀胱壁缺乏黏多糖层而使其渗透性增加，导致炎症和疼痛。可以用戊聚糖多硫酸酯（用于修补黏多糖层）、抗神经过敏药、抗组胺药、二甲亚砜滴注以及骶神经刺激器来控制疼痛。

神经痛

有时分布在下腹部及腹股沟区的感觉神经病变会被误认为同区域泌尿系统的疼痛，故称为假性肾痛综合征。疝气手术后的生殖股神经痛很常见，因为它与精索很近。疼痛通过生殖股神经的股支放射至腹股沟韧带，通过生殖支放射至睾丸。下腹部切开或者腹腔镜手术放置套筒时可损伤髂腹下神经和髂腹股沟神经，此时神经痛可放射至下腹部和腹股沟区。在这些情况下，疼痛通常是神经病理性疼痛，皮区试验可证明感觉缺失。超声引导下行神经阻滞有助于明确诊断和鉴别泌尿生殖痛，还可以对疼痛进行治疗[269]。一旦明确神经损伤，则使用治疗神经病理性疼痛的药物有利。

慢性前列腺炎

急性前列腺炎通常为细菌感染，对抗生素治疗有效。由于慢性前列腺炎的症状与前列腺炎症无确定关系，因此，近来更倾向于称作慢性盆腔疼痛综合征或慢性非细菌性前列腺炎[270]。慢性前列腺炎的症状包括盆腔或者生殖系统疼痛，性功能障碍，常伴有下尿路症状。使用抗生素、α 受体阻滞剂、抗雄激素药物、NSAIDs 和盆底部的物理治疗可以缓解症状。

阴茎持续勃起症

阴茎持续勃起症是指阴茎持续勃起超过 4 h，可由缺血性（静脉闭塞）或非缺血性（动脉）病变引起。缺血性阴茎持续勃起通常是急症，需要立刻采取措施来控制疼痛和预防由阴茎海绵体纤维化导致的阳痿。治疗方法是阴茎背神经阻滞（在耻骨联合处穿刺进入耻骨下间隙），在不加肾上腺素的局部麻醉下，进行抽血或者向阴茎海绵体内注射去氧肾上腺素[271]。非缺血性阴茎持续勃起通常由外伤后的动静脉瘘形成所致。这种类型的阴茎持续勃起疼痛通常较轻，保守治疗有效。对镰状细胞性阴茎持续勃起症，可通过水化、碱化以及输血将血红蛋白提高到 10 g/dl 以上来治疗。

女性慢性盆腔痛

慢性痛经可以通过抑制排卵或使用 NSAIDs 药物来治疗。NSAIDs 通过抗前列腺素的作用减小子宫内膜厚度和减轻痉挛[272]。慢性盆腔疼痛也可能与子宫内膜异位症、盆腔充血、盆腔粘连和盆腔炎症性疾病有关。纠正这些异常是缓解慢性盆腔疼痛最有效的方法。外阴疼痛是一种慢性疼痛症状，与性冷淡或性功能障碍有关。在有些病例给予三环类抗抑郁药、坐浴，或局部应用雌激素软膏和外阴神经阻滞进行治疗，有一定的效果。阴道痉挛与盆底肌（耻尾肌和肛提肌）肌肉张力增加导致的痉挛有关，可导致疼痛性性功能障碍。性交困难被定义为性交前或性交后的反复出现和持续性生殖器疼痛，不能单独用感染、外伤、缺乏湿润及阴道痉挛来解释。心理因素通常起重要作用，全面了解患者病史后，患者可能会有性虐待经历。治疗包括盆底物理治疗和全身脱敏治疗。

睾丸疼痛

睾丸疼痛通常由创伤、扭转、感染或者肿瘤引起。睾丸创伤或扭转必须马上急诊手术探查，恢复睾丸血供。全面的病史采集后，如果存在局部或系统性感染的症状并伴有疼痛，应怀疑睾丸炎或者附睾炎。睾丸肿瘤大多数为恶性，但阴囊内的非睾丸肿瘤通常为良性。睾丸肿瘤的早期体征为无痛性睾丸肿块。疼痛是较晚期的症状，而且通常为钝痛或肿块导致的睾丸沉重感。

药物治疗

与治疗多数慢性疼痛一样，必须谨慎权衡药物的使用、风险和收益。局部用药（如利多卡因、辣椒素）、对乙酰氨基酚和 NSAIDs 类低风险高效的药物常被作为一线治疗药物，尤其是疼痛阵发或不频繁发作的时候。抗神经病变药物（加巴喷丁类，选择性去甲肾上腺素再摄取抑制剂，三环类抗抑郁药）可以预防某些疼痛，某些药物的副作用可用于特殊疼痛情况（如三环类抗抑郁药对膀胱痉挛的抗胆碱能作用）。阿片类药物仅适用于急性疼痛，如梗阻性结石疼痛，几乎没有证据证明阿片类药物能长期使用。

神经阻滞和神经调节

最好能确定与疼痛传递有关的神经并单独治疗。治疗包括诊断性神经阻滞、选择性神经根阻滞、治疗性神经阻滞、周围神经的脉冲射频神经调节、背根神经节刺激、冷冻消融、射频消融、化学神经溶解和植入性外周神经刺激[273]。介入治疗的第一步是确定最可能受损的神经。超声机器便携、没有辐射暴露，而且受影响的神经多位于表层，这些都使超声引导非常适合诊断和治疗泌尿生殖系统神经疼痛。使用少量局麻药对受累神经进行初始阻滞可以确认感觉阻滞范围。如果这种阻滞能缓解患者疼痛，则能诊断为该区域的神经痛。泌尿生殖系统疼痛通常发生在腹部和大腿之间，分布在相应区域的皮肤和结构的神经称为"边缘神经"，包括来源于 $T_{12} \sim L_3$ 前支并组成上腰丛的髂腹股沟神经、髂腹下神经、生殖股神经和股外侧皮神经，以及来源于 $S_{2\sim4}$ 的阴部神经。

癌症相关疼痛

小儿肿瘤

肾母细胞瘤（Wilms 瘤）通常发生在一侧肾，开始时无痛，可能与先天性异常如 Beckwith-Wiedemann 综合征有关。肾母细胞瘤的治疗包括手术切除。由于这种肿瘤对化疗高度敏感，因此，大多数情况下辅以化疗。硬膜外镇痛、对乙酰氨基酚和阿片类药物均可用于围术期疼痛的治疗。化疗导致的神经病变可用抗神经病变药物进行治疗。

肾细胞癌

肾细胞癌的典型三联征为血尿、腰痛和肾实质性包块。疼痛常常是肾细胞癌的晚期症状，也可能是肿瘤转移的征兆。肾细胞癌转移通常有广泛的疼痛且预后不佳。早期采取鞘内放置硬膜外导管持续给予阿片类药物、局麻药物或者齐考诺肽来控制疼痛，以提高患者的生活质量。腰痛可能是由于肾筋膜受牵拉所致。肾癌转移主要是沿着肾静脉和下腔静脉，或者转移至肋间神经而导致节段性神经痛。在这些病例中，可以用乙醇或苯酚实施透视或超声引导下的肋间神经阻滞和神经毁损来缓解疼痛。

膀胱癌

膀胱移行细胞癌是最常见的尿路上皮肿瘤，最常见的症状是无痛性血尿，如果肿瘤侵犯膀胱肌层，患者常有膀胱刺激征。外科治疗包括电灼、经尿道切除和膀胱切除术。NSAIDs、对乙酰氨基酚、阿片类药物和神经调节药物可以控制肿瘤引起的疼痛。

前列腺癌

前列腺腺癌是男性最常见的肿瘤，通常为无痛性，常由常规体检偶然发现。如果使用放射粒子植入式的短距离放射治疗，可以行硬膜外麻醉来控制疼痛。如果前列腺癌患者出现腰部或骶部的疼痛，应考虑肿瘤的骨转移，并可能对姑息性放射治疗有反应。

子宫和宫颈癌

子宫癌通常表现为不规则出血，并与年龄增长、肥胖、未生育和激素治疗有关。因为包块占位或肿瘤侵入子宫肌层才会出现疼痛，一般疼痛出现的较晚。宫颈癌[273]通常可以通过常规阴道巴氏试验而早期发现。随着儿童接种 HPV（人乳头状瘤病毒）疫苗后，其发病率有所降低。然而，当发生时，性交困难是宫颈癌最常见的表现。

神经溶解

子宫和子宫颈的交感神经经腹下神经丛，走行于直肠两侧骶孔内侧的骶前组织内，到达 S_2、S_3 和 S_4 脊髓节的腹侧。经骶神经入路可以进入神经丛。神经松解术也可施行，但在靠近运动神经根的地方需要特别注意。

男性的盆腔脏器（泌尿生殖器官、远端结肠和直肠）由腰部交感神经链发出的传入神经支配，上腹下丛的阻滞可干扰这些神经传导通路。上腹下丛是一个腹膜后结构，位于 L_5 和 S_1 椎骨前面，可以在透视下或 CT 引导下行神经阻滞并注射苯酚或者乙醇[275]。

神经节毁损是神经溶解的另一种途径，它可以治疗尿道末端、外阴、会阴和阴道外 1/3 的混合躯体感觉、自主神经和内脏神经痛，一般在透视下阻滞骶尾结节的前表面。

周围神经消融可以采用多种方式进行。不建议对以运动为主的神经进行消融，因为会发生虚弱。幸运的是，边缘神经主要是感觉神经。神经消融术通常会造成某些患者局部皮肤脱敏，甚至会造成麻醉性的并发症（尽管对刺激麻木但是还会表现为疼痛）。这些方法都应和患者充分讨论风险和利益后再进行，从而获得利大于弊的收益。可以采取注射化学性神经毁损剂，如苯酚或脱水乙醇。射频消融是沿着针尖产生 80℃ 的热而损伤神经。冷冻消融是在神经鞘周围产生过冷的 −70℃ 的"冰球"产生沃勒变性而减少神经传递。一系列病例报告表明神经溶解的结果可以减少疼痛和镇痛的要求。

鞘内用药

对难治性疼痛，如经最优化的口服治疗和静脉途径给药后仍没有得到控制，应考虑单次或隧道鞘内导管试验，放置植入式药物输注系统。持续鞘内输注使脑脊液药物水平波动最小，镇痛效果良好，而且椎管内阿片类药物辅以其他药物（如局麻药和齐考诺肽）的使用能显著减少药物的剂量依赖性副作用。

总之，对泌尿生殖系统围术期疼痛综合征以及与恶性或非恶性疾病相关的疼痛应及时关注，全面评估，尽早采取多模式干预措施如非阿片或阿片类药物治疗、椎管内和局部神经阻滞、神经调节或必要的手术治疗。

█ 致谢

主编、编者和出版商感谢 Drs. Vijeyandra Sudheendra 和 Jerome O'Hara 所作的贡献，他们的工作为本章节奠定了基础。

█ 参考文献

1. Palmer DA, Moinzadeh A. Surgical, radiographic and endoscopic anatomy of the retroperitoneum, kidneys, and ureters. In: Wein AJ, Kavoussi LR, Partin AW, Peters CA, eds. *Campbell-Walsh Urology*. 11th ed. Philadelphia: Elsevier; 2016:765–783.
2. Kavoussi PK. Surgical, radiographic and endoscopic anatomy of the male reproductive system. In: Wein AJ, Kavoussi LR, Novick AC, Partin AW, Peters CA, eds. *Campbell-Walsh Urology*. 11th ed. Philadelphia: Saunders; 2016:498–515.
3. Hemmings HC. Anesthesia, adjuvant drugs and the kidney. In: Malhotra V, ed. *Anesthesia for Renal and Genitourinary Surgery*. New York: McGraw-Hill; 1996:18.
4. Kassirer JP. *N Engl J Med*. 1971;285:385.
5. Stevens LA, et al. *N Engl J Med*. 2006;354:2473.
6. Landry DW, Bazari H. Approach to the patient with renal disease. In: Goldman L, Schafer AI, eds. *Goldman-Cecil Textbook of Medicine*. 25th ed. New York: Elsevier; 2016:728–736.
7. Shlipak MG, et al. *N Engl J Med*. 2013;369:2457.
8. Mårtensson J, et al. *Br J Anaesth*. 2012;109:843.
9. Duddalwar VA, Jadvar H, Palmer SL, Boswell WD. Diagnostic kidney imaging. In: Skorecki K, Chertow GM, Marsden PA, Yu AS, Taal MW, eds. *Brenner and Rector's the Kidney*. 10th ed. Philadelphia: Elsevier; 2016:846–914.
10. Elkington JR, et al. *Am J Med*. 1960;29:554.
11. Stafford-Smith M, Sandler A, Privratsky JR, Kuhn C. The renal system and anesthesia for urologic surgery. In: Barash PG, Cullen BF, Stoelting RK, et al., eds. *Clinical Anesthesia*. 8th ed. Philadelphia: Lippincott; 2017:1400–1440.
12. Mann JF. *Nephrol Dial Transplant*. 1999;14:29.
13. Winearls CG. *Nephrol Dial Transplant*. 1998;13:3.
14. Prescot LF. *Br J Anaesth*. 1972;44:246.
15. Davies G, et al. *Clin Pharmacokinet*. 1996;31:410.
16. Mazoit JX, et al. *Clin Pharmacol Ther*. 1990;48:613.
17. Schochet RB, Murray GB. *J Intensive Care Med*. 1988;3:246.
18. Davis PJ, et al. *Anesth Analg*. 1988;67:268.
19. Chauvin M, et al. *Anesth Analg*. 1987;66:53.
20. Murphy EJ, et al. *Anaesth Intensive Care*. 2005;33:311.
21. Koncicki HM, et al. *Semin Dial*. 2015;28:384.
22. Mazze RI. *Br J Anaesth*. 1985;56:275.
23. Mazze RI, et al. *Anesthesiology*. 1974;40:536.
24. Mazze RI, et al. *Anesthesiology*. 1984;60:161.
25. Eger EI. *Anesth Analg*. 1987;66:983.
26. Jones RM, et al. *Br J Anaesth*. 1990;64:482.
27. Weiskopf RB, et al. *Anesth Analg*. 1992;74:570.
28. Hanaki C, et al. *Hiroshima J Med Sci*. 1987;36:61.
29. Kobayashe Y, et al. *Anesthesiology*. 1991;75:A348.
30. Holaday DA, Smith FR. *Anesthesiology*. 1981;54:100.
31. Kobayashi S, et al. *J Clin Anesth*. 2003;15(1):33.
32. Priano LL. *Anesthesiology*. 1985;63:357.
33. Merin RG, et al. *Anesthesiology*. 1991;74:568.
34. Cook TL, et al. *Anesthesiology*. 1975;43:70.
35. Ghoneim MM, et al. *Anesthesiology*. 1976;45:635.
36. Burch PG, Stanski DR. *Clin Pharmacol Ther*. 1982;32:212.
37. Hudson RJ, et al. *Anesthesiology*. 1983;59:215.
38. Masuda A, et al. *Anesth Analg*. 1997;85:144.
39. Thomas JL, Holmes JH. *Anesth Analg*. 1970;49:323.
40. Ryan DW. *Br J Anaesth*. 1977;49:945.
41. Gronert GA, Theye RA. *Anesthesiology*. 1975;43:89.
42. Stanski DR, Watkins WD. *Drugs Disposition in Anesthesia*. Orlando, FL: Grune & Stratton; 1982.
43. McLeod K, et al. *Br J Anaesth*. 1976;48:341.
44. Hughes R, Chapple DJ. *Br J Anaesth*. 1981;53:31.
45. Fisher DM. *Anesth Analg*. 1996;83:901.
46. Lynam DP, et al. *Anesthesiology*. 1988;69:227.
47. Gramstad L, et al. *Br J Anaesth*. 1986;58:1149.
48. Cook DR, et al. *J Anaesth*. 1992;69:580.
49. Phillips BJ, Hunter JM. *Br J Anaesth*. 1992;69:492.
50. Szenohradsky J, et al. *Anesthesiology*. 1992;77:899.
51. Cronnelly R, et al. *Anesthesiology*. 1979;51:222.
52. Cronnelly R, et al. *Clin Pharmacol Ther*. 1980;28:78.
53. Morris RB, et al. *Br J Anaesth*. 1981;53:1311.
54. Panhuizen IF, et al. *Br J Anaesth*. 2015;114:777.
55. Cammu G, et al. *Br J Anaesth*. 2012;109:382.
56. Beermann B, et al. *Clin Pharmacol Ther*. 1976;19:531.
57. Smith DE, et al. *J Pharmacokinet Biopharm*. 1979;7:265.
58. Kornhauser DM, et al. *Clin Pharmacol Ther*. 1978;23:165.
59. Wiest D. Esmolol. *Clin Pharmacokinet*. 1995;28:190.
60. Henry PD. *Am J Cardiol*. 1980;46:1047.
61. Neurath GB, Dunger M. *Arzneimittelforschung*. 1977;27:416.
62. Smith RP. *Proc Soc Exp Biol Med*. 1973;142:1041.
63. Talseth T. *Eur J Clin Pharmacol*. 1976;10:395.
64. Talseth T. *Eur J Clin Pharmacol*. 1976;10:311.
65. Luke DR, et al. *Ther Drug Monit*. 1992;14:203.

66. Sharfuddin AA, Weisbord SD, Palevsky PM. Acute kidney injury. In: Skorecki K, Chertow GM, Marsden PA, Yu AS, Taal MW, eds. *Brenner and Rector's the Kidney*. 10th ed. Philadelphia: Elsevier; 2016:958–1011.
67. Josephs SA, Thakar CV. *Int Anesthesiol Clin*. 2009;47:89.
68. Thakar CV, et al. *J Am Soc Nephrol*. 2005;16:162.
69. Thakar CV, et al. *Clin J Am Soc Nephrolo*. 2007;2:426.
70. Barratt J, et al. *Eur J Vasc Endovasc Surg*. 2000;20:163.
71. Yalavarthy R, et al. *Hemodial Int*. 2007;11(suppl 3):S7.
72. Kheterpal S, et al. *Anesthesiology*. 2007;107:892.
73. Gordon AC, et al. *Br J Surg*. 1994;81:836.
74. Hersey P, Poullis M. *Interact Cardiovasc Thoracic Surg*. 2008;7:906.
75. Freidrich JO, et al. *Ann Intern Med*. 2005;142(7):510.
76. Nigwekar SU, et al. *Clin J Am Soc Nephrol*. 2009;4(2):261.
77. Gillies MA, et al. *Crit Care*. 2015;19:449.
78. Aaron L, et al. *Urol Clin N Am*. 2016;43:279.
79. Azar I. Transurethral resection of prostate. In: Malhotra V, ed. *Anesthesia for Renal and Genitourinary Surgery*. New York: McGraw-Hill; 1996:93.
80. Roehrborn CG. Benign prostatic hyperplasia: etiology, pathophysiology, epidemiology, and natural history. In: Wein AJ, Kavoussi LR, Partin AW, Peters CA, eds. *Campbell-Walsh Urology*. 11th ed. Philadelaphia: Elsevier; 2016:2425–2462.
81. Lepor H, et al. *Rev Urol*. 2011;13:20.
82. Welliver C, McVary KT. Prostatic hyperplasia. In: Wein AJ, Kavoussi LR, Partin AW, Peters CA, eds. *Campbell-Walsh Urology*. 11th ed. Philadelaphia: Elsevier; 2016:2504–2534.
83. Gilling P, et al. *BJU Int*. 2015;117:923.
84. McConnell JD, et al. Rockville: Agency for Health Care Policy and Research; 1994.
85. Michalak J, et al. *Am J Clin Urol*. 2015;3:36.
86. Hoffman RM, et al. *Cochrane Database Syst Rev*. 2012;(Issue 9):CD004135. Art. No.
87. Bucuras V, Barden R, et al. *Ther Adv Urol*. 2011;3:257.
88. Weeliver C, McVary KT. Minimally invasive and endoscopic management of benign prostatic hyperplasia. In: Wein AJ, Kavoussi LR, Partin AW, Peters CA, eds. *Campbell-Walsh Urology*. 11th ed. Philadelaphia: Elsevier; 2016:2504–2534.
89. Hatch PD. *Anaesth Intensive Care*. 1987;15:203.
90. Jensen V. *Can J Anaesth*. 1991;38. 90–6.
91. Madsen PO, Madsen RE. *Invest Urol*. 1965;3:122.
92. Marx GF, Orkin LR. *Anesthesiology*. 1962;23:802.
93. Issa MM, et al. *Urology*. 2004;64:298.
94. Azar I. Transurethral prostatectomy syndrome and other complications of urological procedures. In: McLeskey CH, ed. *Geriatric Anesthesia*. 1st ed. Baltimore: Williams & Wilkins; 1997:595–607.
95. Mebust WK, et al. *J Urol*. 1989;141. 243.
96. Edwards ND, et al. *Br J Anaesth*. 1995;74:368.
97. Aasheim GM. *Can Anaesth Soc J*. 1973;20:274.
98. Abrams PH, et al. *Anaesthesia*. 1982;37:71.
99. Mackenzie AR. *Scott Med J*. 1990;35:14.
100. Madsen RE, Madsen PO. *Anesth Analg*. 1967;46:330.
101. McGowan SW, Smith GFN. *Anaesthesia*. 1980;35:847.
102. Nielsen KK, et al. *Int Urol Nephrol*. 1987;19. 287.
103. Fraser I, et al. *Br J Urol*. 1984;56:399.
104. Slade N, et al. *Br J Urol*. 1964;36:399.
105. Gehring H, et al. *Acta Anaesthesiol Scand*. 1999;43:458.
106. Malhotra V. *Anesthesiol Clin North Am*. 2000;18:883.
107. Melchior J, et al. *J Urol*. 1974;112:634.
108. Cullen DJ. *Ann Surg*. 1994;220:3.
109. Hawary A, et al. *J Endourol*. 2009;23:2013.
110. Zepnick H, et al. *(Ger) Akuelle Urol*. 2009;39:369.
111. Reich O, et al. *J Urol*. 2008;180:246.
112. Hahn RG. *Br J Urol*. 1997;79:669.
113. Chung FF, et al. *Can J Anaesth*. 1989;36:382.
114. Rao PN. *Br J Urol*. 1987;60:93.
115. Hahn RG. *Reg Anesth Pain Med*. 1998;23:115.
116. Gravenstein D. *Anesth Analg*. 1997;84:438.
117. Hahn RG. *Acta Anaesthesiol Scand*. 1991;35:557.
118. Harrison RH, et al. *J Urol*. 1956;75:95.
119. Hahn RG. *Br J Urol*. 1989;64:500.
120. Ceccarelli FE, Mantell LK. *J Urol*. 1961;85:75.
121. Sohn MH, et al. *Br J Urol*. 1993;72:605.
122. Hahn RG. *Eur J Anaesthesiol*. 1992;9:1.
123. Osborn DE, et al. *Br Med J*. 1980;281:1549.
124. Henderson DJ, Middleton RG. *Urology*. 1980;15:267.
125. Hahn RG, et al. *Acta Anaesthesiol Scand*. 1995;39:214.
126. Hahn RG, Essen P. *Acta Anaesthesiol Scand*. 1994;38:550.
127. Roesch RP, et al. *Anesthesiology*. 1983;58:577.
128. Hoekstra PT, et al. *J Urol*. 1983;130:704.
129. Holtgrewe HL, Valk WL. *J Urol*. 1962;87:450.
130. Herkommer K, et al. *J Urol*. 2012;187:1566.
131. Stafford-Smith M, Sandler A, Privratsky JR, Kuhn C. The renal system and anesthesia for urologic surgery. In: Barash PG, Cullen BF, Stoelting RK, et al., eds. *Clinical anesthesia*. 8th ed. Philadelphia: Lippincott; 2017:1400–1440.
132. Allen TD. *J Urol*. 1973;110:433.
133. Heathcote PS, Dyer PM. *Br J Urol*. 1986;58:669.
134. Gravenstein D. *Anesth Analg*. 1997;84:438.
135. Malhotra V. *Anesthesiol Clin North Am*. 2000;18:883.
136. Issa MM. *J Endourol*. 2008;22(8):1587.
137. Delongchamps NB, et al. *Can J Urol*. 2011;18:6007.
138. Hanson RA, et al. *Anesth Analg*. 2007;105:475.
139. Ruszat R, et al. *Eur Urol*. 2007;51:1031.
140. Elzayat EA, et al. *Urology*. 2005;66(suppl 5A):108.
141. Kelly DC, Das A. *Can J Urol*. 2012;19:6131.
142. Gupta N. *BJU Int*. 2006;97:85.
143. Kuntz RM, et al. *J Urol*. 2004;172:1012.
144. Montorsi F, et al. *J Urol*. 2004;172:1926.
145. Tan A, et al. *J Urol*. 2003;170:1270.
146. Muir G, et al. *Eur Urol*. 2008;7(suppl):370.
147. Sandhu JS, et al. *J Endourol*. 2005;19:1196.
148. Chung DE, et al. *J Urol*. 2011;186:977.
149. Lee DJ, et al. *Urology*. 2016;91:167.
150. Sandhu JS, et al. *J Urol*. 2004;64:1155.
151. Djavan B, et al. *Curr Opin Urol*. 2012;22(1):16. Review.
152. Gilling P, et al. *J Urol*. 2017;197:1565.
153. Scales CD, et al. *Eur Urol*. 2012;62:160.
154. Assimos D, et al. *J Urol*. 2016;196:1161.
155. Matlaga BR, Krambeck AE, Lingeman JE. Surgical management of upper urinary tract calculi. In: Wein AJ, Kavoussi LR, Partin AW, Peters CA, eds. *Campbell-Walsh Urology*. 11th ed. Philadelphia: Elsevier; 2016:1260–1290.
156. Cybulski PA, et al. *Urol Clin North Am*. 2004;31:43.
157. Park HK, et al. *Eur Urol*. 2004;45:670.
158. Rosette J, et al. *Eur Urol*. 2008;54:1262.
159. Oberlin DT, et al. *J Urol*. 2015;193:880.
160. Bierkens AF, et al. *J Urol*. 1992;148:1052.
161. Lucas SD, Zheng G, Gravenstein D. Extracorporeal shock wave therapy and percutaneous nephrolithotripsy. In: Gainsburg DM, Bryson EO, Frost EAM, eds. *Anesthesia for Urologic Surgery*. New York: Springer; 2014:75–91.
162. Zanetti G, et al. *J Endourol*. 1999;13:409.
163. Carlson CA, Gravenstein JS, Gravenstein N. Ventricular tachycardia during extracorporeal shock wave lithotripsy for renal stone disease. In: Gravenstein JS, Peter K, eds. *Renal Stone Disease*. Boston: Butterworth; 1986:119. Technical and Clinical Aspects.
164. Walts LF, Atlee JL. *Anesthesiology*. 1986;65:521.
165. Malhotra V, et al. *Anesth Analg*. 1987;66:85.
166. Abbott MA, et al. *Anaesthesia*. 1985;40:1065.
167. Monk TG, et al. *Anesthesiology*. 1991;74:1023.
168. Monk TG, et al. *Anesth Analg*. 1991;72:616.
169. Gissen D, et al. *Reg Anesth*. 1988;3:40.
170. Coloma M, et al. *Anesth Analg*. 2000;91:92.
171. Basar H, et al. *J Endourol*. 2003;17:3.
172. Richardson MG, Dooley JW. *Anesth Analg*. 1998;86:1214.
173. Coleman SA, Davies JB. *Pain*. 1993;52:372.
174. Tailly GG, et al. *J Endourol*. 2001;15:465.
175. Weber W, et al. *Anesth Analg*. 1988;67:S251.
176. Cooper D, et al. *Pacing Clin Electrophysiol*. 1988;11:1607.
177. Vassolas G, et al. *Pacing Clin Electrophysiol*. 1993;16:1245.
178. Chung MK, et al. *Pacing Clin Electrophysiol*. 1999;22:738.
179. Belibi FA, Edelstein CL. *Clin Med Rev Oncol*. 2010;2:4.
180. Shalev M, et al. *J Urol*. 1995;152:1415.
181. Uzzo R, Novick A. *J Urol*. 2001;166:6.
182. Ghavamian R, Zincke H. *Curr Urol Rep*. 2001;2:34.
183. Nguyen C, et al. *Urol Clin N Am*. 2008;35:645.
184. O'Hara JF, et al. *J Cardiothorac Vasc Anesth*. 1999;13:69.
185. Shah N. Radical cystectomy, radical nephrectomy and retroperitoneal lymph node dissection. In: Malhotra V, ed. *Anesthesia for Renal and Genitourinary Surgery*. New York: McGraw-Hill; 1996:197.
186. Siegel RL, et al. *J Clin Oncol*. 2018;68:7.
187. Witjes JA, et al. *Eur Urol*. 2017;71:462.
188. Jefferies ER, et al. *BJU Int*. 2018.
189. Schiffmann J, et al. *Eur J Surg Oncol*. 2014;40:1738.
190. Karl A, et al. *J Urol*. 2014;191:335.
191. Lee CT, et al. *Eur Urol*. 2014;66:265.

192. Berrigan MJ, Sherman ML. Open urologic procedures: radical cystectomy with diversion, radical prostatectomy, and radical nephrectomy anesthetic considerations. In: Gainsburg DM, Bryson EO, Frost EAM, eds. *Anesthesia for Urologic Surgery*. New York: Springer; 2014:197–214.
193. Daneshmand S, et al. *J Urol*. 2014;192:50.
194. Monk TG. Cancer of the prostate and radical prostatectomy. In: Malhotra V, ed. *Anesthesia for Renal and Genitourinary Surgery*. New York: McGraw-Hill; 1996:177.
195. Catalona WJ. *Cancer*. 1995;75:1903.
196. Albin MS, et al. *Anesth Analg*. 1992;74:151.
197. Malhotra V, et al. *Anesthesiology*. 1994;81(3A):973.
198. Malhotra V, Stout R. *Acta Anaesthesiol Scand*. 1994;38(Nov suppl):76.
199. Shir Y, et al. *Anesthesiology*. 1994;80:49.
200. Heller AR, et al. *Anaesthetist*. 2000;49:949.
201. Modig J, Karlstrom G. *Eur J Anaesthesiol*. 1987;4:345.
202. Rodgers A, et al. *BMJ*. 2000;321:1493.
203. Gottschalk A, et al. *JAMA*. 1998;279:1076.
204. Worwag E, Chodak GW. *Anesth Analg*. 1998;87:62.
205. Kirsh EJ, et al. *Urology*. 1998;56:101.
206. Hara I, et al. *J Urol*. 2003;169:2045.
207. Wright JD. *JAMA*. 2017;318:1545.
208. Maerz DA, et al. *Br J Anaesth*. 2017;118:492.
209. Vasdev N, et al. *Rev Urol*. 2014;16:1.
210. Meininger D, et al. *Acta Anaesthesiol Scand*. 2005;49:778.
211. Meininger D, et al. *World J Surg*. 2002;26:1423.
212. Meininger D, et al. *Surg Endosc*. 2004;18:829.
213. O'Malley C, Cunningham AJ. *Anesthesiol Clin N Am*. 2001;1:1.
214. Danic MJ, et al. *J Robotic Surg*. 2007;1:119.
215. Falabella A, et al. *Int J Med Robotics Comput Assist Surg*. 2007;3:312.
216. Gainsburg DM, et al. *JSLS*. 2010;14:1.
217. *Intuitive Surgical, Inc*. Sunnyvale, Ca, USA: Annual Report; 2016.
218. Baltayian S. *J Robotic Surg*. 2008;2:59.
219. Lestar M, et al. *Anesth Analg*. 2011;113(5):1069.
220. Cho JE, et al. *Urology*. 2009;73:1056.
221. Ravaoherisoa J, et al. *Br J Anaesth*. 2004;92:434.
222. Kalmar AF, et al. *Br J Anaesth*. 2010;104(4):433.
223. Awad H, et al. *Anesth Analg*. 2009;109(2):473.
224. Awad H, et al. *Anesthesiology*. 2013;119:954.
225. Lee M, et al. *AA Case Rep*. 2016;6:19.
226. Lee L. *ASA Newsl*. 2011;75(2):26.
227. Kan KM, et al. *Minerva Anestesic*. 2015;81:557.
228. Farnham SB, et al. *Urology*. 2006;67:360.
229. Webster T, et al. *J Urol*. 2005;174:912.
230. Menon M, et al. *BJU Int*. 2003;92:232.
231. Beecken W-D, et al. *Eur Urol*. 2003;44(3):337.
232. Hu JC, et al. *Eur. Urol*. 2016;70:195.
233. Tan WS, et al. *PLoS One*. 2016;11:e0166221.
234. Ahmed K, et al. *Eur Urol*. 2014;65:340.
235. Tyritzia SI, Wiklund NP. *Int J Urol*. 2018;25(3):187.
236. Collins JW, et al. *Scand J Urol*. 2016;50(1):39.
237. Dason D, Goh AC. *Curr Urol Rep*. 2018;19(5):28.
238. Zehnder P, et al. *BJU Int*. 2013;112:E51.
239. Collins JW, et al. *Eur Urol*. 2016;70:649.
240. Oksar M, et al. *Braz J Anesthesiol*. 2014;64:109.
241. Dunn MD, et al. *J Urol*. 2000;164(4):1153.
242. Permpongkoso IS, et al. *J Urol174*. 2005;(4 pt 1):1222.
243. Jeong IG, et al. *JAMA*. 2017;318(16):1561.
244. Verhoest G, et al. *Clin Genitourin Cancer*. 2016;14(4). e335–40.
245. Naghiyev R, et al. *Turk J Urol*. 2017;43(3):319.
246. Irvine J, et al. *Nephrology*. 2006;11(4):282.
247. MacLennan S, et al. *Eur Urol*. 2012;61:972.
248. Pierorazio PM, et al. *Urology*. 2011;78:813.
249. Porpiglia F, et al. *Eur Urol*. 2007;52(4):1170.
250. Desai MM, et al. *BJU Int*. 2005;95(3):377.
251. Choi JE, et al. *Eur Urol*. 2015;67:891.
252. Porpiglia F, et al. *Urology*. 2016;89:45.
253. Chang C, et al. *J Endourol*. 2014;28(6):631.
254. Rajan S, et al. *Br J Anaesth*. 2016;116:70.
255. Beilin B, et al. *Anesthesiology*. 2003;98:151.
256. De Kock M. *Anesthesiology*. 2009;111:461.
257. Baldini G, et al. *Anesthesiology*. 2009;110(5):1139.
258. Deleted in proofs.
259. Maffezzini M, et al. *Surg Oncol*. 2008;17:41.
260. Daneshmand S, et al. *J Urol*. 2014;192:50.
261. Chang SS, et al. *J Urol*. 2002;167(1):208.
262. Azhar RA, et al. *Eur Urol*. 2016;70(1):176–187.
263. Collins JW, et al. *Eur Urol*. 2016;70(4):649.
264. Macrae WA, Davies HTO. Chronic postsurgical pain. In: Crombie IK, Linton S, Croft P, Von Korff M, LeResche L, eds. *Epidemiology of Pain*. Seattle: IASP Press; 1999:125–142.
265. Schug SA, et al. *IASP Pain Clinical Updates*. 2011;19(1):1.
266. Kehlet H, et al. Persistent postsurgical pain: risk factors and prevention. *Lancet*. 2006;367:1618.
267. Carter MR, Green BR. *Emerg Med Pract*. 2011;13(7):1.
268. Le BV, Schaeffer AJ. *Urol Clin North Am*. 2009;36(4):527. vii.
269. Peng PWH, Tumber PS. *Pain Physician*. 2008;11(2):215.
270. Potts JM, Payne CK. *Pain*. 2012;153(4):755.
271. Tay YK, et al. *BJU Int*. 2012;109(suppl 3):15.
272. Marjoribanks J, et al. *Cochrane Database Syst Rev*. 2010;(1):CD001751.
273. Malhotra A. In: Jacob Brian P, Chen David C, Ramshaw Bruce, Towfigh Shirin, eds. *Management of Groin Pain: Interventional and Pharmacologic Approaches. The SAGES Manual of Groin Pain*. New York, NY: Springer; 2016.
274. Mohamed SA-E, et al. *Pain Res Manag*. 2013;18(5):249.
275. Patt RB, Plancarte RS. Superior hypogastric plexus block. In: Waldman SD, ed. *Interventional Pain Management*. Philadelphia: Saunders; 2001:528.
276. Malhotra V, Malhotra A. In: Fleischer Lee A, Roizen Michael F, eds. *Nephrectomy/Radical Nephrectomy. Essence of Anesthesia Practice*. 3rd ed. Philadelphia, PA: Saunders; 2010:502.
277. Malhotra A, Malhotra V, Rawal N. In: Yao Fun-Sun F, Fontes Manuel L, Malhotra Vinod, eds. *Perioperative Pain Management. Yao & Artusio's Anesthesiology: Problem-Oriented Patient Management*. 8th Ed. Philadelphia, PA: Lippincott Williams & Wilkins; 2016:51.
278. Malhotra A, Malhotra V, Yao F. In: Yao Fun-Sun F, Fontes Manuel L, Malhotra Vinod, eds. *Transurethral Resection of the Prostate. Yao & Artusio's Anesthesiology*. 8th Ed. Philadelphia, PA: Lippincott Williams & Wilkins; 2016:24.

60 腹部器官移植麻醉

CHRISTOPHER L. WRAY，JOHN R. KLINCK，RANDOLPH H. STEADMAN
周静 陈晔凌 译 罗爱林 审校

要 点	
	■ 腹部器官移植术后的生存率在不断提高。
	■ 由于器官移植新的适应证的出现，越来越多的老年患者进行移植手术，这导致器官供体与受体间的供需失衡正在加剧。
	■ 为了增加器官供体，接受活体器官捐赠以及放宽遗体捐赠标准的情况越来越常见。
	■ 随着对移植供体进行灌注的器官保存技术的不断发展，有望改善边缘供体器官的质量，增加器官供应。
	■ 为了能给进行移植手术的患者提供最优化的服务，我们需要了解这些疾病终末期的相关病理生理变化。
	■ 肾是移植率最高的器官。
	■ 接受肾移植的患者年龄越来越大，且更易合并有其他慢性疾病。
	■ 肾终末期疾病的患者发生围术期和远期心血管意外的风险升高。
	■ 围术期维持肾的灌注压对移植肾的功能至关重要。
	■ 接受肝移植的患者年龄越来越大，较既往更易存在其他合并症。
	■ 在美国终末期肝病模型（Model for End-stage Liver Disease，MELD）评分有助于优化供体器官在移植受体候选人中的分配次序。
	■ 肝疾病相关的病理生理改变几乎对全身各个器官系统都有影响。
	■ 肝移植手术的术中管理需要做好大量输血、纠正凝血功能异常和维持血流动力学稳定的准备。
	■ 胰腺移植是糖尿病治疗的最终手段。
	■ 胰腺移植可单独实施，也可行胰肾联合移植或在肾移植之后进行。
	■ 年龄 < 50 岁、糖尿病合并终末期肾疾病的患者行胰肾联合移植有利；然而现在越来越多年龄超过 50 岁的患者和 2 型糖尿病患者正在接受胰腺移植手术。
	■ 胰腺移植手术围术期应密切监测血糖水平。
	■ 糖尿病患者发生心血管意外的风险显著升高。

实体器官移植手术正在世界范围内蓬勃开展。在过去几十年中，器官移植技术所取得的成就使患者术后生存率显著提高。器官移植的适应证也在逐渐拓宽，一些过去认为的禁忌证，如高龄、某些类型的心肺疾病，已不再被列为禁忌。

全球数据显示，2015 年器官移植手术量达 126 670 例，且近 5 年来每年的数量还在稳步增加（彩图 60.1）[1]。美国 2016 年的移植数量是 33 610 例，也是每年都在增长[2]。在美国和全世界，肾都是移植率最高的器官，其次是肝（彩图 60.2 和彩图 60.3）。

尽管器官移植的增长趋势令人鼓舞，但需要通过移植手术获益的患者数量仍远远大于已接受手术的患者数量。器官供需失衡是限制各国器官移植数量的主要因素。为了解决器官供体短缺的问题，人们采取了各种措施，如接受活体器官捐赠。活体肾移植比活体肝移植更多见。其他措施还包括放宽供体标准，包括脑死亡的边缘供体（患者脑死亡后捐赠）和心搏骤停供体（患者心搏停止后捐赠）。其他章节会详细讨论这些问题。

不同的移植中心对患者的评估方法不尽相同，但

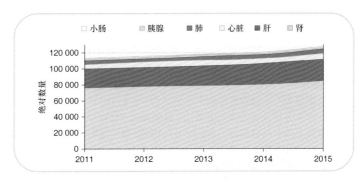

彩图 60.1　**2011—2015 年全球各种器官移植的数量**（From http://www.transplant-observatory.org/organ-donation-transplantation-activities-2015-report-2/. Accessed June 25，2018.）

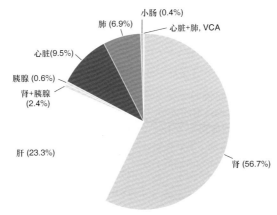

彩图 60.2　**2016 年美国各种器官移植的比例**（From https://unos.org/about/annual-report/2016-annual-report/. Accessed June 25，2018.）

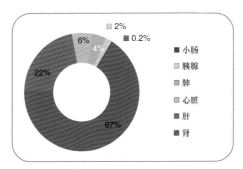

彩图 60.3　**2015 年全球各种器官移植的比例**（From http://www.transplant-observatory.org/organ-donation-transplantation-activities-2015-report-2/. Accessed June 25，2018.）

目标是相似的，包括以下明确的 3 点：①患者在病情需要时可行移植手术。②合并其他疾病不再是手术禁忌。③社会的关心和支持有利于手术开展和术后康复，包括患者对长期免疫抑制治疗的依从性。医学中心的移植委员会一般由内科医师（肾内科医师和肝病

内科医师分别处理肾移植和肝移植）、外科医师、精神科医师、营养师、社会工作者和相关的会诊医师组成。根据达成的共识，麻醉医师需要会诊高危患者，包括那些合并有严重心血管或呼吸系统疾病、营养或功能状态不良、多器官衰竭、血管通路受限和已知有麻醉风险的患者。

尽管美国肝病研究协会制订的肝移植指南和国际共识要求肝移植术后预计的 5 年生存率大于 40%～60%，然而在不同的移植中心对移植手术禁忌证的要求并不相同。正在接受生命支持、使用升压药物或者透析的危重患者移植术后生存率降低[3]。一些合并症也可使手术风险明显增加，例如合并严重的冠状动脉疾病（coronary artery disease，CAD）、中至重度肺动脉高压、肿瘤转移、未控制的颅内压增高和未治疗的脓毒症等，这导致有些移植中心可能拒绝实施手术。不利的社会心理因素包括嗜酒、药物滥用和缺乏社会支持等也使患者不宜接受移植手术，因为可能会妨碍术后的免疫抑制治疗或随访医疗，抑或两者

皆受影响。单纯高龄总体上已不再是手术禁忌证，除非与精确计算后的预期寿命（中位生存期）较短有关，如肝移植术后的生存寿命不超过 5 年。高龄且有多种合并症，是老年患者不能接受移植手术的更常见原因。

移植手术的成功主要是以一个高度专业化的团队合作为基础，包括器官获取机构、移植器官协调人员、护士、医师以及相关医疗服务提供者之间的密切合作。除了肾移植，大多数腹部器官移植都在三级医疗中心进行，因为其具有充分的备用资源来保障手术的成功。很多大型移植中心还配备了专门的移植麻醉组，特别针对肝移植和多脏器联合移植麻醉。

本章将综述成人肾、肝、胰腺以及小肠移植的麻醉问题。小儿器官移植以及心肺移植的麻醉管理将在其他章节详细阐述。

肾移植

人类对肾移植的早期尝试可以追溯到 20 世纪 30 年代，然而直到 20 世纪 50 年代才获得远期的成功。最初由于不同移植中心的零星病例的成功率各不相同，肾移植只是治疗肾衰竭的实验性方法。直到在组织分型和免疫抑制药物上的突破性进展才大大提高了移植物的存活率，肾移植才得到广泛开展。今天，肾移植已成为最常见的移植手术。全球肾移植手术量一直在持续增长，遍及欧洲、北美洲和亚洲，以及许多发展中国家。由于文化障碍阻碍了尸体捐赠或者器官获取设备缺乏等原因，全世界不同国家和地区的供体肾来源有很大不同。许多非洲和亚洲国家仅依赖活体器官捐赠，而一些欧洲国家的主要来源是尸体肾[4]。然而，许多发展中国家通过实施了全国尸体供肾分配制度，使肾移植的手术量稳步增加[5-6]。尽管付出了许多努力，在发展中国家进行肾移植仍然存在很多障碍，包

括患者获得护理的机会、经济成本、基础设施和文化障碍[7]。在终末期肾病（end-stage renal disease, ESRD）发病率不断上升的状况下，供体缺乏是所有国家都面临的同样问题。

在过去 20 年里，美国肾移植患者的人群特征发生了一些变化，其原因很多，包括人口老龄化、糖尿病和高血压患病率较高等。糖尿病和高血压是美国成人 ESRD 最常见的两种病因。尽管不知道有多少慢性肾病（chronic kidney disease, CKD）患者会进展为 ESRD，但 ESRD 在美国的患病率仍在继续上升。截至 2015 年底，美国共有 703 243 例 ESRD 患者，比上年增加 3.4%[8]。在世界范围内 ESRD 病例数也在持续增长。2015 年各国报告的数据都显示其发病率较前一年有所上升[9]。尽管 ESRD 发病率在美国不断增加，这一观察结果也可能反映了 ESRD 患者生存期比以前延长。令人鼓舞的是，在 2015 年底美国报告的所有 ESRD 病例中，有 30% 的患者进行了功能性肾移植[8]。

截至 2014 年，在美国等待肾移植的患者仍在稳步增加，这反映了由于高血压和糖尿病使老年人群中 CKD 发病率的增加。然而，在 2016 年等待肾移植的患者出现连续第二年减少；30 869 名患者被列入等待名单，而 33 291 名患者被移除[10]。与此一致的是，2016 年美国的肾移植总量也连续第二年增加，共计 19 060 例。肾移植手术量的增加是由于尸体捐赠的增加，而活体肾移植仍保持稳定（图 60.4）[10]。2014 年底在美国实施了一项新的供肾分配制度，可能是导致尸体肾移植增加的原因。这个制度使一些特殊的肾移植候选人群，包括少数种族 / 民族、B 型血患者、高度敏感型患者，和有长期透析史患者，获得尸体肾移植的机会大大增加，提高了移植手术的公平性[11]。分析表明，在新的分配政策实施后的前 18 个月，肾移植数量增加了 7%，同时在许多优先次序的亚组中也

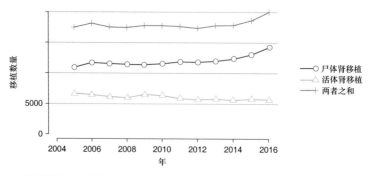

图 60.4　**2004—2016 年美国肾移植的趋势**（From Hart A，Smith JM，Skeans MA，et al. OPTN/SRTR 2016 Annual Data Report：Kidney. Am J Transplant. 2018；Suppl 1：18-113.）

观察到肾移植率的增加[12]。尽管近年来取得了一些成功，但在 2016 年由于自身病情太重无法进行移植手术而从名单上删除的患者人数却比往年增多[10]。这一趋势反映了肾移植患者年龄较大，更容易患各种慢性疾病，使围术期风险明显增加。然而 2016 年报道的数据却显示，活体肾移植和尸体肾移植短期与长期的预后都在不断改善[10]。在美国、欧洲、加拿大和澳大利亚 / 新西兰，尸体肾移植的 1 年生存率均超过 90%；5 年生存率，欧洲、加拿大和澳大利亚 / 新西兰稍高于美国，原因尚未完全明确[13]。

尽管活体肾移植的移植肾存活率比尸体肾移植有明显优势，但在过去 10 年里美国的活体肾移植率一直保持稳定，大约每年 5000 例，其原因尚未完全明确[10, 13]。配对肾捐赠是一种增加活体肾移植机会的策略，由两对配型不成功的供体-受体组之间交换肾供体，以使两组配型均相符。配对肾捐赠在美国和全球都有所增加。随着肾供体链的发展和配对捐赠分配系统的建立，有望在未来提高活体肾移植的比率[14]。

肾移植适应证

肾移植的适应证为各种疾病引起的 ESRD。肾小球疾病、先天性疾病以及多囊肾是年轻患者常见的肾移植适应证。在美国，高血压、糖尿病相关的肾疾病已成为肾移植手术最常见的适应证。糖尿病也成为 ESRD 的主要病因，在 2016 年所有等待肾移植的患者中占 36%（图 60.5）[10]。因移植肾衰竭需再次手术的患者也越来越多。2015 年在美国等待肾移植的患者中需要再次移植的占 16%，而在其他国家这一比例更高[15-16]。

终末期肾疾病的病理生理

ESRD 是指各种 CKD 进展到晚期时出现不可逆的肾功能损伤，最终引起尿毒症。肾的主要功能为调节血浆电解质浓度和酸碱平衡，维持机体正常的体液容量，清除血液中含氮代谢物和药物，合成促红细胞生成素以及调节血浆 pH。当这些功能严重受损时，会引起肾小球滤过率（glomerular filtration rate，GFR）显著下降和尿量减少，导致尿毒症。出现 ESRD 后需行肾替代治疗。ESRD 对全身各器官系统均有影响。尽管可以通过长期透析维持生命，但仍严重影响患者的死亡率。

ESRD 患者体内液体量和电解质存在失衡。尿毒症少尿期细胞外液增加，表现为水肿、高血压等容量过多的症状和体征。血浆中钠、钙、镁离子和磷酸盐浓度异常，可引起骨骼代谢的慢性改变、甲状旁腺功能亢进和血管钙化。高钾血症对心肌有抑制作用，是最严重的电解质失衡。另外，体内的酸性代谢产物清除减少可引起阴离子间隙增大型代谢性酸中毒。

ESRD 对心血管系统有很大影响。心血管疾病是引起 ESRD 患者死亡的最常见原因，占所有血液透析患者死亡的 35% ～ 40%[17]。随着 GFR 降低，发生心脏意外的风险增加[18]。另外，ESRD 还可加速动脉粥样硬化的进程，引起冠状动脉、脑血管和外周血管的缺血性疾病。高血压和糖尿病使 CAD 的发病风险增加，可出现心绞痛、心肌梗死、心律失常和心源性猝死。接近 30% 的 ESRD 是由高血压引起的，或者反过来说，ESRD 相关的高肾素血症、高血容量和肾血管改变也可引起高血压。左心室向心性肥厚、舒张功能减退常发生在 CKD 早期，是 ESRD 患者超声心动图检查时最常见的异常表现[19]。ESRD 患者易发生充血性心力衰竭，尤其当血容量过多时。由扩张型心肌病

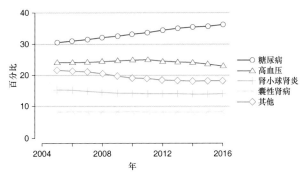

图 60.5　2004—2016 年美国成人肾移植的适应证（From Hart A，Smith JM，Skeans MA，et al. OPTN/SRTR 2015 Annual Data Report：Kidney. Am J Transplant. 2018；Suppl 1：18-113.）

引起的心肌收缩功能降低也会导致 ESRD 患者出现心力衰竭。心肾综合征指心脏和肾两者任一器官功能受损均可引起另一器官功能降低。有证据显示，肾移植术后肾功能恢复可明显改善心肌收缩功能，逆转左心室扩张和肥厚[20-21]。由于心脏疾病的进展、心肌缺血或电解质失衡，可出现各种心律失常。27% 的透析患者会出现房颤，这是引起脑卒中、心衰和血流动力学紊乱的高危因素。脑卒中是 ESRD 患者出现房颤时需要重点关注的问题。与普通人群相比，ESRD 患者的卒中风险增加了近 50%[22]。ESRD 合并房颤患者的抗凝治疗是常见的临床难题。另外，尿毒症患者心包疾病也很常见，主要表现为心包炎或心包积液。

ESRD 患者常伴有特殊的血液学异常和凝血功能紊乱。由于促红细胞生成素合成减少，患者通常表现为正常细胞色素性贫血。当合并缺铁、慢性炎症和骨髓纤维化时贫血会加重。贫血降低了患者的生活质量，并且与不良的心脏事件有关。促红细胞生成素刺激素和铁剂是常用的治疗药物，可使血红蛋白提升至 11 ~ 12 g/dl[23]。凝血异常主要是由于血小板激活、聚集和黏附功能降低所致。另外，vWF 因子和Ⅷ因子生成也减少。因此，过去认为，肾衰竭会增加出血的风险。然而 ESRD 患者也常表现为血液高凝，可能与多种复杂的凝血状态改变有关，包括纤维蛋白原水平升高、抗凝血酶水平降低、获得性血栓形成因子和内皮细胞改变。临床上随着肾功能下降，静脉血栓栓塞的风险似乎在增加，表现可能包括深静脉血栓 / 肺栓塞、动静脉瘘和血管通路导管血栓形成[24]。在肾移植手术后许多患者的血液高凝状态可恢复[25]。

ESRD 常出现各种胃肠道症状，包括恶心、呕吐和腹痛。胃排空延迟与末次进食时间无关。50% ~ 70% 的血液透析患者会出现消化不良；有消化不良症状的 ESRD 患者胃排空时间显著延长[26]。当合并糖尿病或肥胖时，会进一步影响胃排空功能。

由于含氮化合物清除减少，ESRD 还可引起中枢神经系统和神经肌肉功能紊乱。其异常表现包括从记忆力和注意力的轻度变化到出现神经肌肉兴奋性增高的症状和体征。扑翼样震颤、癫痫发作和神志淡漠等严重的神经症状在规律的透析治疗后会消失。周围神经病变是 ESRD 最常见的神经系统异常表现，在透析患者中占 90%。自主神经功能紊乱也很常见，在透析患者中多达 50%，与 ESRD 患者出现直立性低血压、心律失常和胃动力障碍有关。肾移植是治疗 ESRD 神经症状最有效的方法[27]。

肾移植麻醉：术前评估

肾移植手术前通常需要由跨学科的移植委员会对患者进行长期的评估，以确定其是否适合移植手术并评估移植后长期生存的可能性。总的来说，术前评估应重点关注 ESRD 患者的各器官功能，明确风险分级，并使患者的生理状况在术前达到最佳状态。尸体肾移植通常需要紧急手术，一般在 24 h 内进行，因为器官耐受冷缺血的时间有限。活体肾移植多为择期手术，可对患者进行更详尽的术前评估。

如前文所述，目前肾移植患者中多数合并心脏疾病，这对肾移植术后的生存率有显著影响。因此，术前进行心脏风险评估非常重要。与非心脏病患者的常规术前评估相比，肾移植患者手术前需要考虑心脏近期和远期的预后。心脏风险评估的最终目的是为了降低心血管疾病相关的死亡率。尽管高危患者可以接受肾移植手术，但术前麻醉医师仍应进行常规的心脏风险评估，并重点鉴别是否合并隐匿性缺血性心脏病。

2014 年美国心脏病学基金会和心脏学会（American College of Cardiology/American Heart Association，ACC/AHA）制订了关于围术期心血管风险评估和非心脏手术围术期管理的指南，并推荐了一种术前风险分级的评估方法。包括识别已知的 CAD 或 CAD 危险因素，结合临床和外科的危险因素来评估主要不良心脏事件的围术期风险，以及了解患者的心功能储备。决定继续手术还是进行进一步的无创性心肌缺血检查取决于患者的心功能储备，以活动时的代谢当量（metabolic equivalent tasks，METS）水平来量化评估。当心功能良好（≥ 4 ~ 10 METS）或者非常好（≥ 10 METS）时，不建议做进一步的检查。当心功能 < 4 METS 或者无法评估时，应进行进一步的心肌缺血检查[28]。然而依据已出版的指南来鉴别肾移植患者是否合并缺血性心脏病的实用性已被质疑。与 2014 年偏概括性的指南相比，2012 年 ACC/AHA 提出的建议更为具体，认为肾移植和肝移植患者的心脏评估和管理应成为移植患者长期评估的基础[29]。因为 ESRD 患者中更多发生无症状性心肌缺血，使不稳定性冠状动脉综合征更难被发现。一项研究报道，透析治疗的 ESRD 患者发生急性心肌梗死时出现胸痛症状的比例低于未透析者（44% vs. 68%）[30]。因此，心功能降低对于肾移植患者来说可能不是一个预示心血管风险的特异性或灵敏性指标，并且许多 ESRD 患者由于身体状况的原因无法进行心功能评估。另一项研究测试了各种指南用于检出无症状 CAD 的有效性。作者认为，如果 2014 年

的 ACC/AHA 指南被严格地用于此人群，仅有一小部分患者在无创检查时可被检出心肌缺血[31]。此外，肾功能不全本身也是 CAD 的一个危险因素。由于 ESRD 患者的独特特征以及各指南内容间的差异，人们对一些关于肾移植患者心功能检查的建议提出了质疑[29]。

学者们对肾移植患者中 CAD 的无创检查进行了深入研究，尽管其中大多数研究的样本量较小。一些研究比较了肾衰竭患者与非肾衰竭患者进行多巴酚丁胺负荷超声心动图（dobutamine stress echocardiography, DSE）检查和冠状动脉造影心肌灌注成像检查，结果显示此两种检查方法的精确度在肾衰竭患者均降低[29, 32]。合并糖尿病时 ESRD 患者对扩张冠状动脉药物的反应降低，这可能导致心肌灌注试验结果呈假阴性[33]。心肌变时功能不全时可能降低 ESRD 患者对多巴酚丁胺的最大心率反应，而左心室肥厚也可能会影响超声心动图应力试验中可逆性室壁运动异常的检测[34]。尽管与普通人群相比，无创检查在肾移植患者中似乎不太可靠，但在无创检查时检出心肌缺血仍与 ESRD 患者和肾移植患者的不良心脏事件和死亡率密切相关[35-36]。一项关于对 ESRD 患者行 DSE 检查或者心肌灌注成像检查的 meta 分析发现，检查结果提示发生诱导性心肌缺血或者有心脏结构异常的患者与结果正常的患者相比，发生心源性死亡的风险显著增加[37]。

尽管已经有了许多关于肾移植患者术前心脏风险评估的指南和专家共识，但是目前还没有被确认的标准方法[29, 38]。评估内容应包括全面的心血管病史、有无晚期心脏疾病的症状和体征、心功能分级以及合并的其他危险因素。

对于大多数肾移植患者，尤其是年龄在 40 岁以上者，基础心电图是合适的初筛方法。ESRD 患者中常见与心脏疾病相关的各种异常心电图。对于有 CAD、外周血管疾病和各种心脏症状的患者，术前应行心电图检查[29]。无心脏症状、合并多个 CAD 危险因素的患者可考虑行无创检查。2012 年 ACC/AHA 发布的最新版专家共识为肾移植患者术前心脏检查提出了建议[29]。无论肾移植患者的心功能如何，对于具有以下三种及以上危险因素的候选人，应考虑进行无创性心肌缺血检查：心血管病史、糖尿病史、超过 1 年的透析史、年龄超过 60 岁、吸烟、左心室肥厚、血脂异常和高血压[29]。

由于 ESRD 患者可能出现心脏结构异常和左心室功能不全，大多数肾移植患者术前应通过超声心动图评估左、右心室的功能[29]。经胸超声心动图可提供静息状态下心脏功能和结构的详细信息，并且检查风险很低。

行透析治疗的 ESRD 患者隐匿性肺动脉高压的发病率呈增长趋势，有文献报道可高达 40%。其发病机制涉及尿毒症诱导的肺血管收缩和动静脉瘘引起的心输出量增加。肾移植手术后肺动脉高压可恢复正常。对肺动脉高压进行诊断很重要，因为它可引起 ESRD 患者术后生存率降低[39]。超声心动图提示有明显肺动脉高压的患者还可能需行右心导管置入检查。

一些合并心脏疾病的患者可能需要等待数年才能进行移植手术。在此期间，心脏疾病可能仍在进展。尽管对于无心脏症状的移植患者不推荐进行定期的无创筛查，但对已知合并心脏疾病的患者仍需反复评估心脏功能，然而目前还不确定理想的评估次数[29]。

术前应详细了解患者既往的心血管疾病诊治情况，并应明确告知患者哪些药物在手术前应继续服用或者停用。大多数 ESRD 患者需要使用多种药物治疗慢性高血压，然而目前仍不清楚最佳的联合用药方式。围术期进行降压治疗很重要，但由于尸体肾移植手术通常很紧急，使术前的治疗时间受限。在最新的 ACC/AHA 指南中，对手术患者围术期开始或维持药物治疗的风险和获益进行了全面的回顾。药物种类包括 β 受体阻滞剂、他汀类药物、$α_2$ 受体激动剂、钙通道阻滞剂和血管紧张素转换酶抑制剂[28]。目前关于肾移植患者围术期抗高血压治疗及其对生存率影响的资料十分有限。一般来说，应用当前 ACC/AHA 推荐的围术期抗高血压治疗方案是合理的。

如前文所述，肾移植患者中糖尿病的发病率正在增加。在糖尿病和非糖尿病患者中围术期高血糖均与不良预后相关[40]。合并糖尿病的肾移植患者围术期应控制血糖，然而严格控制血糖的"利"并没有被证实。研究表明，在外科和重症监护治疗病房（intensive care unit, ICU）患者中采用"严格的"血糖控制方案有导致低血糖发作的风险，提示围术期采用常规的血糖控制目标可能更安全[41-42]。大多数医学会组织制订的指南建议在围术期血糖水平应控制在 110 ～ 160 mg/dl，当血糖水平超过 180 mg/dl 时开始给予胰岛素治疗[40]。

手术当日

在手术前，接受血液透析的患者应继续按照原计划透析治疗，无论是血液透析还是腹膜透析。如果可能，应尽量在术前透析。手术当天进行术前实验室检查是必要的，包括电解质浓度、全血细胞计数和血小板计数。发现血钾水平升高，尤其出现与高钾血症相符的心电图改变时，应考虑延期手术并立即予以透析治疗。住院患者术前应密切监测生命体征，尤其是心率和动脉血压的变化趋势。还要评估其血容量状态，可以用患者目前的实际体重与已知的"干体重"相比较。出现直立位低血压、静息性低血压和心率加快时可确诊为严重低血容量。而患者术前的体重比"干体重"重时，则可能血容量过多，术中易发生充血性心力衰竭。应仔细检查患者的心肺功能，出现明显的血容量过多的症状和体征时，应立即行透析治疗。术日清晨应检测血糖浓度。对于有严重高血糖的患者，术前应给予胰岛素治疗，并在围术期进行连续血糖监测以维持合适的血糖水平。对于非胰岛素依赖型糖尿病患者，不论进行何种手术，术日清晨应停用口服降糖药。术前还应了解患者血型和红细胞的交叉配型情况。虽然在常规的肾移植手术中大量失血并不常见，但由于手术操作涉及大血管，仍可能会发生灾难性的大出血。最后，对于有心脏病史或心脏症状发生改变的患者，可能需要床边超声对心脏结构进行检查，特别是评估心室功能、瓣膜病变或心包疾病的变化。

肾移植麻醉：术中管理

气管插管全身麻醉是大多数肾移植中心首选的麻醉方法。麻醉目标是达到足够的麻醉深度，同时维持血流动力学稳定以及提供良好的肌松以利于手术操作。如前文所述，ESRD 患者因合并尿毒症性胃病和其他异常，如肥胖和糖尿病，易发生胃内容物误吸。麻醉诱导前可口服非颗粒抗酸药液和静脉注射 H_2 受体阻滞药。快速顺序诱导是首选的全麻诱导方法。当血清钾在正常水平（通常 < 5.5 mEq/L）时琥珀胆碱的标准剂量对于 ESRD 患者是安全的。无论 ESRD 患者还是肾功能正常的患者，血清钾在降至正常水平前可一过性升高 0.5 ～ 1.0 mEq/L 并持续 10 ～ 15 min[43]。当出现高钾血症或其他琥珀胆碱禁忌证时，改良的快速顺序诱导方案为使用罗库溴铵 0.8 ～ 1.2 mg/kg 静脉推注，可很好地替代琥珀胆碱。然而罗库溴铵应用于 ESRD 患者时亦应谨慎，因为其作用时间会延长。一项包含 26 项研究的 meta 分析对使用琥珀胆碱和罗库溴铵后的插管条件进行了比较，结果显示在给予丙泊酚麻醉诱导时两者的插管条件相似[44]。合并慢性高血压的 ESRD 患者在置入喉镜时可能会出现更加剧烈的血流动力学波动。给予短效血管活性药或者阿片类药静脉滴定可减弱由应激反应导致的心动过速和高血压。在气管插管的应激反应之后和手术切皮之前患者可能出现低血压，尤其是刚行透析治疗后血容量不足或者正在接受肾素-血管紧张素阻滞药治疗的患者。

对于年轻、身体状况较好，并接受择期活体肾移植手术的患者，围术期可仅进行标准的无创监护。直接有创动脉血压监测对于高血压未控制、合并 CAD 或心功能衰竭的患者可能更有利。桡动脉穿刺置管应选择在预留的动静脉瘘对侧进行。股动脉穿刺置管通常需避免，并禁止在肾移植手术同侧进行，因其有形成血肿或血栓的风险，会对移植肾产生不利影响。评估 ESRD 患者进行动脉穿刺的风险与获益是很重要的，因为上肢动脉穿刺置管可能会损害将来透析的动静脉通路。肺动脉（pulmonary artery，PA）导管或者经食管超声心动图监测主要用于有症状的 CAD、左心室或右心室功能不全和肺动脉高压患者。在有些移植中心，中心静脉压是标准的监测项目，然而对于体内的容量状态及其反应性来说中心静脉压并不完全可信[45]。置入中心静脉导管为静脉补液和输血、方便采血以及给予免疫抑制药和血管活性药提供了可靠的静脉通路。在没有预留静脉瘘或透析导管的患者中，如果情况需要，中心静脉导管可以用来行紧急术后透析。许多医疗中心认为没有必要置入中心静脉导管，应充分评估中心静脉穿刺置管的风险和获益。而大口径静脉通路对于围术期的容量管理是必需的。有些肾移植患者在建立外周静脉通路时可能具有挑战性，因为上肢动静脉瘘会使静脉穿刺点受限。相反，曾多次经中心静脉置入透析导管，尤其是中心静脉内已有血栓形成的 ESRD 患者，进行中心静脉穿刺置管可能会很困难。

术中麻醉维持通常使用静脉和吸入复合麻醉。根据不同手术操作引起的手术刺激大小不同来调节吸入麻醉药的浓度。地氟烷和异氟烷与肾毒性没有明显的相关性。尽管七氟烷的代谢产物复合物 A 和氟化物离子有潜在的肾毒性，但其对肾功能不全患者的肾功能损害作用并未被证实[46-47]。尽管大型的前瞻性研究很少涉及肾移植患者，然而肾移植手术中使用七氟烷麻醉仍是合理的。

围术期镇痛可使用合成阿片类药，如芬太尼、舒芬太尼、阿芬太尼和瑞芬太尼，其药动学和药效学不受肾功能的影响。而吗啡、羟考酮和哌替啶等对于肾衰竭患者应慎用，因为它们的活性代谢产物主要依赖肾清除，可能会在体内蓄积。

为了利于手术操作，选择合适的肌肉松弛药很关键。然而不管使用何种肌肉松弛药，不同的 ESRD 患者肌肉松弛的恢复时间可能不相同[48]。对肾衰竭患者应用维库溴铵和罗库溴铵时肌肉松弛作用的时间延长，因为其清除依赖肾和肝代谢。而顺阿曲库铵可不经过肝、肾代谢清除，是合适的选择。泮库溴铵主要通过肾清除，肾衰竭患者应避免使用。因此，围术期应合理选用肌肉松弛药，根据手术的需要追加，并密切监测肌肉松弛水平。

手术过程是将移植肾置入左侧或者右侧髂窝内，通常首选右侧（图 60.6）。沿耻骨联合到髂前上棘上方做一 20～25 cm 长的垂直弧形切口，分离腹壁各层肌肉，显露腹膜。在最初的切皮和分离操作时手术刺激增大，有些患者可能出现血流动力学波动增大，应根据患者的反应适当加深麻醉深度、镇痛和肌肉松弛。移植肾血管常与髂外动静脉吻合，偶尔也选择其他血管。钳夹血管前可给予肝素。最先夹闭髂外静脉，与肾静脉吻合。接着夹闭髂外动脉，与肾动脉吻合。在肾血管吻合期间，应给予平衡盐溶液扩容。在再灌注前给予呋塞米和甘露醇以利尿。甘露醇的使用以及维持充足的血容量降低了肾移植患者急性肾小管坏死的发生率[49]。使用晶体液或者胶体液充分扩容可增加肾血流，能改善移植肾功能[48]。髂血管阻断钳开放后，仍需继续扩容以维持血流动力学稳定。偶尔阻断钳开放后会发生急性失血，此时需要进行输血和补液治疗。再灌注后低血压可引起移植肾低灌注，导致缺血损伤，并引起血栓形成。对大多数患者来说适当地降低吸入麻醉药的浓度和补液治疗有利于维持足够的肾灌注压。出现低血压时应避免使用肾上腺素类升压药，因为可引起肾血管收缩。补液治疗后低血压无明显改善时，需要采取其他措施来增加心输出量，尤其对于高危患者。此时进行有创血流动力学监测非常重要。很可能需要使用正性肌力药来维持肾灌

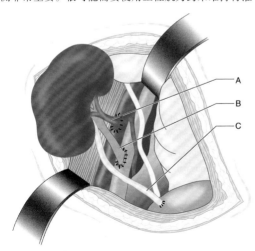

图 60.6　**肾移植**。A，肾动脉与髂外动脉行端侧吻合。B，肾静脉与髂外静脉行端侧吻合。C，输尿管与膀胱黏膜吻合（From Hardy JD. Hardy's Textbook of Surgery. 2nd ed. Philadelphia：JB Lippincott；1988.）

注压，然而对于肾移植患者首选哪种药物，目前还没有共识。血管吻合完毕后，将供体肾的输尿管与受体膀胱吻合。为了便于吻合操作，可通过福莱导尿管向膀胱内注入含有抗生素的盐水灌洗液使膀胱充盈，还可以置入临时的输尿管支架。最后逐层缝合切口。应维持肌肉松弛药至筋膜层缝合完毕，以防止患者用力或者咳嗽引起移植肾移位和血管吻合处破裂出血。麻醉苏醒期常发生血流动力学的剧烈波动，尤其是术前高血压控制不好的患者，应选用合适的短效药物降低心血管应激反应。监测肌肉松弛水平并给予相应的肌肉松弛拮抗药，这对于避免术后肺部并发症非常重要。舒更葡糖（Sugammadex）是罗库溴铵的特异性螯合剂，与罗库溴铵结合后形成无活性的复合物，主要通过肾清除。在 ESRD 患者中其清除率降低，尽管可以通过透析去除[50]。舒更葡糖能够有效地拮抗罗库溴铵的肌松作用，但其安全性尚未在肾移植人群中得到证实[51]。ESRD 患者可出现麻醉苏醒延迟，并且对阿片类药和镇静催眠药的敏感性增加。由于患者术后仍有发生胃内容物误吸的风险，因此，应在患者的气道保护能力恢复后拔除气管导管。

肾移植麻醉：术后管理

拔除气管导管后，患者需要在麻醉复苏室进行监护。术后早期密切关注尿量十分重要。尿量急性减少时应立即查找原因，并给予相应的治疗。如果是肾前性因素导致的，可通过大量补液来纠正。此时有些患者可能还需要有创血流动力学监测。如果是由于移植肾输尿管吻合的技术性问题引起的肾后性因素，则可能需要尽早实施再次探查性手术。术后外科并发症包括血管内血栓形成、切口血肿和感染。非手术因素相关的心血管、肺和胃肠道并发症也并不少见。有研究报告肾移植术后 90 天内严重并发症的发生率为 15%[52]。心肺疾病晚期的高危患者可能需要术后转入 ICU 进一步监护。总的来说，肾移植患者术后转入 ICU 的比例远低于肝移植和胰肾联合移植的患者。一项单中心研究发现仅有 6% 的肾移植患者术后需转入 ICU。进入 ICU 监护的肾移植患者死亡率要高于 ICU 内的非移植患者[53]。

肾移植术后常给无活性代谢物的合成阿片类药来镇痛。术后疼痛程度个体差异很大，一些患者可能出现剧烈疼痛，并且难以有效治疗。肾衰竭改变了大多数阿片类药的药理学特征，通常需要减少剂量。此外，慢性疼痛和阿片依赖可能会加重肾移植术后疼痛，而 40%～60% 的透析患者合并慢性疼痛[54]。通常在麻醉复苏室即可开始进行患者自控镇痛，持续

24～48 小时。区域麻醉是否合适目前还有争议。有报道显示硬膜外麻醉可提供有效的术后镇痛。然而由于存在对尿毒症相关的凝血异常的担忧和硬膜外镇痛发生低血压的潜在风险，因而限制了硬膜外麻醉在肾移植手术中的广泛应用[55]。尽管腹横肌平面阻滞在肾移植术后镇痛中被提倡，但随机对照实验的结果并不一致[56-58]。

器官配型和分配

肾移植的配型涉及很多步骤来鉴定供体与受体的相容性。首先检查所有供体和受体的主要血型（ABO 血型）的相容性。在移植手术前，把受体和供体的血细胞混合进行交叉配型，判断受体形成的反应性抗体对供体抗原的反应。组织相容配型是配型中的一个重要组成部分，确定受体的人类淋巴细胞抗原（human lymphocyte antigen，HLA）分型，并与供体的 HLA 分型相比较以判断组织相容性。受体的免疫系统通过识别供体细胞表面非自身的 HLA 抗原产生排斥反应。术前应将供体与受体的标准 HLA 抗原进行比较。总的来说，HLA 配型差的患者移植肾存活率低下。尽管近 30 年来免疫抑制治疗的不断进步改善了术后总体生存率，HLA 配型差的患者移植失败率仍高于 HLA 配型好的患者[59]。尸体肾移植时，比较受体与供体的 HLA 分型，并根据最佳匹配进行合适的供受体配对。活体肾移植的 HLA 配型亦应在术前尽早进行。2014 年美国实施了新的供肾分配制度，尸体移植优先考虑高敏感型候选者，这些候选者以前在获得脏器提供者需要很长时间的等待。在新分配制度运行一年后，有数据显示高度敏感型患者的肾移植率增加了 4 倍，移植肾的半年存活率总体上与前几年相当[11]。

肾移植后患者的麻醉

肾移植成功后，大部分患者的 GFR 超过 30 ml/min，按照全国肾基金会的标准可被归入 2 期或者 3 期 CKD。移植受体的 GFR 以每年 1.4～2.4 ml/min 的速度进行性降低[60]。随着移植肾功能的恶化，患者的死亡率明显增加。术后前几年应密切关注移植肾功能，以评估有无排斥反应。一旦发生排斥反应，肾功能将显著恶化。对肾移植患者行非移植手术时，术前应仔细评估肾功能。术后最初的几年，大部分患者需要肾病科医师的监护，应在术前详细了解患者的医疗记录和肾功能测试结果。发生排异反应的患者不宜行非移植手术，因为可明显增加术后死亡率[61]。

尽管成功的肾移植手术降低了 ESRD 患者的整体心血管风险，但与普通人群相比，心血管疾病在肾移植患者中患病率更高，仍然是肾移植患者最常见的死亡原因[62]。如前文所述，心血管疾病既与肾衰竭的发生有关，也是肾疾病导致的后果。缺血性心脏病、脑血管疾病、外周血管疾病严重影响患者的术后生存率。由于免疫抑制药物也可引发高脂血症、高血压和糖尿病，之前合并 CAD 的患者术后病情可能会加重。术后高血压（92%）、高脂血症（66%）、糖尿病（41%）和肥胖（38%）的发病率增加[63]。在全球 10 个肾移植中心，术前明确记录有 CAD 的患者占 20%，而移植术后 CAD 的患病率却可能增加[63-64]。由于缺乏关于肾移植患者接受非移植手术时心脏预后的长期研究，因此，也没有关于心血管功能评估的特殊建议。对于接受非移植手术的肾移植患者，ACC/AHA 指南提出的非心脏手术术前心血管评估可用于指导其术前心血管功能检查[28]。

术前应积极了解患者有无合并与肾疾病相关的其他疾病以及免疫抑制药物治疗情况。肾移植患者发生移植后恶性肿瘤、贫血和骨营养不良的风险明显升高。术后感染是患者的长期困扰，因为发生机会性和社区获得性感染的风险均增大。巨细胞病毒感染最为常见，并且很少由输血引起。需要输血时，巨细胞病毒阴性患者仍应输入巨细胞病毒阴性的血液。

非移植手术麻醉可选择全身麻醉、区域麻醉和局部麻醉辅助镇静技术。如果患者的肝、肾功能正常，大部分麻醉药对移植后的患者来说是安全的[61]。尽管肾移植后患者的血肌酐水平接近正常，但 GFR 通常降低，导致通过肾代谢的药物作用时间延长。另外，应禁用有肾毒性的药物。

胰腺移植

糖尿病的外科治疗方法包括单独胰腺移植（pancreas transplant alone，PTA）、肾移植后再胰腺移植（pancreas after kidney transplant，PAK）和胰肾联合移植（simultaneous pancreas-kidney transplant，SPK）。后两者适用于糖尿病合并 ESRD 患者。通常全胰腺移植来源于尸体器官，而不常见的末端胰腺移植来源于活体捐赠。从尸体胰腺中提取胰岛细胞移植是一种新的非手术治疗方法，尽管其控制血糖效果稍差。患者通常处于镇静状态，借助放射线引导将 β 细胞输注到门静脉[65]。

1966 年实施的第一例胰腺移植术成功了。由于外科技术、供体-受体配型、移植物监测和免疫抑制治疗等方面的进步，移植胰腺的存活率逐渐提高，目前已与移植肾和移植肝的存活率相当[66]。2016 年美国报告的移植胰腺 90 天存活率 PAK 为 92%，PTA 为 91%，SPK 为 92%，均较 10 年前有所上升[67]。在世界范围内，随着预后的改善，胰腺移植在 20 世纪 90 年代逐渐增加。然而尽管如此，美国胰腺移植在 21 世纪早期达到顶峰后却稳步下降[66]。直到 2016 年，美国进行了 1013 例胰腺移植，比上年增加了 7%，其中大部分是 SPK。这是近 10 多年来的首次年度增长，可能与 2014 年其实施了新的胰腺分配制度有关[67]。在新制度下创建了一个独立于肾移植的 SPK 等待名单，允许胰腺移植候选人从同一个供体获取胰腺和肾脏。此外，所有胰腺移植候选人都被列在同一个等待名单上，无论他们接受何种类型的移植手术，都同等优先[66]。尽管美国胰腺移植总量有所增加，但等待名单仍在继续增多，其中 2016 年新增 957 名候选人[67]。

胰腺移植和胰肾联合移植的适应证

胰岛素依赖型糖尿病患者行胰腺移植术后可长期自身合成胰岛素，使血糖水平恢复正常。SPK 和 PAK 适用于正在等待或已接受肾移植手术的糖尿病合并 ESRD 患者。PTA 的适应证为无肾移植指征的糖尿病患者，出现严重的常见代谢并发症，如低血糖昏迷，或者胰岛素维持治疗效果不佳而出现难治性并发症[65, 68]。大部分胰腺移植患者为 1 型糖尿病。极少见的适应证还包括某些 2 型糖尿病、伴内分泌功能障碍的慢性胰腺炎和囊性纤维化以及全胰腺切除后。

以前胰腺移植主要针对年轻患者，一般是 40 岁以下。以往的数据显示糖尿病合并 ESRD 的患者中年龄小于 50 岁比超过 50 岁的患者 SPK 术后生存率更高[69]。近年来，胰腺移植已经考虑 50 岁以上的候选者，这与糖尿病患者老年化的趋势相一致。最近的单中心研究结果显示，胰腺移植受体中 50 岁以上的患者与年轻患者预后相似[70-71]。这些结果表明，未来胰腺移植可能会考虑年龄更老的人群，这一趋势也见于其他实体器官移植[66]。排除患者的年龄因素，SPK 术后的生存优势可能与 CAD 远期并发症减少有关[72]。

肾功能正常的患者 PTA 术后远期生存率与长期接受胰岛素治疗的患者相似[73]。然而，胰腺移植在阻止视网膜病变的进展上有良好的效果。与传统胰岛素治疗相比，很多 PTA 患者视网膜病变进展减缓，甚至可恢复[74]。

胰腺功能不全的病理生理

1 型糖尿病由于胰腺的胰岛细胞受损，永久失去生成胰岛素的功能，因此需要终身补充胰岛素治疗。其发病原因目前尚不清楚。2 型糖尿病是由于胰岛素外周抵抗引起的。两者均引起血糖浓度慢性升高，导致出现糖尿病的多器官临床表现。

糖尿病的各种慢性并发症中对患者发病率和生存率影响最大的是心血管疾病。由于糖尿病可加速动脉粥样硬化，糖尿病患者可出现 CAD、脑血管疾病和外周血管疾病。大血管和小血管病变均存在。与非糖尿病患者相比，糖尿病患者发生 CAD 的时间较早，并且更多可能没有典型的临床症状，心肌梗死相关的死亡率也更高[75]。外周和自主神经病变可引起胃轻瘫、下肢感觉异常、溃疡形成、直立位低血压、心率和动脉血压不稳定等。另外，糖尿病患者发生以下疾病的风险也很高，如失明（16%）、肾衰竭（22%）、下肢截肢（12%）、心肌梗死（21%）和卒中（10%）[76]。

1 型糖尿病的急性并发症多与严重的高血糖有关，如糖尿病酮症酸中毒和高血糖高渗性非酮症昏迷。低血糖是外源性胰岛素补充过多的直接后果。1 型糖尿病更容易发生血糖的剧烈波动。低血糖发作可增加糖尿病患者的急性发病率和死亡率。尤其是低血糖昏迷，严重影响了患者的生活质量，是胰腺移植的常见适应证。

胰腺移植麻醉：术前评估

胰腺移植患者的术前评估包括了对 1 型糖尿病所有潜在的急性、慢性并发症的评估。一些胰腺移植中心在列出候选者之前需要对患者进行综合、跨学科的评估和选择。术前评估内容应涉及长期受糖尿病影响最大的器官系统，如心血管系统、泌尿系统和神经系统。对所有患者均应鉴别是否合并 CAD 及其严重程度，可通过无创的心肌缺血检查、心室功能评估以及必要时行冠状动脉造影检查。以前年龄＜50 岁、心血管疾病风险低的糖尿病患者才被考虑胰腺移植手术。而现在许多高龄患者也可接受胰腺移植手术，他们合并 CAD 和血管疾病的风险明显升高[77]。围术期适当使用 β 受体阻滞剂和降脂治疗可减少心血管并发症[28]。

大多数情况下移植胰腺来源于尸体器官，最长的冷缺血时间不超过 24 h，因此，胰腺移植通常是急诊手术。术前麻醉评估应重点关注患者病情中的急性改变，尤其是发生糖尿病的急性并发症如酮症酸中毒和低血糖发作。术前应密切监测血糖，并记录最近的胰岛素治疗情况。大多数患者在术前禁食期间都会静脉输注胰岛素和维持量的葡萄糖。术前应仔细评估肾功能。大多数需要胰腺移植的糖尿病患者出现 ESRD 时需要进行 SPK。术前应充分了解有无电解质异常，如肌酐和血钾水平的异常。另外，大部分患者，尤其是肾衰竭患者，既往有高血压病史且使用多种药物治疗，需评估心率和动脉血压的变化。术前血容量评估对于依赖透析治疗的 ESRD 患者尤为重要。最后，应进行关于气道和心肺系统的体检。糖尿病患者的上呼吸道组织由于长期受高血糖的影响而产生解剖结构的改变，容易造成气管插管困难，但最新的两项研究却显示出不同的结果[78-79]。然而，关注潜在困难气道的解剖体征对糖尿病患者来说仍十分重要，尤其是当患者合并颈椎关节炎和严重肥胖时。

胰腺移植麻醉：术中管理

气管插管全身麻醉可用于各种类型的胰腺移植。除了胰岛细胞移植，所有类型的胰腺移植均采用气管插管全身麻醉。胰岛细胞移植是在放射线引导下的介入手术，通常只需患者处于镇静状态。由于移植手术时间长，足够的麻醉深度和良好的肌肉松弛是最佳选择。糖尿病或者糖尿病合并 ESRD 时引起胃病的可能性较大，发生胃内容物误吸的风险明显升高。术前应口服非颗粒抗酸药液。快速顺序诱导是保障气道安全的最佳方式。糖尿病合并 ESRD、心血管疾病和自主神经病变时，在麻醉诱导和气管插管期间更易发生心率和动脉血压的剧烈波动。应密切监测患者的生命体征，维持血流动力学稳定，尤其麻醉诱导期前后。标准的监测还包括一些有创监测。动脉穿刺置管可以提供实时的动脉血压变化，并方便采血以监测动脉血气和血糖。需要通过中心静脉给予血管活性药和免疫抑制药时，可进行中心静脉置管。大口径静脉通路是必需的，可用于术中液体复苏和在术前没有预留透析导管的情况下用于术后临时透析。

一些移植中心还会进行中心静脉压（central venous pressure，CVP）监测，但其实用性已被质疑，因为 CVP 可能并不是一个血管内容量反应性的可信指标[45]。对于合并严重高血压或 CAD 患者应在麻醉诱导前进行动脉穿刺置管。术中麻醉维持通常采用吸入麻醉药、阿片类药与肌肉松弛药联合用药的平衡麻醉技术。对于肾衰竭患者应选择不依赖肾代谢的药物。

另外，所有的肾移植的麻醉管理要点可用于 SPK。

正中切口适用于胰腺移植和胰肾联合移植术。腹部暴露的面积大，需要充分肌肉松弛。由于腹腔内脏长时间暴露，导致第三间隙液体丢失严重，通常需要充足的晶体或胶体溶液扩容。一般将胰腺植入髂窝，胰腺动脉与髂动脉吻合。胰腺静脉通常与髂静脉吻合更多见，因为静脉血栓的发生率更低；也可与门静脉吻合，这更符合胰腺静脉回流的生理学方式。然而，胰腺静脉回流通过门静脉与通过体循环静脉相比，似乎并没有明显优势[72]。

可将移植胰腺的外分泌液引流到膀胱或者小肠（图 60.7）。尽管直接引流到小肠更符合生理学方式，但这一方法可能因为手术并发症而导致移植胰腺功能障碍、血栓形成和早期排异反应。引流到膀胱有利于监测尿淀粉酶水平，以判断血糖浓度变化前的早期排斥反应。然而这一方法可引起泌尿系统并发症和代谢性酸中毒。目前大部分胰腺移植采用小肠引流。因为与膀胱引流相比，移植物存活率和患者生存率均没有明显差异[80]。

由于糖尿病患者术中血糖水平经常波动，在血管吻合完成前应至少每小时检测一次血糖。将血糖浓度控制在 200 mg/dl 以内，可采用滑动胰岛素输注方案。必要时补充葡萄糖，以防止手术早期发生酮症酸中毒。然而，一些中心从开始吻合胰腺血管时起就停止胰岛素输注，在胰腺恢复再灌注后如果患者出现高血糖时才重新开始输注胰岛素。移植血管开放前应进行充分的容量复苏，以保证足够的心脏前负荷和维持正常的动脉血压。

移植血管开放后，可能发生大出血。这通常是由于在冷保存液中修整胰腺时没有发现并结扎来自腹膜后和结肠系膜的侧支血管造成的。维持足够的灌注压对胰腺功能恢复非常重要。此时应迅速纠正低血压，补足血容量。如果低血压是由心功能不全引起的，心内压监测或者经食管超声心动图有助于诊断和指导治疗。纠正开放后的低血压可能需要输液、补充胶体液和给予血管活性药物。也可根据动脉血气中电解质和血红蛋白的检测结果来指导治疗。

胰腺移植术中管理最重要的是胰腺再灌注后血糖的调控。移植胰腺血管开放后，胰腺分泌的胰岛素可在数分钟内进入血液循环。应每 30 min 检测一次血糖。胰腺移植成功后，患者对外源性胰岛素的需要量迅速减少，此时易发生低血糖。若术后仍出现高血糖，可诊断为移植胰腺功能延迟，此时需要补充胰岛素治疗，以维持血糖浓度不超过 200 mg/dl[76]。

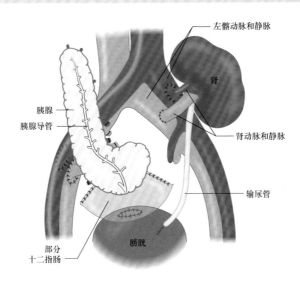

图 60.7 **胰腺移植**。外分泌液通过胰-十二指肠-膀胱造口吻合术引流至膀胱。肾移植时肾动脉和静脉分别与髂总动脉和静脉吻合
(Modified from Moody FG，ed. Surgical Treatment of Digestive Diseases. 2nd ed. St Louis；Mosby-Yearbook；1990.)

胰腺移植麻醉：术后管理

　　手术结束后，完全拮抗肌松残余作用、保持血流动力学稳定、体温正常、患者气道的自我保护能力恢复将有利于拔除气管导管，之后患者进入麻醉后监护治疗室和 ICU 密切监护。为了避免发生低血糖，应继续定时检测血糖浓度。由于术后常发生酸碱失衡、贫血和电解质紊乱，应立刻进行电解质测定、全血细胞计数和动脉血气分析，并维持合适的血容量。另外，需要根据患者的年龄和发生 CAD 的潜在风险进行血清肌钙蛋白和 ECG 监测，以了解是否发生心肌缺血或心肌梗死，因为此类患者可能没有任何心脏症状。胰腺移植手术的创面大、时间长，术后可能发生剧烈疼痛。术后镇痛常给予阿片类药物，并在术后早期实行患者自控镇痛。也可选择硬膜外镇痛，尽管对于可能患有严重微血管病变的患者发生低血压、稀释性凝血功能障碍和脊髓低灌注的风险尚未明确。对于 SPK，肾移植的常规术后管理包括密切监测尿量。

　　7% ～ 9% 的胰腺移植术后会出现并发症，并通常需要再次手术。技术性并发症与潜在的移植物功能丧失和患者死亡有关[81]。与肾移植不同，技术性并发症是术后第一年移植胰腺功能丧失的最常见原因。胰腺内血栓形成是最重要的早期并发症，需要紧急手术探查。而使用抗凝药物治疗血栓时可引起凝血异常，导致腹腔内出血。迟发型并发症包括膀胱漏或者肠漏、腹腔内脓毒症和移植物排异反应。排异反应是远

期移植胰腺失功能的最常见原因，多发生于术后 1 年以后，然而 15% ～ 21% 的胰腺移植受者在术后 1 年内发生了排异反应[82]。

器官配型和分配

　　胰腺移植的器官配型过程与肾移植类似。首先检查血型（ABO）的相容性以及受体的 HLA 分型，接着进行交叉配型。大部分胰腺器官被分配给年龄小于 40 岁的糖尿病患者。然而近 10 年来，由于器官更多地被分配给了 2 型糖尿病患者，使移植患者的平均年龄越来越大[77]。2016 年，年龄超过 50 岁的胰腺移植患者数从上年的 185 人增加到 240 人，相应地，接受胰腺移植的 2 型糖尿病患者数也在增加[67]。

胰腺移植后患者的麻醉

　　胰腺移植成功后，血糖可长期处于正常水平。胰腺移植患者再次接受手术时，需在术前仔细了解有无移植后并发症以及器官排异反应。手术当日应检测血糖浓度。还需要关注有无 CAD、肾疾病和血管病变。尽管胰腺移植能阻止糖尿病的靶器官病变进展，但与普通人群相比，胰腺移植患者中这些靶器官的患病率仍较高。尽管胰腺移植手术很成功，患者的病情仍可能会进展。因此，ACC/AHA 指南提出的术前心功能评估适用于胰腺移植患者进行非移植手术[28]。

肝移植

1963 年，在咪唑硫嘌呤和泼尼松用于肾移植的有效性被确定后不久，Thomas Starzl 博士实施了第一例人体肝移植手术[83]。受体是一名 3 岁的先天性胆道闭锁症患儿，然而，患儿最终因静脉侧支损伤和凝血异常导致难以控制的大失血而在术中死亡。4 年后，Starz 对一名 18 个月的肝细胞肿瘤患儿完成了首例成功的肝移植手术。1979 年环孢素问世，接着 1983 年国家卫生共识会议宣布肝移植试验阶段结束，使肝移植跨入了新的纪元。在之后的几十年里，随着外科技术、免疫抑制药物、纠正凝血异常和抗感染治疗的不断进步，肝移植在全世界范围内广泛开展并逐渐走向成熟。

肝移植的发展与跨学科的团队合作密不可分，其中不仅包括专业的医师如肝病医师、外科医师、肾病医师、重症监护治疗病房及抗感染治疗医师、麻醉医师、儿科医师、放射科医师和病理科医师，还包括移植协调人员、护士、血库人员和器官获取机构。

与腹部其他器官移植不同，由于术中会出现多种特殊的挑战，因此，肝移植手术通常需要专业的团队来完成。依据与美国卫生服务部门签署的合同，器官共享联合网络（United Network of Organ Sharing，UNOS）负责管理全国的器官移植系统。认识到麻醉医师在肝移植患者围术期管理中的重要作用后，2011年 UNOS 要求各肝移植中心根据个人经验和受过的培训指定一位肝移植麻醉主任。类似的资格要求也适用于对外科医师和内科医师（肝病医师）的选择。另外，UNOS 划分了麻醉主任的临床职责，包括参与移植患者的选择、术前评估、围术期管理、术后随访、死亡与发病讨论[84]。最后，麻醉科主任还需要参加与肝移植相关的继续医学教育活动以保持肝移植麻醉领域的最新知识。

肝移植适应证

肝移植手术是治疗丙型病毒性肝炎（hepatitis C virus，HCV）与酒精性肝病导致的失代偿期肝硬化、无法手术切除的原发性肝癌、急性肝功能衰竭（acute liver failure，ALF）和代谢性疾病包括非酒精性脂肪肝（non-alcoholic fatty liver disease，NAFLD）的唯一有效方法。在这些适应证中，NAFLD 在 2016 年美国成人肝移植中占比近 1/3（31%），其次是酒精性肝病（24%）、HCV（18%）、肝细胞癌（14%）、胆汁淤积症（9%）和 ALF（3%）（图 60.8）。

在美国，慢性肝病和肝硬化是年龄在 45 ~ 64 岁成人中第四位主要的死亡原因，占此年龄组总死亡人数的 4.2%，列于肿瘤、心脏疾病和意外伤亡之后。2015 年肝脏疾病引起了所有年龄组超过 29 000 人的死亡，成为了第 12 位主要死因[85]。

肝移植趋势

2016 年，美国成人肝移植数量增加到 7800 多例，比上年增加 10%，比 1998 年翻了一倍。由于手术适应证相同，欧洲每年的肝移植数量也相近（2013 年接近 7000 例）[86]。肝移植数量的增加是由于尸体供肝的增加。术后移植物存活率也不断提高，在 2016 年移植肝 1 年存活率可达 90%。2016 年美国报告的肝移植患者 5 年生存率为 86%，比 2015 年的 74% 有所改善[87-88]。

慢性肝病治疗的进展，特别是抗病毒治疗的进展，导致因 HCV 需要进行肝移植的数量明显下降，截至 2016 年，HCV 已不再是肝移植最常见的适应证[87]。

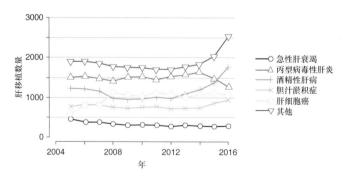

图 60.8　2004—2016 年美国肝移植的适应证（From Kim WR，Lake JR，Smith JM，et al. OPTN/SRTR 2016 Annual Data Report：Liver. Am J Transplant. 2018；18：172-253.）

在过去的十年里，因肥胖导致脂肪肝（NAFLD）进行移植的比例正在增加。随着 HCV 在肝移植中占比的急剧减少，NAFLD 已取代 HCV 成为最常见的肝移植适应证。然而，尽管药物治疗取得了很多进展，当肝衰竭出现威胁生命的并发症，如肝性脑病、腹水、胃肠道出血或者尿毒症时，进行肝移植与药物治疗相比可显著提高生存率（术后 1 年生存率可达 90%）（见表 60.1），因此应为首选。

近 10 年来，接受肝移植手术的存活患者（成人和儿童）已从 2001 年 30 000 例增加至 2015 年 80 000 例，数量超过了 2 倍[88-89]。

至 2015 年底，美国肝移植的中位等待时间为 11.3 个月，是近年来最短的等待时间[87]。

近 10 年来，65 岁及以上的肝移植患者比例持续增加，在 2015 年美国肝移植手术患者中占 20% 以上[87]。

尽管供体肝来源有所增加，但在过去 3 年中，每一年等待名单上的患者人数都超过 13 000 人。在此等待期间患者的死亡率也令人担忧，高达 10% ～ 12%[87]。这些问题使肝移植放宽了供体标准，包括进行尸体肝移植，已从 2001 年占肝移植总量不足 2%，到 2011 年增加至 6%，到 2015 年仍保持不变[87]。近 10 年来活体肝捐赠数量减少，尤其是对成人受体。2001 年成人活体肝移植超过 400 例，至 2015 年已不足 300 例。这一变化是由于捐赠者对于术后并发症的担忧，尤其是那些捐肝体积较大者，例如捐赠肝右叶。2010 年报道了 2 名捐赠者死亡，进一步显示了活体肝捐赠的风险。

近些年来（2002—2015 年）美国儿童肝移植的数量稳定在每年 500 ～ 600 例，约 10% ～ 15% 的患儿接受活体肝移植，这一数据比 10 年前的 20% ～ 25% 有所下降[89]。儿童肝移植最常见的适应证是胆汁淤积症（43%），其次是代谢性疾病（15%）、ALF（4%）和肝母细胞瘤（2%）[87]。欧洲肝移植注册中心（European Liver Transplant Registry，ELTR）报道了相似的小儿数据，约占肝移植总量的 10%[90]。

终末期肝病的病理生理以及评估

肝硬化是慢性肝实质细胞炎性坏死的最终结果，导致肝结构纤维化和破坏。血流受阻导致门脉高压和门静脉与体循环静脉间形成分流[91]。门静脉和肝静脉之间的压差超过 10 ～ 12 mmHg 时为重度门脉高压，可出现腹水、食管静脉曲张出血、肝性脑病、肝肾综合征（hepatorenal syndrome，HRS）等并发症。肝硬化失代偿期几乎可影响全身各器官系统[92]。对肝移植患者的术前评估需要了解肝硬化失代偿期的一系列病理生理改变。

心血管并发症

以高心输出量、低动脉血压和低外周血管阻力为特征的高动力循环是终末期肝病的标志。尽管动脉收缩压低于 100 mmHg，患者仍表现出灌注良好。由于血流量增加，肺动脉压可能轻度升高。肺血管阻力（pulmonary vascular resistance，PVR）通常在正常范围内。患者的血容量增加，储存于扩张的内脏血管床，使有效循环容量显著减少。

高动力循环是由于门脉高压引起大量舒血管因子生成所致，例如钠尿肽、血管活性肠肽、内毒素和胰高血糖素，尤其是一氧化氮[93]。在肝硬化形成高动力循环之前，可观察到一氧化氮生成增多。舒血管因子大量生成，引起循环系统对交感刺激反应减弱[94]。临床上通常需要增加缩血管药物的用量。

另外，肝硬化患者可能合并有在基础状态无明显表现的其他心功能异常，即肝硬化性心肌病，包括心肌收缩功能和舒张功能不全、对肾上腺素刺激耐受及电生理异常。心肌收缩功能不全的表现是尽管心室舒张末期容积增加，但在生理或者药物刺激时不能有效地增加心输出量和射血分数。其严重程度似乎与肝疾病的严重程度直接有关[95]。舒张功能不全主要依据超声心动图诊断，显示心室舒张期经二尖瓣的流量异常，包括 E/A 比值减小或者倒置以及 E 波减速时间延长，反映了心室舒张期的充盈阻力。其临床表现为对心室充盈量的变化很敏感，易发生心力衰竭。

很大一部分肝硬化患者还合并自主神经功能不全，表现为在发生血流动力学剧烈波动时心肌的变时功能不足以及对血流动力学反应不够。有些肝硬化患

表60.1　肝硬化并发症的预后	
并发症	**生存率**
曲张静脉破裂出血	65% ～ 70%（1 年）*
腹水	48% ～ 60%（1 年）†
肝肾综合征	50%（3 个月）‡
肝性脑病（2/3 级）	40% ～ 50%（1 年）§

肝硬化并发症的预后不良，但在肝移植术后 1 年生存率可达 90%。

* Thomopoulos K，Theocharis G，Mimidis K，et al. Improved survival of patients presenting with acute variceal bleeding. Prognostic indicators of short-and long-term mortality. Dig Liver Dis. 2006；38：890-904.

† Fernández J，Navasa M，Planas R，et al. Primary prophylaxis of spontaneous bacterial peritonitis delays hepatorenal syndrome and improves survival in cirrhosis. Gastroenterology. 2007；133：818-824.

‡ Alessandria C，Ozdogan O，Guevara M，et al. MELD score and clinical type predict prognosis in hepatorenal syndrome：relevance to liver transplantation. Hepatology. 2005；41：1282-1289.

§ Stewart C，Malinchoc M，Kim W，et al. Hepatic encephalopathy as a predictor of survival in patients with end-stage liver disease. Liver Transplant. 2007；13：1366-1371

者还会出现 QT 间期延长，因此给予有延长 QT 间期作用的药物时应谨慎[96]。

肝硬化患者发生 CAD 的危险因素与其他患者相似：高血压、血脂异常、年龄、性别和肥胖。NAFLD 已被认为是肝移植越来越主要的适应证，而 NAFLD 易合并肥胖、糖尿病和慢性炎症。目前鉴别诊断肝硬化患者是否合并严重 CAD 的最佳检查方法还不清楚。药物应激试验是最常用的，因为许多患者不能运动。另外，对无创心功能检查的预测价值的研究，尤其是对多巴酚丁胺负荷超声心动图检查的研究，显示总体上灵敏度不高以及阴性结果的预测价值不确定（75% ~ 89%）[97]。因此，当肝移植患者合并 CAD 的可能性较高时，应考虑行冠状动脉造影检查[98]。然而对于一些不太复杂的外科手术，此检查可不需要。有证据显示已接受药物治疗的 CAD 患者与血管造影证实无 CAD 的患者相比，肝移植术后生存率无明显差异[99]。

肺部并发症

50% ~ 70% 的慢性肝病患者有气短的表现[100]。鉴别诊断包括可引起通气 / 血流比值异常的各种疾病，如潜在的气道阻塞性疾病、肺内液体滞留、胸膜腔积液、大量腹水引起肺容积减少等。与囊性纤维化一样，α_1 抗胰蛋白酶缺乏症亦有肺和肝的表现。另外，门脉高压患者有两种特有的血管性异常，且发病率和死亡率较高，即肝肺综合征（hepatopulmonary syndrome，HPS）和门脉性肺动脉高压（portopulmonary hypertension，PPHTN），对肝移植患者可分别产生不同的影响。

约 20% 的肝移植候选者可出现 HPS[101]。HPS 的诊断标准包括门脉高压、吸入室内空气时血氧分压低于 70 mmHg（或肺泡-动脉氧分压差 > 15 mmHg）、或者有肺内血管舒张（intrapulmonary vascular dilation，IPVD）的证据[102-103]。IPVD 可通过对比增强的超声心动图或者使用锝标记的大颗粒白蛋白进行肺灌注扫描显现。在没有 HPS 的患者，注射入静脉循环的微泡和白蛋白大颗粒可被肺毛细血管床捕获。微泡延迟显影（超过 3 个心动周期）左心房（依据超声心动图）或者肺外摄取锝标记的大颗粒白蛋白增加（大于 5%）提示 IPVD，此时肺毛细血管直径可明显扩大，从 8 ~ 15 μm 增加至 50 ~ 500 μm。肺毛细血管舒张和高动力循环导致血液流经整个肺毛细血管床时氧气的弥散时间不足，可引起血液氧合不良，出现功能性分流。通常可通过吸入纯氧来纠正。由于 IPVD 在肺内主要发生在肺底部，因此站立位比仰卧位时低氧

血症更加恶化（直立性低氧血症）。

HPS 的自然病程通常是进行性低氧血症的过程。肝移植可能有望纠正 85% 以上患者的低氧血症，尽管可能需要 1 年时间[104]。HPS 患者肝移植后的生存率比未行移植手术的患者显著提高。以前，动脉血氧分压 ≤ 50 mmHg 被认为是 HPS 患者死亡率升高的预测因素，无论患者是否进行肝移植手术。然而在最大的单中心研究中，HPS 患者肝移植后的 5 年生存率总体上可达 76%，与无 HPS 的肝移植患者接近[105]。这些结果显示 HPS 患者尽早进行肝移植手术可改善预后。相应地，器官分配时应优先考虑 HPS 患者和吸入室内空气时血氧分压 < 60 mmHg 的患者[106]。

PPHTN 指门脉高压患者在没有其他潜在诱因时出现肺动脉高压。欧洲呼吸学会（European Respiratory Society Task Force，ERSTF）对 PPHTN 的诊断标准如下：①有门脉高压的临床证据，伴或不伴肝疾病。②静息时平均肺动脉压达 25 mmHg 或者活动时达 30 mmHg。③平均肺动脉楔压 < 15 mmHg 或者跨肺压差（平均肺动脉压减去楔压）大于 12 mmHg。④ PVR > 240dyn·s·cm^{-5} 或者 3 个 Wood 单位[107]。

需要计算 PVR 是由于肝硬化患者仅靠心输出量增加即可使平均肺动脉压轻度增加（见表 60.2）。轻度、中度和重度 PPHTN 分别指平均肺动脉压 < 35 mmHg 和 35 ~ 50 mmHg 及 > 50 mmHg。

PPHTN 的发病率在已知门脉高压的患者中为 2%[108]，在普通人群中仅为 0.13%[109]，在肝移植候选者中为 4% ~ 6%[110]。PPHTN 的发生与潜在肝疾病的严重程度无关。与 HPS 类似，PPHTN 的临床症状无特异性，一般表现为呼吸困难、乏力及活动耐受减弱。

PPHTN 的最佳筛查方法是采用经胸二维超声心动图，利用三尖瓣反流的速度评估右心室收缩压。在没有肺动脉瓣狭窄时，右心室收缩压可以很好地用来估算肺动脉收缩压。经胸超声心动图对诊断肝移植术前中至重度 PPHTN 的灵敏性为 97%，特异性为 77%[111]。然而，要证实肺动脉压升高和测量 PVR，则需要置入右心导管。

中至重度 PPHTN 与肝移植患者术后死亡率增加有关。一项多中心的研究显示，36 例合并 PPHTN 的肝移植患者中超过 1/3 在住院期间死亡（手术后 3 周以内）。平均肺动脉压 > 35 mmHg 的患者全部死亡（13 名患者中有 12 名）[112]。另外，成功的肝移植对 PPHTN 自然进程的影响也不可预测。一些患者在术后 PPHTN 有所改善，一些患者需要继续药物治疗，还有一些患者 PPHTN 甚至会加重。这提示中至重度

表 60.2　4 例代表性的、平均肺动脉压升高相同的肝硬化患者在置入右心导管后的数据

患者	平均肺动脉压 （mmHg）	肺毛细血管楔压 （mmHg）	心输出量（L/m）	肺血管阻力 （dynes·sec·cm⁻⁵）	诊断
1	35	15	5	320	肺动脉高压
2	35	15	10	160	高动力循环
3	35	25	5	160	液体过多
4	35	25	10	80	液体过多并高动力循环

注意仅第 1 位患者是原发性肺动脉高压，因为肺血管阻力增加

PPHTN 患者应在肝移植术前进行针对 PPHTN 的相关治疗。

扩张肺血管的药物包括前列腺素（依前列醇）、磷酸二酯酶抑制剂（西地那非）和内皮素拮抗剂（波生坦）。钙通道阻滞剂通常用于有肺动脉高压的非肝硬化患者，对于肝硬化患者应禁用，因为相关的肠系膜血管舒张可使门脉高压进一步恶化。如果患者对药物治疗反应较好，平均肺动脉压降至 35 mmHg 以下，PVR 减少至 400dyn·s·cm⁻⁵ 以下，则可视为适合的肝移植候选者[112-113]。

肾功能不全

肝硬化患者合并肾功能不全是由于肾低灌注和钠潴留引起的。HRS 是由于肝硬化晚期循环改变引起的肾前性异常。HRS 患者捐赠的肾可成功地用于肾移植手术，因而 HRS 被认为是一种功能紊乱[114]。肾功能是计算 MELD 评分时仅有的三个变量之一，是影响患者死亡率的重要危险因素。

除了 HRS，肝硬化患者还有引起肾功能不全的其他危险因素，如肾实质病变、脓毒症、肾毒性损害和低血容量。HRS 是一个排他性诊断，其他可被治愈的因素均应被排除。HRS 在引起住院肝硬化患者急性肾功能损伤的因素中仅占 1/4[115]。肝硬化腹水患者 5 年内 HRS 的发病率接近 40%[116]。

HRS 是由于门脉高压后局部生成舒血管因子，尤其是 NO 引起的。内脏血管舒张导致有效循环血容量减少，动脉血压下降，引起交感系统、肾素-血管紧张素-醛固酮系统和血管加压素系统激活，最终导致肾灌注严重减少和肾小球滤过率明显降低。

Ⅰ型 HRS 表现为在诱因之后，如自发性细菌性腹膜炎、脓毒症、胃肠道出血或者手术应激，出现快速进行性的肾衰竭和血清肌酐水平翻倍，持续时间超过 2 周。如果不给予相应的治疗，Ⅰ型 HRS 患者的中位存活期为 2 ～ 4 周[117-118]。Ⅱ型 HRS 患者的中位存活期约为 6 个月[119]。

尽管肾血管收缩是引起 HRS 的直接原因，但给予前列腺素、多巴胺受体激动剂或者内皮素拮抗剂来直接增加肾灌注的方法却并不成功。针对内脏血管舒张给予收缩血管的药物治疗反而显示更有效[120]。

治疗药物包括精氨酸后叶加压素、生长激素抑制素以及 α 受体激动剂如去甲肾上腺素和甲氧安福林，以及扩容治疗。特利加压素是针对 HRS 研究最多的血管加压素，目前在美国处于 3 期临床试验阶段[121-123]。

经颈内静脉肝内支架门体分流术（transjugular intrahepatic portosystemic shunt，TIPS）可降低门脉压力，从而减轻内脏循环的压力。前期的一些研究显示 TIPS 可逆转以上两种类型的 HRS，但由于试验中大量的排除标准和存在使肝性脑病恶化的风险，TIPS 可能并不对所有的 HRS 患者都适用[124]。

肝移植是 HRS 患者的最终治疗方法。对准备接受肝移植的 HRS 患者来说，进行肾替代治疗是移植手术前的标准桥接方案。尽管预期肾功能可恢复，术前有 HRS 的患者中有 35% 的患者仍需要术后短期的支持治疗，而术前无 HRS 的患者中比例仅占 5%[125]。关于肝移植患者肾功能不全的首届国际肝移植学会专家共识建议，每周接受透析治疗至少 2 次且持续超过 6 周的患者应考虑行肝肾联合移植[126]。

肝性脑病

尽管病情可逆，肝性脑病（hepatic encephalopathy，HE）仍是各种急慢性肝疾病的严重神经精神并发症。其常见的临床表现包括从轻微的亚临床异常到明显的神经和行为错乱。

肝性脑病是由于血氨过多引起的，但是肝性脑病的严重程度却与血氨水平没有必然联系。肝性脑病的发生也与许多其他因素和机制有关，包括一些肠源性神经毒素、γ-氨基丁酸（γ-aminobutyric acid，GABA）和其他内源性 GABA 受体激动剂、氧化应激、炎性介质、低钠血症、5-羟色胺和组胺神经传递异常[127-128]。

评估肝性脑病患者的第一步是排除 HE 以外的其他可能因素。鉴别诊断包括其他代谢疾病，如尿毒症、脓毒症、血糖和电解质异常以及内分泌疾病。中枢神经系统结构性和血管性病变或者感染也应考虑在内。由于肝硬化患者对镇静药物非常敏感，且肝代谢功能受损（通常还合并有肾功能受损），应仔细排查可能的药物相关性脑病。一旦其他的潜在因素被排除，接下来应系统检查潜在的诱因，例如感染（如自发性细菌性腹膜炎和脓毒症）或者胃肠道出血。

降低血氨浓度的治疗包括使用不可被吸收的双糖乳果糖和不可被吸收的抗生素如新霉素、甲硝唑和利福昔明。抗生素似乎与双糖乳果糖同样有效，但长期用药引起的药物毒性限制了其应用。

腹水

腹水是肝硬化患者住院治疗的最常见并发症[129]。在没有肝移植禁忌证时，应对腹水患者进行术前评估。非肝因素引起的腹水占 15%，包括恶性肿瘤、心功能衰竭、肾疾病、胰腺炎和结核病。穿刺检查是重要的诊断方法[130]。血清-腹水白蛋白差值 > 1.1 mg/dl 提示门脉高压的准确性可达 97%[131]。快速纠正低钠血症是有害的，可引起肝硬化患者发生脑桥中央髓鞘溶解症，这是一个潜在的灾难性神经系统并发症。对肝移植患者的观察结果显示围术期纠正低钠血症的幅度应不超过 16 mEq/L[130]。

一旦出现难治性腹水，即对最大剂量的标准药物治疗仍然效果不佳时，治疗选择通常很有限，包括穿刺抽腹水、肝移植、置入 TIPS 和腹腔颈静脉分流术。

发生自发性细菌性腹膜炎的危险因素包括之前的急性感染、胃肠道出血、腹水白蛋白水平 < 1.5 g/dl。对发生过自发性细菌性腹膜炎的患者，推荐长期给予诺氟沙星或者甲氧苄啶 / 磺胺甲噁唑预防性治疗[129]。

静脉曲张

由于慢性炎症，肝硬化会使肝静脉压力升高。纤维化和再生结节引起内脏血流阻力增加，导致门体静脉侧支循环形成。门静脉高压的进展会增加局部一氧化氮产生，加剧内脏血管扩张。高压的侧支血管破裂是门静脉高压的一种高度致命的可怕的并发症。

通过测量肝静脉楔压（wedged hepatic venous pressure，WHVP）来诊断门静脉高压。WHVP 虽然不是直接测量门静脉压力，但已被证明与之有良好的相关性[132]。测量方法是向肝静脉内置入一根导管至楔入位置。为了排除由腹水引起的腹腔内压力增加的影响，应该用测得的 WHVP 减去游离肝静脉或下腔静脉（inferior vena cara，IVC）压力，即得到肝静脉压力梯度（hepatic venous pressure gradient，HVPG）。正常的 HVPG 为 3 ～ 5 mmHg。静脉曲张患者的 HVPG 可达 10 ～ 12 mmHg 或更高。

食管胃十二指肠镜检是诊断静脉曲张的金标准。静脉曲张的出血风险与曲张静脉的大小、有无红色凸纹征和曲张静脉的压力（即 HVPG）有关。治疗方案是基于这些观察和检测结果。非选择性 β 受体阻滞剂通过减少心输出量（β₁）和内脏血管收缩（β₂）两种机制降低门静脉压力。对不能耐受 β 受体阻滞剂或有用药禁忌的患者，内镜结扎是预防静脉曲张出血的另一种选择。TIPS 疗法一直被用于静脉曲张的支持治疗，但最近已被推荐用于部分患者的早期治疗[133]。不过，TIPS 疗法相关的脑病发生率较高。尽管如此，TIPS 可能会降低部分患者的死亡率[133]。

对急性静脉曲张出血应该联合使用血管内容量复苏、纠正严重的凝血障碍、用药物控制门脉压力和内镜曲张静脉结扎等多种治疗。过度积极的血管内容量替代治疗会导致持续或反复出血，因为出血与血压高低相关[134-135]。择期行气管插管术保护气道通常是恰当的。降低门脉压力的药物包括抗利尿激素和生长抑素。尽管 β 受体阻滞剂可以降低门脉压力，但它对全身血压的影响使之不适于此种情况治疗。早期内镜结扎曲张静脉联合药物治疗是急性静脉曲张出血的首选治疗。球囊填塞可有效地用于静脉曲张持续出血，但存在严重并发症，包括食管破裂和误吸，建议将其作为更明确的治疗如手术分流桥、TIPS 或肝移植前的过渡治疗。

止血

止血是一个动态过程，是凝血、血小板和纤维蛋白溶解相互作用的产物，导致血凝块的形成和修整。肝脏疾病会影响所有这些成分的质和量。除了组织促凝血酶原激酶（Ⅲ因子）、钙（Ⅳ因子）和血管性血友病因子（Ⅷ因子）外，肝是所有促凝和抗凝因子合成的部位，也是这些活化因子清除的部位。

由于常规凝血检查如凝血酶原时间（prothrombin time，PT）和部分凝血活酶时间（partial thromboplastin time，PTT）结果异常，肝硬化患者通常被认为有出血倾向。然而，这些实验只能反映部分促凝因子的活动，而未考虑和评估伴随的抗凝因子减少。凝血酶的有效生成是基于促凝和抗凝作用的平衡，而不是孤立地取决于其中某一方面的检测结果。因此，PT 和 PTT 的异常与侵入性操作如肝活检引起的出血并发症相关性很差就毫不奇怪了[136]。有证据表明，肝硬化患者的蛋白 C 水平降低与促凝血因子水平的下降相平衡，从而使体内凝血酶的生成不变[137]。

如果由于抗凝因子（S 蛋白、C 蛋白和抗凝血酶Ⅲ）不成比例地减少，并伴随促凝因子（FVⅢ）的增加，凝血占优势，就会导致高凝状态[138-139]。有研究报道，在肝硬化和非硬化性肝疾病中伴有静脉血栓栓塞，证实了这种可能性[140-141]。

血小板减少是肝硬化的一个常见症状。主要原因是门静脉高压时脾对血小板的截留。vWF 因子水平的升高代偿了血小板计数的减少，增加了血管壁上血小板与内皮细胞的相互作用。

肝硬化患者的纤溶系统有很多异常，可能加速纤维蛋白溶解。肝是组织纤溶酶原激活物清除的部位，已发现在肝硬化患者中组织纤溶酶原激活物水平升高[142]。肝也是血纤维蛋白溶酶抑制剂如纤溶酶激活物抑制剂（plasmin activator inhibitor-1，PAI-1）和凝血酶激活的纤溶抑制物（thrombin-activatable fibrinolysis inhibitor，TAFI）合成的部位。促进和抑制纤维蛋白溶解的因子最能保持平衡。常用的用来评估纤溶加速及其严重性的实验包括优球蛋白溶解时间和血栓弹力图（thromboelastography，TEG）。

弥散性血管内凝血（disseminated intravascular coagulation，DIC）早期出现血栓形成，随后继发广泛的纤维蛋白溶解。由于凝血因子的消耗，凝血因子和血小板出现缺乏，DIC 将发展为出血。将有无 DIC 作为慢性肝病稳定与否的一个特征尚有争议。标准实验室检查不能区分因子消耗或是减少合成，所以几乎不能使用。取而代之的是评估凝血酶生成过量的指标，包括凝血因子活化的裂解产物，如凝血酶原片段 F1 ＋2、纤维蛋白肽 A 和凝血酶-抗凝血酶复合物。这些检测表明，明显的 DIC 不是稳定的慢性肝病的特征[143]，但在肝病中能发现加速的血管内凝血和纤维蛋白溶解这些较低的消耗过程[144]。在已知刺激，如脓毒症或自发性细菌性腹膜炎下表现出加速的血管内凝血和纤维蛋白溶解的患者，发生 DIC 的风险增加。

▌肥胖和肌肉减少

肝疾病与蛋白质、碳水化合物和脂代谢改变相关。在超过 50% 的失代偿期肝硬化患者中存在着蛋白质能量营养不良[145]。营养状况可以用一些标准化问卷及体格检查来评估。现有的工具包括主观全面评估表（Subjective Global Assessment，SGA）和皇家免费医院全球评估量表（Royal Free Hospital Global Assessment，RFHGA）[146-147]，量表联合使用了多种变量。肌肉减少和脂肪消耗与依据这些工具得到的评分值高度相关。肱三头肌皮褶厚度作为脂肪储存量的指标，与营养不良相关。测量值低于第 5 百分位数可诊断中度营养不良[148]。此外，计算机 X 线断层摄影术也被评价为可用于肌肉减少的评估，结果与移植前的死亡率相关[149]。

NAFLD 是指没有明确的肝脂肪沉积原因而出现的肝脂肪变性。可分为非酒精性脂肪肝（nonalcoholic fatty liver，NAFL）和非酒精性脂肪肝炎（nonalcoholic steatohepatitis，NASH），后者与前者的区别在于存在和酒精性脂肪肝炎一样的炎症表现。与疾病进展相关的因素包括体重指数、糖尿病和年龄增长。鉴于目前 NAFLD 是肝移植最常见的指征，移植受体的体重指数也相应增加[87]。

▌手术步骤

术前处理

2015 年，在美国等待移植的中位数时间是 11 个月（四分位数范围，＜ 1 月到＜ 1 年）[87]。因此，在确定得到合适的供体时等待移植者可能离最初接受评估已经有数月，所以在安排好器官捐赠后应该回顾受体的评估状况。等待移植者会接受由多个团队进行的广泛的术前评估，通常包括手术团队、肝病学家、心脏病学家、肺病学家、精神科医师及社会工作者。在有特定并发症时，可能需要更多顾问参与。麻醉医师特别感兴趣的是健康状况的临时改变、住院情况改变（新发生的脑病可能伴发感染，静脉曲张出血，腹水或血流动力学恶化），最初和后续的心肺状况细节的评估（评估有无冠状动脉疾病、心力衰竭、肺动脉高压或心律失常），以及肾状况（急性肾损伤）。

与慢性肝病不同，ALF 伴有颅内压（intracranial pressure，ICP）的升高；术前评估和治疗的重点在于预防不可逆的神经系统损伤。详见"急性肝衰竭"一节。

无价值移植（Futility）　被全球许多项目采纳的美国的器官分配政策使用 MELD 评分优先将器官分配给最危重的患者。为了提高评分的预测能力，人们也提议对 MELD 评分进行了一些修正[150-151]。然而，这样的分配政策却与拯救更多的患者相冲突，因为 MELD 评分高的患者临床预后通常较差。对无价值移植的定义有多种，如 90 天死亡率[152] 和 5 年存活率低于 50%。但是，这些定义都是主观的，需要根据年龄、合并疾病、体质和其他 MELD 评分以外的因素来推测。近期一篇综述对无价值移植进行了深度讨论[153]。

无价值移植的定义很可能会被修订，有望提供能够可靠实施的客观性指标。

移植后 1 年预期生存率降低的患者为高危人群，包括接受再移植的患者或靠机械通气、输注血管加压素及肾替代治疗支持的患者[3]。依赖于肾替代治疗的患者术前透析可能得益，少尿、高钾血症或酸血症患者术中使用肾替代治疗可能会受益[154-155]。术中肾替代治疗并非没有风险；一项观察中，有 40% 患者术中凝血功能波动与血透回路凝血有关[154]。按我们的经验，回路凝血提示高凝状态，与心脏血栓栓塞事件相关。

应该制订规范，通知血库准备移植，以便按照机构规范备好一定量的红细胞和血浆。如果预计获得血液制品可能有任何延迟的状况，例如存在抗体时，血库人员应通知移植协调员和麻醉医师。存在红细胞抗体时，我们的规范是准备兼容的红细胞后开始和完成移植手术，在需要大量输血时使用未知兼容性的红细胞。

手术分为三个不同的阶段。在无肝前期或肝切除阶段，肝被移开，显露血管结构（肝上和肝下下腔静脉、门静脉和肝动脉）。无肝期始于阻断这些血管，切除原肝，并持续至移植肝植入。再灌注（通常通过门静脉）标志着新肝期开始，一直持续到完成剩余的血管吻合（通常是肝动脉）、胆管吻合、止血及关腹。

术中管理

肝移植的术中过程可能复杂而漫长，麻醉团队对手术成功至关重要。不同机构根据其经验、病例数及资源，对肝移植手术的人员配置和监护手段有所不同。大多数中心分配两个麻醉医师负责肝移植，但人员的资质有所不同。在教学型医疗单位常见的安排是一位有丰富肝移植经验的主治医师和一位高年资住院医师。在私立医院，第二人员可能是另一位麻醉医师、注册麻醉护士、注册的卫生保健人员如灌注师，或这些人员的组合。一般情况下，多数中心会雇用专门的肝移植麻醉团队。这些团队的成员在肝移植的管理方面受过严格培训，经验丰富，并且常常致力于肝移植麻醉的研究和学术工作。在许多中心还建立了致力于培训专业从事肝移植麻醉的医生的肝移植团队。有证据表明麻醉医生的经验可以影响预后；一项观察证实，麻醉医生实施肝移植麻醉例数少于 6 例时术后死亡率会升高[156]。

麻醉通常采用快速顺序诱导。由于是急诊手术，术前口服免疫抑制剂 / 肠道消毒的抗生素，并且存在腹水，肝移植患者被认为是胃内容物误吸的高风险患者。动脉置管可在诱导前或诱导后立即进行，这取决于患者诱导前的血流动力学稳定性。有些中心会常规进行股动脉置管，因为在严重血管扩张时或使用大剂量缩血管药物时桡动脉测压可能会低估中心动脉血压。不过，尚没有明确数据支持在肝移植患者中使用大动脉测压优于桡动脉测压[157]。由于常常发生快速失血，大量液体转移，血流动力学不稳定，因此必须准备大口径的静脉通路。大多数中心会放置大口径的单腔或双腔中心静脉导管，如果考虑有大出血的可能（例如再次移植或患者有腹部大手术史时），可以放置两个中心静脉导管。静脉穿刺时应尽可能避开静脉 – 静脉转流（venovenous bypass，VVB）的部位。在常规使用肺动脉导管方面各中心有所不同。当患者有 PPHTN 史，或超声心动图提示肺动脉压升高时，有必要放置肺动脉导管，以便在手术前计算 PVR，其结果可能影响到患者能否接受移植手术[158]。对肺动脉压升高和 PVR 处于临界值的患者，肺动脉导管可以协助指导围术期治疗。但如果受体近期检查无肺动脉高压，一些临床工作者可能会认为没有必要放置肺动脉导管。经食管超声心动图因为能提供连续的心脏显影，有利于快速诊断诸如心力衰竭、心肌缺血或心肌梗死、心脏压塞和心内血栓等危急事件，在肝移植中被越来越多的使用。近期的一项调查显示，经食管超声心动图在美国的肝移植中心已被广泛应用[159]。即使存在食管静脉曲张，经食管超声心动图似乎也很少引起出血并发症[160]。一些肝移植中心在使用经食管超声心动图的情况下不再放置肺动脉导管。动脉压力波形分析和三维超声心动图等新技术与热稀释法参数的相关性并不好，目前尚不推荐在术中常规使用[161-162]。

高流率（> 500 ml/min）的快速输注系统常规被使用。该系统包含一个贮存罐、泵、过滤器和热交换器，以及防止和监测血液或空气栓塞、低温和线路阻塞的一些安全设置。快速输注系统对于容量替代、输血管理和维持正常体温非常重要。

麻醉技术对患者预后的影响尚不清楚。许多中心使用平衡麻醉，一般用低到中等浓度［0.5 ～ 1.0 最低肺泡浓度（minimum alveolar concentration，MAC）］的挥发性麻醉剂以确保患者意识消失，而选择人工合成阿片类药物，通常用芬太尼，来阻断刺激引起的交感神经反应，并为术后镇痛提供平稳过渡。对暴发性肝衰竭和脑水肿的患者，要避免或谨慎使用低浓度的挥发性麻醉剂，且常常会进行 ICP 监测（见后）。在这两种情况下，术中发生低血压时可能需要短暂降低挥发性麻醉剂浓度。咪达唑仑对血流动力学的影响很小，发生低血压时仍可使用以发挥遗忘作用。历史上挥发性麻醉剂一直选用异氟烷，因为它比以前的挥发性药物能更好地保护内脏血流[163]。对健康人的研究已经证实，异氟烷对肝循环产生血管舒张效应[164]。这种有益于肝氧供的作用对移植物再灌注有利。关于地氟烷对肝血流量的影响研究结果不一致。在动物身上，1.0 MAC 以下的地氟烷剂量依赖性地减少肝总血流量；然而，在一项排除肝疾病的人体研究中，使用地氟烷者的肝血流量比用异氟烷者略快，尽管这种影响没有统计学差异[165]。另一项研究比较了七氟烷和地氟烷对老年患者肝血流和肝细胞完整性的影响[166]。这两种麻醉剂都导致胃黏膜的 pH 值降低和肝细胞酶的增加。尽管结果提示内脏灌注和肝的氧供都有短暂的降低，作者仍推断，使用这两种麻醉剂时肝细胞功能都保存完好。七氟烷代谢是地氟烷的 100 倍，这对肝是否有害并不清楚，但七氟烷的代谢产物引起肝损伤似乎不太可能[167]。七氟烷的分解产物之一化合物 A，曾被发现对动物有肾毒性，但即使是使用低流量麻醉，它也未曾在人体显现出肾毒性[168]。

顺阿曲库铵的消除不依赖于器官，且组胺释放少，因此是肝移植患者很好的神经肌肉阻滞剂[169]。在终末期肝病患者，顺阿曲库铵的分布容积比健康对照者大。肝病患者的肝清除率也增加，这导致消除半衰期和作用时间相似。有报告建议在肝移植中使用罗库溴铵，因为肌松阻滞时间似乎是一个预测移植肝功能的有用指标。所有恢复时间超过 150 min 的患者都发生了移植肝功能不良[170]。

无肝前期

无肝前期始于手术切皮，止于血管离断和原肝切除。使用传统的原位肝移植技术时，离断肝血管需要钳夹门静脉、肝上 IVC、肝下 IVC 以及肝动脉（图 60.9）。如果使用背驮式技术，则保留原本的肝后腔静脉（图 60.10）。

无肝前期包括对原肝的解剖分离以及肝门的识别。开腹和引流腹水时会出现低血容量。应该预先使

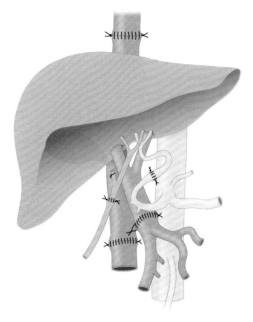

图 60.9　**肝移植**。图示为经典的腔静脉间植入技术，显示了肝上和肝下下腔静脉、门静脉、肝动脉和胆管的吻合（From Molmenti E，Klintmalm G. Atlas of Liver Transplantation. Philadelphia：Saunders；2002.）

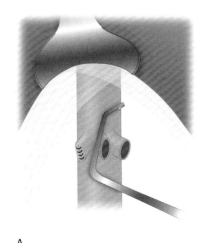

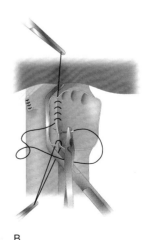

A　　　　　　　　　　　　B

图 60.10　**肝移植**。（A）背驮式技术，图示部分腔静脉钳夹和缝合的原肝右静脉。（B）保留原有的肝后下腔静脉和肝静脉袖式吻合（From Molmenti E，Klintmalm G. Atlas of Liver Transplantation. Philadelphia：Saunders；2002）

用含胶体的液体治疗以减少前负荷的变化。此外，肝切除期可发生严重失血，需要大量输血及止血治疗（见后文）。这一阶段的出血与术前存在的凝血功能障碍程度，门静脉高压的程度，以及手术持续的时间和复杂性（受以前腹部手术和粘连影响）有关[171-172]。维持终末器官的灌注压常常需要输注血管活性药物，对那些伴有肝硬化性心肌病的危重患者尤其如此。在无肝前期，偶尔会出现患者腹部解剖异常影响肝切除或引起严重的心血管和代谢不稳定的情况，使手术无法进行；在这种情况下，麻醉医生和手术团队需要讨论决定移植是否需要取消，以避免无意义操作。

除了大量输血和凝血功能障碍，无肝前期还伴有显著的代谢和酸碱紊乱，需要密切监测，积极处理。血钠异常在肝移植患者中并不少见；低钠血症不应快速纠正。文献报道，围术期血清钠水平增加 21 ~ 32 mEq/L 可引起脑桥中央髓鞘溶解，而增加量低于 16 mEq/L 则不会[130, 173]。柠檬酸中毒（缺乏肝功能时输入富含柠檬酸的血液制品导致低游离钙血症）可使用氯化钙来治疗。柠檬酸输入也会引起低镁血症，但移植物再灌注后镁离子数值可逐渐恢复正常[174]。这一现象的临床意义仍不清楚，但可能会影响心血管功能。对低钾血症的治疗最好不要太积极，尤其在准备再灌注时，血清钾会随之升高。高钾血症应该用利尿剂和胰岛素加葡萄糖纠正，如果无效，应采取术中透析。除了儿科患者或严重疾病如暴发性肝衰竭外，一般不需要在不用胰岛素时补充葡萄糖。应避免高血糖症，因为血糖水平超过 180 mg/dl 会增加肝移植受体手术部位的感染率[175]。应定期检测血气、电解质、血糖、游离钙和血红蛋白水平，在大量失血或已存在异常时应每小时测定。重点实验室检测方案可以方便、快速地传回实验室数据。凝血功能检查通常在手术开始时、纠正特定凝血障碍后、再灌注后和出现微血管出血时进行。

维持尿量是可取的，但为此使用低剂量多巴胺并未得到证实[176-177]。应该避免体温过低。在无肝期可以使用 VVB 加温来辅助控制核心体温。无论使用何种旁路，都应将变温毯垫在患者下方并且覆盖身体上下部分。

无肝期

无肝期始于阻断肝血流，止于移植物再灌注。阻断肝上和肝下 IVC 可使静脉回流减少高达 50%。VVB 将 IVC 和门静脉的血流通过腋静脉转移到上腔静脉，从而缓解了前负荷的减少，提高了肾灌注压，减少了内脏淤血，并且可以延缓代谢性酸中毒的发生[178]。然而，使用 VVB 并非没有风险。空气栓塞、血栓栓塞和管道意外脱落可以致命或导致严重并发症[179]。VVB 并未在所有中心统一使用。一项对三个研究的 Meta 分析未发现随机分组的患者使用或不使用 VVB 在肾功能不全患者的发生率或输血需求方面存在差异[180]。使用背驮式技术保留了 IVC，可减少 VVB 的需要[181]。

肝切除之后将进行止血，并吻合肝上、肝下 IVC 和门静脉血管。尽管在无肝期没有肝产生的凝血因子，但因为已经夹闭进入肝的血管，失血通常不多。不过，在这个阶段，由于缺乏肝产生的纤溶酶原激活物抑制剂，导致无法对抗组织纤溶酶原激活物的作用，可能开始发生纤维蛋白溶解。各医疗中心抗纤溶药物的应用各有不同（稍后讨论）。

新肝期

新肝期开始于经门静脉对移植物再灌注。再灌注导致钾离子和氢离子浓度急剧增加，前负荷增加，全身血管阻力和血压降低。通过中心导管监测出现低体温标志着移植物的血液回流到体循环。临床上可从心电图的变化发现危及生命的高钾血症，需要立即治疗。氯化钙和碳酸氢钠是高钾血症紧急治疗的首选药物。如果时间允许，沙丁胺醇和胰岛素也有效。少尿伴血钾升高的患者术中应早期考虑透析。

再灌注综合征（postreperfusion syndrome，PRS）的标志是体循环低血压和肺动脉高压，发生于移植物再灌注后 5 min 内。大约 1/3 接受原位肝移植（orthotopic liver transplantation，OLT）的患者再灌注后会发生严重的低血压。其原因不确定，但涉及许多因素，如高钾血症、酸中毒、低体温、栓子（空气或血栓）以及血管活性物质。再灌注后早期发生高钾血症的危险因素包括无肝前期血钾水平升高以及使用心搏停止后捐献的器官[182]。一项研究发现，非理想的移植物（较高程度的脂肪变性）和移植物冷缺血时间是 PRS 的危险因素[183]。在该研究中，所有的 PRS（定义为平均动脉压低于 60 mmHg）都发生在冷缺血时间超过 6 h 的非理想供体。与非 PRS 组相比 PRS 组再灌注后血钾较高，体温较低。

此外，术中任何时刻都可能发生其他危急事件，例如严重的急性出血导致血流动力学不能维持而需要大量输血。心律失常和心脏内血栓栓塞也可以在术中任何时间发生，但再灌注后更容易出现[184-185]。

肝动脉吻合和胆道重建一般在静脉再灌注后进行，但在儿科患者可能在再灌注前完成动脉吻合。移植物有功能的一些表现可在手术室和术后早期被观察到，包括对钙的需求减少、酸中毒改善、尿量增加、核心体温增加以及胆汁从移植物流出[186]。

输血，止血及抗凝治疗

如前所述，终末期肝疾病会引起复杂的凝血功能紊乱，同时影响促凝和抗凝系统，导致患者在不同的临床情况下容易发生出血或者血栓形成。在肝移植过程中，终末期肝疾病的已有的凝血功能状态可能会进一步受到大量输血，稀释性凝血病，肝合成功能丧失，移植物再灌注后肝素样凝血病及纤维蛋白溶解的影响[187]。对凝血紊乱和输血的管理是肝移植患者护理的关键。

从无肝前期开始，引流腹水及手术失血均需要进行容量复苏。如果已存在凝血功能障碍，切皮后应马上输注新鲜冰冻血浆，尽管一些作者已质疑新鲜冰冻血浆在 OLT 中的使用[188-189]。含维生素 K 依赖凝血因子的浓缩凝血酶原复合物（prothrombin complex concentrates，PCCs）被认为可以替代血浆输注，以避免输血相关性急性肺损伤和输血引起的循环超负荷[190-191]。一些含有治疗剂量 Ⅱ、Ⅶ、Ⅸ、Ⅹ 因子的 PCCs 已可用于临床[192]。使用 PCC 时主要需要考虑血栓栓塞并发症，这与患者的基础疾病、用药剂量和各 PCC 产品的组成成分有关[193]。尽管在一项对非肝移植患者使用 PCC 逆转华法林作用的大型研究中血栓的发生率很低（1.4%），但针对 PCC 在肝移植患者中的安全性评价仍没有随机对照研究发表[194]。另一种产品——重组激活Ⅶ因子（rFⅦa），在肝移植中进行了评估，结果发现可以改善凝血功能，但不能减少输血需求[195-196]。rFⅦa 引起动脉而非静脉血栓栓塞的风险增加[197]。肝移植术中由于大量输血、血液稀释以及消耗，纤维蛋白原水平可能下降。富含纤维蛋白原的成分，如冷沉淀和浓缩纤维蛋白原，在有确定的低纤维蛋白原血症的凝血功能障碍引起失血时可以使用。冷沉淀在北美和英国可用，而欧洲使用的是浓缩的纤维蛋白原[192]。肝移植患者中常见血小板减少症，但肝移植患者术中预防性输注血小板对改善凝血指标似乎效果欠佳[192]。此外，对肝移植患者术中输注血小板还被证实有一定副作用，包括增加急性肺损伤发生率、一年移植物失功及死亡率[198-199]。总的来说，在肝移植患者中使用血液制品和（或）凝血因子应限于临床显著出血时；不推荐预防性输注[200]。

TEG 或标准实验室检查（PT、纤维蛋白原和血小板计数）可用于指导纠正凝血障碍[190, 201]。在心脏手术患者中用血栓弹力图指导凝血功能管理已得到广泛研究并证实可减少输血[202]。尽管以血栓弹力图为指导的方案在肝移植的队列研究中也有使用，但少有证据支持它能显著影响输血需求。在一项单中心的肝移植患者的研究中，术中使用了以血栓弹力图为指导的止血管理方案，包括使用 PCC 和浓缩纤维蛋白原。其红细胞输注的中位数较低（2 单位）；29% 患者使用了血小板，15% 输注了血浆[203]。然而，在另一项单中心的对照研究中，使用血栓弹力图指导的方案与标准的输血方案相比并不能减少肝移植患者血液输注[204]。各机构在 OLT 中的输血实践有很大区别，正如从 MELD 评分显示的患者病情严重程度也不一样。单中心研究显示，术中血液输注是移植后存活率的一个预测因子，但文献报道的影响预后的输血阈值各有不同[205-207]。肝移植患者输血的需求似乎受多因素影响，许多供体、受体及手术方式的因素都表现出对术中输血的影响[200]。肝移植中纤维蛋白溶解也可以导致需要针对性治疗的出血。纤维蛋白溶解在再灌注后最为严重，这是由于移植物内皮细胞释放的组织纤溶酶原激活物突然增加所致，可能需要抗纤溶药物和冷沉淀。自从 2008 年抑肽酶退出全球市场，赖氨酸类似物 ε-氨基己酸和氨甲环酸成为纤维蛋白溶解引起的凝血障碍性出血的经典治疗药物，但在肝移植患者中其恰当剂量仍未确定[200]。已有研究评价抗纤溶治疗在肝移植患者中对输血的影响。近期的三项研究显示预防性使用赖氨酸类似物可减少输血需求，但有一项研究发现抗纤溶治疗与深静脉血栓风险升高相关[208-210]。尽管没有明确证据显示在肝移植中使用抗纤溶治疗会导致高凝状态，但在肝移植患者中已有详细的重要血栓并发症的报道[200]。总之，抗纤溶治疗应该在怀疑或已确诊高纤溶状态引起显著出血的时候使用[200]。

术后管理

术后早期的目标是确保患者从麻醉和手术中平稳过渡（维持血流动力学稳定、代谢稳态和充分镇痛），监测移植物功能（转氨酶水平、凝血酶原时间、胆红素水平、胆汁和尿量和酸碱状态），并持续监测已知的并发症（出血、胆漏、血管血栓形成、原发性移植物无功能）。使用糖皮质激素会导致高糖血症，可能需要胰岛素治疗。

缺乏胆汁分泌伴血流动力学不稳定提示原发性移植物无功能，可能需要紧急再移植。相反，移植肝功能良好可促进神经功能早期恢复和心血管稳定性，改善肾功能，这些迹象可在手术结束后几小时内发生。

肝动脉血栓形成会导致移植物坏死，需要再移植。术后 2～3 天内，由于采集、保存和再灌注过程中移植物的缺血或损伤，转氨酶显著异常很常见。在此之后，如果转氨酶和胆红素水平无下降趋势，提示存在肝动脉血栓形成的可能，需要立即行多普勒超声检查。

术后镇痛一般使用阿片类药物，包括患者自控镇痛。与其他腹部大手术相比，对镇痛药物的需求可能会减少[211-212]。因为事先存在或在围术期发生凝血功能障碍，禁行硬膜外镇痛。

气管拔管和终止术后机械通气的恰当时间仍不确定[213-214]。早期气管拔管，包括在手术室拔管，在部分患者是可行的。然而，术后立即拔管的好处似乎仅限于减少资源利用。但在一些医疗中心，移植后患者无论是否需要机械通气都会直接送去 ICU，这种好处更不明显。因此，许多医疗中心更希望在拔管前看到移植物有功能的清晰迹象。

急性肝衰竭（ALF）

ALF（以前被称为暴发性肝衰竭）的定义为原先没有肝病的患者在病程不超过 26 周内发生肝性脑病伴凝血功能障碍［国际标准化比值（INR）≥ 1.5］。ALF 是一种罕见的情况，在美国每年大约发生 2000 例，在英国报道的发生率在百万分之一到八[215]。药物相关毒性，主要是对乙酰氨基酚中毒，占美国和欧洲 ALF 病例中的大多数，而在许多亚洲和发展中国家，病毒感染是 ALF 最常见的原因[216]。其他原因包括特发性急性肝衰竭、自身免疫性疾病和缺血。病因对预后有重大影响，对乙酰氨基酚中毒、缺血性损伤或甲型肝炎的患者预后最佳，而非对乙酰氨基酚引起的药物性肝损伤、急性乙型肝炎、Wilson 病或自身免疫性肝炎如不接受移植则预后不良[217]。由于移植和药物治疗的进展，ALF 患者的预后在近 40 年有显著改善；超过 70% 的 ALF 患者可以存活[218-219]。总体上，ALF 是肝移植的罕见指征。在一项为期 13 年的关于美国等待肝移植的 ALF 的患者的研究中，仅 64% 患者接受了肝移植。在未接受肝移植的患者中，一半以上通过药物治疗存活[219]。在美国，最近 12 年内，成年 ALF 患者等待移植和接受移植的比例都有轻微下降[87]。在欧洲，每年肝移植病例中约 7% 为 ALF 患者[220]。ALF 患者肝移植后一年生存率在 74% ~ 84% 之间；与慢性肝衰竭病例相比早期和晚期预后均较差[221]。ALF 病因不同也导致肝移植预后出现显著差异；对乙酰氨基酚中毒和急性病毒性肝炎引起的 ALF 预后优于其他[215]。危重 ALF 患者术前存在的多器官功能障碍包括神经系统受累的严重程度很可能影响移植预后。

由于疾病进展迅速，通常 ALF 不伴有肝硬化和门静脉高压的征象。慢性肝病急性失代偿被称为慢性肝病急性发作，是另一种在病因、治疗和预后指标上均不同的情况。尽管 ALF 有各种病因，但发生广泛肝坏死的所有患者都有一些共同表现。最严重和致命的是急性脑水肿和颅内压增高。对其他器官系统的影响包括凝血病、循环障碍和低血压、急性肾损伤以及代谢紊乱。

减少脑水肿的一般措施包括维持患者于 30° 头高位，并确保头处于正中位以免妨碍静脉回流。支持治疗包括维持血压，预防脓毒血症，气管插管保护气道和控制通气。应考虑使用镇静剂和肌肉松弛剂以减轻咳嗽、对抗和寒战引起的 ICP 增高。甘露醇可用来诱发渗透性利尿，但在患者肾功能受损时使用受限。早期使用肾替代疗法可用于控制血氨水平，调整电解质和酸碱状态。高渗盐水也可使用，调节血清钠目标值为 145 ~ 155 mEq/L。目前推荐维持正常的二氧化碳分压以保留对 ICP 急性上升时的过度通气反应。巴比妥类药物可以用来降低脑代谢，但低血压会限制它们的使用。

监测脑水肿和颅内压增高的技术是有争议的。头部序列 CT 图像不是颅内压增高的敏感指标，但 CT 可以提供结构异常方面的信息如颅内出血。尽管许多医疗中心对 Ⅲ ~ Ⅳ 级昏迷患者使用 ICP 监测指导治疗，但没有随机对照研究支持这种做法。此外，放置 ICP 监测并不简单，对危重、脆弱的患者经常需要积极纠正凝血障碍并进出手术室。尽管如此，对于指导急性治疗和帮助确定哪些患者不再适于接受移植来说，ICP 监测非常重要。除了测量 ICP，这些监测还能用来计算脑灌注压［（cerebral perfusion pressure，CPP）= 平均动脉压（MAP）- 颅内压（ICP）］，CPP 应维持在 50 ~ 80 mmHg。有人描述过一个在 Ⅲ ~ Ⅳ 级脑病患者中管理颅内压增高的有效方案，在 ICP > 20 mmHg 时 95% 的患者对治疗有反应。此外，在这项前瞻性研究中，对所有患者都监测 ICP，没有患者单独死于脑水肿。作者使用的方案包括在放置 ICP 监测前使用激活重组Ⅶ因子（rFⅦa）纠正凝血功能障碍，未发生 ICP 监测引起的显著出血的并发症[222]。

关于哪些患者应该接受移植手术的决定应基于哪些患者可能自行恢复或不太可能从移植中受益，这是肝病患者管理期间遇到的最困难的决定之一。两个最广泛使用的预后模型是 Clichy 或者 Paul Brouse 医院标准和帝国学院医院标准。Clichy 标准推荐对 Ⅲ ~ Ⅳ 级昏迷的患者根据年龄和因子 V 的水平决定是否移植[223]。但该标准不考虑 ALF 的病因差别，这是它的一个缺点。帝国学院医院的标准在预测对乙酰氨基酚中毒的 ALF 患者预后方面更有优势，但在没有使用对乙酰氨基基酚的患者中其阴性预测值不到50%[224]。这样，无法满足这些标准的患者有部分会死于没有适当地接受移植。近期，一些动力学模型被用来预测 ALF 患者的预后[225]。

对于进行有创操作的 ALF 患者，建议纠正血小板减少症至至少 50 000/mm³ 或 INR ≤ 1.5[217, 226]。在有严重异常时（如血小板计数 ≤ 10 000/mm³，INR > 7，纤维蛋白原 < 100 mg/dl），建议预防性治疗[217]。血栓弹力图可用于指导治疗。对不能耐受大容量血浆治疗的患者，可以使用 rF Ⅶ a 快速纠正凝血障碍。但这种药物可能带来血栓风险，在有高凝状态时为禁忌。除非计划进行有创操作，一般不推荐预防性使用 rF Ⅶ a[227]。另外，给予凝血酶原复合物治疗也可能有用。

低血压的 ALF 患者在使用正性肌力药物或缩血管药物治疗前应该进行血容量状态和心脏功能评估。应提高 MAP 以达到足够的 CPP。缩血管药物可用于治疗全身性低血压或维持足够的 CPP。按照对脓毒症患者的治疗建议，应该使用去甲肾上腺素。抗利尿激素的使用有争议，因为有证据表明它的使用与 ICP 增高有关[228]。但另一项使用特利加压素的研究并未发现有类似的 ICP 增高[229]。

活体供体肝移植

见第 61 章（器官获取的麻醉）。

儿科肝移植

见第 77 章（小儿麻醉）和第 78 章（小儿心脏手术麻醉）

器官配型及分配

供体肝与受体配型的主要标准是 ABO 血型和移植物大小。ABO 血型不相容的肝移植（ABO-incompatible liver transplantation，ILT）通常仅限于紧急情况，并且据早期报道其中多达一半的成人需要接受再次移植。后续报道发现了在 ILT 后预后更好的患者群体。O 型血受体和儿科患者对 ILT 的耐受性更好[230]。尽管如此，ILT 仍然是一个用于紧急情况的技术。

在美国，由 UNOS 维护的国家登记中心将器官分配给移植候选人。在欧洲，有许多地区或国家的器官分配机构根据不同的标准在他们各自的国家或地区进行器官分配。UNOS 在分配死亡供体肝时只考虑疾病的严重程度，而不再使用等待时间。旧系统使用 Child-Turcotte-Pugh（CTP）评分来确定疾病严重程度（表 60.3）。从 2002 年开始，MELD 评分取代了 CTP 评分。MELD 评分是一个数学公式，整合了血清胆红素、肌酐水平和 INR。它被认为更为客观，因为它不依赖于主观的体格检查来确定症状的存在和严重性，例如腹水或脑病。MELD 评分是一个连续量表，而不是分级的（如 CTP 评分），它将不同的风险值分开而不是放在一个组中，因此具有更高的鉴别能力。此外，它包含肌酐水平（CTP 评分中没有），反映了肾功能不全对进展期肝病预后的重要性。MELD 评分是一个预测移植前（候补名单）90 天死亡率很好的指标（图 60.11）。

MELD 分配体系被认为是肝器官分配的一项重大进步。但为了使分配更合理，人们一直在根据最新进展对 MELD 体系进行调整并针对特定患者群体增补 MELD 体系中没有的项目。例如，由于观察到低钠血

表 60.3　Pugh 对 Child-Turcotte 分级的修正

变量	评分		
	1	2	3
脑病	无	1～2	3～4
腹水	无	轻度	中度
凝血酶原时间（延长，秒）	< 4	4～6	> 6
白蛋白（g/dl）	> 3.5	2.8～3.5	< 2.8
胆红素（mg/dl）	< 2	2～3	> 3

Child-Pugh 分级：A 级，5～6 分；B 级，7～9 分；C 级 10～15 分。Modified from Wiesner RH, McDiarmid SV, Kamath PS, et al. MELD and PELD: application of survival models to liver allocation. Liver Transpl. 20017; 7（7）: 567-580

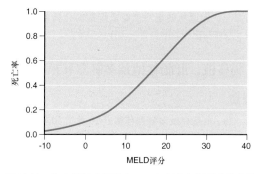

图 60.11　终末期肝病模型（MELD）评分与肝硬化的住院患者（移植前）3 个月死亡率之间的关系（From Wiesner RH, McDiarmid SV, Kamath PS, et al. MELD and PELD: application of survival models to liver allocation. Liver Transplant. 2001；7：567-580.）

症是肝硬化患者死亡的预测因子，2016 年血钠被加入到器官分配的计算中（MELD-Na 评分）[231]。肝细胞癌（hepatocellular carcinoma，HCC）在 MELD 评分改变前就可能进展到不能手术的程度，这对患者不利。因此，UNOS 的政策允许给 HCC 患者特别加分，使之能公平得到器官分配；从 2002 年开始，这一政策已得到许多修改[232]。其他患者群体，包括 PPHTN、HPS、淀粉样变和肝门胆管癌的患者，也获得了 MELD 的特别加分。移植候选人获得移植机会的地区差异问题在地区共享 35 条 / 国家共享 15 条政策中得到解决[233]。MELD 评分低于 15 分者不接受移植生存率更高[234]。不过，若使用供体风险指数将供体品质纳入考虑的话，MELD 评分在 12 ～ 14 分的候选人如能得到较好的供体（供体风险指数低）也可从肝移植中获益[235]。

肝移植术后患者的麻醉

在美国有接近 8000 例接受肝移植后存活的患者；这些患者可能会需要接受各种类型的非移植手术[87]。移植物有功能的肝移植受体通常按正常方式代谢药物，但是移植物的功能必须接受评估而不是假设。PT（或 INR）是肝合成功能的一个很好的指标。对移植肝合成功能受损的患者，凝血异常可用维生素 K 或新鲜冰冻血浆来纠正；对腹水用利尿剂、白蛋白来治疗或做穿刺引流；对脑病的风险可以给予乳果糖并谨慎使用镇静剂，使之最小化。

对这类免疫抑制的人群需要小心遵守无菌技术的要求，以防止感染并发症。对长期应用糖皮质激素的患者应补充应激剂量的糖皮质激素。应该评估并小心处理肾功能，以避免加重免疫抑制剂相关的肾损伤。在使用钙调神经磷酸酶抑制剂如环孢素的患者中常见高血压。应避免使用降低肝血流量的药物如普萘洛尔。凝血功能较好的患者可选择区域麻醉。

肠移植，肝肠移植及多脏器移植

背景

肠、肝肠以及多脏器移植自 20 世纪 80 年代中期就开始实施，但在 90 年代引入他克莫司和抗淋巴细胞单克隆抗体充分控制排斥反应之前，其预后一直不好。过去的 20 年中，随着免疫抑制治疗、供体-受体配型、手术技术及围术期管理的进一步改善，预后得到了持续的改善。这些手术方式目前在治疗许多病因导致的肠衰竭方面发挥了重要作用。肠移植登记系统收集了 1985 年到 2013 年全球进行肠移植的 82 个研究的 2699 例患者数据，得出患者的总体生存率分别为 1 年 76%、5 年 56% 和 10 年 43%[236]。虽然结果在持续改善，但肠移植的生存率和成本-效益比仍低于其他器官移植[237-239]。肠移植需要高度专业化并能够提供长期术后管理的多学科团队。病例数较少有利于集中在经验丰富的地区或国家医疗中心管理。

肠移植手术的定义仍有争议，但应用最广泛的包括：小肠移植，即不包含肝和胃的肠移植；肝肠移植，即包含小肠和肝的移植但不包含胃；改良的多脏器移植，包含胃和肠的移植但不包含肝；多脏器移植，即肠、肝、胃联合移植。胰腺常常被囊括在移植物中，这一般是为了简化手术操作，但有时也用于治疗胰腺功能不足。移植物中还可能包含一段结肠。

儿童肠移植的适应证包括由腹裂、坏死性小肠结肠炎和肠扭转引起的短肠综合征。成人则因血栓或创伤性肠梗死，硬纤维瘤，克罗恩病相关的短肠综合征和肠运动障碍而接受移植。其中大多数人接受移植是因为肠外营养出现危及生命的并发症，包括进展性胆汁淤积和肝衰竭，静脉血栓形成以致失去两条中心静脉通路，反复发生导管相关性脓毒血症。此外，如果基础疾病具有高死亡风险也有移植指征，如先天性黏膜疾病，硬纤维瘤和超短肠综合征。有些患者由于造口处丢失过多引起脱水，经常因虚弱而需要住院治疗，也可考虑进行移植。近年来肠外营养（parenteral nutrition，PN）脂制剂的改进大大减少了 PN 相关性肝病，肠移植又有新的适应证出现[239]，包括终末期肝病患者肠系膜血栓形成，慢性腹部瘘管及脓毒血症，以及患者不愿终身使用 PN。这些情况的预后尚未有数据报导。

手术方式

需要移植的器官依赖于适应证、受体肝功能以及以前手术后的手术条件。单纯的小肠移植或小肠-胃-十二指肠移植常用于短肠综合征、运动功能障碍以及硬纤维瘤。这种手术中，由供体与受体的肠系膜上动脉（superior mesenteric artery，SMA）吻合提供动脉血流流入，供体门静脉与受体 IVC 或门静脉吻合提供静脉回流（图 60.12）。

在 PN 相关性肝病严重时推荐进行肝肠移植，可包括或不包括胃、十二指肠、胰腺移植。将胰腺包括在内可避免在后方切取器官时损失肝门的风险，也可减少移植时撕裂毗邻血管（肠系膜上血管，门静脉，结肠中动脉）的风险；这样还可以避免做 Roux 式胆道引流，对糖尿病的受体更有益。流入道一般经主动

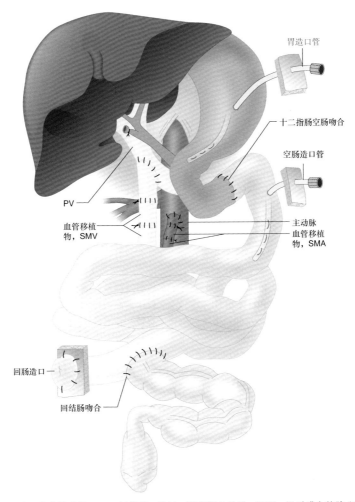

胃造口管

十二指肠空肠吻合

空肠造口管

PV

血管移植
物，SMV

主动脉
血管移植
物，SMA

回肠造口

回结肠吻合

图 60.12　**小肠移植**。图示植入的供体小肠。PV，门静脉；SMA，肠系膜上动脉；SMV，肠系膜上静脉（Modified from Abu-Elmagd K，Fung J，Bueno J，et al. Logistics and technique for procurement of intestinal，pancreatic and hepatic graft from the same donor. Ann Surg. 2002；232：680-687.）

脉 -SMA 吻合口或导管进入，而流出道沿供体肝静脉至 IVC 或侧侧吻合供体与受体的肝后 IVC（背驼式技术）。梗阻性泌尿系统疾病引起的移植前肾功能不良，肾静脉血栓形成或反复发生的严重脱水可能需要在手术中联合行肾移植。

　　移植物复合体再灌注后，接下来是进行近端肠道与胃，或胃食管吻合以恢复上段肠道的连续性。后续可行受体结肠与供体回肠的端侧吻合以恢复下段肠道的连续性。移植小肠的远端将被拉出作为临时造口。或者为保留受体的回盲瓣，可将供体的回肠与受体的远端回肠吻合，将受体的远端回肠用于造口。回肠造口可保证移植肠管术后不扩张，并可用内镜监测有无排斥反应。结肠并非必须保留，但它有助于水和电解质吸收，通常患者希望保留。完成肠道吻合后关腹，这可能会有困难，有时需要延期关腹，或使用加强金属网，肌肉瓣，或者甚至移植部分供体腹壁。

术前评估

　　多脏器移植以及较小范围的不含肝的肠移植通常都伴有术中大量出血，血流动力学不稳定，电解质紊乱以及代谢性酸中毒。足够的营养状况和心肺功能的健康至关重要。术前评估与肝移植相似（如前所述）

但有下列事项需要注意。

中心静脉通路常常因既往出现导管相关性感染或血栓而不能使用。有时会发生无名静脉或上腔静脉的部分或完全堵塞，甚至表现为液体负荷过重或运动时面部水肿，这可能使包含肝的任何移植物成为禁忌。所以中心静脉通路必须用超声评估其通畅性，如有疑虑，可使用磁共振血管成像。膈肌上方的通路对接受肝移植的患者来说至关重要，因为手术需要部分或完全阻断 IVC。这在只接受肠移植的患者没那么必要，但此时须确认双侧股静脉的通畅性。在等待移植之前就应该计划好血管通路，在必要的时候需要请介入医生参与其中。

凝血功能的评估应包括 TEG 检查和血栓形成筛查。大多数多脏器移植的等候者其血栓弹力图都显示为高凝，即使在伴有肝功能不良时也是如此，确认这一点可影响术中管理方案。许多肠移植的等候者存在慢性腹痛并使用阿片类药物，由于需要在术后和更长期进行随访，专业的疼痛治疗评估和建议十分重要。

在合并肝疾病的等候者中，PPHTN 和 HPS 应该作为有望接受常规肝移植的受体而被排除，考虑到与单纯的肝移植相比，多脏器移植对生理和代谢要求更高，这两种情况都可以作为多脏器移植的禁忌证。重要的合并症如肌肉减少症、缺血性心脏病、糖尿病，尤其是患者年龄超过 60 岁时，也提示高风险禁忌手术。

术中管理

到目前为止，关于肠和多脏器移植受体术中麻醉管理的文献多为个案。麻醉技术、血管通路和监测模式主要与肝移植中相同，尽管终末期肝病的病理生理改变仅在肝肠移植或多脏器移植的等候者中存在。肝肠移植与单纯肝移植的区别描述如下[240-242]。

部分肝肠移植手术需要 24 小时或更长时间。大多数需要两位有丰富经验的麻醉医师以及专业的辅助人员，包括协助管理血液滤过、VVB、血液回收、快速输注装置以及重点执行检测方案的护士或技术人员。

大多数受体曾接受过腹部大手术，因此会有不同程度的腹膜硬化。伴有门脉肠系膜静脉血栓形成或 PN 相关性肝病的患者可能还存在严重门静脉高压。因此分离和切除受体脏器可能耗时较长并伴有严重出血。有些完整的多脏器移植中，为减少手术失血，在手术前当即进行床旁血管造影和 SMA/ 腹腔动脉栓塞。其他时候，如果有足够位置容纳移植物，可以通过避免左上腹切开和脾切除来减少出血。在所有病例中都应预期出现大量的血容量丢失。必须与医院的血库就

大量输血方案达成一致。

手术切除困难也增加了缺血时间延长的风险和移植物的损伤。减少缺血时间需要供体和受体团队的紧密协作，一旦判定供体器官可用就应该开始受体麻醉，有时甚至早于供体器官切取。

在有些移植中心，对伴有门静脉高压，预计会大量失血的成年肝肠移植患者，在器官切除阶段早期就开始使用 VVB 以降低门脉压，提高心输出量。这依赖于股静脉和（或）门静脉流出道，颈内静脉、锁骨下静脉或臂静脉流入道有足够的血管通路。在旁路血管回路上会安装一个热交换器，从而在长时间部分体外循环过程中维持体温正常。由于这些大量输血的患者常常出现酸中毒和高钾血症等并发症，有些中心会预防性使用术中血滤，这需要在中心静脉再放置一条双腔透析管，而且最好与输注血管活性药物的多腔静脉管路分开。还需要用于快速输注血液制品的管道和 PA 导管（成人），两者或其中之一可沿旁路血管的回流管路以及右侧颈内静脉的四腔导管放置。在置管过程中超声引导不可或缺。如果已知右侧颈内静脉不能置管，在术前评估时应选好其他置管部位。可以对膈上其他置管位点进行介入造影或手术切开。

肝肠移植的术中监测与肝移植类似。经食管超声监测的优势是可以立即发现心脏内的空气或血栓，这是 VVB 带来的危险。由于肝肠移植患者基础的血栓弹力图常常显示高凝状态，术中快速输注大量血液制品又引起凝血功能不可预测的改变，术中发生自发性血栓栓塞的风险也高于单纯的肝移植手术，可能危及生命。在切除过程中可以使用血液回收，但仅用于肠管和肠瘘没有切开，手术野没被污染前。实际操作中，这个时间一般不长。但如果没有使用血滤，可以用血液回收机将库血清洗后输注，减少高钾血症的风险。

凝血功能的管理同肝移植术，以手术野的表现和 TEG 为指导。如果临床上有血栓形成史或 TEG 提示高凝状态，要避免使用氨甲环酸。但如果发生大量出血，伴凝血功能障碍的临床表现，TEG 显示纤维蛋白溶解，氨甲环酸可以考虑使用。与输血科的专业人员开放式交流非常重要。这能帮助血库和移植团队之间维持支持关系以满足术中特殊需求，在需要时还便于适时使用凝血酶原和纤维蛋白原浓缩制剂。

单纯肠移植的再灌注一般很平稳，但包含肝的移植复合物由于再灌注涉及大量组织，肝动脉和门静脉系统在短时间内相继开放，常常会引起高钾血症和至少短暂的低血压。其处理与肝移植相同，谨慎地按需补充容量和升压药物以维持 MAP。体温的明显下降也可观察到。尽管在使用 VVB 和热交换器时低温时间

短暂，但有时也恢复很慢，尤其是在进行持续的静脉静脉血液透析时。虽然血液透析在预防高钾血症和严重酸中毒方面有利，但其益处并未得到证实。其使用还经常因滤出或加温系统出现血凝块而被打断，有人认为它对本来就很复杂的环境产生严重干扰。

术后处理

术后管理包括时间不等的持续机械通气和血容量维持，因液体在组织中转移引起的血管内容量减少可持续 1 ～ 3 天。围术期预防性使用抗生素和用多种药物诱导强免疫抑制很重要，用多普勒超声和内镜监测移植物灌注也很重要。腹壁注药（腹直肌鞘和肋缘下腹横肌平面阻滞）有助于拔管后的镇痛，但患者自控镇痛常常需要高剂量，持续使用阿片类药物也很常见。尽管有专业的疼痛服务介入，出院后很多患者仍然常常持续使用阿片类药物，他们可能需要长期的心理支持。术后手术并发症很常见，但移植物失功能目前已较少见。

总结

幸运的是在这个具有挑战性的领域中患者数量较少，但通过 20 年的经验其预后变得更好，而预后的改善又带来更多和较早期的患者。未来的进展取决于集中国家或地区各中心的经验，在各中心间紧密合作，更好地确定适应证，细化临床管理。

腹部器官移植后并发症

手术并发症

早期术后手术并发症包括术后出血、引流液漏（胆汁、尿液及胰腺分泌物）和血管血栓形成。当促凝物质和抗凝物质（蛋白 S 和 C，抗凝血酶）之间维持平衡时，出血和血栓形成的风险减小。由于标准实验室检查只监测凝血，缺乏检测全血凝固的黏弹性测试，可能很难评估这种平衡。

并发症随着供体移植物质量和受体的特点而不同。例如，肝动脉血栓形成在儿科受体更常见，因为其血管细小；而肝移植后胆漏更常见于使用心脏死亡供体的器官时[243]。

感染

在术后极早期，感染是首要的死亡原因。用来预防排斥反应的免疫抑制剂是造成这种风险的主要原因。在术后早期以细菌感染为主。常见手术部位感染、腹腔内脓肿和血肿感染。在这类免疫抑制人群中，多重耐药菌是常见的。在肝移植受体，细菌易位或胆漏可导致腹膜炎、胆管炎和肝周脓肿。在一项对肝移植受体的研究中，47% 的 ICU 患者有血ية流感染，35% 有腹腔内脓肿，17% 有呼吸机相关性肺炎[244]。应该及时诊断和考虑微创引流技术治疗而非早期剖腹手术。当这种方法失败时可考虑剖腹手术。

长期气管插管和保留中心静脉导管与导尿管是常见的感染源。这些装置在术后应该尽早去除。同时，在留置各种导管时需要严格遵循无菌技术。

糖尿病和肾功能不全等合并症会增加感染的风险。病毒和真菌感染更容易发生在术后 1 周之后。肝移植术后真菌感染的危险因素包括先前存在病毒性肝炎、糖尿病、多器官衰竭、长期肠外营养、长时间机械通气和抗生素使用增多[245]。真菌感染的常见部位包括口腔、食管、肺和颅内。即使对侵袭性真菌感染延长使用两性霉素或伊曲康唑治疗的时间，其预后仍不良。

免疫抑制

急性细胞排斥（acute cellular rejection，ACR）是移植后一年内移植物功能障碍的重要原因。随着免疫抑制疗法的进展，ACR 的发生率已经降低：在肝移植患者中为 15% ～ 25%，在肾移植受体中低于 10%[10, 246]。总的来说，ACR 对治疗反应好，但慢性排斥反应是所有器官移植物丧失功能的重要原因。免疫抑制的目标是防止移植物失功能，同时避免抗排斥治疗方案的不良反应[247]。实体器官移植的免疫抑制分为初始（诱导）和维持阶段。钙调磷酸酶抑制剂环孢素和他克莫司（原先的 FK506）是大多数诱导和维护方案的基础。这两种药物都抑制白介素 -2（IL-2）和其他细胞因子的转录，主要作用于辅助 T 淋巴细胞。两者都有肾毒性，这是由于入球动脉血管收缩和 GFR 减少引起的。由此产生的氮质血症在减少剂量后是可逆的。高血压是血管收缩和钠潴留引起的，通常出现在治疗的头几个星期。神经毒性包括震颤、头痛、抽搐甚至局灶性神经异常。骁悉疗法可以减少钙调磷酸酶抑制剂的剂量，是一种有益的辅助治疗。

除了他克莫司这种使用最广泛的药物外，还有许多其他药物可使用[248]。西罗莫司是蛋白 mTOR 的抑制剂，用于节省钙调蛋白磷酸酶抑制剂以及用于肝细胞癌的移植患者以减少复发[249]。巴利昔单抗是 CD25 的单克隆抗体，用于替代类固醇类药物在肝移植中诱导免疫抑制[250]。

新的免疫抑制剂通常在被用于肝移植前会先用于肾移植。值得注意的是，肝移植的受体比接受其他器官移植的受体需要的免疫抑制剂更少，并且移植肝对来自同一供体的其他移植器官有保护作用。这种作用是肝特殊免疫状态的一个例子[247]。

诊断排斥反应需要活检。进行活检的门槛应该放低，但应意识到其他情况可以出现与排斥反应相似的组织学变化。例如，肾弥漫性淋巴细胞浸润可见于排斥反应或淋巴增生性疾病，而丙型肝炎复发与排斥反应在肝的表现相似。

恶性肿瘤

免疫抑制剂增加移植受体对恶性肿瘤的易感性[251]。这种效应主要与免疫抑制的程度有关，但可能也和转化生长因子 β（TGF-β）的产生有关。恶性肿瘤的范围广泛，包括 HIV 感染后的肿瘤（也与免疫抑制有关）。如果早期停用免疫抑制剂，淋巴瘤可以消退。

在对 25 万多个实体器官移植受体的回顾性研究中，霍奇金淋巴瘤的危险因素包括男性、青年、移植时 EB 病毒（Epstein-Barr virus，EBV）血清反应阴性[252]。在对 17.5 万例实体器官移植受体（主要是肾和肝受体）的一项研究中，有超过 1 万例患者被发现患有恶性肿瘤，与普通人群相比标准化发病率（standardized incidence ratio，SIR）大于 2[253]。相对危险因子最高的癌症发生部位包括卡波西肉瘤（SIR = 61）、嘴唇（SIR = 17），皮肤非黑色素瘤（SIR = 14），肝（SIR = 12），外阴（SIR = 8），非霍奇金淋巴瘤（SIR = 8）。

移植后淋巴组织增生障碍（posttransplant lymphoproliferative disorder，PTLD）与移植后 EB 病毒感染引起的 B 淋巴细胞增殖有关。临床表现从单核细胞增生样综合征到恶性淋巴瘤各不相同。由于之前接触 EB 病毒的可能性较低，儿科患者的风险增加。通过对病变区域（可能包括移植器官）的活检可以诊断。治疗包括降低免疫抑制水平和抗 EB 病毒疗法，主要是更昔洛韦。高危个体，例如对 EB 病毒血清反应阴性的患者或接受血清反应阳性的供体器官者，应维持抗病毒预防。

移植后所有癌症的平均潜伏期为 3～5 年，但特定的恶性肿瘤表现出独特的时间间隔。发生癌症的部位取决于移植的器官。例如，肾移植受体在自体肾发生癌症的风险比预期要高 100 倍[254]，其原因尚不清楚，但移植前长期透析可能是一个危险因素[255]。使用特定的免疫抑制剂也会影响患各种癌症的相对风险。例如，包含抗 T 淋巴细胞抗体的 OKT3 与 PTLD 的发病率增加有关。针对 B 淋巴细胞的抗体（利妥昔单抗）可以减少 PTLD 的发病率。西罗莫司与癌症发病风险无关，而事实上可能还有抗肿瘤作用。

长期生存率

长期生存率受伴随疾病的影响，如高血压、高脂血症和糖尿病[256]。肝移植后的长期死亡因素中排名最前的是肝疾病进展（疾病复发或器官排斥）、恶性肿瘤和心血管疾病[257]。

总结

腹部器官移植在过去的 50 年已经发展成熟。从一开始作为一种实验性方法，肝移植已成为肝终末期疾病患者的最佳的生存希望，肾和胰腺移植则成为让相应患者能独立生活的最佳选择。对未来的挑战包括解决器官短缺、探索减少疾病复发可能性的方法以及限制免疫抑制剂副作用的药理学进步。

参考文献

1. Organ Donation and Transplantation Activities. 2015 Report. GODT. http://www.transplant-observatory.org/organ-donation-transplantation-activities-2015-report-2/. Accessed March 26, 2018.
2. UNOS. | 2016 annual report. https://unos.org/about/annual-report/2016-annual-report/. Accessed March 26, 2018.
3. Desai NM, et al. *Transplantation*. 2004;77:99.
4. Persy VP, et al. *Nephron Clin Pract*. 2010;115:c122.
5. Abraham G, et al. *World J Transplant*. 2016;6(2):331.
6. White SL, et al. *Bull World Health Organ*. 2014;92(11):826–835.
7. Muralidharan A, White S. *Transplantation*. 2015;99(3):476.
8. United States Renal Data System. *2017 USRDS Annual Data Report: Epidemiology of Kidney Disease in the United States*. Bethesda, MD: National Institutes of Health, National Institute of Diabetes and Digestive and Kidney Diseases; 2017:247–276. https://www.usrds.org/2017/view/Default.aspx
9. United States Renal Data System. *2017 USRDS Annual Data Report: Epidemiology of Kidney Disease in the United States*. Bethesda, MD: National Institutes of Health, National Institute of Diabetes and Digestive and Kidney Diseases; 2017:461–499. https://www.usrds.org/2017/view/Default.aspx
10. Hart A, et al. *Am J Transplant*. 2018;17:21.
11. Stewart DE, Klassen DK. *Clin J Am Soc Nephrol*. 2017;12(12):2063–2065.
12. Stewart DE. The new kidney allocation system (KAS): The first 18 months. United Network for Organ Sharing. www.transplantpro.org/wp-content/uploads/sites/3/KAS-18-month-report-Aug-2016.pdf. Accessed February 22, 2018.
13. Wang JH, et al. *Adv Chronic Kidney Dis*. 2016;23(5):281.
14. Maggiore U, et al. *Nephrol Dial Transplant*. 2015;30(2):217–222.
15. United States Renal Data System. *2017 USRDS Annual Data Report: Epidemiology of Kidney Disease in the United States*. Bethesda, MD: National Institutes of Health, National Institute of Diabetes and Digestive and Kidney Diseases; 2017:351–382. https://www.usrds.org/2017/view/Default.aspx
16. Lea-Henry T, Chacko B. *Nephrology*. 2018;23(1):12–19.
17. Badve SV, et al. *J Am Coll Cardiol*. 2011;58(11):1152.
18. Matsushita K, van der Velde M, et al. *Lancet Lond Engl*. 2010; 375(9731):2073–2081.
19. Pecoits-Filho R, et al. *Semin Dial*. 2012;25(1):35.
20. Hawwa N, et al. *J Am Coll Cardiol*. 2015;66(16):1779–1787.
21. Zolty R, et al. *Am J Transplant*. 2008;8(11):2219.
22. Gill S, et al. *Nephrol Dial Transplant*. 2017.
23. Locatelli F, Del Vecchio L. *Expert Opin Pharmacother*. 2012;13(4):495.
24. Lutz J, et al. *Nephrol Dial Transplant*. 2014;29(1):29–40.
25. Cho J, et al. *Clin Transplant*. 2017;31(9):e13051.
26. Salles LD Junior, et al. *BMC Nephrol*. 2013;14(1).
27. Arnold R, et al. *JRSM Cardiovasc Dis*. 2016;5:204800401667768 .

28. Fleisher LA, et al. *J Am Coll Cardiol*. 2014;64(22):e77–e137.
29. Lentine KL, et al. *J Am Coll Cardiol*. 2012;60(5):434.
30. Herzog CA, et al. *Circulation*. 2007;116(13):1465.
31. Friedman SE, et al. *Clin J Am Soc Nephrol*. 2011;6(5):1185.
32. Wang LW, et al. *Am J Kidney Dis*. 2011;57(3):476–487.
33. Ragosta M, et al. *Am Heart J*. 2004;147(6):1017–1023.
34. Parnham SFC, et al. *Front Cardiovasc Med*. 2014;1.
35. Wong CF, et al. *Transplant Proc*. 2008;40(5):1324–1328.
36. Tita C, et al. *J Am Soc Echocardiogr*. 2008;21(4):321–326.
37. Rabbat CG, et al. *J Am Soc Nephrol*. 2003;14(2):431.
38. Abbud-Filho M, et al. *Transplantation*. 2007;83(suppl 8):S1.
39. Yigla M, et al. *Semin Dial*. 2006;19(5):353.
40. Duggan EW, et al. *Anesthesiology*. 2017;126(3):547–560.
41. Gandhi GY, et al. *Mayo Clin Proc*. 2005;84(3):418–430.
42. Investigators N-SS. *N Engl J Med*. 2009;360(13):1283–1297.
43. Thapa S, Brull SJ. *Anesth Analg*. 2000;91(1):237–241.
44. Brysbaert M, New B. *Behav Res Methods*. 2009;41(4):977–990.
45. Marik PE, et al. *Chest*. 2008;134(1):172–178.
46. Conzen PF, et al. *Anesthesiology*. 2002;97(3):578–584.
47. Higuchi H, et al. *Acta Anaesthesiol Scand*. 2001;45(10):1226–1229.
48. Lemmens HJ. *Anesthesiol Clin North America*. 2004;22(4):651.
49. van Valenberg PL. et al. *Transplantation*. 1987;44(6):784.
50. Cammu G, et al. *Br J Anaesth*. 2012;109(3):382–390.
51. Staals LM, et al. *Br J Anaesth*. 2010;104(1):31–39.
52. Levine MA, et al. *Can Urol Assoc J Assoc Urol Can*. 2017;11(12):388–393.
53. Klouche K, et al. *Transplantation*. 2009;87(6):889.
54. Pham PC, et al. *Clin Kidney J*. 2017;10(5):688–697.
55. Akpek E, et al. *Transplant Proc*. 1999;31(8):3194.
56. Gulyam Kuruba SM, et al. *Anaesthesia*. 2014;69(11):1222–1226.
57. Freir NM, et al. *Anesth Analg*. 2012;115(4):953–957.
58. Mukhtar K, Khattak I. *Br J Anaesth*. 2010;104(5):663.
59. Zachary AA, Leffell MS. *Front Immunol*. 2016;7.
60. Djamali A, et al. *Clin J Am Soc Nephrol*. 2006;1(4):623.
61. Kostopanagiotou G, et al. *Anesth Analg*. 1999;89(3):613.
62. Stoumpos S, et al. *Transpl Int Off J Eur Soc Organ Transplant*. 2015;28(1):10–21.
63. Carpenter MA, et al. *Clin Transplant*. 2012;26(4):E438–E446.
64. Pilmore HL, et al. *Transplantation*. 2011;91(5):542–551.
65. Dholakia S, et al. *J R Soc Med*. 2016;109(4):141–146.
66. Redfield RR, et al. *Curr Opin Organ Transplant*. 2015;20(1):94–102.
67. Kandaswamy R, et al. *Am J Transplant*. 2018;18:114–171.
68. Robertson RP, et al. *Diabetes Care*. 2003;26(suppl 1):S120.
69. Ojo AO, et al. *Transplantation*. 2001;71(1):82.
70. Shah AP, et al. *Clin Transplant*. 2013;27(1):E49–E55.
71. Schenker P, et al. *Transpl Int Off J Eur Soc Organ Transplant*. 2011;24(2):136–142.
72. Dhanireddy KK. *Gastroenterol Clin North Am*. 2012;41(1):133.
57. Gruessner RW, et al. *Am J Transplant*. 2004;4(12):2018.
73. Giannarelli R, et al. *Diabetologia*. 2006;49(12):2977.
74. Giannarelli R, et al. *Diabetologia*. 2006;49(12):2977–2982.
75. Nathan DM. *N Engl J Med*. 1993;328(23):1676.
76. Larson-Wadd K, Belani KG. *Anesthesiol Clin North America*. 2004;22(4):663.
77. Gruessner AC, Sutherland DE. *Clin Transplant*. 2008;45.
78. Warner ME, et al. *Anesth Analg*. 1998;86(3):516.
79. Halpern H, et al. *Transplant Proc*. 2004;36(10):3105.
80. Senaratne NVS, Norris JM. *Int J Surg*. 2015;22:149–152.
81. Gruessner AC, Sutherland DE. *Clin Transplant*. 2005;19(4):433.
82. Redfield RR, et al. *Curr Transplant Rep*. 2015;2(2):169–175.
83. Starzl T. *Surg Gynecol Obstet*. 1963;117:659.
84. *UNOS Attachment I to Appendix B of UNOS Bylaws*. Designated Transplant Program Criteria; 2011. www.unos.org/docs/Appendix_B_AttachI_XIII.pdf. Accessed December 2012.
85. Heron M. *Natl Vital Stat Rep Cent Dis Control Prev Natl Cent Health Stat Natl Vital Stat Syst*. 2017;66(5):1–76.
86. European Liver Transplant Registry - ELTR. http://www.eltr.org/. Accessed March 27, 2018.
87. Kim WR, et al. *Am J Transplant*. 2018;18:172–253.
88. Kim WR, et al. *Am J Transplant*. 2017;17:174–251.
89. OPTN/SRTR 2011 Annual Report of the U.S. Organ Procurement and Transplantation Network and the Scientific Registry of Transplant Recipients: Transplant Data 1998-2011. http://optn.transplant.hrsa.gov/data/annualreport.asp. Published December 19, 2012. Accessed December 28, 2012.
90. Recipient data - European Liver Transplant Registry - ELTR. http://www.eltr.org/Recipient-data.html. Accessed March 27, 2018.
91. Pinzani M, et al. *Best Pract Res Clin Gastroenterol*. 2011;25(2):281–290.
92. Ripoll C, et al. *Gastroenterology*. 2007;133(2):481.
93. Moller S, Henriksen JH. *Gut*. 2008;57(2):268.
94. Schepke M, et al. *Hepatology*. 2001;34(5):884.
95. Wong F, et al. *Gut*. 2001;49(2):268.
96. Puthumana L, et al. *J Hepatol*. 2001;35(6):733.
97. Raval Z, et al. *J Am Coll Cardiol*. 2011;58(3):223.
98. Ehtisham J, et al. *Liver Transpl*. 2010;16(5):550.
99. Wray C, et al. *Am J Transplant*. 2013;13:184.
100. Palma DT, Fallon MB. *J Hepatol*. 2006;45(4):617.
101. Schenk P, et al. *Gut*. 2002;51(6):853.
102. Rodriguez-Roisin R, Krowka MJ. *N Engl J Med*. 2008;358(22):2378.
103. Steadman R, Ramsay MAE. Portopulmonary hypertension and hepatopulmonary syndrome. In: Busuttil RW, Klintmalm GB, eds. *Transplantation of the Liver*. 3rd ed. Philadelphia: Elsevier Saunders; 2015:215–535.
104. Arguedas MR, et al. *Hepatology*. 2003;37(1):192.
105. Gupta S, et al. *Am J Transplant*. 2010;10(2):354.
106. Fallon MB, et al. *Liver Transpl*. 2006;12(12 suppl 3):S105.
107. Rodriguez-Roisin R, et al. *Eur Respir J*. 2004;24(5):861.
108. Hadengue A, et al. *Gastroenterology*. 1991;100(2):520.
109. McDonnell PJ, et al. *Am Rev Respir Dis*. 1983;127(4):437.
110. Kawut SM, et al. *Hepatology*. 2008;48(1):196.
111. Kim WR, et al. *Liver Transpl*. 2000;6(4):453.
112. Krowka MJ, et al. *Liver Transpl*. 2004;10(2):174.
113. Ramsay M. *Curr Opin Anaesthesiol*. 2010;23(2):145.
114. Koppel MH, et al. *New Engl J Med*. 1969;280(25):1367.
115. Garcia-Tsao G, et al. *Hepatology*. 2008;48(6):2064.
116. Gines A, et al. *Gastroenterology*. 1993;105(1):229.
117. Salerno F, et al. *Gut*. 2007;56(9):1310.
118. Moreau R. *J Gastroenterol Hepatol*. 2002;17(7):739.
119. Ginès P, et al. *Lancet*. 2003;362(9398):1819.
120. Ginès P, et al. *Hepatology*. 2004;40(1):16.
121. Kiser TH, et al. *Pharmacotherapy*. 2009;29(10):1196.
122. Sola E, Gines P. *J Hepatol*. 2010;53(6):1135.
123. Lucassin (terlipressin) FDA Approval Status. Drugs.com. https://www.drugs.com/history/lucassin.html. Accessed March 27, 2018.
124. Guevara M, et al. *Hepatology*. 1998;28(2):416.
125. Gonwa TA, et al. *Transplantation*. 1991;51(2):428.
126. Charlton MR, et al. *Liver Transpl*. 2009;15(11):S1.
127. Bass NM, et al. *New Engl J Med*. 2010;362(12):1071.
128. Munoz SJ. *Med Clin North Am*. 2008;92(4):795. viii.
129. Runyon BA. *Hepatology*. 2009;49(6):2087.
130. Wszolek ZK, et al. *Transplantation*. 1989;48(6):1006.
131. Runyon BA, et al. *Ann Int Med*. 1992;117(3):215.
132. Perello A, et al. *Hepatology*. 1999;30(6):1393.
133. García-Pagán JC, et al. *N Engl J Med*. 2010;362(25):2370–2379.
134. Castaneda B, et al. *Hepatology*. 2001;33(4):821.
135. Garcia-Tsao G, et al. *Hepatology*. 2007;46(3):922.
136. Segal JB, Dzik WH. *Transfusion*. 2005;45(9):1413.
137. Tripodi A, et al. *Hepatology*. 2006;44(2):440.
138. Lisman T, et al. *J Hepatol*. 2010;52(3):355.
139. Tripodi A. *Clin Liver Dis*. 2009;13(1):55.
140. Dabbagh O, et al. *Chest*. 2010;137(5):1145.
141. Sogaard KK, et al. *Am J Gastroenterol*. 2009;104(1):96.
142. Puoti C, et al. *J Gastroenterol Hepatol*. 2009;24(12):1847.
143. Ben-Ari Z, et al. *Am J Gastroenterol*. 1999;94(10):2977.
144. Joist JH. *Am J Gastroenterol*. 1999;94(10):2801.
145. Cheung K, et al. *Clin Gastroenterol Hepatol*. 2012;10(2):117–125.
146. Figueiredo FAF, et al. *J Gastroenterol*. 2006;41(5):476–482.
147. Morgan MY, et al. *Hepatology*. 2006;44(4):823–835.
148. Frisancho AR. *Am J Clin Nutr*. 1981;34(11):2540–2545.
149. van Vugt JLA, et al. *Am J Transplant*. 2016;16(8):2277–2292.
150. Halldorson JB, et al. *Am J Transplant*. 2009;9(2):318–326.
151. Schilsky ML, Moini M. *World J Gastroenterol*. 2016;22(10):2922.
152. Petrowsky H, et al. *Ann Surg*. 2014;259(6):1186–1194.
153. Linecker M, et al. *J Hepatol*. 2018;68(4):798–813.
154. Townsend DR, et al. *Liver Transplant*. 2009;15(1):73.
155. Douthitt L, et al. *Transplant Proc*. 2012;44(5):1314.
156. Hofer I, et al. *Liver Transpl*. 2015;21(1):89–95.
157. Rudnick MR. *World J Hepatol*. 2015;7(10):1302.
158. Krowka MJ, et al. *Transplantation*. 2016;100(7):1440–1452.
159. Soong W, et al. *J Cardiothorac Vasc Anesth*. 2014;28(3):635–639.
160. Burger-Klepp U, et al. *Transplantation*. 2012;94(2):192.
161. Tsai YF, et al. *Transplant Proc*. 2012;44(2):433.
162. Biancofiore G, et al. *Anesth Analg*. 2011;113(3):515.
163. O'Riordan J, et al. *Br J Anaesth*. 1997;78(1):95.
164. Gatecel C, et al. *Anesth Analg*. 2003;96(3):740.

165. Armbruster K, et al. *Anesth Analg.* 1997;84(2):271.
166. Suttner SW, et al. *Anesth Analg.* 2000;91(1):206.
167. Frink Jr EJ. *Anesth Analg.* 1995;81(suppl 6):S46.
168. Kharasch ED, et al. *Anesth Analg.* 2001;93(6):1511.
169. De Wolf AM, et al. *Br J Anaesth.* 1996;76(5):624.
170. Marcel RJ, et al. *Anesth Analg.* 1997;84(4):870.
171. Haagsma EB, et al. *Liver.* 1985;5(3):123–128.
172. Bechstein WO, Neuhaus P. *Liver Transplant Surg Off Publ Am Assoc Study Liver Dis Int Liver Transplant Soc.* 1997;3(6):653–655.
173. Lee EM, et al. *Eur Neurol.* 2009;62(6):362.
174. Scott VL, et al. *Liver Transpl Surg.* 1996;2(5):343.
175. Park C, et al. *Transplantation.* 2009;87(7):1031.
176. Bellomo R, et al. *Lancet.* 2000;356(9248):2139.
177. Holmes CL, Walley KR. *Chest.* 2003;123(4):1266.
178. Rossi G, et al. *Transplant Proc.* 1998;30:1871.
179. Prager MC, et al. *Anesthesiology.* 1990;72(1):198.
180. Gurusamy KS, et al. *Cochrane Database Syst Rev.* 2011;(3):CD007712.
181. Tzakis A, et al. *Ann Surg.* 1989;210(5):649.
182. Xia VW, et al. *Anesth Analg.* 2007;105(3):780.
183. Chui AK, et al. *Transplant Proc.* 2000;32(7):2116.
184. Xia VW, et al. *Liver Transplant.* 2010;16(12):1421.
185. Warnaar N, et al. *J Thromb Haemost.* 2008;6(2):297.
186. Steadman RH. *Anesthesiol Clin North America.* 2004;22(4):687.
187. Forkin KT, et al. *Anesth Analg.* 2018;126(1):46–61.
188. Massicotte L, et al. *Transplantation.* 2012;93:1276.
189. Dupont J, et al. *Anesth Analg.* 1996;83(4):681–686.
190. Gorlinger K, et al. *Br J Anaesth.* 2013;110:222.
191. Morrison GA, et al. *J Cardiothorac Vasc Anesth.* 2012;26(4):654.
192. Chow JH, et al. *Semin Cardiothorac Vasc Anesth.* 2017;1089253217 73968.
193. Sorensen B, et al. *Crit Care.* 2011;15(1):201.
194. Dentali F, et al. *Thromb Haemost.* 2011;106(09):429–438.
195. Lodge JP, et al. *Liver Transpl.* 2005;11(8):973.
196. Planinsic RM, et al. *Liver Transplant.* 2005;11(8):895.
197. Levi M, et al. *N Engl J Med.* 2010;363(19):1791.
198. Pereboom ITA, et al. *Anesth Analg.* 2009;108(4):1083–1091.
199. Chin JL, et al. *Clin Appl Thromb.* 2016;22(4):351–360.
200. Bezinover D, et al. *Transplantation.* 2018;102(4):578–592.
201. Kang Y. *Liver Transplant Surg Off Publ Am Assoc Study Liver Dis Int Liver Transplant Soc.* 1997;3(6):655–659.
202. Deppe A-C, et al. *J Surg Res.* 2016;203(2):424–433.
203. Kirchner C, et al. *Transfusion (Paris).* 2014;54(10pt2):2760–2768.
204. Roullet S, et al. *Liver Transpl.* 2015;21(2):169–179.
205. de Boer MT, et al. *Anesth Analg.* 2008;106(1):32–44.
206. Esmat Gamil M, et al. *Transplant Proc.* 2012;44(9):2857–2860.
207. Rana A, et al. *J Am Coll Surg.* 2013;216(5):902–907.
208. Badenoch A, et al. *Transplantation.* 2017;101(7):1658–1665.
209. Kong HY, et al. *World J Surg.* 2014;38(1):177–185.
210. Mangus RS, et al. *Transplant Proc.* 2014;46(5):1393–1399.
211. Moretti EW, et al. *J Clin Anesth.* 2002;14(6):416.
212. Eisenach JC, et al. *Mayo Clin Proc.* 1989;64(3):356.
213. Mandell MS, Hang Y. *J Cardiothorac Vasc Anesth.* 2007;21(5):752.
214. Steadman RH. *J Cardiothorac Vasc Anesth.* 2007;21(5):756.
215. Donnelly MC, et al. *Liver Transpl.* 2016;22(4):527–535.
216. Bernal W, et al. *J Hepatol.* 2015;62(1):S112–S120.
217. Polson J, Lee WM. *Hepatology.* 2005;41(5):1179.
218. Bernal W, et al. *J Hepatol.* 2013;59(1):74–80.
219. Reddy KR, et al. *Liver Transpl.* 2016;22(4):505–515.
220. Germani G, et al. *J Hepatol.* 2012;57(2):288–296.
221. Mendizabal M. *World J Gastroenterol.* 2016;22(4):1523.
222. Raschke RA, et al. *Crit Care Med.* 2008;36(8):2244.
223. Bismuth H, et al. *Ann Surg.* 1995;222(2):109.
224. Riordan SM, Williams R. *Semin Liver Dis.* 2003;23(3):203.
225. Kumar R, et al. *J Clin Exp Hepatol.* 2012;2(1):S24.
226. Stravitz RT, et al. *Crit Care Med.* 2007;35(11):2498.
227. Patton H, et al. *Gastroenterol Hepatol.* 2012;8(3):161–212.
228. Shawcross DL, et al. *J Hepatol.* 2004;40(2):247.
229. Eefsen M, et al. *J Hepatol.* 2007;47(3):381.
230. Stewart ZA, et al. *Liver Transplant.* 2009;15(8):883.
231. Elwir S, Lake J. *Gastroenterol Hepatol.* 2016;12(3):166–170.
232. Parikh ND, Singal AG. *Clin Liver Dis.* 2016;7(5):97–100.
233. Edwards EB, et al. *Liver Transpl.* 2016;22(4):399–409.
234. Merion RM, et al. *Am J Transplant.* 2005;5(2):307.
235. Schaubel DE, et al. *Am J Transplant.* 2008;8(2):419.
236. Grant D, et al. *Am J Transplant Off J Am Soc Transplant Am Soc Transpl Surg.* 2015;15(1):210–219.
237. Bharadwaj S, et al. *Gastroenterol Rep.* 2017.
238. Lauro A, et al. *J Visc Surg.* 2017;154(2):105–114.
239. Hawksworth JS, et al. *Am J Transplant.* 2018.
240. Nguyen-Buckley C, Wong M. *Anesthesiol Clin.* 2017;35(3):509–521.
241. Fukazawa Pretto, Nishida. Anaesthetic management of adult intestinal and multivisceral transplant. In: *Oxford Textbook of Transplant Anaesthesia and Critical Care.* Oxford University Press; 2015.
242. Jorge Ekwenna. Paediatric intestinal and multivisceral transplantation: indications, selection, and perioperative management. In: *Oxford Textbook of Transplant Anaesthesia and Critical Care.* Oxford University Press; 2015.
243. Maheshwari A, et al. *Liver Transpl.* 2007;13(12):1645–1653.
244. Karapanagiotou A, et al. *Transplant Proc.* 2012;44(9):2748.
245. Yang CH, et al. *Ann Transplant.* 2012;17(4):59.
246. Choudhary NS, et al. *J Clin Exp Hepatol.* 2017;7(4):358–366.
247. Rosen HR. *Gastroenterology.* 2008;134(6):1789.
248. Geissler EK, Schlitt HJ. *Gut.* 2009;58(3):452.
249. Mehrabi A, et al. *Clin Transplant.* 2006;20(suppl 17):30.
250. Lupo L, et al. *Transplantation.* 2008;86(7):925.
251. Gutierrez-Dalmau A, Campistol JM. *Drugs.* 2007;67(8):1167.
252. Quinlan SC, et al. *Transplantation.* 2010;90(9):1011.
253. Engels EA, et al. *JAMA.* 2011;306(17):1891.
254. Doublet JD, et al. *J Urol.* 2002;158(1):42.
255. Denton MD, et al. *Kidney Int.* 2002;61(6):2201.
256. Sethi A, Stravitz RT. *Aliment Pharmacol Ther.* 2007;25(3):229.
257. Watt KDS, et al. *Am J Transplant.* 2010;10(6):1420–1427.

61 器官获取的麻醉

VICTOR W. XIA，RANDOLPH H. STEADMAN
陈林 译 王婷婷 审校

要 点	
	■ 可供移植器官数量的短缺是世界性难题。
	■ 等待器官移植的患者数量与可供移植器官数量之间的差异仍然很大，但自 2013 年以来有所缩小。
	■ 在美国，大多数器官捐赠来源于脑死亡患者，少部分来源于心脏死亡患者或活体器官捐献。
	■ 为确保器官能被移植所用，需要对脑死亡患者的生理改变予以积极处理。
	■ 确定脑死亡和心脏死亡时应遵循国家指南和地方医疗机构规程。
	■ 麻醉科医师必须熟悉与器官捐赠之前宣告死亡有关的伦理和法律知识。
	■ 为解决器官短缺问题并降低等待移植患者的死亡率，可以通过放宽标准的方式，如纳入某些高危供体器官，以扩大供体库。
	■ 使用放宽标准的高风险器官会显著影响受体的预后，也给围术期管理带来了诸多挑战。
	■ 器官移植不可避免地存在缺血再灌注损伤；但是，管理策略可以减少术后移植失败的可能性。
	■ 以目标为导向的供体管理可以提高每个供体提供的移植器官数量。
	■ 活体器官供体肾移植在美国仍然是重要的供体来源，而活体供体在肝移植中的使用因国家而异。
	■ 包括器官获取后机器灌注在内的新技术有望降低保存时间过长的影响，增加供体库并改善受体的预后。

引言

器官移植需要供体器官的捐赠和成功获取。器官移植成功与否取决于供体移植器官的功能状态。在美国，大多数用于移植的器官来源于宣布脑死亡的供体（donation after neurologic death，DND）。尽管来源于循环（心脏）死亡后的器官捐赠［donationaftercirculatory（cardiac）death，DCD］和活体器官捐赠为数不多，但仍然是重要的供体来源[1]。上述不同来源获取的器官生理特点迥异，器官管理也面临着不同的挑战。例如，DND 供体往往存在与神经系统死亡相关的重要病理生理改变和血流动力学紊乱。此类变化和紊乱如未得到处理，将导致器官功能恶化，使之难以用于移植。相反，DCD 供体在心搏骤停前必定会经历一段时间的低血压期。由此所致的灌注不足会加重再灌注损

伤，并增加移植后胆管功能障碍的发生率。

器官短缺是一个世界性难题，对器官移植的实施构成了重要的障碍。等待移植的患者数量与可用移植器官之间的差距在不断扩大（图 61.1）。2015 年，在美国通过器官共享联合网络列出了超过 119 000 例等待移植的患者。其中只有 33 000 例候选患者接受了移植手术[2]。大多数候选患者在等待肾移植，而少数在等待肝、心和肺移植。目前已实施了许多策略来缓解移植供需之间的矛盾，包括提高公众认识和更新器官分配系统。器官捐赠率和每个供体能提供移植器官的数量存在很大的地域差异。2016 年，在美国每 100 例符合标准的死亡人数中，器官捐赠率为 72.3%，从最低 52.9% 到最高 93.3%（器官获取移植网络 2016 年度数据报告）[3]。为了增加器官移植的数量，许多项目通过使用放宽标准的供体（extended criteria donors，

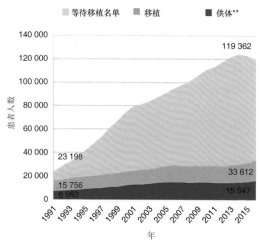

图 61.1 1991—2015 年期间，美国每年供体、接受移植患者以及在等待移植名单上患者人数之间的差距。该差距自 2013 年来有所缩小。** 包括死亡后供体和活体供体。http://www.organdonor.gov/statistics-stories/statistics.html.

ECDs）来扩大供体库。毫无疑问，每个供体可供移植的器官数量根据捐献者类别而异，包括 ECD、DCD 或标准供体（standardcriteriadonor，SCD）。从 DCD 来源的器官移植数量与 ECD 相似，主要归因于在 DCD 后获取器官时肾能耐受较长时间的缺血。许多在伦理或者法律上反对使用神经系统死亡供体来源的国家，无论使用与活体有关或者无关的器官捐献都非常广泛，并且是重要的世界范围的供体来源地。已出台了许多政策以促进器官捐赠的实施达到最佳化[3-4]。有几个领域有可能扩大供体库，其中包括未转介到器官共享机构和器官已获取但未用于移植的死亡患者。

器官移植是一个复杂的过程，需要许多专业团队之间的密切配合。参与者包括获取器官人员、移植协调员、社会工作者、护士、外科医师、内科医师、重症护理人员和麻醉科医师。为了获取最大数量的移植器官并使保存的捐赠器官处于最佳功能状态，麻醉科医师需要了解供体所发生的病理生理紊乱和器官的缺血再灌注损伤。此外，麻醉科医师必须熟悉与宣布死亡和器官捐赠相关的伦理和法律问题。

宣布脑死亡后器官供体的管理

在美国，DND（也称为宣布脑死亡）提供了大部分供体器官[3]。只有在宣告死亡后才能摘取 DND 供体的器官。脑死亡的概念源于 20 世纪 50 年代。1968 年，哈佛特设委员会制定了一套关于不可逆昏迷的标

准，该标准已被广泛用于判定脑死亡[5]。美国于 1981 年由联邦法律委员会的全国会议与美国医师协会、美国律师协会和关于医学和生物医学行为的伦理问题研究的总统研究委员会合作，批准了判定死亡的法案。尽管判定脑死亡的标准基于几十年前的伦理原则，但该标准在今天仍然有效[6]。

脑死亡的概念已被西方文化广泛接受，但不同国家对其在定义和实施上存在微小差异。尽管存在这些差异，临床标准却是相似的[7]。若文化不同，在接受和实施脑死亡标准方面则存在较大差异。事实上，脑死亡在某些国家，如中国，尚未获得法律认可。

脑死亡的病理生理变化

脑死亡将导致多种病理生理变化。脑死亡的病理生理机制深刻影响分子、细胞和组织水平。与脑死亡相关的临床表现很复杂，不同患者间的差异很大。若患者先前已有病理异常、疾病及治疗史，则其临床特征会更加复杂。表 61.1 进一步描述了与脑死亡相关的典型病理生理变化。

脑死亡的心血管反应

心血管系统受中枢神经系统密切调控。脑死亡时的心血管反应通常包括两个时相。第一时相的特征是

表 61.1 脑死亡相关的病理生理改变

症状和体征	病理生理变化	发生率（%）
高血压	儿茶酚胺风暴	80 ~ 90
低血压	血管麻痹 低血容量 冠状动脉血流减少 心功能障碍	80 ~ 90
心动过缓和其他心律失常	儿茶酚胺风暴 心肌损伤 冠状动脉血流减少	25 ~ 30
肺水肿	急性血容量转移 毛细血管损伤	10 ~ 20
尿崩症	神经垂体损伤	45 ~ 80
弥散性血管内凝血	组织因子释放 凝血功能障碍	30 ~ 55
低温	下丘脑损伤 代谢率降低 血管扩张和热量丢失	发生率不同
高血糖	胰岛素浓度降低 胰岛素耐量增加	常见

交感神经放电（儿茶酚胺风暴），出现强烈的血管收缩或全身血管阻力升高（高血压危象）、心动过速以及内脏缺血的血容量再分配。在并无冠心病病史的脑死亡供体可能发生急性心肌损伤[8]。在 40% 的用作心脏供体的脑死亡供体中，超声心动图检查发现存在心肌功能障碍[9]。副交感神经激活有时会导致心动过缓。经过第一时相的交感神经放电后，第二时相出现交感神经张力丧失、心输出量减少、止血反应迟钝和严重的外周血管扩张（血管麻痹）。除神经内分泌紊乱外，其他异常因素包括失血、毛细血管渗漏导致血管内容量消耗、对颅内压升高的渗透性治疗和尿崩症。

第一时相与颅内压增高引起大脑不同部位的缺血相关，第二时相则为脑疝和脊髓缺血所致。虽然第一时相高血压通常代表脑死亡进程相对短暂，但第二时相的低血压则更为持久并严重。无法纠正这些心血管紊乱会导致器官灌注障碍和组织氧合不足，进而威胁到所捐赠器官的存活力。

脑死亡的呼吸反应

脑死亡后由于全身血管阻力增加，导致血液从全身循环向顺应性更好的肺循环转移。肺循环中静水压的增加促使肺毛细血管渗漏及肺水肿发生。交感神经活性增强触发无菌性全身炎症反应、中性粒细胞浸润和肺血管内皮通透性增加，从而进一步加重肺损伤。促炎细胞因子在肺泡内的释放与肺移植后早期移植失败和死亡率密切相关。脑死亡供体的炎症反应与心功能的恶化和组织向无氧代谢的转化有关。激素分泌不稳定可以减少肺泡液清除，导致血管外肺水明显蓄积。如果不给予通气支持，则呼吸节律改变会进展为呼吸暂停和心搏骤停[10-11]。

脑死亡的内分泌、代谢和应激反应

脑死亡通常引起垂体功能衰竭和皮质醇、甲状腺激素、抗利尿激素和胰岛素分泌紊乱。脑死亡的供体通常都丧失了垂体后叶功能。多达 90% 的脑死亡供体会出现中枢性尿崩症，导致严重的体液和电解质紊乱[10]。垂体前叶功能在脑死亡时也可能受到影响，导致 T_3、T_4、促肾上腺皮质激素、促甲状腺激素和人类生长激素缺乏。甲状腺激素缺乏可能类似于在非神经系统损伤多器官功能衰竭患者中常见的甲状腺病态综合征。脑死亡供体内胰岛素浓度降低和胰岛素抵抗增加导致高血糖。下丘脑功能和对体温的控制亦丧失。尽管最初可能会出现高热，但随后出现体温过低，这是由于代谢率和肌肉活动的减少以及周围血管舒张引起的。有高达 1/3 的头部受伤隔离患者会出现弥散性血管内凝血，目前认为是脑组织中组织凝血活酶的释放所致[11]。

循环（心脏）死亡后的器官捐赠

在接受脑死亡之前，所有的移植器官均来源于心脏死亡供体（DCD，以前被称为无心搏供体捐赠）。当哈佛的脑死亡标准确立后，DND 迅速成为器官捐赠的主要来源。但是，近年来使用 DCD 器官的兴趣再次升温，原因是 DND 供体捐赠的持续短缺以及某些国家对脑死亡的接受程度不高。医疗机构已制定出相关策略和方案，鼓励应用 DCD 器官，并且其使用在美国和其他国家 / 地区正在增加。在美国，DCD 捐赠者的数量持续增加，占 2016 年器官捐赠者的 17% 以上[3]（图 61.2）。在同一时期，活体器官捐赠者的数量从 7000 人略降至 6600 人。在此期间肾移植占活体器官移植的 95% 以上。美国麻醉医师协会制定了心脏死亡后器官捐赠的示例策略，并建议其成员积极参与

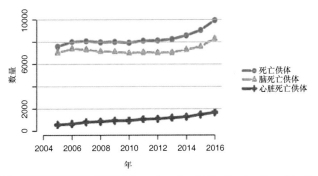

图 61.2　2005—2016 年期间，美国每年器官供体总数（Redrawn from Israni AK，Zaun D，Rosendale JD，et al. OPTN / SRTR 2016 Annual Data Report：Deceased organ donation. Am J Transplant. 2018；18：434-463.）

医疗机构 DCD 程序的制定。

DCD 供体分为以下五类：Ⅰ，患者被送到医院时已经死亡；Ⅱ，复苏失败的患者；Ⅲ，随时可能发生心搏骤停的患者；Ⅳ，心搏骤停的脑死亡器官捐赠者；Ⅴ，在 ICU 意外发生心搏骤停患者。仅第Ⅲ和Ⅳ类被视为可控性 DCD，其余的都是不可控的 DCD。可控的 DCD 意味着可以有计划地撤除生命支持，且移植团队正在等待心搏骤停和准备快速获取器官。相反，不可控的 DCD 意味着患者经历了意外的心搏骤停，只有在复苏失败后才考虑器官捐赠。不可控的 DCD 热缺血时间明显延长。目前，用于器官移植的大多数 DCD 是可控性供体。不可控 DCD 移植成功的案例亦见诸于多个报道[12]。

DCD 供体通常有不可逆的脑或脊髓损伤，但不符合脑死亡标准。其预后差，因而难以维持有意义的生活质量。停止治疗必须基于两点，即临床治疗无益并且符合患者和家属的意愿。若考虑撤除生命支持疗法，必须独立于任何与移植有关的讨论。移植团队不能参与此决定。在撤除生命支持的同时可用药物缓解疼痛和焦虑，并提供安慰。旨在提高移植物质量但对患者无益的治疗措施尚存争议。但是，在某些方案中允许使用对患者影响最小的治疗，以提高器官存活率。

心脏死亡的宣布应根据国家组织建议的程序和地方机构采用的政策进行[13-14]。一旦做出撤除生命支持的决定，即可拔除气管导管并停止生命支持。不参与器官移植的医生宣布心脏功能停止。宣布心脏死亡与常规临床程序无异，需要检查以确认无脉搏或动脉波形消失。从心血管活动终止到宣布心脏死亡的时间间隔通常为 2～5 分钟，以确保其不可逆转。宣布死亡后即可开始器官获取。

虽然取自 DCD 的器官没有暴露于脑死亡后紊乱的生理环境，但与 DND 供体相比，其遭受缺血再灌注损伤的风险更大。这种潜在后果的原因是获取 DCD 器官时特有的热环境下缺氧和缺血。从拔管到心脏死亡的时间长短是确定该器官是否适宜捐赠的重要因素。如果撤除生命支持后自主呼吸和（或）心脏功能持续较长时间，则该供体器官可能不适合移植，尤其是当供体存在合并症时。为了帮助医生预测撤除生命支持后患者的生命能维持多久，威斯康星大学（UW）开发出了 6 项参数评分法（表 61.2）。低分（8～12 分）表示呼吸和（或）心脏功能将持续一段时间。高分（19～24 分）则表示将很快发生呼吸和心搏骤停[15]。

DND 和 DCD 这两种不同定义和程序的应用引发了针对死亡定义和判定的新的争论。目前正在提出一种统一的死亡概念，其将先前所有的死亡标准结合在

表 61.2 威斯康星大学制定的心脏死亡后捐赠标准：一种评估工具	
参数	分数
10 min 后存在自主呼吸	
呼吸频率 > 12 次 / 分	1
呼吸频率 < 12 次 / 分	3
潮气量 > 200 ml	1
潮气量 < 200 ml	3
吸气负压 > 20 cmH$_2$O	1
吸气负压 < 20 cmH$_2$O	3
无自主呼吸	9
体重指数（kg/m^2）	
< 25	1
25～29	2
≥ 30	3
血管升压药	
无	1
1 种升压药	2
≥ 2 种升压药	3
患者年龄（岁）	
0～30	1
31～50	2
> 50	3
器官插管	
气管内插管	3
气管切开	1
10 min 后氧合	
氧饱和度 > 90%	1
氧饱和度 80%～90%	2
氧饱和度 < 80%	3

威斯康星大学评分，拔管后继续呼吸的可能性：8～12 分，高度可能；13～18 分，中度可能；19～24 分，低度可能（From Lewis J, Peltier J, Nelson H, et al. Development of the University of Wisconsin Donation After Circulatory Death Evaluation Tool. Prog Transplant. 2003；13：265-273.）

一起。越来越多的共识是，所有用于诊断人类死亡的标准都依赖于出现呼吸能力及意识能力的不可逆转丧失，这两个功能的不可逆转的丧失等同于人类死亡[16]。

第Ⅲ类（即将发生心搏骤停）DCD 是器官移植的理想来源。来自于 DCD 的肾使用率较高。一些研究表明，尽管移植后器官功能延迟恢复（DGF）的发生率较高，但 DCD 来源的肾移植后短期和长期存活率相当[12]。与 DND 供体相比，来源于 DCD 的肝脏在移植后胆道并发症（如弥散性缺血性胆管病变和肝内胆管狭窄）发生率较高，原发性移植物无功能和 DGF 的发生率也较高[17]。如果供体年龄较大，超重且缺血期延长，则移植后缺血性胆管病变的发生率更高。由于心脏和肺容易遭受缺血损伤，因此只有少数几例成功使用来自 DCD 的心 / 肺移植的报道[15]。

放宽标准的供体

传统意义上，DND 器官供体人群指仅遭受颅脑意外或者头部外伤（SCD）的年轻人或者健康人。随着等待移植的患者人数的增加，许多中心应用放宽标准的供体以最大程度地减少等待人群的死亡率。因此产生了许多术语，包括亚理想的供体、边缘供体、低水平供体、非标准供体和高风险供体[18]。这些标准使得 ECD 人群的界限变得模糊并且在不断变化。不同器官放宽标准供体的特征各异，但通常包括高龄、冷缺血时间延长、器官功能低下和伴有其他合并症[18-19]。但是，供体风险是一个相对术语，应被描述为一个连续体，而不是 SCD 和 ECD 的二分法。据此为供体制定了供体风险指数（DRI）。

针对肾的 DRI 包括了 10 个供体特征（框 61.1）[20]。肾 DRI 可以转换为供体肾质量指数（比例为 1% ～ 100%）。较高的供体肾质量指数意味着移植失败率很高。肝移植中也有 DRI 定义。DRI 是对与供体相关的移植失败风险的定量评估。肝 DRI 是通过 8 个供体特征计算得出的（框 61.2）[21]。尽管移植失败的风险在增加，但与仍在等待移植的病例相比，配型为中至高度吻合的移植候选者在接受高 DRI 移植后具有较高的生存优势[22]。DRI 的计算可以帮助医生决定是否接受某个供体；然而，计算时需要权衡冷缺血时间。

框 61.1　肾供体特征指数
采用以下供体特征计算肾供体特征指数
年龄
身高
体重
种族
高血压病史
糖尿病病史
死因
血肌酐
丙型肝炎状态
心脏死亡后捐赠

From https://optn.transplant.hrsa.gov/resources/allocation-calculators/kdpi-calculator

框 61.2　肝捐赠风险指数
年龄（4 个亚组）：＞ 40，＞ 50，＞ 60，＞ 70 岁
死因（2 个亚组）：脑血管意外（低风险）与其他
种族：非裔美国人（高风险）与其他
心脏死亡后捐赠：是或否
部分移植：是或否
身高：低于 170 cm 时风险增加
区域或国内共享：是或否
冷缺血时间

应用 ECD 或高风险 DRI 移植物对术中管理提出了更高的要求。在一项肝移植研究中，成人术中高血钾的高发病率与下列供体特征相关：DCD 移植、缺血时间延长以及器官获取前住院时间较长[23]。ECD 肝移植物也与再灌注后综合征、术中出血和术后再次手术有关[24]。

供体器官获取前的管理

如前所述，各种生理紊乱在 DND 中十分常见。如果不及时治疗，这些紊乱可能导致移植物恶化，从而导致器官不适合移植。相关治疗策略的讨论如下。

心血管管理

与脑死亡有关高血压和低血压均可能导致器官灌注不足，以低血压更为严重且难以治疗。维持足够的血容量可能是血管麻痹的最为有效的治疗措施。没有证据表明某种特定的晶体溶液疗效优于其他溶液。采用适当的复苏措施，维持平均动脉压为 60 ～ 100 mmHg，可降低细胞因子水平并增加可用于移植的器官数量[25]。应避免应用大容量的淀粉类胶体溶液，因为可能与 DGF 相关[26]。

当液体复苏无法维持血流动力学稳定时，应考虑使用血管活性药物。最常选用的血管活性药物是多巴胺。一旦需要大剂量的多巴胺，那么应添加另一种血管活性药物。多巴胺和其他儿茶酚胺类药物具有抗炎和免疫调节的有益作用。美国心脏病学院推荐将加压素作为潜在心脏供体的初始治疗选择[27]。加压素可降低儿茶酚胺的需求量，也能有效治疗尿崩症。

对潜在的心脏供体而言，应评估其心脏功能，并尽早干预以提高器官获取成功率。超声心动图非常有用，因为它可以识别功能和结构异常。早期发现的功能异常可以在心脏移植之前进行处理，而结构异常可能妨碍移植。对怀疑或已知的冠状动脉疾病的老年供体而言，冠状动脉造影很有价值。通过控制心血管反应可以预防或减轻儿茶酚胺引起的心肌损伤，这可能会增加心脏移植的数量[11]。然而，大剂量应用去甲肾上腺素会加重移植心脏的功能障碍，增加受体人群的死亡率[28]。

对于肺供体，过度的血管内液体治疗可能造成不利影响，应予以避免。限制液体入量可增加可供移植的肺供体数量。由于这种做法会对获取何种器官造成利益冲突，尤其在面临是选择肺还是肾时，此时的液体管理应均衡化，以使供体的可利用性达到最佳。上述管理的目标是维持等容量状态，并在尽可能少的血管活性药物支持下维持动脉血压和心输出量。有创血流动力学监测可用于指导血管内液体治疗。

肺的管理

肺极易遭受损伤，因此是最难保存的器官之一。仅 15% ～ 25% 的捐赠肺用于移植。目前对肺供体的管理趋向于采用小潮气量通气方法。肺管理的重点是在限制潮气量和吸气压力的同时尽可能复张和保存肺功能单位。这一措施是从急性呼吸窘迫综合征的研究中推演而来。供体肺的呼吸机管理的具体方法各不相同，但常用的方法是小潮气量（6 ～ 8 ml/kg）、低吸入氧气浓度（FiO_2）以及相对较高的呼气末正压（PEEP）[29]。也有学者推荐肺复张法，先采用压力控制通气和高 PEEP（15 cmH_2O），然后再恢复较低 PEEP 的常规容量控制通气。雾化吸入特布他林通过兴奋 β 肾上腺素受体增加肺泡液的清除[30]。如前所述，大量的血管内液体和（或）大剂量的血管加压素与潜在的肺供体中的移植物功能受损有关[10]。

良好的气体交换和肺内氧合是衡量肺功能质量的最重要指标。但是，初始 PaO_2/FiO_2 比值小于 300 mmHg 不应用作排除移植的理由。分泌物、肺水肿和肺不张等可逆过程会影响 PaO_2/FiO_2 比值。一般应用支气管镜去除黏液栓。

温度

由于失去了下丘脑功能和对体温的调节，DND 供体常会先出现体温升高然后出现低体温。代谢率降低和外周血管扩张亦可引起供体体温过低。传统意义上，应在器官获取前以及获取期间使用主动加热装置来维持正常体温。近期的一项前瞻性临床研究对器官获取之前的这种传统温度管理提出了挑战。在该研究中，器官捐赠者被随机分为两组：亚低温（34 ～ 35℃）或正常体温（36.5 ～ 37.5℃）。亚低温组肾移植后 DGF 发生率明显降低[31]。另一项回顾性研究证实亚低温可降低 DGF，但对肾移植中的移植物存活率没有影响[32]。

激素、类固醇、电解质和血糖控制

在脑死亡的供体中激素缺乏较为常见，进行激素

替代治疗是有益的[8, 10]。外源性替代脑死亡供体的抗利尿激素可改善移植肾、肝和心脏的功能[10]。甲状腺激素替代治疗能改善每个供体可供移植器官的数量并提高心脏受体的存活率[25, 33]。然而，大多数对补充激素优势结果的研究是回顾性的，缺乏良好的随机试验结果。

与脑死亡相关的全身炎症反应导致中性粒细胞肺浸润和白介素升高。供体全身性炎症反应与移植失败和受体死亡率密切相关。给予甲泼尼龙可减轻炎症反应并改善氧合，减少肺水以及增加可以利用的肺组织。甲泼尼龙也可以减少肝、心脏和肾的炎症反应。

在供体管理中，血管内容量替代至关重要。首选等渗晶体（乳酸林格溶液或 0.9% 生理盐水）。但是，由于可能引起高氯代谢性酸中毒，0.9% 生理盐水可能不是最佳选择。胶体溶液适合于快速的血管内容量扩张。不建议常规使用羟乙基淀粉，因为它与潜在的急性肾损伤和凝血功能障碍相关。在初始补液纠正低血容量后，应考虑给予低张溶液治疗高血钠症[10]。研究表明，供体高钠血症（> 155 mol/L）与肝移植后预后不良有关[34]。对欧洲心脏供体分析后发现，当供体血钠水平 < 130 mmol/L 或 > 170 mmol/L 时受体死亡率增加[35]。在器官获取之前纠正严重的高钠血症可以减轻移植后肝功能障碍[10]。供体出现高血糖很常见，采用类固醇治疗则会进一步加重。血糖控制不良会严重影响供体肾功能[36]。需要应用胰岛素治疗，将葡萄糖水平控制在 120 ～ 180 mg/dl。不建议常规使用含葡萄糖的静脉输液[33]。

供体管理目标

当前的建议强调采用标准化供体管理方式，在器官获取前设定具体目标。供体管理目标（donor management goals，DMGs）在于维持心血管、肺、肾和内分泌的稳态。血流动力学主要目标是通过确保足够的血管内容量和心输出量使得器官灌注最大化以保护器官功能[33]。表 61.3 总结了各种研究报告并得到一些委员会推荐的共同目标。研究表明，遵循预定目标可以显著提高获取和移植器官的数量[25, 37]。DMG 的早期实现很重要。每个将捐赠四个或更多器官的供体在同意捐赠时应满足个性化的 DMG。在灾难性神经损伤初期应对患者进行早期治疗，直至达成器官捐赠的意向[38]。一项研究表明，在达成意向时只有 15% 的供体能满足 DMG，尽管在器官获取前这一比率更高。

表 61.3 不同作者报道的供体管理目标（DMGs）

预设临床终点	6 项 DMGs*	8 项 DMGs†	10 项 DMGs‡
平均动脉压（mmHg）	≥ 60	60 ～ 120	60 ～ 100
中心静脉压（mmHg）	≤ 10（或血浆渗透压为 285 ～ 295 mmol/L）	4 ～ 12	4 ～ 10
最终钠浓度（mmol/L）	≤ 155	≤ 155	135 ～ 160
升压药	≤ 1（可以接受血管加压素复合 1 种升压药治疗尿崩症）	≤ 1 或低剂量	≤ 1 和低剂量
PaO_2（mmHg）或 PaO_2/FiO_2	当吸入 100% 氧气时，$PaO_2 \geq 300$（或 $PaCO_2/FiO_2 > 3$）	最终 $PaO_2 > 100$	当 PEEP = 5 cmH_2O 时，$PaO_2/FiO_2 > 300$
动脉血气 pH	7.25 ～ 7.50	7.30 ～ 7.50	7.30 ～ 7.45
葡萄糖（mg/dl）		≤ 150	< 150
器官摘除前 4 h 尿量［ml/（kg·h）］		0.5 ～ 3.0	1 ～ 3
左室射血分数			> 50%
血红蛋白（mg/dl）			> 10

FiO_2，吸入氧浓度；PaO_2，动脉血氧分压；$PaCO_2$，动脉血二氧化碳分压。

* Hagan ME, McClean D, Falcone CA, et al. Attaining specific donor management goals increases number of organs transplanted per donor：a quality improvement project. Prog Transplant. 2009；19（3）：227-231.

† Franklin GA, Santos AP, Smith JW, et al. Optimization of donor management goals yields increased organ use. Am Surg. 2010；76（6）：587-594.

‡ Malinoski DJ, Daly MC, Patel MS, et al. Achieving donor management goals before deceased donor procurement is associated with more organs transplanted per donor. J Trauma. 2011；71（4）：990-995, discussion：996

心脏死亡后供体管理

大多数 DCD 是在 ICU 中等待心搏骤停的患者（Ⅲ类）。为了最大程度地减少热缺血时间，通常在手术室撤除生命支持。然而，因家属期望到场，一些医疗机构只能在其他地点撤除生命支持。在确定不可逆转的死亡即撤除生命支持和宣告死亡期间，器官获取团队不应参与患者管理。围绕是否给予药物治疗，尤其是给予促进死亡的治疗，以最大限度地保证供体的可用性还存在很多争议。然而，通常会持续应用麻醉性镇痛药和苯二氮䓬类药物并调整剂量，以缓解交感神经反应。临终前使用肝素便于器官获取，但因存在出血风险，一些机构不予采用。大多数协议需要特别指明同意接受临终供体治疗。

有报告临终采用一些有创技术以减少热缺血时间。这些措施包括在撤除生命支持之前行动静脉插管，以便在宣告死亡后迅速输注冷保存液。这些插管也可在死亡后用于体外膜肺氧合（ECMO）。然而，针对死后是否使用 ECMO 恢复重要器官的血液供应引起了激烈的争论，这凸显了供体管理中不断出现的伦理问题，即如何促使他或她的器官捐赠意愿并最大程度地保障濒死患者的权益[39]。

获取器官手术中供体的管理

只有对脑死亡供体行器官获取时才需要麻醉。大多数器官获取手术社区医院而并非在三级医疗中心进行的。对麻醉科医师而言，器官获取流程、社会环境和不寻常的术中事件可能显得有点令人生畏。

手术方式依据获取单个或者多个器官的需要而有所不同。一般情况下，需要延长胸骨切口至腹中线，以使手术视野广泛暴露。先行主动脉插管，以便用低温保存溶液灌注器官。将冰块置于手术区域，以进一步保护器官。一般按照对缺血的敏感性差异顺序分离器官，并连同血管结构一起切除，心脏最先，肾最后。

大多数供体在到达手术室时已行气管内插管，并通过静脉输注血管活性药物支持。在器官获取手术期间，患者可能因脊髓反射而出现体动，因此可以使用神经肌肉阻滞剂。自发性脊髓反射或手术刺激会导致儿茶酚胺释放和高血压。高血压可以通过多种药物来治疗，包括血管扩张药、阿片类药物和麻醉药；然而，首选挥发性麻醉药。如前所述，挥发性麻醉药可能会提供其他益处，包括缺血预处理和减轻缺血再灌注损伤[40]。

应用输液和血管活性药物可治疗因外科手术操作引起的失血和心血管系统紊乱。维持血流动力学稳定可使外科医生在器官获取过程中不会对器官造成进一步损害。在主动脉钳夹时应用血管扩张药如苯妥拉明或前列地尔（用于肺恢复）可以降低全身血管阻力，确保器官保存液能均匀地分布于相应器官。临床上，脑死亡供体出现的明显心动过缓对阿托品无反应。因此，应常规准备好异丙肾上腺素。通常在主动脉阻断前给予肝素。如果预期获取心脏或肺，则需要在主动脉阻断前退出肺动脉导管和（或）中心静脉导管。如果预期获取肺，则主动脉阻断后应保证肺部通气良好。手术团队与麻醉科医师之间的沟通对于确保最佳的器官质量至关重要。一旦开始器官冷灌注，就可以停止机械通气和麻醉。

活体器官供体的管理

活体供体器官移植已成功地被作为一种死后供体移植的替代措施。自 2011 年以来，美国的活体供体器官移植数量一直保持稳定[3]。在某些亚洲国家（例如日本和韩国），由于文化信仰因素，DND 供体移植并不常见，因而活体供体移植是一种标准程序。活体供体器官移植具有一些优势。该程序可以在同一医疗机构以择期手术的方式进行，以协调供体和受体的手术，并最大限度地减少冷缺血时间。另外，移植器官没有暴露于与 DND 或 DCD 供体相关的生理变化。活体供者可直接指定捐赠特定受体；因此，可以根据受体情况选择最佳的移植时机，以避免因死后供体移植短缺所需的长时间等候。这样，受体通常处于更好的整体状况中。尽管活体器官移植有其优势，但它会使健康的供体面临医疗风险。其他需要重视的问题包括供体潜在生活质量的下降以及捐赠后对个人财务的不良影响。针对活体器官捐赠，尤其是肝供体的伦理方面的讨论，仍需仔细审查[41-42]。

在进行活体捐赠之前，应先进行全面的医学、心理和社会评估，以确认没有禁忌证和强制行为。知情同意内容应包括充分告知可能出现的并发症，在许多机构是供体本人自愿并与受体无关。在过去，捐赠者与受体通常有某种关联。而现在，在美国，与受体不相关的供体在活体肾移植中所占的比例更高。配对或链式捐赠允许两个或多个不相容受体的捐赠者进行交换，从而改善两个受体移植的配对结果。与放宽死后供体标准相类似，已将活体捐赠者标准扩展到包括高龄和肥胖人群[43]。尽管少见，但已有报道来自单个供体的同时或序贯的多器官活体捐赠。需要仔细筛选此类供体，公开风险并进行密切随访[44]。

活体肾供体

由于肾是一成对的器官，它成为活体捐赠的自然选择。1954 年首例成功的肾移植手术是在同卵双胞胎之间进行的活体器官移植术。现在，活体供体约占美国所有肾移植的 29%[1, 45]。活体供体肾移植为移植提供了最佳时机，并且可以避免移植前透析，从而提高了生存率[46]。此外，与死后供体相比较而言，活体供体移植提供了更好、更持久的器官功能[47]。为了确保移植供体的安全，需要全面考虑医疗和非医疗因素。为了确保在捐赠后有足够的储备功能，许多移植中心使用肾小球滤过率（GFR）大于 80 ml/（min·1.73 m²）作为是否捐赠的临界值。通常通过测量尿肌酐清除率来估计 GFR。如果估计的 GFR 为临界值，则可用放射性和非放射性示踪剂来获得额外信息[48]。一些移植中心允许采用 GFR 更低的肾[49]。

传统活体肾供体手术是采用肋下外侧切口行开放性肾切除术。现在通常是在腹腔镜下进行。此种方法可以减少供体术后疼痛，康复更快，住院时间更短[49]。左肾或右肾均可用于移植；然而首选左肾，因为更容易暴露手术野且供血血管较长。右肾静脉较短，且动脉走行于下腔静脉后方。

取肾时供体取侧卧位，调整手术台使肾所在部位抬高。手术开始后，先分离肾脏，随后确认并分离输尿管、肾静脉和动脉，并分离肾上腺静脉。当切除右侧供体肾时，还需要游离十二指肠和分离肝、肾。当肾完全游离和钳夹血管结构后，可通过手法辅助或非手法辅助通过小切口取出肾。供体肾切除术可通过经腹途径进行，但越来越多地使用微创技术经腹膜外途径进行。腹膜后入路的优点是减少了腹腔内脏的操作。已有报道通过特殊的手术器械进行单切口供体肾切除术。近来已有机器人辅助的腹腔镜活体供体肾切除术的报道[49-50]。该技术可以进一步减轻供体遭受的创伤和不适。

对健康供体行择期腹腔镜肾切除术的麻醉管理与择期腹腔镜肾切除术相似。通常情况下，标准的无创性监测即已足够。通常开放 1～2 个大孔径外周静脉通路。术中输注红细胞很少见；但是，在某些中心常规配型筛查或交叉配型 1～2 U 血液，以免术中大血管损伤。腹腔镜肾切除术通常需要全身麻醉，如果计划行开腹肾切除术，则多采用全身麻醉复合硬膜外麻醉。

虽然腹腔镜肾切除术对健康患者来说是常规操作，但除了术中出血外仍存在一些需要注意的问题。腹内压增高会减少静脉回流，并与术后肾功能不全有关。较低气腹压可能会防止肾静脉和实质组织受压[51]。适当的输液治疗似乎是保护肾脏功能的最佳策略。尽管腹腔镜肾切除术通常失血量较少，但有人主张大量输液治疗［10～20 ml/（kg·h）］。其他人则使用尿量作为液体管理的指标。为了确保术中尿量大于 2 ml/（kg·h），输液量常超过生理需要量。为了增加尿量，外科医生可能在手术期间要求给予呋塞米和（或）甘露醇。目前仍不清楚在供体肾切除术中采用何种液体进行扩容最佳。在缺乏证据的情况下，大多数中心使用等渗晶体溶液。应避免使用氧化亚氮，以防止肠道过度胀气影响术野暴露。通常在夹闭肾血管之前即刻静脉注射肝素（3000～5000 IU）。不同机构之间的程序可能会有所不同，但与外科医生的密切沟通是必不可少的。如果经过适当的液体替代治疗后仍发生低血压，与直接作用的血管加压素相比，应用多巴胺和麻黄碱最大程度地减少移植血管的收缩。一旦肾取出，麻醉科医师应做好快速停止麻醉的准备，并确保神经肌肉阻滞情况得以恢复。

腹腔镜肾切除术后的轻度或中度疼痛主要来源于腔镜插入口、腹部切口、盆腔器官操作、膈肌刺激和（或）输尿管绞痛。大多数患者的疼痛可通过术后早期静脉注射阿片类药物、术后晚期口服阿片类药物和对乙酰氨基酚得到缓解。非甾体抗炎药应谨慎使用，因其可能导致前列腺素介导的肾损伤。经肋下横切口肾切除术时疼痛较为严重，可持续数天，剧烈疼痛会限制患者呼吸、咳嗽和活动，从而导致肺不张和术后感染。对这些患者应考虑行术后硬膜外镇痛。

器官获取和移植网络报告的捐赠后 6 周内的并发症包括需要输血（0.4%）、再次入院（2.1%）、介入手术（0.9%）和再次手术（0.5%）[45]。一项针对超过 80 000 个活体肾供体的研究显示其 90 天死亡率为每 10 000 个供体中 3.1 例（0.03%），并且该死亡率在过去 15 年中保持不变[52]。有 0.1% 的供体发生肺栓塞，并且是导致其死亡的主要原因[45]。肾供体发生静脉血栓栓塞的风险为中度；因此，建议在出院前使用间歇性充气加压装置和预防性肝素化。肾捐赠后预计 GFR 将减少 30%，大多数捐赠者在 3 个月时 GFR 都将保持在 60 ml/min 以上[49]。供体肾切除术似乎并未增加长期死亡率或终末期肾脏疾病的发生。在捐赠者人群中，供体以后发生慢性肾病、高血压和糖尿病的可能性在某些亚组（例如非裔美国人和肥胖者）中相对较高，但是单侧肾切除术对这些亚组某些终生性不良风险的发生情况不清楚，因为尚不清楚该组人群未经受肾切除术者的风险[45]。值得注意的是，所有关于捐赠后并发症的研究都是回顾性的，且缺乏长期的随访和对照。

活体肝供体

活体供肝移植（living donor liver transplantation, LDLT）于 1988 年首次用于儿科受体[53]，后来扩大应用到成人。尽管 LDLT 在一些亚洲国家较常实施，但它仅占美国所有肝移植的一小部分（＜5%）[3]。与肾捐赠相比，LDLT 对供体健康的危害更大。

肝本身具有强大的储备能力以及独特的再生能力构成了 LDLT 的基础。当肝被切除 2/3 后，供体的肝可在 2～3 周内恢复到原来的大小[54]。将部分成人的肝（通常是左叶或左外侧段）移植到小儿受体后将会与小儿一同生长。大多数 LDLT 用于慢性肝病患者的择期肝移植。紧急 LDLT 并不常见，偶尔用于急性肝衰竭患者。对 LDLT 能否用于终末期患者仍有相当多的争议。

对 LDLT 来说，测定供体肝体积和预计移植肝体积的大小是一项独有的工作。已经开发出根据人口统计学数据，如体重、身高、年龄和性别来进行计算的公式。还有学者已经提出使用 X 线或超声测量进行计算[55]。为了避免发生受体移植肝体积过小综合征，并为供体保留足够的肝体积，那么准确估计供体的肝体积和预计移植物体积至关重要[56]。对于小儿 LDLT 来说，左外侧段（Ⅱ 和 Ⅲ 段）或整个肝左叶（Ⅱ、Ⅲ 和 Ⅳ 段）足以提供充分的肝体积（图 61.3）。从手术的角度看，左半肝切除术并不复杂且手术时间较短。自 2002 年首次报道以来，已有更多的应用腹腔镜进行了活体左肝叶切除术[57]。但若是对成人行 LDLT，通常需要进行肝右叶切除术。肝右叶切除的外科操作包括将肝右叶（Ⅴ、Ⅵ、Ⅶ和Ⅷ段）与肝左叶分离。与左半肝切除术相比，肝右叶切除术技术上的挑战更大，且围术期风险更高。供体肝右叶切除术需要切除 500～1000 g 肝组织，只剩下原肝重量约为 1/3。如果一个供体不足以提供足够移植肝体积，则可以采用两个供体对一个受体供肝的技术[58]。对于较小的受体来说，使用较大供体的左叶即已足够。

麻醉管理始于与患者和家属进行术前讨论，应告知手术过程相关的风险和应关注的问题。大多数移植程序提供深入而充分的教育材料、讨论和支持，并且在术前即已开始。活体肝捐赠手术需要使用神经肌肉阻滞剂进行全身麻醉。患者取仰卧位，术中采用头高脚低体位以利于肝暴露。通常开放两个大口径静脉通路。常规行标准的无创监测和动脉血压监测。应放置胃管减压，以便于术野暴露。

活体供肝手术经常使用 L 形或标准的双边肋下切口并向中线延伸的手术方式。在分离肝及其脉管系统

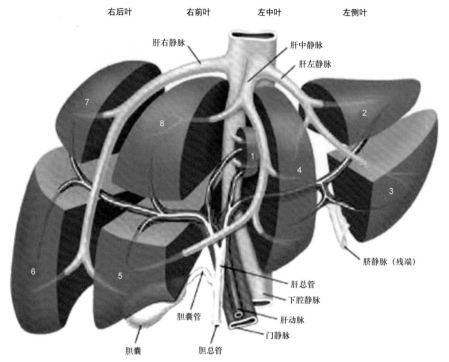

图 61.3　肝分段解剖图显示在各种部分肝切除时对应切除的肝部分（Redrawn from Steadman RH，Braunfeld M，Park H. Liver and gastrointestinal physiology. In：Hemmings HC，Egan T，eds. Pharmacology and Physiology in Anesthesia：Foundations and Clinical Applications. Philadelphia：Saunders；2013；475-486.）

的过程中，对肝的操作偶尔会导致静脉回心血量减少以及一过性低血压。将肝复位可减轻静脉阻塞；或者给予短效血管活性剂和（或）快速补液可以解决上述问题。大多数失血发生于肝实质离断时。随着肝切除专用外科手术设备的应用，可显著减少活体供肝肝切除术期间的失血。在夹闭和分离供体肝叶血管床后，取出肝叶，然后缝合血管和胆管。止血完成后关闭腹腔。

肝切除术中失血是一个棘手的问题，常与预后不良有关。某些中心提倡放置中心静脉导管并使用低 CVP（＜5 cmH₂O）技术以减少失血和输血需求[59]。低 CVP 可通过增加肝血窦静脉引流和减少血液反流而减少失血[59]。此外，低 CVP 可降低术后移植肝水肿并改善其功能[51]。低 CVP 通常是通过限制血管内输液，有时通过应用药物（包括利尿剂和血管扩张药）来实现的[59]。有些人认为无需在肝切除术期间放置中心静脉导管和采用低 CVP 技术，因为无法证明 CVP 的高低与失血之间存在因果关系[60]。其他因素，包括脂肪肝程度、体重和性别，可能对活体供肝切除术中失血的影响比 CVP 更大[61]。低 CVP 技术潜在的

缺陷包括 CVP 导管放置的风险以及在发生大出血时难以逆转的血流动力学紊乱。有人指出，低 CVP 的使用源于数十年前的早期经验，那时肝切除术失血量很大。随着外科技术和设备的改进，肝切除术中失血量已大大减少，从而无需再进行 CVP 放置和监测[60-61]。在笔者所在的医院，现已很少放置中心静脉导管。可以通过测量手臂外周静脉压力替代传统的 CVP 监测[62]。

活体供肝切除术还可使用其他几种节血策略。这些措施包括细胞回收技术和术前采集 1～2 U 的自体血，从而减少异体输血的机会。术中行等容血液稀释，即在手术室中回收 1～2 U 的血液可以最大程度地减少输血的可能性[63]。在绝大多数患者中，通常使用前面所列举的一种或多种节血策略就足够了[60]。在切除移植肝后，应避免过量输液，因为这可能会阻碍静脉血回流并导致剩余肝充血[51]。

大多数活体肝移植供体在手术结束后可以在手术室内拔管，然后转移到术后监护病房。停止机械通气可以降低胸腔内压力，从而减轻剩余肝充血。患者术后通常不需要转入 ICU，但是某些医院仍首选转入 ICU。术后早期应谨慎使用静脉镇痛药和阿片类药物。

尽管还未得到完全证实，但剩余的肝组织可能存在某种程度的功能不全[51]。维护剩余肝组织最佳灌注的措施包括维持足够的心输出量，避免血容量不足、贫血和体温过低引起的凝血功能障碍[51]。

对活体供体手术是否需要使用硬膜外镇痛仍存在许多争议。与其他上腹部手术类似，同静脉自控镇痛相比，硬膜外镇痛可提供更好的镇痛且镇静程度较轻[64]。因使得肺内分泌物更容易清除，硬膜外镇痛降低了呼吸道感染的风险。尽管有上述优点，仅有某些移植中心常规术前放置胸段硬膜外导管，而其他移植中心则完全不采用。造成该操作上差异的原因在于供肝切除术患者术后会出现凝血功能障碍。术后会出现血小板减少、凝血酶原时间和活化的部分凝血酶时间延长，这些变化于术后 2 ～ 3 天达到峰值，随后数天又趋于正常[65]。因此，避免放置硬膜外导管的原因是担心发生硬膜外血肿。有一些研究发现在该类患者中放置硬膜外导管并无不良影响。在一项针对 755 例供体接受硬膜外导管行术后镇痛的研究中，并未出现与硬膜外导管相关的并发症[66]。另一项包括 242 例活体肝移植的研究也表明，如果谨慎使用，硬膜外镇痛是较为安全的选择[65]。另一个支持硬膜外置管的证据是，血栓弹力图监测结果表明大多数肝切除术后的患者会出现高凝状态，而非低凝状态[67-68]。尽管硬膜外血肿整体发生率较低，但有人认为这些研究缺乏对这种罕见事件评估的权威性。一旦置入硬膜外导管，需待各项凝血参数恢复正常后方可拔出，通常需要 3 ～ 5 天[51]。如若未置入硬膜外导管，则采用患者自控镇痛。术后选择何种镇痛措施取决于患者的期望值、手术方式、院内共识、术后监测设施以及护理人员对各种技术的熟悉程度。

许多与 LDLT 相关的供体并发症以及死亡率在世界范围内均有报道[69-70]。一项针对 760 例成人 LDLT 的多中心观察性研究表明，在长达 12 年的随访期间有 40% 的供体出现了并发症（表 61.4）[69]，19% 的供体出现了一种以上的并发症。尽管大多数并发症并未造成残疾，但有一些相当严重。感染是最常见的并发症，胆道并发症如胆漏或狭窄可能难以治疗，并可能导致住院时间延长和再次手术。术前肌酐水平升高、术中低血压和术中输血与供体并发症相关。医疗经验丰富并不意味着并发症会相应减少[69]。最近另一项针对 5202 例活体供肝切除的研究发现，有 12% 的供体出现至少一种并发症，其中 3.8% 是严重并发症，而行右肝切除的患者此概率翻倍[71]。

表 61.4　760 例活体肝移植供体并发症的类型以及发生频率，其中约 40%（296 例）共出现 557 个并发症；剔除 20 例

并发症	频率（760 例中所占 %）
感染	13.2
胸腔积液	11.0
胆漏或胆汁瘤	8.1
切口疝	6.6
精神障碍	5.6
神经失用症	3.4
腹水	2.8
计划外的再次手术探查	2.7
肺水肿	2.1
肠梗阻	1.6
腹腔内脓肿	1.2
肺栓塞	1.0
气胸	0.8
深静脉血栓	0.8
胆道狭窄	0.7
门静脉血栓	0.5
下腔静脉血栓	0.4

Modified from Abecassis MM, Fisher RA, Olthoff KM, et al. Complications of living donor hepatic lobectomy—a comprehensive report. Am J Transplant. 2012；12：1208-1217

活体肺供体

活体肺移植是死亡后肺移植的另一种选择。通常情况下，活体肺移植的做法是两位供体供一位受体使用，但是也有单一供体使用的报道[72]。如果涉及两个供体，则需要对两个供体以及受体的麻醉诱导时程严密协调。将一个供体的右肺下叶和另一个供体的左肺下叶移植到受体，以替代整个左、右肺。供体肺叶切除术需要足够的支气管、动脉和静脉以便吻合成功。支气管漏气会延长胸管引流时间，导致住院时间延长。

在全身麻醉诱导后，通常先插入单腔气管导管，以便在肺叶切除前行纤维支气管镜检查。一旦做出继续手术的决定，则用左侧双腔气管导管置换单腔气管导管。标准的无创监测、动脉血压监测和二氧化碳分析仪即已足够。将供体置于侧卧位后，需用纤维支气管镜检查双腔管位置，随即进行开胸手术。术中若能维持心肺和代谢的内稳态，则术后并发症的风险将会降到最低。通常静脉给予前列腺素 E_1 扩张肺血管，其用量根据全身血压进行调整（需要避免发生低血压）。在肺叶游离完成后，应膨肺 5 ~ 10 分钟，然后给予肝素和类固醇。在肺再次萎陷后进行肺横断术。

胸段硬膜外镇痛是围术期管理的一种有用辅助手段。术前数小时即可置入硬膜外导管[51]。尽管该方法因患者肝素化而备受质疑，但其所具有的术后镇痛、防止肺不张和感染的益处可能大于供体硬膜外置管的风险[73]。

缺血再灌注损伤

如果血供中断，则移植器官将不可避免地出现缺血再灌注损伤。在缺血期间血供供应中断必然导致代谢和病理生理学改变。血流再通和氧供恢复本身也可能导致组织损伤，以及严重的免疫和炎症反应[74]。

众多病理过程介导了缺血再灌注损伤。缺血时，氧供不足会导致三磷酸腺苷（ATP）和糖原耗竭。由于缺乏 ATP，钠钾（Na-K）泵不能维持细胞膜内外的离子浓度梯度。结果是细胞外钠离子进入细胞内，导致细胞肿胀。由于细胞内环磷酸腺苷水平和腺苷酸环化酶活性降低，血管通透性将增加[74-75]。血供恢复亦引起一系列病理生理变化从而导致组织损伤。再灌注相关的损伤包括坏死、凋亡（程序性死亡）和自噬相关的细胞死亡。再灌注也会激活自身免疫反应，包括对新抗原的自然抗原识别、补体系统的激活、先天免疫和适应性免疫反应激活以及细胞向受损区域迁移。

器官获取后的保存与管理

在获取器官行再灌注成为主流管理策略之前，器官获取后通常将其保存在冷保存液（4℃）中。尽管静态冷保存可减慢器官新陈代谢的速率，但其能量消耗并未完全停止。代谢产物和细胞内钙蓄积限制了静态冷保存的最长时间[76]。在世界范围内使用的各种冷保存方案中，威斯康星大学（UW）溶液的应用最为广泛。UW 溶液中含有高钾和腺苷，可在器官冷藏期间提供 ATP。组氨酸-色氨酸-酮戊二酸（HTK）溶液最初是作为心脏停搏液研发的，随后在欧洲用于器官保存，现已逐渐流行起来[77]。与 HTK 溶液相比，使用 UW 溶液时器官再灌注期间（特别是肝）发生高钾血症的可能性显著增加。但是，无论使用哪种溶液，移植物在再灌注前通常使用胶体进行灌洗，从

而降低了发生严重高钾血症的可能性。最新研究数据表明，在腹部器官移植中，HTK 溶液可能与移植器官功能不良有关[78-79]。还有一些针对特定器官的保存液，例如用于保存肺的 Perfadex 溶液（由瑞典哥德堡的 Vitrolife 制造）和用于保存心脏的 Celsior 溶液（由麻省剑桥的 Genzyme 制造）。虽然应尽量缩短冷缺血时间，但较长的保存时间可将移植物远距离运送至配型最优的患者。现在普遍接受的冷缺血时间是：肾 24 小时，肝 12 小时，心脏 6 小时和肺 4 小时。

除静态冷保存外，还可针对获取的器官进行机器灌注。为了扩大供体库，最近对机器灌注重新产生了极大的关注[79]。机器灌注技术的潜在优势包括更长的存储时间、评估器官活性以及保存过程中的潜在干预措施。机器灌注过程中的温度可以是低温（4 ~ 10℃）、亚低温（12 ~ 30℃）和常温（35 ~ 37℃）。不同的温度各有优缺点[76]。当使用常温进行灌注时，需要添加氧气。在不同情景下可以使用不同技术和温度的组合（图 61.4）[79]。临床试验和 meta 分析表明，机器灌注可改善近期预后，包括减少 DGF 和器官原发无功能的概率。这些影响在高风险供体中更为明显[76, 80-82]。灌注液中生物标志物的变化反映了保存器官的损伤程度，并用于预测移植预后。在不远的将来，可以使用代谢组学、蛋白质组学和基因组学方法进行测试提供更多有用的信息[83]。有几种药物和生物制剂已被用于动物模型和临床前试验；其中一些包括阻断白细胞黏附的重组因子有望成功[84-85]。在动物模型中，使用挥发性麻醉药预处理对组织缺血再灌注损伤有保护作用[86]。在人体试验中，挥发性麻醉药对心肌梗死有一定的有益作用，可减少缺血再灌注损伤，但还没有定论[87]。

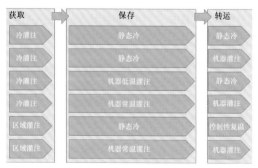

图 61.4　在器官获取、保存以及转运期间通过采用不同技术的组合可以改善供体器官功能以及受体预后

参考文献

1. Hart A, et al. *Am J Transplant.* 2018;17:21.
2. National Data - OPTN. https://optn.transplant.hrsa.gov/data/view-data-reports/national-data/#. Accessed March 28, 2018.
3. Israni AK, et al. *Am J Transplant.* 2018;18:434.
4. Price DP. *Br J Anaesth.* 2012;108(suppl 1):i68.
5. *JAMA.* 1968;205(6):337–340.
6. Wijdicks EF, et al. *Neurology.* 2010;74(23):1911.
7. Smith M. *Br J Anaesth.* 2012;108(suppl 1):i6.
8. Ranasinghe AM, Bonser RS. *Best Pract Res Clin Endocrinol Metab.* 2011;25(5):799.
9. Venkateswaran RV, et al. *Transplantation.* 2010;89(7):894–901.
10. Dare AJ, et al. *Curr Neurol Neurosci Rep.* 2012;12(4):456.
11. McKeown DW, et al. *Br J Anaesth.* 2012;108(suppl 1):i96.
12. Hoogland ER, et al. *Am J Transplant.* 2011;11(7):1427.
13. Dhanani S, et al. *J Intensive Care Med.* 2012;27(4):238.
14. Bernat JL, et al. *Am J Transplant.* 2006;6(2):281.
15. Fanelli V, Mascia L. *Curr Opin Anaesthesiol.* 2010;23(3):406.
16. Gardiner D, et al. *Br J Anaesth.* 2012;108(suppl 1):i14.
17. Hong JC, et al. *Arch Surg.* 2011;146(9):1017.
18. Cameron A, Busuttil RW. *Liver Transpl.* 2005;11(suppl 2):S2–5.
19. Fernández-Lorente L, et al. *Am J Transplant.* 2012;12(10):2781–2788.
20. KDPI Calculator - OPTN. https://optn.transplant.hrsa.gov/resources/allocation-calculators/kdpi-calculator/. Accessed April 1, 2018.
21. Feng S, et al. *Am J Transplant.* 2006;6(4):783.
22. Schaubel DE, et al. *Am J Transplant.* 2008;8(2):419.
23. Xia VW, et al. *Anesth Analg.* 2007;105(3):780.
24. Park C, et al. *Transplant Proc.* 2010;42(5):1738.
25. Malinoski DJ, et al. *J Trauma.* 2011;71(4):990. discussion, p 996.
26. Cittanova ML, et al. *Lancet.* 1996;348(9042):1620.
27. Hunt SA, et al. *Crit Care Med.* 1996;24(9):1599.
28. Mukadam ME, et al. *J Thorac Cardiovasc Surg.* 2005;130(3):926.
29. Mascia L, et al. *JAMA.* 2010;304(23):2620.
30. Ware LB, et al. *J Appl Physiol.* 2002;93(5):1869.
31. Niemann CU, et al. *New Eng J Med.* 2015;373(5):405–414.
32. Schnuelle P, et al. *Am J Transplant.* 2018;18(3):704–714.
33. Kotloff RM, et al. *Crit Care Med.* 2015;43(6):1291–1325.
34. Totsuka E, et al. *Liver Transpl Surg.* 1999;5(5):421.
35. Hoefer D, et al. *Transpl Int.* 2010;23(6):589.
36. Blasi-Ibanez A, et al. *Anesthesiology.* 2009;110(2):333.
37. Hagan ME, et al. *Prog Transplant.* 2009;19(3):227.
38. Malinoski DJ, et al. *Crit Care Med.* 2012.
39. Abt PL, Feng S. *Am J Transplant.* 2016;16(9):2508–2509.
40. De Hert SG, et al. *Anesth Analg.* 2005;100(6):1584.
41. Bachir NM. Larson AM: *Am J Med Sci.* 2012;343(6):462.
42. Quintini C, et al. *Transpl Int.* 2012.
43. O'Brien B, et al. *Transplantation.* 2012;93(11):1158.
44. Henderson ML, et al. *Transplantation.* 2018.
45. Lentine KL, Patel A. *Adv Chronic Kidney Dis.* 2012;19(4):220.
46. Mandelbrot DA, Pavlakis M. *Adv Chronic Kidney Dis.* 2012;19(4):212–219.
47. Wolfe RA, et al. *N Engl J Med.* 1999;341(23):1725.
48. Bertolatus JA, Goddard L. *Transplantation.* 2001;71(2):256.
49. Rocca JP, et al. *Mt Sinai J Med.* 2012;79(3):330.
50. Pietrabissa A, et al. *Am J Transplant.* 2010;10(12):2708.
51. Feltracco P, Ori C. *Minerva Anestesiol.* 2010;76(7):525.
52. Segev DL, et al. *JAMA.* 2010;303(10):959.
53. Raia S, et al. *Lancet.* 1989;2(8661):497.
54. Marcos A, et al. *Transplantation.* 2000;69(7):1375.
55. Lee SG. *Br Med Bull.* 2010;94:33.
56. Tongyoo A, et al. *Am J Transplant.* 2012;12(5):1229.
57. Cherqui D, et al. *Lancet.* 2002;359(9304):392.
58. Lee S, et al. *Surgery.* 2001;129(5):647.
59. Ryu HG, et al. *Am J Transplant.* 2010;10(4):877.
60. Niemann CU, et al. *Liver Transpl.* 2007;13(2):266.
61. Kim YK, et al. *Acta Anaesthesiol Scand.* 2009;53(5):601.
62. Hoftman N, et al. *J Clin Anesth.* 2006;18(4):251.
63. Balci ST, et al. *Transplant Proc.* 2008;40(1):224.
64. Clarke H, et al. *Liver Transpl.* 2011;17(3):315.
65. Choi SJ, et al. *Liver Transpl.* 2007;13(1):62.
66. Adachi T. *J Anesth.* 2003;17(2):116.
67. Cerutti E, et al. *Liver Transpl.* 2004;10(2):289.
68. Mallett SV, et al. *Anaesthesia.* 2016;71(6):657–668.
69. Abecassis MM, et al. *Am J Transplant.* 2012;12(5):1208.
70. Iida T, et al. *Transplantation.* 2010;89(10):1276.
71. Rössler F, et al. *Annals of Surgery.* 2016;264(3):492–500.
72. Date H, et al. *J Thorac Cardiovasc Surg.* 2012;144(3):710.
73. De Cosmo G, et al. *Minerva Anestesiol.* 2009;75(6):393.
74. Eltzschig HK, Eckle T. *Nat Med.* 2011;17(11):1391–1401.
75. Zhai Y, et al. *Am J Transplant.* 2011;11(8):1563–1569.
76. Selten J, et al. *Best Pract Res Clin Gastroenterol.* 2017;31(2):171–179.
77. Fridell JA, et al. *Clin Transplant.* 2009;23(3):305–312.
78. Stewart ZA, et al. *Am J Transplant.* 2009;9(5):1048–1054.
79. Stewart ZA, et al. *Am J Transplant.* 2009;9(2):286–293.
80. Henry SD, et al. *Am J Transplant.* 2012;12(9):2477–2486.
81. Tso PL, et al. *Am J Transplant.* 2012;12(5):1091–1098.
82. Hameed AM, et al. *Medicine.* 2016;95(40):e5083.
83. Jochmans I, et al. *Curr Opin Organ Trans.* 2017;22(3):260–266.
84. Busuttil RW, et al. *Am J Transplant.* 2011;11(4):786–797.
85. Abu-Amara M, et al. *Cochrane Database Syst Rev.* 2009;4:CD008154.
86. Jin L-M, et al. *Pathobiology.* 2010;77(3):136–146.
87. Gerczuk PZ, Kloner RA. *J Am Coll Cardiol.* 2012;59(11):969.

62 产科麻醉

EMILY E. SHARPE，KATHERINE W. ARENDT
李娜 译 麻伟青 审校

<table>
<tr><td>要 点</td><td>

■ 妊娠正常的生理改变始于孕早期，涉及全身所有器官系统，并改变许多麻醉常用药物的药代动力学和药效学反应。

■ 大多数药物及物质通过胎盘进行母-胎交换的主要方式是单纯扩散。胎儿体内这种扩散率和峰值取决于母-胎浓度梯度、母体蛋白结合率、药物分子量大小、脂溶性和离解度。

■ 所有的产妇都应被视为饱胃人群，麻醉诱导期间其发生反流误吸的风险增加。因此，对所有产妇在术前均应考虑预防反流误吸。

■ 妊娠期间，子宫血流量逐渐增加，从非妊娠状态的大约 100 ml/min 上升到妊娠末期的 700 ～ 900 ml/min（约占心输出量的 10%）。因此妊娠期出血具有显著的发病率，是全球孕产妇死亡的主要原因。早期识别和及时干预、最佳的医疗团队协作以及适当的血制品输注都是改善患者预后的关键。

■ 子宫和胎盘血流量取决于母体的心输出量，且与子宫灌注压正相关，与子宫血管阻力负相关。低血容量、主动脉-下腔静脉受压、交感神经阻滞以及椎管内麻醉或全身麻醉后外周血管阻力的下降，均可造成母体低血压，从而导致子宫灌注压降低。预防性或治疗性的单次或持续输注去氧肾上腺素可以减少剖宫产脊髓麻醉引起的低血压的发生率和严重程度。与麻黄碱相比，去氧肾上腺素减少了胎儿酸中毒的发生。

■ 妊娠期间，母体的氧合血红蛋白解离曲线逐渐右移，而胎儿的氧合血红蛋白解离曲线左移。这有利于氧气从母体血红蛋白转运至胎儿血红蛋白。即使给母体吸入纯氧，胎儿的血氧饱和度也不会超过 60%。在孕早期，母体 $PaCO_2$ 从 40 mmHg 降低至约 30 mmHg，便于二氧化碳通过胎盘转运，该转运主要受限于胎盘血流量而非单纯扩散。

■ 分娩是一个连续的过程，可分为第一、第二和第三产程。第一产程包括从厚实闭合的官颈管扩张开始，直到官颈管扩大至开口约 10 cm 以便胎儿可以娩出。这一阶段可再分为潜伏期和活跃期。

■ 椎管内镇痛是减少分娩疼痛最可靠和最有效的方法。为了达到完善的分娩镇痛，第一产程的阻滞范围需要达到 T_{10} 至 L_1 平面，而在第二产程则需要扩大到 S_2 至 S_4 平面。

■ 与不用药或者静脉给予阿片类药物镇痛相比，椎管内的分娩镇痛可能会延长第二产程，但并不增加剖宫产的风险。早期硬膜外镇痛与晚期相比，不会增加剖官产风险或延长第一产程。

■ 与其他阿片类药物静脉镇痛比较，瑞芬太尼患者自控镇痛（patient controlled analgesia，PCA）具有镇痛效果好，胎儿效应小的优点。但其镇痛效果不如椎管内分娩镇痛，且需要对产妇进行仔细的氧合与通气监测。

■ 全球妊娠并发高血压的比例为 5% ～ 10%，可导致母婴死亡。先兆子痫患者发生颅内出血、肺水肿及凝血功能障碍的风险增加。收缩期和舒张期血压高于 160/110 mmHg 时应进行治疗，以防止颅内出血。

■ 脓毒症是英国和美国孕产妇发病率和死亡率的主要原因。已证实早期识别和治疗可以改善预后。

</td></tr>
</table>

妊娠及分娩期生理改变

　　妊娠、围生期，母体解剖学和生理学的实质性改变继发于：①激素活性的变化；②增大的子宫导致机械性压迫；③胎儿胎盘系统导致的母体新陈代谢需求的增加和生化的改变。这些变化对麻醉药理学和生理学有着重要影响，因此妊娠期麻醉管理有特殊的要求。对于合并其他疾病的产妇，麻醉管理要求更高。

心血管系统的改变

　　心血管系统的改变贯穿整个妊娠期，包括：①解剖变化；②血容量增加；③心输出量增加；④血管阻力下降；⑤仰卧位低血压。表 62.1 和以下各节将进行详细说明。

体格检查和心脏评估

　　正常孕妇心血管系统的变化也是十分显著的。心脏听诊可以闻及第一心音（S1）增强以及三尖瓣、二尖瓣先后关闭产生第一心音的分裂音。在孕晚期通常可闻及第三心音（S3）。由于血容量增加和血液湍流，在少数妊娠者甚至可闻及第四心音（S4）。但 S3 和 S4 都没有明显的临床意义。另外，在胸骨左缘常可闻及特征性的 2/6 级收缩期喷射样杂音，这是由于心脏容量增加造成三尖瓣环扩张后轻度反流所致。妊娠期心电图和心脏超声的变化详见表 62.1。子宫增大引起的膈肌抬高使心脏向左前移位，正常孕妇常见左室肥厚及轴向左偏。如果孕妇出现胸痛、晕厥、更高级别的心脏杂音、心律失常或心衰症状（如缺氧或有临床意义的呼吸短促），应该进行相应的诊断或转诊治疗。

血容量

　　由于肾素–血管紧张素–醛固酮系统亢进所导致的水钠潴留，母体血容量从孕早期就开始增加。导致这些变化的原因可能是孕囊分泌的孕酮不断增加。与非孕期相比，足月产妇血浆蛋白的浓度降低，其中白蛋白减少 25%，总蛋白减少 10%[1]。因此在整个孕期中，孕妇的血浆胶体渗透压从 27 mmHg 逐渐下降到 22 mmHg[2]。足月孕妇的血容量相比孕前，增加了约 50%～55%，血容量的增加为分娩时失血做好了准备。大约产后 6～9 周，产妇血容量回到孕前水平。

心输出量

　　与孕前相比，孕妇心输出量在孕早期的后段大约增

表 62.1　妊娠期心血管系统的改变	
心血管参数	**足月参数变化值（对比非妊娠期）**
血容量	增加 35%～45%
血浆容积	增加 45%～55%
红细胞容积	增加 20%～30%
心输出量	增加 40%～50%
每搏输出量	增加 25%～30%
心率	增加 15%～25%
血压和血管阻力	
体循环阻力	降低 20%
肺血管阻力	降低 35%
中心静脉压	无变化
肺毛细血管楔压	无变化
股静脉压	增加 15%
临床检查	
心电图	心率依赖性 PR 间期和 QT 间期缩短 QRS 轴轻度右偏（孕早期） QRS 轴轻度左偏（孕晚期） 左胸导联和肢体导联 ST 段压低（1 mm） 左胸导联和肢体导联 T 波平坦 Ⅲ导联小 Q 波和 T 波倒置
超声心动图	心脏左前移位 右心增大 20% 左心增大 10%～12% 左室偏心性肥厚 射血分数增大 二尖瓣、三尖瓣、肺动脉瓣环扩张 主动脉瓣环未扩张 三尖瓣和肺动脉瓣反流常见 偶有二尖瓣反流（27%） 可能合并轻微心包积液

Data from references Bucklin BA, Fuller AJ. Physiologic Changes of Pregnancy. In: Sures MS, Segal BS, Preston RL, Fernando R, Mason CL, eds. Shnider and Levinson's Anesthesia for Obstetrics. 5th ed. Philadelphia: Lippincott Williams & Wilkins 2013; Kron J, Conti JB. Arrhythmias in the pregnant patient; current concepts in evaluation and management. J Interv Card Electrophysiol. 2007; 19: 95-107; and Conklin KA. Maternal physiologic adaptations during gestation, labor, and puerperium. Semin Anesth. 1991; 10; 221-234

加 35%～40%，在孕中期后段继续增加 40%～50%[3-5]，孕晚期则维持不变。此时心输出量的增加是由于每搏量（25%～30%）和心率（15%～25%）的增加所致[6-7]。在分娩时心输出量进一步增加，并随每次宫缩而波动。与分娩前相比，心输出量在第一产程增加 10%～25%，在第二产程增加约 40%。分娩结束时心输出量增至最大值，与产前相比，此时的心输出量增加了 80%～100%[8]。这种心输出量的骤增是由于分娩后子宫收缩引起血液自体回输、胎盘绒毛间隙剥离

导致的循环容积减少，以及主动脉-腔静脉的压迫解除后下肢静脉压的下降。对于合并心脏病的孕产妇而言，心输出量的剧烈波动是其分娩后的一项独立危险因素，特别是对于那些合并心脏瓣膜狭窄和肺动脉高压的孕产妇。心输出量在产后 24 h 内逐渐恢复到产前水平，这取决于分娩方式和失血量[9]。产后 2 周，心输出量大幅下降，分娩后 12 ～ 24 周则恢复至孕前水平[10]。

外周血管阻力

尽管妊娠期间的心输出量和血浆容积增加，但是其外周血管阻力降低还是可以导致体循环血压下降。外周血管阻力减小是由于孕酮和前列腺素舒张血管的作用和子宫胎盘血管床阻力的减小[11]。孕妇的收缩压、舒张压和平均动脉压受其体位和分娩次数的影响，但是这些血压参数在 20 周时都会下降 5% ～ 20%，直到足月后才逐渐升高向孕前水平接近[12-14]。动脉舒张压下降的幅度大于收缩压，故脉压略增大。尽管孕妇血浆容积增加，但是由于同时伴随着静脉储存容积的增加，所以中心静脉压和肺毛细血管楔压保持不变[6]。

主动脉-腔静脉压迫

仰卧位时妊娠子宫压迫主动脉-腔静脉导致血压下降。几乎所有足月分娩的孕妇下腔静脉都受到压迫[15]，但只有 8% ～ 10% 的孕产妇出现了仰卧位低血压综合征[16]（也称为主动脉-腔静脉压迫综合征）。仰卧位综合征定义为平均动脉压下降幅度大于 15 mmHg，且心率升高幅度大于 20 次 / 分，临床表现为出汗、恶心、呕吐和神志改变。足月孕产妇在仰卧位时下腔静脉几乎被完全压扁，进而导致下腔静脉回流受阻，以及硬膜外静脉、奇静脉和椎静脉回流代偿性增加（图 62.1A）。另外，15% ～ 20% 的孕妇会出现主动脉-髂动脉受压。下腔静脉在仰卧位时受压不仅导致每搏输出量和心输出量降低 10% ～ 20%（图 62.1B），还可以加重下肢静脉血淤积，进而增加足踝水肿、下肢静脉曲张甚至下肢深静脉血栓形成的风险。

大多数孕妇可以代偿仰卧位时主动脉受压所导致的低血压。其中一个代偿机制是反射性地增加交感神经活性，进而提高外周血管阻力，在心输出量降低的情况下维持动脉血压的稳定。由此可见，对于进行椎管内麻醉和全身麻醉的产妇，麻醉降低了交感神经张力，损害了机体的血压代偿反应，从而增加了仰卧位时低血压的风险。

因此，进行椎管内阻滞下分娩镇痛或剖宫产的孕妇应避免仰卧体位。左侧卧位可以减轻孕妇腹主动脉和下腔静脉的压迫，减小血压的降低幅度，从而维持

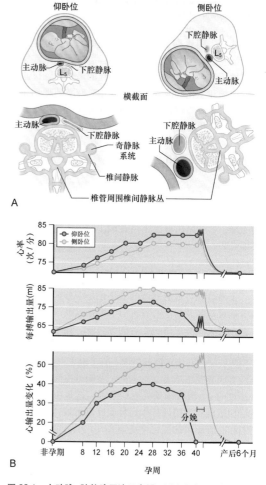

图 62.1 **主动脉-腔静脉压迫示意图。**（A）妊娠子宫仰卧位时对主动脉-腔静脉的压迫和侧卧位时解除压迫的横截面示意图。（B）不同妊娠时期孕妇仰卧位和侧卧位心率、每搏输出量和心输出量的改变（Reprinted with permission from Bonica JJ, ed. Obstetric Analgesia and Anesthesia. Amsterdam：World Federation of Societies of Anaesthesiologists；1980.）

子宫和胎儿血流的稳定。左侧卧位的摆放可以通过旋转手术台保持患者左侧倾斜，或者在患者右侧臀部下垫一个高 10 ～ 15 cm 的毯子或楔形垫实现（目标为向左倾斜 15°）。

近年来，子宫左移这一操作受到了挑战。对健康孕妇志愿者进行的一项 MRI 研究发现，仰卧位与左倾斜 15° 相比，下腔静脉的血容量并无明显差别，但当左倾 30° 时，下腔静脉血流量确实增加[15]。另外，在椎管内麻醉下进行择期剖宫产手术的健康女性，随机分为仰卧位组和左倾 15° 组，术中输注去氧肾上腺素，

发现新生儿的酸碱状态并没有差别。然而仰卧位组心输出量降低，去氧肾上腺素的需求量更多[17]。对于何类孕产妇子宫左移有效以及不影响手术的情况下左倾的最大角度是多少还需要进行深入的研究。同时，在椎管内麻醉或全麻诱导期间，以及母亲低血压或胎儿窘迫时，应使子宫保持左倾。

呼吸系统变化

妊娠期呼吸系统的显著变化包括：①上呼吸道的变化；②肺容量及分钟通气量的变化；③氧耗及代谢速率的变化（表 62.2）。

上呼吸道

妊娠期孕妇毛细血管充盈，口咽、喉以及气管组织脆性增加，黏膜表层水肿，不仅增加了上呼吸道操作时出血的风险，也增加了面罩通气困难和气管插管

的风险。所以，对上呼吸道进行任何操作，如吸痰、气管插管、喉镜暴露等，都要求动作尽可能轻柔以预防上呼吸道损伤出血（应该避免经鼻操作）。另外，由于气道水肿，面罩通气时气道梗阻的风险增大，喉镜暴露和气管插管也变得更加困难。拔管后，气道可能会因为水肿而受损，增加了麻醉苏醒早期阶段气道梗阻的风险。

因此，为了减少孕妇呼吸道水肿导致的气管插管困难，应该尽量减少喉镜暴露的次数并且使用较小型号的气管导管（内径 6.0 ～ 7.0 mm）[18-19]。对于合并先兆子痫、上呼吸道感染，以及阴道分娩时主动用力导致静脉压升高的产妇，其呼吸道水肿的程度可能更加严重[20]。此外，由于孕妇体重和乳房组织增加，特别是矮胖体型的孕妇，可能导致喉镜暴露困难。因此，所有孕妇在进行气管插管之前都应该保持良好的插管体位，并且准备好所有合适的插管工具。产科麻醉科医师协会和困难气道学会的《产科插管困难和插管失败的管理指南》中建议，产科的全身麻醉中应使用可视喉镜[21]。

通气和氧合

胎盘和胎儿的不断生长导致氧耗和二氧化碳生成量增加，比起妊娠前，孕妇的分钟通气量在整个妊娠期间增加了45% ～ 50%。分钟通气量的增加是因为潮气量增大和呼吸频率的轻微增快。母体孕早期分钟通气量的增加，使 $PaCO_2$ 从 40 mmHg 下降至 30 mmHg 左右。然而，由于肾代偿性地增加了碳酸氢根离子的分泌（足月时的碳酸氢根通常为 20 ～ 21 mEq/L），动脉血 pH 维持轻度偏碱状态（通常为 7.42 ～ 7.44）。由于过度通气和肺泡内 CO_2 降低，妊娠早期母体吸入空气时 PaO_2 超过 100 mmHg。仰卧位时母体 PaO_2 值逐渐正常甚至稍降低，最可能的解释是尽管孕妇通气时潮气量正常，但是存在小气道关闭和肺内的分流。孕妇由平卧位改为侧卧后可改善氧合。妊娠期间，母体的氧合血红蛋白解离曲线右移，足月时，P_{50}（氧合血红蛋白达 50% 时的氧分压）从 27 mmHg 增至 30 mmHg 左右[22]。母体较高的 P_{50} 和胎儿较低的 P_{50} 意味着胎儿血与氧气的亲和力更高，且促进了氧气通过胎盘释放。表 62.3 概述了妊娠与非妊娠女性的血气分析结果。

足月孕产妇氧耗增加20% ～ 35%，分娩第一产程的氧耗较产前上升40%，第二产程则上升75%。在分娩时由于疼痛导致产妇出现严重的过度通气时，$PaCO_2$ 可降低至 20 mmHg 以下。

表 62.2　妊娠足月产妇呼吸系统的变化	
呼吸系统参数	**近足月期参数值与孕前期的比值（ % ）**
分钟通气量	增加 45% ～ 50%
呼吸频率	增加 0% ～ 15%
潮气量	增加 40% ～ 45%
肺容积	
补吸气量	增加 0% ～ 5%
潮气量	增加 40% ～ 45%
补呼气量	减少 20% ～ 25%
残气量	减少 15% ～ 20%
肺容量	
肺活量	无改变
吸气量	增加 5% ～ 15%
功能残气量	减少 20%
肺总量	减少 0% ～ 15%
氧耗	
足月	增加 20% ～ 35%
第一产程	比产前增加 40%
第二产程	比产前增加 75%
肺功能	
FEV_1	无变化
FEV_1/FVC	无变化
闭合容积	无变化

Data from Conklin KA. Maternal physiologic adaptations during gestation, labor, and puerperium. Semin Anesth. 1991; 10: 221-234

表62.3 妊娠期动脉血气测定		
血气指标	妊娠	非妊娠
PaCO_2（mmHg）	30	40
PaO_2（mmHg）	103	100
HCO_3^-（mmol/L）	20	24
pH	7.44	7.4
P_{50}（mmHg）	30	27

肺容量

妊娠期间，潮气量在妊娠早期增加20%，足月时则增加到45%以上。孕妇不断增大的子宫将横膈推向胸腔，足月时功能残气量（functional residual capacity，FRC）下降20%（见表62.2）[23]。FRC下降是由于补呼气量（expiratory reserve volume，ERV）和残气量（residual volume，RV）等量降低。然而，闭合容积（closing capacity，CC）维持不变，导致FRC/CC比值下降，进而导致肺容量减少时小气道快速闭合。特别是当孕妇仰卧位时，许多小气道的FRC甚至小于CC，导致肺不张的发生率升高。妊娠期间肺活量无变化。因此，分钟通气量增加和FRC下降导致孕妇肺泡中吸入麻醉药的浓度上升得更快。妊娠期间肺功能参数无显著变化。

由于氧储备降低（继发于FRC下降）和氧耗增加（由于新陈代谢率上升），孕妇在全身麻醉（简称全麻）诱导期比非妊娠妇女更容易出现氧饱和度下降和低氧血症。为了减少这些生理变化导致的低氧血症并推后患者缺氧出现的时间，孕妇全麻诱导前进行预充氧对患者的安全至关重要。建议以呼气末氧分数大于0.9为目标吸入100%氧气进行预充氧（通常可在麻醉诱导前进行2～3分钟的预充氧）（见第44章）。尽管在非妊娠患者中，鼻导管吸入高流量湿化了的氧气已被证明与常规的预充氧一样有效，但对于足月妊娠的孕妇，还未证明此操作可达到满意的预充氧水平[24]。孕妇呼吸道水肿加重了通气和气管插管的困难程度，并进一步增加了妊娠期间全麻并发症的风险。

消化系统变化

妊娠中期后，孕妇在全麻诱导时发生胃内容物反流误吸以及发生吸入性肺炎的风险增加。妊娠子宫将胃及幽门向头侧推移，导致横膈下食管向胸腔移位，降低了食管下段括约肌的张力。妊娠期间孕酮和雌激素水平升高，进一步降低了食管下段括约肌的张力。

胎盘分泌的胃泌素可以促进胃壁分泌氢离子，从而使孕妇胃内pH降低。上述消化系统的改变及增大的子宫对胃的挤压进一步增加了孕妇出现胃酸反流误吸的风险。孕妇反流性食管炎比较常见（烧心症状），并随着妊娠继续而不断加重[25]。孕妇的胃排空时间并未延长[26]，但是，分娩、疼痛、焦虑、阿片类药物的使用会降低胃排空能力，胃内容物的增加进一步增大了反流误吸的风险。单独使用局麻药进行硬膜外麻醉不会延长胃排空时间，相比之下，硬膜外注射芬太尼可以延长胃排空时间[27]。

所有孕妇应被视为饱胃患者，在麻醉诱导期间发生胃内容物反流误吸的风险增大。因此，超过孕中期的孕妇进行全麻时必须采取规范的措施，包括使用非颗粒型抑酸药、实施快速顺序诱导技术、环状软骨压迫和气管插管等以降低误吸风险。

肝胆系统变化

孕妇肝血流没有明显的变化。其肝功能指标，包括天冬氨酸转氨酶（aspartate aminotransferase，AST）、丙氨酸转氨酶（alanine aminotransferase，ALT）和胆汁酸都处于正常水平的上限。由于胎盘分泌增加，碱性磷酸酶浓度将翻倍。孕妇血浆胆碱酯酶活性和白蛋白浓度降低，导致高蛋白结合率的药物在血浆中游离浓度上升。从孕10周到产后6周，患者的血浆胆碱酯酶活性下降25%～30%[28-30]。胆碱酯酶活性下降可能并不明显延长琥珀胆碱的临床肌松效应，但在拔除气管导管之前仍应判断孕妇的肌松恢复状况。妊娠期胆囊排空不完全且胆汁成分发生改变，从而导致孕妇患胆囊疾病风险增加。急性胆囊炎是妊娠急腹症的第二大常见病因，发病率为1/10 000至1/1600[31]。

肾变化

孕妇的肾血流量和肾小球滤过率（glomerular filtration rate，GFR）升高。肾血流量在孕中期增加了60%～80%，孕晚期增加了50%。妊娠第3个月时，GFR比基线高50%，并持续增加至产后3个月[32]。由于妊娠期肌酐、尿素氮和尿酸清除率上升，正常孕妇血浆尿素氮和肌酐的实验室正常值上限下降了大约50%。由于孕妇的肾小管重吸收能力下降，其尿蛋白和尿糖水平通常增高。孕妇24 h尿蛋白定量正常值的上限为300 mg。

血液系统的变化

如前所述，妊娠期间血容量增加。足月时，血浆容量比孕前增加了大约 50%，而红细胞容积仅增加了大约 25%。妊娠期血浆容量的相对增加导致孕妇生理性贫血，血红蛋白通常在 11.6 g/dl 左右。在妊娠期间任何时候血红蛋白低于 11.6 g/dl 都应警惕发生贫血。由于孕期心输出量增加，孕妇生理性贫血并不导致机体氧供减少。足月时额外增加的大约 1000～1500 ml 的血容量，有助于弥补阴道分娩（300～500 ml）和标准术式剖宫产中预计的失血量（800～1000 ml）。分娩后，排空的子宫收缩会产生超过 500 ml 的自体血回输，弥补了分娩中丢失的血液。

白细胞增多是妊娠期的一种常见现象，通常与感染无关。白细胞增多是指白细胞（white blood cell，WBC）计数大于 10 000/mm³。在妊娠期间，WBC 计数的正常范围可以高达 13 000/mm³。WBC 计数可能随着分娩时间的延长而增加[33]。产后第一周，WBC 数目开始下降，但可能需要数周或数月才能降至孕前水平[34]。

凝血功能

孕期血液系统处于高凝状态，尤其是凝血因子 I（纤维蛋白原）和凝血因子 Ⅶ 显著增加，其他凝血因子轻度增加（见表 62.4）。凝血因子 XI 和 XIII 则降低，凝血因子 Ⅱ 和 V 通常保持不变。抗凝血酶 Ⅲ 和 S 蛋白在妊娠期间降低，C 蛋白水平保持不变[35]。这些变化导致正常孕妇的凝血酶原时间（PT）和部分凝血活酶时间（PTT）缩短约 20%。由于血液稀释，足月时血小板计数可保持正常或略有下降（10%）；但是，8% 的健康产妇血小板计数低于 150 000/mm³[36]，如果没有合并其他血液系统疾病，一般是血小板减少造成的，但其血小板计数通常不会降低至 70 000/mm³ 以下。这种

表 62.4 足月时凝血功能的变化	
促凝血因子	
增加	I，Ⅶ，Ⅷ，IX，X，Ⅻ，vWF
减少	Ⅵ，XIII
无变化	Ⅱ，V
抗凝血因子	
增加	无
减少	抗凝血酶 Ⅲ、S 蛋白
无变化	C 蛋白
血小板	减少 0%～10%

妊娠期血小板减少与异常出血无关。妊娠期血小板的减少与血液稀释和血小板寿命缩短有关，是一种排除性诊断。必须排除其他诊断，例如特发性血小板减少性紫癜和以溶血、肝酶升高和血小板计数减少为特征的综合征（hemolysis，elevated liver enzymes，and low platelets，HELLP）（详见母体合并症、凝血功能障碍部分）。

血栓弹力图（thromboelastography，TEG）是一种止血试验，用于测量血栓形成和裂解的动力学，它可以提供有关凝血变量的信息，包括血小板功能以及其他凝血因子的功能（另见第 50 章）。在妊娠末期，TEG 分析显示血液处于高凝状态，包括血凝块形成的启动时间（R）缩短、达到特定血凝块强度时间（K）缩短、血凝块生成速率（α）增加，以及血凝块强度（MA）增加[37]。虽然 TEG 分析中各参数变化出现的时间和程度不同，但大多数变化从孕早期就已开始[38]。

神经系统变化

孕妇对吸入麻醉药和局麻药的敏感性增高，吸入麻醉药的最低肺泡有效浓度（MAC）降低。动物实验研究显示，妊娠动物的 MAC 下降 40%[39-40]，人类在孕早期的 MAC 下降 28%[41]。然而，根据一项脑电图研究显示，在妊娠和非妊娠状态下，七氟烷对大脑的麻醉作用是相似的，这表明 MAC（即 50% 的患者对伤害性刺激无体动）的降低发生在脊髓水平[42]。孕妇 MAC 下降的潜在机制依然不明，可能有多种因素参与，孕激素在其中可能也发挥了一定的作用。

孕妇对局麻药更加敏感，椎管内麻醉药物的需要量在足月时减少了 40%。足月产妇硬膜外静脉扩张、硬膜外脂肪组织增多，导致硬膜外腔容积和蛛网膜下腔脑脊液（cerebrospinal fluid，CSF）的容量均减少，这些改变虽然促进了局麻药的扩散，但实际上从孕早期开始，主动脉-腔静脉还未受到明显压迫或其他机械压力相关的改变还未发生时，孕妇椎管内麻醉的局麻药需要量就开始下降了[43]，所以，孕妇麻醉敏感性上升和局麻药需求量下降可能是由妊娠本身导致的。

子宫和胎盘生理

胎盘是一个重要的器官，从受精卵着床子宫壁到胎儿出生，胎盘经历了巨大的变化。胎盘由母体和胎儿的组织共同构成，母体和胎儿的血液循环在胎盘交汇，是两系统生理交换的平台。胎盘包括基蜕膜和绒

毛膜两部分，中间被绒毛间隙所分隔。母体血液通过子宫动脉进入胎盘，通过螺旋动脉到达绒毛间隙，然后向绒毛膜移动，途经进行物质交换的胎儿绒毛后，流回基板上的静脉，最后通过子宫静脉离开子宫。胎儿血液通过两条脐动脉到达胎盘，形成穿过绒毛的脐毛细血管。经胎盘交换后，富含氧气、营养物质且已排除废物的血液通过一条脐静脉再返回胎儿体内。

子宫血流

　　了解孕妇子宫胎盘血流状况对制订适当的临床方案是十分重要的。妊娠期间子宫的血流量逐渐增加，从孕前的大约 100 ml/min 逐渐增多至足月期的 700 ~ 900 ml/min（约占心输出量的 10%）[44-45]。大约 80% 的子宫血流灌注至胎盘绒毛间隙，其余的血流则灌注至子宫肌层。妊娠期间子宫血流的自我调节能力很低，血管床基本上处于完全扩张状态。子宫和胎盘血流量取决于母体的心输出量，与子宫灌注压呈正相关，与子宫血管阻力呈负相关。子宫灌注压在母体发生低血压时降低，其原因包括：失血或脱水导致血容量减少、全身麻醉或椎管内麻醉导致的循环阻力降低或主动脉-腔静脉受压。子宫静脉压的升高也降低子宫灌注压，常见于主动脉-腔静脉受压、子宫收缩时间过频或过长，以及第二产程腹肌用力时间过长（Valsalva 动作）等。另外，产妇分娩时由于疼痛剧烈，过度通气会导致严重的低碳酸血症（PaCO₂ < 20 mmHg），可能减少子宫的血流，导致胎儿低氧血症和酸中毒。只要避免椎管内麻醉时的低血压，椎管内麻醉本身并不影响子宫的血流，所以无论是椎管内麻醉还是全身麻醉，都应该及时纠正母体低血压。

　　内源性儿茶酚胺和外源性血管升压药都有不同程度的增加子宫动脉阻力和减少子宫血流的作用，具体取决于给药种类和剂量。对妊娠母羊的研究显示，α 受体激动剂甲氧明和间羟胺可以增加子宫动脉阻力从而减少子宫血流，但是麻黄碱在升高母体动脉血压的同时不减少子宫的血流[46]。因此，麻黄碱通常被认为是治疗产妇椎管内麻醉低血压的首选药物。但是越来越多的临床试验却显示了完全相反的结果，即去氧肾上腺素（α 受体激动剂）用于预防和治疗孕妇椎管内麻醉引起的低血压，不仅升压效果比麻黄碱好，并且可以减少胎儿酸中毒和碱缺失的发生[47-50]。椎管内麻醉及全身麻醉低血压的其他预防和治疗措施将在剖宫产麻醉一节中讨论。

胎盘交换

氧气转运

　　影响母体和胎儿间氧气交换的因素较多，包括母体-胎儿的胎盘血流比值、母体-胎儿循环的氧分压梯度、胎盘的扩散交换能力，以及母体、胎儿各自的血红蛋白浓度、氧亲和力和血液酸碱度（Bohr 效应）。胎儿的氧离曲线左移（氧亲和力较高）和母体氧离曲线右移（氧亲和力较低）有利于氧气从母体转运至胎儿。与母体血红蛋白（P₅₀: 27 mmHg）相比，在氧饱和度为 50% 时胎儿的血氧分压较低（P₅₀: 18 mmHg），其血红蛋白对氧气具有较高的亲和力。即使孕妇吸入 100% 的纯氧，胎儿的血氧分压（通常为 40 mmHg）也不会超过 60 mmHg[51]。动物实验显示，在母体氧供下降至正常值的 50% 之前，胎儿的氧需可以通过加强氧的解离来维持[52-53]。CO₂ 很容易透过胎盘，从胎儿到母亲的转运仅受限于胎盘血流，而不受扩散能力的影响。

药物转运

　　母体-胎儿之间的交换，可通过四种机制中的任一种发生：单纯扩散、易化扩散、转运体介导机制和囊泡运输[54]。大多数药物的分子量小于 1000 道尔顿且为非解离状态，可以通过单纯扩散透过胎盘。药物扩散的速度和峰值取决于多种因素，包括母体-胎儿浓度梯度、母体蛋白结合率，以及药物的分子量、脂溶性和解离程度。最终有多少药物进入胎儿体内，主要由母体的血药浓度决定。非去极化肌松药的高分子量和低脂溶性特性决定了其通过胎盘的能力有限。琥珀胆碱分子量较小但解离程度较高，因此，临床剂量的琥珀胆碱难以通过胎盘屏障。所以，全身麻醉下行剖宫产手术一般不会导致胎儿或新生儿的肌肉松弛。由于肝素和格隆溴铵解离程度高，极少通过胎盘。相比较而言，挥发性麻醉药、苯二氮䓬类药物、局麻药物和阿片类药物由于分子量较小，易透过胎盘。右美托咪定虽然可能透过胎盘屏障，但多数储存在胎盘里，进入胎儿体内的量很少[55]。一般认为容易透过血脑屏障的药物也易透过胎盘，因此大多数作用于中枢的全身麻醉药会透过胎盘影响胎儿。目前还缺乏关于布比卡因脂质体和舒更葡糖等新药物胎盘转移的证据。

　　胎儿血液比母体血液偏酸，较低的 pH 导致弱碱性药物（例如局麻药物和阿片类药物）以非离子形态通过胎盘进入胎儿血液后变为离子状态。这些离子化的药物通过胎盘返回母体的阻力更大，从而不断蓄积在胎儿体内，甚至高于母体血药浓度，这一过程被称为"离子障"。胎儿窘迫时（胎儿酸血症），高浓度弱碱性药物更容易蓄积[56]。高浓度的局麻药物降低新生儿的肌张力。尤其是局麻药误注入血管内时，极高浓度的局麻药物会对胎儿产生各种影响，包括心动过缓、室性心律失常、酸中毒和严重的心脏抑制等。特殊的麻醉和镇痛药物的胎盘转运和胎儿摄取将在后面分娩镇痛和剖宫产麻醉方法的内容中进行详细叙述。

胎儿的血液循环及生理

妊娠期间胎儿血容量不断增加，胎儿–胎盘血液循环中大约有 1/3 的血液在胎盘中运行[57]。孕中期和孕晚期的胎儿血容量约为 120 ～ 160 ml/kg[58]。因此，正常的足月胎儿血容量大约有 0.5 L。尽管胎儿的肝功能还没有成熟，但已可以不依赖母体循环系统合成凝血因子。胎儿血浆中凝血因子的浓度随着孕周增加而不断上升，并且不通过胎盘屏障。然而，胎儿组织损伤后血液凝结能力仍弱于成人。

胎儿血液循环的解剖特点有助于降低脐静脉血中高浓度药物带来的风险。胎儿大约 75% 的血液首先通过脐静脉进入肝进行代谢（首过效应），明显降低了进入大脑和心脏血液中的药物浓度。胎儿和新生儿的肝酶系统代谢活性低于成人，但是依然可以代谢大多数药物。另外，药物通过胎儿的静脉导管进入下腔静脉，在进入门静脉和肝循环前，被来自下肢和盆腔脏器不含药物的血液稀释。胎儿循环的这些独特解剖特点增加了母体–胎儿间药物代谢动力学的复杂性。

产程

分娩起始于反复的子宫收缩和随之造成的宫颈扩张，最后形成通道便于胎儿由子宫经产道娩出。实际上，分娩的准备工作在分娩活跃期之前几小时或几天就开始了，即通过炎性细胞的浸润和局部细胞因子的释放介导炎症反应，促进宫颈软化。目前尚不明确调控自然分娩启动所需的信号通路，规律而有序的宫缩使宫颈进行性扩张直至消失。如果产妇到了预产期却没有启动自然分娩，可以根据胎儿或母亲的适应证，通过各种药物或方法作用于胎儿和母体来触发分娩[59]。

分娩是一个连续的过程，常分为第一产程、第二产程和第三产程。第一产程从规律的、痛苦的宫缩开始，宫颈由厚实、闭合的管道扩张至大约 10 cm 的开口，便于胎儿娩出。这一阶段可以进一步分为潜伏期和活跃期。第二产程是宫口全开直至胎儿娩出。第三产程为胎盘娩出期。Emanuel Friedman 对第一产程的过程特点最先进行了研究，他将宫颈扩张–时间关系描述成 S 形曲线（图 62.2A）。这种 S 形的曲线关系已被质疑，因为几乎没有证据表明宫颈在宫口开全（大约 10 cm）之前存在一个减速期。然而，第一产程被分为宫颈缓慢扩张的潜伏期和宫颈快速扩张的活跃期的观点，已经受到了时间和现代技术的考验[60-61]。考虑到当代产科人口中孕产妇年龄偏大、母婴体型增大，在对 62 415 例产妇进行分析后，提出了一种新的分娩曲线[62-63]。新旧曲线的主要区别在于潜伏期何时向活跃期过渡，过去认为这个过渡点是宫颈口扩张至 4 cm 时，然而，新的曲线显示，多产和未产的产妇都在宫颈口扩张至 6 cm 时开始进入分娩活跃期（图 62.2B）。

异常分娩包括分娩潜伏期异常缓慢、活跃期停滞以及胎头下降停滞（第二产程失败）。异常分娩又称为难产，常见原因是异常子宫收缩、头盆不称或胎位不正。难产的诊断主要根据产程分娩指标偏离人群的正常值，然而，产妇个体间正常分娩的产程指标也存在显著的差异。产程的差异受到人群因素和基因因素的影响[60-61, 64-67]。通常而言，经产妇分娩的速度更快，大体重产妇、高龄产妇和巨大胎儿与分娩迟缓有关[60, 65, 68]。已经有流行病学研究证实了遗传因素对产程有影响[69]，特别是 β_2 肾上腺素受体和催产素受体结构的多样性导致了不同产妇的产程差异[64-66]。部分产妇对内源性或外源性催产素的反应异常低下，可导致子宫收缩异常；同理，若对内源性或外源性的 β_2 肾上腺素受体激动剂的反应异常增高，可能会抑制宫缩。

分娩监测和胎儿监测

分娩中的胎儿监测是为了尽可能准确评价胎儿状态和尽早发现胎儿窘迫，以便于采取相应的干预措施来避免发生胎儿永久性的损伤。电子胎儿监测（electronic fetal monitoring，EFM）是一种对胎心率（fetal heart rate，FHR）和宫缩的联合监测，胎心监测自从 20 世纪 60 年代发明以来迅速且广泛地被应用[70]，监测者对胎心变化曲线的解读存在较大的差异[71-72]。一项 meta 分析显示，比起间断胎心听诊，电子胎儿监测能更好地降低胎儿风险［相对危险度（RR）为 0.5］，但不能降低围生期胎儿的死亡率和脑瘫的风险[73]。已有研究证明，电子胎儿监测增加了剖宫产和助产术的采用率[73-74]。

2009 年美国妇产科学会（American College of Gynecology，ACOG）对胎心监测相关名词的定义、

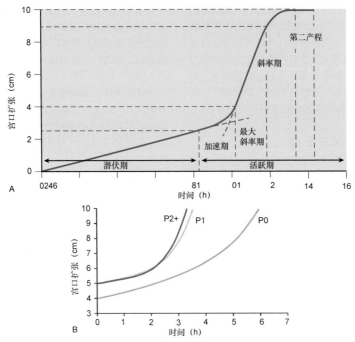

图 62.2 宫口扩张示意图：（A）Friedman 宫口扩张的 S 形曲线原始模型图，基于 500 例足月初产妇的分析得出的。（B）更新后的曲线，消除了减速阶段，并将激活阶段开始的阈值从 4 cm 更改为 6 cm。P0，初产妇；P1，生产过 1 次的产妇；P2 ＋，生产过 2 次及以上的产妇（Reproduced with permission from［A］Friedman E. Primigravid labor：a graphicostatistical analysis. Obstet Gynecol. 1955；6；567-589；and［B］Zhang J, Landy HJ, Brand DW, et al. Contemporary patterns of spontaneous labor with normal neonatal outcomes. Obstet Gynecol. 2010；116；1281-1287. doi：10.1097/AOG.0b013e318fdef6e.）

图形的解读和临床处理进行了重新修正[74]。最新的指南建议将在后面详述，相关专用术语在框 62.1 中列出。正确理解宫缩和胎心监测指标及临床意义，对麻醉科医师、产科医师、产科护士和助产士能否在紧急情况下进行良好的沟通至关重要。

宫缩监测

宫缩可通过宫外分娩力监测，也可通过宫腔内压力传感器监测。宫外监测只能用于测量宫缩的频率，而宫内监测可以定量测量宫腔内的压力。Montevideo 数值常被产科医师用来评估子宫收缩是否充分。Montevideo 数值是用宫缩强度（以 mmHg 为单位，用宫内压力导管测量）乘以 10 分钟内宫缩发生的次数。

ACOG 指南建议将 30 min 的时间窗内每 10 min 的宫缩次数的平均值作为定量指标[74]。将正常的子宫收缩定义为 30 min 的时间窗内每 10 min 子宫收缩平均小于或等于 5 次。子宫收缩过频被定义为 30 min 的时间窗内每 10 min 宫缩平均超过 5 次。宫缩过频多

见于自然分娩或引产，可以分为有胎心减速的宫缩过频和无胎心减速的宫缩过频。可根据分娩时具体的临床状况来对宫缩过频进行不同的治疗，但大多包括舌下含服或静脉注射硝酸甘油[75]来暂时松弛子宫，或使用 β₂ 受体激动剂如特布他林。

胎心率曲线

胎心率（FHR）监测通常是通过体表超声多普勒探头（宫外监测）完成的，但必要时会使用胎儿头皮电极来获得连续准确的 FHR 监测（宫内监测）。宫内监测时通过头皮电极采集的胎儿心电图 R 波的波峰或波谷电压来测量 FHR。值得注意的是，胎儿头皮电极仅在宫颈张开及破膜之后放置。胎儿窘迫时，外周和中枢化学感受器及压力感受器的激活以及中枢神经系统代谢的变化都会造成胎心率变化[76]。胎心率变化的方式和特点为评估胎儿状态提供了依据。

FHR 曲线可以非特异性地反映胎儿酸中毒。除了胎儿酸中毒之外，有众多因素对 FHR 曲线产生干扰，

框 62.1　胎心率监测图形的定义

基线

- 10 min 时间段内，平均 FHR 上下波动约 5 bpm，需排除：
  - 周期性或间断性的变化
  - 明显的 FHR 变异期
  - 变异超过 25 bpm 的心率基线片段
- 任何一个 10 min 的时段内，必须以至少 2 min 的心率为基线。当某个时段的基线无法确定时，可以参考前一个 10 min 时段内的基线
- 正常 FHR 基线：心率 110 ~ 160 bpm
- 心动过速：FHR 基线大于 160 bpm
- 心动过缓：FHR 基线小于 110 bpm

基线变异

- FHR 基线波动的振幅和频率是不规则的
- 变异的程度可以从视觉上量化为每分钟 FHR 曲线波峰到波谷的幅度
  - 无变异：波幅无改变
  - 轻度变异：波幅改变，但 ≤ 5 bpm
  - 中度（正常）变异：波幅范围为 6 ~ 25 bpm
  - 显著变异：波幅范围 > 25 bpm

胎心加速

- 明显可见 FHR 突然上升（30 s 内达到峰值）
- 妊娠 32 周及以后，胎心加速为心率较基线上升 ≥ 15 bpm，持续 ≥ 15 s，但从出现到恢复小于 2 min
- 妊娠 32 周之前，胎心加速为心率较基线上升 ≥ 10 bpm，持续 ≥ 10 s，但从出现到恢复小于 2 min
- 延迟的胎心加速是指胎心加速持续 2 min 及以上，但少于 10 min
- 如果胎心加速持续 ≥ 10 min，则是胎心基线改变

正弦波图形

- 明显可见、平滑的、正弦波型摆动方式的 FHR 基线图形，频率在每分钟 3 ~ 5 个周期，持续 ≥ 20 min

bpm，次 / 分；FHR，胎心率。

Data from Macones GA, Hankins GD, Spong CY, et al. The 2008 National Institute of Child Health and Human Development workshop report on electronic fetal monitoring: update on definitions, interpretation, and research guidelines. Obstet Gynecol. 2008; 112: 661-666

因此应结合当时的临床状况和母体及胎儿的其他并发症综合判断。框 62.1 中对 FHR 曲线的基线、基线变异和胎心加速情况进行了定义。正常胎心基线范围为 110 ~ 160 次 / 分，胎心变异性是指胎心基线波动的频率和幅度是不规则的。正常的胎心率变异性可预测新生儿早期的健康状况，也可预测胎儿中枢神经系统与心脏的正常调节功能。加速是指胎心率高于基线的突然变化，由胎儿的胎龄决定。

图 62.3 中详细地叙述了胎心减速的特点。晚期胎心率减慢的第一种类型，是由于宫缩时子宫胎盘功能不全导致胎儿大脑相对缺氧，由此造成的交感神经兴奋使胎儿血压升高，进而激活压力感受器，反射性地减慢了胎儿的心率。另一种类型的晚期胎心率减慢是由于胎儿缺氧时心肌抑制所致[77]。所以晚期胎心率减慢是令人担忧的。然而，早期的胎心率减慢被认为是良性的，与子宫的收缩有关，可能是胎头受压导致迷走神经兴奋的结果。多变的胎心减速与脐带受压有关。正弦型胎心率与胎儿贫血有关，且预后不良[78]。一般而言，胎心减速而 FHR 变异消失则预示着胎儿酸中毒[79]。心率长时间减慢（< 70 次 / 分，持续时间 > 60 秒）与胎儿酸血症有关，尤其在胎心率变异消失时，预示胎儿极度危险[80]。

胎心率曲线分类

目前建议采用三级 FHR 类别分类系统对胎儿进行评估，每个类别的具体标准见框 62.2[74, 78]。这个系统可以对胎儿在某个特定时刻的状态进行评价。胎儿的状况可能会随着时间的推移在各个类别中来回变化。用于分类的具体术语定义参见框 62.1。

I 类 FHR 曲线是正常曲线，反映了观察期间胎儿正常的酸碱状态，因此不需要特殊的临床处置。

II 类 FHR 曲线不是确定的曲线，包括所有不能被列为 I 类或 III 类 FHR 曲线的图形。II 类 FHR 曲线并不能预测胎儿的酸碱异常，因此需要结合所有临床表现来进行反复监测和评估。在某些情况下，可以进行额外的测试来了解胎儿的情况，或者采取宫内复苏技术来改善胎儿的状态。

III 类 FHR 曲线是一种异常胎心曲线，反映了在监测期间胎儿异常的酸碱状态。III 类 FHR 曲线需要即刻评估孕妇病情，并且努力改善胎儿的状况。干预措施包括：改变孕妇体位，进行宫内复苏；抑制产程进展；进行液体复苏和（或）使用血管活性药物治疗产妇低血压；氧疗；抑或使用特布他林等子宫收缩抑制剂。如果 FHR 曲线没有改善，则应该立即采取有效措施娩出胎儿，包括辅助经阴道分娩（产钳或者真空负压胎头吸引）或者剖宫产。

分娩镇痛

对于每一个家庭而言，新生命的诞生都是一件大事，常有各种各样的传统和风俗。部分风俗有一定的科学意义，但是大多数只因为传统而流传下来而已。本节介绍了一些非药物分娩镇痛的传统技术，包括针灸[81]、按摩[82-83]和催眠[84]。直到 19 世纪中期，药物分娩镇痛才在西方医学界推广开来，其中最著名的案例就是英国维多利亚女王分娩利奥波德王子时选择使用吸入氯仿镇痛[85]。

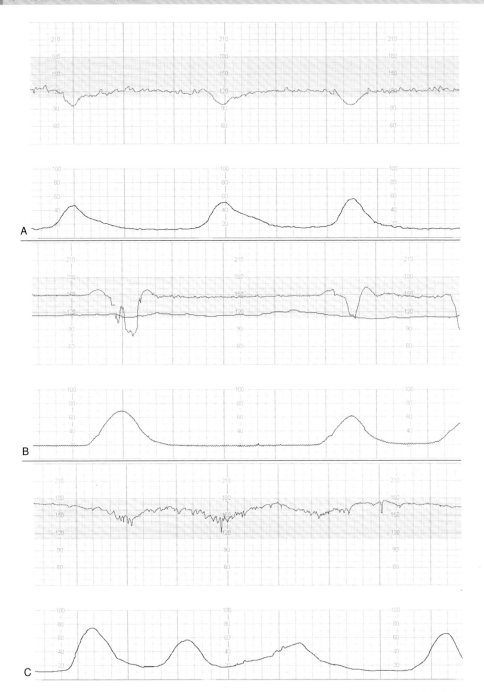

图 62.3 胎儿心率减速。（A）早期减速：明显可见，胎心率通常是对称且逐渐地下降和恢复，减速的最低点与子宫收缩的峰值同时出现。（B）可变减速：明显可见，FHR 的突然下降持续时间 ≥ 15 s 但 < 2 min。减速开始与子宫收缩之间的关系是可变的，深度和持续时间也是可变的。（C）晚期 FHR 减速：明显可见，FHR 通常是对称且逐渐地减少和恢复，在此期间减速的最低点出现在子宫收缩峰值之后

框 62.2 胎心率 FHR 三级分类系统

Ⅰ类 FHR 曲线

Ⅰ类 FHR 曲线的特征包括：

- FHR 基线为每分钟 110 ～ 160 次
- 中度 FHR 基线变异
- 无晚期或可变胎心减速
- 有或无加速和早期减速

Ⅱ类 FHR 曲线

Ⅱ类 FHR 曲线包括所有不能被列为Ⅰ类或Ⅲ类 FHR 曲线的图形。几种常见的Ⅱ类 FHR 曲线包括：

- 基线心率
  - 不伴有基线变异的心动过缓
  - 心动过速
- 基线 FHR 变异
  - 幅度最小的基线变异
  - 无基线变异，无反复出现的胎心减速
  - 显著的基线变异
- 胎心加速
  - 刺激胎儿后没有诱发出胎心加速
- 周期性或偶发性胎心减速
  - 反复出现的可变胎心减速，合并轻度或中度的基线变异
  - 延长胎心减速时间超过 2 min，但不超过 10 min
  - 反复出现的晚期减速，合并中度基线变异
  - 可变胎心减速，缓慢返回基线，存在"超射"或"肩峰"现象

Ⅲ类 FHR 曲线

Ⅲ类 FHR 曲线的特征包括：

- FHR 变异消失合并以下任何一项：
  - 反复性晚期减速
  - 反复性可变减速
  - 心动过缓
- 正弦曲线图形

FHR，胎心率。
Data from Macones GA，Hankins GD，Spong CY，et al. The 2008 National Institute of Child Health and Human Development workshop report on electronic fetal monitoring：update on definitions, interpretation, and research guidelines. Obstet Gynecol. 2008；112：661-666

对于大多数妇女而言，分娩是一个十分痛苦的过程。分娩疼痛持续的时间和不断进展的过程具有极大的差异性和不可预知性。部分孕妇在第二产程开始前才感受到剧烈疼痛，而其他产妇从第一次宫缩开始就诉说疼痛难忍。几乎很少有妇女会经历无痛分娩，或在不合时宜的条件下意外分娩[86]。不同的产妇对分娩疼痛的感受存在差异，其根本原因不明，但可能与基因有关。一项研究指出，亚洲产妇分娩时报告的疼痛等级大于其他人种的产妇[60]。这种结果可能和 β_2 肾上腺素受体的基因单核苷酸多态性有关[65]。其他因素可能包括：产次，产妇骨盆的大小和形状，胎儿的大小和胎位，产妇的焦虑、疼痛耐受性和其他心理因素，分娩期间产妇是否获得来自家庭和心理上的支持，是否引产，以及宫缩程度。

非药物分娩镇痛技术

许多产妇愿意在整个或部分分娩阶段进行非药物分娩镇痛。针灸可以有效地缓解剖宫产术后疼痛[87]，但对分娩过程中的镇痛效果不明显。一项涉及 10 项随机对照试验（$n = 2038$）的针灸缓解分娩疼痛的系统回顾和 meta 分析发现，针灸在 1 h 和 2 h 内并不优于假针灸（在实际穴位外侧进行浅表针刺）[88]。遗憾的是，大多数试验并没有设计合理的盲法对照，这增加了偏倚的可能性。

有研究显示按摩可以减少产妇第一产程的疼痛和焦虑。一篇 Cochrane 系统评价对 7 项按摩分娩镇痛的随机研究进行了回顾，其中 6 项研究具有低或无偏差风险[83]。第一产程中使用按摩可以使产妇的疼痛评分降低 0.98/10（置信区间 CI，0.47 ～ 1.17）。按摩组和非按摩组之间镇痛药物的使用无差别，第二和第三产程的疼痛程度也没有明显区别。一项纳入 60 例产妇的研究认为，按摩可以减轻分娩中的焦虑情绪[89]。

催眠被认为是一项集促进产妇放松和分娩镇痛为一体的技术。将催眠和标准的产科护理进行对比，没有证据支持催眠能降低产妇的分娩疼痛或提高产妇的镇痛满意度[83]。另一篇 Cochrane 系统评价对 9 个纳入了 2954 例产妇的随机研究进行了回顾，发现与对照组相比，催眠组的产妇使用药物止痛的可能性更小。两组在满意度、自然阴道分娩和产后抑郁方面没有显著差异[90]。

其他非药物镇痛技术包括 Lamaze 呼吸法、LeBoyer 分娩法、经皮电神经刺激、水浴分娩法、家人陪伴分娩、皮内注水法和生理反馈法。一项全美国范围的关于妇女妊娠经历的回顾性调查研究显示，尽管神经阻滞是最有效的分娩镇痛方法，但是水浴分娩和按摩都具有与阿片类药物相同或更好的镇痛效果[91]。虽然许多研究认为非药物分娩镇痛方法似乎可以降低分娩时的疼痛感受，但是由于大多数相关研究都缺乏科学严谨的实验设计，因此无法有效地与药物分娩镇痛相比较。

药物分娩镇痛策略

所有产妇都可能需要进行椎管内镇痛或紧急剖宫产，因此在分娩前需要进行相关程序的术前评估。对所有进入产房的患者都应进行临床评估，不仅要在剧烈疼痛前讨论分娩镇痛方案，还要评估患者是否存在可能使分娩、产科手术或麻醉复杂化的合并症。产科麻醉团队应做好准备，有效应对所有产科急诊患者出

现的状况。对于其他方面都健康的妇女，不需要常规的实验室检查结果[92]。

尽管产妇在分娩过程中随时可能行紧急剖宫产，但是由于分娩过程常持续数小时，因此需要适当进食饮水。为了平衡这两方面的风险，美国 ASA 建议进行椎管内镇痛的产妇在整个分娩过程中都可以适量饮水，甚至在进行椎管内镇痛之前都可以食用固体食物。然而，ASA 同时也建议产妇最好避免食用固体食物[92]。

全身性用药

阿片类药物可用于分娩镇痛。阿片类药物价格低廉，应用广泛，可以肌内注射，无需静脉注射。虽然阿片类药物之间存在差异，但它们都能穿过胎盘，并可能对胎儿产生影响，包括与剂量相关的呼吸抑制和 FHR 变异性减速。

哌替啶是全世界产科最常用的长效阿片类药物[93]，但也是最可能有副作用的药物。哌替啶通常静脉给药，剂量不超过 50 mg 也可肌内注射，剂量为 50 ～ 100 mg。在母体中半衰期为 2.5 ～ 3 h，而其活性代谢产物去甲哌替啶的半衰期为 13 ～ 23 h。而在胎儿和新生儿中，两者的半衰期都将延长至少三倍。反复注射哌替啶后，在胎儿体内容易产生并蓄积具有潜在神经毒性的代谢产物去甲哌替啶。在分娩中加大注射哌替啶的剂量会增加新生儿的风险，包括新生儿出生后 Apgar 评分降低和辅助呼吸时间延长[94]。

吗啡极少运用于分娩镇痛。与哌替啶类似，其活性代谢产物吗啡 -6- 葡萄糖苷酸在新生儿体内半衰期较长，且容易导致产妇过度镇静。因此，产科医师常在分娩潜伏期对产妇使用吗啡肌内注射，使其产生一种镇静-镇痛的休息状态，一般在注射 10 ～ 20 min 起效。对产妇的副作用可能包括呼吸抑制和组胺释放导致的瘙痒和皮疹。

纳布啡和布托啡诺等混合激动剂-拮抗剂阿片类镇痛药也被用于分娩镇痛。纳布啡的镇痛效力与吗啡相似。它可以静脉注射、肌内注射或皮下注射，剂量为每 4 ～ 6 h 给予 10 ～ 20 mg。布托啡诺的药效是吗啡的 5 倍，是哌替啶的 40 倍。静脉或肌内注射的剂量为 1 ～ 2 mg。产妇通常都能耐受这两种药物，故常用于分娩镇痛。

在过去的 20 年里芬太尼和最近上市的瑞芬太尼已经成为流行的全身阿片类止痛药。芬太尼是一种合成的阿片类药物，具有高度脂溶性，药效持续时间短，无活性代谢物。静脉注射小剂量芬太尼（50 ～ 100 μg/h）与没有注射芬太尼的产妇相比，两组新生儿的 Apgar 评分和呼吸运动并没有明显的差别[95]。芬太尼也常用于分娩期间的患者自控镇痛（PCA）。芬太尼用于自控镇痛的常用剂量为 10 ～ 25 μg 的泵入剂量，锁定间隔为 5 ～ 12 min。临产前使用大剂量的全身性芬太尼，可能会导致新生儿抑制。

瑞芬太尼 PCA 的镇痛效果优于其他静脉注射阿片类镇痛药且对胎儿的副作用更少，但是其镇痛效果不如硬膜外镇痛，同时需要严密监测母体氧合和通气情况。瑞芬太尼的代谢完全依赖于组织与血浆酯酶，而这套系统在胎儿已完全成熟。并且与母体血浆相比，瑞芬太尼可以更快地被胎盘内的酯酶所代谢，因此胎儿-母体血药比值很低。在妊娠母羊的动物实验中，瑞芬太尼的母体-胎儿血药比值大约是 10[96]，与临床试验的研究结果大体相同[97]。瑞芬太尼的这些特性使其安全性大于依赖肝缓慢代谢的长效阿片类药物，所以可以考虑更多地运用于临近分娩的产妇。瑞芬太尼比长效阿片类药物的镇痛效能更强[93]，但是这可能与使用的剂量较大有关[98]。

虽然瑞芬太尼可能优于长效全身阿片类药物，但效果不如硬膜外分娩镇痛。一项纳入了比较瑞芬太尼 PCA 和硬膜外镇痛随机对照试验的 meta 分析发现，接受瑞芬太尼 PCA 的产妇在 1 h 内的疼痛评分高于接受硬膜外镇痛的产妇[99]。两组产妇瘙痒、恶心和呕吐的发生率没有统计学差异，但置信区间较宽。随后的 meta 分析证实，与硬膜外镇痛组相比，接受瑞芬太尼 PCA 的产妇麻醉满意度较低，但优于其他肠外阿片类药物[100]。瑞芬太尼在分娩中的主要副作用是母体呼吸抑制。故需要严密监测以确保产妇在整个治疗过程中有足够的氧合和通气，因此临床实践中一些医师则避免选择瑞芬太尼 PCA 分娩镇痛。

吸入性镇痛

尽管吸入性麻醉药已不再用于分娩镇痛，但氧化亚氮（N_2O）仍然在世界范围内普遍采用。N_2O 通常与 O_2 以 50：50 的比例混合用于患者自我控制吸入镇痛。一项评估 N_2O 用于分娩镇痛的系统性综述发现，硬膜外镇痛比 N_2O 能更有效地缓解疼痛，但大多数研究质量不高[101-102]。某些研究认为吸入 N_2O 可以产生中等程度的镇痛（疼痛评分从 8/10 降低至 6/10）[103]，而某些研究则认为 N_2O 并不导致疼痛评分的差异[104]。奇怪的是，许多产妇在研究结束后依然希望继续进行 N_2O 吸入。总的来说，虽然 N_2O 的镇痛效果可能不太尽如人意，但患者却会对整个麻醉治疗过程表示满意[102]。

因此，尽管它的疗效不如椎管内镇痛，但它为那些希望采用无创镇痛方法的患者以及有椎管内镇痛禁忌证的患者提供了一种选择。在不联合使用阿片类药物的情况下，使用混合 50% 氧气的 N_2O 是安全的，并不会导致缺氧或昏迷[105]。

椎管内镇痛

椎管内镇痛是最可靠和最有效的分娩镇痛方式[91]。一项大型 meta 分析发现，与安慰剂相比，硬膜外镇痛提供了更好的镇痛效果（中位疼痛评分降低 3.4/10，95% 置信区间：1.3 ~ 5.4），并减少了其他镇痛药物的使用[106]。最常见的镇痛方式是硬膜外镇痛、蛛网膜下腔、蛛网膜下腔和硬膜外腔联合镇痛（combined spinal-epidural，CSE）或硬脑膜穿刺后硬膜外镇痛（duralpuncture epidural，DPE）。这些技术提供了比其他方法更好的镇痛效果，而且是安全的。

椎管内镇痛与产程进展

关于椎管内镇痛对产程进展的影响，已经引起了相当大的争议。观察性研究表明，硬膜外镇痛与较慢的产程和较高的剖宫产率有关[65, 107]。但是较多的混杂因素可能是造成这种关联的原因。例如，分娩功能障碍的患者（进行剖宫产的风险更高）更易出现剧烈产痛，故更有可能要求硬膜外镇痛，也更有可能更早地要求硬膜外镇痛。前后对照研究和多项前瞻性随机对照试验均未发现硬膜外分娩镇痛与剖宫产之间存在必然关联。事实上 2011 年一项 Cochrane 系统评价分析了 38 个临床研究共计 9658 例产妇，比较了硬膜外和非硬膜外分娩镇痛，发现两组间剖宫产的风险没有差异[101]。多项关于早期或晚期椎管内麻醉的大型前瞻性随机对照研究都得出一样的结论，早期椎管内分娩镇痛不会延长第一产程的时限，也不会增加剖宫产的概率[108-112]。但值得注意的是，几项前瞻性试验和一项 meta 分析表明，椎管内麻醉可能导致第二产程延长约 15 min 左右[106, 113-114]。因为密集的运动阻滞会阻碍宫缩的协调推进，第二产程的持续时间可能会增加。如果阻滞过于密集，无法发动协调有效的宫缩，有时会在第二产程减少局部麻醉剂的剂量。然而，最近的一项纳入了 400 例接受硬膜外麻醉产妇的随机双盲试验发现，和安慰剂（生理盐水）相比在分娩第二产程开始时注射局部麻醉剂，两者的产程时间长短并无差异[115]。

硬膜外分娩镇痛在第二产程可能会给产妇带来益处。当产妇感受到舒适时，对较长第二产程的耐受性可

能会在自发推送开始前使子宫收缩降低胎位，这种方法有时被称为 "定向推送"[116]。一项大型随机对照试验对接受椎管内镇痛的初产妇进行了研究，发现延迟推送和即时推送（即在第二产程开始时立即开始推送）相比，自然经阴道分娩率没有差异[117]。这种技术可以使产妇避免经历剧烈产程，对于合并有严重心血管疾病的产妇，可以减轻频繁的 Valsalva 动作引起的血流动力学障碍。此外，硬膜外分娩镇痛可以在分娩过程中保护会阴部不易受伤，因为产妇可以有控制地娩出胎儿，使得会阴部组织得以伸展松弛（而不是撕裂）[118]。

椎管内镇痛的时机

椎管内分娩镇痛的最佳时机已被广泛研究。2011 年的一项 meta 分析研究在第一产程早期进行椎管内镇痛是否会导致第一产程延长[119]。汇总了 6 个前瞻性、随机临床试验共计 15 399 例产妇，按椎管内镇痛的时机将其分为宫口不大于 3 cm 组和分娩活跃期组。结果显示椎管内镇痛并不会导致剖宫产率增加和第一产程延长。因此，如果临产产妇同意选择椎管内镇痛，没有证据显示在第一产程中任何时间点进行椎管内镇痛会 "过早"。最新的 ASA 指南指出，产妇对分娩镇痛的要求是十分合理的，分娩镇痛的时机不取决于宫口扩张的程度[92]。

硬膜外镇痛

腰段硬膜外镇痛是一种安全有效的分娩镇痛方法，是分娩镇痛的主要方法。最常见的是在 $L_{2 \sim 3}$ 和 $L_{4 \sim 5}$ 间隙硬膜外穿刺置管进行硬膜外镇痛（见第 45 章）。镇痛技术具有多样性，如果需要手术分娩，可使阻滞更密集、时间更长。一般情况下，在分娩过程中采用低剂量局麻药和阿片类药物联合应用以提供持续的感觉阻滞。硬膜外镇痛的优点包括降低产妇儿茶酚胺水平，有效缓解疼痛，提高患者满意度，并能快速实现手术麻醉，进行紧急剖宫产。

防止血管内或蛛网膜下腔局麻药意外注射是硬膜外镇痛安全的首要条件。不建议通过硬膜外穿刺针推入首次剂量，因为这样可能导致局麻药误注入血管内或蛛网膜下腔引起局麻药中毒或全脊麻。此外很多麻醉科医师会在硬膜外导管放置后注射试验剂量的局麻药，试验剂量可以检测硬膜外导管是否不小心置入血管或蛛网膜下腔[120]。如果试验剂量的局麻药误注入血管，将会出现感觉异常，最常见的有眩晕、耳鸣和口唇麻木感，但不至于造成损害。同样的，如果试验剂量的局麻药注入蛛网膜下腔，会导致下半身麻

木和运动阻滞，但不至于造成高位脊麻。有的麻醉科医师喜欢在试验剂量中添加少量肾上腺素，这样如果导管置入血管，可以出现心率轻度增快和（或）血压升高。总的来说，即使是试验剂量给药，也有可能发生血管内或蛛网膜下腔导管的意外置入。通过缓慢给药、在整个注射过程中间断回抽，观察导管中是否存在脑脊液或血液回流，以及在整个给药过程中严密监测生命体征、中枢神经系统（CNS）症状或运动阻滞引起的快速和意外反应，可以降低这种风险。

蛛网膜下腔镇痛

蛛网膜下腔镇痛可采用单次注射或持续输注的方式进行。单次注射阿片类药物结合小剂量的蛛网膜下腔局部麻醉剂，操作快捷，镇痛迅速，不再需要时作用即可消散。蛛网膜下腔单次注射分娩镇痛可用于不能制动而难以行硬膜外置管的产妇（因导管通常需要保留到可以合理估计产程），如晚期扩张的经产妇或处于第二产程的产妇。对于意外硬膜外穿刺或高危产妇，可考虑使用蛛网膜下腔置管持续镇痛。由于硬膜外穿刺后头痛（postdural puncture headache，PDPH）的发生率较高，使得大多数患者不能通过硬膜外针选择性放置椎管内镇痛。而导管穿刺系统提供了一种选择，即在 27 号笔尖式腰麻针内放置 23 号鞘内导管。虽然从理论上讲这应该减少 PDPH 的发生率，但最近一个包含 5 例患者的病例系列报道了两例 PDPH [121]。持续的蛛网膜下腔镇痛，可以提供良好的镇痛效果，同时如果病情需要，还可以迅速转为手术麻醉。

蛛网膜下腔和硬膜外腔联合镇痛

蛛网膜下腔和硬膜外腔联合镇痛（combined spinal-epidural analgesia，CSE）在产科麻醉实践中越来越受欢迎。它能提供快速有效的镇痛，同时能将运动阻滞降到最低。最常见的放置方法是"套针"技术，即通过阻力突破感识别硬膜外间隙，然后将一根细长的笔尖式腰麻针（25～27 G）插入蛛网膜下腔。在确认脑脊液自然流出后，注射阿片类药物、局部麻醉药或两者混合药液。取出腰麻针，并将导管置入硬膜外间隙。一项纳入了 27 个临床试验共计 3275 例产妇的大型系统评价发现，CSE 的止痛起效更快，而且较少可能需要额外的硬膜外推注。在 PDPH 发生率和剖宫产率方面，CSE 组与传统硬膜外组无明显差异 [122]。在一项大型回顾性研究中，接受 CSE 的产妇整体镇痛失败、镇痛不充分和导管放置的发生率比硬膜外镇痛低 [123]。CSE 的缺点包括在脊髓麻药药效消退之前无法评估硬膜外导管的有效性。然而，一项

研究不仅发现 CSE 的硬膜外导管失败率较低（6.6% vs. 1.6%；P = 0.001），而且导管置入失败在放置后 30 min 内被确认的概率 CSE 组（48.4%）比硬膜外组（30.6%）更高（P = 0.009）[124]。

硬脊膜穿破硬膜外阻滞技术

硬脊膜穿破硬膜外阻滞技术（dural puncture epidural，DPE）是一种新兴的分娩镇痛技术。用硬膜外针定位硬膜外间隙后，利用"套针"技术插入笔尖腰麻针，穿刺硬脊膜。通常使用 25 或 26 G 腰麻针，因为在一项研究中显示由 27 G 针放置的 DPE 没有任何益处 [125]。不直接将药物注入蛛网膜下腔，但硬脊膜的破孔可加快注入硬膜外间隙的药物向蛛网膜下腔转移。DPE 可缩短镇痛实施后达到充分镇痛效果的中位时间 [126]。一项研究发现，与硬膜外镇痛组相比，DPE 组的阻滞质量有所提高（通过医师追加药液剂量来衡量），不对称阻滞的发生率较低 [127]，而另一项研究则没有观察到这种差异 [126]。要充分了解 DPE 在椎管内分娩镇痛中的作用，还需要更多的研究。

椎管内镇痛药物

任何不含防腐剂的局麻药都可以应用于硬膜外腔。完美的分娩镇痛配方应提供了良好的镇痛效果，同时没有运动阻滞，也不应给产妇或胎儿造成影响。低浓度的局麻药（单独或与阿片类药物联合使用）用于最大限度地提高感觉阻滞，并最大限度地减少运动阻滞和交感神经阻滞引起的产妇低血压。最常见的是布比卡因（0.0625%～0.125%）和罗哌卡因（0.0625%～0.2%），因为它们产生感觉运动分离的效果优于利多卡因和 2-氯普鲁卡因。罗哌卡因和左旋布比卡因是人工合成的特定化学结构，可以减少意外血管内注射导致像布比卡因一样的心脏毒性。不过，目前分娩镇痛一般使用小剂量的局麻药，心脏毒性并不常见。

在布比卡因中添加芬太尼可以在减少局麻药用量的同时提供一样的镇痛 [128-129]。添加脂溶性的阿片类药物芬太尼 1～3 μg/ml 或舒芬太尼 0.1～0.5 μg/ml，一方面可以减少局麻药物的剂量，另一方面可以在保留镇痛效果的同时减轻运动神经阻滞，增加产妇的满意程度 [130]。需注意的是，硬膜外使用阿片类药物在加强镇痛的同时都伴随一些难以接受的副作用。最烦恼的副作用是瘙痒，从而限制了芬太尼和舒芬太尼的使用剂量。

有研究试图找到完美的硬膜外分娩镇痛辅助用药，从而减少所需的局麻药剂量。这些药物大多通过

激活肾上腺素受体来起作用。肾上腺素是一种非选择性肾上腺素受体激动剂，激活 α_1、α_2、β_1 和 β_2 肾上腺素受体。肾上腺素激活硬膜外腔内的内的 α_1 肾上腺素受体可以导致血管收缩，从而延缓局麻药和阿片类药物的吸收[131]。肾上腺素激活 α_2 肾上腺素受体可以产生额外的镇痛作用[132]。硬膜外肾上腺素的常规稀释浓度是 1：400 000 到 1：800 000，较大的剂量易产生全身影响，有导致子宫动脉收缩的顾虑。蛛网膜下腔或硬膜外新斯的明通过增加乙酰胆碱对脊髓毒蕈碱和烟碱受体的刺激产生镇痛[133-135]。蛛网膜下腔注射新斯的明可引起难以忍受的恶心和呕吐，并且相关的临床研究已被停止[133]。然而，硬膜外注射新斯的明已被证明可以减少局部麻醉药用量而不产生恶心和呕吐。一项随机对照试验比较了在加入新斯的明与芬太尼时产妇使用布比卡因的情况，发现布比卡因的需求量没有差异[136]。

可乐定相对选择性地激动 α_2 肾上腺素受体，可以混合在局麻药稀释液中以产生辅助镇痛效果[137-138]。尽管可乐定有明确的分娩镇痛作用，但是美国 FDA 在相关声明中提醒不建议将其用于分娩期、产褥期或围术期的镇痛，因为其导致血流动力学不稳定的风险（例如低血压和心动过缓）在上述人群中是不能被接受的。此声明的监测指南中指出，可乐定用于分娩期、产褥期或围术期的镇痛，收益极少大于风险。右美托咪定是 α_2 肾上腺素受体的高选择性激动剂，目前在美国并没有被批准进行硬膜外镇痛[139]。然而，右美托咪定联合布比卡因或罗哌卡因进行产科硬膜外镇痛有十分显著的效果[140-141]。

镇痛药物给药技术

硬膜外镇痛可通过持续输注、患者自控硬膜外镇痛（patient-controlledepidural analgesia，PCEA）或程序间歇硬膜外泵注（programmedintermittent epidural bolus，PIEB）进行。通常使用持续泵入，因为它可以维持稳定的麻醉水平，而不需要麻醉科医师频繁、耗时地手动推注。PCEA 允许患者通过硬膜外导管自行给药，并使用泵限制每小时的最大药物剂量以防止毒性。PCEA 可以单独使用，也可以与持续输注或 PIEB 联合使用。PCEA 可减少局部麻醉药的使用，还能减少运动阻滞[142]。PIEB 则是通过一个泵，在设定的时间间隔内以较快的速度自动给药，而不是缓慢的连续输注。理论上，PIEB 的功能可以使硬膜外输注的药液分布更广、更均匀，从而减少单侧阻滞、阻滞保留面积和镇痛所需的局麻药总量。早期的研究表明，这种泵的功能事实上可以达到这样的效果[143-145]。

椎管内镇痛的禁忌证

椎管内镇痛的禁忌证包括患者拒绝、凝血功能障碍、穿刺部位感染、未纠正的低血容量休克、占位效应导致的颅内压升高以及医疗资源或专业知识不足。相对禁忌证可能包括全身感染、患有神经系统疾病、严重心脏瓣膜狭窄和已使用药物抗凝。椎管内镇痛应针对患者实行个体化方案，并要考虑风险和收益比。

其他区域神经阻滞

多年来，使用局麻药神经阻滞已被用于分娩镇痛，大多是由产科医师来完成的[146]。宫颈旁阻滞是将局麻药注射至子宫颈旁四点钟和十点钟方向的神经，要注意避免进入血管。并且它只控制第一产程的疼痛，与安慰剂或肌内注射哌替啶相比，宫颈旁阻滞有更好的分娩镇痛效果[147]。与患者自控芬太尼静脉镇痛相比，在疼痛的缓解程度上没有差异[148]。宫颈旁阻滞可能发生局麻药注射到入盆的胎头内，造成灾难性的并发症。宫颈旁阻滞较常见的并发症是短暂性胎儿心动过缓和产妇局麻药中毒[149-151]。因此对于存活胎儿的分娩，美国的产科医师一般会避免这一操作。而宫内死产镇痛、宫内刮宫、宫内扩张清宫术仍采用宫颈旁阻滞技术。目前穿刺针引导技术可以确保注射的部位更为表浅，使用局麻药的浓度更低，宫颈旁阻滞技术的安全性得到改善。

会阴神经来源于骶神经丛（$S_2 \sim S_4$），可以通过经阴道途径或经会阴途径进行局麻药阻滞，以缓解第二产程和会阴切开修补术的疼痛。会阴神经阻滞有助于减轻疼痛，但是效果不如芬太尼和布比卡因的蛛网膜下腔阻滞那样完善[152]。会阴神经可以影响第二产程阴部肌肉的分娩用力[153]。其他的并发症包括常见的阻滞失败、全身局麻药毒性、坐骨直肠血肿或阴道血肿和罕见的局麻药胎儿注射。

助产术的麻醉

低剂量的硬膜外镇痛不能满足阴道产钳助产术和负压吸引助产术的需要。这种情况下可通过留置的硬膜外导管注入高浓度的药物来提供完善的镇痛。一般而言，硬膜外补充给予 5 ~ 10 ml 1% ~ 2% 的利多卡因或 2% ~ 3% 的 2- 氯普鲁卡因，可以达到负压吸引助产术或产钳助产术所需的镇痛效果。会阴神经阻滞也可以考虑使用于助产术。在助产术失败并随后需要剖宫产的情况下，可以考虑采用 CSE 方法，而不是单次注射"第二产程腰麻"。

剖宫产麻醉

产妇的麻醉风险和注意事项

在 1998 年至 2016 年期间，美国剖宫产率增加了 50%，从 22% 上升到 32%[154-155]。剖宫产的常见指征包括胎位不正、胎儿窘迫、难产和既往有剖宫产史。尽管在二十世纪上半叶，孕产妇死亡率大幅度下降，但孕产妇死亡率在过去 25 年中并未下降，且在美国最近似乎一直在上升[156]。有趣的是，根据对 2000 年至 2006 年间 150 万例分娩病例的回顾性研究显示，接受剖宫产的产妇死亡率是自然分娩的 10 倍[157]。

与神经阻滞相比，尤其在紧急情况下，剖宫产发生胃内容物误吸、气管插管失败或术后通气不足的风险增加。然而与全身麻醉有关的风险似乎一度出现显著降低，以至于很难说避免全身麻醉可防止产妇死亡。1979—1990 年美国的数据表明，与神经阻滞相比，全麻剖宫产的死亡率风险比为 16.7[158]；而 1997 年至 2002 年，全身麻醉与神经阻滞相比，风险比并未显著增高（RR 1.7；CI，0.6 ~ 4.6，$P = 0.2$）[159]。风险比的降低可能是由于先进的气道技术（例如声门上气道和视频喉镜）和更安全的通气操作（例如困难气道流程）所致。

使用神经阻滞进行剖宫产时，可将新生儿暴露于产妇的麻醉药中的影响降至最低，避免通气操作，改善术后疼痛，并使母亲几乎在出生后立即看到孩子。无论计划如何，所有孕妇均应在术前评估分娩方式或麻醉技术类型，并提供适当的风险和受益咨询。制订麻醉计划时，还应考虑胎儿和产科管理计划的现状。此外，应始终保持适当的设备和药物随时可用，以安全地为紧急情况或意外情况提供全身麻醉。

尽管很难确定在全麻诱导下产妇发生胃内容物误吸的概率，但根据回顾性数据，此类事件的死亡率估计为 5% ~ 15%[160-161]。ASA 指南建议在进行产科手术之前使用非颗粒抗酸药、H_2 受体拮抗剂和（或）甲氧氯普胺预防误吸[92]。使用全麻或神经阻滞进行剖宫产取决于多种因素，包括胎儿的状况和分娩的紧迫性、产妇合并症、先前放置硬膜外导管用于分娩镇痛、手术注意事项和产妇的意愿。目前，发达国家中大多数剖宫产手术都是通过神经阻滞技术实施。

脊髓麻醉

如果尚未放置硬膜外导管，则通常将脊髓麻醉用于非紧急剖宫产。与硬膜外注射相比，单次注射蛛网膜下腔内通常更快，技术上更容易执行，在较短的时间内允许充分的手术条件，能提供更强的阻滞，且更具成本效益，同时不太可能失败（失败率＜1%）[162-163]。脊髓麻醉通常是通过小（24 G 或更小的）笔尖脊椎针进行的。有时，连续的脊椎导管可用于剖宫产麻醉。如前所述，在硬脑膜非故意性穿刺的情况下可放置脊椎导管，但在有高风险的产科患者中可有意放置后行剖宫产。

相比于硬膜外麻醉，脊髓麻醉的产妇发生严重低血压的机会更大。子宫左移位加上适当的补液和使用血管加压药物可以减少相关的低血压。静脉内静滴晶体或胶体液可以降低剖宫产脊髓麻醉后的低血压程度[164]。Cochrane 回顾评估了 11 项试验，其中在 698 名女性中比较了胶体和晶体的使用，显示使用胶体后低血压的女性明显减少（RR 0.68；95%CI，0.52 ~ 0.89）[165]。然而，作为术中和重症监护复苏的一部分，合成胶体的安全性令人担忧。值得注意的是，液体复苏被认为在持续预防脊髓后位低血压方面效果有限，通常应与血管升压药联合使用。

过去认为麻黄碱是产妇椎管内麻醉后低血压的首选血管收缩药；然而与麻黄碱相比，去氧肾上腺素的推注或泵入不仅可以更有效地升高血压，而且不转移到胎儿体内，从而减少胎儿酸中毒的发生[62, 90, 166]。去氧肾上腺素现在被认为是治疗脊髓性低血压的首选血管加压药，而且有越来越多的证据表明，通过预防性给药来治疗脊髓性低血压的效果更好。一项系统回顾发现，与安慰剂相比，预防性注射去氧肾上腺素显著降低了低血压（RR 0.36；95%CI，0.18 ~ 0.73）和恶心呕吐（RR 0.39；95%CI，0.17 ~ 0.91）的风险[167]。去氧肾上腺素是一种 α 肾上腺素受体激动剂，通常与产妇反射性减慢心率和心输出量减少有关。人们对去甲肾上腺素作为一种替代血管活性药治疗脊髓性低血压的兴趣与日俱增。与去氧肾上腺素相比，去甲肾上腺素在剖宫产椎管内麻醉期间维持动脉血压的效果相似，并可引起更快的心率和更高的心输出量[168]。需要进一步的工作来评估去甲肾上腺素作为预防和治疗脊髓性低血压首选血管活性药的安全性和有效性。

虽然各种局麻药可用于脊髓阻滞，但常使用高比重布比卡因 10 ~ 12 mg 以达到足够的阻滞水平（T_4）。患者的身高和体重都不影响阻滞范围[169]，尽管剂量可能需要在身高谱的极端处进行调整。脂溶性阿片类药物（如芬太尼或舒芬太尼）可通过减少局麻药剂量和减少手术牵引内脏的刺激来加强椎管内阻滞。可以添加肾上腺素（0.1 ～ 0.2 mg）来改善阻滞的质量和持续时间[170]。可乐定也可以延长阻滞的持续时间，改善术中镇痛，但可以加深镇静，因此被认为是超说明书使用[171]。不含防腐剂的吗啡 0.1 ～ 0.2 mg 或氢化吗啡酮 0.75 mg 经常与椎管内麻醉药一起使用，以在麻醉药失效后 18 ～ 24 h 内减轻术后疼痛[172-173]。

硬膜外麻醉

如果剖宫产的产妇已经预先放置硬膜外导管进行分娩镇痛，那么可以直接为手术提供良好的麻醉。这种硬膜外置管技术可以精确地给予局麻药以控制合适的麻醉平面，并且可以根据不同情况随时增加麻醉药的剂量。如果产妇没有预先放置硬膜外导管，那么选择硬膜外麻醉的条件是剖宫产手术有一定的等待时间，或者由于母体合并某些疾病需要硬膜外麻醉平稳有效地起效。硬膜外麻醉达到满足手术条件的时间长于脊髓麻醉，但是如果产妇已经进行了硬膜外分娩镇痛，可在很多紧急状况时迅速起效满足手术需要。

在置入硬膜外导管后，即使快速起效的局麻药如 3% 的 2- 氯普鲁卡因达到 T_4 水平可能也需要 10 min[174]，使用 3% 的 2- 氯普鲁卡因或 2% 的碱性利多卡因从之前分娩镇痛的 T_{10} 水平上升到剖宫产所需的 T_4 水平大约只需要 5 min[175]。如果不需要那么快的起效速度，可以选择 0.5% 布比卡因，但是由于其增加了局麻药的全身性毒性风险，常避免其使用。依据之前硬膜外给药的情况，剖宫产所需局麻药的容量通常为 10 ～ 20 ml。推注硬膜外局麻药应该分次进行，以确保导管的位置没有移至血管或蛛网膜下腔。局麻药中加入 1 : 200 000 的肾上腺素、芬太尼 50 ～ 100 μg 或舒芬太尼 10 ～ 20 μg，可以改善硬膜外的麻醉效果。在硬膜外推注可乐定 50 ～ 100 μg 有益于合并慢性疼痛或严重高血压的产妇，但是必须权衡收益与导致低血压和心动过缓风险之间的关系。通常在硬膜外推注 2 ～ 5 mg 吗啡来减轻术后镇痛[176]。

联合脊髓 - 硬膜外麻醉（CSE）

在某些情况下，CSE 是剖宫产麻醉的最佳方式，因为它结合了脊髓麻醉和硬膜外麻醉的优势。这项技术可以迅速起效，阻滞完善、可靠，而且可通过硬膜外导管控制阻滞平面和持续时间。在患有心脏疾病或者身材矮小患者中可以采用小剂量序贯 CSE，即先在

蛛网膜下腔注射小剂量局麻药，然后再经过硬膜外导管给药[177]。这项技术可能的缺点包括：无法及时确定硬膜外导管的位置，硬膜外导管可能移位或者硬膜外麻醉失败。该椎管内阻滞技术的详细叙述可见于本章无痛分娩部分。

全身麻醉

虽然椎管内麻醉常作为首选，在某些紧急情况下（例如胎儿心动过缓、产妇出血或凝血功能障碍、产妇创伤或子宫破裂），全麻下剖宫产由于其快速、可靠的特点而被麻醉科医师所采用。此外与椎管内麻醉相比，全身麻醉的优点包括控制了产妇的气道、控制性通气、增加了血流动力学稳定性，还可能降低产妇心理应激。

准备适当的麻醉设备、了解患者的基础疾病、评估气道情况和熟悉困难气道处理流程是提供安全的全身麻醉的必要准备。有专家已经将 ASA 的困难气道处理流程稍微修改以用于剖宫产[178]，图 62.4 中显示的是已发表的处理流程。在紧急情况下，手术团队所有成员之间清晰、简洁的沟通尤为重要，能够最大程度地提高患者安全性并减少手术并发症。对麻醉诱导时机、气道管理和手术切口的开放性讨论是必不可少的。

快速顺序诱导麻醉始于预吸氧，随后是压迫环状软骨、静脉注射诱导药物（通常为丙泊酚）和神经肌肉阻滞药物（通常为琥珀胆碱或罗库溴铵）。如果气管内插管失败，请考虑放置声门上气道装置，例如喉罩通气（LMA）或行面罩通气并压迫环状软骨[92]。产妇有较高的喉罩通气成功率，但是由于它不能防止胃内容物的误吸，应该主要作为插管失败的补偿措施。在一项超过 1000 例择期剖宫产的前瞻性研究中，使用喉罩的情况下无误吸或缺氧发生[179-180]。

剖宫产全身麻醉引起的并发症比其他手术全身麻醉更为常见。例如，虽然全身麻醉下外科手术的术中知晓的风险估计为 1 : 19 000，但剖宫产术中知晓的风险估计为 1 : 670（1 : 380 ～ 1 : 1300）[181]。困难气道导致的麻醉相关死亡病例多见于急诊患者，可发生于麻醉诱导期或麻醉恢复期[182]。产妇病情紧急、麻醉监测不当、麻醉科医师经验缺乏和患者的肥胖程度都可能增加产妇的风险[183]。急诊剖宫产是一种并不常见但可预见的紧急情况，可以进行医疗团队的模拟训练。

全麻诱导：静脉用药

通常在剖宫产时应避免使用利多卡因或芬太尼，以限制胎儿的暴露。在合并先兆子痫或心脏病等必须

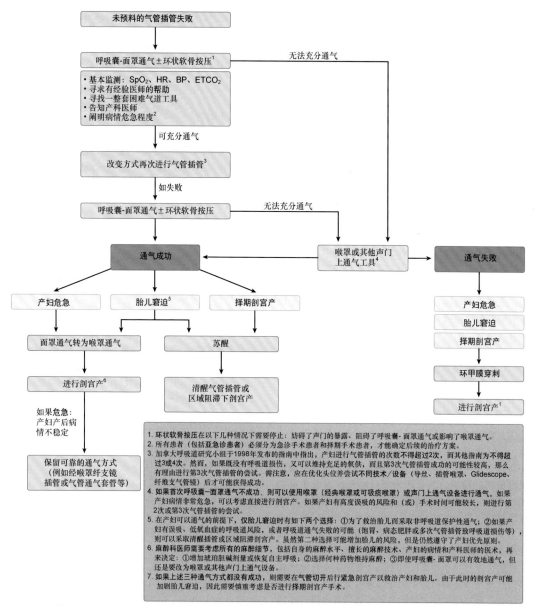

图 62.4　产科患者中未预料的困难气道的处理流程。BP，血压；ETCO₂，呼气末二氧化碳；HR，心率；SpO₂，氧饱和度（Redrawn from Balki M，Cooke M，Dunington S，et al. Unanticipated difficult airway in obstetric patients：development of a new algorithm for formative assessment in high-fidelity simulation. Anesthesiology. 2012；117；883-897，with permission.）

优先考虑血流动力学稳定性的情况下，可以使用瑞芬太尼 1 ～ 2 µg/kg 或速效降压药（例如艾司洛尔或拉贝洛尔）。

目前剖宫产最常用的全身麻醉诱导药物是丙泊酚，使患者的意识消失大约需要 45 s。静脉注射硫喷妥钠 4 ～ 6 mg/kg 仍在许多国家用于诱导麻醉。丙泊酚可导

致显著的低血压，其脐动脉 / 脐静脉血流比为 0.7[184]。常规静脉诱导剂量（2 ～ 2.5 mg/kg）的丙泊酚不影响新生儿的 Apgar 评分，但反复或大剂量（9 mg/kg）给药可以产生明显的新生儿抑制[185]。

依托咪酯起效迅速，可以快速地发生水解，作用时间相对较短。与硫喷妥钠和丙泊酚相比，依托咪

酯对产妇血流动力学的影响较小。但在健康产妇未经辅助预用药的情况下使用依托咪酯可导致明显的高血压，同时产妇恶心、呕吐的发生率较高，会降低癫痫发作的阈值从而增加癫痫患者发作的风险。常规诱导剂量（0.3 mg/kg）的依托咪酯导致新生儿皮质醇降低的作用不超过 6 h，并且没有发现明显的临床意义[186]。

氯胺酮抑制 N- 甲基 -D- 天冬氨酸受体，具有镇痛、遗忘和催眠的作用，呼吸抑制作用较小。常规诱导剂量（1 ～ 1.5 mg/kg）的氯胺酮刺激交感神经系统，并且抑制去甲肾上腺素的再摄取，有助于维持产妇的动脉血压、心率和心输出量，但是可能引发先兆子痫产妇出现高血压。对于出血的产妇，氯胺酮是维持血流动力学平稳的理想诱导药物。常规诱导剂量的氯胺酮不会导致新生儿抑制[187]。大剂量的氯胺酮可以增加子宫张力，减少子宫动脉灌注和增加产妇癫痫发作的风险。在某些情况下，可以静脉注射小剂量的氯胺酮（< 0.25 mg/kg）镇痛，联合使用苯二氮䓬类药物以减少幻觉。当氯胺酮重复给药进行镇痛或清醒镇静时，需要对产妇进行密切监测，因为清醒镇静保留了患者的意识的同时失去了对呼吸道的控制，增加了肺误吸的风险。

肌松药

骨骼肌弛缓剂不影响子宫平滑肌的张力，并且常规剂量的肌松药都很难转移到胎儿体内。1 ～ 1.5 mg/kg 的琥珀胆碱静脉注射后起效迅速（30 ～ 45 s），效果持续的时间较短。琥珀胆碱静脉注射后被血浆中的胆碱酯酶水解，由于其离子化高和脂溶性低，只有少量进入胎儿体内。注射较大剂量的琥珀胆碱（2 ～ 3 mg/kg）才能在脐带血样中检测出来，而极大剂量的琥珀胆碱（10 mg/kg）才可能导致新生儿神经肌肉阻滞[188]。注射琥珀胆碱后应该对产妇进行长时间的肌松监测，因为一旦血浆中水解酶浓度降低或结构改变（比如假性胆碱酯酶缺乏），或者术前曾注射过硫酸镁，均可以延长肌无力的时间。

罗库溴铵是一种可以替代琥珀胆碱的肌松药。静脉注射 0.9 ～ 1.2 mg/kg 罗库溴铵使产妇在给药 60 s 之内有足够的肌松条件进行气管插管[189-190]。其成为了一种有吸引力的替代琥珀胆碱的方法，即使静脉注射 0.9 ～ 1.2 mg/kg 的罗库溴铵，产妇肌肉神经阻滞的效果也可以快速地被大剂量舒更葡糖（12 ～ 16 mg/kg）逆转，肌松的持续时间甚至短于琥珀胆碱。和琥珀胆碱一样，非去极化肌松药也不通过胎盘进入胎儿体内导致胎儿肌无力[191]。然而，如果长时间大剂量地给予非去极化肌松药，也会产生明显的胎儿神经肌肉阻

滞。尽管胆碱酯酶抑制剂可以应用于新生儿，但还是主要采用呼吸支持治疗直至肌松药完全消除。新生儿的肌松药清除速度明显慢于成人。

非去极化肌松药在使用了硫酸镁的产妇中作用明显增强，导致肌松恢复时间延长。因此，肌松药种类和剂量的选择需要考虑与硫酸镁的相互作用，以避免因肌松残余而导致产妇在术后复苏时发生肌无力的潜在风险。因此，应该在客观肌松观察技术的基础上，使用肌松监测仪来评估这些产妇的神经肌肉功能。

全身麻醉的维持

麻醉诱导后多采用挥发性麻醉药吸入维持，可混合 N₂O。吸入麻醉有助于减少产妇的回忆意识的发生率。尽管妊娠妇女对伤害刺激无肢动反应的 MAC 值下降，但是脑电图证据显示吸入麻醉药中卤化成分对妊娠妇女和非妊娠妇女大脑的作用是相似的[42]。挥发性麻醉药脂溶性高并且分子量低，易于进入胎儿体内。胎儿的药物浓度取决于母体血药浓度和胎儿娩出前麻醉持续的时间。在胎儿娩出后，可以辅助使用阿片类药物、丙泊酚和苯二氮䓬类药物、N₂O 或联合用药，卤化麻醉剂通常减少到 0.5 MAC，但是这些辅助药物应在剪断脐带之后再添加，以预防其进入胎儿体内而导致胎儿呼吸抑制。单独采用高浓度挥发性吸入麻醉时，麻醉药容易降低子宫张力，进而加重出血，因为所有挥发性麻醉剂都会对子宫肌收缩产生负影响[192]。

全身麻醉剖宫产具有麻醉快速、可靠的特点，在胎儿窘迫时经常被采用。产前的胎儿窘迫常可以明确地导致产后新生儿抑制。一项关于无合并其他疾病的剖宫产孕妇的 Cochrane 系统评价中，将产妇分为全身麻醉组和椎管内麻醉组，结果显示两组足月新生儿在娩出后 1 min、5 min 的 Apgar 评分出现 6 分及以下或 4 分及以下的概率相同，需要抢救复苏的概率也没有明显区别[193]。该研究认为，没有任何一种麻醉方式是特别有益于新生儿的。

长时间大剂量地吸入挥发性麻醉药可以导致新生儿肌弛、呼吸循环系统抑制及肌张力下降。如果挥发性麻醉药导致新生儿抑制，那么应该对其进行辅助呼吸以排出麻醉药。因此，在全麻剖宫产期间必须有儿科医师在场，以便进行新生儿辅助呼吸支持。另外，如果预计胎儿娩出前全身麻醉的时间较长，则与所有围生期医师进行沟通是非常必要的。同时产科医师可以预料某些患者（如术前有严重疤痕组织或极度肥胖的患者）在分娩前在全身麻醉时间会延长，因此在这些情况下，新生儿可能会受益于椎管内麻醉。

剖宫产后疼痛的控制和恢复

剖宫产后的疼痛强度具有个体差异。剖宫产后极佳的疼痛控制能够改善产妇的功能、促进康复、减少持续使用阿片类药物及减少慢性疼痛的发生率，并能提高产妇与婴儿之间的纽带联系[194-195]。采用多重模式疗法可以实现术后疼痛控制。其典型的策略包括椎管内应用阿片类药物，定时使用非甾体抗炎药和对乙酰氨基酚，以及限制系统性使用阿片类药物。椎管内应用阿片类药物被认为是有效控制术后疼痛的"金标准"，并已证明优于系统性使用阿片类药物[196]和腹横肌平面（transverse abdominis plane，TAP）阻滞[197]。瘙痒、恶心、呕吐和呼吸抑制是与阿片类药物相关的副作用。

如果存在椎管内应用阿片类药物禁忌或采用全身麻醉，则可以使用替代的镇痛方式，如周围神经阻滞，包括 TAP 阻滞、腰方肌和髂腹下-髂腹股沟阻滞（见第 46 章）。一项 meta 分析显示，TAP 阻滞可显著降低未接受鞘内吗啡治疗妇女的术后疼痛强度，并能减少阿片类药物的摄入[197]。同时，腰方肌阻滞在剖宫产术中越来越常用，其可能比 TAP 阻滞有优势。一项比较腰方肌和 TAP 阻滞的随机对照试验显示腰方肌阻滞组吗啡使用减少[198]。同时，局部麻醉药的持续伤口浸润对于全麻患者也可能有益[199]。

区域麻醉的并发症

除了上述提到的与椎管内给药相关的并发症外，椎管内麻醉还可能导致 PDPH，硬膜外或脊髓血肿，神经系统损伤或全脊髓麻醉（包括第 45 章）。

硬脊膜穿刺后头痛

最早期的脊髓可卡因实验可导致严重的 PDPH。脑脊液渗漏被认为会导致血管充血，偏头痛生理和疼痛敏感纤维的牵拉。PDPH 相关的头痛呈姿势性，在站立位会加重头痛，躺下可缓解。PDPH 的发生率、严重性和持续时间与穿刺针的大小和针尖的形状有关。用于 CSE 技术的脊针在 25 ～ 29 G 规格范围内时，导致 PDPH 的发生率小于 1%[200-201]。硬膜外导管通常通过 17 G 或 18 G 钝头针放置。硬膜外麻醉下分娩时，硬脊膜穿刺意外的发生率为 1% ～ 1.5%[202-203]。据报道使用硬膜外针进行非故意性硬膜外穿刺后，其头痛的发生率为 30% ～ 80%[200]。

在使用硬膜外针进行非故意性硬膜穿刺的情况下，可以引导鞘内导管，或者拔除硬膜外针后更换穿刺间隙。如果放置鞘内导管，则须格外小心以避免硬膜外麻醉剂的意外注射。鞘内导管的放置可以提供分娩镇痛作用，并降低了多次重复硬膜外穿刺和潜在的二次硬脑膜穿刺损伤[204]。

诊断 PDPH 时，考虑产后头痛的其他原因很重要。评估患者的发热和颈部僵硬度很重要，因为硬膜穿刺后脑膜炎最初可能会出现头痛。脑膜炎的早期治疗对于降低发病率和死亡率很重要。同样，评估患者的高血压对于检测产后先兆子痫也很重要，后者可能会出现头痛，需要快速治疗以预防产妇卒中。由于脑静脉血栓形成，颅底硬脑膜下血肿以及缺血性或出血性卒中可能会导致产后头痛，因此也应进行彻底的神经系统检查。在治疗 PDPH 之前，应考虑因紧张、脱水、睡眠不足、咖啡因戒断或偏头痛引起的良性头痛。

PDPH 最开始以保守性治疗为主。鉴于其症状与偏头痛的相似性，PDPH 已使用对偏头痛有用的药物治疗，但疗效却不尽相同。由于咖啡因具有血管收缩作用，其治疗 PDPH 疼痛的效果可能在短期内最轻微[205]。

如果症状严重到足以限制患者的活动，则应考虑采用硬膜外血补丁（EBP）。如果有脑神经受累的证据，例如复视，则应立即进行 EBP。需要注意的是，听力下降的症状在 PDPH 中很常见，并且不是颅脑受累的结果，而是由于中耳压力的降低导致，因为中耳液通过耳蜗导水管连接到脑脊液。在对 EBP 数据库的一项回顾性回顾中，所有出现 PDPH 的产妇在 EBP 后均会缓解，但 16.8% 的患者需要 2 次 EBP，而 1.5% 的患者需要 3 次 EBP[203]。关于在 EBP 期间注射最佳血液量存在争议，但是研究支持在操作过程中尝试给予 20 ml 自体血液[203, 206]。

硬膜外血肿

硬膜外腔富含血管，在进行硬膜外穿刺或者置管时极易刺穿血管。如果血小板及凝血功能正常的话，硬膜外血肿极为少见。严重并发症知识库（SCORE）项目报告硬膜外血肿发生率为 1/251 463（95% CI，1：46 090 ～ 1：10 142 861）[207]。另一项大数据研究发现 79 837 例产科的硬膜外置管中无一例发生硬膜外血肿（95% 置信区间上限 1/4.6×10⁻⁵）[208]。虽然硬膜外血肿较少见，背痛和持续的运动阻滞是其潜在症状。若出现此类情况应该进行彻底评估。对产妇的产后随访应该到硬膜外阻滞效果完全解除时。产妇的凝血功能障碍和抗凝治疗可能会让硬膜外血肿发生风险增加，应该特别注意。遵循美国区域麻醉与疼痛医学会指南及美国产科麻醉与围产医学学会专家共识，认为已接受抗凝治疗的分娩产妇行椎管内麻醉推荐意见

如图 62.5 所示[209-210]。如果怀疑硬膜外血肿，应立即进行影像学检查，以期及时清除硬膜外血肿，避免永久性神经损伤。

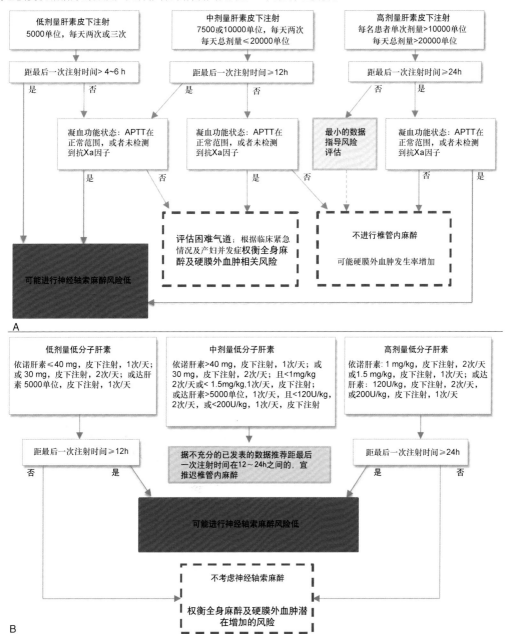

图 62.5　（Ａ）接受普通肝素治疗的产妇行紧急椎管内麻醉的辅助决策；（Ｂ）接受低分子肝素治疗的产妇行紧急椎管内麻醉的辅助决策。APTT，活化部分凝血活酶时间（Reproduced with permission from Leffert L，Butwick A，Carvalho B，et al. The Society for Obstetric Anesthesia and Perinatology Consensus Statement on the Anesthetic Management of Pregnant and Postpartum Women Receiving Thromboprophylaxis or Higher Dose Anticoagulants. Anesth Analg. 2018；126；928-944.）

神经损伤

分娩时硬膜外或腰麻穿刺针造成的直接脊髓损伤非常罕见，因为产科椎管内麻醉通常在脊髓圆锥以下进行。尽管如此，亦有报道脊髓空洞形成造成意外的高水平节段脊麻。在 7 例发生该并发症的患者中均出现药物注射时的疼痛[211]。如果在蛛网膜下腔注射药液时患者感觉到疼痛，操作者必须立即停止注射。

总的来说，椎管内麻醉直接造成神经损伤的发生率分别为：硬膜外麻醉 0.6/10 万，脊髓麻醉 3/10 万[212-214]。SCORE 项目数据显示，产后严重神经损伤发生率为 1/11 389（95% 置信区间，1 : 7828 ～ 1 : 17 281），但只有 1/35 923（95% 置信区间，1 : 17 805 ～ 1 : 91 244）被认为与麻醉有关[207]。

产后腰骶部神经病变的评估是产科麻醉常规检查部分。一项大型前瞻性研究显示，0.92% 的女性曾经历过产后腰骶部或下肢神经损伤，其发生率与初产妇和延长的第二产程有关，但与硬膜外镇痛无关[215]。股神经和股外侧皮神经病最常见，很可能是因为分娩时半坐卧位时髋关节极度屈曲所致。鼓励产妇在两次推举之间伸直双腿，可以恢复腰丛神经的血液流动，从而降低该并发症的发生。这些周围神经病变大多随着时间的推移会痊愈，但在疾病期间应考虑相关科室（如神经内科医师）门诊随访以排除其他原因。

局麻药中毒

如果不慎将局麻药注射入血管中将导致局麻药中毒（LAST）。局麻药中毒在产科麻醉中十分罕见，可能因为分娩镇痛的局麻药浓度比较低，或者常常应用毒性较小的利多卡因或 2- 氯普鲁卡因。SCORE 项目报道了一名产妇在腹横肌平面（TAP）阻滞发生了局麻药中毒导致心搏骤停[207]。产科麻醉中腹横肌平面（TAP）阻滞造成局麻药中毒多次被报道，于是专家建议应用浓度不高于 0.25% 布比卡因，加入 1 : 20 万的肾上腺素，每侧注射不超过 20 ml 容量，以及在超声引导下确保未注射到腹腔内且缓慢、间断回抽的注射是避免局麻药中毒的措施[216]。局麻药中毒的治疗除了基本及高级生命支持外，还应使用脂肪乳剂治疗[217]。

全脊麻

全脊麻是一种罕见的危及生命的并发症，由于局麻药在脑脊液中向头侧过度扩散平面过高导致的严重的呼吸与心脏抑制。其可能发生在单次脊髓麻醉时，或者硬膜外麻醉时药物误入蛛网膜下腔。全脊麻相关危险因素包括肥胖，硬膜外阻滞失败后改用蛛网膜下腔阻滞，患者身材矮小，硬膜外穿刺误入蛛网膜下腔，脊柱畸形等[207]。

其他并发症

当使用严格的无菌技术时，感染在蛛网膜下腔或者硬膜外麻醉中并不常见[218-219]。尽管如此，硬脊膜穿刺后脑膜炎和硬膜外脓肿已有报道[220]。美国麻醉科医师协会和区域麻醉与疼痛医学会建议在进行椎管内穿刺及硬膜外置管时采用以下无菌技术：摘下首饰，洗手，戴帽子，戴口罩遮住口鼻，戴无菌手套，使用消毒溶液（如酒精氯己定），铺无菌单[221-222]。

无论是否进行过分娩镇痛，产后背痛十分常见。没有证据表明椎管内镇痛更容易导致背痛。一些临床试验表明，产妇产后体温升高与硬膜外穿刺有关联[223]。但他们之间的因果关系很难确认，病因还不清楚，也可能由于无菌性炎症引起[223-224]。

妊娠合并疾病

妊娠高血压

妊娠期高血压是最常见的孕产妇并发症之一，并且与母婴死亡率的关系越来越密切[225]。全世界妊娠高血压发病率为 5% ～ 10%，先兆子痫的发病率为 3%[225]。世界卫生组织（WHO）已经明确妊娠期高血压是导致孕产妇死亡的第二大原因，占孕产妇死亡率的 14%[226]。患者在妊娠之前可能已经患慢性高血压，合并或不合并先兆子痫。

尽管全世界对高血压的定义不同，但是美国使用的是 2013 年美国妇产科医师协会（ACOG）工作组制定的标准[227]。妊娠高血压定义为无高血压病史的孕妇在妊娠 20 周之后新出现的高血压（收缩压 > 140 mmHg 或舒张压 > 90 mmHg），不合并蛋白尿。先兆子痫定义为孕妇在妊娠 20 周之后出现高血压（收缩压 > 140 mmHg 或舒张压 > 90 mmHg）合并蛋白尿。先兆子痫患者的 24 h 尿蛋白大于 300 mg，或蛋白质 / 肌酐比值 ≥ 0.3。2013 年后，大量蛋白尿（> 5 g/24 h）和胎儿生长受限不再被纳入先兆子痫的诊断标准，而被认为是重症先兆子痫的症状。另外，不再使用轻度先兆子痫的诊断，仅分为先兆子痫和重症先兆子痫。重症先兆子痫的症状包括：①孕妇卧床休息时间隔至少 4 h 两次随机测量的血压，收缩压 ≥ 160 mmHg 或者舒张压 ≥ 110 mmHg；②血小板减少（血小板计数 < 100 000/μl）；③肝功能受损，肝酶升高两倍；④右上腹疼痛；⑤进行性肾功能不全，血清肌酐 > 1.1 mg/dl，或无肾疾病的情况下血清肌酐升高至正常值的两倍；⑥肺水肿；⑦新出现的脑功能或视觉紊乱。如果孕妇只有高血压和上述重症先兆子痫的症状而没有蛋白尿，那么只能诊断为先兆子痫[227]。

如果合并溶血症、肝酶升高和血小板减少，被认为是先兆子痫合并 HELLP 综合征。先兆子痫合并抽搐发作则被称为子痫。可能是因为高龄孕妇和肥胖孕妇增多，先兆子痫的发病率有所上升，但是由于越来越多的产前护理和预防性镁剂的使用，子痫的风险已经下降[225, 228]。先兆子痫发病机制尚不清楚，一般认为由于抗血管生成因子（如 s-Flt）一系列反应导致胎盘循环失调，最终导致母体全身内皮功能紊乱。胎盘循环失调的原因可能是多样的，包括母方或父方自身基因或外界环境因素。先兆子痫患者发生脑出血、肺水肿和凝血功能障碍的风险增高。最近的指南中建议，收缩压大于 160 mmHg 的孕产妇就需要进行治疗以预防颅内出血[227]。初始的常规治疗包括静脉给予拉贝洛尔和肼屈嗪或口服硝苯地平[229]。最近的指南还建议警惕呼吸道水肿导致困难插管的风险，以及使用镁剂导致术后子宫收缩乏力的风险。先兆子痫患者使用麦角新碱要非常小心，因为它可以导致高血压危象。先兆子痫患者对内源性和外源性儿茶酚胺都很敏感。因此建议谨慎使用肾上腺素能药物。

先兆子痫的患者在进行椎管内麻醉或拔除硬膜外导管时需要检查血小板的数量。凝血功能障碍是实施椎管内麻醉的禁忌证。尽管孕产妇发生椎管内血肿的风险比老年患者低[213]，但是一项研究显示，椎管内麻醉之后出现血肿的患者 68% 存在凝血性疾病[230]。尽管椎管内麻醉可能引起低血压，但对于先兆子痫患者仍然是安全的麻醉方法[231-232]。

凝血功能障碍

10% 的孕妇可因为多种病因而导致血小板减少[233-234]。有的血小板减少发生于妊娠之前，有的则是妊娠直接导致的。正如前面所讨论的，妊娠 20 周之后出现的血小板减少可能是先兆子痫伴 HELLP 综合征的一种表现。然而大多数血小板减少是良性的，即妊娠性血小板减少。正常妊娠可以导致血小板计数下降约 10%[235]。自身免疫性血小板减少症、抗磷脂综合征和肝疾病则

较为少见[234]。在某些严重疾病中静脉使用糖皮质激素或免疫球蛋白可增加血小板计数，但是需要数天的治疗才有一定效果[236]。没有一个确切的血小板计数可以保障所有患者硬膜外麻醉的安全。大多数麻醉科医师认为当血小板计数大于 100 000/mm³ 时，硬膜外置管是安全的，最近的文献报道血小板计数相对低一些也在安全范围。对 14 个不同机构的病例进行回顾性观察研究结合系统评价，评估了 1524 名血小板计数低于 100 000/mm³ 的产妇，发现血小板计数为 0 ～ 49 000/mm³ 的发生硬膜外血肿风险的 95% 置信区间上限为 11%，50 000 ～ 69 000/mm³ 为 3%，70 000 ～ 100 000/mm³ 为 0.2%[237]。值得注意的是，在该项研究中没有需要手术减压的硬膜外血肿病例。

血管性血友病（von Willebrand disease，vWD）的妇女在分娩中和分娩后出血的风险增加[238]。建议对血管性血友病因子（von Willebrandfractor，vWF）小于 50IU/dl 的妇女进行预防性治疗。由于不同种类及不同亚型的血管性血友病对治疗的反应不同，因此将血液学检查作为指导绝大多数合理治疗的参考是非常必要的。Ⅰ型 vWD 孕妇的 vWF 只有部分减少，并且通常在孕晚期恢复至 50 IU/dl 以上，因此不需要进行预防性治疗。Ⅰ型 vWD 的妇女通常使用去氨加压素来升高 vWF。Ⅱ型 vWD 的特征是 vWF 的功能下降，因此升高 vWF 的治疗无效。Ⅲ型 vWD 的孕妇在分娩前几乎都需要补充 vWF，因为她们体内几乎没有内源性 vWF。尽管有硬膜外血肿发生风险增加的顾虑，正常 vWF 水平的妇女如果血小板计数也正常的话，可以进行椎管内麻醉[239]。

由于激素的变化，妊娠期深静脉血栓形成（DVT）和肺栓塞更为常见。显著的危险因素是莱顿第 V 因子（Factor V Leiden）、凝血酶原 G20210A、蛋白 S、蛋白 C 和抗凝血酶缺乏，以及抗磷脂抗体[240]。妊娠期诊断为 DVT 或肺栓塞的患者需要长期的抗凝治疗，在择期椎管内麻醉和分娩之前需暂停抗凝治疗。凝血因子 V 是 X a 因子激活凝血酶的辅助因子，莱顿第 V 因子是 V 因子的异常变体，其难以通过活化蛋白质 C 降解，因此导致高凝血症。莱顿第 V 因子的患者可以继续使用抗凝剂预防或治疗 DVT，且在硬膜外置管前必须适当停止抗凝剂的使用[210, 241]。

肥胖

母亲肥胖（孕前体重指数 ≥ 30 kg/m²）和代谢综合征可导致妊娠期糖尿病、新生儿高糖血症、巨大婴儿、分娩时间延长和剖宫产[68, 242]。肥胖产妇剖宫产

的死亡率更高[243-244]。睡眠呼吸暂停是肥胖产妇的常见症状，预示着使用阿片类药物后通气不足和全身麻醉时困难插管的风险。病态肥胖产妇第一产程和手术分娩时间延长的风险增加[245]。肥胖产妇硬膜外麻醉及置管难度更大，时间更长，而且由于镇痛不充分或无法达到双侧感觉阻滞，更可能需要重复操作[245-246]。无论病态肥胖的产妇计划采取何种分娩方式，都应该及早对其进行麻醉评估。

心脏疾病

美国孕产妇死亡的首要原因是心脏疾病[156]。在为患有先天性或获得性心脏病的产妇计划分娩麻醉时，麻醉实施者必须考虑到患者的心脏病变或疾病状态，妊娠和分娩的正常生理变化，以及麻醉本身对血流动力学的影响。在妊娠或分娩期间，孕产妇伴有瓣膜关闭不全性心脏病耐受性要优于瓣膜狭窄性心脏病[247]。肺动脉高压、严重左室流出道梗阻、中重度二尖瓣狭窄和发绀性先天性心脏病都是孕产妇发病率和死亡率的重要危险因素。多种危险因素已被确定可增加女性主要发病率和死亡率，包括卒中、低射血分数、主动脉病变和心力衰竭。美国心脏协会（AHA）/美国心脏病学会（ACC）和欧洲心脏病学会已将某些疾病或心脏病变归类为危及母体或胎儿的高风险因素[248-251]。与其他风险分层系统相比[251-252]，改良的 WHO 风险分层系统在预测孕产妇发病率或死亡率上最好[253]。该系统协助产科和麻醉科团队为患有心脏疾病的孕产妇提供他们需要的资源帮助妊娠或分娩，及帮助他们决定是否需要将其转移到三级护理机构分娩。

在分娩时加强监护是必要的，包括五导联心电图和有创动脉血压监测，特别是在有快速心律失常病史及不稳定血流动力学的孕产妇中应用。推荐对心脏病产妇进行硬膜外镇痛，以减少分娩疼痛导致的心动过速和心输出量增加。硬膜外镇痛可降低后负荷应密切关注。需要小心泵注 α 肾上腺素受体激动剂以预防心动过速和心肌缺血。当需要剖宫产时，根据每例患者具体情况调整麻醉方案十分重要。区域阻滞麻醉并不是禁忌，绝大多数心脏疾病孕产妇应该考虑实施此类麻醉。

抗凝治疗

部分先天性心脏病、人工瓣膜置换术后、肺动脉高压和心肌病患者需要进行持续抗凝治疗。硬膜外麻醉的产妇需要谨慎地掌控停用抗凝治疗的时间，且在分娩后需要重启抗凝治疗以预防血栓形成。因为肝素可以被快速代谢，所以它可以持续使用至分娩前。如果静脉注射普通肝素，应在手术前 4～6 h 停用。并在椎管内麻醉操作或拔除硬膜外导管前监测凝血功能［PTT 或活化凝血时间（ACT）］[209-210]。如果产妇皮下注射普通肝素，那么实施椎管内麻醉之前普通肝素停用时间根据其剂量及 APTT 值确定（见图 62.5A）。如果抗凝治疗不能转变为肝素静脉注射，那么口服华法林的患者进行椎管内麻醉必须推迟到 PT 正常和 INR 值小于 1.5 后。越来越多的孕妇使用低分子肝素（Low-molecular-weight heparin，LMWH）来预防深静脉血栓。与普通肝素不同，低分子肝素的抗凝效果无法可靠地监测，并且它不能被鱼精蛋白所中和。建议在实施椎管内麻醉之前停用规定的时间，而不是进行实验室检查。应结合 LMWH 单次剂量及每日总剂量来决定实施椎管内麻醉或拔除硬膜外导管时机（图 62.5B）[210]。非甾体抗炎药本身并不增加硬膜外血肿的风险，但在联合其他抗凝治疗时风险可能增加[209]。如果在分娩开始之前不能安全地实施椎管内镇痛，那么在某些情况下可以选择使用静脉注射瑞芬太尼和吸入氧化亚氮分娩镇痛[254-255]。

肺部疾病

正如前文所述，妊娠期呼吸系统发生了许多变化以适应母体和胎儿代谢增加的需求，包括每分通气量增加和氧储备降低，最显著的是呼吸道水肿增加。

哮喘的特点是可逆性气道阻塞、气道高反应性和气道炎症。它是妊娠期最常见的呼吸道疾病。对 1739 例妊娠期哮喘患者进行前瞻性研究，发现轻度哮喘患者病情加重率为 12.6%，住院率为 2.3%；中度哮喘患者病情加重率为 25.7%，住院率为 6.8%；重度哮喘患者加重率为 51.9%，住院率为 26.9%[256]。支气管扩张剂和抗炎药通常对胎儿是安全的，可以在妊娠期间用于控制哮喘。一项 meta 分析发现，母亲哮喘与母体和胎盘发生并发症的风险增加有关，包括剖宫产、妊娠期糖尿病、胎盘早剥和出血[257]。

社区获得性肺炎是导致孕妇死亡最常见的非产科感染性疾病[258]。在 2009 年 H1N1 流感流行期间，孕妇受累程度不成比例，其住院、ICU 收治和死亡的风险增加[259]。即使在抗生素治疗的情况下，早产仍是肺炎的重要并发症。孕妇气管插管时胃反流误吸的风险高于非妊娠妇女，原因是胃贲门括约肌松弛和增大的子宫压迫胃肠道[260]。建议在孕妇进行全身麻醉之前严格控制禁食时间、快速顺序诱导气管插管和使用非颗粒型抑酸药。

囊性纤维病是一种常见的常染色体显性遗传性疾病，北欧血统的女性多发。随着医疗水平的提高，患者多存活至生育年龄之后。囊性纤维病患者的妊娠并不常见（216/24 000），但一旦发生，需要多学科的悉心治疗[261]。这种疾病是由基因突变导致上皮细胞出现囊性纤维性变，导致肺、胰腺、肠和肝胆系统异常。在妊娠期间的主要问题是肺限制性疾病和糖尿病。

神经系统疾病

多发性硬化症是一种好发于年轻女性的神经炎性疾病。多发性硬化症的复发率在妊娠期间下降，但在分娩之后 3 个月上升，且高于妊娠前一年[262]。多发性硬化是神经脱髓鞘病，因此理论上存在局麻药毒性增加的问题。有病例报道在区域麻醉后多发性硬化症的症状加重，但是解释这一现象时很难区分是发生在多发性硬化症的复发期还是缓解期。然而，麻醉中应该尽可能使用最低有效浓度的局麻药，并且不能添加血管收缩药物。建议实施硬膜外麻醉而非脊髓麻醉[263]。

神经纤维瘤是一种临床表现复杂的常染色体显性遗传性疾病，发病率为 1/3000。它的特点是皮肤咖啡牛奶（Café-au-lait）色斑、皮肤神经纤维瘤、虹膜Lisch 结节、骨骼异常和脊髓脑神经肿瘤[261]。神经纤维瘤通常在妊娠期也生长。神经纤维瘤产妇存在椎管内血管瘤的可能，因此该病是否为椎管内麻醉的禁忌证一直存在争议。有病例报道，一位神经纤维瘤的患者在椎管内肿瘤的位置出现了硬膜外血肿[264]。妊娠期间激素水平的变化可能导致肿瘤生长，因此需要了解肿瘤的部位和当前的临床症状以避免操作伤及肿瘤，从而保障椎管内麻醉的安全[265]。

阿片类药物依赖

在美国，阿片类药物的使用日益增加，甚至于滥用。给孕妇开阿片类药物也很常见。一项研究发现，14% 的美国女性在妊娠期间至少用过一次阿片类药物[266]。值得关注的是，孕期阿片类药物滥用或依赖与产科发病率和死亡率有关，包括胎盘早剥、住院时间延长、羊水过少和产妇死亡[267]。此外，阿片类药物的长期使用或依赖会导致新生儿出现新生儿戒断综合征（NAS），通常需要药物治疗和延长住院时间。NAS 的特点是中枢神经系统过度刺激，自主神经系统、胃肠系统和呼吸系统功能紊乱。美沙酮常用于治疗妊娠期阿片类药物依赖，但与 NAS 有关。丁丙诺啡在妊娠期的应用越来越广泛，尽管它与 NAS 有关，但新生儿的症状可能较轻[268]。阿片类药物依赖患者的围产期疼痛管理具有挑战性，建议阴道分娩和剖宫产均采用多模式镇痛。

臀位和外倒转术的麻醉

臀位发生在胎儿臀部及下肢先入盆的情况下，是妊娠期最常见的胎位异常。大约四分之一的妊娠在 28 周前呈臀位，但大多数在妊娠 34 周时变为头位。大约 3% ～ 4% 的胎儿足月时为臀位[269]。臀位可通过外倒转术转变为头位，椎管内麻醉可提高成功率[270]。麻醉药物浓度应大于分娩镇痛药浓度，这可以使腹壁肌肉松弛，有利于产科医师翻转[271]。然而，最近的一项随机双盲试验发现，递增剂量的布比卡因（2.5、5、7.5 和 10 mg）并没有改变外倒转术的成功率[272]。外倒转术的总成功率（所有胎龄）约为 60%，有发生胎盘早剥、胎儿心动过缓、胎膜破裂和需要紧急分娩的风险。因此，麻醉科医师需要时刻做好紧急分娩的准备。

多胎妊娠可能经常因为脐带缠绕和胎头压迫而进行剖宫产。双胞胎可以经阴道分娩，但可能出现分娩困难。如果第二个胎儿不是顶先露的胎位，在硬膜外麻醉提供的腹部肌肉松弛和和充分镇痛的条件下，可进行胎位倒转术或人工助产[273-275]。此外，硬膜外麻醉可以满足助产术的镇痛和松弛会阴，便于在第二个胎儿窘迫或不能经阴道分娩时中转实施剖宫产。对于臀位的胎儿，同样也可以在硬膜外麻醉下进行胎位外倒转术。

产科急诊

产妇在医疗过程中可能出现各种各样的突发情况。这些紧急情况通常包括产妇出血和（或）胎儿窘迫。为了追求最好的临床预后，围生期的医疗团队中所有成员应该提前进行准备和充分交流。

孕产妇死亡率

据估计，2015 年全球共有 303 000 例产妇死亡[276]。发展中国家孕产妇死亡人数约占全球孕产妇死亡人数的 99%。准确测算孕产妇死亡率具有挑战性，许多死亡人数都没有统计出来。出血、妊娠高血压和脓毒症是全球孕产妇死亡的主要原因[226]。尽管全球孕产妇死亡率在下降，但在美国却在上升[156, 226]。原因还不完全清楚，可能与产妇年龄、肥胖、剖宫产和产前并存病的增加有关。

美国一项与妊娠相关死亡的研究，数据来源于2006年到2010年的妊娠死亡率监测系统，发现心血管疾病导致的死亡占14.6%，感染占13.6%，非心血管疾病占12.7%，心肌病11.8%，出血11.4%，血栓性肺栓塞或其他栓塞9.6%，妊娠高血压9.4%。值得关注的是，非西班牙裔黑人女性死于妊娠并发症的风险最高[156]。这项研究还发现，由于心血管疾病和感染导致的死亡率有所增加，而出血、妊娠高血压疾病、栓塞和麻醉并发症相关的死亡率有所下降[156]。

英国对孕产妇死亡率和发病率的调查发现，从2014年到2016年，亚裔女性的孕产妇死亡率是白种人的两倍，黑种人女性是白种人的五倍[277]。孕产妇直接死亡的主要原因包括血栓栓塞、产科出血和自杀。在英国，大多数（57%）的孕产妇死亡与间接原因有关，心脏病是最大的单一原因。在英国和美国，脓毒症也是孕产妇发病率和死亡率的主要原因。

为了提高孕产妇的安全，预防产后出血、血栓栓塞及严重妊娠高血压导致死亡及并发症的相关患者安全诊疗包及组织已经建立了[278]。实施产科出血患者安全诊疗包计划后，有出血并发症的孕产妇发病率降低了20.8%，而在没有实施医院中，仅降低了1.2%（P < 0.0001）[279]。作为围产期医师，麻醉科医师可以通过实施这些患者安全诊疗包来改善预后。

产科出血

妊娠期出血的发生率较高，是全世界产妇最主要的死亡原因之一[226, 280]。此外，根据2008—2009年间美国围生期的医疗数据，是否需要输血是评估产妇病情严重程度的最常用指标[281]。大多数出血相关性死亡是可以避免的，适当的培训、模拟演练、团队沟通和医疗教育是改善患者预后的重要因素[282-283]。对产科出血进行管理，常见的困难包括无法准确估计出血量、不易察觉的出血危险因素、干预措施不及时和血液制品输注不当或不足。围生期出血的各种原因和相关管理方法将在下一节中做详细的讨论。

前置胎盘及胎盘植入

胎盘附着于子宫下段位于胎先露的前方，胎盘下缘到达或覆盖了宫颈内口，则诊断为前置胎盘，妊娠妇女中其发生率约为0.5%。前置胎盘的危险因素包括高龄产妇、辅助生殖、经产妇、前置胎盘史、感染或手术史导致的瘢痕子宫。前置胎盘通常表现为无痛性阴道出血，第一次出血常为自限性。前置胎盘可通过超声检查确诊。除非胎盘位置在分娩之前发生了明显远离宫颈内口的位置变化，否则前置胎盘一般需要进行剖宫产术。

胎盘植入通常分为粘连性胎盘、植入性胎盘和穿透性胎盘三种亚型。粘连性胎盘，指胎盘附着于子宫肌层，但缺乏分隔的蜕膜线；植入性胎盘，是指胎盘在子宫肌层异常植入和生长；穿透性胎盘，指胎盘穿过子宫肌层，并附着于子宫周围的组织，可能为膀胱、小肠、卵巢或其他周围的器官。发达国家孕妇的胎盘植入发病率为0.04%；然而，这一比率正在上升，似乎已影响到0.17% ~ 0.34%的孕妇[284-285]。在一个多中心队列研究中，胎盘植入的超声及磁共振成像检查的灵敏度分别为93%和80%，特异性分别为71%和65%[286]。胎盘植入的发病率与前置胎盘和子宫切开术之间明显相关。经历过0、1、2、3甚至更多次子宫切开术的前置胎盘患者，合并胎盘植入的概率分别是3%、11%、40%和60%以上[287]。不幸的是，如果不对胎盘植入高风险产妇进行影像学检查确诊，直到剖宫产切开子宫时才发现产妇并存胎盘植入，极可能发生大出血[92, 283]。如果产妇在分娩前确诊为植入性胎盘或穿透性胎盘，可以考虑行术前干预，例如双侧髂总动脉球囊导管置入或选择性栓塞子宫动脉，但是疗效尚不明确[288-290]。

前置血管

脐血管如丝状穿过胎膜后跨过宫颈内口，称为前置血管，十分罕见[291-292]。前置血管的发病率为0.02% ~ 0.04%，如果产前未诊断，那么胎儿的致死率很高。在一项包含155例妇女的研究中，若产前诊断出前置血管，新生儿生存率为97%，若没有进行产前诊断，新生儿生存率仅44%[293]。如果未确诊，阴道出血可发生在胎膜破裂时，此时是意味着胎儿出血而非产妇。未预先诊断的前置血管是一种产科急症，需要立即剖宫产，通常在快速的全身麻醉下进行。如果早已在产前诊断出前置血管，则需要在分娩自发开始前择期剖宫产。目前还不能确定前置血管胎儿的分娩最佳孕周，但是建议用类固醇药物促进胎儿肺成熟，在妊娠大约36周时进行剖宫产，并且建议妊娠28 ~ 32周的产妇住院治疗，以防早产[291-292]。

胎盘早剥

胎盘早剥是妊娠20周后至分娩前，胎盘组织部分或完全与子宫壁分离，发生率大约是 1%。孕妇的年龄、绒毛膜羊膜炎、使用可卡因、酗酒、高血压、胎膜早破、胎盘早剥史、吸烟和创伤都是胎盘早剥的危险因素。胎盘早剥的临床表现有阴道出血和查体子宫压痛。然而，大量的出血可以蓄积在胎盘后方而无法流出子宫。对于妊娠期任何情况下的大量失血，常常并发凝血功能障碍。胎盘早剥的患者与没有胎盘早剥的患者相比，发生凝血功能障碍的可能性高 54 倍，胎儿死亡的可能性高 11 倍[294]。所以应该进行相应的实验室检查，并准备大量血制品和凝血因子，需要与输血科或血库的专家密切配合（参见后面有关产科大出血的处理方法的讨论）。

子宫破裂

子宫破裂对母体和胎儿来说，是危及生命的产科急症。有剖宫产病史的产妇发生子宫破裂的概率为 0.4% ～ 1%，包括从瘢痕裂开到子宫完全破裂的一系列病理过程[295]。子宫破裂的其他危险因素包括胎位不正、器械助产、巨大胎儿、过量使用缩宫素、急产、创伤和肿瘤。典型的临床表现包括胎心减慢、宫缩停止、腹部疼痛、阴道流血和意识丧失。最可靠的临床征象是出现了无法改善的异常胎心曲线。少数患者有爆发痛，与进行硬膜外麻醉无关[296-298]。ACOG建议有剖宫产病史的产妇进行阴道分娩时必须配备产科医师、麻醉科医师和护理人员，如果突发子宫破裂，能够快速开始紧急剖宫产手术及必要的止血治疗[299]。

子宫收缩乏力

子宫收缩乏力是产后严重出血最常见的原因，且此类大出血是全世界产妇死亡的首要原因，其发病率在不断上升[226, 300-301]。子宫收缩乏力的危险因素包括绒毛膜羊膜炎、产程中使用催产素、高产次、巨大儿、多胞胎、产程延长、妊娠物残留、使用挥发性麻醉剂、硫酸镁或特布他林。双手按摩子宫后，催产素应作为子宫收缩乏力首选的预防性用药和治疗性用药。不同国家和医疗机构的催产素使用剂量不同[302]。虽然 WHO 建议正常剖宫产术后使用催产素 20 个国际单位（稀释于 1 L 的晶体液中），但大多数情况下会使用更小的剂量[303]。有人主张严格控制催产素的给药方式，包括分娩后立即给予小剂量缩宫素（30 秒内给药 3 个国际单位）或使用输注泵。缓慢输注稀释过的缩宫素对血流动力学的影响很小，产妇耐受性也好，但大剂量注射会导致明显的低血压、心动过速、恶心和头痛。如果催产素不足以控制产后出血，应考虑肌内注射 0.2 mg 麦角新碱，或肌内注射 0.25 mg 卡前列

腺素［前列腺素 $F_2\alpha$（$PGF_2\alpha$）］，或口服、舌下含服、阴道、直肠给予米索前列醇（前列腺素 E_1［PGE_1］）600 ～ 800 µg，但是这些药物的副作用较多[304]。麦角新碱是一种麦角碱的衍生物，其副作用包括恶心、高血压、肺动脉高压和冠状动脉痉挛，先兆子痫产妇和心脏病产妇禁忌使用。$PGF_2\alpha$ 的副作用包括肺动脉高压、支气管痉挛、缺氧、恶心和心率过快，因此哮喘患者紧急使用。PGE_1 没有明显的心血管作用，但是可能导致轻度的体温升高。如果药物治疗不能控制产后出血，那么应该进行介入治疗和手术治疗，具体参见下文。

产科大出血的管理

成功控制产科大出血，需要围术期所有医务人员之间有效的交流与配合，包括麻醉科医师、妇产科医师、产科及手术室护士、新生儿医师、介入治疗医师和输血科专家。对产科出血尽早诊断和及时干预，是降低产妇病死率的关键。产科出血的相关研究很少，大多数发表了的研究都是军队和创伤医院对输血比例和输血时间点的研究。大量输血方案的制订对产科大出血是有益的。现用于治疗产科大出血的特定比例新鲜冷冻血浆（FFP）和浓缩红细胞（PRBCs），来源于非产科研究，因此近年来一直受到产科专家的质疑[305-306]。虽然在条件许可的情况下，参照频繁的实验室检查结果对产妇进行治疗是最佳选择，但输血应以临床情况和患者评估为指导，而不是等待实验室检查的结果。如果纤维蛋白原降低或可能降低，应考虑输注冷沉淀或纤维蛋白原浓缩物。血栓弹力图（TEG）或旋转血栓弹力测定法（ROTEM）可作为诊断或治疗出血相关性凝血功能障碍的工具。重组的活化因子 Ⅶ 并不常规推荐用于治疗大出血，因为 FDA 已报告了很多未经临床试验认可，用 FⅦa 治疗大出血时发生的不良事件[307-309]。

氨甲环酸是一种抗纤维蛋白溶解药，用于创伤、心脏手术和其他多种外科手术中以减少失血量。它是一种赖氨酸类似物，与纤溶酶原和纤溶酶上的受体结合，从而抑制纤溶酶介导的纤维蛋白降解。一项大型随机、双盲、安慰剂对照试验中，随机抽取 20 060 名妇女在确诊产后出血后接受氨甲环酸或安慰剂治疗。作者发现，如果在 3 h 内给药，妇女产后因出血导致的死亡减少（RR 0.69；95%CI，0.52 ～ 0.91；$P = 0.008$）[310]，两组在血栓栓塞事件或其他副作用方面没有差异。在最新的产后出血实践公告中，ACOG 建议，当初始用于治疗产后出血的药物失败时，应考虑使用氨甲环酸[311]。因氨甲环酸可穿过胎盘进入母乳，建议等脐带夹闭后

再给药。关于预防性使用氨甲环酸预防产后出血的有效性的证据仍然缺乏。一项多中心、双盲的随机对照试验，将 4079 名妇女随机分为两组，在阴道分娩后，产妇除催产素外还预防性地给予氨甲环酸或安慰剂，发现与安慰剂相比，使用氨甲环酸并未降低产后出血的风险[312-313]。对于活动性静脉血栓栓塞、严重肾脏疾病和蛛网膜下腔出血的患者，禁忌使用氨甲环酸。

尽管理论上担心羊水栓塞，但在许多已发表病例中，血液回收技术已成功应用于产科出血[314-315]。现已证明，使用去白细胞的回收装置可去除组织因子、甲胎蛋白、胎儿鳞状细胞、细菌及其他有害物质[316-317]。如果患者的自体血供应受到限制或患者拒绝输注血液制品，血液回收尤其有用。即使这些情况不存在，血液回收也已被证明在产科大出血中使用，其性价比高[317]。在 Rh 阴性的产妇中，抗 -D 免疫球蛋白应尽快与 KleihauerBetke 试验配合使用，以防止同种异体免疫反应，因为不定量的胎儿红细胞将通过血液回收输给母亲。

当标准复苏方法不足以控制产科出血时，围产期的产科医师应考虑使用有创性的方法，包括子宫球囊填塞、压迫缝合、结扎子宫血管，以及在患者能够稳定转运的情况下通过介入手术进行动脉栓塞。根据对文献的系统回顾，没有哪一个有创性方法明显优于另一个，所有方法的成功率都在 85% 到 90% 之间[318]。如果这些方法均失败了或不可行，则应进行子宫切除术。

羊水栓塞

羊水栓塞（amniotic fluid embolism，AFE）的发病率难以估计，因为难以确诊。发病率在每 10 万次分娩中 1.7 至 7.7 之间[319-321]。AFE 的临床表现包括低血压、呼吸窘迫、缺氧、弥散性血管内凝血（DIC）、意识改变和循环衰竭。这一系列的临床特征与某些疾病类似（即空气栓塞、肺栓塞、心功能不全、大出血和反流误吸），AFE 应与其鉴别诊断。AFE 的机制尚不清楚，但目前倾向于认为 AFE 不是栓塞而是一种过敏反应[319-322]。过去常通过尸检在母体肺循环中发现胎儿鳞状上皮细胞来确诊，但是现在发现无典型症状的产妇在分娩中及分娩后的肺循环中也存在胎儿鳞状上皮细胞。因此，目前 AFE 的确诊主要是通过临床表现进行排除性诊断，而不是实验室检查或尸检。早期识别和积极复苏可以改善母亲和胎儿的预后。复苏的重点包括维持氧合、血流动力学支持和凝血功能障碍的纠正[323]。

肩难产

肩难产发生在头部娩出后，由于胎儿肩部嵌顿于母体骨盆而出现的胎儿娩出困难。这是一个产科紧急状况。相关因素包括过期妊娠、引产术、母体肥胖、胎儿过重、宫口扩张 8 ～ 10 cm 时间延迟和硬膜外镇痛[324-325]。过期妊娠和难产的产妇往往要求硬膜外镇痛，这可能是硬膜外镇痛和肩难产之间存在相关性的原因。但是，硬膜外镇痛为肩难产的婴儿抢救提供了优越的条件。推荐处理肩难产的方法包括 McRoberts 手法，即产妇大腿屈曲并用力推挤其腹部以增加耻骨上压力[326]。硬膜外镇痛可以放松肌肉并缓解疼痛，便于 McRoberts 手法的实施。然而实施 Gaskin 手法时需产妇双手及膝部着地，如果使用了高剂量硬膜外局麻药，可能因为肌力不足无法完成。如果这些手法失败，则应该将胎儿推回骨盆，进行紧急剖宫产。肩难产分娩增加了产后出血和会阴四度裂伤的风险[327]。

其他的产科急诊

某些发生于围生期的紧急情况需要适当的麻醉处理以改善母婴的预后。脐带脱垂出子宫颈可导致胎心骤降。脐带脱垂的发病率为 0.1% ～ 0.6%[328]。其危险因素包括胎横位、胎臀位、多胎妊娠和脐带过长。另外，脐带脱垂多发生于胎膜破裂时，通常见于胎位不正或羊水过多的产妇。通过在阴道看到或用手摸到胎先露部位下面的脐带可以确诊脐带脱垂。常见的处理措施是，在可行紧急剖宫产手术前将造成压迫的胎儿肢体推回盆腔，以解除其对脐带的压迫。如果胎心曲线正常，可以选择椎管内麻醉，但在胎儿窘迫的情况下，则需要进行全身麻醉。

子宫内翻的发病率约为 0.04%[329]，通常表现为低血压、疼痛和产后大出血。危险因素包括胎盘分离前过度牵拉脐带、子宫松弛、胎盘在子宫底部和存在植入性胎盘。治疗目标为松弛子宫后的子宫复位、产妇的液体治疗和子宫复位后增加子宫张力以减少产后出血。起初，所有的子宫收缩剂应该立即停用。静脉注射硝酸甘油或挥发性麻醉剂可以快速有效地松弛子宫[330-332]。应根据母亲的血流动力学状况来选择治疗的方案。由于子宫不松弛、产妇疼痛和血流动力学不稳定等原因，可能导致在硝酸甘油辅助下子宫复位失败，则应该将产妇送至手术室。在产妇进入手术室后，在标准的预防措施下进行快速诱导插管，然后使用吸入麻醉药以满足子宫复位所需的子宫松弛和镇痛等条件。大多数经阴道子宫手法复位都会成功，只有极少数需要进行腹腔镜手术复位。子宫复位后应该探查子宫腔是否有子宫穿孔、撕裂或胎盘残留。子宫复位后可以开始使用子宫收缩药物。

阴道分娩最常见的损伤是阴道、宫颈和会阴部的撕裂。血肿的形成可能掩盖显性出血，产妇低血压和心动过速可能是出血性损伤的首要表现。腹膜后血肿是罕见的，但可危及生命，需要剖腹探查术止血。撕裂修补术和出血探查术的麻醉管理取决于产妇的血流动力学状态。一般的患者可以进行局部麻醉或椎管内麻醉，严重血流动力学紊乱的患者则应该进行全身麻醉。在产妇急救的同时应该进行血流动力学评估，因为两者同样重要。即使是很小的撕裂伤口，也可能导致大量的失血。

妊娠期高级循环生命支持

妊娠期心脏骤停需要兼顾两个患者，母亲和胎儿。孕妇高级循环生命支持（ACLS）措施与普通成人患者心搏骤停处理基本相同，唯一的区别是增大的子宫对大血管的压迫影响胸外按压的成功率。急救人员需要给予患者充分氧疗，且由丰富气道管理经验的急救人员开放气道，保证通气。虽然孕妇反流误吸的风险增加，但给氧和通气仍然是首要目标，并优先于预防反流误吸策略。应在近心端建立静脉通道，使患者仰卧，手推动子宫使其避免压迫大血管。如果复苏4分钟后没有恢复自主循环，考虑在心肺复苏同时立即剖宫产，目的是在母体心脏骤停5分钟内分娩[19]。尽管不知道这种紧急剖宫产手术是否对胎儿有利，但有利于母亲的心肺复苏[333]。如果母体的心脏骤停是由于局麻药中毒引起的，应使用脂肪乳剂抢救[334]。

妊娠期间非产科手术的麻醉

围术期注意事项

尽管择期手术一般不在妊娠期间进行，ACOG建议孕妇不应该被拒绝有指征的手术。0.75%到2%的孕妇需要行非产科手术。最常见的手术适应证是孕妇急性阑尾炎、胆囊炎、创伤和癌症[335]。框62.3概述了孕妇麻醉的注意事项。

麻醉药的毒性

所有全身麻醉药都可以通过胎盘。虽然没有确切

框 62.3　孕妇行非产科麻醉注意事项

- 延迟择期手术直到分娩后
- 尽可能使用区域麻醉
- 预防反流误吸
- 妊娠 20 周后子宫左倾以减轻主动脉压迫
- 术中胎儿监护
- 区域麻醉
  - 减少局麻药用量
- 全身麻醉
  - 充分预给氧
  - 快诱导插管
  - 避免缺氧和低血压
  - $ETCO_2$ 目标为 28 ～ 32 mmHg。避免过度换气，因为低碳酸血症会减少继发于子宫血管收缩的胎盘血流量
  - 清醒后再拔管
- 术后应监测胎心率和子宫肌力
- 提供适当的术后镇痛

的证据表明麻醉药物在人体存在毒性，但是对啮齿类动物和灵长类动物的研究表明，全麻药物（包括吸入麻醉药、丙泊酚和氯胺酮）可以诱导神经元凋亡，从而导致长期的行为异常[336-338]。这些动物研究的结果引起广泛的关注，但还不知道这些药物是否对人类产生毒性。从胎儿期到 2 岁是人类神经突触快速发育的关键时期[339]。通过分析现有的临床试验数据发现了相互矛盾的证据，而且这些研究结果很难解释，因为麻醉的原因不能脱离麻醉本身的影响（详见第 77 章）。研究显示手术与出生缺陷没有关联，但可能小幅增加早产或流产的风险，尤其是腹部手术[340-342]。一般而言，孕妇非产科手术的时机首选孕中期，因为孕早期是胎儿许多器官成长发育的重要时期，而孕晚期则增加了早产的风险。2016 年，美国食品和药物管理局（FDA）发出警告，3 岁以下儿童或妊娠晚期孕妇反复使用全麻药物或长时间手术可能会影响儿童大脑发育。有人担心警告可能会延误必要的手术，并对这些患者造成不良后果，特别是缺乏成人或胎儿暴露于麻醉下的不良后果的有力数据时[343]。

建议进行宫缩监测，可指导某些情况下使用宫缩抑制剂。由于全身麻醉对胎儿的长期影响尚不清楚，手术尽可能选用区域麻醉。但除非麻醉科医师和外科医师都有在区域麻醉下为孕妇做手术的经验，并且母亲能接受清醒下手术且感到舒适，否则不应该选用区域麻醉。

围术期胎心监测

围术期应该对胎儿的健康状况进行监测，ACOG建议对于未成熟的胎儿，在手术前后采用多普勒超声

测量胎儿的心率；对于成熟的胎儿，则推荐至少在手术前后进行电子胎心监测或宫缩监测。经常在术中对胎儿状况进行持续性监测，FHR 变异性是反应胎儿状况的可靠指标。全身麻醉时，FHR 变异性的消失可在预料之中，此时胎儿心动过缓更为重要，其可能会受到低体温、母体酸中毒，或母体用药情况的影响，如选择性 β 受体阻滞剂可透过胎盘降低胎心率。胎儿的监测方式应该与产科医师会诊再决定，且应该基于患者的个体化评估结果、胎龄、妊娠过程和可用的监测设施来决定[344]。

麻醉管理

为了减少胎儿在麻醉中的暴露，孕期非剖宫产手术应尽可能选择区域麻醉而非全身麻醉。建议在全麻时，预充氧后采用快速顺序诱导气管插管。从孕中期开始，外周血流量的增多导致气道水肿，且脆性增加，麻醉科医师应该考虑到孕妇困难气道风险增加，所以在气管插管前就需要准备好高级插管设备。同样重要的是，麻醉中应该避免引起子宫血流量和胎儿氧供的减少，因为子宫无自动调节血流量的功能。剖宫产麻醉中讨论的麻醉注意事项同样适用于妊娠期非产科手术的麻醉。麻醉计划的制订需要尽可能优化孕妇和胎儿的状态。围术期麻醉科医师应该与产科医师团队合作，一起商讨和制订关于处理意外事件的策略，包括紧急剖宫产。

术后疼痛管理

对于孕妇而言，妊娠期非产科手术的术后镇痛非常重要，尤其在腹部手术后还可减少早产的风险。推荐多模式镇痛，使用局部麻醉药进行硬膜外麻醉，常可在术后继续用于镇痛。但术后静脉使用阿片类药物，包括用于患者自控镇痛的阿片类药物，均可能透过胎盘导致胎心率的变异性降低，如果胎儿暴露于母体体内的阿片类药物后不久就早产，需要对胎儿进行呼吸支持。非甾体抗炎药可以作为非妊娠患者的镇痛辅助用药，但是在妊娠期使用则避免。妊娠早期使用非甾体抗炎药会增加流产和胎儿畸形的风险，而在妊娠 30 周后使用则会增加动脉导管早闭和羊水过少的风险[345]。在妊娠期口服或静脉给予对乙酰氨基酚，被认为比较安全。

术后应该监测 FHR 和子宫张力。可以通过合适的保胎药物预防早产。因为术后镇痛药物的使用可能导致患者难以察觉早期的宫缩，因此不能凭患者自身的

感觉来替代标准的产科监测。另外，如果没有外科禁忌，孕妇应采取措施预防血栓形成。

特殊的手术技术

腹腔镜

阑尾炎和胆囊炎手术在妊娠期间很常见。在非孕期，这些手术通常是采用腹腔镜技术进行；在妊娠期，腹腔镜技术的运用也越来越多，因为该技术减少了母亲的发病率，而且由于对子宫的操作也减小，早产的发生率可能会降低[346]。最近一项对纳入了 6210 例孕妇的 20 项研究的 meta 分析发现，与腹腔镜下阑尾切除术相比，虽然开放式阑尾切除术患者的住院时间和总体并发症更为常见，但胎儿死亡率和妊娠期延长的发生率稍低[347]。然而在瑞典，一项对超过 200 万的孕妇的研究，对比了腹腔镜手术和剖腹手术后发现，胎儿结局在这两种技术中没有差异[348]。妊娠中期后应保持子宫左移位，以利于子宫灌注。腹腔镜手术需建立气腹，随着腹内压的增加，母体心输出量和子宫胎盘灌注量可能会减少，因此，应尽可能使用最小的气腹压力。

根据美国胃肠内镜外科学会发布的关于妊娠期间腹腔镜手术的指南[349]，孕妇的手术尽可能应推迟到妊娠中期，且腹腔镜技术的使用适应证应与非妊娠患者相同。应维持正常的血碳酸浓度，并监测胎儿和子宫状态。在腹腔镜手术中，呼气末二氧化碳分压和动脉血二氧化碳分压之间的梯度通常小于 3 mmHg，一些麻醉科医师认为除非另有指征，否则不需要进行动脉血气监测[350]，但很多人可能会选择参考 $PaCO_2$，以避免高碳酸血症或低碳酸血症的发生。进入腹腔首选开放性技术，应避免主动脉-腔静脉受压。最后，应使用较低的气腹压力（15 mmHg）。一项关于妊娠期阑尾炎腹腔镜手术的系统回顾指出，妊娠并不影响并发症的发生率，术中需转为开放性手术的可能性不到 1%，且与开放性手术相比，腹腔镜手术的早产率更低[351]。

创伤手术

在美国，导致产妇死亡最常见的非产科原因是创伤。产妇的创伤救治应该首先直接救治产妇本身，并且在创伤初级检查和高级检查中考虑妊娠导致的生理变化。胎龄是一个重要的创伤评估指标。在孕早期，胎儿被骨盆保护，所以只有严重低灌注才可能对胎儿造成伤害。然而，随着妊娠的进展，子宫不仅暴露于骨盆之外，还对产妇的下腔静脉和主动脉造成压

迫，从而可能影响血流灌注和抢救复苏。对妊娠大于20 周的产妇进行抢救时，左倾子宫位应该作为首要步骤。钝性创伤可能导致宫内胎儿死亡、胎儿受损、胎盘早剥和子宫破裂。这些风险应该通过 FHR 检测、超声技术、CT 检查来评估，甚至有指征时应进行剖腹探查[352]。产妇 ACLS 的流程详见前一章节。

心脏手术

对于一些既往伴有心脏病的妇女，妊娠期间血流动力学的变化会加重其症状。循环血量及心输出量的增大，可能会导致伴有中至重度二尖瓣或主动脉瓣狭窄的患者发生心衰。这些患者在妊娠期间可能需要心脏介入治疗，妊娠期间，经皮球囊瓣膜成形术可以避免产妇在妊娠期间进行开胸心脏手术，并可降低胎儿和新生儿死亡率[353-354]。体外循环将导致胎儿的风险增加，其原因包括非搏动性灌注、血流灌注压低、子宫胎盘系统栓塞和产妇释放儿茶酚胺[355]。为了维持子宫胎盘的血流量，建议增加产妇心脏手术中体外循环的泵流量 $[> 2.5 \text{ L/ (min · m}^2)]$ 和灌注压力（> 70 mmHg）[356-357]。常温体外循环和脉冲式泵压转流可以更好地维持子宫胎盘的灌注，提高胎儿存活率；与常温转流相比，低温转流与胎儿体温快速下降有关。术中不仅要避免低碳酸血症导致的子宫胎盘血管收缩，胎儿氧供减少，还需要避免高碳酸血症导致的酸中毒。

神经外科手术

动脉瘤破裂或动静脉畸形引起的颅内出血是一种神经外科急症，情况也因妊娠而变得更为复杂。妊娠期高血压也增加了颅内出血的风险。对于未妊娠的患者，通常的神经外科手术麻醉处理包括控制性降压、过度通气和渗透性利尿，但是对于妊娠患者，这些处理技术都需要小心谨慎。平均动脉压降低到 70 mmHg以下就会导致子宫胎盘血流量的显著下降，因此为了保障胎儿安全，应该考虑使用胎心监测。过度通气会使子宫动脉收缩进而导致胎盘灌注下降，过度通气还会使母体的氧合血红蛋白解离曲线向左移，减少了胎儿的氧供。高渗性利尿可以减轻脑水肿，理论上也可以减少羊水量，也会导致胎儿循环容量不足。在动物实验中发现，甘露醇可能会蓄积在胎儿体内，导致渗透压升高，肾血流量减少和血浆钠浓度升高[358]。一项病例报告显示，开颅术中孕妇在清醒状态下使用单剂量甘露醇后宫内容积减少，48 h 后宫内容积恢复，且胎儿无不良反应[359]。袢利尿剂是一类渗透性利尿剂的替代品，使用时应对羊水量进行监测。

致谢

编者及出版商感谢 Pamela Flood and Mark D. Rollins 博士在前版本章中所作的贡献，他们的工作为本章节奠定了基础。

参考文献

1. Coryell MN, et al. J Clin Invest. 1950;29:1559.
2. Wu PY, et al. J Perinat Med. 1983;11:193.
3. Katz R, et al. Circulation. 1978;58(3 Pt 1):434.
4. Ueland K, et al. Am J Obstet Gynecol. 1969;104(6):856.
5. Robson SC, et al. Am J Physiol. 1989;256(4 Pt 2):H1060.
6. Clark SL, et al. Am J Obstet Gynecol. 1989;161(6 Pt 1):1439.
7. Conklin KA. Semin Anesth. 1991;10(4):221.
8. Hunter S, Robson SC. Br Heart J. 1992;68(6):540.
9. Robson SC, et al. BMJ (Clinical research ed). 1987;295(6607):1169.
10. Robson SC, et al. Br J Obstet Gynaecol. 1987;94(11):1028.
11. Poppas A, et al. Circulation. 1997;95(10):2407.
12. Iwasaki R, et al. Acta Obstet Gynecol Scand. 2002;81:918.
13. Wilson M, et al. Am J Med. 1980;68(1):97.
14. Mabie WC, et al. Am J Obstet Gynecol. 1994;170(3):849.
15. Higuchi H, et al. Anesthesiology. 2015;122(2):286.
16. Kinsella SM, et al. Obstet Gynecol. 1994;83(5 Pt 1):774.
17. Lee AJ, et al. Anesthesiology. 2017;127(2):241.
18. Jeejeebhoy FM, et al. Circulation. 2015;132(18):1747.
19. Lipman S, et al. Anesth Analg. 2014;118(5):1003.
20. Munnur U, et al. Crit Care Med. 2005;33(suppl 10):S259.
21. Mushambi MC, et al. Anaesthesia. 2015;70(11):1286.
22. Kambam JR, et al. Anesthesiology. 1986;65(4):426.
23. Crapo RO. Clin Obstet Gynecol. 1996;39(1):3.
24. Tan PCF, et al. Br J Anaesth. 2019;122(1):86.
25. Marrero JM, et al. Br J Obstet Gynaecol. 1992;99:731.
26. Wong CA, et al. Anesth Analg. 2007;105:751.
27. Ewah B, et al. Int J Obstet Anesth. 1993;2:125.
28. Shnider SM. Anesthesiology. 1965;26:335.
29. Weissman DB, et al. Anesth Analg. 1983;62:444.
30. Leighton BL, et al. Anesthesiology. 1986;64:202.
31. Dietrich 3rd CS, et al. Surg Clin North Am. 2008;88:403. vii.
32. Dafnis E, Sabatini S. Am J Med Sci. 1992;303(3):184.
33. Acker DB, et al. Am J Obstet Gynecol. 1985;153(7):737.
34. Taylor DJ, et al. Br J Obstet Gynaecol. 1981;88(6):601.
35. Kjellberg U, et al. Thromb Haemost. 1999;81(4):527.
36. Tygart SG, et al. Am J Obstet Gynecol. 1986;154:883.
37. Othman M, et al. Semin Thromb Hemost. 2010;36:738.
38. Karlsson O, et al. Anesth Analg. 2012;115:890.
39. Palahniuk RJ, et al. Anesthesiology. 1974;41:82.
40. Datta S, et al. Anesth Analg. 1989;68:46.
41. Gin T, et al. Anesthesiology. 1994;81:829.
42. Ueyama H, et al. Anesthesiology. 2010;113:577.
43. Fagraeus L, et al. Anesthesiology. 1983;58:184.
44. Thaler I, et al. Am J Obstet Gynecol. 1990;162(1):121.
45. Konje JC, et al. Am J Obstet Gynecol. 2001;185(3):608.
46. Ralston DH, et al. Anesthesiology. 1974;40:354.
47. Allen TK, et al. Anesth Analg. 2010;111:1221.
48. Lee A, et al. Anesth Analg. 2002;94:920.
49. Ngan Kee WD, et al. Br J Anaesth. 2004;92:469.
50. Ngan Kee WD, et al. Anesthesiology. 2009;111:506.
51. Haydon ML, et al. Am J Obstet Gynecol. 2006;195:735.
52. Richardson BS. Clin Perinatol. 1989;16:595.
53. Edelstone DI. Semin Perinatol. 1984;8:184.
54. Myllynen P, et al. Placenta. 2005;26:361.
55. Ala-Kokko TI, et al. Acta Anaesthesiol Scand. 1997;41(2):313.
56. Biehl D, et al. Anesthesiology. 1978;48:409.
57. Yao AC, et al. Lancet. 1969;2:871.
58. Morris JA, et al. Am J Obstet Gynecol. 1974;118:927.
59. Ramirez MM. Obstet Gynecol Clin North Am. 2011;38:215.
60. Debiec J, et al. Anesthesiology. 2009;111:1093.
61. Laughon SK, et al. Am J Obstet Gynecol. 2012;419:206.
62. Obstetric care consensus no. 1: safe prevention of the primary cesarean delivery. Obstet Gynecol. 2014;123(3):693–711.

63. Zhang J, et al. *Obstet Gynecol*. 2010;116(6):1281.
64. Miller RS, et al. *Am J Obstet Gynecol*. 2011;137:205.
65. Reitman E, et al. *Anesthesiology*. 2011;114:927.
66. Terkawi AS, et al. *Am J Obstet Gynecol*. 2012;207:184.
67. Zhang J, et al. *Am J Obstet Gynecol*. 2010;326:203.
68. Vahratian A, et al. *Obstet Gynecol*. 2004;104(5 Pt 1):943.
69. Algovik M, et al. *Acta Obstet Gynecol Scand*. 2004;83:832.
70. Martin JA, et al. *Natl Vital Stat Rep*. 2003;52(1).
71. Nielsen PV, et al. *Acta Obstet Gynecol Scand*. 1987;66:421.
72. Beaulieu MD, et al. *Can Med Assoc J*. 1982;127:214.
73. Alfirevic Z, et al. *Cochrane Database Syst Rev*. 2006;3:CD006066.
74. American College of Obstetricians and Gynecologists. *Obstet Gynecol*. 2009;114:192.
75. Mercier FJ, et al. *Anesth Analg*. 1997;84:1117.
76. Jensen A, et al. *Eur J Obstet Gynecol Reprod Biol*. 1999;84(155).
77. Parer JT, et al. *Am J Obstet Gynecol*. 2007;26:197.
78. Macones GA, et al. *Obstet Gynecol*. 2008;112(3):661.
79. American College of Obstetricians and Gynecologists. *Obstet Gynecol*. 2005;106:1453.
80. Parer JT, et al. *J Matern Fetal Neonatal Med*. 2006;19:289.
81. Xu J, et al. *Curr Opin Obstet Gynecol*. 2012;24:65.
82. Jones L, et al. *Cochrane Database Syst Rev*. 2012;3:CD009234.
83. Smith CA, et al. *Cochrane Database Syst Rev*. 2012;2:CD009290.
84. Stefanidou M, et al. *J Hist Neurosci*. 2007;16:351.
85. Ramsay MA. *Proc (Bayl Univ Med Cent)*. 2006;19:24.
86. Gaskin IM. *Midwifery Today Int Midwife*. 2003;66:38.
87. Wu HC, et al. *Chin Med J (Engl)*. 2009;122:1743.
88. Cho SH, et al. *BJOG*. 2010;117:907.
89. Chang MY, et al. *J Adv Nurs*. 2002;38:68.
90. Madden K, et al. *Cochrane Database Syst Rev*. 2016;(5):CD009356.
91. Declercq ER, et al. *J Perinat Educ*. 2007;16:15.
92. Practice guidelines for obstetric anesthesia: an updated Report by the American Society of Anesthesiologists Task Force on Obstetric Anesthesia and the Society for Obstetric Anesthesia and Perinatology. *Anesthesiology*. 2016;124(2):270.
93. Olofsson C, et al. *Baillieres Clin Obstet Gynaecol*. 1998;12:409.
94. Nissen E, et al. *Acta Paediatr*. 1997;86:201.
95. Rayburn W, et al. *Am J Obstet Gynecol*. 1989;161:202.
96. Coonen JB, et al. *Br J Pharmacol*. 2010;161:1472.
97. Kan RE, et al. *Anesthesiology*. 1998;88:1467.
98. Leong WL, et al. *Anesth Analg*. 2011;113:818.
99. Liu ZQ, et al. *Anesth Analg*. 2014;118(3):598.
100. Jelting Y, et al. *Anaesthesia*. 2017;72(8):1016.
101. Likis FE, et al. *Anesth Analg*. 2014;118(1):153.
102. Richardson MG, et al. *Anesth Analg*. 2017;124(2):548.
103. Westling F, et al. *Acta Anaesthesiol Scand*. 1992;36:175.
104. Carstoniu J, et al. *Anesthesiology*. 1994;80:30.
105. Yentis MY, Cohen SE. Inhalational analgesia and anesthesia for labor and vaginal delivery. In: Hughes SC, Levinson G, Rosen MA, eds. *Shnider and Levinson's Anesthesia for Obstetrics*. 4th ed. Philadelphia: Lippincott Williams & Wilkins; 2002:189.
106. Anim-Somuah M, et al. *Cochrane Database Syst Rev*. 2011;12:CD000331.
107. Thorp JA, et al. *Am J Perinatol*. 1991;8:402.
108. Wong CA, et al. *Obstet Gynecol*. 2009;113:1066.
109. Wong CA, et al. *N Engl J Med*. 2005;352:655.
110. Sharma SK, et al. *Anesthesiology*. 2002;96:546.
111. Wong CA. *Semin Perinatol*. 2012;36:353.
112. Wang F, et al. *Anesthesiology*. 2009;111:871.
113. Halpern SH, Leighton BL. Epidural analgesia and the progress of labor. In: Halpern SH, Douglas MJ, eds. *Evidence-Based Obstetric Anesthesia*. Malden, Mass: BMJ Books, Blackwell; 2005:10.
114. Sharma SK, et al. *Anesthesiology*. 2004;100:142; discussion, p 6A.
115. Shen X, et al. *Obstet Gynecol*. 2017;130(5):1097.
116. Gillesby E, et al. *J Obstet Gynecol Neonatal Nurs*. 2010;39:635.
117. Cahill AG, et al. *JAMA*. 2018;320(14):1444.
118. Jango H, et al. *Am J Obstet Gynecol*. 2014;210(1):59 e51.
119. Wassen MM, et al. *BJOG*. 2011;118:655.
120. Gaiser RR. *J Clin Anesth*. 2003;15:474.
121. McKenzie CP, et al. *Reg Anesth Pain Med*. 2016;41(3):405–410.
122. Simmons SW, et al. *Cochrane Database Syst Rev*. 2012;10:CD003401.
123. Pan PH, et al. *Int J Obstet Anesth*. 2004;13(4):227.
124. Booth JM, et al. *Anesthesiology*. 2016;125(3):516.
125. Thomas JA, et al. *Anesthesiology*. 2005;103(5):1046.
126. Wilson SH, et al. *Anesth Analg*. 2018;126(2):545.
127. Chau A, et al. *Anesthesiology*. 2017;124(2):560.
128. Gambling DR, et al. *Can J Anaesth*. 1988;35(3 Pt 1):249.
129. Chestnut DH, et al. *Anesthesiology*. 1988;68(5):754.
130. Collis RE, et al. *Lancet*. 1995;345:1413.
131. Niemi G, et al. *Acta Anaesthesiol Scand*. 1998;42:897.
132. Meert TF, et al. *Acta Anaesthesiol Belg*. 1989;40:247.
133. Eisenach JC. *Anesth Analg*. 2009;109:293.
134. Owen MD, et al. *Anesthesiology*. 2000;92:361.
135. Nelson KE, et al. *Anesthesiology*. 1999;91:1293.
136. Booth JL, et al. *Anesthesiology*. 2017;127(1):50.
137. O'Meara ME, et al. *Br J Anaesth*. 1993;71:651.
138. Eisenach JC, et al. *Anesthesiology*. 1989;70:51.
139. Sabbe MB, et al. *Anesthesiology*. 1994;80:1057.
140. Selim MF, et al. *J Prenat Med*. 2012;6:47.
141. Zhao Y, et al. *Clin J Pain*. 2017;33(4):319.
142. van der Vyver M, et al. *Br J Anaesth*. 2002;89(3):459.
143. McKenzie CP, et al. *Int J Obstet Anesth*. 2016;26:32.
144. Wong CA, et al. *Anesth Analg*. 2006;102(3):904.
145. Lim Y, et al. *Int J Obstet Anesth*. 2005;14(4):305.
146. Novikova N, et al. *Cochrane Database Syst Rev*. 2012;4:CD009200.
147. Jensen F, et al. *Obstet Gynecol*. 1984;64:724.
148. Nikkola EM, et al. *J Clin Monit Comput*. 2000;16:597.
149. Philipson EH. *Acta Obstet Gynecol Scand*. 1984;63:187.
150. Morishima HO, et al. *Am J Obstet Gynecol*. 1981;140:775.
151. Guillozet N. *Pediatrics*. 1975;55:533.
152. Pace MC, et al. *Ann N Y Acad Sci*. 2004;1034:356.
153. Langhoff-Roos J, et al. *Acta Obstet Gynecol Scand*. 1985;64:269.
154. MacDorman MF, et al. *Clin Perinatol*. 2008;35:293.
155. Martin JA, et al: Births: Final data for 2016. In: Statistics NCfH, ed. *National Vital Statistics Reports*. Vol. 67. Hyattsville, MD2018.
156. Creanga AA, et al. *Obstet Gynecol*. 2015;125(1):5.
157. Clark SL, et al. *Am J Obstet Gynecol*. 2008;199:36; discussion, p 91.
158. Hawkins JL, et al. *Anesthesiology*. 1997;86:277.
159. Hawkins JL, et al. *Obstet Gynecol*. 2011;117:69.
160. Janda M, et al. *Best Pract Res Clin Anaesthesiol*. 2006;20:409.
161. Kalinowski CP, et al. *Best Pract Res Clin Anaesthesiol*. 2004;18:719.
162. Fettes PD, et al. *Br J Anaesth*. 2009;102:739.
163. Riley ET, et al. *Anesth Analg*. 1995;80:709.
164. Cyna AM, et al. *Cochrane Database Syst Rev*. 2006;4:CD002251.
165. Chooi C, et al. *Cochrane Database Syst Rev*. 2017;8:CD002251.
166. Smiley RM. *Anesthesiology*. 2009;111:470.
167. Heesen M, et al. *Anaesthesia*. 2014;69(2):143.
168. Ngan Kee WD, et al. *Anesthesiology*. 2015;122(4):736.
169. Norris MC. *Anesth Analg*. 1988;67:555.
170. Katz D, et al. *Anesth Analg*. 2017.
171. Crespo S, et al. *Int J Obstet Anesth*. 2017;32:64.
172. Palmer CM, et al. *Anesthesiology*. 1999;90(2):437.
173. Sviggum HP, et al. *Anesth Analg*. 2016;123(3):690.
174. Bjornestad E, et al. *Acta Anaesthesiol Scand*. 2006;50:358.
175. Gaiser RR, et al. *Int J Obstet Anesth*. 1998;7:27.
176. Palmer CM, et al. *Anesth Analg*. 2000;90(4):887.
177. Hamlyn EL, et al. *Int J Obstet Anesth*. 2005;14(4):355.
178. American Society of Anesthesiologists task force on management of the difficult airway. *Anesthesiology*. 2003;98:1269.
179. Bailey SG, et al. *Int J Obstet Anesth*. 2005;14:270.
180. Han TH, et al. *Can J Anaesth*. 2001;48:1117.
181. Pandit JJ, et al. *Br J Anaesth*. 2014;113(4):549.
182. Mhyre JM, et al. *Anesthesiology*. 2007;106(6):1096.
183. Mhyre JM, et al. *Anesthesiology*. 2007;106:1096.
184. Dailland P, et al. *Anesthesiology*. 1989;71:827.
185. Gregory MA, et al. *Can J Anaesth*. 1990;37:514.
186. Crozier TA, et al. *Br J Anaesth*. 1993;70:47.
187. Little B, et al. *Am J Obstet Gynecol*. 1972;113:247.
188. Kvisselgaard N, et al. *Anesthesiology*. 1961;22:7.
189. Abouleish E, et al. *Br J Anaesth*. 1994;73:336.
190. Magorian T, et al. *Anesthesiology*. 1993;79:913.
191. Kivalo I, et al. *Br J Anaesth*. 1972;44:557.
192. Lertakyamanee J, et al. *J Med Assoc Thai*. 1999;82:672.
193. Afolabi BB, Lesi FE. *Cochrane Database Syst Rev*. 2012;10:CD004350.
194. Eisenach JC, et al. *Pain*. 2008;140(1):87.
195. Bateman BT, et al. *Am J Obstet Gynecol*. 2016;215(3):353.e351.
196. Bonnet MP, et al. *Eur J Pain (London, England)*. 2010;14(9):894–e891.
197. Mishriky BM, et al. *Can J Anaesth = Journal canadien d'anesthesie*. 2012;59(8):766–778.
198. Blanco R, et al. *Reg Anesth Pain Med*. 2016;41(6):757.
199. Bamigboye AA, Hofmeyr GJ. *Cochrane Database Syst Rev*. 2009;(3):CD006954.
200. Van de Velde M, et al. *Int J Obstet Anesth*. 2008;17:329.
201. Ross BK, et al. *Reg Anesth*. 1992;17:29.
202. Choi PT, et al. *Can J Anaesth = Journal canadien d'anesthesie*.

2003;50(5):460.

203. Booth JL, et al. *Int J Obstet Anesth*. 2017;29:10.
204. Russell IF. *Int J Obstet Anesth*. 2012;21(7).
205. Basurto Ona X, et al. *Cochrane Database Syst Rev*. 2015;(7):CD007887.
206. Paech MJ, et al. *Anesth Analg*. 2011;113(1):126.
207. D'Angelo R, et al. *Anesthesiology*. 2014;120(6):1505.
208. Bateman BT, et al. *Anesth Analg*. 2013;116:1380.
209. Horlocker TT, et al. *Reg Anesth Pain Med*. 2018;43(3):263.
210. Leffert L, et al. *Anesth Analg*. 2018;126(3):928.
211. Reynolds F. *Anaesthesia*. 2001;56(3):238.
212. Reynolds F. *Anesthesiol Clin*. 2008;26:23.
213. Moen V, et al. *Anesthesiology*. 2004;101:950.
214. Cook TM, et al. *Br J Anaesth*. 2009;102:179.
215. Wong CA, et al. *Obstet Gynecol*. 2003;101(2):279.
216. Griffiths JD, et al. *Br J Anaesth*. 2013;110(6):996.
217. Neal JM, et al. *Reg Anesth Pain Med*. 2018;43(2):113.
218. McKenzie AG, et al. *Anaesthesia*. 2011;66:497.
219. Green LK, et al. *Int J Obstet Anesth*. 2010;19:38.
220. Bacterial meningitis after intrapartum spinal anesthesia - New York and Ohio, 2008-2009. *MMWR Morb Mortal Wkly Rep*. 2010;59(3):65.
221. Hebl JR. *Reg Anesth Pain Med*. 2006;31(4):311.
222. Practice Advisory for the Prevention, Diagnosis, and Management of Infectious Complications Associated with Neuraxial Techniques: An Updated Report by the American Society of Anesthesiologists Task Force on Infectious Complications Associated with Neuraxial Techniques and the American Society of Regional Anesthesia and Pain Medicine. *Anesthesiology*. 2017;126(4):585.
223. Goetzl L, et al. *Obstet Gynecol*. 2007;109:687.
224. Unal ER, et al. *Am J Obstet Gynecol*. 2011;223:204.
225. Hutcheon JA, et al. *Best Pract Res Clin Obstet Gynaecol*. 2011;25:391.
226. Say L, et al. *Lancet Glob Health*. 2014;2(6):e323.
227. American College of Obstetricians and Gynecologists. Task force on hypertension in pregnancy. *Obstet Gynecol*. 2013;122:1122.
228. Sibai BM. *Clin Obstet Gynecol*. 2005;48:478.
229. Committee Opinion No. 692. Emergent therapy for acute-onset, severe hypertension during pregnancy and the postpartum period. *Obstet Gynecol*. 2017;129(4):e90.
230. Vandermeulen EP, et al. *Anesth Analg*. 1994;79:1165.
231. Hood DD, et al. *Anesthesiology*. 1999;90:1276.
232. Walace DH, et al. *Anesthesiology*. 1995;86:193.
233. Kadir RA, et al. *Semin Thromb Hemost*. 2011;37:640.
234. Bockenstedt PL. *Hematol Oncol Clin North Am*. 2011;25:293.
235. Matthews JH, et al. *Acta Haematol*. 1990;84:24.
236. George JN, et al. *Blood*. 1996;88:3.
237. Lee LO, et al. *Anesthesiology*. 2017;126(6):1053.
238. Chi C, et al. *Best Pract Res Clin Obstet Gynaecol*. 2012;26:103.
239. Chi C, et al. *Thromb Haemost*. 2009;101:1104.
240. Tufano A, et al. *Semin Thromb Hemost*. 2011;37:908.
241. Kujovich JL. *Genet Med*. 2011;13:1.
242. Vahratian A, et al. *Ann Epidemiol*. 2005;15:467.
243. Davies GA, et al. *J Obstet Gynaecol Can*. 2010;32:165.
244. Roofthooft E. *Curr Opin Anaesthesiol*. 2009;22:341.
245. Tonidandel A, et al. *Int J Obstet Anesth*. 2014;23(4):357.
246. Chanimov M, et al. *J Clin Anesth*. 2010;22:614.
247. Lupton M, et al. *Curr Opin Obstet Gynecol*. 2002;14:137.
248. Regitz-Zagrosek V, et al. *Eur Heart J*. 2011;32(24):3147.
249. Canobbio MM, et al. *Circulation*. 2017;135(8):e50.
250. Nishimura RA, et al. *Circulation*. 2014;129(23):e521.
251. Siu SC, et al. *Circulation*. 2001;104(5):515.
252. Drenthen W, et al. *Eur Heart J*. 2010;31(17):2124.
253. Lu CW, et al. *Circ J: Official Journal of the Japanese Circulation Society*. 2015;79(7):1609.
254. Ismail MT, et al. *Arch Gynecol Obstet*. 2012;286:1375–1381.
255. Volmanen P, et al. *Curr Opin Anaesthesiol*. 2011;24:235.
256. Schatz M, et al. *J Allergy Clin Immunol*. 2003;112(2):283.
257. Wang G, et al. The journal of maternal-fetal & neonatal medicine : the official journal of the European Association of Perinatal Medicine, the Federation of Asia and Oceania Perinatal Societies. *International Society of Perinatal Obstet*. 2014;27(9):934.
258. Brito V, et al. *Clin Chest Med*. 2011;32:121. ix.
259. Mosby LG, et al. *Am J Obstet Gynecol*. 2011;205(1):10.
260. Husemeyer RP, et al. *Br J Obstet Gynaecol*. 1980;87:565.
261. Chetty SP, et al. *Obstet Gynecol Surv*. 2011;66:765.
262. Vukusic S, et al. *Brain: A Journal of Neurology*. 2004;127(Pt 6):1353.
263. Bader AM, et al. *J Clin Anesth*. 1988;1(1):21.
264. Youngs P, et al. *Br J Anaesth*. 2002;88:745; author reply, p 745.
265. Spiegel JE, et al. *Int J Obstet Anesth*. 2005;14:336.
266. Bateman BT, et al. *Anesthesiology*. 2014;120(5):1216.
267. Maeda A, et al. *Anesthesiology*. 2014;121(6):1158.
268. Jones HE, et al. *N Engl J Med*. 2010;363(24):2320.
269. Hickok DE, et al. *Am J Obstet Gynecol*. 1992;166(3):851.
270. Magro-Malosso ER, et al. *Am J Obstet Gynecol*. 2016;215(3):276.
271. Sullivan JT, et al. *Int J Obstet Anesth*. 2009;18(4):328.
272. Chalifoux LA, et al. *Anesthesiology*. 2017;127(4):625.
273. Goetzinger KR, et al. *Obstet Gynecol*. 2011;118:1137.
274. Yoshida M, et al. *J Perinatol*. 2010;30:580.
275. Lavoie A, et al. *Can J Anaesth*. 2010;57:408.
276. Alkema L, et al. *Lancet (London, England)*. 2016;387(10017):462.
277. Knight MBK, et al., ed. *Saving Lives, Improving Mothers' Care - Lessons learned to inform future maternity care from the UK and Ireland Confidential Enquiries into Maternal Deaths and Morbidity 2014-16*. 2018.
278. Scavone BM, Main EK. *Anesth Analg*. 2015;121(1):14.
279. Main EK, et al. *Am J Obstet Gynecol*. 2017;216(3):298.e291.
280. Mhyre JM. *Curr Opin Anaesthesiol*. 2012;25:277.
281. Callaghan WM, et al. *Obstet Gynecol*. 2012;120:1029.
282. Berg CJ, et al. *Obstet Gynecol*. 2005;106:1228.
283. Snegovskikh D, et al. *Curr Opin Anaesthesiol*. 2011;24:274.
284. Thurn L, et al. *BJOG*. 2016;123(8):1348.
285. Fitzpatrick K, et al. *BJOG*. 2014;121(1):62.
286. Dwyer BK, et al. *J Ultrasound Med*. 2008;27:1275.
287. Silver RM, et al. *Obstet Gynecol*. 2006;107:1226.
288. Salazar GM, et al. *Tech Vasc Interv Radiol*. 2009;12:139.
289. Mok M, et al. *Int J Obstet Anesth*. 2008;17:255.
290. Angstmann T, et al. *Am J Obstet Gynecol*. 2010;38:202.
291. Gagnon R, et al. *Int J Gynaecol Obstet*. 2010;108:85.
292. Oyelese Y, Smulian JC. *Obstet Gynecol*. 2006;107:927.
293. Oyelese Y, et al. *Obstet Gynecol*. 2004;103(5 Pt 1):937.
294. Saftlas AF, et al. *Obstet Gynecol*. 1991;78(6):1081.
295. Kaczmarczyk M, et al. *BJOG*. 2007;114:1208.
296. Johnson C, et al. *Reg Anesth*. 1990;15:304.
297. Molloy BG, et al. *Br Med J (Clin Res Ed)*. 1987;294:1645.
298. Farmer RM, et al. *Am J Obstet Gynecol*. 1991;165(4 Pt 1):996.
299. American College of Obstetricians and Gynecologists. *Obstet Gynecol*. 2010;116(2 Pt 1):450.
300. Knight M, et al. *BMC Pregnancy Childbirth*. 2009;9:55.
301. Hogberg U. *Scand J Public Health*. 2005;33:409.
302. Dyer RA, et al. *Curr Opin Anaesthesiol*. 2011;24:255.
303. Butwick AJ, et al. *Br J Anaesth*. 2010;104:338.
304. Vercauteren M, et al. *Acta Anaesthesiol Scand*. 2009;53:701.
305. Collis RE, Collins PW. *Anaesthesia*. 2015;70(suppl 1):78–86. e27.
306. Ducloy-Bouthors AS, et al. *Anesth Analg*. 2014;119(5):1140.
307. O'Connell KA, et al. *JAMA*. 2006;295:293.
308. Franchini M, et al. *Clin Obstet Gynecol*. 2010;53:219.
309. Ahonen J. *Curr Opin Anaesthesiol*. 2012;25:309.
310. Effect of early tranexamic acid administration on mortality, hysterectomy, and other morbidities in women with post-partum haemorrhage (WOMAN): an international, randomised, double-blind, placebo-controlled trial. *Lancet (London, England)*. 2017;389(10084):2105.
311. Practice Bulletin No. 183. Postpartum Hemorrhage. *Obstet Gynecol*. 2017;130(4):e168.
312. Sentilhes L, et al. *N Engl J Med*. 2018;379(8):731.
313. Sentilhes L, et al. *BMC pregnancy and childbirth*. 2015;15:135.
314. Goodnough LT. *Anesthesiol Clin North America*. 2005;23:241.
315. Grainger H, et al. *J Perioper Pract*. 2011;21:264.
316. Waters JH, et al. *Anesthesiology*. 2000;92:1531.
317. Lim G, et al. *Anesthesiology*. 2018;128(2):328.
318. Doumouchtsis SK, et al. *Obstet Gynecol Surv*. 2007;62:540.
319. Moore J, et al. *Crit Care Med*. 2005;33(suppl 10):S279.
320. Fitzpatrick KE, et al. *BJOG*. 2016;123(1):100.
321. Abenhaim HA, et al. *Am J Obstet Gynecol*. 2008;199(1):49–e41.
322. Tuffnell DJ. *Curr Opin Obstet Gynecol*. 2003;15:119.
323. Dean LS, et al. *Anesthesiology*. 2012;116(1):186.
324. Hopwood Jr . HG: *Am J Obstet Gynecol*. 1982;144:162.
325. Mollberg M, et al. *Acta Obstet Gynecol Scand*. 2005;84:654.
326. Kish K, Collea J. Malpresentation & cord prolapse. In: Nathan L, ed. *Current Obstetric & Gynecologic Diagnosis & Treatment*. New York: Lange/McGraw-Hill; 2003:382.
327. Sokol RJ, et al. *Int J Gynaecol Obstet*. 2003;80:87.
328. Lin MG. *Obstet Gynecol Surv*. 2006;61:269.
329. Watson P, et al. *Obstet Gynecol*. 1980;55:12.
330. Catanzarite VA, et al. *Obstet Gynecol*. 1986;68(suppl 3):7S.
331. Smith GN, et al. *Obstet Gynecol Surv*. 1998;53:559.
332. Hong RW, et al. *Anesth Analg*. 2006;103:511.
333. Morris S, et al. *BMJ*. 2003;327:1277.

334. Bern S, et al. *Curr Pharm Biotechnol.* 2011;12:313.
335. Goodman S. *Semin Perinatol.* 2002;26:136.
336. Rizzi S, et al. *Brain Pathol.* 2008;18:198.
337. Palanisamy A, et al. *Anesthesiology.* 2011;114:521.
338. Slikker Jr W, et al. *Toxicol Sci.* 2007;98:145.
339. Casey BJ, et al. *Curr Opin Neurobiol.* 2005;15:239.
340. Mazze RI, et al. *Am J Obstet Gynecol.* 1989;161:1178.
341. Shnider SM, et al. *Am J Obstet Gynecol.* 1965;92:891.
342. Czeizel AE, et al. *Arch Gynecol Obstet.* 1998;261:193.
343. Andropoulos DB, Greene MF. *N Engl J Med.* 2017;376(10):905.
344. Committee Opinion No. 696. Nonobstetric Surgery During Pregnancy. *Obstet Gynecol.* 2017;129(4):777.
345. Antonucci R, et al. *Curr Drug Metab.* 2012;13:474.
346. Reynolds JD, et al. *Curr Surg.* 2003;60:164.
347. Prodromidou A, et al. *Eur J Obstet Gynecol Reprod Biol.* 2018;225:40.
348. Reedy MB, et al. *Am J Obstet Gynecol.* 1997;177:673.
349. Soper NJ. *Surg Endosc.* 2011;25:3477.
350. Bhavani-Shankar K, et al. *Anesthesiology.* 2000;93:370.
351. Walsh CA, et al. *Int J Surg.* 2008;6:339.
352. Mirza FG, et al. *Am J Perinatol.* 2010;27:579.
353. de Souza JA, et al. *J Am Coll Cardiol.* 2001;37:900.
354. Onderoglu L, et al. *Int J Gynaecol Obstet.* 1995;49:181.
355. Kuczkowski KM. *Obstet Gynecol Surv.* 2004;59:52.
356. John AS, et al. *Ann Thorac Surg.* 2011;91:1191.
357. Arnoni RT, et al. *Ann Thorac Surg.* 2003;76:1605.
358. Lumbers ER, et al. *J Physiol.* 1983;343:439.
359. Handlogten KS, et al. *Anesth Analg.* 2015;120(5):1099.

63 胎儿手术及其他胎儿治疗的麻醉

MARLA B. FERSCHL，MARK D. ROLLINS

夏海发 译 杨宇光 包睿 毛卫克 审校

<table>
<tr><td>要 点</td><td>
■ 大多数的胎儿异常不适合进行宫内治疗，只有在胎儿遭受进行性的不可逆损害而通过早期治疗能予缓解时方行胎儿治疗，治疗时机多选择在能进行宫外新生儿干预的胎龄前。
■ 多学科全面开放的沟通合作是成功进行各种胎儿干预的必要条件。
■ 保障孕妇安全及"无害"原则是决定最适当治疗方式及围术期方案的首要法则。此时，要求对孕妇及胎儿进行全面评估，并由治疗团队的所有成员与孕妇就相关的风险和益处进行坦诚的讨论，以确定适当的诊疗方案。
■ 虽然行开放性胎儿手术通常需要全身麻醉，但在局部麻醉或神经阻滞麻醉下行微创手术同样可行。
■ 随机对照临床试验表明，采用激光光凝胎盘血管治疗双胎输血综合征及宫内开放手术治疗脊髓脊膜膨出能改善预后。
■ 妊娠期间非产科手术除需考虑相关的麻醉问题外，胎儿手术时还需考虑胎儿麻醉及镇痛方案、胎儿监护、对子宫的松弛作用、突发事件（如胎儿心动过缓、产妇出血）的准备和保胎等诸多问题。
■ 胎膜分离、胎膜早破和早产仍是胎儿介入手术发病和结局不良的最常见的原因。
■ 深入研究针对不同胎儿介入诊疗操作的最佳麻醉方式对改善患者预后及推动胎儿手术领域发展至关重要。
</td></tr>
</table>

直到最近，医疗专业人士才开始关注胎儿的外科手术和医疗干预。这一发展主要得益于产前检查、影像技术及手术设备等系统性的改进。尽管许多胎儿手术只能在高度专业化的机构施行，但有些胎儿干预措施已被认为是一种传统的治疗手段并已广泛推行。本章主要综述不同胎儿的独特病理生理过程及适合进行干预治疗的胎盘情况、目前的结果资料、操作中需考虑的特殊问题，以及围术期麻醉的注意事项。

大多数的胎儿异常不适合进行产前干预，更适合于在分娩后进行治疗。然而，一些解剖异常会导致不可逆的终末器官损伤，而产前干预会对其有利。这就导致了这样一种理论的出现：采用子宫内手术或操作进行矫正将能使胎儿正常地发育，并可缓解预期出现的有害病理过程[1]。其他缺陷，如先天性气道阻塞，于分娩期在保持子宫胎盘完整性的前提下进行修复或控制气道，而不必在分娩后即刻紧急进行相似的操作。

最早关于实行胎儿手术的指南是在 1982 年由来自于 5 个国家 13 个医疗机构的专业人士组成的一次多学科会议中颁布的[2]。随着时间的推移，此指南逐步发展，包含了以下几个要素：①胎儿的损伤已被明确诊断；②胎儿异常的发育过程及其严重性是可预期的，并被充分了解；③胎儿干预可能导致其他相关的严重异常被排除；④如果胎儿异常生前不进行治疗，将会导致胎儿死亡、不可逆的器官损伤或严重的产后并发症，因而出生前进行干预将改善胎儿的预后；⑤孕妇的风险应低至可接受的水平；⑥已经在动物模型中验证了手术技术的可行性；⑦胎儿干预是在专业的多学科机构中进行的，经中心伦理委员会批准并征得产妇的知情同意；⑧患者可以获得专业化的多学科护理，包括生物伦理护理和心理咨询[1-3]。

所有的干预措施应由一个多学科团队对临床病例进行全面评估后再进行。讨论的重点在于全面的风险效益分析，并能为患儿家属提供适当的咨询服务，包括可选择择期终止妊娠或不进行胎儿治疗而继续妊娠。孕妇自身的潜在风险应作为知情同意内容的一部分，实施详细的孕妇围术期评估以最大限度地降低孕妇的风险[4]。

胎儿手术的进步得益于多学科的合作，以及致力于通过国际登记程序传播技术和结果数据的国际胎儿内外科协会的成立[5]。医疗中心之所以能进行胎儿治疗，主要依赖于具有专注于为这些复杂的孕妇和胎儿患者提供治疗和咨询服务的外科医师和麻醉科医师，同时，也离不开放射科医师、围生期医师、遗传学专家、新生儿学专家、社会工作者及大量其他后勤人员的专业意见和支持。源于美国妇产科学会及美国儿科学会的一个生物伦理委员会为胎儿治疗中心提供了实践指南，其推荐内容包括：全面的知情同意和咨询服务程序、孕妇-胎儿研究的监管、采用多学科方法，以及加入协作性数据共享的胎儿治疗网络等[6]。

胎儿手术大致分为三种干预类型：微创手术、开放手术和分娩期手术。表 63.1 总结了胎儿干预的条件以及相应的原理和治疗方式。

胎儿微创手术包括：①超声引导下的经皮干预，亦称胎儿影像引导下的手术干预或治疗（FIGS-IT）；②胎儿内镜手术是采用经皮插入小型内镜器械，直接在电视上成像，并联合实时超声影像来进行。与开放性手术如子宫切开相比，微创技术应用后早产的风险大大降低。与胎儿开放手术不同的是，孕妇此次妊娠和今后的妊娠都可安全地进行经阴道分娩。然而，早产胎膜早破（premature rupture of membrane，PROM）的风险依然存在[7]。

开放式胎儿手术涉及产妇剖腹、子宫切开，这都需要在术中子宫松弛。与微创手术相比，这些操作对胎儿及孕妇造成的风险都较高。增加的风险包括PROM、羊水减少、早产、子宫破裂及胎儿死亡[8-9]。其他的孕妇及胎儿风险不仅包括在妊娠期非产科手术的麻醉风险（参见第 62 章），还包括肺水肿、出血、胎膜分离、绒毛膜羊膜炎[4, 8]。开放性胎儿手术后均需采用剖宫产的方式分娩，而且对于孕妇将来的每一次妊娠，在子宫切开部位发生子宫裂开或破裂的风险均会增加。

对于已知的胎儿气道狭窄或阻塞，分娩期子宫外治疗（ex utero intrapartum therapy，EXIT）[10]可以保证胎儿在气道修复或进行其他操作期间，继续得到完整的子宫胎盘血供（胎盘旁路），而无须担心胎儿出生后即刻出现呼吸功能障碍、低氧血症及窒息。随着适应证的增多，EXIT 已经成为广泛应用的胎儿干预

表 63.1　目前认为需要进行干预的胎儿疾病			
胎儿疾病	合理的治疗	类型	干预措施
胎儿贫血或血小板减少	预防胎儿心力衰竭或积液	FIGS-IT	子宫内输血
主动脉瓣狭窄、房间隔完整或肺动脉闭锁	预防胎儿积液、心功能障碍、左右心发育不良	FIGS-IT	经皮胎儿瓣膜成形术或间隔成形术
下尿路梗阻	在肾功能不全、肺发育不良、羊水过少和肢体畸形的情况下行膀胱减压	FIGS-IT 或胎儿镜检查	经皮膀胱羊膜分流术或胎儿镜下后侧瓣膜激光消融术
双胎反向动脉灌注	通过对双胎中无心畸形胎儿断流来预防正常胎儿出现高心输出量性心力衰竭	FIGS-IT 或胎儿镜	经脐射频消融或经由胎儿镜电凝；也可采用经皮脐带绕线或结扎术
双胎输血综合征	降低双胎胎儿间血流量并预防心力衰竭	胎儿镜	胎儿镜下激光胎盘血管凝固治疗
羊膜带综合征	预防肢体缺损	胎儿镜	胎儿镜引导下羊膜带消融
先天性膈疝	预防肺发育不良	胎儿镜	胎儿镜引导下胎儿气管闭塞
脊髓脊膜膨出	减轻脑积水和后脑疝，以改善神经功能	开放手术或胎儿镜	子宫切开修复胎儿缺损
骶尾部畸胎瘤	预防高心输出量性心力衰竭、积液和羊水过多	FIGS-IT 或开放手术	肿瘤血管消融或开放式胎儿减瘤术
先天性肺囊性腺瘤样畸形	逆转肺发育不良和心力衰竭	FIGS-IT 或开放手术	胸羊膜分流或开放手术切除
胎儿气道受压	保证开放气道和（或）循环灌注，防止出生时呼吸窒迫	分娩期开放手术	分娩期子宫外治疗，依靠胎盘循环确保胎儿情况稳定

FIGS-IT，胎儿影像引导下的干预或治疗。

Modified from Partridge EA，Flake AW. Maternal-fetal surgery for structural malformations. Best Pract Res Clin Obstet Gynaecol. 2012；26：669-682；and Hoagland MA，Chatterjee D. Anesthesia for fetal surgery. Paediatr Aneasth. 2017；27：346-357

手段。可采用 EXIT 进行治疗的先天性病变包括囊状水瘤、淋巴管瘤、宫颈畸胎瘤和其他可能威胁气道安全的先天性综合征[11]。先天性肺损伤和骶骨畸胎瘤也可在手术过程中切除，即使手术时间超过 2.5 小时，出生时脐带血二氧化碳和 pH 值也正常[12]。在对患有严重心肺疾病的胎儿进行 EXIT 治疗时，可以采用体外膜式氧合（extracorporeal membrane oxygenation，ECMO）[13]。

过去 30 年中，胎儿治疗的成功主要归因于超声检查及磁共振成像（MRI）技术的非凡成就。它们大幅改善了产前检查的准确性，并拓宽了我们对各种未经治疗的胎儿异常的病理生理因素的理解。超声换能器及数字信号处理的显著进步使影像分辨率更高，对胎儿解剖异常的区分更为准确，并全方位改善了多视角的视图和近场、远场信噪比。采用这一改进的超声成像技术作为实时监测手段使医师能改进和实行多种诊断方式，使胎儿治疗更精确和安全。胎儿超声引导下的诊断包括孕早期绒毛膜绒毛取样、胚胎镜检查、羊膜穿刺、胎儿血样检查及胎儿活组织检查[14]。这些诊断技术的进步使产前咨询更为精确，从而能在妊娠的更早期进行干预，并保证孕妇一旦有需要时能有足够的时间改变产前护理的场所及分娩方案。实时的超声波检查通常用来指导所有的胎儿微创手术，并在胎儿开放手术及胎儿监测的最初阶段也具有重要作用。

MRI 已经历技术改进，包括减少图像采集时间、减少运动伪影及提高图像分辨率等，使胎儿 MRI 常用来与超声结合，更好地检测和分析胎儿解剖的病理进程。胎儿 MRI 可以作为超声的补充技术帮助诊断，因为它提供了一个更大的视野，不被胎儿骨伪影所掩盖，但它很昂贵，并非所有中心都可以使用[15-16]。

除影像技术的进步外，几十年的革新和研究也为当今临床宫内胎儿干预措施奠定了基础。（Albert）William Liley 爵士是胎儿治疗领域的先驱之一。20 世纪 60 年代早期，Liley 率先采用腹腔内输血方法，使输注的红细胞经属下淋巴管和胸导管吸收进入胎儿循环，成功地治疗了胎儿骨髓成红细胞增多症[17-18]。然而，直接通过脐血管置管进行胎儿输血直至 1981 年胎儿镜得到应用才得以尝试成功[19-20]。随着成像分辨率的提高，标准技术很快成为超声引导下直接穿刺脐血管的方法。20 世纪 70 年代早期，Liggins 对有呼吸窘迫综合征风险的早产儿经孕妇循环系统使用皮质类固醇以增加胎儿肺泡表面活性物质的产生[21]。20 世纪 80 年代早期，在对羊[22-24]和猴[25]模型进行了严谨的研究及技术改进后，胎儿手术得以开展。Harrison 及其同事对一位先天性尿路阻塞导致双侧肾盂积水的胎儿

施行了小儿膀胱造口术，这是首例成功的人类胎儿手术[26]。20 世纪 80 年代早期与 Harrison 共事的 Rosen 在猴子身上改进了麻醉技术，以改善术中子宫松弛[25]和临床预后，并将研究结果应用于其后的第一例人类胎儿手术。从 20 世纪 80 年代早期开始，经皮微创技术、胎儿镜检查以及子宫切开的胎儿手术有了巨大的进步。从发表的病例报道和系列性的前瞻性随机对照研究的结果评价来看，胎儿治疗也已取得了进步。

胎儿手术对于矫正一些特定的可预测具有致命风险或严重发育后果的胎儿畸形，是一种合理的治疗措施。对于所有的胎儿干预措施，细致的计划和多学科成员的合作对取得治疗成功都至关重要。接下来的部分将对先天性损害、结局资料、程序上的考量以及围术期麻醉的注意事项等方面和目前应遵从的胎儿干预的各种情况进行回顾和总结。

适应证、操作程序和结果

贫血和子宫内输血

自 20 世纪 60 年代后期以来，随着恒河猴 D（rhesus D，RhD）免疫球蛋白的预防性应用，继发于 RhD 的胎儿贫血的发病率已降低至 1/1000 左右[18]。然而，其他红细胞抗原、细小病毒 B19 感染、孕妇胎儿出血、纯合型地中海贫血也会导致胎儿贫血，上述因素加在一起使存活新生儿的贫血发病率达到约 6/1000[18, 27]。尽管对羊水分次采样进行光谱分析检测胆红素水平最初用来检测胎儿贫血并决定治疗时间，但目前大多数的医疗中心都依赖无创的多普勒技术检查大脑中动脉（MCA）[27]。MCA 血流峰值速度增加超过中值的 1.5 倍是检测需要干预的中重度胎儿贫血的准确阈值[28]。峰值流速阈值随着每次输血而增加的现象可以用来减少假阳性率。子宫内输血（intrauterine transfusion，IUT）前采集的脐静脉胎儿血样是诊断胎儿贫血程度的金标准。脐静脉在妊娠 18 周以前难以进入，因此在此胎龄前无法采用 IUT。对于需要更早期进行干预的病例，胎儿腹腔内输血是首先应考虑的措施[29]。

IUTs 通常使用局部麻醉，孕妇辅以最小的镇静与镇痛。然而，胎儿在可存活的妊娠期，麻醉科医师在此操作中的任何时候都应准备好施行紧急剖宫产。在超声成像的引导下，将一根 20 G 或 22 G 的穿刺针置入脐静脉。穿刺点通常选择在胎盘附着点附近以保持穿刺针稳定（图 63.1）。如果穿刺到动脉而不

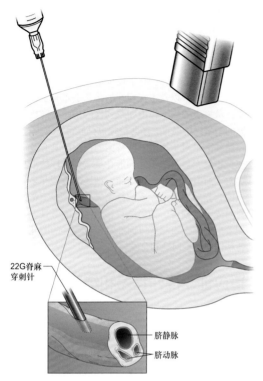

22G脊麻
穿刺针

脐静脉
脐动脉

图 63.1 脐带穿刺术在宫内输血中的应用示意图。图中显示 22 号脊麻穿刺针尖端进入脐静脉（Redrawn from Ralston SJ, Craigo SD. Ultrasoundguided procedures for prenatal diagnosis and therapy. Obstet Gynecol Clin North Am. 2004；31：101-123.）

是静脉，会导致长时间的出血以及继发于血管痉挛而出现胎儿心动过缓[18]。有时可以选用游离的脐带或者脐静脉的肝内部分进行穿刺。脐带没有已知的疼痛受体，但进入脐静脉肝内部分的针可能会刺激胎儿的疼痛受体。芬太尼可减弱胎儿对肝内穿刺的应激反应[30]。最近的一项研究显示，胎儿在 IUT 中应激激素的改变与置针位置没有相关性[31]。然而，激素水平会随胎儿贫血及血管容量扩张所导致的血流动力学变化而变化，因此上述结果很难解释。考虑到这种不确定性，在使用肝内入路之前，推荐肌内注射芬太尼（10 ~ 20 μg/kg）。有证据表明，胎儿麻醉不会改变输血后 MCA 收缩期峰值血流模式[32]。

可给予胎儿肌内注射肌肉松弛剂（如罗库溴铵 2.5 mg/kg），以减少胎儿移动可能会使针头脱落或切断脐静脉的可能性[33]。如果肌肉松弛剂直接注入脐静脉，可减少肌肉松弛剂的剂量（如罗库溴铵 1.0 mg/kg）。根据孕龄、胎儿体重、输注的血红蛋白（Hb）的单位含量以及胎儿输注前的 Hb 水平来评估 O 型 Rh 阴性、

经辐照和病毒筛查的浓缩红细胞的输注量[34]。输血速率一般为 5 ~ 10 ml/min，输注目标红细胞比容为 45% ~ 55%。在输注过程中，可通过超声多普勒评估穿刺针尖是否稳定地位于血管内。通过定期取样来指导最终需要输注的血容量。IUT 治疗后，胎儿的 Hb 水平大约每天下降 0.3 g/dl[35]，可以依据 Hb 的下降速度多次重复采用 IUT，一般为 1 ~ 3 周一次。

每次 IUT 治疗导致的围生期胎儿流产率约为 2%，常见的并发症是短暂的胎儿心动过缓（8%）[27, 36]。约 3% 的 IUT 手术会发生其他一些并发症包括紧急剖宫产、宫内感染、早产 PROM 和早产[37]。尽管水肿胎儿的存活率明显较低，但最近公布的 IUT 的总存活率超过了 95%[27, 37]。一项对 291 例因妊娠期溶血病经历过 IUT 的儿童（平均年龄为 8.2 岁，年龄跨度为 2 ~ 17 岁）进行的长期研究结果发现，4.8% 存在神经发育障碍，包括脑瘫（2.1%）、严重的发育迟缓（3.1%）、双侧失聪（1.0%）[38]。严重的胎儿水肿与神经发育障碍之间存在独立的相关性。

先天性心脏缺损

先天性心脏异常在活产婴儿的发生率为 1/100（参见第 78 章）[39]。室间隔缺损是最常见的心脏异常[40]。大多数心脏缺陷不适合行胎儿介入治疗。超声成像可在妊娠 12 ~ 16 周早期诊断心脏缺损，但通常在妊娠 18 ~ 22 周时进行，此时产科超声评估可用于筛查其他胎儿异常[41]。

大多数胎儿外科心脏介入治疗的重点是打开狭窄的瓣膜或扩大狭窄的开口。包括：①主动脉球囊瓣膜成形术治疗严重主动脉瓣狭窄和发育不全性左心综合征（hypoplastic left heart syndrome，HLHS），②房间隔造口术治疗高度限制性或完整性的 HLHS 房间隔，③肺动脉瓣成形术治疗肺动脉闭锁或完整的室间隔和发育不良的右心室，④心包穿刺术治疗先天性心脏肿瘤或动脉瘤[41-43a]。宫内干预试图在不可逆的后果发生之前阻止或逆转心脏损害的病态影响。严重心脏缺陷（如 HLHS）导致的幼儿死亡率仍在 25% ~ 35% 之间[44-45]。存活患者的神经发育有明显的相关异常[46-47]。

最常见的手术是对出现 HLHS 的主动脉瓣狭窄患者实行主动脉瓣膜成形术。当胎儿存在严重的主动脉瓣狭窄时，胎儿血流主要是通过阻力较低的卵圆孔流动，从而影响了左心室的发育。目前施行胎儿主动脉瓣成形术的适应证主要是出现明显主动脉瓣狭窄并出现 HLHS、且在技术上成功的可能性较高以及出生后会有双心室的胎儿[48-49]。手术过程中[50]，胎儿理想

的体位是左胸前侧位，在超声引导下经皮将18 G或19 G穿刺针经子宫和胎儿左胸置入左心室尖端（图63.2A）。此操作过程中孕妇常用局部浸润或者神经阻滞麻醉，必须备好胎儿复苏药物。有些病例可以采用全身麻醉维持子宫松弛，以利于施行胎儿体位的外倒转术并改善穿刺导管的进针轨迹。在导管置入前，需在超声引导下给胎儿肌内注射芬太尼和镇痛药物，具体流程在"胎儿麻醉、镇痛与疼痛感知"中有详细介绍[51]。

导管末端最好放置在左心室，直接位于狭窄的主动脉瓣开口的前面，与左心室流出道平齐。带导丝的冠脉气囊导管通过套管进入狭窄的瓣膜并放置在主动脉瓣环内，进行多次充气和放气（图63.2B）。对一些特定的患者，可以使用微型腹腔镜，以方便改良的导管与心脏病变部位对位。通过使用带导丝的血管成形球囊，胎儿主动脉瓣成形术的成功率约为75%[51a]。在90%的干预措施中，技术上的成功可以改善左心室功能，改善主动脉瓣和二尖瓣的发育，以及提高活产新生儿的出生率[52-53]。从奥地利的利兹（$n = 24$）和波士顿的医学中心（$n = 70$）获取的胎儿主动脉瓣成形术并发症发生率分别为：胎儿心动过缓（17%、38%）、心包积液（13%、14%）、心室血栓形成（21%、15%）和胎儿死亡（13%、8%）[48, 54-55]。最近的一项系统回顾指出，胎儿主动脉瓣成形术后并发症发生率为早产（16%）、新生儿死亡（16%）、心动过缓（52%）和心包出血（20%）。大约40%的成功病例会出现主动脉反流及轻度后期左心室发育。大约一半的成功病例在出生时出现双心室血液循环[43a]。

除对主动脉瓣狭窄的治疗外，其他类型心脏异常也可在子宫内得到治疗。类似的手术技术也用于房间隔成形术和肺瓣膜成形术。一些胎儿房间隔造口术的治疗预后良好；但是，除非放置支架，否则球囊扩张造成的缺陷往往会随着时间的推移而闭合（此技术很难操作，在一项小型病例系列研究中，仅44% ~ 62%的成功率）。对肺动脉闭锁实行的肺动脉成形术及对右心室发育不良的治疗在11例患者中有7例获得了成功，但长期结果还未知[42, 57-58]。在子宫内放置心脏起搏器能治疗对经胎盘给予抗心律失常药物这种传统治疗方式不敏感的胎儿心律失常[59-60]。但是这些最初的尝试往往失败。

泌尿道梗阻

活产儿先天性泌尿道梗阻的发生率大约为2/10 000[61]。梗阻可为单侧或者双侧，可发生于输尿管肾盂连接处、输尿管膀胱连接处及尿道处。如果

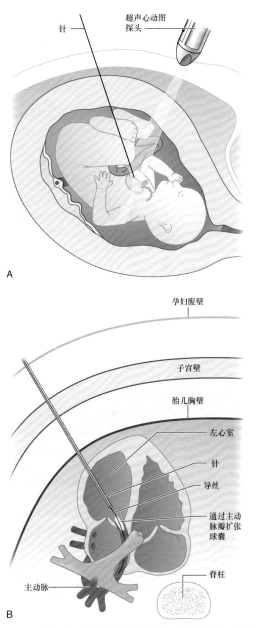

图63.2 （A）理想的胎儿体位及进针方位示意图。胎儿为左胸前位，从母体腹部进针点到左心室心尖的通路通畅。（B）直线插管从左心室心尖一直延伸至主动脉瓣（Redrawn from Tworetzky W, Wilkins-Haug L, Jennings RW, et al. Balloon dilation of severe aortic stenosis in the fetus: potential for prevention of hypoplastic left heart syndrome—candidate selection, technique, and results of successful intervention. Circulation. 2004；110：2125-2131；with permission from Lippincott Williams & Wilkins.）

梗阻发生在尿道或者双侧输尿管，会引起明显的发育障碍（框 63.1）。上述病例的围生期死亡率高达 90%，存活者有 50% 以上有肾功能损害[62-63]。

后尿道瓣膜是男性先天性双侧肾盂积水最常见的病因。尿道阻塞是女性中最常见的病因，其他病因包括异位输尿管、输尿管疝、巨大膀胱、巨大输尿管、多囊肾和其他复杂病理过程[63-64]。当胎儿尿排出量减少而导致羊水过少时，通过超声检查可敏感、精确地发现这些尿道疾病。如果发生严重的羊水过少，胎儿 MRI 应作为一个附加的成像技术来判断相关的胎儿异常[65]。基于肾直径的超声成像可确定肾盂积水的严重程度，对尿路扩张的评估用于确定风险分层和治疗方案[66]。最近，基于羊水指数、肾脏成像和胎儿尿液化学的 LUTO 分类系统被提出[67]。对每一类型尿道疾病的相关发病率预测取决于梗阻发生的部位、持续时间、胎儿性别及胎龄[68]。提前出生虽可缓解新生儿尿道压迫，但因肺组织不成熟所致的高病死率阻止了早期干预并限制了这一过程的有效性。

预后不良与妊娠早期出现羊水过少、相关结构异常、胎儿肾电解质、渗透压、蛋白质和 β2 微球蛋白浓度升高有关[68-69]。应全面评估每个病例，以确定是否存在其他异常，并判断胎儿是否适合进行干预。如果 LUTO 在产后得到纠正，25%～30% 的存活新生儿在 5 岁之前需要行透析治疗[70]。

宫内胎儿膀胱-羊膜腔分流术（VAS）用于 LUTO 的宫内治疗，可以将胎儿膀胱和泌尿道减压至羊膜腔。在动物模型中，VAS 可防止尿液积聚，允许正常膀胱排空和发育，改善发育不良的肾组织学条件，增加羊水量，促进肺发育，并防止膀胱壁纤维化[71-73]。然而接受 LUTO 的宫内治疗的适应证仍不明确[70, 74]。输尿管羊膜腔穿刺分流术开始于 20 世纪 80 年代，此分流技术可以降低胎儿膀胱压力从而改善肾发育，并减轻因羊水过少导致的肺发育不全。通常先行局部麻醉，经皮在超声引导下插入无瓣膜的双曲分流导

管，其中一个卷曲在膀胱，另一个保留在羊膜腔，预先向羊膜腔内输入液体可帮助分流装置置于适当的部位。与上述导管置入相关的并发症包括放置困难、放置后闭塞和位置迁移（超过 60% 的病例会出现功能障碍）[75]。胎儿和母体并发症包括胎儿创伤、医源性腹壁损伤、腹裂、羊水腹膜渗漏、未足月 PROM、早产和分娩以及感染[61]。文献报道在进行输尿管羊膜腔穿刺分流术后，新生儿存活率为 40%～90%，其中 50% 的存活者肾功能正常[70, 76-78]。对截至 2015 年的 LUTO 治疗研究进行的一项 meta 分析表明，与标准护理相比，宫内 VAS 放置具有围产期生存优势（57% vs. 39%），但最终在肾功能及 2 年生存率方面没有差异[79]。一项多中心随机对照研究（低位尿道梗阻的经皮分流术，PLUTO）正在进行中，该研究比较了对胎儿 LUTO 分别施以输尿管羊膜腔穿刺分流术或保守的非干预性治疗对围生期死亡率和肾功能的影响。该试验未能招募到足够的病例，在 4 年的时间里，150 例患者中只有 31 例被招募。对这一小规模登记的分析表明，在 28 天、1 岁和 2 岁时，胎儿治疗组的死亡率有所下降；然而，两组均出现了严重的发病率，导致 2 岁时只有两例儿童肾功能正常[79]。

胎儿膀胱镜检查是一种新的干预手段，可以在孕期直接观察胎儿尿道并行尿道梗阻消融术。膀胱镜检查有助于诊断是尿道闭锁还是后尿道瓣膜所致的 LUTO。尿道闭锁几乎都一致认为是致命的，并不能通过行 VAS 来改善，而后尿道瓣膜可以接受胎儿干预，这是两者重要的区别。与预期治疗相比，后尿道瓣膜消融术可提高生存率。一项 80 例病例系列研究和 81 例病例回顾性对照研究发现，胎儿内镜下行后尿道瓣膜激光消融术，可以实现膀胱减压和羊水正常化。此外，与无胎儿干预相比，胎儿膀胱镜检查可提高重度 LUTO 患儿的 6 个月生存率，并且与 VAS 治疗相比，可以改善出生时的肾功能。未来有望通过前瞻性的试验来验证这些回顾性研究的结论。

LUTO 行选择性的胎儿分流术或膀胱镜检查可恢复羊水量，预防肺发育不全，并提高围产儿存活率。然而，对中长期肾功能、神经功能、膀胱功能和其他疾病的影响尚不清楚，还需要更多的临床研究[74, 82]。

▍双胎反向动脉灌注序列征

双胎反向动脉灌注（twin reversed arterial perfusion，TRAP）序列征是一种同卵双胎异常，妊娠发病率约为 1/35 000，双胎妊娠中的发病率为 1/100，三胎妊娠中的发病率为 1/30[83]。这种情况下，同卵双胎中的

框 63.1　胎儿尿道梗阻进展的后果

羊水过少
- Potter 面容（突出的眶下褶皱）
- 肺发育不全
- 屈曲挛缩畸形

肾盂积水
- 4 型囊性发育不良
- 肾衰竭

输尿管积水、巨型膀胱
- 腹部肌肉缺乏
- 梅干腹综合征

Data from Harrison MR, Filly RA, Parer JT, et al. Management of the fetus with a urinary tract malformation. JAMA. 1981；246：635-639

一个胎儿出现心脏缺如或心脏无功能，并与胎盘无关联。双胎中无法存活的胎儿通过来自另一胎儿的动脉-动脉瘘口的逆行血液得以灌注，血液通过静脉-静脉瘘口绕过胎盘回流入正常胎儿的循环。接受不充分灌注的胎儿（主要通过脐动脉发生逆灌）会出现如无心畸形、无头畸形这些致命异常。由于正常的胎儿，或者称为"泵血"胎儿，要为自身和无存活能力的胎儿供血，导致出现高心输出量性先天性心力衰竭以及由羊水过多导致的尿容量增加而有早产风险，且无存活能力胎儿因水肿会出现体积增大[84-85]。如果不进行治疗，TRAP 综合征将有 35% ～ 55% 的风险出现正常胎儿的宫内死亡，而存活胎儿的平均孕期也只有 29 周[86-87]。超声检测出无存活能力胎儿脐动脉出现反流是诊断此疾病的依据。治疗的目标是中断胎儿间的血管交通，以阻止泵血胎儿出现心力衰竭。TRAP 序列征的成功治疗使接受血液胎儿的脐动脉血流中断并使其死亡。

数种宫内操作可达到这一目标。超声引导下使用激光、射频或双极技术凝固脐带，胎儿镜下激光凝固胎盘吻合术，经皮胎儿内激光或射频消融无心胎儿的脐带基底似乎是最可行的治疗选择（图 63.3）[88-90]。其他的干预措施包括选择性地对无存活胎儿进行剖宫产、结扎、用激光或双极电凝进行横断，通过线圈或其他可形成血栓的物质进行凝固，用激光、乙醇、高频技术直接在脐血管底部对无心畸形胎儿进行消融治疗。消融技术可能优于脐带结扎或闭塞技术[88, 91]。对 98 例经射频消融术治疗的 TRAP 序列征病例进行多中心回顾性研究发现，存活率为 80%，分娩时的孕龄平均为 37 周[89]。虽然很难确定最佳时机和治疗方案，但早在 12 周时就已经证明了消融治疗的疗效，因为如果治疗推迟到妊娠 16 周后，三分之一的供血胎儿可能会发生严重的心衰和死亡[88, 91-92]。TRAP 治疗后最常见的并发症包括未足月 PROM、早产和宫内胎儿死亡。

采用微创技术治疗 TRAP 时，尽管可以使用神经阻滞麻醉，但通常在胎儿镜的穿刺点对孕妇使用局部浸润麻醉。超声引导与评估是操作过程的一个组成部分，手术成功的标志为手术结束后或 12 ～ 24 h 后没有血流流入不能存活的胎儿。

双胎输血综合征

单绒毛膜双胎共用同一胎盘，通常在胎儿间有共享血液的相互连接的血管。大量的绒毛血管吻合会导致两个单绒毛膜胎儿间胎盘血流不平衡，从而导致双胎输血综合征（twin-to-twin transfusion syndrome，TTTS）。TTTS 的发生率为（1 ～ 3）/10 000[93]。单绒毛膜双胎在双胎妊娠中的发生率为 20% ～ 25%，其中 10% ～ 15% 会出现 TTTS[93-95]。TTTS 通常在孕早期即显示出来，并在妊娠中期得到诊断[94, 96]。

脐动脉通常运送低氧的血液至胎盘表面，在此处与孕妇血液循环进行气体与营养物质的交换。回流的静脉血与动脉血流伴行，两者相距很近（图 63.4）。这种胎儿-胎盘的血管结构（绒毛叶）是正常的解剖结构。TTTS 会出现多种异常的单向及不平衡的血管连接（图 63.5）。在 TTTS 中，脐动脉的一个分支汇入胎盘和绒毛叶，但它并没有和配对的静脉相连接，而是连接到了另一根为另一个胎儿输送血液的静脉上，从而导致两个胎儿间出现动静脉吻合[94, 96]。尽管在单绒毛膜双胎中有 90% ～ 95% 会出现胎儿间的动静脉血管结构，但由于动脉-动脉及静脉-静脉间双向连接的存在，从而使共享的血流得以平衡；在单绒毛膜胎盘中，这现象出现的比例分别为 85% ～ 90% 和 15% ～ 20%[94, 97-98]。动脉-动脉连接的出现被认为是一种保护机制，它能使双胎间的血管整体阻力和血流达到平衡，因而可显著减少 TTTS 的发生[99]。

TTTS 的复杂病理生理过程是动态的，它继发于两个胎儿的各种体液、生化、血流动力学和功能等方面的改变[94]。两个胎儿中受血的一方由于血流量增加，会导致红细胞增多症、多尿症、羊水过多，并可

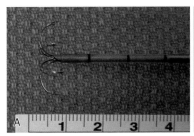
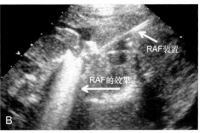

图 63.3 （A）顶部展开状的射频消融（RFA）装置图片。图下方的标尺单位为厘米。（B）术中超声图像显示 RFA 装置（顶部展开）的位置合适，并显示出射频能量对胎儿组织作用的效果（局部回声增强）（Figures reproduced with permission from Hopkins LM, Feldstein VA. The use of ultrasound in fetal surgery. Clin Perinatol. 2009；36：255-272. ）

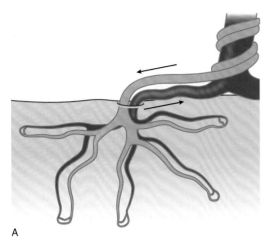

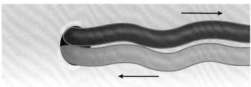

图 63.4 （A）正常胎盘血管造影（绒毛叶）。（B）进出绒毛叶的双向血流的表面观（Redrawn from Rand L，Lee H. Complicated monochorionic twin pregnancies：updates in fetal diagnosis and treatment. Clin Perinatol. 2009；36：417-430.）

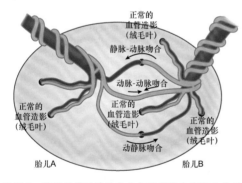

图 63.5　单绒毛膜双胎胎盘中各种类型血管吻合的示意图（Modified with permission from Simpson LL. Twin-twin transfusion syndrome. Am J Obstet Gynecol. 2013；208：3-18.）

出现肥厚型心肌病、胎儿水肿和胎儿死亡。而供血胎儿（通常被称为"泵血"胎）可出现特征性的低血容量和生长受限，并在羊水过少的囊袋中受到子宫内膜的限制。这一胎儿的主要风险在于肾衰竭、心功能不全以及由高心输出量状态导致的胎儿水肿。

TTTS 的诊断需要符合：①单绒毛膜的羊膜囊妊娠；②超声检测羊水量出现显著异常：在羊水过少胎儿中最

大垂直径（maximal vertical pocket，MVP）小于 2 cm，而羊水过多胎儿的 MVP 大于 8 cm[94, 100]。TTTS 中常出现双胎发育大小不一致和宫内发育受限的表现，但其不能作为确诊 TTTS 的依据。尽管有很多判断 TTTS 严重程度的分级系统存在，但最常用的还是基于超声成像的 Quintero 分级系统（表 63.2）[101-102]。Rychlik 及其同事[103-104]制定的评分系统可对受血方胎儿肥厚型心肌病的发展进行详细描述，此评分系统结合 Quintero 分级系统可对 TTTS 严重程度进行更详细的评估[95]。

患有 TTTS 的胎儿存在出现早产 PROM、早产、伴有白质病变的神经损伤及长期残疾的风险[105]。神经发育损伤与出生低孕龄有关[106-108]。尽管有关严重 TTTS 胎儿结局的研究资料十分有限，但较高的死亡率可能与更晚期的疾病进展有关[100, 109]。TTTS 治疗在第一阶段有 85% 的存活率，而如果不治疗，较高级别的 TTTS 可增加到 80% 以上的死亡率[93, 110]。

治疗 TTTS 的方法已经有很多。羊水抽取术有助于控制羊水过多，从而减少早产及孕妇呼吸窘迫的风险。并且，通过降低羊膜囊内的静水压，可能在胎盘脉管系统处增加胎盘血流量。通过改善胎盘灌注和降低早产率，间断羊水抽取已经被用于治疗 TTTS 超过 25 年[111]。对 223 例 TTTS 患儿的回顾性研究显示，施行羊水抽取术后，胎儿出生时的总体存活率可达 78%，在分娩后 1 个月时受血胎儿的存活率为 65%，供血胎儿的存活率为 55%[112]。另一项对 112 例 TTTS 病例的回顾性分析显示，采用羊水抽取术后，围生期存活率为 61%[113]。

表 63.2　双胎输血综合征的分期	
分期	超声表现
I	羊水： 供血胎儿胎囊羊水过少，MVP < 2 cm，受血胎儿胎囊羊水过多，MVP > 8 cm
II	胎儿膀胱： 符合 I 期标准，且供血胎儿超声观察 1 h 以上没有发现膀胱
III	多普勒血流情况： 符合 II 期标准，且①脐动脉舒张末期血流缺失或出现逆向血流，②出现静脉导管反向 a 波血流，或③脐静脉出现搏动性血流
IV	胎儿水肿： 符合 I 期或 II 期标准，且两胎儿中的任意一个出现水肿
V	胎儿死亡： 通过胎心活动消失判断双胎中的一个或两个胎儿死亡

MVP，最大垂直径。
Staging data based on criteria from Quintero RA，Morales WJ，Allen MH，et al. Staging of twin-twin transfusion syndrome. J Perinatol. 1999；19：550-555

有一种假说采用超声引导的穿刺针施行胎囊间隔造口术可以通过平衡两个胎囊间的羊水压力，改善 TTTS 胎儿的预后。一项比较间断羊水抽取术与胎囊间隔造口术的前瞻性随机对照研究显示，两种技术的胎儿存活率没有差异[114]。目前，间隔造口术很少用于 TTTS 治疗，因为它并不能改善胎儿的预后，而且人工创建的单羊膜囊会增加脐带缠绕的风险。有研究者采用双胎反向动脉灌注这一章节所使用的技术进行选择性的堕胎，以期改善另一胎儿的存活概率。此种方式通常只用于最严重的 TTTS 病例。

对胎儿间的血管吻合进行选择性胎儿镜超声消融术（selective fetoscopic laser photocoagulation，SFLP）是治疗 18 ～ 26 周孕龄 TTTS 的最好手段[94-95, 115]。在开始操作前，通过精细的超声检查以确定胎盘的位置、脐带的植入点、胎位及解剖结构。孕妇可以采用神经阻滞麻醉，或使用局麻药从孕妇的皮肤至子宫肌层行局部浸润麻醉。在超声引导下，将 3 mm 的穿刺鞘或套管通过导丝经皮置入到双胎中受血方羊膜囊内，穿刺方向应与双胎中供血方的长轴相垂直[115]。将胎儿镜插入套管鞘中，并将激光纤束插入胎儿镜的导引孔腔内。此时可见穿过隔膜并分隔开羊膜囊的血管，多普勒成像可以用来确定血流的大小和方向，将异常的连接血管选择性地进行激光凝固，并尝试分离出正常的绒毛叶[7, 96]。理想情况下，上述这种方法可以创建两个独立的胎盘区域，每一区域都独立供应一个胎儿。在激光消融之后还进行羊水抽取以尽可能降低早产。通常应该避免对所有交通血管无选择性地进行激光消融，因其会增加胎儿宫内死亡的风险，并可能会无谓地消除一些正常的胎盘血管[101, 115]。手术成功并不意味着要消除所有非正常连接的血管[116]。一些执业医师提倡在凝固多种类型的异常血管吻合时可使用特殊的顺序，以创建一个从受血胎儿到供血胎儿的血液净流出网络，从而降低供血胎儿在操作过程中出现血流动力学紊乱和低血压的风险[117]。首先消融含有供血胎儿动脉的表浅动静脉吻合支，然后凝结动脉-动脉吻合支，最后再消融静脉-静脉吻合支。一项前瞻性的多中心研究比较了程序性与非程序性 SFLP 后发现，程序性 SFLP 能提高双胎 30 天的存活率并降低胎儿死亡率[118-119]。然而，采用程序性操作的手术时间和手术难度都会增加，尤其是当胎盘位于子宫前壁时[120]。在 Solomon 技术中，整个血管赤道在可见血管凝固后凝固，以减少残余吻合。一项比较 SFLP 和 Solomon 技术试验的随机对照试验指出，Solomon 技术降低了 TTTS 或双胎贫血红细胞增多序列征在初始治疗后复发的风险，但在无神经发育障碍的 2 年生存率方面没有发现差异[121-122]。

2004 年的一项随机多中心研究比较了对 15 ～ 26 周孕龄诊断出严重 TTTS 的胎儿施行激光治疗与羊水抽取术[123]。采用激光治疗组双胎中至少一个胎儿存活的概率要高于羊水抽取术组，无论是在治疗后第 28 天（76% vs. 56%，P < 0.01）还是 6 个月（76% vs. 51%，P < 0.01）。此外，激光治疗组的神经病学方面的结局也更好。在这一研究中，对大部分存活者随访了 6 年，在存活率与长期神经病学结局上与术后 6 个月的原始数据相比没有改变[124]。这一结论与 Cochrane 对 TTTS 的回顾性研究一致[110]。最近的研究表明，与预期治疗相比，早期干预第一阶段 TTTS 可能是有益的[125]。

尽管最近对 TTTS 的 SFLP 治疗研究表明具有超过 60% 的双胎生存率和接近 90% 的至少一胎生存率[125]，接受 SFLP 的 TTTS 幸存者的长期神经功能预后尚不清楚，幸存者的主要神经功能异常率在 3% ～ 25% 之间[124, 127]。最近对 9 项接受激光治疗的患者在 24 个月内神经发育结果进行回顾性研究发现，神经损伤的平均发生率为 14%。认知障碍的平均发生率为 8%，运动障碍为 11%，交流障碍为 17%，脑瘫为 6%[105]。新生儿脑损伤与 2 岁时的神经发育障碍相关[128]。

SFLP 最常见的并发症为未足月 PROM，最终会出现早产。未足月 PROM 发生率在不同的研究中相差很大，用 SFLP 治疗 TTTS 后出现未足月 PROM 的发生率为 12% ～ 30%，而 32 周孕龄前早产的发生率大约为 30%[94-95]。其他可能的并发症包括胎盘早剥、需要行第二次 SFLP、套管鞘置入胎盘、出血、可能的羊膜穿孔导致肢体圈套与缺血[94-95]。

总之，对 TTTS 进行 SFLP 治疗与羊水抽取术相比结局更佳。需要进一步的研究以确定最佳的手术时机、改进手术技术，以及减少用 SFLP 治疗 TTTS 后的长期神经病学不良结局。

羊膜带综合征

羊膜带综合征（ABS）是指纤维状的束带在子宫内缠绕或限制胎儿身体的不同部位或脐带所导致的多种胎儿畸形（图 63.6）。导致的畸形包括肢体与手指离断、颅面部异常、内脏缺陷和体壁缺陷。其发病率为 1/15 000 ～ 1/3000[129]。ABS 的主要病因与发病机制仍然未知，但这些缺陷通常继发于受损部位的血管损伤或其他原因造成的灌注异常[130]。其病因学理论包括胚胎发育的原发性缺陷、早期羊膜破裂形成的羊膜绒毛膜带以及妊娠早期的血管破坏[131]。

ABS 的确诊依据为超声检查发现相关解剖部位

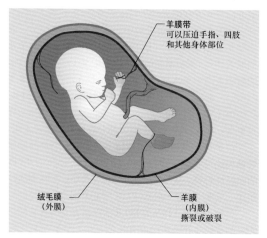

图 63.6　**羊膜带综合征示意图。** 羊膜可以包裹胎儿的各个部位（如手指、四肢、颈部），导致截肢或畸形［Redrawn from Graves CE，Harrison MR，Padilla BE. Minimally invasive fetal surgery. Clin Perinatol. 2017；44（4）：729-751.］

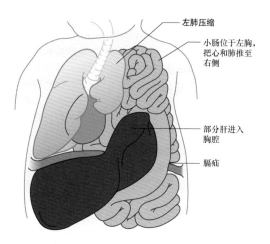

图 63.7　**先天性膈疝示意图。** 胎儿横膈膜的缺陷允许腹部内容物（如肠、肝）进入胸腔，压迫心脏，阻止肺的生长和成熟［Redrawn from Graves CE，Harrison MR，Padilla BE. Minimally invasive fetal surgery. Clin Perinatol. 2017；44（4）：729-751.］

出现特征性的胎儿畸形。看见羊膜带并非确立诊断所必需[132]。胎儿 MRI 可作为超声诊断的有益补充，目前其应用效果仅限于病例报告和小样本系列报道[133]。在出现肢体圈套的病例中，羊膜带的收缩会减少肢体的动静脉血流。这种灌注减少最终会导致圈套肢体远端离断。对于相对健康的胎儿，在胎儿镜的引导下用激光切除束带有可能会恢复远端的灌注，并可能在某些病例中改善肢体的功能[131]。该技术的有效性基于文献中对少数病例的回顾，这些病例的范围从50%～80% 的肢体形态和功能保持，前提是在干预前有动脉血流入患肢[134-135]。与多肢受累的胎儿相比，单肢受累的手术结局更有利[135]。有趣的是，这些手术中 PROM 的发生率高于其他胎儿镜手术[129, 131]。ABS 也可能是单绒毛膜-羊膜分离或隔膜造瘘术后的医源性并发症[136]。

先天性膈疝

　　约 1/2500 的新生儿会出现先天性膈疝（congenital diaphragmatic hernia，CDH）[137]。在妊娠早期，腹内容物会疝入胸腔并挤压肺（图 63.7）。这会导致新生儿肺发育不良、呼吸功能不全与肺动脉高压的发病率和死亡率增加。过去的 25 年中，三级医疗中心不依赖 ECMO 的使用，CDH 的存活率已提高至 70% 以上[138-139]。这些高度专业化的医疗中心能提供的医疗措施包括：使用表面活性物质、能减轻肺创伤的特殊通气方法、手术闭合膈疝以及进行 ECMO 治疗。患儿

的死亡率随着肺动脉高压和呼吸功能紊乱的严重程度不同而差异显著[140-141]。如果需要 ECMO，存活率在50% 到 80% 之间[139]。CDH 的胎儿治疗目标是改善胎儿的肺发育和降低肺发育不良的发病率。

　　在羊模型中进行的子宫内膈疝修复可以逆转与CDH 相关的肺实质发育不良和肺血管改变[23]。最初在人体进行的宫内胎儿治疗主要是行胎儿膈肌的开放性修补，其成功率十分有限[142-143]。然而，这些最初的治疗方法促进了胎儿手术技术的发展，并为微创治疗 CDH 铺平了道路。

　　早期的开放性手术经验发现，需要使用胎儿腹部补片以便腹腔内能容纳增加了的脏器容量。应用补片完成修复术能避免对腹内压及静脉导管血流的影响。这些开放性的手术也证明了子宫内疝入部分下降会导致脐带血液循环障碍，胎儿的死亡率显著增加。此外，用吻合器打开子宫有助于有效止血的优点也得到了证实。然而，如何在术后适当控制子宫的张力仍然是一个大问题。由美国国立卫生研究院赞助的一项前瞻性临床试验报道，与标准的出生后治疗相比，对不存在肝疝入胸腔的 CDH 胎儿行宫内开放性胎儿手术并不能增加新生儿的存活率[144]。

　　经过上述努力后，人们开始探索一些微创的方法，关注的焦点在于气管闭塞术。胎儿肺每天能分泌超过 100 ml/kg 的液体，经气管开口排入羊膜腔。在羊的胎儿模型中，气管闭塞限制了胎儿肺中液体的正常流出，使肺的静水压升高。这种压力的增加会将内脏推出胸腔，并促进发育不良的肺膨胀，从而改善肺的

生长和发育[145-146]。胎儿可逆性的气管闭塞术[147-149]已经取代早期的宫内修复术用于治疗 CDH。开始时通过开放性手术将一块气管海绵塞置入胎儿的气道，但其并不能可靠地阻塞气道[150]。后来，又通过精细的颈部解剖将金属止血夹放置在气管周围[150]。但不幸的是，这种早期的开放性气管闭塞术的存活率很低（15%），甚至低于采用标准的出生后治疗 CDH 的方法（38%）[151]。

随后，微创胎儿内镜手术放置血管夹的技术代替了开放性的手术。这一手术中，孕妇采用的是局部或神经阻滞麻醉，胎儿则采用肌内注射麻醉的方法。在不同的医学中心已经试用了多种封闭装置，包括套囊、塞子、瓣膜和球囊[149]。目前，主要采用的是经皮内镜下放置的气管内插管，在胎儿气管内置入一个可分离的小封闭球囊[152]。在最初的手术过程中，该球囊被留置到胎儿分娩时（参见 EXIT 过程的讨论），但最近多在胎儿分娩前通过第二次内镜手术将其放气并移除[153]。移除球囊可改善 Ⅱ 型肺泡上皮细胞的功能，增加表面活性物质的产出，如果条件合适，胎儿可以经阴道分娩[152]。

用超声确定胎儿的肺面积与头围的比值（lung area to head circumference，LHR）以及肝疝入胸腔情况（"肝上位"与"肝下位"）是判断 CDH 胎儿预后最可靠的指标[152, 154-155]。通过分析患有左侧 CDH 且肝疝入胸腔的胎儿出生后治疗的生存率发现，LHR ≤ 0.7 的胎儿的生存率为 0，LHR ≥ 1.4 胎儿的生存率为 72.7%（表 63.3）[154]。不幸的是，LHR 随着孕龄的增加而呈指数性增长，在孕 28 周后该比率的意义已显著下降[156]。一个产前 CDH 注册小组发现，按孕龄校正 LHR 后得到的一个 LHR 观察值与期望值的比值（o/e LHR）[157]能与胎儿的生存率之间良好相关（图 63.8）[158-159]。最近，采用 MRI 测量的胎儿肺容量（作为评估肺发育不良的一个指标）能与患有孤立的 CDH 胎儿的新生儿生存率相关良好[160-161]。除有肝疝外，使用 25% 阈值的 o/e LHR 和 o/e TFLV 可作为 CDH 生存率的最佳预测指标[159]。

一项前瞻性的随机对照研究（1999—2001 年）评估了对 CDH 胎儿分别使用夹子与球囊进行内镜下气管闭塞产前治疗的效果[162]。入选指标包括孕龄 22 ～ 28 周、肝疝入左侧胸腔和 LHR < 1.4。此试验被提前终止了，因为出生前治疗（n = 11）与对照组（n = 13）相比，没有发现生存率改善和 90 天发病率减少（生存为 73% 比 77%）。此外，胎儿干预组未足月 PROM 与早产发生率更高，进行胎儿镜干预的胎儿 100% 出现未足月 PROM[162]。该研究中让 LHR 高

达 1.4 的胎儿入组可能影响了对显著性差异的辨识，因为许多这样的胎儿出生后在三级医疗中心可以存活（表 63.3）。

三个欧洲医学中心和胎儿镜气管闭塞术（fetal endoscopic tracheal occlusion，FETO）专家组开始合作，进行有关高死亡风险的 CDH 重度病例（LHR < 1.0，肝疝入单侧胸腔）的治疗[157, 163]。由于考虑到极早期放置气管球囊有致气管损伤的风险[164]，因而一般在妊娠 26 ～ 28 周放置气管球囊，并于胎儿出生前取出。210 例来自 2008 年 FETO 专家组的病例（孕龄平均为 27 周，LHR < 1.0，主要为左侧 CDH）与既往传统的出生后治疗病例（1995—2004 年）进行对比。出生前

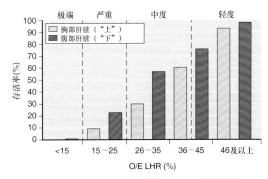

图 63.8 根据肺面积与头围比值的观察值与期望值的比值（o/e LHR）和肝的位置统计的孤立性左侧先天性膈疝胎儿生存率（Redrawn from Deprest JA，Nicolaides K，Gratacos E. Fetal surgery for congenital diaphragmatic hernia is back from never gone. Fetal Diagn Ther. 2011；29：6-17.）

表 63.3　基于胎儿肺头比的左侧先天性膈疝和胸内肝疝胎儿的出生后存活率

LHR (mm)	出生后治疗		胎儿镜气管阻塞	
	胎儿数 (%)	存活数 (%)	胎儿数 (%)	存活数 (%)
0.4 ～ 0.5	2	0	6	1（16.7）
0.6 ～ 0.7	6	0	13	8（61.5）
0.8 ～ 0.9	19	3（15.8）	9	7（77.8）
1.0 ～ 1.1	23	14（60.8）		
1.2 ～ 1.3	13	13（68.4）		
1.4 ～ 1.5	11	8（72.7）		
≥ 1.6	6	5（83.3）		
总数	86	43（50）	28	16（57.1）

LHR，肺面积与头围的比值。
Modified from Jani JC，Nicolaides KH，Gratacos E，et al. Fetal lung-to-head ratio in the prediction of survival in severe left-sided diaphragmatic hernia treated by fetal endoscopic tracheal occlusion（FETO）. Am J Obstet Gynecol. 2006；195：1646-1650

可逆性的气管闭塞可显著改善存活率（47% *vs.* 20%），分娩时孕龄的中位数为 35 周[163]。此外，平均手术时间很短（< 10 min），且超过 95% 的手术在第一次即成功。胎儿存活率的提高可能部分得益于选择偏倚及后期技术和新生儿护理水平的提高。

一项 2016 年对所有相关研究进行的 meta 分析（比较接受 FETO 的胎儿和对照组之间的生存结果）发现，胎儿干预改善了孤立性 CDH 和 LHR ≤ 1.0 患者的生存率。110 例胎儿中有 51 例（46.3%）存活出院，而对照组 101 例（5.9%）中有 6 例（5.9%）存活出院[165]。另一项最新研究表明，严重孤立性 CDH 胎儿的发病结局与中度肺发育不全的胎儿相似[166]。尽管可以促进肺生长及减少对 ECMO 的需要，胎儿的左心发育不全可能持续到产后 CDH 修复后[167]。

一项多中心随机化的"气管闭塞以加速肺的发育"研究（TOTAL）正开始接受病例注册（http://www.totaltrial.eu）[168]。该研究比较了晚期（孕 30 ~ 32 周）FETO 干预治疗中度肺发育不全和早期（孕 27 ~ 30 周）FETO 干预治疗重度肺发育不全的产后处理。研究采用了 o/e LHR 分级标准，且计划于孕龄 34 周时移除气管阻塞气囊，并按照一项专家共识方案标化出生后的治疗措施，但如果要将 FETO 应用于严重的 CDH 病例，仍需进一步研究其对远期治疗效果和神经发育的影响。新数据表明，无论是否进行有创性胎儿手术，产前应用西地那非可进一步降低新生儿肺动脉高压[149]。

脊髓脊膜膨出

脊柱裂包括所有的神经管闭合不全畸形。脊髓脊膜膨出（myelomeningocele，MMC）是最常见的脊柱裂类型，可导致脑脊膜和脊髓经脊椎的发育缺损处膨出，其上一般覆有组织。MMC 在妊娠 3 ~ 4 周发生，伴有胚胎期神经板发育不完全。在孕妇饮食里补充叶酸可使 MMC 发生率下降近 50%，但其效应存在平台期，并不能完全避免 MMC 的发生，其发生数约占存活新生儿的 1/3000[169-170]。采用甲胎蛋白测定和超声检查等改良的分娩前筛查方法能让孕妇及时终止妊娠。据估计，25% ~ 40% 的 MMC 妊娠被终止。MMC 可导致终身疾患并致残，根据损伤程度不同，可出现运动和感觉异常、肠及膀胱功能紊乱、性功能紊乱、脑积水、Ⅱ 型小脑扁桃体下疝畸形（Arnold-Chiari 畸形）、脊髓束紧症和认知障碍[169, 171]。如果在子宫内未得到矫正，则对脊髓缺陷的手术封闭必须在出生后几天内完成。MMC 胎儿因脑积水通常需要

进行脑室腹腔分流术[172]。即使分流术成功，中枢性肺通气不足、声带功能紊乱、吞咽困难等并发症也可因相关的 Arnold-Chiari 畸形而持续存在[173]。经历过脑室–腹腔分流术的胎儿平均智商为 80（低于正常）[174]。有脊柱裂的新生儿 5 年死亡率为 14%，而脑干功能紊乱与 Ⅱ 型 Arnold-Chiari 畸形的胎儿死亡率达 35%[169]。

MMC 的病因仍未知。据推测，MMC 畸形是由两个独立的机制所导致的。其主要原因是解剖结构异常并伴有脊髓和相关组织的发育异常。而继发性损伤则是由于这些开放的神经成分暴露于羊水中以及直接损伤所导致的。因此，与延迟至出生后再闭合损伤部位相比，如果能在子宫内封闭此缺陷并将神经组织与子宫内环境隔离，将有望改善胎儿的预后。

动物模型实验支持了上述假设，实验发现在子宫内进行胎儿缺陷封闭可改善新生儿的神经功能[176-179]。超声评估证实，在妊娠期，中枢及外周的神经损伤呈进展性[180-181]。运动障碍和认知功能障碍与病变程度相关，较高的运动障碍和认知功能障碍与较高的发病率相关[177]。与经阴道分娩或在产程发动后再行剖宫产相比，在产程发动前即行剖宫产的儿童 2 岁时的运动功能得到了改善[169, 182]。因此，对孕有 MMC 胎儿的孕妇，通常都在产程发动或胎膜破裂前行剖宫产，以期减轻对暴露的神经组织的额外损伤。

对 MMC 进行胎儿干预是为了改善功能和生活质量。MMC 的产前修复通常是通过开放性的胎儿手术技术，即孕妇的剖腹术和子宫切开术来实现的，不过也有一些中心已经开始使用内镜胎儿技术进行修复。麻醉科医师在 MMC 修复术中的注意事项包括（见"开放性手术的管理"一节）广泛积极地参与术前孕妇的多学科评估和咨询；做好术中出血的准备；做好松弛子宫的麻醉方案；直接对胎儿进行镇痛及肌松治疗；术中进行胎儿评估，并做好胎儿复苏及紧急分娩的准备；术后孕妇镇痛以及术后子宫及胎儿监护[183]。

MMC 的子宫内手术通常在妊娠 19 ~ 26 周之间进行。早期的人体研究发现，子宫内修复能逆转 Ⅱ 型 Arnold-Chiari 畸形中的后脑疝，并减少了 1 岁前婴儿对脑室–腹腔分流术的需求[184]。此外，1999 年对 10 例在妊娠 22 ~ 25 周进行子宫内 MMC 关闭的胎儿研究中发现，与按照损伤程度预计的功能障碍水平相比，9 例胎儿中 6 例的下肢功能得到了改善，1 例伴有呼吸功能不全的胎儿于妊娠 25 周早产死亡[185]。近期一项前瞻性随机临床研究统计了美国三个医疗中心 2003—2010 年 183 例行开放性 MMC 子宫内修复术的风险效益和结局[186]，发现开放性胎儿修复术减少

了患儿在 30 个月时需行脑室-腹腔分流术的比率，并改善了患儿的下肢运动功能。然而，出生前修复明显增加了孕妇及胎儿发生并发症的风险，如自发性的胎膜破裂、羊水过少、部分或完全性的子宫撕裂、早产伴呼吸窘迫综合征的风险（表 63.4）。每组都有 2 例胎儿在术中死亡。一项为期 30 个月的随访研究表明，接受胎儿手术的患者比预期的功能水平高 2 级或更高（26.4% vs. 11.4%），能够独立行走（44.8% vs. 23.9%，P = 0.004），在 Bayley 精神发育指数上表现更好，并改善了 Peabody 发育运动指标[187-188]。这项试验的长期调查仍在进行中，但 54 例接受胎儿 MMC 修复的患者，特别是在不需要脑室-腹腔分流术的儿童，在 10 岁时的功能和行为结果有所改善[189]。

该研究结果不能推广应用于本研究入选标准以外的其他患者，而且只有在具备了适当人力和物力资源的医学中心才能考虑进行这类手术[190]。目前推荐这一手术只能在具备专业知识、有多学科合作治疗小组、具有为该类患者提供重症治疗所需的相应服务和设备的单位中进行，且需严格地筛选患者[191]。

随着外科技术和动物实验的可行性的进步，内镜下 MMC 修复的应用越来越广泛[192]。从理论上讲，微创手术可以减少产妇并发症，消除产妇剖宫产的需要[193]。经皮内镜修补（n = 10）的一期临床试验显示，在缺损处使用生物细胞补片，然后进行皮肤闭合术，可以改善后脑疝和运动功能，但是早产非常显著，平均胎龄为 32 周[194]。另外，10 例中有 2 例因子宫失通而流产，10 例均发生未足月 PROM，1 例胎儿和 1 例新生儿死亡。随着胎儿镜修复技术的发展，结局已经有所改善，包括在插入胎儿镜端口之前，母亲剖宫产和子宫外翻[193, 195]。胎儿镜放置后，一部分羊水被抽出，二氧化碳被吸入。一项回顾性队列研究显示，28 例接受宫腔镜 MMC 修补术的患者（22 例接受宫腔镜修补术，4 例转为子宫切除术，2 例放弃），采用双口技术的标准化手术入路（n = 10），平均分娩周期为妊娠 39 周，未足月 PROM 率在 10% ~ 30%[193]。在 22 例接受胎儿镜修补的患者中，50% 是经阴道分娩。最近，有报道采用不去除羊水的情况下部分羊水二氧化碳吹入的方法已成功地用于 MMC 修复[196]。

2017 年对 11 项检查胎儿 MMC 修复的研究进行的 meta 分析发现，采用开放式或内镜技术治疗的胎儿患者在死亡率或脑室-腹腔分流需求方面没有差异[9]。经皮胎儿镜治疗的患者 PROM 率较高（91% vs. 36%），早产风险较高（96% vs. 81%），MMC 修复部位的脑脊髓液渗漏率较高（30% vs. 7%）。母体剖腹经胎儿镜修补胎儿的早产率较低。开放手术组子宫裂开率较高（11% vs. 0%）。作者认为，胎儿镜技术是一种有前途，但尚未完善的胎儿 MMC 修复技术[9]。考虑到学习曲线陡峭和缺乏长期预后数据，微创内镜修复 MMC 仍应被视为经验性治疗[7]。

骶尾部畸胎瘤

骶尾部畸胎瘤（sacrococcygeal teratoma，SCT）的发病率为每 15 000 ~ 40 000 活产中有 1 例[197]。畸胎瘤通常在妊娠中期由超声诊断，其生长可能很迅速（每周 > 150 cm³），有一些将达到 1000 cm³ 或更大[198]。较大的肿瘤就相当于一个大的动静脉旁路，其血管阻力低，可导致出现高心输出量性心力衰竭。不同文献中报道的胎儿围生期病死率不同，波动范围为 16% ~ 63%[199]。患有较大 SCT 的胎儿可出现胎盘增大、羊水过多和胎儿水肿，宫内死亡的风险较高。此外，患有 SCT 的胎儿还具有分娩期难产、肿瘤破裂出血及尿路梗阻的风险，经常需行剖宫产[200]。

肿瘤分期基于美国儿科学会外科部分的标准，详细说明见 Altman 分级标准（图 63.9）[201]。I 期肿瘤完全在骨盆外，骶骨前没有肿瘤，因此适于进行胎儿干预。相反，Ⅳ 期肿瘤完全位于骨盆和腹部内，不适于进行胎儿切除[198]。胎儿 MRI 可帮助进行肿瘤分期

表 63.4　脊髓脊膜膨出研究试验患者母体的并发症			
	产前 （n = 91） （%）	产后 （n = 92） （%）	P 值
母体结局			
绒毛膜羊膜分离	30（33%）	0	< 0.0001
肺水肿	5（6%）	0	0.03
羊水过少	19（20%）	3（3%）	< 0.001
胎盘早剥	6（7%）	0	0.01
自发性胎膜破裂	40（44%）	7（8%）	< 0.0001
自然分娩	39（43%）	13（14%）	< 0.0001
分娩时输血	8（9%）	1（1%）	0.02
分娩时子宫切开部位变薄、局部或全部撕裂	31（35%）	N/A	N/A
平均出生时的胎龄（周）	34.0±3.0	37.3±1.1	< 0.0001

针对脊髓脊膜膨出研究（MOMO）管理中 183 例患者的完整队列分析发现，产前与产后修复造成的产妇并发症差异显著（P < 0.05）。研究对其他结果也进行了评估，此处仅罗列两组之间有差异的结果。每组的数据以绝对数和百分比的形式显示。
Modified from Johnson MP, Bennett KA, Rand L, et al. The Management of Myelomeningocele Study: obstetrical outcomes and risk factors for obstetrical complications following prenatal surgery. Am J Obstet Gynecol. 2016; 215; 778.e1-e9

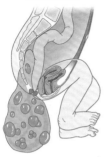

Ⅰ型
（肿瘤主要位于外部伴
少量骶前成分）

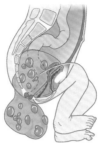

Ⅱ型
（肿瘤有外部表现，但主要
为明显的骨盆内延伸）

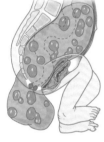

Ⅲ型
（肿瘤有外部表现，但主要肿块位于
盆腔并延伸至腹部）

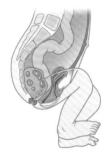

Ⅳ型
（肿瘤为骶前，无外部表现）

图 63.9　**骶尾部肿瘤按其位置进行分类。**Ⅰ型肿瘤主要位于外（骶尾）部伴少量骶前成分；Ⅱ型肿瘤位于外部，但有明显的骨盆内延伸；Ⅲ型肿瘤位于外部，但主要肿块位于盆腔并延伸至腹部；Ⅳ型肿瘤位于骶前，无外部表现（Redrawn from Altman RP, Randolph JG, Lilly JR. Sacrococcygeal teratoma: American Academy of Pediatrics Surgical Section Survey-1973. J Pediatr Surg. 1974；9：389-398.）

并对肿瘤进行定位。妊娠 24 周前诊断出 SCT 的胎儿且肿瘤体积与胎儿体重之比大于 0.1 cm³/g 预示胎儿预后不良[202]。

妊娠 30 周前诊断出 SCT 的胎儿或肿瘤生长迅速

的胎儿预后较差（存活率 < 7%），但可能通过子宫内治疗获益[203]。子宫内治疗可采用射频消融术、热凝固术或囊肿引流术，但其有效性仍未知[127, 203]。

一篇综述回顾了 1980—2013 年对 34 例 SCT 患者进行的微创胎儿介入治疗，总生存率为 44%，平均分娩时间为 29.7±4.0 周[199]。此前存在的水肿导致更差的结局，在此队列中的存活率仅有 30%（6/20）。随后一项研究对 33 例患者进行了回顾，比较了间质肿瘤消融（n = 22）和靶向肿瘤滋养血管（n = 11）的不同方法的疗效[127]。接受血管消融术的胎儿似乎比间质消融术组（63.6% vs. 40.9%）有生存优势，作者认为这可能是因为间质消融术常导致肿瘤坏死和继发出血。

已有子宫内成功切除 SCT 的案例（图 63.10），但胎儿干预的最佳时机和标准尚不确定[12, 198-199, 204]。胎儿畸胎瘤切除术的出血风险很高；因此，术中在胎儿手、腿或脐带静脉放置静脉导管对于为胎儿及时输血、输液或紧急使用复苏药物是十分重要的。

在一些病例中，胎儿 SCT 会导致孕妇镜像综合征，即孕妇的生理功能会仿效水肿胎儿的异常循环生理表现[205]。孕妇可出现高血压，并伴有因外周和肺水肿所致的高血流动力学状态。镜像综合征是一种严重的子痫前期，可能与胎儿水肿有关，尽管血小板水平和肝酶通常保持在正常范围，但在大多数情况下必须实施分娩[206]。孕妇镜像综合征通常不会随着胎儿病理生理学的纠正而立刻得到缓解，并可能引发危及生命的母体并发症[205-206]。

先天性肺部损伤

先天性肺气道畸形（congenital pulmonary airway malformations，CPAM）也被称为先天性囊性腺瘤样畸形，它是一种典型的良性非功能性肺肿瘤，由囊性和实性成分组成，通常局限于某一肺叶[208]。这类胎儿

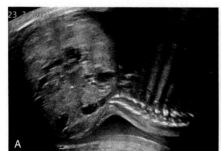

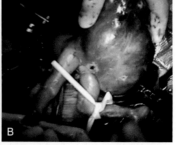

图 63.10　（**A**）骶尾部畸胎瘤胎儿的超声图像。注意骶部肿块的来源。（**B**）胎儿 SCT 行子宫内肿块切除术。注意在静脉导管置入隐静脉之前，左腿暂时放置止血带（Courtesy Dr. Anita Moon-Grady, Department of Pediatrics, University of California, San Francisco, CA.）

疾病在活产儿的发生率约为 1/35 000 ～ 1/25 000[209]。其他可能需要进行鉴别的肺畸形包括支气管隔离、支气管源性囊肿、先天性肺气肿、神经源性囊肿、外周性细支气管闭锁和 CDH[210]。按肿瘤生长的部位，可将 CPAM 分为 5 个亚型（表 63.5）[211]。产前超声检查可将损伤分为巨大囊肿（囊肿直径 > 5 mm）及微小囊肿（囊肿直径 < 5 mm），其中微小囊肿更偏实质性或回声信号更强[212]。一般情况下，小病灶会在妊娠后 3 个月消退，继而在出生后手术切除，也可以在没有手术干预的情况下保守治疗[213]。大的病变会压迫大血管，造成肺发育不良，从而导致心脏受压及纵隔移位，常导致胎儿水肿（继发于心脏病变）。胎儿的预后主要取决于 CPAM 的大小及生长特征，而不是肿瘤的类型[214]。为了使肿瘤体积与胎儿大小的比例标准化，一般将超声测量的肿瘤体积与胎儿头围的比值（CPAM volume to fetal head circumference ratio，CVR）作为评估胎儿水肿及出生后结局的预测指标[214-216]。CVR 由公式（瘤体的长度 × 宽度 × 高度 × 0.52）（cm³）计算的椭圆锥状瘤体的体积除以胎儿头围（cm）计算所得。对 71 例胎儿的回顾性分析发现，CVR 小于 0.56 的胎儿不会出现出生后不良后果（阴性预测值为 100%），而 CVR 大于 0.56 时对出生后不良后果的阳性预测值为 33%[215]。此外，CVR 大于 1.6 的胎儿发生水肿的风险较高[214-216]。最近一项对 24 例 CVR 大于 1.6 的胎儿进行的回顾性分析发现，出现超声心动图异常并伴有胎儿水肿是一个提示胎儿死亡率增高的明确预测指标，这类胎儿需要进行胎儿干预[218]。

一些病变会消退，后续影响轻微，而另一些则生长很迅速。伴有水肿的 CPAM 肿瘤胎儿在不进行干预的条件下，生存率低于 5%[219-220]。母体注射倍他米松可提高高危 CPAM 患者的生存率[220-221]。大的囊性病变可通过放置囊肿与羊膜腔的分流导管而在子宫内进行减压（图 63.11）。在超声引导下给胎儿肌内注射镇痛药及肌松剂可减少胎儿的应激反应，并可在操作的关键阶段防止胎儿移动。分流管的放置可抑制或逆转水肿的生成，此举可将瘤体切除术推迟至出生后进行[222]。在一项针对 75 例胸腔积液或大囊性肺病变的胎儿置入分流导管的回顾性分析中[223]，置入分流导管可导致大囊性肺病变体积减少 55±21%，29% 和 71% 的胎儿胸腔积液完全或部分消失。干预后 83% 的胎儿水肿消失。新生儿总存活率为 68%，与水肿消退、胎龄、单侧胸腔积液和病变面积缩小百分比相关[223]。另一项回顾性研究指出，尽管需要重复手术，采用胸腔羊膜腔分流术治疗的胎儿出生后生存率为 59%[224]。在一些 CPAM 病变中，由于囊肿间不存在交通性连接、分流障碍或分流导管移位，导致分流术无效。此外，放置分流导管可导致胎儿出血或绒毛膜羊膜炎[210]。放置胸腔羊膜腔分流管也已成功地用于因乳糜胸造成的胎儿严重先天性胸腔积液的减压，该病变也可造成胎儿水肿、肺压缩、胎儿及新生儿死亡[225-226]。

一些不适于分流的胎儿可进行开放性的肺叶切除（图 63.12）。与开放性的 SCT 切除相似，存在胎儿明显出血及需要行子宫内复苏的风险。伴有水肿的 CPAM 病变开放性切除胎儿，出生后 30 天的生存率达 50% ～ 60%，肿瘤切除后肺可以代偿性地生长，水

表 63.5　先天性肺气道畸形的病理分型及特点

分类	0 型	1 型	2 型	3 型	4 型
部位	气管支气管	支气管 / 细支气管	细支气管	细支气管 / 肺泡	远端腺泡
概率	1% ～ 3%	> 65%	10% ～ 15%	5% ～ 8%	10% ～ 15%
最大囊肿大小（cm）	0.5	10.0	2.5	1.5	7
囊肿肌壁厚度（μm）	100 ～ 500	100 ～ 300	50 ～ 100	0 ～ 50	25 ～ 100
黏液细胞	存在	33% 的病例中存在	未发现	未发现	未发现
软骨组织	存在	5% ～ 10% 的病例中存在	未发现	未发现	罕见
骨骼肌	未发现	未发现	5% 的病例中存在	未发现	未发现
累及肺小叶	所有小叶	95% 的病例中累一个小叶	通常累及一个小叶	整个肺叶或肺	通常累及一个小叶
恶性肿瘤风险	无	细支气管肺泡癌	无	无	胸膜肺母细胞瘤
兰斯顿分类	腺泡发育不良	大囊肿	小囊肿	增生实性 / 腺瘤样	
原始 CCAM 分类		I 型	II 型	III 型	

CCAM，先天性囊性腺瘤样畸形。
Modified from tables in David M，Lamas-Pinheiro P，Henriques-Coelho T. Prenatal and postnatal management of congenital pulmonary airway malformation. Neonatology 2016；110：101-115；and Fowler DJ，Gould SJ. The pathology of congenital lung lesions. Semin Pediat Surg. 2015；24：176-182

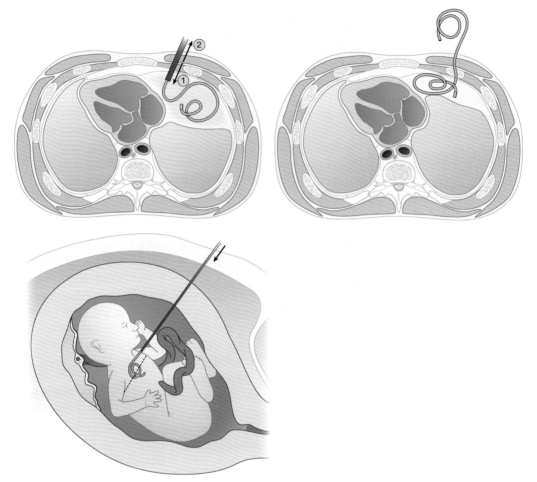

图 63.11 胸腔分流管的置入（左上及右上图）及释放（左下图）（From van Mieghem T，Baud D，Devlieger R，et al. Minimally invasive fetal therapy. Best Pract Res Clin Obstet Gynaecol. 2012；26：711-725.）

肿也可得到解决[227]。

在某些情况下，对于存在持续纵隔移位的胎儿，已有成功采用 EXIT 程序在分娩前行胸腔切开、肿瘤切除并确保气道的方法[228-229]。9 例存在巨大肺部肿瘤（CVR 为 1.9 ~ 3.6）的胎儿，采用 EXIT- 切除的流程后，所有手术都取得了成功，没有出现严重的手术并发症[228]。

术前评估与咨询

对于经历母体-胎儿手术的孕妇，术中管理的注意事项类似于妊娠期的非产科手术。在制订改善胎儿预后的治疗方案时，孕妇的安全是需要优先考虑的问题。多学科综合小组的所有成员应积极参与孕妇咨询、患者评估、围术期计划的制订。为使胎儿治疗计划达到最优化，常需要多学科综合小组成员的有效沟通，包括外科医师、超声科医师、孕产妇胎儿医学医师、麻醉科医师、护士、遗传咨询师和社会工作者。定期安排多学科会诊有助于确保围术期治疗计划的完善，以及在操作过程中及时获得所需的设备和人员，尽量使孕妇和胎儿都能获得最佳的治疗结果。术前进行孕妇评估时，麻醉科医师的参与至关重要，有助于判断在考虑胎儿可能受益的情况下，孕妇的风险是否在可接受的范围内。在制订围术期计划和风险评估时，需要掌握有关妊娠生理变化及其对麻醉管理的影响等相关知识（详见第 62 章）。

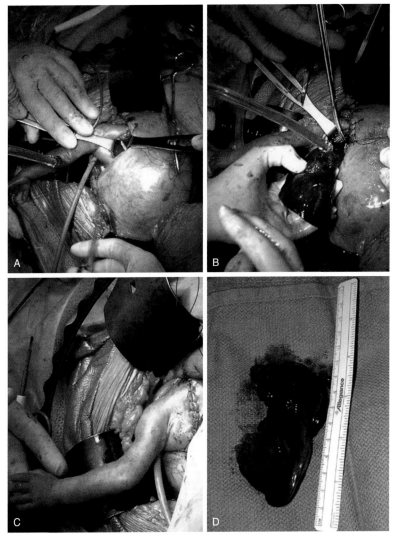

图 63.12 （A）胸骨切开后显示的先天性肺气道畸形（CPAM）的开放性切除。（B）切除的 CPAM 肿块。（C）关闭胎儿胸腔。（D）切除的 CPAM 肿块的病理标本（Courtesy Dr. Anita Moon-Grady, University of California, San Francisco Fetal Treatment Center, San Francisco, CA.）

在为孕妇提供相关手术的风险和收益咨询时，应确保内容完整而无偏差，并能向孕妇转达相关治疗的最新结果及并发症的发生情况。对于非紧急手术，咨询过程通常耗费时日。治疗团队必须向孕妇传达其胎儿特殊病情的自然病程、诊断的局限性以及是否发现其他反常情况[230]。讨论的重点应在于所推荐的治疗方法对孕妇本人、本次妊娠、胎儿、出生后治疗和今后妊娠方面的影响，以及相关治疗的中远期预后方面的所有资料和备选方案等[6]。类似的讨论也应包括替代治疗方面的意见，如不进行干预以及在适当情况下

终止妊娠的可能性等。为了保证咨询意见的统一，所有咨询医师都应提供其本专业相关的内容咨询，但应了解胎儿病程和所推荐的治疗措施的总体风险及收益（详见前文适应证、操作程序和结果部分）。应按照循证的要求区分不同的干预措施，并了解哪些方法是创新性的或实验性的。孕妇应被告知分娩的计划时机和方法、对再次妊娠的影响，以及如果计划采用剖宫产，其造成本次妊娠和再次妊娠时子宫破裂和需采用剖宫产的风险等。胎儿开放手术似乎并不影响生育能力，但产前子宫破裂或裂开的风险是显著的，其发生

率相当于甚至高于既往采用传统切口行剖宫产的再次妊娠孕妇[231]。

在某些情况下，可能需要咨询姑息性治疗医师、神职人员或伦理学家。此外，在咨询时应该详细列出事件的顺序，这样可以保证回答所有的问题。在大多数情况下，咨询过程中有孕妇伴侣或其他支持者参与是非常重要的，这样可确保他们对治疗决策的合理性有一个更好的理解。然而，孕妇本人的意愿在妊娠过程中具有最高优先权。针对小儿外科疾病的全面咨询可减轻父母的焦虑[232-233]。大多数母亲更愿意接受以富有同情心的方式提供的明确且实事求是的信息，而无论这些信息是多么可怕，并且希望能保留期待可能的最佳结果的权利[234]。如果胎儿的胎龄已达到可存活期，还需额外提供有关一旦出现与所计划的治疗无关的意外胎儿宫内窘迫事件，孕妇希望进行紧急分娩和新生儿复苏方面的咨询。最后，在孕妇有足够的时间仔细考虑所有相关信息并签署知情同意书之前，不应进行胎儿治疗操作。

术中管理与注意事项

与大多数妊娠期间进行的手术中胎儿只是一个"旁观者"（如孕妇阑尾切除术）不同，胎儿手术要涉及两个患者。因此，除了要考虑妊娠期间的麻醉管理对孕妇的影响外，还有必要了解手术和麻醉管理对胎儿生理的影响，以及胎儿镇痛与麻醉方法、胎儿监测、术中麻醉管理及术后对孕妇和胎儿双方面的护理。

胎儿生理与监测

在胎儿手术中，操作和药物干预可以直接影响胎儿的生理，或通过改变子宫胎盘或胎儿胎盘的循环和气体交换产生间接影响。适当的监控有利于早期进行干预。除了要了解孕妇和胎儿用药对生理功能的影响外，详细掌握胎儿心血管、神经学和胎盘生理学方面的相关知识是能为胎儿提供最佳治疗的基础。子宫胎盘和胎儿胎盘生理学，包括子宫灌注、胎盘气体交换、药物转运等，详见第 62 章。第 62 章还讨论了孕妇体位、孕妇神经阻滞麻醉和子宫胎盘单位全身麻醉的管理。

胎儿心输出量主要取决于心率[235]。与新生儿相比，由于肌原纤维密度降低，胎儿心肌的收缩力降低，并且由于钙调节系统不成熟，不能耐受低钙血症[236]。胎儿心肌也比成人心肌顺应性差，接近峰值

Frank-Starling 心室功能曲线和充液肺也抑制额外的心室充盈[236-237]。因此，适度的预负荷变化对心输出量的影响最小。正常胎心输出量（左、右心室输出量之和）在妊娠期间波动在 425 ～ 550 ml/(min·kg)[235]。

妊娠期间胎儿血容量逐渐增加，大约 2/3 的胎儿胎盘血容量都留存在胎盘中，胎盘接收约 40% 的胎儿心输出量[238-239]。在妊娠中期，按胎儿体重计算的胎儿血容量为 110 ～ 160 ml/kg[240]。妊娠后期，以孕龄（GA）计算胎儿血流量的公式为：估计的胎儿血容量（ml）＝ 11.2×GA － 209.4[241]。在发育中的胎儿中，血红蛋白 F 是主要的氧载体。正常妊娠中，胎儿 Hb 平均值从妊娠 17 周的 11 g/dl 线性增加到妊娠 40 周的 18 g/dl[243-244]。

胎儿肺上皮细胞每天产生超过 100 ml/kg 的液体，这些液体充满肺部并促进肺的生长和发育。多余的肺液从气管内排出，被胎儿吞咽或流入羊水中。尽管胎儿肝酶功能仍不成熟，但仍能代谢大多数药物，在药物到达胎儿大脑或心脏之前，脐带循环提供了最初的肝代谢（首过代谢）。尽管胎儿肝功能仍不成熟，但其凝血因子却可以独立合成，并不依赖母系循环且不通过胎盘。这些因子的血清浓度随着孕龄的增加而升高（见表 63.6）[245]，但与成人相比，在整个妊娠期和出生后的前 6 个月，胎儿组织损伤引起的血块形成能力是下降的[246]。血小板在妊娠 5 周时首次出现，并随着时间的推移而增多，在孕早期结束时达到平均值为 150×10^9/L 水平，在妊娠 22 周时达到正常成人范围[247]。

在开放性胎儿手术中，对胎儿或脐带的操作会影响胎儿的心输出量、胎儿血液循环的局部分布或脐带中的血流量。在开放手术中，对脐带、下腔静脉和纵隔的直接压迫会严重影响胎儿循环。子宫活动增加、母体低血压和母体明显低碳酸血症都会降低子宫胎盘灌注。无论是微创手术还是开放式手术，胎儿心率（FHR）监测都很重要。在 IUT 中，胎儿的意外移动可能造成输液针对胎盘血管的损伤，而采用激光治疗 TTTS 可能会损伤胎盘表面对胎儿血流量至关重要的血管。在分娩过程中，通常使用多普勒超声或胎儿头皮电极监测 FHR 以评估胎儿的状况。然而，在胎儿手术中评估胎儿状态的主要方法是使用超声心动图、脉搏氧饱和度仪和超声监测脐动脉血流。在 EXIT 术中暴露出胎头后，已有作者成功地采用置入胎头电极的方法监测 FHR[11, 248]。对于采用氧饱和度仪或 FHR 监测脐带-胎儿血流的下降是否更敏感，目前仍不清楚。一项采用羊胎模型压迫脐带的研究发现，在出现心动过缓前，脉搏氧饱和度仪即探测到了血红蛋白氧

表 63.6　胎儿和足月新生儿的凝血功能筛查

检查 *	孕周			
	19 ～ 23	24 ～ 29	30 ～ 38	新生儿
PT（s）	32.5（19 ～ 45）	32.2（19 ～ 44）	22.6（16 ～ 30）	16.7（12 ～ 24）
PT（INR）	6.4（1.7 ～ 11.1）	6.2（2.1 ～ 10.6）	3.0（1.5 ～ 5.0）	1.7（0.9 ～ 2.7）
aPTT（s）	169（83 ～ 250）	154.0（87 ～ 210）	104.8（76 ～ 128）	44.3（35 ～ 52）
TCT（s）	34.2（24 ～ 44）	26.2（24 ～ 28）	21.4（17 ～ 23）	20.4（15 ～ 25）

aPTT，部分活化凝血酶原时间；INR，国际标准化比值；PT，凝血酶原时间；s，秒；TCT，凝血酶凝血时间。
* 凝血功能监测的正常值由脐带取血确定。数值以均值表示，括号内为包含 95% 研究对象的上下限。
Modified from Reverdiau-Moalic P，Delahousse B，Body G，et al. Evolution of blood coagulation activators and inhibitors in the healthy human fetus. Blood. 1996；88：900-906

饱和度的下降[249]。但在分娩过程中，FHR 减速反应却出现在采用脉搏氧饱和度仪探测到氧饱和度下降之前[250]。

术中超声监测能显示 FHR、心肌收缩力和心脏充盈情况，同时，多普勒超声可用于评估脐带血流。脐动脉舒张期血流中断和出现逆向血流都与围生期的发病率和死亡率增加有关[251]。在许多情况下，采用超声评估胎儿的状态只能间断进行。这是因为术中可能反复需要超声引导下操作，或在某些情况下，超声探头的放置可能会干扰手术操作。

在胎儿手术中，一旦出现长时间的心动过缓、氧饱和度下降或脐动脉血流动力学的明显改变，即需迅速采取措施增加子宫灌注、确保子宫-胎盘连接的完整性并释放对脐带或胎盘的任何压迫。有些情况下，如果先前已判断胎儿处于可存活的孕龄，则可能需要进行胎儿子宫外复苏。

在子宫内，胎儿无法自我调节体温，其温度取决于母体的体温。全麻诱导、手术暴露和子宫切开术可明显降低胎儿体温。胎羊的研究表明，在子宫里胎儿无法通过产热机制产热[252]，胎温降低会导致宫内心动过速和高血压。相反，人体研究发现，低温与胎儿心动过缓相关[253-254]。因此，在微创手术中监测体温并采用主动式加温装置维持孕妇的体温可能会改善胎儿的状况；在开放性胎儿手术中，采用加温的液体进行子宫内灌流并监测孕妇的中心体温和羊水温度也很重要。

胎儿麻醉、镇痛和疼痛感知

对胎儿是否能感知疼痛仍然存在争议。胎儿早在妊娠 16 ～ 18 周就表现出对伤害性刺激的垂体-肾上腺、交感和循环应激反应[255-258]。虽然对胎儿的有创操作会诱发应激反应[30, 259-260]，但这种反应是在脊髓、脑干和（或）基底节水平介导的，并不像清醒状态下对疼痛的感知那样需要皮质的参与[261]。早产新生儿使用阿片类药物能够减弱对手术的主要应激反应（包括血浆肾上腺素、去甲肾上腺素、胰高血糖素、醛固酮、皮质酮、葡萄糖和乳酸盐的变化）[262]。适当的麻醉和镇痛能够减轻有害影响并改善结果[259]。继发于胎儿有创操作的应激反应能够被阿片类药物抑制[30]，但血浆应激激素的水平未必是镇痛适当的证据[261]。

在 6 ～ 10 周孕龄时，人体皮肤开始出现压力、温度和振动感觉神经末梢的发育[263]。外周伤害性感觉神经末梢的发育可能出现在 10 ～ 17 周孕龄[264]。伤害性刺激沿着传入神经纤维的反射弧与脊髓中间神经元发生突触连接，继而与运动神经元进行突触连接。胎儿自 19 周孕龄起即可对伤害性刺激出现逃避反射，而无须大脑皮质的传入信号[265-266]。

疼痛的感知不仅需要外周至初级感觉皮质神经通路保持完整，而且需要更高级的皮质结构参与[266]。丘脑皮质环路的组织学研究表明，在 24 ～ 30 周孕龄时丘脑痛觉纤维可能已到达躯体感觉皮质[258, 266]。丘脑神经在妊娠 20 ～ 22 周时投射到视觉垫板[267]，在 23 ～ 27 周到达视觉皮质[268]，在 26 ～ 28 周到达听觉皮质板[269]。然而，胎儿在妊娠 24 周前可能不会体验到疼痛，因为这时皮质需要进一步生长和发育才能建立与其他中枢神经系统（CNS）结构的广泛神经网络通路。

上述时间表得到了脑电图（EEG）研究的支持，研究证实皮质活动大幅增加。在妊娠 24 周时，胎儿只有 2% 的时间会出现皮质活动，在妊娠 34 周时皮质活动时间达到 80%，EEG 的模式也变得更有特征性[270]。

未经处理的胎儿应激的长期影响以及胎儿疼痛感知的时间变化仍然未知。鉴于这种不确定性，加上超过 35 年的对新生儿和胎儿进行有创操作的麻醉安全管理经验[271-273]，要求在胎儿手术中给予镇痛[258, 274]。

除了减轻疼痛，胎儿镇痛还能预防胎动、抑制循环应激反应。

阿片类镇痛药可以通过母体给药转运至胎儿，或在超声引导下胎儿直接肌内注射或经脐静脉给药。对于大多数可能会导致胎儿伤害性刺激的有创操作，可在操作前即刻给胎儿肌内注射芬太尼 10～20 μg/kg（或等效剂量的其他阿片类药物）进行镇痛[30, 183, 258]。可在超声引导下经皮穿刺给药，也可在子宫切开后直视下给药。某些医师在使用阿片类药物的同时预防性地肌内注射阿托品 20 μg/kg 以减少胎儿心动过缓的风险[275-276]。胎动可以通过超声引导下肌内注射或脐带静脉内给予肌松剂来预防，如罗库溴铵（肌内注射 2.5 mg/kg 或静脉注射 1.0 mg/kg）或维库溴铵（肌内注射 0.25 mg/kg 或静脉注射 0.1 mg/kg）[183, 258]。胎儿肌松作用的起效时间随药物种类和剂量的不同而异，但通常为 2～5 min，持续时间 1～2 h[277]。在很多情况下，阿片类药物、抗胆碱能药物和肌松剂常混合后单次注射。在只涉及脐带或胎盘的胎儿镜手术中，母体静脉使用瑞芬太尼经胎盘转运至胎儿即可发挥适当的胎儿制动作用[278]。

对于开放性胎儿手术，可以通过母体吸入全身麻醉药并经胎盘转移提供胎儿麻醉。这些麻醉药物容易通过胎盘转移，胎儿体内药物浓度和胎儿与母体的比值（F/M）主要取决于母体吸入的麻醉药浓度和给药的持续时间。在对人体剖宫产时麻醉药物浓度的研究（全身麻醉时间约 10 min）中发现，异氟烷和氟烷的 F/M 都约为 0.7[279]。尽管地氟烷和七氟烷的胎盘转移可能是相似的，但已发表的文献中仍缺少有关人体 F/M 方面的资料。另外，N_2O 给药 3 min 后 F/M 就可达到 0.83[280]。

高浓度挥发性麻醉药可抑制胎儿心肌，增加胎儿酸中毒风险[281]。在动物模型中，已证实常用于松弛子宫的挥发性麻醉药浓度［> 2 倍最低肺泡有效浓度（MAC）］可显著减少母体心输出量，导致子宫灌注量下降达 30%[282]。对开放性胎儿手术和 EXIT 操作的超声心动图资料的回顾性分析发现，使用高浓度的地氟烷可导致胎儿出现中度至重度心功能不全[283]。此外，有病例报道，暴露于高浓度七氟烷的成人和胎儿 EEG 上均可能出现癫痫样电活动和广泛的强直痉挛性发作[284]。癫痫发作也可归因于开放性胎儿手术期间的高剂量七氟烷[285]。因此，尽管已经成功使用了多年，且使用高浓度的挥发性麻醉药有利于松弛母体的子宫，但对胎儿来说，它可能并不是一种理想的麻醉药。因此，一些机构采用减少挥发性麻醉剂使用浓度（1.0～1.5 MAC）并与瑞芬太尼和丙泊酚联合方式用于开放式胎儿手术[283, 286]。瑞芬太尼的胎盘转移作用

明显，可预防 TTTS 激光光凝治疗中胎儿的胎动[278, 287]。有些人倾向于在开放性胎儿手术和 EXIT 操作中给母体加用瑞芬太尼和硝酸甘油，以减少挥发性麻醉药的用量[275, 278, 288]。目前尚无证据表明，与其他麻醉方法相比，有任何一种麻醉方法能够改善胎儿或母体的结局。

在胎儿手术中麻醉科医师都担心的麻醉剂的神经毒性会影响发育中的大脑。在动物模型中，麻醉剂会影响新生儿的大脑发育，造成组织学改变，以及学习和记忆障碍[289-290]。最近的非人灵长类动物研究发现，在婴儿期反复接触临床相关浓度的七氟烷会导致 1～2 岁时的神经认知障碍和行为改变[291-292]。然而，麻醉药是否会对新生儿或胎儿大脑功能造成长期的特定影响，目前尚无定论。两项前瞻性试验表明，短期麻醉剂暴露并不会造成长期的神经发育后果[293-295]。2016 年，美国食品和药物管理局咨询委员会发出警告，"在 3 岁以下儿童或妊娠期后 3 月妇女的手术或操作中反复或长期使用全身麻醉和镇静药物可能影响儿童大脑的发育。"[296]

关于胎儿麻醉暴露的数据有限。一项研究回顾了剖宫产术中采用过全身麻醉出生的胎儿在其 5 岁时的学习障碍发生率，并没有发现相关性[297]。迄今为止，还没有关于妊娠中期接受胎儿麻醉如何影响神经认知的研究。目前还不清楚哪一种全身麻醉剂优于其他药物，妊娠期接触全身麻醉比新生儿期更有益或有害还不得而知。为了系统地收集当前的数据，已经建立了一个国际注册中心，以评估胎儿手术患者的长期神经发育结果（Clinical Trials.gov 网站，标识码 NCT02591745）[298]。由于许多接受胎儿手术的患者在婴儿和儿童时期再次暴露于全身麻醉，因此，与产后暴露相比，宫内暴露于麻醉药物是否对神经认知结果有任何影响尚不清楚，这使得数据收集和分析变得困难[299]。

微创手术的管理

在妊娠期非产科手术中需要考虑的问题在胎儿手术中同样需要遵循。对于大多数胎儿影像引导手术（见表 63.1），在麻醉监护下采用局部浸润麻醉进入腹腔可满足孕妇对舒适度的要求。可以使用其他阿片类、苯二氮䓬类或其他麻醉药对孕妇进行镇痛和抗焦虑治疗，使用的辅助麻醉药物可能通过胎盘转运降低胎动的风险。局部麻醉浸润也可用于胎儿手术，该类手术中最常使用的胎儿镜穿刺器的直径仅为 2～5 mm[300]。当需要采用多点穿刺、孕妇需要制动、必须使用小切口剖腹操作或在操作中需要患者足够舒适或适当配合

时，椎管内麻醉可能有利。除非胎盘位置和胎位特殊导致操作难度增加，或需要术中外置子宫，经皮手术操作通常很少需要使用全身麻醉，如宫腔镜下 MMC 修补术[301]。

虽然应按照术中需求进行母体静脉输液管理，但胎儿镜手术中应避免在羊膜腔内使用大量加压的晶体子宫灌流液，以免出现母体肺水肿[302]。

在 IUT、脐带血取样或放置胸腔分流管的操作中，胎动可引起穿刺针或导管的移位，导致损伤、出血或脐带循环障碍。在对胎儿镜手术的一项研究中，与孕妇使用地西泮相比，输注瑞芬太尼［0.1 μg/（kg · min）］能够减少胎动并改善手术操作条件[278]。尽管母体使用阿片类和苯二氮䓬类药物可减少胎动[123]，但并不能保证在涉及胎儿的操作中胎儿仍能不动。正如前文中有关胎儿镇痛和麻醉中的叙述一样，胎儿直接肌内注射或经脐静脉给予肌松剂可以安全地保证胎儿不动。对于对胎儿存在潜在伤害性刺激的有创操作，例如放置分流导管、内镜下 MMC 修复或胎儿心脏手术，应肌内注射或静脉给予阿片类药物（如肌内注射芬太尼 10 ～ 20 μg/kg）。全身麻醉时，挥发性麻醉药通过胎盘转运可提供胎儿麻醉，并防止胎动，但补充阿片类药物也可辅助进行必要的胎儿镇痛。

应将按体重计算的阿托品 20 μg/kg 和肾上腺素 10 μg/kg 抽于单独做好标记的注射器中，以备在胎儿出现紧急情况时，外科医师能马上用药。在开始手术操作前，即应将上述药物按无菌原则在手术区域内备好，并仔细做好标记，确保剂量无误。当紧急情况发生时，外科医师可以根据其紧迫性选择不同的给药途径，包括肌内注射、静脉注射或心脏内给药。如果胎儿已发育至可以在子宫外存活的阶段，一旦胎儿经过子宫内复苏的努力后心动过缓仍持续存在，则产科医师应做好施行紧急剖宫产的准备，麻醉科医师应做好紧急施行孕妇全身麻醉的准备，并协助新生儿复苏。

开放性胎儿手术的管理

尽管大多数妇女接受剖宫产时都采用椎管内麻醉，但对于需要行子宫切开术的胎儿手术，仍首选全身麻醉。与微创胎儿手术不同的是，开放性胎儿手术需要较深程度的子宫松弛，除间歇性超声检查外，往往需要额外的胎儿监护。开放性胎儿手术会对胎儿造成更多的刺激，干扰胎儿的血流动力学，并有造成胎儿损伤的风险；有时还需直接对胎儿用药。与微创手术相比，开放式胎儿手术对母亲的风险更大。麻醉科医师和其他团队成员应做好孕妇和胎儿严重失血、孕

妇和胎儿复苏甚至紧急分娩的准备。孕妇和胎儿麻醉以及松弛子宫通常选用挥发性麻醉药，所需浓度可能超过 2 MAC[303]。为了减少与高浓度挥发性麻醉剂相关的胎儿心功能不全和异常脐动脉血流，一项较新的技术将 1 ～ 1.5 MAC 挥发性麻醉剂与瑞芬太尼和丙泊酚的输注结合起来应用[283, 286, 304]。有关开放性胎儿手术的围术期注意事项详见框 63.2。

正如前文中有关"胎儿麻醉、镇痛和疼痛感知"一节中所详细讨论的那样，手术医师应能随时取用按胎儿千克体重计算的单次剂量的镇痛药和肌松剂。另外，复苏用药（阿托品 20 μg/kg，肾上腺素 10 μg/kg，晶体液 10 ml/kg）也应在术前做好准备，已备术中当胎儿出现血流动力学障碍时能紧急取用。应备好给孕妇输血所用的经交叉配型的血液。对于胎儿出血风险高的手术，应备好供胎儿紧急输注的血液（即 O 型阴性、巨细胞病毒阴性、经放射辐照、去除白细胞、与母体做过交叉配型）。

孕妇术前应使用子宫安胎药（即吲哚美辛）。术前应放置硬膜外导管用于术后镇痛。应评估胎儿的基础 FHR 和超声心动图，并于麻醉诱导前及麻醉用药的早期间断使用超声评估脐带血流的特性，以评估母体体位变化、麻醉药物的使用以及母体血流动力学的任何变化对胎儿的影响。术中脐动脉舒张期血流缺失或逆转可能是胎儿窘迫的早期征象[304]。额外的监测点包括胎儿心脏收缩功能和动脉导管血流[283, 305-306]。采用与妊娠非产科手术相似的技术，将孕妇置于子宫左侧位后，以快速顺序诱导行全身麻醉诱导。

在孕妇全身麻醉诱导后和切皮前，使用常规浓度的麻醉药；控制性通气以保持血二氧化碳浓度正常（呼气末二氧化碳水平为 28 ～ 32 mmHg）；超声重新评估胎儿的胎位、朝向和胎盘的位置。如果计划使用硝酸甘油进行保胎治疗，则需为孕妇放置动脉测压导管。如不放置动脉导管，则应将孕妇的一条手臂置于可随时接近的位置，以备术中意外情况下需要建立有创动脉压监测（如产妇血流动力学不稳定时）。还需建立第二条大口径的静脉通路，以备术中意外大量出血。但术中应尽量减少孕妇的输液量（< 2 L），以降低在胎儿手术中使用硫酸镁或大剂量硝酸甘油时孕妇发生肺水肿的风险[307]。有些胎儿手术团队对术中输液量有更严格的限制（< 500 ml），但没有临床研究证明严格限制静脉输液量是有益的。

孕妇血流动力学管理的典型目标是维持动脉收缩压波动在基础值的 10% 范围内，平均动脉压大于 65 mmHg 及适当的心率。可使用去氧肾上腺素治疗母体低血压，其对胎儿的酸碱平衡状态影响很小[308]。单次注射麻黄碱

框 63.2 开放性胎儿手术围术期注意事项 *

术前

- 完成孕妇的病史和体格检查
- 完整的胎儿检查以排除其他异常
- 影像检查以确定胎儿病变和胎盘的位置并估计重量
- 由多学科团队和术前咨询小组会诊孕妇
- 根据生存能力制订紧急分娩计划
- 放置高位腰段硬膜外导管用于术后镇痛，使用前需给予试验剂量
- 预防性术前用药：非颗粒状的抗酸剂（预防误吸），直肠吲哚美辛（预防宫缩）
- 血型鉴定和制品的交叉配型，以备母体或胎儿需要输血；胎儿用血应为 O 型阴性、去除白细胞、经放射辐照巨细胞病毒阴性，并与母体血做交叉配型
- 按体重计算复苏药物剂量，并交给洗手护士
- 放置下肢连续压迫装置预防血栓形成
- 诱导后启动空气加热器维持母亲正常体温

术中

- 左侧子宫卧位和标准监测
- 母体诱导前的胎儿评估
- 诱导前预充氧 3 min
- 快速顺序诱导插管
- 保持母体 FiO_2 大于 50% 和呼气末二氧化碳 28 ~ 32 mmHg
- 超声检查以确定胎儿、胎盘位置
- 放置导尿管；建立第二条大口径的静脉输液通路；放置或不放置动脉测压导管
- 预防性使用抗生素
- 静脉使用去氧肾上腺素、麻黄碱和（或）格隆溴铵维持血压，目标是维持合适的心率以及保持动脉血压波动在诱导前水平的 10% 以内

- 切皮后，开始使用高浓度的挥发性麻醉药（2 ~ 3 MAC）或挥发性麻醉药（1.0 ~ 1.5 MAC）与静脉注射丙泊酚和瑞芬太尼联合使用
- 如果子宫张力仍然较高，考虑加大挥发性麻醉药剂量或辅以静脉输注硝酸甘油
- 如果需要，放置胎儿监测装置（如胎儿脉搏血氧饱和度仪、宫内温度探头）
- 子宫切开后，胎儿肌内注射阿片类药物和肌松剂；抗胆碱能药物也可与阿片类药物一起使用
- 如果预计胎儿有大出血的风险，应建立胎儿静脉通路
- 按需以加温盐水对胎儿进行外冲洗
- 晶体液的用量应限制在 2 L 以内，以降低母体出现肺水肿的风险；可考虑使用胶体液
- 一旦开始关闭子宫，静脉使用负荷剂量的硫酸镁
- 一旦负荷剂量的硫酸镁用完，停用挥发性麻醉药
- 开始进行术后硬膜外镇痛操作
- 母体按需使用麻醉药物
- 因为使用了硫酸镁，需仔细监测神经肌肉阻滞作用
- 患者完全清醒后拔除气管导管

术后早期注意事项

- 完成术后评估
- 继续保胎治疗
- 患者自控硬膜外镇痛
- 监测子宫收缩和胎儿心率
- 继续胎儿监测评估

* 本总结可能需要根据开放性胎儿手术的类型和患者的合并症进行调整。

FiO_2，吸入氧浓度；MAC，最低肺泡有效浓度。

Modified from Ferschl M，Ball R，Lee H，et al. Anesthesia for in utero repair of myelomeningocele. Anesthesiology. 2013；118：1211-1223

或格隆溴铵有助于母体维持心率和心输出量[309]。当挥发性麻醉药浓度适当时，母体通常不需要使用非去极化肌肉松弛剂，但其也可用于改善操作条件。如果使用了非去极化肌肉松弛剂，则应仔细监测神经肌肉功能，并于拔管前使用适当的肌松拮抗药，尤其是在同时使用硫酸镁的情况下，因其会显著增强神经肌肉阻滞作用。

皮肤切开之前增加挥发性麻醉药的浓度，子宫切开前进一步增加挥发性麻醉药的呼气末浓度（≥ 2 MAC），以使子宫完全松弛。如果通过观察宫缩或触诊发现子宫松弛不够，增加挥发性麻醉药吸入浓度（达 3 MAC）或静脉泵注或单次静脉注射小剂量（50 ~ 200 μg）的硝酸甘油有助于降低子宫张力。

如前所述，另一种技术依赖于辅助静脉麻醉。静脉给予丙泊酚和（或）瑞芬太尼联合 1.5 MAC 的挥发性麻醉剂可预防胎儿心室功能不全，并改善母体血流动力学、子宫血流量和胎儿酸碱状态，同时减少胎儿接触高浓度挥发性药物的剂量，并能充分松弛子宫[283, 286]。采用该麻醉方案的绵羊模型显示，与母体浓度相比，胎

儿血浆中丙泊酚浓度显著降低[288]。胎儿手术期间妊娠中期瑞芬太尼的药代动力学与一般人群相似[310]，并且瑞芬太尼很容易从母体循环到达胎儿循环[287]。

对于罕见的禁忌使用挥发性麻醉药或全身麻醉诱导的患者（例如，恶性高热患者），神经阻滞麻醉结合静脉给予硝酸甘油达 20 μg/（kg·min）的方法已成功得以应用[288]。这种方法可能会增加孕妇因使用大剂量硝酸甘油继发肺水肿的风险，因而应限制于可能从该方法中获益的特殊患者使用。目前，还没有一种技术被证实能显著改善胎儿的预后。

应定期采用超声评估 FHR 和胎儿的心脏功能。如前所述，在一些开放性胎儿手术中，在子宫切开后可以采用脉搏血氧饱和度仪或其他胎儿直接监测技术。在一些罕见情况下，当不能确定胎儿的状况时，可以采集脐带血进行血气检查。如前一部分有关胎儿麻醉、镇痛与疼痛感知中所述，可采用在子宫切开前超声引导下穿刺注射或子宫切开后直视下给药的方式，给胎儿肌内注射阿片类药物和肌肉松弛剂。也可同时肌内注射阿托品，以降低阿片类药物诱发胎儿心动过

缓的风险。

在子宫暴露并用超声检查过胎盘后，于远离胎盘的位置做子宫小切口。采用装有可吸收钉的吻合器延长切口。这些吻合钉能防止松弛的子宫出血，并能将羊膜密封到子宫内膜上。子宫出血可能很迅速，且出血量难以估计。仔细观察手术野和密切监测孕妇对于避免漏诊隐蔽的出血是必不可少的。使用加温的晶体液代替丢失的羊水来浸泡暴露的胎儿。密切监测子宫内的温度，以避免体温过低及其所致的胎儿循环功能障碍[253-254]。

对于胎儿肿块切除术或出血风险高的其他开放手术，应该在胎儿的肢体上放置静脉内导管用以输血。可以使用一根无菌的细导管越过手术区铺单连接到静脉导管上，让麻醉科医师给胎儿输液。胎儿输注的任何血制品或液体都必须经过加温。在紧急情况下，如果无法建立胎儿静脉通路，可以通过在手术野中建立的脐静脉输液通路直接为胎儿输液。

在出现孕妇血流动力学障碍的罕见情况下，如果超过 4 min 仍无法使孕妇血流动力学恢复正常，则胎儿应该紧急分娩以解除对孕妇主动脉-下腔静脉的压迫，提高孕妇复苏的质量并增加胎儿存活的概率[311]。在需紧急分娩的情况下，新生儿专家和新生儿复苏团队应随时就位，并按目前推荐的指南要求进行新生儿复苏[312]。

胎儿手术操作完成后，在关闭子宫的过程中，通常静脉缓慢注射（20 min 以上）4～6 g 的硫酸镁，以降低子宫肌层的收缩力[313]。单次静脉注射后，以 1～2 g/h 的速度持续泵注硫酸镁，维持子宫无收缩状态直至术后阶段。硫酸镁单次注射完成后，可以迅速减少或停用挥发性麻醉药。硬膜外使用试验剂量后，可以开始硬膜外镇痛。采用硬膜外麻醉维持孕妇的麻醉，辅以静脉注射阿片类药物、吸入挥发性麻醉剂和（或）静脉注射丙泊酚；这样能让孕妇在腹腔切口关闭前有足够的时间排出挥发性麻醉药。在孕妇清醒并确认神经肌肉功能恢复、血流动力学稳定后，可以拔除气管导管。

术后管理及注意事项

除了术后需关注与剖宫产手术相同的问题（即疼痛管理、预防静脉血栓形成、监测出血征象和避免切口感染）外，对于胎儿手术后的患者，还应关注安胎和胎儿监护方面的问题。微创手术，如脐带穿刺或 IUT，通常不需要进行安胎治疗。对于创伤更大的手术（如放置分流导管、内镜手术），有些胎儿外科手术团队会在术前给予安胎药，如吲哚美辛，术后很少需要补充额外的药物。

开放性胎儿手术后，患者常早期出现宫缩，需持续监测子宫 2～3 天。胎儿手术后早产的术后护理仍是一个挑战，胎儿并发症的发生率显著升高。术中开始输注的硫酸镁应持续至术后约 24 h 或更长的时间。经常还需要使用其他安胎药（如吲哚美辛、特布他林、硝苯地平）。加用安胎药（如吲哚美辛）往往是必要的。使用吲哚美辛的患者需定期进行胎儿超声心动图检查，因为动脉导管早闭是此种治疗已知的一种并发症。在欧洲，催产素受体拮抗剂阿托西班（atosiban）已被证明在开放性胎儿 MMC 修复术后提供有效的催产作用，且母体副作用较小[314]。阿托西班目前在美国不可用。

术后采用超声进行胎儿评估。术后持续监测 FHR，并制订好胎儿宫内窘迫的处理预案。监测的时长基于胎儿孕龄、胎儿状况及所制订的胎儿宫内窘迫处理计划而确定。胎儿可能出现的并发症包括感染、心力衰竭、颅内出血和死亡。若怀疑孕妇出现肺水肿，应行胸片检查，并可能需要紧急护理。

对于微创手术，口服以阿片类药物为主的镇痛药常可取得完善的术后镇痛效果。而对于开放手术，可持续应用稀释的局麻药和阿片类药物行硬膜外镇痛 1～2 天。应用患者自控装置行静脉阿片类药物镇痛可用以替代硬膜外镇痛，或在硬膜外镇痛结束后使用。使用阿片类药物可降低胎儿心率的变异性，给 FHR 监测的解读带来一定困难[315]。镇痛不全可导致血浆催产素水平升高，增加早产的风险[316]。

在开放性胎儿手术后，患者存在未足月 PROM、早产、感染和子宫破裂的高风险。除了这些风险外，出于评估胎儿健康状况、生长情况以及妊娠的完整性的需要，手术后的开始几周内，孕妇应居住在离胎儿治疗机构较近的地方。由于有早产的风险，可能需要对孕妇进行一个疗程的类固醇治疗，以促进胎儿肺成熟。开放手术后，一般都计划于妊娠 37 周时行剖宫产，但可能因胎儿出现早产征象而提前进行。近期做过子宫切开术会增加子宫破裂的风险，可能相应地需要行急诊剖宫产[317]。

分娩期子宫外治疗操作的管理

虽然 EXIT 最初的目的是能在一个可控而稳定的条件下取出晚期因治疗 CDH 而放置在胎儿气道中的封堵装置，但目前该方法已拓展为一种治疗多种其他胎儿疾病的技术（表 63.7）[10, 12, 275, 286, 318]。EXIT 操

表 63.7　分娩期子宫外治疗的适应证

操作	原因	胎儿畸形
EXIT-气道管理	气道内阻塞	先天性高位气道阻塞综合征
		喉闭锁/狭窄
		气管闭锁/狭窄
		喉蹼/囊肿
	气道外阻塞	宫颈畸胎瘤
		囊状水瘤
		牙龈瘤
		甲状腺肿
		血管瘤
		淋巴管瘤
		神经母细胞瘤
	医源性阻塞	取出因治疗 CDH 而放置的气管阻塞装置
	颅面部	严重小颌畸形 严重下颌退缩
EXIT-切除术	胸内气道损害或纵隔压迫	支气管囊肿
		支气管肺隔离症
		先天性肺气道畸形
		纵隔肿块
		胸部肿瘤
EXIT-ECMO	心肺损害	主动脉瓣狭窄伴完整/限制性房间隔
		CDH 伴严重肺损害
		左心发育不全综合征伴完整/限制性房间隔
EXIT-分离术	分离术的桥接*	连体儿

CDH, 先天性膈疝。
Modified from Hoagland MA, Chatterjee D. Anesthesia for fetal surgery. Paediatr Aneasth. 2017; 27; 346-357.
* 译者注: 原文为 "Prolonged surgical compromise" 不易理解, 原始引文为 "Bridge to separation"

作使胎儿能在进行手术修复和复苏治疗的同时, 在可控的状态下继续得到胎盘单位的供血, 以维持适当的氧合和灌注。该方法已成功用于胎儿胸内肿瘤切除、连体胎儿分离以及作为一种 ECMO 支持的桥梁。

EXIT 的主要目标是保持长时间的子宫松弛状态, 延缓胎盘分离, 并维持胎盘-胎儿灌注。类似于开放性胎儿手术, EXIT 治疗通常在全身麻醉下进行, 常采用高浓度 (≥ 2 MAC) 的挥发性麻醉药使子宫松弛。椎管内麻醉联合瑞芬太尼与硝酸甘油已被成功地应用 [288, 319-321]。已经发表了多篇关于 EXIT 的麻醉、外

科及产科注意事项的综述 [10-11, 275, 286, 322]。术前和术中麻醉管理方法总体上类似于之前介绍的开放性胎儿手术 (见框 63.2)。最主要的差异出现在胎儿娩出后, 此时不再需要维持子宫松弛。因此, 新生儿分娩后的麻醉管理变得与全身麻醉下剖宫产的管理相似。

在 EXIT 操作之前, 开展详尽的多学科会诊是非常有价值的。重要的是确保在进入手术室之前, 所需的胎儿监测设备, 孕妇、胎儿和新生儿复苏设备, 以及产后监护等都准备到位。紧急情况会在许多情境下出现, 有一份预先准备的清单和 EXIT 所需急救用品车是非常有价值的。除了胎儿超声外, 在呼气末二氧化碳指示器的基础上通常还采用脉搏血氧饱和度仪监测以辅助确认气道安全。类似于开放性胎儿手术, 应备好按体重计算的阿托品、肾上腺素和钙剂, 以防可能需要进行紧急胎儿复苏。除了要备好用于胎儿气管插管的不同型号的气管导管、喉镜和新生儿用喉镜片外, 还需另外准备一套带有空气/氧气源和压力表的胎儿通气回路。新生儿支气管硬镜和软镜也很有用。还应备好无菌袖带、静脉导管、晶体液和血液 (即: O 型阴性、巨细胞病毒阴性、去除白细胞、与母体做过交叉配型) 用以静脉输液和容量替代。

产妇的麻醉注意事项与开放性胎儿手术类似 (见框 63.2)。包括可能需要放置硬膜外导管用于术后镇痛、建立大口径的静脉输液通路、备好动脉有创监测或放置动脉内导管、胎盘娩出后可能需要使用缩宫药物, 以及备好经交叉配型供孕妇使用的血液等。产妇的麻醉诱导和气管插管类似于剖宫产的全身麻醉, 维持合适的产妇血流动力学状态对于保证足够的胎儿灌注是至关重要的。与开放性胎儿手术技术相似, 可能需要采用高浓度 (≥ 2 MAC) 的挥发性麻醉药加用或不加用硝酸甘油静脉单次注射 (100 ～ 250 μg) 或泵注 [1 ～ 10 μg/ (kg·min)] 来维持长时间适当的子宫松弛。胎儿通过从胎盘转移获得母体的挥发性麻醉药而得以麻醉, 可辅以胎儿肌内注射一种阿片类药物 (如芬太尼 5 ～ 15 μg/kg 或吗啡 0.1 mg/kg) 和肌肉松弛剂 (罗库溴铵 2.5 mg/kg 或维库溴铵 0.3 mg/kg)。有时需要肌内注射阿托品 (20 μg/kg) 以预防胎儿心动过缓。胎儿肌内注射的麻醉药可在子宫切开前在超声引导下给予, 或在子宫切开后直视下给药。在行 EXIT 时, 由胎儿脐带采血可知, 胎儿血清芬太尼浓度存在很大的差异 [232]。尽管能引起所观察到的变异的原因很多, 但胎儿血清肌肉松弛剂和其他用药的浓度也存在很大的个体差异, 使得这些药物的药理作用更难预测。

另一种替代麻醉方法是, 产妇采用椎管内麻醉并静脉使用硝酸甘油, 其目的在于避免出现前文中所提

及的采用全身麻醉后可能出现的许多风险[288, 319-321]。但常需要使用 $1 \sim 10\ \mu g/\ (kg \cdot min)$ 的大剂量硝酸甘油才能起到长时间适当松弛子宫的作用。尽管硝酸甘油能通过胎盘，但其中很大一部分被代谢掉了，对胎儿的影响很小[288, 320]。当计划需长时间使用硝酸甘油时，推荐为孕妇放置动脉测压导管，并做好肺水肿的监测。一些医师还在麻醉方案中加入瑞芬太尼注射液 $[0.1 \sim 0.3\ \mu g/\ (kg \cdot min)]$。给母亲静脉注射瑞芬太尼能迅速穿过胎盘[287]，据报道可提供足够的胎儿制动[319, 321]。尚缺少前瞻性的临床研究来确定 EXIT 操作中的最佳麻醉技术。

在评估子宫松弛是否适当后，采用超声确定胎盘的边界。在开始做好的子宫小切口上，于胎盘边界外采用吻合器扩大子宫切口，以防止失血过量。如果进行 EXIT 操作的目的是便于胎儿气管内插管或切除颈部肿块，则开始时仅需让胎儿头部和肩部先娩出（图 63.13）。如果操作范围更广，需要接近胎儿胸腔或其他解剖部位，可以让胎儿完全娩出。

子宫切开前，采用超声心动图监测胎儿，并采用超声评估脐带的血流状况。子宫切开后，将脉搏血氧饱和度仪探头放在胎儿手上并避光。使用加温的晶体液持续灌注子宫腔，以维持胎儿体温并防止出现胎盘分离或脐带血管痉挛。须注意避免对脐带造成意外压迫或进行不必要的操作，以防出现血管反应并导致血流量下降。

按照适应证不同，EXIT 操作的持续时间从几分钟（如气管插管）到几小时不等（胸内肿块切除、颈部肿块切除术并气管造口或放置 ECMO 导管）。现有的麻醉技术已能为孕妇及胎儿提供安全的麻醉，并维持适当

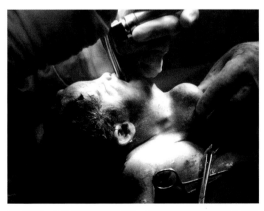

图 63.13 分娩期子宫外治疗中，患有颈部肿块的胎儿头颈及上胸部首先被娩出，并予以及时插管（Courtesy Dr. Anita Moon-Grady, University of California, San Francisco Fetal Treatment Center, San Francisco, CA.）

的子宫松弛和子宫胎盘稳定达数小时之久[234]。在胎儿肺通气之前，血红蛋白氧饱和度一般只有 40% ～ 70%[235]。一旦开始进行胎儿肺通气，则氧饱和度应明显上升至 90% 以上。即使有适当的气管插管，若胎儿肺通气不能相应地升高氧饱和度，则是在夹闭脐带和胎儿娩出前行 ECMO 的指征[326]。呼气末二氧化碳指示器也有利于确认气管导管的位置是否正确。如果需要，一旦放置了气管内导管，即可使用肺表面活性物质。在将新生儿转运至加强医疗病房进一步治疗时，需特别小心，要确保至关重要的临时性气道不脱出。

胎儿一旦娩出，即可显著降低挥发性麻醉药的吸入浓度，并且停止硝酸甘油的输注，以使子宫能恢复收缩，避免产后出血的风险[327-328]。使用挥发性麻醉剂（≤ 0.5 MAC）、氧化亚氮、丙泊酚和（或）阿片类药物的组合可以维持足够的麻醉，同时改善子宫张力。常规使用催产素，必要时可以加用其他缩宫药物（详见第 62 章）。一旦患者血流动力学状态稳定且子宫张力正常，就可以开始使用硬膜外镇痛了。气管导管在孕妇完全清醒后即可拔除。

结论和展望

在各种学术中心建立有组织、多学科、综合性的胎儿治疗方案是改善患者预后的关键，同时要引入创新性的手术技术和完善诊断与治疗策略，并进行能明确对新生儿长期预后影响以及对孕妇和胎儿并发症发病率影响的临床研究。外科技术和产前诊断与治疗策略的进步能降低孕妇和胎儿的风险，并可能安全地用于其他先天性畸形以及更轻微异常的治疗。此外，干细胞和基因治疗的研究可能会促进新型胎儿治疗方法的出现，使胎儿在存在先天性畸形的情况下仍能正常发育[329-331]。对早产和分娩处理的进步将大大改善胎儿治疗的预后。早产儿的并发症，包括呼吸窘迫综合征、坏死性小肠结肠炎和脑室出血，都会对儿童产生长期影响，且代价高昂[332]。采用体外支持并持续液体交换早产儿的人工胎盘装置是目前正在动物身上试验的新疗法[333]。

胎儿外科是儿科医学中一个相对较年轻且发展迅速的领域。子宫内治疗会带来远超过大多数成人或儿科手术所涉及的复杂而困难的伦理、社会和法律问题，这些问题包括孕妇的权利、有权接受医疗以及终止妊娠的选择等[334-335]。每一项新治疗方案的评估或治疗方案的改变都只能在完成了适当的转化医学研究和动物实验，并证实了其可能的益处后，才可进行多中心的临床研究。这种从创新性的突破到随机临床试

验，再到标准治疗方案的转变，必须在一个可靠的伦理框架下进行管理。

此外，针对胎儿宫内治疗的预后，与由更完善的胎儿治疗中心参与的临床研究所得到的结果相比，由仅具有有限经验的新机构对未按严格的入选标准筛选的患者进行治疗的临床研究结果往往更加不利，且并发症的发生率升高[336]。针对这些问题，来自美国妇产科学会和美国儿科学会的一个生物伦理委员会对提供胎儿治疗的中心给出了推荐意见[6]。这些推荐意见总结起来包括一个完整的知情同意流程、适当的机构性研究安全保障、多学科团队的参与以及开放合作研究网络的需要。虽然该方法的经济成本较高，但对更好地管理未来可能出现的革新性技术的风险和效益而言，全面的基础与临床研究及转化都是至关重要的。同时，还需更好地建立适当的病例选择标准（包括孕妇和胎儿双方）并明确干预的时点。

按照"首先确保无害"（primum non nocere）的原则，任何一种治疗方法在完成适当的动物模型测试之前进行人体研究都是不符合伦理的[337]。对于胎儿外科手术的新进展，不仅需要评估其对胎儿的益处，同时也要验证其对胎儿和孕妇并发症发病率的可能影响[338]。目前只有动物研究结果和描述性的临床系列研究概要可以用来指导胎儿手术的临床麻醉管理。需要进行进一步严格的研究才能确定能保障孕妇和胎儿血流动力学稳定的麻醉方法，评估进行胎儿麻醉的最佳孕龄，评价麻醉管理策略对子宫肌层张力和子宫胎盘灌注的影响，并提高我们判断麻醉是否能提供适当的胎儿制动和阻断胎儿应激反应的能力[276, 339]。

该领域中临床需求出现增长的部分包括对胎儿治疗下麻醉和其他亚专业培训项目的需求，以及制订这类特殊手术操作的胎儿麻醉及围术期护理的标准指南。胎儿治疗是临床医学中一个相对年轻而发展迅速的领域，具有治疗患者疾病并改善其终身生活质量的远大前景。为实现这些目标，同样具有重大意义的是支持开展相应的研究、发展新的技术及制订伦理标准。

参考文献

1. Partridge EA, et al. Best Pract Res Clin Obstet Gynaecol. 2012;26:669.
2. Harrison MR, et al. N Engl J Med. 1982;307:1651.
3. Sudhakaran N, et al. Early Hum Dev. 2012;88:15.
4. Al-Refai A, et al. Curr Opin Obstet Gynecol. 2017;29:80.
5. Kitagawa H, Pringle KC. Pediatr Surg Int. 2017;33:421–433.
6. American College of Obstetricians and Gynecologists, Committee on Ethics; American Academy of Pediatrics. Committee on Bioethics: Pediatrics. 2011;128:e473.
7. Graves CE, et al. Clin Perinatol. 2017;44:729–751.
8. Johnson MP, et al. Am J Obstet Gynecol. 2016;215:778.e1–778.e9.
9. Kabagambe SK, et al. Fetal Diagn Ther. 2018;43:161–174.
10. Moldenhauer JS. Semin Pediatr Surg. 2013;22:44–49.
11. Butler CR, et al. Curr Opin Otolaryngol Head Neck Surg. 2017;25:119–126.
12. Hirose S, et al. Clin Perinatol. 2003;30:493.
13. Shieh HF, et al. J Pediatr Surg. 2017;52:22–25.
14. Cass DL. Semin Fetal Neonatal Med. 2011;16:130.
15. Robinson AJ, Ederies MA. Pediatr Radiol. 2018;48:471–485.
16. Platt LD, et al. Prenat Diagn. 2018;38:166–172.
17. Liley AW. Br Med J. 1963;2:1107.
18. Papantoniou N, et al. J Perinat Med. 2013;41:71.
19. Adamsons Jr K. N Engl J Med. 1966;275:204.
20. Rodeck CH, et al. Lancet. 1981;1:625.
21. Liggins GC, Howie RN. Pediatrics. 1972;50:515–525.
22. Harrison MR, et al. Surgery. 1980;88:260.
23. Harrison MR, et al. Surgery. 1980;88:174.
24. Harrison MR, et al. J Pediatr Surg. 1981;16:934.
25. Harrison MR, et al. J Pediatr Surg. 1982;17:115.
26. Harrison MR, et al. N Engl J Med. 1982;306:591.
27. Lindenburg IT, et al. Fetal Diagn Ther. 2014;36:263–271.
28. Moise Jr KJ. Am J Obstet Gynecol. 2008(161):e1.
29. Fox C, et al. Fetal Diagn Ther. 2008;23:159.
30. Fisk NM, et al. Anesthesiology. 2001;95:828.
31. Adama van Scheltema PN, et al. Prenat Diagn. 2011;31:555.
32. Uquillas KR, et al. Am J Perinatol. 2018;35:682–687.
33. Mouw RJ, et al. Acta Obstet Gynecol Scand. 1999;78:763.
34. Santiago MD, et al. Blood Transfus. 2010;8:271.
35. Nicolaides KH, et al. Fetal Ther. 1986;1:185.
36. Moise Jr. KJ. Obstet Gynecol. 2008;112:164.
37. Zwiers C, et al. Expert Rev Hematol. 2017;10:337–344.
38. Lindenburg IT, et al. Am J Obstet Gynecol. 2012;206:141 e1–8.
39. Triedman JK, Newburger JW. Circulation. 2016;133:2716–2733.
40. Puri K, et al. Pediatr Rev. 2017;38:471–486.
41. Donofrio MT, et al. Circulation. 2014;129:2183–2242.
42. Gellis L, Tworetzky W. Semin Fetal Neonatal Med. 2017;22:399–403.
43. Araujo EJ, et al. J Evid Based Med. 2016.
43a. Araujo Júnior E, et al. Ultrasound Obstet Gynecol. 2016;48:426–433.
44. Alsoufi B, et al. Ann Thorac Surg. 2015;100:591–598.
45. Karamlou T, et al. J Thorac Cardiovasc Surg. 2010;139:119–126. discussion 126-7.
46. Oberhuber RD, et al. Pediatr Cardiol. 2017;38:1089–1096.
47. Khalil A, et al. Ultrasound Obstet Gynecol. 2014;43:14–24.
48. McElhinney DB, et al. Circulation. 2009;120:1482.
49. Oepkes D, et al. Prenat Diagn. 2011;31:249–251.
50. Schidlow DN, et al. Am J Perinatol. 2014;31:629–636.
51. Ferschl MB, et al. J Cardiothorac Vasc Anesth. 2016;30:1118–1128.
51a. Tworetzky W, et al. Circulation. 2004;110:2125–2131.
52. Marantz P, Grinenco S. Curr Opin Cardiol. 2015;30:89–94.
53. Freud LR, Tworetzky W. Curr Opin Pediatr. 2016;28:156–162.
54. Arzt W, et al. Prenat Diagn. 2011;31:695.
55. Arzt W, et al. Ultrasound Obstet Gynecol. 2011;37:689.
56. Jaeggi E, et al. Trends Cardiovasc Med. 2016;26:639–646.
57. Bacha EA. Semin Thorac Cardiovasc Surg Pediatr Card Surg Annu. 2011;14:35–37.
58. Tworetzky W, et al. Pediatrics. 2009;124:e510.
59. Kohl T. Eur J Cardiothorac Surg. 2012;42:14.
60. Stirnemann J, et al. Am J Obstet Gynecol. 2018.
61. Smith-Harrison LI, et al. J Pediatr Urol. 2015;11:341–347.
62. Ruano R. Prenat Diagn. 2011;31:667.
63. Johnson MP, Wilson RD. Semin Fetal Neonatal Med. 2017;22:391–398.
64. Hubert KC, et al. Urol Clin North Am. 2007;34:89.
65. Lyons K, et al. Semin Ultrasound CT MR. 2015;36:310–323.
66. Braga LH, et al. J Urol. 2017;197:831–837.
67. Ruano R, et al. Pediatr Nephrol. 2017;32:1871–1878.
68. Wu S, et al. Clin Perinatol. 2009;36:377.
69. Qureshi F, et al. Fetal Diagn Ther. 1996;11:306.
70. Nassr AA, et al. Ultrasound Obstet Gynecol. 2017;49:696–703.
71. Sato Y, et al. J Pediatr Surg. 2004;39:1849.
72. Kitagawa H, et al. Pediatr Surg Int. 2006;22:875.
73. Nagae H, et al. J Pediatr Surg. 2006;41:2086.
74. Clayton DB, Brock JW. Curr Urol Rep. 2018;19:12.
75. Quintero RA, et al. J Matern Fetal Neonatal Med. 2010;23:806.
76. Biard JM, et al. Obstet Gynecol. 2005;106:503.
77. Freedman AL, et al. Lancet. 1999;354:374.
78. Morris RK, et al. BJOG. 2010;117:382.
79. Morris RK, et al. Lancet. 2013;382:1496–1506.
80. Martinez JM, et al. Fetal Diagn Ther. 2015;37:267–273.
81. Ruano R, et al. Ultrasound Obstet Gynecol. 2015;45:452–458.

82. Morris RK, et al. *Early Hum Dev*. 2011;87:607.
83. Jelin E, et al. *Fetal Diagn Ther*. 2010;27:138.
84. Moldenhauer JS. Johnson MP. *Clin Obstet Gynecol*. 2015;58:632–642.
85. Kinsel-Ziter ML, et al. *Ultrasound Obstet Gynecol*. 2009;34:550.
86. Moore TR, et al. *Am J Obstet Gynecol*. 1990;163:907.
87. Healey MG. *Teratology*. 1994;50:205.
88. Chaveeva P, et al. *Fetal Diagn Ther*. 2014;35:267–279.
89. Lee H, et al. *Fetal Diagn Ther*. 2013;33:224–229.
90. Sugibayashi R, et al. *Prenat Diagn*. 2016;36:437–443.
91. Berg C, et al. *Ultrasound Obstet Gynecol*. 2014;43:60–64.
92. Lewi L, et al. *Am J Obstet Gynecol*. 2010;203:213.e1–e4.
93. Simpson LL. *Am J Obstet Gynecol*. 2013;208:3.
94. Johnson A. *Clin Obstet Gynecol*. 2015;58:611–631.
95. Khalek N, et al. *Semin Pediatr Surg*. 2013;22:18–23.
96. Benoit RM, Baschat AA. *Am J Perinatol*. 2014;31:583–594.
97. De Paepe ME, et al. *Placenta*. 2010;31:269.
98. Nikkels PG, et al. *J Clin Pathol*. 2008;61:1247.
99. Denbow ML. et al. *Placenta*. 2004;25:664–670.
100. Simpson LL. *Am J Obstet Gynecol*. 2013;208:3–18.
101. Quintero RA, et al. *Am J Obstet Gynecol*. 2003;188:1333–1340.
102. Quintero RA, et al. *J Perinatol*. 1999;19:550.
103. Rychik J, et al. *Am J Obstet Gynecol*. 2007;197(392):e1.
104. Manning N. Archer N. *Twin Res Genet*. 2016;19:246–254.
105. Miralles-Gutierrez A, et al. *J Perinat Med*. 2018;46(9):991–997.
106. Sananes N, et al. *Prenat Diagn*. 2016;36:1139–1145.
107. van Klink JM, et al. *Early Hum Dev*. 2011;87:589.
108. Li X, et al. *BMC Pregnancy Childbirth*. 2011;11:32.
109. Rossi AC, et al. *Am J Perinatol*. 2013;30:5.
110. Roberts D, et al. *Cochrane Database Syst Rev*. 2014:CD002073.
111. Saunders NJ, et al. *Am J Obstet Gynecol*. 1992;166:820.
112. Mari G, et al. *Am J Obstet Gynecol*. 2001;185:708.
113. Dickinson JE, et al. *Am J Obstet Gynecol*. 2000;182:706.
114. Moise Jr. KJ, et al. *Am J Obstet Gynecol*. 2005;193:701.
115. Sago H, et al. *J Obstet Gynaecol Res*. 2018;44:831–839.
116. Lewi L, et al. *Am J Obstet Gynecol*. 2006;194:790.
117. Chmait RH, et al. *J Matern Fetal Neonatal Med*. 2010;23:10.
118. Akkermans J, et al. *Fetal Diagn Ther*. 2015;37:251–258.
119. Chmait RH, et al. *Am J Obstet Gynecol*. 2011;204(393):e1.
120. Slaghekke F, Oepkes D. *Twin Res Hum Genet*. 2016;19:217–221.
121. van Klink JM, et al. *Am J Obstet Gynecol*. 2016;214:113 e1–7.
122. Slaghekke F, et al. *Lancet*. 2014;383:2144–2151.
123. Senat MV, et al. *N Engl J Med*. 2004;351:136.
124. Salomon LJ, et al. *Am J Obstet Gynecol*. 2010;203(444):e1.
125. Emery SP, et al. *Am J Obstet Gynecol*. 2016;215:346.e1–346.e7.
126. Akkermans J, et al. *Fetal Diagn Ther*. 2015;38:241–253.
127. Sananes N, et al. *Ultrasound Obstet Gynecol*. 2016;47:712–719.
128. Chmait RH, et al. *J Matern Fetal Neonatal Med*. 2017:1–5.
129. Husler MR, et al. *Prenat Diagn*. 2009;29:457.
130. Cignini P, et al. *J Prenat Med*. 2012;6:59.
131. Richter J, et al. *Fetal Diagn Ther*. 2012;31:134.
132. Burton DJ, et al. *AJR Am J Roentgenol*. 1991;156:555.
133. Neuman J, et al. *Pediatr Radiol*. 2012;42:544.
134. Javadian P, et al. *Ultrasound Obstet Gynecol*. 2013;42:449–455.
135. Derderian SC, et al. *J Pediatr Surg*. 2014;49:359–362.
136. Ting YH, et al. *Fetal Diagn Ther*. 2016;40:67–72.
137. Danzer E, et al. *Early Hum Dev*. 2011;87:625.
138. Burgos CM, et al. *J Pediatr Surg*. 2017.
139. Dingeldein M. *Adv Pediatr*. 2018;65:241–247.
140. Barriere F, et al. *J Pediatr*. 2018;193:204–210.
141. Wynn J, et al. *J Pediatr*. 2013;163:114–119.e1.
142. Harrison MR, et al. *J Pediatr Surg*. 1993;28:1411; discussion 1417.
143. Esteve C, et al. *Ann Fr Anesth Reanim*. 1992;11:193.
144. Harrison MR, et al. *J Pediatr Surg*. 1997;32:1637.
145. Wilson JM, et al. *J Pediatr Surg*. 1993;28:1433; discussion 1439.
146. Alcorn D, et al. *J Anat*. 1977;123:649.
147. Bealer JF, et al. *J Pediatr Surg*. 1995;30:361; discussion 364.
148. Hedrick MH, et al. *J Pediatr Surg*. 1994;29:612.
149. Russo FM, et al. *Semin Fetal Neonatal Med*. 2017;22:383–390.
150. Harrison MR, et al. *J Pediatr Surg*. 1996;31:1339.
151. Harrison MR, et al. *J Pediatr Surg*. 1998;33:1017; discussion 1022.
152. Shue EH, et al. *Clin Perinatol*. 2012;39:289.
153. Jimenez JA, et al. *Am J Obstet Gynecol*. 2017;217:78.e1–78.e11.
154. Jani JC, et al. *Am J Obstet Gynecol*. 2006;195:1646.
155. Metkus AP, et al. *J Pediatr Surg*. 1996;31:148; discussion 151.
156. Peralta CF, et al. *Ultrasound Obstet Gynecol*. 2005;26:718.
157. Jani J, et al. *Ultrasound Obstet Gynecol*. 2007;30:67.
158. Deprest JA, et al. *Fetal Diagn Ther*. 2011;29:6.
159. Oluyomi-Obi T, et al. *J Pediatr Surg*. 2017;52:881–888.
160. Victoria T, et al. *Seminars in Pediatric Surgery*. 2013;22:30–36.
161. Mayer S, et al. *Prenatal Diagnosis*. 2011;31:1086–1096.
162. Harrison MR, et al. *N Engl J Med*. 1916;349:2003.
163. Jani JC, et al. *Ultrasound Obstet Gynecol*. 2009;34:304.
164. Jani J, et al. *Prenat Diagn*. 2011;31:699.
165. Al-Maary J, et al. *Ann Surg*. 2016;264:929–933.
166. Done E, et al. *Ultrasound Obstet Gynecol*. 2013;42:77–83.
167. Dhillon GS, et al. *Prenat Diagn*. 2018.
168. Dekoninck P, et al. *Early Hum Dev*. 2011;87:619.
169. Adzick SN, et al. *Semin Pediatr Surg*. 2013;22:10.
170. Peranteau WH. Adzick NS. *Curr Opin Obstet Gynecol*. 2016;28:111–118.
171. Blumenfeld YJ, Belfort MA. *Curr Opin Obstet Gynecol*. 2018;30:123–129.
172. Copp AJ, et al. *Nat Rev Dis Primers*. 2015;1:15007.
173. Shaer CM, et al. *Obstet Gynecol Surv*. 2007;62:471.
174. Oakeshott P, et al. *Br J Gen Pract*. 2003;53:632.
175. Roach JW, et al. *Clin Orthop Relat Res*. 2011;469:1246–1252.
176. Julia V, et al. *J Pediatr Surg*. 2006;41:1125.
177. Moldenhauer JS, Adzick NS. *Semin Fetal Neonatal Med*. 2017;22:360–366.
178. Sutton LN. *Best Pract Res Clin Obstet Gynaecol*. 2008;22:175.
179. Yoshizawa J, et al. *Pediatr Surg Int*. 2004;20:14.
180. Korenromp MJ, et al. *Lancet*. 1986;1:917.
181. Sival DA, et al. *Early Hum Dev*. 1997;50:27.
182. Luthy DA, et al. *N Engl J Med*. 1991;324:662.
183. Ferschl M, et al. *Anesthesiology*. 2013;118:1121.
184. Bruner JP. *Semin Fetal Neonatal Med*. 2007;12:471.
185. Sutton LN. *JAMA*. 1999;282:1826.
186. Adzick NS, et al. *N Engl J Med*. 2011;364:993.
187. Farmer DL, et al. *Am J Obstet Gynecol*. 2018;218:256.e1-256.e13.
188. Kabagambe SK, et al. *Childs Nerv Syst*. 2017;33:1185–1190.
189. Danzer E, et al. *Am J Obstet Gynecol*. 2016;214:269.e1-269.e8.
190. Adzick NS. *J Pediatr Surg*. 2012;47:273.
191. American College of Obstetricians and Gynecologists. *Obstet Gynecol*. 2013;121:218.
192. Peiro JL, et al. *Surg Endosc*. 2013;27:3835–3840.
193. Belfort MA, et al. *Obstet Gynecol*. 2017;129:734–743.
194. Pedreira DA, et al. *Am J Obstet Gynecol*. 2016;214:111.e1–111.e11.
195. Belfort MA, et al. *Obstet Gynecol*. 2015;126:881–884.
196. Ziemann M, et al. *Surg Endosc*. 2018;32:3138–3148.
197. Kremer MEB, et al. *J Pediatr Surg*. 2018.
198. Wilson RD, et al. *Fetal Diagn Ther*. 2009;25:15–20.
199. Van Mieghem T, et al. *Ultrasound Obstet Gynecol*. 2014;43:611–619.
200. Usui N. et al. *J Pediatr Surg*. 2012;47:441.
201. Altman RP, et al. *J Pediatr Surg*. 1974;9:389.
202. Gebb JS, et al. *Fetal Diagn Ther*. 2019;45(2):94–101.
203. Peiro JL, et al. *Pediatr Surg Int*. 2016;32:635–647.
204. Roybal JL, et al. *J Pediatr Surg*. 2011;46:1325.
205. Braun T, et al. *Fetal Diagn Ther*. 2010;27:191.
206. Society for Maternal-Fetal Medicine, et al. *Am J Obstet Gynecol*. 2015;212:127–139.
207. Hirata G, et al. *J Matern Fetal Neonatal Med*. 2016;29:2630–2634.
208. Khalek N, et al. *Semin Pediatr Surg*. 2013;22:24.
209. David M, et al. *Neonatology*. 2016;110:101–115.
210. Gajewska-Knapik K, Impey L. *Semin Pediatr Surg*. 2015;24:156–159.
211. Fowler DJ, Gould SJ. *Semin Pediatr Surg*. 2015;24:176–182.
212. Adzick NS. *Clin Perinatol*. 2009;36:363–376. x.
213. Parikh DH, Rasiah SV. *Semin Pediatr Surg*. 2015;24:160–167.
214. Ehrenberg-Buchner S, et al. *Am J Obstet Gynecol*. 2013;208:151.e1–151.e7.
215. Yong PJ, et al. *Fetal Diagn Ther*. 2012;31:94.
216. Crombleholme TM, et al. *J Pediatr Surg*. 2002;37:331.
217. Mann S, et al. *Semin Fetal Neonatal Med*. 2007;12:477–481.
218. Cass DL, et al. *J Pediatr Surg*. 2012;47:40.
219. Harrison MR, et al. *Lancet*. 1990;336:965.
220. Baird R, et al. *Semin Pediatr Surg*. 2014;23:270–277.
221. Derderian SC, et al. *J Pediatr Surg*. 2015;50:515–518.
222. Wilson RD, et al. *Fetal Diagn Ther*. 2004;19:413.
223. Peranteau WH, et al. *J Pediatr Surg*. 2015;50:301–305.
224. Mallmann MR, et al. *Fetal Diagn Ther*. 2017;41:58–65.
225. Rodeck CH, et al. *N Engl J Med*. 1988;319:1135.
226. Mon RA, et al. *J Surg Res*. 2018;221:121–127.
227. Grethel EJ, et al. *J Pediatr Surg*. 2007;42:117.
228. Cass DL, et al. *J Pediatr Surg*. 2013;48:138.

229. Wilson RD. *Prenat Diagn.* 2008;28:619–625.
230. Lakhoo K. *Early Hum Dev.* 2012;88:9.
231. Wilson RD, et al. *Am J Obstet Gynecol.* 2010;203(209):e1.
232. Cass DL. *Seminars in Fetal and Neonatal Medicine.* 2011;16:130–138.
233. Aite L, et al. *J Perinatol.* 2003;23:652.
234. Miquel-Verges F, et al. *Pediatrics.* 2009;124:e573.
235. Rychik J. *Pediatr Cardiol.* 2004;25:201.
236. Morton SU, Brodsky D. *Clin Perinatol.* 2016;43:395–407.
237. Grant DA, et al. *J Physiol.* 2001;535:231.
238. Swanson JR, Sinkin RA. *Pediatr Clin North Am.* 2015;62:329–343.
239. Yao AC, et al. *Lancet.* 1969;2:871.
240. Morris JA, et al. *Am J Obstet Gynecol.* 1974;118:927.
241. Smith GC, et al. *BJOG.* 2002;109:721.
242. Sankaran VG, et al. *Br J Haematol.* 2010;149:181–194.
243. Colombatti R, et al. *Semin Fetal Neonatal Med.* 2016;21:2–9.
244. Nicolaides KH, et al. *Lancet.* 1988;1:1073.
245. Reverdiau-Moalic P, et al. *Blood.* 1996;88:900.
246. Jaffray J, Young G. *Pediatr Clin North Am.* 2013;60:1407–1417.
247. Sola-Visner M. *Hematology Am Soc Hematol Educ Program.* 2012;2012:506–511.
248. Kaneko M, et al. *J Pediatr Surg.* 2011;46:e37.
249. Luks FI, et al. *J Pediatr Surg.* 1998;33:1297.
250. Izumi A, et al. *Gynecol Obstet Invest.* 1997;44:26.
251. Vasconcelos RP, et al. *Fetal Diagn Ther.* 2010;28:160.
252. Gunn TR, et al. *J Dev Physiol.* 1986;8:55.
253. Mann DG, et al. *Ultrasound Obstet Gynecol.* 2018;51:411–412.
254. Aboud E, et al. *Int J Gynaecol Obstet.* 1999;66:163.
255. Teixeira J, et al. *Lancet.* 1996;347:624.
256. Gitau R, et al. *J Clin Endocrinol Metab.* 2001;86:104.
257. Brusseau R, Mizrahi-Arnaud A. *Clin Perinatol.* 2013;40:429–442.
258. Van de Velde M, De Buck F. *Fetal Diagn Ther.* 2012;31:201–209.
259. Anand KJ, et al. *N Engl J Med.* 1987;317:1321.
260. Sekulic S, et al. *J Pain Res.* 2016;9:1031–1038.
261. Derbyshire SW. *Bioethics.* 1999;13:1.
262. Anand KJ, et al. *Lancet.* 1987;1:62.
263. Afif A, et al. *Brain Struct Funct.* 2007;212:335.
264. Terenghi G, et al. *J Comp Neurol.* 1993;328:595–603.
265. Konstantinidou AD, et al. *J Comp Neurol.* 1995;354:11–12.
266. Lee SJ, et al. *JAMA.* 2005;294:947.
267. Hevner RF. *J Neuropathol Exp Neurol.* 2000;59:385.
268. Kostovic I, et al. *J Neurosci.* 1984;4:25.
269. Krmpotic-Nemanic J, et al. *Acta Anat (Basel).* 1983;116:69.
270. Torres F, et al. *J Clin Neurophysiol.* 1985;2:89.
271. Robinson S, et al. *Anesth Analg.* 1981;60:331.
272. Rosen MA. *Yonsei Med J.* 2001;42:669.
273. Van de Velde M, et al. *Semin Fetal Neonatal Med.* 2006;11:232.
274. Glover V, et al. *BMJ.* 1996;313:796.
275. Olutoye OO, et al. *Curr Opin Pediatr.* 2012;24:386.
276. Tran KM. *Semin Fetal Neonatal Med.* 2010;15:40.
277. Leveque C, et al. *Anesthesiology.* 1992;76:642.
278. Van de Velde M, et al. *Anesth Analg.* 2005;101:251.
279. Dwyer R, et al. *Br J Anaesth.* 1995;74:379.
280. Polvi HJ, et al. *Obstet Gynecol.* 1996;87:1045.
281. Biehl DR, et al. *Can Anaesth Soc J.* 1983;30:581.
282. Palahniuk RJ, et al. *Anesthesiology.* 1974;41:462.
283. Boat A, et al. *Paediatr Anaesth.* 2010;20:748.
284. Constant I, et al. *Paediatr Anaesth.* 2005;15:266.
285. Shavit CW, et al. *Br J Anaesth.* 2017;118:634–635.
286. Hoagland MA, Chatterjee D. *Paediatr Anaesth.* 2017;27:346–357.
287. Kan RE, et al. *Anesthesiology.* 1998;88:1467.
288. Rosen MA, et al. *Anesth Analg.* 2003;96:698–700.
289. Brambrink AM, et al. *Anesthesiology.* 2010;112:834.
290. Jevtovic-Todorovic V, et al. *J Neurosci.* 2003;23:876.
291. Raper J, et al. *Br J Anaesth.* 2018;120:761–767.
292. Alvarado MC, et al. *Br J Anaesth.* 2017;119:517–523.
293. Jevtovic-Todorovic V. *Br J Anaesth.* 2017;119:455–457.
294. Sun LS, et al. *JAMA.* 2016;315:2312–2320.
295. Davidson AJ, et al. *Lancet.* 2016;387:239–250.
296. American Society of Anesthesiologists. *ASA Response to the FDA Med Watch Warning - December 16, 2016;* http://www.asahq.org/advocacy/fda-and-washington-alerts/washington-alerts/2016/12/asa-response-to-the-fda-med-watch?month=12&category=Washington%20Alert.
297. Sprung J, et al. *Anesthesiology.* 2009;111:302–310.
298. Olutoye OA, et al. *Am J Obstet Gynecol.* 2017.
299. Andropoulos DB. *Fetal Diagn Ther.* 2017.
300. Farrell J, et al. *J Obstet Gynecol Neonatal Nurs.* 2012;41:419.
301. Arens C, et al. *Anesth Analg.* 2017;125:219–222.
302. Hering R, et al. *Br J Anaesth.* 2009;102:523.
303. Kafali H, et al. *Anesth Analg.* 2002;94:174.
304. Sinskey JL, et al. *Fetal Diagn Ther.* 2017.
305. Howley L, et al. *Prenat Diagn.* 2015;35:564–570.
306. Rychik J, et al. *Fetal Diagn Ther.* 2015;37:172–178.
307. DiFederico EM, et al. *Am J Obstet Gynecol.* 1998;179:925.
308. Ngan Kee WD, et al. *Anesth Analg.* 2008;107:1295.
309. Habib AS. *Anesth Analg.* 2012;114:377.
310. Smith JA, et al. *Front Pharmacol.* 2017;8:11.
311. Jeejeebhoy FM, et al. *Circulation.* 2015;132:1747–1773.
312. Wyckoff MH, et al. *Circulation.* 2015;132:S543–S560.
313. Mizuki J, et al. *Am J Obstet Gynecol.* 1993;169:134.
314. Ochsenbein-Kolble N, et al. *Fetal Diagn Ther.* 2017.
315. Smith CV, et al. *J Matern Fetal Med.* 1996;5:89.
316. Santolaya-Forgas J, et al. *J Matern Fetal Neonatal Med.* 2006;19:231–238.
317. Zamora IJ, et al. *J Pediatr Surg.* 2013;48:951–955.
318. Garcia PJ, et al. *Anesthesiology.* 2011;114:1446.
319. Fink RJ, et al. *Br J Anaesth.* 2011;106:851.
320. George RB, et al. *Can J Anaesth.* 2007;54:218.
321. Ngamprasertwong P, et al. *Int Anesthesiol Clin.* 2012;50:26–40.
322. Hirose S, et al. *J Pediatr Surg.* 2004;39:375–380; discussion 375-80.
323. Tran KM, et al. *Anesth Analg.* 2012;114:1265.
324. Rahbar R, et al. *Arch Otolaryngol Head Neck Surg.* 2005;131:393.
325. Johnson N, et al. *Br J Obstet Gynaecol.* 1991;98:36.
326. Kunisaki SM, et al. *J Pediatr Surg.* 2007;42:98; discussion 104.
327. Abraham RJ, et al. *J Obstet Gynaecol.* 2010;30:1–5.
328. Noah MM, et al. *Am J Obstet Gynecol.* 2002;186:773.
329. Santore MT, et al. *Clin Perinatol.* 2009;36:451.
330. Witt R, et al. *Semin Fetal Neonatal Med.* 2017;22:410–414.
331. Vanover M, et al. *Placenta.* 2017;59:107–112.
332. Meadow W, et al. *Acta Paediatr.* 2012;101:397.
333. Partridge EA, et al. *Semin Fetal Neonatal Med.* 2017;22:404–409.
334. Dickens BM, et al. *Int J Gynaecol Obstet.* 2011;115:80.
335. Antiel RM, et al. *Pediatrics.* 2017;140.
336. Danzer E, et al. *Dev Med Child Neurol.* 2012;54:8.
337. Chervenak FA. *Semin Fetal Neonatal Med.* 2018;23:64–67.
338. Moaddab A, et al. *Best Pract Res Clin Obstet Gynaecol.* 2017;43:58–67.
339. Richardson MG, et al. *Anesthesiology.* 2013;118:1016.

64 矫形外科手术的麻醉

CHRISTOPH H. KINDLER，OLEG V. EVGENOV，LANE C. CRAWFORD，
RAFAEL VAZQUEZ，JASON M. LEWIS，ALA NOZARI

律峰 译 闵苏 审校

要　点

- 在美国，退行性骨关节疾病是需行手术的首要原因。随着人口的持续增长和老年人口比例的增加，预计到 2030 年，髋、膝关节置换术和脊柱手术的需求将增长 5 倍。
- 包括全关节置换术和脊柱手术在内的许多骨科手术，被列为中危手术，术后 30 天内心源性死亡或心肌梗死发生率为 1% ～ 5%。由于对活动受限的高危患者进行术前心脏风险评估存在困难，建议进行围术期肌钙蛋白水平和更高级的监测，以评估围术期心脏事件的发生风险。
- 对于老年患者的围术期管理，应加强术前综合评估，他们可能存在多种合并症和脆性骨折。预康复方案在改善患者身体虚弱和手术预后方面有一定作用。
- 跌倒致股骨近端骨折在老年患者中十分常见，且伴有较高的并发症发生率和死亡率。早期手术（< 24 h）可减轻疼痛并缩短住院时间。因严重合并症，需延迟手术超过 4 天的患者，其死亡率较高。
- 与侧卧位相比，沙滩椅位可以为大部分肩部手术提供良好的手术视野，减少肌肉解剖结构的扭曲，并减轻臂丛神经的牵拉。全身麻醉下，坐位患者的脑灌注压会降低 15%，对于合并有脑血管疾病的患者，如果不仔细监测和维持血压，会因脑血流量的减少导致危害。而坐位对术后神经系统预后的影响仍然存在争议。
- 全髋关节置换术和全膝关节置换术后最常见的并发症有心脏事件、肺栓塞、肺炎、呼吸衰竭以及感染。对于合并心脏疾病、肺部疾病和糖尿病等严重合并症的老年患者，应进行全面的术前评估。
- 骨水泥植入综合征可能使骨水泥固定股骨假体的过程变得复杂，引起术中低血压、缺氧甚至心搏骤停。建议利用动脉穿刺置管，同时尽可能行中心静脉穿刺置管进行有创血流动力学监测。必要时术中可使用肾上腺素等正性肌力药物进行治疗。在假体植入前，对股骨髓腔进行脉冲冲洗并行股骨钻孔减压，也能减轻血流动力学波动，避免发生严重并发症。
- 脊柱畸形矫形术中出血量大，应考虑采取相应措施以减少输血。对于合并心血管疾病、存在缺血性并发症和术后视力丧失风险的老年患者，术中控制性降压技术须谨慎使用。抗纤维蛋白溶解药物对减少出血有一定的作用，但对于有血栓栓塞史、冠状动脉支架植入或肾功能不全的患者应避免使用。
- 脊柱外科手术中越来越多地使用神经电生理监测，推荐用于脊髓损伤风险较高的手术，包括脊柱畸形矫形术、椎管内肿瘤切除、不稳定性脊柱外伤、Chiari 畸形、脊髓血管畸形，有神经根受损和存在发生压迫性神经病变高风险的患者。
- 脊柱手术后的围术期视力丧失与视神经前部或后部的缺血性病变、视网膜缺血、皮质盲或后部可逆性脑病有关。应避免直接压迫眼睛，并将患者头部置于与心脏齐平或高于心脏的位置。患者头部应保持在向前的中立位置，同时颈部无明显屈曲、伸展、横向屈曲或旋转。对于高危患者应分期进行脊柱外科手术，可以降低发生围术期视力丧失的风险。

术前评估

矫形外科手术的流行病学和人口统计学

在美国，矫形外科手术是目前最为常见的手术。膝关节置换手术是 2012 年美国住院患者中最为常见的手术种类，总共有 700 100 例在手术室内完成（每 10 万人中有 223 例）。排名第 4 的髋关节置换手术有 468 000 例（149/10 万），脊柱融合术有 450 900 例（144/10 万）排名第 5[1]。

以上数据凸显了退行性关节疾病或骨关节炎（osteoarthritis，OA）的严重性，它是美国医院内需要手术治疗最为常见的疾病。OA 是美国成年人中最为常见的关节炎疾病，2018 年的数据显示其影响超过 5400 万人（预计 2045 年将影响 7800 万人）[2]。约翰斯顿县骨关节炎项目预测，膝关节 OA 的终生发生风险为 46%，髋关节 OA 的终生发生风险为 25%[3-4]。

年龄是发生骨关节炎的主要危险因素，随着人口老龄化的发展，老年人出现骨关节炎的比例逐渐增加（我们预测 2050 年 65 岁以上的美国居民将有 8370 万，这一数字几乎是 2012 年约 4310 万的 2 倍）（见图 64.1 A 和 B）[5]，到 2030 年需要计划进行首次全膝关节置换术的患者将增加约 5 倍，在美国预计每年将

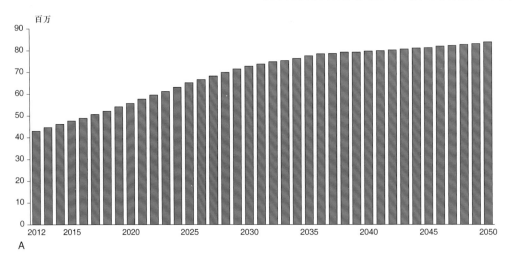

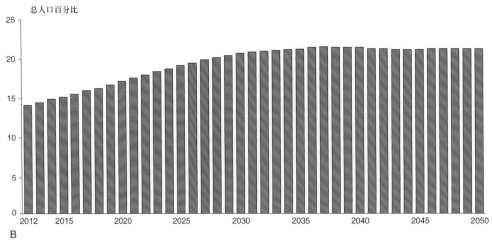

图 64.1　2012 年至 2050 年美国 65 岁以上的人口，以百万计（A）和总人口百分比（B）（With permission from United States Census Bureau. Ortman JM，Velkoff VA，Hogan H. An aging nation：The older population in the United States；May 2014. https://www.census.gov/library/publications/2014/demo/p25-1140.html.）

要完成 340 万例手术（见图 64.2 A 和 B）[6-7]。

随着患者数量和矫形外科手术需求的不断增加，每位麻醉科医师都将成为一名具备矫形外科专科知识的麻醉科医师。低社会支持比（劳动人口／退休人口）的人口老龄化，也必将给公共卫生系统带来政策和财政上的压力[8]。应特别指出的是，由于受到老龄化的影响，进行矫形外科手术和麻醉的概率和数量增加，财政压力必然会随之加剧。

因此，2013 年美国由于骨关节炎所消耗的医疗费用估计有 1400 亿美元，而当年的医疗总支出和收入损失为 3040 亿美元[9]，也不足为奇。当通过功能锻炼增强肌肉力量、韧性和平衡力，控制体重，疼痛药物治疗和其他个性化的治疗措施无效时，关节置换手术就成为骨关节炎患者缓解疼痛和恢复功能的最后选择。

采用传统的核算方法可得出，每例髋关节置换手术的总费用估计为 22 000 到 27 000 美元[10-11]，每例膝关节置换手术的总费用为 29 500 美元[11]。所以需要进行置换手术的骨关节炎是花费最高的疾病之一也就不足为奇了。事实上，2013 年美国骨关节炎的医疗费用仅次于败血症，排名第二。同年，骨关节炎花费 165 亿，占美国所有住院患者相关费用的 4.3%。骨关节炎也是商业保险住院费用中最为昂贵的疾病，超过 62 亿美元，占私立医院住院相关费用的 3.6%[12]。

过去，普遍认为不是每个超高龄患者都应该进行全关节矫形术。较早期研究的提示，对于 80 岁及以上患者进行全关节矫形术，使疼痛缓解和功能恢复的预后证据有限，且并发症的发生率和死亡率会更高[13-18]。其中部分研究样本太小，只涉及描述性或回顾性的研究，缺少病例对照或基于社区人群的前瞻性研究，因此对于超高龄患者术后较高并发症发生率的研究并

不准确[19-21]。这些作者的主要结论是随着预期寿命的增加和择期手术对生活质量的改善，而年龄不再是影响全关节矫形外科手术的独立危险因素，同时也不再是一个决定患者是否进行此类手术的限制因素。在过去 20 年里，80 岁以上甚至 90 岁以上的患者进行矫形外科手术在许多矫形外科医疗机构中已经成为常规。不过，最近的一项纳入 7569 例患者的研究发现，80 岁及以上进行无菌性全髋关节翻修术的患者发生围术期死亡［相对危险（relative risk，RR），3.69；置信区间（confidence interval，CI），1.37 ~ 9.93］、肺炎和泌尿系统感染的风险更大[22]。同时，研究还发现全身麻醉相对于硬膜外麻醉、蛛网膜下腔麻醉、区域麻醉和监护下麻醉管理而言，是这些老年患者发生严重不良事件的独立危险因素（RR，1.90；95% CI，1.29 ~ 2.79）。

考虑到矫形外科手术患者年龄的增加和伴随的合并症造成的巨额费用支出，麻醉科医师必须高度熟练掌握临床技能，并充分重视麻醉计划的制订，包括询问病史、对高危患者的识别、选择合适的围术期麻醉管理方案和术后监护。

心血管合并症

冠状动脉疾病

基于对心脏风险因素的考虑，手术干预可以根据术后 30 天心脏事件（心源性死亡和心肌梗死）的发生率分为：低风险组（小于 1%）、中等风险组（1% ~ 5%）和高风险组（大于 5%）[23]。包括全关节矫形手术和脊柱手术等在内的大部分矫形外科手术为中等风险组，患者术后 30 天心源性死亡和心肌梗死的发生率在 1% ~ 5%。许多研究表明，髋、膝关节矫形

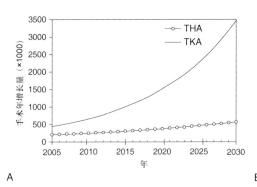

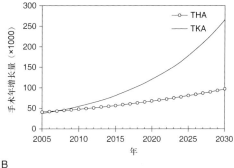

图 64.2 2005—2030 年美国全髋关节置换术（total hip arthroplasties，THA）和全膝关节置换术（total knee arthroplasties，TKA）原始（A）和修订（B）后的数量［With permission from Kurtz S，Ong K，Lau E，et al. Projections of primary and revision hip and knee arthroplasty in the United States from 2005 to 2030. J Bone Joint Surg Am. 2007；89（4）；780-785.］

手术围术期急性心肌梗死的发生率在 0.3% ～ 1.8%[24-26]。近期的一项研究指出，对某一个特定手术的心脏风险评估比对某一类手术的心脏风险评估，更能够改进术前心脏风险的评估策略，THA 是中等心脏风险的手术，与平均统计的数值比较，优势比（OR）为 0.95（95% CI，0.83 ～ 1.08）[27]。另一项研究通过与未进行手术的患者比较，发现全髋关节置换手术患者术后 2 周内发生急性心肌梗死的风险增加了 25 倍，全膝关节置换手术患者增加了 31 倍。手术与心脏风险增加的关系，在 80 岁及以上患者中更加明显。大部分手术后 2 周发生急性心肌梗死的风险显著降低，而全髋关节置换手术患者术后 6 周内发生急性心肌梗死的风险仍需要进一步评估（见图 64.3）[28]。

过去 40 年里，许多指数和评分系统被用于更好地评估围术期心脏风险[29]。Lee Goldman 在 1977 年首次提出[30]。目前临床上应用最为广泛的仍是改良心脏风险指数（Revised Cardiac Risk Index，RCRI）[31]。最近，有人提出了一种新的围术期风险指数，称为 Gupta 评分，该指数采用了一种新模型和最新的简化方法，且可以直接在网络上进行心脏风险分值计算[32]。该方法通过美国国立外科质量促进项目数据库超过 400 000 患者的进行验证，使用 ASA 分级、依赖功能状态、年龄、异常的肌酐水平和手术类型作为术后心脏风险评估的主要因素。这项研究中，矫形外科手术发生心肌梗死或心搏骤停校正后的 OR 值是 2.22（95%CI，1.55 ～ 3.17），脊柱外科手术 OR 值是 1.24（95%CI，0.38 ～ 4.00），主动脉手术 OR 值是 4.96。随着老年

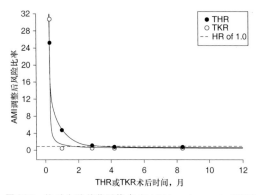

图 64.3　接受全髋关节置换（total hip replacement，THR）和全膝关节置换（total knee replacement，TKR）患者急性心肌梗死（acute myocardial infarction，AMI）的调整后风险比率（hazard ratios，HR）与手术后时间（月）的关系［With permission from Lalmohamed A，Vestergaard P，Klop C，et al. Timing of acute myocardial infarction in patients undergoing total hip or knee replacement: a nationwide cohort study. Arch Intern Med. 2012；172（16）：1229-1235.］

人群和择期非心脏手术数量的增加，迫切需要对老年患者的心脏风险进行准确的评估。因此，2017 年一项从老年数据库中衍生的老年敏感的围术期心脏风险评估指数（geriatric-sensitive perioperative cardiac risk index，GSCRI）开始应用[33]。GSCRI 模型一共包含 7 项指标，其中与老年心脏风险密切相关的 3 项指标是卒中史、ASA 分级和手术类型。与 Gupta 评分相比，GSCRI 模型增加了心力衰竭、卒中史和糖尿病史三个指标。GSCRI 与 Gupta 评分和 RCRI 相比，对进行非心脏手术老年患者的心脏风险评估有更好的预测效果。通过 GSCRI 模型预测，矫形手术患者心肌梗死或心搏骤停 OR 值为 2.99（95%CI，2.22 ～ 4.02），高于另外两种方法的预测结果。之所以低估了老年患者的心脏风险，是因为这两种方法是由年轻患者的数据中所衍生出来的[33]。

在过去几年里，人们对心脏风险的关注点有所改变，围术期心肌损伤（perioperative myocardial injury，PMI）在术后心脏事件中逐渐引起重视[34-35]。在常规临床工作中，高灵敏度的心肌肌钙蛋白作为一种重要的生物标记物已经得到应用。这些新型生物标记物可以检测出风险超出既定风险评分的患者，且通过肌钙蛋白的检测可以明确是否发生围术期急性心肌损伤[35]。PMI 主要是通过术后肌钙蛋白的增加值或最大值，计算围术期肌钙蛋白的绝对值或相对值来定义。尽管目前国际上对于 PMI 尚缺乏明确统一的定义，但已确认它与非心脏手术患者术后 30 天死亡率密切相关，同时是容易被忽略的重要并发症[34, 36-37]。最近的一项关于 PMI 的研究中，Puelacher 等定义 PMI 为，65 岁及以上高危患者或 45 岁及以上合并有冠状动脉疾病、外周动脉疾病或卒中病史的患者，其术后测量高灵敏度的心肌肌钙蛋白比术前增加 14 ng/L 及以上[38]。这项研究纳入了 2000 余例患者，矫形外科手术中度风险手术的（如全髋或膝关节置换）PMI 发生率为 20%，脊柱手术 PMI 发生率为 15%（见表 64.1）。与 PMI 密切相关的术后 30 天死亡率高达 9%，术后 1 年死亡率高达 22%，目前已经发表了评估 PMI 高风险患者的推荐和指南[39]。加拿大心血管学会指南明确指出，对于行急诊非心脏手术的高风险患者，术后 48 ～ 72 h 应每天检测肌钙蛋白[40]。由于接受矫形外科手术的患者往往活动受限，术前的心脏风险评估无法进行，所以围术期肌钙蛋白的检测对这类患者可能非常有用。

其他心脏合并症

冠状动脉疾病是矫形外科手术患者最为重要的心

表 64.1　心血管风险增加患者的围术期心肌损伤发生率（年龄≥ 65 岁、合并有冠状动脉疾病、周围动脉疾病或卒中的患者）

	PMI 发生率 [95% CI]	ESC/ESA 手术相关风险		
		< 1%	1% ～ 5%	> 5%
所有手术	16% [14 ～ 17]（397/2546）	9% [9 ～ 13]（79/833）	17% [19 ～ 23]（248/1432）	25% [28 ～ 39]（70/281）
骨科手术	16% [12 ～ 20]（50/315）	10% [6 ～ 18]（12/115）	20% [15 ～ 26]（36/183）	12% [2 ～ 36]（2/17）
创伤手术	18% [15 ～ 22]（83/455）	12% [8 ～ 17]（22/188）	23% [19 ～ 29]（61/260）	0% [0 ～ 41]（0/7）
脊柱手术	15% [11 ～ 19]（55/372）	19% [6 ～ 44]（3/16）	15% [11 ～ 19]（52/356）	0% [0]（0/0）

CI，置信区间；ESA，欧洲麻醉学会；ESC，欧洲心脏病学会；PMI，围术期心肌损伤（From Puelacher C，Lurati Buse G，Seeberger D，et al. Perioperative myocardial injury after non-cardiac surgery. Circulation. 2018；137：1221-1232. ）

脏危险因素。但是，对于心脏瓣膜疾病和肺动脉高压等心脏疾病的检测和评估也是术前评估的重要部分。对于矫形外科手术患者而言，肺动脉高压尤为重要。考虑到手术的有些步骤和定位可能会引起胸腔内压力增加从而影响右心舒张功能，静脉血栓和骨髓腔内脂肪、骨质碎片、骨水泥造成肺栓塞的风险增加，可能会导致术前已存在的右心功能障碍进一步加重和恶化。

肺动脉高压的血流动力学定义为静息时平均肺动脉压≥ 25 mmHg，分为 5 类：①原发性肺动脉高压；②由左心疾病引起的肺动脉高压；③由慢性肺部疾病和（或）缺氧引起的肺动脉高压；④由慢性肺栓塞引起的肺动脉高压；⑤由不明原因、混合或多种因素引起的肺动脉高压[41]。一系列的回顾性研究表明，合并肺动脉高压的患者行非心脏手术的死亡率为 3.5% ～ 18%，其发病和死亡风险较高[42-43]。大手术或急诊手术、手术时间超过 3 h、ASA 分级高、合并心血管疾病、运动耐受性差、术前肺动脉压力高以及原发性高血压，与患者预后不良有关[43-44]。Ramakrishna 等回顾分析了 146 例合并肺动脉高压进行不同非心脏手术的患者病例后，得出其死亡率为 7%。根据手术类型对风险进行分层的分析提示，低风险的手术患者发病率为 17%，矫形外科手术患者发病率为 48%。这表明合并肺动脉高压的患者行矫形外科手术存在的风险很高[45]。其他研究对合并肺动脉高压行 THA 手术的 1359 例患者和行 TKA 手术的 2184 例患者进行了分析。与对照组相比，合并肺动脉高压的患者行 THA 手术的院内死亡率增加 3.72 倍（95%CI，2.13 ～ 6.39），行 TKA 手术的院内死亡率增加 4.55 倍（95%CI，2.16 ～ 9.39）[44]。合并原发性肺动脉高压行髋关节手术患者的院内死亡率最高可达 5%。

对合并肺动脉高压患者的全面临床检查应关注症状的进展、运动耐受性、右心室衰竭的表现、心率、血压、心电图（electrocardiogram，ECG）、胸片和生物标记物（B 型钠尿肽和高敏心肌肌钙蛋白）。进一步完善动脉血气分析、超声心动图评估肺动脉压力、计算机断层扫描（computed tomography，CT）、冠状动脉造影，对于严重的患者还可以行有创血流动力学监测肺动脉压力和心输出量[42]。减少这类手术的死亡率，可通过制订详细的手术计划，在具备密切监测术前、术中和术后血流动力学变化能力的国家级肺动脉高压医疗中心进行手术来实现，从而防治肺动脉高压危象的发生。

最后，对于行矫形外科手术的患者也需要考虑到非心脏危险因素。目前，缺乏非心脏危险因素（如术前精神状态、生活依赖程度、贫血、体重过高或过低、肺部危险因素和免疫状态等）如何与已经存在的心血管危险因素相互作用，以及如何影响矫形外科手术预后的数据。因此，需要制定更加通用的非心脏原因的风险评分来预测手术的预后和死亡率[23]。因此，对矫形外科手术的老年患者进行更加全面的术前机能储备评估是非常有益的。不仅仅只关注单一器官功能和生物标记物，还需要关注非心脏危险因素。评估疾病的体系大多只围绕单一系统的疾病。今天，衰弱越来越被认为是一种与年龄相关、多维度的综合征和特殊的身体状态，可以反映老年患者机体储备状态下降，由此引起围术期机能衰弱和手术预后不良[46-47]。

衰弱

很久之前，人们已经认识到老年患者发生术后并发症的危险因素增加，可能与耐受手术机体储备降低有关。Linda Fried 首次以更加标准化的方式，使用标准评分系统明确定义脆弱（或衰弱），可以通过 5 个术前特征（体重减轻、握力下降、疲劳、体力活动不足和步行速度减慢），预测术后并发症、住院时间和预判术后生活自理或需要帮助的程度。衰弱评分也增强了 ASA 评分、RCRI 或 Eagle 心脏风险指数等其他风险评估模型[46]。自衰弱评分首次应用于外科手术后，文献已提出了许多包含各种变量的衰弱评分和量表。

矫形外科手术中，临床衰弱评分[48]、衰弱评分[48]、改良衰弱量表（modified Frailty Index，mFI）[49]、格罗宁根衰弱指标（Groningen Frailty Indicator，GFI）调查问卷[50]、衰弱表现和衰弱指数均已得到应用[51]。Flexman 等发现行脊柱手术的 52 671 例患者中有大约 4% 存在衰弱，行手术治疗脊柱退行性疾病的患者中，mFI 可以作为独立因素预测术后严重并发症（未经校正的 OR 值为 1.58），住院时间的延长（未经校正的 OR 值为 1.89），术后需要高级别的护理（未经校正的 OR 值为 2.29），30 天死亡率（衰弱评分每增加 0.1 分，其未经校正的 OR 值为 2.05）[49]。另一项评估 GFI 问卷在全髋或膝关节置换手术患者中可行性和有效性的研究中，研究者发现 33% 髋关节 OA 患者和 24% 膝髋关节 OA 患者存在衰弱[50]。对于老年矫形外科手术患者的研究认为，衰弱评估与术后预后不良密切相关，如外科并发症、住院时间、术后转入康复医疗机构和 30 天再入院率[48, 51]。

需要指出的是，衰弱评估需要进行全面彻底的临床检查和老年患者评估，包括合并症的影响、用药情况、生理功能、心理状态、营养水平、术后谵妄的危险因素和社会支持，以进一步了解实际风险和患者的真实期望[52-54]。对老年患者精心制定的全面评估策略能够比 ASA 评分更有效地预测围术期风险[55]。一项针对平均年龄 78 岁的老年患者的研究中，针对老年患者进行全面评估预测术后并发症发生率和死亡率，发现相对于腹部、胸部以及其他部位的手术，矫形外科手术术后死亡和转入医疗机构康复的风险明显增高[52]。因此，对于合并脆性骨折病情复杂的老年患者，需要进行老年患者的全面评估和建立更完善的医疗护理体系[56]。

尽管越来越多的人认为衰弱是机体功能降低的一个标志，但它仍然是可变的因素。例如，术前康复计划已被应用于临床实践，以缓解衰弱和损伤，改善手术预后。但目前对于康复计划的实施仍存在争议[57-59]。

神经系统合并症

卒中是人们在围术期十分担心的严重并发症，与高并发症发生率和死亡率密切相关[60-61]。大量的研究证明全关节置换手术的患者围术期卒中的发生率为 0.2%，75 岁以上患者的发生率翻倍为 0.4%[60, 62]。Mortazavi 等通过研究报道年龄增加、脑血管意外病史、冠状动脉疾病、动脉粥样硬化或者心脏瓣膜疾

病、房颤或其他术中心律失常、急诊手术和全身麻醉是进行全关节置换手术患者出现卒中的独立危险因素[60]。Lalmohamed 团队报道，与未进行手术的对照组比较，THA 后 2 周内患者出现缺血性脑卒中的风险增加 4.7 倍，出现出血性脑卒中的风险增加 4.4 倍。缺血性卒中风险持续至少 6 周，出血性卒中风险持续至少 12 周[63]。术前存在卒中病史是重要的危险因素，因此对于合并神经系统疾病进行手术的患者，需要完成全面评估以降低围术期并发症发生率和死亡率[64]。

术后谵妄是老年患者术后最为常见的并发症，术后发生率为 5% ~ 50%。它与术后主要并发症（包括术后认知功能障碍甚至死亡在内）密切相关[65]。术后谵妄的主要危险因素已被充分证实，包括年龄 65 岁以上、慢性认知功能下降或痴呆、视觉或听觉减退、合并严重疾病和存在感染。为了更好地预防、预测和管理术后谵妄，研究人员制定了不同的谵妄风险评分，其中两项在矫形外科手术患者中得到了验证[66]。Kalisvaart 等通过对 603 例 70 岁及以上行髋关节手术患者研究，应用验证了医学危险因素模型，包括 4 个因素：入院即刻认知功能、视力损害、急性生理或慢性健康状态、血尿素氮（blood urea nitrogen，BUN）和肌酐比值[67]。4 个危险因素每 1 项 1 分，根据结果分为 3 个级别：低风险组、中风险组和高风险组，其谵妄的发生率依次为 3.8%、11.1% 和 37.1%。对于行髋关节手术的患者，认知功能损害和年龄是术后谵妄最为重要的危险因素。急诊髋关节骨折患者术后谵妄发生率是择期髋关节置换手术患者的 4 倍。另外研究发现，对于择期行髋或膝关节矫形手术患者建议使用老年谵妄风险（Delirium Elderly At-Risk，DEAR）评估，危险因素包括：年龄，视觉或听力损害，至少 1 项日常生活内容需要协助，简易精神状态评分低或者既往有术后谵妄的病史，苯二氮䓬类药物或酒精成瘾性[68]。评分为 2 分及以上的患者术后谵妄的发生率明显增加。Logistic 回归模型显示药物滥用和认知功能损害与术后谵妄存在密切的关系。Kat 团队的一项前瞻性对照队列研究发现：70 岁及以上行髋关节手术出现术后谵妄的患者，其术后 30 个月痴呆和轻度认知功能障碍的发生率是未出现术后谵妄患者的 2 倍[69]。另外，最近的一项研究报道，行髋或膝关节置换手术的老年患者，术前认知功能筛查评分低是术后并发症的预测因素，包括发生术后谵妄、住院时间延长、术后健康状况良好可直接回家的概率降低[70]。术后谵妄同样也发生在老年脊柱手术患者中，会导致住院时间延长、住院费用增加、出院率降低[71]。所有这些研究都清楚地表明了老年矫形外科手术患者的术前评估中，对

谵妄危险因素评估的重要性。

血栓栓塞性疾病

血栓栓塞合并症目前仍是矫形外科手术术后发生并发症和死亡的重要原因之一。美国胸科医师协会（American College of Chest Physicians，ACCP）不断更新和发布抗血栓指南[72]。一项包含 700 万例全关节矫形手术的系统回顾和 meta 分析发现，心血管疾病、静脉血栓病史、神经系统疾病和 ASA 分级是关节矫形手术术后静脉血栓栓塞事件的重要独立危险因素[73]。ACCP 指南最近一次更新后发表的两项大样本研究表明，阿司匹林是低分子肝素或利伐沙班的有效、安全、方便和廉价的替代药物，可用于关节置换术后血栓预防[74-75]。在不断发展的领域中，有许多新型抗凝药物可供使用，准确的血栓危险因素分层对于医师和患者都有好处。但是目前在普通外科手术中广泛应用的 Caprini 血栓危险因素评估模型，并不能很好地预测全关节矫形手术血栓危险分层[76]，对于这类患者，需要更加个性化的风险模型来提高预防静脉血栓栓塞的疗效[77]。在脊柱外科手术中，静脉血栓栓塞预防仍然存在争议。最近发表了一种来解决这个问题的算法模型，以期建立一个更具体的脊柱手术静脉血栓栓塞预防风险 / 效益评分[78]。

随着经皮冠状动脉介入手术和其他血管支架的使用增加，房颤或外周血管疾病的患者口服抗凝药物的情况增多，麻醉科医师常需要参与围术期抗血小板或抗凝药物的治疗过程[79]。更重要的是，抗血小板和抗凝药物治疗的增加，包括口服非维生素 K 抗凝药物（新型或直接口服抗凝药物）[80-82]，由于这些药物具有独特的药效学和药代动力学特征，所以此类患者的围术期管理更加复杂。必须仔细规划停用和术后重启抗凝或抗凝治疗的时间，同时应评估出血和发生心脏事件的风险。围术期凝血管理的多学科管理需要包括外科医师、麻醉科医师，有时还需要心脏病医师和血液病医师。患者的特殊因素（年龄、肾功能、血管和心脏合并症）和外科因素（是否为急诊、手术类型和出血风险）都应该作为独立的危险因素进行仔细评估[79]。

因此，我们对目前抗血小板和抗凝药物进行了总结（表 64.2 和 64.3）。一般认为，关节成形手术为出血中风险手术，椎体手术为出血高风险手术[81]。简要概括这两类手术的出血风险后，心血管事件的低等和中等风险患者（阿司匹林作为主要预防措施），建议阿司匹林在术前 5 天停药直到术后 7 天恢复用药。对于心血管事件高风险的患者（已知存在冠状动脉疾病的患者，术前急性冠脉综合征 > 12 个月，安置药物洗脱支架 > 6 个月，安置裸金属支架 > 1 个月，心脏旁路移植手术 > 6 周），关节成形手术患者应持续使用阿司匹林。但是，对于其他抗血小板药物应根据药物的药理学特点和患者的肾功能决定是否停药。但是对于椎体手术，两种抗血小板药物都应该停用。对于心血管风险非常高的患者（术前急性冠脉综合征 < 12 个月，安置药物洗脱支架 < 6 个月，安置裸金属支架 < 1 个月，心脏旁路移植手术 < 6 周，脑血管意

表 64.2　目前应用的抗血小板药物特征								
	阿司匹林	氯吡格雷	普拉格雷	替格瑞洛	坎格雷洛	阿昔单抗	依替巴肽	替罗非班
给药途径	口服 qd	口服 qd，（iv 仍在研究）	口服 qd	口服 bid	iv	iv	iv	iv
生物利用度	68%	50%	80%	36%				
达血浆峰值时长	30 ～ 40 min	1 h	30 min	1.5 h	数秒内	剂量依赖性	剂量依赖性	剂量依赖性
达血浆稳态时长		2 ～ 8 h	30 min ～ 4 h	30 min ～ 2 h	数秒内	初始注射注射并持续应用	初始剂量注射并持续应用 4 ～ 6 h	初始剂量注射并持续应用 10 min
血浆半衰期	15 ～ 30 min	8 h	7 h	7 h	2 ～ 5 min	10 ～ 15 min	2.5 h	2 h
血浆蛋白结合力	强	强	强	强				
消除时长	7 ～ 10 天	7 ～ 10 天	7 ～ 10 天	5 天	60 min	12 h	2 ～ 4 h	2 ～ 4 h
抑制作用的可逆性	不可逆	不可逆	不可逆	可逆	可逆	可逆	可逆	可逆
术前停药时间	0 ～ 5 天	7 天	10 天	7 天	1 ～ 6 h	48 h	8 h	8 h

iv，静脉注射；qd，一天 1 次；bid，一天 2 次［From Koenig-Oberhuber V，Filipovic M. New antiplatelet drugs and new oral anticoagulants. Br J Anaesth. 2016；117（suppl 2）：ii74-ii84.］

表 64.3　目前应用的抗凝药物特征

	华法林	口服				UFH（sc/iv）	肠外途径			
		达比加群	阿哌沙班	依度沙班	利伐沙班		LMWH（sc）	磺达肝素（sc）	阿加曲班（iv）	比伐卢定（iv）
作用机制	维生素 K 依赖的凝血因子	直接抑制 IIa	直接抑制 Xa	直接抑制 Xa	直接抑制 Xa	直接抑制 Xa＝IIa	直接抑制 Xa＞IIa	直接抑制 Xa	直接抑制 IIa	直接抑制 IIa
生物利用度	80%	6%	66%	62%	80%	30%	90%	100%	100%	100%
血浆半衰期	20～60 h	12～14 h	8～15 h	10～14 h	7～10 h	1 h	4 h	17 h	50 min	24 min
消除时间	48～96 h	48 h	24 h	24 h	24 h	剂量依赖性（sc）	剂量依赖性（sc）	48～96 h	2～4 h	1 h
达血浆峰值时长	波动	2 h	2.5～4 h	1～2 h	1～3 h	4 h（sc）	3 h	2 h		0.25～2 h
排泄途径	肝代谢	80% 经肾	25% 经肾	50% 经肾	肾/肝各 50%	网状内皮系统	肝代谢，肾排泄 10%	肾	65% 经粪便，22% 经尿液排出	20% 经肾
药物相互作用	CYP2C9，CYP3A4，CYP1A2	P-糖蛋白抑制剂	CYP3Y4，P-糖蛋白抑制剂	P-糖蛋白抑制剂	强 CYP3A4 激动剂或抑制剂，P-糖蛋白抑制剂					

iv，静脉注射；LMWH，低分子量肝素；sc，皮下；UFH，普通肝素［From Koenig-Oberhuber V，Filipovic M. New antiplatelet drugs and new oral anticoagulants. Br J Anaesth. 2016；117（suppl 2）：ii74-ii84. ］

外 < 4 周），在没有进行优化的抗凝治疗情况下，不建议进行择期矫形外科手术，必要时应延迟手术[81, 83-85]。

与患者抗血小板治疗一样，直接口服抗凝药物或维生素 K 拮抗药物的管理需要考虑发生血栓事件的独立风险和手术出血风险之间的平衡。合理地使用口服抗凝药物对于矫形外科手术患者的区域麻醉十分重要[86]。对于此类治疗术前停药的时间点，欧洲（表 64.4A）和美国（表 64.4B）的推荐意见不同[80, 82, 87-89]。最近，美国区域麻醉和疼痛医学学会（American Society of Regional Anesthesia and Pain Medicine，ASRA）和欧洲麻醉学会共同举办了区域麻醉和抗凝药物共识会议，根据更新的数据，共同制定了神经阻滞麻醉和抗凝药物的专家共识[89]。这些指南对基于证据的综述进行了全面总结，强调对于正在实施抗血栓治疗的患者，选择蛛网膜下腔麻醉还是硬膜外麻醉，以及拔出导管的时间，都应该对区域麻醉带来的好处和椎管内出血的风险进行权衡。

肺、肾、血液、内分泌疾病以及营养状态

虽然对于高风险矫形外科手术患者而言，心脏疾

表 64.4A　欧洲术前停用直接口服抗凝剂的时机			
	eGFR（ml/min）	低至中度出血风险（h）	高出血风险（h）
达比加群	≥ 50	≥ 24	48
	30 ~ 50	48	72
	< 30	≥ 72	≥ 120
Xa 因子抑制剂（利伐沙班、阿哌沙班、依多沙班）	≥ 30	≥ 24	48
	< 30	≥ 72	≥ 72

eGFR，估计肾小球滤过率［From Yurttas T, Wanner PM, Filipovic M. Perioperative management of antithrombotic therapies. Curr Opin Anaesthesiol. 2017；30（4）：466-473. ］

表 64.4B　美国术前停用凝血酶抑制剂（达比加群）和 Xa 因子抑制剂（利伐沙班、阿哌沙班）的时机				
	凝血酶直接抑制剂		Xa 因子抑制剂	
肌酐清除率（ml/min）	低出血风险	高出血风险	低出血风险	高出血风险
> 80	≥ 1 天	≥ 2 ~ 3 天	≥ 1 天	≥ 2 天
50 ~ 80	≥ 1 ~ 2 天	≥ 3 ~ 4 天		≥ 2 ~ 3 天
30 ~ 49		≥ 4 天		≥ 3 ~ 4 天
15 ~ 29	N/A	N/A	≥ 36 h	≥ 4 天

N/A，不适用［From Arnold MJ，Beer J. Preoperative evaluation：a time-saving algorithm. J Fam Pract. 2016；65（10）：702-710. ］

病可能是决定总体预后最重要的因素，但在术前也必须对患者的肺、肾、血液、内分泌疾病以及营养状态进行评估。尽管有许多有关非心脏手术患者术后肺部并发症的研究，但这些研究主要涉及对血管、腹部或普外科手术，针对矫形外科手术的研究很少[90]。一项针对矫形外科手术的研究发现，合并慢性阻塞性肺疾病的患者接受全髋关节置换手术后，其住院时间更长、术后送入长期护理机构的可能性更大，死亡、心肌梗死、肺炎和脓毒性休克等并发症的发生明显增加[91]。也有研究发现合并阻塞性睡眠呼吸暂停综合征的患者，接受全髋或膝关节置换术的术后并发症发生率明显增加[92]。由于脊柱手术采取的俯卧位降低了肺顺应性[93-94]，进行脊柱大手术后，患者发生术后肺部并发症的风险增加。因此对矫形外科手术患者而言，术前进行全面的肺功能评估和体格检查，包括详细的病史采集和积极对症处理是十分必要的[95]。择期手术患者，术前建议完善胸部影像学检查、肺活量、动脉血气分析和白蛋白水平（白蛋白 < 3.5 g/dl 患者术后肺部并发症的 OR 值为 2.53）、BUN（BUN > 7.5 mmol/L 的 OR 值为 4.81）的检测[96]。对于接受脊柱侧弯手术的患者，建议术前行胸部 X 线或磁共振检查评估膈肌和胸壁运动，并进行肺功能评估[97]。也可以使用简易风险评分对术后肺部并发症的发生风险进行评估[98-99]。有强有力的证据推荐行肺扩张治疗，如诱发性肺量计训练和深呼吸锻炼可以降低术后肺部风险。

如今，随着医学的进步，患者的生存率得以提高，机体功能得以改善，越来越多合并慢性肾病的患者接受择期矫形外科手术治疗[100]。许多文献关于终末期肾病（end-stage renal disease，ESRD）患者行择期矫形外科手术的预后尚存争议。两项大样本的回顾性研究表明，并没有发现合并 ESRD 患者行髋关节术后的发生手术部位感染、血栓栓塞事件和术后 90 天内死亡率增加[101-102]。也有研究者发现合并 ESRD 患者在关节置换术后，其心血管、肺部、感染和血栓栓塞事件等并发症的发生率更高，再入院率和死亡率增加[103-104]。麻醉科医师需要关注的是术前和术后进行血液透析的时间点，以避免高血容量、高血钾和酸中毒；心血管评估和血压的控制；电解质的维持、贫血、药物代谢以及血栓栓塞并发症与高出血风险之间的平衡，是合并 ESRD 患者容易存在的问题。骨科疾病的病理生理变化也是术前需要考虑的重要因素，由于过低或过高的骨转化异常都会造成患者骨强度的减弱。由于骨质较差增加钢板、螺钉和骨水泥的使用，以及不太严格限制的术后活动，会增加患者术后并发症的

发生率[100]。

普通人群贫血的总发病率随着年龄的增长而增加，据估计 65 岁及以上的老年患者为 10% ～ 11%。直到最近，老年患者贫血也只被认为是实验室检测值异常。而今天，大量的文献证据表明，术前未诊断的贫血在择期矫形外科手术患者中很常见，并且会增加输血以及围术期并发症发病率和死亡率[105]。术前对贫血的评估应考虑到通过刺激红细胞生成和治疗基础疾病增加内源性红细胞的数量[106]。应尽可能查找术前贫血的病因，并进行治疗，减少围术期出血。通过检测手术前 28 天内的血红蛋白、血清铁蛋白、转铁蛋白饱和度、转铁蛋白受体指数、网织红细胞血红蛋

白、维生素 B_{12}、叶酸、血清肌酐、肾小球滤过率查找贫血病因（图 64.4）[105-106]。通过对择期矫形外科手术患者贫血的预防和管理，可以提高患者的围术期安全和改善预后。对于合并贫血行矫形外科大手术的患者，术前给予羧甲基麦芽糖铁可将术后感染的发生率从 12.0% 显著降低至 7.9%。此外，还可以缩短 1 天的住院时长[107]。

除了前面我们已经讨论过的抗血小板和抗凝药物应用情况外，有些矫形外科手术患者术前合并原发性凝血障碍。鉴于矫形外科手术患者原发性凝血障碍的管理与其他有出血风险的手术类型，如神经外科手术并无不同，这里我们只简单总结了几个要点。基于

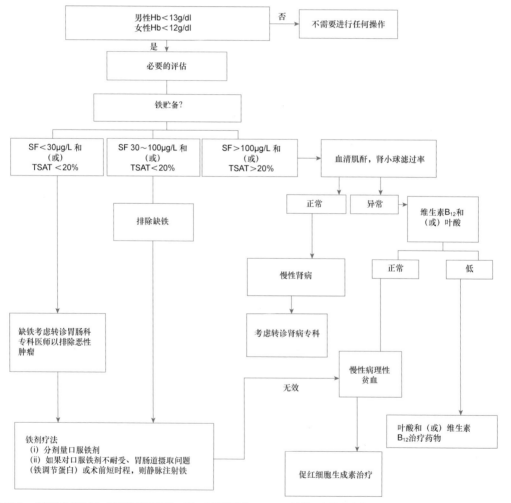

图 64.4　术前贫血的检测、评估和管理流程。SF，血清铁蛋白；TSAT，转铁蛋白饱和度［With permission from Goodnough LT, Maniatis A, Earnshaw P, et al. Detection, evaluation, and management of preoperative anaemia in the elective orthopaedic surgical patient: NATA guidelines. Br J Anaesth. 2011; 106（1）: 13-22.］

文献中强有力的证据，建议通过标准化问卷且只有在指明的情况下，才使用血小板计数、凝血酶原激活时间、活化部分凝血酶时间、PFA-100 血小板功能分析和血管性血友病因子的测定来识别出血并发症风险增加的患者（表 64.5）[108-109]。

最后，内分泌和营养方面也会影响矫形外科手术的预后。对于严重肥胖的患者，其术前及术中的影像学检查会受到影响，由于手术视野不易暴露给手术带来困难，食管反流和通气气流比值改变等使麻醉风险增加，同时会增加切口感染、术中出血、静脉血栓、肺炎和术中定位困难造成的神经损伤风险[110-111]。同样，营养不良也会增加脊柱和关节置换手术患者术后肺部感染、手术部位感染和术后预后不良的风险[90, 112-113]。矫形外科手术营养不良患者的筛查，包括体重指数、小腿或前臂周长以及肱三头肌前臂褶皱等的测量，还包括总淋巴细胞计数（ < 1500 个 /mm^3）、血清白蛋白（ < 3.5 g/dl）、前白蛋白（ < 16 mg/dl）、转铁蛋白（ < 200 mg/dl）和锌水平（ < 66 ~ 95 μg/dl）等血清实验室检查指标[112]。矫形外科手术患者可以应用多种量表评估营养状态。简易营养评估对于存在严重营养不良风险的矫形外科手术患者是简单有效的[113-114]。虽然常规的肠内或肠外营养不能降低围术期的风险，但对于存在严重营养不良的患者，营养科医师应制订相应的营养方案。术前与患者共同讨论推迟择期手术

表 64.5　出血风险增加监测的调查问卷表

1. 你是否有过原因不明的大量流鼻血的经历？

2. 你是否有过非创伤的"蓝点"（血肿）或"小出血"（躯干或身体其他不寻常的部位）？

3. 你是否有过找不到原因的牙龈出血？

4. 你多久有一次出血或"蓝点"（血肿）：一周 1 ~ 2 次或更频繁？

5. 你是否有过受到轻伤（如刀割伤）后长时间出血的情况？

6. 你是否有过手术后或手术中（例如扁桃体切除术、阑尾切除术或分娩期间）长时间或严重出血？

7. 你是否有过拔牙后长时间或严重出血？

8. 你是否有过在手术中接受输血或其他血液制品的经历？如果是，请具体描述。

9. 你的家族中有出血性疾病的病史吗？

10. 你吃止痛药或抗风湿病的药吗？如果是，请具体描述。

11. 你还吃其他药吗？如有，请具体描述。

12. 你是否感觉你的月经时间过长（ > 7 天）和（或）更换卫生棉条的频率很高？

[From Koscielny J, Ziemer S, Radtke H, et al. A practical concept for preoperative identification of patients with impaired primary hemostasis. Clin Appl Thromb Hemost. 2004; 10（3）: 195-204.]

直至营养状况改善的风险和益处。同样对于糖化血红蛋白增高（ > 7%）的糖尿病患者，在择期行矫形外科手术之前控制血糖有利于降低术后感染风险和改善预后。

并发症和预后

一项纳入 10 万例患者的研究，对包括全髋关节置换手术在内的 8 类常见手术进行分析，寻找术后 30 天死亡率和长期生存率的影响因素[115]。该项研究发现行全髋关节置换手术的 12 184 例患者术后 30 天死亡率为 1%，术后平均随访 8 年时间期间的死亡率为 20%，而所有纳入患者的术后 30 天死亡率为 3%，术后随访 8 年的死亡率为 36%。髋关节置换手术术后 10 年的生存率仍有 75%。术后的主要并发症是尿路感染、深静脉血栓（deep vein thrombosis，DVT）、肺炎、浅表切口感染、深部切口感染、假体功能失败、肺栓塞、心肌梗死和周围神经损伤。出现以上任何一种并发症，患者术后 30 天死亡率从 1% 上升至 6.4%。术后发生肺炎的患者，其术后 30 天死亡率上升至 16.4%，术后 5 年死亡率上升至 62.7%；术后出现心肌梗死的患者，其术后 30 天死亡率上升至 29.2%，术后 5 年死亡率上升至 52.1%[115]。鉴于全关节置换术后并发症会导致许多不良结局，术前评估时需要尽量发现患者风险，治疗潜在疾病，并积极改善其术前的机体功能。术前评估是制订外科手术计划的重要部分。术前鉴别和治疗可能的危险因素，可以降低术后并发症的发生风险。术前、术中和术后采用多学科参与的标准流程可以明显改善预后和降低医疗费用[116]。

对矫形外科手术原发病的特殊考虑

骨关节炎

骨关节炎是一种退行性关节疾病，以关节软骨缺损和骨赘形成为特征，最常见的发生部位是手、膝盖、髋、足和脊柱。临床症状包括随着活动而加剧的关节疼痛，活动量减少。骨关节炎是老年人慢性疼痛和残疾的最常见原因之一，也是患者接受全膝关节和髋关节置换手术的最常见原因。除年龄以外，骨关节炎最重要的危险因素包括肥胖和关节损伤或错位。

虽然骨关节炎没有全身系统性的表现，但这些患者常合并心脏病和糖尿病等内科疾病，使体力活动受限更加明显[117]，因此在术前评估中应考虑到这一点。

对于骨关节炎导致慢性疼痛的患者，特别是长期使用阿片类药物的患者，多模式镇痛方案可能会使他们受益。对于经常服用非甾体抗炎药（NSAIDs）的患者，应该询问是否存在胃食管反流和消化性溃疡相关疾病。对于这些患者手术体位的摆放应格外小心，需要考虑疼痛、关节僵硬和使用骨科器械的情况。严重的颈椎骨关节炎会影响气道管理，而严重的胸椎或腰椎疾病会加大神经阻滞技术的难度。

类风湿关节炎

类风湿关节炎（rheumatoid arthritis, RA）是一种影响关节和其他器官系统的自身免疫性炎症性疾病。在发达国家发病率约为 1%，其中女性的发病率是男性的 2 倍，60 岁～80 岁之间最为常见[118]。大多数 RA 患者都可以检测到自身抗体，如类风湿因子和抗环瓜氨酸肽抗体。关节病变包括滑膜组织炎症和肥大、软骨破坏和骨质侵蚀。临床表现为伴有疼痛的关节肿胀、僵硬和进行性畸形改变。与骨关节炎相比，RA 的疼痛和僵硬通常在休息一段时间后更严重，但随着活动而缓解。RA 最常以对称的方式累及手部和足部的小关节，但也可进展至较大关节和非典型关节，如颞颌关节（temporomandibular joint, TMJ）和环杓关节。高达 80% RA 患者的病变会累及颈椎。因为 RA 是一种全身性疾病，麻醉需要考虑的内容比较复杂（表 64.6）。

与骨关节炎患者相似，RA 患者在手术时需要注意体位摆放，特别是在怀疑有颈椎疾病的情况时。颈椎不稳定在 RA 患者中十分常见，一项研究显示行择期全关节置换术的 RA 患者中，受颈椎不稳定影响者高达 61%[119]。颈椎不稳定可能是由于寰枢椎或下颈椎半脱位所致，如果颈部错位，患者可能会面临脊髓受压的风险（图 64.5）。目前尚无对 RA 患者术前颈

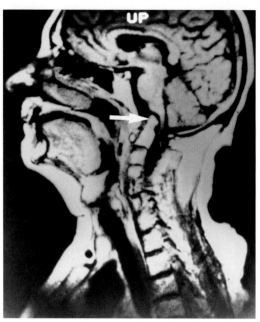

图 64.5 晚期类风湿关节炎患者的磁共振成像显示，C_2 椎体齿状突（箭头）通过枕骨大孔内陷并压迫脑干；注意 C_4 和 C_5 椎体退行性变，常见于类风湿关节炎患者

椎评估的相关指南。当然，应该询问患者颈部的活动范围和任何引起疼痛或神经根病变的症状。然而，部分颈椎病可能不会有明显症状，则需要完善颈椎 X 线片，包括屈曲和伸展的侧位片，整个颈椎的正面图，以及正面张口齿状突面图。如果齿状突后缘与 C1 后弓前缘之间的距离小于 14 mm，则可能存在一定程度的脊髓受压（图 64.6）[120]。

如果怀疑颈椎不稳，应谨慎进行气道管理，对颈

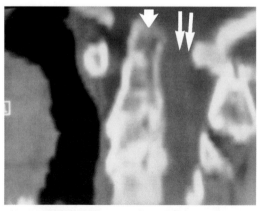

图 64.6 颈部 CT 扫描显示，C_1 与 C_2 关节中度半脱位。齿状突（单箭头）有压迫脊髓（双箭头）至 C_1 后弓的趋势，尤其在颈部屈曲时

表 64.6 类风湿关节炎患者的麻醉管理要点	
气道	TMJ 活动受限 声门裂狭窄
颈椎	寰枢椎不稳
心脏	心包炎 心脏压塞
眼睛	干燥综合征
胃肠道	ASA、皮质激素引起的胃溃疡
肺	弥漫性间质性纤维化
肾	NSAIDs 引起的肾功能不全

ASA，乙酰水杨酸；NSAIDs，非甾体抗炎药；TMJ，颞颌关节

部进行最小限度的操作。即使在没有颈椎疾病的情况下，RA 患者也可能由于颞颌关节疾病限制张口或环枢关节僵硬阻碍气管导管通过而出现困难气道。对于这些患者来说，推荐使用纤维喉镜插管或自然气道的局部技术。

RA 的关节外表现很常见，且与发病率和死亡率增加有关，主要与心血管疾病有关[121]。RA 引起的全身性炎症会导致早期动脉粥样硬化。因此，RA 患者发生心肌梗死、充血性心力衰竭和卒中的风险是非 RA 患者的两倍[122]。心包炎是 RA 最常见的心脏表现，但很少导致临床重大疾病。尽管 RA 尚未被证明是围术期发生死亡或不良心血管事件的独立危险因素[123]，但对这些患者进行全面的术前心血管风险评估是有必要的。RA 患者的肺部受累情况也较为常见，主要表现为胸腔积液和间质性肺疾病，严重程度可从亚临床到（罕见的）严重不等。当怀疑患者有严重肺部疾病时，建议术前行胸片或肺功能检查。RA 的其他关节外表现包括骨突部位，伸肌表面的皮下类风湿结节，中小血管炎，以及贫血和血小板增多症等血液异常情况。

RA 的治疗重点是早期开始抗风湿药物（disease modifying antirheumatic drug，DMARD）治疗，以达到在临床和影像学上疾病缓解的目的。传统的 DMARDs 包括甲氨蝶呤、羟氯喹、柳氮磺胺吡啶和来氟来特，除此之外，许多患者还受益于越来越多的生物制剂的治疗，包括利用单克隆抗体或受体蛋白来抑制炎性细胞因子或细胞系。免疫抑制是 DMARDs 的危险因素，且会影响伤口愈合。目前的证据支持围术期继续使用甲氨蝶呤，但其他药物对围术期感染和伤口并发症发生率的影响尚不确定。一种保守的治疗方法是在手术前使用至少一个剂量周期的生物制剂，当伤口愈合取得进展后再恢复用药[124]。在每种情况下，改善免疫功能和伤口愈合的益处必须与疾病爆发的风险相平衡，对于一些患者来说，围术期继续使用 DMARDs 是合适的。用药计划应该在风湿科医师和外科医师共同参与下订订。RA 患者在围术期服用皮质类固醇可能需要使用冲击剂量。另外，与长期服用 NSAIDs 的患者一样，需要询问他们是否存在胃食管反流的症状。

强直性脊柱炎

强直性脊柱炎是一种自身免疫性脊椎关节病，通常影响脊柱和骶髂关节，但也可能累及周围关节。多发生于男性，发病年龄常在 20 到 30 岁之间。受累关节的炎症可引起纤维软骨和异位骨的形成，最终导致关节融合。晚期疾病的 X 线表现为典型的竹节样变，

这是由脊椎韧带骨化引起的，加上骨质疏松性压缩性骨折，可能会导致硬性后凸，需要进行手术矫正（图 64.7）。

尽管脊柱僵硬，但晚期强直性脊柱炎患者的脊椎也相当脆弱。脊椎骨折可以是自发性的，也可以因轻微的创伤引起，颈椎是常见的骨折部位[125]。显然，这些将严重影响术中的定位和气道管理。术前应全面评估颈部活动范围和先前存在的神经功能障碍，必须始终提供足够的颈部支撑，以避免过度伸展。颈椎后凸可能会使喉镜的直接操作困难或无法显露声门，而颞颌关节疾病会限制张口度。对于患有严重颈椎病的患者来说，清醒状态下采用纤维喉镜行气管插管是最安全的选择，因为在整个插管过程中可以保留自主呼吸并进行神经监测。视频喉镜也已经成功应用于强直性脊柱炎患者[126]。喉罩（laryngeal mask airway，LMA）在不需要气管插管的情况下也可以使用，或者使用插管式喉罩[127]。

强直性脊柱炎的脊柱病理改变会增加椎管内麻醉的技术难度。此外，强直性脊柱炎患者椎管内麻醉后硬膜外血肿发生率高于普通人群。这可能与反复多次的穿刺，使用 NSAIDs 或硬膜外间隙缩小有关，当血肿发生时，原已存在的脊髓受压的情况更严重[128]。如果需要进行椎管内麻醉，可采用超声或透视引导下技术。完成椎管内麻醉后，应警惕硬膜外血肿发生的症状。

强直性脊柱炎的关节外表现多见于病情严重的患者。升主动脉和主动脉根部的炎症和纤维化会导致主

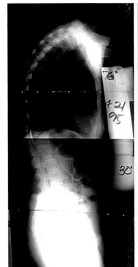
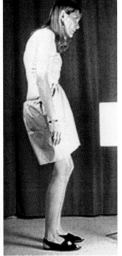

图 64.7　强直性脊柱炎患者，存在明显的脊柱后凸。注意，侧位 X 线片提示明显的脊柱后凸

动脉瓣关闭不全，病变延伸到传导系统可能导致心脏传导阻滞或室上性心律失常。强直性脊柱炎患者主动脉瓣关闭不全和传导异常的发生率随着病程的延长而增加，15 年后分别为 3.5% 和 2.7%，30 年后分别为 10% 和 8.5%[129]。与 RA 一样，强直性脊柱炎患者也存在更高的动脉粥样硬化风险[130]。由于脊柱后凸和胸壁僵硬影响，强直性脊柱炎的肺部表现为限制性肺部疾病，疾病晚期可见肺纤维化改变。术前心肺评估的级别取决于疾病的持续时间和严重程度，可通过心电图、超声心动图和（或）肺功能检查完成。

软骨发育不全

软骨发育不全的特征是身材矮小、腰椎前凸、头大、面中部发育不全、短手和认知功能发育正常。据估计，其发病率为 1/10 000 到 1/30 000。尽管这是一种常染色体显性疾病，但大多数病例是自发性基因突变的结果[131]。软骨发育不全患者可以在儿童或成人时接受矫形外科手术，以纠正相关畸形，如胫骨弯曲和椎管狭窄。

软骨发育不全患者的主要麻醉挑战是气道管理。面中部发育不良，咽部与扁桃体、腺样体和舌头的比例较小，使这些患者容易发生上气道阻塞，并可能妨碍直接喉镜操作。扁平的鼻梁和较大的下颌骨会影响面罩通气的密闭性。由于存在枕大孔狭窄的可能，应避免颈部过度伸展。对于这些患者，应考虑利用视频喉镜或纤维支气管镜进行气管插管，同时准备多种不同型号的气管导管，因为许多患者需要的型号可能比预期年龄所需的尺寸小。软骨发育不全患者的其他麻醉考虑因素，包括由于脊柱畸形或狭窄导致难以进行神经阻滞麻醉的可能性，以及心肺后遗症，如限制性肺疾病，中枢性和阻塞性睡眠呼吸暂停，以及由此导致的肺动脉高压[132]。行大型手术前应进行超声心动图检查以评估肺动脉高压。

患有特殊疾病儿童的矫形外科手术

儿童矫形外科手术的麻醉管理不在本章讨论。然而，在儿童时期，许多骨骼肌肉疾病需要进行多次矫形外科手术，这可能会对麻醉科医师构成特殊的挑战。

青少年特发性关节炎

青少年特发性关节炎（juvenile idiopathic arthritis, JIA）是儿童中最常见的风湿病。它的特征是慢性关节炎，其发病年龄在 16 岁之前，包括以下所述的 5 种不同的亚型。JIA 的血清反应可能为阳性或阴性，女孩的发病率是男孩 2 倍，并且可能持续到成年[133]。

1. 少关节型关节炎：至少占 JIA 的 50%，受累关节少于 5 个，常合并葡萄膜炎。

2. 多关节型关节炎：占 JIA 的 25% ～ 40%，受累关节 5 个或 5 个以上。通常需要抗风湿药物（disease-modifying anti-rheumatic drugs，DMARD）治疗。

3. 银屑病关节炎：患者同时存在银屑病和关节炎。

4. 附着点相关关节炎：累及脊柱、髋关节及骨骼上的肌腱附着点。

5. 全身型关节炎：以出现高热、皮疹为临床表现。

与成人关节炎一样，青少年特发性关节炎患者应特别注意关节活动范围和术中体位的摆放。在 JIA 中，颈椎和颞颌关节可能会受到影响，尤其是在多关节型关节炎中，进行气道管理时应采取适当的预防措施。对于儿童，清醒状态下行纤维喉镜插管是不可行的。可在诱导后保留自主呼吸的情况下，行纤维喉镜插管。JIA 的常见关节外表现包括生长异常和葡萄膜炎。全身型 JIA 患者有时会合并心包炎和胸腔积液。JIA 的药物疗法与 RA 相似，包括传统的 DMARDs 和生物制剂，在进行围术期风险评估和管理也有着相似的要求。

成骨不全

成骨不全是由胶原蛋白相关基因突变引起的一组遗传性骨发育不良疾病。发病率为 1/10 000，骨骼易碎、易致畸形和骨折易感性是该病最具有特征性的临床表现。次要特征包括身材矮小、蓝色或灰色巩膜、传导性听力丧失、牙本质异常致牙齿软化和变色、枕骨大孔狭窄、心脏瓣膜异常和易出血。尽管最严重的成骨不全亚型会导致围产期死亡，但其他亚型患者的预期寿命可以延长至成年期[134]。

成骨不全患者可能需要进行多次矫形外科手术，例如骨折固定，用于矫正长骨畸形的髓内钉手术，用于矫正脊柱侧弯的脊柱融合术以及关节置换术。其麻醉管理充满挑战性（表 64.7）。在对这些患者进行手术时，必须格外小心，避免医源性骨折的发生。进行血压测量的袖带下应加衬垫或行有创动脉穿刺置管，以最大程度地降低肱骨骨折的风险。使用止血带时必须采取类似的护理措施。成骨不全患者应避免使用琥珀胆碱，因为其产生的肌肉抽搐可能会引起骨折。成骨不全患者常伴有颈椎活动度受限，因此进行气道

表 64.7	成骨不全患者的麻醉管理要点
气道	上颌骨、下颌骨和颈椎骨折的风险
出血	血小板异常
心脏	先天性和瓣膜性心脏病，主动脉近端囊性退变
眼睛	突眼——俯卧位
高热	恶性高热，补液，物理降温
体位	骨折的风险
肺	脊柱后侧凸——限制性肺疾病
区域麻醉	骨折，髓内注射

管理时必须轻柔，并尽量减少头颈部的操作，以免造成颈、面部损伤和牙齿断裂，尽量选用纤维喉镜进行气管插管。血小板功能正常的患者可考虑采用区域麻醉，但由于脊柱侧弯造成操作困难时，必须谨慎操作以避免穿刺入骨或将药物注入骨髓内。

　　成骨不全的几种骨骼外表现值得引起麻醉科医师的注意。影响骨骼的胶原蛋白异常也可能同时影响心脏瓣膜和主动脉，导致反流性病变、主动脉根扩张甚至主动脉夹层。脊柱后凸畸形或胸壁畸形可导致限制性或阻塞性肺疾病。实际上，肺部并发症才是成骨不全患者死亡的主要原因。如果发现杂音或心肺疾病的症状，应考虑术前行超声心动图或肺功能检查，并对其异常结果进行相应的处理。成骨不全患者由于血小板功能障碍和血管脆性而有手术出血增加的风险。术前应评估患者的出血风险，必要时应用精氨酸加压素（1-deamino-8-D-argininevasopressin，DDAVP）或输注血小板治疗。

　　已有文献提示成骨不全与恶性高热（malignant hyperthermia，MH）之间存在联系，尽管有关这种关联的证据还很薄弱。在成骨不全患者中可以观察到术中高热和代谢性酸中毒，但是在大多数情况下，这与其他代谢亢进的体征无关，仅通过降温措施即可解决。对于成骨不全患者使用 MH- 诱发药缺乏共识，最保守的方法是使用非诱发性的麻醉药，但在有些特殊情况下（例如对难以合作的儿童无法进行静脉注射），可以考虑使用挥发性麻醉药。整个过程，均应仔细监测患者体温过高和酸中毒情况，并随时提供适当的治疗方式[135]。

大脑性瘫痪

　　大脑性瘫痪是儿童持续性运动障碍的最普遍原因，在发达国家每1000例活产儿中有1～2例发生。它是由于发育中的大脑在产前或围产期损伤引起的，其特征是运动和姿势的非进行性异常，例如痉挛、共济失调和运动障碍。运动功能障碍可能是轻度或重度的，孤立性或伴有其他异常表现，包括认知障碍、语言障碍和癫痫发作。脑瘫患者通常需要进行多次矫形外科手术，例如软组织松解和肌腱延长手术以治疗挛缩，截骨术以治疗髋部畸形和脊柱融合术以治疗脊柱侧弯。

　　对大脑性瘫痪患者的麻醉管理需要考虑其病情的社会心理和医学因素[136]。由于认知迟缓、行为问题或言语障碍，与其沟通可能存在困难，需要在父母或看护人的参与和协助下进行围术期的互动交流。需要注意，言语障碍不一定等于认知障碍。对于癫痫发作的患者，围术期应继续使用抗癫痫药物，并询问癫痫发作的频率和特征。大脑性瘫痪患者常出现胃食管反流，因此应考虑进行快速诱导插管。延髓功能障碍会进一步导致慢性误吸和进食困难，有时需要放置胃造瘘管。由于脊柱后凸畸形引起的慢性误吸，反复呼吸道感染和呼吸功能受限，导致这些患者出现显著的肺部并发症。由于存在颈椎后凸或肌张力障碍，颞颌关节功能障碍或牙列不齐，气道管理可能存在挑战性。大脑性瘫痪患者的最低肺泡有效浓度（minimum alveolar concentration，MAC）低于正常值，并且可能由于下丘脑功能障碍而易发生术中体温过低。已经注意到大脑性瘫痪和乳胶过敏之间存在相关性，这可能与这些患者多次接受外科手术有关[137]。

脊柱裂

　　脊柱裂是对各种对先天性脊柱和脊髓畸形的描述。在胚胎学上，是由于神经管融合失败而导致的。关于脊柱裂的争论由于术语和分类上的不一致而变得复杂，但畸形可大致分为裸露神经组织的开放性缺损（如髓鞘神经鞘瘤和骨髓分裂症）和闭合皮肤的缺损（如脑膜膨出、脊髓栓系、脊柱纵列畸形）。开放性缺损通常与神经系统缺陷有关，几乎总是在围产期修复或产前进行胎儿手术修复。闭合的缺损可能伴有相关的缺陷，或者直到成年之前都可能无症状而不能确诊。皮肤异常，如骶骨凹陷、血管瘤或骶部一簇毛发，需考虑闭合性缺损，但并不一定同时存在[138]。

　　与脊柱裂相关的神经系统异常包括低于缺损水平的运动和感觉缺陷，Chiari Ⅱ畸形，脑积水和神经源性膀胱功能障碍。脊柱裂患者可能需要行矫形外科手术，以矫正先天性或后天性肢体畸形，例如马蹄足或髋关节脱位，脊柱侧弯的脊柱融合术或挛缩的解除。脊髓栓系综合征的患者可能会在儿童或成人时出现脊髓松脱。与脑瘫一样，反复进行手术的脊柱裂患者，其乳胶过敏的发生率增加。

脊柱裂影响麻醉最重要的因素与硬膜外麻醉有关。无论患者是否接受过脊柱矫正手术,脊柱的解剖异常都会增加硬脊膜意外穿透、阻滞失败和神经损伤的风险。如黄韧带畸形或缺失,无法通过阻力的突然消失来识别硬膜外间隙。既往行硬膜外腔修补手术的患者,其硬膜外腔可能不正常或不存在。脊髓栓系可导致脊髓末端水平降低和神经组织在椎管内后置,增加脊髓麻醉或硬脊膜穿透意外而导致神经损伤的风险。对于有脊髓栓系综合征的患者,若行硬膜外麻醉是需要非常谨慎的。

脊柱裂患者进行神经轴麻醉时,必须充分了解患者的脊柱解剖。行脊柱的磁共振成像(magnetic resonance imaging,MRI)检查骨质和韧带缺损,脊髓末端水平,以及是否存在脂肪瘤或空洞等情况。避免在手术瘢痕处穿刺,穿刺点应在脊柱缺损水平以上。硬膜外麻醉药物应采用更小的剂量,因为异常的解剖结构会导致药物的过度扩散。阻滞失败或不完全会导致需要进行急救性镇痛或转为全身麻醉的可能[139]。

假肥大性肌营养不良

假肥大性肌营养不良(Duchenne muscular dystrophy,DMD)是一种 X 染色体隐性遗传神经肌肉疾病,在美国每 10 万例男性活产儿中就有 16 例罹患此病。肌营养不良蛋白基因的突变导致肌肉变性,这种变性是渐进性的,最终导致死亡。虚弱通常开始于儿童早期,8 ~ 12 岁时丧失活动能力,20 多岁时出现呼吸功能不全和心肌病,并在 30 岁前死于肺部并发症或心力衰竭。然而,随着护理水平的提高,DMD 患者的预期寿命也在提高,有些患者可能活到 30 多至 40 多岁,糖皮质激素是治疗 DMD 的主要药物。患有 DMD 的患者可以接受矫形外科手术以矫正下肢畸形、脊柱侧凸或挛缩。这些患者也容易出现骨质疏松,骨折的风险增加,因此需要进行手术固定。

DMD 患者围术期心脏系统和呼吸系统发生失代偿的风险增加,术前应进行全面彻底的心肺评估。根据他们所处的疾病阶段,这可能包括心电图、超声心动图和肺功能检查。对于用力肺活量(forced vital capacity,FVC)低于 50% 预测值的患者,建议拔管后进行无创正压通气,这对于低于 30% 的患者尤为重要。同时,大力提倡术后肺康复[140]。

由于存在急性横纹肌溶解症的风险,DMD 患者禁止使用琥珀胆碱。吸入麻醉药也应避免使用,这与围术期的代谢反应有关,包括术中体温升高、心动过速、横纹肌溶解症和高钾引起心搏骤停。这些反应的机制与 MH 不同[141]。DMD 患者在使用非去极化肌松剂时,药物作用时间和恢复时间均延长,引起肌松残余效应,肌力恢复延迟的风险增加。推荐进行肌松监测,以保证肌力的恢复。胆碱酯酶抑制剂是安全有效的逆转药物,也可使用舒更葡糖[142]。

先天性多发性关节挛缩症

先天性多发性关节挛缩症的特征是至少有两个不同部位的先天性非进行性挛缩。在活产儿中发病率约为 1/5100 至 1/4300。先天性多发性关节挛缩症并不是一种单一疾病,它包含了由遗传和环境因素引起的数百种不同病因的疾病。其中大多数的特征是因胎儿期胎动减少,导致的关节发育异常。畸形可能局限于四肢,或伴随脊柱和颅面畸形。有些病例表现为神经功能障碍,提示预后不良[143]。

多发性先天性关节挛缩症的治疗需要进行早期的矫形外科干预,包括夹板和手术治疗,改善患儿的行走能力和日常生活能力。该病症给麻醉带来的主要挑战是气道管理,这与颅面部异常,如张口度小、高弓腭或小颌,以及颈椎活动度受限有关。由于限制性胸廓畸形、对阿片类药物和肌松剂的敏感性增加,导致围术期呼吸系统并发症的发生风险增加。因此优选区域麻醉和椎管内麻醉,然而因肢体挛缩、脊柱侧凸、脊柱裂,增加了这些技术的临床操作难度[144]。

有 2 例报道疑似 MH 的患者被诊断为先天性多发性关节挛缩症,表现围术期体温过高和代谢亢进,但无骨骼肌破坏的征象。这些患者应避免使用琥珀胆碱,并尽量减少挥发性麻醉药的使用[135]。

矫形外科手术患者的围术期管理

特殊考虑

除如前所述的围术期心血管、肺、肾和肝因素外,矫形外科手术与骨损伤、固定、植入物和骨水泥使用等引起的风险和并发症相关。骨质止血存在困难,若不使用抗纤维蛋白溶解药,即便是初次行髋关节和膝关节置换术也会大量出血,需要输血制品治疗。本章节对这些因素不做详细阐述,但鉴于近期越来越多的文献关注这方面的问题及其临床的重要性,我们总结了围术期抗纤维蛋白溶解药的使用、脂肪栓塞、骨水泥植入综合征的临床表现和治疗措施。

抗纤维蛋白溶解药

输血会增加不良事件的发生风险,包括死亡率增加、住院时间延长和手术总费用增加。抗纤维蛋白溶解药,如氨甲环酸(tranexamic acid,TXA)和氨基己酸(epsilon-aminocaproic acid,EACA),通过赖氨酸结合位点与纤溶酶原可逆性结合,抑制纤溶酶原与纤维蛋白结合。还可抑制纤溶酶的蛋白水解活性。TXA和EACA均能有效减少围术期失血,减少输血需要和因术后出血进行的二次手术。

在矫形外科手术中,多节段脊柱手术和关节成形术中使用TXA和EACA证据最强。一些综合性meta分析已经证实了TXA在矫形外科手术中的系统化使用。2项研究脊柱手术中静脉应用TXA的meta分析显示,与安慰剂相比,术中、术后失血和异体输血显著减少。然而,起始剂量(10~20 mg/kg、100 mg/kg或1~2 g)和维持剂量[1 mg/(kg·h)、10 mg/(kg·h)和100 mg/(kg·h)]的确定存在很大差异[145-146]。类似的结果也证实了静脉注射TXA在TKA和THA中的疗效和安全性。与术后给药相比,术中静脉输注TXA可减少总失血量、术后出血量和输血率。常见的方法是在切皮前注射10~15 mg/kg,然后在手术中输注1 mg/(kg·h)[147-148]。最近的1篇meta分析发现,TXA可以显著减少全肩关节置换术后的总失血量和输血量[149]。在无禁忌证的患者中使用上述剂量的TXA,血栓栓塞事件的发生率并没有显著增加。

局部使用TXA,虽然不是美国食品和药物管理局(Food and Drug Administration,FDA)批准的给药途径,但在理论上比静脉给药安全。在TKA和THA中,局部使用TXA与静脉注射TXA疗效相似(以总失血量和输血率的减少衡量),均优于使用安慰剂。局部使用TXA与使用安慰剂或静脉注射TXA比较,血栓栓塞事件的发生率没有差异。研究中使用的局部TXA剂量差异很大,通常在1~3 g之间。因此,尚未确定标准的局部使用剂量[150-152]。

EACA也可以减少脊柱手术患者的总失血量和输血需求[153]。然而,EACA并没有减少TKA和THA患者的输血需求[154-155]。在THA中,尚无EACA增加发生DVT和肺栓塞风险的报道[154],而TKA或脊柱手术中发生DVT和肺栓塞风险的证据也不足。脊柱手术已采用EACA负荷剂量(100~150 mg/kg或5 g)联合连续输注10~15 mg/(kg·h)的给药方式[153]。THA和TKA选用EACA按体重计算剂量(12.5~100 mg/kg)和固定剂量(5~10 g)的给药方式[154]。

尽管在上述随机临床试验中没有观察到静脉血栓栓塞的发生率增加,但需要注意的是,研究中排除了血栓高风险患者,并且这些研究没有足够证据证明在各治疗组之间存在临床相关的细微差异。因此,考虑到静脉血栓栓塞的风险,有以下任何一种情况的患者应避免使用抗纤维蛋白溶解药:动脉或静脉血栓栓塞疾病史;近期放置心脏支架;严重缺血性心脏病史(NYHA Ⅲ或Ⅳ级)或心肌梗死病史;有脑血管意外、肾功能损害史或妊娠。目前,EACA用于脊柱手术、THA或TAK的证据有限,而TXA的应用证据更为可靠。在血栓高风险患者进行治疗时,推荐静脉或局部使用TXA。

脂肪栓塞综合征

在所有行长骨或骨盆骨折以及TKA或THA的患者中,几乎都有无症状脂肪栓塞的发生。而有临床表现的脂肪栓塞综合征(fat embolism syndrome,FES)在上述患者中超过30%[156-157]。骨折或手术操作(如扩孔)后,髓内压力增加和长骨内静脉窦破裂可导致脂肪和骨髓碎片进入静脉循环。碎片滞留在肺微血管中,导致肺循环机械性阻塞。脂肪球水解后释放的游离脂肪酸会诱发全身炎症反应,并导致肺内皮细胞损害,毛细血管渗透性增加,血小板黏附性增加,微血管内血栓形成。在合并心内(卵圆孔未闭)或肺内分流的情况下,脂肪颗粒也可能进入体循环系统,引起大脑和皮肤上的临床表现。

FES的临床表现包括低氧血症、呼吸性碱中毒、精神状态改变、皮疹(结膜、口腔黏膜、颈部和腋下皮肤皱褶)、血小板减少和脂肪微粒蛋白血症。FES的表现可呈渐进性,在创伤或手术后12到72 h内逐步发展。术中,FES还可表现为在长骨扩髓、髓内植入骨水泥假体或止血带松解后的心血管反应性崩塌。胸片通常表现为双侧弥漫性浸润,特别是在肺上、中叶。有明显精神状态改变的患者的MRI可显示多发性高信号病灶。动脉血气分析有助于确定低氧血症的程度[156]。FES的最佳预防性治疗策略是早期手术复位并固定骨折部位。其治疗包括早期的支持治疗和辅助性供氧,必要时进行机械通气以纠正低氧血症,以及谨慎的液体管理以防止毛细血管渗透恶化。目前没有证据支持在FES治疗中使用类固醇、肝素或右旋糖酐[157]。FES的总死亡率仍然很高(高达20%)。

骨水泥植入综合征

在人工关节置换术中,股骨假体可借助甲基丙烯酸甲酯水泥或通过骨质嵌生固定于股骨髓腔内。骨水泥固定股骨假体可并发"骨水泥植入综合征(bonecement implantation syndrome，BCIS）"，表现为术中显著低血压、支气管痉挛、缺氧、心律失常、肺血管阻力增加、右心衰，甚至心搏骤停[158]。其机制可能是：股骨髓腔内加压时骨髓碎片进入肺循环造成栓塞；循环中甲基丙烯酸甲酯单体的毒性作用；股骨髓腔钻孔扩大时细胞因子和环氧合酶产物的释放，可诱发肺血管收缩和微血栓的形成。栓子是在骨水泥植入过程中由过高的髓内压所致。在使用骨水泥的关节成形术中，髓内压最高可达 680 mmHg，而在不使用骨水泥的关节成形术中则低于 100 mmHg。术中经食管超声心动图（transesophageal echocardiography，TEE）可发现右心内有骨髓碎片（图 64.8 和图 64.9）[159]。

这种并发症的危险因素包括转移性疾病、未使用过器械的股骨管（一般认为，一旦使用器械和骨水泥，股骨内表面变得光滑和硬化，从而不易渗漏）、长干股骨假体、病理性骨折后 THA、合并肺动脉高压和右心衰以及使用大量骨水泥。在假体植入前，对股骨髓腔进行高压脉冲灌洗，以及在股骨上钻减压孔，可减轻骨髓栓塞引起的血流动力学波动。然而，减压技术可导致骨水泥的显著外渗。因此，高危患者应考虑使用非骨水泥假体[160]。该类患者应进行动脉及尽可能的中心静脉置管监测。骨水泥植入综合征的治疗主要是支持治疗，包括充分的液体复苏和通气支持。骨水泥植入综合征引起的低血压需要使用正性肌力药和缩血管药物，如肾上腺素。

创伤骨科

骨盆骨折

骨盆骨折是最复杂的骨科损伤之一，死亡率高（开放性骨折高达32%）。通常是由钝性创伤造成的，包括摩托车和机动车事故（60%～80%）。按骨盆环损伤的解剖分类（分离型、压缩型、垂直型、混合外力型）及更重要的血流动力学状态，将骨盆创伤分为轻度、中度和中度[161]。外伤性骨盆骨折患者常合并危及生命的相关损伤（头部和颈部、胸腹部和四肢），需要在围术期处理中予以考虑。此外，骨盆骨折可导致致命性的腹膜后出血[162]。伴发钝性胸部创伤可导致心脏挫伤和主动脉撕裂。术前心电图和心肌酶测定有助于评估心肌损伤的程度。麻醉诱导前应进行全面的术前神经系统评估，包括精神状态、运动和感觉检查。膀胱和尿道损伤也很常见。在安置尿管之前，可能需要泌尿外科进行评估。如果存在严重的血胸或气胸，可能还需要在手术前插入胸导管。存在 DVT 和肺栓塞的高风险患者应考虑安置临时性下腔静脉滤网。

多学科诊疗包括创伤和骨科医师、泌尿外科医师、放射介入科医师、麻醉科医师和重症监护治疗病房（intensive care unit，ICU）医师的共同参与，这对患者的及时治疗至关重要，应注重进行充分容量复苏，止血，并减轻组织损伤[161]。在初步评估和病情稳定后，应尽快进行全面的放射学检查。CT 是金标

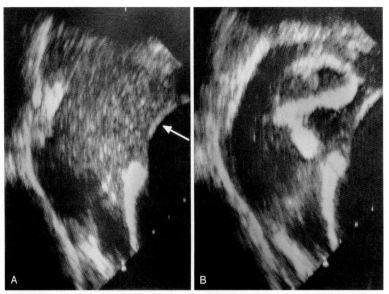

图 64.8　右心房的超声心动图：（A）右心房内多发性小栓子（箭头）；（B）大栓子（长7 cm），可能是股静脉脱落的栓子（Modified from Christie J，Burnett R，Potts HR，et al. Echocardiography of transatrial embolism during cemented and uncemented hemiarthroplasty of the hip. J Bone Joint Surg Br. 1994；76：409-412. ）

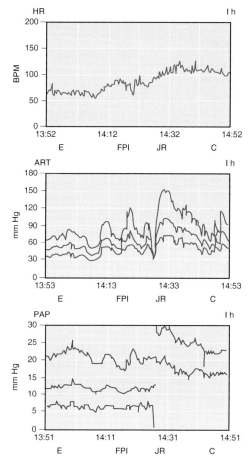

图 64.9　全髋关节成形术患者术中心率（HR）、体循环动脉压（ART）和肺动脉压（PAP）示踪波形。E，硬膜外麻醉开始；FPI，植入骨水泥股骨假体；JR，假体髋关节复位，出现低血压，注射肾上腺素后血压回升；C，关闭切口（From Urban MK，Sheppard R，Gordon MA，et al. Right ventricular function during revision total hip arthroplasty. Anesth Analg. 1996；82：1225-1229.）

准，对骨折检查的敏感性和特异性接近 100%。骨盆创伤的初步治疗，包括损伤控制性复苏和应用无创性骨盆外固定以稳定骨盆环和减少骨盆出血。血流动力学不稳定的患者应考虑盆腔腹膜前填塞，尤其是在没有血管造影技术的医院。骨盆外固定可提供稳定的暂时性骨盆环稳定性，在血流动力学不稳定的骨盆环破裂中可作为早期控制出血的辅助手段[161-162]。骨盆骨折固定手术最好在受伤后 1 周内进行。

　　在手术室对骨盆创伤患者的麻醉管理是非常有挑战性的。根据手术范围的不同，建议根据临床表现采用标准或快速诱导的气管插管全身麻醉。患者通常需

要立即进行积极的复苏，并且需要对受伤的血管进行血管造影和栓塞[161, 163]。快速复苏的主要目标是恢复血容量和维持重要器官的灌注，并不断评估补液的有效性。急性外伤性出血继发组织缺血的敏感实验室标志物，包括动脉血气分析提示的血清乳酸增加和碱剩余减少[161]。由于术中有大量失血的风险，因此在麻醉诱导之前，将血红蛋白恢复到能够提供足够组织氧合（一般认为超过 7 ～ 8 g/dl）的水平，并且应准备充足的血液制品。由于术中失血量大和第三间隙液体的存在，有创的血流动力学监测，包括动脉穿刺置管和中心静脉置管是必要的。建立多条大口径的静脉通道进行输液也是非常重要的。使用液体加热器对静脉液体和血液制品进行加温，以防止体温过低。通常使用快速液体注射器进行输液。自体血回收技术有助于减少患者对异体红细胞的需求。如果患者没有凝血障碍，且下肢神经血管完整，可以考虑放置硬膜外导管以控制术后疼痛。患者可以在术后进入 ICU 进行监护，对于合并肺损伤（脂肪栓塞、误吸或肺挫伤）或其他复杂器官损伤的情况，应保留气管导管。

股骨骨折

　　股骨近端骨折多见于老年人跌倒，具有并发症发生率高和死亡率高的特点（1 年死亡率高达 30%）[164]。股骨干骨折和股骨远端骨折常见于年轻人，多与机械性创伤有关（如交通事故）。围术期并发症通常与心血管和肺部基础疾病有关，包括心肌梗死、心律不齐、DVT、肺栓塞和谵妄。研究表明，老年患者尽早入院治疗可以有效降低远期死亡率[165]。

　　股骨近端骨折发生于股骨颈、粗隆间或粗隆下区域。移位性股骨颈骨折多采用人工关节置换术治疗，而股骨粗隆间或粗隆下骨折可选用滑髓螺钉加侧钢板、头髓内钉或钢板治疗。非移位性股骨颈骨折通常采用闭合复位和经皮外固定治疗[166]。股骨干和股骨远端骨折的外科治疗包括沿股骨使用钢板和螺钉进行坚固的内固定和髓内固定。

　　髋部骨折所致的疼痛和心理应激可诱发心肌缺血。因此，如前文所述，对该类患者进行全面的术前评估与术前准备至关重要。早期手术（< 24 h）与延迟手术相比可降低疼痛评分并缩短住院时间，但不能改善总体生存率[167]。与早期接受治疗的患者相比，因合并症致手术延迟 > 4 天的患者，在术后 30 天内死亡风险是前者的 2.5 倍[164]。因此，髋部骨折患者应尽早手术、尽早活动与康复治疗相结合，是稳定该类患者病情的目标。

　　研究表明，区域麻醉可降低该类患者术后并发症

发生率（如 DVT、肺栓塞、呼吸系统并发症以及术中失血）和死亡率[168]，所以建议髋关节骨折的患者采用区域麻醉[169]。采用等比重布比卡因行蛛网膜下腔麻醉阻滞 T_{12} 到 S_2 区域，可为手术提供稳定的麻醉效果和足够的阻滞时间。抗凝剂常用于预防 DVT 和肺栓塞，但术后应用硬膜外镇痛可能因此受限。有证据表明，对包含髂筋膜的区域行神经阻滞能够有效缓解髋部骨折所致的疼痛。也有中等程度的证据表明神经阻滞可以减少谵妄的发生率，缩短住院时长，降低发病率和死亡率[170]。

骨髓碎片和骨水泥导致肺栓塞，进展为低氧血症和右心心力衰竭是该类患者死亡的主要原因[171]。术中经 TEE 在右心和肺动脉中发现的栓子，主要来源于股骨扩髓腔和股骨干对位，尤其是骨水泥固定的过程（见前）[159]。虽然不推荐在术中常规使用 TEE，但对于合并有高风险的股骨骨折人群建议使用。手术过程中可能大量出血，应开放足够的静脉通道、做好交叉配型和备好血液制品。行动脉穿刺置管和中心静脉置管并进行准确的动态监测，可连续检测动脉血气和血红蛋白浓度。注意对老年患者行体温管理。有严重合并症的患者在术后转入 ICU 治疗。

胫骨骨折

胫骨平台或胫骨近端骨折多见于年轻人以及患有膝关节退行性关节炎的老年人。胫骨平台骨折的切开复位内固定术是指在直视下将骨折断端进行复位，并沿胫骨走向采用钢板和螺钉进行坚固的内固定。必要时也可进行髂骨移植。在该类手术中，间隔综合征是最常见的并发症（10%～20%）。胫骨干骨折常为创伤（95%）所致，多采用胫骨髓内钉治疗。多数骨钉采用螺钉将近端和远端互锁。胫骨骨折外固定经皮将骨钉固定于骨皮质。该法可暂时稳定胫骨骨折，尤其是在周围关节受伤的情况下。这些固定装置也用于不适合内固定的开放性和（或）感染性骨折[172]。胫骨手术通常在全身麻醉下进行，偶尔也可采用椎管内麻醉。若间隔综合征发生风险较低，可行区域麻醉以缓解术后镇痛。但也有证据表明在大多数患者中，区域麻醉不会干扰间隔综合征的诊断[173]。

上肢骨折

接受上肢骨折手术的创伤患者多为年轻人，身体状况较好。该类手术多为择期手术，有标准的术前评估流程。但复合性骨折和开放性骨折通常需要进行紧急手术。可选用全身麻醉或区域麻醉。经锁骨上、锁骨下或腋窝入路的臂丛神经阻滞适合于前臂手术，而斜角肌肌间沟入路多用于肱骨手术。周围神经导管可用于术后镇痛。当间隔综合征发病风险较低时多采用区域麻醉。

断肢再植

功能恢复是断肢再植的最终目标。在男性患者中，创伤性截肢率高达 4:1，上肢截肢率在该水平浮动。若危及生命，考虑进行截肢优先于断肢移植。最终的手术方案需要基于针对残肢和截肢部位的显微镜检查结果决定。严重挤压伤或烧伤所致大面积污染、同一肢体多发伤、长时间的低温缺血状态以及对断肢的错误保存方式均为断端再植的相对禁忌证。

为了最大限度地减少不可逆的组织损伤，通常对截肢部分进行低温保存，并设法缩短截肢与再植手术之间的时间间隔。成功的断肢再植手术，力求肢体在相对缺血状态下于常温条件 12 h 内或低温条件 24 h 内完成。上肢再植术的治疗时间窗相对较窄（缺血时长在常温条件 6 h 内，低温条件 12 h 内）[174]。综上，肢体再植术多为急诊手术，患者多为饱腹状态。药物滥用的问题在该人群中很常见，急性中毒可能需要考虑关注一些其他的问题，如需改变惯用的麻醉方式、利尿、血容量不足或体温过低。患者也可能出现急性失血性贫血，这取决于创伤的损伤程度。区域麻醉可单独或复合全身麻醉使用，在提供术后镇痛的同时，更重要的是调节吻合血管的舒张状态。研究表明，留置臂丛神经阻滞导管可通过舒张血管来改善移植肢体的血供[174-176]。作为反映组织灌注水平的替代指标，患者的皮温在接受臂丛神经阻滞后随之升高[177]。此外，一项研究表明，接受连续锁骨上神经阻滞的患者因血管功能不全的再手术率为 0，而单纯静脉内使用阿片类药物的患者再手术率为 29%[178]。手术通常按以下顺序进行：骨固定、肌腱修复、神经修复、血管吻合和皮肤缝合。取皮的常见部位为腹部和大腿。手术进行微血管部分的过程中常静脉注射肝素和右旋糖酐，以最大限度地降低血栓形成风险，血栓形成会使 10% 的病例复杂化。理论上应避免使用升压药；但尚无循证医学证据支持这一临床说法。止血带的使用能尽可能减少失血量，但对于所有创伤手术，事先行基线全血细胞计数并核对血库样本是必要的。使用止血带后，手术每进行 90～120 min 应松开止血带使肢体再灌注。长时间使用止血带可能会导致高乳酸血症，本身合并肺部基础疾病的患者应注意避免该问题的发生，建议对此类患者采用控制性通气以平衡代谢性酸中毒。

手术时长无法预计。在给定的手术时长内，临床医师应谨慎定位并监测所有着力点。使用加温输液器和加热毯，维持围术期体温正常，可有效防止血管痉挛。术后将患者转送至较温暖的房间以促进血管舒张，有利于血液流通。此外，需要继续进行抗凝治疗以预防微血栓。应有专业团队负责定期监测留置导管，拔出导管前注意检查患者的凝血状态。患者自控镇痛系统（patient controlled analgesia，PCA）是术后最初几天缓解疼痛的有效方法，但阿片类药物的使用可以通过周围神经阻滞或留置导管而减少。

上肢手术

手外科手术

　　手外科手术可由包括普通外科医师、矫形外科医师、整形外科医师和手外科医师在内的多个专科医师进行。该类手术复杂程度各异，从简单的切开引流到涉及数个手指甚至整个手部的神经血管再植，或从择期手术到急诊手术的缺血性断指再植。手术时长由几分钟到数小时不等。简单手术可直接在门诊手术室完成，复杂的大型手术则需要在三级医院中实施。鉴于手外科手术的复杂程度不一，麻醉方式可依手术需要在静脉麻醉或 Bier 阻滞，区域麻醉或气管插管全身麻醉中灵活选择。

　　静脉区域麻醉（Bier 阻滞）是一项简单的技术，即采用弹性绷带缠绕手臂（如 Esmarch 绷带），将上臂止血带充气至高于患者收缩压 50 至 100 mmHg 之间（通常为 250 mmHg），然后将短效局部麻醉药（通常为利多卡因）注入手静脉。在第一根充气止血带的近端放置另一止血带，15 min 后将其充气，然后再将第一根止血带放气，以尽量减轻止血带引起的疼痛。在注入麻醉药物后 6 ~ 8 min，止血带远端的肢体静脉将充满麻醉药物。若止血带未扎紧或止血带过早放气（< 30 min），可能会导致局麻药中毒。酮咯酸和可乐定可作为辅助药物添加到局麻药中，用于延长镇痛时间，但大多数专家不建议常规使用，因为其潜在的益处似乎并未超过复杂性和副作用的增加风险。

　　用于手外科手术的区域麻醉技术包括经锁骨下（ICB）或腋窝入路阻滞臂丛神经。两大有关锁骨下阻滞的研究报道，采用神经刺激仪刺激后索成功率为 90% ~ 94%，其他研究推荐采用双重阻滞以获取更理想的成功率[179]。超声引导下 ICB 作为第一个超越神经刺激仪的技术正逐渐普及。与神经刺激仪技术类似，在后索注入麻醉药可以提高成功率。该法能缩短操作时间，避免多次进针和组织损伤及气胸发生[180]。对于接受抗凝治疗的高风险患者，可选择腋窝阻滞，

因该区域的动脉便于触及和压迫。采用超声引导下神经阻滞可以减少出血。对于复杂和急诊病例，由于手术时间较长，通常行全身麻醉（参考前面的创伤部分内容）。

肩部和肘部手术

　　在过去的几十年里，越来越多的患者接受了肩部手术，事实表明，这些手术对患者的生活质量有积极影响。肩关节置换术的范围可由持续数小时的开放性手术到短小的肩关节镜手术。该手术多采用坐位（沙滩椅位），该体位与侧卧位相比，可以提供更广阔的手术视野并减少肌肉解剖结构的扭曲，且臂丛神经的张力较小。因此，麻醉科医师需要考虑该体位可能带来的生理紊乱。麻醉方式可采用全身麻醉、清醒镇静或区域阻滞的监护麻醉。在多数情况下，开放性手术需要良好的肌松条件，因此通常首选气管插管全身麻醉。关节镜手术对肌松要求不高，故优先考虑喉罩全麻或区域阻滞的监护麻醉。麻醉技术在很大程度上受当下医师临床操作习惯影响。在行关节镜检查时，外科医师可能因术野受局部出血影响而要求控制性降压。对于存在慢性不可控性高血压的患者或潜在的脑血管功能不全患者，控制性降压可能会带来额外的问题。据报道，以坐位接受全身麻醉的患者的脑灌注压（cerebral perfusion pressure，CPP）降低了 15%。对于合并慢性高血压的患者，其大脑自我调节功能已经改变，曲线右移（图 64.10）。对于合并脑血管疾病的患者，CPP 持续不足可致严重的脑血流（cerebral blood flow，CBF）不足。脑血管自动调节能力也受 $PaCO_2$ 的影响。高碳酸血症可致脑血管扩张，在正常 CPP 范围内增加脑血流。相反的，低碳酸血症通过收缩脑血管减少 CBF[181]。一项随机研究表明，在沙滩椅位进行手术时，维持相对较高的 $P_{ET}CO_2$ 能够有效改善大脑氧合[182]。因此，对于有 CBF 改变的患者，在坐位行肩部手术时，术中可以考虑允许性高碳酸血症以

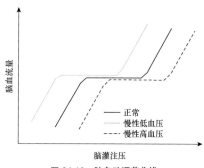

图 64.10　脑自动调节曲线

维持灌注。此外，应考虑到坐位时，诸如去氧肾上腺素等血管升压药的作用，使用大剂量的血管升压药可能影响 CBF。一项测量坐位患者大脑氧饱和度的研究表明，使用去氧肾上腺素可影响血氧饱和状态，并认为维持脑氧和状态是升压药治疗的终点[183]。行控制性降压时，另一个需要考虑的麻醉因素是无创血压（noninvasive blood pressure，NIBP）与大脑 Willis 环之间的差值。在仰卧位时，手臂无创血压袖带高度与 Willis 环几乎持平，因此血压数值与 CPP 几乎等同。然而，坐位时，无创血压读数与 Willis 环的实际 CPP 数值有差异。通常情况下，器官或组织位置每升高 10 cm，其平均动脉压就下降 7.5 mmHg。坐位时，手臂上的血压袖带与 Willis 环之间的距离约 20 cm。可通过调整坐位角度减少高度差值。当在坐位需要行控制性降压时，这些影响因素必须考虑在内，并在术前与外科医师进行讨论。值得一提的是，采用坐位（沙滩椅位）对术后神经系统预后是否有影响尚存争议。据麻醉患者安全基金会针对坐位的研究发现，与仰卧位对比，两种体位的术后认知或脑损伤生物标志物无差异[184]。

在区域麻醉的监护麻醉下，另一个在肩部手术中需要关注的严重并发症是过度低血压和心律失常，其中一些病例甚至进展为心搏骤停。有证据表明，这些事件是由于心室过度收缩致心室血容量减少（坐位处的静脉汇集）而引起的反射性心脏抑制（即血管迷走反射，Bezold-Jarisch 反射）的结果。预防性使用 β 受体阻滞剂和加强静脉补液可减少这类事件的发生。

区域麻醉，尤其是斜角肌肌间沟阻滞（interscalene block，ISB），因能够提供术后镇痛并减少阿片类药物的用量而在肩关节手术中越来越受欢迎。对于肩关节镜手术，单次 ISB 能够减少并发症的发生，缩短术后护理时长并提高患者满意度[185]。ISB 可能致同侧膈肌麻痹从而影响肺功能，故单独应用该方法维持手术尚未普及[186]。如果需要术后长时间镇痛（> 24 h），可以考虑行肌间沟置管。患者可以带泵出院，甚至在家中自行终止药物泵注[187]。ISB 的替代方案包括选择性肩胛上神经（suprascapular nerve，SSN）阻滞，关节内注射镇痛药或口服镇痛药。选择性肩胛上神经阻滞需要患者取坐位，麻醉科医师将局麻药注入肩胛上窝，并避免伤及与神经伴行的血管。该阻滞技术几乎能够覆盖整个肩部，但不包括皮肤[188]。超声引导可用于经肩胛上窝或肩胛上切迹行神经阻滞。可采用超声引导前路的方法自 C_5 平面的斜角肌肌间沟至肩胛舌骨肌追踪 SSN。与等效镇痛条件下的 ISB 相比，在该部位穿刺注药可减轻运动阻滞[189]。关节内麻醉是另一种有效保证肩部手术术后镇痛的方法。众多研究

显示，该法能极大减少术后阿片类药物的使用[190]。最近，布比卡因长效制剂脂质体被用于临床试验来检测其围术期周围神经阻滞的能力。一项小型的前瞻性随机试验比较了局部浸润布比卡因脂质体和常规 ISB 的效果，结果发现布比卡因脂质体组患者在术后即刻疼痛更强，然而，ISB 组术后 13 ～ 16 h 内阿片类药物用量更大。术后 24 h 后，两组间疼痛评分、住院时长或并发症发生差异无统计学意义。该研究得出，总体来讲，布比卡因脂质体的镇痛作用与 ISB 相当，但可以辅助减少阿片类药物的用量[191]。为更好地了解布比卡因脂质体在肩关节手术中的作用特点，正在开展更大型的临床研究进行进一步探索。

与肩部手术相反，肘部手术无需沙滩椅位，患者多采用仰卧位或侧卧位。常规肘部手术涉及骨折复位固定和神经血管修复，多数手术采用全身麻醉，对于一些择期手术患者、不可逆性神经损伤或并发症发生风险较低的患者可选用监测下的区域麻醉。

与肩部和手外科手术类似，区域麻醉能在肘部手术后提供良好的镇痛作用。锁骨下（ICB）臂丛阻滞较常用，但锁骨上臂丛阻滞也同样被认为有效[192]。锁骨上臂丛神经阻滞能够避免损伤支配 T_2 水平上臂内侧皮肤区的肋间臂神经。若使用止血带，则阻滞 T_2 水平有助于缓解止血带的疼痛。

下肢手术

膝关节及髋关节镜检查

膝、髋和踝关节镜手术作为日间手术的开展正日益增多。这些手术对麻醉科医师来说特别具有挑战性，因为麻醉科医师必须评估患者是否适合门诊手术，或手术是否适合在门诊进行，以及适合该手术的麻醉方式，并提供患者所期望的术后恢复和术后镇痛。

全身麻醉是关节镜手术安全有效的麻醉方式，但是可增加术后恶心、呕吐及疼痛。Pavlin 等在一项对 1088 例门诊手术患者的前瞻性研究中发现，决定出院时间的最重要因素包括疼痛、恶心和呕吐、神经阻滞作用未消退以及尿潴留[193]。该研究强调了麻醉延长日间手术患者院内滞留时间的作用。设计合理的区域麻醉可能减少上述因素的影响。

膝关节镜手术可以在关节内与关节外联合局部麻醉下完成。短效局麻药常与长效局麻药（布比卡因）和吗啡联合应用以进行术后镇痛。而膝关节镜手术后关节腔内注射吗啡并不会明显增强镇痛效果。对于更复杂的关节镜手术，如前交叉韧带修复术，需要组织结构松弛，蛛网膜下腔麻醉为这些手术提供了理想的手

术条件。日间手术行椎管内麻醉存在的问题包括脊髓阻滞的起效和消退时间难以预计、尿潴留以及短暂性神经系统症状（transient neurologic symptoms，TNS）。据报道，单次注射等比重甲哌卡因 45 mg 可引起运动阻滞的平均时间为 142±37 min。Yoos 报道[194]，门诊手术患者蛛网膜下腔麻醉使用 30 ～ 40 mg 氯普鲁卡因，155±34 min 后患者才能恢复行走。TNS 包括在蛛网膜下腔麻醉后数小时至 24 h 内出现的臀部疼痛，并向双腿放射。其发生率在日间手术截石位患者和膝关节镜手术患者中更高。患者疼痛轻重不等，可持续 2 ～ 5 天，应用 NSAIDs 治疗效果最佳。与使用甲哌卡因（6.5%）和布比卡因（＜1%）相比，利多卡因（～14%）在蛛网膜下腔麻醉后，发生 TNS 更为常见。对于非卧床患者，必须权衡短效蛛网膜下腔麻醉的益处与发生 TNS 的风险。对于前交叉韧带修复术术后镇痛而言，采用长效局麻药行股神经阻滞（femoral nerve block，FNB）优于关节腔内注射。由于股四头肌被阻滞，患者在活动时需要适应膝关节支具。在内收肌管阻断股神经（内收肌管阻滞，adductor canal block，ACB）可以在不影响早期活动的情况下提供术后镇痛，因为与 FNB 相比，股四头肌的肌力得以保留[195]。但镇痛并不覆盖膝关节后侧。

髋关节镜检查已成为髋关节疾病诊断和治疗的一种常见的门诊手术。手术中患者可采用仰卧位或侧卧位（手术侧朝上），并对手术侧下肢施加 50 ～ 75 lb（22 ～ 34 kg）的牵引力，以便关节镜进入关节腔。在摆放患者体位时，麻醉科医师必须确保会阴部衬垫、避免阴部神经受压以及防止长时间的过度牵引。由于该手术需要肌肉完全松弛，因此，应选择全身麻醉或椎管内麻醉。术后镇痛可采用腰丛神经阻滞。

髋关节和膝关节置换术

如本章前面所述，髋和膝关节置换术是美国最常见的手术。THA 可以通过前入路或侧入路进行。前路入路的优点是术野暴露过程中可避免肌肉损伤，但会限制股骨的充分暴露，有损伤股外侧皮神经的风险。侧后入路可以很好地暴露股骨和髋臼，对肌肉的损伤最小，但增加了髋关节后路脱位的风险。大多数手术医师更喜欢侧后入路，即将患者置于侧卧位，手术侧朝上。麻醉科医师必须注意，该体位由于通气血流比例失调会导致患者氧合下降，尤其是在肥胖和严重关节炎患者中更是如此。此外，为防止下侧腋动脉和臂丛神经过度受压，可以在上胸部的下方放置保护垫或垫圈。

支配髋关节的神经包括闭孔神经、臀上神经和臀下神经。THA 区域麻醉的最佳方法是蛛网膜下腔麻醉或硬膜外麻醉。尽管大多数研究提示，与全身麻醉相比，区域麻醉可减少术后并发症，尤其是静脉血栓形成、肺栓塞以及肺部并发症，但是仍存在一些争议。然而，值得注意的是，区域麻醉可减少深部手术部位感染率和住院时间[196]。

THA 术中出血可能非常严重，尤其是翻修手术。麻醉中采用控制性降压可减少术中出血量。TXA 的应用也被证实可减少关节置换术中的失血量（见前文）。在髋关节脱位和股骨钻孔或假体植入时股静脉可能被阻断，导致血液淤滞、血栓形成。在髋关节复位和股静脉通畅时，股骨假体植入过程中产生的栓塞物质会释放入血，进入循环系统中。所以，择期行股骨手术的患者应考虑术前使用普通肝素，以减少血栓形成造成强烈刺激。

与 THA 类似，TKA 的麻醉方式包括全身麻醉或神经阻滞。股神经联合坐骨神经阻滞较为少见，但对于外翻畸形患者，这种麻醉方式可以早期发现和预防坐骨神经和腓骨神经损伤。1 篇 2016 年的系统综述文献发现，神经阻滞与全身麻醉一样有效，且没有增加发病率，有限的证据指出神经阻滞麻醉可改善围术期预后[197]。区域麻醉还能减少术后阿片类药物的使用。

TKA 患者术后疼痛剧烈，数项研究显示采用区域麻醉治疗该疼痛可减少术后并发症，并改善预后。单次股神经阻滞联合患者静脉和硬膜外自控镇痛，已被用于手术后镇痛和促进功能恢复。股神经置管持续阻滞的方法也可用于代替患者硬膜外自控镇痛。股神经阻滞和硬膜外麻醉均与 TKA 后延迟下床活动有关。最近有研究致力于关节成形术后患者的快速康复，并通过早期物理疗法实现早期活动，这已被证明可以改善患者长期的功能状态。因此，麻醉方式已经慢慢从股神经阻滞和硬膜外麻醉转向了内收肌管阻滞。一项大型 meta 分析显示，接受股神经阻滞联合关节周围局麻药注射的患者比单纯关节周围注射的患者能更早活动。术后镇痛和阿片类药物需求无明显差异[198]。然而，经关节腔内多点注射罗哌卡因、酮咯酸、可乐定和肾上腺素联合口服对乙酰氨基酚、塞来昔布和羟考酮的治疗显示，这种镇痛模式可减少 TKA 术后阿片类药物的用量并提高患者的满意度[199-201]。

TKA 术中常规在大腿上使用充气止血带，以减少术中出血，并为股骨端和胫骨端骨水泥固定提供无血术野。然而，当止血带放气后开始出血，并且通常可持续 24 h。止血带的充气压力通常比患者收缩压高 50 ～ 100 mmHg，持续时间不超过 3 h。缺血和机械损伤的共同作用可造成神经损伤。当需要延长充气加压时间时，止血带放气 30 min 行肢体再灌注可减轻神经缺血。

即使区域麻醉能满足手术要求，止血带充气引起的疼痛也可能在充气 60 min 后出现。推测止血带疼痛是由于随着椎管内阻滞作用的消退，无髓鞘 C 纤维阻滞作用消失所致。蛛网膜下腔麻醉或硬膜外麻醉时加用阿片类药物可能缓解止血带疼痛。在止血带放气后，平均动脉压会显著降低，其部分原因是缺血肢体的代谢产物释放进入血液循环，以及外周血管阻力降低。对于手术侧下肢术前已存在坐骨神经传导功能障碍、神经病理性疼痛和血管疾病的患者，可以在不用止血带的情况下实施手术。

许多患者双膝有症状性关节炎，需要接受双侧 TKA，以改善疼痛和生活质量。然而，关于是否应该行一次手术［同期双侧全膝关节置换术（simultaneous bilateral total knee arthroplasty，SBTKA）］还是分两期手术，目前仍有争议。SBTKA 的优点在于只有一次麻醉风险、只经历一次手术后疼痛、康复和住院时间缩短以及能更早恢复基本功能。然而，SBTKA 围术期严重并发症的发生率更高，其中包括心肌梗死、脂肪栓塞和血栓栓塞事件。

足踝手术

与大多数手外科手术相似，足踝手术被归类为低危手术。但在面对高风险患者时，该手术可能给临床医师带来挑战。制订麻醉计划时，必须仔细权衡利弊，其中包括气管内插管全身麻醉、LMA 全身麻醉、蛛网膜下腔麻醉或硬膜外麻醉以及区域麻醉。手术通常不要求肌肉松弛。在决定麻醉方式和对患者进行监测时，应考虑到手术时间、患者体位和术者偏好。与手外科情况不同，患者体位可以是仰卧位、侧卧位或俯卧位。大部分的择期手术都属于日间手术。创伤病例持续的时间可能会更长，特别是胫骨远端复杂骨折。脚趾感染和足部手术可以很快完成，但患者可能由于组织坏疽而出现脓毒症。需要进行足踝手术的患者通常免疫功能受损，合并糖尿病或血管功能不全，术中可能发生出血但非主要问题。大腿或腿部止血带通常用于限制失血。

足和踝关节手术后会导致剧烈疼痛，区域麻醉对这类手术有益，常作为主要麻醉方式及术后镇痛方法。通常是这类手术的理想选择，因为区域麻醉对肌力的影响小，患者术后避免负重。在不需要大腿止血带的情况下，坐骨神经联合股神经阻滞能够满足膝关节以下的所有手术。股神经支配小腿内侧到内踝，而小腿的其余部分，包括足部，由坐骨神经的分支腓总神经和胫神经支配。可以在腘窝高位进行坐骨神经阻滞，以保证充分阻滞胫神经、腓总神经。可以通过神经刺激仪刺激反转运动来鉴别胫神经、腓总神经阻滞。然而，坐骨神经阻滞通常是在超声引导下进行的。股神经可以在大腿内侧行阻滞，即收肌管内阻滞，也可在膝关节水平经股骨内侧髁部浸润，也可在膝关节以下胫骨内髁远端行局部浸润，或足内踝上方行局部浸润。这些方法中的每一种都有不同程度的成功率，其中阻滞效果最佳的是收肌管阻滞[202]。腘窝坐骨神经阻滞已被证实可减少足部和踝关节手术后的疼痛评分和阿片类药物需求，可采用单次注射或行连续导管输注。研究表明，对于超声引导下的坐骨神经阻滞，当局麻药注射到坐骨神经远端分叉时，可获得最快的起效和最佳的镇痛效果[203-204]。对于连续坐骨神经阻滞，当导管放置在坐骨神经分叉近端 5 cm 处时，可达到最佳镇痛效果[205]。正在被研究的布比卡因脂质体可作为局部浸润麻醉的替代药物[206]。

在行连续坐骨神经阻滞进行术后镇痛前，应与外科医师讨论发生间隔综合征的风险。然而，越来越多的证据表明，区域麻醉可能无法掩盖间隔综合征引起的缺血性疼痛，这个问题仍然存在争议[173, 207]。踝部神经阻滞可用于不需要使用大腿或小腿止血带的足部外科手术，但也可使用踝部水平的 Esmarch 止血带。它通常用于脚趾截肢，也是一种拇外翻手术的高效技术[208]。

足部的完全麻醉通常需要阻滞 5 支终末神经：①胫后神经，支配足底感觉；②隐神经，支配内踝；③腓深神经，支配第 1、2 趾间区域；④隐浅神经，支配足背及第 2～5 趾；⑤腓肠神经，支配足外侧和第 5 趾外侧（彩图 64.11）。Mineo 和 Sharrock 的研究报道，在跗骨水平用 0.75% 的布比卡因 30 ml 行踝部阻滞，局麻药血药浓度在安全水平情况下，平均有效镇痛时间为 17 h[209]。

脊柱手术麻醉

随着脊柱患者人群的扩大和治疗方法的发展，脊柱手术变得越来越普遍。据医疗保健与费用利用项目统计，脊柱融合术和椎板切除术是在 2015 年住院患者中最常见的手术，估计占比分别为 147/100 000 和 136/100 000。据不完全统计，在美国，仅在社区医院就进行了超过 500 000 次脊柱融合术[210]。尽管目前只有不到 10% 的患者在门诊进行手术，但随着医疗技术的进步和围术期护理质量的提高，预计将来会有越来越多的患者接受门诊手术。此外，伴有合并症的复

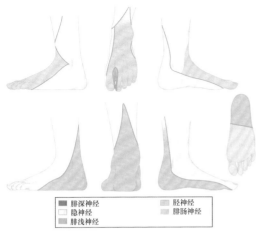

彩图 64.11　踝部神经阻滞的皮肤分布（From Carron H, Korborn GA, Rowlingson JC. Regional Anesthesia: Techniques and Clinical Applications. New York: Grune & Stratton; 1984.）

杂脊柱手术也越来越多,如由创伤或肿瘤引起的脊柱侧弯矫正和脊柱固定。潜在的心血管、呼吸或神经系统疾病,加上大型脊柱手术的生理应激,使患者面临更高的围术期并发症风险。如本章前面所述,术前对基础疾病的优化和包括手术、麻醉、康复和其他医疗团队在内的细致的围术期护理,可以将这些并发症的风险降至最低,并改善整体预后。

术前评估

脊柱手术的术前评估应包括对神经功能和潜在脊柱疾病相关的可能症状或缺陷的全面评估。对于颈椎和胸椎疾病患者,应始终考虑气道管理的潜在困难。应评估和记录颈椎的稳定性及其活动范围,并仔细分析气道和颈椎之间的解剖与功能关系。有时需要使用可视喉镜或纤支镜插管,如果考虑进行清醒气管插管,评估患者的配合度非常重要。开展一场多学科的术前会议,以审查每个患者的适合性,并讨论医疗、手术、麻醉和康复的影响,可以提高复杂脊柱手术的质量和安全[211]。除了对患者术前心血管、肺和神经系统、血常规、肝肾功能进行全面回顾外,还需要考虑其术前优化、围术期疼痛控制和康复能力。

脊柱损伤

脊髓损伤（spinal cord injury,SCI）患者是一组面临着独特的围术期挑战的患者。据估计,在美国每100 万人口中约有 40 人发生非致命性 SCI,即每年约

有 12 000 例新增病例[212]。大多数病例为 16 ～ 30 岁之间。一项回顾性分析观察了 500 多例外伤性脊柱骨折,发现 39% 是由高处坠落引起的,26.5% 是由机动车事故引起的[213]。高处坠落往往导致损伤分布在整个脊柱,而机动车事故最常见的损伤分布位于颈椎和胸椎。25% 的脊柱骨折患者有运动和（或）感觉障碍,而运动和感觉神经完全障碍患者中颈椎骨折的人数比例最高。骨折类型分布:压缩性骨折占 54.8%,牵张性骨折占 16.9%,螺旋性骨折占 18.5%。当椎体不能承受突然的压迫时,就会发生压缩性骨折。常见于骨质疏松和恶性肿瘤。楔状压缩性骨折是一种亚型,常累及椎体前塌陷。爆裂性骨折是由于严重的外伤造成的,如机动车事故。椎骨被一个极端的力量压碎,并在多个地方受到撞击。屈曲牵引骨折通常累及脊柱中柱和后柱。屈曲型骨折脱位可包括上述任何一种骨折类型,并且椎骨发生显著位移。通常累及前、中、后柱。以上皆属不稳定性骨折。对于大多数由坠落伤或机动车碰撞引起的 SCI,这些患者通常也会合并面部和气道损伤、创伤性脑损伤、肋骨骨折和肺挫伤、四肢或骨盆骨折、血管损伤或肝脾裂伤。最初的 SCI 可能是源于各种机械损伤,如椎体骨碎片,关节突或椎间关节脱位,韧带撕裂或椎间盘突出,或关节病,如颈椎病或腰椎滑脱。早期损伤后,全身炎症、缺血或缺氧、兴奋性毒性、脂质过氧化和神经元凋亡可导致神经症状进展和预后恶化。如果面部或颈椎损伤是压力性的,气道管理可能特别具有挑战性。不稳定颈椎损伤约占脊髓损伤病例的 14%[214]。在气道管理过程中,应尽量减少颈部活动。由于气道干预的紧迫性,许多医师继续使用直接或间接喉镜和手法保持轴线稳定性（manual in-line stabilization,MILS）,在头部和颈部施加相反的力来限制其运动。据报道,在 SCI 患者气管插管期间应用 MILS 时,与插管相关的神经损伤的发生率非常低[215]。然而,MILS 可影响直接喉镜操作时的喉部显露,增加气管插管失败率[216]。硬性间接可视喉镜检查是传统直接喉镜检查的合理替代方法,熟练的技术可以在插管期间将颈部活动最小化,尽管研究尚未证实存在任何明确的益处[217]。显然,在颈椎不稳的患者中,纤维支气管插管通常是最安全的方法,但临床医师也必须考虑患者在清醒的纤维支气管插管期间的配合能力,以及在需要深度镇静或全身麻醉的情况下反流误吸的风险。神经肌肉阻滞可能有助于插管,但在这些患者中,考虑到与去极化肌松药诱发高钾血症的风险很重要。脊髓损伤后 48 ～ 72 h内应避免使用琥珀胆碱[218-219]。

脊髓损伤患者面临的另一个严峻挑战是全身性

低血压，这可能是由相关损伤出血引起的。除低血容量外，高颈段脊髓损伤患者低血压的一个常见原因是神经源性休克或脊髓休克，其特征是心动过缓，以及中枢脊髓高段交感神经失控引起的血管舒张[220]。如果处理不当，脊髓损伤低血压可造成脊髓缺血再灌注损伤，导致继发性脊髓损伤。因此，美国神经外科学会（American association of neurological surgeons, AANS）建议，SCI 后 5 ～ 7 天内，体循环动脉压应保持在 90 mmHg 以上（Ⅲ级证据）[221]。尽管仍有争议，Cochrane 系统综述提供的数据表明支持，神经功能不全的患者应在损伤后 8 h 内开始使用高剂量的类固醇药物，持续 48 h[222]。

普通脊柱手术

根据全国住院患者样本和国家医院出院调查（nationwide inpatient sample and the national hospital discharge survey）显示，椎间盘切除术、脊髓减压术、脊柱内固定和脊柱融合术是美国最常进行的脊柱手术。颈椎前路椎间盘切除术适用于椎间盘突出或骨赘压迫脊髓或神经根的患者。患者常表现为神经根病型颈椎病、脊髓型颈椎病，如果韧带松弛或断裂，则表现为颈椎不稳。左侧入路通常是首选，因为它可以将喉返神经损伤的风险降到最低。椎间盘以分段的方式切除，植骨置入椎间隙中进行融合，以保持稳定性、椎间盘高度和正常颈椎前凸。颈椎后路椎间孔切开减压术的优点是不需要植骨融合，因此可以保留活动度，但对中线椎间盘突出症无效，且术后发生中重度疼痛的概率更高。颈椎管狭窄或肿瘤通常需要通过后路椎板减压术。显然，切除硬膜内肿块需要切开硬脊膜，因此应避免头高脚低位，因为髓内逆流趋势会增加气颅的风险[223]。缝合硬脊膜之后，可用 Valsalva 手法检测其完整性。

腰椎椎板切除术和椎板切开术常用于腰椎神经元件的减压。后路腰椎融合术用于治疗与节段性或医源性腰椎不稳和腰椎滑脱有关的腰痛，通常通过后外侧植骨融合术（posterolateral fusion，PLF）或后路腰椎椎体间融合（posterior lumbar interbody fusion，PLIF）进行。PLF 通过小关节和横突的剥离和植骨，将椎板切除术和椎间盘切除术相结合，而在 PLIF 中，在全椎间盘切除和软骨终板切除后，植骨被塞入椎体之间的椎间盘间隙内。这两种方法中，均可植骨融合，并通过椎弓根螺钉和横连接获得稳定性。椎弓根螺钉固定仍然是首选的内固定方式，可提供坚固的三柱固定，但螺钉位置不当会导致神经根损伤。两种方法在临床预后

和并发症发生率方面没有显著差异，但 PLIF 在腰椎滑脱治疗方面与更好的融合率和疼痛评分相关[224]。微创手术（minimally invasive surgery，MIS）技术得到越来越多的应用，包括直接外侧椎体间融合术（direct lateral interbody fusion，DLIF）和极外侧入路腰椎间融合术（extreme lateral interbody fusion，XLIF），其中脊柱与腹膜后腔横向接近，可以通过骶骨底部 1 cm 切口进行轴位腰骶间融合（transaxial lumbosacral fusion，Transl）。MIS 失血量小，但有报道指出 MIS 有时会造成腹膜内容物隐匿性损伤。

脊柱侧凸可分为先天性、神经肌肉性或特发性。特发性脊柱侧凸的发病率为 4/1000，占该疾病的大多数（约 80%）。Cobb 角大于 10° 定义为脊柱侧凸，而 Cobb 角大于 40° 至 50° 时，建议手术治疗。患者存在限制性肺部疾病和肺泡动脉血氧分压增高可以造成肺血管紧张和肺动脉血缺氧从而导致肺动脉高压。这些患者的肺功能评估结果可以指导手术范围和术后通气支持的需求。经胸超声心动图有助于评估肺动脉高压和右心室肥厚的严重程度。脊柱畸形的矫正手术术中出血量大，应考虑采取措施以尽量减少输血的可能。控制性降压已被广泛应用于控制术中出血，但对于老年人、心血管疾病患者或有缺血性并发症和术后视力丧失风险的患者，必须谨慎使用[225]。抗纤溶药通常用于减少出血，但对于有血栓栓塞史、冠状动脉支架或肾损害病史的患者，应避免使用。TXA 比抑肽酶和 EACA 在减少总失血、术中失血和输血方面更有效[226]。

脊柱侧凸手术的并发症发生率很高，其中 0.5% ～ 7.5% 的病例报告有神经损伤[227-228]。神经损伤可由植骨进入椎管、植入物穿透和神经根压迫引起。术中神经电生理监测（intraoperative neurophysiologic monitoring，IONM）对于评估患者神经结构的完整性和在复杂的脊柱手术中，比如有胸腰椎融合术史的翻修手术，十分有价值。

术中神经电生理监测

自 20 世纪 70 年代以来，体感诱发电位（somatosensory evoked potentials，SSEP）被用来评估脊柱侧凸矫正手术中较大纤维觉神经系统的完整性。Nash 及其同事描述了一种随着曲线的过度延伸或旋转导致的可逆性电位丧失[229]。随后辅以运动诱发电位（motor evoked potential，MEP）监测，因为临床医师发现，有时尽管术中 SSEP（监测的信号传导是通过脊髓背柱而不是皮质脊髓束）没有改变，但患者仍可能出现截瘫[230]。通过对头部表面的电极施加一系

列高压刺激来激活运动通路，从而诱发 MEP。刺激白质或者在椎板切除术打开硬脊膜后，使用柔性电极刺激脊髓，会产生一种顺向传导的神经动作电位，这种电位记为直接的肌肉反应（肌肉 MEPs）。另外直接刺激皮质脊髓束产生 D 波，而刺激皮质脊髓神经元兴奋性投射的皮质脊髓中间神经元产生的电位偏转，记录为更高阈值和更长潜伏期的 I 波[231]。除了肌肉 MEP 监测外，D 波监测也十分有价值，尽管 D 波监测仅限于颈部和上胸段脊髓，并且需要硬膜外记录电极，但它对麻醉抑制和神经肌肉阻滞的抗干扰能力强，且有简单的释义标准。作为 SSEP 和 MEP 的补充，肌电图监测是确定腰椎椎弓根螺钉是否正确放置的极佳技术。IONM 自 20 世纪 70 年代被引入以来，在脊柱外科手术中的应用已经越来越广泛，目前除了脊柱畸形矫正手术外，还推荐用于许多其他手术，包括脊髓损伤高风险的手术（例如，切除壁内肿瘤、不稳定性脊柱创伤、Chiari 畸形，脊髓血管畸形）或神经根损伤高风险的手术（如减压手术、脊髓栓系），以及用于有明显压迫性神经病变风险的患者。这些监测模式在其他章节有详细描述（第 39 章），需要重点强调的是，麻醉科医师在为神经监测提供最佳的条件、正确和及时地监测变化、优化物理参数以将不可逆损伤风险降至最低等方面发挥作用。

除麻醉药物外，重要的病理生理因素，如低血压、低氧血症、低体温和低碳酸血症，也可能导致神经电位的衰减。一般来说，建议在 IONM 期间使用全凭静脉麻醉，因为吸入性麻醉药物和 N_2O 以剂量依赖的方式降低电位的振幅，延长电位的潜伏期。如果使用挥发性吸入麻醉药，建议将吸入浓度维持在一半 MAC 以下，并避免任何不必要或突然的波动。阿片类药物和苯二氮䓬类药物对电位的影响程度不同，氯胺酮或右美托咪定被认为是麻醉方案的合理补充[232-233]。假设这些模式的麻醉效应不变，患者的生理参数保持稳定，术中 SSEP 或 MEP 的丢失应提示临床脊柱背柱或皮质脊髓束的传导受损，即发生了结构性损伤。如果及时采取补救措施，纠正手术引起的脊髓压迫、牵拉、扭转或缺血，脊髓损伤可以逆转。因此，外科、神经生理学和麻醉团队应共同努力，迅速诊断和纠正这些解剖或生理障碍是非常重要的。预设一个 IONM 检查表可以指导临床医师诊断和纠正外科生理损伤并迅速采取干预措施。麻醉科医师应立即采取措施提高脊髓灌注（优化血流动力学，纠正贫血、温度和 pH 值以及 $PaCO_2$ 异常），并为可能的唤醒试验做好准备[234]。在唤醒试验中，麻醉程度减轻，指示患者做出特定动作，通常是下肢的运动。如果患者无法移动双腿，则需要

立即采取纠正措施。然而，唤醒试验也具有局限性，包括逆转神经肌肉阻滞和麻醉恢复所需的时间、依赖患者合作以及发生并发症的风险，如意外拔管、器械移位，以及深吸气时空气栓塞。

围术期视力丧失

围术期视力丧失是脊柱手术后的一种罕见但毁灭性的并发症，可由前部或后部缺血性视神经病变（ischemic optic neuropathy，ION；占所有病例的89%）、视网膜缺血、皮质盲或后部可逆性脑病引起。一项对 80 例 ION 患者的病例对照研究指出，与 315 例匹配的对照组相比，ASA 围术期视力丧失工作组确定了脊柱融合术后 ION 的危险因素有男性、肥胖、使用 Wilson 脊柱架、手术时间较长、失血量较大，以及低比例胶体补液[235]。工作组还发布了一份详细的实践建议，指导临床医师对这些患者进行围术期管理，旨在减少围术期视力丧失的发生率[236]。包括围术期血压管理、液体管理、纠正贫血和解除血管压迫，以及对患者定位和外科手术分期的建议。值得注意的是，工作组经讨论认为低血压与围术期视力丧失之间缺乏确凿关联，因此建议临床医师应具体案例具体分析。高危患者应监测中心静脉压，对于大量失血的患者，应同时使用胶体和晶体液维持血管内血容量。目前还没有关于血红蛋白浓度下限的记录，但对于有大量失血风险的高危患者，手术期间应定期监测血红蛋白或血细胞比容。同样，是否使用 α 肾上腺素激动剂应根据具体情况作出决定。应避免直接压迫眼睛，患者的体位应尽可能使头部与心脏齐平或高于心脏。更重要的是，高危患者的头部应保持在中轴朝前的位置，避免明显的颈部屈曲、伸展、侧屈或旋转。最后，对高危患者来说，分期实施脊柱手术可以减少围术期视力丧失的风险，应予以考虑实施。

脊柱手术术后疼痛

脊柱手术与术中重度疼痛的高发生率（30%～64%）相关[237]。对这一人群而言，及时有效的疼痛控制对于早期活动非常重要，并有助于改善运动功能预后。术后疼痛的强度与术中涉及的椎体数量成正比，来源于机械刺激或压迫椎体、椎间盘、韧带、硬脑膜、神经根、小关节囊、筋膜和肌肉或对术后炎症作出反应的各种伤害感受器。因此，围术期手术团队在术前制订恰当的疼痛控制计划是非常重要的，特别

是对于涉及多节段和广泛组织解剖的复杂脊柱手术。应告知患者术后疼痛的类型和程度，并指导患者发生疼痛后的反应措施。

　　静脉注射阿片类镇痛药是该类型患者中重度术后疼痛最常见的治疗方法。然而，它们的广泛使用受到许多副作用的限制，主要是呼吸抑制和胃肠道副作用。美沙酮在这类患者中的应用越来越多，据报道，即使在手术切皮前单次给药（0.2 mg/kg），也能明显改善术后疼痛[238]。作为非竞争性 N- 甲基 -D- 天冬氨酸受体拮抗剂，美沙酮除了具有镇痛作用外，还可降低阿片类药物的耐受性。氯胺酮可作为围术期阿片类药物的辅助用药，并可减少脊柱手术后镇痛药的用量[239]。非甾体抗炎药在改善脊柱手术后疼痛方面已被证明是有效的，但考虑到其对骨代谢和成骨细胞增殖的影响，其应用应受到一定限制[240]。尽管如此，有证据表明，骨愈合受损可能是由于服用高剂量和长时间的非甾体抗炎药所致，因此可以考虑在术后即刻使用较小剂量的非甾体抗炎药[241]。偶尔也可使用皮质类固醇药物，因为在某些脊柱手术后，皮质类固醇被证明可以减少阿片类药物的需求，可能是通过其抗炎作用以及减少 P 物质的释放来实现的。治疗脊柱手术后剧烈疼痛的其他选择包括鞘内注射阿片类药物，这已被证明可以减少累积的阿片类药物需求。然而，椎管内阿片类药物的使用受到延迟性呼吸抑制相关风险的限制，需要熟练人员的密切监测。脊柱手术患者通常不考虑使用椎管内麻醉药物，因为它们可以影响感觉和运动功能，会掩盖潜在的术后并发症。然而，在特定的患者中，硬膜外麻醉可以在不影响神经检查的情况下提供有效的镇痛。硬膜外导管可由外科医师在手术中直视下放置，在获得满意的神经检查结果后可开始注入局部麻醉药物。然而，由于神经轴麻醉对神经系统检查的内在影响，大多数临床医师选择了替代性的疼痛管理策略。最近，α2 肾上腺素受体拮抗剂如可乐定和右美托咪定作为上述技术的有效辅助药物被广泛应用，增强其镇痛效应。并且有报道称，右美托咪定还能消除术中阿片类药物治疗后可能出现的阿片类药物引起的痛觉过敏[242]。

致谢

　　编者和出版商感谢 Michael K. Urban 博士在本书上一版对本章所做的贡献。他的工作为本章节奠定了基础。

参考文献

1. Fingar KR, et al. AHRQ; 2014:1–15.
2. Osteoarthritis (OA). https://www.cdc.gov/arthritis/basics/osteoarthritis.htm. Center for Disease Control and Prevention.
3. Jordan JM. J Rheumatol. 2007;34(1):172–180.
4. Jordan JM, et al. J Rheumatol. 2009;36(4):809–815.
5. Ortman JM, et al. An aging nation: The Older Population in the United States. United States Census Bureau; 2014. https://www.census.gov/library/publications/2014/demo/p25-1140.html.
6. Dreyer HC, et al. J Clin Invest. 2013;123(11):4654–4666.
7. Kurtz S, et al. J Bone Joint Surg Am. 2007;89(4):780–785.
8. World Population Prospects. The 2017 Revision. United Nations: Department of Economic and Social Affairs, Population Division; 2017. https://esa.un.org/unpd/wpp/Publications/Files/WPP2017_Volume-I_Comprehensive-Tables.pdf.
9. Murphy LB, et al. Arthritis Care Res (Hoboken). 2017. 2018;70(6):869–876. TG.
10. Delanois RE, et al. J Arthroplasty. 2018.
11. Palsis JA, et al. J Bone Joint Surg Am. 2018;100(4):326–333.
12. Torio CM, Moore BJ. National Inpatient Hospital Costs: The Most Expensive Conditions by Payer Statistical Brief #204. HCUP. Rockville (MD): Agency for Healthcare Research and Quality (US); 2006; 2013–2016. https://www.ncbi.nlm.nih.gov/books/NBK368492/: Healthcare Cost and Utilization Project.
13. Adam RF, Noble J. J Arthroplasty. 1994;9(5):495–497.
14. Hosick WB, et al. Clin Orthop Relat Res. 1994;(299):77–80.
15. Newington DP, et al. J Bone Joint Surg Br. 1990;72(3):450–452.
16. Petersen VS, et al. J Am Geriatr Soc. 1989;37(3):219–222.
17. Pettine KA, et al. Clin Orthop Relat Res. 1991;(266):127–132.
18. Phillips TW, et al. CMAJ. 1987;137(6):497–500.
19. Brander VA, et al. Clin Orthop Relat Res. 1997;(345):67–78.
20. Jones CA, et al. Arch Intern Med. 2001;161(3):454–460.
21. Zicat B, et al. J Arthroplasty. 1993;8(4):395–400.
22. Bovonratwet P, et al. Bone Joint J. 2018;100-B(2):143–151.
23. Kristensen SD, et al. Eur J Anaesthesiol. 2014;31(10):517–573.
24. Gandhi R, et al. J Arthroplasty. 2006;21(6):874–877.
25. Mahomed NN, et al. J Bone Joint Surg Am. 2005;87(6):1222–1228.
26. Pulido L, et al. J Arthroplasty. 2008;23(6 suppl 1):139–145.
27. Liu JB, et al. Anesthesiology. 2018;128(2):283–292.
28. Lalmohamed A, et al. Arch Intern Med. 2012;172(16):1229–1235.
29. Mureddu GF. Monaldi Arch Chest Dis. 2017;87(2):848.
30. Goldman L, et al. N Engl J Med. 1977;297(16):845–850.
31. Lee TH, et al. Circulation. 1999;100(10):1043–1049.
32. Gupta PK, et al. Circulation. 2011;124(4):381–387.
33. Alrezk R, et al. J Am Heart Assoc. 2017;6(11).
34. Devereaux PJ, et al. JAMA. 2017;317(16):1642–1651.
35. Devereaux PJ, et al. JAMA. 2012;307(21):2295–2304.
36. Ekeloef S, et al. Br J Anaesth. 2016;117(5):559–568.
37. van Waes JA, et al. Circulation. 2013;127(23):2264–2271.
38. Puelacher C, et al. Circulation. 2018;137(12):1221–1232.
39. Kristensen SD, et al. Eur Heart J. 2014;35(40):2781–2788.
40. Duceppe E, et al. Can J Cardiol. 2017;33(1):17–32.
41. Simonneau G, et al. J Am Coll Cardiol. 2013;62(25 suppl):D34–41.
42. Price LC, et al. Thorax. 2017;72(11):1035–1045.
43. Steppan J, et al. Cureus. 2018;10(1):e2072.
44. Memtsoudis SG, et al. Anesth Analg. 2010;111(5):1110–1116.
45. Ramakrishna G, et al. J Am Coll Cardiol. 2005;45(10):1691–1699.
46. Makary MA, et al. J Am Coll Surg. 2010;210(6):901–908.
47. Walston J, et al. J Am Geriatr Soc. 2006;54(6):991–1001.
48. Wang HT, et al. BMC Musculoskelet Disord. 2018;19(1):14.
49. Flexman AM, et al. Spine J. 2016;16(11):1315–1323.
50. Meessen JM, et al. Rheumatol Int. 2018;18(3):457–466.
51. Cooper Z, et al. J Am Geriatr Soc. 2016;64(12):2464–2471.
52. Kim KI, et al. Arch Gerontol Geriatr. 2013;56(3):507–512.
53. Kim SW, et al. JAMA Surg. 2014;149(7):633–640.
54. Pilotto A, et al. J Am Med Dir Assoc. 2017;18(2):192 e191–192 e111.
55. Zenilman ME. JAMA Surg. 2014;149(7):640–641.
56. Wilson H. Open Orthop J. 2017;11:1181–1189.
57. Luther A, et al. World J Surg. 2018;42(9):2781–2791.
58. Peer MA, et al. J Rehabil Med. 2017;49(4):304–315.
59. Wang L, et al. BMJ Open. 2016;6:e009857.
60. Mortazavi SM, et al. J Bone Joint Surg Am. 2010;92(11):2095–2101.
61. Selim M. N Engl J Med. 2007;356(7):706–713.
62. Bateman BT, et al. Anesthesiology. 2009;110(2):231–238.

63. Lalmohamed A, et al. *Stroke.* 2012;43(12):3225–3229.
64. Lieb K, Selim M. *Semin Neurol.* 2008;28(5):603–610.
65. Inouye SK, et al. *J Am Coll Surg.* 2015;220(2):136–148 e131.
66. Steiner LA. *Eur J Anaesthesiol.* 2011;28(10):723–732.
67. Kalisvaart KJ, et al. *J Am Geriatr Soc.* 2006;54(5):817–822.
68. Freter SH, et al. *Age Ageing.* 2005;34(2):169–171.
69. Kat MG, et al. *Dement Geriatr Cogn Disord.* 2008;26:261–268.
70. Culley DJ, et al. *Anesthesiology.* 2017;127(5):765–774.
71. Brown CH, et al. *J Am Geriatr Soc.* 2016;64(10):2101–2108.
72. Falck-Ytter Y, et al. *Chest.* 2012;141(2 suppl):e278S–e325S.
73. Zeng Y, et al. *J Arthroplasty.* 2014;29(12):2430–2438.
74. Anderson DR, et al. *N Engl J Med.* 2018;378(8):699–707.
75. Anderson DR, et al. *Ann Intern Med.* 2013;158(11):800–806.
76. Bateman DK, et al. *J Arthroplasty.* 2017;32(12):3735–3741.
77. Parvizi J, et al. *J Arthroplasty.* 2016;31(9 suppl):180–186.
78. Eskildsen SM, et al. *J Spinal Disord Tech.* 2015;28(8):275–281.
79. Mitchell AJ, et al. *J Thorac Dis.* 2017;9(5):E461–E464.
80. Arnold MJ, Beer J. *J Fam Pract.* 2016;65(10):702–710.
81. Koenig-Oberhuber V, Filipovic M. *Br J Anaesth.* 2016;117(suppl 2):ii74–ii84.
82. Yurttas T, et al. *Curr Opin Anaesthesiol.* 2017;30(4):466–473.
83. Fleisher LA, et al. *Circulation.* 2014;130(24):e278–333.
84. Gurajala I, Gopinath R. *Ann Card Anaesth.* 2016;19(1):122–131.
85. Holcomb CN, et al. *J Am Coll Cardiol.* 2014;64(25):2730–2739.
86. Cappelleri G, Fanelli A. *J Clin Anesth.* 2016;32:224–235.
87. Doherty JU, et al. *J Am Coll Cardiol.* 2017;69(7):871–898.
88. Faraoni D, et al. *Crit Care.* 2015;19:203.
89. Horlocker TT, et al. *Reg Anesth Pain Med.* 2018;43(3):263–309.
90. Lawrence VA, et al. *Ann Intern Med.* 2006;144(8):596–608.
91. Yakubek GA, et al. *J Arthroplasty.* 2018;33(6):1926–1929.
92. Gupta RM, et al. *Mayo Clin Proc.* 2001;76(9):897–905.
93. Jo YY, et al. *J Neurosurg Anesthesiol.* 2012;24(1):14–18.
94. Soh S, et al. *J Neurosurg Anesthesiol.* 2018;30(3):237–245.
95. Smetana GW. *N Engl J Med.* 1999;340(12):937–944.
96. Smetana GW, et al. *Ann Intern Med.* 2006;144(8):581–595.
97. Johnston CE. *Spine (Phila Pa 1976).* 2010;35(25):2239–2244.
98. Brueckmann B, et al. *Anesthesiology.* 2013;118(6):1276–1285.
99. Canet J, et al. *Eur J Anaesthesiol.* 2015;32(7):458–470.
100. Carlo JO, et al. *J Am Acad Orthop Surg.* 2015;23(2):107–118.
101. Abbott KC, et al. *J Nephrol.* 2003;16(1):34–39.
102. Miric A, et al. *J Arthroplasty.* 2014;29(6):1225–1230.
103. Ackland GL, et al. *Anesth Analg.* 2011;112(6):1375–1381.
104. Miric A, et al. *Acta Orthop.* 2014;85(1):71–74.
105. Goodnough LT, et al. *Br J Anaesth.* 2011;106(1):13–22.
106. Zacharowski K, Spahn DR. *Best Pract Res Clin Anaesthesiol.* 2016;30(2):159–169.
107. Munoz M, et al. *Transfusion.* 2014;54(2):289–299.
108. Koscielny J, et al. *Clin Appl Thromb Hemost.* 2004;10(3):195–204.
109. Pfanner G, et al. *Anaesthesist.* 2007;56(6):604–611.
110. Elgafy H, et al. *Am J Orthop.* 2012;41(3):E46–50.
111. Epstein NE. *Surg Neurol Int.* 2017;8:66.
112. Cross MB, et al. *J Am Acad Orthop Surg.* 2014;22(3):193–199.
113. Oresanya LB, et al. *JAMA.* 2014;311(20):2110–2120.
114. Vellas B, et al. *J Nutr Health Aging.* 2006;10(6):456–463.
115. Khuri SF, et al. *Ann Surg.* 2005;242(3):326–341.
116. Halpin RJ, et al. *Spine (Phila Pa 1976).* 2010;35(25):2232–2238.
117. Barbour KE, et al. *MMWR Morb Mortal Wkly Rep.* 2017;66(9):246–253.
118. Crowson CS, et al. *Arthritis Rheum.* 2011;63(3):633–639.
119. Collins DN, et al. *Clin Orthop Relat Res.* 1991;(272):127–135.
120. Joaquim AF, et al. *Neurosurg Focus.* 2015;38(4):E4.
121. Turesson C, et al. *Rheumatology (Oxford).* 2013;52(7):668–674.
122. del Rincon ID, et al. *Arthritis Rheum.* 2001;44(12):2737–2745.
123. Yazdanyar A, et al. *Arthritis Rheum.* 2012;64(8):2429–2437.
124. Mushtaq S, et al. *Am J Ther.* 2011;18(5):426–434.
125. Jacobs WB, Fehlings MG. *Neurosurg Focus.* 2008;24(1):E12.
126. Lili X, et al. *J Neurosurg Anesthesiol.* 2014;26(1):27–31.
127. Lu PP, et al. *Can J Anaesth.* 2001;48(10):1015–1019.
128. Wulf H. *Can J Anaesth.* 1996;43(12):1260–1271.
129. Graham DC, Smythe HA. *Bull Rheum Dis.* 1958;9(3):171–174.
130. Papagoras C, et al. *Clin Exp Rheumatol.* 2013;31(4):612–620.
131. Baujat G, et al. *Best Pract Res Clin Rheumatol.* 2008;22(1):3–18.
132. Dubiel L, et al. *Int J Obstet Anesth.* 2014;23(3):274–278.
133. Petty RE, et al. *Textbook of Pediatric Rheumatologx.* 7th ed. Philadelphia, PA: Elsevier; 2016.
134. Marini JC, et al. *Nat Rev Dis Primers.* 2017;3:17052.
135. Benca J, Hogan K. *Anesth Analg.* 2009;109(4):1049–1053.
136. Nolan J, et al. *Anaesthesia.* 2000;55(1):32–41.
137. Delfico AJ, et al. *Dev Med Child Neurol.* 1997;39(3):194–197.
138. McComb JG. *Childs Nerv Syst.* 2015;31(10):1641–1657.
139. Murphy CJ, et al. *Int J Obstet Anesth.* 2015;24(3):252–263.
140. Birnkrant DJ, et al. *Lancet Neurol.* 2018;17(4):347–361.
141. Hayes J, et al. *Paediatr Anaesth.* 2008;18(2):100–106.
142. de Boer HD, et al. *Paediatr Anaesth.* 2009;19(12):1226–1228.
143. Ferguson J, Wainwright A. *Orthop Trauma.* 2013;27(3):171–180.
144. Ma L, Yu X. *Front Med.* 2017;11(1):48–52.
145. Cheriyan T, et al. *Spine J.* 2015;15(4):752–761.
146. Zhang F, et al. *BMC Musculoskelet Disord.* 2014;15:448.
147. Wei Z, Liu M. *Transfus Med.* 2015;25(3):151–162.
148. Wu Q, et al. *Eur J Orthop Surg Traumatol.* 2015;25(3):525–541.
149. Sun CX, et al. *Medicine (Baltimore).* 2017;96(22):e7015.
150. Wang H, et al. *Knee.* 2014;21(6):987–993.
151. Shemshaki H, et al. *Arch Orthop Trauma Surg.* 2015;135(4):573–588.
152. Chen S, et al. *BMC Musculoskelet Disord.* 2016;17:81.
153. Gill JB, et al. *J Bone Joint Surg Am.* 2008;90(11):2399–2407.
154. Kagoma YK, et al. *Thromb Res.* 2009;123(5):687–696.
155. Henry DA, et al. *Cochrane Database Syst Rev.* 2011;(1):CD001886.
156. Akhtar S. *Anesthesiol Clin.* 2009;27(3):533–550.
157. Shaikh N. *J Emerg Trauma Shock.* 2009;2(1):29–33.
158. Kotyra M, et al. *Acta Anaesthesiol Scand.* 2010;54(10):1210–1216.
159. Bisignani G, et al. *J Cardiovasc Med (Hagerstown).* 2008;9(3):277–281.
160. Ereth MH, et al. *Mayo Clin Proc.* 1992;67(11):1066–1074.
161. Coccolini F, et al. *World J Emerg Surg.* 2017;12:5.
162. Skitch S, Engels PT. *Emerg Med Clin North Am.* 2018;36(1):161–179.
163. Martin JG, et al. *Tech Vasc Interv Radiol.* 2017;20(4):237–242.
164. Moran CG, et al. *J Bone Joint Surg Am.* 2005;87(3):483–489.
165. Moyet J, et al. *Int Orthop.* 2018.
166. Bhandari M, Swiontkowski M. *N Engl J Med.* 2017;377(21):2053–2062.
167. Orosz GM, et al. *JAMA.* 2004;291(14):1738–1743.
168. Rodgers A, et al. *BMJ.* 2000;321(7275):1493.
169. Mauermann WJ, et al. *Anesth Analg.* 2006;103(4):1018–1025.
170. Scurrah A, et al. *Anaesthesia.* 2018;73(6):769–783.
171. Urban MK, et al. *Anesth Analg.* 1996;82(6):1225–1229.
172. Mthethwa J, Chikate A. *Musculoskelet Surg.* 2018;102(2):119–127.
173. Walker BJ, et al. *Reg Anesth Pain Med.* 2012;37(4):393–397.
174. Maricevich M, et al. *Hand.* 2011;6(4):356–363.
175. Wolfe VM, Wang AA. *J Am Acad Orthop Surg.* 2015;23(6):373–381.
176. Niazi AU, et al. *Hand Surg.* 2013;18(3):325–330.
177. Berger A, et al. *Ann Plast Surg.* 1985;14(1):16–19.
178. Kurt E, et al. *Ann Plast Surg.* 2005;54(1):24–27.
179. Dingemans E, et al. *Anesth Analg.* 2007;104(5):1275–1280.
180. Brull R, et al. *Can J Anaesth.* 2009;56(11):812–818.
181. Meng L, Gelb AW. *Anesthesiology.* 2015;122(1):196–205.
182. Murphy GS, et al. *Br J Anaesth.* 2014;113(4):618–627.
183. Soeding PF, et al. *Br J Anaesth.* 2013;111(2):229–234.
184. Laflam A, et al. *Anesth Analg.* 2015;120(1):176–185.
185. Hughes MS, et al. *J Bone Joint Surg Am.* 2013;95(14):1318–1324.
186. Ende D, et al. *Int Orthop.* 2016;40(10):2105–2113.
187. Fredrickson MJ, et al. *Anaesthesia.* 2016;71(4):373–379.
188. Singelyn FJ, et al. *Anesth Analg.* 2004;99(2):589–592.
189. Wiegel M, et al. *Reg Anesth Pain Med.* 2007;32(4):310–318.
190. Tetzlaff JE, et al. *Reg Anesth Pain Med.* 2000;25(6):611–614.
191. Okoroha KR, et al. *J Shoulder Elbow Surg.* 2016;25(11):1742–1748.
192. Dhir S, et al. *J Clin Anesth.* 2018;48:67–72.
193. Pavlin DJ, et al. *Anesth Analg.* 1998;87(4):816–826.
194. Yoos JR, Kopacz DJ. *Anesth Analg.* 2005;100(2):553–558.
195. Abdallah FW, et al. *Anesthesiology.* 2016;124(5):1053–1064.
196. Helwani MA, et al. *J Bone Joint Surg Am.* 2015;97(3):186–193.
197. Johnson RL, et al. *Br J Anaesth.* 2016;116(2):163–176.
198. Ma J, et al. *Medicine.* 2016;95(52):e5701.
199. Fang R, et al. *Orthopedics.* 2015;38(7):e573–581.
200. Busch CA, et al. *J Bone Joint Surg Am.* 2006;88(5):959–963.
201. Tsukada S, et al. *J Bone Joint Surg Am.* 2015;97(5):367–373.
202. Benzon HT, et al. *Anesthesiology.* 2005;102(3):633–638.
203. Prasad A, et al. *Reg Anesth Pain Med.* 2010;35(3):267–271.
204. Buys MJ, et al. *Anesth Analg.* 2010;110(2):635–637.
205. Monahan AM, et al. *Anesth Analg.* 2016;122(5):1689–1695.
206. Davidovitch R, et al. *J Orthop Trauma.* 2017;31(8):434–439.
207. Aguirre JA, et al. *Anesthesiology.* 2013;118(5):1198–1205.
208. Lopez AM, et al. *Reg Anesth Pain Med.* 2012;37(5):554–557.
209. Mineo R, Sharrock NE. *Reg Anesth.* 1992;17(1):47–49.
210. McDermott KW, et al. *Overview of Operating Room Procedures During Inpatient Stays in U.S. Hospitals.* 2014. https://wwwhcup-usah-

rqgov.

211. Sethi R, et al. *J Neurosurg Spine*. 2017;26(6):744–750.
212. National Spinal Cord Injury Statistical Center. *Spinal Cord Injury Facts and Figures at a Glance*. 2018. wwwnscicsuabedu.
213. Leucht P, et al. *Injury*. 2009;40(2):166–172.
214. Ollerton JE, et al. *Emerg Med J*. 2006;23(1):3–11.
215. Manoach S, Paladino L. *Ann Emerg Med*. 2007;50(3):236–245.
216. Thiboutot F, et al. *Can J Anaesth*. 2009;56(6):412–418.
217. Robitaille A, et al. *Anesth Analg*. 2008;106(3):935–941.
218. Hambly PR, Martin B. *Anaesthesia*. 1998;53(3):273–289.
219. Martyn JA, Richtsfeld M. *Anesthesiology*. 2006;104(1):158–169.
220. Wuermser LA, et al. *Arch Phys Med Rehabil*. 2007;88(3 suppl 1):S55–61.
221. Blood pressure management after acute spinal cord injury. *Neurosurgery*. 2002;50(3 suppl):S58–62.
222. Bracken MB. *Cochrane Database Syst Rev*. 2012;1:CD001046.
223. Pirris SM, Nottmeier EW. *Case Rep Neurol Med*. 2013;2013:792168.
224. Sakthivel RN, Balakrishnan V. *J Clin Exp Orthop*. 2017;3(2:36):1–5.
225. Dutton RP. *Eur Spine J*. 2004;13(suppl 1):S66–71.
226. Li G, et al. *Eur Spine J*. 2017;26(1):140–154.
227. Bartley CE, et al. *J Bone Joint Surg Am*. 2017;99(14):1206–1212.
228. Weiss HR, Goodall D. *Scoliosis*. 2008;3:9.
229. Nash Jr CL, et al. *Clin Orthop Relat Res*. 1977;(126):100–105.
230. Lesser RP, et al. *Ann Neurol*. 1986;19(1):22–25.
231. Rothwell JC, et al. *Exp Physiol*. 1991;76(2):159–200.
232. Yang LH, et al. *Acta Neurochir (Wien)*. 1994;127(3-4):191–198.
233. Tobias JD, et al. *Paediatr Anaesth*. 2008;18(11):1082–1088.
234. Vauzelle C, et al. *Clin Orthop Relat Res*. 1973;(93):173–178.
235. Postoperative Visual Loss Study G. *Anesthesiology*. 2012;116(1):15–24.
236. American Society of Anesthesiologists Task Force on Perioperative Visual L. *Anesthesiology*. 2012;116(2):274–285.
237. Sommer M, et al. *Eur J Anaesthesiol*. 2008;25(4):267–274.
238. Gottschalk A, et al. *Anesth Analg*. 2011;112(1):218–223.
239. Loftus RW, et al. *Anesthesiology*. 2010;113(3):639–646.
240. Reuben SS, et al. *Reg Anesth*. 1997;22(4):343–346.
241. Reuben SS, et al. *Can J Anaesth*. 2005;52(5):506–512.
242. Hwang W, et al. *BMC Anesthesiol*. 2015;15:21.

65 老年患者的麻醉

MILES BERGER，LEAH ACKER，STACIE DEINER

周棱 马骏 译 刘斌 审校

要 点
- 随着全世界 70 岁以上老年人口比例的增加，老年患者手术也相应增多。
- 正常衰老不仅导致生理的变化，也引起病理状态的增加。
- 老年人正常生理及病理改变的程度存在明显的个体差异。
- 老年患者术前筛查推荐和指南为评估和优化治疗方案的提供了一个好的开始。
- 老年患者术前筛查的一些重要内容应当包括：认知的改变、机体的衰弱、抑郁情绪和多重用药等情况。
- 术中管理的质量取决于对老年人群生理学和相关禁忌药物的认识。
- 针对高风险人群制订的术后管理方案，同样有益于极高危患者，比如姑息性治疗和对谵妄的预防等。

美国的人口结构正趋于老龄化。在美国，70 岁以上人口数量已经从 1975 年的约 1500 万增加到 2015 年的超过 3000 万，70 岁以上人口占比和人口年龄中位数也相应增长（图 65.1A ～ C）。同样，全球 70 岁以上人口数量从 1975 年的约 1.3 亿增加到 2015 年的超过 4 亿，70 岁以上人口占比和人口年龄中位数也出现了相应的增长（见图 65.1B、C）。

人口的年龄变化直接导致接受麻醉和手术的患者群体也发生变化。仅在美国，2006 年就有超过 1600 万名 60 岁以上的患者接受手术治疗。美国人口和美国接受手术人群的巨大改变同样对麻醉科医师产生了巨大的影响。首先，大多数（虽然不是所有）疾病的发病率随着年龄的增长而增加。其次，年龄依赖性的生理变化会导致每个器官系统生理性和功能性的储备能力下降。然而，同一患者不同器官系统之间随年龄的生理变化程度存在明显差异，不同患者之间各个器官系统随年龄的生理变化程度也存在明显差异。事实上，老年医学的基本原则是：随着年龄的增长，每项生理指标值的差异都会加大。总的来说，由于合并症的增加和生理储备的减少，老年患者的围术期管理将会是一种新的挑战，关键是要对每个老年患者实行个体化管理，避免千篇一律。

老年患者围术期管理应当遵循个体化原则的一个重要原因是，衰老本身涉及诸多生物学途径（图 65.2），而这些途径在不同的个体发展速率不同。例如，同样两个 80 岁的患者可能表现出非常不同的端粒长度、基因突变积累和氧化应激积累。这些与衰老有关的生物学途径类型的差异，使得现在许多人将时序年龄（反映生命的年数）与生物学年龄（反映与衰老有关的生物过程变化的实际积累）区分开来探讨。

在本章中，我们将讨论常见的年龄依赖性生理变化和病理改变，以及它们对老年患者术前评估、术中管理和术后管理的影响。美国人口年龄的显著增长表明，老年患者的围术期管理可能会成为麻醉科医师越来越关注的焦点。此外，我们有理由相信，随着针对衰老和老年人群的生物医学研究的显著增加，我们有理由由期待它们会对未来改善老年患者的术后转归产生有益的深远影响。

年龄相关的器官生理和病理改变

除儿科和产科亚专业的麻醉科医师外，绝大多数麻醉科医师都会面临老年患者的麻醉问题，因此，熟悉衰老过程的多种生理变化对治疗老年人群至关重要。本节将讨论衰老导致的各器官系统的生理改变。

心血管系统

在心血管系统中，正常的衰老表现为：血管和交感神经张力、心肌、心脏传导系统、心脏瓣膜和压力感受器系统的变化。

血管

　　随着年龄的增长，动脉弹性降低会导致后负荷增加，增加心肌耗氧量和心室壁张力增加。若伴有动脉粥样硬化和 β_2 肾上腺素能血管舒张作用的降低，则将进一步加重这种改变。

　　部分与年龄相关的血管改变有关，静脉血栓栓塞（venous thromboembolism，VTE）的发生率随着年龄增加呈指数增长，每年每 100 000 名 80 岁以上的老人

中就有 600 人患此病[1]。Virchow 经典三联征（静脉淤滞、高凝状态和血流异常）影响着老年群体，导致静脉血栓栓塞的风险增加。例如，静脉淤滞可能是由于血管顺应性降低、充血性心力衰竭造成的低流量状态、不活动、静脉曲张、绝经后雌激素替代治疗和吸烟[2] 所致。

心肌

　　在没有病理改变的情况下，心肌的收缩功能通常能终生保存完好。然而，现在舒张功能不全的现象变

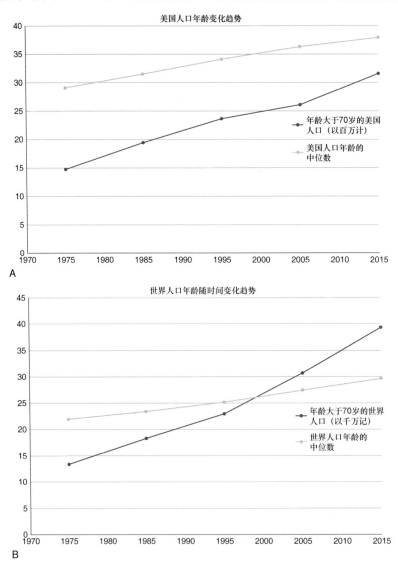

图 65.1　（A）美国人口年龄变化趋势。（B）世界人口年龄随时间变化趋势。（C）70 岁以上人口所占百分比每十年的变化

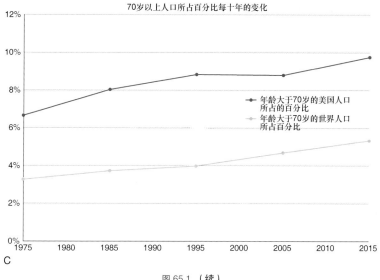

70岁以上人口所占百分比每十年的变化

- 年龄大于70岁的美国人口所占的百分比
- 年龄大于70岁的世界人口所占的百分比

C

图 65.1 （续）

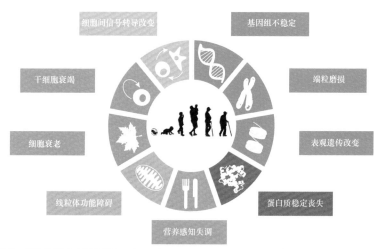

细胞间信号转导改变

基因组不稳定

干细胞衰竭

端粒磨损

细胞衰老

表观遗传改变

线粒体功能障碍

蛋白质稳定丧失

营养感知失调

图 65.2 **衰老的分子、细胞和器官水平机制** ［Redrawn from López-Otín C，Blasco MA，Partridge L，et al. The hallmarks of aging. Cell. 2013；153（6）；1194-1217.］

得越来越常见。年龄相关的心肌细胞死亡和心肌细胞代偿性增大会导致心肌增厚和弹性下降[3]。慢性高血压可进一步加重心肌肥厚。心室增厚和硬化反过来限制了心脏舒张早期的充盈，在 80 岁时降至峰值的50%[4]。为了维持心输出量，老年患者越来越依赖前负荷和心房收缩。相反，循环血容量的轻度下降会导致心脏充盈不足，从而显著降低心输出量。

与年轻人相比，老年人最大心率的降低也限制了心输出量[3]；最大心率由以下公式估算：HR（次 / 分）＝220 － 年龄（年）。在不发生心律失常的情况下，心脏传导系统和自主神经系统的老化会导致心率变异性降低，异位搏动的发生率增加[4]。心律失常可使老年人心输出量显著下降。心房颤动是最常见的心律失常，每 10 个 80 岁以上的患者中就有 1 个患有心房颤动[5]。心房颤动会限制心房的收缩，减少左心室充盈，导致心输出量减少。

心脏瓣膜

衰老可导致主动脉瓣增厚和钙化。主动脉瓣狭窄随着年龄增长而变得更为常见，在 75 岁以上的人群中其患病率为 12.4%[5]。通常，主动脉瓣狭窄患者可以依靠良好的舒张期容积和正常的窦性心律维持心肌灌注。此外，主动脉瓣狭窄患者左室舒张压升高，容易引起冠状动脉灌注压下降。为了避免主动脉瓣狭窄患者发生心肌缺血，防止低血压和心动过速（缩短心肌舒张时间而进一步减少冠状动脉灌注）就显得非常重要。即使是左心室轻微扩大或左心室收缩功能轻度下降，都可能增加术中心功能失代偿的风险[6]。

交感神经和自主神经系统

交感神经系统和自主神经系统对生理紊乱的反应能力随着年龄的增长而下降。β 肾上腺素能受体敏感性的降低会导致最大心率降低，心输出量减少和对 β 受体激动剂（如多巴酚丁胺）的反应受限[4]。压力感受器受损会增加直立性低血压的发生率[2]。因此，老年患者可能对长时间禁食更敏感，术前禁饮时间控制在手术前 2 h（饮用干净的液体）可能对其有益。

呼吸系统

衰老可以导致肺的顺应性降低，参与呼吸运动的肌肉肌力下降。老年患者中枢对高碳酸血症和低氧血症的反应迟钝，这使患者发生药物相关呼吸抑制的风险增加。限制性肺疾病、阻塞性肺病和睡眠呼吸暂停的发病率会随着年龄的增长而增加。

随着年龄增长，膈肌会变得无力，胸壁会因肋间软骨钙化而僵硬，并伴有肋椎关节炎性改变、肋间肌肉无力与萎缩以及骨质疏松和（或）脊柱后凸造成的身高下降[3]。尽管弹性蛋白生成增加，但胸壁弹性回缩降低，因而肺顺应性仍然是增加的。因此，在肺总容量保持不变的情况下，功能残气量每 10 年就会增加 5% ～ 10%，导致肺活量整体下降[7]。衰老引起与肺气肿相似的肺泡腔增大，导致气体交换减少和通气 / 血流比（V/Q）失调加重[3, 7]。呼吸力学的改变包括肺活量减少、肺储备减少、呼吸功增加和残气量增加，这些改变使老年患者易发生肺不张[7]。闭合容量是指小气道开始关闭时肺内残留的气量，会随着年龄的增长而增加。功能残气量（functional residual capacity，FRC）相对于闭合容量降低，可能导致肺不张、肺内分流和低氧血症。术中一些常见情况，如二氧化碳气腹或头低脚高位引起的腹内压升高，会进一步降低 FRC 和肺顺应性。减少术后肺不张的策略包括：术后早期活动 / 行走、胸部理疗和呼吸训练[2]。

老年患者咽部肌肉较年轻患者弱，分泌物清除率、黏液纤毛运动、咳嗽效率、食管运动等功能都减退，上呼吸道保护性反射也减弱[7]。这些因素加在一起，增加了老年患者发生误吸和术后肺炎的风险。麻醉科医师可以采取以下四种特定的策略来减少误吸和其他肺部并发症的风险。首先，在可能的情况下，使用椎管内麻醉或区域麻醉辅以最低的镇静代替全身麻醉，这样可以减少全身麻醉药物对咳嗽反射的抑制，从而减少误吸的风险。其次，避免使用中长效神经肌肉阻断剂，术后确保充分拮抗神经肌肉阻断剂，也有助于降低误吸和术后肺炎的风险[2]。此外，残余肌松作用是肺功能减退的老年患者需要特别关注的问题[7]。再次，呼吸抑制剂，如阿片类药物可导致低通气和呼吸性酸中毒，进一步增强神经肌肉阻断剂的作用[7]。因此，不使用阿片类药物的镇痛策略对老年患者更为有利[8]。最后，使用非颗粒抗酸剂（如柠檬酸钠）中和胃酸，这对于万一发生误吸的患者，可有助于预防化学性肺炎和肺损伤。

除上述呼吸力学的变化外，老年人对低氧血症和高碳酸血症的呼吸反应下降约 50%，甚至在睡眠时更加明显[9]。一些老年患者只有在睡眠时氧饱和度显著下降（例如 70% 或更低）时，可能才会从快速动眼睡眠期醒来[7]。老年人最常见的睡眠相关呼吸紊乱是睡眠呼吸暂停，年龄在 65 岁以上的老年群体中可能有 50% ～ 75% 的患者患有睡眠呼吸暂停[7, 10]。老年患者往往下咽肌和颏舌肌肌张力下降，这使得他们容易发生上呼吸道阻塞，特别是在睡眠时[7]。术前可以选择诸多阻塞性睡眠呼吸暂停（obstructive sleep apnea，OSA）筛查问卷中的一种进行筛查，例如 STOP-Bang、柏林或美国麻醉医师协会（American Society of Anesthesiologists，ASA）问卷[11]。阻塞性睡眠呼吸暂停患者应被视为潜在的面罩通气困难人群，术后宜使用持续气道正压通气[11]和减少阿片类药物用量[12]。

肾系统

50 岁以后，肾的平均重量会从约 250 克下降到 180 克，这主要是由于肾小球硬化引起的皮质萎缩。随着肾皮质层的减少，从 40 岁开始肾小球滤过率（glomerular filtration rate，GFR）每年下降约 1 ml/（min · m²）[3]。老年人群中常见的慢性疾病（如高血压、糖尿病和动脉粥样硬化）可加重正常的年龄相关性肾功能减退。虽然老年患者通常血清肌酐水平正常，但他们的肌肉质量也往往减少，总体肌酐较低。因此，老年患者"正常"血清肌酐可能掩盖了肾小球滤过储备的降低，并掩盖了由此产生的肾对缺血性和肾毒性损伤的敏感性。具体来说，在 GFR 降低的情况下，如果不适当地调整剂量，通过肾排出的药物可能会产生蓄积。

除了 GFR 降低，对醛固酮、血管加压素和肾素的反应迟钝也降低了老年患者对容量状态的调节能力，可能导致电解质紊乱和酸碱失衡，特别是血钠紊乱。低钠血症在老年社区门诊者中的发生率为 11%，在老年住院患者中的发生率为 5.3%，高钠血症在 60 岁及以上住院患者中的发生率为 1%[13]。此外，由于老年人尿钠排泄功能不正常，使得老年人在低血容量时容易出现低血压和急性肾损伤[13]。

泌尿系统疾病（比如膀胱和前列腺）的发生率也会随着年龄的增长而增加。老年男性和女性术后尿潴留的发生率均增高[14]，这一点很重要，因为尿潴留引起的不适可能是术后躁动的常见原因。尿路感染（urinary tract infections，UTI）在老年男性和女性的发病率也均增加[2]。老年女性由于雌激素减少导致阴道萎缩，易引起会阴部皮肤破损[15]，这增加了尿路感染的风险[16]。此外，随着年龄的增长，女性盆腔脱垂的发生率增加，也会增加尿路感染的风险。

胃肠和肝系统

肝大小和功能随年龄增加而下降，从而影响肝的药物代谢。50 岁以后，肝占总体重的比重从 2.5% 下降到 1.5%，部分原因是肝细胞数量减少和血流减少[3]。尽管肝细胞数量减少，应激时肝的储备能力下降，但健康的老年人的肝合成功能通常是正常的[3]。同样，肝血流会随着年龄的增长而减少，65 岁的老年人群平均肝血流比 25 岁时减少 40%[17]。由于肝血流减少，通过 I 相反应（如细胞色素 P450 系统的氧化、还原和水解）清除的药物在老年人体内的代谢可能会更缓慢[18]，但 II 相反应（如乙酰化和结合作用）似乎不受年龄的影响[17]。麻醉科医师应注意，老年患者对高清除率药物（如氯胺酮、氟马西尼、吗啡、芬太尼、舒芬太尼和利多卡因）的清除速度较慢，因为这些药物的清除直接依赖于肝血流[17]。

幸运的是，术后恶心和呕吐的发生率会随着年龄的增长而下降。许多止吐药是通过抗胆碱能和（或）抗组胺机制起作用，易导致精神状态改变和谵妄。Beers 标准建议尽量不使用止吐药，这些药物会增加术后谵妄的风险[2]，具体包括，避免使用丙氯拉嗪、异丙嗪、甲氧氯普胺（胃轻瘫患者除外）和预防性使用皮质类固醇[2, 19]。但 5-HT$_3$ 受体拮抗剂（如昂丹司琼）对老年人来说是更好的选择，尽管 5-HT$_3$ 拮抗剂会导致 QTc 间期延长[2]。

一些肝和胃肠道疾病的发生率随着年龄而增加。例如，非酒精性脂肪性肝病（nonalcoholic fatty liver disease，NAFLD）的发生率随着年龄增加而上升，影响近一半的老年人患者。与年轻人不同，当老年患者首次发现 NAFLD 时，是否与代谢综合征、心血管疾病或肝硬化相关尚不清楚[20]。换句话说，有 NAFLD 的肥胖糖尿病患者随着年龄增长变为老年患者是，他们发生严重的肝纤维化、肝细胞癌和隐源性肝硬化等并发症的风险更高[20]。虽然肝的病变肯定会影响麻醉管理，但老年人其他常见的胃肠疾病如憩室病和胆石症等通常不影响麻醉。

肌肉骨骼系统

与其他器官系统一样，肌肉骨骼系统也会发生麻醉医生应当关注的老龄化改变。功能良好的老年人，肌肉数量每年下降约 1%，而肌肉力量每年下降约 3%，这表明肌肉功能和质量随年龄增长下降的速度比数量更快[21]。对于老年人而言，围术期肌肉力量下降与死亡风险增加有关[22]，因此，维持肌肉力量至关重要。老年人围术期肌肉数量下降的速度比年轻人快得多。例如，卧床休息 10 天的健康的老年人比卧床休息 28 天的健康的年轻人损失更多的肌肉数量[23]。

老年患者在肌肉萎缩的情况下，而体重可能保持稳定，因此医生容易被误导。实际上他们全身脂肪总量增加的同时，皮下脂肪（隔热）储备则减少。对老年人进行的一项为期 10 年的纵向研究显示，皮下脂肪每 10 年就会减少 23%，同时全身脂肪总量每 10 年增加 11%[24]。皮下脂肪厚度的减少和与年龄相关的皮肤循环失调，可能是老年人（年龄为 65 ~ 95 岁）在基础核心温度仅比其他成年人（年龄为 25 ~ 64 岁）低 0.4 ℃（0.7 ℉）时，在术中更容易出现体温失调的原因[25]。年龄相关的皮肤微循环失调也可导致伤口愈合功能受损。麻醉科医师可以通过优化术中液体管理、体温维持和组织氧合来改善手术伤口愈合[26]。

衰老不仅产生肌肉和皮肤改变，也会影响骨骼系统。75 岁及以上的人群中，约一半人患有骨关节炎，可能导致老年患者关节活动受限。麻醉科医师在术前访视和评估中应该意识到这一点，并询问老年患者骨关节情况，以避免在手术室为患者摆体位时加重已经存在的关节病变[27]。

中枢神经系统

中枢神经系统老化会引起许多年龄相关的问题，如认知能力下降、记忆丧失、睡眠紊乱、痴呆、运动障碍、抑郁症以及谵妄的风险增加。虽然在正常的衰老过程中，大脑中的神经元数量不会减少，但树突和突触会减少，这会导致大脑体积的减小和神经元连接的减少，特别是在海马、额叶/前额皮质和颞叶[28]。磁共振成像研究表明，老年大脑的皮质灰质以每年 0.5% 到 1% 的速度变薄[29]。此外，与年龄相关的神经元传递、基础神经元活动、钙代谢和基因表达的失调会降低神经元联结性和适应性[30]。从功能上讲，这些老化引起的生理变化导致老年人在多方面（如执行功能、认知处理速度、工作和空间记忆以及昼夜节律维持等）发生正常的、年龄相关的认知功能降低。与麻醉科医师特别相关的是，这些依赖于年龄的认知储备下降可能表现为对麻醉药物的敏感性增加、术后认知功能障碍和谵妄的风险增加，以及脑功能下降。

尤其是痴呆症患者，其记忆和认知能力的下降严重，会影响日常活动。而轻度认知功能受损的患者，虽然可以检查到明显的认知能力下降，但不影响个人日常活动的能力。痴呆症各种亚型都会发生 Frank 神经元丢失。阿尔茨海默病是由异常 τ 和 β 淀粉样蛋白之间的复杂相互作用而加速整体神经元细胞的死亡。血管性痴呆是由血流动力学的损害引起神经元的死亡，导致认知功能逐步下降。路易氏体痴呆是由异常的 α 突触核蛋白沉积导致神经元的死亡。总而言之，随着年龄增长，痴呆症患病率呈阶梯式上升趋势（图 65.3），90 岁以上患者中有近 2/3 患有痴呆症[31]。

痴呆症会给麻醉科医师带来挑战，尤其是疼痛管理。例如，可能导致无法采用患者自控镇痛。这些患者中阿片类药物的应用通常难以滴定，患者还可能无法配合区域麻醉。此外，痴呆症患者还可能并发谵妄，这很难与潜在的痴呆相鉴别。同样的，帕金森病对麻醉科医师也是特殊的挑战。帕金森病患者更容易出现活动不便，从而形成深静脉血栓；出现吞咽困难和呼吸功能障碍，从而导致误吸和肺炎；出现尿潴留，从而导致尿路感染；以及出现精神并发症，从而导致谵妄[32]。此外，药物相互作用可能是帕金森病患者需要特别关注的一个问题。例如，许多止吐药物如甲氧氯普胺和异丙嗪拮抗多巴胺，可能加重锥体外系症状。常用于帕金森病的单胺氧化酶（monoamine oxidase，MAO）B 抑制剂可使患者易患血清素综合征，特别是与某些阿片类药物联合使用时，比如曲马多[33]。在这类人群中，丙泊酚可诱发运动障碍[34]，可用右美托咪定治疗这种情况[33]。

情绪障碍，特别是抑郁症，在老年人中往往没有被充分认识。轻微的抑郁症在老年初级保健患者中的患病率约为 7.7%，在老年住院患者中的患病率约为 14.4%，在轻度认知障碍患者中的患病率将近 20%[35]。抑郁症使患者易发生术后认知功能障碍（postoperative cognitive dysfunction，POCD）、住院期间谵妄、严重的心脏不良事件、术后镇痛药物用量增加和手术预后不佳[36-38]。麻醉前情绪症状的讨论可以指导围术期的管理和抗抑郁药物的使用。通常，在围术期继续使用抗抑郁药物，防止发生"停药综合征"的风险，以及有利于疼痛管理[39]；然而，在交感神经刺激或与拟交感神经药物联合使用时，MAO 抑制剂可导致严重的低血压。甚至选择性 5- 羟色胺再摄取抑制剂这种最常用和"最安全"的抗抑郁药，也与更高的院内死亡率、出血和再入院风险相关[40]。

谵妄和 POCD 是老年患者术后常见的两种并发

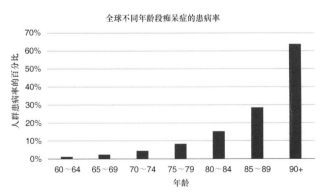

全球不同年龄段痴呆症的患病率

图 65.3　**全球不同年龄段痴呆症的患病率**（Redrawn from Prince M，Bryce R，Albanese E，et al. The global prevalence of dementia：a systematic review and metaanalysis. Alzheimers Dement. 2013；9：63-75.）

症。这两种情况在书中都有专门的章节介绍，在这里只简要地回顾一下。谵妄在老年术后患者中患病率约为 10%，在重症监护治疗病房（intensive care unit，ICU）患者中的患病率为 60% 至 80%，表现为急性、波动性混淆，伴有注意力和意识改变，不能用已有的或新近发生的痴呆更好地解释。常见的谵妄筛查工具包括意识障碍评定方法（Confusion Assessment Method，CAM）和用于 ICU 机械通气患者的 CAM-ICU。很少有治疗谵妄的方法被证明是有效的，但对基础疾病的治疗（例如电解质失衡，感染），处理危险因素（例如减少睡眠不足，增加活动，给患者自己的眼镜和助听器，确保良好的水合），以及避免或限制已知诱发谵妄的药物（如苯二氮䓬类，二氢吡啶类，抗组胺类和阿片类药物）可能是有益的。与谵妄相比，POCD 是一种术后神经心理测验与围术期基线相比表现较差的综合征[41]。总的来说，这种涉及多个领域的认知能力下降在手术后几天到几周内表现出来，并且与年龄的相关性超过其他任何风险因素[42]。一般而言，POCD 在心脏和非心脏手术后的几个月内就会得到缓解；然而个别患者可能遵循不同的轨迹，认知能力会下降持续 5 年或更长时间[41]。

术前评估

老年外科手术患者的术前评估在遵循良好医疗的一般原则的同时，还需要特别注意对于老年人群中发生率更高或影响更大的问题。2014 年，美国外科医师协会（American College of Surgeons，ACS）召集了一个专家小组，发表了一份以循证医学为基础的共识声明[43]。良好医疗管理类型的建议包括：对接受非心脏手术的患者使用美国心脏病学会和美国心脏协会的流程图进行评估[44]，根据合并症情况安排适当的实验室检查，以及明确术后肺部并发症的风险。针对老年患者的特殊评估包括：评估患者的认知能力，确定术后谵妄的风险（在第 82 章详细介绍），记录功能 / 衰弱 / 跌倒的风险状态，监测多重用药，筛查抑郁症和酒精滥用，理解患者的期望值，以及预先指示（advanced directives）。

认知功能和谵妄风险的评估

在围术期，隐匿性的老年人术前认知功能损害是很常见的，在 65 岁以上进行术前检测的患者中，其发生率超过 20%，年龄越大发生率则最高[45]。然而，

对麻醉科医师来说，在手术前后与患者及其家属讨论认知健康问题是一个新的挑战。2016 年，美国麻醉科医师协会发起了"大脑健康倡议"，这是一个"低障碍准入项目，旨在最大限度地减少对已有认知缺陷患者的影响，并优化 65 岁及以上老年人的认知恢复和围术期体验"。该计划的基本原则包括：术前认知障碍的筛查、麻醉科医师对于术后谵妄和认知功能障碍的可能性进行讨论。

手术前对患者的认知功能评估具有挑战性。深入的神经精神病学测试对于大多数预测试中心来说是不现实的，因为它通常需要训练有素的人员进行一个小时或更长时间的测试。在术前，更实用的是使用简易的筛查工具来识别可能有认知障碍的患者（表 65.1）。最近的一项大型研究表明，提前在门诊进行认知筛查是可行的，并为患者和工作人员所接受[45]。麻醉科医师面临的一个明显的难题是，当患者被诊断为可能有认知功能障碍时，该如何处理？告知患者，并让认知功能障碍方面的专家参与进来为患者提供术后随访就变得很重要。研究同时表明，患者其实都很相信术前筛查的重要性，并且很想知道结果。此外，基线认知对谵妄风险分层也很重要。认知功能障碍的患者术后发生谵妄的风险更高，因此可能会从谵妄预防的计划中获益最多。此外，患者、护理人员和围术期团队应该掌握这些信息，因为这些患者术后更可能需要更高水平的护理，如熟练的护理技能[46]。ACS 指南强烈建议应尽早进行认知功能评估，因为如果患者有认知功能障碍，就表明药物信息和功能状态报告可能不可靠，即使在后者中有一些截然相反的证据[47]。

虽然术前认知功能障碍是术后谵妄发生及严重程度的重要危险因素，但并不是唯一的危险因素[48]。还有几种谵妄风险预测指标，表 65.2 列出了其中两种，尽管每个指标略有不同，但绝大多数都包括年龄，手术前的认知状况，还有一些医学疾病的指标，以及手术的侵入性[49-51]。

功能 / 衰弱的筛查

衰弱是一种常见的病态情况，术前的老年患者中发病率（25% ～ 56%）[52-53]高于社区居住的老年人群（10%）[54]。衰弱包含两个主要方面：一种是应对生理应激的储备减少，其特征是各器官系统功能的下降；另一种是缺陷的积累，即合并症的积累导致整体上机体的脆弱。在许多大型手术中，衰弱已被证明与术后不良结果（死亡及并发症）有关。

表 65.1 简易的认知筛查工具

工具 / 测试	优点	缺点	敏感性（%）*	特异性（%）*	操作时间
简易认知状态评估量表（Minicog）[45, 49, 75-77]	简洁，最少的语言、教育和种族偏倚	使用不同的单词列表可能会影响评分	76 ～ 100（54 ～ 100）	54 ～ 85.2（43 ～ 88.4）	2 ～ 4 min
蒙特利尔认知评估（Montreal Cognitive Assessment, MoCA）[78-81]	能识别轻度认知障碍，可用于多种语言	教育偏倚，公布的数据有限	n/a	n/a	10 ～ 15 min
简易精神状态评估量表（Mini-Mental State Examination, MMSE）[77, 82-83]	广泛被应用和研究	受制于年龄和文化偏倚，天花板效应	88.3（81.3 ～ 92.9）	86.2（81.8 ～ 89.7）	7 ～ 10 min
画钟测试（Clock-drawing Test）[77, 84]	非常简洁	没有实施和评分标准	67 ～ 97.9（39 ～ 100）	69 ～ 94.2（54 ～ 97.1）	< 2 min
语言流畅性测验（Verbal Fluency Test）[77, 85]	简洁	分界点不明显	37 ～ 89.5（19 ～ 100）	62 ～ 97（48 ～ 99）	2 ～ 4 min
认知障碍检查（Cognitive Disorder Examination, CODEX）[86-88]	简洁	没有被很好地研究	81 ～ 93	81 ～ 85	≤ 3 min

* 敏感度和特异性值用于检测认知障碍或痴呆症——详见参考文献

表 65.2 用于预测心脏和非心脏手术患者术后谵妄的有效的风险模型

作者	患者和手术	危险因素	结果
Rudolph 等[96]	心脏手术（推导队列：n = 122，验证队列：n = 109）	■ 卒中史（1 分） ■ 老年抑郁症量表 > 4（1 分） ■ 白蛋白异常（1 分） ■ MMSE 24 ～ 27（1 分）或 MMSE < 24（2 分）	在验证队列中，每个分数水平的谵妄累积发生率如下： 0 分，18%； 1 分，43%； 2 分，60%；≥ 3 分，87%
Marcantonio 等[50]	普外科、骨科和妇科手术（推导队列：n = 876，验证队列：n = 465）	■ 年龄 > 70 岁 ■ 酒精滥用 ■ 认知状况不佳 * ■ 功能状况不佳 † ■ 钠、钾或葡萄糖明显异常 ‡ ■ 非心脏胸外科手术 ■ 主动脉瘤手术	在验证队列中，每个分数水平的谵妄累积发生率如下： 0 分，< 1%； 1 分，8%； 2 分，19%；≥ 3 分，45%

* 定义为电话采访所得认知状态 < 30。
† 特异性活动量表（Specifc Activity Scale）= Ⅳ
‡ 定义为钠 < 130 mmol/L 或 > 150 mmol/L，钾 < 3.0 mmol/L 或 > 6.0 mmol/L，葡萄糖 < 60 mg/dl 或 > 300 mg/dl。
MMSE，简易精神状态评估［From Brown C Ⅳ, Deiner S. Perioperative cognitive protection. Br J Anaesth. 2016；117（S3）：iii52-iii63.］

虽然衰弱是一种老年综合征，但它不需要由老年科医生来衡量。尽管经典的 Linda Fried[55] 衰弱表型测量需要专业人士来进行，但现已有一些经过验证的衰弱筛选工具[56]。尚没有定论哪一种筛查工具能最好地测量衰弱的程度，这些筛选工具可能适合不同的人群和背景[53, 57]。例如，包含握力的衰弱筛查对于颈椎病人群可能并不是最适合的，这些患者通常患有颈脊髓病。术前测试的设施条件可能会决定评估的类型，如一些术前诊疗区可能不适合进行 5 米步态速度测试。表 65.3 列举了衰弱评估工具示例[58]。

许多手术中，衰弱和（或）临衰弱状态被证明与并发症和死亡率密切相关。理想情况下，衰弱会作为术式选择、医患沟通和出院计划的参考依据之一。此外，可能会考虑包括营养支持和锻炼在内的预康复措施，尽管确切的方案还没有定论。当然，营养不良在老年手术患者术前更为常见，并且与术后并发症和住院时间延长有关[59]。衰弱也是谵妄的一个危险因素，衰弱患者可能受益于支持定向力、早期运动和维持睡眠-觉醒周期的多学科干预。手术团队在术前识别衰弱可以提高姑息治疗咨询服务的利用效率，改善患者的预后[60-61]。

表 65.3　目前文献中的衰弱评估工具和评分系统

衰弱测量	描述	临床转归	来源
衰弱表型	体重减轻，握力，疲惫，体力活动减少，以及 15 英尺的步行速度	术后 30 天并发症，被送入养老院，住院时长	Makary et al.[52] Revenig et al.[97]
衰弱指数 / 缺陷的积累	30 ～ 70 项共病检查、ADL、物理和神经系统检查	死亡率和被送入养老院	Mitnitski et al.[98] Rockwood et al.[99]
改良衰弱指数	有以下病史：糖尿病、COPD 或肺炎；充血性心力衰竭；心肌梗死；心绞痛 /PCI；需要药物治疗的高血压；周围血管疾病；痴呆症；TIA 或 CVA；神经功能缺损的 CVA；ADL	30 天，1 年，2 年的死亡率，术后 30 天的主要并发症	Adams et al.[100] Farhat et al.[101] Karam et al.[102] Obeid et al.[103] Patel et al.[104] Tsiouris et al.[105] Velanovichet al.[106]
步行速度	5 m 步行 ≥ 6 s	死亡率，主要术后并发症，被送入养老院和住院时长	Aflalo et al.[107]
起立行走试验	TUG ≤ 10 s；11 ～ 14 s；≥ 15 s	1 年死亡率	Robinson et al.[108]
跌倒	6 个月内的跌倒次数	术后 30 天主要并发症，被送入养老院，30 天内再入院	Jones et al.[109]
Robinson	Katz 评分、简易认知状态评估、Charlson 指数、贫血＜ 35%、白蛋白＜ 3.4、跌倒次数	术后 30 天主要并发症，住院时长，30 天内再入院，术后 6 个月死亡率	Robinson et al.[110-111]

ADL，日常活动；Cog，认知；COPD，慢性阻塞性肺疾病；CVA，脑血管意外；PCI，经皮冠状动脉介入治疗；TIA，短暂性脑缺血发作；TUG，起立行走试验（From Amrock LG，Deiner S. The implication of frailty on preoperative risk assessment. Curr Opin Anaesthesiol. 2014；27［3］：330-335.）

姑息治疗

姑息治疗的重点是为患有严重疾病而不仅仅限于终末期的患者减轻痛苦并改善生活质量。由姑息治疗方面的专家顾问来对接受手术干预的患者进行干预是相对较新的做法[62]。姑息治疗在 2006 年被认定为一项独立的医学专业，并在 2008 年认证通过了第一批医师。2012 年，在姑息治疗领域获得认证的外科医师和麻醉科医师还不到 100 人，尽管姑息治疗专业招收专科医师的机构在不断增加，但其仍相对短缺[62]。这意味着大多数手术患者的姑息治疗是由非外科亚专科医师来提供的。关于外科手术和姑息治疗的研究相对较新，一项对于老年退伍军人的住院手术队列研究发现，术前进行衰弱筛查增加了术前姑息治疗咨询的数量，并能够降低 180 天死亡率约 33%[61]。

多重用药

术前进行药物评估非常重要。研究表明，手术医师和麻醉科医师评估的差异率超过 70%[63]。数字化医疗记录的出现可能有益，但也可能是有害的，因为可能存在那些忘了从记录中删除的药物而作为当前药物的情况。因此，需要在入院和出院时进行医疗校对，以确保获得最新的信息。最好的方法包括与药剂师一起审查患者的多重用药情况、潜在的药物相互作用和老年人的禁忌药物。其中包括美国老年医学协会对老年人潜在不适合使用药物的 Beers 标准[64]。所列的名单包括麻醉医嘱中常见的几种药物：哌替啶，东莨菪碱，苯二氮䓬类药物（表 65.4）。

对抑郁症和酗酒的筛查

在老年人中，抑郁症和酗酒分别约有 10% 的发病率，两者都会使得术后康复变得更难。前者与更强的疼痛感和术后镇痛药的需求增加有关，后者与术后并发症如肺炎和脓毒症有关[65]。抑郁症可以通过诸如病人健康问卷 -2[66] 这样的工具来评估，该问卷询问：

"在过去的 12 个月里，你是否有过至少两周内大部分时间都感到悲伤、忧郁、沮丧或情绪低落？"

"在过去的 12 个月里，你是否有过至少两周的时间不关心你通常关心的事情，或者不喜欢你通常喜欢的事情？"

任何一个问题回答"是"即构成一个阳性的筛选，需要进一步的评估。

酒精饮用的经典筛选工具是改良的 CAGE 问卷，已被验证适用于老年人[67-68]。问卷由四个问题组成：

表 65.4　围术期可能会对神经系统产生副作用的常见药物，这些药物也在 2012 年 Beers 标准中列出的可能不适合老年人使用的药物列表中

药物	基本原理
苯海拉明	高度抗胆碱能作用，可能会加重意识错乱
羟嗪	高度抗胆碱能作用，可能会加重意识错乱
东莨菪碱	高度抗胆碱能作用
阿米替林	高度抗胆碱能作用，镇静作用
抗精神病药	增加痴呆患者卒中风险和死亡率
苯二氮䓬类药物	老年人的敏感性增加，代谢下降；有认知功能障碍、谵妄和跌倒的风险
甲氧氯普胺	锥体外系副作用；老年人的风险可能会增加
哌替啶	不是有效的止痛药；可能会引起神经毒性
喷他佐辛	可能引起中枢神经系统不良事件，包括意识错乱和幻觉
神经肌肉阻断药	老年人耐受性差，有抗胆碱能副作用

[From Brown C IV, Deiner S. Perioperative cognitive protection. Br J Anaesth. 2016; 117（S3）: iii52-iii-63.]

- 你是否曾感到需要减少饮酒？
- 有人因为批评你喝酒惹你生气了吗？
- 你曾因喝酒而感到内疚吗？
- 你是否觉得早晨醒来（一睁开眼睛）的第一件事就是喝点酒来镇定神经或消除宿醉？

　　任何一项问题回答"是"，就需要考虑对戒断综合征进行围术期的预防，补充叶酸和硫胺素，并考虑是否需要在成瘾专家的监督下制订解毒方案[43]。

决策能力 / 预先指示 / 预期 / 支持

决策能力

　　在面对老年患者时，了解他们是否还保有医疗决策的能力是很重要的。认知功能可能和决策能力有重叠之处，但不是一回事。许多有轻度认知功能障碍的患者可能保留决策能力。决策能力的法律定义包括[69]：

- 沟通治疗选择的能力。
- 对医生提供的信息的理解。
- 能够说出他们理解自己的医疗状况、治疗选择和转归。
- 对治疗方案进行理性讨论的能力。

　　患者可能只有能力对某些事情做决定而其他事情不行，或者完全没有做医疗决定的能力。在老年患者没有医疗决策能力的情况下，了解是否有授权委托人是很重要的。在有委托人在场以及尊重患者意愿的情况下，老年患者可以在适当的情况下参与讨论。

共同决策 / 期望

　　预先指示是指当患者无法参与医疗决策时，提供患者对医疗决策意愿信息的文件（图 65.4）。对预先指示的讨论是理解和尊重患者治疗目标的重要组成部分。ASA 指南指出，不复苏指令不应在围术期自动暂停。根据患者的意愿，他们可以选择在某些操作或某些情况下接受有限的复苏尝试（例如，快速且容易逆转的不良事件，如血压下降或需要输血）。由于麻醉的实施过程可能涉及与复苏重叠的操作，因此在实施麻醉之前，应该明确患者和（或）代理人所能接受麻醉过程的细微差别。麻醉科医师应讨论并记录指令的任何修改情况，如患者在发生并发症时的意愿和术后治疗计划。这些应在手术前告知外科医生；不同医疗单元之间的冲突可能需要医疗机构进行调解。

老年患者的术中管理

　　一旦完成了术前评估和术前同意，麻醉科医师的任务就是为每一位老年患者设计一套术中麻醉方案，该方案应能提供足够的术中和术后镇痛、有效的镇静或遗忘、稳定的血流动力学和为手术团队提供的最佳手术条件（如良好的肌松）。部分由于老年患者在器官系统储备和整体功能状态方面存在广泛的异质性，因此很难对老年患者提出一般性的术中建议。每名老年患者的麻醉方案应根据患者合并症情况、器官系统储备情况和整体功能状况来制订。

　　尽管如此，大量的研究检视了老年患者特殊的麻醉技术，提出了一些一般性的建议（表 65.5）。比如由于生理储备减少，相比于具有更强生理储备的年轻健康的患者，许多的老年患者需要更谨慎的术中管理。因此，老年患者应更加仔细地调整药物应用、"麻醉深度"和血流动力学状态。增加监测，如基于脑电图的麻醉滴定，可能在这方面有所帮助。总的来说，没有哪种特定的麻醉药物或技术（例如局部麻醉或全身麻醉）始终与老年患者术后神经认知障碍（如谵妄或术后认知功能障碍）发生率的增加（或减少）相关。

术后关注要点

　　对于术后，ACS 的最佳实践指南包括：充分的镇痛和以老年人为重点的预防检查表（其中包括：谵妄、

预先指示激活的通知
（有执照的医生或心理健康专家必须填写此表格）

患者姓名：＿＿＿＿＿＿＿＿＿＿＿＿＿＿＿＿＿＿＿＿＿＿　　病案号：＿＿＿＿＿＿＿＿＿

日期：＿＿＿＿＿＿＿＿＿＿＿＿＿＿＿＿

在与上述患者进行适当的评估和（或）讨论后，确定了以下情况
　　　　（用首字母在其中一个前签名）

＿＿＿＿＿　该患者目前无法充分理解自己的病情和（或）无法就必要的治疗提供知情同意。

＿＿＿＿＿　该患者间歇性无法理解自己的病情和（或）无法就必要的治疗提供知情同意。需
　　　　　　要一个预先指示的代理人作为紧急/备用的基础。

＿＿＿＿＿　该患者具有决策能力，但由于疾病负担和（或）知情同意标准，他/她选择将决策
　　　　　　权交给他/她的代理人，在该医疗机构有效的预先指示文件中已经列出了该代理人。

依赖于预先指示的代理人预计是：
　　　　（用首字母在其中一个前签名）

＿＿＿＿＿　暂时的。患者将持续接受重新评估，如果患者恢复决策能力和（或）希望恢复决策
　　　　　　角色，将通知代理人。

＿＿＿＿＿　永久的。患者决策能力的丧失预计将是持久的。只有当患者的认知状况发生实质性
　　　　　　和意外的变化时，才会对患者的决策能力进行重新评估。

已将以上信息告知在该患者预先指示上列出的代理人，告知时间为：＿＿＿＿＿。他/她已被告知患者的
整体健康状况，并同意继续合理地提供咨询和参与决策。如果他/她不能来，他/她同意提前通知医疗
机构工作人员和任何替代的代理人。

签名：＿＿＿＿＿＿＿＿＿＿＿＿＿＿＿＿＿＿＿＿＿＿＿＿＿＿＿＿＿＿＿＿＿＿＿＿

（主治医生或其他卫生保健提供者）

姓名：＿＿＿＿＿＿＿＿＿＿＿＿＿＿＿＿　　日期：＿＿＿＿＿＿＿＿＿＿＿＿

地址：＿＿＿＿＿＿＿＿＿＿＿＿＿＿＿＿　　电话：＿＿＿＿＿＿＿＿＿＿＿＿

＿＿＿＿＿＿＿＿＿＿＿＿＿＿＿＿＿＿＿＿＿＿＿＿＿＿＿＿＿＿＿＿

图 65.4　预先指示激活通知表格的示例（Modified from http://www.lifecaredirectives.com/assets/Brochures/AD%20A CTIVATION%2009.pdf.）

肺部并发症、跌倒、术后尿路感染或尿潴留、压疮预防和护理过渡）。在恢复室对老年人的护理没有具体的建议。然而，衰老的生理和常见病都提示，这些患者发生氧饱和度降低（因为闭合容量下增加和易发生肺不张）和误吸（例如，由于咳嗽能力减弱）的风险更高。通过抬高床头能够最大化加强患者深呼吸的能力，此外还需提供充分的但不过度的镇痛，这都可以协助解决这些问题。

疼痛的感知和耐受一直是颇有争议的研究领域。最近的一项 meta 分析表明，尽管老年人对低强度疼痛，尤其是对热的敏感性可能有所下降，但衰老对疼痛耐受性没有明显影响[70]。因此，积极监测和治疗老年患者的疼痛并定期反复评估以避免过度镇静是十分重要的。对于痴呆症患者和（或）不言语的患者，使用能够帮助识别疼痛行为的工具变得重要，如认知受损者的疼痛评估（Pain Assessment in Impaired Cognition）工具。恰当的疼痛控制措施包括谨慎地使用多模式镇痛和区域阻滞。必须小心避免使用 Beers

表 65.5   推荐的老年人术中操作方法（按系统分类）

操作建议	基本原理
一般的药物应用要点	
小心进行药物滴定	与年龄相关的许多药物的分布量变化以及白蛋白浓度和其他变化导致许多麻醉药的药代动力学和药效学变化[95]
神经系统	
考虑使用基于脑电图的麻醉剂量滴定	降低术后谵妄的发生率[89-93]；可降低术后认知功能障碍的发生率[89, 91]
考虑根据脑血氧饱和度调整术中血流动力学和输血管理	可降低术后谵妄发生率[91-92]
减小 MAC 分数	30 岁以后，MAC 和 MAC-awake 每十年下降 6%；MAC 分数增加与 PONV、POCD、谵妄的发生率增加有关[92, 94]
减少阿片类药物使用	阿片敏感性随年龄增长而增加；减少阿片类药物用量可减少术后呼吸抑制
尽量减少神经肌肉阻断剂的用量，和（或）确保它们在拔管前完全逆转（即 TOF 比值 > 90%）	减少术后肺部并发症
避免使用 Beers 列表上的药物（见表 65.4）	降低术后谵妄和精神状态改变的发生率
心血管	
避免低血压	有助于降低急性肾损伤的发生率；有助于确保足够的冠状动脉灌注
避免高血压	通过避免过度的后负荷以及由此增加的心肌耗氧量（即心肌工作负荷）来帮助减少心肌缺血
皮肤	
垫皮肤时要小心	帮助避免压疮
肌肉骨骼	
垫起关节暴露神经（例如尺神经）	有助于减少术中神经损伤的风险，老年人因软组织/填充物丢失而增加神经损伤的风险

POCD，术后认知功能障碍；PONV，术后恶心呕吐

列表中的药物，包括加巴喷丁和长效阿片类药物。

谵妄的预防在第 23、52 和 80 章有做讨论。框 65.1 列出了一些通用的策略。简而言之，多学科非药物治疗是减少谵妄最有效的方法。最常用的方案是医院老年生活方案（Hospital Elder Life Program，HELP），它包括重新定位、活动和促进有规律的睡眠-觉醒周期。HELP 已经证明可以减少谵妄、认知能力和功能下降，而且具有成本效益[71-72]。抗精神病药物只能用于治疗对自身或工作人员有攻击性的谵妄，而不能用于预防[64]。苯二氮䓬类药物禁用于这种情况，它可能会使谵妄发作恶化。

预后

正如以前的版本所指出的，老年患者手术的目标包括：在治疗当前疾病的同时保持自主能力和功能。目前大数据刚刚开始被应用于收集足够深入的信息，以帮助医生更深入地了解患者转归，而不仅仅是 30 天死亡率。2014 年 1 月，美国外科质量改进数据库（The National Surgical Quality Improvement Database）启动了专门针对老年人群的数据收集。强化收集包

框 65.1   谵妄的预防策略

- 针对医疗保健专业人员的谵妄教育
- 多成分、多学科的非药物干预，可能包括：
  - 日常体育活动
  - 对认知重新定向
  - 尽可能让家人陪伴在床边
  - 增强睡眠（例如，非药物睡眠方案和睡眠卫生）
  - 早期活动和（或）身体康复
  - 适应视觉和听觉障碍
  - 补充营养和液体
  - 疼痛管理
  - 适当的药物使用
  - 充足的氧合
  - 预防便秘
  - 尽可能减少患者身上的连接物（例如：Foley 导尿管，序贯压缩泵定期摘除，心电图导线）

括认知、决策、功能和流动性等领域的危险因素和预后。早期的一份报告显示，在普通血管和骨科手术中，42.9% 的患者出现功能衰退[73]。与功能减退风险增加相关的因素包括认知障碍、需要代理人同意、使用助行器和有跌倒史[74]。虽然这些因素中的一些目前是术前评估的一部分，但其他的（如认知筛查）并不经常进行评估。还需要做更多的工作来进行老年筛

查以及了解现有状态是如何影响手术预后的。虽然许多情况可能是无法改变的，但显然，了解风险是知情同意的重要组成部分，它会影响手术决策和术后支持。

致谢

编者和出版商感谢 Frederick Sieber 和 Ronald Pauldine 博士在前版本章中所做的贡献，他们的工作为本章奠定了基础。

参考文献

1. White RH. *Circulation.* 2003;107(23 suppl 1):I–4.
2. Mohanty S, et al. A. ACS NSQIP, Editor. 2016: https://www.facs.org/quality-programs/acs-nsqip/geriatric-periop-guideline.
3. Aalami OO. et al. *Arch Surg.* 2003;138(10):1068.
4. Lakatta EG, Levy D. *Circulation.* 2003;107(2):346.
5. Go AS, et al. *JAMA.* 2001;285(18):2370–2375.
6. Samarendra P, Mangione MP. *J Am Coll Cardiol.* 2015;65(3):295.
7. Sprung J, et al. *Can J Anaesth.* 2006;53(12):1244.
8. Gupta DK. Avram MJ. *Clin Pharmacol Ther.* 2012;91(2):339.
9. Peterson DD, et al. *Am Rev Respir Dis.* 1981;124(4):387.
10. Senaratna CV, et al. *Sleep Med Rev.* 34:70.
11. Adesanya AO, et al. *Chest.* 2010;138(6):1489.
12. Medicine, S.f.A.a.S. *Recommendations for the Perioperative Evaluation and Management of Patients with Sleep Apnea.* 2017. Available from: http://sasmhq.org/wp-content/uploads/2017/01/SASM_Educational_v5.pdf.
13. Schlanger LE, et al. *Adv Chronic Kidney Dis.* 2010;17(4):308.
14. Kowalik U, Plante MK. *Surg Clin North Am.* 2016;96(3):453.
15. Matthews N, et al. *Clin Dermatol.* 2018;36(2):208.
16. Goldstein I, et al. *Sex Med.* 2013;1(2):44.
17. Rivera MDR, et al. *Anesthesiology.* 2009;110(5):1176.
18. Mangoni AA. Jackson SH. *Br J Clin Pharmacol.* 2004;57(1):6.
19. Gan TJ, et al. *Anesth Analg.* 2014;118(1):85.
20. Vernon G, et al. *Aliment Pharmacol Ther.* 2011;34(3):274.
21. Goodpaster BH, et al. *J Gerontol.* 2006;61(10):1059.
22. Newman AB, et al. *J Gerontol.* 2006;61(1):72.
23. Kortebein P, et al. *JAMA.* 2007;297(16):1769.
24. Hughes VA, et al. *Am J Clin Nutr.* 2004;80(2):475.
25. Blatteis CM. *Gerontology.* 2012;58(4):289.
26. Bentov I, Reed MJ. *Anesthesiology.* 2014;120(3):760.
27. Martin JT. *Anesthesiol Clin North Am.* 2000;18(1):105.
28. Dickstein DL, et al. *Aging Cell.* 2007;6(3):275.
29. Fjell Anders M, Walhovd Kristine B. *Rev Neurosci.* 2010:187.
30. Burke SN, Barnes CA. *Nat Rev Neurosci.* 2006;7:30.
31. Prince M, et al. *Alzheimers Dement.* 2013:9:63.
32. Katus L, Shtilbans A. *Am J Med.* 2014;127(4):275.
33. Roberts DP, Lewis SJG. *J Clin Neurosci.* 2018;48:34.
34. Krauss JK, et al. *Anesth Analg.* 1996;83(2):420.
35. Polyakova M, et al. *J Affect Disord.* 2014:28–38. 152.
36. Greene NH, et al. *Anesthesiology.* 2009;110(4):788.
37. Rutledge T, et al. *J Am Coll Cardiol.* 2006;48(8):1527.
38. Blumenthal JA, et al. *The Lancet.* 2003;362(9384):604.
39. Kroenke K, et al. *JAMA.* 2009;301(20):2099.
40. Auerbach AD, et al. *JAMA Intern Med.* 2013;173(12):1075.
41. Berger M, et al. *Anesthesiol Clin.* 2015;33(3):517–550.
42. Rasmussen LS. Postoperative cognitive dysfunction: incidence and prevention. In: *Bailliere's Best Pract Res Clin Anaesthesiol.* 2006:315+.
43. Mohanty S, et al. *J Am Coll Surg.* 2016;222(5):930.
44. Fleisher LA, et al. *J Nucl Cardiol.* 2015;22(1):162.
45. Culley DJ, et al. *Anesth Analg.* 2016;123(1):186.
46. Ehlenbach CC, et al. *J Surg Res.* 2015;193(1):1.
47. Farias ST, et al. *Int J Geriatr Psychiatry.* 2005;20(9):827.
48. Racine AM, et al. *Alzheimers Dement.* 2018;14(5):590.
49. Dworkin A, et al. *J Am Geriatr Soc.* 2016;64(11):e149.
50. Marcantonio ER, et al. *JAMA.* 1994;271(2):134.
51. Kim MY, et al. *Medicine (Baltimore).* 2016;95(12):e3072.
52. Makary MA, et al. *J Am Coll Surg.* 2010;210(6):901.
53. Robinson TN, et al. *J Am Coll Surg.* 2015;221(6):1083.
54. Collard RM, et al. *J Am Geriatr Soc.* 2012;60(8):1487.
55. Fried LP, et al. *J Gerontol A Biol Sci Med Sci.* 2001;56(3):M146.
56. Amrock LG, Deiner S. *Int Anesthesiol Clin.* 2014;52(4):26.
57. Morley JE, et al. *J Am Med Dir Assoc.* 2013;14(6):392.
58. Amrock LG, Deiner S. *Curr Opin Anaesthesiol.* 2014;27(3):330.
59. Kaiser MJ, et al. *J Am Geriatr Soc.* 2010;58(9):1734.
60. Hall DE, et al. *JAMA Surg.* 2017;152(3):233.
61. Ernst KF, et al. *JAMA Surg.* 2014;149(11):1121.
62. Dunn GP. *Anesthesiol Clin.* 2012;30(1):13.
63. Burda SA, et al. *Qual Saf Health Care.* 2005;14(6):414.
64. American Geriatrics Society Expert Panel on Postoperative Delirium in Older, A. *J Am Geriatr Soc.* 2015;63(1):142.
65. Nath B, et al. *J Gastrointest Surg.* 2010;14(11):1732.
66. Thombs BD, et al. *Syst Rev.* 2014;3:124.
67. Hinkin CH, et al. *Am J Addict.* 2001;10(4):319.
68. Kuerbis A, et al. *Clin Geriatr Med.* 2014;30(3):629.
69. Appelbaum PS. *N Engl J Med.* 2007;357(18):1834.
70. Lautenbacher S, et al. *Neurosci Biobehav Rev.* 2017;75:104.
71. Rubin FH, et al. *J Am Geriatr Soc.* 2011;59(2):359.
72. Chen CC, et al. *JAMA Surg.* 2017;152(9):827.
73. Neufeld KJ, et al. *J Am Geriatr Soc.* 2016;64(4):705.
74. Berian JR, et al. *J Am Coll Surg.* 2017;225(6):702.
75. Robinson TN, et al. *Ann Surg.* 2009;249(1):173.
76. Robinson TN, et al. *J Am Coll Surg.* 2012;215(1):12; discussion 17.
77. Lin JS, et al. *Ann Intern Med.* 2013;159(9):601.
78. Aykut K, et al. *J Cardiothorac Vasc Anesth.* 2013;27(6):1267.
79. Nasreddine ZS, et al. *J Am Geriatr Soc.* 2005;53(4):695.
80. Partridge JS, et al. *J Vasc Surg.* 2014;60(4):1002.
81. Cordell CB, et al. *Alzheimers Dement.* 2013;9(2):141.
82. Kazmierski J, et al. *Gen Hosp Psychiatry.* 2006;28(6):536.
83. Veliz-Reissmuller G, et al. *Aging Clin Exp Res.* 2007;19(3):172.
84. Puustinen J, et al. *Geriatr Orthop Surg Rehabil.* 2016;7(4):183.
85. Long LS, et al. *Can J Anaesth.* 2015;62(6):603.
86. Belmin J, et al. *Presse Med.* 2007;36(9 Pt 1):1183.
87. Larner AJ. *Presse Med.* 2013;42(12):e425.
88. Meziere A, et al. *Ann Fr Anesth Reanim.* 2013;32(9):e91.
89. Chan MT, et al. *J Neurosurg Anesthesiol.* 2013;25(1):33.
90. Radtke FM, et al. *Br J Anaesth.* 2013;110(suppl 1):i98.
91. Ballard C, et al. *PLoS One.* 2012;7(6):e37410.
92. Berger M, et al. *Anesthesiology.* 2018.
93. Sieber FE, et al. *Mayo Clin Proc.* 2010;85(1):18.
94. Ni K, et al. *Anesthesiology.* 2017.
95. Lopez-Otin C, et al. *Cell.* 2013;153(6):1194.
96. Rudolph JL, et al. *Circulation.* 2009;119(2):229.
97. Revenig LM, et al. *J Am Coll Surg.* 2013;217(4):665.
98. Mitnitski AB, et al. *ScientificWorldJournal.* 2001;1:323.
99. Rockwood K, et al. *J Gerontol A Biol Sci Med Sci.* 2007;62(7):738.
100. Adams P, et al. *JAMA Otolaryngol Head Neck Surg.* 2013;139(8):783.
101. Farhat JS. et al. *J Trauma Acute Care Surg.* 2012;72(6):1526; discussion 30.
102. Karam J, et al. *Ann Vasc Surg.* 2013;27(7):904.
103. Obeid NM, et al. *J Trauma Acute Care Surg.* 2012;72(4):878.
104. Patel KV, et al. *Clin Orthop Relat Res.* 2013.
105. Tsiouris A, et al. *J Surg Res.* 2013;183(1):40.
106. Velanovich V, et al. *J Surg Res.* 2013;183(1):104.
107. Afilalo J, et al. *J Am Coll Cardiol.* 2010;56(20):1668.
108. Robinson TN, et al. *Ann Surg.* 2013;258(4):582; discussion 8.
109. Jones TS, et al. *JAMA Surg.* 2013;148(12):1132.
110. Robinson TN, et al. *Am J Surg.* 2013;206(4):544.
111. Robinson TN, et al. *Ann Surg.* 2009;250(3):449.

66 创伤麻醉

SAMUEL MICHAEL GALVAGNO JR., MARC P. STEURER, THOMAS E. GRISSOM

毛庆祥 译 陈力勇 审校

<table>
<tr><td>要 点</td><td>

- 急性创伤患者的围术期麻醉管理取决于对创伤救治体系和外科优先级的理解程度。
- 制订明确的处理预案，如美国麻醉医师协会（ASA）困难气道处理流程创伤修订版，是紧急气道管理成功的基础。一般而言，快速序贯麻醉诱导并保持颈椎轴向稳定，随后用直接喉镜或视频喉镜插管是最安全、有效的方法。压迫环状软骨的作用现有争议，不再是 I 类推荐。
- 识别失血性休克是高级创伤生命支持的核心任务。失血性休克需要立即手术处理，可能需要采取损伤控制策略。虽然建立合适的人工气道是第一优先任务，但对于明显的出血，也应立即同时处理，如上止血带或直接压迫出血点。
- 急性失血性休克的复苏重点有重大调整。目前建议在活动性出血期间限制性输注晶体液，以维持控制性低血压。识别创伤后早期凝血病的危害，实施"止血性"复苏，强调早期输红细胞、血浆和血小板来维持血液成分，以及条件允许时进行血液黏弹性监测。
- 在创伤性重型颅脑损伤患者的手术和重症监护期间，需监测并维持脑灌注和氧合，才能确保救治成功。
- 创伤性损伤（包括骨科创伤）的手术时机必须在早期确定性修复与整体生理应激恶化的潜在风险之间进行平衡抉择。
- 创伤麻醉学是重症监护实践的重要组成部分（参见第 83 章）。

</td></tr>
</table>

引言

流行病学

创伤导致的死亡和伤残仍然是全球公共卫生威胁之一。创伤也是美国导致儿童或 45 岁以下成人的首要死亡原因[1-2]。此外，创伤相关性死亡可造成重大的经济后果；据报道，致死性损伤造成的终身医疗费用和误工费估计超过 2400 亿美金，而且预计还会增加[1, 3]。意外伤害（比如机动车事故、坠落造成创伤）仍然是 45 岁以下成人的首要死亡原因，其次是自杀和他杀[2]。

与其他流行性疾病防治一样，创伤的成功救治远远超出了单个医院的能力范围。社会层面的预防措施包括机动车辆中安装气囊，强制摩托车驾乘者佩戴头盔，鼓励市民系安全带，惩罚醉驾司机，提高枪支持有人员的责任感。与戒烟、改变饮食习惯和常规乳腺X线摄片对心脏疾病和癌症发病率的影响类似，这些预防措施能影响创伤的人口统计学特征。当预防措施失败时，社区承诺建立的创伤分级救治组织会对创伤救治结局产生重要影响。

现代创伤救治体系和区域化救治

1966 年，美国国家科学院发布"意外死亡和残疾：被忽视的现代社会疾病"这一具有里程碑意义的报告[4]，随后，美国外科医师协会（American College of Surgeons，ACS）创伤委员会开始组建创伤救治系统框架[5-6]。该创伤救治系统由政府指定或内部认证的创伤中心组成，体现了相互协作、分级救治和以患者为中心的创伤救治流程[7]。区分政府指定或内部认证的创伤中心是为了明确医院可用资源的类型以及每年处理患者的数量。创伤中心的指定是由州政府或地区规划并实施的。创伤中心的认证由 ACS 组织评估，并促进创伤救治水平的提高；创伤中心认证是自愿的，旨在确定医院是否具备为创伤患者提供最佳救治所必需的资源[8]。创伤中心分为 I 级（能提供 24 小时在岗接诊救治的地区综合性医院，是附近社区的转诊医院，也是创伤预防、研究等工作的领军机构）至 V 级［有急诊室（emergency department，ED）基本设施，能实施高级创伤生命支持（advanced trauma life support，ATLS），有非工作时间救治的启动预案，可开展有限的手术和进行重症救治］。I 级和 II 级中心一般属于三级医院；I 级和 II 级创伤中心创伤救治水平的评估标准是相同的。创伤救治系统是区域分级治疗的典范，因为医疗服务划分片区内最严重的创伤患者都在指定的三级医院创伤中心接受治疗[7]。在过去的 30 年里，许多研究表明，建立地区创伤救治系统后，创伤死亡率[9-15]、发病率[16-17]和医疗费用节省[17-18]都有显著改善。

麻醉科医师的作用

在各级创伤救治中，麻醉科医师都与多学科创伤团队并肩作战，在手术室准备和复苏资源分配方面发挥主导作用，还直接为患者进行确定性的气道管理和实施高级复苏抢救患者生命[19]。麻醉科医师作为重症治疗和疼痛管理方面的专家也发挥重要作用。在夜间和周末值班期间处理的手术患者中，创伤患者占很大比例[20]。遗憾的是，美国目前极少有麻醉科医师会选择创伤麻醉作为他们的主要专业。欧洲情况与之截然不同，欧洲的麻醉科医师常参与院前救治，可以担任急诊科主任或医院创伤救治小组组长。在美国医疗模式中，许多麻醉科医师参与创伤救治，但是极少成为这方面的专科医师，导致美国在该领域的研究、出版物和教育相对匮乏[20-21]。这种情况令人遗憾，因为创伤是一个快速发展的研究领域，对临床医师具有独特的挑战，并且创伤救治水平进步可对整个社会产生重大影响。

创伤患者的麻醉不同于日常手术麻醉。大多数紧急手术发生在下班时间，此时经验丰富的手术者和麻醉工作人员可能不在岗。在小型医院、军事或人道主义医疗救治中，有限的条件也会影响医疗资源的获取。患者信息可能不全面，过敏、遗传性疾病和之前的手术史可能会诱发突发危象[22]。患者常常是醉酒并伴有饱胃和颈椎不稳定的状态。看似简单的手术可能会复杂化，短时间内需要专门的手术和麻醉设备。患者常常为多发伤，需要摆放复杂的体位、进行多次手术，还要考虑处理的优先顺序。隐匿性损伤如张力性气胸可在意想不到的时候表现出来。幸好创伤麻醉

伴随的医疗责任风险并不比非创伤手术麻醉高。患者围术期的成功救治需要麻醉科医师具备良好的基础知识，充分的准备，灵活性以及对情况变化的快速应变能力。

本章概述了创伤救治中麻醉科医师需关注的重要内容。首先介绍创伤患者的早期处理，接着讨论紧急气道管理、复苏以及中枢神经系统（CNS）损伤患者的救治，简要介绍矫形外科和重建手术患者的处理要点，最后对麻醉科医师需要了解的创伤患者术后管理进行讨论。

创伤救治的优先原则

院前分诊

严重创伤患者的院前检伤分类在受伤现场已经启动，但困难重重。失血量的估算很难精确，而教科书上的经典休克分类受极端年龄或生理储备个体差异影响而经常不准确[23]。2011 年，美国疾病控制和预防中心及国家公路交通安全管理局联合 ACS 创伤委员会对之前的现场检伤分类决策流程进行修订，以减少非致命性创伤患者的过度检伤，并帮助将最需要抢救生命的患者转运至适当的创伤中心[24]。目前指南推荐 4 步评估法，帮助院前急救人员决定哪些患者需优先转运至创伤中心（框 66.1）。

损伤机制传统上分为钝性和穿透性损伤，但这并不能反映遭受了多大的能量打击，以及解剖和生理损

框 66.1　分诊转运创伤中心 4 步评估法

生命体征
收缩压< 90 mmHg
格拉斯哥昏迷评分≤ 13
呼吸频率< 10 或> 29（或患者需要呼吸支持）
损伤部位
头部、颈部、躯干和四肢（肘或膝以上）的穿透性损伤
胸壁不稳定或畸形
腕或踝以上部位的离断伤
骨盆骨折
颅骨开放性或压缩性骨折
瘫痪
损伤机制
车内同乘人员死亡
身体甩出距离> 20 英尺（约 6.1 米）
车内解救时间> 20 min
特殊患者或综合因素
年龄> 55 岁
儿童
服用抗凝药物或有凝血系统疾病
烧伤（分诊至指定烧伤中心）
妊娠> 20 周

伤的细节信息。有研究表明，单靠损伤机制并不能很好地预测伤员是否需要转运至创伤中心[25-26]。其他研究表明，对于特殊的损伤机制如伤员从车辆内甩出或解救时间较长，则显然需要创伤团队参与救治[27-28]。Lerner 等研究了 ACS 现场检伤分类决策流程，并对仅依据损伤机制将患者转运至创伤中心的急救医疗技术人员进行采访[29]，结果发现当伤员达不到解剖或生理损伤方面的转运评估标准时，只有这 3 种损伤情况能可靠预测伤员需要转运至创伤中心：有同乘人员死亡；身体被甩出距离超过 20 英尺（约 6.1 m）；解救时间超过 20 min。其他研究已经证明，损伤机制作为评估指标，有助于减少严重创伤患者转运至非创伤中心的情况发生[30-31]。有关此主题的更多信息，请参阅第 67 章。

钝性与穿透性损伤

　　钝性与穿透性损伤的表现通常是完全不同的，但在损伤程度方面可能有相似之处[19]。穿透性损伤可分为弹道性和非弹道性。穿透性损伤患者的受伤部位非常容易辨别，即使非专业医护人员也能识别，但是其组织损伤的广度和深度可能比钝性损伤患者更难检查。相反，穿透性损伤患者可能既有体表失血又有体腔内积血，而钝性损伤患者可能在出现失血性休克时也没有明显的出血迹象。多发性钝性损伤、失血进入组织间隙（如不稳定性长骨骨折）、腹膜后出血（如骨盆骨折、大血管损伤、实质性脏器损伤）以及失血进入体腔，可表现为隐匿性失血性休克[32]。

高级创伤生命支持

　　全面的患者评估、快速诊断技术的应用以及尽早启动医疗资源是为严重创伤患者争取最佳结局的关键[19]。美国外科医师协会高级创伤生命支持（ATLS）课程是创伤医师全部培训课程中最受广泛认可的科目[33]。虽然没有涵盖所有亚专科领域，但是 ATLS 课程为创伤患者的救治提供了一个框架和共同方案。ATLS 以"初步评估"（primary survey）为基础，包括从最紧急的情况开始，同时努力识别和治疗危及生命和肢体的损伤。ATLS 强调紧急伤情优先处理的理念体现为"黄金 1 小时"这一口号，这也是 ATLS 最重要的经验。处理完紧急伤情后，需要仔细地再次评估（secondary survey）和进一步行诊断性检查，避免损伤漏诊。参与创伤救治的**所有**医师均须掌握 ATLS 的基本要素。图 66.1 是 ATLS 流程的简化示意图。

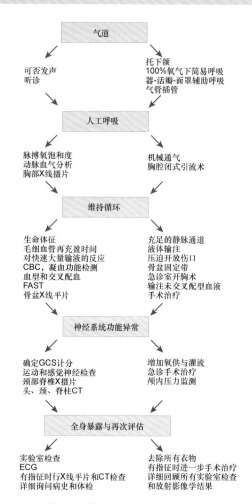

图 66.1　创伤患者的简要评估和管理。CBC，全血计数；CT，计算机断层扫描；ECG，心电图；ED，急诊科；FAST，针对性超声创伤评估；GCS，格拉斯哥昏迷评分（Modified from the Advanced Trauma Life Support curriculum of the American College of Surgeons.）

　　ATLS 强调"ABCDE"对应的 5 项内容：气道（Airway）、呼吸（Breathing）、循环（Circulation）、残疾（Disability）和暴露（Exposure）。确认气道通畅和呼吸动力是否足够是最重要的步骤，因为缺氧对生命的威胁是最急迫的。患者缺氧 5 ～ 10 min 内会出现永久性脑损伤和死亡。可造成创伤患者气道阻塞和呼吸动力不足的危险原因见框 66.2。无论是院前环境还是在医院急诊室，气管内插管后必须立即通过呼气末二氧化碳监测予以确认。气管导管（ETT）误入食管或脱出很常见，如果不立即纠正，将造成灾难性后果。当患者发生心搏骤停时，呼气末二氧化碳（CO_2）

框 66.2　创伤患者气道阻塞或者通气不足的原因

气道阻塞
面部、下颌骨或颈部直接损伤
鼻咽、鼻窦、口腔或上呼吸道出血
创伤性脑损伤、药物中毒或麻醉性镇痛药等所致的继发性意识障碍
胃内容物、血液或异物（如义齿、脱落牙、软组织）误吸
口咽通气道或气管导管应用不当（如食管插管）

通气不足
继发于创伤性脑或高位颈椎损伤、休克、药物中毒、低温或过度镇静的呼吸动力抑制
气管或支气管的直接损伤
气胸或血胸
胸壁损伤
误吸
肺挫伤
颈椎损伤
继发于烟雾或毒性气体吸入所致的支气管痉挛

表 66.1　创伤性出血的诊断和治疗方法

出血部位	诊断方法	治疗方案
胸部	胸部 X 线平片 胸腔引流管出量 胸部 CT	观察 手术
腹部	体格检查 超声检查（FAST） 腹部 CT 腹腔灌洗	手术结扎 血管造影（栓塞）术 观察
腹膜后腔	CT 血管造影术	血管造影（栓塞）术
长骨	体格检查 X 线平片	骨折固定术 手术结扎
体表	体格检查	直接压迫 手术结扎

CT，计算机断层扫描；FAST，创伤超声重点评估

值可能极低；如果对气管导管位置有任何疑问，应该用直接喉镜进行检查（参见第 44 章）。

如果建立安全气道和维持充足通气需要有创操作，如气管切开、胸腔置管或开胸术，则有创操作必须优先实施。实际上，这些操作一般是在急诊室进行，且常常是在麻醉科医师到达之前完成。将环甲膜切开改为气管切开或关闭紧急开胸切口的后续手术可在手术室里完成。

出血是第二紧急的情况，因为持续失血将不可避免地导致死亡。休克症状见框 66.3。在排除其他原因之前，休克首先应考虑为出血所致。循环系统的评估可分为早期、活动性出血期以及后期（后期是指从实现止血开始，持续到正常生理止血功能恢复为止）。在早期阶段，诊断重点是表 66.1 所列的 5 个出血部位，也只有这些部位才会造成致死性出血。控制出血的紧急措施包括，用骨盆固定带固定骨盆骨折控制出血或者上止血带控制四肢出血。任何诊断或控制活动性出血的手术操作都属于紧急手术，必须尽快送入手术室进行。这些手术包括颈部或心包探查，以排除敏感部位腔室内出血。在手术室内，创伤外科医师的重点是在解剖上控制出血，麻醉科医师负责恢复患者的

生理状态。早期和后期复苏的目标将在下文详述。

循环评估和处理完后，接着用格拉斯哥昏迷量表（GCS）（见框 66.4）[34] 评估患者的神经系统状况；检查瞳孔的大小、反应和对称性；检查每个肢体的感觉和运动功能。神经系统检查中发现明显异常时，应立即安排头颅 CT 检查。大多数 GCS 评分降低的创伤患者并不需要手术，但是对于少数需要手术清除硬膜外或硬膜下血肿的患者而言，手术时机对结局有很大影响。早期手术减压和固定对不稳定性脊椎损伤和不完全性神经功能缺失患者也有好处。

初步评估的最后一步是暴露患者全身，从头到脚检查可见的损伤或畸形，包括骨骼或关节的畸形、软组织挫伤以及皮肤破损。在这个过程中，麻醉科医师

框 66.3　休克的体征和症状

苍白
出汗
烦躁或反应迟钝
低血压
心动过速
毛细血管再充盈迟缓
尿量减少
脉压变小

框 66.4　格拉斯哥昏迷等级评分 *

睁眼反应
4 ＝自发睁眼
3 ＝言语吩咐睁眼
2 ＝疼痛刺激睁眼
1 ＝无反应

语言反应
5 ＝能说出姓名
4 ＝答非所问
3 ＝词语不清
2 ＝只能发声
1 ＝无反应

肢体运动
6 ＝能依指令动作
5 ＝能定位疼痛刺激
4 ＝有躲避疼痛刺激反应
3 ＝异常屈曲（去皮质姿势）
2 ＝异常伸展（去大脑姿势）
1 ＝无反应

* 格拉斯哥昏迷等级评分等于三类评分中最佳得分的总和

应协助维持头、颈部稳定，保持呼吸道通畅，以及保护脊柱。

初步评估完成后，需要进行更为详尽的再次评估，包括获取全面病史和彻底的体格检查，诊断性检查及专科会诊。该阶段要诊断出其他部位存在的损伤，确定治疗方案。再次评估中也会发现需要紧急或急诊手术的指征。血管受损、间隔综合征或严重粉碎性骨折等可能威胁肢体的创伤就属于这类手术指征。尽管必须首先解决 ABCDE 的问题，但是若患者伴有四肢末梢脉搏消失、间隔综合征、肢体几乎完全离断或四肢严重骨折，一旦病情稳定，必须立即送入手术室处理。

需紧急手术干预的损伤类型

图 66.2 是创伤患者外科优先处理的顺序图，需要根据实际医疗条件和患者对治疗的反应进行相应调整。送入手术室的创伤患者可能需要多个手术小组实施多种手术。需急诊手术的创伤患者可能同时伴有其他非紧急手术伤情。在确定做什么手术、以何种顺序治疗、哪种手术可以推迟至患者稳定后等问题时，麻醉科医师将发挥重要作用。

对于一些出血显著、濒临死亡的患者，应跳过急诊室和放射科，直接送入手术室。回顾病例发现，多

达 1/3 的可挽救的创伤死亡病例可能是由于进手术室延误而造成的；一项注册研究发现，腹部创伤伴低血压患者的开腹手术每延误 3 min，死亡率就增加 1%[35-37]。Steele 及同事在圣地亚哥收集了 10 年数据，最先提出"直接手术"的救治方法[38]。他们对创伤性心搏骤停、收缩压持续低于 100 mmHg、截肢或外出血未能控制的患者，无论何种损伤机制，均直接送手术室进行复苏；结果发现上述检伤标准用于鉴别需立即手术的患者时，灵敏度低（24.1%），但特异度高（98%）；在这项观察性研究中，"直接手术"患者的实际生存率显著高于预期值。同样，Martin 及其同事回顾分析了 2000 ～ 2009 这 10 年之间的病例数据，他们按照一个扩展版检伤标准（含特殊的损伤机制）共对 1407 例创伤者实施了直接手术（占总收治人数 5%）[39]。结果发现，在剔除入室已死亡的病例（8%）后，手术患者的术中死亡率为 3.6%；患者整体死亡率（5%）显著低于预测死亡率（10%）；其中 77% 的患者在入室 30 分钟内开始紧急手术，92% 的患者在 60 min 内开始紧急手术。

在战争和严峻环境下的麻醉

"显然，麻醉基本原则不受战争环境影响，但毫无疑问，致力探索战场急救的最佳麻醉手段亦是吾辈

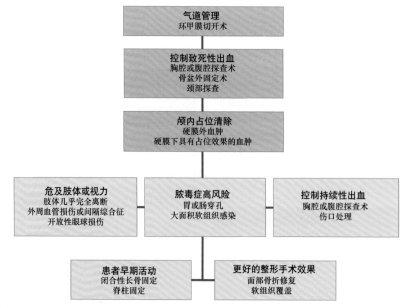

图 66.2　**创伤患者的手术优先分级**（Reprinted with permission from Dutton RP，Scalea TM，Aarabi B. Prioritizing surgical needs in the patient with multiple injuries. Probl Anesth. 2001；13：311.）

之责任[40]。"

这句经典名言写于 1942 年，但时至今天依然适用，早年历次战争中形成的诸多原则仍可用于现代战场或大型灾难中（参见第 68 章）。近期各种冲突和突发事件为麻醉科医师、麻醉护士和其他救治人员对创伤患者在麻醉、复苏管理和损伤控制外科等方面的改进创造了条件。战场伤员的典型处理过程与上文所述的流程一致，但是在院前干预、复苏技术和后勤支持、患者转运、批量伤员处理和手术治疗等方面有自身的特殊之处[41]。创伤疼痛治疗也受伤情和转运等因素影响[42]。

当今在战场防护、院前干预、部署前沿外科手术团队以及复苏策略等方面的改进已经对战伤伤员的生存率产生重大影响[43]。在最近的伊拉克和阿富汗冲突中，阵亡率已经从越南和第二次世界大战中的 20.2% 下降至 13.9%[44]。病死率出现下降也能反映这一改变。反常的是，将大批严重创伤患者送至医院的后方转运模式（直升机快速运送）却导致"伤亡（died-of-wounds）"率增加。如果没有外科处理方面的进步如损伤控制技术、重症监护治疗病房（ICU）治疗水平的提高、复苏策略的不断发展、战术战伤救治技术的推广以及战区创伤救治体系的建立，那么这一比率很可能还会更高[45]。最近，美军将战伤伤员确定性手术"时间窗"从伤后 2 h 缩短至 1 h，这对病死率和阵亡率的下降起到了很大作用[46]。

野战医疗救援的主要进展之一是将患者从作战地区迅速转送至条件更好的综合性医院救治。即使上世纪 60 年代末，受伤战士也可在伤后 3 天内被转运出越南。在最近的军事冲突中，即使是最严重的伤员，从中东战场受伤到转送回欧洲或北美洲接受确定性手术治疗的时间通常少于 24 ~ 48 h[47]。这个时间可能包括战区内早期损伤控制手术的时间，以及 1 到 2 次长达 12 h 有重症救治空运小组（CCATT）伴随的空运。麻醉科医师必须在伤员转诊之前完成气道管理、疼痛控制和充分复苏等围术期干预措施，为快速转运做好准备。另外，由于麻醉科医师具备全面的技能，在转运途中能为危重或创伤患者提供救治，因此经常担任 CCATT 团队的成员。除了战时提供医疗支援以外，CCATT 在重大灾害后（如 2005 年卡特里娜飓风）危重患者的转运中也起到了很好的作用[48]。

战争时期常常出现大批量救治伤员的情形，麻醉科医师的任务会因为患者数量和紧急手术量而有所变化。由于在绝大多数战斗环境里，麻醉科医师的数量有限，他们一般不参与伤员的检伤分类。但如果参与的话，麻醉科医师可协助进行紧急气道管理、建立静脉通路和指导复苏救治。尽管送达的伤员中大多数最终需要手术治疗，但只有 10% ~ 20% 的伤员需要紧急抢救[49]。一个成熟的创伤救治体系是持续不断完善的，且其参与批量伤员救治的情况将成为常规[50]。

总体而言，战伤伤员的麻醉处理与平民创伤类似；但是，为战伤伤员制订围术期救治方案时必须考虑诸多因素[51]。极端气候、有无水源、沙尘污染、缺乏稳定的电力等环境因素以及其他方面的因素都在考虑范围之内。后勤保障链可能很长，在军事冲突早期可能无法提供足够的供应。配发装备如抽吸式蒸发器（译者注，利用患者吸气负压带出麻醉药蒸汽）或便携式麻醉机可能与和平时所用的型号不同，因此对装备的使用提前进行培训至关重要（图 66.3）[52]。此外，全凭静脉麻醉和区域麻醉或镇痛等方法更适合战场环境，因此必须熟悉麻醉管理及相关设备的使用（见第 46 章）[53]。

要想做到对战时或重大灾害伤员的最佳救治，救治人员不仅要熟练掌握广泛的麻醉原则和技术方法，还要具备对快速变化环境的应变能力。由于麻醉科医师在气道处理、实施麻醉和镇静、复苏、疼痛管理方面受过专门培训，他们在检伤分类、急救处理、围术期管理和重症救治等方面大有用武之地。

紧急气道管理

美国麻醉科医师协会（ASA）的困难气道处理流程创伤修订版（参见图 44.1）为急诊室或手术室的创伤麻醉医师提供了很好的参考（参见第 44 章）[54]。建立处理流程的理念很重要；麻醉科医师应当就气道处理的首选方法以及如何应对可能出现的困难建立一个预案。图 66.4 是对一个不稳定性创伤患者紧急气管插管的典型流程。注意该流程与 ASA 流程的不同之处，它没有再唤醒患者的选项，因为这种患者必须建立紧急气道。一旦决定要建立确定性气道，无论是采用传统插管还是手术方式，一定要将带套囊的导管送入气管。与可能不必要的气道手术并发症相比，没有尽早建立有创气道更容易导致不良后果。

适应证

紧急气道管理的目标是确保足够的氧合与通气，同时防止患者发生误吸。下列情况需要，并尤其适合行气管内插管：

- 心搏或呼吸骤停

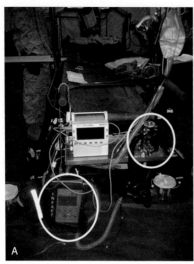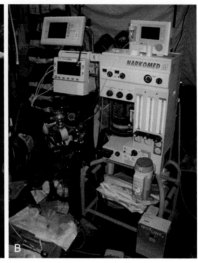

图 66.3　**配发的军用麻醉设备。**（A）野战医院内的抽吸式蒸发器和便携式呼吸机（画圈处）。（B）便携式麻醉机（Used with permission from CPT Bruce Baker，MD，USN.）

- 呼吸功能不全（见框 66.2）
- 气道保护
- 需要深度镇静或镇痛治疗，甚至全身麻醉
- 颅内占位病变和颅内压（ICP）升高患者进行短暂过度通气
- 一氧化碳中毒需要 100% 吸入氧浓度（FiO_2）的患者
- 便于对不合作或药物中毒患者行诊断性检查

气管内插管的方法

一般而言，急诊室气道管理的监测标准应当与手术室一致，应有心电图（ECG）、血压、氧饱和度以及二氧化碳监测。任何可能进行紧急气管内插管的场所（含急诊室）应该配足以下设备：氧源、面罩-活瓣-皮囊通气装置、呼吸机、吸引器、一整套喉镜片、气管内导管、处理困难插管的器具等。

熟练的麻醉科医师应用改良的快速序贯法，能顺利完成几乎所有患者的气管内插管。有人担心手术室外使用神经肌肉阻滞药和强效麻醉药会增加并发症发生率，但是事实可能恰好相反。麻醉药和神经肌肉阻滞能为首次气管插管提供最佳插管条件，对不合作、缺氧或误吸患者是有利的。尝试对清醒或轻度镇静患者建立气道，会增加气道损伤、疼痛、误吸、高血压、喉痉挛和挣扎行为的发生风险。在有合适的监测和设备的条件下，熟练的操作者在手术室外药物辅助下气

管插管与手术室内紧急气管插管的效果相当[55-57]。

预防胃内容物误吸入肺

创伤患者常伴有饱胃，麻醉诱导期间有误吸胃内容物的危险（参见第 44 章）。饱胃原因包括受伤前进食或饮用液体，吞入伤后口腔或鼻腔内的血液，创伤应激引起的胃排空延迟，以及腹部 CT 扫描时服用液体造影剂。

环状软骨压迫又称 Sellick 手法，一直被推荐在整个紧急气道管理期间持续使用，即从患者失去保护性气道反射至确认气管导管位置、套囊充气。Sellick 手法包括上提患者下颚（不移动颈椎），然后将环状软骨压向后方以闭合食管。但是，环状软骨压迫可能会使高达 30% 的患者在喉镜下视野分级变差[58]，且不能有效防止误吸胃内容物[59]。最近一项评价环状软骨压迫对插管成功率影响的院前研究发现，暂停环状软骨压迫有利于气管插管而且不影响喉镜下视野[60]。因此如要改善困难插管，就应该松开对创伤患者的环状软骨压迫。由于缺乏支持使用环状软骨压迫的证据，加之它有加大插管难度的可能，美国心脏学会建议在心搏骤停急救中不再使用该方法[61]。此外，美国东部创伤外科学会（EAST）紧急气道插管临床实践指南已经把该方法从 1 类推荐中移除[62]。

在传统的快速序贯麻醉诱导中，给药至气管插管期间不给予任何通气，可能是担心正压通气会将气体

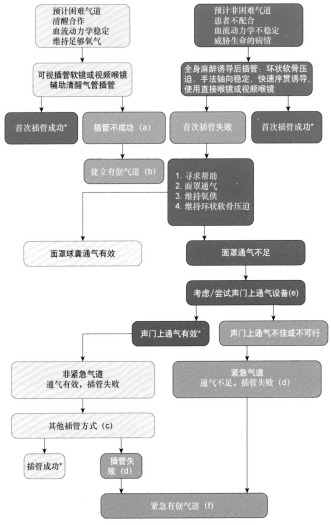

* 使用常规方法确认通气充足，气管插管或声门上通气设备的位置（呼气末CO_2，导管内雾化，听诊呼吸音，SpO_2上升）。如果灌注（和呼气末CO_2）没有，使用其他确认手段 [如再次喉镜检查，支气管镜检查，食管检测器（译者注：连接气管导管开口与注射器的软质管道，注射器负压抽吸有气则气管导管在气管内，无气则导管在食管）]，胸部X线检查。

(a) ASA插管流程中的其他方法：
  · 如果患者伴有颌面部创伤，使用面罩或声门上通气设备进行通气可能很困难甚至无效。
  · 局部麻醉浸润或区域神经阻滞在大面积创伤手术中的作用较小。
(b) 有创气道方法包括手术或经皮行环甲膜切开术、气管切开术，经气管喷射通气和逆行插管。
(c) 备选困难插管方法包括（但不限于）：视频喉镜，声门上通气装置（如用作引导气管插管的喉罩，联用或不用插管软镜），可视插管软镜，插管探条或换管器，以及光棒。对于颌面部创伤，喉部或气管损伤患者，不建议使用盲探（经口或经鼻）气管插管。
(d) 放弃插管，苏醒患者并择机采用其他方法再次插管（比如清醒插管）对绝大多数创伤患者而言并不适合，因为患者病情危急。
(e) 紧急非有创气道通气包含声门上通气装置。
(f) 外科气道套件应随时备好。

图 66.4　创伤患者紧急气道处理流程。不同麻醉科医师和创伤医院应根据自身的技术和资源来制定其自己的流程。ASA，美国麻醉科医师协会（Modified from Hagberg CA，Kaslow O. Difficult airway management algorithm in trauma updated by COTEP. ASA Newsletter. 2014；78；56-60. ）

挤入患者胃内，引起反流和误吸。Sellick 的原始论文中有给饱胃患者实施环状软骨压迫时进行通气的描述，他们相信面罩通气时环状软骨压迫可防止胃充气[63]。或许他们是对的，但环状软骨压迫可降低潮气量、增加吸气峰压或阻碍通气[64]。从另一方面来看，由于创伤患者氧耗增加，应尽可能对患者预给氧。如果创伤患者由于面部创伤、自主呼吸努力减弱或躁动而难以预给氧，可能会出现血氧快速降低。在整个诱导期间行正压通气可为紧急气道处理提供最大可能的氧储

备，如果患者是困难气管插管，这样可降低患者的缺氧风险。创伤患者诱导期间，应当避免大潮气量和高气道峰压。在正压通气期间可考虑行环状软骨压迫以减少胃充气，但是如果妨碍患者有效通气，应当停止环状软骨压迫。

▌颈椎保护

标准规范要求，所有钝性伤者均应视为伴有不

稳定颈椎，直到颈椎损伤被排除。麻醉科医师对此类患者进行气道管理时需格外小心，因为使用直接喉镜可引起颈椎移位，有加重脊髓损伤（SCI）的风险。颈椎固定一般在院前救治中实施，入院时患者颈部已放置硬质颈托。颈托需要放置数日，直到完成全部的颈椎不稳定性相关检查（见后文）。在颈椎情况"不明确"时，尝试气管插管过程中应用手保持颈椎轴向（in-line）稳定，而无需牵引[33]。轴向稳定法允许将颈托的前半部分撤去，以利于张口和下颌移动；但是与不需要手保持颈椎稳定的气管插管相比，它会轻度延长插管时间和影响喉镜暴露时的喉部视野[65]。轴向稳定法经过大量临床实践验证，是 ATLS 课程中的标准操作。清醒条件下纤维支气管镜引导的紧急气管插管，虽然很少需要移动颈部，但是常因为气道分泌物和出血、氧饱和度迅速降低以及患者不能很好地配合而非常困难，因此该方法最适合在可控条件下用于颈椎不稳定的能配合操作的患者。使用间接视频喉镜气管插管可以一举两得：患者处于麻醉状态，同时对颈椎移动很小[66-67]。比较直接喉镜、视频喉镜、纤维支气管镜引导、经鼻盲插或环甲膜切开等插管方法的研究发现，对于颈髓受伤、脊柱受伤或两者兼有的患者，各种插管方法在引起神经系统功能恶化方面没有差异，也没有明确的证据证实直接喉镜会增加患者不良结局[68]。

人员

与可控条件下插管相比，紧急气管内插管需要更多的协助（参见第 6 章）。一般需要 3 名参与者分别负责患者通气，维持气道通畅，给予麻醉药物和保持颈椎轴向稳定，如果认为有必要，还需要第 4 人行环状软骨压迫。图 66.5 是这种方法的演示图。因药物中毒或创伤性脑损伤（traumatic brain injury，TBI）而伴有躁动的患者，可能还需要额外的助手来控制患者。

外科医师或其他能进行环甲膜切开的医师能够迅速到场则更为理想。即使不需要手术开放气道，熟练的助手在困难气管插管期间也能派上用场。如果患者有面部或颈部创伤，外科医师可能也希望在喉镜暴露期间检查上呼吸道。一些创伤患者正压通气后可能会出现张力性气胸，需要行紧急胸腔置管术。

麻醉药和麻醉诱导

对于失血性休克的创伤患者，给予任何静脉麻醉药物都可能诱发严重低血压甚至心搏骤停，因为麻醉

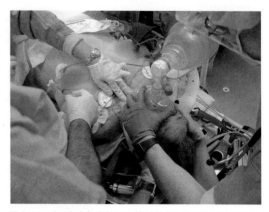

图 66.5 **对固定在长脊柱板上的创伤患者进行紧急气管插管。** 用手法轴向稳定颈椎后，将颈托前半部分取走，以便于环状软骨压迫和下颌骨上提（Reprinted with permission from Dutton RP. Spinal cord injury. Int Anesthesiol Clin. 2002；40：111.）

药物可以抑制循环内儿茶酚胺的作用。丙泊酚虽然是手术室主要的静脉诱导药物，但是它不适合用于创伤患者，因为它具有血管扩张和负性肌力作用。此外，在猪失血性休克模型中的药代动力学和药效学研究表明，丙泊酚剂量减少超过 80% 也足以达到目标效应室浓度[69-70]。遗憾的是，目前尚无失血性休克时减少丙泊酚剂量对术中知晓的影响的相关临床研究数据。

在美国，急诊科或创伤救治时最常用的诱导药物是依托咪酯[71]。依托咪酯给药剂量为 0.2～0.3 mg/kg，具有良好的血流动力学稳定性，其起效/持续时间曲线与琥珀胆碱类似。由于大部分相关研究是回顾性的，可能存在选择性偏倚和其他方法学缺陷，依托咪酯用于创伤患者快速序贯麻醉诱导的安全性受到质疑[72-73]。尽管依托咪酯单次给药后有短暂的肾上腺皮质抑制作用，但在创伤或内外科综合 ICU 患者快速序贯麻醉诱导中单次推注后，没有发现该抑制作用有显著的临床意义[74-76]。依托咪酯起效时可引起肌阵挛，使用速效肌松剂如琥珀胆碱可大大减轻此不良反应。

氯胺酮也是低血压创伤患者的常用诱导药物，因为它可以通过中枢神经系统增加交感神经张力和释放儿茶酚胺[77]。由于以前有 ICP 升高的相关报道，氯胺酮在合并 TBI 患者中的应用一直受到质疑[78]。然而最近的研究表明，对于血流动力学不稳定的患者，维持平均动脉血压以维持脑灌注比氯胺酮增加脑活动和 ICP 等理论上的脑损伤风险更为重要[78-79]。一些研究者还提出，令人担忧的是，氯胺酮的精神效应可能会增加创伤患者急性和创伤后应激障碍的风险[80-81]，但是一项关于烧伤患者术中使用氯胺酮的研究并未发现此现象[82]。更值得关注是，监管机构制定的配送、

追踪和记录规定会对及时获取氯胺酮造成潜在的障碍。当这些障碍影响其使用的便利性时，氯胺酮在紧急情况下可能不会像其他诱导药物那样随时可用。由于其潜在的滥用风险，人们已考虑将氯胺酮重新归为1 类管制药物，这可能会为其使用便利性造成进一步的障碍[83]。总体而言，氯胺酮仍将是创伤患者快速序贯麻醉诱导的常用药物之一[71]。

低血容量患者给予任何麻醉药都会出现低血压，这是由于代偿性交感神经兴奋被药物阻断，以及呼吸模式突然转为正压通气。既往体健的年轻患者在血压出现下降时，失血量可能已高达血容量的 40%，此时不论选择何种麻醉药进行麻醉诱导，都可能导致潜在的、灾难性的循环衰竭。因此，对伴有出血的创伤患者，麻醉药诱导用量必须减小，对危及生命的低血容量患者，甚至可以不用任何麻醉药物。对于循环功能受损患者，可单用肌松剂完成快速序贯麻醉诱导和气管内插管，只是药物起效时间会延长。此类患者以后对插管和急救操作过程的回忆程度差异较大，与是否合并 TBI、药物中毒和失血性休克程度等因素有关（参见第 9 章）。脑灌注下降可抑制记忆形成，但是与具体的血压值或化学物指标之间没有明确的相关性。在这种未用麻醉药物（气管插管）的情况下，可给予 0.2 mg 东莨菪碱（叔胺类迷走神经阻滞药）抑制记忆形成，但该药半衰期长，可能会干扰后续的神经功能检查。小剂量咪达唑仑可降低患者术中知晓的发生率，但是也会加重低血压。尽管在这种情形下发生的急诊室 / 手术室事件回忆并不少见，但似乎对麻醉科医师的负面影响有限；一项对 ASA 终审索赔数据库（ASA Closed Claims Database）内术中知晓诉讼的分析报告显示，目前尚无创伤手术相关的患者索赔[84]。

神经肌肉阻滞药物

琥珀胆碱仍然是目前起效最快（短于 1 min）、作用时间最短（5 ～ 10 min）的神经肌肉阻滞药。由于这些特点，它被广泛用于快速序贯麻醉诱导。尽管给予琥珀胆碱后，如出现"既不能插管，又不能通气"情况，患者能在发生明显缺氧前恢复自主呼吸，但是这一特点对创伤患者紧急气管插管的意义不大。麻醉科医师不应该依赖自主呼吸的及时恢复来应对创伤患者困难气道的困境，而应该继续想方设法建立确定性气道，在各种办法均失败的情况下，则行环甲膜切开术。

给予琥珀胆碱可引起多种不良反应。它一般可使血清钾离子浓度升高 0.5 ～ 1.0 mmol/L，但是一些特殊患者的血钾浓度可上升 5 mmol/L 以上[85]。高血钾反应好发于烧伤患者以及由于直接损伤、去神经支配（如伴有 SCI）或制动而继发肌肉病理改变的患者。创伤后 24 h 内不会出现高血钾反应，因此琥珀胆碱可安全用于紧急气道处理。有高血钾反应风险的患者一般是受伤前已存在病理改变，或者是受伤后数周至数月进行后续手术治疗的患者。

琥珀胆碱可引起眼内压增高，眼部创伤患者应慎用[86]。琥珀胆碱还可导致颅内压（ICP）升高[87]，能否用于颅脑创伤患者存在争议。然而对于这两种创伤患者，缺氧和高碳酸血症的潜在危害可能与琥珀胆碱引起短暂压力增高造成的潜在损害不相上下。如果能更快地完成气管插管，使用琥珀胆碱可能会利大于弊。麻醉科医师应根据每个患者的反应敏锐度、气管插管预计耗费时间以及缺氧可能性等具体情况来权衡是否选用琥珀胆碱。

琥珀胆碱的替代药物有罗库溴铵（0.9 ～ 1.2 mg/kg）和维库溴铵（0.1 ～ 0.2 mg/kg）。一般优先选择罗库溴铵，因为它起效时间比维库溴铵短。随着舒更葡糖（罗库溴铵选择性速效拮抗剂）的面市，使用罗库溴铵行快速序贯麻醉诱导和插管，再用舒更葡糖逆转，能比琥珀胆碱更快地恢复自主呼吸[88]。联合使用罗库溴铵和舒更葡糖基本上实现琥珀胆碱的全部优点且避免其缺点[89-90]。由于这些药物没有明显的心血管毒性，可大剂量给药以达到快速肌松的目的（1 ～ 2 min）。

在一些特定情况下，插管时保持自主通气是首选方法。如果患者可以暂时维持气道通畅，又有建立人工气道的明确指征（如气管穿透性损伤），用氯胺酮或吸入七氟烷进行慢诱导（slow induction）并压迫环状软骨，也能完成气管插管且不影响患者安全。

气管内插管的辅助工具

在任何地方处理紧急气道，都应准备好困难插管的辅助设备。具体设备的选择取决于麻醉科医师的个人偏好；大部分设备的实际效果更多取决于使用者的经验，而不是设备本身。下面一些工具常被列为困难气道处理的辅助设备，值得推荐。

弹性橡胶探条，也称为气管插管探条，是一种便宜、易掌握的困难气道辅助工具。先通过直接喉镜将探条送至声门，然后沿着探条将气管导管送入气管。放置探条比直接气管插管更容易，因为一方面它直径较小，另一方面即使声门无法暴露，它也能使熟练的操作者感觉到是否通过声门。探条通过会厌后，轻柔向前推进；如果遇到阻力，回撤探条，略微旋转再前进。麻醉科医师可以按这种方式摸索着"触诊"喉部，直到探条进入气管。这种探条也可与间接视频喉镜系统联合使用，尤其适用于因颈椎情况不明确而不能采用"嗅花位"（sniffing position）的急诊室患者。

声门上气道（supraglottic airway，SGA）工具如喉罩（laryngeal mask airway，LMA）（LMA North America，San Diego，CA）在 ASA 困难气道处理流程中也推荐使用。当遇到创伤患者是未预计到的困难气道时，可以经喉罩的内腔将气管导管盲插入气管内；或者用纤维支气管镜引导气管导管经喉罩进入气管。对于伴有困难气道的创伤患者，只要没有严重的解剖结构损伤或口咽部出血，喉罩是合适的急救设备。在我们的临床实践中，放置喉罩是紧急气管切开术最常用的过渡性措施，因为它比环甲膜切开术的可控性更高。

面部和咽部的损伤

面部和上呼吸道创伤会给麻醉科医师带来特殊困难[91]。严重的骨骼错位可能会被看似轻微的软组织损伤所掩盖。如果面部或颈部创伤发生漏诊，创伤部位的肿胀和血肿会诱发急性气道梗阻。咽部黏膜受化学或热灼伤的患者还有发生喉水肿的危险。口腔内出血、咽部红肿、声音改变都是早期气管内插管的指征。

一般而言，上、下颌骨骨折会增加面罩通气的难度，但下颌骨骨折却使气管内插管变得较为容易。麻醉科医师在处理气道前触诊面部骨骼，有助于发现可能的骨折。颌骨和颧弓骨折的患者往往牙关紧闭。虽然牙关紧闭可使用神经肌肉阻滞剂缓解，但是它增加了气管插管前气道评估的难度。双侧下颌骨骨折和咽部出血可能导致上呼吸道梗阻，特别是患者处于仰卧位时，尽管这类患者使用直接喉镜检查时骨骼抵抗力消失，气管插管可能更容易。因此，由于气道受损以坐位或俯卧位送达急诊室的患者，在麻醉诱导和气管插管之前最好保持原有体位。

院前气道管理

在很多情况下，院前急救人员遵循的救治流程允许他们实施高级气道管理，包括气管插管和放置声门上气道工具（SGA）。负责气道管理的急诊室人员需要熟悉所在地区制定的救治流程和可用设备，以便进行早期评估和必要时更换气道。所有在救治现场完成的气管插管均应使用二氧化碳监测予以确认。如果患者发生心搏骤停，无法通过呼气末二氧化碳监测来确认导管位置，可使用直接喉镜或视频喉镜直视下确认气管导管的位置。在院前救治中使用声门上气道工

具，可通过二氧化碳监测、有无呼吸音和胸廓起伏来确认其位置和通气效率。如果患者有足够的通气，则在初步评估期间可推迟更换声门上气道工具。

声门上气道工具不是安全的确定性气道，因此需在条件允许情况下尽快更换为带套囊的气管导管。更换声门上气道工具的关键是做好准备工作。不幸的是，很少有文献讨论声门上气道工具的"更换"技术，也没有一个适合所有创伤患者的最佳方法。换管过程中发生气道无法维持的风险增加，因此充满挑战。在决定使用哪种技术之前，必须要与现场处理患者气道的院前救治人员进行讨论，以确定以下信息：

- 放置声门上气道工具的原因是什么？
- 是否尝试过经口腔或鼻腔插管？试过几次？
- 使用了哪种喉镜 / 视频喉镜？
- 在尝试插管过程中看到了哪些解剖结构？
- 如果有，在尝试插管期间使用了哪些药物？

如果对这些问题的回答提示患者是困难气道，在换管过程中需更加谨慎。给创伤患者更换气管导管有三种方式：①拔除声门上气道工具，在直接喉镜或视频喉镜下更换；②经声门上气道工具或者用换管管芯引导放置气管导管；③手术建立气道。选择第二种方式主要取决于是否有专用的声门上气道工具，内腔大小和其他必需设备[92-94]。需要指出的是，已有声门上气道工具导致咽部、声门和舌部水肿的相关报道，可能是由于其加重了解剖损伤和间接血管压迫造成的。目前尚不清楚这是部分患者即使导管位置和套囊充气均合适的必然结果，还是口咽套囊过度充气引起结果[93]。在唯一一篇关于院前救治放置 King LT（S）-D（King Systems；Noblesville，IN）的病例系列报道中，9 例外伤患者中有 7 例最终在手术室实施了气管切开术，原因包括对合并面部创伤的顾虑，有上呼吸道水肿表现或直接喉镜下插管失败[93]。

院前急救人员有时会对自主通气的创伤患者实施经鼻盲探气管插管。在急诊室更换经鼻气管导管比声门上通气工具更容易成功。院外经鼻气管插管通常是由院前急救人员进行操作的，他们未获得药物辅助插管的资格。因此这些患者大部分没有接受过喉镜暴露，也不太可能会有插管尝试导致的气道水肿。同样，在这种情况下，应在尝试喉镜暴露插管之前给予肌肉松弛药和足够的镇静 / 麻醉药，以便于操作。推荐使用视频喉镜暴露，因为它可以提供更多的声门视野包括尚未拔除的经鼻气管导管。通常情况下更换导管就是在直接或视频喉镜暴露下放置经口气管导管那么简单。再次强调，务必准备一根适合拟用气管导管内径的探条，以便迅速将气管导管送入声门。如果患

者不能通过喉镜充分暴露声门，建议保留经鼻气管导管一段时间，以便在可控条件下行气管切开或者等口咽肿胀改善后再更换为经口气管导管。

失血性休克的复苏

复苏是指创伤后机体恢复正常生理状况。失血性休克的复苏特指恢复正常的循环血容量、血管张力和组织灌注。患者发生创伤后的复苏过程首先靠自身代偿机制立即启动，并在院前、急诊室、手术室和 ICU 阶段的救治中一直维持。

失血性休克的病理生理机制

大量出血时，全身氧供与氧耗之间出现失衡。失血可导致血流动力学不稳定、凝血功能障碍、氧供减少、组织灌注降低和细胞缺氧。出血首先引起大循环（macrocirculatory）反应，由神经内分泌系统介导。动脉血压下降引起血管收缩和儿茶酚胺释放，以维持心脏、肾和脑部的血流，而其他区域的血管床处于收缩状态。创伤造成的疼痛、出血和肾上腺皮质反应引起

激素和其他炎性介质的释放，包括肾素、血管收缩素、加压素、抗利尿激素、生长激素、胰高血糖素、皮质醇、肾上腺素、去甲肾上腺素等[95]。这些反应为以后的微循环反应创造条件。

单个缺血细胞对出血的反应是吸收组织间液，这使得血管内液进一步减少[96]。细胞水肿可能会压闭毗邻的毛细血管，导致无复流现象，后期即使是总体灌注充足的情况下，这也会妨碍缺血逆转[97]。缺血细胞产生乳酸和自由基，如果灌注降低，这些物质会在（微）循环内蓄积。这些化合物能直接导致细胞损伤并形成毒物负荷，当血流恢复后，毒性物质被洗入中心循环中。缺血细胞还产生和释放炎性因子：前列腺环素、血栓素、前列腺素、白三烯类物质、内皮素、补体、白介素和肿瘤坏死因子等[98]。图 66.6 显示了休克时的炎症反应，侧重于免疫系统的放大效应。炎症反应一旦启动，就成为一种独立于始动因素的疾病过程。这些改变为后续出现多器官功能衰竭的基础，后者是一种全身性炎症反应过程，可导致多个重要脏器功能障碍，具有很高的死亡率[99]。

不同脏器系统对创伤性休克的反应方式不同。中枢神经系统是休克时神经内分泌反应的首要启动者，

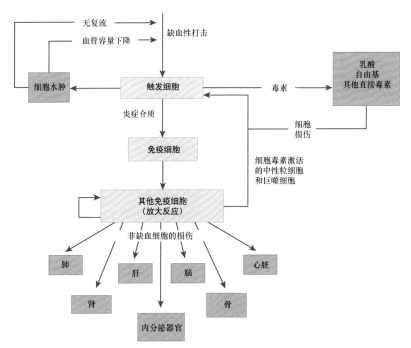

图 66.6 **"休克级联反应"**。机体任何区域的缺血都将触发炎症反应，即使在全身灌注已经充分恢复的情况下，炎症反应也将对非缺血脏器造成损害（Reprinted with permission from Dutton RP. Shock and trauma anesthesia. In：Grande CM，Smith CE，eds. Anesthesiology Clinics of North America：Trauma. Philadelphia，1999，WB：Saunders；83-95.）

该反应以牺牲其他组织为代价保证心脏、肾及大脑的灌注[100]。大脑局部葡萄糖摄取在休克期间发生变化[101]。神经反射和皮质电活动在低血压期间均受到抑制；这些改变在灌注轻度降低时是可逆的，但是长时间缺血将造成永久性损伤。神经系统功能无法恢复至损伤前水平是预后差的一个标志，即便是生命体征已经恢复正常[102]。

肾及肾上腺是休克引起神经内分泌变化的主要反应器官，它们可生成肾素、血管紧张素、醛固酮、皮质醇、促红细胞生成素和儿茶酚胺[103]。肾在低血压时通过选择性血管收缩，使血流集中于髓质和深皮质区以维持肾小球滤过。长时间低血压将导致细胞能量减少以及尿液浓缩能力丧失（肾细胞休眠），随后引起细胞片状死亡、管状上皮细胞坏死和肾衰竭[104]。

心脏在休克期间能较好地耐受休克，这是由于自身营养性血流可维持不变甚至略增加；心功能到休克晚期才开始恶化。缺血细胞释放的乳酸、自由基及其他体液因子具有负性肌力作用，这些因子可诱发失血患者的心功能障碍，即休克螺旋式进程中的终末事件[105]。伴有心脏疾病或心脏直接创伤患者的心功能失代偿风险很高，因为心脏每搏量无法提高，削弱了机体为针对低血容量和贫血而增加血流量的反应能力。患者唯有通过加快心搏来增加血流量，这会给心脏自身氧供需平衡带来灾难性后果。因此，老年患者的休克往往进展迅速，并且液体治疗达不到预期效果[106]。

肺是机体缺血后炎症毒副产物的过滤器。免疫复合物及细胞因子在肺部毛细血管内积聚，导致中性粒细胞和血小板聚集，毛细血管通透性增加，肺组织结构破坏和急性呼吸窘迫综合征（ARDS）[107-108]。肺是创伤性休克患者发生多器官功能障碍（MOD）的首发器官[109-110]。单纯出血，如果没有组织低灌注，一般不会引起肺功能障碍[111]；创伤性休克显然不仅仅是血流动力学失调的问题。

肠是受低灌流影响最早的脏器之一，可能是MOD的启动器官。强烈的血管收缩出现较早，并且常导致"无复流"现象，即使是大循环已经恢复的情况下[112]。肠细胞死亡使肠道的屏障功能受损，细菌向肝和肺的移位增加，从而加重ARDS[113]。

肝具有复杂的微循环，在休克恢复期可能会受到再灌注损伤[114]。肝细胞也具有代谢活性，参与缺血性炎症反应和血糖代谢紊乱[115]。休克后出现肝合成功能衰竭几乎是致命的。

骨骼肌在休克期间没有代谢活性，对缺血的耐受性强于其他器官。然而，巨大数量的骨骼肌细胞使得它们在缺血后乳酸和自由基的生成方面发挥重要作

用。肌细胞持续性缺血可引起细胞内钠离子和自由水增加，加剧血管及组织间隙的液体丢失[116]。

最近发现，内皮细胞损伤在失血性休克的病理生理中也发挥作用。**内皮细胞**是人体"最大的"器官之一，其表面积可达 5000 m^2[117]。在正常情况下，内皮细胞可以通过多种天然抗凝系统进行抗凝，包括带负电荷的管腔表层和糖萼，后者富含类肝素并且可以和抗凝血酶相互作用[118]。如前所述，严重损伤和休克导致儿茶酚胺水平升高，而儿茶酚胺可直接损伤内皮细胞[119]。内皮糖萼降解的标志物，多配体蛋白聚糖-1，水平升高可以证明这一现象[120-121]。糖萼内肝素样物质的释放也可能促进内源性肝素化和创伤性凝血障碍的形成（在下一节中讨论）[122, 124]。内皮损伤的最终结果是糖萼脱落，紧密连接崩解致毛细血管渗漏，以及微血管系统高凝状态，后者可引起组织压力增加和微血栓形成而进一步减少氧气输送。

急性创伤性凝血病

失血性休克复苏期间，应当注意尽量避免和纠正凝血病。在创伤严重度评分（injury severity scores, ISS）相同的情况下，伴有凝血病的患者死亡率至少增加 2～4 倍[125-126]；因此，当前的复苏策略侧重于初期和后续复苏中的凝血病和休克问题。创伤引发的凝血病是一种严重创伤后在多因素作用下全身凝血系统衰竭无法维持正常凝血功能的疾病，称为急性创伤性凝血病（acute traumatic coagulopathy, ATC），它与低灌注和组织损伤有内在的发病机制联系[127]。创伤性炎症反应启动后，内皮细胞介导的蛋白C激活可能是ATC的发病机制之一[128]。在组织低灌注情况下形成的血栓调节蛋白-凝血酶复合体可以激活蛋白C为活化蛋白C。活化蛋白C可使 Ⅴa 和Ⅷa 失活，从而催化纤维蛋白形成的凝血酶也同时减少，两者共同促进ATC的发病[129]。此外，低灌注导致的内皮细胞表面糖萼降解对ATC形成也有促进作用[130]。

根据临床定义，早期黏弹性监测有血凝块强度减弱及实验室凝血功能检查异常意味着ATC启动；它可引起死亡率增高，增加大量输血的可能性[131]。Davenport 等提出[131]，旋转式血栓弹力测定（ROTEM）（Tem Innovations, Munich, Germany）中5分钟时血凝块振幅低于 35 mm 可作为预计大量输血的临界值，该指标的检出率为77%，假阳性率为13%（参见第50章）。用 RapidTEG（Haemonetics, Niles, IL）黏弹性检测得出的结论与ROTEM类似[132]。由于时间原因，凝血功能实验室检查对早期判断ATC的价值有限。但是，

Frith 及同事[133]发现，如果患者入院时 INR 值大于 1.2，往往需要输更多的血，同时死亡率增加。在严重创伤患者失血性休克复苏期间，不管采用何种方法检测凝血病，复苏本身都应考虑到早期治疗 ATC 问题。

除了上述的凝血级联反应异常，一些更严重的创伤患者会出现纤溶亢进，并参与 ATC 发病[134,136]。早期纤溶的机制还不是很清楚，可能与低灌注诱导的 APC 活化进而导致纤溶酶原激活物抑制剂（PAI）被消耗有关。PAI 正常情况下可以抑制组织型纤溶酶原激活剂（tPA），而 tPA 可促进纤维蛋白血凝块降解。关于纤溶亢进发病率的报道差异较大，可能是由于不同报道中诊断纤溶的方法和临界值各不相同所致；但其存在明显与 ATC 引起的死亡率和输血需求增加有关。

止血系统评估

考虑到凝血病对严重创伤患者的重要影响，在早期治疗阶段评估止血系统功能至关重要。这个评估过程需收集围术期凝血功能监测四个核心要素信息并综合分析，才能达到最佳效果：①病史，②临床表现，③标准凝血功能实验室检测，④血液黏弹力监测[137]。

获取有针对性的病史是评估个体出血风险的关键手段之一。在某些情况下，可使用标准化评估和特制问卷表，以提高评估的敏感性和特异性；与仅进行常规凝血功能检查相比，这些方法有助于更好地发现止血系统问题[138]。检查出血的临床表现对于鉴别诊断至关重要，还可使临床医师简单快速地识别潜在的凝血功能障碍并进行半定量评估。临床表现评估还有助于将异常凝血检查结果与病情结合起来，使得临床治疗措施不只是以实验室检查为指导。临床评估的目的是辨别出血原因需要"手术"还是"非手术"，后者的特点是弥漫性出血。标准的凝血功能检测指标通常包括凝血酶原时间，国际标准化比值，活化部分凝血活酶时间和血小板计数。在一些医院里，其他实验室指标如纤维蛋白原水平，XIII因子和凝血酶时间也可能是常规凝血功能检测套餐项目中的一部分。标准凝血功能检测本身在创伤后止血功能失常患者初始诊断中的作用有限。仅靠这些标准检测项目对凝血功能障碍的程度和病因进行评估存在明显的局限性。这些检测只能反映部分止血功能，而且价值有限。标准凝血功能检测项目的主要缺点是：检测结果延迟不能适应病情动态改变，缺少研究验证，以及无法同时检测出纤溶亢进和高凝状态。最近一项 meta 分析发现，标准的血浆凝血功能检测使用的是以前确定的参数范围，

这些参数在治疗围术期凝血病方面的价值缺少充分的证据支持[139]。这也是黏弹力监测作为围术期凝血功能评估中第 4 个核心要素的附带价值。RapidTEG 和 ROTEM 等黏弹力监测仪器可对整个凝血过程（从最初的凝血酶生成到最大血凝块形成再到血凝块溶解）进行评估[140]。与标准的凝血功能实验室检测相比，TEG 和 ROTEM 在创伤患者凝血病诊断方面的价值得到了较好的临床验证[141-142]。这些检测可显著提高凝血功能评估准确性并促进患者的治疗；并且它们还可以避免促凝血物质［如血小板，新鲜冷冻血浆（fresh frozen plasma，FFP）和凝血因子浓缩物］的不必要使用。其快速提供的检测结果有助于麻醉科医师区分出血是手术原因还是创伤相关凝血病。

复苏的总体思路

液体输注是复苏的基础（参见第 47 章和第 86 章）。血管内容量由于出血、缺血细胞摄取和外渗到组织间隙而减少；静脉输液必然会使低血容量性创伤患者的心输出量和血压上升。ATLS 教程最初提出，任何低血压患者可快速输注多达 2 L 的加温等张晶体液，目标是恢复正常动脉血压。最近这个方法已经被修正，体现了平衡复苏的重要性，不再强调激进的复苏方式。目前的推荐是输注 1 L 晶体液启动复苏，尽早给休克患者输注血液和血液制品[33]。

ATLS 修订治疗推荐说明在活动性出血期间积极的晶体液复苏可能会适得其反。积极输注晶体液可稀释红细胞，降低携氧能力，并引起低体温和凝血功能障碍。动脉血压升高会破坏血凝块并逆转代偿性血管收缩，导致出血增加[143]。积极输液的结果往往是血压一过性上升，随后出血增加，再次出现低血压并需要输注更多的液体量。第一次世界大战以后人们已经认识到这种恶性循环，至今它仍是复苏治疗中的一个并发症。ATLS 手册将这类伴有活动性持续出血的患者称之为"短暂反应者"[33]。这些患者的复苏可分为以下三个阶段（表 66.2）：

- 第 1 阶段，未控制性出血：有持续活动性出血，重点是损伤控制和适当实用复苏。
- 第 2 阶段，控制性出血：主要出血部位已经被控制，重点是目标导向和个体化治疗凝血病和复苏。
- 第 3 阶段，恢复生理功能：出血已完全控制，重点是改善终末器官灌注和优化生理状态。

后期复苏（第 3 阶段）可按最终目标进行处理，包括给予足够的液体优化氧供。早期复苏（第 1 阶

表 66.2　严重创伤复苏分期

	第 1 阶段	第 2 阶段	第 3 阶段
临床情况	■ 危及生命的未控制性出血	■ 持续出血-短时间不会危及生命-部分被外科控制	■ 控制出血
处理优先顺序	■ 中止出血 ■ 呼叫支援 ■ 控制气道, FiO₂ 1.0 ■ 损伤控制复苏 　■ SBP < 100 mmHg 　■ MAP 50 ～ 60 mmHg 　■ 根据患者情况修改方案, 如伴有 TBI、颈动脉狭窄、CAD	■ 个体化复苏 ■ 建立辅助通道 (动脉 /CVC) ■ 预防低体温 　■ 食管温度探头 　■ 液体加温 　■ 加温毯 　■ 增加室内温度	■ 恢复生理功能 ■ 快速静脉补液 ■ 逐步加深麻醉 　■ 芬太尼单次推注 　■ 增加吸入麻醉浓度 ■ 放置其他管道 (尿管, 鼻胃管) ■ 与全体团队成员和 ICU 讨论
血制品	■ 启动 MTP ■ 考虑使用紧急 (未交叉配型) 血制品 ■ 早期输注 ■ 经验性 1 : 1 : 1 比例 (PRBC : FFP : 血小板)	■ 血液黏弹力检测指导凝血产品使用 ■ 根据 Hb 指导输注红细胞	■ 根据检验结果需求使用 ■ 在适当的时候取消 MTP
晶体液 / 胶体液	■ 谨慎使用	■ 在凝血功能和 Hb 正常情况下, 纠正低血容量 ■ 持续乳酸 /BD 检测, 指导液体输注	■ 使乳酸 /BD 恢复正常
特殊问题	■ 考虑每输 3 个单位 PRBC 使用 CaCl₂ 1 g ■ 大口径静脉通道 (> 16 G) 或 CVC ■ 快速输液系统 ■ 避免使用缩血管药物	■ 如果允许, 考虑血液回收装置 ■ 争取每 30 min 重复一次血液黏弹力检测 ■ 考虑对复杂病例行 TEE 监测	■ 如果合适 / 有必要, 考虑使用血管活性药物

BD, 碱缺失; CAD, 冠状动脉病; CVC, 中心静脉导管; FFP, 新鲜冰冻血浆; FiO₂, 吸入氧浓度; Hb, 血红蛋白; ICU, 重症监护治疗病房; MAP, 平均动脉压; mmHg, 毫米汞柱; MTP, 大量输血方案; PRBC, 红细胞悬液; SBP, 收缩压; TBI, 创伤性脑损伤; TEE, 经食管超声心动图

段) 治疗更为复杂, 因为积极的容量补充伴有风险 (框 66.5), 包括可能会加重出血, 使危险期延长; 因此必须与低灌注和缺血的风险进行权衡。从首次进入手术室到最终进入重症监护病房, 这些复苏阶段之间的转换并不总是很明显, 往往是逐渐过渡。

第 1 阶段: 未控制性出血

在早期复苏阶段, 创伤大出血患者的救治目标是进手术室接受急诊手术尽快止血。在这种情况下, 几乎没有机会进行其他检查、等待检查结果或者围术期

框 66.5　早期复苏过程中积极容量补充的风险

血压上升
血液黏稠度降低
血细胞比容降低
凝血因子浓度下降
输血需求量较大
电解质平衡紊乱
直接免疫抑制
过早的再灌注
低体温风险增加

容量复苏的大多数并发症是由于出血量增加或血液过度稀释所致

优化评估。麻醉团队的作用是协助尽快止血, 同时稳定患者生理状态以便于外科手术控制伤情。第 1 阶段救治的总体思想是损伤控制复苏 (damage control resuscitation, DCR)。DCR 包括经验性止血复苏策略, 以及在手术或血管栓塞术控制活动性出血期间, 实施允许性低血压。第 1 阶段治疗以控制出血为首要目标、稳定生理状态和纠治凝血病, 结合包含损伤控制技术的外科手术, 为后期进一步确定性手术治疗创造条件。

允许性低血压。 在创伤条件下行 "允许性" 而不是 "控制性" 低血压存在争议, 已成为很多实验室和临床研究工作的重点。控制性降压是公认的常用麻醉管理技术, 适用于择期外科手术 (如全关节置换, 脊柱融合术, 根治性颈淋巴清扫术, 面部重建术以及骨盆或腹部大手术)[144]。创伤患者在控制出血期间或之前能否耐受一定程度的低血压一直存在争议。

1965 年, Shaftan 等发表了一篇对犬的凝血研究报道, 结果显示动脉损伤后, 血管腔外软质凝血块的形成能减少出血[145]。该研究还比较了不同条件下标准动脉损伤后的失血量, 发现低血压动物组的失血量

最少（不论是出血或应用血管扩张剂引起的低血压），其次是对照组，然后是使用血管收缩药的动物，失血量最大的是出血期间接受大量输液的动物。

实验室研究发现，限制血管内液体容量和血压对活动性出血动物是有益的[146-149]。在一项极为复杂的动物模型研究中，对心输出量和局部灌注直接测定，结果显示中等容量与大量容量复苏组在心输出量、动脉血压、心脏、肾和肠道的局部灌注等方面无显著差异。Burris 等[150]对常规复苏液以及高渗盐水与右旋糖酐不同比例混合液进行研究，发现损伤后出血与平均动脉压（mean arterial pressure，MAP）较高有关，其中 MAP 低于正常水平的复苏组生存率最高；输注液体不同，复苏的最佳目标血压也不同。1994 年的失血性休克复苏专家共识指出，哺乳动物能够耐受 40 mmHg 的血压达 2 h 而无不良后果。专家组的结论是，活动性出血期间减少复苏液体输注，维持灌注略高于缺血阈值，可使自发止血效应和远期生存率最大化[151]。

低血压复苏正逐渐被纳入早期损伤控制复苏策略，避免在活动性出血控制之前输注过多液体。与标准输液方案相比，该方法在出血性休克治疗早期阶段输注的液体和血制品较少[152]。研究显示，创伤患者在院前和院内早期复苏期间实施低血压复苏是安全、可行的[154-157]。早期试验发现，实施低血压复苏后，穿透性损伤患者的结局有所改善[155-156]，没有证据表明钝性损伤患者的结局发生恶化[157]。

1994 年 Bickell 等报道了首个相关研究，他们将躯体穿透伤者随机分为两组：常规治疗组（院前救治期间输注多达 2 L 晶体液）或延迟复苏组（患者到达手术室之前不输液）[155]。这项研究管理规范，共持续 37 个月，最终纳入了 598 例患者。从受伤到送达急诊室的平均转运和救治时间是 30 min，至送入手术室的平均时间是 50 min；限制输液组在此期间平均输注约 800 ml 液体。立即复苏组在同一时期平均输注 2500 ml 晶体液和 130 ml 血液。尽管两组患者在整个研究期间的血压存在很大差异，但是到达手术室时两组患者的血压接近，据此作者认为未复苏组已经实现自身止血。延迟复苏组存活出院率明显高于立即复苏组［70% vs. 62%（P < 0.04）］。文献中没有患者在出血控制前送入手术室后的麻醉处理相关数据，也没有术前已自身止血的患者给予容量负荷和麻醉诱导后再出血的发病率数据。

1996 年发表的一项对洛杉矶医学中心收治伤员的回顾性调查也支持上述结论。分析发现，用私人运输工具送到医院（未院前复苏）的患者，其预后好

于急救人员接送的患者，即使严重创伤的患者也是如此[156]。对一组早期复苏中使用商用快速输注系统（RIS）（Haemonetics，Inc.）的出血性创伤患者结局进行回顾调查，进一步证实了这个结论[158]；比较这组患者的生存率与该中心创伤登记处的预期生存率，发现使用快速输注系统患者的生存率只有 56.8%，而年龄和创伤相似的病例配对对照组为 71.2%（P < 0.001）。

继这个回顾性调查之后，2002 年第二项创伤患者延迟性复苏的前瞻性研究发表[157]。研究人员将收缩压低于 90 mmHg 并有出血证据的患者随机分为两组，在手术控制出血之前行液体复苏，分别使收缩压达到 100 mmHg（正常组）或 70 mmHg（研究组）。这项研究的结果概要见表 66.3。与 Bickell 的研究结论一致，低血压有利于出血自行停止和自身复苏；一旦止血，血压在没有外源性液体补充的情况下也会增高。患者的典型表现为一开始低血压，随后血压恢复到目标值附近，随着持续出血和不断输注液体，血压在目标值上下波动，出血控制后即使不再输注液体，血压最终也会超越目标值（图 66.7）。这个研究中患者总体生

表 66.3　控制性低血压复苏的随机研究结果 *

	常规复苏组	低血压组	总例数
入选患者	55	55	110
男性	46	41	87
钝性伤	22	31	53
穿透伤	33	24	57
创伤严重度评分	19.65	23.62（P = 0.11）	
预期生存率	0.94	0.90（P = 0.19）	
研究期间的收缩压	114	100（P < 0.001）	
存活出院	51	51	
死亡	4	4	

* 预期生存率是根据以往发表的资料计算而得

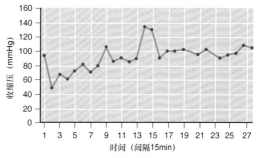

图 66.7　一例 V 级肝损伤后行损伤控制手术患者在控制性低血压期间收缩压监测的典型趋势。早期复苏期间因为持续出血和快速输液，血压常波动不定。一旦控制出血，血压也趋于稳定

存率为93%，高于基于历史资料的预期值，也明显高于 Bickell 团队的研究数据。这可能是由于该研究未纳入死于院前救治的患者以及送达创伤复苏医院时濒临死亡的患者，也可能是由于整体救治水平的上升、观察效应（如两组患者接受的救治好于未纳入研究的患者）或受试者纳入偏倚。在第一个 24 h 内，两组患者的乳酸和碱缺失恢复至正常，对液体和血制品的需求量相似，提示两组都达到了相同的复苏终点。作者的结论是，活动性出血患者的液体补充应当精确至特定生理学终点，需要麻醉科医师在多补增加出血和少补灌注不足之间权衡利弊。

最近一项研究中，Morrison 等比较了低血压复苏（维持 MAP 50 mmHg）与常规复苏（维持 MAP 65 mmHg）对紧急手术患者的救治效果[152]。在初步结果中，他们发现低血压复苏组的患者术后早期死亡率较低，凝血病发生率降低，凝血病相关的死亡率较低。这项研究后来由于无意义和临床均势而提前终止，低 MAP（50 mmHg）和高 MAP（65 mmHg）组患者之间没有明显的生存率差异，凝血病、肾衰竭和感染的发生率也没有差异[159]。需要指出的是，该研究剔除了初步报告中纳入的钝性创伤患者。尽管没有发现主要结局指标的差异，作者的确观察到一些有趣的结果。首先，高 MAP 组在手术第 1 个小时升压药用量高于低 MAP 组。尽管高 MAP 组输注更多的体液，但没有统计学差异。第二，低 MAP 和高 MAP 组的术中 MAP 之间没有显著差异（分别为 65.5±11.6 mmHg 和 69.1±13.8 mmHg，$P = 0.07$）。结合目前的研究数据和经验，大部分创伤中心的共识是实施低血压复苏。尽管最佳动脉血压仍有争议，控制收缩压低于 100 mmHg，MAP 在 50 ~ 60 mmHg 之间是较为合理的方案[160]。

作为术中管理的一部分，对择期手术或急诊失血性休克患者实施控制性低血压时，需要注意麻醉药物在这两种情况下对出血后机体反应的干扰程度有重要差别。考虑到麻醉药物对动脉血压有显著抑制作用，处于高血压状态的创伤患者即使在诱导期间也只需给予最低剂量的麻醉药物。低血压的创伤患者处于全身血管收缩状态，与择期手术中控制性低血压患者不同，后者在失血之前血管在全身麻醉作用下处于扩张状态。表 66.4 总结了这两种状态之间的生理学差异。需要指出的是，如果实验动物模型失血没有导致休克，不会引起全身并发症如 ARDS[111]。基于这种生理特点，早期复苏的推荐目标如框 66.6 所示，其处理流程见图 66.2。在这种情况下，强调必须快速诊断，控制持续性出血；恢复血容量，维持合适的麻醉，将

表 66.4　择期术中控制性低血压患者与急诊创伤患者之间临床表现的区别 *

项目	择期手术患者	创伤患者
血管内容量	正常	低
体温	正常	可能低体温
毛细血管床	扩张	收缩
全身麻醉的深度	深	常较浅
术前精神状态	正常	可能受损
合并创伤	没有	可能很重
合并疾病	已知并经过处理	未知

* 其中任何一种因素都可能是创伤患者应用控制性低血压的明确或可能的禁忌证

框 66.6　早期复苏的目标 *

维持收缩压在 80 ~ 100 mmHg
维持血细胞比容在 25% ~ 30%
维持凝血酶原时间和部分凝血活酶时间在正常范围内
维持血小板计数在每高倍视野 50 000 以上
维护正常的血清钙离子浓度
维持中心体温高于 35℃
维持正常的脉搏血氧饱和度
防止血清乳酸增加
防止酸中毒恶化
达到适当的麻醉和镇痛程度

* 通过输液缓解低灌注，需要与血压异常升高造成出血进行权衡

患者血管的收缩状态转为舒张状态；同时保持较低的动脉压便于止血。

允许性低血压复苏的临床试验一般不招募缺血性并发症的高危人群[155, 157]，包括伴有缺血性冠脉疾病患者，老年患者以及脑或脊髓损伤的患者。创伤性脑损伤（traumatic brain injury，TBI）患者的降压禁令已经得到广泛认可，因为发生低血压与未发生低血压 TBI 患者的结局之间有显著差异[161-162]。在创伤严重程度相似的情况下，老年患者的结局比年轻患者差，可能与老年人生理储备减少有关[163]。因此老年患者的临床救治重点是避免缺血应激和迅速纠正低血容量。然而情况也可能是，允许性低血压利于迅速控制出血，因而对缺血易感患者同样有益。至今尚无对这类高危人群的临床试验，尽管实验室研究确实发现允许性低血压对伴有 TBI 和失血性休克的动物有益[164]。鉴于缺乏人类研究的有力证据，老年或颅脑创伤患者应避免使用允许性低血压。

止血复苏。 如前所述，与创伤相关性的早期凝血病处理必须纳入到复苏第 1 阶段，即出血尚未控制时的损伤控制复苏（DCR）策略——通常称为止血复苏。在伴

有活动性出血的情况下，以复苏终点为目标的治疗几乎没有作用。威胁生命的凝血病是大量出血后严重休克患者最严重的并发症之一，通常早期就可以预测[165]。

有证据显示，严重创伤患者可能会在早期出现进展迅猛的内源性凝血病，这与后期由于凝血因子丢失和稀释导致的凝血功能异常是不同的，后者常与低体温和酸中毒相互促进[126,128,166]；因此，对伴休克和活动性出血的极度严重创伤患者实施止血复苏的做法已经很普遍。止血复苏需要早期积极输注止血用品，以红细胞悬液（red blood cells，RBC）为首选的复苏液体，避免症状快速恶化至"血液恶性循环"（bloody vicious cycle）和经典死亡三联征即低体温、酸中毒和凝血病[167]。现有两种止血复苏方案：① DCR 模式，按经验比例提前输注近似全血的血制品和止血产品，一般是按照本单位既定的大量输血方案实施（图66.8）[168-170]；②目标导向性止血复苏模式（通常也流程图形式），通常是将床旁黏弹力检测与快速输注止血成分浓缩相结合[171-173]。DCR 模式通常在第 1 阶段（即未控制性出血）采用，在第 2 阶段（控制性出血）可转变为目标导向性止血复苏模式。

除使用允许性低血压和限制输注晶体液外，DCR还包括输注经验性比例的血液和止血产品，以恢复血容量。Borgman 等[174]对战伤伤员的回顾性调查发现，每输注 4 个单位 RBC 同时血浆输注量少于 1 个单位的患者死亡率达 65%，而血浆与 RBC 输注比例为 1:2 或更高的患者死亡率仅为 20%。这个结果可能与幸存者偏倚有关，因为出血较快时，往往是输注了 RBC 而血浆尚未送至床旁前患者已经死亡。尽管幸存者偏倚的问题确实存在，这种输血方式已经得到公开发表文献的肯定[174-175]。目前，1:1:1（血浆：血小板：RBC）的输注比例是最常用的，但是一些专家认为绝大部分病例可减少 FFP 用量。仅有的一项比较血浆、血小板和 RBC 输注比例 1:1:2 或 1:1:1的大型随机试验发现，1:1:2 组患者的血浆和血小板输注量较少，但是死亡率与 1:1:1 组相比没有差异，尽管 1:1:1 组患者完成止血复苏的速度更快，24 h 内死于出血的人数更少[176]。

除 ATC 引发的低凝状态外，纤溶亢进也可对严重创伤患者造成严重后果，可使患者死亡率远远超过 50%[177-178]。很多伴有原发性纤溶亢进的严重失血性休克患者可能无法存活至 ICU。大出血抗纤溶药物的临床随机研究 2（Clinical Randomisation of an

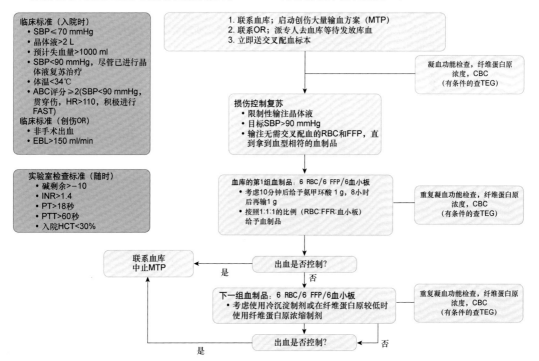

图 66.8　**使用不同比例血制品的大量输血方案示例。**CBC，全血细胞计数；EBL，预计输血量；FAST，利用超声对创面进行综合评估；FFP，新鲜冰冻血浆；INR，国际标准化比值；ISS，创伤严重度评分；OR，手术室；PT，凝血酶原时间；PTT，部分凝血活酶时间；RBC，红细胞；SBP，收缩压；TEG，血栓弹力描记图

Antifibrolytic in Significant Haemorrhage 2，CRASH-2）的试验结果是目前唯一的 I 类证据，该研究发现复苏治疗中使用氨甲环酸（TXA）可提高患者 30 天生存率[179]。亚组分析发现就诊 1 h 内给予 TXA 可使保护效应最大化；但是随后的分析发现，3 h 后才给予 TXA 反而使死亡率增加，提示如果患者受伤时间超过这个期限，该治疗的风险大于收益[180]。根据这个研究和其他的研究结果，现在很多的大出血后复苏治疗流程要求早期使用 TXA[181]。

其他对止血复苏可能有效的药物包括，人重组活化凝血因子 VII（rF VII a），浓缩凝血酶原复合物（PCC）和浓缩纤维蛋白原。rF VII a 已被批准用于治疗血友病，活动性或预期失血以及存在 VIII 因子自身抗体的患者。由于这些人群使用 rF VII a 后能快速止血，临床上开始将它经验性地用于其他先天性或获得性凝血病的治疗，包括创伤失血后稀释性凝血病。应用药理剂量的 VII a 因子可以使血小板表面的凝血酶（可被暴露的组织因子激活）陡增，促使血栓快速形成。因为需要组织因子参与，凝血过程仅发生在血管损伤部位，未受伤器官或血管虽然有异常凝血的风险，但出现概率较低[182]。一个小型安慰剂对照试验发现，rF VII a 可降低出血性创伤患者的失血量和输血量，进而改善患者结局[183]，但是另一个大型随机试验没有发现它有降低死亡率的作用[184]。由于它会增加血栓栓塞性不良事件的风险[185]，并且缺乏明确的疗效，在创伤

出血患者救治中经验性使用 rF VII a 的情况减少。

浓缩凝血酶原复合物（PCC）用于止血复苏的临床经验较少。PCC 用于治疗先天性凝血功能障碍已有很多年，还被推荐用于逆转口服抗凝药物，特别是对创伤性颅内出血的患者。PCC 含有凝血因子 II、VII、IX 和 X。不同市售产品内凝血因子的含量不同，其他成分含量如肝素、蛋白 C 和蛋白 S 也各不相同，因此一种产品的临床试验结果不一定能在其他产品上重现。浓缩纤维蛋白原在纤维蛋白原缺乏的凝血病患者的止血复苏中也有一定的作用[186-188]。

第 2 阶段，控制出血

一旦主要出血原因被控制，麻醉团队通常可以采用更个性化的复苏方法。在第 2 阶段，应该更多地利用床旁检验（如动脉血气）、实验室检查结果（如黏弹力检测）以及生理监测数据来确定治疗策略。氧供和器官灌注的评估可以开始纳入一些有针对性的复苏措施，如调控乳酸值和碱缺失值。其他一些监测方法如经食管超声心动图（TEE）或经胸超声心动图（TTE）在量化评估和指导进一步补充血容量方面是有用的。

尽管此时外科出血已经被纠正，但休克的程度和持续时间与多器官系统创伤仍可能导致凝血病。因此患者需要不断地被评估，如进行多次黏弹力检测。从经验性比例输注 FFP 和血小板转变为更个体化的输血方式，可以按照流程图（图 66.9）指导止血产品选

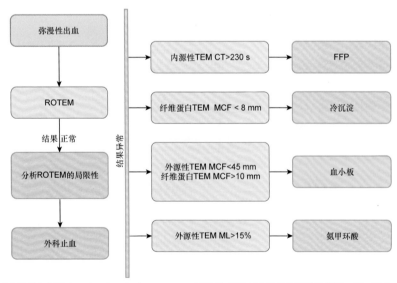

图 66.9　旋转式血栓弹力检测（rotation thromboelastometry，ROTEM）用于创伤救治的流程图范例。CT，凝血时间；FFP，新鲜冰冻血浆；MCF，最大血凝块强度；ML，最大纤溶 {Courtesy of San Francisco General Hospital and Trauma Center. [From Steurer M，Chang T，Lancman B. Anesthesia for trauma. In：Pardo M，Miller RD，eds. Basics of Anesthesia. 7th ed. Philadelphia：Elsevier；2018：724（Chapter 42）].}

择，以减少不必要的血液制品输注。

此外，在这一阶段应开始关注和调控其他方面的生理功能。例如低体温通常是患者的最初临床表现。尽管在第 1 阶段已经启动液体加温和体表复温，但在大规模容量复苏期间中难以完全纠正低体温。在第 2 阶段，随着救治重点从控制出血转为稳定全部生理过程，可以采用其他措施予以处理。

第 3 阶段，恢复生理功能

框 66.7 总结了后期复苏的目标，图 66.10 是相应的处理流程图。静脉输注液体是不可或缺的部分。判断复苏充分的依据不是生命体征正常，而是器官和组织灌注的恢复。麻醉-重症医师的作用是识别创伤出血后的持续性休克，在合适时机采用适当的液体和剂

框 66.7　后期复苏的目标 *
维持收缩压高于 110 mmHg
维持血细胞比容高于适合患者的输血阈值
使凝血状态恢复正常
保持电解质平衡
恢复正常体温
恢复正常尿量
在有创或无创监测下使心输出量最大
纠正全身性酸中毒
证实乳酸水平降到正常范围

* 在全身灌注充分恢复之前应持续进行液体输注

量，对患者进行复苏。

一旦出血通过手术、血管介入术被完全控制，或随着时间推移彻底自行止血，便可以开始后期复苏。这个阶段的目标是恢复各个器官系统的正常灌注，同

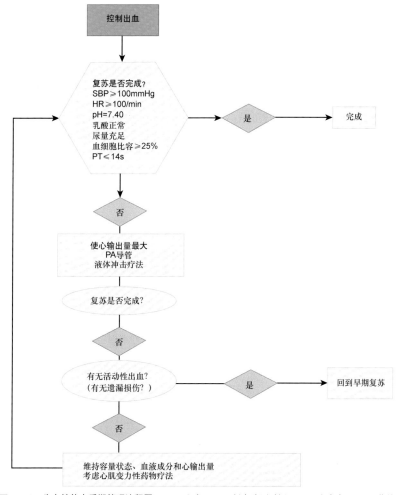

图 66.10　**失血性休克后期管理流程图**。HR，心率；PT，凝血酶原时间；PA，肺动脉；SBP，收缩压

时继续支持重要脏器功能。失血性休克导致的低灌注会触发一系列的生化级联反应，进而引起生理紊乱，并且在血流充分恢复后持续很长时间。低灌注程度（休克的程度和持续时间）决定了随后的器官功能衰竭的程度。然而，传统的生命体征指标如动脉血压、心率和尿量对复苏的恢复程度不够敏感。创伤患者术后常发生隐匿性低灌注综合征，尤其是年轻患者[189]。该综合征的特点是血压由于全身血管收缩而表现正常，血容量和心输出量降低和器官系统缺血。如果不能迅速纠正这种低灌注，患者发生多器官功能障碍的风险增加。

对最佳复苏终点的探索已经形成血流动力学、酸碱平衡和局部血流量等不同的复苏目标。表 66.5 汇总了现有的复苏评估方法以及每种技术的缺点。组织血管床内血流量是组织灌注的关键因素，而灌注压力也是一个重要因素。左心室每搏做功指数是同时反映血流量和血压的指标。此外，左心室输出功率可用于量化评估左心室功能。有人把上述指标与严重创伤患者复苏期间反映灌注和结局的其他指标（如流量衍生的血流动力学指标和氧输送指标）进行了比较[190]。研究对连续纳入的 111 例患者在复苏最初 48 h 内进行了容量性肺动脉导管监测，观察了 24 h 内患者的乳酸清除率和生存率。结果发现，存活患者心室每搏功和左心室输出功率显著高于死亡患者。除了心率外，也只有两个指标与乳酸清除率和生存率明显相关。存活患者心室每搏功和左心室输出功率较高与心室－动脉协调性较好、心脏工作效率更高有关。

目前复苏监测正逐渐从有创监测向评估外周组织床内代谢、呼吸和氧运输恢复程度的无创化监测转

变。组织氧监测（包括皮肤，皮下组织或骨骼肌）就是其中一项技术。骨骼肌血流量在休克早期减少，在复苏后期恢复，因此骨骼肌氧分压是反映血流量降低的一个敏感指标[191-192]。每搏量变异，即呼吸周期引起的动脉压力变化，是另一种新出现的评估液体容量状态的微创技术。正压通气期间动脉压力变异增加是血容量减少的一项可靠预测指标[193]。无论是上述特异性监测还是传统的全身性指标如血清乳酸、碱缺失和 pH 值降低，它们所反映的组织灌流不足，必须在持续性出血得到控制后立即进行纠正。发生休克后乳酸恢复至正常水平的速度与患者结局密切相关；24 h 内乳酸水平未能恢复正常的患者发生多器官功能障碍和最终死亡的风险较高[189, 194]。

复苏液体

等张晶体液（生理盐水、乳酸林格液、勃脉力 A）是所有创伤患者最先使用的复苏液体（参见第 47 章）。它们具有价格便宜、随时可用、无过敏原、无传染性，能有效恢复全身体液等优点。它们容易储存、使用方便，与其他药物混合相容性良好，可被快速加温到正常体温。晶体液的缺点包括无携氧能力、无凝血作用，血管内半衰期较短。需要指出的是，有实验发现某些晶体液有免疫抑制和触发细胞凋亡的作用[195]。与细胞坏死不同，凋亡受基因和复杂的信号传导通路的高度精确调控。目前看来，凋亡是再灌注损伤的一个重要形式。对控制性出血大鼠模型的研究发现，输注乳酸林格液的动物在复苏后，肝和小肠的细胞凋亡迅速增加[196]，而输注全血或高渗盐水均不增加细胞凋亡。

高渗盐水（HS）或含右旋糖酐高渗盐水（HSD）用于失血性休克复苏已有广泛研究[197]。理论上讲，HS 可将液体从组织间隙"拉"回至血管内，从而逆转非失血性休克和缺血引起的血管内容量丢失。与相同容量的等渗液相比，HS 在恢复血管内容量方面有更好的效果。因此，HS 在严峻环境下的液体复苏中颇受欢迎。一些欧盟国家批准 HSD 用于院前救治，美国军队单位也批准使用 HSD 进行复苏。多个致命性出血的动物研究显示，HSD 复苏后的生存率高于使用生理盐水或单用 HSD 中的各个成分进行复苏。HSD 在创伤患者中的有效性研究尚无可靠结论[198]；仅在合并出血和 TBI 的多发性创伤亚组患者中发现它有明显的保护效应，研究发现这些患者输注 HDS 进行复苏后的神经功能明显改善。HS 作为一种渗透性利尿剂，确实常用于 TBI 伴 ICP 升高的患者[199]。

表 66.5	全身灌注的评估方法
技术	**缺点**
生命体征	不能反映隐匿性低灌注
尿量	可能受药物中毒、利尿剂疗法、昼夜生理节律变化或肾损伤干扰
全身酸碱状况	受呼吸状态干扰
乳酸清除	需要时间等待实验室结果
心输出量	需要放置肺动脉导管或者使用无创技术
混合静脉血氧合情况	获取困难，但准确可靠
胃黏膜气体张力测定	达到平衡需要时间，易受人为因素影响
每搏量变异	需要建立动脉通路，严重休克情况下不准确
组织氧合	最新技术，似乎有益

胶体液，包括羟乙基淀粉溶液和白蛋白，一直被推荐用于血管内血浆容量快速扩容。与晶体液一样，胶体液随时可用、易储存和输注，价格相对便宜。与高渗液一样，胶体液能将自由水拉回到血管内，增加血管内容量。胶体液复苏恢复血管内容量比晶体液更快，输注量更少，适用于静脉通道有限的情况。胶体液不能运输氧气或促进凝血，它们对血液的稀释效应与晶体液类似。虽然一直有争议，但系统性回顾仍然显示，在创伤复苏中，胶体液与晶体液相比没有明显优势[200]，对于这个议题，未来几个精心实施的随机试验可能会给出确切结论[201]。最近又出现对某些胶体液如 6% 羟乙基淀粉的使用顾虑，它可能对肾功能有副作用并增加死亡率（参见第 49 章）[202-204]。

以上总结的积极输液相关风险很多都与循环血容量的稀释有关。随着人们对这个问题的逐渐认识以及献血安全性持续改善，在失血性休克的早期处理中，血制品用量逐渐增加（见第 49 章）。维持适当的血细胞比容可减少全身缺血的风险，早期输注血浆可以降低稀释性凝血病的潜在风险。复苏液体的选择与输注速度和应用时机一样重要。一项回顾性队列研究收集 4 年里行急诊手术的严重创伤患者资料，对短期救治结局与输血量之间的关系进行分析[205]。141 例患者在术前和术中复苏阶段大量输血（≥ 20 单位 RBC）。存活组（30%）与未存活组（70%）的血制品用量之间没有显著差异，但其他 11 项指标存在显著差异：行主动脉夹闭控制动脉血压，使用强心药物，收缩压低于 90 mmHg 的时间，手术室停留时间，体温低于 34℃，尿量，pH 值低于 7.0，PaO_2/FiO_2 比值小于 150，$PaCO_2$ 大于 50 mmHg，钾离子浓度大于 6 mmol/L，钙离子浓度低于 2 mmol/L。输血超过 30 单位红细胞悬液时，前 3 项指标同时异常的患者通常不能存活。总失血量与输血量对患者的威胁远不及休克严重程度和持续时间。这些问题促使损伤控制手术理念兴起，强调快速控制活动性出血[206]。

红细胞悬液是治疗失血性休克的主要复苏液体。一个单位 RBC 平均血细胞比容为 50% ～ 60%，能恢复携氧能力，扩充血容量能力与胶体液相当。A 型、B 型或 AB 型 RBC 均携带主要不相容性抗原，如果给患者输入不同血型的 RBC，这些抗原可诱发致命性输血反应。由于 RBC 还携带 10 多种次要抗原，也能在易感患者身上引起反应，因此，时间允许时最好行交叉配血（从血标本送达血库至 RBC 送到患者床旁的时间通常为 1 h）。特殊血型的血液从血库发出的耗时较少（通常约 30 min），某些情况下可作为替代品。O 型血是"万能供血者"血型，能给任何血型的患者输

注，并且引起严重反应的风险极低[207]。对于到达急诊室已发生失血性休克的患者首选输注 O 型血。如果 Rh 阴性的女性患者输注 O 型血并且存活，则有预防性使用抗 Rh_0 抗体的指征。

输注 RBC 的风险包括输血反应、传染性病原体的传播和低体温（详见第 49 章）。例如，RBC 储存于 4℃，输注时如果不经过加温，会迅速降低患者体温。

输注血浆需要血型相符但无需交叉配血，血浆不能立即发放使用的原因是它需要先解冻。繁忙的创伤医院常备有预解冻血浆（解冻的新鲜血浆，不同于 FFP）以便紧急需要时可迅速提供；在基层医院救治时，如复苏中可能需要血浆，应尽早预约。非常繁忙的创伤中心正在尝试为创伤复苏部门保留 2 ～ 4 单位的预解冻 AB 型（万能供血者）血浆。这些血浆以这种备用形式保存 2 天，如果未能在紧急情况下使用，血浆将返回血库并发放给下一位需要血浆的患者使用。这种做法能否改善救治效果，目前尚无研究。

血小板输注通常仅用于已明确有血小板降低（每高倍视野大于 50 000）（译者注：原文如此，应为每高倍视野小于 50 000）的临床凝血障碍患者。但是，当患者处于休克且失血量可能很大时，如前面"损伤控制复苏"部分所述，需要将血小板与 RBC、血浆按比例（1∶1∶1）经验性输注。输注血小板的血清半衰期很短，一般只用于活动性凝血障碍性出血的患者。血小板输注时不应该使用过滤器、加温器或快速输液系统，因为血小板可与这些材料的内腔结合，导致实际进入血循环的血小板数量减少。

快速输注库存血给受血者带来"枸橼酸中毒"的风险[208]。采集的血液需用枸橼酸盐处理，螯合游离钙离子，从而抑制血液凝固级联反应。连续输注大量库存血可相应地导致大量枸橼酸入血，后者可抑制机体动员游离钙的能力，并且对心脏有明显的负性肌力作用。如果患者大量输血后出现低血压并且充分容量复苏后低血压仍然持续，可能的原因是存在未察觉的低钙血症。对失血患者应定期测定钙离子浓度，必要时给予钙剂（通过未输血制品的静脉通道）以保持钙离子血清浓度大于 1.0 mmol/L。

复苏设备

没有静脉通道，不可能进行任何形式的血管内液体复苏。推荐在创伤患者的初步评估期间，立即放置至少两个大口径静脉导管（16 G 或更大）[33]。对肘静脉或其他外周静脉通道建立失败的患者，救治人员应尽量考虑建立一条大口径中心静脉通道。可建立中

心静脉通道的部位包括颈内静脉、锁骨下静脉和股静脉，这些部位各有利弊。虽然大多数麻醉科医师熟悉颈内静脉入路，但是操作中需要解除患者颈托并且移动颈部，因此不推荐用于紧急情况下，除非其他办法均告失败。股静脉容易迅速建立通道，适合于无明显骨盆或大腿创伤但又需要紧急给药或输液的患者。腹部穿透患者应慎用此入路，因为从股静脉输注液体可能会加重下腔静脉或髂静脉损伤所引起的出血；这些患者应尽可能在膈肌以上建立静脉通道。股静脉置管伴有较高的深静脉血栓形成风险[209]，这也限制了它在紧急情况下的应用。当患者病情稳定后应尽早地拔除股静脉导管。锁骨下静脉是创伤患者早期和后续救治中最常用的中心静脉通道入路，因为锁骨下区域易于显露并且很少直接受伤。该入路引起气胸的风险最大，不过许多患者可能已有单侧或双侧胸腔置管术的指征；在可能情况下，应首选在引流管同侧进行锁骨下静脉穿刺置管。留置动脉导管有利于反复实验室检查和密切监测血压；应该尽早建立动脉通道，但是不要因此而妨碍其他诊断或治疗措施。

麻醉科医师应尽力维持创伤患者的热量平衡。虽然有人建议将控制性低体温作为治疗失血性休克[210]和 TBI[211] 的一种方法，但是其有效性缺少充足的证据支持。低体温可加重稀释性凝血障碍和全身酸中毒；寒冷引起的寒战和血管收缩增加额外代谢负担，易诱发患者心肌缺血。低体温还大大增加后续发生脓毒症的风险。由于许多创伤患者到达急诊室前曾因暴露在恶劣环境中而体温过低，必须早期积极复温。所有静脉液体应预先加温或者通过加温设备输注。尽可能给患者覆盖保温的被褥，环境温度应足够温暖，使患者舒适。如果患者已经出现低体温，极有必要给予充气式热空气加温，以恢复正常体温。虽然所有这些保温措施属于手术室常规并且司空见惯，麻醉科医师应当努力推动急诊室、CT 室和血管造影室等科室配备这些设备并用于患者。

商用快速输液装置对创伤救治有很大帮助，特别是对失血性休克患者。这些机器在需要大量输液的情况下能发挥作用（框 66.8）。早期经验显示，使用这些设备的患者首次手术结束时体温较高，酸中毒较轻[212]，但是快速输液有可能会导致液体输注过多、血压上升过高以及再次出血[158]。遵循前述的输液原则可预防此类并发症；维持较慢的基础输液速度（200～500 ml/h），在收缩压低于 80～90 mmHg 时小剂量推注液体。在实际应用中，单次推注输液可以与静脉注射麻醉药物交替进行，以达到正常的麻醉深度而不升高收缩压，直到活动性出血得到控制。

框 66.8　液体输注系统在失血性休克复苏中的优势
通过机械泵可达到 1500 ml/min 输液速度
适合输注晶体液、胶体液、红细胞悬液、回收洗涤红细胞和血浆（血小板不适用）
有储液器供血制品预混，以应对快速失血
可将液体加温至设定温度（38～40℃）输注
能够连接多条静脉通路同时泵注液体
自动保险检测系统防止输注空气
精确记录液体输注量
便携，可随患者转运

中枢神经系统的创伤

死亡尸检报告的人群分析发现，中枢神经系统（CNS）创伤后死亡人数几乎占创伤中心内死亡人数的一半（参见第 57 章）[213-214]。2013 年，美国共发生 280 万人次的创伤性脑损伤（TBI）相关的急诊科就诊、入院治疗和死亡[215]。急性创伤性脊髓损伤虽然不及 TBI 发病率高，但也是一个重要问题[216]。与失血性休克一样，CNS 损伤也包含原发性和继发性损伤两个部分。原发性损伤是指机械力对组织的直接损伤，而在继发性损伤中机体对创伤的后续反应发挥重要作用。快速诊断以及早期目标导向治疗能有效减轻继发性 CNS 损伤。虽然原发性 CNS 损伤除提前预防外无法挽救，但创伤后相当一部分的死亡和残疾是由继发性脑损伤造成的（这一部分可以被逆转）[217]。初期救治可显著影响患者结局。重视 ABCDE 急救策略是复苏成功的关键，创伤麻醉科医师应直接参与整个过程。

创伤产生的剪切力可引起神经元胞体、轴突以及血管系统的原发性损伤。继发性损伤的病理生理过程包括代谢衰竭、氧化应激以及生化和分子的级联反应，导致迟发性细胞坏死与凋亡[217]。继发性损伤常因组织缺氧/缺血和炎症反应而加重，TBI 患者结局受多个相互作用的因素的影响。个别药物如自由基清除剂、抗炎药物、离子通道阻断剂对动物模型有效，但是在人体试验中几乎无效或结果令人失望。TBI 患者的长期结局无法预测，因此即使是最严重的创伤患者，也应当进行全面、持续的复苏治疗。最近一项研究对德国创伤外科学会的创伤登记系统中 50 000 例患者进行回顾性分析，发现 GCS 运动评分和瞳孔反应对患者结局的预测最准确。双侧瞳孔固定、散大的患者中仍有 8% 的患者结局较好[218]。

轻度 TBI（GCS 评分为 13～15）患者在创伤后 24 h 内 GCS 评分稳定，其病情不太可能进一步恶化，虽然他们有出现脑震荡症状的风险，包括头痛、记忆丧失、情绪不稳定（攻击行为和暴力）和睡眠障碍[219]。中度 TBI（GCS 评分为 9～12）可能伴有颅内损伤，需手术治疗和早期进行 CT 检查。中度 TBI 患者可能需要早期气管插管、机械通气和密切观察病情，因为这些患者在诊断性检查期间可出现好斗或躁动行为，有发生呼吸抑制或肺误吸等灾难性事件的潜在风险。诊断性检查后，如果患者血流动力学稳定并具有适当的反应能力，可拔除气管导管。继发性脑损伤的治疗需要早期纠正缺氧并避免再次发生、迅速液体复苏以及处理相关损伤。这些患者的非颅脑部位的手术时机把握存在很大争议，因为早期手术可增加缺氧和低血压的发生[220]。

中度 TBI 患者的神经系统监测包括对意识状态、运动和感觉功能的连续评估（参见第 39 章）。GCS 评分下降需行紧急 CT 检查，以确定是否需要行开颅手术或有创 ICP 监测。如果患者由于全身麻醉超过 2 h、积极的镇痛或震颤性谵妄的预防治疗，而无法接受频繁的神经系统监测，则应进行有创 ICP 监测[162]。尽管中度 TBI 的死亡率较低，但很多患者的远期并发症发病率较高。

严重 TBI 是指入院时 GCS 评分小于或等于 8，患者死亡风险显著增大。严重 TBI 患者的死亡率是其他类型创伤患者的 3 倍[221]。早期以恢复全身内稳态为重点的快速处理，以及对受损伤脑的灌注导向治疗措施可能会给这类救治困难的患者带来最好的结局。美国神经外科医师协会和脑创伤基金会为严重 TBI 患者制定了全面的处理指南，现已更新为第 4 版[222]。图 66.11 是巴尔的摩市 R. 亚当斯–考利休克创伤中心建立的相关临床路径。

重度 TBI 患者发生一次低氧血症（PaO$_2$ < 60 mmHg）可使死亡率增高近 1 倍[223]。此类患者院前气管插管的作用存在争议。过去推荐患者入院前行气管插管，因为建立"确定性"气道，便于给大脑提供充足的氧气，对患者有利。然而有研究发现，尝试对成年创伤患者院前气管插管可使患者神经系统结局变差[224-225]。首个院前气管插管的前瞻性研究在澳大利亚城市地区开展，严重 TBI 患者（定义为有头部创伤证据和 GCS 评分小于 9）随机分为两组，分别由急救人员在现场插管或由医师在患者入院时插管[226]。共观察 312 例患者，其中急救人员插管组结局较好的患者比例为 51%，而入院插管组的比例仅为 39%（P = 0.046）。由于目前还没有相关国际标准或共识，此类患者应尽快送至能处理严重 TBI 的医院或最近的能实施气管插管和全身复苏的医疗机构。最关键的是一定要想方设法保证患者有足够的全身氧合。

TBI 患者围术期经常需要进行脑功能检测，包括 ICP、脑部温度、动脉压、脑氧合和其他高级监测方法（参见第 39 章）。ICP 可通过放置脑实质内探头或脑室内导管进行监测，并维持在 20 mmHg 以下。多种监测设备可用于评估脑氧合是否充足，包括颈内静脉氧饱和度、正电子发射型计算机断层显像、近红外光谱分析和脑组织氧合（direct brain tissue oxygenation，Pbto$_2$）直接监测[227]。如果 ICP 增加引起脑血流降低，可通过增加 FiO$_2$、输血、使用正性肌力药物或镇静纠正脑组织缺氧[228-231]。小规模研究发现脑氧合靶向治疗策略可以改善患者的格拉斯哥结局评分（Glasgow Outcome Score，GOS）和死亡率，但是尚未形成共识。

最后，严重 TBI 患者的非 CNS 器官有发生功能衰竭的风险。对仅有 TBI 的患者进行回顾分析发现，患者继发器官衰竭发病率较高：89% 的患者至少会有一个非中枢神经的器官系统出现功能障碍。严重 TBI 可引起 Takotsubo 心肌病，对脑损伤患者造成严重的心肌功能不全[232]。该病的诱发原因涉及神经内分泌系统与受损伤脑之间的相互作用。TBI 后体内儿茶酚胺水平急剧上升，表现为心内膜下缺血，引起左右心室心力衰竭，即使是既往健康的年轻患者也会发病。在手术室治疗中如果使用血管活性药物，可能会加重这个恶性循环。β 肾上腺受体阻滞剂可能会对伴有脑损伤患者发挥保护作用。回顾性数据分析显示，在患者受伤期间给予 β 肾上腺受体阻滞剂，会改善神经系统结局，降低发病率和死亡率，但是这个证据质量不高[233-236]。

创伤性颅脑损伤与并发创伤

单纯头部创伤患者可采用常规通气策略进行处理，如果患者伴有胸部创伤、误吸或休克后接受大量液体复苏，则发生 ARDS 的风险较高。传统教科书中关于不用或仅用低水平的呼气末正压通气（positive end-expiratory pressure，PEEP）以防止 ICP 升高的观点是不正确的，因为这样可能无法纠正低氧血症。在血管内容量复苏充足的情况下，PEEP 并不增高 ICP 或降低脑灌注压（cerebral perfusion pressure，CPP）[237]，实际上可能会由于改善大脑氧合而使 ICP 下降[238]。TBI 后发生 ARDS 的患者有脑缺氧风险[239]。"双重打击"模式被认为是中枢神经系统创伤后继发 ARDS 的原因，即严重 TBI 引起全身炎症反应，使肺对有害机械通气模式或其他肺损伤介质的易感性增加。TBI 后出现的 ARDS 和心功能不全可使患者全身氧合降低，进而降低脑氧供[240]。长期以来，过度通气（如 PaCO$_2$

降至 25 mmHg）是处理 TBI 患者的主要方法，但它已不再被推荐用于预防性治疗。目前主张将 $PaCO_2$ 维持在 30 ~ 35 mmHg，只有在 ICP 升高时并且给予镇静药、脑脊液引流、神经肌肉阻滞剂、渗透性利尿药或巴比妥类药物昏迷疗法（barbiturate coma）治疗无效的情况下，才过度通气使 $PaCO_2$ 降到 30 mmHg[161]。创伤最初 24 h 内需谨慎使用过度通气，因为脑血流灌注在这个时间段内下降明显。但是，运用这些推荐意

见时应当与患者的具体情况相结合，在病情不稳定时（如脑组织大面积受损或有即将脑疝的征象），应根据实际状况进行变动[241]。

所有创伤患者中最具有挑战性的是严重 TBI 合并失血性休克的患者。重度 TBI 后发生一次低血压（定义为收缩压低于 90 mmHg）可使患者发病率明显增加、死亡率上升 1 倍[242]。低血压合并缺氧可使死亡率增高 30 倍。目前主张严重 TBI 患者应维持正常血

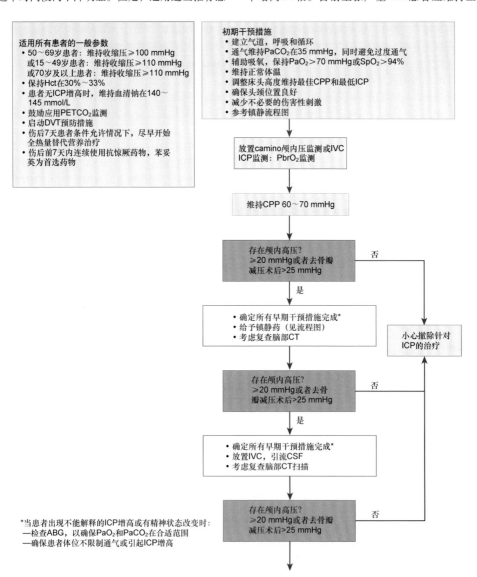

图 66.11　创伤性重型颅脑损伤管理的临床路径。治疗目标是通过支持循环和控制颅内压来维持脑灌注压大于 60 mmHg。逐渐增加治疗力度直至达到治疗目标。ABG，动脉血气；BP，血压；CBF，脑血流量；CPP，脑灌注压；CSF，脑脊液；CT，计算机断层扫描；DVT，深静脉血栓形成；Hct，血细胞比容；ICP，颅内压；IVC，脑室内导管

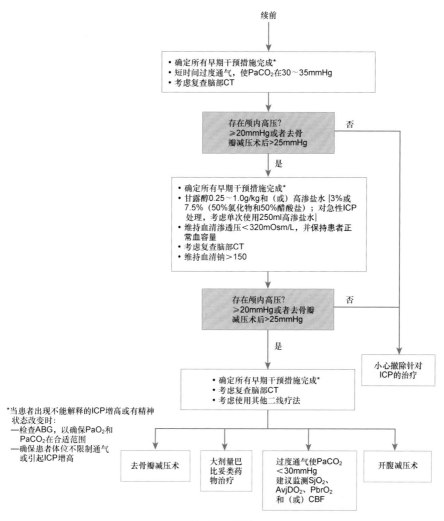

续前

- 确定所有早期干预措施完成*
- 短时间过度通气，使PaCO₂在30～35mmHg
- 考虑复查脑部CT

存在颅内高压？
≥20mmHg或者去骨瓣减压术后>25mmHg

否

是

- 确定所有早期干预措施完成*
- 甘露醇0.25～1.0g/kg和（或）高渗盐水 [3%或7.5%（50%氯化物和50%醋酸盐）；对急性ICP处理，考虑单次使用250ml高渗盐水]
- 维持血清渗透压<320mOsm/L，并保持患者正常血容量
- 考虑复查脑部CT
- 维持血清钠>150

存在颅内高压？
≥20mmHg或者去骨瓣减压术后>25mmHg

否

是

小心撤除针对ICP的治疗

- 确定所有早期干预措施完成*
- 考虑复查脑部CT
- 考虑使用其他二线疗法

*当患者出现不能解释的ICP增高或有精神状态改变时：
—检查ABG，以确保PaO₂和PaCO₂在合适范围
—确保患者体位不限制通气或引起ICP增高

去骨瓣减压术

大剂量巴比妥类药物治疗

过度通气使PaCO₂<30mmHg
建议监测SjO₂、AvjDO₂、PbrO₂和（或）CBF

开腹减压术

图 66.11 （续）

容量状态。因此，**液体复苏是主要治疗手段**，必要时输注血管活性药物。理想复苏液体至今尚未确定，高渗盐水可能是最适合的。急性失血引起的贫血应优先处理，但是血细胞比容的最佳目标值尚未明确。动物模型和健康人的试验证实，血红蛋白应当维持 7 g/dl 以下（译者注：原文如此，应为血红蛋白应当维持在 7 g/dl 以上），因为更低水平可损害脑功能；然而对 TBI 患者而言，血红蛋白低于 10 g/dl 就会对康复造成不利影响[243]。因此 TBI 患者的最佳输血时机目前还不清楚（参见第 49 章）。严重 TBI 患者经过初期 ABCDE 处理后，即可启动阶梯式治疗法提高 CPP，目前 CPP 的建议目标范围（如第 57 章所述）是 60 ～ 70 mmHg。

去骨瓣减压术是脑卒中后用于控制 ICP 严重升高和预防脑疝形成的一种外科手术，现在也用于有相同指征的严重 TBI 患者[244]。去骨瓣减压术适用于一些特殊解剖类型的 TBI 患者，如脑灌注压（CCP）在积极应用上述治疗方法（包括巴比妥类药物昏迷疗法）后仍然不能维持的患者。采用去除颅骨片和硬脑膜补片的方法降低 ICP，可改善难以存活患者的发病率和死亡率[245]。严重 TBI 患者如合并腹部创伤或大量液体输注使腹腔内间隙压力超过 20 mmHg，可能需要行腹腔减压术。腹腔压力增高可使肺机械力学指标恶化，因此需要提高平均气道压（MAP）来维持动脉氧饱和度。通气压力上升会增高胸内压，阻碍头部静

脉血回流，进一步降低 CPP。行开腹减压术降低 ICP 的疗法现在已有报道[246]，用于治疗严重 TBI 伴有多发性间隙综合征潜在风险的患者[247]。液体治疗或（和）ARDS 可能增高腹腔内压和胸腔内压，从而增高 ICP。进一步输注液体以维持脑灌注或者增加通气治疗 ARDS 均可使情况进一步恶化。这样形成恶性循环并最终导致多发性间隙综合征，患者不得不接受开腹减压术，甚至是没有原发性腹部创伤的患者。单纯 TBI 就这样演化为多系统疾病。

与过度通气类似，低体温在严重 TBI 治疗中的应用方式也发生变化。早期研究显示，实验动物脑皮质损伤后给予中度全身低体温可降低脑水肿发生率与死亡率[248-249]。人类小规模临床试验也提示，TBI 患者维持低体温 24 或 48 h 后，预后有改善[250-251]。但是一项多中心随机试验发现，低体温（33℃）TBI 患者与正常体温者相比，结局并无改善[252]。入院时已低体温但被随机分至正常体温组的患者结局比继续维持低体温的患者更差，因此作者推荐入院时出现低体温的严重 TBI 患者不宜进行积极复温。目前的脑外伤基金会指南不建议早期、短期、预防性低温治疗[222]。

手术室内的颅内压处理

虽然严重 TBI 患者的大多数干预措施在 ICU 内进行，但是患者也常需要实施紧急开颅或非颅脑手术。上述各种治疗措施应贯穿整个围术期，包括体位干预治疗（条件允许），积极的血流动力学监测和复苏，应用渗透性利尿剂（注意维持血容量正常）以及足够深度的镇痛与镇静。合适的麻醉药物选择包括麻醉性镇痛药和低浓度挥发性麻醉药。药物治疗 TBI 是手术室麻醉科医师的主要手段。术中处理 ICP 增高的药物有渗透性利尿剂或高渗盐水。两组患者分别使用甘露醇或高渗盐水，6 个月后的长期结局没有显著差异，尽管高渗盐水有增加脑血流和 CPP 的短期效应[253-254]。一项 meta 分析对 TBI 患者术中常用药物包括丙泊酚、巴比妥类、阿片类、苯二氮䓬类和皮质醇类药物进行分析，发现只有皮质醇类药物可以增加患者死亡率。其他药物有镇静和降低 ICP 的短期益处，但是没有明显的长期保护效应[219, 222]。

脊髓损伤

美国每年约 13 000 人因创伤致脊髓损伤（spinal cord injury，SCI）[216]。钝性伤是 SCI 的主要原因：36% 伤于机动车辆碰撞，42% 伤于高空坠落，只有 4%

是伤于枪击。在所有严重创伤患者中，颈椎创伤占 1.5%～3%。超过一半的 SCI 病例有颈椎创伤，通常累及 C_4～C_7 节段。11% 的 SCI 病例为完全性四肢瘫痪。必须指出，SCI 患者中超过 40% 可能伴有其他重大创伤（包括 TBI）。

绝大多数脊髓损伤发生于低位颈椎，恰好位于胸廓上平面；或者是发生于上段腰椎，恰好位于胸廓下平面。钝性 SCI 好发于最易屈曲的脊椎节段，尤其是在易屈曲与不可弯曲节段的结合部。脊椎可纵向分为前、中、后三柱，任意两柱同时受损均可导致生物力学不稳定；这些患者常需紧急手术固定脊椎。不稳定性颈椎损伤患者如符合紧急插管的标准，应当采用快速贯序诱导（见上文颈椎保护部分）。中胸段水平的 SCI 不太常见，因为肋骨支架和肋间肌群具有旋转稳定作用。

SCI 常伴有 X 线可见的脊柱骨性部分的损伤，以及起支撑作用的肌肉、韧带和软组织的撕裂。但是临床症状明显的颈髓损伤也能在无可见骨性损伤的情况下发生。这种疾病被称为"无放射影像学异常的脊髓损伤"（SCIWORA），儿童患者更常见，可能是由于不足以引起骨骼破坏的颈部短暂性过度拉伸或旋转所致[255]。

患者受伤时发生的原发性脊髓损伤可能会因继发性因素而加重（图 66.12）。在生物化学改变、血管破裂和电解质异常的共同作用下，细胞改变和 SCI 损伤加重可持续到受伤后 3 天[256]。SCI 可有感觉或（和）运动缺失。一侧躯体的不完全性神经功能缺失可能会比另一侧严重，并且可能会在受伤后数分钟内迅速改善。完全性功能缺失意味着脊髓在相应节段完全断裂，预后更差，几乎不会随着时间而改善。T_4～T_6 以上节段的脊髓损伤后，由于心脏加速纤维的去支配化，患者可伴有严重的血管扩张、心脏收缩力减弱和心动过缓（神经源性休克）。（需注意**神经源性休克**与易误用的"脊髓休克"两者间的区别，后者是指神经反射的丧失。）较低位脊髓的功能会逐渐恢复，血管张力也同时恢复正常。颈椎不稳定性患者的诊断比较困难。美国东部创伤外科学会（EAST）公布的指南明确指出，哪些患者需要做颈椎放射学检查，需要获取哪些影像学检查结果，以及如何确定一个反应迟钝患者有无明显的韧带损伤[257]。反应迟钝的患者如果没有颈段 SCI 证据，行高质量 CT 扫描就能够排除 SCI，但是这种做法没有被普遍接受。许多医院仍然要求进行磁共振成像来排除这部分患者的脊柱韧带损伤。C_1～C_2 和 C_7～T_1 水平的脊柱骨折最常漏诊，通常是由于显影范围不足造成的。

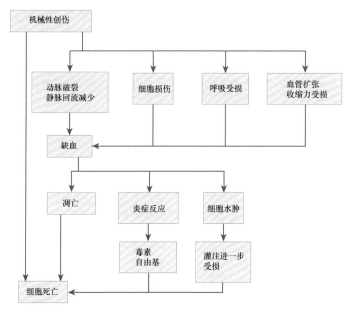

图 66.12　**脊髓损伤机制。**全身低灌注或缺氧可加重机械性脊髓损伤（Reprinted with permission from Dutton RP. Spinal cord injury. Int Anesthesiol Clin. 2002；40：109. ）

颈椎骨折和四肢瘫痪的患者几乎都需要早期气管插管。C_4 节段以上神经功能缺失的患者基本都需要通气支持，因为患者会伴有膈肌功能不全。$C_6 \sim C_7$ 受损患者因为呼吸肌功能受损可能部分会需要（通气）支持，原因是：①胸壁肌肉失去神经支配，②矛盾呼吸运动，③无力清除气道分泌物，④肺和胸壁顺应性降低。一般推荐在缺氧引起患者烦躁和不配合之前行早期气管插管，如果有条件，可在纤维支气管镜或视频喉镜辅助下清醒插管[258-259]。此外，有两个回顾性研究对颈部 SCI 患者气管插管的迫切性进行了分析。Como 和同事[258]收集了 119 例患者，其中 45 例为完全性 SCI。C_5 或更高节段损伤的患者都需要插管，其中 71% 同时接受气管造口术。另一个研究分析了 178 例完全性颈部 SCI 患者发现，70% 需要行气管造口术，特别是 $C_4 \sim C_7$ 节段损伤患者[259]。虽然肺炎是常见且反复发作的并发症，常需要行气管造口术以便于清洁肺部，但骨折手术固定和神经源性休克稳定后，患者仍有可能恢复自主呼吸和拔除气管导管[260]。

虽然过去曾推荐给予钝性 SCI 和神经功能缺失患者单次负荷剂量的糖皮质激素，现在的指南建议谨慎使用。两项大型多中心临床试验研究：美国国家急性脊髓损伤研究（NASCIS）Ⅱ 和 Ⅲ 的结果表明，SCI 后大剂量糖皮质激素疗法可使患者神经功能水平略有改善，结果有显著统计学意义[261-262]。但是 NASCIS 的

结果因多个问题已经受到质疑[263-265]。应用大剂量类固醇后所看到的保护效应可能只是一些亚人群的阳性表现，实际上对大多数患者并无效果。使用类固醇后脊髓功能改善并没有增加患者生存率或提高患者生活质量；另外，这些结果在其他急性 SCI 研究中未能重复。美国神经外科医师协会和美国外科医师学会目前的指南意见是，没有一致或令人信服的医学证据支持使用甲泼尼龙治疗急性 SCI[266]。

脊髓损伤的术中管理

拟行脊柱骨折复位和固定手术的患者给麻醉科医师带来挑战。首要问题是如何给已知颈椎损伤的患者行气管插管。保持颈椎轴向稳定前提下行直接喉镜插管，适用于紧急情况以及脊椎状况不明，但无意识、烦躁或低氧血症的患者[267]。在手术室内或对清醒、警觉且合作的患者气管插管时，有多种较少移动颈椎的方法可供选择，这些方法理论上加重不稳定性 SCI 的风险较小。目前临床实践中常用的技术是纤维支气管镜下清醒气管插管。尽管对绝大多数患者而言，经鼻放置气管导管相对更容易，但是如果术后不拔除导管，患者在 ICU 中患鼻窦炎的风险增加。经口气管插管虽然技术上更有挑战性，但如需保留机械通气，则对患者更有益处。经鼻盲探气管插管、光棒透视引导

法，或使用插管式喉罩、视频喉镜，或使用辅助间接喉镜的其他器械都是可行的。在比较直接喉镜、视频喉镜、纤维支气管镜检查、经鼻盲探或环甲膜切开术对已知颈髓或颈椎损伤患者影响的研究中，没有发现神经功能恶化与插管方法有关，也没有确切证据证实直接喉镜可加重患者不良结局。建议临床医师使用自己最熟悉的器械和插管技术。关键是能完成气管插管，对颈椎移动最小，并且在导管固定后仍可评估患者神经功能[68]。

如果患者有部分神经功能缺失并且影像学检查可见椎管受损，应当考虑急诊手术，因为行减压术后，患者神经功能可能会恢复。研究显示，早期行椎管减压手术可能会改善部分患者的结局，尤其是颈部损伤患者，但是确切的手术时机仍然存在争议[268-269]。患者血流动力学不稳定会使紧急和急诊脊髓手术的难度增加。神经源性休克患者低血压的特点是伴有心动过缓，这是由于心脏失去加速神经纤维的支配，以及副交感神经无对抗而张力过强。这种状况与急性失血引起的低血压很难区别，因此试验性输液仍然是有指征的，但要遵守前面所述的复苏终点。控制出血或者排除失血后，使 SCI 患者维持较高的 MAP（> 85 mmHg）持续 7天，其功能恢复可能会有所改善。这种血压管理方法有很大争议，但仍然是现有指南推荐的治疗方案[270]。

矫形外科和软组织损伤

在大多数创伤中心，肌肉骨骼系统损伤是最常见的手术适应证（参见第 64 章）。与 TBI 和 SCI 类似，骨科创伤患者也可有长期疼痛和残疾。无论战场还是非军事环境下发生的骨科创伤，除导致患者躯体残障外，还可引起长期心理创伤[271-273]。许多手术耗时较长，应留意患者体位、维持正常体温、体液平衡以及维持外周血流量，特别是对多发性肢体创伤的患者。

处理多发伤患者合并的矫形外科损伤的手术时机一直是学术和临床上经常讨论的话题。高能量机制致伤的患者中，骨骼肌肉损伤是常见的损伤类型，也是需要手术治疗常见的原因之一[274-275]。过去，多系统创伤患者如果因伤情严重而无法进行确定性手术处理四肢损伤，只能通过牵引和长时间制动来进行治疗。这些患者的肺功能衰竭发生率高，机械通气时间延长，经常发生脓毒症并且死亡率也高[276]。特别是肺部并发症在此类创伤人群中很常见，多个肢体损伤的患者中近 30% 会发生肺部并发症。因此，多系统创伤患者处理骨折的目标核心是恢复骨骼肌肉的解剖结构，以利于患者活动、肺部排痰和充分的镇痛。

有明确证据表明，对于单个肢体骨折或髋部骨折而没有多发伤的患者，早期确定性骨折治疗可以改善患者结局。目前美国[277]和加拿大[278]的相关指南建议，髋部骨折患者应在 48 h 内进行手术。英国将此类患者能否在 36 h 内手术作为一个医疗质量评价指标，当然医院并没有严格遵守这些指南要求[279]。这些指南建议可能需要修改，因为最近越来越多的研究均显示，患者受伤 24 h 后再接受手术，其并发症发生率增加[280-283]。在最近的一项研究中，Pincus 及同事观察了伤员等待手术时间与 30 天死亡率之间的关系，他们以小时为单位记录等待手术时间，并分析它对伤员死亡率和其他并发症（包括心肌梗死、深静脉血栓、肺栓塞和肺炎）的影响[284]。结果发现，对于髋部骨折需要手术的成年患者，等待手术 24 h 是界定围术期风险高低的一个阈值。然而这个研究并没有纳入足够数量的严重创伤（ISS ≥ 16 的患者仅占 < 1%）或多处骨折（占 4.9%）的患者，因此这个研究结论不能直接适用于多发伤患者。类似的研究发现，ISS 较低的患者在伤后 48 h 行股骨骨折固定术，其结局好于等待更长时间的患者[285]。

特殊的矫形外科创伤

髋部骨折是老年人常见的、病态的和耗费高的疾病。常有单纯髋部骨折患者被送至手术室行紧急修复术。与全身麻醉相比，区域麻醉可降低髋部骨折患者住院死亡率和肺部并发症发生率[286]。对 126 所医院内接受手术的 18 158 例髋部骨折患者进行回顾性队列研究发现，5254（29%）例采用区域麻醉；在数据未校正情况下，不同麻醉方式对应的死亡率和心血管并发症率无显著差异，但数据校正后发现，与全身麻醉相比，区域麻醉组患者的死亡率［比值比 0.710，95% 置信区间（CI）为 0.541 ~ 0.932，P = 0.014］和肺部并发症发生率［比值比 0.752，95% 置信区间（CI）为 0.637 ~ 0.887，P < 0.001］的校正比值均显著降低[287]。

髋关节脱位多见于高能量创伤，常伴有髋臼骨折。髋臼骨折本身可延期手术或以非手术方式安全处理，但如果患者有望达到良好的功能性恢复，则必须以急症形式迅速处理脱位。髋关节脱位后未能及时诊断和复位是股骨头缺血性坏死的一个重要危险因素。复位术通常需要深度镇静，使用非去极化类神经肌肉阻滞剂可能会有利于复位。因此常需要麻醉科医师参与[288]。虽然患者在镇静并且保留自主呼吸情况下也能行髋关节复位，但急诊创伤患者是误吸胃内容物的高危人群。对于任何即将接受手术治疗（如开放性长骨骨折或剖腹探查）的患者，应在关节复位时进行气管插管，并且维持合适的镇静、镇痛直至患者送达手术室。其他简单关节复位也需要气管插管的患者包括药物中毒、不合作、血流动力学不稳定或伴肺功能障碍者。此外，病态肥胖患者与正常体重指数者相比，这种骨折的复位成功率更低[289]。

盆骨环骨折与髋臼骨折不同，需要创伤团队迅速识别和处理。严重骨盆环骨折后出血甚至大出血很常见，是机动车辆碰撞后患者早期死亡的首要原因。出血来源于盆骨后部静脉血管床的多发性断裂；如果骨盆整体不稳定，就丧失了阻止腹膜后出血持续扩大的解剖屏障。经腹腔手术探查通常无效，因为很难找到出血的血管[290]。过去的治疗措施包括支持性容量复苏、对不稳定性骨盆进行外固定以及血管造影栓塞术。尽管有多学科处理方法，这种患者的死亡率仍居高不下，部分是由于目前还无法通过血管栓塞术控制极严重骨折引起的静脉丛丰富部位出血。后腹膜前间隙填塞法已经被美国很多创伤中心采用。剖腹手术行后腹膜前间隙填塞可快速控制骨盆骨折引起的出血，可替代紧急血管造影栓塞术，还可降低输血需求和死亡率[291]。紧急情况下低血压患者常需要实施气管内插管，麻醉科医师可能会在稳定患者病情的最初几小时内留守床旁，管理患者的镇静、镇痛、转运和持续液体复苏。在没有矫形外科专家的情况下，特制骨盆固定带、军用抗休克裤的骨盆部分或者床单包裹骨盆后打紧结等方法也可用于部分骨盆骨折患者，发挥临时性固定和压迫作用[292]。结构不稳定的骨盆环骨折可使患者复苏中液体和输血需求量增加，并发损伤显著增加，通气支持和 ICU 停留时间延长、MODS、脓毒症发病率和死亡率增加[293]。

骨盆骨折患者可以初步分为两类：①稳定型骨盆骨折；或②骨盆环骨折移位伴血流动力学不稳定，或伴有恶化的高风险。第二类患者发生骨折相关并发症或死亡的风险最高。患者可能还伴有头、胸或腹部损伤，这些损伤在治疗中的优先顺序可能会发生冲突。例如，患者有严重骨盆损伤和血流动力学不稳定，同时 CT 检查还发现有高级别的脾损伤，则在处理骨盆损伤之前，可能需要先进行剖腹探查术。这些患者在手术前有或没有接受早期干预［如放置骨盆固定带或行复苏性主动脉球囊阻断术（resuscitative endovascular balloon occlusion of the aorta，REBOA）］都有可能。生命体征不稳定的创伤患者如果送至血管造影室或混合手术室，也应持续复苏并维持合适的灌注压；入室 3 小时内能实现复苏阶段转变（控制出血）患者的生

存率更高[294]。在手术室中运用这些干预措施需要综合分析解剖和生理学改变以及如前文所述在手术环境下应用的外科考虑。

开放性骨折在受伤之后应尽快进行脉冲式冲洗和清创术，以将降低感染性并发症风险。如果患者因持续复苏或不稳定性 TBI，不能进手术室接受早期处理，可在床旁进行伤口处理。尽管开放性骨折很常见，但它们的处理仍然是矫形外科最大且最有争议的挑战之一。开放性骨折手术固定的时间选择通常因外科医师或医院的不同而异，因为在最佳治疗方案问题上，矫形外科医师之间几乎没有达成任何共识[295]。

区域麻醉与全身麻醉的优缺点总结见框 66.9 和 66.10。区域麻醉似乎可以降低术后并发症率和死亡率[287, 296-297]（包括认知功能监测）。但是接受全身麻醉联合区域阻滞的患者没有发现有显著的临床改善[298-300]。在矫形外科创伤患者治疗中，使用区域麻醉 / 镇痛与静脉血栓预防之间如何同时使用是另一个普遍关注的问题，这在第 64 章有论述。

框 66.9　创伤患者区域麻醉的优缺点

优点
允许持续评价精神状态
增加血流量
避免使用气道相关器械
改善术后精神状态
减少失血量
降低深静脉血栓发生率
改善术后镇痛
促进肺部排痰
早期活动
降低长期疼痛综合征的发生率

缺点
难以评估外周神经功能
患者通常拒绝
需要镇静
麻醉操作时血流动力学不稳定
完成麻醉的时间较长
不适用于多部位创伤的患者
在手术结束前作用可能会消退

框 66.10　创伤患者全身麻醉的优缺点

优点
起效迅速
持续时间：可按需要维持麻醉
可对多发性损伤进行多个手术
患者更容易接受
便于实施正压通气

缺点
妨碍全面的神经功能检查
需要使用气道相关器械
血流动力学管理较复杂

术中经食管超声心动图（TEE）显示，大多数长骨骨折手术患者可有脂肪和骨髓微栓塞[301]。这种情形对大多数患者没有显著的临床影响，但是有一些患者会出现明显的急性炎症反应。长骨骨折之后，几乎所有患者都会出现不同程度的肺功能障碍，包括从轻度实验室检查异常到典型的脂肪栓塞综合征（fat embolism syndrome, FES）。由于缺乏公认的诊断标准，以及患者可能并存肺和心血管功能障碍，文献所报道的发病率不一致。3%～10% 的患者可出现临床显著的 FES，但是多发伤或创伤严重程度评分较高的患者可能会漏诊 FES[302]。并存肺部损伤的患者发生 FES 的风险更高。微栓塞症状包括低氧，心动过速，精神状态改变，以及腋窝、上臂和肩部、胸部、颈部和眼结膜有典型出血点。任何时候患者出现肺泡-动脉氧分压差增加同时伴有肺顺应性和 CNS 功能下降，均应想到可能发生 FES。在全身麻醉下，CNS 改变可能不明显，但是可能表现为术后无法唤醒。如果有中心血流动力学监测，可发现肺动脉压增高，常伴有心脏指数降低。在手术室内诊断 FES 主要根据临床表现，并且需要排除其他导致低氧血症的原因。尿液中出现脂肪球并不具有诊断价值，但胸片有肺部浸润影可确认肺部损伤，需要给予氧气、高 PEEP 等适当通气处理，患者还可能需要长时间的机械通气支持[303-304]。治疗措施包括早期诊断、给氧以及谨慎的液体管理[305]。这种患者可考虑改变手术方案，如将股骨髓内钉固定改为外固定。对于双侧股骨骨折的患者，建议双侧髓内钉固定术之间间隔 1 到 2 天[306]。

四肢急性间隔综合征是一种"由于有限空间里压力增高致间隙内组织循环与功能发生障碍的疾病"[307]。间隔综合征的最常见原因是肌肉损伤后继发性水肿以及血肿形成。创伤性损伤是主要致病原因，其他一些创伤相关因素也可诱发间隔综合征，包括再灌注损伤、烧伤、药物中毒以及肢体长时间受压（框 66.11）。易引起间隔综合征的常见骨折部位是胫骨干（40%）和前臂（18%）[308-309]。发生前臂间隔综合征需要行筋膜切开术的患者多为男性，骨折或软组织伤均可诱发。另有 23% 的病例是由无骨折的软组织损伤所致[310]。尽管没有随机前瞻性试验的证据，但只要没有深度运动神经阻滞，区域麻醉一般不会妨碍间隔综合征的发现[311]。

对于任何伴有临床症状恶化，有组织内压力升高证据，大面积软组织损伤或者肢体总缺血时间达 4～6 h 的患者，当筋膜间隙压力仅低于舒张压 20～30 mmHg 时，都需要行筋膜切开术。热缺血时间超过 2 h、腘区或大腿远端大静脉结扎以及挤压伤的患者可能需要行

预防性筋膜切开术。早期或预防性筋膜切开术可以减少肌肉坏死[312]。

挤压综合征是持续长时间压迫一个或多个肢体而引起挤压伤的综合表现[313]，多见于被长时间限制于一种体位的患者。缺血引起的肌肉损伤可造成肌红蛋白尿，后者可导致急性肾衰竭和继发的严重电解质紊乱。晶体液复苏是最重要的治疗方法之一，严重横纹肌溶解症患者的体液丧失总量可高达 15 L[314]。甘露醇渗透性利尿和碳酸氢钠碱化尿液预防肌红蛋白在肾小管内沉积的效果尚有争议[315]。在休克创伤中心，横纹肌溶解症引起肾衰竭的首选疗法是连续性肾替代疗法和血液滤过[316]。大多数患者的肾功能最终能完全恢复[317]。

软组织创伤

软组织损伤的评估对创伤患者的处理至关重要。肌肉覆盖是任何骨科修复术后组织存活的必要条件，但是受伤时的撕脱伤、间隙压力增高导致的缺血以及开放性伤口持续细菌感染等因素均可能会影响肌肉覆盖。软组织损伤的急诊手术处理原则明确：必须清除所有坏死或无活力的组织，彻底冲洗创面以减少细菌污染。当肌肉或筋膜受累严重时，须频繁地间断实施清创术以确定完全存活组织的边缘。负压吸引敷料在大面积软组织创伤中的应用正逐渐普及，因为覆盖创面的持续负压可清除污染物，并促进血液流动[318]。连续清创明确伤口边缘均为存活组织后，可安排手术最终封闭伤口。伤口封闭术可以是简单的中厚皮片移

框 66.11　发生间隔综合征的危险因素

矫形外科：
骨折和修复手术
血管：
再灌注损伤
出血伴血肿形成
动、静脉损伤引起的缺血
软组织：
挤压伤
烧伤
制动状态下长期受压
医源性：
石膏模型和环状包扎敷料
使用充气式抗休克衣裤
婴儿／小儿骨髓内补液
脉冲式冲洗伴液体外渗
静脉或动脉穿刺点体液渗出
其他因素：
蛇咬伤
急性劳累

植，也可能是移植未受伤部位需动脉和静脉吻合术的肌肉和筋膜游离组织的复杂手术。

套状撕脱伤好发于四肢部位，可导致大量软组织坏死。患者可能需要多次整形和重建手术。手术一般要求在全身麻醉下进行，尽管全身麻醉与硬膜外或区域神经镇痛联合使用可发挥两种麻醉方式的优点。建议麻醉科医师与手术团队进行细致讨论。

更换浅表伤口负压敷料可在床旁轻度镇静下进行，但是对于深部伤口的敷料更换往往需要全身麻醉。患者需多次手术是麻醉管理中必须考虑的重要因素。游离组织移植手术的麻醉需要格外注意细节，因为这些手术可能会相当耗时。应尽力提高移植血管的血流灌注，具体包括使患者温暖、舒适、血容量正常，维持血细胞比容 25% ～ 30% 以达到最佳的血液流变学状态。硬膜外麻醉与镇痛的应用尚有争议，一些外科医师认为它具有血管扩张效应而支持使用，而也有人担心它会引起"窃血现象"，使无神经支配的移植组织的实际血流减少[319]。显微外科手术患者一般不要使用缩血管药物。但是一项研究显示，缩血管药物并不增加此类患者的并发症发生率[320]。

其他创伤性损伤

头颈部手术

除对颈部 Ⅱ 区（锁骨上至下颌角区域）穿透伤的急诊探查外，大多数头颈部创伤的手术修复是在创伤亚急性期、患者完全复苏和再次诊断评估结束后进行。虽然此类创伤可能会影响患者体位、气道管理和呼吸机设置，但是患者的麻醉管理与类似择期手术麻醉没有本质上的区别[321-322]。虽然经鼻气管插管有利于下颌骨和上颌骨手术，但是患者可能会因创伤性肿胀或体型原因而导致喉部显露困难，此时麻醉科医师不要试图将经口插管改为经鼻插管，以免危及已有的安全气道。对于这些患者，更安全的方法是外科医师将经口气管导管固定在第二磨牙后方（以便于牙齿咬合），或者如果患者需要长期气管插管和机械通气，就直接行气管切开术。颧骨和鼻骨、眶骨和筛骨部位的手术都可在经口气管插管下完成。用细金属丝将气管导管固定在磨牙旁有助于确保手术过程中导管稳固。所有这些手术都会导致术后早期软组织明显肿胀，常需要患者留置气管导管并镇静数日，直到静脉回流充分后才能安全拔除导管。气管导管套囊抽瘪后如有气流泄漏，提示拔除导管后气道可以维持通畅，

当然该方法本身并无决定性作用。

胸部损伤：肺

对于伴有气胸的肺实质损伤，可行胸腔引流术以缓解胸腔内正压、引流积血，并持续抽吸胸膜腔直到漏气部位自发愈合。低压循环的出血通常具有自限性；胸廓造口术并不常用，但是如果有纵隔损伤证据，胸腔导管引流量在伤后数小时内超过 1500 ml，气管及支气管损伤且明显有大量气体漏出，或者患者血流动力学不稳定并且有胸部病变证据时，需要实施胸廓造口术[33]。从胸腔内回收的血液通常不含凝血因子，通过几种商用血液回收装置能直接回输给患者[323]；但是有人担心这些血液处于高凝状态，可能造成潜在伤害[324]。肋间或乳内动脉以及肺实质的损伤引起的出血可能需要手术治疗。此类患者行肺损伤部位楔形切除甚至整个肺叶切除术的并不少见，特别是穿透伤患者。

虽然紧急开胸手术期间采用双腔气管导管插管比较合适，但不宜作为首选方法。快速序贯诱导后，放置大口径（内径至少为 8.0 mm）常规气管导管有利于行诊断性支气管镜检查，还可防止患者在未放置胃管减少胃内容物前发生误吸。然后可以在氧合充足、麻醉和肌肉松弛等可控条件下更换为双腔气管导管。创伤患者对单肺通气的耐受程度各异，很大程度上取决于通气侧肺有无明显的病理改变。许多钝性胸部创伤患者为双肺挫伤，甚至在双肺通气情况下也需要增加 FiO_2 和高水平 PEEP 以维持充分氧合。在钝性伤和肺挫伤患者中，胸部创伤严重程度评分高的患者更容易发展为 ARDS，可能需要早期、积极地进行机械通气[325]。

需行全肺切除术的胸部创伤患者的历史死亡率接近 100%，但最近对美国国家创伤数据库的一项回顾研究发现，261 例肺切除术患者（163 例穿透伤和 98 例钝性伤）的总体院内死亡率为 60%[326]。术中死亡的主要原因是无法控制的出血、急性右心衰竭和空气栓塞。经初期处理后存活的患者仍面临术后早期并发症与死亡的危险。由于需要在持续容量复苏与治疗右心衰竭之间权衡利弊，液体管理可能会更复杂。需要实施全肺切除手术的钝性胸部创伤患者常伴有腹部和骨盆创伤。容量替代治疗应慎重，进行肺动脉导管（对于肺切除术后患者，需小心放置）和 TEE 监测有利于治疗。超声心动图在评估右心室功能和肺动脉高压方面也可发挥重要作用。创伤性肺切除术后的右心室衰竭很难治疗[327]。低血容量休克期间，肺血管阻

力增加与体循环血管阻力增加不成比例[328]，此外失血性休克合并肺切除术的患者死亡率高[329]。对于严重右心功能障碍患者，最好能维持高于正常水平的前负荷。现有多种治疗方法可用于治疗右心室衰竭，包括密切监测肺动脉压、使用利尿剂处理容量超负荷以及给予肺血管扩张剂。由于这种创伤罕见，文献报道中的患者例数较少，所以很难确定最佳治疗方法。最近一则个案病例报道，一氧化氮被成功用于处理创伤后肺切除术后肺动脉高压患者[330]。体外支持也可用于患者的围术期辅助，当然技术性挑战十分明显，患者成功脱离体外转流支持可能需要数日甚至数周。（参见第 85 章）[331]。

钝性外力或穿透性创伤均可导致气管–支气管损伤。穿透伤的诊断和治疗通常较快。钝性伤常引起隆嵴周围 2.5 cm 内的气管支气管分支损伤，并且这种损伤早期不易被察觉。患者在无明显诱因情况下出现皮下气肿、纵隔积气、心包积气或气腹，提示可能存在气管支气管损伤[332]。即使进行支气管镜和螺旋 CT 扫描检查，细小的支气管损伤也可能永远不会被发现。如果引起的气管损伤为不完全性撕裂伤，则它可能愈合并形成狭窄，继而引起肺不张、肺炎、肺损伤和脓毒症。当延迟性不完全性气管支气管损伤患者需要手术治疗时，如果存在明显的肺组织破坏，可能需要行肺切除术；而完全离断的气管损伤适合于保留肺组织的气管重建手术。气管损伤位置决定手术径路。颈段气管损伤可采用颈部横切口，左侧支气管损伤可经左侧开胸入路，气管或右侧主支气管损伤选择右侧开胸术。在颈部区域的手术中，有时可能需要切开气管前部才能对后面的气管膜部纵性撕裂伤进行修补，同时还要在气管导管周围进行手术操作。

胸部损伤：创伤性主动脉损伤

任何高能量损伤如机动车事故或高处坠落患者，都可能伴有创伤性主动脉损伤（TAI），必须予以排除。近年来由于机动车内安全气囊的增加，TAI 发生率下降；过去 10 年内，大部分病例是由于车辆侧面碰撞所致[287]。主动脉损伤好发于左侧锁骨下动脉的起始端，是由于可移动的心脏和主动脉弓与固定的降主动脉之间形成剪切力所致。TAI 由轻到重症状不一，轻者仅为小片内膜损伤，重者可有被周围纵隔和胸膜包绕的游离性横断伤。绝大部分患者可通过胸部 CT 增强扫描予以诊断，其敏感性与主动脉血管造影相当[334]。大多数 TAI 患者有外科手术或血管腔内修复的指征，因为伤后数小时和数天内患者发生血管破裂的风险较

高；在没有禁忌证的情况下，可首选行血管内修复术。高风险 TAI 患者行选择性非手术治疗也有报道[335-336]；治疗方法与非复杂性 B 型主动脉夹层的治疗类似，包括使用 β 受体阻滞剂以使心率–血压乘积降至最低。

胸部损伤：肋骨骨折

肋骨骨折是钝性胸部创伤最常见的损伤。骨折本身一般不需要特殊处理，可在数周后自愈。治疗的主要目的是降低肋骨骨折引起的肺部并发症如疼痛、肌肉僵直、肺不张、低氧血症和肺炎。老年患者（> 55 岁）的肋骨骨折应特别关注。肋骨骨折老年患者的死亡率和胸部并发症发生率是伤情类似的年轻患者的 2 倍。重度疼痛患者、老年患者或已存在肺功能下降的患者应该积极使用硬膜外麻醉。研究显示，老年患者采用硬膜外麻醉可使发病率和死亡率下降 6%[337]；但是最近一项 meta 分析未能证实硬膜外麻醉有降低死亡率的作用[338]。尽管如此，在最近的钝性胸部创伤患者的疼痛管理指南中仍建议使用硬膜外镇痛，而不是非区域镇痛方法[339]。硬膜外镇痛可最大程度降低或避免因肌肉僵直和疼痛引起的并发症，如低氧血症、通气不足、气管插管以及可能继发的肺炎。对于不能维持氧合或通气或需要气道保护的患者，应做好气管内插管的准备。

相邻肋骨的多发性骨折可引起连枷胸综合征，其特征是自主呼吸期间有胸壁反常运动。并不是所有连枷胸患者都需要正压通气，对符合一般（插管）标准的患者可做好气管内插管准备。对于初期未气管插管的患者，应在 ICU 内密切观察有无呼吸功能恶化的征象。无创正压通气技术（NIPPV）用于治疗创伤后继发性肺损伤的报道逐渐增多[340]。对于后续手术仍需气管插管的患者，麻醉科医师需要评估术后拔管是否安全。NIPPV 较少引起肺炎，因而可以减少气管切开率和缩短 ICU 停留时间。经面罩持续气道正压（CPAP）或双水平气道正压（BiPAP）等通气技术的成功应用，使患者早期拔除气管导管成为可能[341]。连枷胸患者常伴有肺损伤，特别是肺挫伤。肺挫伤可引起分流，导致低氧血症。这种综合征在伤后数小时至数天内进展迅速。初期正常的胸片并不能排除肺挫伤的可能性，如有明显的胸壁创伤体征，应当密切观察病情。对于所有的创伤患者，高度怀疑并不断寻找可能漏诊的损伤都是很有必要的。肺挫伤尚无特异性疗法，治疗主要是针对伴随的损伤或继发的低氧血症。对于明显肺挫伤患者，早期积极实施肺保护策略可使其进展为 ARDS 的风险降至最低。

胸部损伤：心脏损伤

钝性心脏损伤是一种罕见、了解甚少的疾病，在任何胸部遭受正面撞击的患者身上均可能发病。心肌挫伤或水肿在功能改变上与心肌缺血无法区别，但在病因上可能有联系，因为心脏挫伤的病理生理改变与不稳定性动脉粥样硬化斑块受外力脱落有关。如果患者血流动力学稳定，心电图无传导障碍或快速性心律失常，可安全地排除钝性心脏损伤[342]。如果患者新出现快速性心律失常或传导紊乱，或不能解释的低血压，则应该首先排除其他原因（低血容量、肾衰竭）。如果检查无异常，应当进行经胸壁心脏超声检查（TTE）。在对创伤患者低血压的常见原因进行排查时，可能会忽略右心室功能障碍引起的低血压。对于肥胖患者或者胸壁损伤难以获得足够声窗的患者，TEE 优于 TTE；但是 TEE 通常需要在气管插管和深度镇静下进行。钝性心脏损伤一旦确诊，可按照缺血性心肌损伤进行治疗：完成容量复苏后严格控制液体容量，给予冠脉扩张药，监测心律失常并对症治疗。可根据患者具体情况选择是否使用阿司匹林或肝素进行抗凝治疗，一般是取决于患者其他损伤情况。如果冠状动脉造影和随后的血管成形术或狭窄血管内植入支架对患者有益，应及时约请心脏专科会诊。

伴有一个或多个心腔（通常为心房）破裂的穿透伤或钝性伤患者，由于院前死亡率高，在创伤中心并不常见[343]。因心脏破裂大出血未直接流入胸腔而没有立即死亡的患者一般有心脏压塞，这种患者在入院后最初数分钟内极不稳定。这种情况可通过临床推测、创伤重点超声评估（focused assessment by sonography for trauma，FAST）或者急诊开胸术直接探查进行诊断。解除心脏压塞，对心脏受伤部位进行钳夹或缝合控制有助于恢复自主循环，随后紧急转送至手术室进行确定性止血和关胸。心脏损伤修复期间可能需要体外心肺转流的辅助。

腹部损伤

剖腹探查术曾经是创伤外科医师的主要治疗手段，但近年来其使用率明显下降；一方面 FAST 和高分辨率 CT 降低了非必要剖腹探查的阴性发现率，另一方面血管造影栓塞技术也减少了开放性手术处理肝和脾出血的需求。确有必要时，紧急剖腹探查术一般要遵循前文所述的损伤控制原则[344]。腹腔打开后对四个象限进行紧密填塞，并依次对每个象限进行系统探查，手术仅限于控制出血和对开放性胃肠道损伤行快速的吻合器吻合术。手术结束时，填塞并开放腹腔，用无菌单覆盖外露内脏，然后将患者转入 ICU 完成复苏。非致命性创伤的确定性治疗以及恢复肠道连续性的手术操作应推迟到 24 ～ 48 h 后的二次手术期间进行。

紧急剖腹探查术的麻醉处理应遵循前面叙述的早期复苏原则。需建立足够的静脉通道和持续动脉血压监测。采用血液回收装置可减少患者库血输注量，如果腹腔有明显的肠内容物污染，应推迟回收血液的回输。在大量出血期间，快速输液系统有助于维持血管内容量和正常体温。患者血流动力学稳定后可能需要进行后续的腹腔手术，此时一般不会有特殊的麻醉挑战。由于瘢痕和粘连形成，后续的重建手术难度大，麻醉科医师应做好麻醉时间长的准备，并应对可能出现的明显血流动力学问题。

特殊创伤患者人群

创伤与妊娠

妊娠患者的创伤易引起自然流产、未足月待产或早产，具体情况取决于母体受伤的部位和程度[345]。创伤是孕妇非产科因素死亡的主要原因，其死亡率几乎是非孕妇女性创伤死亡率的 2 倍[346]。对于任何创伤孕妇均有必要尽早请产科医师会诊，并参与当前治疗和长期随访。对发育胎儿的最佳处理方案中包含对母体迅速、完全的容量复苏。处于孕早期（头 3 个月）的创伤患者可能还不知道自己怀孕；因此，人类绒毛膜促性腺激素（HCG）试验应作为所有育龄期妇女创伤后的早期实验室检查项目之一。胎儿器官形成期母体遭受严重创伤后，治疗用药、盆腔射线检查或失血性休克引起的胎盘缺血可导致胎儿出生缺陷或流产。虽然必要的放射影像学检查不能推迟，但是应尽可能地屏蔽保护盆腔[347]。应当告知未自然流产患者胎儿可能存在出生缺陷的风险，必要时可提请会诊咨询[348]。对于已流产的患者，应建议行宫颈扩张和刮宫术，以避免妊娠残留物所致的毒性反应[349]。

妊娠中晚期患者创伤后，应尽早进行超声检查以确定胎龄、大小和存活情况。如果妊娠已足月且胎儿分娩后能存活，则有必要监测胎心。这类患者易发生未足月待产，应在产科医师的指导下使用 β 受体激动剂或镁剂进行治疗；只要胎儿不是母体难以承受的代谢应激负担，就应该推迟分娩。如果母体濒临死亡、子宫本身出血、或者如果妊娠子宫影响到手术控制腹腔或骨盆出血，则有指征行剖宫产术[350]。滥用药物或腹部创伤可诱发胎盘早剥，导致危及生命的子宫大出血；这些患者需要行紧急剖宫产术。胎儿血红蛋白酸洗脱试验（Kleihauer-Betke blood test）可用于确定胎儿血液是否进入母体血液循环[350]；如果结果为阳性，推荐对胎儿 Rh 阳性的 Rh 阴性孕妇使用抗 -Rh₀ 免疫球蛋白。妊娠晚期患者仰卧时，扩大的子宫可压迫下腔静脉，影响静脉回流至心脏，诱发低血压；有必要将子宫向左侧推移进行处理。如果患者因胸椎或腰椎骨折而被固定在脊柱板上，可将整个板向左倾斜。由于妊娠子宫将腹腔内容物向上推移，可能需要抬高床头部分以改善患者呼吸。

儿童创伤患者

虽然儿童创伤患者在创伤中心收治病例中只占很小一部分比例，但创伤是 1～14 岁儿童死亡的首要原因[2]。机动车辆碰撞、溺水、坠落和烧伤是儿童主要的创伤性损伤机制[351]。在儿童创伤患者中，伴有 TBI 者所占比例极大（约80%）；这类创伤患儿占总死亡人数的一半以上[351-352]。儿童和成人在创伤早期评估和处理的优先顺序是相同；但是必须考虑一些特殊之处，包括气道解剖结构差异，生理变量的正常范围和其他解剖差异（另参见第 77 章）[33, 352]。

成功控制小儿气道是儿童创伤复苏的基础和开始，因为缺氧和呼吸障碍是导致儿童心搏骤停的最常见原因[352-353]。对于伴有高危（颈椎）损伤机制的患儿，在气道处理之前必须高度谨慎地固定颈椎，以防止脊髓损伤。这些机制包括从超过 1 米或 5 个台阶以上的高度坠落，对头部的轴向冲击，机动车高速碰撞和（或）侧翻，从机动车内抛出，以及摩托化娱乐工具或摩托车碰撞事故[354]。在高危损伤机制致伤的儿童中，高达 35% 的患儿可能存在无放射影像学异常的脊髓损伤（SCIWORA），其发生风险高于成人，并且妨碍对患儿颈椎损伤的排除（与成人类似）[354-355]。儿童耗氧率高，缺氧时表现为心动过缓，有时甚至有短暂的呼吸暂停[356]。麻醉科医师在处理气道时应准备应对儿童患者的解剖学差异：较大的后枕骨隆起；较小的口腔；较大的舌体；较大的腺样体和扁桃体[352, 356]；这些解剖特征使患儿容易出现气道阻塞、出血和困难气道。儿童患者通常视为饱胃，快速序贯麻醉诱导和插管是处理此类气道的金标准[356]。在无法气管插管和面罩通气的情况下，对 12 岁以下儿童进行环甲膜切开术是不安全的，这是因为其环甲膜较小并且紧靠声带[33]；在其他方法准备就绪前，用粗针行环甲膜穿刺术是首选的临时过渡方案。建立儿童紧急静脉通

路的难度较大，如果无法建立外周静脉通路，则推荐建立骨髓腔内输液通路[33]。必须测量患儿体重以便计算用药剂量，指导输液和血液成分复苏。如果儿童体重未知，可以改用基于身高的复苏终点指标或使用带有体重计的专业担架。在整个围术期，应时刻警惕患儿低体温。由于体表面积−质量比偏大，体温调节功能不完善以及受全身麻醉药的影响，创伤患儿容易发生低体温[357]。低体温也特别容易对儿童创伤患者造成不利影响，因为儿童体温比正常体温每降低 1℃，其凝血因子活性就会降低 10%[357-358]。

麻醉科医师应该熟悉儿童创伤复苏的特殊之处。由于儿童凝血系统与成人存在差异（如促凝蛋白水平较低，凝血抑制因子较少），血栓弹力图在儿童凝血功能障碍的诊断和治疗中的价值尚不明确[357]。目前尚无经过验证的评分系统能用于评估儿童是否需要大量输血；损伤控制复苏策略（如按为 1∶1∶1 比例输注 RBC、FFP 和血小板）在儿童患者中的研究还不够充分。目前没有对儿童进行低血压复苏的研究，这种方法对儿童可能是有害的，因为儿童的基础血压接近脑血管自身调节血压范围的最低值[357, 359-360]。使用氨甲环酸、人重组活化凝血因子Ⅶ等辅助药物有减少出血的作用，但目前缺少对儿童患者的大样本相关研究[359, 361]。

老年创伤患者

随着世界人口年龄持续增长，老年创伤患者占创伤总人群的比例也持续增加[362]。老年创伤患者的整体死亡率高于年轻患者；74 岁以上创伤患者的死亡风险非常高[363]。老年创伤患者的 ISS 评分通常较低，头部和下肢严重创伤更多见[364]。

在老年创伤患者管理中，必须全面考虑衰老对生理功能的影响，以及合并疾病和服用药物的影响。相同程度的创伤对老年患者造成的后果明显比年轻患者更严重（另见第 65 章）[363, 365]。老年患者可能正在服用多种药物，如抗凝药物和 β 受体阻滞剂，这些药物可能会导致严重出血和削弱代偿反应，加重创伤性休克。老年患者可能无牙或假牙，不利于维持气道通畅；无牙患者常常会发生面罩通气困难，假牙可能会松动并脱落阻塞气道。许多老年人胸壁和肺顺应性降低，功能残气量降低，气道分泌物清除能力降低，这些特点都是老年患者死亡率两倍于年轻患者的致病因素[366]。对于钝性胸部伤老年患者，每多一根肋骨骨折，其死亡和肺炎风险就会增加 20% 以上。患者如有脊柱退行性改变和脊柱侧凸，可使气管插管难度加大。患者体内可能安装了起搏器或植入式自动心脏复

律除颤器，以及人工心脏瓣膜或支架。老年人的皮肤较薄，容易出现低体温或早期发生褥疮。术中摆放体位要特别小心，以免造成继发性压力性损伤。导致老年患者意识状态改变的潜在病因包括谵妄，痴呆，使用镇痛药或镇静药，颅内压升高和脑灌注压下降，其中后两项病因最为致命。

对老年创伤患者进行针对性评估和个体化管理是改善结局的关键因素[367]。一般推荐更严格地控制输液以达到较高的血细胞比容，维持最大限度的组织氧供。创伤后心肌功能障碍严重威胁老年患者，特别是在心率因失血、疼痛或焦虑而继发性升高的情况下。复杂手术或大量失血时应提倡使用 TEE 或有创动脉监测以及无创心排量和容量监测，以指导输液和心肌变力性药物使用[163]。老年患者对术后镇痛的需求减少，并且镇静药可能会引起反常的躁动反应。

耶和华见证人教派患者

拒绝使用血制品的创伤患者需要特殊处理。早期发现和控制出血显然十分重要（参见第 49 章），行控制性低血压以减少出血可能会有帮助。应尽量减少术前和术中的静脉采样血量。可以事先与患者商讨是否使用红细胞回收（来自于术中收集或者胸腔引流）技术，因为一些耶和华见证人教派患者认为只要整个回收装置与血管系统保持连续性，就可以接受输注回收血液[368]。使用白蛋白或其他来源于血液循环蛋白的制品也应提前告知患者。早期开始血流动力学监测，有助于指导输注胶体、使用升压药和心肌变力性药物，以维持最大限度的组织氧供。有病例报告称，用人重组活化凝血因子（rFⅦa）和血红蛋白氧载体（hemoglobin-based O_2 carriers，HBOCs）成功救治耶和华见证人教派患者，可快速纠正出血和增加氧供，但是这些制剂尚未被批准用于此用途，缺乏大样本病例研究[369]。尽管证据有限，有研究认为在创伤急性期后给予促红细胞生成素，可促进红细胞生长，缩短相对贫血的时间[370]。

术后治疗

急诊和气管拔管

创伤患者初期手术后在麻醉后恢复室（PACU）或 ICU 内监测和继续治疗期间，仍需要麻醉科医师密切参与（参见第 80 章）。必须确保创伤后复苏达到前述的要求，完成再次评估中的诊断性检查。强烈推荐迅速结束患者的全身麻醉状态，特别是术前意识改变或有其他 TBI 证据的患者。患者意识水平与术前基础水平的改变是复查头颅 CT 和寻找可能的代谢或毒性紊乱的指标。

尽管术后需要评价神经系统功能，但是这并不意味着创伤患者必须术后早期拔管。由于 CNS 损伤、直接肺损伤或胸壁损伤、大量输血、上呼吸道水肿或仍处于药物中毒状态，许多患者需要呼吸机继续支持。框 66.12 列出了紧急或急诊创伤手术后的拔管标准；如果不确定患者是否达到拔管标准，宜保留气管导管并将患者转入 PACU 或 ICU。此类患者应适当给予镇痛药，必要时给予镇静药。进行 12～24 小时的术后支持治疗，有助于确认患者容量复苏和手术修补是否成功，恢复血流动力学平衡，滴定至合适镇痛水平以及药物中毒效应的消除。此时，许多患者能顺利安全地拔管。未能拔管的患者面临进展为 MOD 的高风险（其先兆表现是出现创伤后 ARDS），通常需要数天至数周的加强监护治疗。

急性疼痛管理

由于创伤患者存在多部位损伤、长时间反复治疗、复杂的心理与情绪问题以及曾经或正在滥用药物（参见第 81 章）等原因，使得临床医师在疼痛管理方面面临严峻挑战。与其他病种类似，创伤患者的疼痛控制常不充分，这是造成患者不满意的一个重要原因。由于创伤患者涵盖从健康年轻运动员到虚弱老人之间的不同生理状态，给创伤患者提供疼痛治疗的麻醉科医师必须做好充分准备，以满足不同层次的需求。

框 66.12　手术室和麻醉后监护室内创伤患者的拔管标准
精神状态
药物毒性作用消除
能遵从指令
无攻击性
充分控制疼痛
气道解剖与反射
有适当的咳嗽和呕吐反射
能够避免气道误吸
无明显气道水肿或气道不稳定
呼吸力学
潮气量和呼吸频率适当
呼吸肌力量正常
所需 FiO_2 小于 0.50
全身稳定性
复苏充分（见前述）
返回手术室紧急手术的可能性小
体温正常，无脓毒症体征

不同的创伤患者对于疼痛药物的需求量差异甚大，因此实施镇痛必须从低剂量开始逐渐加大剂量，最好是在严密监测条件下如 PACU 进行。建议先采用小剂量多次给予快速起效的静脉药物的方法使患者疼痛缓解。这种方法可使医师在开始使用长效镇痛药物或患者自控镇痛之前确定患者的基本需求量。镇痛药引起低血压反应常提示患者存在低血容量，应在进一步复苏的同时迅速查找隐匿性出血。

如果给予患者综合性情绪支持系统治疗，镇痛药的需求量和镇痛治疗时间就可降至最低。创伤具有突发性，带有强烈的消极心理叠加效应，这种作用对大脑如何感知机体解剖相关性疼痛以及机体如何反应都能产生深远影响[371]。受伤后，患者可能有法律、财务和家庭方面的顾虑，但没有能力立即处理这些问题。若有专门顾问能够帮助患者和家属处理宗教、财务或法律等方面的问题，将对患者康复极为有利。麻醉科医师告知患者具体伤情、可能需要的恢复时间以及整个病程中的疼痛管理计划，也是对患者的一种帮助。麻醉科医师应建议患者在必要时寻求咨询服务，并且对创伤患者发生创伤后应激障碍（PTSD）的可能性保持警惕[372]。如果 PTSD 影响患者康复，应当邀请经验丰富的精神科医师或心理学家参与治疗。

患者镇痛药物的用量受理疗计划的影响。总体而言，创伤后患者活动越积极，其发生肺部并发症、静脉血栓形成和褥疮的风险就越低。尽管在短期内会感到疼痛，但是患者活动越早，其长期镇痛药需求量就越低。早期活动是患者的"康复之路"，同时还有利于改善患者的情绪状态。因此，镇痛的目标之一是给予患者适量的药物，以便于患者进行理疗，而不是使患者深度镇静而无法接受物理治疗。

当重要感觉神经受到直接损伤后，可产生神经病理性疼痛，常见于脊髓损伤、创伤性截肢和严重挤压伤后。神经病理性疼痛的特征有烧灼感、周期性触电感以及受累区域皮肤感觉迟钝。神经病理性疼痛的鉴别诊断极为重要，因为用于躯体疼痛的镇痛药对这种疼痛几乎无效。当疼痛控制效果差或者患者对镇痛药物的需求量不断增加，并且不能用解剖性损伤来解释时，应当考虑神经病理性疼痛的可能。加巴喷丁的广泛使用是神经病理性疼痛一线治疗方案的重大变革，这种抗癫痫药对于神经病理性疼痛有极强的特异性[373]。加巴喷丁疗法一般初始剂量为 200 mg，每日 3 次；可逐渐每日调整剂量直到最大剂量为每天 2～3 g。如果神经病理性疼痛持续存在，可选择性进行区域麻醉或镇痛，以打断脊髓内受体募集反应形成的恶性循环[374]。

放置硬膜外或臂丛神经导管进行区域镇痛（参见第 45 和第 46 章）可考虑用于任何可能从中获益的创伤患者，因为该方法避免全身性使用阿片药物，并且有利于患者早期活动[375]。择期重大胸腹部和矫形外科手术后行硬膜外镇痛，患者满意度水平高，并可改善肺功能[376]；创伤患者也极可能如此。当患者多个部位损伤时，或者骨折或开放性伤口使穿刺置管困难时，区域阻滞的实用性降低。由于可能造成隐匿性脊髓损伤，硬膜外穿刺置管是相对禁忌的，但是考虑到许多创伤患者的风险-疗效比后更倾向于在手术期间放置硬膜外导管，而全身麻醉有利于给患者摆合适体位且患者完全"合作"。

小结

创伤涉及所有年龄段的各类患者，从年轻力壮到年老体弱者。正因为其极大的普遍性，临床麻醉科医师在整个职业生涯中必定会遇到创伤患者。公众对于创伤后果认知度的增加也激发了人们对创伤研究和教育的兴趣，也使得诊断和治疗技术近年来迅速发展。麻醉科医师作为围术期内科医师，在整个创伤救治过程中，正处于了解和运用这些新技术的最佳位置。

致谢

编者、出版商和 Thomas E. Grissom 博士感谢 Maureen McCunn 和 Richard P. Dutton 在前版本章中所做的贡献，他们的工作为本章奠定了基础。

参考文献

1. DiMaggio C, et al. *Injury.* 2016;47:1393.
2. CDCa Prevention. 10 leading causes of death by age group. United States-2016; 2018. https://www.cdc.gov/injury/images/lc-charts/leading_causes_of_death_age_group_2016_1056w814h.gif.
3. Florence C, et al. *MMWR.* 2015;64:1078.
4. Committee NAoSUaNRCU, (US) oTNAoSUaNRC, Committee on Shock. Accidental Death and Disability: The Neglected Disease of Modern Society. In: (US) NAP, ed. Washington, DC: National Academies Press (US); 1966.
5. Committee on Trauma. *American College of Surgeons: Bul Am Coll Surg.* 1976;61:15.
6. Hoyt DB, et al. *Surg Clin North Am.* 2007;87:21.
7. Bailey J, et al. *Surg Clin North Am.* 2012;92:1009.
8. Committee on Trauma; American College of Surgeons. Chicago, IL: American College of Surgeons; 2014.
9. Hirshon JM, et al. *Ann Emerg Med.* 2016;67:332.
10. Sampalis JS, et al. *J Trauma.* 1995;39:232.
11. Sampalis JS, et al. *J Trauma.* 1999;46:565.
12. MacKenzie EJ, et al. *N Engl J Med.* 2006;354:366.
13. Mullins RJ, et al. *JAMA.* 1994;271:1919.
14. He JC, et al. *J Trauma Acute Care Surg.* 2016;81:190.
15. Nathens AB, et al. *JAMA.* 2000;283:1990.
16. Smith Jr JS, et al. *J Trauma.* 1990;30:1533.

17. Lansink KW, et al. *World J Surg.* 2013;37:2353.
18. Zarzaur BL, et al. *J Trauma Acute Care Surg.* 2012;72:78.
19. Galvagno SM, et al. *Curr Anesthesiol Rep.* 2016;6:50.
20. McCunn MD, et al. *Anesth Analg.* 2015;121:1668.
21. Kuza CM, et al. *Anesth Analg.* 2018.
22. Olivar H, et al. *Anesthesia and Analgesia.* 2012;115:1196.
23. Geeraedts Jr LM, et al. *Injury.* 2009;40:11.
24. Centers for Disease Control and Prevention (CDC). *MMWR.* 2011;61(1).
25. Boyle M. *J Trauma Manag Outcomes.* 2007;1:4.
26. Kohn MA, et al. *Acad Emerg Med.* 2004;11(1).
27. Boyle MJ, et al. *Injury.* 2008;39:986.
28. Gongora E, et al. *J Trauma.* 2001;51:854.
29. Lerner EB, et al. *Prehosp Emerg Care.* 2011;15:518.
30. Brown JB, et al. *J Trauma.* 2011;70:38.
31. Haider AH, et al. *J Surg Res.* 2009;153:138.
32. Baet Cotton, et al. *J Trauma.* 2010;69(suppl 1):S33.
33. ACoSCo Trauma. *ATLS® Student Manual.* 10th ed. Chicago, IL: American College of Surgeons; 2018.
34. Teasdale G, et al. *Lancet.* 1974;2:81.
35. Hoyt DB, et al. *J Trauma.* 1994;37:426.
36. Champion HR, et al. *J Trauma.* 1990;30:1356.
37. Clarke JR, et al. *J Trauma.* 2002;52:420.
38. Steele JT. et al. *Am J Surg.* 1997;174:683.
39. Martin M, et al. *J Surg.* 2012;204:187.
40. Bourne W. Anaesthesia in war circumstances. In: Winfield SP, ed. New York: F. Hubner & Co; 1942:278–283.
41. Bradley M, et al. *Curr Probl Surg.* 2017;54:315.
42. Plunkett A, et al. *Pain Manag.* 2012;2:231.
43. Penn-Barwell JG, et al. *J Trauma Acute Care Surg.* 2015;78:1014.
44. Holcomb JB, et al. *J Trauma.* 2006;60:397.
45. Butler FK, et al. *J Trauma Acute Care Surg.* 2015;79:321.
46. Kotwal RS, et al. *JAMA Surg.* 2016;151:15.
47. Galvagno SM, et al. *Mil Med.* 2014;179:612.
48. Hurd WW, et al. *Aviat Space Environ Med.* 2006;77:631.
49. Beekley AC, et al. *Surg Clin North Am.* 2007;87:157.
50. Gross KR, et al. *Front Line Surgery: A Practical Approach.* Cham, Switzerland: Springer; 2017:761–774.
51. Wilson Jr JE, Barras WP. *US Army Med Dep J.* 2016;62(2-16).
52. Fritz LA, et al. *Mil Med.* 2003;168:304.
53. Baker BC, et al. *Anesthesiol Clin.* 2007;25:131.
54. Hagberg CA, et al. *ASA Newsletter.* 2014;78:56.
55. Rotondo MF, et al. *J Trauma.* 1993;34:242.
56. Stene JK, et al. *Trauma Anesthesia.* Baltimore: Williams & Wilkins; 1991:64.
57. Talucci RC, et al. *Am Surg.* 1988;54:185.
58. Levitan RM, et al. *Ann Emerg Med.* 2006;47:548.
59. Ellis DY, et al. *Ann Emerg Med.* 2007;50:653.
60. Harris T, et al. *Resuscitation.* 2010;81:810.
61. Field JM, et al. *Circulation.* 2010;122:S640.
62. Mayglothling J, et al. *J Trauma Acute Care Surg.* 2012;73:S333.
63. Sellick BA. *Lancet.* 1961;2:404.
64. Ellis DY, et al. *Annals of Emergency Medicine.* 2007;50:653.
65. Thiboutot F, et al. *Can J Anaesth.* 2009;56:412.
66. Robitaille A, et al. *Anesth Analg.* 2008;106:935.
67. Aoi Y, et al. *J Trauma.* 2011;71:32.
68. Crosby ET. *Anesthesiology.* 2006;104:1293.
69. Johnson KB, et al. *Anesthesiology.* 2004;101:647.
70. Johnson KB, et al. *Anesthesiology.* 2003;99:409.
71. Brown 3rd CA, et al. *Ann Emerg Med.* 2015;65. 363, e361.
72. Hildreth AN, et al. *J Trauma.* 2008;65:573.
73. Warner KJ, et al. *The Journal of Trauma.* 2009;67:45.
74. Bard MR, et al. *Journal of Trauma.* 2006;61:1441.
75. Hinkewich C, et al. *Can J Anaesth.* 2014;61:650.
76. Jabre P, et al. *Lancet.* 2009;374:293.
77. Amornyotin S. *Int J Anesthesiol Res.* 2014;2:42.
78. Wang X, et al. *J Anesth.* 2014;28:821.
79. Himmelseher S. Durieux ME. *Anesth Analg.* 2005;101:524.
80. Schonenberg M, et al. *Psychopharmacology (Berl).* 2005;182:420.
81. Schonenberg M, et al. *J Psychopharmacol.* 2008;22:493.
82. McGhee LL, et al. *Mil Med.* 2014;179:41.
83. Dong TT, et al. *Br J Anaesth.* 2015;115:491.
84. Sharar SR. *ASA Newsletter.* 2002;66:9.
85. Gronert GA, et al. *Anesthesiology.* 1975;43:89.
86. Kelly RE, et al. *Anesthesiology.* 1993;79:948.
87. Kovarik WD, et al. *Anesth Analg.* 1994;78:469.
88. Sorensen MK, et al. *Br J Anaesth.* 2012;108:682.
89. Tran DT, et al. *Cochrane Database Syst Rev.* 2015;10:CD002788.
90. Patanwala AE, et al. *Acad Emerg Med.* 2011;18:10.
91. Jain U, et al. *Anesthesiology.* 2016;124:199.
92. Klein L, et al. *Acad Emerg Med.* 2016;23:e2.
93. Subramanian A, et al. *Can J Anaesth.* 2016;63:275.
94. Wong DT, et al. *Can J Anaesth.* 2012;59:704.
95. Peitzman AB. *Pathophysiologic foundation of critical care;* 1993:161.
96. Shires GT, et al. *Ann Surg.* 1972;176:288.
97. Peitzman AB, et al. *Curr Probl Surg.* 1995;32:925.
98. Runciman WB, et al. *Anaesth Intensive Care.* 1984;12:193.
99. Jarrar D, et al. *Int J Mol Med.* 1999;4:575.
100. Ba ZF, et al. *Crit Care Med.* 2000;28:2837.
101. *Bronshvag MM: Stroke.* 1980;11:50.
102. Peterson CG, et al. *Am J Surg.* 1963;106:233.
103. Collins JA. *Prog Clin Biol Res.* 1982;108:5.
104. Troyer DA. *J Lab Clin Med.* 1987;110:379.
105. Lefer AM, et al. *Am J Physiol.* 1970;218:1423.
106. Dark PM, et al. *Intensive Care Med.* 2000;26:173.
107. Thorne J, et al. *J Trauma.* 1989;29:451.
108. Martin BA, et al. *J Appl Physiol.* 1981;50:1306.
109. Demling R, et al. *Curr Probl Surg.* 1993;30:345.
110. Horovitz JH, et al. *Arch Surg.* 1974;108:349.
111. Fulton RL, et al. *Ann Thorac Surg.* 1978;25:500.
112. Reilly PM, et al. *Crit Care Med.* 1993;21:S55.
113. Redan JA, et al. *Ann Surg.* 1990;211:663.
114. Chun K, et al. *Shock.* 1994;1:3.
115. Maitra SR, et al. *Circ Shock.* 1992;38:14.
116. Peitzman AB, et al. *Surg Gynecol Obstet.* 1985;161:419.
117. Aird WC. *Endothelial Cells in Health and Diseases.* 2005:1.
118. Woodcock TE, et al. *Br J Anaesth.* 2012;108:384.
119. Johansson PI, et al. *Medical Hypotheses.* 2010;75:564.
120. Haywood-Watson RJ, et al. *PLoS One.* 2011;6:e23530.
121. Kozar RA, et al. *Anesthesia and Analgesia.* 2011;112:1289.
122. Ostrowski SR, Johansson PI. *J Trauma Acute Care Surg.* 2012;73:60.
123. Becker BF, et al. *Cardiovasc Res.* 2010;87:300.
124. Reitsma S, et al. *Pflugers Arch.* 2007;454:345.
125. Niles SE, et al. *J Trauma.* 2008;64:1459.
126. MacLeod JB, et al. *J Trauma.* 2003;55:39.
127. Davenport R. *Transfusion.* 2013;53:23S.
128. Cohen MJ, et al. *Ann Surg.* 2012;255:379.
129. Brohi K, et al. *Curr Opin Crit Care.* 2007;13:680.
130. Johansson PI, et al. *Ann Surg.* 2011;254:194.
131. Davenport R, et al. *Crit Care Med.* 2011;39:2652.
132. Holcomb JB, et al. *Ann Surg.* 2012;256:476.
133. Frith D, et al. *J Thromb Haemost.* 2010;8:1919.
134. Schöchl H, et al. *J Trauma.* 2009;67:125.
135. Cotton BA, et al. *J Trauma Acute Care Surg.* 2012;73:365.
136. Raza I, et al. *J Thromb Haemost.* 2013;11:307.
137. Steurer MP, et al. *Curr Anesthesiol Rep.* 2014;4:200.
138. Koscielny J, et al. *Clin Appl Thromb Hemost.* 2004;10:195.
139. Haas T, et al. *Br J Anaesth.* 2015;114:217.
140. Stensballe J, et al. *Curr Opin Anaesthesiol.* 2014;27:212.
141. Da Luz LT, et al. *Crit Care.* 2014;18:518.
142. Solomon C, et al. *Scand J Clin Lab Invest.* 2016;76:503.
143. Stern SA, et al. *Ann Emerg Med.* 1993;22:155.
144. Enderby GEH. *Hypotensive Anaesthesia.* Edinburgh: Churchill Livingstone; 1985.
145. Shaftan GW, et al. *Surgery.* 1965;58:851.
146. Capone A, et al. *Resuscitation.* 1995;29:143.
147. Owens TM, et al. *J Trauma.* 1995;39:200.
148. Riddez L, et al. *J Trauma.* 1998;44:433.
149. Sakles JC, et al. *Ann Emerg Med.* 1997;29:392.
150. Burris D, et al. *J Trauma.* 1999;46:216.
151. Shoemaker WC, et al. *Crit Care Med.* 1996;24:S12.
152. Morrison CA, et al. *J Trauma.* 2011;70:652.
153. Deleted in proofs.
154. Schreiber MA, et al. *J Trauma Acute Care Surg.* 2015;78:687.
155. Bickell WH, et al. *N Engl J Med.* 1994;331:1105.
156. Demetriades D, et al. *Arch Surg.* 1996;131:133.
157. Dutton RP, et al. *J Trauma.* 2002;52:1141.
158. Hambly PR, et al. *Resuscitation.* 1996;31:127.
159. Carrick MM, et al. *J Trauma Acute Care Surg.* 2016.
160. Voiglio EJ, et al. *Damage Control Management in Polytrauma.* Cham, Switzerland: Springer; 2017:57–70.
161. Siegel JH, et al. *Crit Care Med.* 1991;19:1252.
162. Brain TF, et al. *J Neurotrauma.* 2007;24:S1.
163. Scalea TM, et al. *J Trauma.* 1990;30:129.
164. Novak L, et al. *J Trauma.* 1999;47:834.
165. Cosgriff N, et al. *J Trauma.* 1997;42:857.

166. Engels PT, et al. *J Trauma.* 2011;71:S448.
167. Eddy VA, et al. *Surg Clin North Am.* 2000;80:845.
168. Beekley AC. *Crit Care Med.* 2008;36:S267.
169. Holcomb JB, et al. *J Trauma.* 2007;62:307.
170. Cotton BA, et al. *J Trauma.* 2009;66:41.
171. Fries D, et al. *Curr Opin in Anaesthes.* 2009;22:267.
172. Schochl H, et al. *Scand J Trauma, Res Emer Med.* 2012;20:15.
173. Kashuk JL, et al. *Ann Surg.* 2010;251:604.
174. Borgman MA, et al. *J Trauma.* 2007;63:805.
175. de Biasi AR, et al. *Transfusion.* 2011;51:1925.
176. Holcomb JB, et al. *JAMA.* 2015;313:471.
177. Kashuk JL, et al. *Annals of Surgery.* 2010;252:434.
178. Theusinger OM, et al. *Anesth Analg.* 2011;113:1003.
179. CRASH-2 trial collaborators, et al. *Lancet.* 2010;376:23.
180. Collaborators C-T. *Lancet.* 2011;377:1096.
181. Morrison JJ, et al. *Arch Surg.* 2012;147:113.
182. Thomas GO, et al. *J Trauma.* 2007;62:564.
183. Boffard KD, et al. *J Trauma.* 2005;59:8.
184. Hauser CJ, et al. *J Trauma.* 2010;69:489.
185. Saracoglu A, et al. *Trends in Anaesth and Crit Care;* 2018.
186. Fries D. *Transfusion.* 2013;53:91S.
187. Curry N, et al. *Crit Care.* 2018;22:164.
188. Novak L, et al. *J Trauma.* 1999;47:834.
189. Blow O, et al. *J Trauma.* 1999;47:964.
190. Chang MC, et al. *J Trauma.* 1998;45:470.
191. McKinley BA, et al. *Crit Care Med.* 1999;27:1869.
192. McKinley BA, et al. *J Trauma.* 2000;48:637.
193. Michard F. *Anesth.* 2005;103:419.
194. Abramson D, et al. *J Trauma.* 1993;35:584.
195. Rhee P, et al. *J Trauma.* 1998;44:313.
196. Deb S, et al. *J Trauma.* 1999;46:582.
197. Dubick MA, Wade CE. *J Trauma.* 1994;36:323.
198. Mattox KL, et al. *Ann Surg.* 1991;213:482.
199. Doyle JA, et al. *J Trauma.* 2001;50:367.
200. Perel P, et al. *Cochrane Database Syst Rev.* 2012;6:CD000567.
201. Ogilvie MP, et al. *J Trauma.* 2011;70:S19.
202. Lissauer ME, et al. *Am J Surg.* 2011;202:53.
203. Perner A, et al. *N Engl J Med.* 2012;367:124.
204. Myburgh JA, et al. *N Engl J Med.* 2012;367:1901.
205. Velmahos GC, et al. *Arch Surg.* 1998;133:947.
206. Rotondo MF, et al. *J Trauma.* 1993;35:375.
207. Dutton RP, et al. *J Trauma.* 2005;59:1445.
208. MacKay EJ, et al. *Anesth Analg.* 2017;125:895.
209. McGee DC, et al. *N Engl J Med.* 2003;348:1123.
210. Wu X, et al. *Crit Care Med.* 2003;31:195.
211. Marion DW, et al. *N Engl J Med.* 1997;336:540.
212. Dunham CM, et al. *Resuscitation.* 1991;21:207.
213. Shackford SR, et al. *Arch Surg.* 1993;128:571.
214. Acosta JA, et al. *J Am Coll Surg.* 1998;186:528.
215. Taylor CA, et al. *MMWR.* 2017;66:1.
216. Selvarajah S, et al. *J Neurotrauma.* 2014;31:228.
217. Hinson HE, et al. *J Trauma Acute Care Surg.* 2015;78:184.
218. Hoffmann M, et al. *Brit J Surg.* 2012;99:122.
219. DeKosky ST, et al. *Minnesota Med.* 2010;93:46.
220. Kalb DC, et al. *Surgery.* 1998;124:739.
221. Lefering R, et al. *J Trauma.* 2008;65:1036.
222. Carney N, et al. *Neurosurg.* 2017;80:6.
223. Chesnut RM, et al. *J Trauma.* 1993;34:216.
224. Davis DP, et al. *J Trauma.* 2005;58:933.
225. Bochicchio GV, et al. *J Trauma.* 2003;54:307.
226. Bernard SA, et al. *Ann Surg.* 2010;252:959.
227. McCarthy MC, et al. *Surgery.* 2009;146:585.
228. Stiefel MF, et al. *J Neurosurg.* 2005;103:805.
229. Bohman LE, et al. *Neurocrit Care.* 2011;14:361.
230. Martini RP, et al. *J Neurosurg.* 2009;111:644.
231. Narotam PK, et al. *J Neurosurg.* 2009;111:672.
232. Zygun DA, et al. *Crit Care Med.* 2005;33:654.
233. Bukur M, et al. *Am J Surg.* 2012;204:697.
234. Arbabi S, et al. *J Trauma.* 2007;62:56.
235. Schroeppel TJ, et al. *J Trauma.* 2010;69:776.
236. Cotton BA, et al. *J Trauma.* 2007;62:26.
237. McGuire G, et al. *Crit Care Med.* 1997;25:1059.
238. Huynh T, et al. *J Trauma.* 2002;53:488.
239. Oddo M, et al. *Neurosurgery.* 2010;67:338.
240. Mascia L. *Neurocrit Care.* 2009;11:417.
241. Muizelaar JP, et al. *J Neurosurg.* 1991;75:731.
242. Chesnut RM, et al. *J Trauma.* 1993;34:216.
243. Utter GH, et al. *J Neurotrauma.* 2011;28:155.

244. Aarabi B, et al. *J Neurosurg.* 2006;104:469.
245. Soukiasian HJ, et al. *Am Surg.* 2002;68:1066.
246. Joseph DK, et al. *J Trauma.* 2004;57:687.
247. Scalea TM, et al. *J Trauma.* 2002;62:647.
248. Clasen RA, et al. *Arch Neurol.* 1968;19:472.
249. Rosomoff HL, et al. *Surg Gynecol Obstet.* 1960;110:27.
250. Marion DW, et al. *J Neurosurg.* 1993;79:354.
251. Clifton GL, et al. *J Neurotrauma.* 1993;10:263.
252. Clifton GL, et al. *N Engl J Med.* 2001;344:556.
253. Cottenceau V, et al. *J Neurotrauma.* 2011;28. 2003.
254. Sakellaridis N, et al. *J Neurosurg.* 2011;114:545.
224. Brain TF, et al. *J Neurotrauma.* 2007;24:S1.
255. Pang D, et al. *J Trauma.* 1989;29:654.
256. Tator CH, et al. *J Neurosurg.* 1991;75:15.
257. Patel MB, et al. *J Trauma Acute Care Surg.* 2015;78:430.
258. Como JJ, et al. *J Trauma.* 2005;59:912.
259. Harrop JS, et al. *J Neurosurg.* 2004;100:20.
260. Fassett DR, et al. *J Neurosurg Spine.* 2007;7:277.
261. Bracken MB, et al. *N Engl J Med.* 1990;322:1405.
262. Bracken MB, et al. *JAMA.* 1997;277:1597.
263. Hurlbert RJ. *J Neurosurg.* 2000;93:1.
264. Matsumoto M, et al. *Spine.* 2001;26:426.
265. Short DJ, et al. *Spinal Cord.* 2000;38:273.
266. Hurlbert RJ, et al. *Neurosurg.* 2013;72:93.
267. Scannell G, et al. *Arch Surg.* 1993;128:903.
268. Fehlings MG, et al. *PLoS One.* 2012;7:e32037.
269. Mattiassich G, et al. *J Neurotrauma.* 2017;34:3362.
270. Ryken TC, et al. *Neurosurg.* 2013;72:84.
271. Urquhart DM, et al. *ANZ J Surg.* 2006;76:600.
272. Castillo RC, et al. *Pain.* 2006;124:321.
273. Rispoli DM, et al. *J Am Acad Orthop Surg.* 2012;20:S84.
274. Bochicchio GV, et al. *Am Surg.* 2005;71:171.
275. Scalea TM. *J Trauma.* 2008;65:253.
276. Riska EB, et al. *Injury.* 1976;8:110.
277. Roberts KC, et al. *J Am Acad Orthop Surg.* 2015;23:131.
278. Lewis PM, et al. *Bone Joint J.* 2016;98-B:1573.
279. Ftouh S, et al. *BMJ.* 2011;342:d3304.
280. Ryan DJ, et al. *J Orthop Trauma.* 2015;29:343.
281. Fu MC, et al. *Bone Joint J.* 2017;99-B:1216.
282. Bretherton CP, et al. *Bone Joint J.* 2015;97-B:104.
283. Nyholm AM, et al. *J Bone Joint Surg Am.* 2015;97:1333.
284. Pincus D, et al. *JAMA.* 2017;318:1994.
285. Cantu RV, et al. *J Trauma Acute Care Surg.* 2014;76:1433.
286. Parker MJ, et al. *Cochrane Database Syst Rev.* 2000:CD000521.
287. Neuman MD, et al. *Anesthesiology.* 2012;117:72.
288. Kellam JF. *Orthopaedic Knowledge Update: Trauma.* Rosemont, Ill: Orthopaedic Trauma Association, American of Orthopaedic Surgeons; 1996:281.
289. Porter SE, et al. *J Orthop Trauma.* 2011;25:371.
290. Routt CML. *Orthopaedic Knowledge Update: Trauma.* Rosemont, Ill: Orthopaedic Trauma Association, American of Orthopaedic Surgeons; 1996:241.
291. Cothren CC, et al. *J Trauma.* 2007;62:834.
292. Scalea TM, et al. *Trauma.* 4th ed. New York: McGraw-Hill; 2000:807.
293. Burkhardt M, et al. *Crit Care.* 2012;16:R163.
294. Agolini SF, et al. *J Trauma.* 1997;43:395.
295. Mauffrey C, et al. *Orthopedics.* 2012;35:877.
296. Chelly JE, et al. *J Orthop Trauma.* 2003;17:362.
297. Egol KA, et al. *J Orthop Trauma.* 2012;26:545.
298. Strauss JE, et al. *J Orthop Trauma.* 2012;26:67.
299. Mason SE, et al. *J Alzheimers Dis.* 2010;22(suppl 3):67.
300. Wu CL, et al. *Reg Anesth Pain Med.* 2004;29:257.
301. Koessler MJ, et al. *Anesth Analg.* 2001;92:49.
302. Eriksson EA, et al. *J Trauma.* 2011;71:312.
303. Hutchins PM, et al. *J Bone Joint Surg Br.* 1985;67:835.
304. Lindeque BG, et al. *J Bone Joint Surg Br.* 1987;69:128.
304. Knudson MM, et al. 4th ed. *Trauma.* New York: McGraw-Hill; 2000:879.
305. Habashi NM, et al. *Injury.* 2006;37(suppl 4):S68.
306. Dunn RH, et al. *Int Orthop.* 2017;41:1729.
307. Matsen FA, et al. *J Bone Joint Surg Am.* 1980;62:286.
308. Rorabeck CH. *J Bone Joint Surg Br.* 1984;66:93.
309. McQueen MM, et al. *J Bone Joint Surg Br.* 2000;82:200.
310. Duckworth AD, et al. *J Bone Joint Surg Am.* 2012;94:e63.
311. Mar GJ, et al. *Br J Anaesth.* 2009;102:3.
312. Kragh Jr JF, et al. *J Trauma Acute Care Surg.* 2013;74:259.
313. Michaelson M. *World J Surg.* 1992;16:899.
314. Holt SG, et al. *Intensive Care Med.* 2001;27:803.

315. Chavez LO, et al. *Crit Care*. 2016;20:135.
316. McCunn M, et al. *Int J Artif Organs*. 2006;29:166.
317. Gettings LG, et al. *Intensive Care Med*. 1999;25:805.
318. Hunter S, et al. *Adv Skin Wound Care*. 2007;20:90.
319. Weber S, et al. *Anesth KAnalg*. 1988;67:703.
320. Chen C, et al. *Ann Plast Surg*. 2010;65:28.
321. Tong DC, et al. *Br J Oral Maxillofac Surg*. 2016;54:8.
322. Roepke C, et al. *Ann Emerg Med*. 2016;67:578.
323. Salhanick M, et al. *Am J Surg*. 2011;202:817.
324. Harrison HB, et al. *Am J Surg*. 2014;208:1078.
325. Daurat A, et al. *Injury*. 2016;47:147.
326. Matsushima K, et al. *J Trauma Acute Care Surg*. 2017;82:927.
327. Baumgartner F, et al. *Am Surg*. 1996;62:967.
328. Long DM, et al. *J Trauma*. 1968;8:715.
329. Cryer HG, et al. *Ann Surg*. 1990;212:197.
330. Nurozler F, et al. *Ann Thorac Surg*. 2001;71:364.
331. Ahmad SB, et al. *J Trauma Acute Care Surg*. 2017;82:587.
332. Symbas PN, et al. *Ann Thorac Surg*. 1992;54:177.
333. Conroy C, et al. *J Trauma*. 2007;62:1462.
334. Fox N, et al. *J Trauma Acute Care Surg*. 2015;78:136.
335. Galli R, et al. *Ann Thorac Surg*. 1998;65:461.
336. Pate JW, et al. *World J.Surg*. 1999;23:59.
337. Shulman M, et al. *Anesthesiology*. 1984;61:569.
338. Carrier FM, et al. *Can J Anaesth*. 2009;56:230.
339. Galvagno Jr SM, et al. *J Trauma Acute Care Surg*. 2016;81:936.
340. Antonelli M, et al. *N Engl J Med*. 1998;339:429.
341. Beltrame F, et al. *Monaldi Arch. Chest Dis*. 1999;54:109.
342. Feliciano DV, et al. *Surg Clin North Am*. 1999;79:1417.
343. O'Connor J, et al. *J R Army Med Corps*. 2009;155:185.
344. Lamb CM, et al. *Br J Anaesth*. 2014;113:242.
345. Jain V, et al. *JOb and Gyn Canada*. 2015;37:553.
346. Deshpande NA, et al. *Am J Obstet Gynecol*. 2017;217:590 e591-590

e599.
347. Wang PI, et al. *Am J Roentgenol*. 2012;198:778.
348. Palanisamy A. *Int J Obstet Anesth*. 2012;21:152.
349. Nanda K, et al. *Cochrane Database Syst Rev*. 2012;3:CD003518.
350. Goodmanson NW, et al. *Surgery*. 2012;152:668.
351. Govind SK, et al. *Am J Surg*. 2018.
352. Schmitz B, et al. *Curr Opin Anaesth*. 2002;15:187.
353. Cottrell DJ, et al. *Curr Opin Anaesth*. 2001;14:233.
354. Cullen A, et al. *Paediatr Anaesth*. 2014;24:711.
355. Vanderhave KL, et al. *J Amer Acad Ortho Surg*. 2011;19:319.
356. Ivashkov Y, et al. *Int J Crit Illn Inj Sci*. 2012;2:143.
357. Clebone A. *Curr Opin Anesthesiol*. 2018;31:201.
358. Watts DD, et al. *J Trauma*. 1998;44:846.
359. Gilley M, et al. *Curr Opin Pediatr*. 2018;30:1.
360. Michelet D, et al. *Paediatr Anaesth*. 2015;25:681.
361. Urban D, et al. *BMJ Open*. 2016;6:e012947.
362. Bonne S, et al. *Clin Geriatr Med*. 2013;29:137.
363. Hashmi A, et al. *J Trauma Acute Care Surg*. 2014;76:894.
364. Brown CVR, et al. *Am Surg*. 2016;82:1055.
365. Joseph B, et al. *J Surg Res*. 2014;190:662.
366. Bulger EM, et al. *J Trauma*. 2000;48:1040.
367. Joyce MF, et al. *Curr Opin Anaesthesiol*. 2015;28:145.
368. Lawson T, et al. *Br J Anaesth*. 2015;115:676.
369. Gannon CJ, et al. *Crit Care Med*. 2002;30:1893.
370. McConachie SM, et al. *Ann Pharmacother*. 2018:1060028018766656.
371. Beecher HK. *JAMA*. 1956;161:1609.
372. Breslau N. *Can J Psychiatry*. 2002;47:923.
373. Backonja M, et al. *Clin Ther*. 2003;25:81.
374. Forouzanfar T, et al. *Eur J Pain*. 2002;6:105.
375. Samet RE, et al. *Curr Anesthesiol Rep*. 2018;8:94.
376. Holte K, et al. *Minerva Anestesiol*. 2002;68:157.

67 急症与创伤的院前救治

BENN MORRIE LANCMAN，SIMON ANDREW HENDEL，
JEROME C. CROWLEY，YVONNE Y. LAI

王洁 译 倪文 姚尚龙 审校

要 点

- 第二次世界大战以后，在麻醉科医师的主导下，演化出了院前急救医学这一亚专科。在世界上许多国家，院前急救医学与临床麻醉、重症监护治疗和疼痛治疗一起，被认为是麻醉学的四大支柱。

- 不同国家间，甚至同一国家内，急救医疗服务（emergency medical service，EMS）系统都有所不同。这些差异归纳起来主要有两种模式。在美国，所有患者的院前救治都由医疗辅助人员完成（单层系统）。而在许多欧洲国家，则将院前救治的高级生命支持交由 EMS 医师负责（双层系统）。

- 院前急救处置的核心措施包括基础生命支持和高级生命支持。

- 快速、同步的评估和分类是院前救治的基础，初步检查和有限的诊断辅助手段可以确保患者被转运到最合适的救治机构。

- 对于严重创伤，院前救治务必要限制现场滞留时间、控制出血、尽快转运至创伤中心，最好是采用救援直升机转运。虽然这种转运方式在军用（如越战）和民用救治中均可采用，但并非随时具备条件。严重创伤的院前液体复苏方法各异。对于躯干贯通伤和失血性休克的患者，限制性静脉液体复苏和允许性低血压可能有利，对城市环境下的患者尤其有利。预防低体温、酸中毒和凝血功能障碍这一致死性三联征是重中之重。

- 对于急性冠脉综合征和脑卒中患者，快速恢复缺血组织的灌注最为优先。由于只有专业中心才能提供 24 h 的心导管治疗或卒中治疗团队，所以将患者快速转运到急性心肌梗死（myocardial infarction，MI）或卒中治疗中心至关重要。给予吗啡、氧气、硝酸酯和阿司匹林是 MI 院前救治的主要措施。院前纤溶治疗对 MI 非常有效，但需要在 EMS 医师的密切监护下进行。

- 未来的 EMS，可以预见远程医疗的使用将会增加，这不仅可缩短医院和急救现场之间的时间差，还将有助于改善现场和院内的诊断和治疗，并确保能更高效地将患者转运至接收医院。

背景

现代急救医疗服务（emergency medical service，EMS）的传承可以追溯到 1700 年代后期，当时拿破仑的首席外科医师 Dominique Jean Larrey 提出了伤员救治的分类和转诊的方法。后来，在 1832 年的伦敦，出现了霍乱患者转运车。引入这种转运车的理念是"患者一进入车厢即开始治疗。"[1] 美国人在内战期间采用了这个理念，联邦军的军事外科医师 Jonathan Letterman 将军创建了美国第一个井然有序的创伤患者转运系统。随后，美国的民用 EMS 系统得到了发展，1865 年第一个 EMS 系统于在辛辛那提开始运行。

在近一个世纪之后的 20 世纪 60 年代，医学科技和知识的进步加上政府的政治意愿，共同推动了院前救治概念的形成。20 世纪 60 年代初期，出现了两项主要的临床进展：心肺复苏（cardiopulmonary resuscitation，CPR）对心搏骤停患者的生命支持以及便携式体外除颤器的发展。这两项进步为高级生命支持（advanced cardiac life support t，ACLS）奠定了基础。这反过来也促进了让受过

培训的社区人员应对紧急情况以改善结局的概念的形成。

1965 年，Lyndon Johnson 总统成立了交通安全总统委员会。该委员会发表了《健康、医疗和伤员转运》报告。它将机动车交通事故定义为了重大公共卫生问题。该委员会建议制定一项旨在减少公路伤亡事件的国家规划。此外，在 1966 年，美国国家科学院发布了一份题为"意外死亡和残疾：现代社会被忽视的疾病"的报告。它强调必须解决当前救护车装备不足和人员配置不当的问题，从而提高院前急救医疗服务的质量。

这两份文件为 1966 年国会通过的《公路安全法案》铺平了道路，并极大地促进了交通部内部国家公路交通安全管理局（National Highway Traffic Safety Administration，NHTSA）的成立。NHTSA 制定了国家 EMS 课程，该课程于 1969 年成为美国急救医疗技术人员（emergency medical technician，EMT）培训的标准。1973 年，国会进一步通过了《EMS 系统法案》，准许为开发区域性 EMS 系统提供资金。最终使得各州在相关的联邦支持下共建立了约 300 个 EMS 区域。在美国，EMS 的职责于 1981 年从联邦政府转移到了各个州，这就导致了各 EMS 系统之间存在差异性。

在同一时期，EMS 和院前医疗系统在美国以外的大多数发达国家中也经历了相似的发展历程。各国的 EMS 系统都有其独特之处和差异点，这主要受当地的地理特点、政治意愿、历史起源和资源条件等的影响。但 EMS 系统的基本任务仍是相同的，即在正确的时间范围内为正确的患者提供尽可能最佳的院前急救，并将其安全地转运到更高水平的医疗机构救治。

一些系统的人员配备演变成主要由医师构成，而另一些系统则几乎完全由医疗辅助人员构成，没有或只有很少的医师参与；大多数系统介于两者之间，即至少在一定程度上由医师和医疗辅助人员联合构成。

基础生命支持与高级生命支持及其他

CPR 是 1960 年发展起来的，当时美国心脏学会启动了一项对医师进行口对口复苏（呼出气复苏）联合胸外按压培训的计划，这导致了分层救治系统的出现：以基础生命支持（basic life support，BLS）和高级生命支持（advanced life support，ALS）分别代表一个有组织的 EMS 中施救者所应具备的不同技能。

一线救护人员（例如警员，消防员，EMT 和医疗辅助人员）通常是第一个到达急救现场并能提供医疗辅助的人员。在混乱的院前环境中，一个具有不同技能要求的分层系统有助于使施救者的操作范围和角色划分更加清晰。

基础生命支持

成人 BLS 顺序是循环-气道-呼吸（C-A-B）。目标是确保持续向主要器官供应血液（然后是氧气）。消防员、救生员和警员常常都通过了 BLS 认证，因为他们通常是第一个到达现场的人，而 BLS 的应用本身并不需要专门的医学知识。

CPR 和自动体外除颤器（automated external defibrillator，AED）的使用是 BLS 的基本技能，随着 AED 配置的日益普遍，在院外心搏骤停（out-of-hospital cardiac arrest，OHCA）事件中，将会有越来越多的"不熟练"的社区人员成为第一个使用除颤器的人。BLS 还包括简单的气道操作动作，例如举颏、托下颌和给氧。对于创伤患者的救治，其基本技能包括气道管理，如简单的气道手法操作、口咽和鼻咽通气管以及球囊-面罩通气。

除了 CPR 和自动体外除颤外，BLS 还包括出血控制以及骨折和颈椎的固定。对于原发性创伤性心搏骤停的创伤患者，CPR 不太可能有益，反而可能会妨碍其他一些可能可以挽救生命的有用措施的实施。该争议将在本章后面讨论。不对心搏骤停的创伤患者进行心肺复苏的决定应由至少经过 ALS 培训的人员做出——而且可能只有在配备有具备熟练技能的医师或重症监护治疗医疗辅助人员的高级院前急救系统中才能作此决策。

高级生命支持，重症监护治疗级别的院前救治

成功实施 ALS 所需的知识和技能是建立在扎实的 BLS 的基础之上的。例如，即使是最有经验的院前或创伤医师，在更复杂的技术失败时也要依靠基本的气道操作手法来维持氧合。

在院前环境中，ALS 最常是由医疗辅助人员（高级 EMT 人员）实施的。但在美国的许多 EMS 区域中，存在着一个高于 ALS 的院前救治级别；而在美国以外，由医师-医疗辅助人员联合组成的直升机急救医疗服务（MEMS）系统也很常见。在医师不属于 HEMS 成员的地方，通常配备有具备高级和重症监护治疗技能的医疗辅助人员。这使得复苏单元基本上可以被带到患者身旁，而且，在整个转运过程中都可以持续进行高级复苏。设立这些先进的院前团队的基本理念是最大程度地增加患者的生存机会，同时最大程度地缩短某病或严重创伤患者所需的高级创伤治疗的延误时间。

在院前环境下，提供高级的医院级别的治疗（如气管内插管等高级气道管理措施、胸腔造口术，复苏

性开胸术以及开始血制品的输注）等仍然存在很大争议。优先考虑是在现场救治患者（"就地抢救"）还是加快转运（"抬起来就走"）是一个古老而两极分化的问题。在因距离较远而使转运时间较长的环境中（例如澳大利亚），尽早实施高级救治措施可以挽救生命。而在其他情况下，为了开始现场治疗而延长现场停留时间并推迟实施确切的创伤救治可能并不符合患者的最佳利益。在所有成熟的创伤救治系统中（包括院前和院内救治阶段），都需要通盘考虑在这两个相互竞争的优先事项之间取得平衡。

实际上，从人口总体情况看，任何人都极少有机会需要接受 EMT 的高级服务，更不要说 HEMS 院前复苏团队的服务了。因此，很难设计一个实验来适当地比较不同院前救治模式之间可能存在的差异。同样，各个院前和院内创伤系统已能满足其各自辖区内人口的实际需求，并考虑到了其运作的局限性。

如今 ALS EMTs 的培训需要严格的教育背景，包含有创监测、诊断和处理等高级技能。在 ALS 及其以上水平运行的系统能更全面地评估和稳定创伤患者。在美国，通过医疗辅助人员级别（EMT-P）认证的从业人员都可以执行上述所有的干预措施，而通过中等级别（EMT-1）认证的从业人员则可以有选择地执行其中的一部分技能。其他地区的系统也有类似的技能要求。

急救医疗技术人员和基于医疗辅助人员的急救医疗服务系统

在北美和许多其他发达国家，EMS 系统的大部分工作者都由经过特殊培训的 EMT 和医疗辅助人员构成。根据美国法律，都要求作为 EMS 主管的医师批准其所监管的 EMS 系统的医疗操作。其职责包括沟通、临床操作和管理。

在美国，根据受教育和培训的水平，EMT 可分为三个级别：基础 EMT（EMT-basic，EMT-B）、中级 EMT（EMT-intermediate，EMT-I）和 EMT 医疗辅助人员（EMT-paramedic，EMT-P）。EMT-B 的工作重点是提供基本的急救医疗干预（使用 BLS 技能）和转运患者至医疗系统。他们通常被配置在非急救性救护车上，也可应答非紧急呼叫。EMT-I 从业者或高级 EMT 可执行基本的和有限的高级急救医疗措施及患者的转运。因各州法规不一，EMT 技能范围介于 BLS 和 ALS 之间，且管理方式不尽相同。EMT-P 是美国 EMT 中技能最高的级别。需要接受了为期 1～2 年高级院前急救的强化培训。经过 ALS 培训，可以执行气管内插管、药物使用和手动除颤等操作。

在许多其他国家 / 地区，医疗辅助人员需要完成大学学士学位水平的学业，并取得国家或地区级别监管机构的认证——与执业医师的认证类似。在某些地区，例如澳大利亚的大多数州和西欧的许多国家，重症监护治疗辅助人员具备复杂的医学和创伤处理技能，并具备意外事故的评估和复苏技能。

急救现场的初始检查及初步评估

初始检查通常以众所周知的 ACLS 的 ABCDE（气道–呼吸–循环、意识障碍–暴露）的步骤进行。自 2010 年以来，美国心脏学会已建议将 ABC 法（气道–呼吸–按压）改为 CAB（按压–气道–呼吸），强调循环在气道之前。这对于心搏骤停的患者尤为重要，需要将重点关注在胸外按压上。这也与严重出血的创伤患者相关。如果您能听到出血的声音，则应先止血！

因此，严重创伤患者的院前急救方法是 C-ABCDE。严重出血患者的院前处理策略将在本章的其他部分详述，大致来说，包括直接伤口施压、深层伤口填塞、使用新型止血药（市场上有数种）以及肢体出血上止血带［战伤用止血带（Combat Application Tourniquet，CAT）应用最广］。严重的颌面部大出血可以采用特殊的止血技术，包括鼻腔填充或气囊填塞装置（如 Rapid Rhino）、牙科用夹板，或采用硬质颈托固定下颌。

在没有胸部外伤的情况下，采用复苏性的主动脉球囊阻塞术（resuscitative endovascular balloon occlusion of the aorta，REBOA）处理骨盆外伤严重出血的方法尚未普及。实际上，有据可查的仅有一例 London's Air Ambulance 报道的成功采用院前 REBOA 的案例。此方法仍存在巨大的争议，且证据有限。

一旦识别并暂时控制了严重出血，即应继续快速而有条理地进行初始检查的其他步骤。如果存在气道（A）阻塞，则应清除阻塞物并在必要时控制气道。尽管在院前环境中进行快诱导气管内插管通常是适当的，但其并非总是必要的或有益的。必须在延误转移、住院后可能的安置、最终救治的距离和可应用技能之间取得平衡。多数院前急救服务仍在用硬式颈托固定颈椎来转运患者，这一操作应在此阶段完成。

呼吸（B）是下一个优先事项；清理并尽可能控制气道后，可通过观察呼吸频率、方式和胸廓起伏来评估患者的呼吸。可能需要给氧和辅助通气。可立即纠正的潜在致命性胸部创伤，如张力性气胸，也应尽可能识别出并处理，并尽量缩短延误患者转运的时间。对于张力性气胸，许多先进的院前救治服务系统（尤其是具备医疗辅助人员 HEMS 的团队）都采用手指胸廓造口而非针头胸腔穿刺的方法进行胸腔减压，以便更迅速而确切地达到治疗目的，并降低转运途中气胸再次积气的风险。当然，此种确切的治疗方法并非所有的 EMS 团队均可实施。

循环（C）方面需要评估的是触诊脉搏、检查心率、脉搏质量和规律性、测血压并再次评估出血源。大致上，可触及颈动脉搏动者的血压应至少在 70 mmHg 以上；而可触及桡动脉搏动者，血压应在 80～90 mmHg 以上。

同样，作为初始检查的一部分，需要建立大口径静脉通路。多年来，创伤患者的早期输液管理一直是创伤管理中的一个有争议的问题。在系统性和院前救治方面的文献中，关于晶体液在创伤患者早期复苏中的作用已进行了很多讨论。在过去的十年中，在院前急救环境中积极使用晶体的理念已经转变为尽早使用血制品。一些院前救治服务中仅携带红细胞，有些地区（特别是在英国）还携带冰冻血浆。对于无头部外伤的创伤患者，理想的收缩压目标为 90 mmHg（所谓的"允许性低血压"）。惟一不适于这一血压标准的是头部创伤患者。若患者存在或可疑存在头部创伤，则应避免出现低血压。实际上，现有的证据提示，即使单次短暂的收缩压低于 90 mmHg 也可能使患者的死亡率翻倍。

作为循环评估的一部分，可将可疑的长骨骨折用 CT-6（或等效的）夹板固定，并将患者包裹在真空垫中进行转运。如果院前救治团队有足够的能力和专业知识，可以将超声在创伤中的扩展重点评估（extended focused assessment with sonography in trauma, e-FAST）作为循环超声检查的一部分。这可能有助于在转运前辨别气胸和其他主要出血源，并且提前将数据传送至接收医疗机构。

意识障碍（disability, D）使用格拉斯哥昏迷量表（Glasgow Coma Scale, GCS）进行评估。GCS 由三部分组成：睁眼反应、语言反应和运动反应。记录患者的最佳反应。在 GCS 中，睁眼反应的最大分值为4分，1分为无反应，4分为能睁眼；语言反应的最大分值为5分，其中1分为无反应，5分为机敏且定向良好；运动反应共6分，1分为无反应，6分为可按指令动作。总分最高分是15分，最低分是3分。通常，GCS 得分为8到9的患者意识状态发生明显改变，不再具有保护自己气道的能力。暴露和环境（enviroment, E）的评估以及保护核心体温的措施是初始检查和患者包裹的最终步骤。

值得注意的是，在院前救治环境中对创伤患者的处理取决于团队内部的协调一致。院前诊断和治疗的关键是在发现问题后立即开始重要的治疗，同时最大程度地缩短在现场花费的不必要的时间。院前专业救治团队的重点是避免出现"治疗空白期"，或者说避免出现不做对患者有益的处理的时间。

到达救治现场评估后，院前救治团队必须迅速了解患者相关的既往史以及周遭事故的情况。在发生创伤的情况下，按照 ATMIST 和 AMPLE 助记符有助于为收集关键的初始信息提供帮助。ATMIST 代表年龄、事件发生的时间、创伤机制、持续性的损伤、生命体征（初始和后续）以及迄今为止给予的治疗。然后可以将 AMPLE 顺序帮助收集特定和相关的病史信息。AMPLE 代表过敏、用药（常规和急性）、既往史、最后一餐（经期、破伤风注射）以及周围发生的事件。

监测

院前救治配置的标准监护仪包括脉搏血氧饱和度、无创动脉血压、心电图（electrocardiography, ECG）、温度和二氧化碳监测。实际上，在成熟的 EMS 或院前救援服务中，患者监护的标准与大型医院的大多数重症监护治疗区域的配置相当。主要区别在于监护仪显示器必须能够耐受院前救治的苛刻环境、易于携带并具有较长的电池续航能力。有许多商用显示器（呼吸机，输液泵和其他相关设备）已获准在飞行中使用，且在各种转运平台和极端环境下均坚固耐用。

即时超声

如今，价格合理的便携式超声仪的普及已使得院前救治中可以普遍采用即时（point-of-care, POC）超声检查。在欧洲、英国和澳大利亚，由于医师积极参与了患者的院前救治，因而使 POC 超声的使用更加切实可行。一项荷兰的观察性研究表明，61% 的超声检查会影响 88% 的院前和到达接受中心的患者的诊疗决策[2]。POC 超声的应用并不仅限于心搏骤停；如前所述，在有经验的操作者手中，腹部超声也已显示能影响治疗决策，并不会显著延缓治疗[3]。

院外心搏骤停

突发心搏骤停后患者的生存很大程度上取决于早期 CPR 和除颤。社区越来越强调旁观者行 CPR、社区内 AEDs 的配置和 EMS 团队快速反应的重要性[4]。

当 EMS 到达现场时，开始启动"通用治疗流程"[5]。持续胸外按压直至开始进行心脏监护并决定除颤是否合适。药物治疗和气道管理方面的共识性建议仍然很少。OHCA 中最佳的气道管理方法尚未确立，研究表明，药物复苏似乎可以增加患者自主循环恢复（return of spontaneous circulation，ROSC）的概率，但并不改善预后[6]。

ROSC 的可能性在很大程度上取决于心搏骤停的病因以及是否有旁观者能及时行适当的 CPR。到目前为止，心脏病理性因素是引发 OHCA 主要病因。

急性冠脉综合征

在美国，有超过 550 万患者以胸痛为主诉来急诊科。其中几乎 50% 是通过救护车送达的[7]。任何成熟的 EMS 系统都需要配备完善的设备来处理这种常见而又可能威胁生命的急症。对院前救治环境中出现胸痛的患者，需要做好三件事：①作出诊断；②开始治疗；③向医疗机构分类转运。

院前诊断和心电图

院前心电图对于评估和分类胸痛患者以及诊断 ST 段抬高型心肌梗死（ST-segment elevation myocardial infarction，STEMI）至关重要。多项研究表明，院前心电图不仅技术上可行，而且可以缩短自症状出现到再灌注恢复的时间[8]。这一发现已在乡村环境中得到了验证[9]。最近的一项研究表明，使用院前心电图的患者的校正后死亡风险明显降低[10]。

院前治疗和纤溶

STEMI 患者若能在发病后 90 min 内进行，则首选经皮冠状动脉介入治疗（percutaneous coronary intervention，PCI）。有证据表明，如果患者在此时间窗内无法接受恢复心脏再灌注的机械性治疗（由于地理距离遥远或被送达无法行 PCI 的社区医院），则应在 24 h 内先进行纤溶治疗，然后再行 PCI[11]。后续的研究也证明，在以医疗辅助人员为主的 EMS 中，院前进行纤溶治疗是切实可行的，可以缩短开始治疗的时间并改善患者的临床结局[12]。

机械循环支持

院前体外心脏生命支持

最近，体外心脏生命支持（extracorporeal cardiac life support，ECLS）已被引入院前救治中，用于某些十分特殊条件下 OHCA 患者的治疗。院前环境下使用机械性 ECLS 仍有争议。无论是在野外环境下还是在急诊室，都缺乏足够的证据来指导广泛开展这一技术。多个病例报告已表明其具有一定的实用性，但这种治疗措施不能影响高质量的 ACLS 的实施[13-15]。

呼吸窘迫

呼吸窘迫是一种院前常见的需要医疗干预的主诉症状[16]。处理时需要能快速鉴别出急症情况并进行干预，以防止病情进一步恶化。但不幸的是，呼吸困难（呼吸窘迫感）可能受多种因素的影响，仅凭患者的主诉不足以鉴别病因及其严重程度。无论潜在的病因如何，尽早稳定患者的呼吸功能对于降低患者的发病率和死亡率都很重要。即使对于不参与院前救治的麻醉科医师，熟悉这些情况也很重要，因为紧急或危急的手术患者可能存在呼吸困难，而术前并未行充分的评估，这时，患者初始治疗的任务就落在了围术期麻醉团队人员的身上了。

评估

呼吸窘迫患者初步评估的目的在于识别出存在快速进展为呼吸衰竭风险和需要有创通气支持的患者。呼吸频率是一个容易获得的生命体征，每分钟超过 30 次的呼吸频率可被视为异常。考虑其他因素也非常重要，例如焦虑和中毒也可能会影响呼吸频率。其他症状和体征还包括喘鸣、上呼吸道阻塞、不能说完整的句子以及发绀。脉搏血氧饱和度仪已成为检测低氧血症的标准监测，但应注意的是，有时患者有明显的呼吸道疾病但却可维持可接受的氧饱和度水平[16]。呼吸困难的鉴别诊断可能具有挑战性，但若能考虑到具有潜在致病风险的器官系统，则可能简化诊断流程。表 67.1 提供了麻醉科医师急诊和院前救治环境中需熟悉的呼吸困难的常见而非全部的病因列表。

处理

呼吸困难患者野外条件下的初始处理措施包括尽可能稳定病情并快速转运至能提供确切治疗的机构。院前环境下的干预措施复杂多变，具体取决于患者的需求和救治者的技能。常见的干预措施包括给氧以治疗缺氧、吸入支气管扩张剂以治疗喘息、使用气囊-面罩通气或气管内插管以应对突发性呼吸衰竭。院前

表 67.1　呼吸困难的病因	
器官系统	**状况**
肺	气道阻塞
	肺栓塞
	非心源性肺水肿
	急性呼吸窘迫综合征
	肺炎
	过敏反应
	阻塞性睡眠呼吸暂停
	哮喘
	肺心病 / 肺动脉高压
	误吸
	胸腔积液
	恶性肿瘤
	慢性阻塞性肺疾病
心脏	心源性肺水肿
	急性冠脉综合征
	心脏压塞
	心包炎
	先天性心脏病
	瓣膜性心脏病
	心肌病
神经系统	脑血管意外
	颅内出血
	有机磷中毒
	多发性硬化症
	吉兰-巴雷综合征
	蜱麻痹
	肌萎缩性侧索硬化
	多发性肌炎
	卟啉症
创伤	气胸（张力性与单纯性）
	血胸
	膈肌损伤
	心脏压塞
	肋骨骨折
腹部	急腹症引发的酸中毒 / 休克
	板状腹
	怀孕
	腹水
心理性	恐慌发作
	躯体化障碍
	过度通气综合征
代谢 / 内分泌	毒物摄入
	糖尿病酮症酸中毒
	肾衰竭 / 代谢性酸中毒
	电解质异常
	发热
	甲状腺毒症
感染性	肺炎
	会厌炎
血液	一氧化碳中毒
	氰化物中毒
	贫血
	镰状细胞危象（急性胸部综合征）

Adapted from Braithwaite S，Perina D. Dypsnea. In：Walls R，Hockberger R，Gausche-Hill M，eds. Rosen's Emergency Medicine：Concepts and Clinical Practice. 9th ed. Philadelphia：Elsevier；2018

救治通常还包括针对疑似张力性气胸的穿刺减压术（尽管手指胸廓造口术越来越多）和肾上腺素处理疑似过敏患者。有关呼吸困难的综合处理的内容超出了本章的范围；框 67.1 中总结了一些与呼吸窘迫有关的要点。

神经系统损伤和头部损伤

中枢神经系统疾病给院前救治者带来了重大挑战。临床医师许多常用的收集信息的方法都失去了作用。意识丧失、癫痫或惊厥发作后的患者都无法提供有用的临床病史，甚至收集基本信息也可能成为挑战，在院前救治环境中更是如此。本节将概述在救治现场遇到神经系统事件时，院前救治者面临的主要优先事项和挑战。有关这些情况下患者处理的更详细内容，请参阅第 84 和 66 章。

创伤性脑损伤

创伤性脑损伤是创伤患者致病的一个主要原因。从受伤开始，所有救治的目的都应是最大限度地提高剩余神经组织的存活率。第 66 章中概述了相关的特殊内容，并强调如何减少继发性损伤。

脊髓损伤

脊髓损伤（SCI）给院前救治者带来了特殊的挑战。患者极少在容易获得脊柱保护性预防措施的地方受伤。在将患者转移到合适的转运平台上时，应权衡病情恶化或造成继发伤的风险。值得注意的是，在尽可能谨慎地运送患者的情况下，不太可能产生足够的力来造成新的损伤。

有鉴于此，处理有潜在 SCI 的患者的最安全的方

框 67.1　呼吸窘迫的精辟见解（准则、格言）

- 在对呼吸急促病因开始进行更彻底的检查之前，先排除一些威胁生命且进展迅速的病因，如张力性气胸或急性冠脉综合征
- 血氧饱和度正常并不意味着患者没有明显的呼吸系统疾病
- 大多数呼吸窘迫患者都与肺或心脏有关；但机智的临床医师应始终牢记要根据患者的临床病程情况考虑其他一些可能的病因
- 慢性病比急性病更容易耐受。例如，慢性二尖瓣关闭不全患者可以耐受直至进展至严重程度，而急性二尖瓣关闭不全却是医疗急症
- 疾病的发病缓急有助于确定病因。例如，慢性神经肌肉疾病急性恶化的患者出现的呼吸急促可能存在其他的病因
- 没有临床表现可以排除肺栓塞，对适当的患者应降低进一步筛查的门槛
- 不必要的给氧没有益处，可能导致可预防的危害

法就是假设患者存在所有可能造成严重 SCI 的发病机制，但在关注采取脊髓损伤预防性保护措施的同时，不要延误挽救生命的治疗。

在过去的十年中，脊柱固定技术受到了越来越多的关注。硬质颈托不再是固定颈椎的"灵丹妙药"。硬质脊椎固定板在世界各地的许多急救服务中也不再受欢迎。无论在哪里，即使是使用"硬质"固定装置，目前也倾向于尽可能缩短其使用时间。根据救治现场的预期转运时间，可以考虑尽早使用 Philadelphia 颈托或 Aspens 颈托，并将患者置于真空垫中转运。颈托的最大好处是可以提醒接收医院此患者可能存在颈椎损伤而需要注意。使用软质颈托可能也可达到此目的，同时避免出现长时间使用硬质颈托固定带来的一些风险。这对于皮肤脆弱的老年患者或需要长时间转运的患者尤其重要。

急性卒中管理

卒中是一种令人恐惧并使人衰弱的疾病。如果不进行详细的神经系统检查可能很难确定特定卒中的位置，而大血管卒中患者定向性灌注治疗的开展已经极大地改变了这些患者的预期结局。像冠心病的经皮介入治疗一样，介入神经放射学能够极大地改变脑卒中患者的临床轨迹。最大限度地缩短神经组织的缺血时间是当务之急。因此，早期诊断、介入神经放射学的参与和及时转运对于实现最佳临床结局至关重要。这就导致有些地区在野外即开始进行溶栓治疗。近期一些相关的重要研究都因为已足以证明血栓取出术对患者有利而提前终止了。因此，将这些患者运送到可以实施血栓取出术的医学机构尤为重要。为了最大程度地提高诊断速度，已经开始出现了移动卒中单元，其中包含便携式计算机断层扫描仪和远程放射功能，可以在现场进行放射学诊断。尽管大家对这些平台的推出都热情很高，但在发达国家之间也存在异议，且其费效比也存在质疑。

癫痫发作

癫痫发作是常见的表现，约占急诊就诊人数的 1%。经常需要一线急救人员提供紧急医疗处理，并在患者向医院转运的图中进行适当的支持治疗。癫痫持续状态的详细处理见第 57 章，但 EMS 团队在野外及早进行治疗可以改善癫痫持续状态患者的预后。

意识状态改变

意识状态改变涉及影响患者认知的各种情况。在院前环境中，可能需要急救人员对合并一系列潜在疾病的患者进行评估、治疗和安全转运。患者可能是药物影响、头部受伤、精神错乱或患有多种医学或神经外科疾病。院前救治者可能需要在患者家中、机动车事故现场或复杂环境中治疗意识状态改变的患者。与其他场景一样，为医疗救治者和患者提供安全的环境至关重要。

如有需要，可使用镇静剂来保证患者安全转运到医疗机构。医务人员应评估和治疗导致意识状态改变的可逆病因，如低血糖或低氧血症，但许多诱因超出了野外现场诊断的范畴。相关病史采集对于确定意识状态改变的时间线以及判断患者目前的意识状态与既往正常状态间的差距等的重要性日益提高。

院前创伤

创伤在全球范围内仍是巨大的疾病负担，也是 40 岁以下人群的第一死因。如前所述，能否尽早获得确定性的救治是严重创伤事件中影响生存率的首要影响因子。创伤患者从受伤开始即需要接受先进而专业的创伤治疗，因此，延缓伤员向权威的医疗机构的转运会导致预后不良。同时，创伤患者的院前处理可以使伤员在受伤地点即开始进入康复的过程。非常重要的是，在负责接受伤员的医院工作的麻醉科医师应该了解院前环境下救治工作的能力、特殊的挑战以及所能提供的治疗方面的限制，从而做好延续相关救治工作的准备。了解在院前环境中什么可以（不可以）做能最大程度地减少院内救治的重复和停滞，并且对避免出现治疗空白期至关重要。

分类

分类是根据临床需求和紧迫性对资源进行优先分配的过程。通常将高级别的救治者派送给病情最严重或受伤最严重的患者。每个国家的紧急反应系统都有所不同。视国家 / 地区的特定急救系统而定，一线急救人员可以是道路救护车（由医疗辅助人员 / 具备不同技能的 EMTs 或医师组成）、配备有含医师或高级 EMTs（有时是指重症监护治疗的医疗辅助人员）的高反应性"快车"或 HEMS 人员的任意组合。大多数发达的 EMS 分类系统是通过一个特定的电话号码激活的。该号码因地区而异，可以通过座机或移动网络（美国为 911，英国为 999，澳大利亚为 000，全球移动网络为 112）接通。一旦接通，训练有素的非医疗调度员将使用标准化脚本来确定紧急程度和位置，并向救治现场的旁观者提供建议和支持。应分配适当的紧急医疗资源来应对呼救。该系统也可以用于诸如警察或消防之类合作伙伴的紧急服务的激活，或者可以在事故现场呼叫所有上述三种紧急服务。

现场安全

对于主要在医院工作的医务人员而言，他们很容易把照明、环境控制和个人安全等相对奢侈的东西视为理所当然。对于在院前环境下提供创伤治疗的一线急救人员和其他一些人员而言，需要考虑许多危害因素，并要尽可能地确保所处环境对他们自身和患者都是安全的。

表 67.2 中包含了一些需要考虑和（或）解决的危害因素。

到达现场的首要任务是确保自身、团队人员、旁观者以及患者的安全。同样重要的是要快速评估伤员的数量和伤情，以便后续进行分类。如果伤员的人数或伤情的严重程度超出了现场人员的救治能力，就需要请求更多的资源。按照本章的目的，我们仅考虑只有一名伤员的情况。有关群体性灾害事件的处理，请参阅第 68 章。

初始检查和次级检查

一线急救人员已接受培训，可以以同样的思维模式和原则按高级创伤生命支持（Advanced Trauma Life Support，ATLS）的要求进行初始检查。院前初始检查的重点是进行快速的初步评估，识别、评估和治疗威胁生命的损伤。与院内的初始检查的不同之处在于，在进行评估和治疗的同时，有必要将患者固定并包裹以便转运。在某些救治人员的理念里，会把野外医疗救治的方法划分为两种极端的方式：要么"就地抢救"，要么"抬起来就跑"。实际上，两种方法都无法一刀切，救治者需要根据伤害、技能、转运时间、资源和环境限制来考虑患者的个体化需求——然后再调整临床方法来平衡这些优先级别和优化患者的救治措施。

就地抢救

本概念是指在将患者运往至接收医院之前，在现场进行最大程度的临床治疗。其意图是通过在野外现场进行最大程度的适当治疗，以尽量减轻创伤的损害或疾病的严重程度。就地抢救的基本原则是，如果患者从受伤那一刻起就需要接受高级创伤救治，那么就应该尽早提供这些救治措施。实际上，这不只是将单人创伤复苏室运送至患者身边那么简单。野外提供的治疗可能更难实现。尽管院前复苏的标准不断提高，诊断设备也更容易获得，但无菌级别的降低以及诊断和监测手段的受限，仍然是院前团队需要面对的难题。因此，每种治疗都需要在其潜在的益处与其可能造成转运的延缓所带来的危害之间进行权衡。考虑到这种压力，许多高绩效的团队已经开发出了明确而标准的操作程序，以最大限度地增加他们第一次尝试成功的机会，并将执行任务所花费的时间降至最短。常见的需执行的措施是快诱导气管内插管。"气道管理装备包"（图67.1）常用作辅助识别和工作区的工具，可以提高现场急救团队的工作绩效。最强大的临床院前团队应该是一支具有互补和重叠技能的团队。由医师 / 高级医疗辅助人员组成的团队往往拥有更广泛而深入的操作能力。

"抬起来就跑"

该方式的重点是最大程度地缩短现场停留时间，尽快将患者转运至最终的救治中心。其支持者认为是到达最终的救治中心的时间决定预后，所以患者应该被尽快转运——现场只需要采取一些最基本的挽救生命的措施。从预期的转运时间考虑，这一理念对许多创伤患者可能是完全正确的。这种情况下，在现场只

表 67.2　环境和人类危害因素	
环境危害因素	**人类危害因素**
■ 带电电缆	■ 无特定目标的随机犯罪枪手
■ 火	
■ 化学品 / 燃料泄漏	■ 悲痛的家人 / 朋友
■ 其他车辆 / 汽车 / 交通	■ 醉酒的旁观者
■ 封闭空间 / 通风不足	■ 惊慌失措的人群
■ 不安全 / 不稳定的建筑物 / 树木	■ 复杂或不安全的场景
■ 极端天气（阳光 / 雨 / 雪）	（例如，在恐怖袭击之后、冲突区域）
■ 生物性灾害	

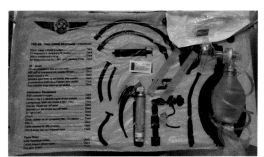

图 67.1　"气道管理装备包"通常用作辅助识别和工作区的工具，以提高现场急救团队的绩效（Courtesy MedSTAR，Adelaide，South Australia.）

需要根据预期的转运时间，在现场采取的任何干预措施都应该是能即时挽救生命的。

进一步的考量

院前救治人员还应从现场收集尽可能多的有用信息以指导后续的治疗。当前的用药情况、相关的病史及事故现场的照片等都是在任何可能的情况下需要获取的资料。

转运目的地通常是预先确定的。大多数系统都在尽力将患者运送到适当的临床机构。例如，应该将疑似心肌梗死的患者转运到可以进行 PCI 的中心。其他一些急诊专科包括卒中、体外膜氧合、外伤、儿科和烧伤。在医疗条件允许的情况下，也可考虑患者的意见，以及在一些特定的地域，患者的保费水平等因素。

平衡复苏

大出血的尽早控制已成为严重创伤复苏关注的焦点。随着我们对急性创伤性凝血病及其对后续临床复苏的影响的了解日益深入，以晶体液为基础的复苏理念已经转向"止血性（hemostatic）"液体复苏。现在，世界各地的许多救护车上都携带有成分输血的血制品——通常是浓缩红细胞，但携带血浆的也越来越多。有关氨甲环酸（tranexamic acid，TXA）早期给药对临床结局的影响的研究正在进行中。CRASH-2 研究证明，在伤后 3 h 内给予 TXA 可以降低死亡率。该研究的假设是早期使用 TXA 可能改善患者的预后，但对其比较客观的质疑是实验地点缺乏一致性。亟待解决的挑战包括血液交叉配型、液体的复温、库存管理和成本等问题。凝血因子浓缩物的使用可能也有作用，但尚无明确的证据。

控制出血

随着野外血液制品使用的增加，可用于止血的干预措施也越来越多。美国外科医师协会（American College of Surgeons，ACS）一直在美国协调全国性的"止血（Stop eh Bleeding）"运动，以提高现场旁观者对出血控制方法的使用和理解，如直接按压、伤口包扎和止血带等的应用已尝试让大众了解。

抗纤溶药物

关于 TXA 在急性重度创伤患者中使用的有效性

和安全性的争论仍在继续。CRASH-2 的研究结论已被引入到许多创伤系统中，已在许多创伤系统中采用。另一方面，鉴于该研究中实验地点存在显著的非一致性，因而许多人仍不认可其结论。CRASH-2 确实显示在伤后 3 h 内静脉注射 1g TXA 的创伤患者因出血而死亡的概率下降。如果首剂的给药时间超过 3 h，则无明显作用，这时患者已经转变为出现血栓形成相关的并发症。还有一些担忧认为，并非所有的出血性创伤患者均存在纤溶亢进，理论上讲，这些患者并无抗纤溶治疗的指征。诸如 PATCH 等一些其他的研究正在探究有针对性地使用 TXA 是否可以提高存活率。

止血带

正确放置 CAT 可以显著减少失血量并及时止血，从而安全地将患者送至最终的救治机构。

复苏性主动脉腔内球囊阻塞术

伦敦的"空中救护车"（通常称为伦敦 HEMS）率先在救治现场使用 REBOA 来处理以前几乎无法幸存至医院的严重出血患者。他们已经多次在现场使用 REBOA，总体上取得了积极的成果。使用 REBOA 的大多数患者都有严重的骨盆创伤。REBOA 使用的证据基础正在扩大。但从另一方面看，在成熟的创伤系统中，符合 REBOA 指征的患者实际上可能会在手术室接受最终治疗。现在的主要问题是，这种高度专业化的干预措施是否适用于其他一些情况——或者说它是否确实对降低死亡率有益。也许未来 REBOA 或类似的技术将成为野外出血控制的标准措施。

未来的方向和挑战

创伤的负担正在增加。随着人口的老龄化、城市中心人口的密集、道路负荷的加重以及医疗技术的加速发展，急救人员面临着巨大的挑战（和机遇）。以下是目前正在探索的一些挑战和活跃的领域。作为麻醉科医师，对于我们所合作和参与的相关临床领域的进展，我们应及时获取信息，并保持开放的心态。

创伤分类

从事故或伤害开始到通知紧急救治服务的时间间隔可以是迅速及时的，也可能被明显延误。正在努力使这一过程的一部分实现自动化。许多现代汽车都内置了碰撞侦测和紧急情况通报功能。OnStar 等公司在发生车辆碰撞事故时能及时通知紧急救治服务。随着越来越多的汽车配备了详细的分析功能，当车辆卷入足以造成伤害的暴力事故时，就可能会直接通知紧急救治服务。

现场即时诊断

随着 POC 设备变得更小，更可靠，更便宜，一线医疗救治者有可能进行快速评估，并按患者的伤情和医疗需求分类和分级后送患者。超声是一款在一线被广泛采用的设备，并且已经在全球许多院前服务中进行了配置。它相对便宜、便携、坚固，有越来越多的证据证明了其使用价值。

随着遥测和远程医疗技术的逐步开展，POC 诊断的能力将会进一步增强。紧急救治现场的实时反馈信息传输到接收医院可以为医院工作人员加速决策适当的治疗方案提供必要的信息——如手术信息等。远程医疗和救治现场的结合，已经引起了负责提供最偏远或恶劣环境下救治服务的组织的巨大兴趣，如矿业公司和军方。对于海上重伤或身体不适的患者，先进的远程医疗和实时临床支持的应用效果是显而易见的。远程医疗的双向性也使医院工作人员能够指导现场操作人员，减少了前线救治者必须是专家的需求。尽管远程医疗永远不会取代现场的技能，但可能会极大地强化临床决策。

药物过量／中毒／环境暴露

与现代医院的环境相对可控不同的是，院前救治人员会面对各种未知情况。除了评估患者的临床表现外，还需要考虑其他诸多的事项，以防止对其他患者、旁观者或急救人员造成进一步的伤害。

环境中的毒素、化学物质暴露、武装的患者或附近的袭击者等都是我们需要面对的恶劣现实。首先且最重要的是，任何院前救治人员都必须要确保其自身的安全。这可能会延误急救人员接近患者的时间，以便留出时间让警察，消防和（或）公用设备提供方来保护现场。许多 EMS 单位（尤其是在美国）已经设立了特殊的"战术单元（tactical units）"来应对这一挑战。这些人员接受过额外的培训，以使他们能够在潜在的敌对环境中运行。

以下的讨论是在假设已确保现场安全、且一线救治人员已到达患者身旁的前提下进行的。

评估

麻醉科医师应该对可能存在的常见环境暴露和中毒征象有所了解，尤其是这些患者经常会有手术需求。对中毒患者的评估通常具有挑战性，并且仅能依靠体格检查和附近的旁观者口中获得有用的信息。空药盒和其他环境线索可能会有帮助，但并不一定有这些线索[17]。如果怀疑有环境暴露，应注意避免急救人员受到暴露伤害，为以防万一，患者的衣服应放在安全的隔离区内[17]。在发生重大的生物／化学／辐射暴露灾害时，应咨询专家的意见，以确保急救人员和临床医师的安全。尽管许多实验室可以检测摄入的物质，但院前救治者必须熟悉常见的中毒征象，因为这些征象可能是提示药物中毒的惟一线索。

处理

与其他大多数的急症处理一样，初始治疗的目的在于进行任何针对环境暴露或中毒的特殊治疗之前，稳定患者的生命体征。还要对环境暴露的患者进行去污处理；即在有指征的情况下，去除患者的衣物，并进行体表净化[17]。病情一旦稳定下来，便可以尝试进一步的干预措施。除生命体征外，其他快速检测还包括 12 导联心电图和血糖。鉴于当前的阿片类药物滥用的泛滥，可考虑在适当的患者中经验性地给予纳洛酮。若可能发生转运延迟，则应及时咨询毒理学专家。表 67.3 列出了多种药物和制剂中毒的临床征象。表 67.4 列出了特定制剂中毒的常见 ECG 表现。

环境暴露

麻醉科医师应进一步熟悉环境暴露，包括体温过低和高温损伤。冻伤是指组织冻结后发生严重的微血管损伤并最终导致细胞死亡的现象，可导致肢体缺失和严重疼痛等严重并发症的高发。院前治疗往往受限，因为肢体冻伤治疗失败的一个最常见的灾难性后果就是"冻结–复温–再冻结"。因此，在存在复温过程有可能被中断的风险的情况下，不要尝试在野外给患者进行复温。应脱下患者湿衣服，固定好患处并尽可能保护其身体其免受物理伤害。如果存在严重的冷伤并尝试进行了复温，应注意冰冷的血流回流入心脏后，可导致室性心律失常甚至心搏骤停[18]。

烧伤很常见，但幸运的是通常伤情轻微。有关烧伤患者麻醉处理的注意事项将在本书的其他章节讨

表 67.3　临床症状和相关药物

临床征象	制剂
瞳孔缩小	胆碱能药、可乐定、氨基甲酸酯、阿片类药物（哌替啶除外）、有机磷酸盐（农药）、吩噻嗪、毛果芸香碱
瞳孔散大	抗胆碱能药、拟交感神经药（沙丁胺醇）、毒品戒断症状
昏迷（需首要排除低血压）	酒精（乙醇、乙二醇）、三环类抗抑郁药、铊、甲苯、重金属（铅）、锂、降糖药（检查血糖）、砷、SSRI/SNRIs 类抗抑郁药、抗组胺药、阿片类药物、苯二氮䓬类、巴比妥类、一氧化碳、氰化物、可乐定、胰岛素（检查血糖）、异烟肼、其他镇静催眠药
惊厥发作（有惊厥史会增加可能性）	降糖药/胰岛素（检查血糖）、有机磷酸盐、拟交感神经药、水杨酸酯、三环类抗抑郁药、安非他酮、可卡因、樟脑、氯代烃、普萘洛尔、苯环利定、重金属（铅）、利多卡因、锂、抗癫痫药戒断症状、甲基黄嘌呤（茶碱、咖啡因）、甲醇、尼古丁、苯丙胺、乙醇戒断症状
出汗	拟交感神经药（可卡因、苯丙胺）、有机磷酸酯、水杨酸酯、苯环利定/氯胺酮
皮肤干燥	抗组胺药、抗胆碱药
水疱	巴比妥酸盐、芥子气、蛇和蜘蛛的毒液
皮肤潮红	烟酸、抗胆碱药、一氧化碳
发绀（检查氧饱和度）	硝酸盐、亚硝酸盐、麦角胺、苯胺染料、氨苯砜、非那吡啶
心动过缓	β 受体阻滞剂、阿片类药物、抗胆碱酯酶、抗心律失常药（胺碘酮、地高辛）、钙通道阻滞剂、可乐定、胆碱能药、酒类
心动过速	可卡因、安非他命、抗胆碱能药、抗组胺药、酒精戒断症状、苯环利定、氯胺酮、茶碱、咖啡因、甲状腺激素、三环类抗抑郁药
体温过低	阿片类药物、一氧化碳、胰岛素、降糖药、镇静剂、酒精
体温过高	神经阻滞剂恶性综合征（反射减弱、僵硬）、血清素综合征（反射亢进、阵挛）、水杨酸盐、拟交感神经药（可卡因、苯丙胺）、酒精戒断症状、抗胆碱能药、抗精神病药、抗抑郁药、尼古丁
低血压	钙通道阻滞剂、可乐定、砷、氰化物、氨茶碱、抗高血压药、抗抑郁药、镇静剂、阿片类药物
高血压	甲状腺补充剂、可卡因、苯丙胺、抗胆碱能药、尼古丁、咖啡因、拟交感神经药
呼吸急促	水杨酸盐、神经毒剂、摄入后继发的代谢性酸中毒、吸入性肺炎
呼吸过缓	镇静剂、酒精、阿片类药物、大麻

Adapted from Meehan TJ. Approach to the poisoned patient. In：Walls R，Hockberger R，Gausche-Hill M，eds. Rosen's Emergency Medicine：Concepts and Clinical Practice. 9th ed. Philadelphia：Elsevier；2018

表 67.4　药物过量的 EKG 结果

段/间期	表现	制剂
P 波	缺失	地高辛、胆碱能药
PR 间期	延长	钙通道阻滞剂、β 受体阻滞剂、镁
QRS 间期	延长	1 型抗心律失常药（利多卡因）、抗组胺药、可卡因、三环类抗抑郁药
ST 段	低平	地高辛
QT 间期	延长	许多药物、美沙酮、抗精神病药最具相关性
T 波	高尖	酸中毒导致的高钾血症
T 波	低平	锂
U 波	出现	锂、咖啡因、茶碱、沙丁胺醇

Adapted from Meehan TJ. Approach to the poisoned patient. In：Walls R，Hockberger R，Gausche-Hill M，eds. Rosen's Emergency Medicine：Concepts and Clinical Practice. 9th ed. Philadelphia：Elsevier；2018

论。严重烧伤的特殊院前处理主要关注于终止损伤、必要时控制气道、以及进行适当的镇痛。许多地区都设有专门的烧伤中心，EMS 救治者要在权衡将患者转运到最近的医院还是烧伤中心的利弊后，作出决策。图 67.2 概述了转运到三级燃烧中心的注意事项。

美国烧伤协会提供

高级烧伤生命支持（ABLS）

请访问www.ameriburn.org了解有关ABA和ABLS的更多信息

烧伤中心转诊标准

烧伤中心可治疗成人和（或）儿童。

应转诊至烧伤中心的烧伤包括：

1. 部分皮肤厚度烧伤的面积大于10％体表面积（TBSA）。
2. 涉及面部、手、足、生殖器、会阴或大关节的烧伤。
3. 任何年龄段的Ⅲ度烧伤。
4. 电烧伤，包括雷击伤害。
5. 化学烧伤。
6. 吸入性损伤。
7. 合并有可能会使治疗复杂化、延长康复时间或影响死亡率的合并症的烧伤患者。
8. 任何伴有创伤（如骨折）、且烧伤是影响发病率和死亡率的最大风险因素的烧伤患者。这种情况下，如果创伤具有更高的即时风险，则可在创伤中心将患者的病情稳定后，再转入烧伤中心治疗。这种情况下，需要依赖医师的判断，同时需要考虑当地的医疗控制计划和分诊预案。
9. 医院缺乏治疗儿童烧伤患者有资质的医务人员或设备。
10. 需要特殊的社交、情感或康复干预的烧伤患者。

Excerpted from Guidelines for the Operation of Burn Centers (pp. 79-86), Resources for Optimal Care of the Injured Patient 2006, Committee on Trauma, American College of Surgeons

严重程度判定

Ⅰ度（部分皮肤厚度）
表面呈红色，有时伴疼痛。

Ⅱ度（部分皮肤厚度）
皮肤可能发红、起水泡、肿胀。疼痛剧烈。

Ⅲ度（皮肤全层）
发白、焦黑或半透明，烧伤部位无针刺感。

体表面积（TBSA）百分比

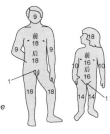

图 67.2 转运至三级烧伤中心的指征（Courtesy American Burn Association. https：//ameriburn.org/public-resources/burncenter-referral-criteria/.）

院前救治的前景

在过去的几十年中，院前救治的发展趋势一直是考虑如何将高治疗的医疗服务带到救治现场。通过缩短治疗的空白期，患者可以在病程的更早期接受挽救生命的干预治疗，从而降低发病率和死亡率。随着实时数据传送、前瞻性分析和远程医疗的应用越来越普遍，必将帮助一线救治人员更早作出诊断并采取更有针对性的治疗措施，同时也使院内治疗团队能根据现场判别的治疗需求而提前制订治疗计划。在院前和医院医务人员为了患者的利益而共同努力下，挽救生命的能力将继续提高。

致谢

编辑和出版商要感谢彼得·纳格勒博士（Peter Nagele）和迈克尔·霍普（Michael Hupfl）博士在本工作的上一版中就该主题撰写了一章。它是本章内容的基础。

参考文献

1. Barkley K. *The Ambulance: The Story of Emergency Transportation of Sick and Wounded Through the Centuries.* New York: Exposition Press; 1978.
2. Ketelaars R, et al. *Prehosp Emerg Care.* 2018;22(4):406.
3. Ketelaars R, et al. *Eur J Emerg Med.* 2018.
4. Cummins RO, et al. *Circulation.* 1991;83:1832.
5. Kloeck W, et al. *Resuscitation.* 1997;34:109.
6. Olasveengen TM, et al. *Circulation.* 2018;118:S_1447.
7. Bhuiya FA, Pitts SR. *Emergency Department Visits for Chest Pain and Abdominal Pain: United States, 1999–2008.* NCHS Data Brief No. 43. 2010.
8. Sillesen M, et al. *J. Electrocardiol.* 2008;41:49.
9. Kahlon TS, et al. *Catheter Cardiovasc Interv.* 2017;89(2):245.
10. Rawshani N, et al. *Int J Cardiol.* 2017;248:77.
11. Armstrong PW, et al. *Am Heart J.* 2010;160(1):30–35.e1.
12. Welsh RC, et al. *Am Heart J.* 2006;152:1007.
13. Arlt M, et al. *Resuscitation.* 2011;82:1243.
14. Schempf B, et al. *Am J Emerg Med.* 2018;36(6):1121.e1.
15. Lamhaut L, et al. *Resuscitation.* 2012;83:E177.
16. Johnson et al. *Expert Rev Respir Med.* 2014;8:151–161.
17. Thompson et al. *Dis Mon.* 2014;60:509–524.
18. McIntosh SE, et al. *Wilderness Environmental Med.* 2014;25:43.

68 麻醉从业人员在自然灾害和人为灾害救援中的作用

DANIEL W. JOHNSON，WILLIAM P. MULVOY，STEVEN J. LISCO

吴卓熙 译 李洪 审校

°要 点

- 地震、飓风、洪水、海啸和台风等自然灾害来袭，有可能造成医疗体系的大规模瘫痪。

- 麻醉科医师理论知识扎实且实践技能丰富，在应对大规模灾难时，其有能力迅疾响应、持续作为，其价值不可估量；要能在大规模灾难时应对得当，麻醉科医师及其同事需要调整他们的传统工作流程，以便更好地救治受灾群众，同时更好地救治其他类型的患者。

- 除了应对医疗环境资源从富裕到有限的挑战外，麻醉科医师在提供医疗救援保障的同时必须应对一些意想不到的挑战，例如面对已从第一世界国家根除的传染病，麻醉科医师缺乏相关的知识和疾病管理经验。

- 身处灾区的麻醉科医师面对各种身心压力，哪怕在事件结束后，这段经历对麻醉科医师本人的影响也可能会继续持续几个月甚至几年。

- 海啸等一些自然灾害后的早期死亡率非常高，可能导致当地医疗系统不堪重负以及医护人员流离失所。因此，麻醉科医师前往受灾国家提供临时援助能够给予灾区急需的支持。

- 与地震或海啸相比，虽然飓风的直接死亡人数较少，但其严重性以及随之而来的洪水可能会使医疗系统和公共设施（包括临床和教育设备）瘫痪。

- 2017 年的"Maria"飓风导致药品、液体和补给短缺，这意味着保护全球现有供应链和避免资源浪费是至关重要的。

- 针对恐怖主义引起的大规模灾难事件（例如 2001 年 9 月 11 日对纽约市的袭击），卫生系统应该制订更正式的分诊计划，将重点放在围绕潜在袭击目标进行临床就诊中心设置上。

- 除了自然灾害，大规模枪击事件也是医疗系统要面对的挑战。自 1966 年以来，美国已有 1123 人死于大规模枪击事件。因此，所有麻醉科医师以及其他科的医护人员必须为这类恐怖事件做好后续的救护准备。

- 近几十年来，随着恐怖主义活动日渐激进，麻醉科医师更有可能参与化学、生物、放射或核事件（chemical，biological，radiological，or nuclear，CBRN）的后续救护工作。要达到这一目标，麻醉科医师必须了解每一种灾难对社会和受害者的影响并调整救治措施，以求最大限度地符合社会和患者的需求。

- CBRN 事件发生后，采取预防措施防止成为下一个受害者是医护人员的首要任务之一。此时，个人防护装备（personal protective equipment，PPE）尤为重要。

- 在高度危险的传染病爆发期间，麻醉科医师必须了解疾病的传播机制及其治疗方案；他们通常有能力设计出最佳医疗路径，将患者和医护人员的风险降至最低。

引言

大规模的灾难迫使人类去解决前所未有的复杂问题，试图处理伤亡并恢复社会秩序。过去几十年以来，许多国家制定了国家、地区和医院级别的灾难管理计划，重点包括预先准备、即刻响应和灾后重建三个方面。该计划的目标是通过优化资源和人员配置来最大程度地减少进一步的伤害和破坏，以应对自然和人为灾害造成的大规模人员伤亡。医疗系统的各级人员在所有此类事件中都扮演着特殊的角色。由于麻醉科医师拥有独特的知识储备和实践技能的双重结合，使他们在优化受害者康复问题的整体工作中成为极具价值的一环。麻醉科医师深入理解并掌握药理学和生理学基础知识，具备复苏和重症监护医学专业知识、经验和技能，还掌握疼痛管理的知识技能，使得他们在应对这些灾难时有能力提供关键的知识和技术支持。

为了在灾难事件发生期间和之后提供社会所需的支持，麻醉科医师必须改变自己在患者管理中的传统角色，并在各种情况下运用自己独特的能力来救治患者。在一场大规模的自然灾害中，如果定点医院系统有足够的人员来进行术中麻醉工作，而缺乏医师在急诊科（Emergency Department，ED）或灾难现场进行检伤分诊和复苏工作，麻醉科医师应当自愿前往、协助工作。同样，在患者术后管理阶段，大多数医院没有足够的重症监护治疗室医师来照顾所有的危重伤患。此时，麻醉科医师是独一无二的、能够临时胜任危重病学医师的人选，因为他们在手术室也常做相同的工作。根据他们的受训情况和对各种复杂外科患者的术中管理经验，不论是否接受过正式的重症监护治疗医学培训，所有麻醉科医师都可以在灾难后的重症监护治疗病房（intensive care unit，ICU）及其他环境中发挥重要作用。

为了解决灾难期间和灾难之后一些管理相关的机遇和挑战，本章分为四个不同的部分。虽然各部分存在一致的主题，但都揭示了麻醉科医师在解决各种类型的灾难时对患者和社会发挥的独特功能。本章的四个部分分别是：

1. 自然灾害
2. 恐怖主义活动
3. 化学、生物、辐射和核战争
4. 流行病和全球性传染病爆发

第一部分：自然灾害

地震、飓风、洪水、海啸和龙卷风等自然灾害可能会对社会造成大规模的破坏，同时也会扰乱正常的医疗保健系统。院前救治可能会因为道路受损而完全中断，院内救治也可能会因为缺乏水、氧、燃料、电和其他必要的设备而停摆。医院本身也可能在灾难中被损坏或摧毁。自然灾害发生后，由于电信系统受损，以及家属和受害者同时试图联系对方导致线路使用超载，通信可能变得很困难或完全中断。在本章的这一节中，将研究一些历史上发生过的自然灾害，以强调麻醉科医师在这些灾难性事件的恢复工作中起到的关键作用。

地震

地震能够在非常短的时间内造成不可思议的破坏。世界上资源有限的地区，当其遇到地震时，由于其基础设施较差，遭到的破坏都非常严重。2010 年 1 月 12 日袭击海地的 7.0 级地震是现代史上最具破坏性的自然灾害之一，也是此类事件严重破坏一个国家医疗体系的例子。海地的死亡人数很难准确计算，但几乎所有的分析都认为死亡人数超过了 13 万，有 150 万人流离失所[1-2]，80% 以上的学校和 50% 以上的医院被摧毁。

来自世界各地的医疗专家认识到，像海地这样资源有限的国家需要极大的援助才能从地震中恢复。美国和其他国家的外科医师、麻醉科医师和医疗保健人员前往海地提供早期的创伤救助，随后协助填补地震中失去的医护人员的医疗岗位。无国界医师组织（Médecins Sans Frontières）在 2013 年宣称海地地震是该组织参与的历史上规模最大的救援行动。

虽然世界各地的数百名医护人员希望参与地震后的恢复工作，但海地唯一的机场停摆使他们的行动受制。美国空军接管了机场的控制权，并进行空中交通管制，直到海地当局充分恢复能够继续控制为止[3]。两艘美国海军医疗（United States Navy Hospital ships，USNS）船之一 Comfort 号提供了直接支持。USNS Comfort 号和她的姊妹船 USNS Mercy 号是由巨大的油轮改装而成的医疗船，旨在战时为美国军事人员提供医疗服务。实际上，他们现在更多地被派往世界各个受灾地区以提供人道主义援助。2010 年，USNS Comfort 号在地震发生后 72 小时内抵达海地海岸，随后开始了这艘流动医院历史上最大规模的救灾行动。地震发生后的几周内，超过 850 名患者在船上接受救治，其中包括 237 名儿童和一名早产儿[4]。四肢肌肉骨骼损伤是上船接受治疗最常见的原因，约占入院原因的 40%[5]。平均住院时间为 8 天，5 周内共为 454

名患者实施 843 例手术，其中 58 例为截肢手术[6]。来自美国多家医院的麻醉科医师在 USNS Comfort 工作，一些人是新加入的志愿者，另一些人之前就有军事和救灾经验（图 68.1 和 68.2）。

与海地陆上提供的医疗保障相比，流动医院上提供的医疗和外科治疗相对来说是"正常的"。地震震损或摧毁了太子港几乎所有的医疗设施，迫使志愿者医疗队在全市各地的临时诊所、临时医院和帐篷中工作。机场的联合国大院是最大的临时救援场所[7]。地震后的最初几天，由于缺乏氧气补给、没有无菌条件以及无法实施麻醉，外科治疗非常有限。在熟练掌握单次注射神经阻滞技术的麻醉科医师到达前，截肢手术是在局部麻醉下进行的[7]。这组麻醉科医师能够为 1000 例手术提供保障，其中包括大型骨科手术。这些麻醉科医师在外科患者的术后管理和镇痛管理中也起到了重要作用（图 68.3）。

麻醉科医师面对的挑战是多方面的，不仅工作环境有变化，从医疗资源丰富的环境到资源有限的环境，而且他们对一些传染病也缺乏了解，因为这些传

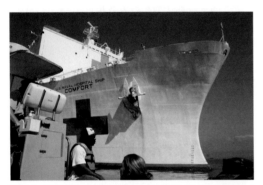

图 68.1　2010 年在海地海岸外的 USNS Comfort 号（Photo courtesy Dr. Paul G. Firth, Massachusetts General Hospital, Boston, MA.）

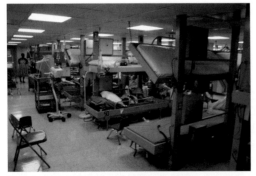

图 68.2　2010 年海地 USNS Comfort 号上的病房（Photo courtesy Dr. Paul G. Firth, Massachusetts General Hospital, Boston, MA.）

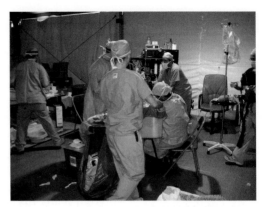

图 68.3　2010 年地震后，迈阿密大学的麻醉科医师在海地岛上的一间临时手术室里工作（Photo courtesy Dr. Ralf E. Gebhard, University of Miami Department of Anesthesiology, Miami, FL.）

染病已从第一世界国家根除。例如，在海地地震灾后重建期间，麻醉科医师就遇到了感染破伤风的患者。虽然破伤风在美国还没有被完全根除，但麻醉科医师很少有救治破伤风患者的经验。破伤风由厌氧菌破伤风梭菌引起，会导致严重的颈部强直、牙关紧闭和胸壁僵硬。这些问题都给麻醉科医师在气道管理和维持通气方面带来困难。与其他国家相比，海地人的破伤风疫苗的接种率相对较低，因此他们在伤口受污染后患破伤风的风险较高。USNS Comfort 上的麻醉科医师报告了两例对他们的麻醉护理工作产生影响的破伤风病例[8]。其中一个病例，由于患者牙关紧闭导致张口度很小，七氟烷吸入全麻诱导后，患者全身僵硬明显改善。但不幸的是，在接受包括肌肉松弛药在内的多种麻醉药物后，虽然进行了适当的救治，但患者还是出现了持续性的明显的肌无力、肺分泌物潴留，最终因肺炎死亡。另一个病例中，患者反复接受包括吸入七氟烷在内的全身麻醉，但没有使用神经肌肉阻滞药，最后患者完全康复。参与救治的麻醉科医师指出，虽然破伤风患者张口度有限，但鼻气道不会受到破伤风的影响，因此在牙关紧闭时仍有面罩通气的可能。他们还强调，节约神经肌肉阻滞药等药物，储备给最有需要的患者使用，这在资源严重缺乏的环境中行医时非常重要。麻醉科医师基于病理生理学和药理学方面的专业知识，可以利用强效吸入麻醉药的神经肌肉阻滞特性，而无需使用神经肌肉阻滞剂就可以安全有效地为高危患者进行手术麻醉。

对海地地震的应对突出了另一个与所有重大灾难有关的关键问题：照料受害者对医护人员的心理影响。赴海地执行人道主义任务后返回美国的几位麻醉科医师撰写了关于救治工作的论文[9]。前往受灾地区

的麻醉科医师会暴露在各种生理和心理压力下，这些压力可能会在事件发生后的几个月或几年内对其产生影响。灾难救援者需要忍受冗长的工作时间、休息不足、目睹受灾群人遭受到的严重创伤以及长时间的疼痛，目睹儿童经受的苦难等等。尽管面对这些挑战，医务人员仍被希望能提供最佳的医疗保障，同时为受灾家庭提供心理支持。在立即响应灾难救援的繁忙的日子里，医务人员一直专注于职责和使命，这使他们能够控制个人情绪。随着核心需求的解决，麻醉科医师和其他医务人员不得不面对自身所遭受的身体、精神和情感创伤。有人可能会想，为什么医务人员会离开自己安全的祖国，故意让自己暴露在这种潜在的痛苦中。参与大规模自然灾害救援的人似乎具有一致的品格：他们理解所有人都有尊严，他们同情遭受苦难的人，他们渴望成为治愈过程的一部分。

龙卷风

虽然龙卷风的持续时间往往比其他自然灾害短，但它们能够在几秒钟到几分钟内造成惨烈的破坏。美国历史上最具破坏性的风暴之一是 2011 年 5 月 22 日肆虐密苏里州乔普林的增强藤田级数为 EF-5 级的龙卷风。在随后的停电期间，一些医院的备用发电机出现故障，麻醉和手术工作只能依靠手电筒进行[10]。当医院被自然灾害直接摧毁时，如同乔普林的圣约翰慈悲医疗中心发生过的那样，社会面临的最大挑战之一是需要恢复医疗基础设施，包括调阅健康电子记录。适当的灾害应急准备（包括针对医院和诊所被完全摧毁的紧急情况），可以在合理的时间范围内恢复

正常的医疗秩序[11]。

龙卷风和其他自然灾害导致的另一个常见次生问题是机会性感染。2011 年乔普林龙卷风后，一部分灾民感染了坏死性皮肤毛霉菌病，需要接受广泛治疗[12]。麻醉科医师在这样的"疫情爆发"期间至关重要，因为对这些感染者施行紧急手术至关重要，不仅能遏制疾病传播，还能拯救患者生命（彩图 68.4 和图 68.5）。

海啸

海啸是由海底地震、火山喷发或其他重大地质运动引起的巨大海浪。2004 年 12 月 26 日，印度洋海底

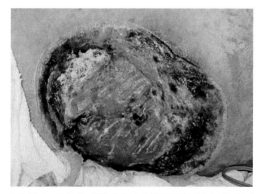

彩图 68.4　乔普林，MO 龙卷风后患者侧腹区域的坏死性皮肤毛霉菌病（From Neblett Fanfair R，Benedict K，Bos J，et al. Necrotizing cutaneous mucormycosis after a tornado in Joplin，Missouri，in 2011. N Engl J Med. 2012；367［23］：2214-2215. Published by the Massachusetts Medical Society.）

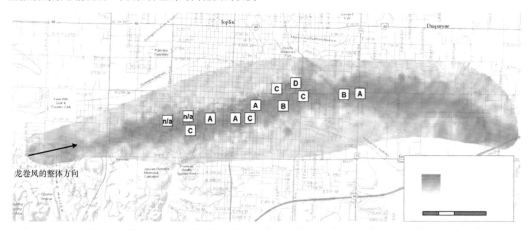

图 68.5　毛霉菌病的病例位置与乔普林龙卷风席卷过程的关系（Data are from the US Army Corps of Engineers and Esri. From Neblett Fanfair R，Benedict K，Bos J，et al. Necrotizing cutaneous mucormycosis after a tornado in Joplin，Missouri，in 2011. N Engl J Med. 2012；367［23］：2214-2215. Published by the Massachusetts Medical Society.）

发生里氏 9.1 级大地震，是人类历史上有记录以来造成死亡人数最多的自然灾害之一。地震引发的海啸产生巨大的海浪，波及 14 个国家的海岸，包括：印度尼西亚、斯里兰卡、马来西亚、孟加拉国、印度、泰国和缅甸。海啸造成的伤亡率极高。受灾国海岸上的海水涌入形成巨大海浪，许多人当场死亡，随后又因溺水以及海浪或余浪的波及导致一些受灾民众相继死亡。海啸的后果往往有三个阶段。第一阶段，大量的人当场死亡。第二阶段，在最初受到影响后的几个小时和几天里，救援医护人员能够对遭受到钝性创伤和水暴露的受害者进行生命和肢体救助[13]。第三阶段，由于缺乏医疗人员和基础设施，不能很好地进行创伤后长期护理，患者恢复受到限制。

2004 年的海啸造成超过 23 万人死亡，数万人受伤；据估计有 500 多万人因此流离失所。导致如此惨重伤亡的一个重要因素是：12 月是东南亚许多海滩的旅游旺季。如同很多海啸一样，致命海浪登陆前，基本上没有任何预警。印尼苏门答腊岛的亚齐省到目前为止是受灾最严重的地区，海浪高达 25 米以上，死亡人数超过 10 万人。海啸发生时海滩上的人当场遇难，而更远的内陆地区的人死于溺水或被大量漂浮的碎片撞击（图 68.6）。

虽然在海啸发生后的第一阶段，救援医务人员基本上无法发挥作用，但附近地区的医护人员可以并且应该对第二阶段患者的救护做出响应。2004 年的海啸之后，由 17 名外科医师、6 名麻醉科医师和其他医护人员组成的团队作为泰国红十字会的一部分，从泰国曼谷前往泰国攀牙（Phang-Nga）提供人道主义医疗援助。该多学科团队由一名外科医师和一名麻醉科医师领导。他们在海啸刚过一天就赶到了灾区，在 3 天

的时间里为 107 名患者提供了手术治疗。患者的主要损伤特征包括软组织创伤和骨折。氟烷是唯一可用的吸入麻醉剂，这强调了麻醉科医师在救灾期间具有灵活使用老麻醉药物的能力的必要性。

泰国攀牙实施的大多数手术是在快诱导后的全身麻醉下进行。一些病例还采用了脊椎麻醉、区域麻醉和局部麻醉。麻醉科医师指出，与其他救援行动的结果相比，此次行动中的术中氧饱和度下降的发生率增加。其可能的原因是海水吸入、波浪或物体碎片直接冲击造成的肺挫伤。在灾区附近进行手术本身就是一个挑战，除此之外，在远离海啸波及区进行救治同样具有挑战性。构成挑战的一个常见的问题是无法获得实验室检查。同地震后的麻醉工作一样，海啸或其他自然灾害后，麻醉科医师可能要在没有任何额外的实验室数据的情况下进行临床决策，来进行患者的液体、电解质、抗生素和血制品的管理和使用（图 68.7）。

此次海啸除了获得区域响应外，也得到了国际上大规模的援助。2005 年 1 月，作为美国应对灾难的一部分，联合救援行动开始被执行。这一行动由希望工程和美国公共卫生服务部门组织，USNS Mercy 号被从加利福尼亚州圣地亚哥派遣往苏门答腊岛的亚齐省，这是在美国海军舰艇上首次进行的军民联合救援[14]。美国派往印尼的救援人员需具备所有典型疫苗的最新接种记录，此外他们还接种了伤寒和甲型肝炎疫苗，并服用预防性药物来预防疟疾。Mercy 号船上还配备了负压舱，以保证活动性肺结核患者的安全救治。在抵达灾区前，船上所有工作人员都听取了关于他们将遇到的文化差异以及提供救治可能产生的影响的简报。超过 90% 的印尼公民是穆斯林，就算受海啸影响，伊斯兰

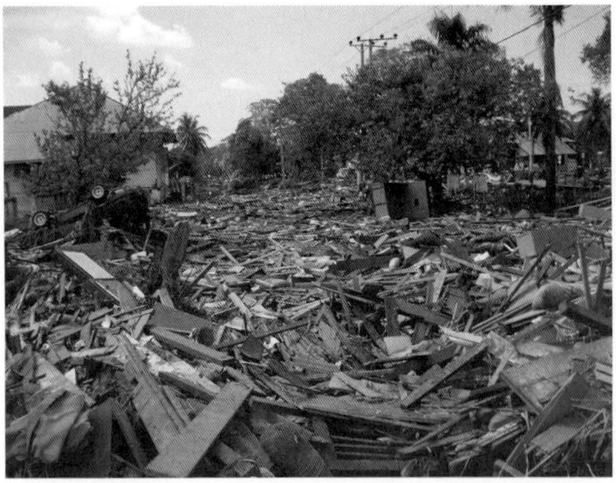

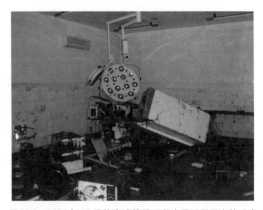

图 68.6 2004 年 12 月的海啸后，亚齐省街道上的残骸（Photo courtesy Dr. Michael G. Fitzsimons, Massachusetts General Hospital, Boston, MA.）

图 68.7 2004 年 12 月的海啸摧毁了印度尼西亚亚齐的手术室（Photo courtesy Dr. Michael G. Fitzsimons, Massachusetts General Hospital, Boston, MA.）

法也影响着知情同意、临终关怀和其他问题的解决。

海啸后的另一个严重后果是医护人员的减员。据估计，海啸后亚齐省有 60% 的医护人员死亡或失踪。因此，除了提供与海啸影响直接相关的救援外，联合救援行动还准备填补失去医护人员的岗位空缺。虽然 USNS Mercy 号的总体设计容量巨大，但在这次行动中，只安排了 3 个手术室和 50 张床位的工作人员。

联合救援行动为 154 例患者提供了手术治疗，但其中只有 8.4% 的患者直接因为海啸而需要手术[14]。由于海啸造成的高死亡率/伤害率，援助亚齐的关键是填补医护人员的缺失，而不是为大量的外科手术提供医务人员保障。这就使得海啸救援与海地地震救援两者间出现了区别，海地地震的灾民更多的是需要手术治疗。

对于需要手术的患者，首选吸入麻醉药物辅以阿片类药物和神经肌肉阻滞药物的全身麻醉。虽然可用于区域麻醉的设备有限，但这种方法受限的主要原因之一还与患者和麻醉科医师之间显著的语言障碍有关。此外，临床医师认为，考虑到所有情况，患者的全身麻醉后恢复会比神经或局部麻醉后更容易、更安全。血液和血液制品是另一类普遍需要但往往有限的资源。在此次救援行动中，总共使用了 122 个单位的浓缩红细胞、13 个单位的血浆和 4 个单位的冷沉淀物[14]。海啸和大地震的灾后救援措施有一些相似之处，但在地震恢复期间，相比于帐篷手术室，内陆现代化移动医院使得麻醉科医师能更容易地实施全身麻醉。在联合援助行动结束时，该小组向当地医疗机构捐赠了一台便携式监护仪和部分麻醉药物。

飓风

飓风是热带风暴，其最大持续风速为 119 km/h 或更高。飓风能以各种方式摧毁医疗保健系统的正常运转。当飓风登陆时，高风速和强降雨使任何户外活动都不再安全，从而使紧急医疗系统瘫痪并阻碍患者寻求必要的救护。伴随大飓风而来的还有洪水，大量的降雨和海水作为风暴潮的一部分席卷陆地。与地震或海啸相比，这些风暴造成的直接死亡人数较少，然而，飓风破坏了医疗和外科救治的能力，产生了许多次生灾难。在本节中，我们将以 Katrina 飓风为例来考察飓风的破坏力。

2005 年 8 月，Katrina 飓风开始只是巴哈马群岛上的一场风暴，然而它在到达墨西哥湾之前，在佛罗里达上空增强了力量。到达墨西哥湾时，Katrina 飓风达到了 5 级，最高风速为 281 km/h。飓风登陆时为 3

级。导致路易斯安那州南部、密西西比州和阿拉巴马州的降雨量为 203 ～ 305 毫米。在密西西比海岸的一些地方，风暴潮比正常潮位高出 7.6 ～ 8.5 米，摧毁了沿途的大部分建筑物。在路易斯安那州的新奥尔良，风暴潮带来的洪水淹没了该市的保护堤坝，导致该市 80% 的地区发生洪灾，需要大范围疏散民众。Katrina 飓风目前仍然是美国历史上损失最大的风暴，损失金额超过 1000 亿美元，也是自 1928 年以来造成死亡人数最多的飓风（图 68.8，表 68.1）[15]。

Katrina 飓风过后，数以千计的新奥尔良居民因洪水淹没而流离失所，这突显了重大自然灾害的关键因素之一。除了对医疗保健运输基础设施的影响外，这种规模的风暴还能够完全扰乱本科和研究生水平的医学教育系统。新奥尔良是两所大型医学院校的所在地，并设有学术和临床机构。Katrina 飓风过后，杜兰大学医学院和路易斯安那州立大学（Louisiana State University，LSU）医学院的教学楼和临床楼被洪水严重破坏[16]。杜兰大学与德克萨斯州休斯敦的贝勒大学医学院合作，为其医学生项目提供设施。LSU 利用其位于路易斯安那州巴吞鲁日的旗舰校区的设施进行临床前课程。对学生来说，住宿是一个问题，大多数杜兰大学的学生都是由休斯顿社区的成员接管的，而 LSU 的学生要么在巴顿鲁日找到了自己的住所，要么住在由联邦紧急事务管理局协调的大型渡轮上。值得注意的是，杜兰大学和 LSU 都能够在飓风过后的 4 周内恢复医学教育工作[16]。

事实证明，重新安置临床前学生比为三、四年级医学生选择合适的临床教育基地更容易。这两所学校都被迫在路易斯安那州内外寻找新的临床教育基地。新奥尔良的退伍军人事务医疗中心受损关闭使问题更加复杂化。两所学校的医学院招生过程都受到灾害的影响，但他们的新生招生人数均与前几年持平。至于

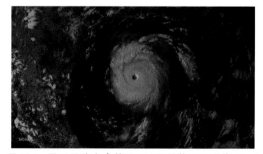

图 68.8 墨西哥湾上空的 Katrina 飓风的卫星照片（Used with permission from the National Oceanic and Atmospheric Administration, National Environmental Satellite, Data, and Information Service. Available from www.nesdis.noaa.gov. Accessed October 26, 2018.）

表 68.1　Saffir-Simpson 飓风风级

分级	持续风速	潜在伤害
1	119 ～ 153 km/h	**非常危险，会造成一些破坏**：结构良好的框架房屋可能会损坏屋顶、木瓦、乙烯基壁板和排水沟。树木的大树枝会折断，生根较浅的树木可能会被推倒。电力线和电线杆的广泛损坏可能会导致停电，停电可能会持续几天。
2	154 ～ 177 km/h	**极端危险，会造成广泛的破坏**：结构良好的框架房屋可能会遭受大面积屋顶和侧板损坏。许多浅根树木将被折断或连根拔起，无数道路被堵塞。预计几乎全部地区停电，停电可能持续几天到几周。
3	178 ～ 208 km/h	**将会导致毁灭性的破坏**：结构良好的框架房屋可能会招致重大破坏或拆除屋顶甲板和三角墙的末端。许多树木将被折断或连根拔起，无数道路被堵塞。风暴过后，电力和水将在几天到几周内无法使用。
4	209 ～ 251 km/h	**将会发生灾难性的破坏**：结构良好的框架房屋可能会遭受严重的破坏，失去大部分屋顶结构和（或）一些外墙。大多数树木将被折断或连根拔起，电线杆将被推倒。倒下的树木和电线杆将使居民区隔离。停电将持续数周至数月。该地区的大部分地区将在几周或几个月内无法居住。
5	> 252 km/h	**将会发生灾难性的破坏**：框架房屋将被大比例摧毁，整个屋顶和墙壁倒塌。倒下的树木和电线杆将使居民区隔离。停电将持续数周至数月。该地区的大部分地区将在几周或几个月内无法居住。

Adapted from the National Hurricane Center of the National Oceanic and Atmospheric Administration. Available from：www.nhc.noaa.gov accessed October 30，2018

住院医师规范化培训的录取，杜兰大学的医学院毕业生没能录取住院医师规范化培训的人数确实略有增加，这可能是因为飓风过后其规培基地减少[16]。尽管面临了这些艰巨的挑战，但杜兰大学和 LSU 都能够维持其整个医学院系统的生存，虽然对教师的需求有一些影响。在 Katrina 飓风过后的几年里，这两家大学在物质建设和学术水平方面均有改善。从某种意义上说，这两所大学为其他学术中心提供了一个路线图，以指导他们如何在经历了一场包罗万象的自然灾害之后继续蓬勃发展。他们的坚持不懈对于路易斯安那州及其他地区患者的未来的医疗保健至关重要。

虽然医学院的生存是一场胜利，但 Katrina 飓风和随后的 Rita 飓风对路易斯安那州的麻醉学领域产生了明显的负面影响。新奥尔良最大的两家教学医院在 Katrina 飓风过后关闭，其中最大的一家（Charity 医院）永久关闭。2006 年的一项全州调查记录显示，因医院关闭和其他因素导致麻醉科医师的数量下降[17]。全州麻醉学住院医师职位从 2004 年的 24 名毕业生下降到 2007 年的 13 名毕业生。同其他州一样，路易斯安那州相当依赖于留在该州的麻醉学毕业生来取代退休医师。37% 接受调查的麻醉科医师表示，填补小组内的空缺职位存在困难。在这种情况下，有 92% 的人报告说他们的每日病例数有所增加；与其他病例相比，没有产前保健的产科病例的比例有所上升。这一现象可能说明了自然灾害对所有医学专业的影响：其他住院医师计划（包括妇产科计划）也需要面对麻醉计划所承受的同样压力。与海地地震造成的医疗基础设施被彻底摧毁相比，Katrina 飓风过后的新奥尔良的困境似乎微不足道。然而，世界上最富的国家的一座大城市在暴风雨过后，其医疗基础设施可能会完全中断数月，这足以证明大规模自然灾害的影响。

2017 年 9 月，Maria 飓风袭击了波多黎各，阻断了该岛获取清洁水、电、通讯和运输。Maria 登陆波多黎各时，其强度已从 5 级飓风略微降低到 4 级，但它损坏或摧毁了其路径上的几乎每座建筑，不同机构估计的死亡人数在 1000 至 2800 人之间[18-19]。Maria 飓风过后，美国大陆的药物和液体短缺暴露了整个医疗系统的一个重大脆弱点，并为麻醉科医师提供了帮助社会摆脱潜在的全国性危机的机会。

波多黎各拥有大规模的药品和医疗设备生产产业。Baxter 是一家大型跨国公司，在波多黎各设有工厂，生产的 0.9% 生理盐水大约占美国医院每天使用量的 50%[20]。波多黎各所有主要制药厂的关闭导致全美立即出现液体和药物短缺。许多内陆医院最初的反应是在其他国家寻找替代来源。这种方法只是将液体和药物短缺扩大到国际范围。

物资和材料短缺的经历使医疗行业的领导者认识到所有卫生系统之间的相互依存关系，以及保存现有物资和避免浪费的重要性。为了应对波多黎各事件造成的短缺，许多医疗中心的麻醉科医师参与制定策略以最大限度地有效利用液体和药物。在内布拉斯加州大学医学中心，麻醉科医师与其他医师、药剂师以及护理和管理方面的领导人合作，共同制定强有力的战略措施来避免必需的液体和药物的严重短缺。彩图 68.9 和 68.10 简要介绍了其中一些策略。请注意，在手术室中使用的静脉输液必须使用输液泵，这与麻醉科医师使用的典型"重力滴注"有很大的不同。物资短缺迫使全国各地的医护人员（1）更加严格地考量

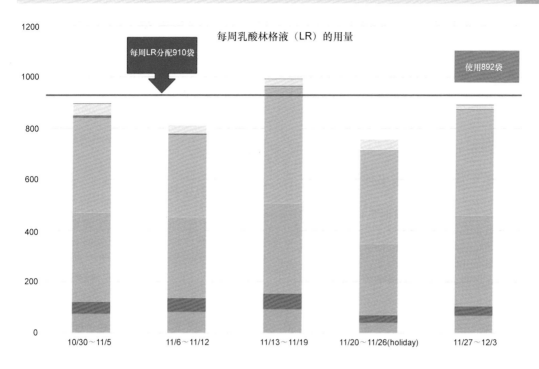

每周乳酸林格液（LR）的用量

每周LR分配910袋

使用892袋

弗里奇　维尔纳　主要的手术室　住院部　其他手术　急诊室　输注中心

彩图 68.9　UNMC 跟踪 Maria 飓风后晶体液缺乏期间乳酸林格液的使用情况

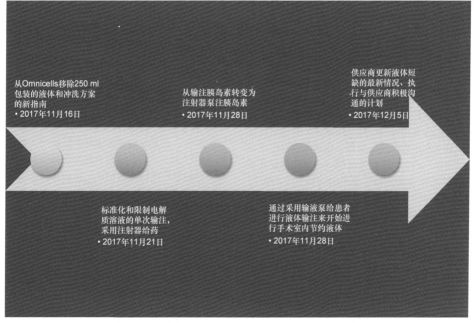

从Omnicells移除250 ml
包装的液体和冲洗方案
的新指南
• 2017年11月16日

从输注胰岛素转变为
注射器泵注胰岛素
• 2017年11月28日

供应商更新液体短
缺的最新情况、执
行与供应商积极沟
通的计划
• 2017年12月5日

标准化和限制电解
质溶液的单次输注，
采用注射器给药
• 2017年11月21日

通过采用输液泵给患者
进行液体输注来开始进
行手术室内节约液体
• 2017年11月28日

图 68.10　Maria 飓风后 UNMC 液体节约策略的部分时间表

给患者的每一毫升液体，（2）使用不同于他们在非短缺时期使用的液体和药物。虽然 Maria 飓风造成的物资短缺是棘手的问题，但它们的净效应可能是促成了美国医疗体系内的积极变化。事后，许多人开始意识到，在液体和药品方面过度依赖本土企业是既不明智也不可持续的。

第二部分：恐怖主义行为

2001 年 9 月 11 日袭击事件

2001 年 9 月 11 日，一个恐怖团体有组织地挟持了三架美国客机，有意将它们撞向纽约市和华盛顿特区的知名建筑。其中两架飞机直接撞上了纽约世贸中心的双子塔而引发大火，最终导致这两座 110 层的建筑倒塌。近 3000 人在 911 袭击中丧生，这是有记录以来伤亡最惨重的恐怖主义行为。

纽约大学的麻醉科医师兼重症医师 J. David Roccaforte 博士当时正在距离袭击地点 2.5 英里的贝尔维尤医院（Bellevue Hospital）值班。Roccaforte 博士撰写论文描述了 9/11 袭击后的几个小时和几天的情况，这是医疗专业人员为灾难做好准备的必读读物[21]。在接下来的段落中总结了这篇重要论文的要点。

袭击发生后的几个小时内，医院的电话无法正常联通。这促使医院配备无线电通信设备和卫星通信设备。虽然蜂窝通信技术在 2001 至 2018 年间得到了升级，但在数百万用户同时尝试与其他用户连接的情况下，现代网络的性能依旧很难预测。灾难发生后，医院基于数百名患者即将迅速转送至手术室和急诊室的假设进行了准备，并打开了价值数千美元的液体、药品和工具包，其中大部分却被浪费了。事后检讨，这些物资应在确认患者需求后才能使用。考虑到纽约曼哈顿下城以外有能力的医院数量有限，提前制订计划将贝尔维尤和附近医院的患者分流到其他创伤中心是有益的措施。在世贸中心附近的一个仓库里设立了一家野战医院作为紧急创伤手术的地点以应对医院不堪重负的情况。不幸的是，由于缺乏足够的资源来实施麻醉致使拥有 100 张床位的野战医院不能被充分使用。

由于缺乏可用的通讯设备，医学生被作为通信员分配给主治医师。为加快面对面的沟通，鼓励所有工作人员在衬衫上贴上写有姓名、专业和头衔的标签。虽然 911 袭击没有导致贝尔维尤的电力设备发生重大故障，但医院工程师仍不可或缺。一旦电力或氧气供应出现故障，需要总工程师来恢复正常状态或提供应急方案。使用颜色编码的传统分诊系统能有效标记来院患者：绿色表示非紧急状态的伤员；黄色表示有潜在危险的伤员；红色表示有立即危及生命的伤员。任何可能需要气道管理或镇静的黄色类别的患者都被分配给高年资麻醉住院医师或重症监护治疗的同事。随着初期患者量的增长放缓，贝尔维尤团队明智地采取了轮班制度，将医护人员安排回家休息，避免因应对重大灾难而持续进行的 24/7 全天候救援对医护人员造成的倦怠感。

大规模枪击事件

美国的大规模枪击事件的发生频率和严重性不断增加。疾病控制和预防中心（Centers for Disease Control and Prevention，CDC）一直不被允许将枪支暴力作为公共卫生问题进行调查，这阻碍了对此类事件的高质量研究。大规模枪击事件被定义为四人或更多人被一名枪手杀害，那么，从 1966 年到 2018 年 11 月，美国共发生了 158 起大规模枪击事件[22]。它们曾发生在全国各地的学校、教堂、办公室和军事基地，似乎没有一个地区可以免受这类事件的影响。已有 1135 人在这些大规模枪击事件中死亡，其中 186 人是儿童或青少年[22]。因此，所有麻醉科医师都必须做好准备，为这些令人发指的事件提供后续医疗救援。

这类袭击的破坏性似乎一年比一年严重，部分原因是越来越多的凶手在枪击事件中使用军用半自动步枪而不是常规枪支。AR-15 已经成为这些愚蠢罪犯的首选武器。2018 年 2 月，佛罗里达州帕克兰发生的枪击事件造成 17 人死亡，事发地点位于 Marjory Stoneman Douglas 高中，一名在一级创伤中心诊断枪伤的经验丰富的放射科医师写了一篇论文介绍 AR-15 枪伤与普通手枪枪伤的截然不同的视觉差异[23]。对于常规的枪伤，放射科医师可以追踪到受影响器官的切、割伤，其宽度与子弹本身大致相同。在公园发生的 AR-15 射击之后，放射科医师和创伤外科医师观察到子弹路径附近的大片组织已被破坏。器官呈现"毁损性"和"碎片性"损伤，而既往的普通手枪伤只是造成器官撕裂。与典型的手枪相比，突击步枪发射的子弹速度要高得多，因此能量水平也更高，这对周围结构组织造成了广泛性破坏。

2017 年 10 月 1 日，在内华达州拉斯维加斯发生了美国历史上最严重的大规模枪击事件。一名手持多支步枪的枪手向拉斯维加斯大道上的一大群参加音乐节的民众射出了 1000 多发子弹。凶手的开枪位置位于附近一家酒店的 32 楼，并将其半自动武器改装成自动武器，这两点可能增加了袭击的致命杀伤力。当晚，枪击事件造成 58 人死亡，400 多人受伤。

在拉斯维加斯发生大规模枪击事件后的几个小时内，数十名麻醉科医师应召为受害者提供医疗救援。Devin Kearns 博士和他的朋友兼同事描述了那个令人痛心的夜晚：

"我在家待命，我在拉斯维加斯的一级创伤中心工作，主要负责进行儿科麻醉。入睡后不久，我被电话铃声和搭档熟悉的声音吵醒了。然而，这个电话非比寻常，因为他告诉我发生了大规模枪击事件。

我记得的下一件事情就是从床上跳起来告诉我的妻子，大街上发生了枪击事件。在开车去医院的路上，我一直在听收音机里的最新消息，我不知道会发生什么。到达时，我被派去 2 号手术室为一名即将抵达的重伤、血流动力学不稳定的患者做术前准备。当我检查机器并准备药物时，仍然觉得这一切显得不真实。由于职业特性我们见过很多穿透性和非穿透性创伤，这是我们工作的一部分。但我应该怎么为大规模枪击的伤员做好准备呢？

我等待着这位危重患者的到来，时间还在继续流逝。大约 5 到 10 分钟后，我打电话给前台，询问最新情况…被告知患者没能活下来。

然后当我进入术前区域的时候，我目睹了一个永生难忘的场景。我不是军队成员，所以在此之前我没有做好准备，也从未想过我会目睹这一幕。我看到了许多重伤患者，在荒谬的袭击发生后的此时此刻，他们的爱人陪伴在他们身边，一起希望、祈祷、对未来充满渴望，没有恐惧也没有害怕。

更多的受害者在抵达时就被转走了。我们在手术室里医治许多患者，这种情况在接下来的几天和几周里一直持续着。这些受害者不仅受到身体上的伤害，在情绪和精神上也同样受到伤害。"

Sher 和 Kearns 医师对大规模枪击受害者管理的个人描述，给所有麻醉科医师做出提醒。我们都必须做好准备，为枪击受害者提供最佳医疗救护，这类伤员的创伤类型曾经被认为仅见于军事背景下的伤员。鉴于 AR-15 等突击步枪造成的毁损性组织损伤，应特别考虑在手术前或手术中建立额外的血管通路，并在腹部或胸部打开后，失去填塞效应（tamponade effect）之前准备好血液制品。

波士顿马拉松爆炸案

2013 年 4 月 15 日，两枚装满弹丸和钉子的高压锅自制炸弹在波士顿马拉松比赛终点线附近隔 12 秒被先后引爆。这起事件中炸弹的特性造成了一种不同寻常的伤害模式：3 名受害者被炸死，264 人受伤，其中 66 人下肢受伤[24]。多个主要的创伤中心离爆炸地点很近，这可能是降低这一事件死亡率的积极因素。尽管波士顿城市创伤中心之间通力合作，当受害者在事件发生后最初的 90 分钟内抵达城市创伤中心，仍然使得 78% 的急救部满负载。在这些急救受害者中，45 名直接进入手术室，11 名进入 ICU，12 名需要紧急气道管理[25]。在波士顿创伤中心接受治疗的 127 名患者中，可能有超过 100 名患者接受了麻醉科医师提供的某些方面的直接治疗。实际上，麻醉科医师独特的知识和技能使他们能够在应对恐怖主义灾难时成为中坚力量，提供各种各样的临床协助。

与美国其他恐怖袭击不同，在波士顿炸弹爆炸造成的伤害与阿富汗和伊拉克战争中的简易爆炸装置（improvised explosive devices, IEDs）造成的伤害相似。战争中的这种伤害模式促使人们重新开始重视在战场使用止血带以防止四肢严重受伤而流血的问题。

在 66 例肢体受伤患者中，有 29 例在受伤时发生了危及生命的出血[24]。其中 27 例应用了止血带止血。27 个止血带都是简易止血带，也就是说，它们不是为封闭动脉而专门设计的商业化生产的止血带。橡胶管联合 Kelly 钳缠绕四肢是最常用的临时止血带类型。63% 的止血带是由非紧急医疗服务人员（emergency medical service, EMS）使用的，而有些止血带的闭合强度不足以完全阻塞动脉血流。战场创伤管理领域的专家在波士顿马拉松爆炸案后，专门对止血带的使用进行了讨论，并建议开展教育以普及特殊用途止血带的正确使用方法，并建议为所有 EMS 人员提供止血带。止血带在骨科手术中被广泛使用，麻醉科医师在正确应用动脉止血带方面具有丰富的经验，因此麻醉科医师在减少失血和挽救生命方面有至关重要的作用。在 IEDs 造成的另一场大规模人员伤亡事件中，麻醉科医师、经认证的注册护理麻醉师、麻醉助手和麻醉学住院医师应指导医疗人员和急救志愿者使用止血带。在没有商业化的特殊用途止血带的情况下，急诊医师、创伤医师和麻醉科医师应检查止血带的应用方法是否正确，以确保它们能有效阻断动脉血流。

这起恶性犯罪的两名罪犯最终被逮捕，并因伤势严重被送往医院。其中一人因伤死亡，另一人存活。这种情况反映了在恐怖袭击后麻醉工作的挑战之一：即使患者罪大恶极，对他人造成了巨大的伤害，医师也必须继续为其提供尽可能好的医治。在这种情况下，医师应更多地专注于手头的解剖和生理数据，而忽略了周围的情感因素。在任何情况下，所有医师都必须牢记"不伤害"的誓言。

第三部分：化学、生物、辐射和核战争

当今的全球政治环境中，化学、生物、辐射或核（chemical, biological, radiological, or nuclear, CBRN）袭击会造成重大人员伤亡，这些威胁不容忽视。许多人认为这些类型的攻击是深谋远虑的和有组织的；然而通常情况并非如此。将 CBRN 分成两组，我们可以看到化学和生物事件比辐射和核事件更常见，而在近代历史上，辐射和核事件都是自然灾害的直接结果。无论如何，医疗专业人员必须针对这些类型的灾难和袭击进行应对、准备和培训，以便更好地照顾那些受到负面影响的人。回顾 CBRN 战争的历史之后，本节将分析、定义、演示和概述美国军方针对 CBRN 的预案、流程和标准操作步骤（standard operating procedures, SOP）。借鉴美军处理 CBRN 的组织结构、功能发挥和重点内容，有助于找准麻醉科医师在民间机构中的角色定位，以帮助改善患者救治，同时最大程度地减少附带损害和人员伤亡。

美国军方已经建立了针对 CBRN 的等级划分、结构组织和 SOP。由于近几十年来恐怖主义行为变得更加野蛮富有攻击性，民众更有可能受到 CBRN 恐怖主义行为的威胁。图 68.11 和图 68.12 概述了国防部（Department of Defense, DOD）针对国内领土、军事设施和国外地区受 CBRN 攻击的战略和层次结构[26]。根据军方的训练方案进行调整，能有助于减少不安，也证明了麻醉科医师在 CBRN 攻击中的重要作用。

公众对恐怖组织可能发动 CBRN 袭击的认识始于 2001 年秋天，当时生物制剂炭疽粉被邮寄给两名美国参议员在华盛顿特区的国会办公室。民间医疗救护人员被迫处理和体验这种毒害效应。随着针对平民的 CBRN 恐怖威胁愈加明显，麻醉科医师已经更多地参与到现场和院前医疗管理中。了解 CBRN 制剂的毒性效应和病理生理效应有助于减少对急救人员的附带损害。麻醉科医师在袭击现场的复苏工作，以及在 CBRN 和恐怖袭击期间进行持续的生命支持，都是至关重要的。

化学、生物、辐射和核战争的历史演变

化学、生物、辐射和核战争深深植根于世界冲突的历史之中。从古巴比伦开始，人们就开始寻找战时战术上的优势和作战优势。化学武器可以追溯到公元

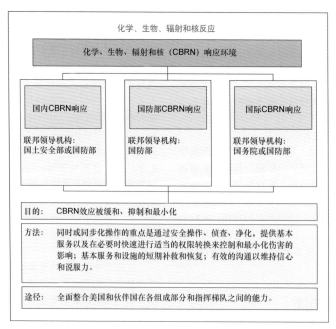

图 68.11 **美国国防部 CBRN 响应表**（Adapted from Joint Publication 3-41, Chemical Biological, Radiological and Nuclear Response, September 9, 2016.）

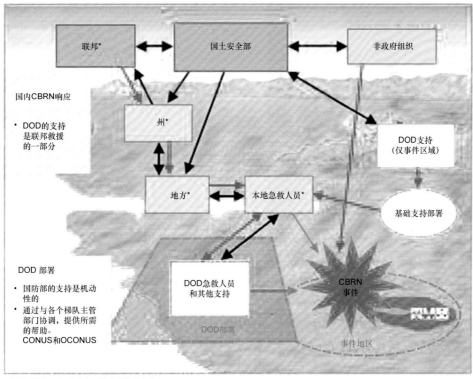

*在协调期间，部落响应可能需要特别考虑。

说明

CBRN	化学、生物、辐射和核		
CONUS	美国大陆	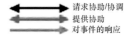	请求协助/协调
DOD	国防部		提供协助
OCONUS	美国大陆以外的地区		对事件的响应

图 68.12　**美国国防部 CBRN 响应图**（Adapted from Joint Publication 3-41，Chemical Biological，Radiological and Nuclear Response，September 9，2016.）

前 10 000 年，当时南部非洲的桑人社会使用矛尖上的天然蛇毒来捕猎羚羊。公元 256 年波斯人和罗马人之间的战争是最早被怀疑使用化学毒剂的事件之一[27]。根据考古学证据，波斯军队将罗马士兵暴露在一种有毒气体中，在正面冲突前就杀死对手。在罗马人和波斯人的冲突中，人们注意到波斯人在一条隧道中使用了一种可疑含硫气体，很快就导致 20 名罗马士兵窒息而死。这种让硫磺晶体在有限空间中燃烧的原始模式，使得硫磺晶体可能是战争期间作为进攻武器使用的第一种化学或生物材料。几个世纪以后，1925 年的《日内瓦条约》才明文禁止在战争中使用化学武器。

生物武器以及后来的核武器随着先进技术的发展而发展。实际上，在第一次世界大战中，化学试剂作

为攻击性武器曾被过度利用。1915 年至 1918 年间，在臭名昭著的堑壕战中，化学物质包括光气、氯气和芥子气被使用。化学武器的威力很大，在战斗中释放这些气体造成了巨大影响和大量伤亡（图 68.13 ～图 68.15）。这些针对毫无准备的部队的恶劣袭击导致生命悲惨而痛苦地逝去，因此英国政府将化学和生物武器视为大规模杀伤性武器。在第一次世界大战期间持续使用技术更先进的化学和生物武器，这些爆炸装置造成约 130 万人伤亡[28]。这就是许多历史学家认为第一次世界大战是"化学战争"的原因。第一次世界大战期间，由于许多化学武器与弹道炸弹结合，使得化学物质的杀伤力增加其毒性作用变得更加复杂。毒素和弹道伤害的结合导致了战场上和战场外的复合性

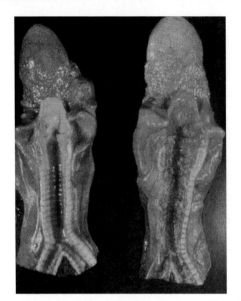

图 68.13　芥子气引起的气管损伤（Courtesy Her Majesty's Stationery Office，London，United Kingdom.）

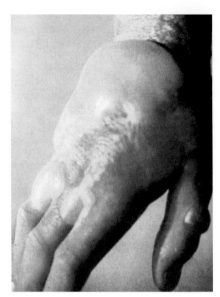

图 68.15　芥子气暴露引起的皮肤水疱（Courtesy Her Majesty's Stationery Office，London，United Kingdom.）

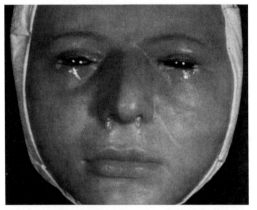

图 68.14　芥子气对眼睛的伤害（Courtesy Her Majesty's Stationery Office，London，United Kingdom.）

伤亡，化学武器的致残特性使得那些在化学武器袭击中幸存下来的人依然受到极其严重的伤害。

　　根据化学和生物武器的法律定义，历史上曾有试图遏制和取缔这些大规模毁灭性武器的努力。这些努力始于 1899 年的关于窒息性气体的《海牙宣言》和 1907 年的《海牙陆战公约》，该公约禁止在战争期间使用毒药或毒剂[29]。从这点而言，第一次世界大战期间使用化学和生物制剂违反了这些规定。然而，1925 年在日内瓦发布的具有里程碑意义的国际法规对使用化学武器进行了概述，宣布其为非法行为，并将其定为危害人类罪。随着人类历史向第二次世界大战迈进，化学和生物武器的发展几乎因该国际法规而中止。

　　20 世纪 80 年代，化学和生物武器已成为真正的一线攻击性武器。此时，化学和生物武器伤害可以在战场上得到有效的处理，而在民间则可以由急救人员进行有效地治疗。化学、生物和神经毒剂的解毒剂的研究终于赶上了其武器化的速度。联合国曾记录了发泡剂和神经毒剂的联合使用（如芥子气和塔布恩毒素）以增加化学和生物武器的杀伤力的攻击[30-31]。而这些毒剂没有达到预期的效果，只造成了大约 2.7 万名伊朗人伤亡，约占伊朗−伊拉克战争总伤亡人数的 1%。化学武器无效或杀伤力下降的原因可归结于对解毒剂的研究和战场上及相关救护能力的提高。与两伊战争期间有组织的战场战斗形成鲜明对比的是，在伊拉克库尔德斯坦的哈拉卜贾省的平民中间释放毒剂，造成 5000 多人死亡，占据库尔德村庄人口的很大比例[32]。这种杀伤力的对比表明了战场医疗救护的进步以及解毒剂的有效性。

　　20 世纪后半叶发生了几次针对平民的袭击，使用了不同的化学、生物和（或）神经毒剂的组合。在日本东京最臭名昭著的神经毒剂袭击事件中，罪犯在地铁系统中使用了沙林毒气，造成了多人伤亡。不幸的是，应对这次大规模伤亡的袭击，民间医务人员由于缺乏相应的医学专业知识、培训，也不懂得如何应对，因此医务人员同样也伤亡惨重[33]。民间医务人员和急救人员的培训缺乏给所有人（特别是麻醉科医师）带来了惨痛的教训。框 68.1 概述了从这次神经毒剂袭击中吸取的经验教训。

近几十年来化学、生物和神经毒剂逐步武器化，对它们进行合适的分类是一项具有挑战性的工作。简单来说，它们可以被归类为大规模杀伤性武器，但由于解毒剂的改进和医疗水平的提高，该定义可能有所局限。大规模杀伤性武器的定义是必须对社会产生重大破坏性影响，比如投在日本广岛和长崎的原子弹。关于化学、生物和神经毒剂，它们的定义是根据其被释放到人群中的影响决定的。与真正的大规模毁灭性武器核武器相比，上述三种毒剂的许多装置缺乏巨大的爆炸性成分。在 20 世纪 50 年代，根据 Tizard 的报告，化学、生物和神经毒剂被包括在"大规模杀伤性武器"一词中。该报告提到：大规模杀伤性武器一词仅指该武器能够造成巨大的生命损失。总之，不管所用武器的机制和爆炸威力如何，也无论它们是否被归类为大规模杀伤性武器，化学、生物、神经毒剂和核能都被认为是对社会极其致命的威胁。从理论上讲，在密集的人群中大规模释放化学、生物或神经毒剂是可行的，但这需要一种特殊的投放方式，如导弹、火箭或爆炸性运输工具。

框 68.1	关于东京沙林毒气，急救人员的经验教训
经验 1	恐怖组织可以轻易使用军事级的化学、生物和神经毒剂
经验 2	针对化学、生物和神经毒剂大规模伤亡的 HAZMAT 和事件管理培训不足
经验 3	缺乏现场控制、保护和人员洗消，从而导致了更多的人员伤亡
经验 4	缺乏化学和生物毒剂袭击现场的复苏救助，从而导致了更多的人员伤亡
经验 5	这次事件催生了一个重要的数据库，用于对暴露在神经毒剂中的患者进行医治

化学、生物、辐射和核能的危害

化学

从历史上看，化学毒剂纯粹是一个军事问题，因为只有少数人能够接触到或了解化学毒剂或武器。然而，在过去的 20 年里，由于有毒化学品在工业制造中的进一步使用，化学危害的类型已经显著扩大。化学物质的化学危害是指其毒性可能导致死亡或伤害。表 68.2 讨论了最常用的化学试剂的特性。

大多数化学制剂，无论是工业化的还是武器化的，都有能力使人严重丧失行为能力，或导致立即的、潜在的死亡威胁。当接触到超过身体承受范围的化学制剂时，就会出现生理症状。作为麻醉科医师、创伤学医师或急救人员，必须能够迅速区别暴露于化学制剂的轻度和重度症状，如表 68.3 所示。下面概述了化学制剂的主要类别：

1. 起泡剂（发泡剂）：通常影响眼睛和黏膜。此外，它们还会破坏呼吸道的上皮组织。对于麻醉科医师来说，这些患者的气道管理可能难度很大，因为脱落的上皮和坏死的组织阻塞了声门视野和解剖[35]。总体而言，症状和毒性取决于制剂的类型、制剂的浓度、天气 / 天气模式和暴露时间。

2. 血液制剂（神经制剂）：通常会抑制血液或血红蛋白向人体细胞转运氧气，或者以其他方式导致组织的低氧血症。总体而言，血液制剂的浓度越高，这些制剂快速致死的概率就越高。大多数血液制剂抑制乙酰胆碱酯酶活性，增加毒扁豆碱和烟碱受体上乙酰胆碱的浓度，引起胆碱能毒性[36]。体内过量的乙酰胆碱可引起无数症状，对于麻醉科医师气道管理来说，会受到气道分泌物和支气管痉挛造成的严重阻塞的干扰，这就是为什么应该在任何气道干预之前使用阿托品[12, 37-38]。高浓度的药物会导致生理机能的快速下降，进而导致心肺骤停。

3. 窒息剂（肺剂）：通常在较低剂量时会导致液

表 68.2	最常讨论的化学武器制剂				
名字	类型	特性	作用机制	生理症状	发作时间
沙林气	神经	无色、无味、易挥发	抗胆碱酯酶药	窒息、瞳孔缩小、头痛、恶心、呼吸窘迫、抽搐、死亡	数分钟
VX（VR）气	神经	无色、无味、油性液体	抗胆碱酯酶药	窒息、瞳孔缩小、头痛、恶心、呼吸窘迫、抽搐、死亡	< 30 min
芥子气	水疱	大蒜气味、油性液体	发泡剂，骨髓抑制，烷化剂，破坏脱氧核糖核酸	皮肤、眼睛、肺部起水泡	约 4 ~ 6 h
氰化气	血液	杏仁味、挥发性	在细胞水平干扰氧气的利用	阻碍氧气转移，呼吸抑制	数分钟

Adapted from the Multi-Service Doctrine for Chemical, Biological Radiological and Nuclear Operations (FM 3-11, MCWP 3-37.1, NWP 3-11, AFTTP 3-2.42)

表 68.3　暴露于化学制剂的典型症状	
轻度症状 *	重度症状 †
■ 流鼻涕	■ 突然意识不清
■ 突发性严重头痛	■ 喘息，呼吸困难
■ 流口水	■ 瞳孔缩小
■ 视物模糊	■ 痛性流泪
■ 胸痛	■ 突然暴发性呕吐
■ 呼吸困难	■ 严重的肌肉抽搐 / 癫痫
■ 出汗	■ 尿失禁
■ 肌肉抽搐 / 痉挛	■ 大便失禁
■ 胃痉挛	■ 严重的呼吸困难
■ 恶心	

* 化学制剂中毒的某些症状可能与严重的中暑症状相混淆。
† Adapted from the Multi-Service Doctrine for Chemical, Biological Radiological and Nuclear Operations（FM 3-11，MCWP 3-37.1，NWP 3-11，AFTTP 3-2.42）

体转移到小气道，而在较高剂量时，所有主要气道都会受到刺激并变得干燥，进而导致窒息、气体交换不良，最终死亡。呼吸急促、浅呼吸、咳嗽疼痛和皮肤发紫是肺水肿和氧合障碍的征兆。通常，这些患者会出现类似急性呼吸窘迫综合征的肺部生理学症状，原因是液体转移、气道刺激和炎症。

　　4. 防暴剂：通常会导致流泪或呕吐。与窒息剂不同的是，它们是一种刺激物，用来造成短暂的痛苦和干扰，以制服威胁性或攻击性的人，或使其丧失行动能力。这些药物大多通过抑制不同的酶并增加缓激肽的释放而起效[16]。总而言之，这些药物除了冲洗眼睛和脱离药物环境外，不需要太多的医疗护理。

生物

　　生物危害相对容易产生的最主要的原因是生产设备没有环境要求。这些微生物或有机体的产生可能对人类和动物的福祉构成重大威胁。生物制剂与化学制剂的不同之处在于，生物制剂是活的有机体、病毒、毒素和（或）微毒素，用来使其他人或其他有机体失能、损伤或死亡。虽然大多数生物制剂都很小，但它们具有巨大的杀伤力和应用于大规模攻击的潜力。大多数生物制剂在世界各地都可以获得，与化学、放射或核毒剂的武器化相比，生产成本相对较低。今天最常讨论的生物制剂比大多数化学制剂更强、更致命。表 68.4 中概述了这些生物毒剂。许多生物毒剂的一个共同局限性是：它们会因环境条件的变化（如紫外线、温度和湿度）而降解。

　　生物战和生物袭击导致的许多初始症状是模糊的和非特异性的。然而，如果高度怀疑是生物袭击的情况，必须采取措施保护急救人员和医务人员。物理防护屏障和个人防护装备（personal protective equipment，PPE）是重要的基础预防措施。此外，对于其他灾害救援人员，还有针对某些生物制剂的疫苗接种和免疫接种。在生物袭击期间应保护好我们主要的急救人员和医护人员，他们才能更好地发挥作用，更易于救治那些直接和即刻处于危险中的人。PPE 和这些概念将在流行病和大流行性传染病暴发部分进行更详细的探讨。

放射性武器、核武器及其影响

　　辐射危害包括能够通过中子、γ 射线、α 粒子或 β 粒子的电离效应造成损害、伤害或破坏的电磁辐射或粒子辐射。辐射损害可以通过许多方式发散，但最终会对大量人口造成破坏、损害或伤害，同时使更多的人口暴露在电离辐射挥之不去的影响之中。

　　核武器是指能够单独武装、发射、融合和引爆以造成大规模核爆炸的完整组件，能够对大范围内的土地、环境、人和动物造成重大破坏。核武器的强度比化学和生物武器大，从爆炸的角度来看，部署核武器将造成更多的死亡和破坏。短期和长期的破坏可以归因于核尘埃，核尘埃是在核爆炸后被推入大气层的残余放射性物质。因此，核物质和放射性物质实际上是从天上掉下来的，并被大气层内的风吹到数公里之外[39]。

　　不同于化学或生物攻击，经历核 / 辐射攻击的受害者很少需要立即进行气道干预，即使是最严重的暴露患者。虽然核战争可以摧毁大片地区，但其直接影

表 68.4　最常讨论的武器化生物制剂			
通用名	制剂	生理症状	发病
炭疽	炭疽杆菌	发热、疲劳、严重呼吸障碍、高热和脉搏过快。肺炭疽病 90% 以上是致命的	1 ～ 5 天
瘟疫	鼠疫耶尔森氏菌	发热、头痛和心率加快，随后是肺炎以及皮肤和黏膜出血。未经治疗的鼠疫肺炎死亡率接近 100%，但早期治疗可将死亡率降至 5%	2 ～ 3 天
兔热病	土拉弗朗西斯菌	发热、寒战、头痛和肌肉疼痛。未经治疗的兔热病可导致 30% ～ 60% 的死亡率；经治疗后，死亡率降至 1%	3 ～ 5 天
肉毒中毒	肉毒梭菌	极度虚弱、恶心、头痛和肠道疼痛，导致呼吸抑制，可能导致死亡	2 ～ 26 h

Adapted from the Multi-Service Doctrine for Chemical, Biological Radiological and Nuclear Operations（FM 3-11, MCWP 3-37.1, NWP 3-11, AFTTP 3-2.42）

响类似于一个高当量炸弹。核武器与常规炸弹的主要区别在于核武器的破坏力要大几个数量级。总体而言，应谨慎处理高剂量辐射的影响。最常见的是对血液系统、胃肠系统、神经系统、心血管系统和体表系统进行支持性治疗。在一次严重的放射或核攻击之后，有明显恶心和呕吐的患者可能需要气管内插管保护气道。

大规模伤亡情况和化学、生物、辐射或核攻击

总体而言，民间部门在条件允许的情况下，可以根据美国军方处理 CBRN 的结构、功能和重点，以此为基础进行调整，以帮助改善患者的救治，同时将附带损害降至最低。所有 CBRN 事件都是紧急情况，需要多系统协调和组织。表 68.5 显示了 CBRN 危害的来源和类型。发生 CBRN 情况的基本原因有三个：

1. 故意：这是一种故意的行为，为了政治、宗教或意识形态的目的，以毒剂、放射剂的释放或爆炸物为形式制造威胁。

2. 意外：人为错误导致的有毒物质、放射性物质释放到环境中或导致爆炸性材料爆炸。

3. 自然：直接或间接因自然灾害而引起，导致有毒物质、放射性物质释放到环境中或引爆爆炸性物质。

目前，美国麻醉科医师协会（American Society of Anesthesiologists，ASA）有几个建议方案应对 CBRN 袭击，但需要进行广泛和持续的培训来使这些方案发挥作用。灾难准备和协调不仅仅是一个需要管理的 ED 问题。对于麻醉科医师来说，加强临床技能和实践至关重要，以便在发生大规模伤亡事件时、在自然灾害期间或在潜在的 CBRN 袭击期间，他们准备好立即做出适当的响应。框 68.2 概述了所有医务人员在 CBRN 袭击期间应遵循的基本 CBRN 规则。许多医务人员没有足够的培训基础来支持大规模伤亡的救治状态，这导致了不安和混乱的增加。在民用医院中，对

框 68.2	CBRN 应对人员的基本规则和安全指南
规则 1	**不要**让自己成为受害者
规则 2	在移至手术室之前，务必对现场和患者进行净化处理
规则 3	永远不要认为疫苗可提供 100% 的保护
规则 4	应该始终避免被污染的人或物"不经处理地直接进入""安全区"
规则 5	我们都会犯错误，但怀疑是传染病时，请呼叫 CDC 或 WHO
规则 6	始终对伤员进行净化处理，然后立即开始 ACLS、ATLS 和复苏措施以稳定患者情况
规则 7	注意无菌操作，许多患者的免疫系统会受到损害和（或）已经有中性粒细胞减少的情况
规则 8	脑部的辐射暴露可引起各种原发性、继发性和三级中枢神经系统症状
规则 9	与化学/生物性受害者相比，电离辐射的受害者对医务人员的风险较小

ACLS，高级心脏生命支持；ATLS，高级创伤生命支持

CBRN 作为一个整体进行培训极具挑战性，因为将整个医院关闭一天或几个小时来正确地进行练习、训练和准备是几乎不可能的。美国军方、军队医院和医疗人员已经对驻扎在美国本土和国外有需求的连队、营进行了针对 CBRN 袭击的指挥训练演习，这有助于在动乱和内乱时期维持秩序、指挥工作和救治患者。

化学、生物、辐射或核攻击期间的事件管理和个人防护装备

面对 CBRN 袭击造成的大规模伤亡事件，恐慌和混乱是意料之中的。成功应对 CBRN 袭击需要负责指挥和控制的人，以及医疗卫生人员优先考虑以下事项：人员安全、人员保护、指挥机构和现场通信。与美国军方类似，民用部门也有地方、州和联邦响应系统形式的指挥控制实体组织。一旦为相关事件建立了指挥机构，指挥官就直接负责指挥和控制所有可用资源。

CBRN 意外事故处理的第一条原则是，"不要让自己成为受害者"。事故指挥官或负责人负责设置保护级别，以确保为所有医疗人员和急救人员提供最大

表 68.5 化学、生物、辐射或核威胁和危害			
化学	生物	辐射	核
大规模杀伤性武器			
■ 化学武器	■ 生物武器	■ 辐射发散装置	■ 核武器
■ 化学制剂	■ 生物制剂	■ 辐射暴露装置	■ 简易核装置（简易爆炸装置/IND）
■ 非传统制剂	■ 非传统制剂		
有毒工业材料			
有毒工业化学品	有毒工业生物制品	有毒工业放射性物质	
其他来源			

Adapted from the Multi-Service Doctrine for Chemical, Biological Radiological and Nuclear Operations（FM 3-11, MCWP 3-37.1, NWP 3-11, AFTTP 3-2.42）

限度的屏障保护和足够的个人防护装备。遗憾的是，我们可能无法立即知道所需的合适的 PPE 级别，因此在立即去除污染物和稳定情况工作期间偏向于更高的保护级别是有利的。美国军方已经根据美国环保署的危险废物作业和应急协议调整了他们的个人防护水平[40]。在插管、暴露于体液和（或）空气传播感染期间，最低防护水平应为 C。除了此保护级别外，在未知的 CBRN 袭击中，对受伤严重的人员或那些受到 CBRN 严重袭击和负面影响的人员的所有医疗检查都应按照表 68.6 进行。

防护是事故管理的关键，麻醉科医师应当熟悉几种级别的 PPE 套装和面罩，以及表 68.7 中的洗消技术。针对有毒物质释放的管理有好几个级别的防护等级，但医疗干预的适当级别是 C 级，这个级别的防护有灵活适当的触觉，允许与患者的接触以便在现场提供必要的生命支持和解毒治疗[41]。C 级防护相当于军用来抵御毒性最强的化学战剂和剧毒生物战剂的防护级别[42]。

洗消

多数情况下，最初的危险性是未知的，但保护自己是在现场和医院内救治患者的核心关键点之一。许多威胁是短暂的或暂时的，但依然应假设该威胁是持久的，并可通过现场洗消区域传播。现场指挥官应立即确定医务人员、护理人员以及辅助搜索和研究人员所需的个人防护的级别，这对于防止医疗和救援人员伤亡人数的增加至关重要。为了安全地进行搜救和洗消工作，许多现场指挥官应立即将医务人员和护理人员的个人防护装备的最低级别定为 C 级，并根据现场情况的变化进行升级或降级。分诊人员和医务人员应立即进行以下重要工作：①分诊，②生命支持（TOXALS- 毒理学高级生命支持），③应用解毒剂和进行其他药理学支持。

在洗消区域实施早期生命支持是非常重要的措施[43-44]。1996 年引入了 CBRN 现场洗消和复苏的独特方式，并被特别命名为毒理学高级生命支持（Toxicology Advanced Life Support，TOXALS），与高级心脏生命支持（advanced cardiac life support，ACLS）、高级创伤生命支持（advanced trauma life support，ATLS）和基本生命支持（basic life support，BLS）一起用于化学、生物和（或）辐射袭击的现场救治。TOXALS 方案对训练有素的医务人员的现场和院内复苏工作进行了扩展，并结合 ACLS、ATLS 和 BLS 的原理，这些原理可以扩展到肺的 ABCDDEE：气道、呼吸、循环、失能、药物、暴露和环境。

化学、生物、放射或核部分小结

CBRN 袭击、自然灾害与战场上的医疗救援具有相似的要素。人员控制、态势控制和现场控制，这三点是维持民间应急救灾系统有序运转和发挥功能的关键。麻醉科医师的主要职责是满足手术需要，但他们拥有先进的医学知识、药理学知识和先进的创伤救助受训经历，这些使他们成为帮助和支持急诊分诊医师的理想人选。并不是所有经历 CBRN 袭击或自然灾害的患者都应立即前往手术室进行救治。在分诊、急救咨询、疼痛管理或重症监护这些工作上，许多急救人员和医务人员需要支持，无论是治疗上的、药理学专业知识上的和（或）手术技能上的支持。例如，由一名麻醉科医师、一名重症监护治疗 / 急诊护士和一名呼吸治疗医师组成的小型巡回团队可以在 CBRN 大规

表 68.6　化学、生物、辐射或核袭击期间严重受伤人员的初步检查	
检查	**实验室检查**
尿素和电解质	■ 动脉血气分析 ■ 血糖 ■ 乳酸 ■ 钙 / 磷 / 镁
全血细胞计数	■ 保存样本供以后分析 ■ 考虑凝血 / 凝血分析
尿常规	■ 保存样本供以后分析
心电图	
X 线胸片	

将所有血液样本存放在安全区，以保护人员安全，并供将来分析

表 68.7　化学、生物、辐射或核事故中的个人防护装备等级[40]	
等级	**个人防护的最低装备要求**
A	■ 正压 SCBA ■ 完全密封的耐化学腐蚀防护服 ■ 双层耐化学腐蚀手套 ■ 耐化学腐蚀靴子 ■ 防化服与手套和靴子之间的空气密封
B	■ 正压 SCBA ■ 耐化学腐蚀的长袖防护服 ■ 双层耐化学腐蚀手套 ■ 耐化学腐蚀靴子
C	■ 全面部空气净化装置（呼吸器） ■ 耐化学腐蚀防护服 ■ 耐化学腐蚀外层手套 ■ 耐化学腐蚀防护靴
D	■ 不提供特定的呼吸或皮肤保护，通常由常规工作服组成

SCBA，自给式呼吸器

模伤亡事件后管理各种各样的危重受伤患者。

麻醉科医师的主要作用是在任何 CBRN 袭击、恐怖袭击或自然灾害造成人员伤亡后，提供稳定和安全的手术条件。但是，这不仅限于术前评估和 CBRN 受害者的术中管理。在危机时期，麻醉科医师不能被隔离在手术室中等待受伤患者的到来。他们必须在医院系统或紧急事件响应系统中积极主动地行动起来，在伤员到达手术室或 ICU 之前对其进行分类和救治。

第四节：流行病和传染病大流行性暴发

直到最近，针对麻醉科医师在生物性灾难中的作用（如流行病和传染病大流行），都只是从最笼统的角度进行了讨论。1952 年哥本哈根脊髓灰质炎疫情期间，丹麦麻醉科医师 Bjorn Ibsen 博士应用正压通气挽救了数百甚至数千人的生命，但直到 2003 年的严重成人呼吸综合征（severe adult respiratory syndrome，SARS）疫情和 2014 年的西非埃博拉疫情，北美麻醉科医师才作为生物灾难管理团队关键成员发挥作用[45-47]。这两次全球医疗危机中，麻醉科医师不仅扮演了看护者的关键角色，而且作为呼吸道管理和重症监护治疗专家，在行使其职责时冒着生命的风险。对疾病的了解、管理的选择以及保护自己不被感染的措施，对于麻醉科医师在下一次流行病或大流行期间最大限度地做出贡献和降低个人易感性都是至关重要的[48]。

以区域流行病和全球大流行形式出现的突发卫生事件有可能导致各大洲和世界各地 1000 多万人死亡[49]。这个数字听起来过高，甚至令人震惊，但与过去几个世纪的大流行相比，它实际上是一个保守的估计。天花是人类历史上最致命的流行病。仅在 20 世纪，死于天花的人数估计就超过 3 亿，占感染天花总人数的 30%[50]。病原体天花病毒可以被追溯到 3000 年前的埃及帝国时期。它的全球传播伴随着现代文明的进步、探索和贸易的不断扩大。由于成功的全球疫苗接种，最后一个死于天花的病例是在 1978 年。1980 年 5 月 8 日，第 33 届世界卫生大会正式宣布天花病毒已从世界根除[51-52]。不幸的是，与天花、脊髓灰质炎和麻疹等根除的以人类为宿主的病毒不同，下一次大流行更有可能是人畜共患病毒传播的结果[53]。

流行性甲型流感

过去的流感大流行时，因为在地方流行周期中发

生基因突变，导致基因片段重组，进而表面蛋白发生重大变化，使病毒在功能上获得新的传染能力，能够在几乎没有群体免疫力的全球人群中持续人传人[54]。由这种抗原转变产生的致病性甲型流感病毒一直是几个世纪以来甲型流感大流行的源头。事实上，在过去的 300 年里，发生了不低于 10 次的甲型流感大流行[55]。仅在上个世纪，就发生了 3 次大流行性。最近一份对 1918 年至 1919 年"西班牙流感"H1N1 大流行的分析估计表明，全世界至少有 5000 万至 1 亿人死于"西班牙流感"。1957 年的"亚洲流感"H2N2 和 1968 年的"香港流感"H3N2（图 68.16）虽然没有那么严重，但也导致了相当大的死亡率（全球约 100 万人，美国约 10 万人）[55-56]。这样的事件突显了禽流感病毒导致大流行的威胁，并强调需要提前做好必要的准备，以加强对未来全球卫生紧急状况的临床和研究响应。事实上，考虑到在人群中传播的人畜共患病–流感病毒–的发病率和多样性，能够引起大流行的特殊病毒随时都可能出现[57]。

2009 年，全球经历了 21 世纪第一起甲型流感大事件。疾控中心将这场全球性流感疫情描述为 2009 年 H1N1 大流行。该病毒含有一种独特的流感基因组合，从未在动物或人类发现过。这些基因与北美猪和欧亚猪 H1N1 流感病毒关系最为密切。正因如此，最初的报告称该病毒为猪流感病毒。然而，很快发现这种新病毒是在人类之间传播，而不是在美国的猪群中传播。从 2009 年 4 月到 2010 年 4 月的一年里，美国有超过 6000 万例病例。幸运的是，这一事件的死亡病例相对有限，据估计，美国有 12 500 人死亡，全球估计有 284 000 人死亡[58-59]。

应对流感大流行的核心是最大程度减少患者和医护人员之间的流感传播。尽管在这方面有丰富的临

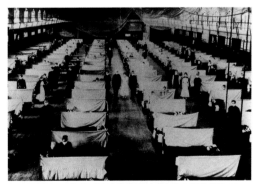

图 68.16　**1918 年流感大流行期间对患者的大规模救治**（From Clements BW，Casani J，eds. Disasters and Public Health：Planning and Response，Second edition. Oxford：Butterworth-Heinemann（Elsevier）；2016.）

床经验，但关于流感如何传播仍存在争议。过去讨论出几种可能的传播方式，有空气传播、飞沫传播和接触传播。每种途径都需要不同的感染控制方法和不同的个人防护措施。最近对多项人类和动物研究的分析得出结论，人类中的流感传播主要在短距离内通过飞沫和接触传播[60]。与传染源之间有密切接触（1.8米以内）时，感染者咳嗽、打喷嚏、说话，以及对感染者进行吸痰或支气管镜检查等操作，会产生大颗粒飞沫，流感病毒通过大颗粒飞沫进行传播。大颗粒飞沫不会悬浮在空气中，不会发生真正的气雾化，因此不需要特殊的通风或气流系统。尚无记录表明空气传播是人传人流感的一种优先传播途径[61]。然而，许多医疗操作，如插管和支气管镜检查，都有可能发生气雾化。目前的文献没有定义流感机会性空气传播的条件。考虑到这方面数据的匮乏，医学上有必要采取空气传播的预防措施和更高水平的个人防护装备（如N95口罩）。这对于麻醉科医师在 ICU 中医治潜在的流感患者或在急诊室、医院病房或手术室进行这类患者的气道管理时尤为重要。

严重急性呼吸综合征

2002 年 11 月在我国广东省首次报道了一种新型冠状病毒——SARS 相关冠状病毒（SARS-CoV）引起的严重急性呼吸综合征（severe acute respiratory syndrome，SARS）。第一个病例似乎是佛山市的一名商人，随后他死于这种疾病。然而，就在 3 个月后，同一省份的一名医师在香港一家酒店的住宿期间生病，此时 SARS 引起了国际关注。随后，住在同一家酒店的十二名客人被感染，其中七名与该医师位于同一楼层。当他们乘飞机回家时，这些酒店客人将病毒传播到了全球。2003 年 3 月，加拿大多伦多首次发现 SARS，因为国际旅行，在不到 4 个月的时间里，大约有 4000 例 SARS 病例和 550 例死亡病例可以被追溯到与香港感染病例相关。最终，共有 29 个国家的 8096 人感染 SARS-CoV，其中 774 人死亡（表 68.8）[62-64]。

表 68.8 按年龄划分的严重急性呼吸系统综合征的死亡率	
年龄（岁）	死亡率
< 24	< 1%
24 ~ 44	6%
45 ~ 64	15%
> 65	> 50%

Modified from Peng PW, Wong DT, Bevan D, et al. Infection control and anesthesia: lessons learned from the Toronto SARS outbreak. Can J Anaesth. 2003; 50（10）: 989-997

多伦多是北美病例爆发中心。加拿大安大略省的卫生部报告了 361 例 SARS 病例，包括 33 例死亡病例（9%）。超过一半的感染者是医护人员，其中包括 3 名麻醉科医师和 1 名重症医护人员[10, 27, 48, 65]。总病死率约为 15%，但 65 岁以上患者的病死率超过50%[9]。2003 年 7 月 4 日，世界卫生组织（World Health Organization，WHO）宣布，全球 SARS 疫情已得到控制[66]。

SARS 和流感一样，都是一种人畜共患病毒。该病毒无处不在，已从猪、牛、狗、猫和鸡中分离出来。2002 年，在中国活禽市场的喜马拉雅棕榈果子狸中分离出 SARS-CoV（图 68.17）[67]。在中国，存在对新鲜宰杀的肉类和家禽的需求。因担心活禽市场成为 SARS-CoV 杂交物种的来源（图 68.17）[67]，导致动物被扑杀，尽管随后的研究没有证实在农场饲养的或野生的果子狸感染了 SARS-CoV。最近的研究数据表明，蝙蝠更有可能是 SARS-CoV 的天然宿主[68]。

病毒主要通过飞沫传播和直接接触传播，表现出侵犯多个器官的特性，不仅在肺中，在肝、肾、汗腺、甲状旁腺、垂体、胰腺、肾上腺和大脑中都发现了这种病毒。因此，这种疾病被认为是一种真正的全身性疾病，肺和肺外表现都增加了医护人员接触感染的机会。这提示麻醉科医师、重症医师和其他医护人员，进行自身防护非常重要，因为病毒不仅可能在呼

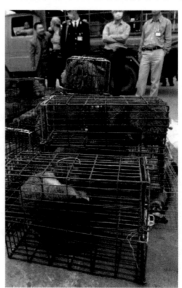

图 68.17 活体动物市场是发生 SARS-CoV 跨物种传播的源头。广州市政府在广州新苑野生动物市场收缴果子狸，以防止 SARS-CoV 的传播（From Lau YL, Peiris JS. Pathogenesis of severe acute respiratory syndrome. Curr Opin Immunol. 2005; 17[4]: 404-410.）

吸道分泌物中，还可能在粪便、尿液甚至汗液中[67]。在对 SARS 患者进行救治时，应注意不仅要使用针对飞沫传播和接触传播的预防措施，其他的必要个人防护装备也需要使用。

中东呼吸综合征

与 SARS 一样，中东呼吸综合征（Middle East respiratory syndrome，MERS）是由新型冠状病毒 MERS-CoV 引起的。沙特阿拉伯首先在两例社区获得性肺炎中发现了 MERS-CoV 感染，并于 2012 年 9 月向世卫组织报告。截至 2018 年 9 月，全球 27 个国家/地区中，实验室确诊 MERS 病例 2260 例，其中 803 例死亡（35.5%）[69-70]。尽管大多数病例在沙特阿拉伯、阿拉伯联合酋长国和韩国，但迄今报告的病例中超过 80% 与沙特阿拉伯有关（彩图 68.18）[71]。

MERS 冠状病毒和 SARS 冠状病毒一样，是一种人畜共患病毒。通过直接或间接接触，单峰骆驼似乎是 MERS 的主要宿主和动物来源。具体的传播方式尚不清楚，但未煮熟的骆驼肉和未经巴氏灭菌的骆驼奶是值得怀疑的传播途径，食用生的或未煮熟的动物产品具有很高的感染风险。在非卫生保健机构中人与人之间的接触传播很少见，几乎没有，也没有持续的人

与人之间的传播记录[72]。

迄今报告的病例中，人与人之间的传播大部分是通过医疗卫生机构内的密切接触实现。2015 年，沙特阿拉伯之外的最大疫情国是韩国[72]。与医院相关的病例中，因一名感染者入院，进而导致多个医疗机构的 186 人患病和 36 人死亡[73-74]。这一特殊病例突出了不符合标准的感染控制和个人防护措施使用不足的严重后果，因为除非有密切接触，否则病毒不容易在人与人之间传播[71]。随着全球旅行的持续加快，医护人员必须持续警惕中东呼吸综合征的威胁。

埃博拉病毒病

埃博拉病毒病（Ebola virus disease，EVD）是一种影响人和非人类灵长类动物的人畜共患病毒病。非洲果蝠被认为是动物宿主，但是这项推测仍未能被证实。埃博拉病毒是一种 RNA 丝状病毒，属于丝状病毒科，有五种类型，其中四种对人类致病。最常见且病死率最高（60% ～ 90%）的是 Zaire 埃博拉病毒。Sudan 埃博拉病毒，Taï Forest 埃博拉病毒，Bundibugyo 埃博拉病毒也对人类具有致病性，但死亡率较低。Reston 埃博拉病毒虽然会导致非人类灵长类动物和猪患病，但未发现导致人类患病[75]。1967 年

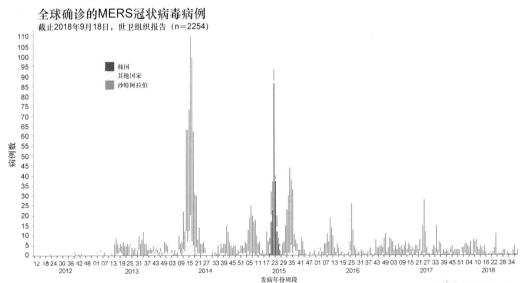

彩图 68.18　**中东呼吸综合征的全球分布情况**（Data from World Health Organization. Available from http://www.who.int/emergencies/mers-cov/epi-18-september-2018.png? ua = 1. ）

首次被报道的马尔堡（Marburg）病毒，是第一个已知的丝状病毒。众所周知，这两种病毒都会在人类中引起病毒性出血热，致死率极高。EVD 较高的病死率使其成为一种重要的生物威胁性病原体，鉴于最近疫情爆发的严重程度，值得对 EVD 进行更详细的讨论[76-77]。

历史上，该病毒被隔离在撒哈拉以南中部非洲的农村地区。1976 年，埃博拉疫情在扎伊尔的 Yambuku 村（即现在的刚果民主共和国北部和南苏丹）沿埃博拉河首次爆发以来，埃博拉疫情在过去 30 年的爆发相对频繁[78]。最终，分离出两种不同基因型的 EVD，分别以各自的地理区域命名[76]。2014 年，西非爆发

有史以来最大的 EVD 疫情。2014 年 3 月 21 日，世卫组织接到几内亚东南部疫情日益严重的通报。这种疾病迅速蔓延到首都科纳克里，然后蔓延到邻国利比里亚和塞拉利昂[77]。西非从未爆发过 EVD，加上这些国家的社会经济条件较差，导致其应对能力有限。截至 2016 年 6 月宣布疫情结束时，共发有 28 610 例感染病例和 11 308 例死亡病例，死亡率为 39%。客观地说，从 1976 年到 2014 年，全球报告的病例不足 2500例（表 68.9）[79]。

埃博拉病毒通过接触感染者的分泌物传播。已在血液、唾液、呕吐物、粪便、尿液、汗液、鼻液、精

表 68.9　1976—2014 年全球埃博拉疫情期间的病例数和死亡人数

国家	年份	城镇	病例人数	死亡人数	病毒类型
刚果民主共和国	2014	多个城镇	66	49	Zaire
乌干达	2012	Luwero District	6*	3*	Sudan
刚果民主共和国	2012	Isiro Health Zone	36*	13*	Bundibugyo
乌干达	2012	Kibaale District	11*	4*	Sudan
乌干达	2011	Luwero District	1	1	Sudan
刚果民主共和国	2008	Luebo	32	15	Zaire
乌干达	2007	Bundibugyo	149	37	Bundibugyo
刚果民主共和国	2007	Luebo	264	187	Zaire
南苏丹[†]	2004	Yambio	17	7	Zaire
刚果共和国	2003	Mbomo	35	29	Zaire
刚果共和国	2002	Mbomo	143	128	Zaire
刚果共和国	2001	未指明	57	43	Zaire
加蓬	2001	Libreville	65	53	Zaire
乌干达	2000	Gulu	425	224	Sudan
南非	1996	Johannesburg	2	1	Zaire
加蓬	1996	Booue	60	45	Zaire
加蓬	1996	Mayibout	37	21	Zaire
刚果民主共和国[§]	1995	Kikwit	315	250	Zaire
科特迪瓦	1994	Tai Forest	1	0	Taï Forest
加蓬	1994	Mekouka	52	31	Zaire
南苏丹[†]	1979	Nzara	34	22	Sudan
刚果民主共和国[§]	1977	Tandala	1	1	Zaire
南苏丹[†]	1976	Nzara	284	151	Sudan
刚果民主共和国[§]	1976	Yambuku	318	280	Zaire

* 数字仅反映经实验室确诊的病例。
† 以前是苏丹的一部分。
§ 前身为扎伊尔。
该表不包括 2014—2016 年疫情和 2017—2018 年刚果民主共和国疫情。
Source：CDC. Outbreaks chronology：Ebola virus disease. Atlanta，GA；CDC；2015. http://www.cdc.gov/vhf/ebola/outbreaks/history/chronology.html
From Bell BP，Damon，IK，Jernigan，DB，et al. Overview，control strategies，and lessons learned in the CDC response to the 2014-2016 Ebola Epidemic. MMWR Suppl. 2016；65（3）：4-11

液和生殖器分泌物中发现埃博拉病毒。没有其空气传播的证据。埃博拉病毒通过黏膜表面或皮肤裂口进入宿主[77]。这一传播途径强化了所有医护人员恰当使用个人防护装备的必要性。病毒一旦进入体内，潜伏期从 2 天到 21 天不等。2014 年疫情的平均潜伏期为 11.4 天，这一平均潜伏期不因国家而异[80]。据报告，从出现症状到病例确诊，从发病到确诊，最常见的症状包括发热（87.1%）、乏力（76.4%）、食欲不振（64.5%）、呕吐（67.6%）、腹泻（65.6%）、头痛（53.4%）和腹痛（44.3%）。2014 年爆发的埃博拉疫情其最突出特征是患者的胃肠道症状不断恶化，并因此导致脱水、严重电解质紊乱、急性肾损伤、低灌注、全身性炎症反应综合征和休克（表 68.10）[78, 80]。毛细血管渗漏综合征在疾病的晚期逐渐加重，但其很少发生呼吸窘迫。临终前，患者出现意识水平下降（可进展为癫痫和昏迷）、弥散性血管内凝血、肝坏死、肾衰竭和消化道出血。发生多器官衰竭，支持性治疗难以缓解，最终导致死亡[77-78, 80-81]。

西非埃博拉疫情爆发期间，有 11 人在美国接受了埃博拉病毒感染治疗。共有 3 名患者从西非被带到美国，经历了多器官衰竭，需要机械通气和肾替代治疗。一名患者存活，两名患者死亡。由专门的生物隔离小组提供救治管理（图 68.19）。高级生命支持治疗分别由埃默里大学医院重症传染病科、内布拉斯加大

表 68.10　27 例埃博拉病毒感染患者在美国或欧洲住院治疗期间的最常见临床表现和处理

表现或处理	占患者百分比
腹泻	100
发热	93
呕吐	74
需要氧疗	70
中心静脉导管	67
留置导尿管	63
SIRS	59
低氧血症	52
静脉穿刺部位渗出	52
肛管	44
肺水肿	44
心电图异常	41
呼吸衰竭	33

Uyeki TM, Mehta AK, Davey RT, etal. Clinical management of Ebola virus disease in the United States and Europe. N Engl J Med. 2016；374[7]：636-646

学医学中心-内布拉斯加州医学的高危险性传染病房，以及德克萨斯州达拉斯健康长老会医院负责。三名患者均为男性，均表现出严重的胃肠道症状，包括严重的腹泻和多器官功能障碍，主要表现为呼吸、心血管、肾和肝功能不全。两名患者患有脑病。所有人都有极高的病毒载量。死亡的两名患者，在其生命的最后 12 小时内，以顽固性乳酸酸中毒和腹胀为特征，提示胃肠道穿孔或缺血[46, 82]。

2014 年西非埃博拉疫情中值得注意的是，约有 27 名埃博拉患者在医疗资源丰富的环境中接受救助。在美国或欧洲的医院就诊的患者，其感染埃博拉病毒的体征和症状与西非埃博拉治疗中心的患者的体征和症状相似。欧洲或美国救治患者病例的死亡率为 18.5%，这明显好于医疗资源受限的西非埃博拉治疗机构的死亡率（37% ～ 74%）和历史死亡率 66%[79, 83]。虽然有高级生命支持、现代诊断和实验室支持以及积极的 ICU 管理，但埃博拉仍然是一种致命的疾病。同样值得注意的是，幸存的危重患者在疾病连续发作的早期就出现了。虽然没有完全肯定早期支持会转化为更好的结果，但 EVD 的第一世界经验表明，早期干预可能会改善结局[82]。

个人防护

由于病原体的高度传染性，管理感染者的后勤工作是复杂的，PPE 的详细讨论不在本章范围之内。即便如此，无论是减少患者之间还是患者和医护人员之间的传播，减少人与人之间的传播的措施是相似的。尽管美国和欧洲救治高传染性疾病患者的医疗机构拥有良好的硬件条件，但对安全和准备工作的培训才是更重要的事情，包括培训医护人员在救治患者的同时要保护好自己[84]。如上所述，埃博拉病毒是一种高度传染性的病原体，其感染剂量小于 10 个病毒颗粒。考虑到血液病毒滴度可以超过每毫升 10^8 个病毒颗粒，那么训练有素的医护人员被感染也就不足为奇了[83, 85]。

在医院病房、手术室和 ICU 照顾患者的医务人员的感染风险最高。这一情况在 SARS 冠状病毒、MERS 冠状病毒，当然还有埃博拉病毒的经历中都得到证实。在所有情况下，患者都有传染性，并且在某些情况下，医务人员会因缺乏培训、缺乏对疾病病理生理学的了解，以及不知如何在照顾好患者的同时保护自己，进而被感染甚至死亡[84]。

尽管在救治所有患者时建议遵循标准的感染控制通用预防措施，但与口腔和呼吸道分泌物密切接触的麻醉科医师需要特别注意适用于呼吸道感染患者或其

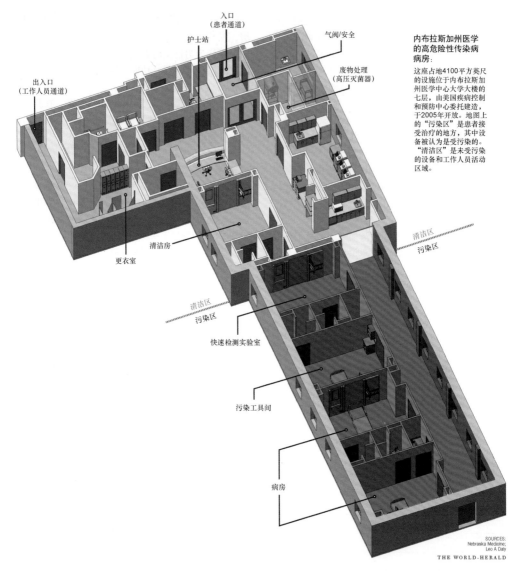

入口
（患者通道）

护士站

气阀/安全

废物处理
（高压灭菌器）

出入口
（工作人员通道）

内布拉斯加州医学
的高危险性传染病
病房：
这座占地4100平方英尺
的设施位于内布拉斯加
州医学中心大学大楼的
七层，由美国疾病控制
和预防中心委托建造，
于2005年开放。地图上
的"污染区"是患者接
受治疗的地方，其中设
备被认为是被污染的。
"清洁区"是未受污染
的设备和工作人员活动
区域。

清洁房

更衣室

清洁区
污染区

清洁区
污染区

快速检测实验室

污染工具间

病房

SOURCES:
Nebraska Medicine;
Leo A Daly

THE WORLD-HERALD

图68.19　内布拉斯加州高危险性传染病病房。2014年，三名埃博拉病毒患者在那里接受了麻醉科医师–重症医师的救治（Courtesy Omaha World-Herald, Omaha, NB.）

风险的医院要求。除了采取必要的接触传播常规预防措施（手卫生、手套和防护服）来防止相互之间的接触传播之外，还应对所有可疑或确诊的流感、SARS或MERS的患者采取飞沫传播的预防措施。至少，医务人员在进入可疑流感患者的房间时应该戴上口罩，包括在围术期区域，如术前等待区域或麻醉后护理单元。将可疑流感患者从医院的一个区域转移到另一个区域时，应当谨慎地让患者在转运过程中戴上口罩。如果在医学上是安全和适当的话，往返手术室的途中

也应当戴上口罩[61]。

　　麻醉科医师通常会对患有上述高度传染性病原体的患者实施医疗操作，这些操作存在产生气溶胶的可能。针对可疑或确诊患者，我们仅仅实施对优化治疗而言至关重要的操作。例如，对于埃博拉患者，不应放置中心或外周导管进行血流动力学监测，而应在重要的血管通路上留置导管通路，以便获取血液样本，管理液体，保证电解质平衡和输注血管活性药物，避免反复穿刺。同样，无创正压通气（noninvasive positive pressure ventilation，NIPPV）可能会导致呕吐、呕血和（或）误吸，相比之下，尽管存在病毒雾化的风险，但在考虑呼吸支持时，早期插管可能是更可取的措施。NIPPV 还可能导致含有病毒的液体雾化，使医务人员不仅面临感染埃博拉病毒的高危风险，而且还面临其他高传染性疾病的风险。动脉管道应尽可能放置在上肢，并避免放置在股动脉的位置，因为存在管道被粪便污染的潜在风险（图 68.20）[46, 75]。如果需要插管，则必须仔细地为半择期性非紧急插管制订预案。为最大限度地减少与插管相关的并发症，需要确保所有可能需要的药物的可用性，以及获得所有可能需要的气道安全设备。此外，根据相应的生物防护水平，医务人员在进入患者所处环境之前需要穿上合适的个人防护装备，整个过程所需时间较长，医务人员必须适应。

　　最后，所有医护人员必须学习并理解针对每种不同病原体的个人防护指南。当然，在救治埃博拉患者时，最低水平的个人防护装备应该包括一次性防水套装，包括头罩、N95 口罩、一次性全脸防护罩、两套手套（正确密封），以及不透水的脚部和腿部覆盖物。当医务人员进行任何存在高气雾化风险的医疗操作时，强烈建议使用电动空气净化呼吸器[46, 77]。脱下个人防护装备时，可能是被埃博拉病毒污染风险最高的时刻。因此，整个脱防护装备的过程都应由同事严格监督。且该同事在监督脱防护装备的医护人员时，不应再担任任何其他角色（图 68.21）。

致谢

　　编者和出版商感谢 David J. Baker 博士在上一版中为此主题所做的贡献。这些贡献是本章的灵感来源。

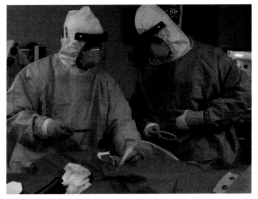

图 68.20　内布拉斯加州高危险性传染病病房内，麻醉科医师正在进行超声引导下中心静脉置管

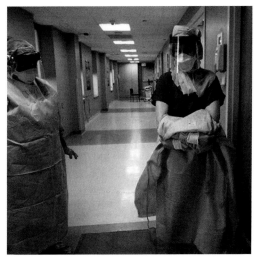

图 68.21　内布拉斯加州高危险性传染病病房内，医务人员脱下个人防护装备的过程受到同事的严格监督

参考文献

1. Polonsky J, et al. *PLoS Currents*. 2013;5.
2. Daniell J, et al. *Natural Hazards and Earth System Sciences Discussions*. 2013;1:1913–1942.
3. McCunn M, et al. *Anesth Analg*. 2010;111(6):1438–1444.
4. Walk RM, et al. *Disaster Med Public Health Prep*. 2012;6(4):370–377.
5. Sechriest VF, et al. *Am J Disaster Med*. 2012;7(4):281–294.
6. Walk R, et al. *Disaster Med Public Health Prep*. 2012;6(4):370–377.
7. Missair A, et al. *Prehosp Disaster Med*. 2010;25(6):487–493.
8. Firth PG, et al. *Anesth Analg*. 2011;113(3):545–547.
9. Firth PB. *N Engl J Med*. 2010;362(14):e50.
10. Mathias JM. *OR Manager*. 2011;27(7):6–7.
11. Carlton PK. *Am J Disaster Med*. 2012;7(4):321.
12. Neblett Fanfair R, et al. *N Engl J Med*. 2012;367(23):2214–2215.
13. Charuluxananan S, et al. *Acta Anaesthesiol Scand*. 2006;50:320–323.
14. Fitzsimons MG, et al. *Mil Med*. 2007;172:227–231.
15. Hurricanes in History: Katrina. National Hurricane Center web site.
16. Krane NK, et al. *JAMA*. 2007;298(9):1052–1055.
17. Hutson LR, et al. *The Ochsner Journal*. 2011;(11):29–33.
18. Santos-Lozada AR, Howard JT. *JAMA*. 2018;320(14):1491–1493.
19. Santos-Burgoa C, et al. *Lancet Planet Health*. 2018.
20. Sacks CA, et al. *JAMA Intern Med*. 2018;178(7):885–886.
21. Roccaforte JD. *Crit Care*. 2001;5(6):307–309.
22. Berkowitz B, Lu D, Alcantara C. *The terrible numbers that grow with each mass shooting*. Washington Post; 2018.
23. Sher H. *What I saw treating the victims from Parkland should change the debate on guns*. The Atlantic; 2018.
24. King DR, et al. *J Trauma Acute Care Surg*. 78(3):594-599.
25. Gates JD, et al. *Ann Surg*. 2014;260(6):960–966.
26. Multiservice Doctrine Chemical, Biological, Radiological and Nuclear Response – September 2016 – Joints Chiefs of Staff – JP 3-41.
27. James S. *AJA*. 2011;115(1):69–101.
28. Reddy C. *The Growing Menace of Chemical War*. Woods Hole Oceanographic Institute; 2007.
29. Graham J, Graham T. *Cornerstones of Security Arms Control Treaties in the Nuclear Era*. Seattle: University of Washington Press; 2011.
30. United Nations. *Report of the mission dispatched by the Secretary general to investigate allegations of the use of chemical weapons in the conflict between the islamic republics of Iran and Iraq*. UN Document no. 18852. New York: United Nations; 1987.
31. Hammick M: Int Defense Rev 1323, 1991.
32. Hiltermann Joost R. *A Poisonous Affair: America, Iraq, and the Gassing of Halabja*. Cambridge University Press; 2007:183.

33. Tu AT. Overview of the sarin terrorist incidents in Japan in 1994 and 1995. In: *Proceedings of the 6th BCW Protective Symposium, Stockholm, NDRE. FOR–R–98, 00949–862–6E, Umea, Sweden*. Defense Research Establishment; 1998.
34. Deleted in proofs.
35. White SM. *Br J Anaesth*. 2002;89:306–324.
36. Nicholson-Roberts TC. *J R Army Med Corps*. 2010;156(suppl):327–334.
37. US Department of the Army, US Department of the Navy, US Department of the Air Force. *NATO Handbook on the Medical Aspects of NBC Defensive Operations*. AMedP-6© Vol III. Washington, DC: DA, USN, USAF; 2006. Chapter 2.
38. Eddleston M, et al. *Lancet*. 2008;371:597–607.
39. Triffet T, LaRiviere PD. "*OPERATION REDWING - Project 2.63, Characterization of Fallout - Pacific Proving Grounds, May-July 1956*". US Naval Radiological Defense Laboratory; 1961. Archived from the original on 2008-04-10.
40. U.S. Code of Federal Regulations Title 29, Labor, Subtitle B, Chapter XVII, Part 1910, Subpart H, Section 1910.120, Hazardous Waste Operations and Emergency Response.
41. Borak J, et al. *Hazardous Materials Exposure: Emergency Response and Patient Care*. Engelwood Cliffs, NJ: Prentice Hall; 1991.
42. US Public Health Service. *Centers for Disease Control and Prevention; Department of Health and Human Services, National Institute for Occupational Safety and Health. Guidance on Emergency Responder Personal Protective Equipment (PPE) for Response to CBRN Terrorism Incidents*. DHHS (NIOSH) Publication 2008.132; 2008.
43. Baker DJ. *Resuscitation*. 1999;42:125.
44. UK Ministry of Defence. *Clinical Guidelines for Operations*. London, England: MOD; 2011. Joint Doctrine Publication: 4-03.1.
45. Lassen HC. *Proc R Soc Med*. 1954;47(1):67–71.
46. Johnson DW. *Crit Care Med*. 2015;43(6):1157–1164.
47. Peng PW, et al. *Can J Anaesth*. 2003;50(10):989–997.
48. Kamming D, et al. *Br J Anaesth*. 2003;90(6):715–718.
49. Gates B. *N Engl J Med*. 2015;372(15):1381–1384.
50. Flight C. *Smallpox: Eradicating the Scourge*. British History; 2017.
51. History of Smallpox | Smallpox | CDC; 2017.
52. Radetsky M. *Pediatr Infect Dis J*. 1999;18(2):85–93.
53. Belser JA, et al. *Virology*. 2018;524:45–55.
54. Webb SA, et al. *Crit Care Med*. 2018;46(3):442–446.
55. Osterholm MT. *N Engl J Med*. 2005;352(18):1839–1842.
56. Cox NJ, et al. *Vaccine*. 2003;21(16):1801–1803.
57. Webby RJ, Webster RG. *Science*. 2003;302(5650):1519–1522.
58. Past Pandemics | Pandemic Influenza (Flu) | CDC; 2018.
59. Dawood FS, et al. *Lancet Infect Dis*. 2012;12(9):687–695.
60. Brankston G, et al. *Lancet Infect Dis*. 2007;7(4):257–265.
61. Prevention Strategies for Seasonal Influenza in Healthcare Settings | Seasonal Influenza (Flu) | CDC; 2018.
62. CDC SARS. (10 Years After) | Disease of the Week| CDC; 2018. https://www.cdc.gov/dotw/sars/.
63. Meera Senthilingam C. *Global pandemics: 7 reasons they're inevitable*; 2017.
64. Wenzel RP, Edmond MB. *N Engl J Med*. 2003;348(20):1947–1948.
65. Wallington T, et al. *Can Commun Dis Rep*. 2003;29(13):113–117.
66. CDC SARS Response Timeline | About | CDC. 2013-04-26.
67. Lau YL, Peiris JS. *Curr Opin Immunol*. 2005;17(4):404–410.
68. Li W, et al. *Science*. 2005;310(5748):676–679.
69. Assiri A, et al. *N Engl J Med*. 2013;369(5):407–416.
70. World Health Organization. *Epidemic and pandemic-prone diseases: MERS situation update, September 2018*; 2018.
71. Arabi YM, et al. *N Engl J Med*. 2017;376(6):584–594.
72. WHO. *Middle East Respiratory Syndrome Coronavirus (MERS-CoV)*; 2018.
73. Ki M. *Epidemiol Health*. 2015;37:e2015033.
74. Kim KM, et al. *Epidemiol Health*. 2015;37:e2015041.
75. Virus Ecology Graphic | Communication Resources | Ebola (Ebola Virus Disease)| CDC; 2016.
76. Feldmann H, Geisbert TW. *Lancet*. 2011;377(9768):849–862.
77. Funk DJ, Kumar A. *Can J Anaesth*. 2015;62(1):80–91.
78. Fowler RA, et al. *Am J Respir Crit Care Med*. 2014;190(7):733–737.
79. Bell BP, et al. *MMWR Suppl*. 2016;65(3):4–11.
80. Team WHOER, et al. *N Engl J Med*. 2014;371(16):1481–1495.
81. Hunt L et al. *Lancet Infect Dis*. 2015;15(11):1292–1299.
82. Sueblinvong V, et al. *Crit Care Med*. 2015;43(10):2066–2075.
83. Uyeki TM, et al. *N Engl J Med*. 2016;374(7):636–646.
84. Adams JJ, et al. *Simul Healthc*. 2016;11(2):72–74.
85. Iwen PC, et al. *Am J Clin Pathol*. 2015;143(1):4–5.

69 眼科手术麻醉

ZHUANG T. FANG，ELAINE CHIEWLIN LIEW，MARY A. KEYES
宵交琳 译 鲁开智 审校

要 点	■ 眼科手术通常被认为是"低风险"手术。然而，由于伴有与年龄相关的基础疾病，接受眼科手术的患者往往是高风险人群。
	■ 虽然部分眼科手术（白内障、青光眼、单纯玻璃体切除术）时间短，但患者基数大，兼顾效率与安全极富挑战。
	■ 大部分眼科手术可在表面麻醉或眼眶神经阻滞联合监护麻醉（monitored anesthesia care，MAC）下进行。
	■ 深刻理解并掌握眼的解剖学和生理学知识对确保麻醉安全十分必要。这包括掌握麻醉药物自身特性和其对眼压的影响，以及掌握眼科用药的全身效应。
	■ 眼眶阻滞，特别是球后阻滞，可能会伴有严重的并发症，包括球后出血，局麻药逆行播散至蛛网膜下腔导致脑干麻醉，进而意识丧失，呼吸骤停。
	■ 白内障手术术前常规实验室检查不是必需的，没有证据表明常规术前实验室检查可以降低围术期不良事件发生率。
	■ 大约30%～40%的眼科手术需要行全身麻醉。包括小儿手术、复杂手术、需要保持肌肉松弛的手术，以及因为各种原因不能进行监护麻醉的成人手术。
	■ 斜视手术是小儿术后呕吐的独立危险因素。
	■ 眼球开放性损伤的急诊患者，需要在全身麻醉下施行手术以挽救视力时，琥珀胆碱可用于空腹的手术患者。
	■ 仔细术前评估，优化基础疾病管理，充分镇痛，预防术后恶心呕吐，维持血流动力学稳定，这些做法可以有效减少麻醉恢复时间和非预期的住院治疗。

眼科麻醉概论

视觉是人体最重要的功能之一。视力减退和失明限制了人们的日常生活能力[1-3]，增加了美国的社会经济负担，严重影响了患者的生活质量[4-5]。目前，美国约有420万成人视力受损[6]。早诊断早治疗，包括手术（白内障摘除），能改善患者视力，或延迟和减弱视力损害的病理生理过程，如青光眼和糖尿病视网膜病变。专门从事眼科麻醉的麻醉科医师在保障患者手术舒适安全方面发挥着重要作用[6]。

眼科手术是老年人最常见的手术类型[7]。这一类型手术涵盖范围广，囊括从仅需简单镇静的白内障手术到需要全麻的复杂手术，例如眼眶减压、复杂角膜移植和视网膜手术。大多数眼科手术持续时间短，主要在门诊手术中心进行。接受眼科手术的患者人群年龄跨度大，囊括从早产儿到耄耋老者。因为眼科手术本身不会引起剧烈的生理功能紊乱，也不会造成大量失血或严重的术后疼痛，所以眼科手术通常被认为是低风险手术[8]。然而，接受眼科手术的多为老年患者，其患有基础疾病（如糖尿病、高血压、冠心病和慢性阻塞性肺疾病）的概率较高。充分的术前评估和优化基础疾病管理能防止非计划性取消手术和入院治疗。

在眼科手术麻醉中，患者安全至关重要。根据1980年至2000年美国麻醉科医师协会（American Society of Anesthesiologists，ASA）统计的索赔项目，索赔原因包括全身麻醉或监护麻醉（monitored anesthesia care，MAC）下患者术中体动导致的严重眼损伤，以及伴或不伴患者体动的眼眶阻滞相关针刺损伤[9-10]。ASA分析认为，MAC下眼科和非眼科手术发生索赔的主要原因包括术中氧合或通气不足、心血管事件、设备故障、麻醉不充分导致的患者体动，以及过度镇静导致的死亡或永久性脑损伤[11]。目前与眼科麻醉相关的术后并发症的文献很少。一项回顾性研究发现，眼科麻醉后监护治疗病房（postanesthesia care unit, PACU）滞留时间延长的发生率约为 0.6%，滞留时间延长的主要原因包括低血压、心动过缓、术后恶心呕吐（postoperative nausea and vomiting, PONV）和镇静过度[12]。一项类似的研究发现，非计划入院的主要原因包括新发的心律失常、疼痛、PONV 和肺相关事件（缺氧和误吸），其发生率为 0.23%[13]。总体而言，眼科手术安全可靠，其麻醉相关并发症发生率较低。

眼科手术已广泛推广并应用加速康复外科理念，使得患者术后能够早日出院，恢复正常的日常生活[14]。每个患者的麻醉预案均需个性化，需要考虑手术的具体类型、复杂程度、持续时间，患者的潜在基础疾病、焦虑程度、对麻醉的期望和既往麻醉史，且以"加速康复"为目标，最大程度地降低术后不良事件发生率。外科围术期家庭医疗模式，是以患者为中心、以团队为基础的医疗模式，能改善人群健康，降低医疗成本，提高患者满意度[15]。这种医疗模式能改善预后[16]，值得在包括眼科手术在内的门诊手术中推广应有。

患者满意度已成为包括麻醉管理在内的医疗服务的评价指标[17-18]。眼科手术围术期患者满意度相关因素包括透明的信息、良好的沟通、完善的疼痛管理、舒适的医疗环境以及医护人员的关怀[19-20]。

眼部解剖学

眼睛是一个精细而复杂的器官，可以感知周围环境的明暗，提供视觉图像，并有助于深度感知和身体运动平衡控制。眼睛近似球形，其前后径约为 24 mm，位于眼眶内。眼球壁有三层：巩膜、葡萄膜和视网膜。图 69.1 展示了眼睛的各部分组成。

巩膜位于眼球最外层。巩膜由角膜延续而来，为致密的胶原纤维结构，不透明，呈乳白色，质地坚韧。角膜和巩膜的连接部分称作角膜缘，含有具有上皮再生功能的干细胞。角膜的折光作用提供眼睛大约 60% 的聚焦能力。

葡萄膜位于中间层，包括脉络膜、虹膜和睫状体三部分。脉络膜是位于后方的一层血管。脉络膜出血是术中出血的原因之一。着色的虹膜通过肌肉纤维的舒张改变瞳孔大小，从而控制光线摄入。当交感神经兴奋时，引起虹膜扩张肌收缩，扩张瞳孔；而副交感神经兴奋时，引起虹膜括约肌收缩而导致瞳孔收缩。睫状体位于虹膜的后面，它产生房水。睫状肌纤维通过释放晶状体悬吊纤维或小带上的张力来调节焦点。

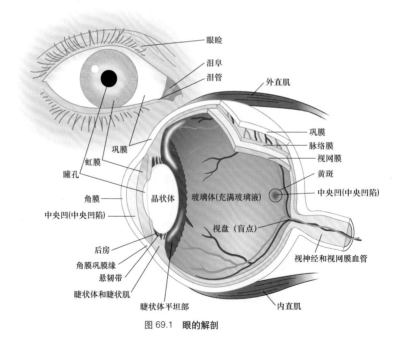

图 69.1   眼的解剖

而晶状体混浊会导致白内障。所谓的葡萄膜炎即是这些结构（虹膜、脉络膜和睫状体）的一种炎症状态。

视网膜位于眼球壁内层，是一个由高度特化的神经组织组成的膜，是感光的重要部位，与视神经相连。光刺激视网膜光感受器产生神经信号，由视神经传递到大脑。视网膜中没有血管，脉络膜为视网膜提供血循环营养。脉络膜层与视网膜脱离影响视网膜血液供应，是导致视力丧失的主要原因。视网膜层大约在虹膜后 4 mm 处结束。角膜缘和视网膜之间的区域称为平坦部，因为此区域没有视网膜层，所以是玻璃体切除手术的安全入口。

眼睛中央充满了玻璃体凝胶，这种稠密的液体附着在血管和视神经上。玻璃体对视网膜的牵引是视网膜脱离的原因之一。玻璃体的瘢痕、出血或混浊可通过玻璃体切除来治疗。

眼外肌支配眼球在眼眶内的运动。起始于眼眶顶端附近的纤维环，并附着于巩膜上。六条眼外肌位于眼后锥体内，肌纤维自成一束，围绕视神经、眼动静脉和睫状神经节。

眼睑由外层皮肤、肌肉层、纤维层和睑结膜层构成。睑结膜是一种黏膜，覆于眼睑内面，覆盖眼球直到角膜巩膜交界处。

泪腺位于眼眶外上方额骨的泪腺窝内。在眼球表面分泌泪水。泪水通过眼睑内侧眼角附近的小点流出。泪水通过泪小管流向泪囊和泪管，排入鼻咽。

眼动脉为眼眶结构提供大部分血液供应。它是颈内动脉的一个分支，靠近 Willis 环。眼上静脉和眼下静脉直接流入海绵窦。

脑神经（cranial nerves，CN）支配眼部结构。视神经（CN Ⅱ）传递来自视网膜的神经信号。动眼神经（CN Ⅲ）、滑车神经（CN Ⅳ）和外展神经（CN Ⅵ）控制眼外肌。触觉和痛觉是通过三叉神经（CN Ⅴ）传递的。下睑的感觉通过上颌神经（CN Ⅴ₂）传递。上眼睑的感觉通过眼神经的额支（CN Ⅴ₁）传递。眼神经鼻睫状支的感觉纤维连接到内眼角、泪囊和睫状神经节。

睫状神经节支配角膜、虹膜和睫状体，提供感觉神经。副交感神经纤维起始于动眼神经（CN Ⅲ）和睫状神经节中的突触，支配虹膜括约肌。交感神经纤维起始于颈动脉丛，通过睫状神经节支配虹膜扩张肌。局部麻醉阻滞睫状神经节会引起瞳孔扩大和瞳孔固定。

面神经（CN Ⅶ）从茎乳孔出颅底。通过颧支支配眼轮匝肌运动神经。面神经局部麻醉可以防止眼睑挤压。

眼心反射

1908 年，Aschner 和 Dagnini 首次描述了眼心反射。眼心反射也被称为三叉迷走神经反射。牵引眼外肌或压迫眼球会导致心动过缓、房室传导阻滞、心室异搏或停搏，特别是对内直肌的牵引。刺激任何眼眶内容物，包括骨膜，都可能诱发眼心反射。这种反射因反复刺激而减弱。

反射支的传入始于三叉神经的眼分支，延续至半月神经节和靠近第四脑室的三叉神经感觉核，与迷走神经运动核形成突触。传出的冲动通过迷走神经传到心脏，导致心率减慢和收缩力减弱。

眼心反射更常见于表面麻醉的眼科手术，尤其儿童的斜视手术。球后阻滞不能每次都有效地预防眼心反射，眼眶注射也可能诱发眼心反射。高碳酸血症或低氧血症会加剧眼心反射[21-22]。如果出现心律失常，麻醉科医师应该立即要求外科医生停止操作，同时评估和治疗任何可能加重眼心反射的情况，如缺氧、高碳酸血症和麻醉深度不足等。如果心动过缓持续存在或反复出现，可以静脉注射格隆溴铵或阿托品。一般很少使用肾上腺素治疗眼心反射引起的严重心动过缓或停搏。

眼压

正常眼压（intraocular pressure，IOP）为 16±5 mmHg，超过 25 mmHg 被认为是病理性的。正常的 IOP 是维持角膜曲率和适当屈光度的必要条件。眼内灌注压，被定义为平均动脉压和 IOP 之间的差值，是眼睛内部结构血液供应调节系统的一部分。高 IOP 会影响血液供应，导致视神经功能丧失。

眼球相对说来没有顺应性，除了房水和脉络膜的血容量，内部结构的体积是固定的。因此房水和脉络膜的血容量对 IOP 的调节起着非常重要的作用。80%～90% 的房水是在 Na-K ATP 酶和碳酸酐酶介导下睫状体主动分泌的。其余的来自睫状体上皮的被动过滤和超滤作用。然后，房水越过瞳孔到达前房，通过小梁网流入 Schlemm 管和巩膜静脉窦。小梁网阻力改变是 IOP 调节的主要因素[23]。

任何房水排出障碍都会使 IOP 升高。小梁网硬化被认为是开角型青光眼慢性压力升高的原因。闭角型青光眼的发生是由于周边虹膜肿胀或前移造成的眼球前房角关闭，进而房水排出受阻所致，既往存在窄角的患者更需警惕闭角型青光眼的出现。压力的急剧增加会引起剧烈的疼痛，属于眼科急症。

麻醉药物和麻醉方式对 IOP 有重要影响。所有的挥发性麻醉药都会引起 IOP 下降[24-26]。氧化亚氮（nitrous oxide，N2O）对 IOP 没有影响。常用的静脉诱导麻醉药如丙泊酚、硫喷妥钠和依托咪酯都能降低 IOP，即使镇静剂量的丙泊酚的也能适度降低 IOP[27]。氯胺酮不会增加 IOP（参见儿童眼科麻醉）。目前麻醉药降低 IOP 的机制尚不清楚，可能与中枢神经系统视觉中心受抑制，进而导致眼外肌张力松弛有关[27]。短效阿片类药物，如芬太尼、阿芬太尼和瑞芬太尼在麻醉诱导时可以降低 IOP[28-29]。而咪达唑仑对 IOP 影响很小[30]，可以用于测定儿童 IOP 时的镇静[31]。非去极化神经肌肉阻滞剂（nondepolarizing neuromuscular blocking agents，NMBAs）对 IOP 几乎没影响。琥珀胆碱会使 IOP 增加约 8～10 mmHg[32]，其原因可能与房水排出受阻、脉络膜血容量增加以及中心静脉压增加有关[33-34]。使用肌松拮抗剂新斯的明和阿托品拮抗 NMBAs 可以升高 IOP，但使用舒更葡糖未见对 IOP 有明显影响[35]。

全身麻醉气管插管和急诊时 IOP 会显著升高，反复喉镜检查会使 IOP 升高更明显[36]；相比于直接喉镜，视频喉镜引导气管插管导致的 IOP 增加较少[37-38]。使用喉罩几乎不会影响 IOP[39-40]。其他可以增加 IOP 的麻醉干预措施包括面罩通气、缺氧、高碳酸血症和高血压[34]。咳嗽、劳累或呕吐可使 IOP 升高 30～40 mmHg。麻醉面罩放置不当会使眼睛受压，明显降低眼血流量。眼眶阻滞最初会使 IOP 增加 5～10 mmHg，但在 5 分钟内就会降到基线以下。球周阻滞可能会因为局麻药用量较大而使 IOP 显著增加[41]。

增加 IOP 的生理因素包括仰卧位、俯卧位或头低脚高位。正常的眨眼会使 IOP 增加 10 mmHg，而用力挤压眼睑可以使 IOP 增加到 70 mmHg 以上[42]。

眼科药物

眼科药物可以通过局部、眼部（玻璃体内、结膜下、球后和房内）和全身给药。局部滴眼液可全身系统性吸收，主要在结膜毛细血管和鼻黏膜被全身吸收。泪液引流系统、咽部、胃肠道、面颊和眼睑的皮肤、房水和眼球内部组织也可少量吸收[43]。当需要系统性治疗时，血眼屏障可能会阻碍亲脂性药物的通过；然而，这一屏障可能会受到眼部炎症、眼内手术和创伤或眼部疾病的影响[44]。由于解剖差异、联用多药的药物毒性以及基础疾病，不能忽视滴眼液对儿童和老年人的副作用影响。大多数药物在母乳中的排泄量可以忽略不计，但替莫洛尔滴眼液可能会对母乳

喂养的婴儿造成不良影响[45]。

局部滴眼液给药的总剂量可能很大。考虑到一滴（通常为 50 µl）10% 的去氧肾上腺素（总量 5 mg）的剂量明显高于静脉注射的剂量（0.05～0.1 mg），有诱发高血压、心律失常和心血管不良事件的相关报道[46]。

全身用药如乙酰唑胺和甘露醇产生的副作用，如液体或电解质紊乱，可影响这些患者的麻醉管理。表 69.1 示眼科药物的全身性影响。

眼科手术

1. 白内障摘除术

白内障是指晶状体混浊导致的视觉障碍性疾病。白内障摘除术大多在局麻或区域阻滞下进行。很少行全身麻醉。

a. 超声乳化术是利用超声振动对晶状体碎片同时进行冲洗和抽吸，这项技术切口小，是白内障手术的首选方法。飞秒激光是一种相对较新的技术，利用激光切开角膜、囊膜和碎裂晶状体。但要注意，在使用过程中禁止使用氧气，因为有着火的风险。

b. 白内障囊外摘除术是指摘除晶状体，保留晶状体后囊和晶状体小带完整，以便植入人工晶状体。

c. 白内障囊内摘除术是摘除混浊晶状体用晶状体囊代替，由于切口大，并发症发生率较高，现在已经很少采样该术式。

2. 青光眼手术

d. 小梁切除术是一种常见的青光眼手术，人工建立一个经巩膜瘘，使房水排入结膜下间隙。通常使用丝裂霉素 C 或 5- 氟尿嘧啶（5-flurouracil，5-FU）防止皮瓣瘢痕形成。

e. Baerveldt 和 Ahmed 装置是引流植入性装置，可以在结膜下分流房水。

f. 微创青光眼手术（Minimally Invasive Glaucoma Surgery，MIGS）包括 CyPass、iStents 和小梁切除术。

3. 角膜手术

a. 穿透性角膜移植是一种全层角膜移植手术。

b. 板层角膜移植－后弹力层角膜内皮移植术（endothelial keratoplasty，DSEK）和带有后弹力层的角膜内皮移植术（Descemet membrane endothelial keratoplasty，DMEK），只切除病变的内皮细胞，并用角膜移植物取代。

c. 翼状胬肉切除术：翼状胬肉是结膜上肉质组织的异常生长。当角膜及视力受到影响或影响美容时，可手术切除。

表 69.1　眼科药物的全身性副作用

药物名称	作用机制	用途	不良反应
乙酰胆碱	胆碱能受体激动剂	收缩瞳孔	心动过缓、支气管痉挛、低血压
乙酰唑胺（PO、IV、IM）	碳酸酐酶抑制剂	降低 IOP、青光眼	意识混乱、嗜睡、低钾、低钠血症、代谢性酸中毒，异常肝功能检查，多尿，肾衰竭
抗 -VEGF，例如：雷尼单抗、阿柏西普	血管内皮生长因子抑制剂	抑制血管新生	结膜出血、眼痛、眼内炎、葡萄膜炎、卒中（在高危患者中）
阿托品	抗胆碱能	散瞳	口干，皮肤干燥，发热，躁动（中枢抗胆碱能综合征）
环喷托酯	抗胆碱能	散瞳，睫状肌麻痹	中枢抗胆碱能综合征（见阿托品）
埃索硫磷	不可逆性胆碱酯酶抑制剂	青光眼	全身胆碱酯酶的抑制、琥珀胆碱的作用延长
肾上腺素	α、β 肾上腺素受体激动剂	散瞳、降 IOP	高血压、心动过速、心律失常
甘露醇	渗透性利尿剂	降 IOP	增加循环血容量，心功能不全患者易诱发充血性心力衰竭
去氧肾上腺素	α 肾上腺素受体激动剂	散瞳、收缩血管	高血压
毛果芸香碱	胆碱能受体激动剂	收缩瞳孔	心动过缓、支气管痉挛
东莨菪碱	抗胆碱能	散瞳，睫状肌麻痹	抗胆碱能综合征
坦索罗辛	$α_1$ 肾上腺素拮抗剂	良性前列腺增生症	抗胆碱能综合征
噻吗洛尔	$β_1$ 和 $β_2$ 肾上腺素受体拮抗药	青光眼	心动过缓、支气管痉挛、加重充血性心力衰竭

IM，肌肉注射；IOP，眼压；IV，静脉注射；PO，口服；VEGF，血管内皮生长因子

4. 玻璃体视网膜手术

a. 玻璃体切除术是手术切除混浊的玻璃体，并用生理溶液代替。后段玻璃体切除作用是切除混浊的玻璃体或切除玻璃体视网膜牵拉，促进视网膜复位。

b. 巩膜扣带术用于治疗视网膜脱离。在眼球结膜下的眼外肌内放置一条硅胶带，将巩膜推向脱离的视网膜。也可以联合玻璃体切割术治疗视网膜脱离。

c. 脉络膜黑色素瘤的放射性斑块植入治疗。经常联合预防性玻璃体切除加硅油填充预防放射性视网膜脱离。

5. 眼科整形手术

a. 眼睑手术。眼睑手术包括眼睑外翻矫正术（眼睑外翻、内翻、上睑下垂）和眼睑成形术（去除眼睑多余组织）。

b. 泪囊鼻腔吻合术是指手术重新开放因先天性缺陷或慢性感染引起的泪囊与鼻腔之间的阻塞通道。

c. 眼眶手术包括爆裂性骨折修复术，眼眶脓肿引流术，甲状腺功能亢进症引起的眼球突出减压术，或眼眶或视神经肿瘤切除术。

d. 眼内容物剜除术、眼球摘除术和眼眶内容物摘除术。眼内容物剜除术是指去除眼球内容物的手术。眼球摘除术是指摘除包括眼球在内的组织，但保留眼眶内容物，如骨骼、眼外肌和脂肪的手术。眼眶内容物摘除术是指切除眼眶的全部内容物，包括泪腺、视神经和眶骨的手术。

e. 眼睑修补术是将眼睑部分或全部缝合的手术。

术前评估

全身麻醉下行门诊眼科手术的儿童患者排除标准包括失代偿性先天性心肺疾病，以及合并多系统功能受累。成人患者的排除标准有严重心肌病、肺动脉高压、慢性缺氧和超病态肥胖（体重指数 > 50）。如存在困难气道，无论患者是儿童还是成人，都应避免门诊手术。

实验室检查

先前的研究显示，低风险门诊手术的术前实验室检查通常是正常的[47-48]。对于 ASA Ⅰ～Ⅱ级的患者，在白内障手术前没有必要进行常规术前实验室检查[49]。没有证据表明常规术前检查可以降低手术取消率，减少不良事件的发生，或者改善患者预后[50]。虽然在其他类型的眼科手术中没有进行相关的广泛研究，但一项基于玻璃体视网膜手术的研究表明术前实验室检查并不影响术后并发症的发生率[51]。术前实验室检查，甚至包括心电图检查，应该基于患者的病史和体格检查情况而决定，并不应该是一系列"套餐

检查"。

心血管评估

美国心脏协会和美国心脏病学会发布了非心脏手术围术期心血管评估指南[52]。眼科手术，如白内障摘除术，被视为低风险手术。对于这类手术，重点评估的是具有高风险因素的患者。

抗凝

许多接受眼科手术的老年患者正在接受抗血小板治疗或华法林治疗。围术期抗凝处理原则是权衡血栓形成与出血性并发症的风险。一项对 19 000 多个白内障手术的研究表明，出血性和栓塞性并发症的发生率较低[53]。出血性并发症的风险取决于抗凝程度和手术出血的风险。严重出血性并发症好发于眼眶和眼球整形手术中；部分发生于玻璃体视网膜、青光眼和角膜移植手术中；在白内障手术中很少发生。

只要国际标准化比值水平在治疗范围内，在不停止抗血小板或华法林治疗的情况下行白内障手术是安全的[54]。眼部神经阻滞很少与严重出血并发症相关。对于中等风险的手术，如眼科整形手术和青光眼手术，华法林和抗血小板药物可能会增加术中或术后出血的风险[55-56]。MIGS 与所有的前房积血有关，抗凝治疗对此类手术患者的影响目前尚不清楚[57]。

关于正在服用新型口服抗凝剂（novel oral anticoagulants，NOACs）的患者在眼科手术期间发生出血并发症风险的相关数据有限。最近的一项系统回顾和 meta 分析发现，与华法林相比，NOACs 降低 20% 眼内出血的风险[58]。然而，另一项比较 NOACs 和抗血栓药物的研究发现，两者出血风险没有差异，但罕有发生其他不良事件[59]。作者所在的医院，眼科医生要求患者在行中等风险手术前 2 天停止 NOAC 治疗。

如果需要中断抗凝治疗，建议采用个性化方案降低围术期出血的风险。对于发生血栓的高危患者应考虑桥接治疗。

眶内阻滞

眼内手术可以在局部、区域或全身麻醉下进行。区域麻醉是大多数眼科手术，如白内障、青光眼、角膜和玻璃体视网膜手术的常用麻醉方法[60]。区域麻醉可实现眼球运动障碍（不动）和眼麻醉。对眼球的固定程度的要求根据不同手术类型和外科医生的喜好而有所不同。由于眼轮匝肌的运动神经分布在锥体外，可能需要面神经阻滞才能完善眼轮匝肌阻滞。

区域麻醉技术安全可靠，能提供良好的术后镇痛。与全身麻醉相比，区域麻醉发生 PONV 的可能性较小。患者通常能实现快速出院回家。患者接受区域麻醉通常会感到焦虑和忧虑，会因在手术过程中保持清醒而感到恐惧。部分患者不能配合，不能躺平和保持术中不动，因此无法耐受单纯区域麻醉下行眼科手术。

球后阻滞

在 20 世纪 90 年代之前，球后阻滞是眼科手术区域麻醉技术的金标准，直到球周阻滞和球下阻滞的出现。球后阻滞是通过在肌锥内注射局部麻醉药来实现麻醉镇痛的（图 69.2）。

球后阻滞时，患者注视前方，采用长度为 3 cm、23 ～ 27 G 口径的针头于眼眶下缘的正上方，眼眶下壁和侧壁的交界处进针[61]。针头平行于眼眶底板前进约 15 mm（与横切面成 10° 角），越过眼睛的赤道部。针头向内稍微向上转动，指向瞳孔和黄斑形成的轴线上的球后假想点，注射 2 ～ 5 ml 的局部麻醉药。针尖接近但不通过眼球的正中矢状面。因为上斜肌位于肌锥外而出现阻滞不全，可出现眼球向下凝视。经典的球后麻醉剂注射进行了许多改进，以最大限度地减少阻滞的并发症。传统阻滞技术提倡使用钝针头，可以减少创伤，同时可以更准确地确定阻滞平面。然

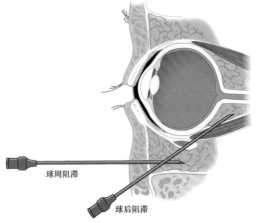

图 69.2 **球后和球周神经阻滞穿刺针位置**（Redrawn from Spaeth GL. Ophthalmic Surgery：Principles and Practice. Philadelphia：WB Saunders；1982.）

而，研究表明采用钝针时眼球穿透和视神经损伤发生率和采用尖针无明显差异，而采用尖针阻滞时组织变形小，疼痛感轻微[62]。与球周阻滞相比，球后阻滞起效快，较少发生水肿。

球后阻滞发生球后出血的概率约为 1%[63]。静脉性出血扩散缓慢，通常不会导致长期视力问题。动脉出血可导致眼眶迅速肿胀，眼球明显突出，眼球活动受限，眼睑闭合受阻，眼睑和结膜明显血染。压迫性血肿可影响视网膜血供，导致视力丧失。眼底镜检查可以评估视神经或视网膜的缺血性损伤。应当监测 IOP，必要时行外眦沟切开术减压。

注射时回抽技术无法完全避免血管内注射。由于局部麻醉剂使用量较小，即使误入静脉，产生全身反应的可能性也较小。误入动脉会导致中枢神经系统兴奋和癫痫发作。具体原因是局部麻醉药从眼动脉逆行通过到颈内动脉，然后作用于丘脑和其他中脑结构。局部麻醉药沿着视神经鞘注入或渗入硬膜下或蛛网膜下腔可引起部分或全部脑干麻醉。表现为失语、神志不清、吞咽困难、呼吸暂停、心搏骤停、意识丧失和癫痫[64-65]。必要时需行支持治疗，一般在几小时内可完全恢复。

视神经损伤或眼球穿孔合并视网膜脱离和玻璃体出血是球后阻滞的严重并发症，预后不佳。危险因素包括医生缺乏经验和患者高度近视（眼轴长度超过 25 mm）。这种并发症与预后不良有关，特别是在诊断延迟的情况下[66]。

球周阻滞

球周阻滞于 1986 年首次报道[67]。穿刺针置于视锥外，球后出血及视神经损伤的风险明显降低（见图 69.2.）。阻滞方法不断改进；经典的方法需两次穿刺——眶下缘注射和上睑注射。也可以通过一次完成：选择 3 cm、23 号 Atkinson 针，于眼眶下缘正上方，下睑中外三分之一的交界处向眶底垂直进针。穿刺针应平行于眼眶平面，垂直后撤，碰到骨质，稍稍向上调整进针方向，进针深度应小于 25 mm，注射 5 ~ 10 ml 的局麻药[68]。研究表明，球周阻滞可提供与球后阻滞相同的麻醉镇痛效果[69-70]。

眼球筋膜囊下浸润麻醉

为了避免针尖的损伤，开发了一种钝形穿刺套管用于 Tenon 筋膜浸润阻滞[71]。套管配有不同的型号。在镇静复合表面麻醉的情况下放置窥器，在下鼻侧或

下外象限距角膜缘 5 mm 处可形成 2 ~ 3 mm 的烧灼点。在结膜上做一个 2 mm 的切口，向后方置入钝性套管，但不超过眼球赤道，注射 1 ~ 3 ml 的局麻药。结膜可伴有轻微水肿。通常麻醉效果满意。

面神经阻滞

面神经阻滞是可减少眼睑挤压对手术和 IOP 的影响。面神经支配的轮匝肌阻滞可由远端阻滞法（Van Lint 阻滞）或近端阻滞法（O'Brien 或 Nadba-Rehman 阻滞）实现。

1. Van Lint 阻滞：将针放置在眶缘外侧 1 cm 处，沿眶上缘和眶下缘注射麻醉剂 2 ~ 4 ml。改良的 Van Lint 法穿刺点位于常规穿刺点的外侧 1 cm，可以避免眼睑水肿。该方法的主要缺陷包括患者不适、靠近眼睛和术后瘀斑（图 69.3A）。

2. O'Brien 阻滞：当患者张开或关闭下颌时，下颌骨切迹可在颧骨的后方和耳屏的前方触摸到。穿刺针垂直于皮肤进针 1 cm 抵达骨膜，回抽无血后注射局麻药 3 ml（图 69.3B）。

3. Nadbath-Rehman 阻滞：12 mm，25 G 穿刺针在乳突和下颌骨之间垂直进针，待针头完全进入组织，反复回抽无血后，注入 3 ml 局麻药。可以完全阻滞面神经主干。实施该阻滞前，应告知患者术后可能会出现面部下垂，并持续数小时。该阻滞最大的缺点是穿刺点靠近重要的解剖结构，如颈动脉和舌咽神经等（图 69.3C）。

局部神经阻滞所使用的局麻药溶液

我们一般采用 1：1 的 0.75% 布比卡因和 2% 利多卡因不加肾上腺素的混合溶液用于局麻。加入透明质酸可以增强局麻药的渗透性，防治局麻药对眼外肌的损伤。目前人工合成的透明质酸（商品名：Hylenex）已经商业化。

监护麻醉

大约 60% 至 70% 的眼科手术可以在眼眶阻滞和 MAC 相结合的情况下完成。在过去的 20 年中，眼科手术技术的巨大进步使得眼科手术创伤更小、时间更短，这也对眼科手术的麻醉管理产生了重大影响。

监护麻醉复合局部麻醉相比于全身麻醉，其术后并发症发生率，死亡率和肺部并发症发生率更低[72-73]。

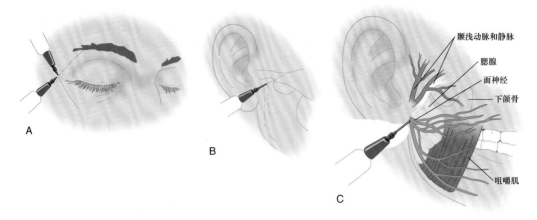

颞浅动脉和静脉

腮腺

面神经

下颌骨

咀嚼肌

图 69.3　**面部神经阻滞**。（A）Van Lint；（B）O'Brien；（C）Nadbath-Rehman（Redrawn from Spaeth GL. Ophthalmic Surgery：Principles and Practice. Philadelphia：WB Saunders；1982.）

并且可以更好地术后镇痛[74]，术中低血压发生率更低，术后恢复更快[75]，术后恶心呕吐更少和术后非计划再入院率更低[76]。

不同于白内障手术，大部分眼科手术需要实施迅速起效的眼眶阻滞，但这可能会给患者带来痛苦。通过静脉镇静和镇痛以减轻疼痛和减缓焦虑[77]。患者在施行眼眶阻滞期间的体动与失明这一并发症的发生相关，体动的原因可能与疼痛、焦虑、镇静不足或镇静过度有关。其他一些独特的术中情况使眼科手术具有挑战性。许多老年人存在焦虑[20]和认知功能受损[78]，想让他们在术中平躺和静止不动是很困难的。因手术巾的遮挡和手术床旋转 90 度或 180 度而远离麻醉实施者，会给气道管理带来困难。

MAC 技术差异很大，取决于麻醉实施者的培训情况和经验，实施环境，药物供应情况以及外科医生和患者对镇静的期望。因此没有 MAC 的通用方案[79]。

静脉镇静程度有延续性，能实现从轻度、中度到深度镇静，甚至与全麻所需麻醉深度有所重叠[80]。

根据患者年龄、体重、心肺功能、遗传学和一般情况，镇静深度可以很快达到一个更深的水平。有些患者对镇静剂有很高的耐受性，而另一些可能更敏感。这种对镇静药耐受的差异性给眼科手术的快通道麻醉实施带来了挑战。新发布的"2018 年适度镇静和镇痛实践指南"[81]为 MAC 提供了循证医学的建议，这些建议也适用于眼科麻醉。

眼科手术监护麻醉的挑战是为实施眼眶阻滞提供一个快速、安全、充分的镇静，同时保证手术室的周转效率。理想状态下，眼科手术的静脉镇静指标应该可以量化，包括达到镇静和镇痛目标水平所需时间、疼痛控制效率以及避免出现呼吸抑制和窒息。没有必要将意识消失作为镇静的目标。这样做可能会导致窒息、低氧血症、疼痛引起的不自主体动和血流动力学不稳定。在眼眶阻滞和手术期间，应维持患者中等水平镇静，相当于清醒镇静评分 3 分（表 69.2）。中等镇静的目标是让患者感到舒适、没有疼痛感和焦虑感，并且能够遵循指令以预防体动引起的眼外伤。麻

表 69.2　清醒镇静评分

分值	反应性	语言	面部表情	眼
5	对用正常语调叫出的名字有反应	正常	正常	清澈
4	对用正常语调叫出的名字反应迟钝	轻度变慢或含糊不清	轻度淡漠	轻度呆滞无神
3	只在大声或反复叫出名字后有反应	说话含糊或变缓	显著淡漠	明显呆滞无神
2	轻微刺激或摇动后有反应	认识几个字		
1	轻微刺激或摇动后无反应			

From Chernik DA，Gillings D，Laine H，et al. Validity and reliability of the Observer's Assessment of Alertness/Sedation Scale：study with intravenous midazolam. J Clin Psychopharmacol. 1990；10（4）：244-251

醉实施者的重要职责是处理眼眶阻滞期间的并发症，以及在 MAC 不充分或气道不稳定的情况下随时准备改为全身麻醉。

表面麻醉下行白内障手术的监护麻醉

表面麻醉因易于实施且可避免眼眶阻滞的并发症而变得普遍起来。表面麻醉不能使眼球固定，所以要求患者配合。接受表面麻醉的白内障手术患者可能会感到不适，并需要小剂量静脉镇痛药[82]。大多数接受白内障手术的患者都需要镇静剂，可以通过静脉或口服的方式镇静[83]。表面麻醉滴眼液，例如 0.5% 丁卡因、0.75% 布比卡因和 2% 利多卡因，在镇痛方面非常有效，尽管它们的作用会因为不断的冲洗而消失。

使用飞秒激光，摆放好患者体位可能需要 5 分钟，而激光操作仅需 30 秒。手术过程中的不适感可通过表面麻醉来解决。理想情况下，应避免镇静以免患者不合作。如有必要，可以给予小剂量的镇静剂或镇痛药。

咪达唑仑是表面麻醉下行白内障手术的首选镇静药物以缓解焦虑。在老年患者中应用咪达唑仑，要关注其副作用，例如有过度镇静、异常反应、术后神经功能障碍和记忆力减退等。低剂量丙泊酚、短效麻醉剂，或两者合用是镇静的备选方案。白内障手术应该避免过度镇静，以防术中突然苏醒，患者因定向障碍而出现意外体动。右美托咪定起效缓慢，镇痛不充分且消除半衰期长，因此不适合单独用于白内障手术[83-85]。单独使用氯胺酮也不是一个好的选择，因为其易导致患者烦躁且有致幻作用。术中握着患者的手有利于给患者提供安全感，减少焦虑。

眼眶阻滞下行眼科手术的监护麻醉

眼眶阻滞，例如球后阻滞、球周阻滞和亚眼眶肌腱阻滞，是眼科手术常用的神经阻滞。眼眶阻滞可以由眼科医师或麻醉科医师实施。根据 ASA 终审索赔项目数据库与眼睛和周围神经阻滞相关并发症的索赔项目分析提示，麻醉实施者同时施行眼眶阻滞和监护麻醉时，其不良事件的风险增加[10]。

在眼眶阻滞中，有许多镇静和镇痛药物被单独使用或联合使用[81]。咪达唑仑、丙泊酚、硫喷妥钠和右美托咪定这些药物单独使用可以提供足够的镇静作用，但是由于镇痛不足可能会导致无意识的头部活动。单独使用镇痛药物如阿芬太尼、芬太尼、瑞芬太尼和舒芬太尼能实现充分的镇痛，但是存在镇静不足

和恶心呕吐加剧的情况[86]。

丙泊酚能很好地实现滴定镇静。然而由于其镇痛不足，会导致在进行眼眶神经阻滞穿刺期间出现高频率的不自主体动[87]，使其不能在眼眶阻滞时单独使用。氯胺酮与丙泊酚联合使用时，多达三分之一的患者在阻滞期间出现非预料的体动。

短效阿片药物如阿芬太尼或芬太尼与丙泊酚联合，或者丙泊酚-咪达唑仑-阿芬太尼三者联合使用可以达到很好的催眠镇痛相协同的作用[88-89]。当将阿片类药物与咪达唑仑[90-92]、丙泊酚[93]、硫喷妥钠[94]、氯胺酮[95]和右美托咪定[96]联用时，这些药物的镇静作用都显著提升[91,93]。

使用丙泊酚、阿芬太尼（500 μg/ml）、利多卡因 1%（体积比为 6:2:2）的混合剂[97]是一种新颖的 MAC 期间"平衡麻醉"方法。它在一个注射器中既包含镇静剂，又包含镇痛药，可根据患者的年龄和体重（或肥胖者的校正体重）轻松进行滴定。利多卡因的添加会减弱丙泊酚引起的注射痛。在 30～90 秒内，大多数患者能达到 OAA/S 评分 3 级镇静水平，可以进行眼部阻滞。这种混合剂在提供出色的镇痛和镇静作用以及保证血流动力学稳定的情况下，对气道支持的需求却很少。在快速输注混合剂的同时，评估患者对问题的反应，可以判断目标镇静水平。神经阻滞后可能会有几分钟的显著镇静阶段，可以通过与患者交谈并指导其深呼吸来避免通气不足和低氧血症的出现。

眼眶阻滞可以提供 2～3 h 的镇痛，能满足大多数眼科手术的需要。对于更复杂的手术，例如摘除术，泪囊鼻腔吻合术，眼眶减压，巩膜扣压术，放射性斑块植入，球后阻滞的止痛效果可能不完全，不足以阻止所有这些感觉。对大多数患者而言，加用丙泊酚和镇痛药可以满足手术要求。对于有持续不适感受的患者，可以将小剂量氯胺酮和右美托咪定添加到镇静方案中来。

鼻内给予右美托咪定能很好地吸收，而不会出现静脉给药相关的严重心动过缓和低血压。当作为辅助剂给予时，应将剂量降低至 0.5～0.7 μg/kg，用结核菌素（TB）注射器滴鼻给药。右美托咪定的消除半衰期是 2～3 h，在老年患者会更长[98]。在手术开始时单次给药，有利于药物在术中代谢以及在 PACU 预防不良反应。鼻内给药也可用于 MAC 下行复杂手术的高度焦虑患者。

以下是 MAC 下行眼科手术的麻醉管理要点：

1. 白内障手术可以在表面麻醉或眼眶阻滞下进行。表面麻醉下进行手术时，大多数患者需要轻度镇

静（抗焦虑）。眼眶阻滞的实施要求中度镇静，阻滞实施之后仅需要轻度镇静。

2. 泪囊鼻腔吻合术：麻醉管理是否成功取决于初始的镇静药和丙泊酚是否能消除在泪管和鼻内注射局麻药时引起的疼痛感。为了提供充分的镇痛，通常需要连续输注小剂量的丙泊酚和间断给予镇静药，如芬太尼。患者必须保持足够清醒以避免从鼻泪系统进入口咽的血液流入气道。如有必要，可静脉输注小剂量氯胺酮或鼻内给予右美托咪定提供额外的镇痛效果。如果手术是双侧手术或再次手术，则全身麻醉可能是一个更好的选择。

3. 眼眶切开术：如果主要是切除软组织而非骨质，则 MAC 下即可实施。

4. 放射性板块植入术：要求切除巩膜层并在眼外肌之间缝合板块。术中较大的操作会导致不适感。再充分的球后阻滞也可能不能提供完全的镇痛，还需要中到深度镇静。许多医疗中心在全身麻醉下进行这项手术，但作者所在的医疗中心，通常使用 MAC。持续用麻醉药镇痛和适量的丙泊酚输注非常有效。对于需要辅助镇痛的患者，可以添加小剂量的氯胺酮或右美托咪定。

5. 角膜移植：部分厚度角膜移植和穿透性角膜移植可以在球后阻滞下进行。一些外科医生也会采用面神经阻滞来避免眨眼。术中需达到中度镇静，可以通过持续输注丙泊酚和滴定镇痛实现。患者必须保持足够清醒以防无意识的体动，特别是在穿透性角膜移植中。

6. 摘除术：对于合适的患者，MAC 条件下就可实施该手术。除球后阻滞外，在手术结束时用布比卡因浸润眼眶区域可有助于术后镇痛。麻醉处理与之前讨论的放射性斑块植入术类似。

7. 眼球破裂：眼球破裂的修复可以在球后阻滞和MAC 下进行，麻醉方式主要取决于受损的程度[99]。核心关键是在阻滞和手术期间尽量减少 IOP 的升高。

监护麻醉的特殊注意事项

1. 病态肥胖 / 阻塞性睡眠呼吸暂停（obstructive sleep apnea，OSA）。病态肥胖已经成为与镇静相关心肺并发症的独立危险因素[100]。肥胖患者除了存在肥胖相关合并症，诸如 OSA、限制型肺疾病、糖尿病和冠心病，肥胖患者在镇静过程中气道闭塞和缺氧的风险也是增加的[101]。在病态肥胖患者中药物的药代学会改变。许多药物剂量包括麻醉药的使用剂量都应该基于理想体重（ideal body weight，IBW）进行计算。

应当根据患者校正体重，理想体重＋30%（总体重－理想体重），给予丙泊酚和阿芬太尼，这样给药其镇静水平、麻醉效果和气道不良事件的发生率与正常体重患者相当[97]。镇静前除了通过鼻导管供氧外，给予 100% 纯氧几分钟，可以缓解眼眶阻滞期间的低氧血症。

2. 老年患者对镇静药和麻醉药的敏感性增加[79, 102]，同时 MAC 相关并发症风险也是增加的[11]。除其所需药物量减少外，相比于年轻患者，其起效时间也慢[79, 97]。

全身麻醉

全身麻醉约占眼科手术麻醉的 30%，主要应用于儿童，以及部分眼眶阻滞及 MAC 不能满足复杂、有创手术要求的成年患者。患者有认知障碍、听力受损、语言障碍、幽闭恐惧症或眼眶阻塞禁忌证，则需要施行全身麻醉。眼科手术全麻需要特别注意的是预防术中体动导致的一些并发症，如咳嗽和体动会导致IOP 剧烈升高，以及眼睛减压或眼球摘除后的眼周病理性出血的风险。PONV 会升高 IOP、延长 PACU 留治时间和非预期入院。

眼科手术中的液体转移通常较小。除了如眼眶减压、去核与眼球摘除、泪道手术外，大量出血也很少见。这些患者在全身麻醉期间血流动力学不稳定的主要原因是患者的潜在合并症，例如高龄、糖尿病和高血压。因禁食引起的体液不足、血管疾病引起的自主神经功能紊乱、糖尿病和帕金森病，都加剧了麻醉药对心血管系统的影响。

喉罩（laryngeal mask airway，LMA）广泛用于不需要肌松的成人和儿童的眼科手术。这些手术包括斜视修复，巩膜扣压术，眶切开术，摘除术，青光眼和成人白内障手术。LMA 相对于气管插管的优势在于放置时血流动力学的变化更小，对 IOP 影响更小[103-104]，对肌松和插管设备要求更低[105]。使用 LMA 的一个缺点是，如果手术开始后发生通气困难，将很难保持气道通畅，因为手术区域的覆盖，且患者头部与麻醉实施者之间有 90 度的距离。如果要调整喉罩或是进行气管插管，则手术无菌区将会被污染。

穿透性角膜移植术、深层前角膜移植术、角膜移植和玻璃体切除联合手术，以及一些玻璃体视网膜手术，为了提供肌肉松弛，需要气管内插管。在穿透性角膜移植术中，防止患者体动相当重要。在患病的角膜已摘除且眼睛被完全张开时，除了要保证足够的麻醉深度，还应通过神经刺激器（四个成串刺激和最小直刺激后肌颤计数为零）确保足够的肌肉松弛。此时的体动可能会导致眼球内容物膨出或脉络膜出血。在八根缝合线固定供体角膜，使得眼内容物不再与大气相通之前，都需要保证有彻底的肌松效果。玻璃体视网膜手术期间，在眼内有仪器设备，发生突然的体动会导致损伤，必须予以避免。充分的肌肉松弛能够被舒更葡糖逆转。

必须积极治疗老年患者术中低血压。多项研究显示术中低血压（不同研究关于低血压的定义不同，有的以收缩压＜ 90 mmHg 为标准，有的以平均压＜ 50 ～ 55 mmHg 为标准）与急性肾损伤、心肌损伤、卒中和死亡率相关[106-111]。术中低血压应通过持续输注去氧肾上腺素来维持血流动力学稳定，而不是反复推注去氧肾上腺素。在此情况下，依赖减浅麻醉深度来纠正低血压可能会导致患者体动，特别是肌松不足时。

在眼科手术中，预防紧急情况下的咳嗽和对抗是我们麻醉管理的另一个重要目标。因为无论是内眼手术还是外眼手术，咳嗽和对抗都会引起剧烈的 IOP 升高[34]，增加出血的风险。如果没有禁忌证，可以在患者呼吸功能恢复良好、深麻醉状态下拔出气管导管[112-113]。一些其他办法同样对预防咳嗽有效，比如合适的情况下使用 LMA。丙泊酚全凭静脉麻醉（total intravenous anesthesia，TIVA）优于七氟烷，尤其对于吸烟患者而言[114]，但是这可能延误急诊和延长 PACU 的停留时间。丙泊酚和七氟烷在药效学上有叠加效应[88]。吸入 0.5 的最低肺泡有效浓度的七氟烷，联合 50 ～ 100 μg/（kg·min）的丙泊酚使用，是一个合理的方案，可以预防咳嗽和术后谵妄，同时也不会出现 PACU 停留时间延长。在插管患者，气管内利多卡因局部给药要略优于静脉给药。然而，如果持续时间超过 2 h，气管内给予利多卡因的益处将下降[115-116]。如果深麻醉下拔出气管导管有禁忌，则应在深麻醉下吸痰，静脉给予利多卡因，在尽可能安全的情况下拔出气管导管。

防止 IOP 波动，特别是在眼外露、青光眼、视网膜脱离时，能尽可能降低眼睛进一步损伤的风险。与直接喉镜插管相比，视频喉镜可显著降低 IOP 的升高，同时减少血流动力学的波动[37, 117]。

预防眼科手术患者 PONV 对于提高患者满意度很重要[118]，并且可以防止因 PONV 导致 IOP 增高进而对刚施行的手术有潜在损害。PONV 预防和治疗方法应根据 Gan 及其同事制定的 PONV 管理共识指南来执行[119]。

在注入六氟化硫（sulphur hexafluoride，SF6）和八氟丙烷（octafluoro-propane，C3F8）进行视网膜填塞前 15 ～ 20 min，停止使用 N2O。注射 SF6 后 3 周或

C3F8 后 8 周应避免使用 N2O，因为 N2O 可能会通过扩散增加气泡的大小。还应建议患者勿乘坐飞机旅行或到高海拔地区，这样会因大气压降低而导致眼内气泡扩大。硅油用于需要长时间视网膜填充，或难以维持体位，以及不能避免飞机旅行的患者。与气体不一样，硅油在手术取出前，都是一直存在于眼内的[120]。

儿童眼科手术的麻醉

儿童眼科手术麻醉涵盖不同的患者群体和手术类型。患者人群从伴发合并症的早产儿、有先天性疾病的儿童到健康儿童和青少年。许多成人在 MAC 条件下就可以进行的眼科手术，对儿童而言可能需要行全身麻醉。

青光眼

由于不能配合，对清醒儿童实施 IOP 测定和全面的眼科检查是比较困难的，因此需要在全麻下进行。部分麻醉药物和操作会影响 IOP，例如喉镜检查。精确的 IOP 测定对于诊断和治疗儿童青光眼很重要，IOP 测值也是诊断标准之一。视神经检查、角膜厚度测量和虹膜角膜角测定都是眼科监测的重要组成部分。在相同条件下，测定同一患者 IOP 变化趋势对于疾病管理很有必要。

儿童患者较常使用七氟烷吸入诱导，吸入麻醉可在数分钟内降低 IOP。术前口服咪达唑仑能使麻醉诱导平稳，因为诱导时躁动和哭泣会增加 IOP。口服咪达唑仑对 IOP 似乎无显著影响[31]。Oberacher 及其同事研究了口服咪达唑仑对一组幼儿的影响，发现清醒和镇静时测得的 IOP 之间无显著差异[31]。氯胺酮对 IOP 影响较小，已经用于儿童 IOP 测量时的镇静。然而，由于使用氯胺酮后，在恢复过程中会出现躁动和幻觉，使得氯胺酮在儿童眼科手术麻醉中的应用受限。

在达到较深的麻醉深度前，眼科医生与麻醉科医师通力合作可以完成 IOP 的测量。眼科医生应在房间内准备好仪器，然后再实施诱导。吸入面罩应放置在合适的位置，不得妨碍眼科医生的手术操作。如有必要，可以短暂取下面罩以进行 IOP 测量，测量完毕后放回。成人青光眼患者通常接受药物治疗，而儿童患者主要接受外科手术治疗，如切角术、小梁切除术和降压设备放置。

约 10% 的原发性青光眼是遗传性的。继发性青光眼则可能是全身性疾病导致的，例如神经纤维瘤病、

风疹或 Sturge-Weber 综合征（先天性毛细血管血管瘤）。然而，大多数儿童青光眼没有确切的病因。这些儿童需要在麻醉或监护下频繁地进行相关检查以评估治疗。与患者及患者家属建立良好而融洽的关系是很有必要的，可以考虑使用咪达唑仑作为术前用药和（或）父母陪伴的方案，以使麻醉诱导平稳。LMA 适用于麻醉下的检查，但非常小的婴儿（首选气管内插管）除外。如果需要进行外科手术，则麻醉科医师可酌情将 LMA 更换为气管插管。

斜视

斜视手术是最常见的儿童眼科手术类型。在过去的许多研究报道中，斜视手术与 50% 的儿童眼科手术术后呕吐相关。Eberhart 等人认为斜视手术是儿童 POV 的独立危险因素[121]。其他的独立危险因素包括年龄超过 3 岁、手术时间超过 30 分钟以及患者、兄弟姐妹或父母存在 POV 或 PONV 病史。当存在 2、3 或 4 个风险因素时，POV 的风险分别对应为 30%、55% 和 70%。随着风险评分的发展，得益于 Gan 及其同事关于预测和管理儿童 POV 和成人 PONV 的共识指南[119]，POV 和 PONV 的发生率已大大降低。

对于高风险 POV 儿童（超过 2 个风险因素），如施行斜视手术这类手术，应联合使用 5-HT$_3$ 拮抗剂与类固醇进行预防。推荐在手术开始时使用地塞米松 0.1 ~ 0.2 mg/kg，在手术结束时使用昂丹司琼 0.1 mg/kg。输注亚催眠剂量的丙泊酚并联合其他种类的止吐药也可以减少 POV 的发生率[122]。针对具有所有四个危险因素的儿童，应避免接受 N$_2$O 和吸入麻醉药。在这种情况下，应考虑使用丙泊酚进行全凭静脉麻醉。氟哌利多是有效的止吐药，但因为有 FDA 的"黑框"警告，其使用情况大为减少。

眼外肌的牵拉常常会引出眼心反射（参见"眼心反射"部分）。反应严重时，应立即停止刺激。随时间延长，患者会逐渐适应该反射，且该反射不会对健康儿童造成明显的血流动力学影响。但是，如果心动过缓持续存在，可以用抗胆碱能药阿托品或格隆溴铵进行治疗。眼呼吸反射是一个鲜为人知的反射，可导致呼吸缓慢和呼吸暂停[123]。其传入神经与眼心反射相同，而传出神经尚未明确。眼呼吸反射对抗胆碱药物没有反应。由于斜视手术通常需要辅助通气，因此眼呼吸反射的存在并不受重视。除非存在明确禁忌证，一般使用喉罩进行气道管理。

早产儿视网膜病变

全球范围内，早产儿视网膜病变（retinopathy of prematurity，ROP）是导致儿童失明和其他视觉障碍的主要原因。极早早产儿的存活率已经大幅度提高，导致 ROP 发病率也增加。在 20 世纪 40 年代，ROP 首先与高浓度氧气使用有关。维持氧饱和度在 91% ~ 95% 范围内，将降低因氧疗而引起 ROP 的风险[124]。孕周和出生时低体重是 ROP 发生的危险因素。其他重要的危险因素也包括贫血、脓毒症和支气管肺泡发育不良（bronchopulmonary dysplasia，BPD）。ROP 的筛查指南要求对所有胎龄小于 30 周或出生时 1500 克以下的早产儿进行眼底扩大检查。大部分初筛检查在新生儿重症监护治疗室即可完成，不需要麻醉科医师参与。较大的婴儿可能需要到手术室进行手术或激光治疗。

对早产儿的管理很复杂，囊括以下内容：关注胎龄、出生体重、新生儿重症监护室（neonatal intensive care unit，NICU）病程、插管和通气时间、窒息史、心动过缓、支气管肺泡发育不良史以及任何的先天性异常。肺功能异常常见于有支气管肺泡发育不良的儿童，许多患儿存在气道高反应性[125]。对于任何一个需要接受手术的 BPD 患儿而言，肺功能异常和气道高反应性都是需要重点考虑的问题。与 ROP 患儿一样，BPD 的年幼患儿也可以存活，但其远期后遗症尚不完全清楚。

尽管自最初建议全麻或局麻监护用于早产儿眼科手术以来已有 30 多年，但目前仍沿用这些建议[126]。不同医疗机构间存在差异，针对潜在的呼吸暂停和心动过缓，最保守的医疗中心建议每天至少监测 12 h，直到早产（postconceptual age，PCA）满 60 周后。一些患儿有复杂的 NICU 病程，在家也需要持续吸氧；贫血或有窒息和心动过缓发作的婴儿，即使 PCA 满 60 周，也不适合接受门诊手术。

行激光治疗或其他手术治疗的 ROP 婴儿和儿童需要全身麻醉。为确保患儿完全不动，最好行气管内插管并使用神经肌肉阻滞剂。一些接受手术的患儿可能术前刚拔出气管导管，因此在手术结束后短期内拔管有难度。他们可能会经历麻醉后的周期性呼吸暂停，在此情况下，应该将患儿转至 NICU，待呼吸功能完全恢复后再拔出气管导管。

眼科手术的术后注意事项

通常认为眼科手术几乎没有术后疼痛。虽然对白内障手术而言可能确实如此[127]，但后房手术、角膜手术、眼肌手术和摘除术等常伴有明显的术后疼痛[128]。遗憾的是，关于眼科手术中的疼痛通常仍未被充分认识，且复杂眼科手术后常存在术后镇痛不足[129]。眼科手术后最好进行多模式镇痛，例如使用对乙酰氨基酚（口服或静脉内）、非甾体抗炎药、加巴喷丁和区域阻滞。应限制阿片类药物的使用，因为短小手术后使用阿片类药物是出院后 1 年长期使用阿片类药物的危险因素[130]。

白内障手术后疼痛通常与眼干、刺痛、局部用药烧灼、畏光或角膜擦伤有关，这是由于在手术过程中插入或移除眼睑撑开器或角膜表面干燥所致。白内障手术后的疼痛通常是短暂的。持久的疼痛提示可能出现并发症，例如脉络膜积液、脉络膜上出血和房水迷流综合征（aqueous misdirection syndrome，AMS）等[131]。在 PACU 中，IOP 升高是术后疼痛和 PONV 的潜在原因。血管迷走性晕厥也可能发生在 PACU 中，尤其是在斜视术后或术前已存在自主神经功能障碍的患者中。在玻璃体视网膜手术过程中，灌注气泡一到两小时处于低头姿势后迅速坐起的患者中也可以看到这种现象。支持治疗应包括给予吸氧、静脉输液和抗胆碱能药物等。患者应仰卧，头部低于心脏水平。

视力障碍与跌倒风险的增加相关，跌倒是导致老年人死亡和患病的首要原因[132]。必须通过特别的护理以最大程度地降低接受眼科手术和戴眼罩的老年患者的跌倒风险；对于那些非手术眼视力较差的老人来说，这一点尤为重要。

眼科急症

大多数眼科急症并不需要在紧急情况下立即实施手术。因为必须充分考虑患者的禁食状态和全身状况，这对于制订麻醉预案至关重要。真正特别紧急的眼科急症，治疗必须在明确诊断后数分钟至数小时内开始。

真正的急症，例如眼灼伤和视网膜中央动脉阻塞，应立即干预，以免失明。**紧急情况**包括开放性眼球损伤、眼内炎、急性闭角型青光眼、急性视网膜脱落、角膜异物和眼睑撕裂伤。半紧急情况包括眼球肿瘤、眼眶爆裂骨折、先天性白内障和慢性视网膜脱离。上述情况应在数天内进行治疗，情况允许的话也可在数周内开始。

开放性眼外伤和饱胃

对于需要紧急手术的穿透性眼外伤患者，麻醉科医师必须防范胃内容物的反流误吸，同时也要避免 IOP 的急剧改变。快速顺序诱导时使用琥珀胆碱，可实现快速插管和气道保护，但会引起 IOP 增加 8 ~ 10 mmHg。关于琥珀胆碱的使用一直存在争议，可能与开放性眼球损伤手术中发生玻璃体脱出的报道有关[133]。许多研究表明，使用琥珀胆碱并没有发生眼内容物的脱出[134-136]。自 2000 年以来，在美国麻醉科医师协会终审索赔项目（ASA closed claims project）中也没有针对此类伤害的索赔，设立该项目旨在监测麻醉期间发生的伤害情况[137]。应该强调的是，在麻醉诱导过程中，特别是在插管条件不理想的情况下，有许多因素可能会增加 IOP，例如大哭、咳嗽、体动等。所有这些因素都会导致 IOP 明显增加，且影响程度远大于琥珀胆碱对 IOP 的影响。基于目前的证据，尽管琥珀胆碱可能对 IOP 产生影响，但仍可在开放性眼外伤手术行气管内插管时使用。

对于有误吸风险的患者，另一种做法是使用较大剂量的罗库溴铵（0.9 ~ 1.2 mg/kg），并用舒更葡糖拮抗神经肌肉阻滞。尝试在神经肌肉阻滞完全之前进行喉镜检查和插管可能会导致痉挛或咳嗽，从而大大增加 IOP。因此应使用周围神经刺激器以确保充分的松弛。与使用琥珀胆碱相比，大剂量的罗库溴铵需要较长时间（90 ~ 120 s）才能起效，从而增加了误吸的风险。麻醉药的适时使用，可以防止拔管时剧烈呛咳，从而顺利拔管。

导致 IOP 升高的其他因素包括面罩压力、高碳酸血症、缺氧和动脉血压升高。区域阻滞联合静脉镇静的麻醉方式可以在部分开放性眼外伤手术中使用[138]。

麻醉相关的眼损伤

在非眼科手术麻醉过程中发生的眼损伤很少见。角膜擦伤是最常见的眼损伤[9]，可能是由于面罩、手术铺单或其他异物直接接触所致。全身麻醉易出现角膜损伤，因为全身麻醉抑制角膜反射，增加眼睑斜视（不完全闭合眼睑）并减少泪液的产生和稳定性[139]。患者常有异物感，眨眼、流泪或畏光会增加这种不适。在某些情况下，角膜摩擦引起的疼痛远比手术部位本身引起的疼痛严重。防止角膜擦伤可使用眼膏润滑眼睛，或在手术过程中覆盖眼睛，以及注意观察麻醉苏醒后的患者以防他们揉面部或眼睛。可于术后 48 ~ 72 h 内对角膜擦伤进行治疗，对伤眼使用抗生素软膏以修复角膜。

术后眼科并发症的危险因素包括心肺手术、术中低血压、大量失血、贫血以及术中体位为俯卧位或头低脚高位。相比于麻醉诱导前，当患者处于头低脚高位时 IOP 平均增加 13 mmHg[140]，而当患者一直维持该体位时，IOP 仍显著升高[141]。头低脚高位导致 IOP 升高的机制包括：（1）重力作用下引起中心静脉压升高，从而导致眶静脉压和 IOP 升高；（2）气腹导致脉络膜血容量增加，最终引起 IOP 增加[141]。右美托咪定已被证明可有效降低 IOP[142]，患者在腹腔镜手术中处于头低脚高位，此时使用右美托咪定可减轻 IOP 增加的同时不降低眼灌注压[143]。

围术期失明（perioperative visual loss，POVL）这一灾难性的罕见并发症，通常与心脏、脊柱和头颈部手术有关。POVL 的病因包括缺血性视神经病变（ischemic optic neuropathy，ION）、视网膜中央动脉阻塞（central retinal artery occlusion，CRAO）和皮质视力丧失。POVL 的病理变化因其潜在病因而异；ION 影响视神经，CRAO 发生于视网膜的视盘处，而皮质视力丧失是因视皮质或视神经辐射的缺血性或栓塞性损害所致。患者通常会产生无痛性视觉丧失或视敏度降低、瞳孔传入缺损且无光感。POVL 的预后很差，恢复视力的可能性较小。

POVL 常伴有 ION。ION 又可以再细分为前部缺血性视神经病变（anterior ischemic optic neuropathy，AION）和后部缺血性视神经病变（posterior ischemic neuropathy，PION）。AION 与视神经乳头受损有关，常见于心脏术后。其余视神经受损归为 PION，常见于脊柱手术后[144]。根据 ASA 的 POVL 病例记录，ION 的发生与失血量超过 1000 ml 以及麻醉持续时间超过 6 h 相关[145]。围术期发生 ION 的病因尚不清楚，但可能的假说是俯卧位手术会导致静脉压力增加和间质组织水肿，从而影响视神经血供。预防措施包括详细的术前评估、术前检查和手术方式选择，从而降低卒中的风险，以及对高危患者行分期脊柱手术。患者术中体位应避免直接压迫眼部，头部的位置应高于心脏，以减少眼部水肿。应避免低血压和严重贫血[146]。

CRAO 的病因中，因手术体位导致 IOP 增加，进而导致视网膜动脉供血中断最为常见。其他原因包括球后出血，视网膜脉管系统闭塞性疾病和视网膜中央静脉血栓形成[146]。针对 CRAO 的干预治疗措施包括使用乙酰唑胺或渗透性利尿剂降低 IOP[147]，减轻高碳酸血症，局部低温，局部应用溶栓药物和高压氧治疗[148]。

根据 1992 年 ASA 关于眼科手术中麻醉相关眼部损伤的终审索赔项目，Gild 等人研究分析后发现，突然动或咳嗽是最常见的引起眼部损伤的原因。体动大多发生在全身麻醉期间，其最终结局都是失明[9]。所以在眼科手术中使用周围神经刺激器监测神经肌肉阻滞效果，确保患者在全麻下不发生体动非常重要。

在术后早期，阿托品、东莨菪碱和麻黄碱等散瞳剂的应用可能会导致急性青光眼，表现为眼眶钝痛。应对措施包括使用乙酰唑胺或渗透性利尿剂以降低 IOP，并及时转诊至眼科医生[149]。

致谢

作者和出版商感谢 Marc Allan Feldman 博士在前版本章中所作的贡献，他的工作为本章奠定了基础。

参考文献

1. Glen FC, et al. BMC Ophthalmol. 2011;11(1):2.
2. Varma R, et al. Ophthalmology. 2006;113(10):1846–1853.
3. Brown G. Trans Am Ophthalmol Soc. 1999;129(6):833.
4. Frick KD. Arch Ophthalmol. 2007;125(4):544.
5. Broman AT, et al. Investig Ophthalmol Vis Sci. 2002;43(11):3393–3398.
6. National Eye Institute. Statistics and Data. https://nei.nih.gov/eyedata.
7. Schein OD, et al. 2012;19:257–264. https://doi.org/10.3109/09286586.2012.698692.
8. Breslin PP. Int Ophthalmol Clin. 13(2):215–226.
9. Gild WM, et al. Anesthesiology. 1992;76:204–208.
10. Lee LA, et al. Reg Anesth Pain Med. 2008;33(5):416–422.
11. Bhananker SM, et al. Anesthesiology. 2006;104:228–234.
12. Steckelberg RS, et al. In: ASA Abstract. 2015:A4222. www.asaabstracts.com.
13. Neelakanta G, Fang ZF. In: ASA Abstract. ; 2016:A1023. www.asaabstracts.com.
14. Twersky RS, et al. Anesth Analg. 2008;106(5):1421–1426.
15. American Society of Anesthesiologists. Perioperative Surgical Home. http://www.asahq.org/psh.
16. Qiu C, et al. Anesth Analg. 2016;123(3):597–606.
17. Services C for M& M. Outpatient and Ambulatory Surgery CAHPS (OAS CAHPS).
18. Neuman MD. Anesthesiology. 2011;114(5):1019–1020.
19. Heidegger T, et al. Best Pract Res Clin Anaesthesiol. 2006;20(2):331–346.
20. Fung D, et al. 100:1644–1650.
21. Alexander JP. Am J Ophthalmol. 1947;30(4):489.
22. Moonie GT, et al. Can Anaesth Soc J. 1964;11(6):621–632.
23. Goel M, et al. Ophthalmol J. 2010;4:52.
24. Mirakhur RK, et al. Acta Anaesthesiol Scand. 1990;34(4):282–285.
25. Park JT, et al. Korean J Anesthesiol. 2013;64(2):117–121.
26. Dominguez A, et al. Eur J Anaesthesiol. 2009;26(9):801–803.
27. Neel S, et al. Br J Ophthalmol. 1995;79(12):1093–1097.
28. Sator-Katzenschlager SM, et al. Eur J Anaesthesiol. 2004;21:95–100.
29. Sweeney J, et al. BJA Br J Anaesth. 1989;63(6):688–691.
30. Carter K, et al. J Glaucoma. 1999;8(3):204–207.
31. Oberacher-Velten I, et al. Br J Ophthalmol. 2011;95(8):1102–1105.
32. Cook JH. Anaesthesia. 1981;36:359–365.
33. Adams AK, Barnett KC. J Assoc Anaesth Gt Britain Irel. 1966;21(2):202–210.
34. Kelly DJ, Farrell SM. Anesth Analg. 2017;1.
35. Yagan Ö, et al. J Pak Med Assoc. 2015;65(11):1219–1225.
36. Bithal PK, et al. Eur J Anaesthesiol. 2004;21(6):496–503.
37. Karaman T, et al. J Clin Anesth. 2016;34:358–364.
38. Ahmad N, et al. Saudi J Anaesth. 2015;9(2):195–198.
39. Watcha MF, et al. Anesth Analg. 1992;75(3):355–360.
40. Barclay K, et al. Anaesthesia. 1994;49:159–162.
41. Bowman R, et al. Br J Ophthalmol. 1996;80(5):394–397.
42. Coleman DJ, et al. Direct-recorded intraocular pressure variations in a human subject. 10032:3–6.

43. Farkouh A, et al. *Clin Ophthalmol*. 2016;10:2433–2441.
44. Chen M, et al. *Tzu Chi Med J*. 2008;20(1):25–34.
45. Lustgarten JS, Podos SM. *Arch Ophthalmol*. 1983;101(9):1381–1382.
46. Lai YK. *Br J Ophthalmol*. 1989;73(6):468–469.
47. Booth A, Roland M. *Health Technol Assess (Rockv)*. 1997;1(12).
48. Smetana GW, Macpherson DS. *Med Clin North Am*. 2003;87(1):7–40.
49. American Society of Anesthesiologists. Choosing Wisely: Five things Physicians and Patients Should Question. http:// www .choosingwisely.org/societies/american-society-of-anesthesiologists. http://www.choosingwisely.org/wp-content/uploads/2015/02/ASA-Choosing-Wisely-List.pdf. Published 2013.
50. Keay L, Lindsley K, Tielsch J, et al. 2012;(3):3–5. https://doi.org/10.1002/14651858. CD007293.pub3. Copyright.
51. Shalwala A, et al. *Retina*. 2015;35(2):319–325.
52. Fleisher LA, et al. *J Am Coll Cardiol*. 2014;64(22):e77–e137.
53. Katz J, et al. *Ophthalmology*. 2003;110(9):1784–1788.
54. Benzimra JD, et al. *Eye*. 2009;23(1):10–16.
55. Law SK, et al. *Am J Ophthalmol*. 2008;145(4).
56. Cobb CJ, et al. *Eye*. 2007;21(5):598–603.
57. Rahman SI, Turalba A. *Semin Ophthalmol*. 2018;33(1):108–111.
58. Sun MT, et al. *JAMA Ophthalmol*. 2017;135(8):864–870.
59. Caldeira D, Canastro M, Barra M, et al. *JAMA Ophthalmol*. 2015;133(7):834–839.
60. Ripart J, et al. 2001;94(1):56–62.
61. Hamilton RC. *J Cataract Refract Surg*. 1996;22(9):1147–1150.
62. Wong DHW. *Can J Anaesth*. 1993;40(7):635–657.
63. Feibel RM. *Surv Ophthalmol*. 1985;30(2):102–110.
64. Dahle JM, Iserson KV. *Am J Emerg Med*. 2007;25(1):105–106.
65. Chang J, et al. *Anesthesiology*. 1984;61(6):789–790.
66. Nouvellon MSc, et al. *Anesthesiology*. 2010;113(5):1236–1242.
67. Davis DB, Mandel MR. *J Cataract Refract Surg*. 1986;12(2):182–184.
68. Parness G, Underhill S. *Contin Educ Anaesthesia, Crit Care Pain*. 2003;5(3):93–97.
69. Riad W, Akbar F. *J Clin Anesth*. 2012;24(3):193–195.
70. Alhassan MB, et al. *Cochrane Database Syst Rev*. 2015;2(7):1–31.
71. Stevens JD. *Br J Ophthalmol*. 1992;76:670–674.
72. Qiu C, Chan P, Zohman G, et al. *J Orthop Trauma*. 2018;32(3):116–123.
73. Neuman MD, et al. *Anesthesiology*. 2012;117(1).
74. Kettner SC, et al. *Br J Anaesth*. 2011;107(suppl. 1):i90–i95.
75. Sato M, et al. *J Anesth*. 2016;30(2):244–251.
76. Morales R, et al. *Ambul Surg*. 2002;9(4):197–205.
77. Roizen MF, et al. *Anesthesiology*. 1981;54:390–398.
78. Chung F, Mezei G. *Anesth Analg*. 1999;89(6):1352–1359.
79. Heuss LT, et al. *Aliment Pharmacol Ther*. 2003;17(12):1493–1501.
80. American Society of Anesthesiologists. Continuum of Depth of Sedation: Definition of General Anesthesia and Levels of Sedation/Analgesia.
81. Practice Guidelines for Moderate Procedural Sedation and Analgesia 2018. *Anesthesiology*. 2018;128(3):437–479.
82. Dole K, et al. *Indian J Ophthalmol*. 2014;62(9):927–930.
83. Friedman DS, et al. *Br J Ophthalmol*. 2004;88(3):333–335.
84. Candiotti KA, et al. *Anesth Analg*. 2010;110(1):47–56.
85. Jalowiecki P, et al. *Anesthesiology*. 2005;103(2):269–273.
86. Edmunds MR, et al. *Orbit*. 2012;31(1):53–58.
87. Frey K, et al. *Anesth Analg*. 1999;89(2):317–321.
88. Hendrickx JFA, et al. *Anesth Analg*. 2008;107(2):494–506.
89. Mertens MJ, et al. *Anesthesiology*. 2004;100(4):795–805.
90. Dundee JW, et al. *Anaesthesia*. 1986;41:159–161.
91. Gold MI, et al. *Anesthesiology*. 1997;87:51–57.
92. Avramov MN, et al. *Anesthesiology*. 1996;85:1283–1289.
93. Iselin-Chaves IA, et al. *Anesth Analg*. 1998;87(4):949–955.
94. Veselis RA, et al. *Anesth Analg*. 1997;87:749–764.
95. Edwards SR, et al. *Br J Anaesth*. 2002;88(1):94–100.
96. Angst MS, et al. *Anesthesiology*. 2004;101(3):744–752.
97. Fang ZT, Keyes MA. *J Clin Anesth*. 2006;18(2):114–117.
98. Iirola T, et al. *Br J Anaesth*. 2012;108(3):460–468.
99. McClellan A, et al. *Ophrhalmol Retin*. 2017;1(3):188–191.
100. Wani S, et al. *Gastrointest Endosc*. 2011;74(6):1238–1247.
101. Hillman DR, et al. *Anesthesiology*. 2009;111(1):63–71.
102. Lemmens HJ, et al. *Clin Pharmacokinet*. 1990;19(5):416–422.
103. Lamb K, et al. *Br J Anaesth*. 1992;69(2):143–147.
104. Alipour M, et al. *J Ocul Pharmacol Ther*. 2014;30(8):665–669.
105. Cork RC, et al. *Anesth Analg*. 1994;79(4):719–727.
106. Sessler DI, et al. *Anesthesiology*. 2018;128:317–327.
107. Salmasi V, et al. *Anesthesiology*. 2017;126(1):47–65.
108. Walsh M, et al. *Anesthesiology*. 2013;119(3):507–515.
109. Sun LY, et al. *Anesthesiology*. 2015;123(3):515–523.
110. Mashour GA. *Anesthesiology*. 2011;114:12891296.
111. Monk Terri G, et al. *Anesthesiology*. 2007;123(2):307–319.
112. Valley RD, et al. *Anesth Analg*. 1999;88(4):742–745.
113. Valley RD, et al. *Anesth Analg*. 2003;96(5):1320–1324.
114. Hans P, et al. *Br J Anaesth*. 2008;101(5):731–737.
115. Gonzalez RM, et al. *Anesth Analg*. 1994;79:792–795.
116. D'Aragon F, et al. *Can J Anesth*. 2013;60(4):370–376.
117. Ahmad N, et al. *Saudi J Anaesth*. 2015;9(2):195–198.
118. Stadler M, et al. *Anaesthesia*. 2003;98(1):46–52.
119. Gan TJ, et al. *Anesth Analg*. 2014;118(1):85–113.
120. Vaziri K, et al. *Clin Ophthalmol*. 2016;10:471–476.
121. Eberhart LHJ, et al. *Anesth Analg*. 2004;99(6):1630–1637.
122. Erdem AF, et al. *Paediatr Anaesth*. 2008;18(9):878–883.
123. Blanc VF, et al. *Can J Anaesth*. 1988;35(5):468–472.
124. Carlo WA, et al. *N Engl J Med*. 2010;362(21):1959–1969.
125. Halvorsen T, et al. *Pediatr Allergy Immunol*. 2005;16(6):487–494.
126. Steward DJ. *Anesthesiology*. 1982;56(4):304–306.
127. Koay P, et al. *Br J Ophthalmol*. 1992;76(4):225–227.
128. Henzler D, et al. *E*. 2004;21(2):101–106.
129. Lesin M, et al. *Surv Ophthalmol*. 2015;60(3):196–203.
130. Hah JM, et al. *Anesth Analg*. 2017;125(5):1733–1740.
131. Assam JH, et al. *Surv Ophthalmol*. 2018;63(1):75–85.
132. Kramarow E, et al. *Natl Cent Heal Stat Data Br*. 2015;(199):8.
133. Alexander JP. *Br J Ophthalmol*. 1975;59:518.
134. Vachon CA, et al. *Anesthesiology*. 2003;99:220–223.
135. McGoldrick KE. *J Clin Anesth*. 1993;5:1–4.
136. Libonati M, et al. *Anesthesiology*. 1985;62(5):637–640.
137. Posner K (personal communication). Anesthesia Closed Claims Project.
138. Scott IU, et al. *Am J Ophthalmol*. 2002;134(5):707–711.
139. Cross DA, Krupin T. *Anesth Analg*. 1977;56(1):35–37.
140. Awad H, et al. *Anesth Analg*. 2009;109(2):473–478.
141. Hoshikawa Y, et al. *Br J Ophthalmol*. 2014;98(3):305–308.
142. Mowafi HA, et al. *Br J Anaesth*. 2008;100(4):485–489.
143. Joo J, et al. *J Korean Med Sci*. 2016;31(6):989–996.
144. Chwalisz B, et al. *Semin Ophthalmol*. 2018;33(1):17–22.
145. Lee LA, et al. *Anesthesiology*. 2006;105(4):652–659.
146. Kitaba A, et al. *J Anesth*. 2013;27:919–926.
147. Wray SH. *J Neurol Neurosurg Psychiatry*. 1993;56(3):234–240.
148. Feltgen N, et al. *Graefe's Arch Clin Exp Ophthalmol*. 2006;244(8):950–956.
149. Nitta Y, et al. *Anesth Prog*. 2014;61(4):162–164.

70 耳鼻喉及头颈外科手术的麻醉

ANIL PATEL

杨龙 译 郑宏 拉巴次仁 审校

<table>
<tr><td>要 点</td><td>

- 在耳、鼻、喉（ear、nose and throat，ENT）外科手术的患者中，存在更多的困难气道，尤其是肿瘤患者。术前回顾患者的 CT 扫描或者气道内镜检查结果，有助于识别潜在的通气困难或困难气道的情况。
- 尽管行耳鼻喉科手术的患者在通常情况下可以使用普通的聚氯乙烯气管内导管（endotracheal tubes，ETTs），但也会经常应用到显微喉管、防激光导管以及钢丝加强导管。
- 当全身麻醉诱导后插管困难时，通常采用纤维支气管镜对患者进行清醒气管内插管。
- 纤维光导喉镜气管内插管术是患者能够耐受的一种较为温和的插管方式，它不需要使用暴力来显露声门。
- 当患者存在严重呼吸道疾病而使得清醒气管内插管实施困难时，局麻下行气管切开术（联合／不联合使用静脉镇静）会是更好的选择。在严重紧急困难气道时，环甲膜切开术则优于气管切开术，因为其完成速度更快。
- 在一些行头颈部手术的病例，比如行腮腺手术的患者，需行面神经电测试。对这类患者应当特别注意避免神经肌肉阻滞药物的过量应用。
- 对于患有头颈部疾病的患者，平稳的麻醉苏醒、避免咳嗽和用力对预防因静脉怒张而导致的再出血极其重要。
- 扁桃体切除术术后出血通常发生在术后第一个 6 h 内，但也可以发生在数天以后。
- 颌面部创伤可导致持续的出血以及牙齿、血液、骨及组织碎片的误吸和颈椎损伤。气道损伤可由钝挫伤、贯通伤、烧伤、吸入性损伤及医源性原因而引起。在这两种情况下，最初的治疗取决于呼吸窘迫的程度、潜在的气道狭窄、可用的设备及临床偏好。
- 对喉部外伤的患者进行气管内插管可能会导致气道的进一步损伤，甚至完全丧失对气道的控制。如果需要尝试进行气管插管，建议在纤维支气管镜引导下置入小号气管导管。要注意正压通气会加重任何原因所致的皮下气肿。在某些病例中，气管切开可能是最明智的选择。
- 喘鸣的原因包括：异物吸入、双侧声带麻痹、气道水肿、血管神经性水肿、会咽炎、外伤、声门下狭窄及其他病理情况。不管喘鸣的原因是什么，首要考虑的为是否需要立即气管内插管或手术建立气道从而避免患者死亡或损伤。用无重复吸入的面罩给予氦氧混合气体或高流量鼻导管吸氧可作为紧急的过渡措施。
- 内镜检查时的麻醉方法选择需要根据患者的病变特点、临床偏好和手术工具（激光、硬质支气管镜）而决定。通常在这些病例中普遍选择全凭静脉麻醉。
- 激光可用于对耳鼻喉部病灶的清除。然而，为预防意外热损伤或气道着火，采取特殊的防范措施是十分必要的。另外，气管切开术也可能存在类似的致死性并发症。当气道着火风险极大时，应把氧气维持在最低浓度。此外，不应在气道手术中使用氧化亚氮，因为它和氧气一样是助燃气体。

</td></tr>
</table>

1846 年 10 月 16 日，William Morton 医师为患者 Gilbert Abbott 实施了著名的乙醚吸入全身麻醉，并协助外科医师 John Warren 切除了该名患者的颈部肿瘤[1-2]。从这次乙醚麻醉的首次公开展示起，麻醉学与耳鼻喉科手术之间的关系就变得至关重要。的确，没有其他哪个外科学分支需要像耳鼻喉科手术医师和麻醉科医师之间这样互相理解，密切合作，共同制订操作计划。例如，很多耳鼻喉科手术操作需要麻醉科医师与外科医师共用气道。因此，一个好的麻醉科医师必须具备耳鼻喉科手术操作相关的专业知识，并了解手术可能会对患者带来的影响。

耳鼻喉科手术的麻醉涵盖了很多种操作，其复杂性、手术时间及潜在危险各不相同[3]。有时，耳鼻喉麻醉科医师可能一整天都被安排一些简单的手术，例如鼓膜切开术及扁桃体切除术，也有可能被安排需要做时间长达一整天的癌症切除术。也可能遇到那些气道解剖结构严重破坏，有时甚至是气道阻塞的患者。而在一些手术操作涉及气管、声门甚至声门下的位置，外科医师需要联合使用特殊设备如外科激光手术时，就需要和麻醉科医师共用气道。鼻部手术通常需要保护气道避免吸入血液及分泌物，而且需要麻醉复苏更加平稳。口内耳鼻喉科手术，例如扁桃体切除术可能需要使用手术器械保持张口的状态，但这种情况也可能造成意外气道阻塞。此外，耳部手术可能需要头部的过度外旋。而这些仅仅是在耳鼻喉科手术麻醉中可能出现的特殊风险的冰山一角。

耳、鼻、喉的解剖要点

图 70.1 ～ 70.4 为耳鼻喉科的各个解剖部分的示意图。从悬雍垂延伸到舌骨为口咽部。从舌骨延伸到环状软骨为下咽部。声门包括声带、前联合及杓状软骨间区域。在声带的顶端下 5 mm（前端）到 10 mm（后端）为声门下区。喉头对于呼吸和发声非常重要，具有临床上重要的声门闭合反射，该反射通过双侧喉上神经介导，可以保护气道防止误吸。例如当做吞咽动作时，可激活这种保护反射。但有时，这种保护反射反而会带来问题，比如出现声门括约肌持续痉挛（即喉痉挛）时，就无法进行气体交换[4-6]。喉痉挛与麻醉深度过浅有关，还常常会因血液及分泌物刺激声门而诱发，也常发生在鼻中隔成形术及隆鼻术后。因为喉痉挛可造成患者无法通气，所以它是非常危险的麻醉急症之一（见下文）。

喉部受左右迷走神经的分支支配。右侧的迷走神经发出右侧的喉返神经，而左侧的迷走神经发出左侧

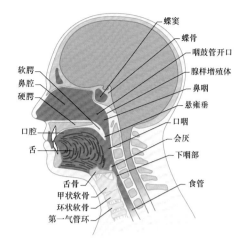

图 70.1　**耳鼻喉的解剖特征**。注意：（1）气管相对位于食管的前部；（2）口咽是从悬雍垂延伸到舌骨；（3）喉咽是从舌骨延伸到环状软骨；（4）环状软骨环，在快速插管时，用压迫环状软骨阻塞食管（Sellick 法）预防胃内容物的反流；（5）第一气管环的位置，是非常重要的手术标志，因为大部分的气管切开术都是在第二到第三气管环之间完成的（From Feldman MA，Patel A. Anesthesia for eye，ear，nose，and throat surgery. In：Miller RD，ed. Miller's Anesthesia. 7th ed. Philadelphia：Churchill Livingstone；2010：2357-2388.）

的喉返神经。两侧喉返神经可支配除了受喉上神经分支支配的环甲肌及下咽缩肌外所有喉内肌肉的运动。喉内神经是喉上神经的喉内支（见图 70.3），与喉上动脉伴行，穿过甲状舌骨膜，支配喉头到声带的感觉。声带以下和上部气管的感觉由喉返神经支配（见图 70.3）。

在甲状腺手术及其他操作过程包括气管内插管时，很多麻醉科医师担心会损伤支配大部分喉内肌的喉返神经，但其实这是可以预防的并发症[7-12]。如果损伤的是单侧喉返神经，患者出现声嘶是由丧失单侧声带外展作用和正常的环甲肌内收作用共同作用下产生的，这种情况可引起受损声带处于旁正中位。双侧神经损伤可能导致呼吸困难、喘鸣甚至完全性呼吸道梗阻，这是由于双侧声带都处于旁正中位。这种情况下，患者可能需要进行气管切开。而通过神经监测常常可以降低喉返神经的损伤概率，在甲状腺手术中更是如此[13-15]。

耳鼻喉科手术的术前评估

尽管外科手术患者的术前评估已经在第 31 章中做了详细讨论，但有一些问题为耳鼻喉科手术所特有。例如，许多耳鼻喉科手术患者，尤其是头颈部恶

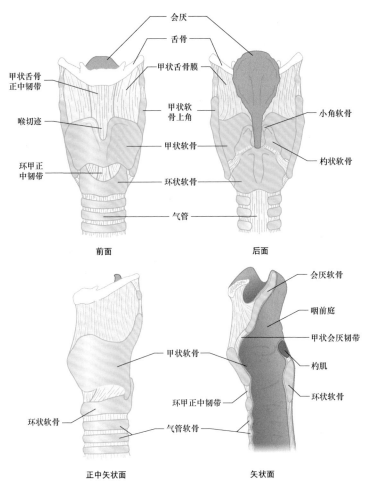

图 70.2　喉部的前面、后面、正中矢状面、矢状面。注意：（1）背面不完整的气管软骨环是如何允许气管轻度塌陷而使食物容易通过食管（在支气管镜操作中还可提供定位）；（2）甲状软骨的上角在喉上神经阻滞中是重要的标志，因为它接近于穿透甲状软骨膜的喉上神经的内支。（3）环甲正中韧带及双侧的环甲韧带（未标注），统称为环甲韧带，可进行紧急环甲软骨切开术及经气管高频通气（From Feldman MA，Patel A. Anesthesia for eye，ear，nose，and throat surgery. In：Miller RD，ed. Miller's Anesthesia. 7th ed. Philadelphia：Churchill Livingstone；2010：2357-2388.）

性肿瘤患者，都有长期吸烟、酗酒史，而且许多患者患有肥胖症及阻塞性睡眠呼吸暂停（obstructive sleep apnea，OSA）。而患有慢性气道阻塞性疾病的患者则可能诱发肺动脉高压，有时可发生右心功能衰竭（肺心病）。有声嘶病史可能提示喉返神经损伤甚至预示更严重的问题，而出现喘鸣音常需紧急处理。在与气道相关的病例中，手术医师和麻醉科医师常常会回顾患者现有的 X 射线检查及视频记录来共同制订一个气道管理计划。头颈部有放疗史的恶性肿瘤患者常常出现插管困难，因为颈部结构可能会变非常坚韧以及纤维化（"木头样变"），这些患者使用器械时易出血。

有打鼾史的患者则提示有睡眠呼吸暂停且容易发生通气困难。

　　耳鼻喉科手术常常会涉及老年患者，他们中许多患者是发生术后谵妄及认知功能障碍的高危人群[16-18]。尽管很多耳鼻喉科手术风险较低，但一些较大的头颈部手术也被认为是"中危"手术。建议术前患有例如心脏病、外周动脉疾病或脑血管疾病的患者需行 12 导联 ECG 检查。此外，有心力衰竭、糖尿病或肾衰竭病史的患者行中危手术时，也能从 ECG 检查中获益。对于行低危手术的无症状患者，术前 ECG 检查则非必要。

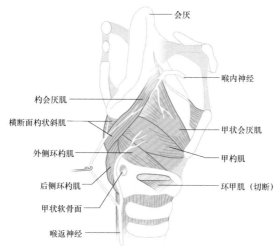

图 70.3　喉部的解剖主要关注于喉内神经及喉返神经。这两支喉返神经支配除了受喉上神经外支配的环甲肌及下咽缩肌外所有喉内肌的运动。喉头到声带的感觉神经是喉上神经的一个内支支配的（喉内神经）。这些依次是迷走神经的分支。声带以下气管以上的感觉神经是喉返神经支配的（From Schuller DE，Schleuning AJ. Otolaryngology：Head and Neck Surgery. 8th ed. St. Louis：Mosby；1994：252.）

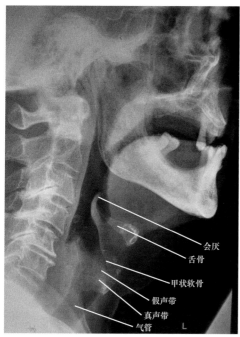

图 70.4　侧位平片显示的喉部解剖。注意：（1）通常极薄的会厌，在吞咽时可作为喉入口的保护盖，也可能在水肿时变成更大的"拇指"形状（例如由儿童会咽炎引起）；（2）口咽及咽下区域有限数量的椎骨前软组织，当发生水肿（如咽后脓肿所致），软组织将向前延伸而阻塞气道；（3）舌骨，可辅助舌头运动及吞咽，如果在尸检时发现舌骨断裂，则提示有运动伤或勒颈史（From Feldman MA，Patel A. Anesthesia for eye，ear，nose，and throat surgery. In Miller RD，ed. Miller's Anesthesia. 7th ed. Philadelphia；Churchill Livingstone；2010：2357-2388.）

可以选择性地对患者进行术前的气道内镜检查。这种技术是应用光学纤维镜，在局部麻醉下快速经鼻进行喉镜检查。该检查可有助临床医师发现是否存在不能通过常规手段发现的声门上喉部病变。这项操作快捷，患者无需做过多准备，而且耐受好。在Rosenblatt 的综述中针对术前气道内镜检查提供了充足的细节说明[19]。

耳鼻喉科麻醉的气道管理

在耳鼻喉手术麻醉中，简单气道和复杂气道都有涉及。美国麻醉科医师协会（American Society of Anesthesiologists，ASA）的困难气道处理流程（或类似的流程）[20-28]可普遍地运用于耳鼻喉科手术麻醉气道管理的各个方面。特殊气道管理技术的选取在很大程度上取决于临床具体情况、麻醉科医师和外科医师的气道管理技能、偏好和可用的设备。

气道管理一般有以下几种方式：①气管内插管的全身麻醉；②建立声门上气道（supraglottic airway，SGA）的全身麻醉［例如喉罩（laryngeal mask airway，LMA）］；③使用耳鼻喉科喉镜（暴露气道）从旁路联合喷射通气的全身麻醉；④使用间歇式呼吸暂停；⑤利用患者自然气道（可辅助使用鼻咽通气道或托下颌工具）的全身麻醉；⑥局部麻醉加静脉镇静并保留患者自主呼吸。其中，第一种选择是最常用的。然而，这项技术的选择和实施取决于常规气管内插管的难易程度。对于这些特殊情况的气道评估，在第 44 章中也进行了探讨。

气道阻塞的原因很多，例如：吸入异物；感染，如会厌炎、白喉或咽峡炎；喉痉挛；肿瘤和血肿影响呼吸道通气；气道创伤；阻塞性睡眠呼吸暂停；扁桃体肥大和气道水肿（例如：过敏反应、长时间喉镜检查、吸入烟雾或烧伤）。在大多数情况下，需要由麻醉和手术者共同讨论后决定气道管理的方式。

大多数需要进行耳鼻喉科手术的患者都需要气管内插管来控制气道。虽然一般情况下进行气管内插管是比较容易的，但当发现气道难以暴露而置管困难时则需使用特殊设备，如视频喉镜或纤维支气管镜。这种情况下，是选择在患者清醒下行气管内插管，还是全身麻醉诱导后行气管内插管就显得尤为关键。其他需要慎重选择的是当通气或插管困难时该应用何种措施和相应设备。在极端特殊情况下，则甚至需要局部麻醉下行气管切开术。

耳鼻喉科手术的患者通常使用普通聚氯乙烯（polyvinyl chloride，PVC）气管导管（endotracheal tube，ETT），但显微喉管（microlaryngeal tubes，MLTs）、激光导管和钢丝加强导管也很常用。钢丝加强导管的优点是不易打折且富有弹性而适合置入气管切开术造口内。应当根据适合手术过程所用激光类型的材料来选择耐激光的 ETT。此外，可以采用亚甲基蓝染色的盐水充满气管套囊，以便能够立即检测到激光对套囊的破坏。还需考虑用胶带或其他方式充分固定气管导管。一些颌面外科医师会将气管导管缝合至一侧口角或者用线将气管导管系到牙齿上。此外，气管导管套囊压力常需保持低于 25 mmHg，以避免气管黏膜发生缺血性损伤。当使用氧化亚氮时，氧化亚氮可扩散进入套囊，套囊的压力会逐渐增加。在手术时间较长时需特别关注这一点，如游离皮瓣手术。

拟行气管内插管前，可以先进行直接喉镜检查，这通常可以预测插管的难易程度。2003 年版的 ASA 困难气道处理步骤中包含的 11 种气道评估工具对于指导气道评估很有帮助[20]。此外，麻醉科医师在遇到困难气道时，应在完成气管内插管后及时总结经验。Adnet 及其同事制定的困难气道量化表（Intubation Difficulty Scale，IDS）是极为有用的工具[29-33]。困难气道量化表是一个用来表示困难气道整体性的量化分值，以每例困难插管与七个因素的相关程度为依据。七个因素分别为：尝试再次插管次数、插管者人数、使用特殊插管技术、喉镜检查分级、操作者所用提升喉结的力度、按压喉部操作和声门的特征。

尽管业内有人提倡使用几种新型喉镜，但目前大部分麻醉科医师仍使用传统的 Macintosh 和 Miller 喉镜进行气管内插管。喉镜检查视野不佳时，使用引导器如 Eschmann 插管芯（弹性橡胶探条）有时会非常有帮助[34-39]。具体使用方法如下：当喉镜视野不佳时，将引导器经口轻柔地通过开放的声门（二级暴露）或在会厌下方向前送入（三级暴露）。引导器通过气管环表面摩擦，会引起轻微的震动，这可以帮助我们确定引导器位置是否正确。而后保持引导器的位置固定，然后将气管导管通过引导器送入声门。

视频喉镜比如 GlideScope（Verathon，Bothell，美国华盛顿州）、McGrath（Covidien，Mansfeld，美国马萨诸塞州）、Storz（Karl Storz，Tuttlingen，德国）和 Pentax AWS（Hoya Corporation，东京）已经变得十分好用，尤其是针对前位喉或者需要颈椎制动的患者[40-50]。

正如第 44 章内容所述，清醒气管内插管的含义其实也包括了轻度镇静下的气管内插管。它通常用于全身麻醉下行气管内插管风险太大时，例如通气或气管内插管困难以及胃内容物反流等情况。尽管局部麻醉下纤维支气管镜引导清醒气管插管是最常见的清醒气管插管方法，但也有其他常用方法，包括局部麻醉下清醒使用 Endotrol、Macintosh、Miller、GlideScope 或行经鼻盲探气管内插管。有时表面麻醉还加用某些气道内神经阻滞。这些内容在第 44 章中有做讨论。

耳鼻喉科手术的患者使用纤维支气管镜插管进行气道管理是较为普遍的，因为即使存在多种呼吸道疾病，作为保底手段，该技术依然是有效的。尽管全身麻醉诱导后，通常是可以安全地进行纤维支气管镜插管的[51]，但许多临床医师仍然会选择局部麻醉或轻度镇静下进行纤维支气管镜插管，这取决于麻醉科医师的技术水平、患者的配合程度和疾病的严重程度。针对选择"清醒"还是"睡眠"下行纤维支气管镜插管这一问题，需要基于安全性的考虑：大多数人建议清醒下进行，因为即使没有成功完成插管，患者仍可保留自主呼吸的能力。此外，清醒插管保留了气道保护性反射，有利于防止肺误吸，这对误吸风险高的患者尤为重要，例如饱胃和创伤的患者误吸的风险就很高。

清醒气管内插管并不等同于就是单纯使用纤维支气管镜进行插管。清醒插管可以使用许多其他气道设备来安全完成。可选择的设备包括：Macintosh 和 Miller 直接喉镜、经鼻盲探插管钳、GlideScope 或其他视频喉镜以及发光管芯等。

通常需要先对清醒气管内插管患者的气道局部喷洒 4% 利多卡因进行局部麻醉。有时也会应用喉上神经和经气管阻滞。另外，还需谨慎地对患者予以镇静。咪达唑仑、芬太尼、瑞芬太尼、氯胺酮、丙泊酚和可乐定都是常用的药物。最近有使用右美托咪定进行镇静的报道，右美托咪定是一种选择性 α_2 肾上腺素受体激动药，具有镇静、镇痛、遗忘和止涎作用。右美托咪定的主要优点在于其可保持自主呼吸，且对呼吸几无抑制作用[52-55]。使用右美托咪定镇静的患者通常比较容易被唤醒。然而大剂量应用时其易唤醒和保持自主呼吸的优点均不再存在。

Doyle 记录了 4 例成功使用 GlideScope 进行清醒气管内插管的病例[56]。其潜在优势如下：首先，视野清晰；其次，相比于纤维支气管镜插管，该方法不受分泌物或血液的影响；再次，GlideScope 的使用对气管内插管的类型没有特殊限制，但使用纤维支气管镜时则不行；最后，GlideScope 比纤维支气管镜更加坚固，使用时不易受损。经纤维支气管镜将气管导管推进气管常常因顶到杓状软骨而失败，GlideScope 则通常不存在这个问题。

最后，总体来说，对于有呼吸道疾病的患者，在清醒状态下应用纤维支气管镜插管是很受欢迎的，因为它本身比较柔软，通常能良好耐受，避免了使用暴力来暴露声门。

需要特别指出的是，麻醉科医师有必要做好充分准备以应对紧急耳鼻喉科气道突发事件，因为这些患者可能需要立即手术干预。除了传统的困难气道车外，医护人员可以设置一个特殊耳鼻喉科气道设备车，其内容包括框 70.1 中的设备[57]。除了医护人员自身偏好的物品外，耳鼻喉科外科医师可以配备可使用的紧急气管切开术托盘以及可悬挂喉镜或硬支气管镜。值得特别注意的是，纤维支气管镜的维护和清洁

框 70.1　耳鼻喉科气道应急车设备列表

■ 储气囊-活阀-面罩人工呼吸器（急救氧气袋）
■ 口咽和鼻咽通气道
■ 各种声门上通气道
■ 各种气管内导管，包括显微喉管和激光管
■ 可塑性管芯
■ 局部麻醉药，注射器和喷雾器
■ 各种喉镜和备用灯泡和电池
■ McGill 钳（用于经鼻气管内插管）
■ Boedeker 钳（用于视频喉镜）*
■ 气道引导器（弹性橡胶探条）
■ 气管导管交换器
■ 二氧化碳检测系统
■ 视频喉镜（例如 GlideScope，McGrath，Pentax-AWS）
■ 外科手术气道设备（例如 Melker 环甲软骨切开工具包）
■ 紧急气管切开术托盘
■ 纤维支气管镜

*Boedeker 钳是视频喉镜时使用的（弯曲）插管钳，用以取出异物[57]

也很重要，因为在需要的时候必须易于获得且保证其可靠性。对于带有视频显示器的电子纤维支气管镜，在使用前正确设置照明和白平衡尤其重要。

耳鼻喉科中的气道疾病

耳鼻喉科气道疾病有时会给临床医师带来巨大的麻醉和气道管理风险。在这样的情况下，通常需要选择清醒气管内插管（例如纤维支气管镜法）。当清醒插管不可行时（例如浸润性肿瘤侵犯气管、设备不足、经验不足），使用局部麻醉气管切开术（轻度镇静或特殊情况下不使用镇静）有时则是首选。此时最需要担心的问题是，患者的气道可能完全阻塞，这种情况可能发生在应用麻醉药物或肌松药后，气道肌肉张力下降，进而导致气道结构改变而发生不良后果。

许多耳鼻喉疾病的病理状态会使气道管理存在诸多困难。比如呼吸道感染，包括上呼吸道脓肿、咽后脓肿、扁桃体周围脓肿、咽峡炎和会厌炎（声门上炎）。对于气道肿瘤，可能是口腔或舌部恶性肿瘤，也可是声门、会厌、喉部肿瘤或前纵隔肿物。其他病理状态也可使气道管理更加复杂，例如先天性畸形（Pierre Robin 综合征、耳椎骨综合征），会厌水肿（如硬质支气管镜检查后），喉返神经损伤（如甲状腺手术后），颌面创伤或阻塞性睡眠呼吸暂停。下面将着重探讨几种典型的病理状态。

血管性水肿

血管性水肿（原称为：血管神经性水肿），是补体系统异常激活释放组胺和其他炎性介质介导的一种快速组织肿胀反应[58]。通常是过敏反应的结果。遗传性血管性水肿是源自一个常染色体显性遗传的基因突变导致的变异。在前述两种严重的情形下可发生完全性的气道丧失。肾上腺素可治疗过敏性血管性水肿，但对遗传性血管性水肿治疗无效[59]。这些患者通常需要在清醒或轻度镇静局部麻醉下行气管内插管。

急性会厌炎

会厌炎是会厌、杓状软骨和杓状会厌皱襞的炎性疾病，是最可怕的气道相关性感染之一，尤其是在儿科患者中[60-64]。在过去，患者通常是 2 ～ 6 岁的儿童，常见的感染源是流行性嗜血杆菌。而现今，流感疫苗减少了这种疾病的发生率。临床表现通常包括

咽痛、吞咽困难、声音嘶哑和发热。也可能发生因吞咽困难导致的流涎。患者呈现系统性疾病症状（"中毒"）并常采取"三脚架"体位，伴有张口呼吸以减轻呼吸困难，可能发生喘鸣、呼吸窘迫及完全性气道梗阻。在儿童主要需与喉气管支气管炎（假膜性喉炎）相鉴别[65-66]。

床旁检查患儿的呼吸道有时可能会加重病情，应尽可能避免任何可能使患儿哭闹的事物（如针头）。最常见的管理方法是，让孩子坐在麻醉科医师的膝上，小心地使用七氟烷进行吸入麻醉诱导，然后使用比平时小的气管导管行经口气管内插管。患儿应该接受"深"麻醉而又应能保留自主呼吸。加深麻醉的同时开放静脉并建立完整的监护。如果喉镜检查不能识别气道，一个诀窍是，让助手按压一次患者胸部，使麻醉科医师可以看到声门处产生的一个小气泡以此定位气管。如果该方式未能确定气道，则需要通过硬支气管镜检查，建立外科气道或其他方式来救助。过去这类患儿通常以行气管切开术的方式进行气道管理，然而，现今的管理方式包括转入 ICU（intensive care unit, ICU）、咽喉部和血培养、转为经鼻气管内插管、静脉抗菌药物治疗。

成人也可发生会厌炎[67]。据说第一任美国总统乔治·华盛顿就是死于会厌炎，而反复的放血（当时的习俗）则促使了他的死亡。但是因为成人呼吸道相对较粗，情况倒不会太差。在可配合的成年患者中，仔细检查口咽和经纤维支气管镜引导的鼻咽部检查，可帮助评估疾病的程度。目前的共识是，大多数成年患者可以在 ICU 通过雾化吸入抗生素和糖皮质激素进行治疗，只有呼吸窘迫症状恶化时才需行气管内插管。对配合的患者，行清醒纤维支气管镜插管保证气道可能是最好的办法；现在认为，对有气道不畅的成年患者使用吸入麻醉诱导比过去认为的更危险。

咽后脓肿

咽后脓肿的形成可能是牙齿或扁桃体细菌感染导致的咽后部感染[68-74]。如果不做处理，咽后壁可能会凸起至前面的口咽腔，导致呼吸困难和气道阻塞。其他临床表现可能包括吞咽困难、牙关紧闭和波动的咽后肿块。侧位颈部 X 射线可见上咽部的脓腔和食管向前移位。牙关紧闭或部分气道阻塞会使气道管理变复杂。此外，因为脓肿破裂会污染气管，在喉镜检查和插管时应尽可能避免接触到咽后壁。对脓肿进行切开引流是主要的治疗方法。对于咽后脓肿的患者，常常

实施气管切开术，但并非必需。

卢氏（Ludwig）咽峡炎

卢氏咽峡炎是一种口底的多间隙感染[75-79]。感染通常开始于下颌磨牙的感染，而后感染蔓延至颌下、舌下、颏下和口腔。患者舌体抬高且向后移位，这可能会导致气道阻塞，特别是当患者处于仰卧位时。和咽后脓肿类似，需要小心脓肿可能破裂到下咽部（可能污染肺部），这有可能是自发性的，或是当试图进行喉镜检查和插管时。气道管理的选择取决于临床症状的严重程度、影像学检查（例如 CT 或 MRI 结果）和手术方式，但是以往切开排脓前选择气管切开术仍然是一种经典的治疗方式[79]。许多专家提倡尽可能使用纤维支气管镜进行插管。此外，由于咽峡炎常伴有牙关紧闭，通常需要行经鼻纤维支气管镜插管。

气道肿瘤、息肉和肉芽肿

对于气道良性或恶性肿瘤（图 70.5 至 70.7），姑且不论他们的病理特点，单是肿瘤引起的气道阻塞就始终是一个潜在的危险[80-83]。麻醉科医师应当与外科手术团队讨论肿瘤的大小和位置，以及回顾各种鼻咽腔检查的视频结果，这将有助于确定是否需要清醒气管内插管。对于息肉，其可发生在气道内的任何部位，它能造成部分或完全的气道阻塞。声带息肉、囊肿和肉芽肿可能是插管创伤、插管过程刺激声带或其他原因所致，尤其是对于女性患者[84-90]。此外，还要注意可能的声带癌的存在[91]。服用阿司匹林、酮洛酸（酮基氨基丁三醇）和其他非甾体抗炎药（nonsteroidal antiinflammatory drugs, NSAIDs）（Samter 三联疗法）的鼻息肉患者可能会存在哮喘加重的风险[92-93]。

喉乳头状瘤

由人乳头状瘤病毒（human papillomavirus, HPV）感染引起的喉乳头瘤样增生的患者可能需要频繁地应用激光治疗以期得到根治[94-99]。在某些情况下，由于病变增生可使气道阻塞。在激光治疗期间，吸入氧浓度应维持最低，避免使用氧化亚氮，以降低气道着火的风险。需要注意在治疗后气道创面显露，可能会存在水肿。患者偶可出现喉部气管软化，有时在拔除气管导管后会发生完全性上呼吸道萎陷。

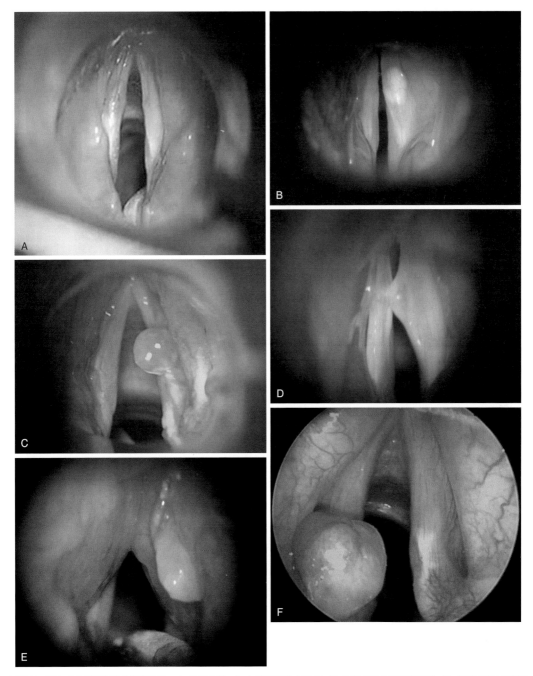

图 70.5 **轻度或未阻塞气道的声带病变**。A. 正常声带；B. 右侧声带微小病变；C. 右侧声带中部的肉芽肿；D. 右侧声带中部的粘连结节；E. 声带前呈蹼状；F. 插管肉芽肿（From Feldman MA，Patel A. Anesthesia for eye，ear，nose，and throat surgery. In：Miller RD，ed. Miller's Anesthesia. 7th ed. Philadelphia：Churchill Livingstone；2010：2357-2388.）

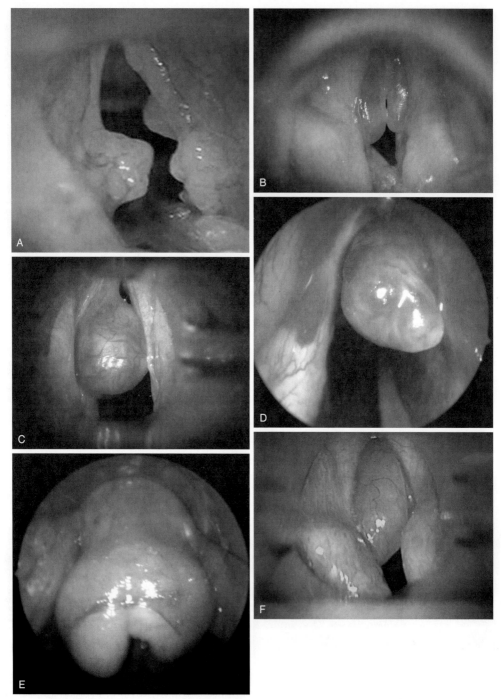

图 70.6　**声带病变伴有明显气道狭窄。** A. 声带双侧乳头状瘤；B. 双侧（声带）间隙水肿；C. 左侧声带息肉；D. 声门前缘肉芽肿；E. 会厌水肿；F. 声带囊肿（From Feldman MA，Patel A. Anesthesia for eye，ear，nose，and throat surgery. In：Miller RD，ed. Miller's Anesthesia. 7th ed. Philadelphia：Churchill Livingstone；2010：2357-2388.）

全内镜检查的麻醉

全内镜检查，有时被称为三重内镜检查，涉及三个检查部分：喉镜检查，支气管镜检查和食管镜检查。这些操作和其他包括咽、喉或气管的检查往往需要特殊的耳鼻喉科喉镜，通常会将小直径的 ETT 与为激光手术专门设计的气管导管同时使用。全内镜检查可用于寻找头颈部癌患者的声带病变位置，获得组织切片，监测肿瘤复发等。在这种情况下，应该与外科手术团队讨论以下具体问题：患者可能存在的病变过程是什么？其对插管操作和通气有何影响？（在某些情况下，患者的疾病状况不允许进行气管内插管，此时需要进行喷射通气或使用硬质支气管镜）。如何管理气道？对麻醉会产生什么影响？并存的疾病？（如冠状动脉疾病、慢性阻塞性肺疾病、胃食管反流性疾病）或使用特殊器械对气道管理产生何种影响？（例如当气道阻塞时外科医师可能使用球囊扩张、激光或微清创器来开放气道）。

全内镜检查有 5 种可选择的建立气道的方式：①ETT 的使用，典型方式为小口径显微喉管，它可以为外科医师提供一个清晰的声门视图；②使用耳鼻喉科硬质喉镜和应用喷射通气，而不使用 ETT；③联合法，如间断使用声门上气道或者显微喉管，联合应用硬喉镜与喷射通气或间歇呼吸暂停；④全身麻醉诱

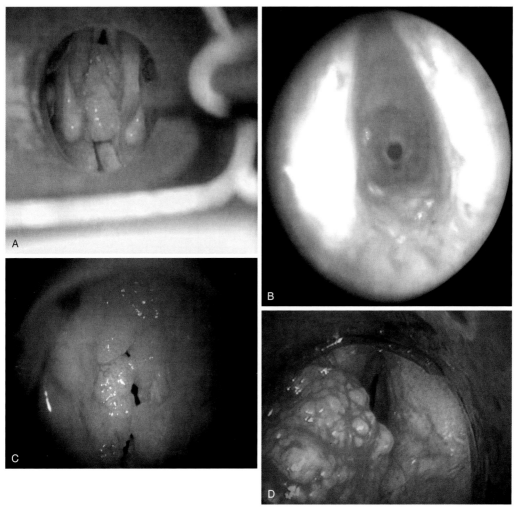

图 70.7 **声带病变伴有严重气道狭窄**。A. 声带乳头状瘤；B. 严重声门下狭窄（2 mm 气道）；C. 双侧（声带）乳头状瘤；D. 广泛声门上癌；E. 急性会咽炎；F. 喉癌（From Feldman MA，Patel A. Anesthesia for eye，ear，nose，and throat surgery. In：Miller RD，ed. Miller's Anesthesia. 7th ed. Philadelphia：Churchill Livingstone；2010；2357-2388.）

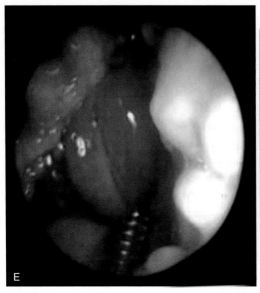
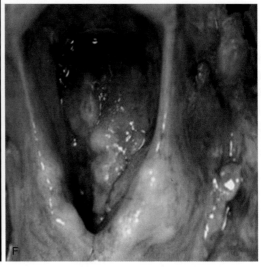

图 70.7（续）

导前局部麻醉下行气管切开术；⑤选择性放置一种特别设计的经气管的喷射通气导管（例如，诱导前置入 Ravussin 喷射通气导管[100]）。最后两种选择只是偶尔用于疑似困难气道者；对于困难气道患者最常见的方法还是清醒气管内插管。此外，当使用喷射通气技术时，静脉全身麻醉（TIVA）是必要的，可以静脉输注丙泊酚和瑞芬太尼。最后，全内镜联合激光手术时常需要使用防激光气管导管[101-102]。

全内镜检查一般会在全身麻醉下进行。患者需要颈部前屈，头部后仰，肩膀下放置卷状垫肩，头部用头圈固定（Jackson 体位）。通常情况下，需要使用前联合喉镜且固定于悬架上（图 70.8）。这种技术可以让外科医师的手自由使用和操作显微镜。其他常用的专业耳鼻喉科喉镜常与显微镜联合应用进行喉显微手术，包括电道喉镜（Elmed，Addison，IL）和通用模块化声门镜（Endocraft，Providence，RI）。一旦喉镜正确组装（"固定"）后，外科医师就可以操作显微镜显露视野，并使用多种喉显微工具对患者进行治疗。

全内镜检查也可采用各种麻醉技术。最常见的方法是患者在肌肉松弛的全身麻醉状态下通过 MLT（喉显微型气管导管）完成操作（图 70.9）。这是麻醉科医师熟悉的一种方式，它可以同时提供气道保护和控制通气，并且可以在不污染手术室环境的情况下进行可靠的呼气末二氧化碳（CO_2）监测和使用挥发性麻醉剂。该技术的缺点是小内径导管需要较高的通气压力，这或多或少会妨碍外科操作，而且需要特别注意

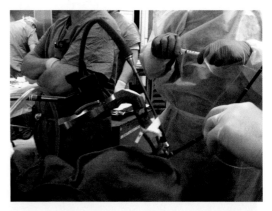

图 70.8　患者在实施耳鼻喉科手术中使用悬挂式前联合喉镜。喷射通气装置附件用胶布系在手柄处。纤维支气管镜通过激光光纤将激光脉冲发送到病灶部（Image courtesy Dr. Basem Abdelmalak, Cleveland Clinic.）

激光引起气道着火的风险。

气管导管的存在可能会妨碍术者对声门周围组织的操作，然而为了解决这一问题，在某些情况下，使用神经肌肉阻滞药的全身麻醉管理过程中，可以应用间歇性呼吸暂停的通气方式。这种技术的不利方面包括：需要全凭静脉麻醉技术，需要插管-拔管的重复操作（潜在产生声带的损伤），手术过程被暂停呼吸所打断，反复地中断通气与氧合。

另外，全内镜检查常采用声门上喷射通气[103-104]。这种技术需要全凭静脉麻醉，这会带来一些特殊的问

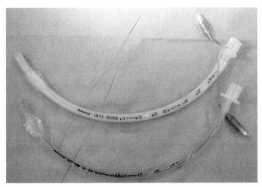

图 70.9　内径（ID）为 7.5 mm 普通气管导管（上方）与内径（ID）为 5.0 mm 喉显微型气管导管相比较（下方）。喉显微型气管导管较细，可以为手术医生增加声门部位的暴露。但代价为需要提高细管腔通气压力才能达到满意的通气量

题，因为它涉及高压氧脉冲通气（成人压力通常为每平方英寸 20～50 磅，按照开 1 s 关 3 s 的频率通气），常需要通过一个适配器连接到外科喉镜。此外，也有报道采用声门下（比如使用 Hunsaker 导管[105-106]）和经气管喷射通气的方法[107-110]。通过每次脉冲给氧混合室内空气，从而增加传递的气体体积，来稀释氧浓度（文氏管效应）。喷射通气的不利方面包括需要全凭静脉麻醉技术，以及可能导致气压伤（注意：每平方英寸 50 磅的压强相当于 3515 cmH$_2$O），还有无法方便地测量呼气末二氧化碳分压（ETCO$_2$）和潮气量。此外，对于肥胖患者，这种技术并不是最优选择。最后，在这些病例中有时会使用喷射通气的另一种形式，称为高频喷射通气[111-112]，这种方式需要与特殊的呼吸机，气管内导管，和经皮 CO$_2$ 监测仪配合使用。

耳鼻喉科创伤

尽管创伤患者的麻醉特点在第 66 章中已经做了重点阐述[113]，但在这里，需要强调几个与头颈部创伤患者相关的问题。首先，头颈部外伤的患者可能同时存在颅脑或颈椎损伤。在没有排除颈椎损伤之前，患者应以硬质颈托固定颈部保持稳定。此外，惯用的"鼻嗅位"虽然有利于喉镜检查，但为了避免加重颈部损伤，对于怀疑颈椎损伤的患者，则禁用这个姿势。同时需要注意，患者使用颈托或者出现粉碎性下颌骨折时，很难应用提下颏和推下颌的方式开放气道。

其次，面部创伤可能引起大量出血，以及因血液、骨头、软骨、牙齿和组织碎片引发的误吸。最后，创伤患者的气道可能同样发生损伤，尤其当患者发生双下颌骨折时。气道损伤可能由钝器、锐器、烧伤、吸入性损伤甚至医源性创伤所致。紧急气道管理措施包括：经口明视插管（清醒或快速诱导），局部麻醉下建立外科气道，甚至在气管横断时经开放的气管行管内插管。要注意，放置口咽通气管对于咽反射仍然存在的患者可能难以耐受，放置鼻咽通气管时可能会加剧出血。

虽然使用纤维支气管镜进行气管内插管在创伤病例中看起来有许多优势，但临床经验表明并非如此，至少在部分病例中，即便对于经验丰富的支气管镜检查者，想要操纵纤维支气管镜通过扭曲的、充满血液和泡沫状分泌物的气道也是一个巨大的挑战。对于喉部外伤的患者行气管内插管应该特别小心，因为可能会导致进一步的损伤甚至完全丧失气道（例如倘若疏忽大意之下将 ETT 通过喉破裂的部位进入纵隔）。可以提示喉部发生损伤的临床表现包括：喉部附近的擦伤、皮肤颜色的改变、内陷、喉的局部疼痛、出血、呼吸、吞咽发音困难、喘鸣、咯血、皮下气肿、声音嘶哑。气胸也可能是喉部损伤的表现，同时纤维支气管镜检查还可显示出水肿、出血、血肿及不正常的声带功能变化。如果拟行气管内插管，可以尝试纤维支气管镜＋小口径的 ETT。麻醉科医师对于之前所述纤维支气管镜在创伤病例中的关注点要牢记在心。此外，要小心面罩正压通气和 SGA 会使皮下气肿恶化。对某些患者，气管切开术可能是最谨慎的选择。对喉部钝性创伤的患者进行环状软骨压迫是不恰当的，这可造成环状软骨和气管分离。在所有情况下，颌面部损伤和气道损伤后最初的管理措施都需要由呼吸窘迫的程度、潜在的气道狭窄、现有的设备以及临床偏好所决定。

面中部骨折在这里需要特别提出。这种骨折按照 Le Fort 分类法分为三类：Le Fort Ⅰ 类骨折是水平骨折，累及下鼻孔、上颌齿槽和其余中面部骨骼分离；Le Fort Ⅱ 类骨折是鼻颌骨的锥形骨折，上部颅面骨分离；Le Fort Ⅲ 类骨折比其他两种少见，是颅骨底部和面骨分离。这些骨折的图文说明可见图 70.10。

鼻部手术

鼻部手术包括鼻外部和鼻腔中部的操作，鼻腔中部的操作涉及鼻骨和鼻窦的手术。术前评估除了常规需要关注的问题，还应该重点关注鼻部血管收缩药物使用是否恰当、是否存在未确诊的睡眠呼吸暂停综合征、潜在的 Samter 三联征（鼻息肉、哮喘以及可能导致致死性支气管痉挛的阿司匹林和非甾体抗炎药过敏）。术后出血是鼻部手术常见的并发症，所以患者最好能在术前 1～2 周停用非甾体抗炎药如阿司匹林。

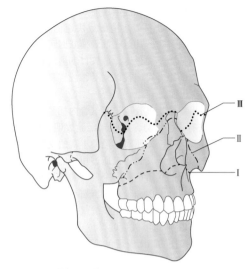

图 70.10 面中部骨折的分类。Le Fort Ⅰ：牙槽骨折；Le Fort Ⅱ：颧骨-上颌骨混合骨折；Le Fort Ⅲ：颅面骨发育不全伴颅面分离（From Schuller DE，Schleuning AJ. Otolaryngology：Head and Neck Surgery. 8th ed. St. Louis：Mosby；1994：157.）

　　术前需要考虑到底是采用局部麻醉（通常辅助给予镇静药物）还是全身麻醉。尽管局部麻醉可能适用于成人的短小手术，比如烧灼术、简单鼻甲切除术及息肉切除术，但是这类手术也常需要进行全身麻醉。如果选择全身麻醉，就要考虑选择面罩通气（适用于小儿的鼓膜切开术）或者声门上气道通气（比如可弯曲的喉罩），或者气管插管（比如抗折弯的钢丝加强管）。当然，麻醉科医师应该与外科医师共同决定采用哪种通气方式。虽然在耳鼻喉科手术中，有一些麻醉科医师热衷于使用声门上气道通气的方法，但这种方法也存在弊端，比如可能有通气装置错位引起气道阻塞，这使得很多临床医师在这些病例中更喜欢应用气管导管。

　　鼻整形术的患者通常都是年轻、健康、存在鼻部畸形需要接受重建的患者[114-115]。这其中，鼻中隔成形术（纠正偏曲的鼻中隔[116-118]及鼻息肉切除术[119-120]用于改善鼻部的气流和鼻窦的换气情况。一些恶性病变需要切除整个鼻子，后续分阶段用额部皮瓣进行重建。开放性鼻部骨折复位术通常在水肿消退后进行，但如果修复时间间隔太久，损伤的骨头则很难准确复位，同时手术过程中也可能大量出血。在这类患者的手术中，通常采用全身麻醉，将加强导管用胶带固定在下颏正中位。对于闭合性鼻骨骨折，外科医师通常使用手法复位，虽然只需数秒钟时间就可将骨折两端对齐，但是操作过程疼痛十分剧烈，所以手法复位

前通常给予患者单一诱导剂量的丙泊酚，接着当鼻部塑模固定后按需要提供气道支持。但是，如果估计复位过程出血较多或者较为复杂，最好还是采用气管插管或声门上气道通气设施保护气道。在很多这些操作中，需放置纱布垫、支架或者塑模。其中支架优于纱布垫，因为患者可透过支架呼吸。

　　在许多耳鼻喉科手术中，习惯上将填塞在气管插管周围的浸透生理盐水的长条纱布称为"喉部垫"，它能够预防血液和手术产生的组织碎片进入咽喉部。科学的做法是在口腔外留出几英寸纱布作为提醒，否则可能存在不慎将填塞的纱布堵塞在咽喉部甚至气管的危险，这会引起拔管后灾难性的气道阻塞[121]。在取出纱布条并充分用吸引器清理后，很多麻醉科医生会在行拔管前进行喉镜检查，并做颈部屈伸运动操作，保证残留血块（所谓的"验尸官血块"）通过软腭滑落到明处，以便能够在直视下将其清除。

　　鼻部手术后保证苏醒的平稳至关重要，因为在清醒过程中频繁的咳嗽和干呕可能导致意外的出血。预防这种情况发生常有效的方法是：输注瑞芬太尼或在深麻醉时暂时抽出 ETT 套囊的气体，并在气管插管内滴入利多卡因。在苏醒前进行口腔和胃内容物的吸引，可以减少术后恶心呕吐（postoperative nausea and vomiting，PONV）的发病率。如果应用了鼻腔纱布填塞，在麻醉诱导前就要提醒患者，在后面的清醒过程中要用口呼吸。苏醒过程中，千万不要将面罩用力扣在患者的鼻部，以免影响外科医师的手术效果。此外，除非将鼻咽气道预置于鼻部填塞物中，否则所有鼻部填塞的患者术后鼻道均处于阻塞状态。需要注意的是，患有 OSA 的患者尤其需要严密的术后呼吸监测。最后，这类手术患者术后镇痛通常不需要应用阿片类药物，口服对乙酰氨基酚类或非甾体抗炎药即可满足要求。

　　在许多手术过程中，常应用去氧肾上腺素、羟甲唑啉、可卡因等局部血管收缩剂。这些局部用药对于减少鼻部手术及内镜操作时出血因而提供清晰的术野十分重要，但也要警惕出现心血管毒性[122]。通常以 4%（40 mg/ml）的可卡因局部溶液的形式给药，其对心血管的影响是由于该药物阻断了交感神经末梢对去甲肾上腺素的再摄取。因此，对于患有冠心病、高血压以及服用单胺氧化酶抑制剂的患者，可卡因不作为血管收缩药物的首选[123]。此外，可卡因的使用剂量不能超过 1.5 mg/kg。

　　去氧肾上腺素是一种 α 肾上腺素受体激动剂类血管收缩药物，可以单独使用或加入利多卡因使用。初始剂量不能超过 500 μg（对于体重 ≤ 25 kg 的儿童，

其初始剂量为 < 20 μg/kg)。应用去氧肾上腺素后可能导致严重的高血压，所以血压监测尤为重要。出现严重高血压时应选用血管扩张剂或 α 受体拮抗剂。避免使用 α 肾上腺素能以及钙通道阻滞剂，因其会减少心输出量，导致肺水肿[124]。

羟甲唑啉是一种选择性的 α_1 受体激动剂及部分 α_2 受体激动剂，属于咪唑啉衍生物。羟甲唑啉因为其安全性很高，而且属于非处方药[125-127]，是耳鼻喉科最常用的局部血管收缩剂。每侧鼻孔喷 3 次 0.05% 的溶液。注意服用单胺氧化酶抑制剂的患者应避免使用。尽管羟甲唑啉是相对安全的，但也有相关并发症的报道值得注意[128-129]。

扁桃体切除术及腺样体切除术

腺样体是位于鼻腔后方、鼻咽顶部的淋巴组织。这块组织增生阻塞鼻咽部，会导致一系列的并发症，需要外科手术切除（增殖腺切除术）。当切除后，扁桃体通常也随之被切除。扁桃体切除术的其他适应证包括扁桃体增生、反复发作的扁桃体炎以及恶性病变[130]。这里需要特别关注的问题是，扁桃体肥大引起的慢性口咽气道阻塞可能导致阻塞性睡眠呼吸暂停以及伴随的并发症（日间困倦、肺心病、肺源性高血压、右心室肥大、心脏扩大）。因此，除了常规的术前评估，还要注意有无阻塞性睡眠呼吸暂停症状，和可能存在的心脏并发症，以及反复的上呼吸道感染史。出现发热或有痰的咳嗽，可能需要推迟手术或术后加强监测，并提高警觉（比如术后送入 ICU 或者过渡病房），尤其是对于婴儿。

全身麻醉在成人通常采用静脉诱导，小儿则常用吸入诱导，随后开放静脉通道，给予格隆溴铵（胃长宁）。选用经口 RAE（以发明者 Ring、Adair 和 Elwyn 命名）气管导管或钢丝加强管，以胶带固定在下颌骨正中。外科医师比较偏爱这种气道管理方法，因为在使用牵开器时气管导管不易打折。当患者出现扁桃体或咽旁脓肿时，气道可能不通畅，还可能出现因牙关紧闭或喉头水肿而造成的复杂性气道阻塞。在这种情况下，虽然有时会在诱导前穿刺吸脓减压，但通常会采用清醒下纤维支气管镜气管内插管。

外科手术结束时，之前放置的填塞物必须取出，并吸净口咽部的分泌物。同时放置胃管排空胃内容物。有时可在深麻醉状态下拔除气管导管，但大多数时候需要在患者呼吸道反射完全恢复的情况下拔除气管导管。患者带管状态时如果出现呛咳，可以使用静脉注射或经气管插管滴注利多卡因，并在此之前可短暂对气管导管气囊放气，以帮助麻醉药扩散。小剂量静脉输注瑞芬太尼也有一定益处。

扁桃体切除术后出血是很危险的外科紧急事件，尤其对于儿童则更加危险[131-133]。常发生于术后 6 h 之内，但也有几天之后才出现的情况。一旦出现这种情况，应尽可能静脉补充液体（必要时可以输血）。血容量减少时，诱导药物剂量要减少，或者使用依托咪酯。出血后胃内可能有大量的血液，因此为了预防反流误吸，常用快诱导伴环状软骨压迫的方法。喉镜检查时口咽部常有大量出血，必须备有强力的吸引器以及时清除血液。

内镜下鼻窦手术

内镜下行鼻窦手术已成为耳鼻喉科的常规操作，其适应证广泛，包括鼻息肉、复发性慢性鼻窦炎、鼻出血、肿瘤切除、眼眶减压（即治疗突眼性甲状腺肿眼病）、异物取出、鼻窦黏液囊肿的治疗等[134-136]。

恰当的麻醉管理有助于保证良好的预后。实施此类麻醉需要考虑选择局部麻醉还是全身麻醉，喉罩还是气管内插管，吸入麻醉还是全凭静脉麻醉，同时要考虑到该患者的并存疾病以及外科和麻醉科医师的偏好。最重要的目标是要术野清晰，患者无体动，呼吸、循环稳定，苏醒平稳。有时需要运用控制性降压以保证术野清晰，为外科操作提供良好条件，术中应用 β 受体阻滞剂比应用血管扩张药物可更好地保证良好的术野。

尽管存在轻微的血压变化，丙泊酚复合瑞芬太尼静脉全麻较传统的平衡麻醉方案（如异氟烷-阿片类药物麻醉）能提供更好的术野，这可能是由于其使心率及心输出量降低所致[137]。喉罩比气管内插管更能保证手术条件及平稳的麻醉复苏，但喉罩容易移位，在防止胃内容物反流方面不如气管内插管[138]。

操作前需要先消除鼻腔充血，用 1% 利多卡因加入 1 : 100 000 的肾上腺素进行浸润麻醉，然后在鼻骨两侧填塞 4% 可卡因浸润过的脱脂药棉。多数情况下会应用图像引导系统进行手术，外科医师通过术前 CT 断层扫描可以清楚地知道他所操作的部位，这种技术允许外科医师同时显示四个不同的观察视图：冠状面，矢状面以及轴向 CT 断层扫描，同时还可以观察实时内镜图像。这需要患者在头部安装特殊装置，故也会影响脑电图（脑电双频指数）的监测。

在这类手术中，因为大血管及神经、眼眶离大脑非常靠近，可能出现相关的并发症，尤其在术野有血液不能看清手术标示时。主要并发症包括：眶内血肿形成、眼眶损伤导致的失明或视神经损伤、脑脊液外漏、颈动脉或筛骨动脉损伤、操作误入颅腔、严重出血甚至死亡。

最后，并非所有鼻窦手术都是在内镜下完成。例如过去常用的 Caldwell-Luc 手术，在上颌窦前壁开窗进入鼻窦，再向鼻腔开窗，放置引流，但现在多被内镜所取代。

甲状腺和甲状旁腺手术

常见的需要手术治疗的甲状腺疾病包括甲状腺癌，有症状的甲状腺肿以及药物疗效不佳的甲状腺功能亢进；这些大多数为择期手术[139]。甲状旁腺手术最常见的指征是甲状旁腺良性肿瘤亢进导致的高钙血症，严重时需要先进行术前治疗（例如补液、呋塞米、二磷酸盐）。

甲亢患者应接受术前治疗，以降低发生甲状腺危象（甲状腺毒症）的风险。甲亢患者可表现出窦性心动过速、心房纤颤、心肌缺血、充血性心力衰竭、神经质、发抖、失眠、怕热、体重减轻以及一些其他症状[140-141]。

巨大甲状腺肿可造成气管移位、气道受压进而导致严重气道狭窄，霍纳综合征或上腔静脉梗阻，尤其是延伸到胸骨后的甲状腺肿[142-143]。术前通过内镜检查及 CT 检查进行气道评估可以确定严重程度及是否需要胸骨切开。

此类手术通常适合采用气管插管全身麻醉辅以肌肉松弛药物。尽管许多外科医师常规使用神经监测仪（nerve integrity monitor，NIM）进行监测[144-146]，但也必须避免插管后再次使用神经肌肉阻滞药物。平稳的复苏有助于避免气管内插管导致的呛咳以及静脉怒张导致的血肿形成。拔管期使用小剂量瑞芬太尼 [0.01～0.05 μg/（kg·min）] 输注是减少气管内插管导致呛咳的常用手段。虽然深麻醉状态拔管也能降低干呕及肌肉过度用力的危害，但许多临床医师考虑到可能诱发气道梗阻而尽量避免使用。

甲状腺及甲状旁腺手术的并发症包括血肿形成（可能导致气道问题），喉返神经损伤导致的声带功能障碍、气胸等。气管受压患者甲状腺切除术后可能出现气管软化。甲状旁腺以及甲状腺全切术后的患者，应进行一系列血钙水平检查以发现容易被忽视的低钙血症。

气道起火

气道起火是气管切开术中可能发生的潜在致命并发症，多发生于气管切开及气道激光或其他手术过程中。起火需要三要素：可燃物（气管导管、洞巾、海绵），氧气和起火源（激光或者电刀）。美国麻醉医师协会发布了手术室火灾预案（图 70.11）供读者参考[147]。另外，B.Abdelmalak 博士（框 70.2）制定了一份检查表也很有帮助。直到最近，大家普遍认为应遵循立即拔除气管内导管的预案，虽然这是十分合理的经验法则，但在某些患者身上仍须指出，拔除气管导管可能导致不可逆的气道丧失。临床医师在这种情况下面临一个非常困难的抉择即：要么保留气管导管可能导致患者烧伤，要么冒着丧失气道的致命风险而拔除气管导管。

耳部手术

耳部手术的范围包括从简单手术如鼓膜切开置管术，到复杂得多的手术如颅底手术。这些操作被分为外耳手术（如骨刺切除或异物取出术），中耳手术（如鼓膜切开术、中耳整复术、镫骨切除术），乳突手术（如乳突根治术）。这些操作尤其是耳内手术操作患者特别容易发生术后恶心呕吐。

尽管多数简单操作可以在局麻或静脉麻醉下对某些特定的患者实施，但更多复杂的操作尤其是显微镜下的操作（严格要求患者制动），最好采用能够保证气道安全的全身麻醉。无论怎样，在这些手术中，麻醉科医师必须充分考虑一些问题，比如选择适当的气道管理形式，是否需吸入氧化亚氮，术中因为需要使用面神经监测而必须避免插管后再次应用肌肉松弛药的情况，以及术后恶心呕吐的预防。大多数患者都需采用带套囊的气管导管；也常用钢丝管以防导管在头部旋转后弯折引起的气道问题，也可使用预先塑形的气管导管（如 RAE 管）。

中耳手术禁用氧化亚氮，因其可从血液扩散至中耳，导致中耳压力升高，从而有可能使精心移植的鼓膜受力而发生异位。然而，如今许多耳鼻喉手术采用"支撑式"移植，在该手术中升高中耳压力反而可以帮助固定移植物。而在过去采用的"覆盖式"移植术中，提高中耳压力可能使移植物移位。

许多因为感染或炎症导致的听力下降可以通过中耳手术得以改善。比如最常见的操作如鼓膜切开置管术，在儿童患者中，通常用单纯面罩吸入七氟烷，结

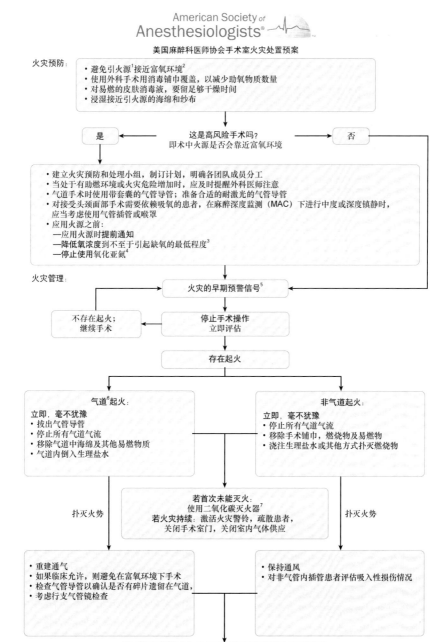

图 70.11　美国麻醉医师协会，手术室火灾处置预案。1. 引火源包括但不限于外科电刀、电凝和激光。2. 富氧环境发生于氧含量高于室内空气和（或）任何浓度的一氧化二氮存在时。3. 减少氧供后，使用火源前等待一段时间（如 1～3 min）；对于氧依赖型患者，降低氧供至避免缺氧的最低水平，用血氧饱和仪监测血氧饱和度；如果可能，则监测吸入、呼出以及供氧浓度。4. 停用一氧化二氮后，使用引火源前等待一段时间（如 1～3 min）。5. 非预期的火花、火焰、烟雾或发热、不寻常的声音（如"砰""噼啪"或"开水声"）或气味、非预期的手术巾移动、手术巾或呼吸回路变色、患者非预期的体动或主诉。6. 在这个预案中，气道起火是指呼吸道或呼吸回路起火。7. 必要时，二氧化碳灭火器可用于患者（From American Society of Anesthesiologists. Practice advisory for the prevention and management of operating room fires. Anesthesiology. 2008；108：786-801. Copyright 2013, the American Society of Anesthesiologists, Inc. Lippincott Williams & Wilkins. Anesthesiology 2013；118：00-00）

以及平稳的麻醉复苏。一些外科医师还需要一定程度的低血压来减少失血量。

未经治疗的慢性中耳炎常导致乳突炎症、鼓膜穿孔以及听骨链损伤。此外，胆脂瘤的形成（角化鳞状上皮的侵入性生长）可能播散至乳突腔、内耳，甚至并发大脑损伤。抗生素治疗失败也是乳突根治术（去除感染病灶，骨膜下脓肿引流，重建中耳通气）的指征。由于出血量较多，有时需行控制性降压。之前讨论过的神经识别以及平稳复苏也同样适用于此。对于鼓室成形术，至少需要在手术的后程禁用氧化亚氮。

外耳手术常用于矫正先天或后天畸形，尽管这些患者常不存在特殊的问题，但应警惕这些畸形可能是 Goldenhar 综合征或 Treacher Collins 综合征的局部表现，这些患者常伴有困难气道。如果需要行肋骨移植，则通常采用全身麻醉，术后疼痛剧烈，需大剂量镇痛药物。

框 70.2 气道火灾管理

预防和准备

1. 保持氧浓度在 30%，如果允许，则可以更低；使用空气 / 氧气混合气体，避免使用 N₂O。
2. 使用"耐激光"的气管导管。
3. 用有色的生理盐水充入气管插管套囊，可早期提示套囊破裂。
4. 如果发生火灾，可用预先装满盐水的 50 ml 注射器冲入术野扑灭火情。
5. 如果发生火灾，保证有额外的气管导管可重新行插管。
6. 如进行气道操作时正在使用高浓度氧气，需及时告知外科手术团队。

气道发生火灾时

1. 停用激光，停止通气，关闭氧源（如误用 N₂O，也及时关闭）。
2. 告知手术小组，并派专人至控制台求救。
3. 如果可能，取出燃烧的气管导管 *，并将其放入装满水的水桶。
4. 用灭火器灭火。
5. 起火区域需用生理盐水冲洗。

火灾扑灭后

1. 100% 氧气面罩通气（如果适用，可用声门上通气装置）。
2. 当患者稳定后，评估气道的损害程度。可以考虑使用硬质气管镜通气，去除碎片和异物。
3. 如果发现显著气道损伤，应再次置入气管内导管。
4. 适当的时候，转入 ICU。
5. 对症支持治疗，包括通气、抗生素治疗等，适时拔管。
6. 必要时气管切开。

ICU，重症监护室；N₂O，氧化亚氮。
Courtesy Dr. B. Abdelmalak，Cleveland Clinic，Cleveland，Ohio.
* 某些情况下不能取出气管内导管（见文中）

合使用对乙酰氨基酚或（不常用）芬太尼治疗术后疼痛。此操作可在不建立静脉通道的情况下安全完成[148]。

治疗耳硬化症的镫骨切除术通常采用全身麻醉，且术中可能需要使用激光（需有激光预防措施）以及面神经监测（手术某阶段可能需要尽可能少的神经肌肉阻滞）。联合使用吸入麻醉和瑞芬太尼能够轻度降低血压（可减少失血），并保证术中无体动。理论上，手术的早期阶段可以使用氧化亚氮，但稍后的过程须避免使用，以防"支撑"植入物移位和鼓膜损伤。但是，大部临床医师全程都不会使用氧化亚氮，以降低术后恶心呕吐的发生率。对于这类手术，常需要注射瑞芬太尼使复苏平稳，以避免咳嗽或带管干呕导致的骨质假体移位。有时也采取深麻醉下拔出气管导管。听骨链成形术也需注意此类问题。

常见的内耳操作包括耳蜗、内淋巴囊以及迷路手术。患者的迷路以及内淋巴囊病变诸如梅尼埃病，可有头晕伴听力下降，特别容易出现手术后恶心呕吐。在耳蜗植入术中，会将乳突切开，而后植入信号耦合器，同时将电极列阵植入耳蜗，这个操作通常需要 4 个小时。麻醉需考虑的因素类似镫骨切除术，包括可能需要对神经功能进行监测，术后恶心呕吐的预防，

腮腺及其他唾液腺手术

唾液腺包括一对腮腺、两个下颌下腺、两个主要的舌下腺和许多小唾液腺。作为外分泌腺的功能是分泌多种唾液、消化酶（淀粉酶）、润滑以及抑菌功能。颌下腺手术的适应证包括肿瘤、药物难治性唾液腺炎以及切除受损骨质。腮腺手术常用于治疗良性新生物，常为多形性腺瘤。对于此种病变常行表面腮腺切除术（完全或部分）加面神经分离术，有时也行简单摘除术[149-151]。通常采用神经刺激引导法鉴别面神经及其分支，这是手术的关键步骤。因此，外科团队通常要求气管内插管后避免使用肌肉松弛药。

除外科患者常规的考虑内容以外，唾液腺手术的术前评估应考虑患者是否曾接受过头颈部手术及放射疗法（可能导致面罩通气困难）。体格检查应确定肿瘤与气道的相对位置关系、受累的颞下颌关节（temporomandibular joint，TMJ）活动度以及一些其他的困难气道的体征。手术团队术前应研究头颈部 CT 或 MRI，从而有效地评估气道，讨论相关问题。

在手术过程中，患者的完全制动至关重要。因此虽然有局麻下腮腺手术的案例报道，但通常需要进行气管插管的全身麻醉[152]。已有报道将喉罩应用于腮腺切除术的气道管理，然而通常手术需 2～4 h 且术中需保持头偏向一侧，故大多数麻醉科医师都选择带套囊的气管导管。通常用相对大剂量的阿片类药物和吸入麻醉剂达到足够的麻醉深度，且患者无体动反应，应当避免使用肌肉松弛药以配合腮腺以及（不常

用）下颌下腺手术中面神经监测的需要。通常单次小剂量使用罗库溴铵以便于气管内插管，并吸入七氟烷联合瑞芬太尼泵注［如 0.1 μg/（kg·min）］来保持患者无体动。最后要记住，在这些术式中，保护面神经是最重要的；通常外科医师在术中需用神经刺激仪来识别面神经，如果阻滞了神经-肌肉接头则这种手术需求就无法实现了。

睡眠呼吸暂停手术

　　阻塞性睡眠呼吸暂停（OSA）包括睡眠中咽部气道塌陷所致的部分或完全上呼吸道阻塞[153-158]。典型的表现为虽然膈肌持续运动，但仍然可引起气道完全阻塞，导致气体交换暂停、部分阻塞所致呼吸不足以及用力呼吸所致的睡眠觉醒。出现睡眠觉醒可不伴有氧饱和度下降。而缺氧本身会导致睡眠觉醒，重新开放气道和吸气。多导睡眠仪可监测每小时这类呼吸事件发生的次数，以判断呼吸暂停的严重性。保守治疗（如控制体重、持续气道正压通气、双水平气道正压通气、口内小器械）失败的患者，可以通过外科手术重建上呼吸道，极少数情况下才需要行气管切开改善症状。常见术式包括腭咽成形术、悬雍垂腭瓣手术、扁桃体腺样体切除术、颏舌肌或上下颌前移植术等。有时两种及两种以上的术式同时进行。应注意可能的并发症如肥胖、代谢综合征、2 型糖尿病、冠心病或肺心病。睡眠呼吸暂停患者可能会有插管困难或面罩通气困难，术后容易出现缺氧。此外，这类患者通常伴有舌体肥大、咽部组织过多、舌扁桃体肥大、声门过高等，这些都会使直视喉镜下插管困难。

　　OSA 的临床特征包括：体重指数大于 30 kg/m²，大颈围（男性 > 17 英寸，女性 > 16 英寸），高 Mallampti 评分（3 级或 4 级），大悬雍垂，巨舌，小下颌，扁桃体肥大或高拱状腭。所有易发生 OSA 的临床特征也是困难气道所共有的。例如 OSA 患者，遭遇插管困难的概率大于常人 5～8 倍。此外，打鼾和 OSA 是面罩通气困难的独立危险因素。

　　治疗 OSA 的手术适宜采用气管内插管全身麻醉，因为其可降低手术部位血液误吸和避免血液和分泌物接触声带造成喉痉挛的风险。

　　提高术后管理的警惕性至关重要。一方面，OSA 患者术后发生呼吸道阻塞次数会增加，3 天后达峰值，1 周后恢复至术前水平。因此，OSA 患者不宜行门诊气道手术。另一方面，术后气道水肿也是需注意的问题，因此，术后减少呼吸抑制剂如阿片类药物和镇静药物的用量是明智的选择。地塞米松常用于缓解气道水肿。

Zenker 憩室（食管憩室）

　　Zenker 憩室在 1874 年首次被描述，它是一个疝或是下咽部后壁咽部黏膜外翻形成的组织（常处于环咽肌的斜部与水平部之间）[159-160]。典型的病例通常发生在 60～90 岁之间，并且大约每 800 例胃肠钡餐试验中可以发现一例。患者自述其未消化的食物在仰卧位、食物卡在喉部、吞咽困难、口臭时会发生反流，并且在喉部可以感觉到。在临床中 Zenker 憩室通常根据吞钡试验和（或）内镜检查进行确诊。

　　手术治疗通常采用开放性手术或是内镜手术。在开放性手术中，常采用侧颈部切口，而后暴露 Zenker 憩室行切除术，或是将其向上固定于椎前筋膜（憩室固定术）。加用环咽肌切开术可有效防止复发。在内镜手术中，则不需做皮肤切口，通常可以使用内镜切割闭合器、手术激光或其他手段消除食管和食管憩室颈部间的共用壁。

　　有关麻醉的注意事项如下：首先，患者通常为老年患者，伴有多种基础疾病，比如冠心病。其次，有可能在食管憩室中发现食物，有进入气道的可能。另外，一些口服药，例如手术当天的抗高血压药有可能会嵌入到食管憩室中，可能引起误吸。虽然可以在麻醉前应用外部加压使食管憩室术前的残留物排空，但这并不常用，因为可能会引起医源性吸入性肺炎的发生。通常选择在麻醉诱导前将患者头部抬高 30 度倾斜的体位。

　　尽管清醒气管内插管可以为防止憩室内容物的反流误吸提供必要的保护，但在操作过程中仍需注意，不管是由于气管内局部麻醉，还是使用器械导致的任何咳嗽，都可能引起食管憩室内容物的反流误吸。常用的一项技术是使用改良的快速麻醉诱导，而不使用环状软骨的压迫，这样可以避免食管憩室内容物由于压力而排出（环状软骨压迫的应用只有在食管憩室颈部在环状软骨的下方才推荐使用；详见图 70.12）。对于肌肉松弛药，一些专家表示了对使用琥珀胆碱的担忧，尤其是如果在非去极化型肌肉松弛剂之前使用琥珀胆碱，可能会产生肌索震颤而压迫食管憩室。即使有气管插管，手术操作过程同样可能从气管导管套囊周围渗漏。一些临床医师会在咽喉部放置潮湿的纱布来防止反流误吸。最后，这种手术也会偶尔采用局部麻醉如颈浅丛和颈深丛阻滞麻醉。

　　需要注意的是应当避免憩室的穿孔，尤其是在经鼻盲插胃管或困难气道插管时；在手术过程中，牵

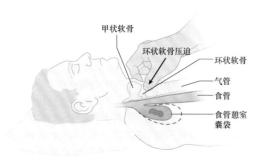

图 70.12　用环状软骨压迫时环状软骨与憩室的解剖关系
(From Thiagarajah S，Lear E，Keh M. Anesthetic implications of Zenker diverticulum. Anesth Analg. 1990；70：109-111.)

拉颈动脉鞘有可能会刺激压力感受器并且引起心律失常，特别是心动过缓；如果大血管被意外切破，在发生大出血的同时可能会有空气栓塞；平稳的麻醉苏醒应避免咳嗽和肌肉用力，这能够避免颈部血肿和伴随的呼吸道梗阻风险。

建立外科气道的麻醉：环甲膜切开术和气管切开术

有两种常用的创建外科气道的方法。第一种方法是在紧急情况下可以使用环甲膜切开术，通过环甲膜进入呼吸道[161-162]。这种方法可以通过经皮肤环甲膜气管壁穿刺插入套管针进行紧急的高压喷射通气，或是插入粗口径的导管进行常规的人工呼吸囊（例如"AMBU"囊）低压机械通气。上述的后者方法是在环甲膜上用手术刀行垂直的切口，辨认出环甲膜，再在环甲膜上做一水平切口，置入一个内径为 6 mm 的气管导管。还有一种方法是采用商用气管切开包，应用 Seldinger 技术完成置管（如 Melker 环甲软骨切开套件，Cook Medical，Bloomington，Ind.）。环甲膜切开术的教学视频可以通过以下网址访问：http://www.cookmedical.com/cc/educationMedia.do?mediaId = 1522。

第二种建立手术气道的方法是气管切开术[163-164]。（不同的临床医师有时会根据其英文单词不同的希腊词根"tracheotomy"或"tracheostomy"翻译为"气管切开术"或"气管造口术"。气管切开术是指切进气管内，气管造口是指在气管内建立一个通气口，但意义类似。）这种方法适用于不是特别紧急的情况，因为它需要更长的时间来完成，通常需要小心地分离颈部组织，而后在第二软骨环和第三软骨环之间建立切

口。在 ICU 患者呼吸机脱机失败时，常常需要进行气管切开后全麻插管，但有时也会用局部麻醉而不使用镇静药物，因为镇静药物可能会引起呼吸抑制（常见的是那些喘鸣的患者特别是需要氦氧混合气的患者），或者也可以使用一种不抑制呼吸的药物，比如右美托咪定。在任何情况下，进行气管切开术时，选择是否使用局部麻醉需要由外科医生和麻醉科医师根据呼吸道病变的范围、手术团队的经验、患者对头部完全后伸仰卧位的耐受程度而共同决定。在一些情况下，手术甚至必须在患者半坐位下进行。

在患者已经进行了气管内插管的情况下，在手术某个时刻，需要麻醉科医师在没有任何障碍的情况下缓慢退出气管插管，以免阻碍经切口置通气道入气管。需要注意，此时应使用手术刀进行呼吸道的建立而不是电刀，防止在富氧环境下起火。

气管切开术后会存在一系列的问题[165-167]。诸如出血、气胸、皮下或纵隔气肿、通气不足或气道阻塞都有可能在术后立即发生。后期的并发症包括气管狭窄、气管食管瘘的形成、气管软化，甚至是气管坏死。尽管气管切开术后的出血通常并无大碍，但血液进入到呼吸道内可能会引起患者咳嗽和剧烈呕吐。此外，手术区域大动脉或大静脉（通常是甲状腺上动脉的交通支）的大量出血必须要立即探查，来自无名动脉的出血可能是由于气管套管末端造成的损伤。（有一个小窍门，通过观察套管是否有搏动，如果有搏动，就证明套管压迫了无名动脉。出血处理方法包括：对气管套囊进行充气加压，并将导管装置拉向前方进行填塞止血。此时必须在手术室内进行经口气管内插管。）

通常，气管切开套管需要经常更换，例如在套囊泄漏或是分泌物结痂堆积阻碍通气时。这种情况最应小心的是，再次置入气管套管时，可能会误入其他位置而不是气道（进入错误的通道后进行机械通气，本身就是很大的问题，其结果可能会造成皮下气肿，使重新建立气道发生困难）。但这种问题到最后会逐渐减少，因为气管造口会长成一个确定的、可支撑自身的窦道。然而在新建立的气管切开术气道后，缺乏这种足够硬度和组织支撑性的结构，此时如果移除气管切开术中的气管套管，周围的组织就会"坍塌"并且阻碍通气。因此，当处理新建立的气管切开术的气管套囊时，必须要保持高度的警惕性。需要注意以下几点：第一，在第一周内，更换气管套管应该在手术室内进行，并准备一系列的气管切开术的设备（比如环形拉钩）。如果丧失气道后，最后关头必须有进行"从上面（上呼吸道）"插管的手段。第二，一旦气管切开术中周围组织变得成熟且有一定支撑性，就

不再需要在手术室内进行气管套管的更换。但仍需要准备全套器械包（尤其是环形拉钩）。此外，用换管器进行换管是有益的，然而有些临床医师认为这些并不需要。第三，在更换气管套管之前，患者必须吸入100%的纯氧。最后，在进行任何正压机械通气治疗前，纤维支气管镜在确定气管套管的位置时能够起到十分重要的作用。事实上气管套管如果放置错误，则会造成皮下气肿。

颈淋巴结清扫术和喉切除术

颈淋巴结清扫术通常单独或是在喉切除术中为防止头颈部恶性肿瘤的局部扩散而进行[168-169]。颈淋巴结清扫术的手术范围是根据颈部6组淋巴结的侵犯范围和其他组织（副神经、颈内静脉、胸锁乳突肌）的侵犯范围所决定。根据肿瘤的可切除程度、扩散程度、预防复发的能力、保留吞咽功能和发声功能的程度，可以选择不同的手术方式。局限性病灶有时可以使用放疗、激光或显微手术，或是行部分喉切除术，以保留器官的功能。在全喉切除术中，喉头被全部切除，术后会在颈部表面皮肤建立一个气管开口形成人工气道（形成气管与食管独立）。通常会在食管和气管中进行造瘘（气管食管穿刺术）以最终植入发声假体[170]。在一些病例中，需要附带进行微血管游离组织的转移（游离皮瓣）。

麻醉诱导可通过标准的静脉内注射诱导药物实施，在诱导后建立动脉和粗口径的静脉通道，通常无需建立中心静脉通道。动脉穿刺后可进行动脉压力监测，通过监测动脉收缩压的变异度和其他临床指征来指导液体治疗。通常要求在颈淋巴结清扫术中监测神经功能，但在手术开始时仍可使用神经肌肉阻滞药物。当不需要神经肌肉阻滞时，静脉输注阿片类药物（瑞芬太尼）联合吸入麻醉剂可以保持满意的镇痛效果。临床上常常使用平衡麻醉技术，而不使用如较深的吸入麻醉或全凭静脉麻醉（丙泊酚加或不加瑞芬太尼）来避免低血压。需要避免静脉输入过量的晶体液以防止手术部位水肿。

在全喉切除术中，手术一开始通常需要进行气管切开术，在造口处放置钢丝加强气管插管（注意：此时容易误将导管插入支气管内）。在这类手术中，患者通常会与麻醉机呈180°的角度，因此必须要确保所有管路接口处的稳固。此类手术的拔管极为简单，当患者符合拔管指征时，只需要将气管导管从造口处拔出，如必须再次插管，只需将气管插管再次插入造口

处即可。术后，将氧气面罩放置在造口处，即可将患者送入麻醉后复苏室。如果进行了游离皮瓣的移植，患者通常需要在镇静条件下带管行机械通气送入ICU（取决于手术外科医师的偏好和医疗机构的规定）。

上颌骨、下颌骨、颞下颌关节的手术

上颌骨切除术可能是局部（切除一侧上颌窦壁，如内侧上颌骨切除术），次全（切除两侧上颌窦壁）或全切（切除整个上颌骨）[171-173]。上述手术如果由于肿瘤侵犯眼眶，也需要进行眼眶内容物摘除。上颌骨切除术的指征包括：上颌窦、上颚或其他结构的肿瘤；一些难治性的真菌感染和其他情况。手术通常使用气管内插管的全身麻醉，并且需要根据患者的情况和手术范围适当地应用有创血压监测。尽管大量失血并不常见，但还是要预防出血的发生（例如当横断上颌骨内动脉时）。适当的控制性降压有助于减少出血。内镜下行内侧上颌骨切除手术与普通的上颌窦切除术麻醉没什么区别。当术者要求使用肌电图脑神经监测时，应当避免长时间地使用肌肉松弛剂。

下颌骨及颞下颌关节手术通常由颌面外科医师操作，也同样可以由耳鼻喉科及整形科医师进行[174-176]。下颌骨手术的范围从简单的组织清查到复杂的需要做一整天的根治性带有微血管骨皮瓣的手术。在某些病例中，需要清醒状态下经鼻腔插管。在正颌手术中，通常使用控制降压来减少出血。在一些病例中，下颌钢丝固定后就不能张口，若术后需要重新插管，则会变得十分困难。

颞下颌关节功能紊乱通常表现为疼痛及张口困难，可因骨关节炎、滑膜炎或纤维化引起。大部分颞下颌关节手术需要使用全麻鼻腔插管。下颌骨手术中，若有张口受限，则表明手术需要清醒鼻腔插管。

耳鼻喉科的激光手术

在耳鼻喉科手术中常常用到激光[177-180]（框70.3和表70.1）。被广泛应用于耳鼻喉激光手术的激光为二氧化碳激光，它能够精确地切除目标并且有凝固功能，可减少出血。此种激光能有效地将组织蒸发，因为组织的水分极易吸收远红外光子（波长10 600 nm）。这种激光常应用于喉部肿瘤的切除、扁桃体组织的切除、血管瘤的消融和一些口咽部恶性肿瘤的切除。

另一种耳鼻喉科手术中常用的激光器是钕：钇-铝

框 70.3　一些可应用激光技术的临床耳鼻喉科手术

鼻
- 鼻甲骨缩小术
- 鼻中隔成形术
- 鼻塞，鼻息肉，鼻黏膜切除术
- 肥大性酒渣鼻的治疗
- 瘢痕和增生性瘢痕的治疗

口咽和咽部
- 乳突淋巴瘤，粘膜白斑，血管瘤的汽化术
- 肿瘤手术（例如：半舌切除术）
- 悬雍垂腭咽成形术
- 扁桃体切除术

喉：
- 声带息肉切除术
- 会厌切除术
- 声带切除术
- 杓状软骨切除术

气管支气管：
- 气管狭窄的治疗
- 结节、息肉、肿瘤、纤维瘤的切除术

耳：
- 镫骨的手术
- 激光辅助的鼓膜切开术
- 胆脂瘤手术

From Abdelmalak B，Doyle DJ，eds. Anesthesia for Otolaryngologic Surgery. Cambridge，UK；Cambridge University Press；2012

表 70.1　临床使用的各种激光汇总

类型	固体或气体	波长 *（纳米）	颜色	光纤是否传导
氦 / 氖	气体	633	红光	是
氩 [†]	气体	500	蓝绿光	是
二氧化碳	气体	10 600	隐形（远红外）	否
红宝石	固体	695	红光	是
钕：钇铝石榴石	固体	1064	隐形（近红外线）	是
磷酸钛氧钾	固体	532	绿光	是

* 波长用 nm 计算。10^9 nm 为 1 m。
[†] 氩激光产生一定数量波长的蓝绿相干光，但大部分的能量波长为 488 nm 到 514 nm。
From Abdelmalak B，Doyle DJ，eds. Anesthesia for Otolaryngologic Surgery. Cambridge，UK；Cambridge University Press；2012

石榴石（Nd：YAG）激光器，它发射波长为 1064 nm 的光子，这种光子很难被水吸收。与二氧化碳激光相比，它能够渗透到更深的组织。此外，Nd：YAG 激光器的光线能够通过弯曲的光学纤维，能够与纤维支气管镜结合来治疗支气管的病变。

由于该激光能量高，有可能会误伤组织，同样，也会引起火灾，游走的激光束有可能会点燃手术洞巾。为了减少这种风险，必须在手术室外设置注意激

光的警告，手术室窗户用不透明的遮盖物覆盖，医务人员需要使用护目镜。由于患者面部周围存的高氧浓度可能会助燃，因此，通过面罩或鼻导管输氧需要特别小心。若需进一步了解，可以参考美国国家标准协会标准 Z136.3（卫生部门激光器的安全使用），它提供了附加的信息和相关事项。

特别要注意的是，普通的气管导管同样可能被激光束点燃。在过去，有时会用类似胶带的薄金属带缠绕在导管外壁起保护作用。而现在，一些特殊的气管导管可专门应对这种情况（表 70.2）。

麻醉方法的选择根据临床情况而定。通常在耳鼻喉科激光手术中，普遍使用全凭静脉麻醉。在患者使用喷射通气而未进行气管内插管时，使用全凭静脉麻醉则更有必要。当患者进行气管内插管后，常会使用强效吸入麻醉剂，同时也常联用静脉输注瑞芬太尼［常规输注速率为：$0.05 \sim 0.10\ \mu g/（kg \cdot min）$］（瑞芬太尼具有类迷走神经作用，在悬挂式喉镜反应所引起的强烈的交感神经刺激时，能够有效地减慢心率）。最后，为了减少火焰的产生，使用激光时应避免氧化亚氮的使用，氧浓度应该被限制在最低且能够维持可接受的动脉血氧饱和度的水平。

在激光手术中，气道的管理十分复杂，外科医师及麻醉科医师必须协同计划。值得探讨的一个问题

表 70.2　一些临床应用中激光气管内套导管的类型

名称	描述	预期用途
Laser-Flex	带双气囊的不漏气的不锈钢丝 PVC 螺纹管。更多信息请访问：http://www.cardinal.com/us/en/Distributedproducts/ASP/43168-145.asp.	二氧化碳或磷酸钛氧钾激光
LaserShield II	包裹铝和聚四氟乙烯的硅橡胶管。更多信息请访问：http://assets.medtronic.com/ent/flipbook-us/files/assets/basic-html/index.html#190	二氧化碳或磷酸钛氧钾激光
Lasertubus	白色柔软橡胶，加强的波纹铜箔和可吸收海绵；双气囊。更多信息请访问：http://www.myrusch.com/images/rusch/docs/A20C.pdf.	二氧化碳或磷酸钛氧钾激光
Sheridan LaserTrach	红色的橡胶设计压花铜箔和外壳，旨在减少损害黏膜表面和声带。更多信息请访问：http://www.teleflex.com/en/usa/productAreas/anesthesia/documents/Sheridan.ET-Tube-Guide.pdf.	二氧化碳或磷酸钛氧钾激光

From Abdelmalak B，Doyle DJ，eds. Anesthesia for Otolaryngologic Surgery. Cambridge，UK；Cambridge University Press；2012

是，全身麻醉前是否需要先使用清醒气管插管？因为气道疾病有可能使得机械通气和气管插管很麻烦。另一个问题是，既然在前纵隔肿瘤手术中需要保留自主呼吸，那么在激光手术全身麻醉手术过程中是否也需要保留患者的自主呼吸呢？此外，在激光手术中，常常应用肌肉松弛剂以保证安静的术野。随着舒更葡糖的广泛普及，大多数临床医师都可以使用罗库溴铵作为肌松剂。如果给予肌松剂后气道变得难以处理，则可以使用"舒更葡糖急救"法，但许多医师在遇到这种情况时仅仅会简单地先用清醒气管插管解决问题。

在一些病例中，整个手术过程都不进行气管内插管。这种方法的好处就是减少了着火的风险（无易燃的导管），并且有良好的手术野。缺点则包括：未保护的呼吸道会有反流误吸的风险；患者有潜在通气困难的问题。在这种情况中，经典做法是用前联合喉镜或相似的装置联合使用全凭静脉麻醉和喷射通气。在其他情况下，可以将喉镜与小直径的气管导管（例如MLT5.0 号）同时应用，当手术需要时，可暂时拔出导管中断呼吸，以供良好喉部手术的暴露和操作。

在激光将组织气化时，特别是 CO_2 激光，通常会产生有毒有害的烟雾。在手术区域建议使用排烟雾装置和保护性面罩，尤其是气化组织中有有毒颗粒时。

某些情况下的气管拔管可能会有风险。气道水肿时，一些患者可以在静脉内注射地塞米松来减少水肿。有些患者在拔管后会出现喘鸣；尽管这种情况下可能需要再次插管，但也可使用吸入消旋肾上腺素或氦（常为 70%）氧混合气来避免再次插管。当拔管时遇到可能需要进行再次插管或插管可能困难的患者时，使用换管器是很有帮助的。

即使在激光手术后顺利拔出患者的气管导管，后续仍然可能会发生一些呼吸道问题。当激光手术后立即出现呼吸困难，应考虑以下可能性：组织水肿（例如使用 Nd：YAG 激光），残余肌肉松弛剂或麻醉药物的问题，呼吸道分泌物，气胸，出血，纵隔气肿等。

发声外科学

发音外科学是用以改善患者发声的外科手术[181-185]。在许多情况下，患者的声音因单侧声带麻痹而破坏。常用的一种手术是将麻痹侧声带向内靠拢（喉成形术），使正常一侧的声带能和瘫痪的声带接触。手术通常在局麻和轻度镇静（局麻药应用前注射 20 mg 丙泊酚）下进行，以此来满足患者在手术过程中需要的情况下进行发声。术中会进行连续的声带成像，并

在发声过程中实现修复。术中输注右美托咪定也时有应用。

头颈部皮瓣整复术

对于肿瘤手术后形成的缺损，需要通过带蒂皮瓣或微血管分离皮瓣的组织移植术来重建[186-188]。这种皮瓣移植术的优点包括避免后期手术、改善伤口愈合、优良的美容效果和提高术后放射治疗的耐受性等等。为了提供更好的麻醉，麻醉科医师必须清楚地了解这些手术过程和对麻醉管理的影响。

带蒂皮瓣移植是指通过旋转来转移一个附近有完整血管的皮瓣。如果皮瓣来自较远的"供体"区域，并且皮瓣血管与接受者区域血管进行吻合，则被称为吻合血管的游离皮瓣。带蒂肌皮瓣的例子有胸大肌皮瓣和阔背肌皮瓣，它们可以用于诸如在缺损部位血管重建后覆盖颈动脉。与带蒂皮瓣不同，游离皮瓣为外科医师提供了更多供体部位的选择。通常供体和受体的手术区域均有独立的手术团队。游离皮瓣的相关手术可以为择期，也可在紧急情况下为挽救发生缺血的游离皮瓣而进行。择期手术往往需要在全身麻醉下进行，且手术时间较长。一般在动脉穿刺置管时需要特别注意一点，就是确保动脉插管和任何附加的静脉插管不会干扰手术区域（例如前臂皮瓣）。手术中通常不使用中心静脉，容量状态的信息监测可采用微创方法，如观察收缩压随呼吸周期的变异度。这类手术经常手术一开始即行气管切开术，手术结束时患者带管维持机械通气入 ICU。术中及术后游离皮瓣血供可通过临床表现（检查颜色、组织肿胀、水肿、毛细血管再灌注情况）和使用多普勒超声来评估。

此外，静脉补充晶体液和胶体液要充分但也要谨慎，须注意预防低血容量和低血压，因为这有可能会导致皮瓣缺血坏死。相反，过多的液体治疗会导致有害的皮瓣内水肿。游离皮瓣移植过程中通常不主张使用血管活性药物如去氧肾上腺素和去甲肾上腺素，因为这些药物可能因血管收缩导致移植物缺血。

喘鸣和氦氧混合气

喘鸣是上呼吸道湍流的气体流动产生的吸气相杂音。喘鸣应该引起临床医生的足够关注，因为它几乎都是由于气道阻塞引起的[189-194]。临床关心的首要问题是，喘鸣发生时是否有必要立即进行气管插管。若可以推迟一段时间进行插管，则应当根据情况的严重

性和其他临床细节，考虑更多可行的选择。这些选择包括：严密的监测，100% 浓度面罩吸氧，床头抬高达到最佳位置（如45°～90°）；此外，如果是由气道水肿引起的喘鸣时，可以使用消旋肾上腺素喷雾（如2.25% 的浓度 0.5～0.75 ml 加入 2.5 ml 生理盐水中）、地塞米松（每 8～12 h 静脉注射 4～8 mg）和氦氧混合气（70% 的氦气，30% 的氧气）。其中地塞米松可以在几个小时内充分发挥作用。另外，可以雾化吸入剂量不超过 3 mg/kg 的可卡因，用来代替肾上腺素。最后，尽可能迅速地找出病因（如异物、声带水肿、杓状软骨脱位、气管肿瘤压迫）。

通常，拔管后发生喘鸣是由喉水肿造成的，若发生在儿童，则问题会较多，因为他们的气道相对狭小。值得注意的是，随着喉水肿的发展，喘鸣音的减弱反而可能是反映气道即将发生完全阻塞。喉水肿发生的具体原因常常可以通过鼻咽部的光导纤维支气管镜检查而确定。其原因往往分为声门上或声门下两类：声门上水肿最常见的原因是手术仪器刺激、静脉回流受阻、子痫或先兆子痫、血肿形成或过量的液体治疗；而声门下水肿的原因可能是反复插管引发的创伤、导管刺激时的呛咳、长时间的插管过程、气管插管过粗或套囊压力过高。

氦氧混合气可有效缓解气道阻塞的机制值得深入关注。有些气道阻塞的状况可被理解为：气体通过一个孔口来呼吸，包括流经长度小于其半径的管子。通过孔口的气体总会呈现出一种湍流的状态。在此情况下，流速大致与气体密度平方根呈反比。与层流相比，流速和气体黏度呈反比。尽管氦气和氧气的黏度是相似的，但是他们的密度却不同。例如空气和氧气在 20℃ 的密度分别是 1.293 g/L 和 1.429 g/L，而氦气在此温度的密度只有 0.178 g/L。临床上，通常从 E 号钢瓶内提供流速为 10 L/min 氦氧混合气，用开放式面罩吸入（图 70.13）。当 30% 的氧浓度都还太低的时候，可由鼻插管给予额外的氧气。总之，在每个耳鼻喉手术间中都必须配备可用的氦氧混合气装置来治疗喘鸣。

面部移植术的麻醉

面部移植仍然是非常罕见的手术（图 70.14）[195-196]。手术可以分为全脸移植或部分移植。受者必须能够耐受一个非常长时间的麻醉且无严重的并存疾病。每个个体的手术指征以及皮瓣的性质和范围都是独一无二的。供体方面，尽管麻醉原则和普通器官切除相似，

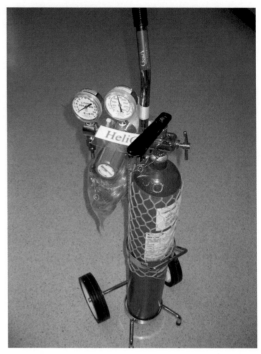

图 70.13　一个 E 号的氦氧钢瓶混合气装置，在塑料袋内连接一个非重复呼吸面罩。这种情况下，通常用 70% 的氦气和 30% 的氧气，也可以使用其他比例的混合气。这种混合气通常用 10 L/min 的气流，连接非重复呼吸面罩，作为喘鸣患者的临时治疗措施

但考虑到手术的复杂性和时间，切取面部皮瓣通常应该在摘取其他器官之前进行。尽管供体在组织摘取时通常已经有气管插管，但可能需要先行气管切开术，以免影响手术区域。没有进行气管切开术的受体可先行清醒纤支镜下气管插管，然后进行气管切开术。气管插管时通常使用钢丝加强管。需要建立较大的静脉通路以保证液体畅通，放置中心静脉导管有利于监测中心静脉压。如果行中心静脉置管，则不能影响手术区域。血液和液体管理与其他长时间的微血管游离皮瓣外科手术相同。同微血管手术一样，不主张用一般手术常用的去氧肾上腺素和去甲肾上腺素等血管升压药治疗低血压，以减少移植物低灌注的风险。最后，因手术过程中需要使用电刺激来进行神经定位，在某些手术阶段须避免使用肌肉松弛药。

致谢

本章是第 8 版《米勒麻醉学》中第 85 章由 D.

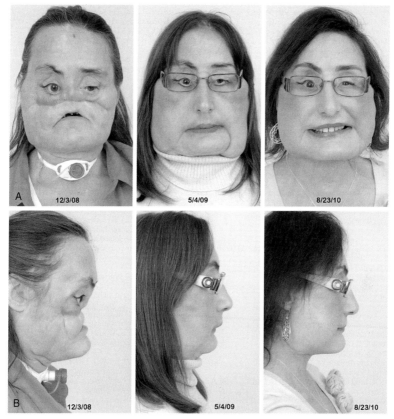

图 70.14　Connie Culp 女士在克利夫兰诊所进行脸部移植的前后两个阶段的变化。阶段 1 是在 2008 年 12 月进行（主刀医师：Maria Siemionow）（Images courtesy the Cleveland Clinic，Cleveland，Ohio.）

John Doyle 所著"耳、鼻、喉科手术的麻醉"和第 88 章由 Vicki E. Modest 和 Paul H. Alfille 所著"激光手术的麻醉"两个章节的合并版。这两章为本章内容奠定了基础。感谢这些作者对前版内容的贡献。

参考文献

 1. Martin RF, et al. *Anesthesiology*. 2012;117:10.
 2. Robinson DH, Toledo AH. *J Invest Surg*. 2012;25:141.
 3. Abdelmalak B, Doyle DJ, eds. *Anesthesia for Otolaryngologic Surgery*. Cambridge, UK: Cambridge University Press; 2012.
 4. Al-alami AA, et al. *Paediatr Anaesth*. 2008;18:281.
 5. Al-alami AA, et al. *Curr Opin Anaesthesiol*. 2009;22:388.
 6. Salem MR, et al. *Anesthesiology*. 2012;117:441.
 7. Apfelbaum RI, et al. *Spine (Phila Pa 1976)*. 2000;25:2906.
 8. Cavo Jr JW. *Laryngoscope*. 1985;95:1352.
 9. Brandwein M, et al. *Arch Otolaryngol Head Neck Surg*. 1986;112:877.
10. Wason R, et al. *Anaesth Intensive Care*. 2004;32:417.
11. Lim EK, et al. *Anaesth Intensive Care*. 1987;15:342.
12. Tekin M, et al. *J Craniofac Surg*. 2012;23:135.
13. Chiang FY, et al. *World J Surg*. 2010;34:223.
14. Dralle H, et al. *World J Surg*. 2008;32:1358.
15. Chiang FY, et al. *Surgery*. 2008;143:743.
16. White PF, et al. *Anesth Analg*. 2012;114:1190.
17. Krenk L, et al. *Br J Anaesth*. 2012;108:607.
18. Guenther U, Radtke FM. *Curr Opin Anaesthesiol*. 2011;24:670.
19. Rosenblatt WH. Preoperative endoscopic airway examination (PEAE). In: Abdelmalak B, Doyle DJ, eds. *Anesthesia for Otolaryngologic Surgery*. Cambridge, UK: Cambridge University Press; 2012.
20. American Society of Anesthesiologists Task Force on Management of the Difficult Airway. *Anesthesiology*. 2003;98:1269. [Erratum in Anesthesiology 101:565, 2004].
21. Saxena S. *Anesth Analg*. 2009;108:1052.
22. Ezri T, et al. *J Clin Anesth*. 2003;15:418.
23. Combes X, et al. *Anesthesiology*. 2004;100:1146.
24. Sudrial J, et al. *Emerg Med Int*. 2010;826231:2010.
25. Heard AM, et al. *Anaesthesia*. 2009;64:601.
26. Rosenblatt WH. *J Clin Anesth*. 2004;16:312.
27. Crosby ET. *Anaesthesia*. 2011;66(suppl 2):112.
28. Frova G, Sorbello M. *Minerva Anestesiol*. 2009;75:201.
29. Adnet F, et al. *Anesthesiology*. 1997;87:1290.
30. Benumof JL. *Anesthesiology*. 1997;87:1273.
31. Adnet F, et al. *Acta Anaesthesiol Scand*. 2001;45:327.
32. Lavi R, et al. *J Clin Anesth*. 2009;21:264.
33. McElwain J, et al. *Anaesthesia*. 2011;66:1127.
34. Miller JA, et al. *West J Emerg Med*. 2010;11:16.
35. Harvey K, et al. *Eur J Anaesthesiol*. 2007;24:76.
36. Heegaard WG, et al. *Air Med J*. 2003;22:28.
37. Chung YT, et al. *Acta Anaesthesiol Taiwan*. 2004;42:141.
38. Sahin M, et al. *Can J Anaesth*. 2012;59:963.
39. Eschertzhuber S, et al. *Anesth Analg*. 2008;107:1253.
40. Healy DW, et al. *BMC Anesthesiol*. 2012;12:11.
41. Andersen LH, et al. *Acta Anaesthesiol Scand*. 2011;55:1090.

42. Gaszyński T, et al. *Anaesthesiol Intensive Ther.* 2014;46:14.
43. Griesdale DE, et al. *Can J Anaesth.* 2012;59:41–52.
44. Kim HJ, et al. *Paediatr Anaesth.* 2011;21:1165.
45. Jeon WJ, et al. *Korean J Anesthesiol.* 2011;61:19.
46. Huang J, Chase C. *J Clin Anesth.* 2011;23:427.
47. Corso RM, et al. *Eur J Anaesthesiol.* 2012;29:495.
48. Viernes D, et al. *Anesthesiol Res Pract.* 2012;2012:820961.
49. Aziz MF, et al. *Anesth Analg.* 2012;115:904.
50. Noppens RR, et al. *Crit Care.* 2012;16:R103.
51. Abdelmalak BB, et al. *Anaesthesia.* 2011;66:550.
52. Abdelmalak B, et al. *J Anesth.* 2010;24:607.
53. Carollo DS, et al. *Curr Opin Anaesthesiol.* 2008;21:457.
54. Arcangeli A, et al. *Curr Drug Targets.* 2009;10:687.
55. Shukry M, Miller JA. *Ther Clin Risk Manag.* 2010;6:111.
56. Doyle DJ. *Can J Anaesth.* 2004;51:520.
57. Boedeker BH, et al. *J Clin Anesth.* 2012;24:25.
58. Greenberger PA. *Immunol Allergy Clin North Am.* 2006;26:753.
59. Krassilnikova SI, et al. *Recent Pat Inflamm Allergy Drug Discov.* 2008;2:166.
60. Shah RK, Stocks C. *Laryngoscope.* 2010;120:1256.
61. D'Agostino J. *Emerg Med Clin North Am.* 2010;28:119.
62. Jenkins IA. *Paediatr Anaesth.* 2009;19(suppl 1):118.
63. Guldfred LA, et al. *J Laryngol Otol.* 2008;122:818.
64. Glynn F, Fenton JE. *Curr Infect Dis Rep.* 2008;10:200.
65. Tibballs J, Watson T. *J Paediatr Child Health.* 2011;47:77.
66. Sobol SE, Zapata S. *Otolaryngol Clin North Am.* 2008;41:551. ix.
67. Ames WA, et al. *Br J Anaesth.* 2005;95:795.
68. Reilly BK, Reilly JS. *Infect Disord Drug Targets.* 2012;12:291.
69. Haug RH, et al. *Br J Oral Maxillofac Surg.* 1990;28:34.
70. Osborn TM, et al. *Oral Maxillofac Surg Clin North Am.* 2008;20:353.
71. Philpott CM, et al. *J Laryngol Otol.* 2004;118:919.
72. Hari MS, Nirvala KD. *Anaesthesia.* 2003;58:714.
73. Stein S, Daud AS. *Eur J Anaesthesiol.* 1999;16:133.
74. Gaglani MJ, Edwards MS. *Am J Emerg Med.* 1995;13:333.
75. Hasan W, et al. *Int J Otolaryngol.* 2011;231816:2011.
76. Greenberg SL, et al. *ANZ J Surg.* 2007;77:540.
77. Kulkarni AH, et al. *Cases J.* 2008;1:19.
78. Loughnan TE, Allen DE. *Anaesthesia.* 1985;40:295.
79. Allen D, et al. *J Oral Maxillofac Surg.* 1985;43:436.
80. Shadmehr MB, et al. *Eur J Cardiothorac Surg.* 2011;39:749.
81. Hartl DM, et al. *Head Neck.* 2011;33:1638.
82. Rigby WH, Taylor SM. *J Otolaryngol Head Neck Surg.* 2011;40:113.
83. Lucioni M, et al. *Eur Arch Otorhinolaryngol.* 2011;268:1771.
84. Martins RH, et al. *J Voice.* 2011;25:98.
85. Kim HT, Auo HJ. *Acta Otolaryngol.* 2008;128:1043.
86. Dikkers FG, Nikkels PG. *Ann Otol Rhinol Laryngol.* 1995;104:698.
87. Johns MM. *Curr Opin Otolaryngol Head Neck Surg.* 2003;11:456.
88. Martins RH, et al. *J Voice.* 2011;25:107.
89. Chowdhury FR, et al. *Ear Nose Throat J.* 2011;90:566.
90. Aksoy EA, et al. *Int J Pediatr Otorhinolaryngol.* 2012;76:240.
91. Schultz P. *Eur Ann Otorhinolaryngol Head Neck Dis.* 2011;128:301.
92. Kamani T, Sama A. *Curr Opin Otolaryngol Head Neck Surg.* 2011;19:6.
93. Zeitz HJ. *Clin Chest Med.* 1988;9:567.
94. Li SQ, et al. *Paediatr Anaesth.* 2010;20:1084.
95. Bo L, et al. *Int J Pediatr Otorhinolaryngol.* 2011;75:1442.
96. Burns JA, et al. *Laryngoscope.* 2007;117:1500.
97. Mikkelsen D, et al. *Acta Anaesthesiol Scand.* 2001;45:645.
98. Theroux MC, et al. *Paediatr Anaesth.* 1998;8:357.
99. Depierraz B, et al. *Can J Anaesth.* 1994;41:1200.
100. Putti S, et al. *Br J Oral Maxillofac Surg.* 2009;47:627.
101. Lai HC, et al. *Acta Anaesthesiol Sin.* 2002;40:47.
102. Sesterhenn AM, et al. *Lasers Surg Med.* 2003;32:384.
103. Biro P. *Anesthesiol Clin.* 2010;28:397.
104. Cook TM, Alexander R. *Br J Anaesth.* 2008;101:266.
105. Hunsaker DH. *Laryngoscope.* 1994;104(suppl 65):1.
106. Davies JM, et al. *Can J Anaesth.* 2009;56:284.
107. Gulleth Y, Spiro J. *Arch Otolaryngol Head Neck Surg.* 2005;131:886.
108. Bourgain JL, et al. *Br J Anaesth.* 2001;87:870.
109. Ross-Anderson DJ, et al. *Br J Anaesth.* 2011;106:140.
110. Bould MD, Bearfield P. *Anaesthesia.* 2008;63:535.
111. Leiter R, et al. *Br J Anaesth.* 2012;108:690.
112. Elkassabany N, et al. *J Cardiothorac Vasc Anesth.* 2012;26:433.
113. Eng RM, Kaplan MB. Anesthesia for ENT trauma. In: Abdelmalak B, Doyle DJ, eds. *Anesthesia for Otolaryngologic Surgery.* Cambridge, UK: Cambridge University Press; 2012.
114. Anwari JS, Bhatti J. *Saudi Med J.* 2005;26:494.
115. Wadhwa R, Kalra S. *Indian J Anaesth.* 2010;54:363.
116. Anderson PJ, Nizam M. *Rhinology.* 1998;36:204.
117. Dogan R, et al. *Eur J Anaesthesiol.* 2010;27:960.
118. Ashchi M, et al. *Arch Otolaryngol Head Neck Surg.* 1995;121:681.
119. Hsu J, Peters AT. *Am J Rhinol Allergy.* 2011;25:285.
120. Aouad RK. *Am J Rhinol Allergy.* 2011;25:291.
121. To EW, et al. *Anaesthesia.* 2001;56:383.
122. Higgins TS, et al. *Laryngoscope.* 2011;121:422.
123. Latorre F, Klimek L. *Drug Saf.* 1999;20:9.
124. Macmillan M, Barker K. *Eur J Anaesthesiol.* 2008;25:426.
125. Graf P. *Laryngoscope.* 1998;108:1255.
126. Aukema AA, Fokkens WJ. *Treat Respir Med.* 2004;3:97.
127. Johnson PE, et al. *Otolaryngol Head Neck Surg.* 2003;128:452.
128. Arendt KW, et al. *Int J Obstet Anesth.* 2011;20:246.
129. Loewen AH, et al. *CMAJ.* 2004;171:593.
130. Isaacson G. *Pediatrics.* 2012;130:324.
131. Statham MM, Myer 3rd CM. *Curr Opin Otolaryngol Head Neck Surg.* 2010;18:539.
132. Arweiler-Harbeck D, et al. *Laryngoscope120.* 1784:2010.
133. Windfuhr JP. *Laryngoscope.* 2008;118:1389.
134. Baker AR, Baker AB. *Acta Anaesthesiol Scand.* 2010;54:795.
135. Amorocho MR, Sordillo A. *Anesthesiol Clin.* 2010;28:497.
136. Ankichetty SP, et al. *J Anaesthesiol Clin Pharmacol.* 2011;27:328.
137. Eberhart LH, et al. *Laryngoscope.* 2003;113:1369.
138. Luba K, Cutter TW. *Anesthesiol Clin.* 2010;28:295.
139. Russell T, Cooper RM. Anesthesia for thyroid and parathyroid surgery. In: Abdelmalak B. Doyle DJ. eds. *Anesthesia for Otolaryngologic Surgery.* Cambridge, UK: Cambridge University Press; 2012.
140. Nayak B, Burman K. *Endocrinol Metab Clin North Am.* 2006;35:663. vii.
141. Burch HB, Wartofsky L. *Endocrinol Metab Clin North Am.* 1993;22:263.
142. Kumar KV, et al. *Indian J Endocrinol Metab.* 2012;16:664.
143. Shaha A, et al. *Surgery.* 1987;102:1068.
144. Singer MC, et al. *Otolaryngol Head Neck Surg.* 2012;146:895.
145. Cernea CR, et al. *Curr Opin Otolaryngol Head Neck Surg.* 2012;20:125.
146. Dionigi G, et al. *World J Surg.* 2012;36:748.
147. American Society of Anesthesiologists. *Anesthesiology.* 2013;118.
148. Allen AH. *Ear Nose Throat J.* 2007;86(672):681.
149. Zbar AP, et al. *Ir Med J.* 1997;90:228.
150. Jones R. *Ann R Australas Coll Dent Surg.* 2000;15:357.
151. Witt RL. *Ear Nose Throat J.* 2005;84:308. 310.
152. Reece PH, et al. *J Laryngol Otol.* 2000;114:983.
153. Porhomayon J, et al. *Lung.* 2011;189:359.
154. Dhanda Patil R, Patil YJ. *Otolaryngol Head Neck Surg.* 2012;146:156.
155. Ankichetty S, et al. *J Anaesthesiol Clin Pharmacol.* 2011;27:447.
156. Chung F, et al. *Br J Anaesth.* 2012;108:768.
157. Vasu TS, et al. *J Clin Sleep Med.* 2012;8:199.
158. Ankichetty S, Chung F. *Curr Opin Anaesthesiol.* 2011;24:605.
159. Khanna A, et al. Anesthesia for Zenker's diverticulectomy. In: Abdelmalak B, Doyle DJ, eds. *Anesthesia for Otolaryngologic Surgery.* Cambridge, UK: Cambridge University Press; 2012.
160. Thiagarajah S, et al. *Anesth Analg.* 1990;70:109.
161. Salvino CK, et al. *J Trauma.* 1993;34:503.
162. Fortune JB, et al. *J Trauma.* 1997;42:832. discussion, p 837.
163. Engels PT, et al. *Can J Surg.* 2009;52:427.
164. Davidson SB, et al. *J Trauma Acute Care Surg.* 2012;73(suppl 1):S83.
165. Haspel AC, et al. *J Oral Maxillofac Surg.* 2012;70:890.
166. Dulguerov P, et al. *Crit Care Med.* 1999;27:1617.
167. Kim WH, Kim BH. *Korean J Anesthesiol.* 2012;62:488.
168. Healy W, Bradford CR. Neck dissection and laryngectomy. In: Abdelmalak B, Doyle DJ, eds. *Anesthesia for Otolaryngologic Surgery.* Cambridge, UK: Cambridge University Press; 2012.
169. Robbins KT, et al. *Arch Otolaryngol Head Neck Surg.* 2008;134:536.
170. Eliachar I, et al. *Otolaryngol Head Neck Surg.* 1994;110:242. discussion, p 245.
171. Weber RK, et al. *Am J Rhinol Allergy.* 2010;24:132.
172. Suzuki M, et al. *Laryngoscope.* 2011;121:2399.
173. Wang EW, et al. *Int Forum Allergy Rhinol.* 2011;1:493.
174. Westermark A. *Int J Oral Maxillofac Surg.* 2010;39:951.
175. Singh V, et al. *Int J Oral Maxillofac Surg.* 2011;40:260.
176. Bulgannawar BA, et al. *J Oral Maxillofac Surg.* 2011;69:1031.
177. Rampil IJ. *Anesth Analg.* 1992;74:424.
178. Sheinbein DS, Loeb RG. *Anesthesiol Clin.* 2010;28:485.
179. Van Der Spek AFL, et al. *Br J Anaesth.* 1998;60:709.
180. Absten GT. *Obstet Gynecol Clin North Am.* 1991;18:407.
181. Geyer M, et al. *Eur Arch Otorhinolaryngol.* 2010;267:87.
182. Stajner-Katusić S, et al. *Clin Linguist Phon.* 2008;22:857.
183. Friedrich G, et al. *Eur Arch Otorhinolaryngol.* 2007;264:1191.
184. Dailey S. *Otolaryngol Clin North Am.* 2006;39:11.

185. Zeitels SM, Healy GB. *N Engl J Med.* 2003;349:882.
186. Pereira CM, et al. *Rev Bras Anestesiol.* 2012;62:563.
187. Ross G, et al. *J Plast Reconstr Aesthet Surg.* 2012;265:1165.
188. Pohlenz P, et al. *Int J Oral Maxillofac Surg.* 2012;41:739.
189. Bharti N. *Anaesth Intensive Care.* 2012;40:354.
190. Kumar KV, et al. *Indian J Endocrinol Metab.* 2012;16:664.
191. Keeratichananont W, et al. *J Med Assoc Thai.* 2012;95:752.
192. Rodrigues AJ, et al. *J Bras Pneumol.* 2012;38:138.

193. Tan AH, et al. *Chest.* 2012;141:809.
194. Daniel M, Cheng A. *Int J Pediatr.* 2012;859104:2012.
195. Cywinski JB, et al. Anesthetic care for face transplantation. In: Abdelmalak B, Doyle DJ, eds. *Anesthesia for Otolaryngologic Surgery.* Cambridge, UK: Cambridge University Press; 2012.
196. Shanmugarajah K, et al. *Curr Opin Otolaryngol Head Neck Surg.* 2012;20:291.

71 机器人手术的麻醉

DAN B. ELLIS，MEREDITH A. ALBRECHT
顾健腾 译 易斌 审校

要点

- 机器人手术的爆炸性增长是有目共睹的。截止 2018 年，全世界已经有超过 300 万台手术使用了达芬奇机器人系统[1]。
- 机器人手术并非真正意义上的全自动化手术，事实上，机器人是作为熟练外科医生的辅助机械"帮手"而存在的。
- 通过构建三维立体视野，并且通过增强腹腔手术镜器械在患者体内的可移动性和操作精确性，机器人手术强化了外科医生对病灶的可视化能力和进行复杂手术操作的能力。
- 考虑到机器人手术系统的尺寸大小和手术过程中对患者的特殊体位要求，机器人手术可能会给麻醉科医师带来特定的挑战。
- 为了便于暴露手术视野，机器人手术通常需要向体腔中注入 CO_2。CO_2 的注入和吸收会引起各类生理特征的变化。
- 机器人手术已成功应用于泌尿外科、妇科、结直肠外科、肝胆外科、耳鼻喉科和心胸外科手术。

机器人是什么?

根据韦氏词典，机器人是"一种模仿生物的机器，能够独立移动（如行走或依靠轮子驱动）并执行复杂的操作（如抓取和移动物体）。"20 世纪 80 年代，美国国家航空航天局（National Aeronautics and Space Administration，NASA）发展出一款机器人，该机器人是一种远程控制装置，能在无人在场的情况下执行任务。后来，机器人开始被应用到 NASA 太空船上执行任务。尽管机器人技术最初应用于太空探索，但美国政府随后即开始探寻该技术在其他领域的应用。

美国国防部（Department of Defense，DOD）随后开始着手将太空领域使用的机器人技术应用到战场。由于认识到很多美国士兵在战场上因出血或因伤口得不到处置而死去，因此 DOD 希望将机器人技术应用于战时外科手术中心。为了实现外科医生在难以到场时也能对伤员进行远程手术，美国军方投资并开发了能够进行手术操作的远程遥控机械臂。

与此同时，世界上第一例腹腔镜胆囊切除术在法国完成。该手术永久地改变了传统手术方式，微创手术的时代到来了。

在接下来的十年里，各种医疗机器人被发明出来，机器人技术也得到了迅猛发展。20 世纪 90 年代初，第一个手术机器装置出现，当时发明了一种在骨科手术中为髋关节假体创造出空间的用于粉碎骨头的机器。

随着为实现执行手术操作而发明的装置不断取得进展，实现对装置设备远程控制的工作也在继续。20 世纪 90 年代中期，在传统的腹腔镜手术中，语音识别软件被应用于调整腹腔镜的位置和牵拉腹腔脏器以便于手术操作。这个装置被称为自动优化定位内窥系统（Automated Endoscopic System for Optimal Positioning，AESOP），该装置至今仍然在使用（图 71.1）。从某种角度来说，这个装置是我们现在在家庭和个人智能设备的先驱。

可以说，机器人手术最伟大的进步发生在 1991 年，这一年，一种主-从式机器人系统被开发出来。这种机器人可以让外科医生与患者分开，并远程控制机械臂。达芬奇机器人手术系统和宙斯手术系统这两种类似的设备，几乎同时出现在市场上。达芬奇机器人的母公司，直觉外科公司（Intuitive Surgical），通过获得宙斯手术系统的知识产权，进而终止了宙斯手术

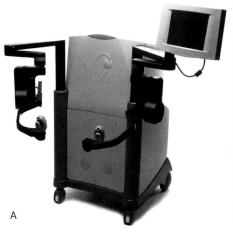
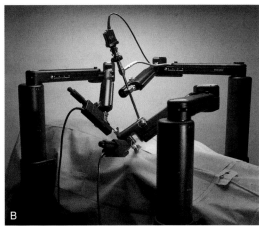

图 71.1 （A）宙斯机器人远程操作系统的控制台包括一个视频监视器和两个器械手柄，两个器械手柄将外科医生的手部动作转换电信号进而移动机器人的机械臂。（B）两台台式自动优化定位内镜系统（AESOP）的机械臂夹持器械，第三个机械臂控制摄像机（Courtesy Computer Motion，Sunnyvale，CA，USA.）

系统的生产。因此，在目前市面上仅能看到达芬奇机器人的存在（图 71.2）。

从此，人们将高清三维摄像头运用在机器人身上，从而使得外科医生在手术台旁的控制台就能够探查患者的解剖结构，并触及传统意义上难以达到的手术部位。虽然许多其他机器人公司开发出了各种产品，但目前只剩下 AESOP 和达芬奇机器人这两个。

达芬奇机器人有四个部分（图 71.2 和 71.3）：

1. 手术医生操控台（图 71.4～71.6）

2. 体内机器手（图 71.7 和 71.8）

3. 视频系统

4. 带有四个可移动臂的床旁系统（图 71.9）

外科医生坐在手术医生操控台旁（见图 71.4 和 71.5），并远程控制附着在床旁系统的体内机器手。麻醉科医师、手术助手、巡回护士可通过视频系统的屏幕实时看到手术过程（见图 71.2）。

在手术过程中，外科医生通过两个模拟双目镜或显微镜的高清监视器进行观察。这两个监视器视野共同构建三维图像。手术时，外科医生的手臂放在主控器上，手指操纵操控杆进而控制体内机器手的机械臂。脚踏板可以控制电凝器和机器人摄像头的移动，还可以实现机器人设备的脱离。为了便于协作和培训，达芬奇机器人通常有两个控制台，允许两名外科医生同时参与患者的手术操作。

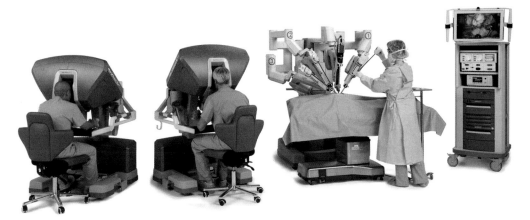

图 71.2 达芬奇机器人手术系统：两个手术控制台、装载四联手术臂的床旁系统和一个影像系统（Courtesy Intuitive Surgical，Sunnyvale，CA，USA.）

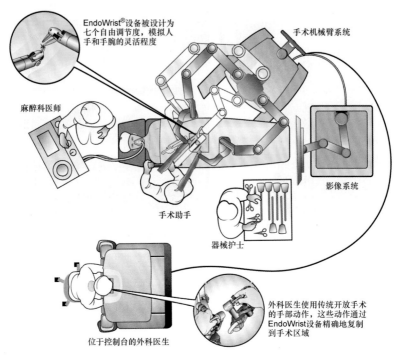

EndoWrist®设备被设计为七个自由调节度，模拟人手和手腕的灵活程度

手术机械臂系统

麻醉科医师

影像系统

手术助手

器械护士

位于控制台的外科医生

外科医生使用传统开放手术的手部动作，这些动作通过EndoWrist设备精确地复制到手术区域

图 71.3　普通外科手术中使用机器人手术系统的手术室示意图（Courtesy Intuitive Surgical，Sunnyvale，CA，USA.）

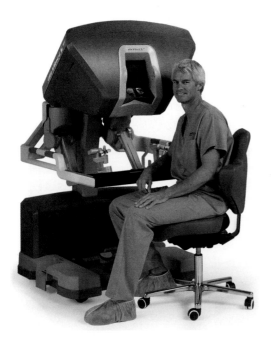

图 71.4　达芬奇机器人手术系统：手术医师控制台（Courtesy Intuitive Surgical，Sunnyvale，CA，USA.）

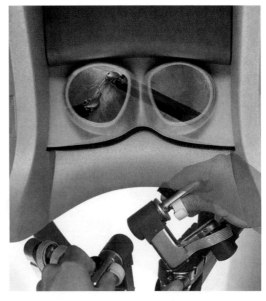

图 71.5　达芬奇机器人手术系统：产生虚拟三维立体影像的立体观察镜（Courtesy Intuitive Surgical，Sunnyvale，CA，USA.）

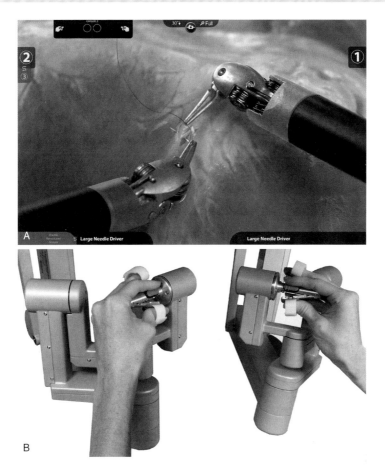

图 71.6　**达芬奇机器人手术系统。**（A）手术区域的虚拟三维立体影像。（B）主控装置将外科医生的手、腕和手指的运动转换为患者体内手术器械的实时操作（Courtesy Intuitive Surgical，Sunnyvale，CA，USA.）

为什么机器人手术越来越受欢迎？

相较于传统开放手术，机器人手术更受欢迎，因为机器人手术能够以微创的手术方式处理病灶。更少的组织操作意味着更少的粘连和更快的术后恢复。相较于其他微创或开放手术，机器人手术伤口并发症更少（例如切口感染和切口疝），而且住院时间也更短，这就使得机器人手术更具吸引力[2]。此外，机器人应用于外科手术将使得分步式操作得以实现，这有助于显微外科中组织的切割与缝合。与人类的手臂相比，机器人手臂有七级自由度。这些动作可以分为：达芬奇机器人的主臂动作，关节臂的精细运动，以及通过关节臂进行的外科手术操作（表 71.1，图 71.7 和图 71.8）。

这些关节臂不受与人类腕关节相关的限制。此外，机器人能将一些较大、较粗糙的动作在操作区内作精细化处理。例如，在控制器端，控制器移动了 5 mm，而机械臂可能只移动了 1 mm。这种精细程度能够允许更精准的操作。此外，机器人软件还可以减少或消除手震颤，从而提高手术的安全性和准确性。

什么时候使用机器人手术？

机器人可用于以下手术操作，包括子宫切除术、前列腺切除术、肾切除术、心脏手术、结肠切除术、普通腹腔镜手术、胸腔镜手术和经口耳鼻喉科手术。尽管目前达芬奇机器人大多应用于泌尿外科（前列腺切除术）和妇科（子宫切除术），但一系列新的应用场景正在被拓展。

基本上，只要是需要施行显微外科手术或者目

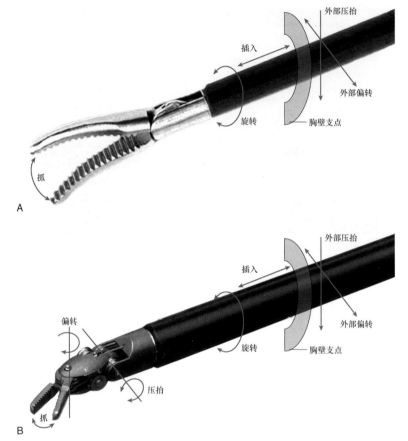

图 71.7　**活动自由度**（degrees of freedom，DOF）。（A）传统的腹腔镜器械的活动和钳夹只有四个自由度和抓。插入（即，在 z 轴上的运动）、旋转和根据支点在身体外部沿着 x 轴和 y 轴上运动，以上构成四个自由度。（B）体内机器手系统在增加两个体内关节后，拥有七个活动自由度（Copyright 1999 Intuitive Surgical，Sunnyvale，CA，USA.）

表 71.1　通过机械臂可完成的七级自由运动度		
大臂运动	**腕部运动**	**手术操作**
进出	侧动	抓持或切割
上下	伸屈	
左右	旋转或滚动	

标器官难以触及的情况下，机器人手术就适用。如果通过机器人手术能将传统的开放式手术转变为微创手术，那么它就显得特别有应用的价值。

机器人手术的未来应用

　　机器人手术正随着影像调节技术和人工智能技术的应用而不断发展。尺寸越来越小的非刚性、柔性机械臂很可能最终取代现有的刚性机械臂。"蛇形"的机械臂将有助于减少和缩小患者身上的切口，并使得更加微创甚至无瘢痕的手术成为可能。此外，随着人工智能的发展，可以实现电脑算法对手术器械的指引与操作，这将使得半自主机器人手术成为可能。

机器人辅助气管插管

　　应用机器人实施成功的气管插管已见诸报道。开普勒插管系统（Kepler Intubation System，KIS）是由 Thomas Hemmerling 开发的，有实验操作者应用该系统在直视与非直视条件下对模拟人成功实施了插管。KIS 是一个低成本的系统，由一个操纵杆、一个机器人手臂、Pentax 视频喉镜和一个控制软件组成。插管操作能在 40～60 秒内完成，且第一次插管尝试的成行太空探测活动时，将训练有素的麻醉科医师投送到指定地点是很困难的，在这种情况下，该系统就能发挥作用。

机器人手术生理学

机器人手术会引起很多生理变化。机器人手术中，手术体位的摆放、为构建可视化手术区域而引入的 CO_2 以及间隔室压力的增加（如腹部、胸部或口腔），这些均会引起相应的生理变化。因此，麻醉科医师必须意识到这些变化，以便制订针对性的麻醉预案。

注入 CO_2

除了耳鼻喉科手术以外，为了更好地暴露手术区域，必须将惰性气体注入患者体内。通常选择 CO_2 气体，是因为它有很高的扩散系数，而且由于 CO_2 很容易通过呼吸系统从身体排出，其导致气体栓塞的风险最小[6]。在 CO_2 被注入腹腔的时候，外科医生需要谨慎行事，需要保持腹内压力低于 $20\ cmH_2O$。在满足手术操作的条件下，应当采用尽量小的腹腔内压，从而把因腹腔内压升高而引起的迷走神经刺激降至最低。然而，如果患者本身存在特别明显的静息迷走神经张力增高或对腹腔充气有明显的迷走神经反应，麻醉科医师有必要对患者进行药物干预或减轻气腹压力。

此外，向手术部位注入 CO_2 也可能导致血液中 CO_2 含量突然增加，因为 CO_2 可经由淋巴管和静脉丛被吸收[7]。因此，增加每分通气量对维持正常 $PaCO_2$ 和保持患者机体内环境稳定很有必要。

注入 CO_2 的另一个潜在不良影响是发生气体栓塞[7]。虽然很少见，但如果气栓进入肺循环，则将会对心肺系统产生灾难性的影响。此外，如果患者有房间隔缺损或室间隔缺损，气栓可能会进入脑血管，进而造成致命性并发症。

还有另一个更常见但并不严重的并发症，即注入的气体和腹腔内压的增加导致的肺不张。此外，气腹对膈肌造成的偏移还会加剧肺不张[8]。CO_2 气腹还可导致纵隔气肿或皮下气肿（发生率为 0.43% ~ 2.3%）。虽然这一现象通常没有特别的临床后果，但可能与术后 CO_2 排出时间延长有关，进而可能导致术后高碳酸血症和酸中毒。此外，也有因此导致气胸的病例报道，即注入的气体通过膈肌的先天性通道进入胸膜腔导致气胸（发生率为 0.03%）。气胸发生率的增加与很多因素相关，例如穿刺次数和套管针尺寸的增加、手术时间的延长、充气流速的增加、气体压力的增加、穿刺套管针松动和穿刺套管针放置困难等。有许多因

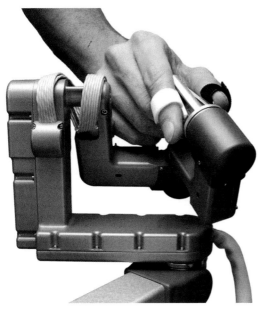

图 71.8　达芬奇机器人手术系统的体内机器手可模拟外科医生手和手腕的自然运动。这种设计允许更多的自由度（Courtesy Intuitive Surgical，Sunnyvale，CA，USA.）

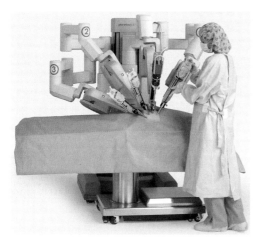

图 71.9　达芬奇机器人手术系统：床旁系统（Courtesy Intuitive Surgical，Sunnyvale，CA，USA.）

功率为 100%。该系统还能在不到 45 秒的时间内进行半自动（计算机系统按照先前操作员的操作顺序进行重演）插管，成功率为 100%[3]。该系统已应用于 12 名患者，在这 12 个病例中有 11 个一次性插管成功（1 例因设备起雾未能完成操作）。插管大约在 93 秒内完成[4-5]。机器人插管系统能否广泛应用还有待观察。然而，该系统还是有一些非常适用的场景，例如在进

素都会导致气体外渗的发生率增加，如机器人手术期间手术者外部视野和触觉反馈的缺失[9]。

肺血管收缩

向体内注入气体进而引起肺血管收缩的原因如下：

1. CO_2 的吸收；

2. 对肺部的物理压迫。

CO_2 吸收会导致高碳酸血症和酸中毒。肺血管收缩就是肺循环系统对高碳酸血症的反应，这是由于机体自身通过将肺部低通气部位的血流优先分流，进而实现通气血流比的调整来保证气体的交换。因此，CO_2 的注入对肺血管有收缩作用。

此外，在机器人手术中，升高的腹内压-胸内压差会导致肺组织受压，并因此导致压缩性肺不张。压缩性肺不张又会因 Trendelenburg 体位而进一步加剧。经鼻或经口留置胃管可行胃肠减压，从而有助于缓解（但无法完全消除）所增加的腹内压。随着功能残气量的减少，患者可能会出现肺萎陷和肺不张。这一现象的存在，再加上因注入 CO_2 而引起的血管收缩，内者叠加，增加了通气 / 血流比例失调。这种失调便会导致氧合能力的降低。

肺不张还会导致缺氧性肺血管收缩（hypoxic pulmonary vasoconstriction，HPV）。HPV 是一种代偿机制，机体会将血液从肺部低氧区分流到富氧区。并通过将血流分布到正常通气的肺部区域来改善气体交换[7]。HPV 这一机制的存在可能与线粒体传感器有关，线粒体传感器通过激发电压门控钙通道进而增加胞质钙离子从而引起血管收缩。

气腹的建立还会降低呼吸顺应性，升高气道压力。这一过程使通气变得困难，并使上述存在的高碳酸血症进一步恶化[10]。为了改善通气，建议将通气模式从容量控制通气转换为压力控制通气（pressure control ventilation，PCV）。然而，在一项机器人辅助腹腔镜前列腺癌根治术患者的随机试验中发现，PCV 模式除了降低气道峰值压力和改善顺应性外，其他参数（如：中心静脉压、肺平均动脉压、肺毛细血管楔压、动脉氧分压、心指数、平均气道压、生理无效腔和肺内分流分数）显示均无明显获益[11]。

由于霍尔登效应的存在，升高的 CO_2 含量会使氧合血红蛋白解离曲线向右移动。然而解离曲线的右移有助于向组织输送氧气，其结果是缺血情况会比预期的更轻微[12-14]。这种现象的一个可能的解释是 CO_2 激发了霍尔登效应和 HPV。

脑血管效应

被吸收的 CO_2 还会导致脑血管的扩张。尽管 CO_2 会优先从肺血管分流，但其余进入脑循环中的 CO_2 仍然会导致脑血管扩张。麻醉科医师必须注意 CO_2 水平升高可能导致颅内压（intracranial pressure，ICP）升高[15-16]。此外，许多机器人手术为了获得良好的盆腔结构术野，需要将患者置于过度的 Trendelenburg 体位，这也会导致 ICP 升高。麻醉科医师必须认识到颅内压增加的可能性和潜在影响，特别是对颅内压基线值本来就高而需施行脑室-腹腔分流术的患者。

高碳酸血症的全身反应

高碳酸血症会导致呼吸性酸中毒，因为 CO_2 与水结合后会代谢生成碳酸氢根和氢离子。由于碳酸氢盐不能有效缓冲高碳酸引起的酸中毒，因此会发生呼吸性酸中毒[17-18]。

高碳酸血症会增强麻醉的效果。急性高碳酸血症时，当 $PaCO_2$ 超过 80 mmHg 就会导致意识降低[19]。增加的 CO_2 还会降低心肌肌细胞收缩力，并可能增加心肌对心律失常的易感性[20]。

患者体位　机器人手术期间患者的体位摆放是一个难题。根据定义，机器人手术需要远程操作腹腔镜设备和手术器械。而因为外科医生远离患者，其被笨重的钢制器械所取代，所以外科医生和患者之间的大部分正常反馈都发生了改变。因此，接受机器人手术的患者其受到医源性损伤的风险远高于接受非机器人手术的患者。此外，这种外科医生与患者分离，在控制台内操作实施手术的工作方式，使得手术室团队其他成员和外科医生之间的沟通也变得困难。

为了尽量减少神经损伤，必须注意患者的体位摆放。考虑到机器人的大小，在手术中，患者的手臂常常会被固定在其两侧，旁人无法接近。一旦机器人系统就位后，医疗人员接近患者就存在困难。因此，如果麻醉科医师需要额外的静脉 / 动脉通路，就需要考虑在麻醉诱导后和机器人就位前就放置好这些通路管线。最好的做法是在机器人就位之前，除了一个额外的无创血压袖带及连接器外，还要再放置至少两个静脉导管。这样即使在手术期间接触患者的机会很少，对患者的监控也能更加灵活。

此外，不同的手术类型也有各自独特的体位考虑。如果外科医生要进行盆腔器官的手术，患者需要被置于十分倾斜的 Trendelenburg 体位。而如果患者正在接受腹壁手术，则通常采用仰卧位。

如果将患者置于倾斜的 Trendelenburg 体位，则最佳做法是将患者的手臂收拢在其两侧，以尽量减少手臂过度伸展引起的臂丛神经损伤。除此以外，将患者的手臂放在其两侧还可以方便机器人系统接近患者。在这其中，泡沫垫和硅胶垫可以用来保护患者脆弱的神经。如果患者的手臂没有被固定在其两侧，那么必须注意确保臂丛神经不会因手臂过度伸展而发生损伤。此外还可能需要额外的填充物来保护患者的面部、头部和颈部不受机械臂运动的影响。对于这些，麻醉团队必须时刻保持警惕。

考虑到手术过程中患者需要保持静止不动，维持连续稳定的神经肌肉阻滞就是非常重要的，因为在麻醉不够充分或神经肌肉阻滞不足的情况下，强烈的手术刺激可能会导致患者体动，这可能会给患者造成严重损伤。为了在机器人手术中实现可控定量的肌肉麻痹，许多医生都会应用神经肌肉阻滞剂。因此，持续监测神经肌肉阻滞的情况是必不可少的。许多麻醉科医师会放置多条静脉注射通道，这样可以保证药物和液体通过其中一条通道快速输注，而血管活性药或神经肌肉阻滞剂则可以通过另一条通路输注。

需要特别指出的是，机器人手臂和手术台不能一起移动。因此，一旦机器人就位并且机器人手臂在患者体内，就必须避免机器人手臂和手术床移动的不同步，进而造成患者体内组织的撕裂损伤。

与患者体位相关的生理变化

心血管效应

在泌尿外科和妇科的机器人手术中，为了便于手术视野的显露，需要将患者置于倾斜的 Trendelenburg 体位。当患者处于一个倾斜的"头朝下"的体位时，血液会从下肢回流到右心房，从而增加前负荷。关于 Trendelenburg 体位对心脏指数和心输出量的影响，各类研究结论各异[21-24]。Trendelenburg 体位引起的心输出量变化会受多种因素影响，例如患者原有的合并症、麻醉状态和术前用药等。一般来说，患者的心血管系统越健康，越能够更好地适应血流动力学变化，其心输出量改变甚微。此外，当患者容量超负荷时，其心输出量往往会增加[25-26]。

眼内效应

Trendelenburg 体位越倾斜，患者眼内压则越高。此外，手术时间越长往往也会导致眼内压进一步升高[28-30]。

如果患者本身就患有眼内疾病，则较长的手术时间和倾斜的 Trendelenburg 体位可能会加重原有的眼内疾病。

尿量

气腹会导致尿量显著减少[31]。然而，随着时间推移，这种气腹引起的尿量减少并不会对肾功能产生负面影响。然而建立气腹时的尿量减少也还是对患者容量管理提出了挑战。

因为机器人手术需要将患者置于倾斜的 Trendelenburg 体位，所以接受机器人手术与常规腹腔镜手术的患者相比，各类损伤更常见，包括尿潴留、尿路感染和皮下气肿[27]。

机器人手术类型

可以使用机器人进行各种各样的手术。最常见的包括泌尿外科手术，如前列腺切除术、膀胱切除术和肾切除术。妇科手术也较为常见，包括子宫切除术、子宫肌瘤切除术和卵巢切除术。肝胆手术、结肠切除术、胆囊切除术和疝修补术也经常选用机器人手术。

泌尿外科手术

在 20 世纪 80 年代，随着 Unimation 公司开发的 Unimate Puma 机器人的不断升级发展，出现了第一种常规的机器人泌尿外科手术[32]。Unimate Puma 是一种具有六个运动轴的机器，可以快速完成经尿道前列腺切除术（transurethral resection of prostatic，TURP）。这种机器人由于效率的提高和手术时间的缩短，有利于减少冲洗液的吸收，从而降低了 TURP 综合征的风险[26, 33]。随着临床医生在泌尿外科领域使用机器人进行手术的兴趣增加，他们也在寻求机器人手术的新应用，包括由泌尿外科医生施行的机器人前列腺切除术、肾切除术和膀胱切除术。

机器人辅助耻骨后前列腺切除术

可以说，机器人辅助耻骨后前列腺切除术（robotic-assisted retropubic prostatectomy，RAPR）是最常施行的机器人泌尿外科手术。与传统的开放式前列腺切除术或腹腔镜前列腺切除术相比，RAPR 能够降低输血率，促进尿失禁的快速恢复，并减少勃起功能障碍。此外，RAPR 比传统的腹腔镜前列腺切除术更容易学习。

在许多方面，RAPR 的麻醉准备与腹腔镜前列腺切除术的麻醉准备类似。通常在常规的静脉诱导后实施气管插管。大多数临床医生主张使用两条静脉通路，因为患者被置于截石位后，手臂会被固定在身体两侧。此外，术前备血是必要的，因为穿刺套管针可能意外地侵入大血管。神经肌肉阻滞也非常重要，因为患者在机器人就位后的体动可能会导致严重的并发症。

如上所述，大多数麻醉科医师建议在患者的另一只手臂上放置第二个带连接器和软管的无创血压袖带，以防术中血压测量有困难。

为了便于手术暴露骨盆深部器官，患者通常被置于倾斜的 Trendelenburg 体位。如前所述，气腹和倾斜的 Trendelenburg 体位会导致颅内压和眼内压升高。而且由于体位的原因，可能会有物体撞击患者的面部和眼部，因此在手术期间，进行面部和眼部防护以避免伤害很重要。已有几例术后失明和视野缺损的病例报告[34-35]。胃内容物可能因重力作用流到眼睛上，并可能导致视力损伤。因此，许多临床医生主张用口胃管实施胃肠减压。虽然视力损伤的确切机制还不完全清楚，但胃肠减压除了保护患者的眼睛外，还可以帮助将穿刺套管针意外插入胃的风险降至最低。此外，颅内压增加可导致易感人群卒中或脑出血。

机器人前列腺切除术中的容量管理也非常重要，需要精细把握体液平衡。膀胱和尿道再连接前给予过多的液体会增加术后吻合口瘘的风险[36]。由于在此类手术中，头部会受到影响，过多的液体也会导致声门和眶周水肿。然而，严格限制液体的输注也可能导致急性肾小管坏死和因腿部血压低而引起的间隔室综合征。研究表明，间隔室综合征的风险小于 0.5%，其发生与手术时间较长、患者肥胖和体位不当有关[37]。

机器人辅助根治性膀胱切除术

膀胱切除术在传统意义上是一种困难的手术，因为体液转移，容量管理以及患者自身合并症都会带来独特的挑战。这些患者的围术期管理极具挑战性，每 4 名患者中就有近 1 名在根治性膀胱切除术后再次入院[38-39]。而且不幸的是，再次入院的患者通常需要在医院待大约一周的时间[39-40]。

自 2003 年以来，世界各地都开展了机器人辅助根治性膀胱切除术[41]。虽然有许多随机对照试验，但试验数据存在异质性，而且根据患者的远期结局会得出不同的结论[42-45]。但总的来说，与开放性膀胱切除术相比，机器人辅助根治性膀胱切除术的出血量似乎更低。然而，减少失血似乎是以增加手术时长为代价的。但值得注意的是，机器人辅助根治性膀胱切除

术与开放性膀胱切除术相比，两者的住院时长或术后 2 周再入院率似乎没有差别[47]。

接受机器人辅助根治性膀胱切除术的患者与接受机器人辅助根治性前列腺切除术的患者相比，两者在麻醉管理方面需要考虑的地方相同。都需要顾及倾斜的 Trendelenburg 体位以及颅内压升高和眼内压升高的可能。此外，为了术野得到显露而注入的 CO_2 也需要被考虑到[48]。

机器人辅助肾切除术

在过去的 10 年中，根治性肾切除术被用于治疗肾癌，并且被视为 T1 和 T2 期肾癌患者的标准治疗方案。根治性肾切除术能实现肾癌患者的无癌状态。根治性肾切除术的施行可以选择使用开放手术或腹腔镜手术。而在过去十年中，外科医生已经开始寻求机器人辅助来完成该手术[49]。

与传统的腹腔镜手术相比，机器人辅助的肾切除术手术视野得到了增强，且机械臂的引入使得操作活动度增加。此外，一些 meta 分析显示，机器人辅助的肾切除术与腹腔镜肾切除术相比，两者围术期结局相似或有轻微的改善[50-51]。

尽管许多文献和 meta 分析对腹腔镜手术和机器人手术进行了比较，但很少有前瞻性研究比较两者的围术期并发症和手术费用。然而，与传统的腹腔镜手术相比，记录显示机器人辅助肾切除术的花费和手术时长都有所增加[49]。

妇科手术

自 1999 年以来，机器人手术就已被用于妇科手术。机器人手术最初用于永久性绝育后输卵管再造术，而目前机器人手术已用于子宫切除术、输卵管卵巢切除术、膀胱阴道瘘修补术、阴道骶骨固定术和卵巢囊肿切除术[52]。

机器人辅助子宫切除术

自从有了第一次机器人辅助妇科手术之后，机器人辅助技术迅速应用于子宫切除术，而子宫切除术是全美国第二常见的手术[53]。

尽管接受机器人辅助子宫切除术的患者数量众多，但尚不清楚机器人手术是否优于传统的腹腔镜手术[54]。

机器人子宫内膜癌切除术确实需要更多的手术时间，尤其是当手术团队需要熟悉手术步骤时[55]；当经过 20 到 30 个手术病例操作后，手术的熟练程度将得到提升，这可以通过手术时间的缩短大致得到结

论[56]。然而由于机器人辅助子宫内膜癌切除术的结局与腹腔镜子宫切除术相似，但其成本更高和手术时长更长，使得机器人子宫内膜癌切除术的应用越发引起人们关注[53, 57]。美国妇产科学会（The American College of Obstetricians and Gynecologists，ACOG）目前仍然推荐，在可行的情况下，将经阴道子宫切除术作为良性疾病的首选方法，因为其并发症发生率更低，恢复时间也更快。ACOG还指出，需要更好地研究机器人手术，以证明这种手术方法是否对于某一特定亚组的患者能提供最好的治疗[53]。

另外，考虑到传统腹腔镜手术有物理性限制而开放手术又会导致并发症大幅增加，有的医生已经开始在病态肥胖患者中应用机器人手术。总的来说，围术期结局似乎是相似的[58-59]。然而，将病态肥胖患者置于倾斜的Trendelenburg体位是非常值得引起重视的，为了实现手术视野的暴露，倾斜的Trendelenburg体位和气腹相结合是必需的，但这可造成心血管系统和通气方面的挑战。虽然相较于开放手术，这一类患者（体重指数＞40）可能可以从微创机器人手术中获益，但这些病例都涉及大量的麻醉方面的挑战。

其他妇科手术

鉴于阴道骶骨固定术的学习曲线相当倾斜，在这一有技术难度的手术上应用机器人辅助技术或许有帮助。机器人手术和腹腔镜手术的随机对照试验显示两者结局相似。然而，机器人手术病例增加了手术时间，而且术后疼痛的比例和花费也更高[53]。在机器人协助下进行肌瘤切除术可以实现更多的微创操作，特别是进行瘤体定位和患者BMI较高时较为适用。

关于机器人辅助妇科恶性肿瘤手术的研究很少，目前只有回顾性对照研究。研究表明由于花费、住院时间和并发症的减少，机器人辅助比开放式方法更受欢迎。最近一项针对子宫内膜癌的meta分析得出结论，机器人与腹腔镜手术相比，手术时长相似，但住院时间短，失血少，中转开腹次数和总体并发症少，但成本较高[60]。

ACOG不建议在短时长和低复杂度的手术中使用机器人，如输卵管结扎术、单纯卵巢囊肿切除术、异位妊娠或双侧输卵管卵巢切除术[53]。

普通外科手术

结肠切除术 1997年，比利时的普外科医生首次在腹腔镜胆囊切除术中应用了机器人辅助技术[52]。尽管相关的同行评议研究报道很多，然而，一项

近期meta分析并未发现腹腔镜和机器人结肠切除术之间存在显著差异。这种差异的缺乏，在很大程度上是因为这些研究中患者数量较少。此外，研究中还存在显著的异质性，这可能使研究结果并不准确[61]。

在一项质量改进分析中，与传统腹腔镜技术相比，机器人结肠切除术手术花费更高且手术时间更长[62]。然而，这一关于经济学方面的争论可能会因机器人辅助技术带来潜在的住院时间缩短的好处而降温，其证据来源于对国家手术质量改善计划数据库的17 000例结肠切除术进行的回顾性研究[24]。

胆囊切除术 机器人手术的另一个应用是机器人辅助胆囊切除术。在该手术中，只需一个切口，机器人手臂就可以置入患者体内。这种方法与传统的需要多个切口的腹腔镜胆囊切除术形成鲜明对比[63]。

为了减少手术瘢痕，患者倾向于选择单孔机器人辅助胆囊切除术。这项技术在被引入美国之前，自2011年起就已经在欧洲成功应用[64]。传统观点认为，机器人辅助胆囊切除术过于昂贵，没理由改变传统的腹腔镜胆囊切除术[65]。最近的meta分析显示，机器人手术相比于腹腔镜胆囊切除术，手术时间更长。然而，这延长的时间大部分花在动刀切皮前的相关准备时间上[63]。

此外，机器人辅助胆囊切除术发生切口疝的风险较高[64]，其切口疝的发生率大约在7%～20%之间[66-67]。切口疝发生率的增加，意味着可能需要额外的手术，因此将增加整体医疗花费。

肝胆手术 肝在腹腔深处的独特位置以及其丰富的血液供应，阻碍了外科医生积极采用和实施腹腔镜技术[68]。

成功的腹腔镜肝脏手术最早于1954年由Claude Couinaud记录[69]。从有最初记录以来，腹腔镜肝脏手术已经变得越来越普遍。此外，接受腹腔镜肝切除术的患者在肿瘤复发、肿瘤扩散或生存率方面似乎与传统手术没有差异[70]。与开放手术相比，微创技术似乎与失血量减少相关[71]。

然而，与开放式手术相比，腹腔镜手术需要更大的手术器械接头以及更大的机械臂活动度，还需要更清晰的手术视野，以上三点限制了腹腔镜手术的广泛应用[72]。为了解决这些限制，肝胆外科医生开始将目光投向达芬奇机器人。经验丰富的外科医生从传统的腹腔镜手术过渡到机器人手术通常不难[73]。此外，机器人手术能够对手术部位进行三维成像[74]。

虽然机器人手术与开放手术相比，手术花费更高，但机器人手术能缩短住院时间，因此总体成本反

而可能会降低[75]。因此，对于需要施行肝胆外科手术的患者而言，机器人手术仍然是一个不断发展的领域[76]。

耳鼻喉科手术

目前全世界有 50 多万例头颈部癌症的病例[76]。

随着耳鼻喉科医生对良恶性病变的治疗方法的改进，在切除口腔癌肿时，他们开始寻求机器人辅助的治疗方法，以取代原有的切口更大、伤害较多的颈部入路方法。

扁桃体切除术

扁桃体切除术是全美国最常见的手术之一。目前，尽管在儿童期常规摘除扁桃体的做法已经被保守治疗措施所取代，但对于难治性扁桃体炎，仍要施行扁桃体切除术。这导致手术患者的人口结构正在发生变化，如今施行扁桃体切除术的患者年龄更大，且会有在儿童时期不常出现的合并症。外科医生们正在寻求新的方法去除扁桃体和腺样体组织。机器人机械臂能以更微创的方法切除这些组织[77-79]。

头颈部清扫术

Kavanagh 于 1994 年首次将机器人应用于口腔颌面外科手术[80]，随后其应用范围迅速扩展。如今，机器人手术应用范围涵盖舌根、咽部、梨状窦和鼻咽的病变切除[81]。这项技术的应用甚至已经扩展到包括经腋下甲状腺和甲状旁腺切除术以及悬雍垂腭咽成形术[82]。

尽管机器人技术已经存在了很长一段时间，但美国的头颈外科医生并没有在第一时间采用它们。实际上，很多年以来，机器人手术并未获得美国食品药品监督管理局（Food and Drug Administration，FDA）的批准。在 2009 年，机器人辅助经口治疗口咽癌的手术方式才获得 FDA 的批准[83-84]。虽然这种方式目前尚未被普遍采用，但来自欧洲的研究显示，其有望成为今后的常规术式[85]。

心脏手术（另见第 54 章 "心脏外科手术的麻醉"）

机器人手术已经在心脏手术室开展了很多年。1997 年，Nataf 等人首次使用内镜实施内乳动脉获取术[86]。次年，Loulmet 和同事报告了第一例完全使用

内镜进行的冠状动脉旁路移植术[87]。如今心胸外科的机器人辅助手术应用范围已经大大扩展，可施行包括房间隔缺损闭合术[88-90]、二尖瓣修补术[91]、动脉导管未闭结扎术[92]、完全内镜冠状动脉旁路移植术[93-94]、微创心房颤动手术[95-96]和左心室起搏器置入术[97]。虽然微创手术最终可能逐步取代胸骨切开的传统开放手术，但如果确实需要，外科医生仍必须做好准备，转为胸骨切开的开放手术。

麻醉科医师在执行机器人辅助心脏手术时，必须熟悉心胸外科麻醉。且必须具备执行单肺通气和管理相关生理变化的能力，其通气策略与胸外科手术中通常使用的策略类似。在肺功能测试结果较差或肺动脉高压时，是机械辅助心脏手术的相对禁忌证，因为这两种情况意味着不能耐受长时间的单肺通气。此外，许多麻醉科医师还会利用经食管超声心动图（transesophageal echocardiography，TEE）监测麻醉状态下的心脏生理功能情况。

为了让机器人心脏手术的手术视野得到暴露，在心肺转流术开始前，必须放置多个套管。套管的放置通常会选用股动/静脉。然而，由于可能发生医源性股动脉剥离，一些医院要求术前评估动脉粥样硬化疾病。而其他一些中心常常使用 TEE 引导右心房与下腔静脉交界处或上腔静脉的静脉插管（图 71.10）。这些套管通常需要预先用 5000 单位肝素冲洗，或滴注肝素以保持通畅。

除了心肺转流术所需的插管外，还需要在肺动脉进行插管以排空心脏提供手术视野。同样，TEE 可以帮助放置这些套管。

二尖瓣置换术

1997 年，有两篇文献报道了机器人辅助二尖瓣置换术。2002 年 11 月，FDA 批准了机器人辅助手术用于二尖瓣置换术。而机器人辅助二尖瓣手术要获得成功，必须对患者进行麻醉并进行单肺通气。术中患者还需保持一个较为特殊的体位，即右肩抬高 30 度，骨盆保持平卧位。保持骨盆在平卧位可以使得对股血管的操作更加方便。

体位摆放完毕后，手术团队将穿刺套管针插入第 4 或第 5 肋间隙，并在机器人就位前完成好术野暴露。从术野暴露开始直到机器人移开，麻醉团队都必须让患者完全静止不动，以尽量减少医源性损伤。

接着，使用股血管进行插管并开始心肺转流术，再将停搏液引入冠脉血管系统。随后，夹闭升主动脉，进行二尖瓣置换。二尖瓣置换后，需要使用 TEE 评估瓣膜功能。

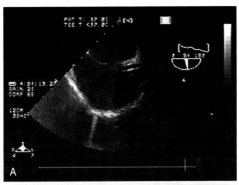

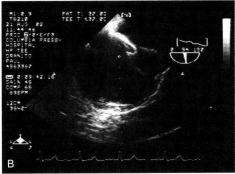

图 71.10　（A）上腔静脉插管的超声图像。（B）超声图像，双腔视图，显示含有 J 形导丝的下腔静脉。这两种视图都有助于正确放置心肺转流术的静脉插管

手术完成后，开放升主动脉，患者随即脱离心肺转流术。如果患者在术后仍需要插管，则将患者的双腔气管导管换成单腔气管导管。需要注意的是，当存在以下几个因素时，可能意味着患者不适用于机器人二尖瓣手术（框 71.1）。

冠状动脉旁路移植术

机器人辅助冠状动脉旁路移植术是一种正在被逐渐普及的安全有效的手术方法[94]。机器人辅助冠状动脉旁路移植术的排除标准见框 71.2[96]。

对于冠状动脉旁路移植术，患者的麻醉准备和监测和二尖瓣手术类似。心功能状况与套管放置位置也

框 71.1　机器人辅助二尖瓣修复术的排除标准
■ 二尖瓣环钙化严重
■ 重度肺动脉高压
■ 缺血性心脏病
■ 多瓣膜修复手术
■ 既往右胸手术史
■ 严重的主动脉和外周动脉粥样硬化

框 71.2　机器人辅助内镜下冠状动脉旁路移植术的排除标准
■ 单肺通气禁忌证
■ 射血分数＜30% 或心衰失代偿（NYHA Ⅲ 或 Ⅳ 级）
■ 中重度主动脉瓣和二尖瓣疾病
■ 心梗 30 天内或心梗需紧急 CABG 或梗死后心绞痛
■ 冠脉左前降支钙化或位于心肌内或存在广泛病变
■ 左胸腔内心脏扩大
■ 病态肥胖（BMI ＞ 35 kg/m^2）
■ 严重的外周血管疾病
■ 严重的非心脏健康问题
■ 既往胸部手术史、胸膜粘连、纵隔或胸部放射治疗史

BMI，体重指数；CABG，冠状动脉旁路移植术；NYHA，纽约心脏病协会

需要通过 TEE 进行确认。此外，麻醉科医师在适当的时候还需要考虑使用肺动脉导管。

为了取内乳动脉以供旁路移植，需要使用双腔管或带支气管封堵器的标准气管导管进行单肺通气。实施单肺通气以后，患者需要被置于改良的右侧卧位，即从仰卧位向右倾斜 30 度。需要将体外除颤器和起搏器垫片放置在左后胸和右前外侧胸备用。此外还需要将左臂抬高以利于左内乳动脉的手术暴露。相反，为了更好地暴露右内乳动脉，随后需要抬高右臂（图71.11）。为了置换纵隔脂肪垫并实现手术区域的暴露，需要注入极少量的 CO_2（通常为 5～10 mmHg）。当单肺通气开始后，左半胸注入 CO_2，通常即可以看到双侧内乳动脉[98]。如果预期术中需进行心肺转流术时，需要术前经左股动脉插入 17 F 或 21 F 的带主动脉阻塞球囊的远程灌注导管（图 71.12）。远程灌注导管需要能实现 4～5 L/min 的顺行血流灌注。随后，在 TEE 辅助下，将主动脉导管放置在升主动脉弓中，距离主动脉瓣约 2 cm（图 71.13）。血管内球囊的膨胀体积对应于主动脉窦管交界处的直径（以毫升为单位）。当血管内球囊压力大于 300 mmHg 时，通常就能完全阻塞主动脉[99]。球囊周围的血液流动可通过 TEE 的彩色多普勒进行观察和监测。双侧桡动脉通路的监测有助于提示封堵球囊有无向无名动脉移动。球囊的近端移位最容易通过 TEE 观察到，此外，还要警惕球囊通过主动脉瓣疝出。

单肺通气开始后，右肺随即萎陷。接着在右半胸腔内注入 CO_2，在腋前线的第 3、第 4 和第 5 肋间隙打孔并放置三个 1 厘米的孔洞扩张器（见图 71.11）。然后切开患者的心包暴露心脏。术后早期心律失常很常见。使用抗心律失常药如胺碘酮和 β 肾上腺素阻滞剂，有助于改善心律失常状况[100-102]。

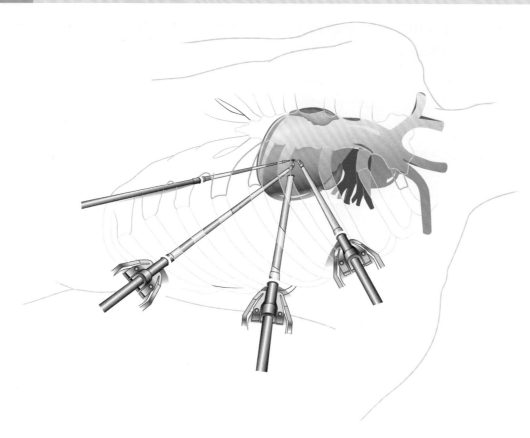

图 71.11　冠状动脉旁路移植术的打孔位置。套管放置于第 3、6、8 肋间隙。双侧内乳动脉游离术采用类似的定位方法

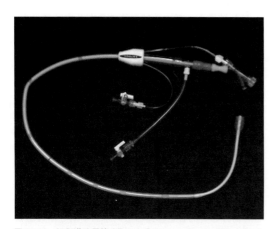

图 71.12　远程灌注导管（Estech Systems，Plano，TX，USA）。血管内导管有一个圆柱形球囊，用于主动脉内血管封闭。导管能以 5 L/min 的速度顺行灌注

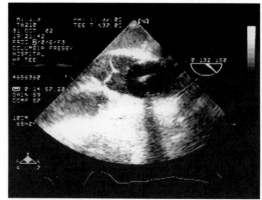

图 71.13　原位远程灌注导管（Estech Systems，Plano，TX，USA）球囊超声图像。麻醉科医师可通过经食管超声心动图动态观察导管球囊的移位。球囊应被置于升主动脉，离主动脉瓣 2 ～ 4 cm 远。当球囊位置异常，阻塞无名动脉时，可监测到右桡动脉导管压力信号减弱

机器人辅助胸腔镜手术（另见第53章"胸科手术的麻醉"）

电视胸腔镜手术（video-assisted thoracoscopic surgery，VATS）常用于癌性肿瘤切除（楔形切除和肺叶切除术）、食管切除、裂孔疝和肺减容术[103-107]。只要临床结局相同，相比于开放手术，VATS 则更受欢迎，因为其可以减少住院时间、失血、疼痛和并发症。然而，使用如 VATS 微创技术进行复杂的手术（如肺切除术或胸腺切除术）是有困难的。机器人手术方法［机器人辅助胸腔镜手术（robotic-assisted thoracoscopic surgery，RATS）］使得将微创技术应用到这些更复杂的手术中成为了可能，而且具有某些与开放手术相同的好处。虽然目前有几个医学中心正在探索 RATS 肺叶切除术、肺段切除术和纵隔肿块切除术，但只有其中少数几个更具有开拓精神的中心报告进行了 RATS 肺切除术[108]。相较于腔镜手术，机器人辅助手术通常会导致手术时间延长和手术费用增加[109]。

机器人辅助胸腔镜手术与机器人辅助心脏手术面临着类似的难题。例如机器要适应更坚硬的胸壁，术中心脏、肺和纵隔可能发生移动，这些都是面临的挑战。此外，启动和维持长时间的单肺通气和一侧胸腔注入 CO_2 后导致的血流动力学不稳定都是值得关注的特殊问题。尽管面临这些挑战，机器人手术也仍然可以被专门用于胸腺切除术、纵隔肿块切除术、胃底折叠术、食道手术和肺切除术[110-112]。

由于纵隔结构厚实，有活动性，且会因重力而改变位置，因此为了暴露大部分难以操作的区域，患者的体位摆放就显得尤为重要（见第53章）。仰卧位或轻微侧卧位（一侧抬高15～30度）是前纵隔病变最理想的手术体位。此体位要求抬高的手臂尽可能地位于患者一侧且尽量靠后，以使机器人能够成功就位。然而，举起的上臂过度外展可导致臂丛神经损伤[111]。完全侧卧位（90度）可能是肺门肿块和肺叶切除术的最佳体位。此外，俯卧位或改良的俯卧位可以更好地暴露后纵隔肿块[113]。

为了适应机器人的位置，患者通常需要转动90度，因此在摆放体位之前实现肺隔离就非常重要。此外，麻醉回路、静脉输液通路和动脉通路都可能需要延长。建议将麻醉回路和其他通路组合成一束，以避开手术人员和监护设备。由于机器人一旦就位，就将很难接近患者的手臂，因此也建议预留两条大口径静脉输液通路。接受 RATS 治疗的患者通常应该在机器人就位之前放置一条动脉通路，以便对血压和 $PaCO_2$ 进行密切监测。在术中进行肺隔离的确认是很困难的，因此在开始运行机器人之前，应该使用纤维支气管镜进入气道以进行肺隔离情况检查。必须注意的是，一旦肺隔离失败将导致无法通过 RATS 完成手术[110]。

注入 CO_2 有助于通过推动纵隔且同时压缩肺以显示手术区域，实现充分暴露。然而，注入 CO_2 也会导致血流动力学不稳定和单肺通气时难以处理的高碳酸血症。注入 CO_2 还会导致静脉气体栓塞，静脉回流减少，甚至因右心衰竭进展而导致心腔陷陷。

麻醉科医师还必须做好由于出血或无法获得足够的手术暴露而需要转换为开胸手术的准备[111]。在最近的 meta 分析中，RATS 肺切除术中转为开胸手术的发生率为 0%～19%[114-115]。在前20个病例中，新手外科医生的学习曲线也相当倾斜。在外科医生学习使用机器人时，必须考虑到手术中发生问题的可能性会增加[114-115]。

RATS 的另一个潜在隐患是胸膜损伤，这可能会使注入的 CO_2 扩散到通气的一侧肺中，进而导致通气困难，并可能导致张力性气胸或严重的皮下气肿，这些情况都会影响血流动力学[114]。

目前有越来越多地研究将 VATS 和 RATS 在常见手术中运用的结果数据进行比较。正如对所有复杂手术的预期一样，RATS 肺切除术在有更多收治能力的医疗中心的效果更好[116]。与其他科手术情况类似，较长时间的 RATS 肺叶切除术与 VATS 肺叶切除术有相似的结果。然而，与腹腔镜手术相比，机器人手术确实增加了费用[117-118]。在对早期胸腺瘤进行开放式手术、VATS 手术与 RATS 手术三者治疗情况的对比研究中，机器人手术与缩短住院时间有关，其并发症发生率与 VATS 相似[119]。在食管切除术中，与其他微创手术相比，RATS 尽管手术时间更长，但两者结果也是类似的[120]。

随着机器人逐步取代开放式手术并应用于更复杂的手术，我们可以预期其对患者的治疗效果会有所改善，治疗费用也可能降低[108, 121]。

总结

机器人手术麻醉是一个令人兴奋且充满活力的领域。随着外科医生与患者一道共同参与探索创新和高技术的医疗诊治方法，我们有理由相信会有更多的患者将使用机器人进行手术。然而，对机器人手术与传统手术两者的结局和花费进行比较研究还是很有必要的。需要更多的数据来确定哪些类型手术和哪类人群能受益于机器人手术，这种受益不仅包括对患者更好的医疗结局，也包括更少的医疗费用。通过认识机器人手术过程中独特的生理变化和体位摆放的问题，将使麻醉科医师能够最好地管理我们的患者。

致谢

作者感谢 Sumeet Goswami、Priya Kumar 和 Berend Mets 在本章先前版本中所做的贡献。

参考文献

1. *Intuitive Surgical I. da Vinci Gynecology.* 2018. http://davincisurgery.com/da-vinci-gynecology/
2. Ashrafian H, et al. *Br J Anaesth.* 2017;119(suppl 1):i72–i84.
3. Hemmerling TM, et al. *Anesth Analg.* 2012;114(3):590–594.
4. Hemmerling TM, et al. *Br J Anaesth.* 2012;108(6):1011–1016.
5. Hemmerling TM, Terrasini N. *Curr Opin Anaesthesiol.* 2012;25(6):736–742.
6. Zorko N, et al. *J Int Med Res.* 2011;39(3):1084–1089.
7. Kaye AD, et al. *Ochsner J.* 2013;13(4):517–524.
8. Choi SJ, et al. *Anaesthesia.* 2006;61(5):439–443.
9. Ott DE. Subcutaneous emphysema--beyond the pneumoperitoneum. *JSLS.* 2014;18(1):1–7.
10. Andersson LE, et al. *Anesthesiology.* 2005;102(2):293–299.
11. Choi EM, et al. *J Clin Anesth.* 2011;23(3):183–188.
12. Dick CR, et al. *Am J Respir Crit Care Med.* 1997;155(2):609–614.
13. Christiansen J, et al. *J Physiol.* 1914;48(4):244–271.
14. Strang CM, et al. *Minerva Anestesiol.* 2013;79(6):617–625.
15. Price HL. *Anesthesiology.* 1960;21:652–663.
16. Juan G, et al. *N Engl J Med.* 1984;310(14):874–879.
17. Patel S, Sharma S. *Physiology, Acidosis, Respiratory. StatPearls. Treasure Island (FL).* StatPearls Publishing LLC; 2018.
18. Hyneck ML. *Am J Hosp Pharm.* 1985;42(9):1992–2004.
19. Kazemi H. *Cerebrospinal Fluid and the Control of Ventilation.* 2nd ed. Philadelphia: Lippincott-Raven Publishers; 1997.
20. Gutt CN, et al. *Dig Surg.* 2004;21(2):95–105.
21. Geerts BF, et al. *J Clin Anesth.* 2012;24(8):668–674.
22. Gok F, et al. *Int J Clin Exp Med.* 2015;8(10):19037–19043.
23. Martin JT. *AANA J.* 1995;63(1):29–36.
24. Miller PE, et al. *J Am Coll Surg.* 2015;220(2):369–373.
25. Sonny A, et al. *J Anesth.* 2017;31(5):692–702.
26. Davies BL, et al. *Proc Inst Mech Eng H.* 1991;205(1):35–38.
27. Sheeder J, et al. *Gynecologic Oncology.* 2015;137:54.
28. Raz O, et al. *J Urol.* 2015;193(4):1213–1219.
29. Awad H, et al. *Anesth Analg.* 2009;109(2):473–478.
30. Hoshikawa Y, et al. *Br J Ophthalmol.* 2014;98(3):305–308.
31. Nguyen NT, et al. *J Am Coll Surg.* 2002;195(4):476–483.
32. Moran ME. *J Robot Surg.* 2007;1(2):103–111.
33. Lane T. *Ann R Coll Surg Engl.* 2018;100(suppl 6):5–7.
34. Taketani Y, et al. *PLoS One.* 2015;10(4):e0123361.
35. Olympio MA. *BJU Int.* 2013;112(8):1060–1061.
36. Piegeler T, et al. *BMC Anesthesiol.* 2014;14:61.
37. Pridgeon S, et al. *BJU Int.* 2013;112(4):485–488.
38. Stimson CJ, et al. *J Urol.* 2010;184(4):1296–1300.
39. Hu M, et al. *Cancer.* 2014;120(9):1409–1416.
40. Jacobs BL, et al. *J Urol.* 2013;189(1):59–65.
41. Menon M, et al. *BJU Int.* 2003;92(3):232–236.
42. Nix J, et al. *Eur Urol.* 2010;57(2):196–201.
43. Khan MS, et al. *Eur Urol.* 2016;69(4):613–621.
44. Bochner BH, et al. *Eur Urol.* 2015;67(6):1042–1050.
45. Parekh DJ, et al. *J Urol.* 2013;189(2):474–479.
46. Bjurlin MA, et al. *Urology.* 2017;103:117–123.
47. Borza T, et al. *Urology.* 2017;104:77–83.
48. Ozcan MF, et al. *Int Urol Nephrol.* 2017;49(1):55–60.
49. Jeong IG, et al. *JAMA.* 2017;318(16):1561–1568.
50. Pavan N, et al. *Ann Surg Oncol.* 2017;24(8):2420–2428.
51. Leow JJ, et al. *J Urol.* 2016;196(5):1371–1377.
52. Himpens J, et al. *Surg Endosc.* 1998;12(8):1091.
53. Committee opinion no. 628: robotic surgery in gynecology. *Obstet Gynecol.* 2015;125(3):760–767.
54. Lim PC, et al. *Int J Gynaecol Obstet.* 2016;133(3):359–364.
55. Torng PL, et al. *Taiwan J Obstet Gynecol.* 2017;56(6):781–787.
56. Lin JF, et al. *Int J Gynaecol Obstet.* 2014;124(1):88–91.
57. Wright JD, et al. *JAMA.* 2013;309(7):689–698.
58. Nawfal AK, et al. *J Minim Invasive Gynecol.* 2011;18(3):328–332.
59. Pursell N, et al. *J Minim Invasive Gynecol.* 2017;24(7):S155.
60. Ind T, et al. *Int J Med Robot.* 2017;13(4).
61. Solaini L, et al. *Surg Endosc.* 2018;32(3):1104–1110.
62. Dolejs SC, et al. *Surg Endosc.* 2017;31(6):2387–2396.
63. Huang Y, et al. *Surgery.* 2017;161(3):628–636.
64. Hagen ME, et al. *Surg Endosc.* 2018;32(3):1550–1555.
65. Breitenstein S, et al. *Ann Surg.* 2008;247(6):987–993.
66. Balachandran B, et al. *World J Surg.* 2017;41(5):1246–1253.
67. van der Linden YT, et al. *J Laparoendosc Adv Surg Tech A.* 2016;26(11):857–861.
68. Cherqui D. *Br J Surg.* 2003;90(6):644–646.
69. Couinaud C. *Presse Med.* 1954;62(33):709–712.
70. Croome KP, Yamashita MH. *Arch Surg.* 2010;145(11):1109–1118.
71. Croner RS, et al. *Langenbecks Arch Surg.* 2016;401(5):707–714.
72. Goja S, et al. *Int J Surg Case Rep.* 2017;33:16–20.
73. Magistri P, et al. *J Surg Res.* 2017;217:92–99.
74. Felli E, et al. *Updates Surg.* 2015;67(1):27–32.
75. Beard RE, Tsung A. *Cancer Control.* 2017;24(3):1073274817729234.
76. Dias FL, et al. *Curr Opin Oncol.* 2017.
77. Sperry SM, et al. *ORL J Otorhinolaryngol Relat Spec.* 2014;76(6):342–352.
78. Weinstein GS, et al. *Laryngoscope.* 2012;122(8):1701–1707.
79. Holsinger FC. *Laryngoscope.* 2016;126(4):864–869.
80. Kavanagh KT. *Laryngoscope.* 2014;124(3 Pt 1):283–293.
81. Weinstein GS, et al. *Arch Otolaryngol Head Neck Surg.* 2007;133(12):1220–1226.
82. De Ceulaer J, et al. *Int J Oral Maxillofac Surg.* 2012;41(11):1311–1324.
83. Bekeny JR, Ozer E. *World J Otorhinolaryngol Head Neck Surg.* 2016;2(2):130–135.
84. Moore EJ, et al. *Clin Anat.* 2012;25(1):135–141.
85. Lorincz BB, et al. *Ann Surg Oncol.* 2015;22(suppl 3):S1028–1033.
86. Nataf P, et al. *J Card Surg.* 2000;15(4):278–282.
87. Loulmet D, et al. *J Thorac Cardiovasc Surg.* 1999;118(1):4–10.
88. Argenziano M, et al. *Circulation.* 2003;108(suppl 1):Ii191–Ii194.
89. Bonaros N, et al. *Ann Thorac Surg.* 2006;82(2):687–693.
90. Morgan JA, et al. *Ann Thorac Surg.* 2004;77(4):1328–1333.
91. Rodriguez E, et al. *Int J Med Robot.* 2006;2(3):211–215.
92. Suematsu Y, et al. *Ann Thorac Surg.* 2005;80(6):2309–2313.
93. Katz MR, et al. *Circulation.* 2006;114(suppl 1):I473–476.
94. Argenziano M, et al. *Ann Thorac Surg.* 2006;81(5):1666–1674; discussion 1674-1665.
95. Kypson AP. *Cardiology.* 2007;107(3):147–158.
96. Gillinov AM. *J Interv Card Electrophysiol.* 2005;13(2):115–124.
97. DeRose JJ, Kypson AP. *Am J Surg.* 2004;188(suppl 4A):104s–111s.
98. Vassiliades TA. *Heart Surg Forum.* 2002;5(2):119–124.
99. Reichenspurner H, et al. *Ann Thorac Surg.* 2000;69(4):1176–1181; discussion 1181-1172.
100. Bakir I, et al. *Ann Thorac Surg.* 2007;83(1):331–340.
101. Gerosa G, et al. *Eur J Cardiothorac Surg.* 2004;26(2):450–452.
102. Thomas D, et al. *J Electrocardiol.* 2012;45(2):95–101.
103. Augustin F, et al. *Int J Med Robot.* 2006;2(3):262–270.
104. Bodner JC, et al. *Ann Thorac Surg.* 2005;80(4):1202–1206.
105. Kernstine KH, et al. *Surg Endosc.* 2007;21(12):2285–2292.
106. Gharagozloo F, et al. *Ann Thorac Surg.* 2008;85(6):1880–1885; discussion 1885-1886.
107. Gharagozloo F, et al. *Ann Thorac Surg.* 2009;88(2):380–384.
108. Louie BE. *Thorac Surg Clin.* 2014;24(2):169–175. vi.
109. Kernstine KH, Waters JK. *J Thorac Cardiovasc Surg.* 2018;155(2):787–788.
110. Steenwyk B, Lyerly R 3rd. *Anesthesiol Clin.* 2012;30(4):699–708.
111. Campos JH. *Curr Opin Anaesthesiol.* 2010;23(1):1–6.
112. Zhang Y, et al. *Ann Transl Med.* 2015;3(5):71.
113. Kernstine KH. *Am J Surg.* 2004;188(suppl 4A):89s–97s.
114. Campos J, Ueda K. *Minerva Anestesiol.* 2014;80(1):83–88.
115. Cao C, et al. *Ann Cardiothorac Surg.* 2012;1(1):3–10.
116. Tchouta LN, et al. *Chest.* 2017;151(2):329–339.
117. Bao F, et al. *J Thorac Dis.* 2016;8(7):1798–1803.
118. Louie BE, et al. *Ann Thorac Surg.* 2016;102(3):917–924.
119. Qian L, et al. *J Thorac Dis.* 2017;9(7):1997–2005.
120. He H, et al. *J Cardiothorac Surg.* 2018;13(1):52.
121. Kuo SW, et al. *J Thorac Dis.* 2017;9(9):3105–3113.

72 日间（门诊患者）手术的麻醉

IAN SMITH，MARK A. SKUES，BEVERLY K. PHILIP
黄锦文 朱磊 译 阎文军 熊利泽 审校

要 点	■ 日间手术量正在持续增长，其主要原因是微创手术的开展、对患者筛选和术前准备的完善及诊室手术的不断发展。
	■ 日间手术几乎没有绝对禁忌证。年龄、体重指数或 ASA 分级等不应成为日间手术的排除指征。
	■ 对患者进行有效的术前评估和准备是必需的，能够保证安全、高质量、高效率地开展日间手术。
	■ 各种麻醉药物和技术均可应用于日间手术。为了实现高质量快速恢复和副作用最小化，最重要的是经验和注重细节处理。
	■ 可以适当放宽脊椎麻醉在日间手术治疗患者中的应用范围，但应使用小剂量布比卡因复合阿片类药物或短效局部麻醉药物以避免恢复延迟。
	■ 镇静技术可广泛应用于医院、诊室或偏僻场所，但镇静并不比全身麻醉更安全，它需要给患者提供与全身或区域麻醉的患者同样标准的医护人员、监护及围术期护理。
	■ 应用局部或区域麻醉复合对乙酰氨基酚、非甾体抗炎药进行多模式镇痛，可有效缓解疼痛。减少阿片类药物需求同时也降低了其不良反应的发生率和强度。
	■ 预防性抗呕吐治疗应基于患者个体风险。对于围术期恶心呕吐高风险患者，应予以多模式抗呕吐方案。
	■ 患者离院时应以书面形式告知术后护理、恢复正常活动、随访评估和联系电话等事宜。告知书中必须包括早期预警症状和相对应的处理。
	■ 日间手术因不良事件发生率低和并发症少而受到患者的欢迎。

引言

日间手术起源于苏格兰的格拉斯哥市，1898 年至 1908 年间 James Henderson Nicoll 完成了近 9000 例儿童日间手术，近半数患儿年龄低于 3 岁[1]。与当时主张手术后长时间卧床休息的主导理念相反，Nicoll 鼓励术后尽早活动及回家，并由护士进行家庭随访，以降低交叉感染率、克服医院床位不足和经费短缺的问题。数年后，Ralph Milton Waters 在爱荷华州的苏城开办了市区麻醉诊所，让成人患者在困难拔牙、脓肿引流或轻微骨折复位后几小时内回家[2]。之后日间手术发展缓慢，直到二十世纪中叶，长时间卧床的危险和短期住院的经济优势开始被人们所认识。首批基于医院的日间手术室出现于 1951 年的密歇根大急流域、1952 年的加利福尼亚州洛杉矶，及 1969 年英国伦敦的哈默史密斯医院[3]；与此同时，第一个独立的日间手术中心在亚利桑那州凤凰城成立[4]。紧接着，在 20 世纪 70、80 年代，有许多独立日间手术中心在美国北部地区出现。

随着 1984 年日间手术麻醉学会（Society for Ambulatory Anesthesia，SAMBA）成立[5]和 1989 年英国日间手术协会成立，日间手术麻醉作为公认的亚专科得到发展。它们和其他的 9 个国家级学会在 1995 年联合成立了国际日间手术协会（International Association for Ambulatory Surgery，IAAS），一个致力于在全世界推广日间手术的庞大组织。

日间手术已经远远超出对健康患者进行简单手术的范畴。目前，越来越多的大手术也采用日间手术方式，尽管这类患者常合并有复杂的疾病。正如越来越多的微创外科技术出现一样，优良的麻醉与镇痛药物使麻醉不良反应降至最低，并有利于术后恢复。同样重要的是理念的改变，它对过时且保守的医疗实践以及要求患者住院的做法提出了挑战。在美国，日间手术现在约占所有择期手术的 80%[6]。虽然不同手术的日间化比率在不同国家之间有所差异，但在英国和全球其他许多国家，日间手术也在择期手术中占有相当大的比例[7]。

定义

虽然日间手术被广泛应用，但其精确定义在不同的国家和卫生体系中并不相同。为保持一致性，我们采用 IAAS 的共同创始人提出的定义："日间手术是患者在有计划的非住院情况下进行检查和手术，恢复时依然需要医疗机构。整个过程不需要在医院过夜"[8]。这个定义要求对患者的管理从开始就要计划手术当天离院，而且入院、手术、离院都在一天内完成。定义中强调计划概念，是为了确保不会让计划住院的患者当日离院，因为该类患者需要更高要求的准备工作和术后护理。

短期停留手术包含了日间手术的所有原则，还包括术后在医院过夜。这可能是因为那些患者患有严重的合并症、缺乏社会支持、手术范围大或手术开始太晚需要延长观察，不能当日离院。短期停留手术与日间手术的目的一致，即尽可能地降低对患者的生理干扰，从而改善恢复质量，缩短医院停留时间；它们的围术期管理也相似，所以本章节包含了短期停留手术的内容。

日间手术的优点

日间手术实施有赖于以下措施：小的组织创伤、最大程度减少不良事件的发生并促进恢复，有效的术后镇痛，恰当的术后注意事项告知和术后支持。患者赞同更高效的手术安排，以及在熟悉的家庭环境中进行舒适便捷的恢复。日间手术具有经济优势，可免除住院过夜的相关费用。在美国和英国，不论医院停留时间的长短，符合行日间手术指征的手术所获得的费用是相同的（分别来自于保险公司和地方预算单位）。因此，如果患者在医院过夜，额外的费用则由医疗机构承担。2010 年以来，英国为日益增长的基于日间手术模式的手术提供了更大的资金投入[9]，以激励优化

医疗，为这种重新设计的医疗行为提供资金。

日间手术机构

在美国，美国麻醉科医师协会（American Society of Anesthesiologists，ASA）制定了日间手术机构指南[10]，其中包括遵守地方法规的声明、人员要求和最低设备标准。医疗质量标准的制定和实施受到政府监管、许可或认证。在美国和加拿大，医院内的日间手术机构需要联合委员会（The Joint Commission，TJC）、专业风险管理服务机构挪威船级社（Det Norske Veritas，DNV）和医疗机构认证规划（Healthcare Facilities Accreditation Program，HFAP）认可。日间手术中心和诊室手术场所需要日间医疗认证协会（Accredita-tion Association for Ambulatory Health Care，AAAHC）、美国日间手术机构认证协会（American Association for Ac-creditation of Ambulatory Surgery Facilities，AAAASF）或 TJC 认证。在美国，除了接受上述组织机构的认证决定外，医疗保险与医疗补助服务中心（Centers for Medicare & Medicaid Services，CMS）还有自己的检查程序。

日间手术机构的构建模式多样。其中一些是专门为日间手术设计的，其他一些是利用现有设施改造而成。日间医疗服务机构因国家而异，但大致可分为 4 种医疗模式，每种都有自己的优点和缺点[11]。

院内整合模式

最简单的日间手术模式是与住院患者共享手术设施，但术前准备和术后恢复的区域是独立的。这种模式以前被认为是效率低下的，为了保障住院患者急症和急诊手术，可能将日间手术延迟，甚至取消。但是通过给日间手术设定明确的手术日期，使用严格的诊疗流程，院内整合模式的效率几乎与独立的日间手术中心相同[12]。这种设计是非常灵活的，允许日间和住院手术比例每天变化，当有些手术转变为新的日间手术病种时，不需要将手术室所有设备和技术再增加一套给独立的日间手术机构。

院内独立模式

院内独立模式的日间手术单元在功能和结构上与住院患者诊疗区域相分隔，有独立的候诊室、入院区域、手术室、恢复区域和行政管理机构。这种设计促

进了以患者为中心的管理流程，能够确保日间手术从功能上与急症和急诊工作分开，可同时使用医院可用资源。在许多方面这是一种理想的医疗模式。然而，这种情况下日间手术虽然可以满足，但对于日间和住院都可以做的手术而言，不可避免地需要重复配备一套设备与技术。

独立式

独立的日间手术中心能够确保其围术期管理与住院患者及急诊工作分离，这样可以提高效率，让工作完全集中于日间医疗流程。虽然可能会发生罕见的围术期并发症，除了需要较好医疗或额外的资源，适当的患者选择和准备可大大减少这一风险。虽然独立的日间手术中心通常可以较好地进行患者选择和准备，使潜在的围术期并发症最小化，但仍存在不能安全处理这类问题的风险。尽管部分日间手术中心具有过夜患者监护能力，但所有的日间手术中心都必须制订好患者紧急转移附近医院的详细计划。日间手术中心的规模差异较大，从实施全关节置换或减肥手术高度专科化的单一手术机构到多专科的综合手术机构不等。

以诊室为基础

在医师诊室的相关区域进行日间手术、诊断性操作，或两者兼备的医疗模式在美国迅速扩展[6]。主要优势是增加了患者和外科医师的便利和较少的手术总费用。一直以来，与独立日间手术中心相比，诊室为基础的医疗和设施受到的监管更为宽松。另外，它们可能存在明显的设备、医护人员和环境的局限性，处理围术期并发症的能力较低。然而，这些限制正在迅速变化。在美国，提供包括中度至深度镇静或全身麻醉程序在内的诊室须遵守国家认证监管要求，遵守政府监管、医疗环境、设备供应、工作人员证书等方面的标准和人员继续医学教育。关于基于诊室的麻醉的更多内容将在本章后面进行讨论。

患者选择标准

外科因素

微创手术的发展、外科技术的进步、疼痛管理和短效麻醉药物的问世显著增加了能够当日离院的外科手术种类。现在，手术持续时间相对不重要，手术创

伤程度是更重要的决定因素。日间手术的预期不应该出现的持续出血、围术期大量的液体输入，或术后需要复杂而特殊的监护。手术并发症仍然是非预期住院的唯一原因[13-14]。在美国和英国，日间手术后在医院停留一夜所产生的费用不予支付，这部分额外费用由日间手术机构承担。英国日间手术协会出版了包含200多种外科手术的名录，并提出适合于行日间或短期停留手术的比例[15]。如表 72.1 所示。

在许多国家腹腔镜胆囊切除术已成为常规的日间手术，越来越多的腹腔镜手术患者当日出院被证实是安全和有益的，包括胃底折叠术[16]、子宫切除术[17]、肾切除术[18]、肾盂成形术[19]、根治性前列腺切除术[20]和胃束带术[21]。微创治疗也促进了单室膝关节术[22]和髋关节置换术[23-24]患者当日出院。有 2000 例因肥胖症行腹腔镜 Roux-en-Y 胃旁路术的患者，84% 于 23 小时内离院，再住院率低于 2%[25]。

甚至传统上需要复杂住院治疗管理的神经外科专业也开始进行日间手术。2001 年首次介绍了经术中唤醒开颅术治疗幕上肿瘤的患者当日出院情况[26]。最近，一些经全身麻醉肿瘤切除术[27]甚至动脉瘤夹闭

表 72.1	适合日间手术的外科手术种类
专业	**外科手术举例**
乳腺外科	切除或组织活检，包括局部扩大切除，前哨淋巴结活检，单纯乳房切除，微创乳腺导管检查，乳头部位的手术
普通外科	肛瘘，藏毛窦，痔切除术，开腹或腹腔镜疝修补术，腹腔镜胆囊切除术，肾上腺切除术，脾切除术，胃底折叠术，胃束带手术
妇科	宫颈手术，腹腔镜输卵管结扎术，卵巢切除术，子宫切除术，女性尿失禁手术，阴道前后壁修补术
头颈外科	牙科手术，唾液腺切除术，甲状腺切除术，甲状旁腺切除术
眼科	白内障手术，斜视手术，玻璃体切割术，鼻泪管和所有眼睑手术
骨科	关节镜检查和治疗手术，前十字韧带修复术，腕管松解术，拇指囊肿手术，骨折复位术和内固定取出术，腰椎微创椎间盘切除，微创髋关节手术，单膝关节手术
耳鼻喉科	鼓室切开和鼓膜成形术，鼻整形术，鼻中隔和鼻甲手术，鼻息肉切除术，扁桃体和腺样体切除术，喉镜检查，内镜下鼻窦手术
泌尿外科	内镜膀胱和输尿管切除术，经尿道激光前列腺切除术，包皮环切术，睾丸切除术，腹腔镜肾切除术，肾盂成形术，前列腺切除术
血管外科	静脉曲张手术，血液透析瘘管成形术，腔内动脉手术

术[28]的患者已经在手术当天出院了。越来越多的非选择性手术，如脓肿、嵌顿疝修补术和阑尾切除术，以日间手术路径进行管理[29]。与此同时，一些微创手术，如用于诊断或治疗的宫腔镜检查，正在从日间手术室走出，在检查室、门诊部或诊室内进行[30]。

虽然家庭环境中进行术后疼痛控制是个巨大的挑战，但阻碍日间手术发展的最大障碍是对出院后有可能发生严重并发症的错误认识和担忧。例如，尽管有充分的数据表明，扁桃体切除术的原发性出血多发生于术后 6 ~ 8 h[31-32]，但在一些国家仍然常规的住院过夜，而在另外一些国家 80% 或者更多的患者在手术当天离院[7]。类似的是，早在 1986 年日间甲状腺手术已首次被证实是安全和有效的[33]，然而这个结论被广泛采纳却非常缓慢[34]，主要原因是担心出血和气道受损。这些并发症是罕见的，尤其是当手术是由那些有大量周全细致手术止血经验的专家进行时，短时间离院是可以实现的[35]。或许是因为甲状腺切除术对外科技术的要求比较细致，在局部麻醉下行甲状腺切除术似乎也可增加日间手术率[36]。关于乳腺手术，尽管现在认为早期离院，使患者离开家的时间尽可能短，可以改善患者心理健康状态[37]，但在英国出于对于术后心理支持问题的担忧，阻碍了将乳腺切除术和其他肿瘤手术归为日间手术的进程。挑战传统思维可能是有益的，例如，乳腺切除术或腋窝淋巴结清扫术后不再进行常规引流，并未显著增加包括伤口积液在内的术后罹病率，反而有助于当日离院[38]。乳腺癌的日间手术治疗与住院治疗相比，并发症更少[39]。

内科因素

过去，日间手术依赖于相对严格的患者选择标准以尽量避免术后并发症的发生。然而在实际工作中，多数这些标准可预测围术期可处理的不良事件的发生，但不能预测非预期入院或再次入院[40]。虽然综合年龄、手术时间和并存疾病（如外周或脑血管疾病）的指标可以发现住院高危患者，但其特异性差，当日离院仍然为最大可能性[41]。日间手术非常安全，围术期死亡率小于 1/11 000[42]，低于一般人群围术期死亡率。尽管手术和患者病情越来越复杂，但日间手术的安全性依旧很高[43-45]。

日间手术几乎没有绝对禁忌证。患者是否适合于日间手术，应对其整体健康状况进行评估，兼顾考虑早期离院的风险和益处，不能凭任意一项指标来决定，如年龄、体重指数（body mass index，BMI）或 ASA 身体状况分级[46]。无论术后处理计划如何，慢

性疾病患者在择期手术前病情应比较稳定，并调整到最佳状态。许多稳定期的慢性疾病，如糖尿病、哮喘、癫痫，患者通常自身控制良好，日间手术有助于减少对该类患者生活常规的干扰[46]。应提前辨别哪些并存疾病增加手术麻醉管理难度，哪些并存疾病增加术后并发症的发生，这是日间手术的相对禁忌证[47]。

肥胖患者是一个很好的例证，对于外科医师、麻醉科医师、手术室人员来说，肥胖与众多围术期问题有关（见第 58 章）。这就需要有经验的医护人员和专用设备，如为了保证医疗安全所需的更长的手术器械和更宽的手术推车，但风险在快速恢复后很快就会解决，并且不需要通过术后当晚住院来预防。早期活动、使用短效药物和避免阿片类药物镇痛有利于肥胖患者的日间手术管理[47]。肥胖不会增加非预期入院、术后并发症、再次入院或离院后与医疗机构非计划联系的发生率[48]。甚至病态肥胖（BMI > 40 kg/m²）[46] 和超级肥胖（BMI > 50 kg/m²）[49] 不再认为是当日离院的绝对禁忌证。肥胖增加了进一步出现合并症的可能性，这些应该进行个体化评估。

阻塞性睡眠呼吸暂停

阻塞性睡眠呼吸暂停（obstructive sleep apnea，OSA）在一般普通人群中可以发生，但更常见于肥胖者。尽管如此，大多数阻塞性睡眠呼吸暂停患者可安全、有效地行实施日间手术[50]。我们可提前预料到一些围术期间的问题如困难气管内插管和气道阻塞[51]。然而创伤大的手术，尤其涉及胸部或气道时，或围术期需要大剂量阿片类药物的患者不适于日间手术[50]。当疑有 OSA 但尚未经确诊和治疗的患者可能会增加难度。简单的调查问卷，辅以一些基本检测（测试）方法（如 STOP-Bang），能够发现大多数高度怀疑 OSA 的高危患者[52]，但没有足够的证据建议推迟手术直到确诊[53]。在儿童，OSA 是行扁桃腺切除术的主要适应证之一，并且被视为日间手术的相对禁忌证。然而，最近的一项研究表明，在没有其他合并症的情况下，当日离院仍然是安全的[54]。

年龄

医疗和社会问题随着年龄的增加而增加，日间手术应对患者进行个体化评估和管理，而不是武断地设定年龄上限。年龄超过 65 岁的患者术后 7 天内死亡和再入院的风险分别为 41/100 000 和 2.53%[55]。虽然这比年轻患者的发生率稍高一些，但主要风险因素似乎是高龄（年龄超过 85 岁）、创伤大的手术和有近期住院治疗的经历[55]。围术期心血管不良事件的发

生率也随年龄的增长而增加。总体上，老年患者术中发生心血管不良事件的风险会增加两倍，但这不应被视为日间手术的禁忌证，而是表明患者需要术中更细致的管理[56]。相反，一些术后并发症发生率在老年患者中是降低的[56-57]，尤其是老年患者术后疼痛、头晕、恶心呕吐的程度远低于年轻患者[56, 58]，而没有增加计划入院率和二次入院率。一项研究表明，相比于接受同类手术的老年住院患者，接受日间手术的老年患者术后认知功能障碍的发生率降低[59]，推测可能与使用短效麻醉药物并缩短他们离开熟悉的家庭环境的时间有关。减少髋关节和膝关节手术后住院时间也带来了类似的好处[60]。

年龄的另一个极端，日间手术的年龄下限根据每个机构的专长和专业有所不同。早产儿术后发生呼吸暂停的风险较高，因此，直到他们生长到适当的孕后年龄（postconceptual age，PCA）才可行日间手术。一些历史回顾性研究表明，PCA超过48周的患儿发生术后呼吸暂停的风险低于5%，并且若患儿出生时胎龄大于35周且当时没有贫血，在术后恢复室未发生呼吸暂停[61]。然而，由于呼吸暂停的发生率存在相当大的可变性，并且这些研究的样本量相对较小，因此风险低至可以接受的PCA年龄尚存争议[62]，通常将60周视作为日间手术的最低年龄[63-64]。既往早产儿使用咖啡因似可显著减少术后呼吸暂停的发生[65]，但这看起来似乎是因为被选患儿都是精心挑选的[63]。脊椎麻醉对出生后一周行腹部手术的早产儿有益，但增加了婴儿的痛苦，且有较高失败率（28%）[66]。在早期关于挥发性麻醉药物研究的比较中可发现，七氟烷和地氟烷用于出生胎龄小于37周和PCA小于47周的婴儿疝的手术，证实术后呼吸暂停的发生率更低[67]。尽管呼吸暂停一般不需要气道干预，但在术后12 h观察期内仍有可能需要，并且两种挥发性麻醉药的发生率相等[67]。

心血管疾病

高血压是最常见的心血管疾病，已成为延迟和取消日间手术的常见原因。尽管高血压是危害长期健康的重要危险因素，但一项约13 000名患者的meta分析表明，高血压增加围术期并发症风险仅为1.35倍[68]，这一数值可能无临床意义。对于日间手术患者，高血压使围术期心血管事件风险增加约2.5倍[57]，但这些都相对较小。如果舒张压低于110 mmHg，那么高血压并不是围术期心血管并发症的独立危险因素[69]。较高的动脉血压可诱发围术期缺血、心律失常、心血管系统不稳定，但无明显证据表明推迟手术可降低围术期的风险[68]。在英国，社区测得收缩压低于160 mmHg

和舒张压100 mmHg的患者可以直接进行择期手术，无需进一步测量[70]。在临床工作中，控制不佳的高血压通常在术前评估时便可发现，可在手术安排前进行治疗。推迟手术直至高血压得到控制可能并无益处[71]。

高血压确诊患者应该继续服用其长期用药，尤其是β肾上腺素受体阻滞剂，不应突然停药[72]。因而应建议在手术当天继续服用所有的心血管药物，患者则不易混淆[73]。关于血管紧张素转换酶抑制剂（ACEI）和血管紧张素受体阻滞剂（ARB），继续服药被认为是"合理的"[74]，因为麻醉诱导后的任何低血压通常是短暂的，静脉输注液体和给予升压药可有效处理。然而，有证据指出术前继续服用ACEI和ARB会增加围术期患者死亡、卒中和心肌损伤的发生[75]，目前推荐手术当天停用。

如果患者有严重的不稳定型心绞痛，活动明显受限或静息时疼痛，通常不适合实施日间手术。如果未出现心律失常、心功能不全等并发症，在心肌梗死或血管重建三个月后患者的心脏风险恢复至最低[76]。运动耐量是围术期风险的主要决定因素[76]，不能爬一层楼梯［运动代谢当量（METs）约为4］可高度预测（89%）术后心肺并发症的发生[77]。

服用抗凝和抗血小板聚集药物的患者需要仔细评估，以权衡围术期出血风险和停止治疗的风险。对于微创手术，国际标准化比值可以短暂地降低到正常值低限或亚治疗范围，术后可立即恢复口服常用剂量的抗凝药物[72-73]。如果出血或血栓栓塞的风险较高，可以使用低分子肝素作为过渡治疗[78]。越来越多的患者使用口服凝血酶或因子Ⅹa抑制剂（如达比加坦、阿哌沙班、利伐沙班和依多沙班）。这些药物的作用不能通过常用凝血酶原时间和活化的部分凝血活酶时间等凝血试验来有效检测[79]，但因为半衰期较短可不进行过渡治疗。放置了裸金属支架或药物涂层冠状动脉支架的患者在推荐治疗期内应继续抗血小板药物治疗，因为过早停药有25%～30%的支架内栓塞的风险，进而导致高于60%心肌梗死的风险和20%～45%的死亡风险[80]。

社会因素

一般来说，若患者在术前具有充分的生活自理能力，那么术后生活应该可以适应。如果患者的运动能力因手术受到严重限制，例如石膏固定，术后需要一些必要的措施。电话寻求援助是最基本要求，由于手机无处不在，这几乎不是问题。患者大多生活在距离医疗机构的合理距离内，但在农村或人口稀少的地区很难实现。在斯堪的纳维亚半岛的部分地区，日间手术后回家需要数百或数千英里路程的并非闻所未闻[47]。对于那些居住偏远的患者，应该考虑在家附近提供紧急救护，以及在旅途中为患者提供舒适的服务。日间手术后选择长途跋涉的患者通常对他们的医疗管理非常满意[81]。医院酒店可提供就近住宿，但几乎没有护理，且相对成本较高而不被患者喜爱。

通用的安全措施则要求所有在全身麻醉或镇静下进行手术的患者，离院时有具备行为能力的成人陪同，且离院后 24 h 有人陪伴。即使 24 h 陪护是强制的，患者常常不遵守术后指导建议，在家里感觉良好就会让陪护人员离开[82]。在美国，标准做法是要求除了接受局部麻醉的所有患者，离院时需一个能负责的成人陪同[10]，如果没有，手术需延期。加拿大一项单中心的研究报道了在没有陪护下患者独自离院[83]，似乎并没有增加 30 天内急诊就医或再入院率。大不列颠和爱尔兰麻醉医师协会建议，大部分手术（但不是全部）需要陪同人员[46]；手术相对较小和麻醉时间短、患者离院时不会因麻醉或镇痛的镇静作用受到影响时可除外[47]。如果患者单独离院，他们不应自己驾车回家[84]；已发生数起严重的事故，尤其是在使用苯二氮䓬类药物镇静后。

术前评估

术前评估的作用

有效的术前评估流程对于实施安全、高质、高效日间手术很有必要[85]。日间手术并不只是选择特定的低风险患者进行，而是逐渐被认定为多种手术的默认选择；住院治疗仅限于那些术后无法早日离院的患者。术前评估不是为了辨别极少数患者，而主要为了评估并优化患者从而提供适当的信息（表 72.2）。这些评估和优化的作用可以进一步提炼成两个关键问题："这位患者术后在医院过夜有无益处？""如果这位患者需要做日间手术，还有哪些事情是必须准备的？"[85]。

术前评估的机制和时机

术前评估的时机至关重要。为了完善必要的检查与优化治疗而不延误手术进程，术前评估必须尽早完成。决定手术日与手术日之间的时间越短，术前评估的难度就会增加。理想的做法是在决定手术之后立即

表 72.2　日间手术术前评估和准备的四个关键作用

作用	举例
1. 确定日间手术的绝对禁忌证	无法确定一位负责的看护者，除非是较小的手术并且达到完全而快速的预期恢复；严重的未纠正的心血管疾病
2. 确定是否需要调整患者至最佳状态	患者需要进一步检查，调整治疗方案或干预以改善功能状态；确定一名朋友、亲戚或邻居作为看护者
3. 麻醉医师或其他医务人员关注的问题（可能会改变医疗措施，但不会取消手术）	潜在的插管困难问题需要提高气道管理技能；恶性高热易感患者需要无激惹的麻醉药物；确定乳胶过敏；肥胖患者需要准备能承受超重和加宽的手术床或推车
4. 告知患者相关信息	关于术前准备、药物治疗、术前禁食等的书面材料

进行术前评估，提供"一站式服务"。术前评估在外科会诊后立即进行，尽管由于评估要求的多变性可能很难实现，但这种模式受到患者的高度欢迎[86]。另一种做法是借助一套基本的筛查方式来识别哪些患者可以直接手术治疗和哪些患者需要进一步检查和治疗（图 72.1）。

术前评估门诊可以为所有的患者提供评估，但是在实际工作中，它需要占用很多资源，对于要从工作中请假的患者也不方便。筛查方便大多患者通过电话或问卷接受评估，当发现一些特殊情况或患者自己要求，才需要在门诊进行评估。在所有拟行乳腺微小手术的年轻健康患者中进行电话的评估中，仅 2% 的患者发现需要在日间手术中心进一步评估的问题[87]。借助电子化的信息整合和分类工具，结合一些手术的基本信息，约 1/3 的日间手术患者术前不需要约见麻醉医师[88]。这种方法省去了术前面对面评估的过程，同时并未影响对患者的术前评估质量。相反，术前进一步的面对面评估被更多应用于老年患者，因为老年患者更有可能存在多种合并症、多重用药和诸多社会问题[89]。早期离院计划对于老年患者也很重要，改善恢复环境促进术后康复[90]。

在英国，术前评估通常由护士在麻醉科医师的指导下严格根据流程完成，并由麻醉科医师自行评估病情复杂的患者[91]。在美国，对拟行微小手术的健康患者，通常采用麻醉科医师引导、流程指导的术前评估。然而美国医院经常使用这种术前评估门诊，不仅用于有复杂内科或外科问题的日间手术患者，也用于大多数手术当日早晨入院的住院手术患者，而更复杂的患者由麻醉科医师完成麻醉前评估。术前评估诊所的医生助理也经常为外科医生提供全面的术前病史和

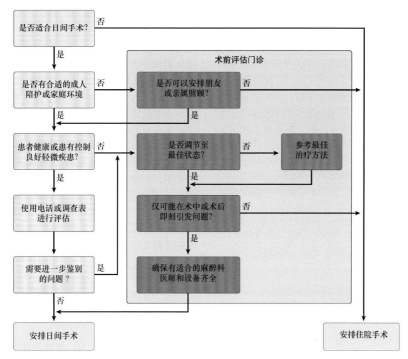

图 72.1　**选择日间手术患者的基本流程**。流程中整合了筛选可能不需要在诊室面对面全面评估的患者的方法（Modified and adapted from Smith I，Hammond C. Day case surgery. In：Radford M，Williamson A，Evans C，eds. Preoperative Assessment and Perioperative Management. Keswick：M&K Books；2011：267-280. With permission.）

体格评估。医生助理协助术前评估保证了患者的安全和满意度，释放了有价值的人力资源，提高了工作人员的满意度[92]。受过良好培训的护士在发现可能影响患者后续治疗的问题方面发挥着同样的作用，而且他们明显减少了不必要的检查[93]。

　　患者通常给予其在术前评估门诊的经历好评，他们最为关切的是等候时间[94]。为 ASA Ⅲ级和Ⅴ级患者提供两倍于Ⅰ级和Ⅱ级患者的就诊时间，这种预约安排减少了患者的积压，将术前评估的最长等待时间降低至可接受的 10 min 左右[95]。

术前检查

　　尽管可以采用更复杂的技术手段，病史和体格检查仍然是术前风险评估的关键因素[76]。事实上，通过病史，辅以对患者简单的体格检查，可以获取大部分的有用信息[96]。基本体格检查如常规的胸部听诊，通常对于成年日间手术患者并无帮助[85，97]，因为即使有阳性发现，但患者无伴随症状或功能受限时，这些发现并不能改变治疗方案。主动脉瓣狭窄在非常严

重之前，患者可能一直无症状，因而胸部听诊对于发现这种疾病并不可靠。在一组高危人群中，31% 的患者无心脏杂音而其中 10% 的患者有一定程度的中度或重度主动脉瓣狭窄[98]，但是另外 31% 的患者出现提示性杂音，超声心电图却未发现有主动脉瓣狭窄。有报道 10 位严重主动脉瓣狭窄患者（瓣口面积 1 cm^2 或更小，压力阶差 35 ～ 58 mmHg），在无心改良的麻醉方案下接受了 144 次电休克治疗，未出现任何问题[99]。这说明，未被诊断的主动脉瓣狭窄患者进行日间手术，如果操作选择得当，可避免面临高风险。

　　人们认为常规的实验室检查并无帮助，因为这些检查可产生假阳性结果，或者不影响后续的治疗[100]。此外，这些检查增加了患者的费用、令其不愉快并且耗费时间，也许还需要进行重复检查，进一步增加费用及延误病情。因此，许多权威机构建议基于患者临床评估和人口统计结果进行选择性检查[101-102]。

　　虽然随着年龄的增长，合并症愈发常见，但对老年患者进行额外的术前检查可能是不必要的。70 岁及以上的老年人，常规的术前血液检查结果并不能预示术后并发症[103]。尽管 50 岁以上的患者术前心电

图检查异常，如出现束支传导阻滞，或提示有术后心肌梗死风险，但是这些并没有比从患者病史中获得的结果提供更多的预测价值[104]。英国国立优质卫生和保健研究所不再主张将患者年龄作为常规术前检查的标准，如果有的话也不推荐对接受中小手术的健康患者进行检查[102]。一项大型研究表明，与常规检查相比，取消所有术前检查并不增加围术期不良事件发生率，也未改变术后 30 天的非计划入院率或再次入院率[105]。

患者的准备

术前评估在为患者准备接受日间手术过程中发挥着根本性作用。它可能包括：确保合理的社会支持到位、核实患者的并存疾病已得到最佳治疗以及提供信息。

术前告知

患者需被告知手术日将经历什么，因为准备充分的患者会更放松，对医疗服务也会更满意[85]。熟悉手术信息的患者对重要的指导和流程依从性更好，如禁食时间和常规药物的使用。许多患者过于担心极不可能出现的结果，如死亡或术中知晓[106]，而较少关注更为常见的并发症，如恶心、呕吐和术后不适。术前谈话有助于缓解患者对罕见危险相关的焦虑。研究表明，与口头和书面结合的方式相比，涵盖文本、动画和视频的宣传网站能明显增加患者对麻醉的了解[107]。

应该详细告知患者具体术前用药，最好以书面的形式加以补充，哪些药物（如华法林）应术前几天停用[78]，哪些降糖药应术前停用[108-109]。但有些重要药物不能停止使用[73-74, 80]。

用药信息中应包括非处方药和草药，患者认为其无害又安全而常服用这些药物[110]。尽管会出现一些与草药相关的严重后果和相互作用[111]，但在工作中并非常规询问或告知患者相关问题[112]（见第 33 章）。

术前禁食

现在认可的共识，清亮液体的安全禁饮时间至多 2 h，清淡饮食后禁食 6 h[113-114]。这种禁食间隔足以保证成年肥胖患者[115]、儿童[116]以及糖尿病和胃食管反流患者[114]达到胃排空。实际上，2 h 的间隔可能是保守的，胃以指数方式排空清亮液体，半量时间大约是 10 min[117]。

尽管根据数十年的研究制定了指南，但执行较差，许多患者禁食间隔过长，出现严重不适[118-120]。与其关注最短禁食时间，不如鼓励患者持续饮水直到禁饮的安全时间，以减少术前脱水和与之相关的后果[114]。事实上，这就意味着要求患者离家之前喝水，或患者到达医院后，如果距离手术时间还有 2 个多小时，也要鼓励其饮水。建议患者手术当日早晨饮水也方便其服用药物。茶或咖啡中添加牛奶似乎不会延缓胃排空[121-123]，这在英国可能会提供更多大家喜爱的术前饮品，而在美国要求必须是清亮液体。最近有研究表明，在进入手术室前不限制患者饮水可显著降低术后恶心呕吐（PONV）的发生率，同时不增加误吸的发生[124]。术前嚼口香糖也许并不像之前所怀疑的那样有害，尚无有力证据表明成人嚼口香糖可以产生有临床意义的胃容积增加[114, 125]；对儿童而言，术前嚼口香糖可促进胃排空，故可以将其作为一种有效的常规术前用药[126]。

除了导致口渴和饥饿，过度禁食也引起大量患者发生低血糖，行日间手术而禁食的健康女性患者中有 14% 的人入院时血糖值为 45 mg/dl（2.5 mmol/L）或更低[127]。已经证实术前口服糖类可以增加患者主观幸福感、减少口渴和饥饿、减轻术后胰岛素抵抗，尽管缺乏有力证据证明其可缩短住院时间[114]，但在短小手术中是这样的[128]。

术前用药

术前用药传统意义是指手术前给予患者一些药物以缓解焦虑。但是这一术语包含了术前所有的药物治疗，因此它包括预先镇痛药物、止吐药、促进胃排空或抑酸药。

抗焦虑

术前给予抗焦虑药物在日间手术麻醉中并不常用[129-130]，是担心这些药物可以导致患者恢复延迟。事实上，一项最新的 meta 分析发现，没有证据显示术前抗焦虑药物会延缓日间手术患者的离院。尽管在一些精神运动功能测试中患者表现异常，但研究者仍然质疑那些陈旧的研究与现代的日间手术实践之间的相关性，因为在短效麻醉药的使用测试中未见异常[131]。

然而，焦虑在门诊患者中很常见[129]，有近 2/3 的患者表现出症状。手术前 2 周进行术前访视可以减少患者的焦虑，提高满意度，尤其当患者感受到麻醉医师的重视时[132]。如果患者的术中麻醉是由负责术前访视的同一麻醉科医师进行，患者满意度会进一步提高[132]。

术前抗焦虑药物

鉴于患者呈高度焦虑状态，无疑某些患者会从术前抗焦虑药物中获益，但最佳方案是什么呢？口服咪达唑仑比替马西泮抗焦虑作用强，但也带来更多的镇静和遗忘，导致更多的过度镇静患者，延缓恢复[133]。和咪达唑仑相比，口服阿普唑仑能达到同等的缓解焦虑效果，且不引起遗忘[134]，但它也可以造成术后早期患者的精神运动功能严重受损。这两种药物均未延缓临床康复，但是这可能是一种相对粗糙的评估，因为康复更主要取决于其他因素。麻醉诱导之前的短时间内静脉给予咪达唑仑可以缓解焦虑和术后恶心[135]。但因为给药时间较晚，所以无法缓解患者在等待手术之前的焦虑。静脉注射咪达唑仑对于手术开始之前会经历一些不舒服操作的患者来说可能有效，例如乳房摄影针刺定位，在这一操作中及随后的乳腺活检中患者的满意度都会提升[136]。

术前用药在儿童患者中较为普遍。在一项研究中，给予口服 0.2 mg/kg 的咪达唑仑的术前用药能够减轻七氟烷麻醉后的苏醒期躁动，且无明显恢复延迟[137]，即使给予 0.5 mg/kg 的剂量也未出现恢复延迟[138]。但是也有患者在给予同样的剂量后出现了恢复延迟[139-140]，同时焦虑感并未得到缓解[140]。与成年人所需的独立活动相比，儿童所需的不太严格的恢复终点应铭记在心。术前口服咪达唑仑可能引起儿童的焦虑，但第一时间让孩子玩玩具可减轻这种焦虑[141]。遗憾的是，用玩具来代替咪达唑仑的效果尚未经评估。游戏疗法和注意力分散法对于减缓儿童焦虑来说是很好的手段，但要获得足够的疗效仍需精心设计[142]。一档"星期六早晨俱乐部"的术前教育节目也可以缓解焦虑[143]，但是研究者对于节目带来的好处是否值得它所花费的时间和资源颇有疑问。一种更简单而高效的方法是让儿童在静脉诱导（韩国）或吸入诱导（加拿大）时观看适合年龄的视频短片或电影[144-145]。术前教育 DVD 也提倡恢复期父母陪伴和减少儿童术后疼痛[146]。

鉴于苯二氮䓬类药效的不确定性和延迟恢复的可能，人们一直在寻找其替代药品。对于儿童，经口腔黏膜给予芬太尼制剂可减缓术前焦虑和术后躁动，但是可预见的副作用出现率很高，如 PONV 和延迟出院，这些均限制它的使用[147]。选择性 α_2 肾上腺素激动剂有潜在的镇静和镇痛效果，这类药物在日间手术中使用的益处是否多于引起不良反应的风险，经过多年研究仍无明确结论[148]。可乐定被广泛用于儿童

麻醉，它尤其可以减少躁动出现[149]，但是临床试验的满意效果并不总是能很好地转化到日常临床实践，其在诱导期间的抗焦虑效果说服力欠佳[150]。

术前镇痛药物

日间手术患者通常术前口服预防性镇痛药，以期获得术后早期的镇痛作用。因为对乙酰氨基酚（扑热息痛）的作用持续时间相对较短（4～6 h），无法提供有效的术后镇痛，除非是非常短时的手术。患者在关节镜膝关节手术前 1 h 口服 1 g 对乙酰氨基酚，到达恢复室 30 min 后仅仅 1/3 的患者血浆中药物浓度达到治疗剂量的镇痛水平，但是术中静脉给予对乙酰氨基酚能够持续保持这种镇痛浓度[151]。

非甾体抗炎药（NSAIDs）作为术前镇痛药物更为有效。一些证据显示非甾体抗炎药具有较弱的超前镇痛效果（即术前使用比术后使用的效果更好）[152-153]，尽管其中一项最有力证据的研究受到质疑[154]。腹腔镜胆囊切除术前使用帕瑞昔布、术后使用伐地昔布，可以显著降低对阿片类镇痛药物的需求，减少术后阿片类相关不良反应发生率[155]。除了提供有效的术后镇痛，依托昔布术前用药在踝部日间手术中也具有降低麻醉药用量的作用[156]。使用一种普通的牙科术后疼痛模型，术前使用布洛芬、双氯芬酸和含有可待因的对乙酰氨基酚，都可以有效地控制术后早期疼痛[157]。同样，罗非昔布和酮咯酸[158]在控制日间手术后疼痛同样有效，布洛芬和酮咯酸也是[159]。非甾体药物缓释剂的使用为临床带来更多便利，术前可以更早使用，而术后镇痛效果更持久。与常规布洛芬相比，1.6 g 布洛芬缓释剂延长了第三磨牙手术后需要再次给予镇痛药物的时间[160]。其中几种非甾体抗炎药和大多数环氧合酶-2（COX-2）抑制剂在美国是禁用的。

与传统 NSAIDs 药物相比，选择性 COX-2 抑制剂在日间手术中并未表现出更好的效果及更多的优势。尽管不抑制血小板功能，但是与非选择性 NSAIDs 药物相比，选择性 COX-2 抑制剂并未减少高危手术（如扁桃体切除术）的失血量[161-162]。尽管如此，在美国 COX-2 抑制剂仍是外科医生的首选，口服与年龄相配的塞来昔布作为术前用药。为了减少 NSAIDs 的胃肠道不良反应（其实在短期使用中很少发生）而使用选择性 COX-2 抑制剂，但却带来了其他副作用，已导致一些药物被撤回[163]。对阿司匹林敏感的哮喘患者使用选择性 COX-2 抑制剂的耐受性可能更好[164]。

也对其他一些药物作为术前用药进行了效果评估。在妇科腹腔镜日间手术中，使用羟考酮控释剂未能改善术后 24 h 疼痛评分或降低对阿片类药物的需

求[165]。与布洛芬合用，150 mg 普瑞巴林降低了妇科腹腔镜手术后休息与活动时的平均疼痛评分，但是未能减少术后镇痛药物的需求[166]。围术期使用 75 mg 普瑞巴林在腹腔镜胆囊切除术后可短暂地缓解疼痛，meta 分析证实其镇痛作用有限，未能减少阿片类药物相关副作用且加强了镇静[167]。手术前预先使用 4 g 硫酸镁效果更不确切，对腹股沟疝修补术或静脉曲张手术患者的术后疼痛及镇痛药需求无影响[168]。

预防性止吐药

中高危 PONV 风险的患者应该预防性给予止吐药。术前使用类固醇类药物能够加强镇痛并预防呕吐，一些学者将地塞米松作为术前用药[169-170]，但多在麻醉诱导后给予，以减少给药副作用。

术前使用抗酸药及胃肠动力药

在禁食的择期手术患者中，很少发生胃内容物误吸。尽管多种替代措施有所改进，但是并无充足的证据证明，在择期日间手术前常规使用抗酸药、甲氧氯普胺、H_2 受体拮抗剂或质子泵抑制剂，可带来有益的临床结果（即降低误吸的病死率）[113-114]。长期使用这类药物的患者术前应该继续服用。对禁食后常规出现严重胃酸反流的患者，麻醉诱导时采用头高倾斜体位是有好处的。这种体位对接受减重手术的超级病态肥胖患者也有好处，这类患者可以考虑预防性使用质子泵抑制剂和枸橼酸钠[51]。

麻醉技术方式

方式选择

在设施、人员配备，以及麻醉药品输注、监测和复苏设备等方面，日间手术执行与住院手术同一标准。质量、安全、效率以及药物和设备的成本都是日间手术中选择麻醉方式的重要考虑因素。选择特定的麻醉药物和麻醉方式应该保证术中安全和可控，术后患者快速恢复且副作用最小，并迅速恢复至正常的精神活动。除此之外，要达到这些目标还需要注重镇痛、止吐、液体治疗等细节管理，并需要有经验的医护人员提供优质、高效和经济的服务。

日间手术不存在唯一理想的麻醉药物或麻醉方式，其选择依赖于手术和患者两方面因素。尽管有些情况下局部麻醉和区域麻醉有明显的优点，但全身麻醉仍是患者和手术医师最欢迎的方式[171]。脊椎麻醉是下肢和会阴手术常用的技术，但在日间手术中必须要采用小剂量[172-173]或短效药物[174]，防止因残留的运动和交感神经阻滞导致离院延迟。局部浸润麻醉、外周神经阻滞或者二者联合，可通过减轻全身麻醉后术后疼痛和阿片类药物用量而促进患者恢复，应鼓励使用。许多日间手术可在局部麻醉下完成，且有必要辅以镇静药和（或）镇痛药。

全身麻醉

全身麻醉仍是患者、外科医师、麻醉科医师普遍选择的技术。全身麻醉诱导通常选用起效迅速、作用时间短的静脉麻醉药，而对儿童和有针头恐惧症的成年人多采用吸入诱导。静脉麻醉药也常作为麻醉维持药物，特别是靶控输注（target controlled infusion，TCI）系统简化了给药操作[175]。更为常用的维持方式是使用短效吸入麻醉药联合或不联合氧化亚氮，因为其更易于管理和较低的术中知晓风险。日间手术中尚无单一的麻醉方式具有明显的优势。麻醉医师的经验、辅助药物的使用以及麻醉设计等因素对于提供优质的麻醉也很重要[176]。

静脉麻醉

美索比妥不再用于日间麻醉，硫喷妥钠因其持续时间长在日间手术麻醉中已很少或完全不再使用。全麻诱导剂量苯二氮䓬类和氯胺酮也是一样很少使用。依托咪酯可致肌阵挛、注射痛，并且术后恶心呕吐发生率高。尽管脂溶剂的新配方可减少一些缺点[177]，但是对肾上腺皮质功能抑制的持续担忧[178]限制了其使用。对于新型和改良静脉麻醉药物的研究还在继续，几种有前景的化合物正在评估之中[179-180]，但还没有真正临床可用的新颖麻醉药[181]。就目前而言，丙泊酚依然是日间麻醉最实用的静脉麻醉药。

丙泊酚

丙泊酚具有理想麻醉诱导药的许多特性，因其麻醉诱导迅速、平稳，不产生呼吸道刺激症状，并且快速复苏、术后恶心呕吐发生率低[182]、术后意识清晰的特点而被广泛使用。但是丙泊酚也有不足之处，包括注射痛、不自主运动、短暂的呼吸停止和麻醉诱导后低血压。已提出许多方法用于减少注射痛，最有效的是使用粗大的肘前静脉或利多卡因结合静脉压迫预先处理[183]，优于改变丙泊酚的配方[184]。

联合使用辅助药物可以减少丙泊酚用量，使丙泊酚的一些不良反应最小化，辅助药物中最常用的是咪达唑仑。0.1 mg/kg 咪达唑仑预处理可以减少丙泊酚麻醉诱导时的用量，减轻血流动力学波动[185]。麻醉诱导前 10 min 给予咪达唑仑也可以大大减少丙泊酚用量，且使患者在诱导过程中更为舒适[186]，但是这样会引起苏醒延迟。0.03 mg/kg 咪达唑仑可使得丙泊酚的用量减至一半，但其依然严重影响了患者精神活动的恢复，即使患者的苏醒时间没有延迟[187]。丙泊酚联合短效阿片类药物诱导，如阿芬太尼，可以提高诱导质量和易于喉罩置入，但会增加低血压和较长时间呼吸暂停的发生率[188]。同样，芬太尼减少了丙泊酚的用量并优化了喉罩置入时的条件，但是也延长了呼吸抑制时间[189]。此外，围术期应用 1 μg/kg[190] 或给予 75 μg[191] 到 100 μg[192] 固定剂量的芬太尼可增加术后恶心呕吐发生率。给予 30 mg 初始剂量的丙泊酚后可以减少其总诱导剂量，与给予 2 mg 咪达唑仑产生的作用相似[193]。这种技术称为丙泊酚自身联合诱导[194]，可以减少丙泊酚的用量和低血压的发生，其效果与给予咪达唑仑预处理的效果相当，但不会出现恢复延迟。遵循阿片类药物剂量最小化和术后快速恢复的原则，也可以使用丙泊酚联合静脉注射利多卡因进行诱导。

丙泊酚的药代动力学特性允许其以不同的输注速率用于麻醉维持，联合使用氧化亚氮，或联合应用阿芬太尼或瑞芬太尼进行全凭静脉麻醉。与丙泊酚诱导后吸入麻醉药维持的方法相比，用丙泊酚麻醉维持并不会加速患者的恢复[182]，并且与更短效吸入麻醉药比较，苏醒可能会延迟[195]，但苏醒时间的差异不超过 2～3 min[196]，所以没有临床意义。丙泊酚麻醉后患者恢复至准备回家状态的时间比异氟烷快 15 min，但没有比七氟烷和地氟烷快。相较于吸入麻醉药，关于丙泊酚是否可能更多[197]或者更少[198]导致老年患者麻醉后的认知功能障碍的报道相互矛盾。与吸入麻醉药比较，丙泊酚麻醉始终如一的特点是术后早期恶心呕吐发生率低[182, 196, 199]。然而，这一优势也认为临床意义不大，除非患者术后恶心呕吐的基础发生率非常高[199]。全凭静脉麻醉降低术后恶心呕吐发生率，尤其是使用丙泊酚、不使用氧化亚氮的情况下，其效果与预防性使用单一止吐药相似[200]。此外，PONV 的任何减少似乎都局限于早期恢复阶段，因为丙泊酚用于日间手术并不会改变意外住院率，但增加出院后恶心的发生率，这可能是因为没有给予长效止吐药（例如地塞米松）[201]。

美国以外，丙泊酚越来越多地通过 TCI 输注，与人工给药相比，TCI 使丙泊酚给药更加简便，很少需要麻醉科医师干预[202]。但是，这并不会提高麻醉质量、缩短恢复时间或减少不良事件的发生[202-203]，尽管到目前进行的这些临床试验完成质量不高。此外，TCI 系统计算出的丙泊酚预测血浆浓度和实测值之间存在相当大的差异[203]。如果把效应室而不是血浆作为靶浓度，则会出现更多的差异[204]。目前通用的两种不同的药代动力学模型均衍生于健康个体。年轻体健的患者选择哪种模型都差别不大，但是老年患者差异颇大[204]，且这两种模型对病态肥胖患者均不可靠[204-205]。即使根据肥胖患者的数据专门开发的新型药代动力学模型也倾向于低估血浆丙泊酚浓度[206]。

吸入麻醉药

吸入麻醉药仍然是日间麻醉维持中最常用的药物，因其使用简便、可控性好、排除迅速。氟烷和恩氟烷已成为历史，溶解度小、更短效的吸入麻醉药问世后，异氟烷的使用也大幅下降。

七氟烷

七氟烷因水溶性低和无呼吸道刺激，已成为适合日间手术的可控性好、作用时间短的麻醉药物[195]。与异氟烷相比，七氟烷可明显缩短苏醒和定位力恢复时间，几乎不引起术后嗜睡，使离院时间平均提前 25 min[196]。与丙泊酚比较，七氟烷定向力恢复更早，但恢复至可以回家状态的时间相似[196]。七氟烷无气道刺激性，意味着患者可以很好耐受吸入浓度的快速增加[207]，利于麻醉深度的控制。而突然增加异氟烷或地氟烷的浓度可引起咳嗽反射[208]，并一过性升高心率和血压[209]。

无气道刺激使七氟烷成为近乎理想的吸入诱导药，尤其适用于儿童和有针头恐惧症的成年患者[195]。在成年患者中，8% 浓度七氟烷的麻醉诱导速度快于丙泊酚，不同副作用的发生率相似[210]。在老年人中，七氟烷诱导降低平均动脉压的程度明显小于丙泊酚，因此同样可作为麻醉诱导药物使用[211]。七氟烷用于吸入麻醉诱导和维持（volatile induction and maintenance of anesthesia，VIMA）对日间手术患者有一些益处，但与单纯丙泊酚进行麻醉诱导、维持，或两种药物联合使用比较，VIMA 术后恶心呕吐发生率高[195]。这似乎有部分原因是因为合用了阿片类药物，这在 VIMA 中很少需要，因为避免阿片类药物的使用可减少术后恶心呕吐发生[190, 210, 212]。在儿童，七氟烷（和地氟烷）麻醉后的快速苏醒可导致苏醒期谵妄的高发生率，尤其在未采取充分措施控制术后疼痛时[213]。已经评估了很多用来减少苏醒期谵妄的方法。术前给予咪达唑仑是无效的，但是辅助使用 1 μg/kg 芬太尼、丙泊酚、氯胺酮和 α_2 肾上腺素受体激动剂都可以一定程度上减少躁动的发生[149]。尽管苏醒期谵妄是不良事件，但不会引起长期不良后果，也不会延迟从恢复室离院的时间[214]。没有足够的证据表明，与吸入麻醉相比，丙泊酚 TIVA 降低了行为障碍（或 PONV）的风险[215]。

地氟烷

　　地氟烷在血中溶解度很低，应可成为日间手术麻醉的理想麻醉药。然而，一项纳入了 25 个随机研究的 meta 分析显示，接受吸入麻醉 3.1 h 以内的患者，麻醉后听从指令、拔除气管导管和定向力恢复时间地氟烷组只比七氟烷组早 1～1.2 min[216]。地氟烷与七氟烷的恢复室停留时间[217]和术后恶心呕吐发生率[216]没有区别。尽管在使用喉罩保留自主呼吸的情况下，地氟烷联合应用芬太尼的患者发生的问题较少[218-219]，但地氟烷较高的气道刺激性可能会影响其迅速改变麻醉深度的优势[209]。虽然地氟烷比七氟烷的脂溶性低，但两者扩散入脂肪组织的速率都相当慢；因此，低脂溶性不能成为地氟烷作为病态肥胖患者理想麻醉药的理由，除非患者手术时间相当长。事实上，日间手术的一些研究中表明，病态肥胖患者使用地氟烷比七氟烷恢复得更快[220]，而另外一些研究却发现两种药物的苏醒和恢复时间相似[221]。

■ 麻醉辅助药

　　一些辅助药常用于帮助达到全麻效果并减少不良反应的发生。

氧化亚氮（nitrous oxide，N_2O）

　　虽然 N_2O 是目前为止仍在使用的最古老的麻醉药，但其作用常被质疑。N_2O 有较弱的致呕吐作用，不使用 N_2O 可以降低呕吐高风险人群的术后呕吐率，但对减少恶心反应无效，也不能完全控制术后恶心呕吐[222]。有些研究发现停用 N_2O 的影响"不大"[223]，这可能因为使用的替代药物，尤其是高浓度的吸入麻醉药或辅助使用了阿片类药物，都导致术后恶心呕吐的发生。吸入 N_2O 所导致的 PONV 似乎是时间依赖的，至少一小时暴露没有显著的临床影响[224]。现代日间手术麻醉中 N_2O 仍占有一席之地，因为它可以提高麻醉诱导的质量、速度和安全性，促进快速恢复并减少总费用[225]。

阿片类镇痛药

　　在日间手术中应禁止滥用阿片类镇痛药物，这样才能避免术后恶心呕吐和非计划入院的发生[226-227]。不仅长效阿片类镇痛药物如吗啡尤其有害，甚至在采取多种预防措施情况下，超短效阿片类药物瑞芬太尼和地氟烷联合使用也可导致 35% 术后恶心呕吐发生率，而未使用任何阿片类药物时术后恶心呕吐发生率仅有 4%[228]。对于较小的和中等大小的日间手术，常规给予 1 μg/kg 低剂量芬太尼，其作用仅是增加了术后恶心呕吐的发生[229]；采用局麻药浸润和术前使用非甾体抗炎药的预防性镇痛方法，术中不使用芬太尼也不会加重术后疼痛[190]。但对于疼痛较为剧烈的手术，在手术结束前给予小剂量芬太尼有助于提高镇痛效果。

　　阿片类药物是全凭静脉麻醉中的基本组成部分。与同样的阿片类药物联合吸入麻醉相比较，丙泊酚的止吐作用使全凭静脉麻醉后恶心呕吐的发生降至最低[230]。与阿芬太尼相比，瑞芬太尼更有效地抑制术中反应并且不延长苏醒时间[231]。然而，越来越多的证据表明瑞芬太尼会产生急性阿片耐受和痛觉过敏[232-233]从而增加术后镇痛需求。这种痛觉过敏被 NSAIDs[233]和复合 N_2O 麻醉[234]减轻，即便瑞芬太尼通常也被当作 N_2O 替代药。

非阿片类镇痛药

　　对于长时间或创伤较大的手术，手术结束时静脉注射对乙酰氨基酚有良好的镇痛效果[151, 235]，其效果相当于非阿片类药物曲马多[256]。在短小手术中，可在麻醉前口服对乙酰氨基酚，成本会更低。

心血管药物

　　尽管术中常常通过增加主要麻醉药物浓度和（或）给予阿片类镇痛药来控制血流动力学紊乱，但给予心血管药物处理可能更为恰当。在关节镜检查中静脉输注艾司洛尔代替阿芬太尼来控制心率，可缩短苏醒时间[237]；妇科腔镜检查中用艾司洛尔代替瑞芬太尼能减少术后恶心[228]。联合应用艾司洛尔和尼卡地平来分别控制心率和血压的升高，可以避免增加吸入麻醉药浓度，缩短了苏醒和恢复时间[238]。术中使用艾司洛尔控制血流动力学的日间手术患者术后对阿片类镇痛药的需求量也明显减少[238-239]。在妇科腹腔镜术中持续输入艾司洛尔的患者，其七氟烷的使用量减少 18%，缩短了恢复室停留时间，降低术后疼痛评分并减少芬太尼的使用量[240]。一项相似的研究表明，输注艾司洛尔可减少术中瑞芬太尼需要量，降低术后疼痛评分，使术后芬太尼补救镇痛用量减半[241]。在较长时间的手术中，用拉贝洛尔替代艾司洛尔具有较好的成本效益，尤其对于老年患者来说，拉贝洛尔不易导致反应性低血压[242]。

神经肌肉阻滞剂

神经肌肉阻滞剂（NMBDs）可用于在日间手术麻醉中，以便于气管内插管或为外科手术提供完善的肌肉松弛。尽管现在有一些可用的化合物，但由于对琥珀胆碱应用后的肌肉疼痛、短小手术使用中等时效肌肉松弛剂的残余肌松作用的担忧，促进了对更好药物的需求。到目前为止，仍未寻找到一种与琥珀胆碱相当的非去极化肌肉松弛剂。目前最有前途的候选药物瑞帕库溴铵，由于频繁发生严重支气管痉挛而退出临床应用，同时其他因素如给药不方便、临床中气管内插管的需求下降和高昂的费用也是其不能商业化的原因[243]。对起效迅速、作用时间短的非去极化肌松药的研究仍在进行，几种延胡索酸盐化合物已被作为研究对象，其中四氢异喹啉氯延胡索酸盐起效迅速、持续时间短，但会引起组胺释放[244]。随后的注意力已经转移到设计一个中等时效的药物，但它可以在任何时候通过使用 L- 半胱氨酸迅速逆转[244]。

一种可替代短效肌肉松弛剂的方法是使用舒更葡糖来逆转神经肌肉阻滞。舒更葡糖可以快速、完全地逆转罗库溴铵（或维库溴铵）的肌肉松弛作用，且与残余神经肌肉阻滞程度无关[245]。尽管在美国新斯的明的价格急剧上升，但相比而言舒更葡糖还是非常昂贵。目前还没有关于舒更葡糖在日常临床使用中成本-效益比的相关研究。尽管舒更葡糖消除残余肌松作用来改善恢复时间可能存在潜在的成本效益，但这取决于在节省的时间中医疗人员的产出，并且要获得实际的效益可能需要对工作流程进行重大改变[245]。

气管内插管也可以在不使用肌肉松弛剂的情况下实现，从而避免了其所有的不良反应。这种方法在儿童中最普遍，用于术中需要气道保护但无需长时间肌松的手术。气管内插管最佳的麻醉方法依赖于个人经验和习惯，但最普遍采用的是较深的七氟烷麻醉[246]，或丙泊酚联合瑞芬太尼或芬太尼麻醉[247]。对于成年人，推荐使用瑞芬太尼 3 μg/kg、丙泊酚 2 mg/kg[248]，但使用 2 μg/kg 的瑞芬太尼也可达到满意效果，从而降低心动过缓和低血压的发生。

气道管理

许多日间手术患者可以采用喉罩进行气道管理，与气管内插管相比，喉罩可显著降低咽喉痛、声音嘶哑、咳嗽和喉痉挛的发生[249]。喉罩偶尔会引起各种脑神经的压迫伤，尤其是喉返神经。而在短时间麻醉中使用气管内插管后声音嘶哑、声带损伤很常见[250]。俯卧位患者置入喉罩相对容易[251]，因此使藏毛窦修复术或小隐静脉手术管理相对简单。

传统上，提倡在腹腔镜手术和肥胖患者手术中使用气管内插管，但是喉罩的进一步发展和对其使用的自信性增加，改变了传统观念。ProSeal 喉罩（LMA，San Diego，Calif）已经改良为可提供更高的封闭压、减少胃胀气、能够进行胃引流，因此，提供了更好的保护措施以防胃内容物误吸，同时保持相似的置入特性[252]。虽缺乏临床试验的严谨性，但至少一项大规模连续的系列研究支持在日常临床工作中使用喉罩的可获得益处[253]，该研究由一位有经验的操作者完成。在腹腔镜胆囊切除术中，ProSeal 喉罩可为非肥胖患者提供足够的肺通气且无胃胀气，尽管肥胖患者应用 ProSeal 喉罩通气效果比气管内插管略差[254]。最近的一项研究发现，在腹腔镜胆囊切除术中使用第二代喉罩（密封压力较高，并有引流通道）能够达到充分的通气，且反流和误吸的发生率很低，但仍不能说是完全安全的[255]。

若能保证喉罩的安全性，腹腔镜手术中使用 ProSeal 喉罩来代替气管内插管具有较大优势，包括苏醒非常平稳、咳嗽明显减少[254,256]。妇科腔镜手术中，使用 ProSeal 喉罩可降低术后第 2 小时和第 6 小时的疼痛评分及镇痛药的用量，相对恶心发生率更低[257]。同样，接受妇科腔镜手术或乳房手术的女性患者，术后恶心呕吐的绝对风险降低 40%，并减少了咽喉痛、镇痛药用量和恢复室停留时间[258]。在腹腔镜胃束带术中，ProSeal 喉罩可减轻术中应激反应并缩短恢复室停留时间和出院时间[259]。

自喉罩专利保护到期以来，许多制造商都推出了类似设计，并常使用不同的材料生产低成本的一次性产品，关于这些非专利产品的有效性和安全性几无相关数据[260]。此外，喉罩的成功带来许多新型声门上气道装置设计的发展，一些装置在日间手术中具有优势[261]，不过几乎没有与喉罩相比较的数据支持。因此，麻醉科医师要谨慎使用这些新型气道装置，直至这些装置得到充分的评估[262]。

i-gel（纽约州锡拉丘兹东部手术间）是一种被广

泛评估过的声门上气道产品，它有一个波浪外形的无充气袖口和胃引流通道。i-gel 密封压力介于第一代和第二代 LMA 之间，与 LMA 相比其插入速度更快，导致的咽喉疼痛更少[263]。

区域麻醉

脊椎麻醉

日间手术全身麻醉风险过高的患者可使用脊椎麻醉。这也增加了患者的选择，允许患者（如运动损伤患者）参与术中决策的制定并提供良好的术后镇痛。许多日间外科手术，如前列腺切除术、女性尿失禁手术、踝关节和足部手术，均适合采用脊椎麻醉。

笔尖式细脊椎穿刺针的应用，将穿刺硬脊膜后头痛的的发生率降低至 0.5% ～ 1%[264]。现在主要的挑战是预防发生在一些延迟离院患者中的长时间的运动阻滞或关节位置感觉丧失。尽管利多卡因的作用时间适合于日间手术，但其有较高的短暂性神经综合征（TNS）的发生率[265]，已不再用于脊椎麻醉。现在布比卡因是替代利多卡因的最好选择，布比卡因不会产生短暂神经综合征，但如果使用标准剂量将导致不能接受的离院延迟。

为了在日间手术中更好地使用布比卡因脊椎麻醉，需要对其进行改良[266]。减少布比卡因的剂量可缩短恢复时间，但需调整患者体位或使用芬太尼等辅助药才能够保证术中足够的镇痛。这种技术可概括为选择性脊椎麻醉（selective spinal anesthesia，SSA），其定义为"使用最小剂量的鞘内注射药物，仅使支配特定区域的神经根和需要被麻醉的主要感觉受到影响"[267]。SSA 为手术提供了充分的镇痛，而保留了轻微的触觉、温度觉、本体感觉、运动觉和交感神经功能[267]。这带来显著的心血管系统稳定性，但使得阻滞平面测试困难，患者的配合对于这种技术的成功非常重要。

现在已经有各种 SSA 方案[173]，通常允许患者在术后 3 个多小时即可离院[268]。芬太尼辅助应用稍延长恢复时间，且与瘙痒相关[268]（尽管大部分病例不需要治疗），但减少了术后疼痛和镇痛药的用量[269]。对于单侧膝关节镜检查，患者保持侧卧位的条件下，4 ～ 5 mg 重比重布比卡因可有满意的效果而不需要辅助用药[269]。可乐定过去常辅助用于小剂量脊髓麻醉，但可能会延长运动阻滞时间，加重低血压和延迟排尿[148]。

脊椎麻醉可能会导致术后尿潴留。这在低风险患者中不常见，但在老年患者、某些特定手术或布比卡因使用量超过 7 mg 的患者中更容易发生[266]。腹股沟疝手术后尿潴留的风险尤高[270]，但单纯的局部浸润麻醉足以满足此种手术，可能是一种更好的选择[171, 271]。

用于日间手术脊椎麻醉的新型药物

随着日间手术脊椎麻醉越来越多，人们开始重新评估一些老的局麻药，而且一些国家已经将其应用于脊椎麻醉[174]。其中，丙胺卡因和 2- 氯普鲁卡因的研究最多[272-273]。重比重丙胺卡因与普通制剂相比具有起效快且持续时间较短的特点[272]，40 mg 2% 重比重丙胺卡因可使患者在 208±68 min 内出院回家[274]，这一离院时间与报道中小剂量布比卡因联合芬太尼的效果相当[268]。但是因为重比重丙胺卡因的持续作用时间短于 1 h，研究中有 13% 患者因镇痛不完善，需要在手术快结束时予以辅助用药[274]。给予剂量为40 ～ 60 mg 时可提供下腹部或肢体手术中约 90 min 的镇痛时间，而 10 ～ 30 mg 可满足进行长达 40 min 的会阴手术，并在 4 小时内出院[272]。2- 氯普鲁卡因持续时间更短，恢复速度明显快于比小剂量布比卡因[275]或阿替卡因[174]，与盐酸利多卡因相当[276]。联合芬太尼可延长了 2- 氯普鲁卡因[273]和丙胺卡因[272]的阻滞时间，两种情况都较少延迟恢复。虽然与利多卡因相比较少出现 TNS，但在丙胺卡因[277]和 2- 氯普鲁卡因[273]的使用中仍偶有报告。

应用短效局麻药的日间脊椎麻醉的心血管稳定性应与 SSA 相比较。20 mg 丙胺卡因联合 20 μg 芬太尼时，发生有临床意义的低血压概率明显低于 7.5 mg 布比卡因联合 20 μg 芬太尼[278]，尽管两组中布比卡因和芬太尼的剂量均高于常规。

硬膜外麻醉

尽管导管技术可以延长硬膜外麻醉的麻醉时间，但硬膜外麻醉很少应用于成人日间手术，原因在于其阻滞起效需要时间较长，阻滞成功与否不确定，并且有药物误入血管或蛛网膜下腔的风险。膝关节镜手术中硬膜外麻醉给予 3% 的 2- 氯普鲁卡因 15 ～ 20 ml 后，其恢复时间比普鲁卡因联合 20 μg 芬太尼腰麻更快[279]，也降低了皮肤瘙痒的发生率。日间膝关节镜手术时，应用 3% 2- 氯普鲁卡因硬膜外麻醉不需追加药物，离院时间比 1.5% 利多卡因硬膜外麻醉提前 1 h[280]。然而，2- 氯普鲁卡因硬膜外麻醉有较高的背痛发生率[281]。

对于小儿，骶管阻滞普遍用于术后镇痛，如 0.25% 左布比卡因 0.5 ～ 1 ml/kg[64]。这一技术最常用于双侧手术，或最大安全剂量的局麻药用于切口局部浸润麻醉尚不能满足需求时。包皮环切术后应用骶管阻滞镇痛，在减少镇痛药用量，减轻恶心、呕吐方面并不优于胃肠外镇痛、全身镇痛或背神经阻滞[282]。接受骶管麻醉的男性患儿常发生运动阻滞和下肢无力。添加可乐定[283] 或右美托咪定[284] 可加强骶管麻醉镇痛效果，但其引起镇静和血流动力学不稳定以及神经毒性的风险依旧令人担忧[148, 283]。

静脉区域麻醉

静脉区域麻醉（intravenous regional anesthesia, IVRA）（Bier block）是一种最常用于上肢的简单可靠的镇痛方法，有时亦有效用于下肢镇痛[285]。在英国和欧洲，普鲁卡因由于其较高的治疗指数而成为首选局麻药[286]。利多卡因也已应用多年[285] 并且是一种安全的替代药[287]。罗哌卡因用于 IVRA 也已得到广泛的研究。与利多卡因相比，0.2%～0.375% 的罗哌卡因可延长并改善术后镇痛效果[288-290]。但与丙胺卡因相比，罗哌卡因起效慢，不能有效地延长术后镇痛作用。尽管罗哌卡因的用量降低了 60%，但其血浆浓度比丙胺卡因高两倍以上[286]。

对行手部门诊手术的患者，IVRA 成本低，可替代全身麻醉，其同样可以迅速给药，而且恢复更快，术后并发症更少[291]。但是 11% 的病例镇痛不充分，需要辅助一些局部麻醉、重复阻滞，甚至改为全身麻醉。与臂丛阻滞相比，IVRA 同样成本低，操作较快，但因为止血带疼痛而有 4.4% 的失败率[292]。

许多辅助用药已经用于 IVRA 来减少止血带疼痛，

改善阻滞质量，延长袖带放气后的镇痛作用时间[293]。阿片类药物相对无效，并在止血带放气后产生恶心呕吐和头晕的症状[293]，但一些非甾体抗炎药已被证明有效。氯诺昔康[294] 可减少止血带疼痛并改善术后镇痛效果，替诺昔康也可改善术后疼痛[293]，但是证明酮咯酸在 IVRA 中有效的大多数证据被撤销后，其效果则不确定[194]。地塞米松可以提高阻滞效果，增强术后镇痛[295]。肾上腺素受体激动剂右美托咪定也已被证明具有相似的效果[296-297]，然而可乐定可减轻止血带疼痛但不能改善术后镇痛[298]。

其他局部和区域麻醉技术

许多区域麻醉技术的应用有助于日间手术进行或提供术后镇痛（表 72.3）[299]。这些技术能否使用取决于拟行手术的特点、患者、外科医师和麻醉医师的偏好以及麻醉医师实施阻滞的技能和经验。区域麻醉的优点包括良好的术后镇痛和减少术后恶心呕吐，但是这些优点必须能抵消以下不足，即阻滞过程中带来的疼痛与不适、阻滞作用消退时重新获得满意镇痛的难度及围术期神经损伤的风险。对存在出血问题或正服用抗凝药物以及有局部感染的患者禁忌使用区域麻醉。虽然超声引导能够提高许多阻滞的成功率并且可以减轻阻滞时的疼痛，但区域麻醉对于经验不足的医师来说失败率很高，尤其患者为病态肥胖患者[300]。虽然没有确凿的证据表明超声引导可以降低周围神经

表 72.3　成人日间手术常用的上下肢神经阻滞

阻滞类型	手术类型	单次剂量（围术期）	持续注射	患者自控区域镇痛（PCRA）
肌间沟阻滞	肩部手术	布比卡因 / 左布比卡因 0.25%～0.5%，20～40 ml 或罗哌卡因 0.5%，20～40 ml	罗哌卡因 0.2%，5 ml/h	罗哌卡因 0.2%，5 ml/h
锁骨上或锁骨下阻滞	肘部、腕部、手部手术	布比卡因 / 左布比卡因 0.25%～0.5%，20～40 ml 或罗哌卡因 0.5%，20～40 ml	罗哌卡因 0.2%，5 ml/h	罗哌卡因 0.2%，5 ml/h
坐骨神经阻滞	后十字韧带修复、足部和踝部手术	布比卡因 / 左布比卡因 0.25%～0.5%，20～40 ml 或罗哌卡因 0.5%，20～40 ml	罗哌卡因 0.2%，5 ml/h	罗哌卡因 0.2%，5 ml/h
股神经阻滞	膝关节成形术、前十字韧带修复术	布比卡因 / 左布比卡因 0.25%～0.5%，20～40 ml 或罗哌卡因 0.5%，20～40 ml	罗哌卡因 0.1%，5 ml/h	罗哌卡因 0.1%，10 ml 锁定时间 60 min
椎旁阻滞（胸椎）	乳房手术	布比卡因 / 左布比卡因 0.25%～0.5%，20～40 ml 或罗哌卡因 0.5%，20～40 ml	罗哌卡因 0.2%，5 ml/h	罗哌卡因 0.2%，5 ml/h

剂量为粗略估计，使用超声技术时推荐采用较低剂量。根据手术类型，为了达到良好的术后镇痛效果可能需要阻滞多根神经。当留置导管时，给患者使用预先注入局麻药的一次性镇痛泵，同时给予必要的书面与口头指导。

Reproduced from Gupta A, Smith I. Local and regional anaesthesia. In：Smith I, McWhinnie D, Jackson I, eds. Day Case Surgery. London：Oxford University Press；2012：93-108. With permission

损伤的发生率,但的确可以减少局部药的全身毒性反应,降低与神经阻滞相关的一侧膈肌麻痹和气胸的发生率[301]。

较为简单的局部麻醉技术可能更适合某些手术。在膝关节镜手术中,关节内局麻能够产生适度、作用时间短暂的术后镇痛,但这仍被认为在日间手术中具有临床意义[302]。在许多情况下,简单的切口局部浸润麻醉可能与中枢或外周神经阻滞一样有效,并且允许患者更早地活动[303]。对可能的感染风险及大剂量局麻药引发全身毒性的担忧,似乎在临床工作中并没有依据[303]。

局部浸润麻醉在很多日间手术具有优势,也是腹股沟疝修补术的一种选择方案[171]。一些大规模研究已经证实这种具有较高成本效益的技术效果很好,有 79% 的患者需要术后口服镇痛药 7 天或更少[304],91% 的患者在术后 5 天内恢复正常活动[305]。在局部麻醉下行疝修补术并不是疝复发的独立因素,疝的复发受疝的类型和术者的经验水平影响[306]。局部浸润麻醉与全麻或区域麻醉相比,可减少腹股沟疝修补术后内科和泌尿系统并发症[271]。如果行腹股沟疝修补术时选择脊髓麻醉,麻醉医师应该考虑到尿潴留及其他医学并发症的风险增加,尤其是老年患者[271]。

简单的切口局部浸润麻醉的概念已经进一步发展成局部浸润镇痛(local infiltration analgesia, LIA),用于多数骨科日间手术。这种多模式技术源于澳大利亚,Kerr 和 Kohan 将其用于行膝关节和髋关节手术的住院患者的镇痛[307]。他们的方法是将 300 mg 罗哌卡因、30 mg 酮咯酸和 1.5 mg 肾上腺素混合,用生理盐水稀释至 150 ～ 200 ml,在手术中用超过 1 h 的时间,将其浸润至手术野的所有组织中。在伤口处置入导管可以后续重复给药。在最初研究中,325 名患者主要行择期髋关节表面修整术,也包括一些基本的髋关节和膝关节置换术,镇痛效果良好(数字疼痛评分 0 ～ 3 分)。其中 2/3 的患者未应用吗啡,大多数患者可以在术后 5 ～ 6 h 在帮助下行走,71% 的患者住院一晚后独自行走离院(图 72.2)[307]。一项对单膝关节成形术患者的盲法、随机研究也证实了这些结果,他们使用类似的局部浸润镇痛方法能够显著减轻疼痛,减少阿片类药物的使用,平均住院时间减少 2 天,68% 的患者在医院停留 1 晚后离院[308]。最近的一项综述表明,对于膝关节手术后镇痛,LIA 即使是与多模式全身镇痛联合应用,也是有镇痛作用,但在髋关节手术后多模式镇痛时,LIA 几乎不会提高镇痛效果[309]。

一般而言,局部浸润麻醉的局限性在于所提供的镇痛时间相对较短,即便使用长效局麻药如布比卡

因。将布比卡因包装在生物降解的载体中有望延长局部麻醉的作用时间,预实验表明,其镇痛作用至少可维持 96 h[310]。然而,在广泛应用之前尚有一些潜在问题需要解决,包括确保大剂量的局麻药在载体内不会被迅速释放而导致局麻药的毒性反应,或者载体材料不能分解成有害物质[311]。Exparel 是一种作用时间延长的布比卡因剂型,应用成型的脂质体药物运输系统(Lipo Foam,Contour[MD]),目前已获得美国食品药品监督管理局的审批。早期试验结果表明,与普通剂型布比卡因相比,Exparel 能够改善拇囊肿手术[312]、膝关节置换术[313]和丰胸手术[314]后 24 ～ 48 h 或更长时间患者的疼痛评分,减少阿片类药物的用量。其中一项研究中发现 6 例患者使用布比卡因脂质体后发生肌痛[314],但对研究对象两年的随访未观察到长期并发症[315]。一些研究似乎支持布比卡因脂质体在腹壁重建、乳房切除术和乳房成形术后镇痛中的疗效和患者可接受性,尽管迄今为止比较研究的质量较差[316]。然而,系统评价表明,在肩关节置换术[317]或双侧膝关节手术[318]的镇痛效果与传统镇痛相比无提高,只有在单侧膝关节手术后可能有微不足道的临床意义[319]。置管技术也可延长有效的局部或区域镇痛时间,降低疼痛评分、阿片类药物相关副作用和住院时间,也可提高患者满意度[320]。

一些天然的生物碱毒素被认为可增加局麻药的作用时间和安全性[311]。新蛤蚌毒素是一种细胞外钠离子通道阻滞剂,一项初步研究表明,腹腔镜胆囊切除术后 12 h 新蛤蚌毒素的镇痛效果优于布比卡因[321]。新蛤蚌毒素联合布比卡因和肾上腺素皮下注射的镇痛持续时间是单纯布比卡因镇痛的 5 倍,但毒性作用无明显增加[322]。

镇静

尽管有些手术使用局部麻醉或区域麻醉即可完成,但经常需要辅助药物以解除患者的焦虑,从而提供额外的镇痛作用,或帮助患者以适当的体位制动来达到适宜的手术条件。不同的治疗、诊断或外科手术需要的镇静水平不同,必须个体化给予镇静,以达到患者舒适与安全的平衡[323]。

美国麻醉科医师协会根据患者反应的不同将镇静分为三个水平[324]。轻度镇静为缓解焦虑,但患者反应正常、气道通畅。中度(清醒)镇静时患者更为困倦,但是能对语言及触觉刺激做出有目的的反应。通常自主呼吸充分且不需干预手段来维持气道通畅。深度镇静时患者仅对反复的或有疼痛的刺激做出有目的

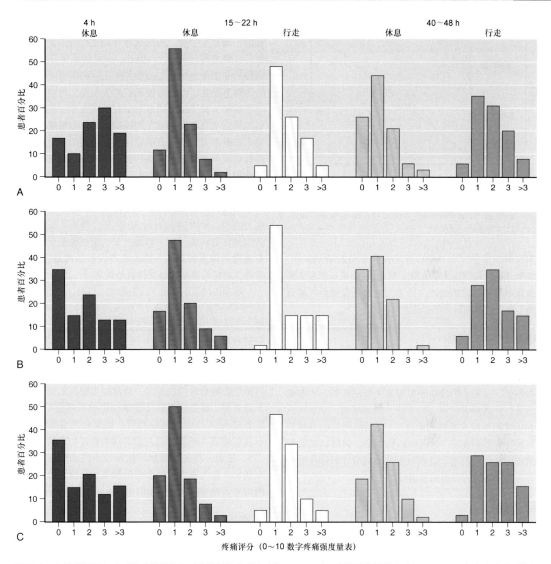

图 72.2　在局部浸润麻醉下接受髋关节表面修整关节成形术（A，$n = 185$），全髋关节置换术（B，$n = 54$）和全膝关节置换术（C，$n = 86$）的患者术后不同时间点的数字疼痛评分（Data from Kerr DR，Kohan L. Local infiltration analgesia：a technique for the control of acute postoperative pain following knee and hip surgery：a case study of 325 patients. Acta Orthop. 2008；79［2］：174-183. ）

的反应，可能需要一定程度的气道或通气支持。这三个镇静阶段并不是分离的，而是相连续的（图 72.3），当患者失去意识且即使痛觉刺激也不能唤醒时，则进入全麻状态[324]。严密监测至关重要，接受镇静患者的监测标准应与全身麻醉或者区域麻醉患者相同，包括麻醉监护的所有层面[325]。遗憾的是，医师和患者普遍认为镇静是一种更安全的方式[326]，但美国麻醉医师协会终审理赔数据分析揭示，镇静与全身麻醉在

死亡与永久脑损害上的风险相似[327]。可以预料的是，最大的风险来自阿片类药物和镇静催眠药物引起的呼吸抑制所造成的伤害，很多病例通过更好的监护和提高警惕性应能避免发生[328]。

　　美国术语"监测下的麻醉管理（monitored anesthesia care，MAC）"有时被错误地描述为由麻醉医师实施的镇静。然而，美国麻醉医师协会对于 MAC 有着明确的定义，它是用来描述麻醉的术语，包含所有

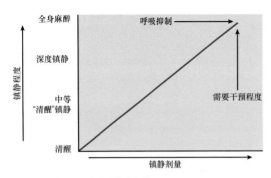

图 72.3　**镇静和全身麻醉的连续性**（Reproduced from Ahuja M, Armstrong I. Sedation. In：Smith I, McWhinnie D, Jackson I, eds. Day Case Surgery. London：Oxford University Press；2012：109-132. With permission.）

围麻醉期监护[325]。MAC 可以包含不同的镇静深度，甚至必要时转变为全身麻醉。然而，"如果患者失去意识和对外界有目的的反应能力，无论是否使用气道管理工具，这种麻醉管理都是全身麻醉"[325]。

镇静药物的选择

对于辅助镇静药物和镇痛药物的具体需求取决于手术类型、实施局部麻醉操作者的技能、患者的经历和期望。在每个阶段给予患者有关爱的照顾、术前的沟通、分散患者注意力的方法，如深呼吸、交谈和听音乐等都可减少药物的用量[326]。辅助药物的选择应满足特定的目的[329]，例如减轻焦虑，镇静以减轻厌烦情绪或帮助制动，以及对无法通过增加局部浸润麻醉药量来缓解的疼痛实施镇痛。

咪达唑仑

咪达唑仑具有抗焦虑以及剂量依赖的催眠作用，是镇静的常用药物。它也有显著的顺行性遗忘作用。其有时有益，但并非总受患者欢迎[330]。咪达唑仑优于其他苯二氮䓬类药物，因为它可溶于水，不会引起静脉炎或注射痛，起效迅速，消除半衰期相对较短，约为 2 ～ 4 h。单独使用时，0.05 ～ 0.1 mg/kg 的单次用药剂量可实现短小手术后平稳恢复，但是个体差异性较大[331]。如果重复使用或者长时间使用，恢复会非常慢。

丙泊酚

丙泊酚是非常好的镇静催眠药物，因为它的药代动力学特性使得单次给药和持续输注后均可迅速恢复。丙泊酚是一种相对纯粹的催眠药，无镇痛作用，仅有中度的遗忘作用。丙泊酚常用的输注速率

为 25 ～ 75 μg/（kg·min）[332]，但其短效作用时间有助于滴定至生效。与咪达唑仑相比，丙泊酚镇静效果好、恢复有优势[333]，因此，一些领域对于丙泊酚镇静的需求快速增长，例如传统上麻醉医师并不参与的内镜下治疗。丙泊酚使意识消失之前，可快速导致呼吸暂停，甚至是在镇静剂量时也可发生，所以非计划地转为全身麻醉是常见的风险。因此非麻醉医师使用丙泊酚的安全性一直备受争议。在英国，皇家麻醉医师学院以及英国胃肠病协会联合声明，丙泊酚用于复杂的上消化道内镜操作时的镇静必须由"经过适当培训的麻醉科医师"实施[334]。在美国，FDA 药品说明书指出，丙泊酚只能由"接受过全身麻醉培训的人员"使用，ASA 对此表示支持[335]。然而，美国胃肠病内镜协会认为任何"精通上下气道并发症管理、具有重建气道通畅技能"的人使用丙泊酚都是安全的，并至少应持有基本生命支持认证资质[336]。

提倡由内镜医师给予丙泊酚的人声称，丙泊酚非常低的呼吸道并发症发生率（0.1%）和死亡率（4/646 080），低于给予咪达唑仑-阿片类药物镇静的发生率[337]。他们的数据也显示，需要紧急气道支持的频度不确定，同时在采用气道支持技术、干涉保护气道的主动性方面存在差异[337]。当麻醉科医师给行内镜下逆行胰胆管造影的患者丙泊酚时，通常使用较深的镇静或者全身麻醉，镇静相关的不良事件也相当常见（21%），尤其是 ASA 分级较高的患者；但是经过处理，没有不良后果或者恢复延迟，患者和术者有较高的满意度[338]。最近一项关于麻醉科医师使用丙泊酚镇静的研究显示，发生重大意外事件的概率，内镜诊疗中应用丙泊酚镇静的结果非常相似（23%）[339]。

潜在的新型镇静剂

磷丙泊酚是丙泊酚的水溶性磷酸酯前体药物，起效慢，作用时间长。尽管 2009 年美国批准了其用于成人镇静，但对麻醉科医师的使用限制[340]以及与丙泊酚相比缺乏明显优势阻碍了磷丙泊酚的上市。

瑞马唑仑是一种新型酯基苯二氮䓬类药物，可被广泛存在于组织中的酯酶快速分解为无活性的代谢产物。初步研究结果表明，与咪达唑仑相比，瑞马唑仑单次给药起效快，作用时间短[341]，尽管并非所有的手术都可以在不使用镇静药物的情况下完成。瑞马唑仑可用作短小手术（＜10 分钟）的镇静，但其反复给药后的药物特性及其镇静作用尚待评价[341]。

镇痛辅助药

单纯使用局部麻醉效果不完善时，阿片类药物有

助于手术镇痛[323]。女性乳腺组织活检术中，瑞芬太尼与阿芬太尼相比，在分离深部组织时的疼痛评分较低，并减少局麻药的用量[342]。在经阴道悬吊术[343]以及为清醒开颅术提供最佳条件中[344]，瑞芬太尼都是丙泊酚镇静的有效辅助用药；而清醒开颅术已更多地成为日间手术和短期住院手术[26]。在丙泊酚镇静下行宫腔镜检查过程中，辅助应用瑞芬太尼的疼痛评分低于使用芬太尼组，但确实未提高术后恢复或患者的满意度[345]。宫腔镜手术中，与全凭静脉麻醉相比，宫颈旁阻滞辅助瑞芬太尼输注可使患者较早地活动和离院，且多数患者首选这种镇静技术。瑞芬太尼通常通过持续输注给药，但对于某些手术间断静脉推注更为有效[346]。瑞芬太尼给药后的痛觉过敏仍然令人担忧。

可乐定和右美托咪定有潜在的镇痛、抗焦虑和镇静作用。可乐定起效和消除缓慢，并且常有心血管系统不稳定的报道，意味着两种药物在镇静麻醉中都不是常规使用[148,347]。但是在清醒开颅术中右美托咪定是一种有效的镇痛辅助药[348]。氯胺酮用于辅助丙泊酚镇静时可以增加镇痛效果，但使用较高剂量时，会增加术后恶心呕吐、致幻觉的副作用，并延迟离院[349]。

镇静药给药方式

因为催眠、抗焦虑、镇痛及遗忘等的需求不同，麻醉科医师在实施镇静技术时，通常联合用药。在丙泊酚输注前，先给予 2 mg 咪达唑仑可以增强抗焦虑、镇静和对手术早期事件的遗忘作用，而对术后镇静、遗忘及恢复时间并无有害影响[350]。然而联合用药增加了药物间相互作用的风险，可能导致副作用的发生。镇静剂量的丙泊酚及瑞芬太尼单独使用时，对心率和动脉血压仅有微弱的影响，但对呼吸系统二者联合使用具有显著协同作用，可导致严重的呼吸抑制[351]。瑞芬太尼和咪达唑仑相互作用也会明显增加呼吸抑制[352]。苯二氮䓬类和阿片类药物的拮抗剂在药物意外过量时可能很有效，但不能常规依赖拮抗剂逆转深度镇静，因为拮抗剂作用时间短，在离院前[353]或离院后[354]可能会再次出现镇静。对于内镜手术，间断推注丙泊酚也有可能使患者无手术记忆，具有较高的满意度[355]。

使用全凭静脉麻醉时，TCI 系统可以改善镇静方案的稳定性和可控性[356]。通常靶浓度为丙泊酚 0.5 ~ 2 μg/ml 和瑞芬太尼 0.5 ~ 1ng/ml[323,347]，但需个体化滴定给药。有效的镇静通常通过临床终点或评分来判定。随着镇静程度的加深，脑电双频指数（bispectral index，BIS）会发生改变，但因其变异度太大[357]并不能常规应用，也无法作为咪达唑仑有效镇静的临床终点[358]。内镜下逆行胰胆管造影中，BIS

监测并不能提高镇静质量，减少丙泊酚用量或低氧血症、心动过缓及低血压等并发症发生率[359]。而对于临床体征可信度差的智障患者，在 BIS 指导下靶控输注丙泊酚有助于术中管理[360]。与持续输注丙泊酚相比，允许患者通过自控镇静来调整其镇静程度，可以减少丙泊酚用量，这种方法越来越受到患者欢迎[361]。然而，这种方法必然需要相对较浅的镇静水平，而对绝大部分患者来说似乎是不可取的[362]。

低剂量的七氟烷吸入镇静也是一种替代方法，其镇静效果好，恢复迅速[363-364]。但是七氟烷吸入使围术期兴奋发生率高，以及变为全身麻醉的风险较大，所以使用起来比较复杂[365]。

麻醉深度监测

目前很多设备可用来监测麻醉的催眠部分，作为对我们传统上依赖患者自主神经体征的补充，大多数麻醉深度监测仪记录自发的或外部刺激诱发的脑电图信号，并处理成一个无量纲的数值，范围通常从 0 到 100。哪些变量被精确记录并如何被处理是其专利信息[366]，麻醉深度足够时不同监测仪显示的具体值也不尽相同[367]。

BIS 是第一个被注册和广泛研究的麻醉深度监测仪，然而对于它实际能否预防术中知晓尚有争议[367]。日间麻醉中术中知晓较少见[368]，人们更多的兴趣在于 BIS 及类似的设备能否减少麻醉药的过量使用，从而提高恢复速度和质量并降低成本。两个 meta 分析表明，滴定麻醉法使 BIS 值在 40 ~ 60 时，苏醒时间仅轻微缩短（2 ~ 4 min），并没有促进患者及早离院[369-370]。BIS 滴定法同样仅轻度降低了术后恶心呕吐发生率（从 38% 至 32%）[369]。尽管麻醉药物的使用有所减少，但节省的费用实际上少于 BIS 相关一次性耗材的费用[369]。监测听觉诱发电位，在减少药物使用和缩短苏醒时间方面与 BIS 相类似[371-372]，其中一项研究中患者离院时间没有差异[371]，但在另一项研究对象近似的研究中，使用 BIS 和听觉诱发电位监测可缩短患者的离院时间[372]。尽管证据的质量堪忧，但用熵指数进行监测也可以有微弱的减少药物用量，缩短恢复时间作用[373]。

虽然麻醉深度指导的药物滴定使用法并无明显临床和经济利益，但我们真正应该考虑的是使用这些监测的目的，而不是那些研究中设计的问题。虽然 BIS 值低于 60 时麻醉深度通常是足够的，但 BIS 缺乏高标准的辨别力，一些患者可能在 BIS 值低至 40 时还有记忆[374]。因此，使用滴定麻醉法来降低成本和缩短恢复时间，即便调整 BIS 值至 40 ～ 50，也可能无意中增加了患者术中知晓的风险[366]。

日间手术麻醉的恢复

恢复通常分为三个阶段。早期第一阶段恢复在麻醉后恢复室（postanesthesia care unit，PACU），患者进一步苏醒，处理疼痛及恶心，监测血流动力学稳定性。中期恢复继续进入第二阶段恢复，患者可能转移至一个单独的病房，至达到离院标准时结束（见后面的讨论）。第一阶段和第二阶段恢复可能在不同的地点，或者在同一场所。

早期恢复

恢复室或 PACU 应集中设置在手术室附近，需要配备与住院患者相同标准的医护人员和设备[375]。PACU 的一些设施可与住院患者共用，但如果日间患者有一个单独的第一阶段 PACU，其恢复时间可以大大缩短[11]。在美国，日间 PACU 护士与患者的比例通常为 1 : 3，低于住院患者 PACU 比例，反映出手术后较低的需求[6]。患者的病情应该充分地交接给 PACU 护理人员，从术前、术中的问题一直到术后指导。PACU 中监测的内容和频率取决于手术类型和患者的恢复状态。因为日间手术麻醉药通常是短效的，在 PACU 中，如果患者吸空气时 SpO$_2$ 高于 92%，可能不需吸 O$_2$[376]。

在英国，如果意识清醒、定向力好、体温正常、气道通畅并通气良好、心血管系统稳定即进入第二阶段恢复。伤口应比较干燥，疼痛及术后恶心呕吐轻并给予充分的治疗。这个评估通常依靠临床判断[375]。在美国，从第一阶段过渡到第二阶段基于医师的预定标准。典型的日间手术标准包括清醒，生命体征平稳，疼痛最小化、恶心轻，及可坐立，并仅有轻微头晕[377]。如果想得到更标准化的数据，可应用评分系统。最普遍使用的是改良的 Aldrete 评分系统[378]，它基于活动、通气、血压、意识和氧合的状况而设定评分点（表 72.4）。在日间手术麻醉研究中，患者清醒、定向力恢复及拔管时间用于评估早期恢复，在 PACU 停留时间是恢复的关键终点指标之一。

第二阶段恢复

第二阶段恢复是患者准备离开日间手术区域并接

表 72.4 改良的 Aldrete 恢复评分

		评分
活动	自主或遵嘱活动四肢	2
	自主或遵嘱活动双肢	1
	不能自主或遵嘱活动肢体	0
呼吸	深呼吸和咳嗽不受限	2
	呼吸困难或受限	1
	窒息	0
循环	血压较麻醉前波动 ±20% 以内	2
	血压较麻醉前波动 ±20% ～ 49%	1
	血压较麻醉前波动 ±50%	0
意识	完全清醒	2
	可以唤醒	1
	无反应	0
氧合	呼吸室内空气 SpO$_2$ > 92%	2
	需要吸氧才能维持 SpO$_2$ > 90%	1
	即使吸氧 SpO$_2$ < 90%	0

总分为 10 分；患者分数 ≥ 9 分即可从第一阶段恢复离院（Reproduced from Aldrete JA. The post-anesthesia recovery score revisited（letter）. J Clin Anesth. 1995；7：89-91. With permission.）

受自我护理。患者应该端坐在手推车或躺椅上，手推车或躺椅用以协助患者活动。低剂量脊髓麻醉后，在运动功能完全恢复后 1 h 内或从脊髓麻醉开始后约 2.5 ～ 3 h[172, 379]，患者通常即可活动。

快通道恢复

随着短效药物应用的增加及技术的不断发展，许多患者在进入 PACU 之前，或刚进入 PACU 时就达到了离院标准[380]。在这种情况下，患者进入 PACU 进行进一步的观察，只会产生不必要的延迟离院。反之，这些患者可以绕过第一阶段的恢复直接进入第二阶段恢复单元，被称为快通道恢复。

改良的 Aldrete 评分同样可以用作快通道恢复的评估标准[381]。通常在 PACU 处理患者的疼痛和术后恶心呕吐，而 Aldrete 评分标准不包括这两项，故 White 和 Song 添加了两个项目，作为快通道恢复的标准[382]。虽然此项标准降低了到达 PACU 时已符合快通道恢复条件的患者的比例，但是也明显减少了在后续阶段需要给予胃肠外镇痛药或止吐药物的患者的数量[382]。其他学者也建议了一系列标准，患者必须全部符合才能进入快通道恢复（框 72.1）[383]。从第一阶段过渡到第二阶段的标准，与直接进入第二阶段的标准应该相同。

快通道恢复是局部麻醉患者的标准，但在英国它同样适用于大多数接受镇静[383-384]和低剂量脊髓麻醉的患者[172]。接受全身麻醉的患者也可以进行快速恢复，这很具有吸引力，是因为它能为患者提供高质量的恢复体验，在一种更愉快、更舒适、更方便的环境中恢复正常。这也节约了更多的资源给那些需要第一阶段恢复的患者。

实现快通道恢复是复杂的过程。在一个区域内，只有约 60% 的患者可以达到绕过 PACU 阶段快速恢复的标准[385]。麻醉深度监测一直被视为有利于快通道恢复[386]，但有些研究没有发现其优势[387]。实现快通道恢复不仅需要麻醉恢复迅速，也有赖于流程的支持，包括护士和外科医师的参与和环境支持。

快通道恢复的经济效益问题应分别考虑[388]。在某些情况下，快通道恢复可以缩短整体恢复时间，与 PACU 停留的时间相当[389]或更长[383]。然而，在整体恢复过程中，护理工作量并没有减少[389]，而其他方面并无区别[385]。第二阶段治疗单元的护士不一定总能及时接收患者，或经常发现患者到达时低体温，或实际上并未达到快通道恢复的所有标准[390]。虽然快通道恢复似有一定的经济效益，但实际上仅在完全不需要 PACU 或者人员配置可以减少的情况下才能实现，截至目前尚无证据支持这一点[388]。护理工作量及费用只是简单地从一个区域转移到另一个区域，整体上并未节省成本[389]。快通道恢复仍有助于改善患者的分流，在较小的医疗机构中实现最高工作效率，从而实现人员在不同区域的灵活调配[388]。但是，最有效的方法可能是让所有患者通过康复最快的途径出院回家。

术后疼痛

术后疼痛管理，应开始于患者手术前。患者需要对术后恢复阶段可能的经历有适当的准备[391]。术前评估中应告知患者术后疼痛的程度、持续时间及一些简单的能减轻疼痛的方法，包括保持舒适体位休息、抬高肿胀肢体、使用热敷或者冷敷或分散注意力。预防是疼痛管理的主要手段。然而，研究表明日间手术后的疼痛管理经常不充分[392-394]。常见原因是对镇痛指南的依从性不够和未实施多模式镇痛[394]。对阿片类镇痛药过度依赖会产生一些可预见的副作用[395]，这是导致患者非必要住院的原因中仅次于镇痛不充分的因素[392]。

多模式镇痛

多模式镇痛利用药物间的相加或协同作用，在疼痛通路的不同环节起效[396]。典型的组合包括伤口局部浸润或区域阻滞，以及常规使用 NSAIDs，必要时辅助小剂量的阿片类药物。表面麻醉也可能有一些好处，利多卡因联合硝酸甘油贴剂可为许多日间手术提供有效的局部镇痛效果[397]。多模式镇痛对多种日间手术后镇痛有效[398-399]。多种药物联合可减少阿片类药物的用量[400]，但是大多数的证据仅限于阿片类药物联合另一种药物，尚无真正多模式镇痛的评价或尝试去发现最佳组合[394]。手术类型不同镇痛效果也有所不同[401]，建议应根据手术类型量身定制多模式镇痛方法[402]。然而，减少阿片类药物用量确实能够在相当程度上减少术后恶心呕吐的发生，以及其他的阿片类药物相关副作用，例如镇静、睡眠障碍、尿潴留和呼吸抑制[395]。目前，没有证据表明多模式镇痛可以改善患者的长期预后[403]，因为关于此类研究的数量较少，而且日间手术后的不良事件发生率较低。

紧急镇痛

即使采取了预防措施，部分患者术后苏醒期依然会经历疼痛。轻度疼痛通过额外地给予口服镇痛药即可处理，更严重的疼痛通常需要使用胃肠外阿片类药物。长效胃肠外阿片类药物很少被使用。这种情况下通常使用芬太尼，小剂量（约 20～25 μg）即可迅速产生镇痛效果。与吗啡相比，芬太尼起效更快并且可以减少术后恶心呕吐的发生[404]，芬太尼紧急镇痛比羟考酮副作用更小[405]。一旦疼痛得以控制，即给予额外的口服镇痛药物，通常可以预防恢复后期疼痛的再次发作。在患者的恢复期内，应根据方案定期对患者进行疼痛评估与处理（图 72.4）。

家庭疼痛管理

在美国，通常会给患者开具术后镇痛药处方，包括弱阿片类药物，这些处方最好在手术前开具，这样一旦患者需要就可以在家中使用。在英国，会给患者提供标准化的家用镇痛药包，在日间手术中心即已分装好，以避免给药延迟。典型的家庭镇痛药包括 NSAIDs 和对乙酰氨基酚合用一种弱阿片类药物。联合使用可待因-对乙酰氨基酚[406]或氢吗啡酮-对乙酰氨基酚[407]在许多日间手术后是有效的，但有部分患者不能将可待因代谢为它的活性形式而导致药物无效[408]。虽然普瑞巴林单次术前给药可适度缓解日间手术后疼痛，但术后持续追加给药并无更好效果[167]。

阿片类药物并发症的处理

多模式镇痛技术旨在减少阿片类药物的使用，然而强效阿片类药物可作为创伤较大的手术后镇痛的紧急之选。吗啡和羟考酮一类的镇痛药，可提供强效且持久的作用，但也伴随着更加强烈和持久的阿片类药物副作用。新型的给药方式，如电离子导入[409]或经鼻腔芬太尼镇痛[410]，或舌下含服舒芬太尼[411]，方便患者使用，却不能降低药物的副作用。除了多模式镇痛外，有其他一些方法可以降低这些副作用，包括药物的发展，如曲马多，即结合了阿片类药物和非阿片类药物的作用机制。曲马多在日间手术后使用是有效的[412-413]，但其仍有较高的不良反应发生率，包括镇静、眩晕，特别是术后恶心呕吐[414]。最近他喷他多在美国和英国获得批准，其具有类似于曲马多的双重作用，疗效与羟考酮相当，且胃肠道不良反应更少，如恶心、呕吐、便秘[415]。与曲马多不同，它不需要代谢活化，也不受异构体依赖的药效学影响[163]。

羟考酮与纳洛酮（Targinact）联合口服用药可拮抗胃肠反应，特别是预防阿片类药物引起的便秘，但对镇痛作用的影响不大，因为首过效应可防止大量纳洛酮到达中枢神经系统[163]。爱维莫潘是另一种外周作用的 μ - 阿片（MOP）受体拮抗剂，旨在减少阿片诱导的便秘。外周 MOP 受体也部分介导阿片类药物相关的术后恶心呕吐、胃排空延迟和尿潴留[163]，这为使用阿片类镇痛的同时规避其严重的不良影响提供了可能。

家庭中局部麻醉管理

术后回家的患者在神经周围、切口内或关节内留置导管是术后疼痛管理一个全新的和不断发展的领域[416]。肩峰下减压术后，患者使用弹性球囊止痛泵通过术中留置于伤口内的导管给予罗哌卡因，进行自控区域麻醉（patient-controlled regional anesthesia,

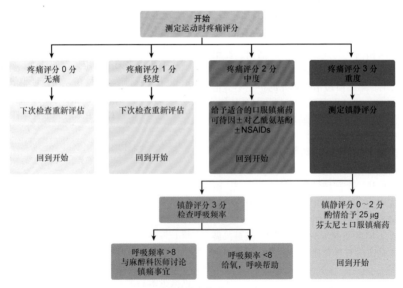

图 72.4　日间手术患者疼痛管理流程示例。NASIDs，非甾体抗炎药（Modified from Lipp A，Jackson I. Adult day surgery analgesia. In：Smith I，McWhinnie D，Jackson I，eds. Day Case Surgery. London：Oxford University Press；2012；133-145. With permission.）

PCRA），为其提供了有效镇痛并减少了活动时的疼痛强度[417]。虽然研究中要求患者在医院进行观察和评估，但根据疼痛评分，作者得出结论：有效组的所有患者可以在术后 2 h 内离院。另一项较小的研究显示在家庭中进行连续肌间沟阻滞的镇痛效果良好，这样可以使多种肩部手术患者当日离院，包括肩关节囊肌腱置开放修补、肩峰下减压和关节置换术[418]。

最近，几个医疗机构报告了一些软骨溶解的病例，似乎与术后使用止痛泵进行关节内局部麻醉有关[419]。在一位骨科医师报道的 375 例患者的研究中，只有术后关节内注入布比卡因或利多卡因的病例发生了软骨溶解[420]。体外实验中，大多数局部麻醉药，包括布比卡因、利多卡因、罗哌卡因对人体关节软骨有毒性作用。并且与单次注射相比，关节软骨长时间暴露在较高浓度的局部麻醉药中，如使用镇痛泵，软骨溶解的风险也会随之增加[421]。因此，许多医疗单位都在减少或停止肩部手术后局部注入麻醉药。

许多输注泵可用于离院后局部麻药注入，或患者自控区域麻醉。电子泵可能会出现一些技术问题[422]，家庭内使用似乎并不可靠[418]。患者更满意一次性弹性球囊止痛泵[422]，其可信度更高；但不是所有该类型的一次性泵都工作良好，而且它们在人体使用时的表现并不一定与体外的测试结果一致[423]。

术后恶心呕吐

术后恶心呕吐在未用止吐药的普通外科手术住院患者中发生率高达 30%[424]。某些日间手术患者因为术中和术后对阿片类药物的需求降低，出现 PONV 的风险非常低，非常小型的手术中的发生率低于 5%[56、425]。然而，其他类似研究中，日间手术患者离院前 PONV 的发生率却高达 41%。如果整体风险评估包括了离院后可能发生的后续呕吐，一些作者认为即使患者服用了止吐药，总体发生率也超过 40%[426]。

风险预测和评估

有些人建议日间手术患者 PONV 的管理应包括普遍的多模式药物预防方法，尽量减少可能导致患者延迟离院或回家后再次出现的症状[427]。然而，目前建议[428]用更有针对性的方法来实现预防性药物治疗的目的。首先要尽量减少来自致呕吐刺激的基础风险，例如足够的液体补充，使用局部区域麻醉技术，如必须采用全身麻醉时，要减少挥发性麻醉药、N$_2$O 和阿片类镇痛药的使用。以前主张避免使用新斯的明，但这可能没有什么益处[428]。需要对每个患者进行风险分层分析。1998 年由 Apfel 及其同事[429]在耳鼻喉科患者中开始使用的评分系统，因其使用简便而广受欢迎。然而，这个评分系统对 PONV 的辨别能力[427]及对日间手术患者的适用性仍有争论，因为 PONV 的风险（表 72.5）在这类患者中似较高估，可能与原始评分系统是来自于欧洲住院患者有关。这在该作者后续研究中得到了证实[426]，在日间手术患者中，PACU 恶心发生率 19.9%，呕吐发生率 3.9%，恶心和（或）呕吐发生率 20.7%，而这些患者通过这个评分系统预测发生 PONV 的风险远高于实际结果。该研究表明，截止术后第二天出院后 PONV 发生率已经很高：36.6% 恶心，11.9% 呕吐，13.3% 严重恶心，5.0% 严重呕吐。根据这些数据，作者设计了出院后恶心呕吐（postdischarge nausea and vomiting，PDNV）的预测评分算法（表 72.6）。其他预测日间手术患者 PONV 风险的评分方法，相对复杂且需要使用计算器或计算机[425]。对 PONV 危险因素的重新评估[430]重申了 Apfel 评分中风险因素的重要性[424]，但该算法包括低龄和手术时长，不包括手术类型。对所有男性患者实施两项止吐干预措施，对所有女性患者实施三项止吐干预措施[431]，这种简单的方法与之前发表过的几项策略相比依从性更好，效果更好[432]，虽然可能会使更多患者暴露在使用不必要的止吐药物的潜在危害中。

总之止吐治疗应该根据患者 PONV 的风险评估，来决定使用单一还是多模式的预防治疗方案。IMPACT 研究[200]表明，昂丹司琼 4 mg、氟哌利多 1.25 mg 和地塞米松 4 mg 对降低 PONV 发生率同样有

表 72.5　Apfel 评分中 PONV 的风险因素和预测发生率

风险因素	评分
女性	1 分
不吸烟者	1 分
既往 PONV 史	1 分
术后使用阿片类药物	1 分
最高得分	4 分

分数	PONV 风险（%）
0	10
1	21（≈ 20）
2	39（≈ 40）
3	61（≈ 60）
4	79（≈ 80）

PONV，术后恶心呕吐。

Data from Apfel CC, Laara E, Koivuranta M, et al. A simplified risk score for predicting postoperative nausea and vomiting: conclusions from crossvalidations between two centers. Anesthesiology. 1999; 91（3）: 693-700

表 72.6　离院后恶心呕吐的风险因素和预测发生率

风险因素	评分
女性	1 分
年龄小于 50 岁	1 分
既往 PONV 史	1 分
术后使用阿片类药物	1 分
在 PACU 发生恶心	1 分
最高得分	5 分

分数	PONV 风险（％）
0	10.9（≈ 10）
1	18.3（≈ 20）
2	30.5（≈ 30）
3	48.7（≈ 50）
4	58.5（≈ 60）
5	79.7（≈ 80）

PACU，麻醉后恢复室；PONV，术后恶心呕吐。
Data from Apfel CC, Philip BK, Cakmakkaya OS, et al. Who is at risk for postdischarge nausea and vomiting after ambulatory surgery? Anesthesiology. 2012；117（3）：475-486

效，均各自能降低 25％ 的发生率；同时使用其中的两种药物会产生叠加效应（即多模式止吐）。具体而言，预防性使用其中一种药物可将 PONV 的发生率从 60％ 降到 44％；使用其中的两种药物会将发生率从 44％ 进一步降低至 33％，三种药物一起使用则会降至 24％。使用丙泊酚全凭静脉麻醉，同时避免使用 N_2O，其效果等同于使用一种止吐药[200]。然而，TIVA 的止吐作用是有时间限制的，TIVA 使患者在术后 2 ～ 6 小时发生迟发性 PONV 的风险更高[200A]。一些简单的措施，例如常规静脉输注 1 ～ 2 L 晶体液可减少 PONV 的发生率及严重程度，减少眩晕和困倦[433]，减少高危人群术后疼痛的发生[434]。让患者在手术前尽可能地饮用清亮液体也可以减少 PONV[124]。

止吐药

第一代止吐药

甲氧氯普胺是一种多巴胺能（D_2）和 5- 羟色胺能（5-HT_3，较高剂量时外周 5-HT_4）拮抗剂，具有促进胃动力的特性，首次报道于 1964 年。一项 meta 分析显示，无证据支持标准临床剂量 10 mg 的甲氧氯普胺对 PONV 有益[435]，但在 Fujii 的一系列研究结果被撤回后，重新分析表明这可能有一些益处[436]。然而，目前的指南仍然没有将甲氧氯普胺作为一线治疗药物[428]。更高的剂量，如 20 ～ 25 mg 更有效[437]，但其导致患者不能静坐的发生率增加。

氟哌利多是丁酰苯类药物，其止吐功能源于对多巴胺受体（D_2）的拮抗作用。因其有潜在的 QT 间期延长作用，美国 FDA 对使用 2.5 mg[438] 或更大的剂量发出了黑框警告。当出现 QT 间期延长和其他副作用如镇静和静坐不能的锥体外系反应时，氟哌利多的使用剂量高于 PONV 的预防剂量，后者通常为 1.25 mg 或更小剂量[438]。最近的 meta 分析[439] 证实了低剂量氟哌利多的止吐作用。自从黑框警告提出后，氟哌利多在美国很少使用，但这主要是法医学的原因，而非出于对疗效或副作用的考虑。在英国，氟哌利多也很少用于日间手术，因为即使在 0.5 mg 的剂量下亦可产生不利的锥体外系反应，尤其是静坐不能[440-441]。澳大利亚的一项研究分析了 228 名行日间妇科腹腔镜手术的女性，使用 10 μg/kg 氟哌利多后静坐不能的发生率为 29％[442]。

组胺 H_1 受体拮抗剂在治疗前庭通路异常引起的恶心呕吐中有独特的效果，在晕车及斜视或中耳外科手术中使用有明确疗效。茶苯海明（苯海拉明和 8- 氯茶碱的复合物，增加 8- 氯茶碱可以减少困倦）的止吐作用与氟哌利多和 5-HT_3 受体拮抗剂近似[443]，但这些抗组胺药物的不良反应包括显著的镇静、口干、尿潴留和视物模糊，这是伴随着毒蕈碱受体拮抗的结果。氯环利嗪是一种 H_1 受体拮抗剂和抗晕动病药物，镇静程度最低，作用时间长，可有效治疗 PONV，预防离院后恶心呕吐[444]。在美国，因其价格低廉并且不需要处方，在离院后使用的药物中很有吸引力。

东莨菪碱经皮给药系统也在临床使用。透皮贴剂设计是使总剂量 1 mg 的东莨菪碱以持续的恒定的速度释放 3 天的时间[445]。大量研究表明，东莨菪碱透皮贴可有效减少 PONV 和离院后恶心呕吐发生率及严重程度，效果与恩丹西酮或氟哌利多相当。它的作用时间长，但起效慢，使用后 2 ～ 4 h 方能有效[446]。起效缓慢的不足可采用手术前一天晚上敷用的方法解决。采用这种方式给药，妇科腔镜检查后恶心和呕吐的发生率，与安慰剂组相比分别从 62.5％ 和 37.5％ 降至 20.8％ 和 8.3％[447]。在美国，临床医师在术前使用东莨菪碱透皮贴，因此药物预防离院后恶心呕吐的作用在短小手术早期恢复阶段即可起效[445]。东莨菪碱的不良反应，主要是口干，困倦、头晕、视物模糊也相对常见，但通常较轻微[445,447]。

5- 羟色胺（5-HT_3）受体拮抗剂

自从 20 世纪 80 年代 5-HT_3 拮抗剂问世以来，其在治疗 PONV 中已经发挥了重要的作用，因为与当时能用的其他药物相比，5-HT_3 拮抗剂不良反应较少。5-HT_3 拮抗剂在手术结束前给药有更好的预防作用[448]。它们也是有效的呕吐紧急治疗用药，昂丹司琼抑制呕吐的作用似乎更明显［需要治疗的人数（NNT = 4）］，而不是缓解恶心（NNT = 7）[449]。虽然 5-HT₃ 拮抗剂相对耐受性好，但是它的副作用包括头痛的风险增加，（受此伤害人数 = 36）和肝转氨酶升高（受此伤害人数 = 31）[449]。所有 5-HT₃ 拮抗剂均被证实可引起 QT 间期延长。近年研制的 5-HT₃ 受体拮抗剂，如多拉司琼、格拉司琼和帕洛诺司琼[450]，在高危者预防性使用能同等程度地减少 PONV 发生率。这些药物的半衰期较长（分别是 8 h，10 h 和 40 h），可更好地预防患者离院后出现恶心呕吐等症状。帕洛诺司琼具备独特的结合特性，可引起 5-HT₃ 受体内在化[451]；其半衰期长，可用于治疗离院后出现的恶心呕吐[452]。价格昂贵是这些新型 5-HT₃ 拮抗剂广泛应用于临床的巨大障碍。

类固醇药

地塞米松静脉注射 4 ～ 5 mg（取决于当地的药物规格）可起到有效的止吐作用[453]。它通过调节内啡肽释放或抑制前列腺素的合成发挥中枢性作用。因为地塞米松起效较慢，故应在麻醉诱导后尽早给药[454]。预防性使用地塞米松在减少术后疼痛、改善恢复质量方面也是有效的[169-170]，但有时达到止吐作用所需要的剂量较大（通常是 8 mg）。这种剂量的地塞米松的长期副作用尚未评估。

神经激肽 -1 拮抗剂

速激肽的催吐作用最初是通过免疫组化方法在雪貂的迷走神经背核发现了 P 物质后而阐明的，迷走神经背核被认为是大脑呕吐反射的基本区域[455]。随后的研究证明了特异性神经激肽 -1 受体拮抗剂的潜在价值，P 物质、神经激肽 A 和 B 通过中枢和胃肠道外周机制，在神经激肽 -1 受体处相互作用而抑制呕吐。阿瑞匹坦是此类药物中第一个商业化生产的。术前口服 40 mg 阿瑞匹坦与昂丹司琼减少恶心的效果类似，但是服药 48 h 后其抑制呕吐的潜在效果更优[456]。静脉注射前药物福沙普利坦比昂丹司琼在预防呕吐方面更有效，但对恶心没有效果，并且对少数接受妇科[457]或下肢手术[458]的患者的 PONV 完全应答率没有影响。罗拉匹坦是一种半衰期长达 180 h 的竞争性神经激肽 -1 受体拮抗剂，一项多中心研究评价了口服罗拉匹坦的效果[459]。与安慰剂及昂丹司琼（诱导时给药）在早期症状的控制上有相似的效果，但罗拉匹坦似乎同样在预防 PONV 上具有长时的保护作用。罗拉匹坦似乎还没有在 PONV 中得到进一步的评估，价格高昂仍然是限制这类药物使用的障碍。

顽固性恶心呕吐的处理

紧急止吐治疗后如症状持续出现则需要进一步的临床分析。应考虑导致这些症状的其他原因，特别是水合状态，潜在的血容量不足或早期感染。分析患者的生命体征（温度，脉搏和血压）及临床相关检查，以排除持续恶心呕吐与腹痛恶化、潜在的化脓性病灶或尿潴留的关系。这些分析很重要，在考虑给予药物缓解症状前排除更有害的其他原因。

给予 20 ml/kg 等渗电解质溶液可以降低日间手术后恶心及头晕的发生，并且充分的补液对减轻持续的症状也有作用[433, 460]。麻黄碱 0.5 mg/kg 肌内注射有预防和治疗作用，疗效与氟哌利多相当，并且镇静评分低于安慰剂[461]。在 6 h 内再给予已使用过的止吐药是没有意义的[428]，但是在一线治疗失败后可考虑使用其他二线药物。这些选择包括小剂量异丙嗪（6.25 mg）；小剂量静脉注射纳洛酮；丙泊酚 20 mg；吩噻嗪类，包括丙氯拉嗪、奋乃静，及神经激肽拮抗剂。对于没有接受过预防性治疗的患者，5-HT₃ 拮抗剂是 PONV 的首选治疗药物，也是证明疗效最好的一类药物，而不是预防性药物[428]。

特殊场所

诊室麻醉

诊室麻醉是一种在北美和欧洲部分地区迅速扩展的日间麻醉形式。可以说，美国第一个日间手术中心（爱荷华州苏城市中心的麻醉诊所）即基于诊室模式[2]。应用局部麻醉或镇静技术在医师诊室进行简单的微创手术已开展许多年。随着诊室手术的复杂性日益增加，现在已有越来越多的麻醉医师参与其中。

诊室手术的优势在于提高患者的便利性，但其最初的出发点是方便外科医师控制工作安排及手术场地。潜在的巨大获利直接使外科医师受惠，此外，这种环境中较低的间接开销导致手术总费用明显较低。例如，腹腔镜腹股沟疝修补术在医院的总费用比在诊室高出 3.5 倍[462]。开腹疝修补术[462]和各种鼻科手术[463]费用在诊室能减少 2.5 倍。在美国，以诊室为基础的外科手术涉及范围广泛。

然而，对诊室手术安全性的合理担忧已经出现。一项对比研究显示，与日间手术中心相比，医师诊室手术不良事件和死亡的发生率增加 10 倍[464]。这些灾难的发生往往是无资质或未经训练的医师，在不适合的或未经认证的环境中实施镇静的结果[464-465]。深度镇静是一个相当大的风险因素。ASA 终审索赔数据显示，40% 的死亡来自于面部及眼部手术中的 MAC 技术，该技术通常在诊室中实施[327]。过度镇静引起的缺氧和通气不足是最常见的死亡原因，警惕性差、监控不力、延迟复苏导致死亡，其中一半被认为是可以预防的[327]。这些数据并不支持镇静比全身麻醉更安全的通用理念。

在美国，对诊室机构的监管是各州的责任，截至 2014 年，近 30 个州有一定程度的监管[466]。监管的确能提高安全性。有报道称，在麻醉医师和外科医师都具有专科医师资格的被充分认证的诊室中，其连续完成的超过 23 000 个病例无死亡报告[467]。此外，在加强监管的同时，安全性似乎也在提高[466]。ASA 和 SAMBA 均发布了诊室麻醉指南[468]，来自于其他组织和专家的综合建议也已经发行。标准的诊室麻醉的安全建议归纳在框 72.2 中。实质上，诊室必须与医院中的或独立的日间手术机构有同样的设置标准。必须健全安全程序，因为孤立的诊室环境意味着不能快速获得外界的帮助。

诊室麻醉的患者选择应依从于指南以保证麻醉安全。因为围术期并发症在孤立的环境中不易处理，患者的选择标准应该比目前医院中日间手术所倡导的更为严格[46]。选择标准必须涵盖手术创伤大小、患者病情复杂程度、诊室的能力和舒适程度以及工作人员[468]。术前准备应该在相同的临床敏锐度和基本常识指导下进行，这些原则在独立日间手术中心中决定着决策制定过程，使并存疾病能够得到良好的控制。适合于诊室手术的麻醉方式与那些医院中或独立的日间手术中心所使用的相似。MAC 应用仍很常见，但很明显"在日益增多的创伤性操作中慎重、熟练使用 MAC 麻醉以达到充分的镇静和镇痛作用"存在巨大的挑战[469]。

框 72.2　来自美国监管机构的诊室手术操作指南小结
雇用经过适当培训并取得资质的麻醉人员
麻醉设备维护良好、在位，能够满足所提供麻醉的需要
尽可能完整地像其他外科区域所要求地提供医学文件
根据美国麻醉医师协会的原则和指南，使用标准的监测设备
提供麻醉后护理单元或恢复室，配备经过适当培训的护理人员，并能提供具体的离院指导
急救设备在位（例如气道设备、心肺复苏设备）
一旦患者发生不良事件或并发症而需要更深度的监护或入院过夜时，要制订将患者紧急转运至能够提供更全面医疗的区域的书面计划
维护并归档质量保证项目
建立医务人员的继续教育计划
不能为了方便患者或节约成本而使安全标准受到影响

一种倾向于浅全麻的趋势正逐渐显现，即应用喉罩或面罩管理气道[470-471]。丙泊酚、七氟烷、地氟烷均适用于诊室麻醉，但是挥发性麻醉药的使用离不开麻醉机。标准设备应该安装在使用频率高的诊室，也要准备一些不太常用的便携式设备[465]。快通道恢复是理想的方式，可保证患者清醒、警觉、能自行从手术床转移至躺椅上，这样可促进手术间在 10 min 左右周转，患者在清醒后 1 h 内离院[465]。尽量减少离院后恶心呕吐的发生非常重要[472]。推荐应定期评估诊室麻醉后的其他并发症[468, 473]。美国医学会发布了一套诊室外科手术核心准则，以提高为诊室操作提供镇静、镇痛医疗服务的安全和质量[474]。

在英国，类似的牙科诊室麻醉已经开展了数十年。一系列的牙科诊室麻醉死亡事件引发了一些反思，最终建议所有的麻醉药物必须由有工作经验、有资质且经过牙科麻醉培训的麻醉医师使用，同时建议要配备在紧急情况下需要使用的复苏设备和药品[475]。麻醉设备和维护的高昂成本是将所有的麻醉最终移出牙科诊室，回到医院的原因之一[476]。随后，诊室麻醉在英国没有进一步发展。局部麻醉下的小手术在一些配备有专门设备的初级医疗手术中心进行；而大部分在美国诊室内进行的操作，在英国是在隶属于医院的日间手术单元、治疗室或外科门诊完成的。

手术室外麻醉

以前需要在医院门诊手术室进行的许多操作，现在可以在放射科、心血管科、内镜检查室由非外科医师进行介入治疗（详见第 73 章）。在许多情况下需要深度镇静或麻醉，这意味着麻醉医师必须到自己不熟悉的、通常有害的环境中去。这些与不同场所有关的问题在第 73 章进行了详细的阐述，但因为许多操作按照日间手术的特点实施，或需要采用的麻醉管理要符合所有常用的短期留院原则，因此需要在这里简要说明。已经介绍过的基本的镇静和麻醉技术适用于大多数操作，但麻醉实施可能不得不根据具体的环境而进行调整。

手术室外的麻醉或镇静存在很大风险[477]。一些风险是某些特定场所特有的（表 72.7），通常包括陌生的环境，小、狭窄或黑暗的房间，与患者的接触受限，培训支持不足或薄弱，患者监测受限和资源不足。ASA 终审索赔分析显示，与手术室内相比，手术室外麻醉不良事件的死亡率更高[478]，主要是由呼吸系统不良事件所引起（44%）。MAC 是最常用的

表 72.7　手术室外麻醉的相关危险	
区域	**具体危险举例**
磁 共 振 成 像（MRI）扫描仪	噪声。强磁场；扫描仪内禁止放置铁磁设备。MRI 兼容设备的特性。远程监控可能出现信号延迟（如二氧化碳浓度监测仪）。在螺旋电缆中感应电流引起燃烧的风险超长呼吸回路的顺应性和无效腔
X 射线和介入放射学	辐射暴露；铅衣致活动受限。光线经常较差。活动受限和 X 线设备的突然移动。患者可能有明显的合并症。造影剂过敏反应。CT 扫描仪内的患者不易靠近
内镜室	黑暗的环境；活动受限患者可能有明显的合并症。因肠道准备或刺激迷走神经引起血流动力学紊乱的风险。上消化道检查共享气道。患者在俯卧位下行 ERCP，同时有辐射的风险
普遍问题	陌生的环境。旧式或不熟悉的设备。很少使用或检查的紧急药品或设备。缺乏专业的或受训人员的帮助。清理困难或缺乏

ERCP，内镜逆行胰胆管造影

框 72.3　美国 Brigham 妇女医院的离院标准
患者清醒，且时间和方位定向力清楚
生命体征平稳
口服镇痛药可控制疼痛
目前恶心呕吐轻微或无
手术部位无意外出血
无眩晕，可以行走
患者已经给予离院指导和处方药
患者接受离院准备
有成人可陪同患者回家

Courtesy of B K Phillip

麻醉技术，超过 1/3 索赔是继发于过度镇静的呼吸抑制。大多数死亡相关的索赔病例中。监护低于标准水平，给予更好的监护则可以避免[478]。在美国，医疗保险与医疗补助服务中心强制要求，麻醉科主任负责监管和评估全医院镇静的实施；认证机构如联合委员会（TJC）和挪威船级社（DNV）审计其依从性。

准备回家和后续

患者告知

院前应给予患者术后指导，包括关于离院后治疗，如何过渡至正常生活和随访的相关要求。这些指导应为书面形式[479]，因为在麻醉后早期恢复阶段患者的记忆力受损[480]；并且最好能对患者的陪同人员重复这些指导内容。除了一般性的建议，离院信息还应该包含患者术后主要并发症的早期预警症状[479]，以及一旦发生应采取的措施。

离院标准

在美国，日间手术麻醉后患者离院由医师负责[10]，符合医师书面离院标准方能离开（框 72.3）。一般情况下，患者应恢复定向能力、心血管系统稳定（包括站立时）且伤口无问题。也可将离院标准整合入评分系统，如麻醉后评分系统[481]。即使在脊髓麻醉后，排尿不再被视为那些尿潴留低风险患者的离院基本必备条件[482]。对于高风险患者，应通过超声评估膀胱容量[483]并给予相应的处理（图 72.5）。实际上，只要按照相应程序给予患者适当的处理，且患者满足所有的基本离院标准，通常可由护理来负责离院手续[479, 484]。

尽管患者术后必须有充分的观察时间以保证心血管系统稳定，但是在大多数情况下，不存在日间手术后最短的观察期。扁桃体切除术可能是例外，提倡最短的观察期是 6～8 h，以发现大多原发性出血[31]。但即使如此也受到质疑，有人认为 4 h[485-486]或更短时间[487]的观察期即可视为安全。

离院后医疗和随访

适当的离院后医疗是日间手术的主要安全保障之一。急性并发症可能与麻醉或手术相关，患者应接受细致的离院前教育，告知麻醉与手术后可能会发生什么。应该给患者提供 24 h 急救联系电话，白天通常联系日间手术中心，但在夜间日间手术中心下班后有必要提供另外一个电话，或直接将患者的电话自动转接[479]。在美国，会常规给予患者外科医师办公室电话和自动接听服务电话，外科术后问题可直接联系。尽管英国医疗保健系统包括初级保健医师，但其处理可危及生命的术后早期并发症方面经验有限，不建议最先联系。如果患者给医疗机构或医师的电话中确实提示有问题，将患者带回医院进行早期外科复查是非常重要的；让患者去急诊室也可能带来不必要的延误。因为日间患者为自我护理，可能会早活动，手术并发症的症状被发现和报告早于在医院恢复的患者，可以更早发现，并增加安全性。使用基于智能手机的应用程序在家中对各种康复参数进行每日评估很受患者欢迎，可能是通过这种方法给患者提供了额外的安慰，呈现

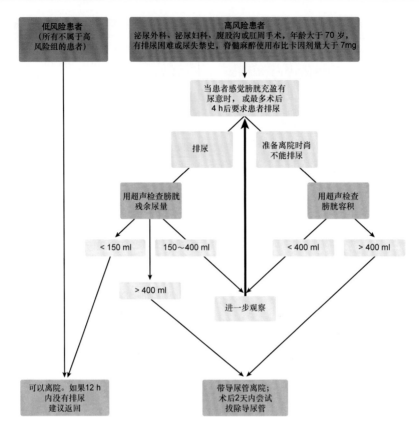

图 72.5　日间手术后不能排尿患者的管理流程（Reproduced from British Association of Day Surgery. Spinal anaesthesia for day surgery patients. London ［available from http：//www.bads.co.uk］；2010. With permission.）

出恢复质量的提高[488]。该系统还可用于患者与护士联系，与其他出院后联系的方式相比更具成本效益[489]，尽管其他人发现用便宜的电话方式联系同样有效[490]。

随访和效果评估

美国麻醉医师协会专门为日间和诊室手术及麻醉开发了一套预后评价指标[491]。它们包括术后 1 天、14 天、30 天的预后指标和持续的质量指标。国际日间手术协会[492]制定了一系列指标（表 72.8）来有效评估整体组织流程是否成功，其中也加入了其他国家专业学会的意见[46, 493]。Lemos 和 Barros[494]进一步将预后分为几个方面评估，包括临床因素、组织因素、社会因素和经济因素，这样允许将个人和机构两方面的表现记录下来（表 72.9）。通过寄回的调查问卷可用于患者日间手术后随访，有助于发现理论上患者可能发生的常见后遗症[391]。无论数据如何收集，重要

的是，来自于质量评价的信息以有效的方式反馈给负责医师和科室，从而保证继续改进[495]。

日间手术后不良反应

日间手术麻醉后轻微的不良反应比较常见（86%）[391]。嗜睡是最为常见的不良反应，可持续至离院后（62%）；疼痛和咽喉痛常见于气管插管患者（分别为 47% 和 49%）。头痛（25%）和头晕（20%）也会发生，但离院后恶心、呕吐不常见（分别为 17% 和 7%）。患者重新恢复正常活动需要 2 ～ 3 天[391]。这些已知的不良反应应该整合入患者术前教育中，在美国可写入麻醉知情同意书中。

急性心血管事件（高血压和低血压、心律失常、心肌缺血、心搏骤停）总的发生率为 2.9%，既往存在心血管疾病的患者的风险更高。呼吸系统事件（低氧血症、喉痉挛、支气管痉挛、误吸、肺水肿和气

表 72.8　国际日间手术协会对日间手术预后指标的建议	
指标	原因
未能进入日间手术中心	内科急症 患者的决定 组织机构的原因 其他原因（需要解释）
到达日间手术中心后，预定手术取消	先前存在的医学问题紧急的医学问题 组织机构的原因 其他原因（需要解释）
在同一天计划外重返手术室	
计划外夜间入院	手术因素 麻醉或医学问题 社会或管理因素
计划外重返日间手术中心或医院	< 24 h > 24 h，且 < 28 天
计划外患者于日间手术中心或医院再次入院	< 24 h > 24 h，且 < 28 天

表 72.9　日间手术预后评估指标	
分类	具体的预后评估指标
临床因素	围术期心血管和呼吸系统不良事件 轻微的术后并发症： 　疼痛 　恶心呕吐 　其他：咽喉痛、头痛、困倦 手术当天计划外返回手术室 计划外入院过夜 计划外返回日间手术中心或院，或入院： 　< 24 h 　> 24 h，且 < 28 天
组织因素	日间手术占择期手术的比例 日间手术项目的可完成性： 　不同种类手术的数量 　预期手术取消 患者未能到达日间手术中心（ASU） 患者到达日间手术中心后手术取消
社会因素	患者满意度 功能健康状态和生活质量
经济因素	手术间的使用率

Reproduced from Lemos P，Barros F. Outcome measures. In：Smith I，McWhinnie D，Jackson I，eds. Day Case Surgery. London：Oxford University Press；2012；335-344. With permission

胸）在所研究人群中发生率 0.1%，吸烟、哮喘和肥胖患者的风险增加[57]。非预期的留院过夜的发生率全球报道为 1% ～ 6% 之间。在工作中将这一数据作为标准需要慎重，除非入院的原因已明确。虽然该指标为术前评估不充分和患者未达到术前最佳状态提供了证据，但是外科疾病种类和复杂性的不同可以解释不同医疗机构之间的差异。极端保守的选择标准可导致入院过夜率非常低，给人们留下不准确的印象，即该机构的管理很好，而非是患者选择的过度谨慎。将这一指标与所有择期手术（按照不同专业或特定手术分类）中的日间手术比例进行横向比较，有助于解释上述问题。

日间手术患者满意度

患者满意度的标准很难定义，某些程度上取决于患者对治疗的期望值。虽然如此，日间手术后患者的满意度通常很高。当患者认为工作人员是友好的，且离院前医师就结果进行讨论时，患者体验可以得到改善[496]。经历日间手术后的患者认为这些因素比术后疼痛的管理、顺利的静脉穿刺和避免离院延迟更重要。其他人还发现提供围术期预期的准确信息非常重要。提高患者满意度的其他因素是有效的术后镇痛、减少恶心反应、工作人员礼貌和尊重隐私、缩短术前等候时间、无匆促的感受、术后电话联系，当然还有良好的手术效果[492]。

参考文献

1. Nicoll JH. *Br Med J.* 1909;2:753.
2. Waters RM. *Am J Surg (Anesth Suppl).* 1919;33:71.
3. Smith I, et al. An overview of ambulatory surgery. In: Smith I, McWhinnie D, Jackson I, eds. *Oxford Specialist Handbook of Day Surgery.* London: Oxford University Press; 2011.
4. Reed WA, et al. *Int Anesthesiol Clin.* 1976;14:113.
5. Philip BK. *Amb Surg.* 1993;1:77.
6. Twersky RS, Philip BK, eds. *Handbook of Ambulatory Anesthesia.* 2nd ed. New York: Springer; 2008.
7. Toftgaard C. *Amb Surg.* 2012;17:53.
8. Ogg TW. Preface. In: Lemos P, Jarrett P, Philip B, eds. *Day Surgery Development and Practice.* Porto, Portugal: International Association for Ambulatory Surgery; 2006:15.
9. NHS England. 2016/17 National Tariff Payment System: 2017.
10. American Society of Anesthesiologists. Guidelines for ambulatory anesthesia and surgery; 2013. Reaffirmed October 16, 2013.
11. Philip BK. Starting up a hospital-based ambulatory surgery program. In: *Successful Management of Ambulatory Surgery Programs.* Vol. II. Atlanta: American Health Consultants; 1985:167.
12. Fehrmann K, et al. *J One-day Surg.* 2009;19:39.
13. Junger A, et al. *Eur J Anaesthesiol.* 2001;18:314.
14. Tewfik MA, et al. *J Otolaryngol.* 2006;35:235.
15. British Association of Day Surgery. *BADS Directory of Procedures.* 5th ed. London. http://www.bads.co.uk.
16. Trondsen E, et al. *Br J Surg.* 2000;87:1708.
17. Thiel J, et al. *J Am Assoc Gynecol Laparosc.* 2003;10:481.
18. Ilie CP, et al. *J Endourol.* 2011;25:631.
19. Ilie CP, et al. *J Endourol.* 2011;25:797.
20. Abboudi H, Doyle P, Winkler M. Day case laparoscopic radical prostatectomy. *Archivio Italiano di Urologia e Andrologia.* 2017;89(3):182–185.
21. Watkins BM, et al. *Obes Surg.* 2005;15:1045.
22. Bradley JN, et al. *Bone and Joint Journal.* 2017;99-B(6):788–792.
23. Berger RA, et al. *Clin Orthop Relat Res.* 2009;467:1424.
24. Larsen JR, Skovgaard B, Pryno T, et al. Feasibility of day-case total hip arthroplasty: a single-centre observational study. *Hip International.* 2017;27(1):60–65.

25. McCarty TM, et al. *Ann Surg*. 2005;242:494.
26. Blanshard HJ, et al. *Anesth Analg*. 2001;92(1):89–94.
27. Au K, et al. *Journal of Neurosurgery*. 2016;125(5):1130–1135.
28. Goettel N, et al. *J Neurosurg Anesth*. 2014;26(1):60–64.
29. Hotchen AJ, et al. *Br J Hosp Med*. 2016;77(3):180–183.
30. Bettocchi S, et al. *Human Reprod*. 2002;17:2435.
31. Moralee SJ, et al. *J Laryngol Otol*. 1995;109:1166.
32. Bennett AMD, et al. *Clin Otolaryngol*. 2005;30:418.
33. Steckler RM. *Am J Surg*. 1986;152:417.
34. Rajeev P, Sadler GP. Thyroid and parathyroid surgery. In: Smith I, McWhinnie D, Jackson I, eds. *Oxford Specialist Handbook of Day Surgery*. London: Oxford University Press; 2011:241.
35. Stavrakis AI, et al. *Surgery*. 2007;142:887.
36. Hisham AN. *J One-day Surg*. 2006;16:13.
37. Smith I, et al. Developing day surgery. In: Smith I, McWhinnie D, Jackson I, eds. *Oxford Specialist Handbook of Day Surgery*. London: Oxford University Press; 2011:345.
38. Brown H. Breast surgery. In: Smith I, McWhinnie D, Jackson I, eds. *Oxford Specialist Handbook of Day Surgery*. London: Oxford University Press; 2011:199.
39. Cordeiro E, et al. *Annals of Surgical Oncology*. 2016;23(8):2480–2486.
40. Lermitte J, et al. *Curr Opin Anesthiol*. 2005;18:598.
41. Fleisher LA, et al. *Arch Surg*. 2007;142:263.
42. Warner MA, et al. *JAMA*. 1993;270:1437.
43. Ansell GL, Montgomery JE. *Br J Anaesth*. 2004;92(1):71–74.
44. Engbaek J, et al. *Acta Anaesthesiol Scand*. 2006;50:911.
45. Majholm B, et al. *Acta Anaesthesiol Scand*. 2012;56:323.
46. Association of Anaesthetists of Great Britain and Ireland, British Association of Day Surgery, Verma R, et al. *Anaesthesia*. 2011;66:417.
47. Smith I, Jakobsson J. Selection criteria. In: Smith I, McWhinnie D, Jackson I, eds. *Oxford Specialist Handbook of Day Surgery*. London: Oxford University Press; 2011:41.
48. Davies KE, et al. *Anaesthesia*. 2001;56:1112.
49. Joshi GP, et al. *Anesth Analg*. 2013;117(5):1082–1091.
50. Ankichetty S, et al. *Curr Opin Anesthiol*. 2011;24:605.
51. Raeder J. *Curr Opin Anesthiol*. 2007;20:508.
52. Chung F, et al. *Br J Anaesth*. 2012;108:768.
53. Chung F, et al. *Anesth Analg*. 2016;123(2):452–473.
54. Youshani AS, et al. *Int J Pediatr Otorhin*. 2011;75:207.
55. Fleisher LA, et al. *Arch Surg*. 2004;139:67.
56. Chung F, et al. *Can J Anaesth*. 1999;46:309.
57. Chung F, et al. *Br J Anaesth*. 1999;83:262.
58. Aldwinckle RJ, et al. *Anaesthesia*. 2004;59:57.
59. Canet J, et al. *Acta Anaesthesiol Scand*. 2003;47:1204.
60. Rasmussen LS, Steinmetz J. *Curr Opin Anesthiol*. 2015;28(6):631–635.
61. Coté CJ, et al. *Anesthesiology*. 1995;82:809.
62. Fisher DM. *Anesthesiology*. 1995;82:807.
63. Bryson GL, et al. *Can J Anaesth*. 2004;51:782.
64. Short J, Bew S. Paediatric day surgery. In: Smith I, McWhinnie D, Jackson I, eds. *Oxford Specialist Handbook of Day Surgery*. London: Oxford University Press; 2011:161.
65. Henderson-Smart DJ, et al. *Cochrane Database Syst Rev*. 2001;(4): CD000048.
66. Williams JM, et al. *Br J Anaesth*. 2001;86:366.
67. Sale SM, et al. *Br J Anaesth*. 2006;96:774.
68. Howell SJ, et al. *Br J Anaesth*. 2004;92:570.
69. Eagle KA, et al. *Circulation*. 2002;105:1257.
70. Hartle A, et al. *Anaesthesia*. 2016;71(3):326–337.
71. Carlisle J. *Anaesthesia*. 2015;70(7):773–778.
72. Fleisher LA, et al. *J Am Coll Cardiol*. 2007;50:1707.
73. Smith I, et al. *Curr Opin Anesthiol*. 2010;23:687.
74. Fleisher LA, et al. *Circulation*. 2014;130(24):2215–2245.
75. Roshanov PS, et al. *Anesthesiology*. 2017;126(1):16–27.
76. Chassot PG, et al. *Br J Anaesth*. 2002;89:747.
77. Girish M, et al. *Chest*. 2001;120:1147.
78. Sweitzer BJ. *Curr Opin Anesthiol*. 2008;21:711.
79. Daniels PR. *Br Med J*. 2015;351(8018):27–30.
80. Grines CL, et al. *J Am Coll Cardiol*. 2007;49:734.
81. Fogg KJ, et al. *Amb Surg*. 1995;3:209.
82. Cheng CJC, et al. *Anaesthesia*. 2002;57:805.
83. Chung F, et al. *Can J Anaesth*. 2005;52:1022.
84. Chung F, et al. *Anesth Analg*. 2008;106:817.
85. Carlisle JB, Stocker ME. Preoperative assessment. In: Smith I, McWhinnie D, Jackson I, eds. *Oxford specialist handbook of day surgery*. London: Oxford University Press; 2011:51.
86. Fraczyk L, et al. *J Clin Nurs*. 2010;19:2849.
87. Law TT, et al. *Hong Kong Med J*. 2009;15:179.
88. Parker BM, et al. *J Clin Anesth*. 2000;12:350.
89. Bettelli G. *Curr Opin Anesthiol*. 2010;23:726.
90. Burden N. *J Perianesth Nurs*. 2004;19:401.
91. British Association of Day Surgery. *Organisational issues in preoperative assessment for day surgery*. London.
92. Varughese AM, et al. *Paediatr Anaesth*. 2006;16:723.
93. Kinley H, et al. *Br Med J*. 2002;325:1323.
94. Edward GM, et al. *Br J Anaesth*. 2008;100:322.
95. Edward GM, et al. *Br J Anaesth*. 2008;100:195.
96. Arvidsson S. *Acta Anaesthesiol Scand*. 1996;40(8 Part 2):962.
97. Smith I, et al. *Day Case Surgery (Oxford Specialist Handbook Series)*. London: Oxford University Press; 2012.
98. Loxdale SJ, et al. *Anaesthesia*. 2011;67:51.
99. Mueller PS, et al. *Mayo Clin Proc*. 2007;82:1360.
100. Klein AA, et al. *Anaesthesia*. 2010;65:974.
101. American Society of Anesthesiologists Committee on Standards and Practice Parameters, et al. *Anesthesiology*. 2012;116(3):522–538.
102. National Institute for Health and Care Excellence. Routine preoperative tests for elective surgery. NICE guideline [NG45]. April 2016.
103. Dzankic S, et al. *Anesth Analg*. 2001;93:301.
104. van Klei WA, et al. *Ann Surg*. 2007;246:165.
105. Chung F, et al. *Anesth Analg*. 2009;108:467.
106. Matthey P, et al. *Can J Anaesth*. 2001;48:333.
107. Edward GM, et al. *Br J Anaesth*. 2011;106:319.
108. British Association of Day Surgery. *Managing patients with diabetes for day and short stay surgery*. 3rd ed. London. http://www.bads.co.uk. (Accessed 05.07.2014.)
109. Association of Anaesthetists of Great Britain and Ireland. *Anaesthesia*. 2015;70(12):1427–1440.
110. Sehgal A, et al. *Anaesthesia*. 2002;57:947.
111. Lee A, et al. *Anesthesiology*. 2006;105:454.
112. Hogg LA, et al. *Eur J Anaesthiol*. 2010;27:11.
113. American Society of Anesthesiologists. *Anesthesiology*. 2017; 126(3):376–393.
114. Smith I, et al. *J Anaesthiol*. 2011;28:556.
115. Maltby JR, et al. *Can J Anaesth*. 2004;51:111.
116. Cook-Sather SD, et al. *Anesth Analg*. 2009;109:727.
117. Søreide E, et al. *Acta Anaesthesiol Scand*. 2005;49:1041.
118. Engelhardt T, et al. *Paediatr Anaesth*. 2011;21:964.
119. Crenshaw JT. *Am J Nurs*. 2011;111:38.
120. Kyrtatos PG, et al. *J Periop Practice*. 2014;24(10):228–231.
121. Hillyard S, et al. *Br J Anaesth*. 2014;112(1):66–71.
122. Okabe T, et al. *Br J Anaesth*. 2015;114(1):77–82.
123. Larsen B, et al. *Eur J Anaesthiol*. 2016;33:1–6.
124. McCracken GC, Montgomery J. *Eur J Anaesthiol*. 2018;35(5):337–342.
125. Ouanes J-PP, et al. *J Clin Anesth*. 2015;27(2):146–152.
126. Poulton TJ. *Paediatr Anaesth*. 2012;22:288.
127. Doze VA, et al. *Anesthesiology*. 1987;66:223.
128. Fawcett WJ, Ljungqvist O. *BJA Education*. 2017;17(9):312–316.
129. Carroll JK, et al. *Br J Nurs*. 2012;21:479.
130. Segerdahl M, et al. *Acta Anaesthesiol Scand*. 2008;52(117).
131. Walker KJ, et al. *Cochrane Database Syst Rev*. 2009;4:CD002192.
132. Soltner C, et al. *Br J Anaesth*. 2011;106:680.
133. Hargreaves J. *Br J Anaesth*. 1988;61:611.
134. De Witte JL, et al. *Anesth Analg*. 2002;95:1601.
135. Bauer KP, et al. *J Clin Anesth*. 2004;16:177.
136. van Vlymen JM, et al. *Anesthesiology*. 1999;90:740.
137. Ko YP, et al. *Acta Anaesthesiol Sinica*. 2001;39:169.
138. Horgesheimer JJ, et al. *Pediatr Dent*. 2001;23:491.
139. Viitanen H, et al. *Anesth Analg*. 1999;89:75.
140. Bevan JC, et al. *Anesth Analg*. 1997;85:50.
141. Golden L, et al. *Anesth Analg*. 2006;102:1070.
142. Vagnoli L, et al. *Paediatr Anaesth*. 2010;20:937.
143. Rice M, et al. *Paediatr Anaesth*. 2008;18:426.
144. Lee J, et al. *Anesth Analg*. 2012;115:1168.
145. Mifflin KA, et al. *Anesth Analg*. 2012;115:1162.
146. Chartrand J, et al. *J Adv Nurs*. 2017;73(3):599–611.
147. Binstock W, et al. *Paediatr Anaesth*. 2004;14:759.
148. Smith I. *Curr Opin Anesthiol*. 2011;24:644.
149. Dahmani S, et al. *Br J Anaesth*. 2010;104:216.
150. Jöhr M. *Eur J Anaesthiol*. 2011;28:325.
151. Brett CN, et al. *Anaesth Intens Care*. 2012;40:166.
152. Ong CKS, et al. *Anesth Analg*. 2005;100:757.
153. Ochroch EA, et al. *Drugs*. 2003;63:2709.
154. White PF, et al. *Anesth Analg*. 2009;108:1364.

155. Gan TJ, et al. *Acta Anaesthesiol Scand.* 2004;48:1194.
156. Turan I, et al. *J Orthopaed Surg.* 2008;3:40.
157. Joshi A, et al. *Br J Oral Max Surg.* 2004;42:299.
158. Kaeding C, et al. *Am J Orthoped.* 2004;33:510.
159. Mixter 3rd CG, et al. *Arch Surg.* 1998;133:432.
160. Yong SL, et al. *Int J Surg.* 2010;8:283.
161. Pickering AE, et al. *Br J Anaesth.* 2002;88:72.
162. Louizos AA, et al. *Ann Oto Rhinol Laryngol.* 2006;115:201.
163. Power I. *Br J Anaesth.* 2011;107:19.
164. Kowalski ML, et al. *Treatments Resp Med.* 2006;5:399.
165. Jokela R, et al. *Br J Anaesth.* 2007;98:255.
166. Jokela R, et al. *Br J Anaesth.* 2008;100:834.
167. Peng PWH, et al. *Br J Anaesth.* 2010;105:155.
168. Tramèr MR, et al. *Anesth Analg.* 2007;104:1374.
169. De Oliveira Jr GS, et al. *Br J Anaesth.* 2011;107:362.
170. Murphy GS, et al. *Anesthesiology.* 2011;114:882.
171. Kehlet H, et al. *Acta Anaesthesiol Scand.* 2005;49:143.
172. British Association of Day Surgery. *Spinal anaesthesia for day surgery patients.* London, http://www.bads.co.uk. (Accessed 05.07.2014.)
173. Korhonen A-M. *Curr Opin Anesthesiol.* 2006;19:612.
174. Förster JG, et al. *Curr Opin Anesthesiol.* 2011;24:633.
175. Sahinovic MM, et al. *Curr Opin Anesthesiol.* 2010;23:734.
176. Lloyd S. *Curr Anaesth Crit Care.* 2007;18:188.
177. Doenicke A, et al. *Anesth Analg.* 1994;79:933.
178. Bloomfield R, et al. *Br J Anaesth.* 2006;97:116.
179. Sneyd JR, et al. *Br J Anaesth.* 2010;105:246.
180. Trudell JR, et al. *Anesth Analg.* 2012;115:270.
181. Vlassakov KV, Kissin I. *Trends Pharmacol Sci.* 2016;37(5):344–352.
182. Smith I, et al. *Anesthesiology.* 1994;81:1005.
183. Jalota L, et al. *Br Med J.* 2011;342:d1110.
184. Mallick A, et al. *Eur J Anaesthesiol.* 2007;24:403.
185. Win NN, et al. *Anaesthesia.* 2007;62:561.
186. Ong LB, et al. *Anaesth Intens Care.* 2000;28:527.
187. Tighe KE, et al. *Anaesthesia.* 1997;52:1000.
188. Ang S, et al. *Anaesth Intens Care.* 1999;27:175.
189. Goyagi T, et al. *Acta Anaesthesiol Scand.* 2003;47:771.
190. Smith I, et al. *Eur J Anaesthesiol.* 2008;25:790.
191. Rosenblum M, et al. *Anesth Analg.* 1991;73:255.
192. Sukhani R, et al. *Anesth Analg.* 1996;83:975.
193. Anderson L, Robb H. *Anaesthesia.* 1998;53:1117.
194. Djaiani G, et al. *Anaesthesia.* 1999;54:63.
195. Ghatge S, et al. *Acta Anaesthesiol Scand.* 2003;47:917.
196. Gupta A, et al. *Anesth Analg.* 2004;98:632.
197. Goswami U, et al. *Indian Journal of Anaesthesia.* 2015;59(3):150–155.
198. Geng YJ, et al. *J Clin Anesth.* 2017;38:165–171.
199. Tramèr M, et al. *Br J Anaesth.* 1997;78:247.
200. Apfel CC, et al. *N Engl J Med.* 2004;350:2441.
00A. Schaefer MS, et al. *Eur J Anaesthesiol.* 2016;33:750–760.
201. Kumar G, et al. *Anaesthesia.* 2014;69(10):1138–1150.
202. Leslie K, et al. *Cochrane Database Syst Rev.* 2008;3:CD006059.
203. Chen G, et al. *Eur J Anaesthesiol.* 2008;26:928.
204. Absalom AR, et al. *Br J Anaesth.* 2009;103:26.
205. Coetzee JF. *Eur J Anaesthesiol.* 2009;26:359.
206. Cortinez LI, et al. *Anesth Analg.* 2014;119(2):302–310.
207. Ebert TJ, et al. *Anesthesiology.* 1995;83:88.
208. Doi M, et al. *Can J Anaesth.* 1993;40:122.
209. Weiskopf RB, et al. *Anesthesiology.* 1994;80:1035.
210. Philip BK, et al. *Anaesthesia.* 1999;89:623.
211. Kirkbride DA, et al. *Anesth Analg.* 2001;93:1185.
212. Karthikeyan S, et al. *Anaesthesia.* 2002;57:1114.
213. Lerman J. *Curr Opin Anesthesiol.* 2007;20:221.
214. Picard V, et al. *Acta Anaesthesiol Scand.* 2000;44:307.
215. Ortiz AC, et al. *Cochrane Database Syst Rev.* 2014;(2):CD009015.
216. Macario A, et al. *Am J Health Syst Pharm.* 2005;62:63.
217. Tarazi EM, et al. *J Clin Anesth.* 1998;10:272.
218. Ashworth J, et al. *Anesth Analg.* 1998;87:312.
219. Saros GB, et al. *Acta Anaesthesiol Scand.* 2006;50:549.
220. McKay RE, et al. *Br J Anaesth.* 2010;104:175.
221. De Baerdemaeker LEC, et al. *Obes Surg.* 2006;16:728.
222. Tramèr M, et al. *Br J Anaesth.* 1996;76:186.
223. Fernandez-Guisasola J, et al. *Anaesthesia.* 2010;65(4):379–387.
224. Peyton PJ, Wu CY. *Anesthesiology.* 2014;120(5):1137–1145.
225. Billingham S, Smith I. *Curr Anesthesiol Rep.* 2014;4(4):275–283.
226. Jakobson J. *Anaesthesia for day case surgery.* New York: Oxford University Press; 2009.
227. Stocker ME, Philip BK. Adult general anaesthesia. In: Smith I, McWhinnie D, Jackson I, eds. *Oxford Specialist Handbook of Day Surgery.* London: Oxford University Press; 2011:63.
228. Coloma M, et al. *Anesth Analg.* 2001;92:352.
229. Shakir AAK, et al. *J One-day Surg.* 1997;6:10.
230. Chung F, et al. *Acta Anaesthesiol Scand.* 2000;44:790.
231. Philip BK, et al. *Anesth Analg.* 1997;84:515.
232. Kim SH, et al. *Frontiers in Pharmacology.* 2014;5:108.
233. Yu EHY, et al. *Anaesthesia.* 2016;71(11):1347–1362.
234. Echevarria G, et al. *Br J Anaesth.* 2011;107(6):959–965.
235. Göröcs TS, et al. *Int J Clin Pract.* 2009;63:112.
236. Uysal HY, et al. *J Clin Anesth.* 2011;23:53.
237. Smith I, et al. *Anesth Analg.* 1991;73:540.
238. White PF, et al. *Anesth Analg.* 2003;97:1633.
239. Collard V, et al. *Anesth Analg.* 2007;105:1255.
240. Moon YE, et al. *J Int Med Res.* 2011;39:1861.
241. Hwang W-J, et al. *J Clin Anesth.* 2013;24.
242. Singh PP, et al. *Can J Anaesth.* 1992;39:559.
243. White PF. *Br J Anaesth.* 2002;88:163.
244. Heerdt PM, et al. *Curr Opin Anesthesiol.* 2015;28(4):403–410.
245. Fuchs-Buder T, et al. *Curr Opin Anesthesiol.* 2012;25:217.
246. Kimura T, et al. *Anesth Analg.* 1994;79:378.
247. Woods AW, et al. *Br J Anaesth.* 2005;94:150.
248. Stevens JB, et al. *Anesth Analg.* 1998;86:45.
249. Yu SH, et al. *J Oral Maxillofac Surg.* 2010;68:2359.
250. Mendels EJ, et al. *Arch Otolaryngol Head Neck Surg.* 2012;138:257.
251. Abrishami A, et al. *Can J Anaesth.* 2007;57:1014.
252. Cook TM, et al. *Can J Anaesth.* 2005;52:739.
253. Cook TM, et al. *Br J Anaesth.* 2007;99:436.
254. Maltby JR, et al. *Can J Anaesth.* 2002;49:857.
255. Belena JM, et al. *World J Gastrointest Surg.* 2015;7(11):319–325.
256. Nicholson A, et al. *Cochrane Database Syst Rev.* 2013;9:CD010105.
257. Hohlrieder M, et al. *Anaesthesia.* 2007;62:913.
258. Hohlrieder M, et al. *Br J Anaesth.* 2007;99:576.
259. Carron M, et al. *Anesthesiology.* 2012;117:309.
260. Cook TM. *Br J Anaesth.* 2006;96:149.
261. Jolliffe L, et al. *Curr Opin Anesthesiol.* 2008;21:719.
262. Hernandez MR, et al. *Anesth Analg.* 2012;114:349.
263. Watson BJ, et al. *J One-day Surg.* 2003;12:59.
264. Despond O, et al. *Can J Anaesth.* 1998;45:1106.
265. Zaric D, et al. *Anesth Analg.* 2005;100:1811.
266. Watson B, et al. Spinal anaesthesia. In: Smith I, McWhinnie D, Jackson I, eds. *Oxford Specialist Handbook of Day Surgery.* London: Oxford University Press; 2011:79.
267. Vaghadia H. *Can J Anaesth.* 1998;45(suppl 1):R64.
268. Ben-David B, et al. *Anesth Analg.* 1997;85:560.
269. Nair GS, et al. *Br J Anaesth.* 2009;102:307.
270. Linares Gil MJ, et al. *Am J Surg.* 2009;197:182.
271. Bay-Nielsen M, et al. *Acta Anaesthesiol Scand.* 2008;52:169.
272. Manassero A, Fanelli A. *Local and Regional Anesthesia.* 2017;10:15–24.
273. Goldblum E, Atchabahian A. *Acta Anaesthesiol Scand.* 2013;57(5):545–552.
274. Camponovo C, et al. *Anesth Analg.* 2010;111:568.
275. Lacasse M-A, et al. *Can J Anaesth.* 2011;58:384.
276. Vaghadia H, et al. *Acta Anaesthesiol Scand.* 2012;56:217.
277. Boublik J, et al. *Anaesthesia Critical Care and Pain Medicine.* 2016;35(6):417–421.
278. Black AS, et al. *Br J Anaesth.* 2011;106:183.
279. Mulroy MF, et al. *Anesth Analg.* 2000;91:860.
280. Neal JM, et al. *Reg Anesth Pain Med.* 2001;26:35.
281. Stevens RA, et al. *Anesthesiology.* 1993;78:492.
282. Cyna AM, et al. *Cochrane Database Syst Rev.* 2008;4:CD003005.
283. Ansermino M, et al. *Paediatr Anaesth.* 2003;13:561.
284. Saadawy I, et al. *Acta Anaesthesiol Scand.* 2009;53:251.
285. Brown EM, et al. *Can J Anaesth.* 1989;36:307.
286. Niemi TT, et al. *Anesth Analg.* 1996;82:460.
287. Simon MA, et al. *Eur J Anaesthesiol.* 1998;15:32.
288. Atanassoff PG, et al. *Anesthesiology.* 2001;95:627.
289. Peng PWH, et al. *Reg Anesth Pain Med.* 2002;27:595.
290. Asik I, et al. *J Clin Anesth.* 2009;21:401.
291. Chilvers CR, et al. *Can J Anaesth.* 1997;44:1152.
292. Chan VW, et al. *Anesth Analg.* 2001;93:1181.
293. Choyce A, et al. *Can J Anaesth.* 2002;49:32.
294. Sen S, et al. *Br J Anaesth.* 2006;97:408.
295. Bigat Z, et al. *Anesth Analg.* 2006;102:605.
296. Esmaoglu A, et al. *Eur J Anaesthesiol.* 2005;22:447.
297. Memis D, et al. *Anesth Analg.* 2004;98:835.
298. Alayurt S, et al. *Anaesth Intens Care.* 2004;32:22.

299. Gupta A, Smith I. Local and regional anaesthesia. In: Smith I, McWhinnie D, Jackson I, eds. *Oxford Specialist Handbook of Day Surgery*. London: Oxford University Press; 2011:93.

300. Griffin J, et al. *Anaesthesia*. 2010;65(suppl 1):1.

301. Neal JM. *Reg Anesth Pain Med*. 2010;35(suppl 2):S59.

302. Møiniche S, et al. *Reg Anesth Pain Med*. 1999;24:430.

303. Scott NB. *Anaesthesia*. 2010;65(suppl 1):67.

304. Kark AE, et al. *J Am Coll Surg*. 1998;186:447.

305. Kingsnorth AN, et al. *Ann R Coll Surg Eng*. 2003;85:18.

306. Kehlet H, et al. *Hernia*. 2008;12:507.

307. Kerr DR, et al. *Acta Orthop*. 2008;79:174.

308. Essving P, et al. *Acta Orthop*. 2009;80:213.

309. Andersen LØ, Kehlet H. *Br J Anaesth*. 2014;113(3):360–374.

310. Pedersen JL, et al. *Anesth Analg*. 2004;99:912.

311. Weiniger CF, et al. *Anaesthesia*. 2012;67:906.

312. Golf M, et al. *Adv Ther*. 2011;28:776.

313. Bramlett K, et al. *Knee*. 2012;19:530.

314. Smoot JD, et al. *Aesthet Surg J*. 2012;32:69.

315. Minkowitz HS, et al. *Aesthet Surg J*. 2012;32:186.

316. Vyas KS, et al. *Plast Reconstr Surg*. 2016;138(4):748e–756e.

317. Wang K, Zhang HX. *Int J Surg*. 2017;46:61–70.

318. Kuang MJ, et al. *J Arthroplasty*. 2017;32(4):1395–1402.

319. Singh PM, et al. *J Arthroplasty*. 2017;32(2):675–688.

320. Liu SS, et al. *J Am Coll Surg*. 2006;203(6):914–932.

321. Rodriguez-Navarro AJ, et al. *Reg Anesth Pain Med*. 2011;36:103.

322. Lobo K, et al. *Anesthesiology*. 2015;123(4):873–885.

323. Raeder J. *Anesth Analg*. 2009;108:704.

324. American Society of Anesthesiologists. Continuum of depth of sedation: definition of general anesthesia and levels of sedation/analgesia. Last amended on October 15, 2014; 2014. Available from http://www.asahq.org/sitecore/shell/~/media/sites/asahq/files/public/resources/standards-guidelines/continuum-of-depth-of-sedation-definition-of-general-anesthesia-and-levels-of-sedation-analgesia.pdf.

325. American Society of Anesthesiologists. ASA position on monitored anesthesia care. Last amended on October 16, 2013; 2013. Available from http://www.asahq.org/sitecore/shell/~/media/sites/asahq/files/public/resources/standards-guidelines/position-on-monitored-anesthesia-care.pdf.

326. Ahuja M, Armstrong I. Sedation. In: Smith I, McWhinnie D, Jackson I, eds. *Oxford Specialist Handbook of Day Surgery*. London: Oxford University Press; 2011:109.

327. Bhananker SM, et al. *Anesthesiology*. 2006;104:228.

328. Hug Jr CC. *Anesthesiology*. 2006;104:221.

329. Smith I. *J Clin Anesth*. 1996;8:76S.

330. Philip BK. *Anesth Analg*. 1987;66:97.

331. Richards A, et al. *Oral Surg Oral Med Oral Path*. 1993;76:408.

332. Smith I, et al. *Anesth Analg*. 1994;79:313.

333. Heuss LT, Inauen W. *Digestion*. 2004;69(1):20–26.

334. Royal College of Anaesthetists and British Society of Gastroenterology Joint Working Party. *Guidance for the Use of Propofol Sedation for Adult Patients Undergoing Endoscopic Retrograde Cholangiopancreatography (Ercp) and Other Complex Upper Gi Endoscopic Procedures*; 2011.

335. American Society of Anesthesiologists. Statement on safe use of propofol. Amended October 21, 2009; 2014. Available from http://www.asahq.org/sitecore/shell/~/media/sites/asahq/files/public/resources/standards-guidelines/statement-on-safe-use-of-propofol.pdf.

336. Vargo JJ, et al. *Gastroint Endosc*. 2009;70:1053.

337. Rex DK, et al. *Gastroenterology*. 2009;137:1229.

338. Berzin TM, et al. *Gastroint Endosc*. 2011;73:710.

339. Leslie K, et al. *Br J Anaesth*. 2017;118(1):90–99.

340. Pergolizzi Jr JV, et al. *Anesthesiol Res Pract*. 2011;2011:458920.

341. Borkett KM, et al. *Anesth Analg*. 2015;120(4):771–780.

342. Dilger JA, et al. *Can J Anaesth*. 2004;51:20.

343. Winton AL, et al. *Anaesthesia*. 2008;63:932.

344. Berkenstadt H, et al. *J Neurosurg Anesth*. 2001;13:246.

345. Ryu J-H, et al. *J Clin Anesth*. 2008;20:328.

346. Sá Rêgo MM, et al. *Anesth Analg*. 1999;88:518.

347. Höhener D, et al. *Br J Anaesth*. 2008;100:8.

348. Frost EAM, et al. *Curr Opin Anesthesiol*. 2007;20:331.

349. Badrinath S, et al. *Anesth Analg*. 2000;90:858.

350. Taylor E, et al. *J Clin Anesth*. 1992;4:213.

351. Nieuwenhuijs DJF, et al. *Anesthesiology*. 2003;98:312.

352. Avramov M, et al. *Anesthesiology*. 1996;85:1283.

353. Philip BK, et al. *Anesth Analg*. 1990;71:371.

354. Ghouri AF, et al. *Anesthesiology*. 1994;81:333.

355. Smith I, et al. *Frontline Gastro*. 2018;9:185–191.

356. Casati A, et al. *Can J Anaesth*. 1999;46:235.

357. Ibrahim AE, et al. *Anesthesiology*. 2001;95:1151.

358. Cheung CW, et al. *Anaesthesia*. 2008;63:1302.

359. von Delius S, et al. *Endoscopy*. 2012;44:258.

360. Sakaguchi M, et al. *J Clin Anesth*. 2011;23:636.

361. Osborne GA, et al. *Anaesthesia*. 1994;49:287.

362. Heuss LT, et al. *Am J Gastroenterol*. 2004;99(3):511–518.

363. Philip JH, et al. *J Clin Anesth*. 1997;9:608.

364. Hartmann T, et al. *Acta Anaesthesiol Scand*. 1998;42(suppl 112):221.

365. Ibrahim AE, et al. *Anesthesiology*. 2001;94:87.

366. Kalkman CJ, et al. *Anesthesiology*. 2002;96:784.

367. Monk TG, et al. *Curr Opin Anesthesiol*. 2011;24:665.

368. Wennervirta J, et al. *Anesth Analg*. 2002;95:72.

369. Liu SS. *Anesthesiology*. 2004;101:311.

370. Punjasawadwong Y, et al. *Cochrane Database Syst Rev*. 2007;(4):CD003843.

371. Recart A, et al. *Anesth Analg*. 2003;97:1667.

372. White PF, et al. *Anesthesiology*. 2004;100:811.

373. Chhabra A, et al. *Cochrane Database Syst Rev*. 2016;3:CD010135.

374. Drummond JC. *Anesthesiology*. 2000;93:876.

375. British Association of Day Surgery. *Recovery for day surgery units*. London. http://daysurgeryuk.net/en/shop/handbooks/recovery-for-day-surgery-units. (Accessed 07.05.14.).

376. Gift AG, et al. *Anesth Analg*. 1995;80:368.

377. Philip BK. Anesthesiologist as manager in the U.S.A: the ambulatory surgery experience. In: Gullo A, ed. *Anaesthesia, Pain, Intensive Care and Emergency Medicine*. Milano: Springer-Verlag; 1996:1003.

378. Aldrete JA. *J Clin Anesth*. 1995;7:89.

379. Imarengiaye CO, et al. *Anesthesiology*. 2003;98:511.

380. Apfelbaum JL. *Can J Anaesth*. 1998;45(5 suppl 1):R91.

381. Song D, et al. *Anesth Analg*. 1998;86:267.

382. White PF, et al. *Anesth Analg*. 1999;88:1069.

383. Apfelbaum JL, et al. *Anesthesiology*. 2002;97:66.

384. Li S, et al. *Anesthesiology*. 2000;93:1225.

385. Coloma M, et al. *Anesth Analg*. 2001;93:112.

386. Song D, et al. *Anesth Analg*. 1998;87:1245.

387. Ahmad S, et al. *Anesthesiology*. 2003;98:849.

388. Millar J. *Br J Anaesth*. 2004;93:756.

389. Song D, et al. *Br J Anaesth*. 2004;93:768.

390. Duncan PG, et al. *Can J Anaesth*. 2001;48:630.

391. Philip BK. *J Clin Anesth*. 1992;4:355.

392. Wu CL, et al. *Anesthesiology*. 2002;96:994.

393. Fahmy N, et al. *Br J Pain*. 2016;10(2):84–89.

394. Schug SA, et al. *Curr Opin Anesthesiol*. 2009;22:738.

395. Kehlet H. *Anesthesiology*. 2005;102:1083.

396. Kehlet H, et al. *Anesth Analg*. 1993;77:1048.

397. McCleane G. *J One-day Surg*. 2008;18:4.

398. Michaloliakou C, et al. *Anesth Analg*. 1996;82:44.

399. Eriksson H, et al. *Acta Anaesthesiol Scand*. 1996;40:151.

400. White PF, et al. *Anesth Analg*. 2007;104:1380.

401. Gray A, et al. *Br J Anaesth*. 2005;94:710.

402. White PF, et al. *Anesthesiology*. 2010;112:220.

403. Liu SS, et al. *Anesth Analg*. 2007;104:689.

404. Claxton AR, et al. *Anesth Analg*. 1997;84:509.

405. Koch S, et al. *Acta Anaesthesiol Scand*. 2008;52:845.

406. Chye EP, et al. *J Oral Maxillofac Surg*. 1993;51:846.

407. White PF, et al. *Anesth Analg*. 1997;85:37.

408. Williams DG, et al. *Br J Anaesth*. 2002;89:839.

409. Mattia C, et al. *Eur J Anaesthesiol*. 2010;27:433.

410. Hippard HK, et al. *Anesth Analg*. 2012;115:356.

411. van de Donk T, et al. *Anaesthesia*. 2018;73(2):231–237.

412. Chauvin M. *Eur J Anaesthesiol*. 2003;20(suppl 28):3.

413. Scott LJ, et al. *Drugs*. 2000;60:139.

414. Rawal N, et al. *Anesth Analg*. 2001;92:347.

415. Etropolski M, et al. *Adv Ther*. 2011;28:401.

416. Axelsson K, et al. *Acta Anaesthesiol Scand*. 2003;47:993.

417. Axelsson K, et al. *Acta Anaesthesiol Scand*. 2003;47(8):993–1000.

418. Russon K, et al. *Br J Anaesth*. 2006;97:869.

419. Dragoo JL, et al. *Am J Sport Med*. 2008;36:1484.

420. Wiater BP, et al. *J Bone Joint Surg Am*. 2011;93:615.

421. Piper SL, et al. *Am J Sport Med*. 2011;39:2245.

422. Capdevila X, et al. *Anesth Analg*. 2003;96:414.

423. Remerand F, et al. *Anesth Analg*. 2008;107:2079.

424. Apfel CC, et al. *Anesthesiology*. 1999;91:693.

425. Sinclair DR, et al. *Anesthesiology*. 1999;91:109.

426. Apfel CC, et al. *Anesthesiology*. 2012;117:475.

427. Eberhart LH, et al. *Eur J Anaesthesiol*. 2011;28(3):155–159.

428. Gan TJ, et al. *Anesth Analg*. 2007;105:1615.

429. Apfel CC, et al. *Acta Anaesthesiol Scand*. 1998;42:495.

430. Apfel CC, et al. *Br J Anaesth*. 2012;109:742.

431. Dewinter G, et al. *Br J Anaesth.* 2018;120(1):156–163.
432. Kappen TH. *Br J Anaesth.* 2018;120(1):9–13.
433. Apfel CC, et al. *Br J Anaesth.* 2012;108:893.
434. Maharaj CH, et al. *Anesth Analg.* 2005;100:675.
435. Henzi I, et al. *Br J Anaesth.* 2000;83:761.
436. De Oliveira Jr GS, et al. *Br J Anaesth.* 2012;109:688.
437. Wallenborn J, et al. *Br Med J.* 2006;333:324.
438. Gan TJ, et al. *Anesthesiology.* 2002;97:287.
439. Schaub I, et al. *Eur J Anaesthesiol.* 2012;29:286.
440. Foster PN, et al. *Anaesthesia.* 1996;51:491.
441. Jackson I. *J One-day Surg.* 1999;8:14.
442. Lim BSL, et al. *Anaesth Intens Care.* 1999;27:371.
443. Kranke P, et al. *Acta Anaesthesiol Scand.* 2002;46:238.
444. Forrester CM, et al. *AANA J.* 2007;75:27.
445. Pergolizzi Jr JV, et al. *J Clin Anesth.* 2012;24:334.
446. Kotelko DM, et al. *Anesthesiology.* 1989;71:675.
447. Einarsson JI, et al. *J Min Invas Gynecol.* 2008;15:26.
448. Tang J, et al. *Anesth Analg.* 1998;86:274.
449. Tramèr MR, et al. *Anesthesiology.* 1997;87:1277.
450. Ho K-Y, et al. *Curr Opin Anaesthesiol.* 2006;19:606.
451. Rojas C, et al. *Eur J Pharmacol.* 2010;626:193.
452. Apfel CC, et al. *Br J Anaesth.* 2012;108:371.
453. De Oliveira Jr GS, et al. *Anesth Analg.* 2013;116(1):58–74.
454. Wang JJ, et al. *Anesth Analg.* 2000;91:136.
455. Diemunsch P, et al. *Br J Anaesth.* 2009;103:7.
456. Gan TJ, et al. *Anesth Analg.* 2007;104:1082.
457. Soga T, et al. *J Anesth.* 2015;29(5):696–701.
458. Kakuta N, et al. *J Anesth.* 2015;29(6):836–841.
459. Gan TJ, et al. *Anesth Analg.* 2011;112:804.
460. Yogendran S, et al. *Anesth Analg.* 1995;80:682.
461. Rothenberg DM, et al. *Anesth Analg.* 1991;72:58.
462. Schultz LS. *Int Surg.* 1994;79:273.
463. Prickett KK, et al. *Int Forum Allergy Rhinol.* 2012;2:207.
464. Vila Jr H, et al. *Arch Surg.* 2003;138:1991.
465. Vila Jr H, et al. Office-based anesthesia. In: Twersky RS, Philip BK, eds. *Handbook of Ambulatory Anesthesia.* 2nd ed. New York: Springer; 2008:283.
466. Shapiro FE, et al. *Anesth Analg.* 2014;119(2):276–285.
467. Hoefflin SM, et al. *Plast Reconstr Surg.* 2001;107:243.
468. Twersky RS, et al. In: *Office-based anesthesia,* ed. *Considerations in Setting Up and Maintaining a Safe Office Anesthesia Environment.* Chicago: American Society of Anesthesiologists, Society for Ambulatory Anesthesia; 2008.
469. Desai MS. *Curr Opin Anesthesiol.* 2008;21:699.
470. Tang J, et al. *Anesthesiology.* 1999;91:253.
471. Tang J, et al. *Anesth Analg.* 2001;92:95.
472. Kolodzie K, et al. *Curr Opin Anesthesiol.* 2009;22:532.
473. Shnaider I, et al. *Curr Opin Anesthesiol.* 2006;19:622.
474. American Medical Association, American College of Surgeons. *B Am Coll Surg.* 2004;89(4):32–34.
475. Poswillo DE. *General Anaesthesia, Sedation and Resuscitation in Dentistry. Report of an Expert Working Party.* London: Standing Dental Advisory Committee, Department of Health; 1990.
476. James DW. *Br Dent J.* 1991;171:345.
477. Robbertze R, et al. *Curr Opin Anesthesiol.* 2006;19:436.
478. Metzner J, et al. *Curr Opin Anesthesiol.* 2009;22:502.
479. Hammond C. Nursing care for advanced day surgery. In: Smith I, McWhinnie D, Jackson I, eds. *Oxford Specialist Handbook of Day Surgery.* London: Oxford University Press; 2011:309.
480. Blandford CM, et al. *Anaesthesia.* 2011;66:1088.
481. Chung F, et al. *J Clin Anesth.* 1995;7:500.
482. Mulroy MF, et al. *Anesthesiology.* 2002;97:315.
483. Pavlin DJ, et al. *Anesthesiology.* 1999;91:42.
484. British Association of Day Surgery. *Nurse led discharge.* London; 2009. (Available from http://www.bads.co.uk).
485. Gabalski EC, et al. *Laryngoscope.* 1996;106(77).
486. Ovesen T, et al. *Dan Med J.* 2012;59:A4382.
487. Kalantar N, et al. *Int J Pediatr Otorhin.* 2006;70:2103.
488. Jaensson M, et al. *Br J Anaesth.* 2017;119(5):1030–1038.
489. Dahlberg K, et al. *Br J Anaesth.* 2017;119(5):1039–1046.
490. Daniels SA, et al. *Am J Surg.* 2016;211(5):963–967.
491. American Society of Anesthesiologists Committee on Ambulatory Surgical Care and the Task Force on Office-Based Anesthesia. *Outcome indicators for office-based and ambulatory surgery.* Chicago: American Society of Anesthesiologists; 2003.
492. Lemos P, Regalado AM. Patient outcomes and clinical indicators for ambulatory surgery. In: Lemos P, Jarrett P, Philip B, eds. *Day Surgery, Development and Practice.* Porto, Portugal: International Association for Ambulatory Surgery; 2006:257.
493. Australian Council on Healthcare Standards. Equipment and clinical indicators: *Day Surgery.* 2012.
494. Lemos P, Barros F. Outcome measures. In: Smith I, McWhinnie D, Jackson I, eds. *Oxford Specialist Handbook of Day Surgery.* London: Oxford University Press; 2011:335.
495. Benn J, et al. *Br J Anaesth.* 2012;109:80.
496. Tarazi EM, et al. *Am J Anesthesiol.* 1998;25:154.

73　非手术室麻醉

MABEL CHUNG，RAFAEL VAZQUEZ

杨丽芳 译　王强 熊利泽 审校

| 要　点 | ■ 非手术室区域扩展了传统麻醉的工作环境，对患者和麻醉实施者都具有重要意义。随着技术的进步和危重患者的增加，非手术室麻醉（non-operating room anesthesia，NORA）病例在患者管理以及所需资源与配套服务方面的要求越来越高。
■ 资金和运营方面的限制给 NORA 带来了额外的挑战。NORA 患者在远离手术室（operating room，OR）的区域，且通常由刚刚接触麻醉学实践相关知识和临床问题的医务人员按程序来实施，这一影响使 NORA 与手术室麻醉操作所产生的结果会具有显著差异。此外，麻醉科医师对于手术室外环境实施麻醉的要求可能并不熟悉，在某些情况下，需要进行的操作和仪器限制了麻醉科医师移动和接近患者，辐射暴露或其他风险也会对操作带来挑战。
■ 本章是手术室外实施操作相关麻醉管理的关键原则的概括指南，强调了一些必须解决的麻醉科医师文化和实践操作方面的改进，以保证麻醉实施者与患者需求的安全，提供优质的医疗服务。 |

概述：非手术室麻醉的定义——什么是非手术室麻醉以及如何实施

非手术室麻醉（non-operating room anesthesia，NORA）是指在手术室以外地点实施的所有麻醉，包括一系列不同手术环境与各种麻醉操作，这常常面临手术室内实施麻醉鲜有的挑战。在过去，手术室外实施的手术为小手术，并不频繁开展，患者相对稳定且合并症较少。这些手术很少需要麻醉支持；更多需要的是镇静下操作，必要时可以在医师指导下由护士来实施。近二三十年，NORA 的需求大幅增加，已涉及所有的医学专科；许多医院 NORA 增加的业务量与收益与手术室内的病例相当。麻醉科医师的重要关注点在于，现在 NORA 病例的麻醉要求常常与最先进外科手术室的手术一样高。NORA 是麻醉实践范围的一个重大扩展，并要求与手术室实施的麻醉一样需要关注操作效率，合理安排。

近十年，美国 NORA 病例数量持续攀升。仅从 2010 年到 2014 年，NORA 病例比例就从 28% 增加到了 36%[1]。技术的快速发展与创新扩大了非手术室内操作的可能手术范围，从简单的日间手术到需要术后 ICU 监测与治疗的复杂心脏手术，这些 NORA 下手术操作的持续增加需要麻醉实施者的医疗操作以进行支持。由于部分手术的接收对象的老龄化增加或具有潜在并发症，这些手术必须在麻醉的支持下才可以进行。因此，与手术室内接受手术的患者相比，越来越多的接受 NORA 手术的患者相对高龄，美国麻醉科医师协会（American Society of Anesthesiologists，ASA）身体状况分级多在 Ⅲ～Ⅴ级[1]。实际上，许多 NORA 手术属于"高风险手术"，包括一些过去一直被认为无法进行医疗干预的患者。虽然一般认为一些"微创"手术对患者来说风险较低，但是其中与麻醉相关的问题往往非常复杂，可能会有生理指标的显著波动，需要加强操作中的麻醉管理。

随着手术室外操作的增加，非手术室麻醉的安全性监管任重道远。一项基于 ASA 索赔结案数据库的分析研究发现，在手术室外接受麻醉的患者死亡索赔的比例明显高于手术室内死亡索赔的比例（54% vs. 29%）；且患者人群相对高龄和体弱多病。在非手术室操作索赔案件中，50% 的案例涉及在监护下进行的麻醉管理——这体现了这些手术操作需要经验丰富的麻醉科医师密切监测和管理的重要性，麻醉科医师需要具有管理从实施全身麻醉开始或其他干预措施以解决复杂的临床问题的能力。可预见的是，呼吸不良事件和不充分的氧合／通气在这些非手术室操作赔案中的发生比在手术室的赔案中更为常见[2]。这些发现表明，在非手术室进行麻醉手术操作时，患者发生不良事件的风险更高。这些数据强调了在这些工作场所中监测患者时，需要认真准备并提高警惕。在这类环境中工作的麻醉科医师的目标是减轻导致危及患者生命的系统性因素。

本章内容有两重目的：首先，强调了麻醉科医师在手术室外提供医疗服务时，面对的 NORA 患者自身存在的、常见的以及独特的特点所带来特殊的挑战；其次，阐述了麻醉科医师在可能不熟悉的环境下进行麻醉管理的目标、方法以及隐患。本章不再重申其他章节论述的麻醉实践的基本原则，也不赘述新技术的操作细节。相反，本章应该作为非手术室麻醉及其环境的概括指南，并罗列目前麻醉科医师面临的关键问题。本章的目的是提高提前制订预案的意识，为麻醉科医师提供一些专业词汇，以提高对话效率，促进培养团队的合作，最大程度保证患者的安全。

NORA 患者的特点

非手术室麻醉具有三个鲜明的特点：地点、操作者和相对新颖（的技术）。首先，操作场所不在标准的手术室内，并且通常远离中心手术室；其次，多数情况下（虽然不总是）实施手术的人员不是外科医师，而是内科介入医师；最后，所实施的手术操作或采用的技术不断发展，创新的应用也会带来一些挑战。随着手术人员在手术室外进行手术的技术和专业知识的进步，手术可以在合并复杂疾病的患者身上进行，且这些患者通常不适合传统手术或手术不再是唯一治疗选择。例如，颈动脉狭窄可以在手术室、心导管室或介入放射（interventional radiology，IR）室治疗。最终的地点选择可能取决于急诊患者的首诊医师，或哪位医师当时可以进行操作。同样重要的是，由于许多接受 NORA 手术患者的手术预约紧急，直至手术操作开始前，麻醉科医师才能知道患者的情况，这也限制了麻醉科医师对患者进行充分的围术期评估。随着手术室外操作范畴的扩大，继发而来的麻醉需求不断增加，这也为麻醉科医师提供了一次再评估并重申术前评估重要性的机会。现在我们的视野范围已扩展超越我们所熟悉的手术室，参与各医疗专科领域，需要与包括介入心内科专家、介入放射科专家、消化科专家、放射肿瘤专家和电生理学专家在内的众多医师合作。考虑到可能出现的、经常是意料之外的生理、医疗、政治和经济方面的问题，麻醉科医师必须适应新的环境，努力拓展麻醉业务，以满足不断变化的患者群体的需求。

独特的障碍：从实体环境到医学-麻醉学的文化分歧

当麻醉科医师在非手术室环境为非外科医师实施麻醉配合时，常面临安排不一致、临时需要实施手术以及资源限制等难以解决的问题。特别是在没有常规安排手术的情况下，这些问题尤为突出。另外，需要紧急手术的临床危重患者的比率不断增加，术前评估受限，对麻醉科医师也是一个挑战。最常见的两个挑战是麻醉科医师与内科医师之间的沟通不畅，而内科学-麻醉学存在的分歧又加剧了这一问题，而且对于许多 NORA 操作和手术来说，工作场所的操作间拥挤也无法满足对患者实施麻醉的需求。

操作间通常远离手术室。出现技术和医疗问题时，这增加了寻求援助与得到帮助之间的时间间隔。此外，周围缺乏应有的技术供给，可能会让常见电器和机械故障得不到及时解决，使医疗紧急情况复杂化。为了避免这种情况，设备的供应和正常运行情况需要在手术开始前确认，并确保备用物品（急救物资、困难气道设备）的功能正常且随时可以获取。

另外，非手术室的操作室通常从方便操作者的角度进行设计布置，而并没有考虑麻醉科医师的需求。例如，利用透视引导的操作间，无一例外地配置了 C 型臂机，它限制了麻醉科医师接近患者的头面部，并且妨碍了麻醉科医师与内科医师的直接交流。由于房间和设备的限制，患者头部周围的区域拥挤，可能会增加麻醉科医师与患者的距离，观察不到手术操作的屏幕，也可能使得在监护患者生命体征的情况下不能跟进手术的进展。然而最重要的是，麻醉科医师可能很难同时观察到监护仪上的生命体征。对于有些手术来说，因为受到定位系统或其他电子设备的干扰，监护设备可能无法正常工作。可能缺少防辐射的铅屏，如若放置了铅屏来防止麻醉科医师受到辐射，微量泵和静脉管道又可能触及不到。另外，室内可能没有废气排除系统，氧气和负压吸引装置也可能不在满意的位置。出于这些原因，麻醉科医师应该充分考虑在操作室内确定患者和手术者的位置，特别是在不熟悉操作室内陈设的情况下。在面对新的或复杂的手术时由于不熟悉环境而忽视对患者的监测，造成的后果可能是灾难性的。

ASA 制定了一份关于 NORA 手术间的声明，细致阐述了在这些区域内实施所有手术和操作的最低标准[3]，但这些标准是最基础的。认识到环境的局限性并制订相应的预案才能保证在这种环境下可以安全地进行麻醉。麻醉科医师的困难在于将这些问题的重要性传达给手术医师和其他参与患者救治的人员以及医院管理层，以确保满足各方的需求。由于新的手术需要在非传统环境中实施麻醉才能得以进行，麻醉科医师需要去适应重大的环境变化，以优化麻醉科医师提供安全生命体征监测的能力。

与实施手术的内科医师进行充分沟通是制订最佳麻醉方案的关键；在满足手术原则和患者生理指标的情况下对手术流程进行充分探讨，可以让患者在全面考虑后对麻醉方案做出选择。然而，理念的分歧阻碍了手术者和麻醉科医师之间的互动交流。这些谈话可能具有挑战性，因为与外科医师不同，这类手术的术者可能不熟悉麻醉科医师的业务和患者监测的需要，或者不知道与麻醉有关的复杂情况。例如，外科医师习惯于与其他外科医师交流其手术操作，而手术室以外的内科医师可能习惯于独自工作，或下医嘱给护士让他们注射镇静剂。介入医师也可能缺乏处理手术过程中可能出现的相对罕见但严重并发症的经验，例如气道管理。此外，实施手术的内科医师常常是由首诊医师推荐的会诊医师，因此他们可能没有收集到与麻醉有关的完整信息。即使他们提供了所有信息，专业的不同也会使手术者更专注于他们所实施的操作，而对麻醉科医师的许多顾虑视而不见。

不熟悉手术的麻醉科医师可能同样不会考虑与患者和手术医师需求有关的问题。在许多情况下，许多麻醉科医师对无创操作过程只有最基础的了解，也没有提出足够的问题。对于某些特定的环境下的操作，麻醉科医师可能经验有限，无法观察手术的进程，透视屏幕不在视野范围内或不能理解手术的步骤。尽管在手术室内，麻醉科医师也可能不了解手术过程中容易出现的问题和术中的并发症，但在不理解手术步骤的情况下他们不会开始实施麻醉。这些问题在操作前计划麻醉很重要，但在手术过程中同样重要。而在手术室外工作时，麻醉科医师通常需要提高主动性，因为在手术过程中，内科医师可能不会主动告知麻醉科医师手术的进展。手术的其他方面，如拔管时咳嗽可能会使放置腹股沟动脉鞘管的患者引发严重血肿，这种情况可能没有得到手术团队的重视，也没有得到麻醉科医师的关注。因此需要努力弥合沟通鸿沟，这对优化预后结果至关重要。

当介入医师使用新技术进行新的操作时，情况就会变得更加具有挑战性。操作的过程可能是未知的，事件的时间和顺序也可能是不明确的，操作的重点可能会在进程中发生变化。有时，术者可能都没有意识到发生了什么。在这些情况下，做好应急预案和沟通，对所有参与患者救治的人员进行麻醉目的的解释，对于手术的成功至关重要，更重要的是，对患者的安全至关重要。

随着内科手术的发展，特别是在手术室外进行的内科手术，在技术上的要求越来越高，患者的临床情况也越来越复杂，最好的患者管理策略将来自于术者和麻醉科医师之间的协作和团队合作。这需要相互尊重、良好的沟通、共同的语言、经验分享和真正意义上能力的补充。实现这一目标，可以让我们在改善患者临床安全和预后方面获得杰出的成绩，并载入麻醉学发展史册。

医疗支出和运营限制

在新环境中实施手术对医疗支出和人员的运营具有重大影响，必须加以解决。在推进临床监测治疗和将监测治疗扩展到手术室外环境的愿望和热情中，医疗、经济和财务方面的影响往往会忽略。因此，了解手术要干什么与什么驱动了与 NORA 手术相关的新术式发展之间的差异，并满足各方特定的运营需求，同时要考虑到将治疗过渡到这些方面的所涉及的经费问题显得非常重要。

支付系统的影响

各种支付方法被用来补偿实施医疗服务的医护人员和设施。虽然政府的支付方式仍然很重要，但私人保险通常允许医院和手术者推进新技术和创新医疗，而政府所提供的财政支持却无法做到，已经成为美国医疗体系的经济基础。私人健康保险随着医院从贫困者和垂死者的收容机构过渡到人们实际康复的机构逐渐发展起来。住院治疗，最初由医院在 20 世纪 30 年代提出，是一种增加经济来源以满足医院发展和扩张的方式。那个时候，医院在许多方面是私人诊所的延伸，付款无论在过去还是现在都是一种用费用换取服务的制度。随着医疗服务越来越昂贵以及治疗涵盖范围逐渐扩大，支付变得更加复杂和先进，因此无论是公立还是私立系统都必须认识到改革是以尽量减少对那些常规的、循证支持的治疗进行支付为目的的。这些改变和减少治疗花费的目标，既鼓励在传统的、昂贵的手术室之外开展医疗服务，也对手术者如何在保障安全的情况下提供高质量的医疗服务提出了挑战。这些相互矛盾的目标使得非手术室医疗服务的扩张面临挑战，同时在某些情况下让创新的尝试受阻。

可以预见，医疗优化和金融效率提高并不是医疗支付系统的终产物。随着对临床服务需求的增加，降低成本、缩短住院时间和减少再次入院的机会至关重要。人口老龄化，医疗变得越来越专业和复杂。医疗保险支付咨询委员会（The Medicare Payment Advisory Commission，MedPAC）报道称，截至 2006 年，医疗保险受益人平均每年需要看 5 位医师，具有三种或三种以上慢性疾病的投保人每年需要看超过 10 位医师[4]。随着业务的提高，一些手术从手术室转向新的环境，同时术者由一组先前没有外科手术经验的内科医师（心脏病专家、神经学家和其他专业人员）构成，这些变化的影响是多方面的。MedPAC 报道，对于每年看 4 位或以上医师的患者，48% 遇到过医疗差错、用药错误或实验室检查错误。随着科学技术的进步和人口的老龄化，风险和收益伴随新服务类型的出现和扩大而逐渐变化。过去十年中在各学科间爆炸式发展的影像服务，目前可以由放射科、血管外科、心脏病科、内科、麻醉科以及部分外科亚专业等多学科专家实施[5]。传统医疗收费服务支付系统无法确保正确的治疗方法在合适时间、地点由合适的医师通过恰当的途径提供。结果是：由一群各式各样的内科医师来负责住院期间的治疗，尽管专科服务的本质是相互依赖的，但服务与收费系统均零散而独立，依靠一系列专科医护维持着联系。医疗合作十分必要，特别是对于需要麻醉服务并在手术室外进行的新型手术操作，但往往由于各种原因而无法顺利实施。对麻醉方式和要求不熟悉以及对医疗合作缺乏相应的支付方式是主要原因。这种不协调或分散的业务给患者和术者都带来了挑战，常常导致重复医疗、资源浪费和质量标准不一致。虽然本意并非如此，但独立的支付造成不同专科之间的目标不一，使得不同专业团队之间形成竞争而非合作的局面，并逐渐造成在某些情况下，一个团队与另一个团队出现需求矛盾的局面。

造成这种情况的另一个因素是，美国医疗保险或其他支付方对于 NORA 环境下所采用的麻醉新技术的支付是滞后的。新技术需要在经过同行评审之后认为合适方可开展。特别是引入新的、特殊的、高成本的设备时，支付不到位会从根本上可能导致医疗花费增加和质量降低。

麻醉科医师在手术室外为某些手术所做的麻醉工作，很容易被忽视而得不到任何的补偿或并没有得到相应的报酬。有时候，无法支付与"历史对照"有关，身体情况更好的患者在手术室外接受手术，由护士或术者提供镇静。只有当患者符合"医疗必要"标准时才需要麻醉管理支持——而术者认为可能没有足够的文件证明需要对患者进行麻醉管理。同样重要的是，对一些患者来说，接受相关的服务可能没有经济补助。麻醉费用中包括常规的术前评估和术后护理；为优化临床管理而经常需要的其他服务，使患者能够接受手术，但麻醉实施者可能得不到报酬。目前，在国家层面，一些涉及 NORA 支付的问题已经被提出并进行讨论[6]。

一些新的支付方法可能有助于解决手术室外麻醉面临的挑战。捆绑支付、有责任心的医疗机构和围术期患者之家是三项旨在改善协调和跨学科协作的支付改革框架。在改善预后的条件下，这些支付的形式可能有效地提高临床救治的水平，但改善临床救治的效果如何，还有待观察。无论如何，支付模式仍然是决定医疗行为的关键因素。即便我们对收入的控制可能会被削弱，麻醉科医师依然有责任站在新发展的前沿，因为非传统领域的麻醉需求正在不断扩大。

操作限制

尽管有大量的报道谴责手术室效率低下，但是医院的传统、术者的习惯以及外科的便利性都在影手术室高效执行流程管理和相应制度的优化进程。在手术室外，这些问题显得更为突出。在不熟悉的环境中进行手术的操作人员和外科医师往往不了解外部环境对麻醉工作的影响以及适当的术前评估和管理的必要性，在许多情况下，他们不知道被转诊患者的一些潜在的危险因素。让事情更糟的是，有些特定的操作在对患者实施之前，操作人员或助手对相应的设备和配置需求并不熟悉。所有这些不定因素让非手术室内的操作顺利安排变得困难。

非手术室患者的安排和人员配置问题包括以下方面：

1. 非手术室内麻醉场所的设置通常需要能适应进行特定的术式，满足内科医师的需求。与手术室内不同，他们不能互换。他们通常在设计和使用上都不顾及麻醉科医师的需求。

2. 与传统手术室相比，这些手术的大多数场所较小，灵活性也较低。

3. 无法及时获取 NORA 病例的排班时间，难以有效率地利用麻醉人员，更容易增加人员和空间利用不足的可能。

4. 非手术室内手术可能发生在远离手术室的地方。缺乏麻醉设备存储空间可能延长周转周期，或许要额外的麻醉技术服务。

5. 许多非手术室内的医疗服务针对的是由院外转

诊并经过预约中心预约的患者。围术期评估往往非常粗略甚至完全缺失，这对麻醉科医师来说又是一重制约，他们可能在手术开始前才进行评估，而在最后一刻取消或推迟手术。

6. 由于许多非手术室内的手术属于新业务，因此手术时间很难估计。预计时间可能与实际并不相符，计划麻醉时长也非常困难。此外，随着新技术和无创方法的发展，内科医师很可能在手术开始后更改或延长手术时间[7]。

如前所述，非手术室患者的变化更大且难以预测，因此很难有效控制员工绩效。有些困难是技术层面的，但有些是理念差别和麻醉科医师与内科医师之间缺乏沟通的结果。这个情况下有效的管理控制至少需要以下几点：

1. 麻醉科和手术科室之间建立协议，鼓励持续利用可用的时间，将"工作（合同）时间"和"产出时间"之间的差异最小化。此外，在 NORA 患者无法或没有高效地安排手术的情况下，科室可能需要明确一份"保障"，用以补偿麻醉科医师并未开展病例的"可用"时间。

2. 将所有非手术室的患者加入到手术室患者的电子数据库，以便计划部署资源并根据需要进行修改。

3. 充分考虑所有的手术区域以及如何最有效地利用空间的可能性，可以创建一份明细清单。这个明细清单应考虑所有麻醉科医师和内科医师对手术的要求。例如，如果某个区域的患者经常做得比较晚，则应合理安排麻醉科医师的时间以反映病例完成的实际时间。

4. 实现实时调度，包括患者到达时间和其他影响手术室利用率的因素。为所有患者计算最早开始时间、最佳到达时间以及术前禁食水时间（nothing by mouth，NPO）。避免患者长时间坐在术前等待区，并在提供患者术后恢复的地方考虑术后评估和监测的需求。

5. 在每个手术区域提高门诊预约患者的分诊服务，确保已对患者进行相应的术前评估和术前准备。集中使用或在各区域分别使用分类表和人员配备程序，将最大限度地减少延迟和取消。确保内科手术医师也参与术前评估，并为患者和麻醉科医师的需求提供帮助。

6. 麻醉科应对术前分诊室和术后恢复室进行管理，以确保适当的术前评估已经完成，必要时还需要术前优化。作为管理的一部分，所有医疗人员应当一起追踪分析非预期收治、苏醒时间延长、患者收诊量、周转效率、住院时间和治疗预后。

NORA 手术的空间、工作人员和资源的安排应在机构内进行标准化，但可采取若干方式。一般来说，在手术室中适用的原则在手术室之外也适用。这些原则包括减少不可控性，尽可能避免特殊情况的发生，并在可能的时候使用实时数据（即对手术室实施实时调度）。此外安排应该考虑可用时间和实际工作时间。应鼓励详实的排班和合理的收入，否则由于机会成本增大，麻醉科可能需要贴钱。在协商 NORA 患者的具体工作合同时，应考虑到全部费用，而不是单独区分与具体手术有关的费用。在可能的情况下，内科医师都应该参与日程表的安排，以便他们也能投入到术前工作中。当机构内有特定的、预定的区域做这些手术时，应考虑确定一个专门的麻醉团队，就像为特定的手术室服务一样，确定一个专门的团队，掌握每个 NORA 的具体情况，并与手术医师、护士和其他人合作，这样可以大大改善手术问题、患者和手术者的满意度以及临床预后。

手术室外麻醉科医师在过渡期的优先事项

随着越来越多的手术在传统手术室环境之外进行，我们可以预见，虽然许多地方已经明确规定，但新的场所必须采取就像到目前为止所采取的做法那样，以最大限度地满足患者和手术者的需要。非常规的手术场所和不熟悉麻醉工作的术者可能对规范化操作构成威胁。在过渡期，需要我们面对、解释、重新定位并加强我们的安全实践理念与医疗规范。麻醉学专业在过去的 45 年里极大地提高了手术室的安全性，随着麻醉学涉及范围的扩大，有更多的理由重新定义和继续坚定地在新的安全实践中使用同样的既定标准。

确定非手术室的跨学科安全：标准化、可靠性与沟通

由外科医师和麻醉科医师共同建立的手术室安全记录，有赖于标准和固定的实践过程。麻醉科医师实现麻醉预后最佳化以及评估手术进程的能力取决于手术室和手术本身可预测的特征。尽管即使在最标准化环境中也会出现计划外的突发情况，但一个了解预期（和意外）事件的专业团队最好能够制定相关程序以满足麻醉科医师和术者的需求。但非手术室内患者基本上很少遵循常规，在某些情况下，技术是新开展的，一些患者的术前优化也无法保证。对于许多操作

步骤，需要麻醉管理辅助是因为固有的挑战和无法预测的临床反应等需求。在每一种情况下，在操作过程的每一步进行沟通，对于优化患者的流程和转归至关重要。如果手术者和麻醉科医师之间缺乏沟通，发生失误和预后不良的可能性就会增加。

Frankel[8]等强调，能够促进安全性与可靠性的环境具有以下几种特点：

1. 鼓励所有参与者持续不断地学习
2. 公平公正的问责文化
3. 支持团队合作
4. 基于数据证据推动安全性和可靠性
5. 有效的沟通和信息传递

根据具体地点，可以为 NORA 的手术制定流程——尽管已为许多的 NORA 手术制定了流程，但这个流程可能仍然与手术室内的特定的手术流程有所不同。根据患者身体状况、手术成本和运行的限制以及优先顺序，以上列举的 5 条内容都存在着不同的程度的困难，因此各个专科的特有手术都要做出适当的调整。所有这些要素都对环境安全产生着决定性的作用。

NORA 的其他普遍顾虑

一般而言，还有许多其他过程与麻醉工作有关，并在手术室之外提供了一些具体的实例说明其对麻醉的重要性。它们包括不断的学习、问责、团队合作和沟通，所有这些都是改善团队以优化治疗的关键。

持续学习

持续学习的概念作为过程改进的一个要素是其他行业提出的[9]，但也适用于麻醉工作以及患者治疗。因为 NORA 的业务持续扩大和发展在很大程度上决定了持续学习的相关理念对于手术室外麻醉的实施特别重要。从目前的做法中吸取的经验教训可以应用于新的治疗模式，同时也可以实施和评估新技术的使用，将麻醉服务扩大到新的患者群体和新的地点。随着临床机会的发展和对麻醉质量的改进，使用客观数据（如果有）将是持续学习过程的一个基本要素。持续学习概念的内涵是需要包括患者在内的所有参与者来评估临床工作，并从多维的角度考虑各方面的需求。

问责制和责任心的培养

正如所有临床业务环境一样，麻醉科医师和所有其他术者必须对患者的安全和救治质量承担责任和义务。正在进行的关于哪些有效和哪些无效的评估——以及对产生不良预后原因的理解——对于改进工作至

关重要。在某些情况下，尽管对许多（虽然不是大多数）不良事件来说，个人和团队都有责任，但个人仍可能需要对突发事件负主要责任。为了能成功地分析不良事件发生的原因和促发因素，所有参与手术的团队都应该采用正规的根因分析（root cause analyses, RCAs）方法，而它对于预测未来类似事件的发生是最有效的。这种分析特别有助于评估在手术室之外接受麻醉的患者的救治质量。根因分析的过程应是协作的、非惩罚性的。如果个人的行为需要受到惩处，这个应该在根因分析过程之外由人力资源或医务部门来执行。我们也可以从其他行业学习如何启动这些审查，例如，美国海军战斗机的起飞和降落是众所周知的训练科目，在这个过程中，军方进行了以结果为中心、非惩罚性的调查[10]。

支持团队协作框架

支持团队协作结构是跨学科协作成功重要根基的一部分。它要求工作定义明确，在合理的时间框架内建设性地进行汇报，并对结果进行审查，以不断完善和改进业务，减少重复错误的可能性。实现这一点的根本点在于对团队其他成员保持基本的尊重；对于内科医师来说，要做到这点往往非常困难，因为他们所受的教育和培训的宗旨就是自给自足、独立、不授权于人。"声名显赫的医疗团队"（virtuoso teams）[11]的特点是其成员都是固执己见、干劲十足并勇于接受挑战的聪明人。他们完成工作的方式是相互对抗并达成一个双方都能接受的解决方案。这一行为过程中领导者显然很重要，而过程的关键在于解决矛盾冲突与退让妥协。

有效沟通与信息交流

正如任何临床治疗一样，术者之间的沟通对于临床救治至关重要。出于许多原因考虑，有效的沟通对于在手术室外接受手术的患者也特别重要，概述如前。由于对耗材、设备或维护不熟悉，术者所使用的新介入操作和技术可能造成意见分歧或意外后果。与手术室内的手术一样，麻醉科医师应当适时叫停以核查患者的信息、阐述患者潜在并可能影响治疗的身体问题或其他相关问题，这些对于 NORA 病例来说可能更为重要。在某些情况下，主刀医师可能不知道患者潜在的身体情况或合并症对麻醉的影响，以及镇静、镇痛药物的选择和监测需求。麻醉科医师关心的问题须与术者讨论，那些可能影响手术操作的问题应与麻醉科医师、护士和相关人员讨论。即使麻醉科医师或手术操作者任何一方在医学上完全正确的治疗行为，

如果不能与对方沟通，可能极大地改变结果。例如，如果麻醉科医师对于低血压采用了支持治疗措施，但并没有与术者沟通血流动力学不稳定的事实，手术者可能认为操作步骤顺利，患者耐受，而事实上这个时机来寻找可能的出血点，例如评估腹膜后是否发生出血更为合适。想要创建与在手术室同样的安全性和可靠度，各方都必须在专科文化和医学设想方面做出让步和调整，这在没有良好的沟通的情况下是无法实现的。

非手术室麻醉的场所：一些后勤问题

治疗的地点

手术室之外的手术地点在持续扩张。在提议设立新的地点时，必须仔细和彻底地评估这些地点，以确保能够安全地提供必要的监测、所需的物品、设备和支援。这些需求必须要考虑到将要服务的患者群体，包括手术的复杂性和常见的合并症。

对于手术室之外提供的麻醉业务，应确定适当的急救用品和流程，包括张贴电话号码或其他获取紧急帮助的联系信息。除了考虑便于完成手术的特定空间，还必须安排相应的空间以提供术前和术后的治疗和观察。此外，任何接受手术麻醉的患者都必须在一个适当的空间接受麻醉监测，配备有熟练的护理人员，并且在苏醒期内有麻醉科医师监护[12]。对于所有的NORA病例必须执行与手术室内手术同样的标准。

用品与设备

对于大多数地点和临床情况，无论完成手术预计需要何种类型或何种程度的麻醉，麻醉机都应该随时在场并且可用，以便于随时更改为全麻和（或）机械通气支持。如果手术的拟定位置不能容纳麻醉设备（由于大小、电气或其他空间原因），则应调换至另一个位置。

所有提供麻醉的地点都应配备相应的监护设备。虽然每个手术的监测需求可能有所不同，但通常情况下的监测设备应该是可用的，和手术间里最好是相同的设备，以确保所有的使用者都知道如何使用和排除设备故障。ASA标准中的"基本麻醉监测[13]"可以作为指南，但通常特殊的手术需要的不仅仅是基本的监测手段。由于越来越多的患者在NORA得到治疗，因此必须考虑特殊监测的需要，以确保患者得到适当的治疗，以解决手术需要和任何可能由于潜在的身体状况而产生的临床问题。适当的监护设备增加了早期发现和改善不良结果的可能性。在手术室中成功地建立和持续使用安全记录，主要是因为采用了适当的监

测设备。同样的标准也应适用于NORA环境。

非手术室内麻醉场所的监测

生理监测是所有麻醉科医师的关键技能，也是在任何地方可以实施安全麻醉的重要特征（另见第36章和第41章）。就像所有手术室皆遵循监测标准一样，在非手术室麻醉区域也应该保持一致。有研究显示，由于缺乏最基本的监测手段，有些非手术室发生的不良事件比手术室内发生的更容易出现不良后果或严重损伤[14-15]。NORA场所的监护常常没有达到最优化的水平，由于麻醉科医师没有提出明确的需求，而操作者也不清楚在某些情况下需要什么，手术者对可能需要的设备并没有进行充分的培训和准备。直到最近，脉搏血氧监测一直是评估氧合和通气充分性的主要监测，尽管事实如此，但脉搏血氧测定仍有很大的局限性。一些出版刊物指出，非麻醉科医师对于使用脉搏血氧饱和度监测手术室外患者的情况下存在重大误解[16]。麻醉科医师在手术室外工作应明确脉搏血氧测定和通气监测的重要性。一些优质的文章和网站可以作为参考[17]。在过去的20年里，CO_2监测不仅是评估通气的标准监测手段、而且通过直接监测呼气末CO_2水平，可以间接监测组织CO_2产量以及CO_2在肺内的转运，已成为循环和代谢监测的标准手段[18-20]，尽管具有广泛的用途和明确的临床优势，但在手术室外并没有广泛开展。如果没有系统地学习CO_2描记图的作用，手术的操作者和医院的管理人员对CO_2描记图的作用可能不清楚。CO_2描记图一般捆绑在麻醉的其他设备上。在NORA地点，类似的监测应当常规可用，并且独立于麻醉机，因为可能不是每个病例都需要。

非手术室麻醉患者的手术前评估

无论在哪里实施，术者是谁，围术期评估都是麻醉工作的一个重要组成（另见第31章）。越来越多具有严重并发症和（或）有明显损伤的患者需要接受非手术室内的手术治疗。对于其中许多患者，术前评估会发现患者存在的临床问题，但这些问题在手术开始前却很难改善。在某些情况下，手术属于急诊手术或者需要在紧急情况下实施，因此无法推迟手术来解决患者先前存在的临床问题。

对于所有NORA的患者，应当采用ASA在2012年颁布的麻醉前评估指南[21]。他们专门对麻醉前评估做了明确的规定，至少应包括以下内容：

1. 患者访视，包含体格检查以及既往史、手术

史、麻醉史、用药史。

　　2.实验室检查和其他诊断相关信息。

　　3.ASA 分级评估。

　　4.制订可能需要的麻醉方案，并向患者讲明。

　　多项研究证实，术前常规检查并不能降低麻醉风险[22-23]。因此，麻醉科医师应根据患者的病史、拟行的手术和麻醉方式来选择特定的化验检查。由于许多 NORA 病例是作为紧急手术实施的，在手术开始前没有任何术者对患者进行评估。因此，如果可能的话，及时收集正确的临床信息可能会很困难。如果可能的话，已知有重大潜在合并症的患者，术者应当要求患者在术前评估诊所进行评估（如果有）。如果没有，患者可能需要进行充分的术前评估，这会推迟手术或需要在以后的时间重新安排。必要的情况下，需要专科人员进行会诊或收入院检查。关于麻醉前评估的指南可在第 31 章和许多其他书籍中找到[24]；一般来说，同样的指南适用于在手术室或手术室外地点进行的手术。

其他考虑

　　对于接受 NORA 手术的患者，必须考虑其他问题，特别是关系到潜在并发症的管理或其他手术人员术前可能没有预料到的手术需求。在手术前应该考虑以下限制：

　　1.许多地点的手术床的承重和活动性均不及手术室内的。

　　2.介入室的床不能置于头高脚低位或头低脚高位。

　　3.通常需要考虑抗凝状态，某些手术的指南范围可能会放宽。

　　4.肾功能可能会影响造影剂的使用。

　　5.经皮介入手术，出血可能是隐匿的，应该预先安排术前备血。

　　6.经皮介入手术通常需要患者保持不动。若存在极度焦虑、慢性疼痛、幽闭恐惧症、精神障碍、动作障碍、肥胖、阻塞性睡眠呼吸暂停、年龄过大或过小，即便手术操作没有多大刺激，患者也可能无法耐受长时间平躺。这些患者就需要深度镇静或者全身麻醉。

　　对于没有反流误吸高风险的患者（即没有：胃食管反流病、胃运动障碍、食管裂孔疝、糖尿病、肠梗阻或腹腔病理性疾病），目前 NPO 的手术指南是正餐后 8 h、清淡饮食后 6 h、饮水后 2 h 可进行手术[25]。而禁食时间也经常成为麻醉科医师和手术医师争论的焦点，手术医师可能意识不到饱胃对患者的影响，也可能坚持在术前给予造影剂或钡剂。及时的术前评估

并强化执行标准的 NPO 可以避免手术调整、不必要的延误或手术取消。这可能需要对手术操作者及其团队普及相关知识。

各类手术的相关问题

内镜室胃肠道内镜操作

　　过去的 10 年中，由于人口老龄化、癌症筛查意识的提高以及筛查性结肠镜检查普遍可以报销、技术的改进，胃肠道内镜手术的数量快速增长[26]。手术复杂性的提高和危重患者数量的增多，为内镜麻醉科医师带来了新的挑战。麻醉科医师需要对手术和并发症有透彻的了解并据此选择合适的麻醉方法。同样，即使需要耗费一定的人力物力，术前评估和术后护理仍然具有极为重要的意义。过去，大多数内镜医师给健康患者实施小手术时，由护士给予中度镇静即可。然而，对危重患者行简单手术或给健康患者行复杂手术时，中度镇静往往是不够的。因此，本章着重讨论了常见胃肠镜手术的关键点和操作方法、可能影响麻醉工作的报销问题、手术的常见并发症以及该领域麻醉专家推荐的麻醉方法。

　　消化科的操作大多在内镜下完成，从常规结肠镜筛查到复杂的内镜黏膜下切除都可应用。每一项检查都需要根据手术的创伤性和刺激性以及患者并发疾病的影响来制订具体的麻醉方案。最常见的检查是食管胃十二指肠镜（esophagogastroduodenoscopy，EGD）、乙状结肠镜、结肠镜和经内镜逆行性胰胆管造影术（endoscopic retrograde cholangiopancreatography，ERCP）。

报销限制

　　结肠镜检查中麻醉费用的增加使医疗保险和私人保险费用快速增长，这引起了医疗保险和商业保险支付方对报销限制的关注。因此，2008 年一家大型保险公司修订了其报销政策[27]，指出他们将不再支付使用丙泊酚麻醉进行常规结肠镜筛查所产生的费用，而且只有在病历记录中表明患者存在中度镇静的禁忌证时，费用才能报销。保险公司的这一举动是由于报销帐单急剧上升导致的，在常规结肠镜检查中使用丙泊酚的地域差异很大，然而丙泊酚的应用促成了独立结肠镜中心的兴起，并可以使每天许许多多患者的结肠镜检查更为便利，从而实现了患者的快速周转。尽管保险公司的列表中可接受的合并症超过 200 个，但患者和内科医师还是进行了全国性的抗议活动来迫使其

延后，最终取消该修正案的执行。这种情况的财政支出持续推动了临床工作的开展，而争论仍在继续。毫无疑问，政治和经济方面的争论仍将持续，但是麻醉科医师必须继续把患者的需求和手术需要作为麻醉方案制订的标准。

食管胃十二指肠镜

食管胃十二指肠镜（esophagogastroduodenoscopy，EGD）是用纤维内镜来对上消化道进行检查（食管、幽门和胃）。对患者来说，该项检查最痛苦之处在于内镜需通过食管和幽门。由于内镜过程中实施的所有介入操作（活检、切除、扩张）都会增加手术时间，因此都需要提前与内镜医师进行术前讨论。内镜检查中重要和潜在的刺激治疗操作有止血、活检、支架、扩张、黏膜或黏膜下剥离术[28]。

绝大多数患者可以在阿片类或苯二氮䓬类药物的镇静下耐受检查，但对于那些血流动力学不稳定，有阻塞或吸入风险、年龄较小或者极为焦虑的患者，全身麻醉可能是最好的选择。不幸的是，做 EGD 的患者很多合并有严重的胃食管反流病、病态肥胖、哮喘、阻塞性睡眠呼吸暂停，他们属于麻醉的高风险人群。对某些患者，只需要充分表面麻醉就可以解决种问题，但在某些患者，这是不够的，有时甚至难以实现。ProSeal 喉罩（LMA）有一个内置的胃吸引孔，可允许儿童型内镜由此通道穿过，对于儿童和其他需要全身麻醉并且适合使用喉罩的患者，这种方法或许是最好的选择[29]。与乳头连线上方所有使用电刀的手术一样，必须采取预防措施以减少烧气道的可能[30]。该部分内容在第 44 章中有介绍。罕见但严重的并发症有误吸和胃食管损伤，包括穿孔。

乙状结肠镜和结肠镜检查

乙状结肠镜和结肠镜能够用于诊断和治疗，检查部位为下消化道，分为仅检查乙状结肠或检查乙状结肠至回肠末端两种。除了少数患者的操作难以进行，绝大多数患者都能通过苯二氮䓬类和阿片类混合使用来耐受检查。一些操作如活检或息肉切除等治疗可能需要增加镇痛。绝大多数麻醉科医师都使用丙泊酚镇静；然而，一项研究发现，即使在允许胃肠道内镜医师直接指导护士给予丙泊酚镇静的情况下，患者的脑电双频指数（BIS）的平均值是 59，表明他们处于全身麻醉状态[31]。一些消化科医师认为在这种镇静或麻醉深度下可以进行更进一步的检查，但是还没有数据表明他们能实施"更好"的检查。在结肠镜镇静方面，进行了瑞芬太尼与丙泊酚的使用对比，相比于

丙泊酚组，瑞芬太尼组的患者"苏醒"得更快，但是更多的患者出现了恶心和呼吸抑制的表现。在接受结肠镜检查的患者中，研究人员使用吸入麻醉药如七氟烷和氧化亚氮与使用全凭静脉麻醉（total intravenous anesthesia，TIVA）如丙泊酚、芬太尼和咪达唑仑相比较，发现 TIVA 组患者比吸入麻醉药组诱导更快，但精神运动障碍持续时间更长[32-34]。

与上消化道镜检一样，乙状结肠镜和结肠镜过程中特殊的介入操作也增加了对患者的额外刺激，这些操作包括内镜的置入、结肠充气、内镜进一步深入以及其他的内镜操作如活检、息肉切除术、支架扩张术和黏膜切除术。

快速适当地明确一种药物的能力决定着麻醉药物的选择，关于患者自控镇静泵的新研究正在进行。患者的满意度和手术成功的指标也在研究中，同时一些患者自控镇静及其他类型的自动化镇痛泵的试验也在进行中。

一个潜在的并发症是肠穿孔，表现为持续的腹痛；在这种情况下需要紧急实施手术。出血是下消化道手术治疗期间可能发生的另一种并发症，因此术前必须申请血库备血，并备好充足的静脉通道。

经内镜逆行性胰胆管造影术

经内镜逆行性胰胆管造影术（endoscopic retrograde cholangiopancreatgraphy，ERCP）是一种在内镜引导下由十二指肠乳头注入造影剂，对胆管或胰管进行透视的检查，这一类型的操作和手术构成了一个新兴的介入胃肠学领域。患者通常处于俯卧位。许多拟行 ERCP 的患者病情危重，他们可能患有胆管炎、胰腺炎、胆道梗阻、胰腺癌及其他严重的合并症。ERCP 中可能产生刺激的操作包括约肌切开、止血、置入支架、结石取出、胰胆管显影和激光碎石。

这些操作可以是简单快速，也可能非常复杂。同时，胃内充气是必需的，大多数术者更喜欢注 CO_2 而不是空气，长时间的手术和操作可能导致动脉高 CO_2 水平。镇静患者的手术失败率是全麻患者的 2 倍，而且全麻患者的并发症率可能更低[35-36]。此外，麻醉科医师很难对患者进行气道管理，通气可能具有一定的困难，因此许多麻醉科医师更偏向于在全身麻醉下实施 ERCP 检查。

经自然孔道内镜外科学：内镜的前景？

经自然孔道内镜外科学（natural orifice transluminal endoscopic surgery，NOTES）是一种腹腔和腹膜手

术的一个新方法，它整合了内镜学和微创外科学。NOTES 在人类中的应用尚处于早期阶段，目前已有为数不多的经阴道和经胃行胆囊切除术的报道[37-38]。到目前为止，这些操作都需要气腹和全身麻醉；而随着技术的改进，这些参数可能会改变，NOTES 可能会像其他介入手术一样，在非手术室区域广泛开展。

经口内镜下食管括约肌切开术（peroral endoscopic myotomy，POEM）是消化科内镜医师应用 NOTES 治疗食管失弛缓症的范例。食管失弛缓症的特征是食管蠕动降低、肌张力增加和食管下段括约肌（LES）不完全松弛。食物不能顺利进入胃从而导致恶心、呕吐、吞咽困难和（或）疼痛。POEM 手术已经发展为纠正贲门失弛缓症的微创外科手术，具体为：通过内镜向食管内充入 CO_2，然后从中段食管（通过胃食管连接处）到胃近端 2～3 cm 处作一个切口进入黏膜进行手术。充气过程中，患者的 $ETCO_2$ 可能会升高，可以通过机械通气加以控制。充气的可能风险包括皮下气肿、气胸、纵隔积气和气腹。该手术通常需要几小时，因此最好在全身麻醉气管插管下进行，一方面可以防止胃内容物误吸，另一方面还可以让麻醉科医师将 CO_2 充气的风险降到最低。正如所有 NORA 手术，谨慎、合作和沟通不仅对手术的成功而且对患者的安全都至关重要。

肺部介入操作

介入肺脏学的创新已极大地拓展了对肺疾病的治疗范围。支气管镜介入术的发展已经替代了许多在手术室内进行的传统外科手术。鉴于气道手术的特性，向高危患者实施麻醉发生并发症的可能性会很高。透视下操作在这些过程中起着重要的作用。在这种情况下，讨论、沟通和规划极为重要。

常规支气管内镜操作

常规支气管内镜术包括以下内容（见第 53 章）：
1. 支气管内支架：放置自膨式金属支架治疗狭窄。
2. 支气管内活检、激光治疗和烧灼。
3. 球囊扩张和冷冻治疗。

这一领域的技术进步已经产生了创新的技术，用于治疗更广泛的患者群体。以下是支气管镜检查中现有技术融合的几种代表性的治疗措施，如下所示：
1. 经支气管镜超声引导针吸活检（EBUS-TBNA）。这项技术用于显示支气管壁和附属结构。它使得纵隔淋巴结和其他支气管周围病变在超声下可视，因此是一个诊断肿瘤分期的操作。
2. 电磁导航支气管镜（ENB）。这项技术使得借助于计算机软件从 CT 数据上创造一个虚拟的多平面肺重建可以对看不到的支气管组织进行活检。传感器探头和电磁定位板引导手术者操作内镜到达恰当的位置。
3. 基准标记物植入。通过支气管镜或 ENB 在立体定位性放射外科手术前放置标记物[39]。

麻醉科医师新困扰

介入场所需要考虑一些特殊麻醉需求。术前评估患者的常见合并症非常重要。这些合并症包括阻塞性和限制性肺病、心脏病、营养不良、慢性吸入性疾病、吸烟史和酗酒史。简单的手术和操作可在镇静下完成，复杂手术和操作可能需要在全麻下完成。当使用硬质支气管镜进行介入操作时，首选静脉麻醉。气道工具、活检或治疗设备的置入可能影响挥发性麻醉药的吸入，从而对手术间造成潜在的污染。丙泊酚和瑞芬太尼静脉输注可以使患者更好地耐受检查和手术，并且也可以通过泵注发挥良好的作用。也可使用右美托咪定。BIS 监测可能有帮助，尽管没有数据记录这类监测对这些手术的具体价值。使用肌松剂有利于抑制咳嗽、消除胸壁肌肉强直，并且也有助于支气管镜的进入。目前还未证明治疗中和治疗后使用激素对减轻水肿有效。不使用全麻会增加误吸的风险。对于这些患者，使用止吐药和地塞米松可能是有帮助的[40]。高频喷射通气（high frequency jet ventilation，HFJV）被越来越多地用于术中通气支持，它是在介入治疗肺疾病的过程中能为术者提供相对稳定的手术区域的一种通气策略。常见并发症为气道阻塞、支气管痉挛、出血、缺氧、气道灼伤（见第 70 章）。因为潜在的并发症较严重，患者术后需要有合适的观察和恢复的空间，如有必要，应入院观察。

影像引导下介入操作的麻醉：新领域进展

在 20 世纪 50 年代，IR 之父 Charles Dotter 重新定义了放射学领域[41]。基于他在治疗外周动脉粥样硬化病变和血管成形术方面的先驱工作，该专业从单纯疾病诊断发展到现在包括越来越多的应用介入进行疾病治疗，以符合技术的发展和患者的需求。在介入放射室开展的手术已经几乎应用于已诊断的所有疾病，并不断扩展。事实上，不是所有的介入放射手术都是由放射医师完成的，某些手术在其他专科实施，被冠以其他名字，如导管室、神经放射室、CT、MRI，甚至在手术室内，某些手术是由介入心脏病医师或外科医师完成的。正因如此，我们以他们的目的和重点来讨论介入手术，而不是依据完成手术的地点和完成手术的医师进行分类。绝大多数介入手术的共同特征是：无外科切口；需要某种类型的成像技术（X线、超声、CT、正电子发射断层扫描简称PET、MRI），导丝或导管通过一个小洞进入到器官、肿瘤或血管内。此外，现有的相关技术和可能的介入方法（诊断和治疗）也特别广泛。与传统观念不同，在介入手术室中进行的手术其范围与强度与传统手术室中进行的外科手术旗鼓相当，而且接受非手术室内手术的患者比那些接受常规外科手术的患者更容易发生恶心。然而这些患者往往缺乏术前评估的过程，也没有调整到最佳的适合手术状态。非手术室患者经常成为无创手术的候选患者是因为他们通常病情过重、风险太高不适合行常规外科手术，或因为病情危急需急诊实施介入手术。麻醉科医师要努力理解手术的操作过程和患者合并症的性质和严重程度，而手术者可能并没有意识到这一点。像在手术室内一样，对一个病例预先想到手术会如何影响患者的生理状况并设计一个最佳的麻醉方案是非常关键的。然而，对于所有非手术室内的麻醉科医师需要特别留意，这可能需要学习一些新的、不熟悉的或正处于临床试验阶段的操作、技术或方法。同时，麻醉科医师有责任以一种建设性的方式向术者介绍患者的合并症的潜在后果及麻醉风险。许多介入专家参与患者的会诊，并不参与患者的早期治疗。他们可能不知道患者看上去无关紧要的身体疾患，而事实上这些对于患者的预后相当关键。手术者和麻醉科医师共同搭建一个明确的、合作和可行的沟通平台是至关重要的。对麻醉的需求可能只是反映了患者本身的需要，而并不是因为手术复杂。术者在手术中的注意力是高度集中的，不能够很好地理解麻醉科医师关注的问题。大家共同的任务是意识到搭建学科间差异的桥梁还需要进行哪些补充，以营造跨学科合作的氛围，创造一种安全和可靠的跨学科氛围，优化患者预后。

诊断性与治疗性介入操作：新的挑战

微创手术对麻醉的需求随着影像引导的手术范围的扩大而扩大。此外，随着人口老龄化和技术进步的推进，介入手术将继续补充或者取代传统的手术，特别是对于病情危重或不适于传统手术的患者。介入手术虽然是非侵入性的，但也有引起焦虑和术后疼痛的可能，并有潜在的危及生命的并发症的风险。请麻醉科医师参与是为了患者再接受治疗中保证舒适、安全，以取得最佳效果。介入手术可能是诊断性的、治疗性的或两者兼有。许多诊断操作时间很短，患者耐受性良好，只需清醒镇静；而对于危重病例，即使是最简单的操作也可能问题重重。介入手术室有普通手术室不曾有的限制，要额外考虑可能出现的设备布局不佳、放射暴露、隐匿性出血的风险以及造影剂过敏等情况。

这些手术有一些特殊的问题需要麻醉科医师解决，以优化患者的治疗和保护自身安全。

设备排布

每一个放射检查间的布局都给麻醉科医师出了难题，因为X光机和移动C臂在患者头部周围形成了一个不可接近的区域，并限制了麻醉机的放置。这就需要延长麻醉机的呼吸环路和静脉管道，因而增加不良事件发生的隐患。输液泵、血液加温器和其他监护仪必须放置在远离移动成像设备的地方，防止它们被撞倒或缠绕在移动的C臂上。此外，从麻醉科医师的角度来看成像屏幕通常成直角，这样麻醉科医师可能看不到术者操作或观察手术的进展情况。因此，预测事件是困难的，除非麻醉科医师和放射工组人员之间能够很好的沟通。

辐射暴露

辐射暴露是麻醉科医师的一个重要考虑因素，必须采取措施尽量减少它。大多数暴露是由于X射线光束的散射所致。本章没有讨论具体细节。然而，优化辐射安全的优秀建议和指导方针也已在临床得到了应用（另见第89章）。

许多麻醉科医师没有接受连续的或重复的辐射安全培训。所有的辐射暴露应遵循ALARA原则（"合理可行尽量低的原则"）。辐射束的衰减程度与辐射源距离的平方成反比（$1/d^2$）[42]。减少暴露的三种方式有：缩短暴露时间、增加与辐射源的距离、辐射屏障（铅墙和铅屏）。重要的是，麻醉科医师应穿戴合适的铅衣，不合适的铅衣是达不到最佳标准的，因为铅衣只有在合适的情况下才能发挥最大程度的保护。

防护装备应包括甲状腺铅围、含铅玻璃眼罩、麻醉科医师应经常使用便携式铅屏，并佩戴每月监测放射剂量的辐射测量器。最近的一些研究表明，麻醉人员所受到的辐射相当高，并且由于其在手术室中的位置，麻醉人员头面部所受到的辐射剂量超过放射科医师的3倍[43]。

涉及辐射暴露时，需要麻醉科医师在某些特定的造影情况下离开房间，如数字减影血管造影（DSA），这也是NORA的一个新特点。在麻醉科医师离开前可以计划好后续的麻醉方案并据此执行，既不会影响麻醉的实施也不对患者的安全带来隐患。

造影剂

造影剂通常在影像学引导的介入操作和手术中使用。标准的离子造影剂、高渗透压的造影剂在5%～8%的患者中存在剂量和浓度依赖性有关的不良反应。特殊反应与剂量或浓度无关[44]。严重的反应包括喉头水肿、支气管痉挛、肺水肿、低血压、呼吸骤停以及癫痫发作。氧气、肾上腺素和支气管扩张剂是推荐的抢救方案。对于既往发生过造影剂过敏的患者，预处理推荐使用类固醇类药物和苯海拉明。许多预防方法已经拟定，但没有一个方法显示出其具有优越性[45]。使用低渗造影剂降低了不良反应的风险，但不能消除风险。肾功能不全患者有发生造影剂肾病（contrast-induced nephropathy，CIN）的风险。糖尿病患者的风险进一步增加。尽管证据不一，但这些患者应该采取预防性保护策略，包括围术期液体治疗[46-48]。如果造影剂对于患者来说是绝对禁忌，那么CO_2造影剂可以作为一种替代方法。CO_2造影剂的禁忌证包括卵圆孔未闭（patent foramen ovales，PFOs）或任何右向左分流的心脏病[49]。

出血

在大多数经皮介入术中，出血可能是隐匿的，而在某些情况下，可能与手术操作有关（如脾栓塞术）。对接受抗凝治疗的患者，这个问题显得尤为突出（另见第50章）。优化凝血参数的指南经常发生变化，并且与需要进行的手术有关。对于因其他原因不进行抗凝治疗的患者，国际标准化比值（international normalized ratio，INR）应小于1.5，血小板计数超过50 000。如果可能的话，术前应停用华法林5～7天，氯吡格雷和阿司匹林停用5天，低分子肝素停用12～24 h，术前4～6 h停用肝素。非甾体抗炎药（nonsteroidal anti-inflammatory drugs，NSAIDs）在可能的情况下应停用

1～2天[50]。如前所述，某些经皮手术可能是在患者躺在手术床上时才进行抗凝治疗（如脑血管造影）。对于任何接受高风险介入手术的患者（例如经颈静脉肝内门体分流（transjugular intrahepatic portosystemic shunts，TIPS），在介入手术前采集血液样本送到血库较为合理。在拟行的介入手术开始之前，血流动力学参数发生改变时以及必须采取升压治疗时，麻醉科医师与术者进行明确的沟通非常关键。通常这种治疗形式可以用于疾病诊断。

▋血管介入操作

血管造影是对血管进行成像的总称，包括动脉造影和静脉造影（另见第56章）。涉及造影剂注射过程中的图像采集。在许多机构中，这种技术已经被CT血管造影（CT angiography，CTA）所取代。DSA是在先获得的平扫图像基础上增加注入造影剂后获得的影像学结果，有助于提高精度。动脉造影可用于评价动脉粥样硬化和缺血性疾病，确定肿瘤的血供和血管的异常以及创伤性损伤。影像学确立诊断后，可以进一步采用球囊、支架或者球囊-支架进行介入治疗。接下来通过再次造影来评估手术效果。在某些情况下，动脉造影可以为下一步手术安排做准备。

溶栓治疗适用于栓塞的静脉、动脉以及导管。越早溶栓成功率越高。溶栓药物包括重组组织纤溶酶原激活剂（recombinant tissue plasminogen activator，r-TPA）、尿激酶等[50-52]。溶栓治疗一般禁用于持续出血、近期出血、妊娠、已知对溶栓剂过敏、疑似主动脉夹层或肢体坏死的患者。

栓塞治疗适应证较多，包括创伤、出血、血管畸形、子宫肌瘤、动脉瘤和肿瘤，目的是暂时或永久地阻断动脉或静脉。操作可以机械性地使用弹簧圈、球囊、胶栓塞或者使用化学制剂，如使用明胶进行临时栓塞，使用酒精进行永久栓塞。在这种情况下，首先通过动脉造影定位病变部位，然后在影像引导下使栓塞剂到达指定位置。

对于所有这些血管介入手术，疾病的特点、患者的合并症以及手术的复杂性将决定麻醉科医师参与的必要性和程度。可预测的并发症包括溶栓过程中出血、周围组织的意外栓塞、血管损伤。依据靶血管位置，麻醉科医师需要预测可能的并发症，并对其可能产生的生理影响及血液制品的需要量做好准备。

静脉系统造影或成像应用于支架置入、下腔静脉（inferior vena cava，IVC）滤器安装或移除、肺动脉造

影、肺动静脉畸形（arteriovenous malformations，AVMs）所致栓塞、溶栓和选择性静脉采样。有留置中心静脉导管的患者最常使用中心静脉血管成形术。置入下腔静脉过滤器可尽可能减少来源于下肢或盆腔静脉的深静脉血栓脱落迁移引起的肺栓塞。下腔静脉支架置入术适用于肺动脉栓塞的高危患者、抗凝失败或有抗凝治疗禁忌的患者、抗凝剂过敏患者。可拆卸的或永久过滤器可通过股静脉或颈内静脉途径置入。在大多数情况下，这些手术很少需要或不需要镇静；然而，不能平躺或极度焦虑的患者需要在麻醉下实施手术。由于成像速度快且可靠性高，肺动脉 CTA 已逐步取代了肺动脉造影；但后者在诊断和治疗肺动静脉畸形或假性动脉瘤并评估肺动脉高压方面仍有帮助[52]。

内瘘、置入管路和血液透析血管通路（HD），统称为血液透析血管通路手术，它们代表了一种特殊的血管介入操作，同时在 IR 病例数中占有较大百分比。他们的独特性源于这类人群都患有终末期肾病（endstage renal disease，ESRD）。这些患者在维持透析通路时往往需要采取多种治疗措施。血管通路功能障碍可能是由于动静脉瘘化脓、透析期间出血过多或压力增加，或血管通路凝血阻塞所致。因此这类患者既需要瘘管造影进行诊断，也需要球囊血管成形和血栓切除术进行治疗[53]。由于 ESRD 患者并不是只存在肾病，他们往往合并多种复杂的疾病，并且通常没有对相关的合并症进行系统的治疗，因此需要麻醉科医师的参与以保证手术的操作顺利进行。患者的评估与其他手术的麻醉要求相同，需要特别考虑容量情况、血清钾的水平以及心电图（electrocardiograph，ECG）的改变。患者处于失代偿期时需要特别注意这些参数，而在这个时候对患者实施透析治疗并不适宜。必须注意权衡在临界高钾水平实施手术的利于弊，而不是一味推迟手术并要求临时透析使钾达到合理的水平。在大多数情况下，镇静就可以满足手术的要求。但血管成形术会引起部分患者的极度不适，特别是在血管通路（瘘管）位于远端的情况下。对于这类患者也可以选择区域麻醉，需要注意的是，这些患者经常服用长效抗凝药物。对于不能平躺的患者，可以选择侧卧位，大多数患者都有麻醉史，可以为本次麻醉提供参考。手术持续时间可能很短（< 30 min）也可能很长（几个小时或更长时间），取决于是否有多个狭窄区域或是否需要进行血栓清除。由于血栓清除术需要术中使用 r-tPA 来进行溶栓，要注意这个特殊的情况。另外，因为血栓可以从瘘管 / 置入物中脱落并进入循环，严重肺动脉高压或右心室衰竭患者应考虑手术切开取栓[54]。

胆道和肝的介入操作

治疗肝和胆道疾病的操作特别具有挑战性，因为该操作疼痛刺激大，过程复杂、技术要求高，患者病情往往极重。肝和胆道操作包括经肝胆管造影、经皮肝穿刺胆道引流术、肝静脉造影和血流动力学测定、肝活检和经颈静脉肝内门体静脉分流术（TIPS）和门静脉栓塞（portal vein embolization，PVE）。计划行胆道操作的患者可出现黄疸、胆管炎、休克、胆漏或其他相关异常。同时可能合并其他严重的并发症。这些手术的禁忌证包括易出血，不能耐受造影剂、大的肝动静脉畸形、大量腹水及肝包虫病。

胆道引流时，患者取仰卧位，穿刺针斜插入肝实质（第 9 肋间隙），向靶组织注入造影剂以明确位置。胆管造瘘置管术可以改善不能进行外科手术的急性胆囊炎患者的症状，但他们并不是手术的适应证。胆囊成像主要在超声、CT 或透视的辅助下，通过肝穿刺针进入胆囊并放置引流管。这些手术的麻醉选择完全取决于患者的体质、合并症和对疼痛的耐受性。肥胖患者成像较为困难，穿刺位置也较难选择。对镇静药物耐受以及药物代谢障碍的患者需要慎重选择麻醉剂。区域麻醉可能对手术或术后疼痛有效[55]。患有肺功能不全和腹水的患者平卧可能较为困难。

肝静脉造影和血流动力学检查用于诊断怀疑有静脉异常（Budd-Chiari）的疾病和评估门脉高压的水平。检查的同时可以进行肝活检。这些手术通常是经颈静脉插入穿刺针后置入导丝和长血管鞘，但许多患者难以耐受该操作过程。肝静脉造影和压力监测是通过一个倾斜的导管楔入肝静脉。校正后所得的窦压力以及正常压力和楔压之间的差值反映了肝硬化门脉高压的程度[56]。门体分流术可以使用穿刺针穿过肝实质进入门静脉，以球囊扩张隧道后置入支架支撑。这是一个复杂艰辛的过程，这里只需要进行概括。手术过程可能相当长，所以采用全身麻醉为宜。TIPS 的适应证包括反复的食管静脉曲张破裂出血以及难治性腹水。它常被视为肝移植的桥联过渡操作。手术的相对禁忌证包括先前存在的肝性脑病和持续酗酒，这两类患者也不适合实施肝移植手术。在择期手术的情况下，症状明显的肺动脉高压、瓣膜性心脏病和充血性心力衰竭是这类手术的禁忌证[57]。TIPS 可在终末期肝病患者中作为治疗持续出血的一种方法。TIPS 出血的风险高，应常规向血库申请备血和血液制品，包括新鲜冰冻血浆（fresh frozen plasma，FFP），并确保稳定的输液通道。PVE 是比较新的技术，旨在减少含有肿瘤的肝段血流，同时促进残留肝组织增生肥大。PVE的目的是增加手术切除术后肝组织的体积以提高肝癌患者的术后存活率。栓塞是通过门静脉造影及置入栓塞圈进行栓塞治疗，该操作可能出现显著的术后疼痛。急性并发症包括出血、胆漏、胸腔感染以及造影剂过敏。

胃肠道和泌尿生殖系统的介入操作

介入放射医师可以直接进行胃肠道的操作，其中最常见的是经皮置入胃造瘘管（G管）。其他的操作包括盲肠造瘘管和空肠造瘘管的置入。对于G管放置，通过使用鼻饲管或小导尿管充气使胃扩张和给予胰高血糖素来减少胃排空。随后，专科医师采用胃固定术作为稳定胃的手段，通过使用导丝、缝线以及合适的导管穿过胃并将其放置在合适的位置。急性并发症包括出血、损伤邻近组织结构及腹膜炎。一般情况下，这些手术在镇静下即可施行，除非患者有很高的胃误吸风险（例如食管切除术）。

泌尿生殖系统（GU）的介入手术主要针对肾集合系统。常见的有扩张术、支架置入术和耻骨上膀胱造瘘术。在结石、肿瘤以及其他阻塞性病变近端放置肾造瘘管以引流尿液。一般来讲，手术步骤包括注射造影剂，确定肾盂位置，进入肾盂，置入造瘘管[58]。患者优先选择俯卧位，因而可能会产生一系列麻醉相关的问题，包括气道管理、镇痛管理以及静脉通道建立等。在制订麻醉方案时，须仔细权衡镇静和全身麻醉的利与弊。要考虑的因素包括患者的身体状况、血流动力学情况、手术者技巧以及手术时间（例如，在体型瘦的患者中探查扩张的肾盂可能比体型肥胖的患者操作过程更快）。

经皮介入治疗肿瘤

介入肿瘤学是一个快速发展的领域，并且彻底地改变了肿瘤的治疗。这种治疗模式在外科手术的治疗基础上得到了发展。介入操作在影像学如CT、超声、透视的帮助下来实现。经动脉化疗栓塞以及经皮消融（微波或在较小程度上射频、激光、冷冻消融或酒精）可直接针对肿瘤部位进行治疗，也可经影像引导下注入放射性材料。常用于肝、肾、肺及肾上腺病变。并发症与其他介入手术相似。这类患者确实属于外科高风险患者，因此这类手术通常需要进行麻醉管理。全麻的效果最好，因为手术可能会引起间断性的疼痛，

控制呼吸后可能帮助手术操作更顺利进行。患者镇静到达一定深度可能难以配合术者[59]。手术后可能会引发疼痛、不适、恶心和呕吐，这些是栓塞后综合征或消融后综合征的一部分。大剂量类固醇药物可用于预防以上不良反应的发生，非阿片类镇痛药可用于对症治疗[60-61]。

CT、正电子发射断层扫描（PET）、磁共振成像（MRI）引导下的操作

CT成像

CT是目前常被广泛应用于介入手术的引导方式，其中CT透视结合了CT的成像能力与X线透视的实时性，得到了广泛的应用。CT成像可以用于诊断和治疗。诊断工作包括活检和积液引流；治疗包括肿瘤切除和止痛剂的注入。在CT引导下的介入手术对手术者和麻醉科医师均存在辐射暴露，患者则有出血和造影剂过敏的风险。另外，一些特殊的术前评估显得尤为重要。扫描仪对于肥胖患者可能不太适用，必要时需要特制的加长穿刺针和特殊的引流装置。扫描仪内定位也可能较为困难，同时要考虑气道管理问题，特别是麻醉科医师几乎不可能始终位于患者头部。大部分情况下，在镇静下即可完成CT引导下的穿刺活检，但当刺激强烈时，需要频繁屏气，或者手术复杂，就有需要全身麻醉支持的可能。对于有明显并发症（肥胖、肺或心脏功能不全、慢性疼痛或困难插管史）的患者，在手术前保持气道开放和通常是十分重要的。

CT引导下穿刺活检

CT引导有助于获取活检组织以行细胞或组织学检查。穿刺针粗细范围是18～25号，患者体位的摆放原则是尽量减少从皮肤表面到病变深部的距离，并最大限度地提高入路的安全性。肝活检通常取仰卧位或稍偏向一侧，腹膜后肿块可能需要侧卧位或俯卧位。最重要的是，如果镇静水平在整个手术过程中保持一致且不因通气的转换而使定位点发生改变，将有利于术者开展手术。然而，手术过程中刺激的程度变化很大，这也就使得麻醉科医师在非全麻条件下配合手术面临着相当大的挑战。对于那些有出血倾向的患者（例如肝硬化），可能会发生术后出血，应进行提前血库备血。无论是在手术室还是介入室，类癌或肾上腺肿瘤的活检仍然面临很多问题。这两种情况下，应激相关的激素释放可导致严重的难以控制的低血压

或高血压。如果怀疑嗜铬细胞瘤或类癌，应做相应的预防性治疗。

CT 引导下的治疗性介入操作

CT 引导下的介入手术和操作包括置管引流、肿瘤切除和疼痛治疗。这些手术和操作麻醉方案的制订需要在全面了解患者并发症和介入治疗医师的技术的情况下进行。因为患者突然的体动或介入的小失误均能带来致命的后果，因此麻醉科医师与操作者之间应针对手术与麻醉的协调建立良好的沟通。

导管引流

CT 引导下脓肿引流已很常见。包括改良的 Seldinger 和 Trocar 技术。虽然浅表穿刺采用局部麻醉就已足够，但针头的刺入和套管针的扩张以及随后套管针沿着既定的穿刺路线到达体腔深部抽吸积液时仍可能引起强烈的疼痛。术前，术者应与麻醉科医师就操作方式、可选择的麻醉方案、加深镇静或麻醉的备选方案进行深入的讨论。预先讨论制订预案可使操作顺利进行并且成功。麻醉科医师必须做好由于周围结构损伤而导致的可能并发症的处理准备。

CT 引导下射频消融

各种消融技术现在主要用来进行恶性肿瘤的治疗，经皮将无水乙醇（95%）或苯酚（6%）注射至肿瘤部位。酒精可经穿刺针或导管注入，但注射过程是相当痛苦的。酒精过量或误注入血管可引起心动过速和呼吸抑制。这些技术由于相对落后，目前已几乎不再使用。现在更流行的消融技术包括射频消融、冷冻消融和微波，这些手术和操作一般耗时较长，因为无论用哪种消融设备都必须首先进行准确的定位。定位过程中可能需要要求患者反复屏住呼吸。射频消融在 50℃ 以上的温度才可能诱导凝固性坏死，加热过程中会引起疼痛，而冷冻治疗则痛苦相对较小[62-63]。如前所述，可能会发生的消融后综合征，其特征是发热、不适、恶心、呕吐和右上腹疼痛。地塞米松可能有助于预防消融后综合征的发生。区域阻滞可作为这类手术的首选麻醉方法，并且对于术后疼痛也有不错的效果[64]。

CT 引导下注射治疗疼痛

止痛治疗包括将苯酚和酒精注射到神经节、神经丛或神经。预期的效果是神经溶解。关节腔内注射类固醇激素可以起到止痛及抗炎的作用，但很多进行这种手术的患者对止痛药已经出现了耐受。对这些患者来说，身体体质是一个重要的影响因素，同时也要考虑疼痛的病因，癌症患者可能合并其他并发症，因而更具有挑战性。大多数情况下对这些患者都是采用姑息疗法。在麻醉开始之前，麻醉科医师与手术医师之间的探讨经常围绕着肿瘤晚期患者的意愿进行。

PET 和 PET/CT

PET 是一种用于恶性肿瘤诊断、分期和随访的成像技术。在注射放射性标记葡萄糖类似物氟脱氧葡萄糖（18F-FDG）后进行扫描，该葡萄糖会被恶性细胞优先吸收但不被代谢，从而作为肿瘤标志物。FDG-PET 用于区分良性和恶性病变，确定肿瘤的坏死和代谢活跃部位并监测机体对治疗的反应。PET/CT 的结合提供了 PET 的代谢信息和 CT 的解剖精度，PET/CT 引导下的介入操作是一种新兴的方法[65]。在注射标记物 60 min 后，PET/CT 可以对患者的器官和组织进行成像。成像过程可能需要连续定位，在此期间，PET 和 CT 图像是依次获取的，因此必须注意在整个图像采集过程中使患者的体位保持一致，这样可以减少图像重叠误差。PET 扫描器有一个较长且可移动的架台，这不仅限制了对患者的观察，也要求监护设备必须有足够长的导线使其随着 PET 的设备和患者一起移动。

PET/CT 室代表着另一个可能需要实施麻醉的场所。只要有可能，麻醉科医师应当参与 PET/CT 室的规划，以使壁挂式气体、吸引器和监护设备安放在最佳位置，有利于 PET 被用于增强 CT 引导下的介入手术和操作。因此，在 PET/CT 室中规划安装麻醉相关设备可以保障介入操作安全及成功实施。

磁共振引导下的介入操作

磁共振成像（magnetic resonance imaging，MRI）是一种利用磁场和电磁波的无放射性成像技术。MRI 所产生的软组织图像的质量超过超声或 CT。虽然 MRI 在很大程度上仍是一个诊断工具，但现在已逐渐成为一种新兴的介入引导方法。由于磁共振成像可获得多平面、温度敏感以及对比增强的图像，从而可使介入手术用的导线及穿刺针可视化[58]。磁共振图像质量与磁场强度成正相关。磁场强度，以特斯拉单位测量，范围从低（0.1～0.5 T），中等（0.5～1.0 T），高（1.5～3.0 T）到超高（＞3.0 T）。成像与组织水含量、血管分布特点及含铁血黄素有关。MRI 的优势在于能够对 CT、超声不显像的软组织进行活检及消融[59]。

磁共振检查室的限制

在 MRI 检查室中使用的所有设备必须是 MRI 兼容的，这意味着设备不会对患者造成伤害，影响图像质量或是被 MRI 影响。由于磁场的存在，无论体积多大的含铁或不锈钢的物体均会在磁场力的作用下移动。因此，必须特别注意确保用于磁共振室的所有设备不受磁场吸引力、加热或电磁感应的影响。同样，患者也要经过筛选。任何植入的设备都必须评估 MRI 的兼容性。心脏起搏器、植入式心脏复律器–除颤器（ICDs）（另见第 38 章）、人工耳蜗、泵、神经刺激器或其他金属物品如动脉瘤夹、金属碎片或体内有子弹的患者不能行 MRI 检查。这些含有金属的装置在检查过程中会被加热并且移位。如今，越来越多的血管夹、钉、骨科植入物、心脏瓣膜、心脏起搏器和其他一些假体已使用非磁性材料制作，使得植入这些装置的患者可以行 MRI 检查。随着科技发展，能够在磁共振室中使用的监护仪、介入设备、外科手术设备以及麻醉设备应运而生[66]。在第 89 章和其他章节会对 MRI 的安全性进行详细的介绍。

幽闭恐惧症或体型较大的患者可能在磁共振机器内无法忍受，而使诊断遇到困难。更新的 MRI 将结合更宽的口径与高磁场系统，改善了可接受性，增加患者的耐受度。由于介入操作中 MRI 需要不断地进行扫描，所以患者需要不断来回进出磁场，经典介入手术和操作要比在其他介入放射设备引导实施的同样的操作要长得多。MRI 介入室应该相对独立，常规应急设备可能无法在 MRI 室内使用，所以必须配备相应的急救措施。即使是标准喉镜也能成为 MRI 设备中的致命"飞弹"。

磁共振引导下的介入操作

在 CT 成像质量不佳的情况下，由于 MRI 的多平面成像能力，它对于介入操作也可能非常有帮助。磁共振成像已应用于乳腺活检、前列腺活检及其他手段不能成像的肿瘤的活检。在大多数情况下，这些操作在局部麻醉和镇静下即可进行。肿瘤的冷冻消融技术也可以在 MRI 引导下进行。这个操作也可以通过超声或 CT 引导下进行，当需要精确的软组织成像时则采用 MRI。在冷冻和解冻人体的生理过程中，MRI 要优于 CT 或超声，因此它对组织也具有很好的成像能力。MRI 引导下的冷冻消融治疗对肝、肾、乳腺、前列腺肿瘤以及子宫肌瘤的治疗是安全有效的[67]。这些操作需要反复屏气，且时间相对长。冷冻和加热组织时常引起疼痛，因此可能需要全身麻醉。

出血是这些手术和操作后最常见的并发症（另见第 50 章）。血小板减少症是一种罕见但严重的广泛肝消融并发症。广泛的消融也可引起肌红蛋白血症或肌红蛋白尿。由于正常肾上腺组织对冻融的应激，肾上腺病变的低温消融可诱发高血压危象[68]。MRI 成像可以通过提供更精确的成像来促进聚焦高强度超声治疗技术的应用，这项技术的临床试验正在进行中。温度敏感的 MRI 可以评估超声的剂量，钆（Gd）增强 MRI 图像可以用于评估组织反应。MRI 由于优于 CT 或超声成像能力，在拓展介入手术范围上存在许多潜在的优势。为了扩大这一新兴技术应用范围，需要开发 MRI 应用的安全环境、相关设备和监测技术，并了解镇静的局限性和在长时间、不适过程中麻醉的需求。

特殊领域影像引导下的操作：神经放射学和介入心脏病学

神经放射学和介入心脏病学被视为特殊的领域，因为在这两个相关领域中，麻醉学也划分为专业领域并需进行专业培训（神经麻醉和心脏麻醉）（另见第 57 章）。神经麻醉和心脏麻醉中的部分术语来源于神经病学、神经放射学、心脏病学及心血管介入病学。因此，麻醉需要有一个明晰平台与术者相沟通，才能使得手术结果最优化。当然，正如本章前面提到的，仅仅使用共同的词汇是必要的但仍远远不够，成功团队所需具备的重要因素包括相互尊重、安全与良好学习的氛围以及团队合作意识。

神经放射学和介入心脏病学正在以惊人的速度发展；技术在不断革新，适用人群也在不断地扩大。在这些领域，经皮治疗传统外科疾病的例数在成倍的增加，使得麻醉科医师的参与越来越多。在许多方面，新技术的发展往往会成为医学领域内的"颠覆性的技术"[69]，进一步模糊了内、外科之间的差异。这些新的、尖端的介入手术往往无法预测结果，能否成功将取决于我们的应变能力。

神经放射学介入操作

由于器材（导管、弹簧圈和支架）的技术进步、改进的成像技术和更安全的造影剂（另见第 57 章），介入神经放射学领域得到了广泛和迅速的发展。脑血管造影是脑血管成像的金标准。诊断性脑血管造影通常在清醒镇静下即可完成，但介入手术由于时间长、技术复杂、需要患者保持不动，所以需要全身麻醉。某些手术会引起血流动力学波动，因此需要麻醉科医师来管理。另一方面，一些手术（例如颈动脉支架置入术）可以在患者清醒状态下进行，便于神经功能的评价。对于每一个接受这些手术的患者，麻醉科医师必须切合实际，根据患者的可能并发症以及患者自身状态进行麻醉的选择。虽然神经放射学介入手术的技术细节超出了本章的范围（见第 57 章），在这里仅简单列出基本的麻醉关注点和要求。

介入手术室的麻醉科医师应该考虑的一般性问题

和外科手术室不同，介入手术室的硬件设施影响着麻醉的实施过程（参见第 39 章）。需要考虑到靠近患者的头部较为困难，因为双平面成像技术辐射暴露量大等问题。如果手术复杂，患者不配合或患者有意识/运动障碍等因素，应考虑给予全麻。如果时间允许，建议留置动脉导管；如果时间不够，神经外科医师可以从股动脉鞘进行动脉监测。其他神经监测技术可以作为间接测量脑灌注的手段，如脑电图、躯体感觉、运动和脑干诱发电位等。许多神经麻醉科医师使用阿片类药物来避免使用吸入药物对脑电图和诱发电位的影响。无论是否在手术室内手术，麻醉科医师和手术者都应了解对方的手术方案、诊疗经过和并发症。

脑动脉瘤的血管内治疗

脑动脉瘤血管内治疗，是通过经皮穿刺到达动脉瘤内，放置铂金弹簧圈来阻断动脉瘤内的血液循环（另见第 57 章）。动脉瘤栓塞术可能需要数个弹簧圈。放置弹簧圈手术在细小瘤颈的动脉瘤中比较容易。宽颈动脉瘤的栓塞需要先使用支架；随后通过支架放入弹簧圈[51]。支架置入术前和术后均需要抗凝治疗，因此增加了出血风险。因此，支架辅助弹簧圈栓塞仅限于未破裂动脉瘤的治疗。在与动脉瘤相关的蛛网膜下腔出血患者中，用弹簧圈进行血管内治疗比外科手术夹闭效果更好，但手术夹闭提高了脑神经病变的可能性[70]。

脑动脉瘤血管内治疗的并发症包括动脉瘤破裂或血栓栓塞。如果发生破裂，应停用肝素，应用鱼精蛋白（1 mg/100 U 肝素）并降低动脉血压，一般会采取的措施是尽快继续放置弹簧圈。血小板相关的血栓栓塞发生率为 3%，有 1.7%～5% 的病例会引起永久性神经功能缺损[71]（另见第 50 章）。如果发生血栓栓塞事件，术者应尝试用机械装置或动脉内溶栓或使用抗血小板药物清除血栓。

有些动脉瘤没有相对狭窄的部分或难以到达，常见于海绵体、颞骨岩部、颅外椎体、颈内动脉或者蛛网膜下腔的巨大动脉瘤。处理此类动脉瘤时必须确定侧支循环良好才能够进行动脉栓塞，在这种情况下需要应用动脉球囊闭塞测试[72]。首先使导丝到达拟栓塞的动脉，然后进行神经系统检查，给予肝素延长活化凝血时间，将球囊充气，堵塞靶动脉，再进行神经系统检查。在一些医疗机构内进行了放射性核素增强脑血管方面的研究。如果患者对栓塞耐受，那么可以进行弹簧圈栓塞；相反，如果患者不能耐受，则可能需要开颅进行血管旁路移植手术。

动静脉畸形的血管内介入治疗

大脑动静脉畸形（arteriovenous malformations, AVM）定义为小动脉与静脉系统直接相连，并没有正常的毛细血管。这种病变的常见表现是颅内出血。对动静脉畸形患者必须进行血管造影检查，以确定是否存在相关动脉瘤。这种评价涉及选择性动脉导管插入术来确定出血的确切来源。目前治疗脑 AVM 的方法包括栓塞、显微手术切除、立体定向放射外科或联合治疗。手术前的栓塞可以减少出血和减少 AVM 大小。小的动静脉畸形更适合血管内的介入治疗。在神经放射学中的 AVM 栓塞技术包括应用血流导向的微导管、固体闭塞器材、颗粒和液体栓塞剂。其并发症包括术后栓塞引起的畸形血管破裂、栓塞材料进入肺循环，以及微导管嵌顿[73]。

介入神经放射学：急性脑卒中的治疗

急性栓塞性卒中的治疗在过去 10 年中有了显著的进展。静脉 r-tPA 治疗已被动脉内溶栓治疗所替代，将治疗时间窗从 3 h 延长至 6 h，同时提供较高浓度的溶栓药物到靶血管，和其他的介入技术联合使用，产生较高的再通率。

首先，需要通过脑血管造影来确定急性脑卒中的血管闭塞程度，通过微导管丝引导微导管插入靶血管，注射造影剂定位栓塞的部位。在栓塞部位注入 r-tPA 至血块远端，应用导管拉回血栓。如果栓塞持续存在，可考虑用机械方法对血凝块进行再通或取出。该操作必须在 8 h 内进行。有几种设备可用于取出或吸出血栓，也可以行支架置入术或血管成形术。最近一项研究表明，8 h 内进行血栓切除的治疗的患者血管的再通率为 57.3%，联合治疗血管再通率为 69.5%，39% 的患者有良好的预后[74]。介入治疗的有效时间窗为患者动脉内溶栓恢复正常后 6 h 和机械性血栓松解后 8 h。最近发表的 DAWN 试验表明，在一定的选择标准下，血管内血栓切除术的时间窗可以延长到 24 h[75]。

急性脑卒中患者的表现不尽相同，从相对稳定到具有严重合并症。麻醉科医师通常没有时间收集患者足够的术前信息。有证据表明，麻醉的选择可能会对神经系统的预后有影响。全身麻醉使患者舒适和无体动，但延长了治疗时间，并产生不利的血流动力学干扰；监测下麻醉可以实现更快的干预，减少血流动力学波动，但由于气道不受保护，患者可能不能完全配合手术，并有误吸的风险。到目前为止，还没有随机对照试验，但回顾性研究表明，镇静可以改善急性脑卒中患者的神经系统的预后[76]。麻醉选择首先应该以患者的情况为指导，并根据患者的个人情况制订方案。

麻醉过程中应采用有创血压监测，需要在手术开始时就开始监测，这并不会延长治疗时间。如果颅内压是一个问题，在手术过程中可能需要钻孔或脑室外引流来测量颅内压。

心脏病介入操作：电生理和心导管室的一般考虑

在过去的 20 年里，医学领域见证了电生理和介入心脏病学手术的发展高潮。同时，对麻醉科的需求也随之增加。例如，心脏电生理检查室在可为晚期心力衰竭和复杂心律失常患者提供了更丰富的治疗方案。因为许多电生理手术耗时长，涉及范围广，大多数需要在全身麻醉或镇静结合全身麻醉下完成。同样，经皮治疗结构性心脏病已成为介入心脏病专家的部分日常工作，为心脏麻醉科医师带来了新机遇。心脏麻醉学专家可以在结构心脏病患者手术中提供实时超声心动图的指导，与手术者协同操作来治疗结构性心脏病患者。

在电生理和心导管室的很多患者会有多种合并症。在这个新的和具有挑战性的领域，需要介入医师

和麻醉科医师之间的合作和规划，以确保患者的安全并优化手术效果。对实施的手术、可能的功能障碍以及患者的个体差异有清晰的认识，对于制订安全有效方案是必不可少的。总之，介入医师和麻醉科医师之间共同的知识和词汇基础将有助于治疗的整合。

电生理导管室环境：麻醉科医师面临的独特挑战

本节概述电生理导管室环境、当前手术的演变和未来的展望，常见手术以及目前的麻醉方法。常见的电生理室手术包括以下内容（参见第 38 章）：

1. 生理学检查。
2. 心房心室的消融操作。
3. 心脏复律除颤器和起搏器的植入和取出。

在心导管室进行的侵入性心脏病学操作包括：

1. 诊断性心导管检查及冠状动脉介入。
2. 周围血管病诊断和治疗。
3. 植入主动脉内球囊反搏和经皮左心室辅助装置。
4. 植入心内人工器材治疗结构性心脏病。

如果患者有症状明显的并发症，这些操作的进行就可能需要麻醉科医师参与。部分射频消融治疗、电生理检查和器材的植入和取出术，在护士协助的镇静下即可实施。但有些操作时间长，技术要求较高的治疗，则需要患者保持静止。在这些情况下，可能需要实施全麻以保证患者血流动力学稳定，维持镇静或睡眠状态。

电生理和导管室的环境与外科手术室有显著差异。重要的是，麻醉科医师要认识到电生理导管室内麻醉实施条件的局限性，了解操作的流程和辅助人员的职责，对于设备的可用性和位置以及麻醉学-心脏病学交叉的本质和节奏应具有革新和灵活性。

电生理导管室的配置和设备布局

电生理和导管室建有独立的控制室和手术室。控制室区域是被屏蔽的，不受辐射暴露，是记录手术进展的最佳地点。操作人员可以记录手术和患者的监测数据以及视频和音频等。麻醉设备的操作通常不在控制室内。

在心导管手术室内，心脏科医师、麻醉科医师、护士和放射科技师负责在手术过程中治疗患者。要分清人员身份和各自的职责，如果不确定最好进行确认。在紧急情况下，知道谁在负责抢救治疗（即除颤器）可以控制混乱的场面并可以挽救生命。

电生理导管室包括透视设备（X射线管和C型臂机），这些设备通常围绕患者的头部，使得接近患者变得困难。手术台是移动的，手术显示屏幕通常在麻醉科医师的90°位置。无菌台或者为术中使用的各种导丝、导管的便携式移动柜以及血气分析仪占用了大量的空间。这可能使麻醉设备（麻醉机、麻醉车、泵、监护仪）的进入有困难。天花板式的铅屏和手术台的铅裙通常不适合麻醉科医师，为防止辐射，通常需要在麻醉区域和透视之间使用便携式铅屏。

麻醉科医师应该熟悉每个电生理导管室内的物品摆设，通气口、吸引器、监护仪、心脏复律器-除颤器、紧急抢救药物和气道管理工具等是至关重要的，可能不会被放置在最佳甚至是明显的位置。电生理导管室内，呼吸机的螺纹管、静脉管路和吸引管路等需要加长或延伸。电源插座位置可能不合理，也需要使用延长线。手术室其他常见设备可能包括心室辅助装置、主动脉内球囊反搏装置、调搏器和超声心动图。当复杂病例需要更多的设备时，空间也是需要考虑的问题。

透视台和透视设备由放射科技术人员和心脏科医师控制。手术过程中心脏医师会在不提醒下移动这些设备以便成像，与所有NORA地点一样，当麻醉工作区域不在附近，备用设备以及困难气道车是必不可少的。对于心脏患者，时间可能特别关键。一辆装有静脉管路、气道管理工具和基本药物的麻醉车在电生理和导管室中尤为重要。应告知导管室所有应急设备的位置和名称，特别是当麻醉科医师单独工作时。

在电生理室的麻醉科医师

临床电生理学在过去的20年中被重新定义（另见第38章）。先进的技术和需求增加推动了电生理手术的数量呈指数增长。此外，这些手术的范围也从简单的诊断到拯救生命的治疗性介入手术。超过1400万美国人有心律失常，大约600万人受到心力衰竭的影响[77]，其中许多人需要住院和复杂的医疗。由于ICDs能够降低恶性快速性心律失常患者和射血分数降低患者的死亡率和发病率[78]，因此近年来植入和更新ICDs的需求大量增加[79]。

因为这类手术持续的时间长，很多患者存在并发症，无法在单纯镇静中耐受手术，常需要全身麻醉。最合理的麻醉计划需要麻醉科医师综合考虑患者的合并症、心律失常的性质、电生理手术的节奏和概况。本节回顾了最常开展的电生理介入治疗术。

诊断性电生理检查

许多病因都可以引发心律失常，从无症状到产生血流动力学不稳定和心脏损害。一般来说，这些病理节律会导致不协调或不合时宜的收缩，可能太慢也可能太快。缓慢心律失常源于异常冲动产生或异常冲动传播，这种疾病可能发生在窦房结、房室结或His-Purkinje系统的水平。与正常QRS相符的心律失常包括室上性心动过速（supraventricular tachycardias，SVT），如心房扑动、房室结折返性心动过速（atrioventricular nodal reentry tachycardia，AVNRT）、房室折返性心动过速（atrioventricular reciprocating tachycardia，AVRT）和房性心动过速。不规则型QRS快速性心律失常包括心房颤动、多源性房性心动过速。宽QRS型快速性心律失常可能仍然为室上性，但由于先前存在的束支传导阻滞而出现异常，或可能起源于心室作为室性心动过速（ventricular tachycardia，VT）[80-81]。心律失常可能有许多病因，包括过分活跃的心肌异位起搏点或结构性心脏病导致瘢痕引发的电活动。常见心律失常的电生理发生机制包括自律性异常、解剖性折返和触发激动。

这些心律失常可以通过诊断性电生理检查来识别，这些检查通常与治疗手术一起进行，以治疗特定的心律失常或放置设备（另见第38章）。诊断检查可以确定某些特定症状或事件的电生理学病因。心脏内记录是通过股静脉放置导管进入高位右心房、希氏束、冠状静脉窦、右心室心尖或右心室流出道。心律失常通过程序性刺激诱发[82]。对于这些研究，苯二氮䓬类和短效阿片类药物通常是足够的。某些药物可能影响心律失常的诱导，应避免使用。

经导管消融

一些心率失常的治疗可以通过经皮导管消融技术来完成。射频能量（热损伤）和冷冻治疗（冷损伤）是最常用的消融方法；这两种能量源与目标组织作用时都可能引起疼痛。消融技术可用于对药物治疗难以控制的心律失常，这些心律失常包括SVTS，如AVNRT、Wolf-Parkinson-White综合征（逆向AVRT）、心房扑动和心房颤动。最近的美国心脏病学会（American College of Cardiology，ACC）和美国心脏学会（American Heart Association，AHA）心房颤动指南指出，对于轻度或没有左心房扩大的心房颤动患者，导管消融是一个"合理替代药物治疗"的方法，有助于防止心房颤动复发[83]。心房颤动可以用肺静脉隔离治疗，如果合并不可控的快速心律失常，可以消融房室结和放置永久起搏器。在部分患者，VT 也可以用消融进行治疗，如冠状动脉病或右心室发育不良所引起的心律失常[84]。

在消融手术中，导管会放置在整个心腔并在不同的点进行程序性刺激，诱发快速性心律失常。因为需要复杂的标记技术来确定心律失常的位置、来源及精确运用射频能量，患者必须在手术过程中需要保持躺着不动。许多导管消融手术，如心房扑动消融，可以通过镇静来完成；事实上，镇静可能是首选的，因为全身麻醉可以抑制心律失常。然而，心房颤动消融等手术可能需要 4～6 h，然后在消融后 30 min 内还需要反复刺激（有时使用药物，如异丙肾上腺素或腺苷），以确保手术成功[84]。麻醉监测治疗用于这些较长时间的手术可能是有困难的，因为镇静的不足可能会导致背痛和患者体动，过度镇静可能引起打鼾或部分气道阻塞，导致房内隔的摆动，使经房间隔导管放置困难；因此，需要应用全身麻醉来创造最佳的手术条件并保持患者的舒适。

为了保持患者静止不动，需要增加 HFJV 的使用，特别是在心房颤动的消融中，因为常需要保持导管与肺静脉之间持续的接触。HFJV 的目的是消除由于潮气量通气使心脏在胸腔内的平移，减少导管不稳定[85]；能够减少手术时间[86]，由于不同患者的射血分数和通气的量不同，HFJV 由电生理医师操作可能会有潜在问题[87]。HFJV 通常需要通过动脉血气分析或间歇性传统机械通气来获得呼气末的 CO_2，以监测动脉 CO_2 水平。喷射通气条件下高碳酸血症往往难以调整，需要转为传统通气方法。由于 HFJV 不能监测挥发性麻醉剂的浓度，因此整个过程通常需要静脉麻醉技术。

电生理消融手术的麻醉管理还涉及几个其他问题[88-89]。在消融过程中应当避免呼吸肌麻痹，可通过刺激膈神经活动来避免其损伤，在这种情况下可以输注瑞芬太尼或舒芬太尼。在消融过程中会将热量传导到食管，因此应监测食管温度，避免其损伤；透视下很容易确定温度探头的正确位置。由于射频消融（与冷冻疗法相反）可能需要冲洗，这会导致在整个手术期间给患者使用大量的液体，因此麻醉科医师需要仔细计算和定期评估机体的液体的平衡，提醒使用利尿剂的潜在可能性。心脏压塞的发生概率较低，其原因常常是由于消融或导丝穿孔；在不明原因或脉压变窄的低血压鉴别诊断中，应考虑这种罕见的并发症的可能。超声心动图检查（经食管、心内、经胸）可证实心脏压塞的诊断，常常需要用鱼精蛋白逆转肝素，放置猪尾巴导管引流，必要时请心外科医师帮助。

由于心律失常的性质，室性心动过速的消融中需要动脉监测，其他消融中（心房颤动和其他室上性心动过速）可能不需要，除非需要 HFJV 或监测患者的通气功能。在心律失常诱发时，还建议应用正性肌力药物和血管活性药物来维持血流动力学稳定。有关这些情况与心脏病学专家的进一步沟通是非常必要的。在这些病例中，也往往需要频繁使用电复律。

电生理装置

在过去的 10 年里，用于治疗或控制心律失常的设备尺寸上不断变小，复杂程度越来越高（另见第 38 章）。更多患者适合相关装置植入，因此植入、调整和更新装置的手术数量有所增加，最常见的两种装置是植入式心律转复除颤器（implantable cardioverter-defibrillators, ICDs）和起搏器。

植入式心律转复除颤器

ICDs 在一些冠心病和非冠状动脉心脏疾病的大型前瞻性多中心随机研究中已被证明是安全有效的，已发现 ICD 对左室射血分数（35% 或更少）降低的患者特别有益[90]。ACC、AHA 和心脏节律学会（Heart Rhythm Society, HRS）指南详细介绍了 ICD 植入的适应证以及这些装置能延长生命和降低心脏猝死风险[91]。随着体积更小的双相、经静脉植入的 ICDs 的问世，以及多年经验的积累，电生理医师现在可以在导管室由于患者胸前区安全地植入 ICDs。ICD 植入术常用局部麻醉配合轻度镇静的麻醉方法。如果进行除颤阈值测试，在这些情况下，麻醉科医师的作用是至关重要的，特别当患者有明显的并发症时。测试设备时需要深度镇静或全身麻醉，可以在没有动脉监测的情况下完成。在手术开始时需要放置体外心脏复律除颤器电极板，如果植入设备在测试中失败可作为备用。通常不需要测试除颤阈值，因为在可能没有足够生理储备的患者（如未治疗的冠心病患者）中，除颤的风险会显著升高。此外，较新的 ICD 可能不需要这样的操作。

皮下 ICDs（S-ICDs）由于不需要静脉互联电极，也可用于植入。虽然这些设备可以检测和治疗恶性 VT 和 VF，但无法提供对抗心动过速起搏、高级诊断及远程监测射频信息，因此不适合所有患者。这些器械的植入需要扩大皮下隧道以置入相对较大的导联电极，其过程痛苦，往往需要深度镇静或全身麻醉[92]。

起搏器

起搏器可有一个引线（通常是右心室）、两个引线（右心房和右心室）或三个引线（右心房、右心室和左心室通过冠状窦），目的是为心脏有同步治疗（cardiac resynchronization therapy，CRT）提供协调的双心室起搏。有或无除颤系统的 CRT，是有缺血和非缺血性病因相关的心脏衰竭导致心源性猝死患者的一级和二级预防适应证。ACC/AHA/HRS 指南表明，有或无 ICD 心脏再同步治疗的 I 类适应证为用于那些左心室射血分数低于 35%，QRS 持续时间＞120 ms，药物治疗无效或正在接受药物治疗的纽约心功能 III 或 IV 级心力衰竭患者[91]。

虽然单导联和双导联起搏器的安置可以通过镇静和监护来完成，但是双心室 ICDs 植入的需要更多的麻醉策略。CRT 植入术可以通过镇静成功完成，但由于许多原因可能需要全身麻醉，例如，CRT 的适应证包括了许多重要的并发症（例如，继发于冠状动脉疾病或瓣膜性心脏病的射血分数＜35% 患者，往往合并有肺动脉高压和右心室功能障碍），这可能会影响镇静的安全性。起搏器植入操作可能复杂而漫长，因为将左心室导联置入冠状静脉窦和定位腔静脉相当困难，特别是心脏扩大和心力衰竭导致心室解剖复杂的患者。此外，瓣膜反流会使导联定位更加复杂。最后，导联安置后也可能立即发生导联错位，尤其是在大冠状静脉窦扩大的患者，并且进一步延长操作时间。

无论植入哪种器械，导联定位相关的气胸或冠状动脉窦穿孔均有可能发生。冠状静脉窦穿孔可立即经造影剂外渗确认。在心室或心房导联电极安置过程中冠状静脉窦穿孔或心脏穿孔，可导致心脏填塞，需要立即心包穿刺引流。由于可以立即识别因导联电极放置错误导致的膈肌起搏，可以避免呼吸肌瘫痪。

导管室的麻醉科医师

于导管室中开展麻醉反映了在导管室实施的手术范围不断的扩大。导管室既往是介入放射医师（"早期"称为血管造影师）的工作场所，现在已是介入心脏病医师、血管外科医师和其他从事更多治疗的医师的治疗地点。所有这些人员都使用透视和越来越复杂的介入技术。手术包括对外周血管病变或对心脏病变进行治疗，范围从狭窄血管的支架植入到心脏瓣膜假体的植入。麻醉科医师需要为患者提供从监测下麻醉治疗到一整套的心脏手术麻醉方案，以及实施经食管超声心动图（transesophageal echocardiography，TEE）操作。

经皮冠状动脉介入治疗

在过去的 10 年里，稳定冠状动脉疾病和急性冠状动脉综合征患者的经皮冠状动脉介入操作越来越多。经皮冠状动脉介入治疗（percutaneous coronary interventions，PCIs）包括冠状动脉造影（大多在冠状动脉支架植入前进行）及采用裸金属支架和药物洗脱支架行冠状动脉成形术，经皮腔内斑块旋切术和冠状动脉内血栓切除术。在稳定的冠状动脉疾病患者，PCI 手术通常在冠脉狭窄＞70% 以上和心肌缺血患者中实施。PCI 的主要好处是减少或缓解缺血性心脏病的症状，提高携氧能力[93]。一项针对积极药物治疗患者或积极药物治疗加上采用裸支架 PCI 血管成形术治疗的随机对照研究证实，两组总死亡率、非致死性心肌梗死或其他主要心血管事件方面没有显著差异[94]。但对于表现为急性冠脉综合征患者，对比单纯药物治疗，PCI 可有效降低死亡率和心肌梗死复发率[95]。

PCIs 可在心脏内科医师指导下，由护士给予轻度至中度镇静下完成。通常只有当患者出现已知的严重合并症（如氧依赖性 COPD、阿片类药物耐受）或呼吸道或血流动力学存在问题时，才需要麻醉科医师参与。如果患者呼吸或血流动力学失代偿时，则急需麻醉科医师参与抢救。在这种情况下，需要与心脏病专家进行明确和直接的沟通，通常需迅速做出处理决策。药物治疗、静脉通路和手术阶段的相关信息必须提供给麻醉科医师。如前述由于 X 射线设备布局，麻醉科医师较难接近患者头部，如果需要建立气道，需要临时移动手术台和透视设备，即使在选择性的情况下，应首选气管内插管，且优于 LMA，因为设备的不断移动可以使 LMA 移位。但如果气管内插管困难，LMA 可以作为一种临时措施。PCI 期间，患者处于高强度抗凝状态，出血性困难气道在这种情形下往往是极其凶险的。

主动脉内球囊反搏与经皮心室辅助装置

主动脉内球囊反搏（intraaortic balloon pumps，IABP）是经皮插入到主动脉增加心肌氧灌注和心输出量的机械装置。球囊位于锁骨下动脉远端约 1 英寸处，分别在舒张期和收缩期充气和放气，从而产生反搏。这样增加了冠状动脉血流量和心肌氧输送，减少了后负荷，增加心输出量。球囊泵由一个程序控制系统控制，该控制系统在与心电图跟踪或导管远端压力传感器相连的时间间隔内使球囊充气。IABPs 通常在清醒镇静状态下可以成功安置，除非患者血流动力学不稳或呼吸功能受损，在这种情况下，团队可以寻求麻醉科医师的帮助。

经皮心室辅助装置（percutaneous ventricular assist devices，PVADs）可在与心肌梗死相关的高危 PCI 或心源性休克期间提供心输出量支持。有几种类型的 PVAD 可用。TandemHeart 装置（CardiacAssist，Philadelphia，Pennsylvania）是一个经皮植入的左心房到股动脉旁路系统，由一个经室间隔插管、动脉套管和位于外部的离心血液泵组成，可提供高达 4L/min 的流量[96]。另一种基于经皮的左心室辅助装置是 Impella（Abiomed，Danvers，Massachusetts），它有三种大小：2.5、CP 或 5.0；这些装置可以分别实现 2.5 L/min、4.3 L/min 或 5.0 L/min 的心输出量[97]。Impella 使用经股动脉逆行插入的套管穿过主动脉瓣进入左心室。这些泵不需要房间隔穿刺，更小且更容易植入，导管系统包含了一个微型轴流泵，不需要预备体外血液。由于患者血流动力学不稳定和（或）存在血流动力学损害的可能性，因此在放置这些装置时，麻醉科医师经常需要与术者沟通，根据手术和患者的状态，可以选择镇静或全身麻醉。这些心室辅助装置可以实现心输出量完全取代左心室功能，不产生搏动血流，因此脉搏血氧测定和无创血压袖带可能无法正常工作。然而，在手术过程中可通过动脉插管进行有创监测，动脉血气分析可以提供气体交换的信息。如果可能，麻醉科医师应在手术开始前与心脏科医师讨论麻醉方式的选择，可能的术后治疗和预后等相关事宜。

经皮房室间隔封堵

间隔缺损的经皮封堵包括卵圆孔未闭（patent foramen ovales，PFOs）和房间隔缺损（atrial septal defects，ASDs）的封堵。最初的研究显示，卵圆孔未闭经皮封堵在不明病因卒中的患者中并无益处[98-100]。但这些研究最近被几个多中心随机对照试验所取代，这些研究显示卵圆孔未闭经皮封堵脑卒中的复发率降低，特别是在分流量大的年轻患者中[101-104]。RESPECT 研究结果显示，与单纯使用血液稀释治疗患者相比，使用封堵器及血液稀释治疗患者的新发卒中率降低了 50%[103]，因此食品和药物管理局（Food and Drug Administration，FDA）批准使用 Amplatzer PFO 封堵器（明尼苏达州圣保罗市圣犹大医疗公司）[105]。

在临床工作中会应用 Amplatzer Septal Occluder 来进行 ASDs 的封堵。封堵器呈双盘状，中间由腰部相连，伞盘是由镍钛合金丝编织而成，内部附着涤纶

织物，涤纶织物为封堵器植入后提供了组织生长的表面[106]。PFOs 经皮封堵术较 ASDs 经皮封堵术容易，ASD 患者术前需确认右心室功能、肺动脉压力和分流量，对于制订最佳的麻醉方案是非常重要的。PFO 和 ASD 封堵成功率从 79% ～ 100% 不等[107]。

这些封堵器也可用于治疗其他类型的缺损，如瓣周漏和肌部或先天性或获得性膜部室间隔缺损（ventricular septal defects，VSDs）。据报道，VSDs 可封堵率约为 96%，主要并发症发生率为 2%[108]。外伤性（心肌梗死后）VSDs 患者中，血流动力学通常不稳定，尝试封堵过程中并发症较常见。由于这类疾病的心肌组织完整性常受到损害，植入封堵器较为困难。对缺损位置的可视化和在影像学引导下放置封堵器也非常具有挑战性的，在缺损闭合过程中更容易出现并发症[109]。

心导管室植入的任何器械都可能出现并发症，包括空气栓塞、封堵器栓塞、移位、血栓形成、心律失常、低血压、瓣膜功能不全、心肌穿孔、损伤其他结构组织等。至关重要的是，这些并发症需要得到及时发现和迅速处理。快速有效的沟通至关重要。如果麻醉科医师使用 TEE 指导手术，可早期发现不良事件。

超声心动图常用于指导心内间隔封堵器的放置和确认封堵结果。根据各个医疗机构的特色和人员分工，经食管超声心动图（transesophageal echocardiography，TEE）可以由心脏病专家、麻醉科医师或超声技术人员进行。如果使用 TEE，则需要选择全身麻醉（另见第 37 章）。虽然二维（2D）超声心动图是目前应用最广泛的患者术前评估的成像技术，多排 CT 和心脏 MRI 也有助于阐明心脏内的结构细节。术中也可以使用三维 TEE[110]。心腔内超声心动图（intracardiac echocardiography，ICE）也可用于指导手术，但是这必须由心脏科医师实施，因为操控是在腹股沟处进行。在由于患者合并症而不能进行 TEE 的情况下，ICE 是一种合理的选择，在这种情况下，可能不需要全麻。

外周动脉疾病

周围动脉疾病影响大约 800 万美国人（另见第 56 章）。这种疾病的患病率随着年龄的增长而增加，在非裔美国人中更常见。其主要症状是间歇性跛行和静息疼痛。间歇性跛行的症状是由于动脉血流量不足及下肢缺血所致，症状包括疼痛、疲劳感或其他不适，休息后症状减轻。症状最常出现在由最近端狭窄动脉供血的肌肉组织。臀部、髋部或大腿跛行与主动脉或

髂动脉阻塞有关，小腿跛行通常是股动脉或腘动脉狭窄的引起，胫骨或腓骨疾病常导致的踝关节或足部跛行[111]。

根据 ACC 和 AHA 指南，在间歇性跛行的患者中遇到以下的任何一个情况时应考虑实施经皮血运重建术：

1. 跛行症状明显患者。

2. 患者能够从改善运动中获益。

3. 康复和药物治疗效果不明显。

4. 手术风险效益比合理。

5. 病变特点提示手术风险低，早期手术和术后长期恢复的成功率高和（或）患者存在危及肢体的缺血，表现为静息痛、缺血性溃疡或坏疽[112]。

大多数病例的治疗可以通过镇静完成。然而由于静息痛症状和其他相关的合并症，这些患者往往术中无法平躺，因此在外周血管介入治疗过程中，麻醉科医师的作用至关重要。此外，手术本身可能造成患者短暂性疼痛性缺血，患者会出现体动反应，这可能降低手术成功率。当遇到挑战性复杂手术时，由于患者无法合作或发生血管损伤（如血肿的形成）时，往往需要及时实施麻醉。

经皮瓣膜修复和置换

随着器械和方法的不断发展，目前经皮治疗二尖瓣反流和主动脉瓣疾病的技术不断成熟。这些新技术是介入心脏病学专家所掌握技术的进一步拓展，代表了传统外科和内科介入治疗结构性心脏病的交叉融合。

经皮二尖瓣修复

外科手术修复通常用于治疗症状性二尖瓣反流（LVEF > 30%）或无症状二尖瓣反流伴左心室射血分数受损（EF 30% 至 ≤ 60%）[113]。然而，经皮二尖瓣修复的替代技术正在研究中，包括瓣叶修复、直接瓣环成形术、冠状静脉窦瓣环成形术等[114]。

二尖瓣反流可以通过放置 MitraClip（Abbott Vascular, Abbott Park, Illinois）进行经皮修复，这是一种类似夹子的装置，通过对瓣叶的夹合，进行 Alfieri 缘对缘修复。经房间隔穿刺后，将夹子推送至二尖瓣孔中心，进入左心室腔后打开夹子，回拉以接触二尖瓣瓣叶，然后关闭形成双孔二尖瓣[114]。其他直接二尖瓣环成形术（如 ValtechCardio, Inc., Or-Yehuda, Israel），可模拟外科成形术技术，穿刺房间隔后，应用多个锚定元件多重锚定与心房侧的二尖瓣瓣环处[115-116]。应用冠状窦来收紧二尖瓣环的装置正在研究中，这种方法

的安全性和有效性仍未确定。全麻、透视和 TEE 被用来帮助指导这些器材的植入[107]。

经皮主动脉瓣置换术（经导管主动脉瓣置换术）

经皮主动脉瓣置换术或经导管主动脉瓣置换术（transcatheter aortic valve replacement, TAVR）是美国较新的主动脉瓣狭窄治疗方法。在手术过程中，瓣膜被压缩在导管内，经股动脉放至主动脉环，当瓣膜在理想位置时，行快速心室起搏以减少心输出量，行球囊扩张成型。经心尖或经主动脉行经导管瓣膜置换术需多学科协作在杂交手术室进行，未来该技术的改良术式有可能用作置换其他部位的瓣膜。

经导管瓣膜置换的理念最初在 20 世纪 90 年代初提出。2002 年 Cribrier 在欧洲首次在人体开展了经皮心脏瓣膜置换术[117-118]。目前主要有两种经皮介入瓣膜用于 TAVR：Edwards Lifesciences 公司 SAPIEN（Edwards Lifesciences, Irvine, CA）和 Medtronic 公司的 CoreValve（Medtronic, Minneapolis, Minnesota）。Edwards SAPIEN 介入瓣膜在 2011 年 11 月获得 FDA 批准，美敦力的 CoreValve 于 2014 年 1 月获得 FDA 批准用于临床[119-120]。SAPIEN 介入瓣膜是采用牛心包瓣叶，缝合在球囊扩张的管状金属支架中，CoreValve 介入瓣膜是采用猪心包瓣叶，缝合至镍钛合金支架，构成自膨胀式人工支架瓣膜。

适合接受 TAVR 的患者人群在逐渐扩大，从那些不能接受外科手术[126]，到高危手术患者人群[121]，直至中危的患者人群[122]。在严重主动脉瓣狭窄高危患者中，TAVR 术后 1 年生存率不劣于外科主动脉瓣置换。然而，与外科主动脉瓣置换相比，TAVR 术后 1 年脑血管事件的风险增加，30 天血管并发症风险较高。经导管主动脉瓣置换后的患者显示 30 天症状改善，但在 1 年随访时组间没有显著差异[121]。在中等风险患者中，2 年的死亡率和卒中致残率与接受外科主动脉瓣置换的患者相当；然而，与高危患者的试验研究相似，TAVR 组主要血管并发症发生率更高，在 30 天内与手术组同样可带来明显的症状改善，但 1 年随访差异不大[122]。使用 TAVR 治疗由于狭窄和反流而失败的主动脉生物瓣（瓣中瓣治疗）也在增加。TAVR 适应证的迅速扩大促使成立工作团队来审查该技术的适当使用标准[123]。

术前通常需要进行 CT 检查以获得患者瓣膜大小和解剖信息。此类患者通常是患有严重瓣膜疾病并伴随有合并症的老年人，CT 通常是在确定瓣膜大小和解剖之前获得的。由于患者通常是患有严重瓣膜病并

伴随有合并症的老年人，因此，应于术前花时间去进行详细评估和手术规划，迎接技术的挑战。术前应召开团队会议，多学科探讨和讨论患者的病史及特征。

经股 TAVR 可在心导管室或复合手术室进行。在我们中心，所有经皮瓣膜修复均在全麻下进行，通过透视和 TEE 指导。随着技术的进步，病例的流程可能会发生改变。然而，目前，在我们中心经股动脉途径行 TAVR 的步骤如下：

经股动脉行 TAVR 的关键技术步骤：

1. 放置静脉通路与动脉管路，进行麻醉诱导。
2. 放置肺动脉（PA）导管，较大的通路，监测脑 SvO$_2$。
3. 进行 TEE 检查，整个团队对检查结果进行讨论。
4. 建立股动脉穿刺：置入动脉鞘、准备对侧股动脉球囊、置入经静脉起搏器。
5. 执行标准的球囊主动脉瓣成形术：确认瓣口大小和扩大瓣口。
6. 评估快速心室起搏。
7. 植入输送鞘（27F）或合适的引导管。
8. 送入支架瓣膜，通过透视和超声心动图评估位置。
9. 在快速心室起搏下释放支架瓣膜。
10. 评估瓣膜位置和功能。
11. 移除输送鞘，完全闭合血管。

放置较大的外周静脉通路进行容量管理。患者被快速起搏时，无创血压袖带可能无法正常工作，因此进行有创动脉压监测是很重要的。用于输注的中心静脉通路是非常有用的，建议危重患者采用 Swan-Ganz 导管。

在 TAVR 患者的管理中，TEE 起着至关重要的作用（另见第 37 章）。在介入手术前，应确认主动脉瓣病变为三叶瓣狭窄。目前，TAVR 不能在二叶式主动脉瓣上进行。主动脉瓣成形术前应评估主动脉瓣关闭不全的程度。因为术前轻中度主动脉瓣关闭不全的存在有可能对球囊瓣成形术后的严重血流动力学崩溃有保护作用。射血分数、二尖瓣和三尖瓣反流程度、二尖瓣环状钙化和二尖瓣狭窄的存在、估计肺动脉压力和冠状动脉开口位置都是有用的测量方法。

在瓣膜放置过程中，无论是二维还是三维的实时超声心动图引导都可以评估介入瓣膜的位置。需要多次尝试以确保探头位于适当的位置，显示良好的结果。介入瓣膜释放后，超声心动图快速评估瓣膜位置、功能以及瓣周和中央反流是至关重要的；同时还要验证冠状动脉开口的通畅和有无新的心室壁运动异常也非常重要。

在手术过程中，沟通和可视化对于成功植入瓣膜是至关重要的。患者在术中也可能会出现血流动力学不稳定，心肌缺血或明显的心律失常，因此麻醉科医师和心脏科医师之间的持续沟通至关重要。如果患者没有相关并发症和手术过程顺利，可以考虑术后即刻拔除气管插管。

未来 TAVR 手术可能会在多个方面发展，例如，目前经皮股动脉途径 TAVR 需要足够的血管直径，但随着技术的发展，会出现更小的输送鞘和更灵活的瓣膜，因此，在未来，合并弯曲的髂血管或高度硬化狭窄血管的患者也可成为股动脉途径 TAVR 的适应证。此外，应用术中 TEE、经胸超声心动图或单纯透视的研究正在积极的讨论中[124]。同样，虽然全身气管内麻醉是首选，但美国和欧洲的医院也报告了成功的清醒镇静的 TAVR 病例[125]。

常见并发症及补救措施

血管撕裂、穿孔或夹层。在插入和拔除输送鞘过程中会出现一些血管问题。已知的并发症包括血管夹层或穿孔，但较为罕见。移除鞘管时可能造成股动脉撕脱。预留在对侧股动脉球囊可顺势闭塞远端主动脉以控制和有效防止致命性出血。如果无法经皮穿刺，则可能需要外科切开至主动脉分叉进行血管外科修复。

起搏故障。经静脉起搏用于建立快速心室起搏，保持主动脉瓣球囊扩张过程中的接近心室零输出量状态。瓣膜成形或支架瓣膜释放后，如果发生房室结功能障碍，需要于 TAVR 释放行心脏起搏。快速心室起搏时沟通不良可能是导致灾难性后果。在球囊瓣膜成形术中起搏不良会在球囊扩张时过度牵拉原位瓣膜，在释放支架瓣膜时，由于心室射血会引起瓣膜栓塞移位至瓣环处。

瓣膜展开异常。有些患者对球囊瓣膜成形术有特殊反应，出现新发的主动脉瓣关闭不全，需要大量的正性肌力药物支持，以及快速的瓣膜释放。在球囊压缩在鞘内的介入瓣膜穿过瓣环时，需要强心药物支持，保持体循环血压稳定。有创压监测通常表现低心输出量、脑氧饱和度下降和肺动脉高压。笔者通常准备好不同浓度的肾上腺素、去甲肾上腺素和血管收缩剂。

瓣膜在球囊上准备好但长时间未展开，可能会导致人工瓣膜主动脉瓣对合不严，导致严重的主动脉瓣关闭不全。在这种情况下，可能需要再次植入一枚新的瓣膜（瓣中瓣）。

器械栓塞。由于起搏器工作异常或不适当的人工瓣膜高位释放，于心室射血时支架瓣膜进入主动脉造成栓塞。一旦瓣膜在主动脉栓塞，是无法回退的。有报道可将移位支架瓣膜拉回放置在降主动脉，然而第二个支架瓣膜必须在主动脉瓣位置准确定位释放。如果释放位置过低，支架瓣膜有可能进入左心室，产生致命性并发症，这种情况需要手术取出。

冠状动脉闭塞。如果自体钙化的主动脉瓣闭塞冠状动脉口，则可导致潜在的冠状动脉闭塞。先期行冠状动脉旁路移植术可起到部分保护作用，可在高危患者放置冠状动脉导丝，需要成熟介入技术以重新开放闭塞的冠状动脉。处理室壁运动异常、ST 段变化和血流动力学改变时，跨学科沟通是必要的。

需要体外循环。在经股动脉行TAVR手术中出现的心血管衰竭可能需要心肺支持。关于支持方案各家机构不尽相同，一些医院即使在非手术室的心导管室也备有体外循环机，其他一些机构备有经皮VAD等支持设备。

神经学系统并发症。可通过脑血氧饱和度的单向改变检测到急性脑卒中。在PARTNER临床研究中，队列A患者呈现较高的卒中发生率，可能与球囊扩张钙化的原位瓣膜、应用尺寸较大球囊穿过主动脉弓有关。麻醉科医师建议对患者神经系统进行早期评估。

随着要求的提高，麻醉科医师和心脏科医师需在导管室内为患者提供安全高效的服务。麻醉科医师需要训练有素，可照顾这类复杂状况患者，同时保障心脏科医师专注于介入手术。麻醉科医师需协同心脏科医师建立跨学科指南，及时在导管室处理患者的复杂状况。其目标是提高患者的安全、手术的效率和患者预后，在外科手术室以外的场所推进医疗技术的发展。

麻醉科医师成为介入超声心动图的共同操作者——前方的路

经皮介入手术治疗结构性心脏疾病的数量在不断增加，范围在扩大，需要多学科投入精力。在手术室内，心脏麻醉科医师通常在体外循环前后应用TEE，诊断心脏结构问题并评估手术修复效果。在导管室，需要使用全身麻醉完成的复杂手术的病例越来越多，这就要求心脏麻醉科医师在新的条件下进行这项业务。

与在传统手术室内一样，超声心动图诊断在导管室也非常重要。然而，于导管室实施TEE，其特点是需要对复杂的心内操作进行逐步指导，技术性很强（见第37章）[126]。透视作为介入心脏病学手术的传统成像方式，辐射暴露较多，需要经静脉造影，并且可能在时间上和空间上精确度不够。介入性TEE在定位或移除封堵器、植入瓣膜、修复瓣周漏或其他结构缺损时，可提供精确的辅助成像。此外，心脏麻醉科医师需要了解麻醉监护中TEE的意义，有能力根据患者心功能情况随时应对血流动力学变化。在进行心脏结构性缺陷修复时，对心功能变化的全面了解至关重要。在导管室或杂交手术室治疗结构性心脏病时，心脏麻醉科医师应成为共同操作者，提供影像、血流动力学控制，心脏功能观察，一步一步指导介入医师操作等多重帮助。实时三维成像引导导管定位、球囊扩张或器械植入是介入心脏病学领域又一个新的重要组成部分。这是一个体现时间敏感性、超高精准度的事业。对于心脏麻醉科医师，介入性TEE是在心脏内成

像领域相对较新的技术，比起在传统手术中麻醉科医师的工作仅是维持患者的稳态，这项技术无疑重新定义了麻醉科医师的重要作用。

在房室间隔封堵术、瓣周漏修复术和经导管瓣膜置换术中，均需要行介入性TEE。和在传统手术室一样，术前应行介入性TEE，全面评估心脏结构和功能，包括原始结构性病变和病理改变。团队成员之间的有效沟通是至关重要的，因为如果相互不理解，二维、三维以及TEE会失去意义。因此，当从透视和超声心动图观察到解剖或临床情况异常时，可以互相补充。如果两者结果出现矛盾时，应当对每种成像方式的数据资料进行讨论。

介入性TEE包括二维及实时三维数据采集的多普勒成像。为了确认图像的空间关系，需要随时切换二维和三维多普勒成像[127-128]，以利于精确放置导线和导管。例如，封堵瓣周漏或肺静脉狭窄支架置入术时，可能需要两种成像方式。实时三维成像可通过所有方向上获取影像信息，清楚地显示器械和装置接近目标结构性缺损，实现原位结构的再现。在传统手术室内，开胸体外循环下TEE影像可以和实际解剖相结合，但经皮介入手术无法实现，因此准确成像和解读至关重要。

在TAVR术中，介入超声心动图对于优化瓣膜植入位置和诊断并发症非常重要。TAVR瓣膜展开后，需进行全面的TEE检查。评估瓣膜功能，确认无冠状动脉开口处闭塞，测量跨瓣压差，评估瓣周和瓣膜中央漏的情况，讨论是否需要任何补救措施。这要求麻醉科医师和手术心脏科医师共同商讨。

随着技术的发展，经皮手术治疗结构性心脏病将变得更加复杂。随着相关器械的不断完善，目标人群数量不断增长。先天性、后天性以及医源性心脏结构性缺陷将适用介入治疗[129]。TEE的出现成为心脏麻醉领域的新革命，心脏科介入医师和麻醉科医师优化合作的发展，提供了多学科稳健互动的基础，构建了麻醉科医师推动临床实践进步和医学最前沿的平台。

前方的路：走向综合策略

随着技术的进步，在传统手术室之外的地点进行介入手术的数量将持续增加，手术类型和接受手术的患者将变得更加复杂。随着人口老龄化和介入治疗有效性的提高，为了延长生命或提高生活质量，越来越多的患者成为介入治疗的对象。目前微创的、非外科的疾病的方法在持续发展，由于这些变化，对麻醉学服务的需求将进一步升级。

NORA 操作给了我们提供了许多经验。最重要的教训包括我们需要充分理解患者和操作者的需求，并在任何环境下均能提供同样标准的麻醉。因此，麻醉科医师必须能随机应变，确保在手术室环境中提供的通常保障能扩展到每一个其他地点，创建一种新的服务模式。在过去的 30 年中，麻醉科医师在手术室范围内革命性地创造了安全、可靠的实践经验。我们必须将同样的安全质量扩展到非手术室的其他地点。麻醉科医师应超越传统在手术室的角色，成为 NORA 的创新者，就像我们在 ICU 内外提供危重医疗，拓展急性和慢性疼痛管理业务一样。

一些其他的考虑

运作效能

在任何情况下运作效能都是临床医疗的关键组成部分。这需要确保每个卫生系统都能成功地保持财务上的偿付能力。对于在手术室之外的麻醉科医师来说，我们是提供服务的主要参与者，需要优化整合业务所需的资源并认识到实践经济性。在许多情况下，我们必须在非传统环境中提供更高效、更灵活的服务，同时关注和考虑患者的需要和安全。我们还需要沟通流程、设备、用品和其他需要以及这样做的成本效益。要做到这一点，我们就需要记录我们的服务和成果，并以循证的方式详细评估各种业务方法的效果。

成本、唯一性和增值

麻醉科医师经过培训后，有经验向非手术室领域提供卓越的、整合的、性价比高的服务。在医疗专业化和精细化不断提升的时代，尤其是在医疗机构有限支付和捆绑支付的情况下，这些都是成功的关键指标。

样本花费统计数据表明，合理有效提前配备麻醉科医师，可使整个医疗系统的成本小于开始无麻醉科医师参与但最后在紧急情况下麻醉科医师参与救治所消耗的成本。花费包括：①延迟手术费用；②麻醉不足或过度镇静而停止手术；③患者因此住院；④重新安排和再次手术的费用消耗令人生畏。然而，花费并不总是很明显，因为它们是花在了多个部门。

战略地位

对于麻醉科医师来说，当消费者以最小的成本获得满意时其战略地位才会显现。消费者不仅仅是患者，他们也是操作团队和第三方支付者。如果我们能为术者提供一个更安全、更舒适、更省时、更具成本效益的环境，麻醉科医师的价值将是显而易见的。如果我们通过辅助杂交手术和科室间沟通，建起内科和外科治疗的桥梁，对于手术者、患者、保险公司、监管机构和政府机构，我们的存在价值将是不容置疑的。

财政来源和团队合作

通过第三方支付者提供基于临床救治价值的需求在不断增加，要求麻醉科医师与同事之间的合作，跨学科的努力以确定一种新的医疗模式并整合医疗需求。随着医疗责任组织和基于临床救治模式的扩展，麻醉科医师为 NORA 手术所提供的价值不断凸显，证明了我们的"经济蛋糕"是合理的。团队建设需要基于共同经验以及词汇上的沟通和协调。在许多情况下，如果我们使麻醉科医师和手术者通过服务结成联盟，这一过程将是特定的患者群体最有效的标准方法。内外科观点的整合可以促进创新的解决方案，改善成本效益和高效的医疗，并避免在手术室之外出现差错。

可持续发展战略：关键点

有效的策略可维持一个动态的、有利润的市场存在。麻醉科医师有两个相关平行的重点：创建和维护一个稳定而灵活的客户群，并实现财务的可持续性。

运作效能将确保适当的资源分配从而允许创新。扩大医疗培训和非手术室的参与都有助于增加核心竞争力，这也将为现行服务的更加丰富提供基础。团队建设将确保手术者理解密切合作的意义并建立更好的综合财务基础。重新定义界限和消除孤岛会提高整合度、生产力和整体医疗水平。总体战略必须是保持我们的专业对于客户和潜在客户是不可缺少的，同时改善治疗效果和促进医疗进步并提高患者生活质量。

如果我们有数据证明获益存在，我们的专业知识将产生与之相匹配的回报。我们在非手术室领域中的参与，和在手术室中一样可以刺激和推动医疗的发展。随着新技术层出不穷和多样化，内、外科治疗方法之间的区别变得模糊。追求创新一直是麻醉科医师的特征，如果麻醉学科希望生存，我们必须继续在新领域追求创新，努力建立桥梁。

麻醉学迫切需要采用更广泛、更务实的发展规划。如果这样的机会及其相关知识的挑战被忽视，麻醉学作为重要的医学专科，其地位可能受到威胁。如果接受挑战，麻醉学将会成为改进和推进医学科学的第一线。新兴的技术和正在进行的创新在不断改变 NORA 的现状。术者、场所和设备将继续革新。无论场地和技术，如何麻醉科医师仍然是重要的守护者。当我们身处非手术室环境时，需要时刻保持警惕、致力于团队合作、互相尊重和有效沟通，这些都是成功的关键。

致谢

编者和出版商感谢 Wendy Gross 博士在前版本章中所作的贡献，他的工作为本章奠定了基础。

参考文献

1. Nagrebetsky A, et al. *Anesth Analg*. 2017;124:1261.
2. Metzner J, et al. *Curr Opin Anaesthesiol*. 2009;22:502.
3. American Society of Anesthesiologists. Statement on non-operating room anesthetizing locations. Last amended 2013. http://www.asahq.org.
4. Medicare Payment Advisory Commission. *Report to the Congress: increasing the value of Medicare*. Washington, DC: Medicare Advisory Committee; 2006:37.
5. Kane NM. *Anesthesiol Clin*. 2009,27.7.
6. Medicare Payment Advisory Commission. *Report to the Congress: Medicare payment policy*. Washington DC: Medicare Payment Advisory Commission; 2006. http://www.medpac.gov. Accessed 25.8.2012.
7. Macario A. Management of staffing and case scheduling for anesthesia outside of the operating room. In: Urman R, Gross WL, Philip B, eds. *Anesthesia Outside of the Operating Room*. New York: Oxford University Press; 2011.
8. Frankel A. *Anesthesiol Clin*. 2009;29:127.
9. Spear SJ. *Harv Bus Rev*. 2004;82(78):151.
10. U.S. Navy. http://www.public.navy.mil/navsafecen. Accessed 8.25.2012.
11. Fischer W, Boynton A. *Harv Bus Rev*. 2005;83:116.
12. Silverstein JH, et al. *Anesthesiology*. 2002;96:742.
13. American Society of Anesthesiologists. http://www.asa.org/Standards-Guidelines-and-Statements.aspx. Accessed 25.8.2012.
14. Robbertze R, et al. *Curr Opin Anaesthesiol*. 2006;19:436.
15. Galvagno S, Kodali B. *Anesthesiol Clin*. 2009;27:141.
16. Elliott T, et al. *Aust Crit Care*. 2006;19:139.
17. Kodali B. Capnography. http://www.capnography.com. Accessed 26.8.2012.
18. Kodali B, Moseley H, et al. *Can J Anaesth*. 1992;39:617.
19. American Heart Association. *Circulation*. 2005;112:IV5–IV57.
20. Galvano S, Kodali B. Patient monitoring. In: Urman R, Gross WL, Philip B, eds. *Anesthesia Outside the Operating Room*. New York: Oxford University Press; 2011.
21. ASA Task force on preanesthesia evaluation. *Anesthesiology*. 2012;116:522.
22. Chung F, et al. *Anesth Analg*. 2009;108:467.
23. Schein OD, et al. *N Engl J Med*. 2000;342:168.
24. Sweitzer BJ. Preoperative patient evaluation for anesthesia care outside of the operating room. In: Urman R, Gross WL, Philip B, eds. *Anesthesia Outside the Operating Room*. New York: Oxford University Press; 2011.
25. American Society of Anesthesiologists Task force on preoperative fasting. *Anesthesiology*. 1999;90:896.
26. Ladabaum U, Song K. *Gastroenterology*. 2005;129:1151.
27. Aetna Backs Off a Colonoscopy Change. http://www.nytimes.com/2008/2/28/business/28etna.html. Accessed 25.8.2012.
28. Gromski M, Matthes K. Gastrointestinal endoscopy procedures. In: Urman R, Gross WL, Philip B, eds. *Anesthesia Outside the Operating Room*. New York: Oxford University Press; 2011.
29. Goulson D, Fragneto R. *Anesthesiol Clin*. 2009;27:71.
30. American Society of Anesthesiologists. *Anesthesiology*. 2008;108:786.
31. Chen SC, Rex DK. *Am J Gastroenterol*. 2004;99:1081.
32. Moerman AT, et al. *Eur J Anaesthesiol*. 2003;20:461.
33. Akcaboy ZN, et al. *Acta Anesthesiol Scan*. 2006;50:76.
34. Theodorou T, et al. *Anaesth Intensive Care*. 2001;29:124.
35. Raymondos K, et al. *Endoscopy*. 2002;34:721.
36. Martindale SJ. *Anaesth Intensive Care*. 2006;34:475.
37. DeVilliers W. *Anesthesiol Clin*. 2009;27:57.
38. Matthes K. Anesthetic implications of NOTES and SILS. In: Urman R, Gross WL, Philip B, eds. *Anesthesia Outside the Operating Room*. New York: Oxford University Press; 2011.
39. Abdelmalak B. Anesthesia for interventional pulmonology. In: Urman R, Gross WL, Philip B, eds. *Anesthesia Outside the Operating Room*. New York: Oxford University Press; 2011.
40. Apfel CC, et al. *New Engl J Med*. 2004;350:2441.
41. Friedman SG. *Radiology*. 1989;172:921.
42. McCollough CH, et al. *Radiographics*. 2006;26:503.
43. Anastasian ZH, et al. *Anesthesiology*. 2011;114:512.
44. Bush WH, Swanson DP. *Am J Radiol*. 1991;157:1153.
45. Tramèr MR, et al. *BMJ*. 2006;333:675.
46. Weisbord SD, et al. *NEJM*. 2018;378(7):603.
47. Nijssen EC, et al. *The Lancet*. 2017;389(10076):1312.
48. Merten GJ, et al. *JAMA*. 2004;291(19):2328.
49. Cho KJ. *Specialist Int*. 2015;31:67.
50. Malloy PC, et al. *J Vasc Interv Radiology*. 2009;20(suppl 7):S240.
51. Thiex R, Frerichs K. Interventional neuroradiology. In: Urman R, Gross WL, Philip B, eds. *Anesthesia Outside the Operating Room*. New York: Oxford University Press; 2011.
52. The National Institute of Neurological Disorders and Stroke r-TPA Study Group. *N Engl J Med*. 1995;333:1581.
53. Lee T, et al. Standardized definitions for hemodialysis vascular access. *Semin Dial*. 2011;24(5):515–524.
54. Rajan DK, Baumann DS. Interventions in dialysis fistulas. In: Rajan DK, ed. *Essentials of Percutaneous Dialysis Interventions*. New York: Springer; 2011:281–322.
55. Culp Jr WC, Culp WC. *J Vasc Interv Radiol*. 2005;16(10):1397.
56. Scorza LB. Interventional radiology procedures. In: Urman R, Gross WL, Philip B, eds. *Anesthesia Outside the Operating Room*. New York: University Press; 2011.
57. Funaki B. *Semin Intervent Radiol*. 2008;25:168.
58. Galaski A, et al. *Can J Gastroenterol*. 2009;23:109.
59. Grieco A, et al. *Hepatogastroenterology*. 2003;50:207.
60. Yang H, et al. *J Vasc Interv Radiol*. 2017;28:1503.
61. Kim KR, Thomas S. *Semin Intervent Radiol*. 2014;31(2):138.
62. Kuang M, et al. *Radiology*. 2009;253:552.
63. Mueller PR, et al. *Radiology*. 2000;215:684.
64. Piccioni F, et al. *ClinAnesth*. 2014;26(4):271.
65. von Schulthess, et al. *Radiology*. 2006;238:405.
66. Patel B, et al. Magnetic resonance imaging and ultrasound-guided imaging procedures. In: Urman R, Gross WL, Philip B, eds. *Anesthesia Outside the Operating Room*. New York: Oxford University Press; 2011.
67. Tatli S, et al. *Tech Vasc Interventional Rad*. 2007;10:159.
68. Schenker MP, et al. *Anesthesiology Clin*. 2009;27:87.
69. Bower J, Christensen C. Disruptive technologies: catching the wave. http://hbr.org/product/disruptive-technologies-catching-the-wave/an/95103-PDF-ENG. Accessed 26.8.2012.
70. Molyneux A, et al. *Lancet*. 2002;26:1267.
71. Brusman JL, et al. *Neurosurgery*. 2008;62:1538.
72. Lesley WS, Rangaswamy R. *J Neurointervent Surg*. 2009;1:112.
73. Elsharawy MA, Moghazy KM. *Vascular*. 2007;15:134.
74. Smith WS, et al. *Stroke*. 2008;39:1205.
75. Nogueira RG, et al. *N Engl J Med*. 2018;378:11.
76. Brinjikji W, et al. *Stroke*. 2017;48(10):2784.
77. Mozaffarian D, et al. *Circulation*. 2016;133(4):e38.
78. Yancy CW, et al. *JACC*. 2013;62(16):e147.
79. Roger VL, et al. *Circulation*. 2011;123:e18.
80. Murgatroyd F, et al. *Handbook of Cardiac Electrophysiology: A Practical Guide to Invasive Ep Studies and Catheter Ablation*. London: Remedica Publishing; 2002.
81. Link MS. *N Engl J Med*. 2012;367(15):1438.
82. Antiarrhythmic versus implantable defibrillators investigators. *N Engl J Med*. 1997;337:1576.
83. American College of Cardiology Foundation/American Heart Association Task Force on Practice Guidelines. *J Am Coll Cardiol*. 2011;57:223.
84. Ganz L: Catheter ablation of cardiac arrhythmias: technical aspects. http://www.uptodate.com/contents/catheter-ablation-of-cardiac-arrhythmias-overview-and-technical-aspects. Accessed 29.8.12.
85. Raiten J, et al. *Anesth Analg*. 2011;112:1110.
86. Goode JS, et al. *Heart Rhythm*. 2006;3:13.
87. Elkassabany N, et al. *J Cardiothorac Vasc Anesth*. 2012;26(3):433.
88. Nicoara A, et al. *J Cardiothorac Vasc Anesth*. 2014;28(6):1589.
89. Anderson R, et al. *Anesthesiology Clin*. 2013;31(2):479.
90. Shook DC, Savage R. *Anesthesiol Clin*. 2009;27:47.
91. American College of Cardiology/American Heart Association Task

Force on Practice Guidelines: Writing Committee to Revise the ACC/AHA/NASPE, American Association for Thoracic Surgery and Society of Thoracic Surgeons. *J Am Coll Cardiol*. 2008;51:2085.

92. Weiss R, et al. *Circulation*. 2013;128:944.
93. Smith Jr SC, et al. *J Am Coll Cardiol*. 2006;47:e1.
94. Boden WE, et al. *N Engl J Med*. 2007;356:1503.
95. Cannon C, et al. *N Engl J Med*. 2001;344:1878.
96. Kar B, et al. *Tex Heart Inst J*. 2006;33:111.
97. Siegenthaler MP, et al. *J Thorac Cardiovasc Surg*. 2004;127:812.
98. Furlan AJ, et al. *N Engl J Med*. 2012;366:991.
99. Meier B, et al. *N Engl J Med*. 2013;368:1083.
100. Carroll JD, et al. *N Engl J Med*. 2013;368:1092.
101. Søndergaard L, et al. *N Engl J Med*. 2017;377:1033.
102. Mas J-L, et al. *N Engl J Med*. 2017;377:1011.
103. Saver JL, et al. *N Engl J Med*. 2017;377:1022.
104. Roper AH. *N Engl J Med*. 2017;377:1093.
105. https://www.fda.gov/NewsEvents/Newsroom/PressAnnouncements/ucm527096.htm. Accessed 2/13/2018.
106. http://www.sjmprofessional.com/Products/Intl/structural-heart-therapy/amplatzer-septal-occluder.aspx. Accessed 27.8.12.
107. Shook DC, Gross W. *Curr Opin Anesthesiol*. 2007;20:352.
108. Butera G, et al. *Cardiol Young*. 2007;17:243.
109. Martinex MW, et al. *Catheter Cardiovasc Interv*. 2007;69:403.
110. Delgado V, et al. *Eur Heart J Suppl*. 2010;12(suppl E):E10.
111. Creager MA, Libby P. Peripheral arterial diseases. In: Libby P, Bobow R, Mann D, et al., eds. *Braunwald's Heart Disease: A Textbook of Cardiovascular Medicine*. 8th ed. Philadelphia: Saunders; 2007:1491.
112. Hirsh AT, et al. *Circulation*. 2006;113:e463.
113. Nishimura RA, et al. *JACC*. 2014;63(22):e57.
114. Feldman T. *Int Cardiol*. 2007;20:488.
115. Maisano F, et al. *Eur Heart J*. 2016;37(10):817.
116. Taramasso M, et al. *Multimed Man Cardiothorac Surg*. 2016.
117. Pavcnik D, et al. *Radiology*. 1992;183:151.
118. Cribrier A, et al. *Circulation*. 2002;106:3006.
119. U.S. Food and Drug Administration. http://www.fda.gov/MedicalDevices/ProductsandMedicalProcedures/DeviceApprovalsandClearances/Recently-ApprovedDevices/ucm280840.htm. Accessed 30.8.2012.
120. http://newsroom.medtronic.com/phoenix.zhtml?c=251324&p=irol-newsArticle&ID=1891769. Accessed Feb 13, 2018.
121. Smith CR, Leon MB, et al. *N Engl J Med*. 2011;364:2187.
122. Leon MB, et al. *NEJM*. 2016;374(17):1609.
123. Bonow RO, et al. *J Am Soc Echocardiogr*. 2018;31(2):117.
124. Kronzon I, et al. *JACC Cardiovasc Imaging*. 2015;8(3):361.
125. Hyman MC, et al. *Circulation*. 2017;136(22):2132.
126. Rubenson DJ. *Am Soc Echocardiogr*. 2011;24:A24.
127. Perk G, et al. *J Am Soc Echocardiogr*. 2009;22:865.
128. Levy MS, et al. *Circ Cardiovasc Interv*. 2010;23:394.
129. Gross WL, Shook DC. *J Am Soc Echocardiogr*. 2011;24:A22.

74 极端环境下的临床治疗：高原和太空中的生理学

ANDREW F. CUMPSTEY, ALEXANDER I.R. JACKSON,
MICHAEL P.W. GROCOTT

于巍 王颖 译 戚思华 审校

> **要 点**
> - 在高原或太空环境中存在许多极端的生理挑战，必须克服这些挑战才能存活。
> - 如果有充足的适应时间，人类可以适应低压缺氧环境和微重力环境。
> - 缺少适应过程可导致环境特异性疾病，如急性高原病、高原肺水肿、减压病或合并症的急剧恶化。
> - 如不给予适当的处理，这些极端环境（如从高海拔下降到低海拔，从太空返回到地球表面）可能会立即危及生命。
> - 因极端环境地处偏远，故为其提供重症监护或麻醉将更加复杂。
> - 对极端环境的探索，更依赖于制定健全、便捷的卫生保健方案。

高原与低压缺氧的概述及其对生理功能的影响

据估计，1.4 亿人生活于海拔 2500 m 以上的地区[1]，且每年有大量的人因旅游、工作和宗教原因而暂住到高原地区[2-4]。预计其中相当一部分人将患有需要临床治疗的高原相关性疾病或其他疾病。因此，医务人员非常需要了解高原地区的环境特点及相关疾病的病理生理。高原地区可见许多特殊环境，包括：气温下降；紫外线辐射增加；特别在山区，其环境地处偏远、出入困难、天气恶劣。总之，危重症和麻醉医师主要关注于低压缺氧及高原相关的生理改变。在高原地区，可以观察到许多环境变化，包括气温下降，紫外线照射增加，尤其是山区——地处偏远，出入困难，天气恶劣。总的来说，危重症和麻醉医师主要关注的方面是低压缺氧及高原相关的生理改变。

随着海拔高度（即海平面以上的垂直高度）的增加，大气压（barometric pressure，P_B）呈非线性下降（图 74.1），珠穆朗玛峰（8848 m）峰顶的 P_B 约为海平面的三分之一。高原地区的各种气体（包括氧气）的相对浓度保持不变，但每种气体的分压都随着 P_B 的下降而降低，由此导致的临床显著缺氧可引起多种生理变化。这些生理变化随缺氧时间长短而异，且在高原人群中已观察到一些（人体对高原环境）长期适应性改变[5]。本章主要叙述高原环境及其对临床实践的影响。值得注意的是，许多人认为高原缺氧对平原地区的缺氧具有借鉴价值，如危重患者的缺氧。

低氧和高原习服的生理反应

心血管系统的反应

进入高原地区后，即刻的心血管反应就迅速表现出来，而且在随后几周可出现更多的渐进性变化（图74.2）。高原缺氧刺激外周动脉化学感受器，引发交感神经活性增加，导致心率（heart rate，HR）加快并进而增加心输出量[6]。尽管最初几小时，全身血管随海拔高度的升高而主要表现为血管舒张，但这种效应逐渐被血管交感张力的增加所抵消，总体效应表现为血压升高[7]。与进入高原前相比，进入高原地区几天后，心输出量恢复到基础水平，每搏量（stroke volume，SV）更低、HR 更高[8]，而血压则持续升高数周。

在高原地区，这种 HR 升高和 SV 降低的情况在运动状态下持续存在[9]。运动员和非运动员的最大耗氧量（maximal oxygen consumption，VO₂ max）均随

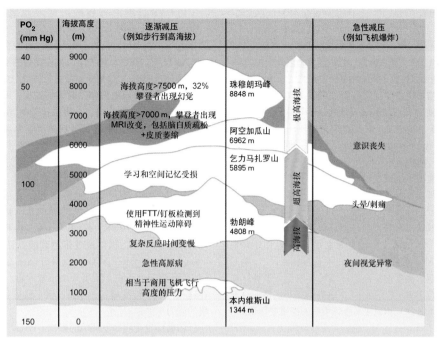

图 74.1　海拔高度升高时，气压非线性下降相关的临床症状和体征。MRI，磁共振成像（From Wilson MH，Newman S，Imray CH. The cerebral effects of ascent to high altitude. Lancet Neurol. 2009；8：175-191.）

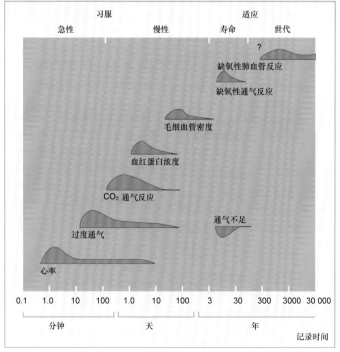

图 74.2　高原地区低压缺氧的习服和适应时间进程，各反应曲线代表相对变化率（注意时间记录单位）（From Peacock AJ. Oxygen at high altitude. BMJ. 1998；317：1063-1066.）

海拔高度的增加而减少[10]。海拔高度在 1500 m 以上时，海拔高度每增加 100 m，VO_2 max 估计约减少 1%[7]。

高原环境可引起血液系统的改变，表现为血红蛋白（hemoglobin，Hb）浓度升高。进入高原地区几天内的 Hb 浓度升高与血浆容量下降（约 20%）有关[11]。随后的红细胞生成增加继发于促红细胞生成素（erythropoietin，EPO）浓度的升高（在高原地区几小时后，EPO 浓度开始上升）[12]。Hb 浓度的升高可使动脉血氧含量（arterial oxygen content，CaO_2）增加，理论上改善了组织氧供（oxygen delivery，DO_2）。

这种血液系统改变使血细胞比容和血浆黏度的明显增加，可能不利于组织的氧供。在海拔 5800 m 时，健康志愿者的血液黏度增加了 38%[13]。在高原地区，已观察到健康志愿者微循环血流量明显减少（微循环的改变对 DO_2 的终末阶段至关重要），但这似乎与血细胞比容和血液黏度的增加并不直接相关[14]。随后的研究表明，高度适应高原环境的夏尔巴人微循环血流量显著高于健康志愿者[15]，这种微循环的适应性改变可能在优化 DO_2 和适应高原环境中发挥重要作用。

呼吸系统的反应

高原环境中 P_B 的下降导致大气氧分压（atmospheric partial pressure of oxygen，PO_2）降低，进而可引起肺泡氧分压（alveolar partial pressures of oxygen，PAO_2）和动脉血氧分压（arterial partial pressures of oxygen，PaO_2）的降低。高原上水的饱和蒸气压（saturated vapor pressure of water，PSVP Water）保持不变（6.3 kPa），因此 PAO_2 的减少更加明显。根据肺泡气体方程可知，体温下饱和水蒸气（saturated water vapor at body temperature，PH_2O）所占比例更高，会导致 PAO_2 的降低。

$$PAO_2 = FiO_2 (P_B - P_{H_2O}) - (PaCO_2/R)$$

PAO_2 的降低所引起的低氧通气应答（hypoxic ventilatory response，HVR）是高原习服（acclimatization）最重要的适应性反应之一。研究发现，成功登上极高海拔的人有较好的 HVR[16]。在正常氧分压下，外周动脉化学感受器对二氧化碳（carbon dioxide，CO_2）分压变化的反应通常受中枢化学感受器的抑制。在 PaO_2 降低时，外周动脉化学感受器受到低氧刺激[17]，在数秒至数分钟之内引起分钟通气量（minute volume，V_E）的快速增加，由此导致的 $PaCO_2$ 降低也有助于升高 PAO_2。正如肺泡气体方程所示，$PaCO_2$ 的下降也会引起 PAO_2 的增加。

由 HVR 引发的低碳酸血症导致氧解离曲线（oxygen dissociation curve，ODC）左移，提高了肺部的摄氧量，但 Hb 与氧的亲和力增加可能会影响微循环的 DO_2[18]。在低氧条件下，许多动物的 ODC 左移、Hb 氧亲和力增加，这些变化是适应性反应的关键[17]。然而，随着在高原地区停留时间的增加，2,3-二磷酸甘油酸在数天内逐渐增加，将拮抗 ODC 的左移、使 ODC 右移。ODC 的最终位置取决于在高原地区停留的时间和习服。高原旅居者的 ODC 几乎与平原地区的人群相同，而某些高原地区的土著居民能够通过过度换气维持 ODC 左移[19-20]。

随着 $PaCO_2$ 的降低，动脉血和脑脊液（cerebral spinal fluid，CSF）出现呼吸性碱中毒。初期，呼吸性碱中毒可拮抗 HVR。然而，当碱中毒开始数小时并持续 2 周以上，机体通过排泄碳酸氢盐（alkalosis through bicarbonate，HCO_3）以及升高蛋白质阴离子（如磷酸盐和白蛋白）浓度来纠正碱中毒。这导致 V_E 在这一过程中持续增加，从而改善了机体适应高原环境的能力[21-22]。

肺循环也受到高原环境的影响。PAO_2 降低数分钟内，将会出现缺氧性肺血管收缩（hypoxic pulmonary vasoconstriction，HPV）[23]，其发生机制是肺平滑肌细胞收缩。HPV 不受任何外部调节因素的影响，实验证实，肺平滑肌细胞收缩的机制完全独立于其他任何组织[24]。肺平滑肌细胞感应氧气的确切机制仍在进一步研究，但众所周知，与其他组织相同，平滑肌收缩依赖于细胞内钙离子浓度的升高。虽然 HPV 是独立的过程，但也受内皮细胞和系统因素的调节，如交感神经激活等。HPV 的过程基本可分为两个阶段：第一阶段发生在低氧后 2~15 min，肺平滑肌收缩达到最大效应；第二阶段发生在低氧后 30~60 min，持续性低氧可引起肺血管进一步收缩。第二阶段的肺血管收缩可能依赖于血管内皮细胞[7, 24]。

局部缺氧（如在海平面上发生的许多病理改变，如肺炎、肺不张等）所致的 HPV 有利于纠正通气血流比值（ventilation-perfusion，V/Q）失调，与此相反，高原环境下的 HPV 存在的全部肺泡缺氧是非常有害的。广泛的肺血管收缩可使肺血管阻力增加 50%~300%[23]，伴肺动脉压（pulmonary arterial pressure，PAP）急剧升高，这可能是导致高原特异性疾病的原因，如高原肺水肿（high-altitude pulmonary edema，HAPE）等（见本章下文）[7]。运动还可进一步升高 PAP，舱内研究报告显示，在相当于海拔 7620 m 的 P_B 条件下，极量运动后 PAP 可升高至 54 mmHg[25]。

肾及内分泌的改变

人们很早就注意到肾的反应在机体高原习服中的关键作用。1944 年，首次发现低氧性利尿反应（hypoxic diuretic response，HDR）[26]，其特征为尿钠增多和多尿，可见于人类和许多其他类哺乳动物[27-28]。

HDR 的早期阶段出现在进入高原的数小时内，仅表现为多尿，而钠排泄分数保持不变。HDR 的确切机制仍不清楚，低氧和低碳酸血症可能是引起 HDR 的驱动因素[29]，低氧和低碳酸血症出现后不久即可见尿钠增多。初次进入高原地区，在 HDR 过程中机体总失水量约为 3 L[30]，血浆容量减少约 40%[11]。

大量研究表明，HDR 受体液因素的调节[31-32]。在海平面，肾素–血管紧张素–醛固酮系统是调节机体液体平衡的主要系统之一。肾素和醛固酮能够促进水和钠潴留。虽然肾素活性和醛固酮水平随着海拔的升高而降低[28, 33-34]，但肾素活性和醛固酮水平与尿钠增多不完全直接相关，提示可能存在其他化学感受器激活而引起尿钠增多[28]。值得注意的是，高原环境下，运动诱发，血浆醛固酮浓度升高的反应仍然存在，但醛固酮的升高幅度低于平原环境下的升高幅度[33]，且这种不一致的现象也可发生于其他成分的体液反应中。据报道，随着海拔升高，血清渗透压升高，尽管这可能会导致精氨酸加压素（AVP）随之升高，但这种反应通常未被观察到，这表明 AVP 在海拔上的调节变化有利于利尿[35-37]。

从维持体液稳态角度，另一个因素是心房钠尿肽（atrial natriuretic peptide，ANP）。ANP 是在心房扩张时由心肌细胞合成的，它在维持体液平衡中发挥重要作用。ANP 的增加会引起尿钠增多[38]。研究报道，单纯低氧和高原环境均可引起 ANP 的增加，ANP 的增加在初期尿增多中发挥重要作用[34, 38-39]，但 ANP 水平与高原多尿、尿钠增多之间的直接因果关系仍被质疑[28]。

尽管激素变化与高原多尿、尿钠增多之间的确切关系仍存在争议，但一些研究表明，体液潴留或促进体液潴留的激素变化与高原疾病相关，如急性高原病（acute mountain sickness，AMS）和 HAPE 等[34, 40]。这表明无论潜在机制如何调控，利尿都是成功适应高原环境的重要组成部分。

除维持体液平衡外，泌尿系统在减轻 HVR 引起的 pH 值升高方面（如前所述）也发挥重要作用。在高原地区，尿中碳酸氢盐排泄增多可持续数小时甚至两周以上，但这与先前讨论的尿钠增多无关[41]。碳酸氢盐分泌增多可降低血液的 pH 值，血 pH 值的降低

在促进 V_E 的持续增加并进而适应高原环境的过程中可能发挥重要作用。

在高原环境中，还可出现其他内分泌变化。皮质醇是一种由肾上腺分泌的应激激素。在高原地区，皮质醇生成可增多[33, 42-43]，但也有不增多的不同报道[44]，这种差异可能与高原暴露时间、运动状态和其他应激因素（如并存的病理改变）有关[37]。

如前所述，交感神经激活是急性高原反应的重要组成部分，会引起许多其他生理变化，如，交感神经激活可引起去甲肾上腺素和肾上腺素水平升高[42, 45]、神经纤维活动增强[46]。随着高原暴露时间的延长，尽管儿茶酚胺水平持续升高，但最高 HR 和对心脏变时性药物（如异丙肾上腺素）的反应性均降低，这表明机体对儿茶酚胺的敏感性在一定程度上降低[47]。

中枢神经系统

在高原地区，中枢神经系统（central nervous system，CNS）也会发生一些变化。约翰·韦斯特是呼吸生理学和高原生理学的领军人物之一，他详细地描述了在高原地区出现的最常见变化：

> 从平原地区到高原地区后，由于不适应当地环境，人们通常会抱怨需要更长的时间才能入睡、夜里频繁醒来、经常做噩梦，早晨醒来也没有神清气爽的感觉。由此产生的不适并不局限于夜间，由于睡眠质量下降，人们常常在次日感到困倦和疲劳，工作效率降低，更容易出错[48]。

这段引用概括了在高原地区观察到的两种不同变化：睡眠障碍和认知功能障碍。

在高原环境下，睡眠障碍是一种常见的症状，据报道发生率高达 65%[49-50]。对高原旅居者症状评分的网络分析发现，最多见的单一症状是睡眠障碍，它也是高原中枢神经系统发生改变的主要特征之一[51]。主观上，人们感觉总体睡眠质量下降，入睡困难，频繁醒来，以及温度引起的不适感[52]。

在高原地区，睡眠结构会发生改变。浅睡眠期和非快速眼动（non-rapid eye movement，NREM）睡眠 I 期和 II 期延长。深度睡眠期和 NREM 睡眠 III 期和IV期显著缩短[53-55]，而快速眼动（rapid eye movement，REM）睡眠的持续时间变异更大[54]。同时还观察到频繁醒来的现象，似乎与另一种在高原睡眠中观察到的现象–周期性呼吸密切相关[53, 55-56]。

周期性呼吸是由约翰·谢恩和威廉·斯托克斯在19 世纪提出的，并以他们的名字命名[57-58]，周期性

呼吸可见于高原地区。最早的报道可追溯于 1857 年，而在 1894 年，安吉洛·莫索首次完整地描述了周期性呼吸[59-60]，其特点为周期性渐强-渐弱变化的过度换气并伴随后的呼吸暂停。周期性呼吸最常出现在 NREM 睡眠的 I 期和 II 期，而 REM 睡眠中基本不存在周期性呼吸[54]。在高原地区，周期性呼吸可能引起频繁醒来，频繁醒来常发生于呼吸暂停向呼吸渐强的过渡期[53]。

周期性呼吸主要是由低碳酸血症引起，而 HVR 可导致低碳酸血症。虽然在清醒状态下的低碳酸血症不会引起睡眠状态下的呼吸形式的改变（周期性呼吸），但会引起呼吸频率和深度下降，最终引起呼吸暂停。在呼吸暂停期间，二氧化碳分压（partial pressure of carbon dioxide, PCO_2）增加伴随 PaO_2 下降，最终引起呼吸增强[55]。这一理论得到了以下观察结果的支持：IIVR 症状最明显的人，呼吸暂停发生率最高[61]，且吸氧可改善睡眠的质量[62]。随着海拔升高，周期性呼吸发生的频率不断增加[55]，在极高海拔周期性呼吸甚至可能发生于 REM 睡眠[63]。随着机体对高原环境的适应，周期性呼吸明显减少[54]。

在上一段引文中，约翰·韦斯特还提到了认知功能障碍，认知功能障碍在高原地区十分常见。研究表明，在低氧条件下，认知功能的多个方面出现障碍，包括计算、记忆、语言和运动能力[64-67]。除直接认知功能受损外，高原环境还会引起情绪的异常，甚至引起发焦虑症[68-69]。认知功能障碍的确切病因尚不十分清楚，疲劳可能与多种认知功能改变相关，因此睡眠障碍可能是引起疲劳相关认知功能障碍的原因[70]。

胃肠道

在高原地区，厌食症十分常见，但病因尚不明确[71-72]。瘦素是一种与饱腹感相关的激素，瘦素水平升高与饱腹感有关。研究者推测高原地区的厌食症与高水平瘦素相关，但相关文献的结论并不一致，厌食症患者的瘦素水平升高、降低和未改变均有报道[42, 44, 73-74]。胆囊收缩素是另一种与饱腹感相关的激素，目前相关研究较少，但已发现在患有严重高原厌食症的患者中，胆囊收缩素水平明显升高[75]。

长时间高原生活所导致的厌食症会同时发生脂肪和肌肉重量的减少[73, 76-77]。虽然在高原地区基础代谢率有适度的增加，并且可能部分是源于交感神经的作用[79]，但是脂肪和肌肉重量的减少可能主要与食物摄入量减少相关[78]。

高原疾病

在急性和慢性高原暴露过程中，可观察到几种不同的病理改变。尽管每种病理改变各不相同，但也存在一些共同的病理特征。此外，低氧环境也会影响已存在的健康问题，如合并症或妊娠。

急性高原病

AMS 是最常见的急性高原疾病，是一种以非特异性症状为主的临床综合征，常发生于海拔高度 > 2500 m，通常在海拔高度上升后 4 ～ 12 h 起病[80-82]。

AMS 的发病率与海拔高度密切相关，在中等海拔（小于 3000 米）约为 25%[50]，超过 4000 米海拔时约为 50%[83]。对 AMS 有重要影响的其他因素包括：海拔上升速度，高原习服的程度和个体易感性[84]。值得注意的是，身体健康可能不会降低 AMS 患病风险[85-86]。在高原地区的体力消耗可能会增加患 AMS 的风险，但这些研究结果仍存在争议[85, 87-88]。

AMS 的病理生理学尚不十分明确。已经提出多种理论，目前观点认为中枢神经系统功能障碍可能是 AMS 患病的主要原因[80-81, 89]。影像学研究发现，中重度的 AMS 患者存在一定程度的脑水肿[89]，并伴有颅内压（intracranial pressure, ICP）增高[80]。在 1985 年布赖恩·康明斯的一项重要研究中，包括康明斯本人在内的 3 人接受了有创遥测 ICP 监测。随着海拔的升高，两名受试者身体状况良好，但一名受试者出现包括头痛在内的 AMS 症状。这名受试者也是唯一一位被证实有颅内压升高。颅内压升高出现在最小幅度的运动后，当转动头部时，ICP 值从 14 mmHg 增加到 24 mmHg；而做俯卧撑后，ICP 值升高至 51 mmHg[90]。尽管该研究结果不太可能被重复验证，但该研究提示 ICP 升高可能具有重要的病理意义，且可能与颅内顺应性降低相关[81, 89-90]。在海拔高度上升过程中，脑血流量（cerebral blood flow, CBF）会暂时增加[91]。尽管 CBF 的增加存在较大个体差异，但 CBF 的增加可能引起 ICP 升高。目前已提出一个公认的假设，即缺氧和低氧血症引起的脑血流增加和血脑屏障通透性改变，可导致脑肿胀，最终在颅内顺应性低的人群中导致 AMS[92]。然而，这一假设仍然是推测性的，部分人认为颅内静脉回流改变的影响可能比颅内顺应性改变的影响更大[80, 93]。

AMS 可根据临床症状进行诊断。虽然 AMS 患者的症状表现多样，但是通常包括头痛、恶心、厌食、眩晕、睡眠障碍和疲劳[80-81]。头痛是最常见的症状，头痛也是许多确诊工具中诊断 AMS 的必备症状[82, 94]。为方便研究，已开发多个 AMS 评分系统[51, 82, 94-96]。尽管这些评分系统目前还未被正式确认，但其中一些已被应用于临床实践。在文献中应用最广泛的是路易斯湖量表[82]，由五个简单的、自觉症状相关问题组成。该评分系统在 2018[94] 年进行了修订，删除了睡眠障碍。已有研究表明，睡眠障碍可能是一种与 AMS 无关的独立症状（表 74.1）[51, 97]。AMS 患者的实

验室检查和临床体征都无明显改变[81]。血氧饱和度（oxygen saturation，SpO_2）被认为是一种有效的监测手段（SpO_2 随海拔高度的上升而下降），但 SpO_2 似乎与 AMS 无明确的相关性[98]。

AMS 的最佳临床管理应始于预防。最重要的预防措施是海拔高度的缓慢升高，在海拔 3000 m 以上的高原时，睡眠时的海拔高度每天增加不得超过 300 m 是公认的最佳做法[80, 89]，但也有人主张每天海拔高度增加不超过 600 m 作为备选方案[80-81]。人们普遍认为，睡眠时的海拔高度是最重要的考虑因素，"爬得高，睡得低"的说法在文章中随处可见。一些证据予以证实，非药物的预防措施包括：预适应，避免运动，摄入充足水分和吸氧[81, 89]。乙酰唑胺的药理预防作用已被广泛研究，推荐的成人剂量为 125 mg，每日两次[99]。大剂量的乙酰唑胺虽然有效，但可能产生多种不良反应[100]。地塞米松（每 6 h 2 mg 或每 12 h 4 mg）也被证明有益[49, 101]，但仍然是二线的预防药物[100]。根据个人因素［如 AMS 或高原脑水肿（high-altitude cerebral edema，HACE）病史］和环境因素（如上升速度、最高海拔高度）的不同，个体间的患病风险具有明显差异。预防性药物的使用及任何建议措施都应考虑个体的患病风险。

由于 AMS 症状的非特异性，在治疗时必须考虑其他可能出现的情况，包括可能会发生更严重的高原疾病（如 HACE）或高原过度旅行相关的常见情况（如脱水、体力透支、低体温、低血糖或感染）[100]。对于确诊的 AMS 病例，唯一最有效的治疗方法是下降海拔高度。由于高原地形复杂，降低海拔高度过程中可能会带来其他危险。然而对于重症 AMS 患者，降低海拔高度直至症状缓解（通常海拔高度下降至少 300 m）仍然是治疗的金标准[100]。纠正低压性缺氧的措施（如高压氧舱和吸氧）可以作为降低海拔高度的替代方法，但在遥远偏僻的高原地区，这些治疗措施因物流条件限制而难以实现。应用纠正低压性缺氧的措施后，可能只在短时间内对 AMS 有治疗效果，且应用这些治疗措施也会带来相应的风险[100, 102]。地塞米松已被证明是一种有效治疗 AMS 的药物[102-104]，但它不能提高机体高原习服的能力。因此，患者停用地塞米松而无 AMS 临床症状时，才可继续升高海拔高度。

表 74.1 2018 年急性高原病路易斯湖共识	
2018 年急性高原病路易斯湖评分	
症状　描述	**得分**
头痛	
无头痛	0
轻度头痛	1
中度头痛	2
重度的、难以忍受的头痛	3
胃肠道症状	
食欲良好	0
食欲不振或恶心	1
中度的恶心呕吐	2
重度的、难以忍受的恶心呕吐	3
疲劳和（或）虚弱	
无疲劳或虚弱	0
轻度疲劳 / 虚弱	1
中度疲劳 / 虚弱	2
重度的、难以忍受的疲劳 / 虚弱	3
头晕或眩晕	
无头晕或眩晕	0
轻度头晕或眩晕	1
中度头晕或眩晕	2
重度的、难以忍受的头晕或眩晕	3
AMS 临床功能评分	
总之，如果你已有 AMS 症状，它们如何影响你的活动？	
一点也不	0
存在症状，但没有限制任何活动或行程	1
症状迫使我停止上升海拔高度，或者凭借自己的力量进行下降海拔高度	2
不得不被人撤离到低海拔地区	3

（From Baillie JK. Lake Louise Consensus on Acute Mountain Sickness 2018. In：altitude.org. Apr 2019［cited 16 Apr 2019］. Available：http://www.altitude.org/lake_louise_AMS_score_2018.php）

高原性脑水肿

HACE 是一种严重的、可危及生命的疾病。HACE 患病率极低，仅为 0.28% ～ 1%[4, 105]。因为 HACE 病

例罕见，所以有关 HACE 的相关风险因素的系统性证据有限[81]。目前 HACE 被认为是 AMS 的一种严重形式，可能与 AMS 具有相同的病理生理学特征和危险因素，但尚未得到最终证实[89, 93, 106]。值得注意的是，如果不及时治疗，AMS 可能会迅速发展为 HACE，HACE 也可能突然发生而无任何前期的 AMS 症状。

动物研究和尸检均证实，HACE 患者存在严重的脑水肿[107-108]。磁共振成像（magnetic resonance imaging，MRI）结果表明，脑水肿可能是血管源性的[109]。与 AMS 不同，HACE 患者颅内可见微量出血，主要出现在胼胝体内。存在微量出血表明静脉梗阻可能是一个关键的病理过程，可以鉴别 AMS 与 HACE[93]。

临床上，HACE 可通过出现共济失调、烦躁不安、精神变化或意识改变等可迅速发展至昏迷和死亡的临床表现来与 AMS 鉴别[81, 89, 93, 110]。对于急性发作的 HACE，常规临床检查难以诊断 HACE；然而，腰椎穿刺可能发现颅内压升高[111]，MRI 和 CT 可能出现与水肿相关的改变[109]。

HACE 的预防应遵循与 AMS 相同的原则，如前所述，即缓慢升高海拔高度、预适应和用药策略[100]。对于已出现的临床症状，诊断过程中应考虑到引起该症状的其他可能原因，但应谨记一条重要的原则，在未明确诊断为其他疾病之前，任何在高原地区出现的疾病都应视为高原相关性疾病。一旦确诊为 HACE，应充分重视其严重性并及时处理。需要立即采取的措施包括吸氧（以 $SpO_2 > 90\%$ 为目标）、应用地塞米松（初始剂量为 8 mg，口服、静脉或肌内注射；随后每 6 h 4 mg），在条件允许的情况下，应降低海拔高度[81, 100]。如降低海拔高度难以实现，应充分保护气道。另外，高压氧舱也是一个可接受的临时治疗手段[81, 93]。

高原性肺水肿

HAPE 是一种非心源性肺水肿，发生于升高至 2500 m 以上不适应高原环境的人群[81]。1955 年，南美洲在由低海拔上升到高原的人群中，首次描述了 HAPE[112]。随后，1960 年两名美国医生也分别描述了 HAPE[113-114]。

HAPE 通常发生在海拔高度上升后的 2～5 天内，并且海拔越高越常见。在海拔 3000 米以下及在高海拔地区停留 1 周以上的人群中相对少见[115-116]。与许多高原疾病一样，海拔高度上升的速度、海拔高度和个体易感性是 HAPE 发生的最重要危险因素[7]。有证据表明，HAPE 的其他诱发因素包括：男性[117]、呼吸系统感染[118]和低体温[119]。心肺疾病（包括影响肺血流量的解剖异常）也被证明能够增加 HAPE 的

患病风险。值得注意的是，高原地区的居民在低海拔地区短暂驻留后，再次回到高原可能会遭受"再入"HAPE 的痛苦[115]。HAPE 的患病率因上述危险因素的不同而变异较大。例如，在普通人群中，4 天内海拔高度上升到 4500 m 时，HAPE 患病率小于 0.2%；但如果在 1～2 天内上升到 4500 m，患病率会急剧上升到 6%，若伴有患 HAPE 的易感因素，患病率可能高达 60%[116]。

HAPE 的病理生理学与 HPV 及 PAP 的升高密切相关。在发生 HAPE 前，会出现 PAP 随海拔高度升高而升高[120]。在高原地区，对 HAPE 易感的个体易于出现明显的 HPV 反应和相对钝化的 HVR 可进一步促进发生 HPV。在升高海拔而未经治疗的 HAPE 患者中，PAP 猛升约 60 mmHg，这可能部分与一氧化氮（nitric oxide，NO）的生物利用度降低相关[121]。其随后出现的肺水肿可能与这种 PAP 升高直接相关，这些患者在 HAPE 早期进行支气管肺泡灌洗发现，肺内几乎无炎性改变，然而肺毛细血管压力却超过了动物模型中引起肺水肿的肺毛细血管压力数值[121]。

HAPE 最常见的早期临床表现是劳力性呼吸困难，常伴有干咳。劳力性呼吸困难和干咳可引起活动能力下降。呼吸困难常呈进行性，最终表现为静息时呼吸困难、咳粉红色泡沫痰（很少见真性咯血）[115]。随着肺水肿的加重，可出现端坐呼吸。同时，HAPE 患者可能并存 AMS 的症状，但大约 50% 的患者无 AMS 的症状[117]。体格检查典型表现为心动过速和呼吸急促。HAPE 患者可有发绀但不普遍，肺部听诊常出现捻发音[7]。SpO_2 和血气分析结果显示，与健康对照组相比，HAPE 患者伴有更严重的低氧血症。影像学结果显示：肺部出现斑片状水肿影，通常开始于肺外侧带[122]。

与 AMS 相同，如果采取适当的预防措施，HAPE 的发病率将会显著降低。逐渐升高海拔高度仍然是降低 HAPE 发生率的最有效方法[100]。既往有 HAPE 病史的人群应予足够重视，可能有必要进行药物预防。已通过随机对照试验[120]和临床实践[100]证实，钙通道阻滞剂硝苯地平对高危人群有效，与安慰剂相比，硝苯地平可显著降低 PAP 并改善 HAPE 的临床症状，可用于 HAPE 的预防。在临床试验中，其他药物（如沙美特罗[123]和他达拉非[124]）很可能有效，但临床应用经验有限。在高危病例中，沙美特罗可作为硝苯地平的辅剂，但仍需要进一步研究证实[100]。虽然地塞米松广泛应用于 AMS 和 HACE 的治疗，但它不常用于 HAPE 的治疗。尽管一些数据支持地塞米松用于 HAPE 的治疗[124]，但仍需进一步的研究证实其临

床效果[100]。

与 AMS 和 HACE 相同，降低海拔高度仍然是治疗 HAPE 的最有效方法。虽然目前主张海拔高度下降1000 m 或直至症状消失，但海拔高度轻微的下降即可缓解临床症状。在降低海拔高度过程中，体力活动尽可能降至最低以减少 PAP 的进一步升高[100]。当降低海拔高度难以实现时，吸氧和高压氧舱也是可考虑的治疗措施。在治疗 HAPE 过程中，硝苯地平同样可发挥作用。一项单中心非盲法试验显示硝苯地平可一定程度改善 HAPE 患者的临床症状[125]，并且广泛的临床经验也支持该药的作用[100]。有病例报道，磷酸二酯酶抑制剂和地塞米松均可能对 HAPE 患者具有一定的治疗作用[126-127]。需要指出的是，与其他形式的肺水肿不同，在治疗 HAPE 过程中不提倡使用利尿剂，尤其当患者可能伴有低血容量的情况下[100]。尽管在医院内不能降低海拔高度，但对 HAPE 患者可进行吸氧和密切观察。虽然一直提倡使用持续正压通气来治疗HAPE，但仍未见使用持续正压通气的相关报道[100]。

慢性高原病

慢性高原病（chronic mountain sickness，CMS），也称为 Monge 病，是一种影响长期居住于高原地区人群和原住民的综合征。最早由 Carlos Monge 于1928 年在秘鲁提出[128]，其特征为红细胞增多症（excessive erythrocytosis，EE），并可能引发肺动脉高压、肺源性心脏病和充血性心力衰竭[129]。

在世界各地的高原人群中，CMS 患病率差异很大。藏族人的患病率较低（1.2%），而同一地区汉族人的患病率为 5.6%。南美洲人的患病率普遍较高，在普通人群中患病率为 4.5%[130]，而在 60 ～ 69 岁的矿工人群中患病率增加至 33.7%[131]。不同种族对高原的适应程度不同，这可能是 CMS 患病率差异的原因。西藏原住民在高原地区居住的时间比安第斯原住民长得多，并且适应高原的方式也有显著差异。与西藏人相比，安第斯人表现出较弱的 HVR 和较强的 HPV，而且即使是健康的安第斯人其 Hb 水平也高于西藏人[5]。除了种族差异外，CMS 患病率可能与海拔高度也有直接的相关性。一项在印度北部的研究发现，海拔 3000 m 以下的地区未见 CMS 病例，而海拔 3000 m 以上的地区 CMS 患病率为 13%[132]。

EE 的发生机制尚不完全清楚。目前普遍认为，因缺乏通气习服可加重慢性缺氧，引起中枢性通气不足，最终导致红细胞增多。机体缺氧时，EPO 生成增多，可能引发 EE；然而，EPO 水平、SpO$_2$ 和 Hb

之间的相关性并不一致，这表明 EPO 不是导致 EE 的唯一因素[129]。最近的基因研究强调了 SENP1 的潜在作用，SENP1 是一个参与 EPO 调节的基因。患有 CMS 的人群，SENP1 对缺氧表现出更高的转录反应[133-135]，该基因是这一领域正在进行的研究课题。

临床上，CMS 可通过红细胞过度增生（女性 Hb ≥ 19 g/dl，男性 Hb ≥ 21 g/dl）和严重的低氧血症来诊断[136]。CMS 的症状包括：头痛，呼吸困难，疲劳，睡眠障碍和手、足烧灼感。同时，CMS 的体征包括：发绀（尤其是在黏膜），杵状指和血管扩张。进一步检查可能发现肺动脉高压和心力衰竭。临床相关的家族史、肥胖和睡眠呼吸暂停都是 CMS 发病的危险因素。CMS 诊断的金标准是青海 CMS 评分[136]。需要注意的是，只有明确无其他可能导致低氧血症的全身性疾病（如慢性气道疾病）时，才可确诊 CMS。

CMS 的最佳治疗方案是永久迁至低海拔地区。随着氧分压恢复正常，CMS 将消失。即使不能永久迁至低海拔地区，短暂脱离高原环境也可能有助于抑制 Hb 浓度过度升高[129]。静脉放血伴或不伴等容血液稀释的治疗方法被广泛应用于 CMS 的临床治疗[129, 136]，但其相关报道的文献权威性较低[137-138]。虽然还未被证实，但人们依然担心这种方法会导致 Hb 水平反跳性升高[129]。另外，最近有研究指出，放血导致的缺铁可能会加重肺动脉高压，并提倡通过补充铁剂来缓解肺动脉高压[139]。研究显示，许多药物对 CMS 的治疗效果有限，包括 ACE 抑制剂、呼吸兴奋剂和多巴胺拮抗剂等。近年来，乙酰唑胺的疗效越来越得到肯定，并取得了积极的治疗效果。乙酰唑胺安全性好，可有效降低红细胞增多，改善肺循环，但其长期应用的副作用尚不清楚[140-141]。

高原环境合并症

在健康人群中发生的急性高原病（前文已描述）已被大量研究，但有关海拔升高对原有基础疾病的影响的研究证据却比较少[142]。与此同时，前往偏远、高原地区的旅行变得更容易，人们的寿命更长、慢性病负担更重[143]。因此，如何在高原环境下调控慢性疾病就变得愈发重要。

在高原地区旅行之前，患有严重基础疾病的人群应咨询有经验的高原医生，并进行风险评估。评估应包括身体状况和预计的旅行细节，如海拔高度升高计划和体能消耗程度[144]。应格外关注高原上可能影响心肺功能的合并症，因为这些合并症使机体更加难以适应高原地区的低氧环境。应该考虑到两方面的问题：

一个是慢性病是否增加了个体患急性高原疾病的风险，另一个是高原环境是否会加重慢性疾病[142]。

缺血性心脏病是一种可能在高原环境加重的疾病。急性高原暴露可引起心输出量增加，从而增加心肌耗氧量，同时降低动脉氧含量[145]。在健康人群中的研究发现，高原暴露会在一定程度上减少心肌灌注，而乙酰唑胺可部分改善心肌灌注[146]。然而，几项研究显示，稳定型冠心病（stable coronary artery disease，CAD）患者在高原地区是低风险的，甚至在高原地区活动时也无不良反应[147-148]。但一项对8例伴有中危疾病患者的研究表明，即使在中等海拔高度地区，冠状动脉循环的代偿机制也可能被耗尽[149]。目前建议，低风险患者（6个月以上的心肌梗死或血运重建者）应谨慎前往高原地区，最高到达的海拔高度为4200 m；建议中危患者不要前往海拔超过2500 m的地区，且只能进行轻度的运动；高风险患者应避免进入高原地区。仍可考虑应用乙酰唑胺，因为乙酰唑胺可增加冠状动脉的灌注[145]，但是这一用法还未在冠心病患者中得到证实。

心衰患者在高原地区可能是非常危险的，尤其是伴其他相关合并症的心衰。研究表明，虽然伴有严重疾病的患者在运动耐受性方面明显受限，但病情稳定（纽约心功能分级Ⅱ～Ⅳ级）者可耐受中等海拔高度，不会有明显的不适[150-151]。治疗心衰的药物也应慎重选择。在高原地区血浆容量可能会发生改变，因此必须监控利尿剂的使用情况，尤其是与乙酰唑胺联合应用时。研究表明，与非选择性β受体阻滞剂相比，选择性β1受体拮抗剂可有效改善运动能力，因此条件允许的情况下建议使用选择性β1受体拮抗剂[145, 152]。总之，患有严重心衰患者应避免前往高原地区，而患有轻度心衰患者应谨慎前往高原地区[145]。

在高原低压缺氧的环境下，呼吸系统疾病可能会恶化。但与之相反，研究表明居住在高原地区，哮喘不太常见，哮喘发作也不太严重[153-154]。一个可能的原因是，在寒冷、干燥和缺氧的高原地区，尘螨的数量较少[155]，导致哮喘的很多病理特征明显改善[156]。然而，这些研究并未提供有关急性高原暴露的相关数据。已经有许多观察性研究探索急性高原暴露，部分生理参数测量结果相互矛盾（例如，呼气流量峰值，第一秒用力呼气量[forced expiratory volume in 1 second，FEV1]），但所有研究都显示，轻度哮喘患者的安全海拔高度可达6410 m[157-160]。然而，需要注意，在偏远的高原环境中，上呼吸道感染仍是哮喘患者的危险因素[161]。因此，虽然哮喘控制良好的患者前往高原地区是安全的，但仍建议准备充足的吸入

器和口服类固醇等药物[142]。寒冷、干燥的空气往往会加剧哮喘，因此采取措施限制与寒冷、干燥的空气进行直接接触[157]。这些措施可以很简单，甚至在户外时盖住口鼻即可[142]。对于哮喘控制不佳或者患有严重哮喘的患者来说，急性高原暴露是高风险的，因为偏远的环境和不完善的医疗设施给哮喘的急救带来不便。因此，严重哮喘的患者应尽量避免前往高原地区旅行[142]。

在高原地区，慢性阻塞性肺疾病（chronic obstructive pulmonary disease，COPD）严重威胁人类健康。研究显示，在高原地区，患有COPD居民的死亡率和肺心病发病率增高[162-163]。商业飞机的飞行高度可以模拟高原环境，大量研究显示，飞行高度模拟中等程度海拔高度时，会引起明显的低氧血症[164-165]。在海拔上升至1920 m时，轻中度的COPD患者出现与高原地区类似的PaO_2下降，平均PaO_2从海平面的8.8 kPa下降至6.9 kPa[166]。然而，尚未有临床不良事件的报道，并且鉴于是慢性缺氧，这可能预先存在某种程度的适应[142]。应高度重视COPD合并肺动脉高压的患者，如前所述，HAPE的病理生理学表明，既往伴有肺动脉高压可能增加HAPE的易感性[142]。在评估高原低氧血症的风险时，商业飞机飞行过程中预测PaO_2的公式可能是有帮助的[167]。总之，COPD患者前往高原地区旅行是否安全的相关数据有限，且无海拔高度超过3048 m的相关数据。在前往高原地区前，COPD患者（特别是伴肺动脉高压者）应寻求医疗建议。

高原环境下的特殊人群

儿童

儿童是高原环境下未被充分研究的群体。与成人研究相比，尽管很多儿童短暂或长期居住于高原地区，仍然鲜有这方面的研究。因先天性异常或继发于高原暴露后急性病理改变，出生并生活在高原地区的儿童发生低氧血症的风险增加。如前文所述，由于高原适应性（习服）的不同，不同民族生活在高原上的风险和反应有很大差异[168]。

对急性高原暴露的相关研究表明，儿童与成人具有相似的高原习服方式[169-170]。同时，儿童高海拔病理学也是重大研究问题。一项在科罗拉多地区的研究表明，在海拔2835 m的地区，儿童AMS的发病率为28%[171]。然而，AMS在儿童中的诊断仍然存在问题，因为AMS的许多症状可能与儿童旅行相关。更

严重的高原病理（HAPE 和 HACE）也是如此，在儿童（尤其是低龄儿童）中可能被忽视。因此，在海拔高度超过 2500 m 的地区，儿童出现不适时应格外小心并建议下降海拔高度[172]。对儿童不提倡应用药物治疗 AMS，尤其是轻度 AMS。在严重的 AMS 或进展为 HAPE 时，或可按体重给予适量乙酰唑胺或硝苯地平[173]。

孕妇

　　产科指南指出，前往高原地区（> 1800 m）可能引起母体缺氧，这对胎儿有潜在危险[174-175]，然而有数据显示，许多孕妇仍前往高原地区旅行[50, 176]。关于孕妇在高原地区可用的数据有限，仅有少量研究涉及孕妇的高原地区旅行[176-177]。有证据表明，在高原地区出生的婴儿，进入新生儿重症监护室和出生时给氧的比例都有所增加[176]。此外，多种族研究表明，海拔高度超过 2000 m 时，新生儿的出生体重显著降低，且与海拔高度增加成反比。这种出生体重降低不是源于早产率增加，而是由胎儿宫内生长受限（intrauterine growth restrictions，IUGR）所致[178-179]。海拔高度对新生儿出生体重的影响具有种族差异，对近期移民的种族（如汉族和欧洲人）影响更为明显，而对高原居住时间较长的藏族人的影响最不明显[1]。这表明，任何旅居者或原住民的研究结果似乎都不完全具有代表性。

　　母体缺氧对胎儿影响的少量生理学研究表明，胎盘绒毛膜的变化有助于增加气体交换[180]。因此，短期暴露于 10% 氧气环境未出现胎儿窒迫的迹象，同时胎儿心率、心率变异性和脐动脉多普勒血流速度未见明显变化[181]。然而，长期暴露于低氧环境的高原居民研究表明，与妊娠相关的子宫动脉血流量增加相对减少[182]，这可能是 IUGR 产生的原因。

　　因缺乏相关证据的支持，所以无法给予孕妇前往高原地区的明确建议，该领域还需要更多的研究。为适应高原环境，母体和胎儿生理上都发生了改变，若母体长时间处于高原低氧环境，这种生理上的改变对母体和胎儿将是有害的。总之，尽管无确切证据的支持，但怀孕期间应谨慎前往高原旅行。

高原环境下的麻醉

一般原则

　　大多数外科设备不适用于极高海拔环境。然而，在高原地区许多医疗中心都开展手术[183-184]，同时任何海拔地区都可能会有急诊手术，需要全身麻醉[185]。在此条件下的临床实践，主要以临床经验、配置条件和已发表的病例报告作为指导。

　　在高原地区，麻醉科医师应了解高原对机体病理生理的影响（上文已讨论）。麻醉科医师应本着个体化的原则评估这些病理生理变化对患者的影响。应该考虑到高原环境下麻醉选择、个体对高原的习服程度以及任何合并的病理改变。尤其是对高原环境不耐受的患者，在条件允许的情况下，建议到低海拔地区接受麻醉[186]。在极高海拔的环境下，只有挽救肢体或生命的手术才值得冒麻醉风险[185]。

　　实施麻醉的环境也十分重要。无论高原地区还是平原地区，在有正规手术中心和相关设备的医院进行操作与在偏远乡村配置条件下进行急诊手术麻醉将会有很大的不同。

　　几个方面需特别注意，其中最明显的是围手术期缺氧的发生风险增加。麻醉期间使用的药物，尤其是阿片类药物，可抑制心动过速和呼吸急促（高原适应性生理反应）[186]。据报道，高原地区患者对麻醉药物敏感性增加[185]、麻醉后苏醒时间延长[187]，这些因素导致患者在较长时间内不能通过机体全部代偿机制耐受低压缺氧，而吸氧可能会扭转其中一些情况，因此在条件允许的情况下，建议在高原地区进行氧疗[186]。术后使用镇痛药必须确保不影响患者的通气和氧合。因应用镇痛药物引起呼吸抑制，一名夏尔巴人（居住于海拔 4300 m）清创术后死亡[188]。

　　围术期另一个需要特别注意的是，有报告高原地区患者术中出血增加、止血困难[183, 187]，这可能是由于静脉压力和毛细血管密度增加所致[186]。尽管出血增加、止血困难的原因还未得到证实，但仍需要注意这一问题。

麻醉设备

　　高原环境对麻醉设备的日常影响，通常最先想到的是麻醉蒸发器。由于可变旁路汽化器依赖于麻醉剂的饱和蒸汽压，因此尽管 Fi_{AA} 会升高，但无论海拔多高输送的麻醉气体的分压保持不变。理论上，这意味着临床麻醉效应保持不变[189]。基于蒸发器的舱内研究已经证实了恒定分压输送的原理[190]。然而，高原地区使用麻醉蒸发器仍需注意一些问题。首先，地氟烷蒸发器是通过测量气体流量来工作[189]。这种蒸发器将提供恒定的 Fi_{AA}，因此，在低气压环境下将提供较低的分压。其次，必须考虑麻醉气体的监测和目标剂量。最小肺泡有效浓度（the minimum alveolar concentration，MAC）通常用于指导吸入麻醉的给药剂量，但不适用于高原地区。医师应该关注麻醉药物的分压，而不是体积分数或浓度，因为在高原地区气体分压决定了吸入麻醉深度[191]。这一点在氧化亚氮上体现最为明显，当给予相同浓度的氧化亚氮时，高原地区氧化亚氮的麻醉效能降低，这与氧化亚氮分压下降成正比[192]。

建议所有气体检测方式都应监测气体的分压。现代麻醉机可切换监测气体分压和浓度[191]。气体分析系统本身检测的是气体分压，而不是浓度，其显示的气体浓度是通过数学公式推算的，例如，在平原地区，氧分析仪测量空气中氧气浓度为 21%；而在海拔高度 1500 m，氧分析仪测量空气中的氧气浓度为 17.4%[190]。这再次证明具有生理意义的是氧分压。因此，直接测量气体分压更有助于理解输送给患者的混合气体的生理效应[191]。

在高原地区，流量计也会受到影响。流量计依据气体的密度来测量气体的流量。浮动流量计测量的研究表明，随着 P_B 的降低，气体的密度也随之降低，流量计的测量结果低于实际的数值[190]。流量计的测量误差百分比不是恒定的（但峰值误差为 21%），这使得调节流量具有挑战性。目前还未有关于高原环境对现代麻醉机流量计（如热电子流速计）影响的相关报道，故应谨慎读取流量计的测量结果，在条件允许的情况下，应使用直接测量分压的气体分析仪进行校正流量计的测量结果。

全身麻醉

前文部分讨论了高原地区麻醉的几个注意事项，包括围术期缺氧及麻醉药物对高原适应机制的影响。因此，在选择麻醉用药时，需保留机体的高原适应机制，包括心动过速和呼吸急促，这在无法补充氧气的严峻环境中尤其重要。在这种情况下，氯胺酮是急诊[185]和择期手术[193-196]的首选。许多研究报道了不同麻醉方法，有些报道完全使用氯胺酮麻醉，而另一些则辅以吸入麻醉或苯二氮䓬类药物。在不吸氧的条件下，自主呼吸的患者可有一定程度的氧饱和度降低，但降低程度在可接受的范围，并可通过监测和简单的气道管理来改善[194]。与平原地区相比，在高原地区使用小剂量的氯胺酮就可出现完全性呼吸暂停。据报道，在高原地区全身麻醉过深和呼吸暂停的氯胺酮剂量仅为 0.5 mg/kg[185]。然而，另有研究报道，可应用更高剂量的氯胺酮，且无任何不良反应[196]。值得注意

的是，氯胺酮可促进肺血管收缩。一项研究表明，在海拔高度 1600 m 地区，部分易感患者使用氯胺酮后可能出现肺血管阻力增加[197]。对于 HAPE 患者或患 HAPE 高风险者，氯胺酮可能不是一个理想药物。

在高原环境下，特别是在偏远地区的急诊手术，因为可作为指导实践的相关数据有限，所以使用任何麻醉药都存在较高的风险。有些文献表明，单独使用或联合使用氯胺酮可能是安全的，同时建议包括：完善的监测和气道设备、训练有素的医生、细致的风险与收益评估、具备备麻醉替代方案。

区域麻醉

在高原环境下，因为椎管内麻醉可保留患者的自主呼吸，降低围术期缺氧的风险，所以椎管内麻醉可能是可取的麻醉方法。据报道，硬脊膜穿刺后头痛（postdural puncture headache，PDPH）的发生率很高[187]，但这些报道早于现在常规使用的腰麻针（更细的、铅笔尖针）[198]。与海平面地区相比，一项研究显示，在海拔 1890 m 地区椎管内麻醉的起效时间延长，作用持续时间缩短[199]。该研究还发现，高原地区 PDPH 的发生率更高（7.14% *vs.* 2.85%；$P < 0.05$）。尽管存在局限性，但椎管内麻醉可为所有下肢手术的患者提供充分的镇痛，并未发现明显的并发症。基于这些有限的证据，椎管内麻醉可能是高原地区下肢手术的首选麻醉方法，但仍需进一步的研究证明。

航空的应用，包括危重病患者的空运

本章内容与航空旅行相关。商业飞机飞行中的座舱压力是可以调节的，但研究表明，座舱达到的最大高度有所不同，平均值为 1933 m，最高记录为 2606 m[200]。在飞机上升的过程中，机体的生理变化与高原地区经历的变化是相似的。但需要注意的是，在飞机上升过程中，海拔上升速度更快、机体适应时间更短。飞行中可观察到 SpO₂ 的轻度降低，并有报道指出，飞行中出现 AMS 的症状[201]。尽管如此，航空旅行一般生理耐受良好，可能更应该关注的是长时间不动和血栓栓塞的风险[202]。然而，由于快速的海拔升高和相对的低氧，有严重合并症的患者可能无法耐受航空旅行。目前有大量的指南指导存在健康问题的旅客做出安全飞行的决策[204]。虽然机舱减压事件十分罕见，但其风险较高。（在海拔 13 716 m 以上的天空，急性低氧可使人在短短 15～20 s 内发生昏迷）。除急性低氧外，空气的突然流动，低温（寒冷）和碎片残骸也

会带来危险[203]。

患者的转运是一项重要的工作，它的顺利进行依赖于周密的计划、完善的基础设施和设备，以及对患者病理生理的全面了解[205]。除缺氧外，我们还应注意体腔内气体的膨胀[205-206]。气体膨胀可能会影响一些疾病的病理过程，如颅腔积气、气胸、肠胀气（尤其是肠扭转的病例），这些疾病都是航空医疗转运的相对禁忌证[205]。是否进行航空转运要根据实际情况分析，最终的决定要在患者当地的救治需求与转运风险之间寻求最佳平衡。气体膨胀也会改变医疗设备的空气体积（如气管导管的套囊）。从平原地区上升到海拔2500 m 地区，气管导管套囊容积增加约35%[207]，因此，无论海拔升高还是降低，都应该考虑这一问题。航空转运还涉及封闭空间和移动患者相关的工作挑战[205, 207]。一项大样本量（19 228 例）的队列研究显示，在加拿大的航空医疗转运中，5.1%的转运班次报告有紧急事件，相当于每12.6 h 转运时间就会发生一起紧急事件[208]。老年患者、血流动力学不稳定的患者和需要辅助通气的患者似乎更容易发生紧急事件。最常见的紧急事件是血流动力学的恶化，需要气管插管是最常见的主要急救复苏步骤。该研究还显示，航空转运过程中的死亡率仅为0.1%[208]。这些结果表明，配备训练有素的从业人员可安全进行航空医疗转运，将对患者有很大的益处。

太空医学

随着与地球表面的距离增加，大气压力呈指数下降，这对人类生存产生渐进的不利影响。在商用客机的巡航高度（大约39 000 英尺），飞机外部的大气压力大约只有海平面压力的20%。国际航空联合会将外层空间的边界定义为：位于地球大气层终止和太空开始的区域，距离地球表面的海拔高度为10 万米[209]。国际空间站（international space station，ISS）上的宇航员距离地球表面350～450 km，并以每小时17 500英里的速度绕着地球旋转。然而，这些极端高度仍然被认为是相对的近地轨道，未来的宇航员将更加远离地球环境的保护[210]。

航天探索和航天医学简介

2015 年11 月5 日，美国国家航空航天局（national aeronautics and space administration，NASA）宣布，正在招募宇航员执行长时间的航天飞行任务，包括 ISS

的长期任务和可能的火星航天任务[211]。近期，美国和俄罗斯都宣布，计划在月球上建造一个新的太空港，并利用这个月球基地将自己的宇航员送入火星。亿万富翁企业家们（如理查德·布兰森和埃隆·马斯克）也提出了类似的设想，并承诺进行航空革命：用火箭运送乘客到太空，而不是传统的穿越地球大气层的飞机。毫无疑问，一场国际"太空竞赛"已经拉开序幕。

自1961 年人类首次进入太空（当时尤里·加加林第一次绕地球飞行的总时间不到 2 h）以来，航天技术、技能和知识都得到了迅速发展[212]。然而，自从上一次阿波罗任务（阿波罗 17 号）离开地球的40 多年里，只有 12 个宇航员登陆到月球[211]。未来航天任务包括再次成功离开近地轨道、送宇航员去执行更遥远的任务以及使航天安全的用于商业目的的，这给航天医学带来许多挑战，包括如何最好地识别和处理未来的宇航员和乘客的潜在健康问题。

宇航员在航天飞行中患病的风险

虽然在航天飞行中发生医疗问题的绝对几率很低，但风险却是很大。目前 NASA 火星任务的概念性计划预测，载人任务时间长达1100 天（约3 年）[213]。每年普通人群紧急事件的发生率约为0.06，在为期3年的太空任务中，预计六名宇航员组成的机组至少发生一次医疗急救（0.06×6×3 = 1.08 事件）[214]。

与普通人相同，宇航员也会受到疾病的影响。例如，由于担心可能接触到德国麻疹病毒，在命运多舛的阿波罗 13 号发射前72 h，NASA 的宇航员托马斯·马汀利被从船员中除名而闻名。实际上，马丁利未患麻疹。在此之后，他成功地完成了包括阿波罗 16 号和 STS4 号在内的飞行任务[215]。航天飞行的独特环境也可改变宇航员对一些疾病的易感性。确定航天飞行对健康的影响仍是一个研究的焦点，例如，自1992 年起，NASA 一直进行宇航员健康情况的纵向研究[216]。这项队列研究统计了宇航员全因死亡率和发病率的数据，例如，宇航员的癌症病死率无明显升高（如后文所述，癌症死亡率可随有害辐射剂量的增加而升高），这表明在航天飞行过程中采取许多降低这些风险的预防性措施可能是有效的[216]。

同样，航天飞行环境也会对宇航员造成一些普通人通常不会经历的特殊健康问题，可影响机组人员的生理和心理健康。一项对宇航员们的（他们完成了 79次美国航天飞机任务）调查显示，多达94%的宇航员在飞行过程中的某些阶段服用某些药物，所治疗的疾病通常不会出现在地球上健康程度类似的人群中。这些疾病包括：空间运动病（space motion sickness，SMS）、失眠、头痛和背痛[217-218]。

航天飞行引起的环境挑战

极度加速和减速

起飞和着陆（包括重返地球大气层）是任何航天飞行中最重要和最危险的两个时期。迄今为止，航天飞行期间发生的每一起人类死亡事件（挑战者号、哥伦比亚号、联盟 1 号和 T11 号）都发生在其中一个关键时期（起飞或着陆期）[210]。在起飞和重返大气层时，宇航员通常会经历大约 4 ～ 5 倍重力的极限加速度，且这种加速度可能会更高。1961 年，尤里·加加林乘坐"沃斯托克 1 号"飞船重返大气层时，他在承受 8 G 左右的重力时仍保持清醒。在阿波罗号着陆时，宇航员通常会承受 17 G 左右的重力，并能很好地耐受[211-212]。目前 ISS 人员乘坐俄罗斯和平号飞船返回时，使用带有特殊设计的减震器和衬垫的座椅，将着陆受力降低了 20% ～ 30%（着陆受力低于 22 G）[211]。

极度加速和减速力不仅能使舱内装载不牢固的设备物品发生位移（飞行物体的撞击或危害极大的硬着陆可造成外伤），还能与周围空气摩擦产生极高的温度。在重返大气层的过程中，美国航天飞机的外部温度超过了 15 000℃。这一温度足以电离空气，并从航天飞机表面隔热层的最外层原子中除去电子，产生大量的电磁干扰，使船上人员在 17 分钟内无法通过无线电与外界联系。2013 年 2 月 1 日，哥伦比亚号航天飞机在起飞过程中损坏了其中一块隔热板，导致该航天飞机的热保护层薄弱，返回地球时无法承受极度高温，最终该航天飞机在返回地球时被烧毁，机上 7 名机组人员全部遇难[211]。

辐射

太阳辐射［即宇宙射线、高能光子、高能电荷（HZE）中子和原子核以及太阳粒子］一直是影响宇航员健康的主要问题。只有在深入太空的长期探索任务中，急性（执行任务时）和慢性（执行任务后）辐射暴露的相关风险将会增加[219]。从阿波罗任务至今，机组人员还未完全脱离地球磁场的保护（即，超越范艾伦带），但在未来任何登月或火星任务中，机

组人员都将面临 40 多年来首次完全直接暴露于太阳辐射，而且目前尚未有被充分建立和检测的完善的屏蔽规划[220]。每年低于 1 希沃特（sievert，Sv）的慢性辐射暴露被认为对肿瘤发生率有长期的影响；0.5 ～ 1.0 Sv 的急性暴露足以引起急性辐射暴露的相关症状。据估计，为期 940 天的火星任务辐射暴露率几乎可达到上述致病水平[221]。有研究甚至通过模拟火星任务预测了辐射暴露水平，根据国家辐射防护委员会的建议，辐射暴露水平将首次超过 NASA 目前采用的宇航员的职业暴露上限［即暴露诱导死亡风险（risk of exposure-induced death，Reid）的上限置信区间（confidence interval，CI）为 3%］[222]。在一次为期 1 年的、处于最低平均太阳辐射暴露水平的深空飞行任务中，一名从不吸烟的 45 岁男性宇航员因辐射暴露罹患癌症的总风险预计约为 2%（CI：0.53% ～ 7.84%），其中肺癌的预计风险最高，其次是结直肠癌[219]。然而，我们对航天期间辐射暴露的长期健康风险的总体认识仍相对有限，目前的预测和以前观察到的结果之间仍存在显著差异[223]。除了恶性肿瘤，在宇航员身上还发现其他慢性辐射暴露相关的健康风险，例如，报道证实，执行 20 天的航空任务后，暴露在 8 mSv 以上辐射的人白内障发病率增加[216, 224]、生育能力下降（在动物实验中，表现为生育能力下降伴或不伴先天畸形的数量增加）[211]、甲状腺疾病的发病率略有增加（但没有统计意义）[216]。最初的研究认为，中枢神经系统对辐射的影响具有相对的抵抗力，然而，已有报道，辐射暴露可引起中枢神经系统的广泛改变，包括：记忆障碍、突触可塑性改变、执行能力受损和认知功能障碍[225-229]。此外，航天飞行引起的神经心理显著改变可能会进一步加剧这些影响。

隔离、束缚、睡眠障碍和其他心理挑战

ISS 的工作人员以超过 17 000 km/h 的速度围绕地球运动，每 90 分钟绕地球一周（我们通常将其定义为典型的"一天"）。这意味着国际空间站的宇航员 24 h 内会经历不少于 16 次日出和日落；换言之，在短短 23 天的太空任务中，宇航员就可以轻松地看到 365 次日出（相当于一年的日出）。睡眠-觉醒周期与太阳光调节的生物昼夜节律密切相关[230]，同时宇航员在睡眠的舒适性方面也面临着许多其他挑战，如持续的噪音、身体不适（宇航员通常睡在紧紧固定在太空船墙壁上的睡袋里）和高碳酸血症。睡眠剥夺和疲劳是宇航员普遍抱怨的问题，研究表明，宇航员在航天飞机

任务期间平均睡眠时间仅为 5.96 h（标准差为 0.56），在 ISS 任务期间平均睡眠时间为 6.09 h（标准差为 0.67），在发射前 3 个月内平均睡眠时间不足 6.5 h [231-232]。据报道，类似的睡眠不足会损害认知能力并损害长期健康 [231, 233]。极端隔离和长时间束缚带来的持续压力也会加重睡眠障碍，影响个人和团队的行为表现 [234]。但有趣的是，这些影响可能具有个体差异，也可通过训练改善。在火星 -500 研究中，为高度逼真地模拟一次火星任务，6 名男性被限制于一个 550 m³ 的舱中（为期 520 天）。结果表明，其中一名宇航员在整个任务期间的 93% 的时间里都出现抑郁症状，另外两名宇航员全程未出现任何心理症状 [235]。同样，在回顾宇航员在 ISS 执行任务的表现时，所有参与研究的宇航员都表现出极高的自我意识，并且在 ISS 上，他们的总体表现是积极的。因此，NASA 认为他们的培训计划是有效的，其中包括：人际关系、团队合作和心理支持 [236]。

减压和改变氧浓度

太空中任何物体对载人航天飞行器都构成持续的威胁，因为任何穿透性撞击都可能导致舱内环境骤然减压。美国宇航局估计，目前地球大气层中有 21 000 多个轨道碎片，通常是没有用途的人造物体或此类物体的残骸。在任何特定的时间，大约 200 kg 的陨石（在绕太阳轨道运行时，穿过地球大气层的岩石）都可能出现在离地球表面 2000 km 的范围内 [211]。船舱内人工环境突然被破坏，会导致急性缺氧、减压病（decompression sickness，DCS），如果问题得不到迅速解决或控制，最终会导致宇航员死亡。根据联邦航空管理局的数据，在 5 万英尺高空快速减压后，有效意识时间（即一个人在氧气供应不足的情况下能够有效或充分履行飞行职责的时间）只有 5 秒 [237]。

由于压力的突然变化，原已溶解的气体被迫离开溶液形成气泡，就会出现 DCS（俗称"潜水病"）。这一过程被称为"沸腾"，即由于环境压力低于水的饱和蒸汽压而导致体液沸腾。据报道，苏联宇航员阿列克谢·列昂诺夫在 1965 年完成世界上第一次太空行走时发生减压病。当时他需要缩小出故障的航天服的尺寸，才能从气闸门回到航天飞船 [238]！此后，航天服的设计有了很大的改进，但执行舱外活动（extravehicular activities，EVAs）的相关危险仍然很大。

美国和俄罗斯航天服维持内部的工作环境为：航天服内部压力分别为 30 kPa（美国）或 40 kPa（俄罗斯）的 100% 氧气。打造一件柔软耐用的航天服以抵御太空真空带来的巨大压力是一项相当具有挑战的工程 [239]。在离开主航天器之前，宇航员要进行 EVA 前准备，这可最大程度地降低 EVA 时发生减压病的风险。从航天角度来看，尽管 EVA 前准备相对耗时，但 EVA 前准备仍是快速的减压过程：30 ~ 40 kPa 的大气压相当于站在海拔 8848 m 的珠穆朗玛峰顶峰，大多数登山者通常需要 60 ~ 70 天到达珠穆朗玛峰顶峰 [240]，但宇航员在几分钟到几小时内就会减压到这一数值。因此，补充氧气对于预防本章前面描述的任何高原病都是必不可少的。但是氧气对任何航天器来说都是一个主要的火灾隐患，故目前还未有载人航天计划使用提高氧气含量的航天器。因此，目前 EVA 前减压仍然是必不可少的 [239]。虽然 EVA 前减压对普通的太空商业旅客可能不是问题（旅客不需要经常离开航天器），但是如何在长期任务（长期"驻月"或火星计划）中处理好这些矛盾，仍然有待研究。

微重力

人体经过数百万年的进化，已经完全适应了重力环境。实际上，重力对我们的环境影响无处不在，因此很难想象重力对人类健康和机能的影响有多大。如果没有重力，我们很难与周围环境进行互动，地球上理所当然的简单现象也不再发生。没有重力，就没有对流，使温度控制变得困难。例如，燃烧的火焰是球形和蓝色的，而不是黄色和尖状的；没有烟灰向下沉积或热量向上传递，火焰在有氧气的各个方向燃烧。没有重力，就没有浮力——气泡不会浮出水面，而是悬浮在液体中（图 74.3）。因此，要清除注射器内液

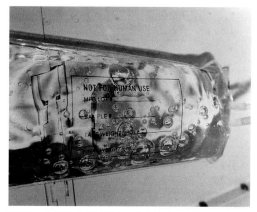

图 74.3　在轨道飞行过程中，失重导致 1 升的 0.9% 生理盐水袋内出现清晰可见的气泡（From Norfleet WT. Anesthetic concerns of spaceflight. Anesthesiology. 2000；92（5）：1219-1219.）

体中的气泡，需要给予额外的加速力。失重对人体几乎每一个器官、系统都有影响，这给宇航员带来一系列急性和慢性的健康危害。未来的火星任务将面临更大的挑战，因为宇航员需要在着陆后几分钟内再次从失重状态过渡到重力状态下的机能[211]。

航天飞行中的心血管生理学

心血管系统特别容易受到微重力的影响。航天飞船起飞后不久就迅速出现急性"液体转移"，即通常储存在循环系统静脉（高容量）端的血液开始迅速再分布至其他组织床中（图 74.4）。这种作用在上半身最为明显，通常情况下，通过重力汇集在腿部静脉系统中多达 2 升的血液，在发射后几分钟内向上释放到中央循环系统[241]，结果宇航员很快就会出现面部水肿和所谓的"鸡腿"综合征[210]。

各种研究显示，失重导致心输出量会急剧增加18%～30%，并至少持续 8 天[242-244]。因为总体上心率保持相对不变，心输出量增加主要由每搏量的增加引起[243-245]。体循环血管阻力（SVR）也降低了14%～35%，使收缩压保持相对不变[244-245]。尽管一些研究表明，在微重力状态下，静息舒张压和平均动脉压可能都会略有下降，但运动后仍会正常升高[243, 245]。在长时间的航天任务中，这种血压下降可能会更加明显[245]。矛盾的是，起飞后中心静脉压（CVP）迅速下降，这可能是心房明显扩张的结果[246-247]。一项对宇航员的研究表明，航天飞行初期，静息状态下的压力反射敏感性可能会短暂增加，在几天后恢复到基线水平[248]，但在执行较长时间（如 9 个月）任务后，压力反射敏感性可能会长期降低[249]。

随着之后的太空航行时间的增加，机体对微重力的适应使 SV 和心输出量再次缓慢降低，进而使射血分数增加[250-251]。这推断是由心脏组织的解剖变化引起的，因为左心室质量和平均左心室球形指数分别下降 8.0% 和 9.6%，并伴体液总容量降低[252-253]。

据报道，在卧床休息和执行航天任务时，均存在血浆容量下降（高达 15%）[254-256]，同时伴红细胞计数的下降[254, 257]。血浆容量在 24 h 内下降，而红细胞计数下降在一周后才出现，表明血浆容量与红细胞计数下降的机制有所不同，目前红细胞（red blood cells，RBCs）计数减少的确切原因尚不清楚[210, 257]。在执行航天任务后，铁蛋白水平升高，而网织红细胞数量减少，表明 RBCs 计数减少是由于 RBC 生成减少而不是破坏或消耗增加引起的[257]。但也可能是由于体液从下肢向中央（包括肾脏）组织床转移，导致组织氧水平（特别是肾组织氧水平）发生改变，而引起RBCs 计数减少[210]。

在返回地球后的 2～3 周内，体液变化可恢复至正常水平。但在宇航员返回地球时，血容量不足和航天飞行后立位耐力不良仍会引起严重的问题。目前指南推荐，宇航员在着陆前大约 1 h 用生理盐水进行"液体扩容"，它可显著降低血容量不足和立位耐力不良的风险[258]。

微重力环境本身可能不会直接影响心脏电生理。

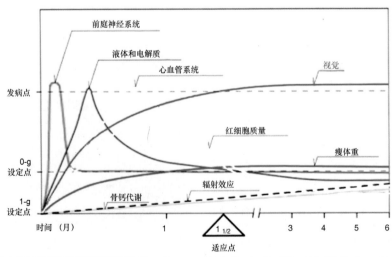

图 74.4 对微重力的生理习服和适应的时间进程（From Komorowski M，Fleming S，Kirkpatrick AW. Fundamentals of anesthesiology for spaceflight. J Cardiothorac Vasc Anesth. 2016；30（3）：781-790.）

但据报道，航天飞行期间（尤其是 EVAs 期间）宇航员出现大量的心律失常，可能是由于上文所述体液的大量转移以及血浆儿茶酚胺含量和肾上腺素能受体敏感性的改变[210, 259-260]。在执行任务时，天空实验室的九名宇航员都发生了心律失常；在多 NASA 次航天飞行任务中，记录到宇航员出现多种心律失常；1987年，俄罗斯和平号空间站上的一名机组人员出现 14 次室性心动过速（ventricular tachycardia，VT）[210-211]。

航天飞行期间的肺生理学

正常情况下，人类的肺特别容易受到重力的影响，主要表现为重力相关的肺通气和肺血流梯度改变。因此，在脱离地球重力的航天飞行中，肺功能发生变化不足为奇[242, 261]。而宇航员返回地球时肺的适应性变化需时很短，通常不需要进行肺功能恢复或康复治疗[262]。未来执行超过 6 个月的航天任务返回后，这种现象是否存在目前尚未被证实。

比较特殊的是，在微重力条件下，呼吸频率增加约 9%，而潮气量减少高达 15%，这意味着分钟肺泡通气量基本保持不变[210, 242, 263]。在太空航行时，其他呼吸系统检测指标无明显变化。虽然在微重力（图74.5）条件下 24 h 内的肺活量、用力肺活量和 FEV1可能略有下降（大约 2%～5%），但在太空航行的第 4 天即可恢复到航行前水平[211, 264]。由于在太空中膈肌向颅侧运动、肺泡扩张更均匀和肺内血流量的增加，导致残气量和功能残气量分别减少约 18%（约320 ml）和 15%（约 500 ml）[263]。尽管在微重力条件下整个肺的通气和血流更均匀，但仍存在轻微的、无临床意义的肺通气血流比值失调[211, 265]。

在航天飞行的初始阶段，ISS 宇航员的运动能力（以 $\dot{V}O_2$ 峰值衡量）平均下降 17%，但在随后的航天任务中运动能力逐渐恢复。仅部分宇航员的运动能力能够恢复到航行前水平，这表明航天飞行中的运动-应对能力变化存在较大的个体差异[266]。随着航行时间的延长，有氧代谢能力逐渐恢复，表明在每次 ISS任务期间采用的锻炼策略是成功的[267]。为应对太空中各种体力活动，所有宇航员每天都会进行个体化的锻炼。随着 ISS 知识的革新和设备的进步，多年来锻炼计划一直在不断完善。在过去 10 年的国际空间站任务中，跑步机训练和自行车肌力测试的时间逐渐减至平均每天 30 分钟，但抗阻练习逐渐增加到每天 1 h左右[268]。宇航员经过长时间航天飞行后返回地球，HR 仅轻度增加，表明这些锻炼可以成功地维持宇航员的心血管健康，满足日常任务的需求[269]。采用锻炼计划的另一个主要目的是，防止在微重力条件下发生严重肌肉萎缩和骨质脱钙（图 74.6）。

航天飞行中的骨骼肌肉生理学

在进入太空、脱离地球引力后，骨骼内的钙开始明显丢失。从太空飞行的第一天开始至整个航天飞行任务期间，尿钙和粪钙的排泄量增加 60%～70%，同时伴有尿中骨吸收标志物水平显著增加、血液中甲状旁腺激素和 1,25 二羟基维生素 D 水平降低[241]。在地球上，平均每年因衰老导致的骨密度降低约为 1%；而在太空中，骨密度平均每月下降 1%，骨盆的骨密度下降可为原来的两倍[210-211]。锻炼计划（尤其是抗阻力运动）可以缓解骨密度的下降，并且每年锻炼计划都在完善。但是锻炼不能降低以下风险：宇航员在太空飞行中发生脆性骨折和肾结石的风险仍然很高；骨质疏松症等长期健康风险仍然很高（这也是未来火

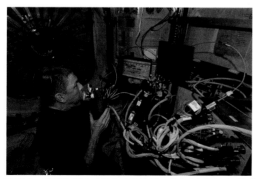

图 74.5　英国欧洲航天局宇航员蒂姆·皮克在国际空间站进行肺功能测试（Image courtesy ESA.）（From European Space Agency. http://m.esa.int/spaceinimages/Images/2016/02/Taking_Tim_s_breath_away. Published 2016.）

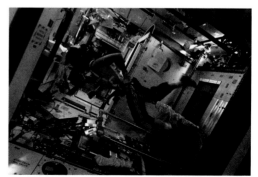

图 74.6　欧洲航天局宇航员萨曼莎·克里斯托弗雷蒂在国际空间站锻炼（Image courtesy ESA.）（From European Space Agency. http://m.esa.int/spaceinimages/Ima ges/2015/09/Samantha_running_in_space. Published 2015.）

星任务规划者的主要担忧）[210, 270-271]。

对美国航天飞行任务和俄罗斯和平号任务中的宇航员进行为期 16 周和 28 周的研究表明，除颈部外，所有肌群的肌肉体积都显著减少（5%～17%）[272]。维持直立姿势的肌肉群（即反重力肌肉）通常受到影响最大。例如，ISS 工作人员的肌肉体积减少最大的是小腿（减少 10%～16%），其次是大腿（减少 4%～7%），而上肢肌肉体积无变化[273]。对执行长达 11 天的早期航天飞机任务的 8 名航天员进行股外侧肌活检证实，ⅡB 型肌肉纤维的体积减少相对最大，其次是ⅡA 型（快缩型）肌纤维，而Ⅰ型（慢缩型）肌纤维的体积减少最小[274]。在微重力的作用下，肌肉结构改变伴随着功能损害，反重力肌肉常易疲劳、肌纤维张力常降低[273]。值得注意的是，太空飞行中肌肉功能的下降与肌纤维结构的改变不成比例，这也可能与运动神经元的肌肉控制等其他因素相关[275]。安东努托的一项研究发现，在 1 到 3 个月的航天飞行中，肌肉最大爆发力下降了 45%～65%，而肌肉质量只下降了 9%～13%[276]。在模拟航天飞行时，恒河猴的肌电周期和爆发持续时间缩短[277]。ISS 上的大鼠也出现了大量的树突重塑[278]。

航天飞行中的中枢神经系统与心理挑战

在进入太空和返回地球后，宇航员通常都会很快发生神经功能改变，其中许多神经功能改变在返回地球后会持续较长时间。例如，多数机组人员在进入或脱离微重力后会发生某种形式的运动功能障碍，如共济失调和姿势保持反射障碍。姿势保持反射障碍可以由以下几个因素来解释：各肌肉萎缩程度不相同，直接影响姿势性张力；由于脊椎受压减轻，在抵达太空 10 天内宇航员身高可增高 2～3 英寸，导致脊神经根牵张，肌肉间室长度-张力关系改变（包括受微重力环境下受废用影响最大的反重力肌肉）。小脑和前庭系统通常能很好地适应地球重力，前庭反馈环的改变也会显著损害正常的姿势反射[275]。

前庭系统由感知远处角力的半规管和感知线力的耳石器官组成，不断向大脑提供三维方向和运动的最新信息。经过数千年的进化和发展，前庭系统可以精确地适应地球的引力场，而在太空的微重力环境下，前庭系统非常容易出问题[275]。在抵达太空的 48 h 内，60%～80% 的宇航员将经历"航天运动病"，这种疾病的特征是面色苍白、厌食、恶心，偶有呕吐、体温

升高和冷汗[279]。"航天运动病"通常持续时间短暂，多数病例在 48～72 h 内自愈或通过最低限度的药物治疗即可恢复，但少数病例症状可以持续更长时间。"航天运动病"很少会导致机组人员无法执行全部的航天飞机任务[241]，但对前往月球或火星执行长期任务的宇航员构成了真正的威胁。为在月球或火星中生存，着陆后宇航员可能需要在新的重力环境中非常迅速地使运动功能正常化。

地面晕动病通常是由视觉和前庭运动知觉的差异引起的。同样，在失重的太空特殊环境中，缺乏前庭的"向上或向下"感觉也可能会导致"航天运动病"[241]。微重力还会影响其他感觉系统。美国和俄罗斯的宇航员报告说，太空中食物的味道和气味发生改变，他们要求给口味更淡的食物添加香料、对咖啡和甜点的胃口变小[211]。在太空航行过程中，生命支持系统不断运行产生的噪音持续影响宇航员。虽然耳塞可以阻挡生命支持系统产生的噪音（每天近 24 h 连续不断的 70～100 dBA 的噪音），但并不能减弱机器造成的振动感。失重引起体液向头部转移，这可能损害中耳功能，也可能在一定程度上减弱振动感[211]。微重力还会损害肢体的本体感觉，并改变触觉敏感度，这些改变都具有显著的个体差异[280]。

航天飞行严重影响视觉系统。七名经历长期航天飞行的宇航员从 ISS 返回后接受了检查，发现他们的视觉系统的组织结构和功能发生了改变，包括视盘水肿、棉絮状斑、脉络膜皱褶、神经纤维层增厚、眼球变平以及由此引起的视觉改变（远视）[281]。其中一名宇航员在飞行 6 个月后最初只出现相对轻微的变化（右眼单侧脉络膜皱褶和单一的棉絮状斑），在第二次为期 6 个月的任务中这些症状持续进展，右眼出现了视盘水肿和更广泛的脉络膜皱褶[282]。第二次任务返回后不久，发现双侧眼球变平，视神经鞘直径稍有增加。21 个月后，右眼出现广泛的脉络膜皱褶，无自发的静脉搏动[283]。宇航员的脉络膜皱褶被认为是由于在太空飞行过程中颅内压升高所致。颅内压升高可能是由于高频率的抗阻运动、航天器上更高的二氧化碳水平或与太空飞行相关的体液向头部转移所致。增高的颅内压沿视神经鞘将更多的 CSF 传递到眼睛，并对两个眼球施加更多的来自后向的压力，这就是航天飞行的"视觉障碍性颅内压综合征"，它与高原地区旅行者经历的某些方面相似[284]。但有不同观点认为，ICP 可能不会随着执行太空任务时间的延长而升高，太空航行中的视力损害可能是由于蛛网膜下腔眼眶内 CSF 流动的局部改变导致了视神经鞘"间隔综合征"[285-286]。

航天飞行对视力存在普遍的不利影响，特别是

在持续时间较长的任务中。在短时间的航天飞行任务中，30% 宇航员的近距离和远视力都有所下降，而在长期任务中，这一比例高达 60%[281]。随着年龄的增长，晶状体的调节能力下降，年龄较大的宇航员更可能出现视力改变，现在 40 岁以上的宇航员通常会佩戴"太空预防眼镜"来矫正航天飞行引起的远视。在美国太空计划的早期，也有关于视野和眼压变化的报道，现有大量证据表明，进入或脱离微重力环境还会损害眼球的运动和反射[211]。

除了应对感知的变化外，宇航员在执行任务前、执行任务期间和执行任务后都会经历许多心理挑战。在宇航员离开地球之前，竞争激烈的宇航员选拔和飞天前高强度的国际训练计划给所有宇航员带来了巨大的压力。长时间的隔离状态可增加应激水平，可通过检测下丘脑−垂体−肾上腺轴的激活（引起皮质醇生成增加）和睡眠障碍程度来衡量[287]。宇航员经受的失眠程度加重可能是由多种因素（如近地轨道引起的昼夜节律紊乱、噪音等级增加、缺氧、高碳酸血症和极端温度）引起的，而不仅仅是隔离状态造成的。然而，如何最好地缓解长期隔离造成的心理压力，仍是未来长期航天任务成功的关键。目前国际航天局正在进行一些地面航天研究模拟项目，专门研究长期航天飞行面临的心理压力（以及其他）挑战。例如，欧洲航天局的地面航天研究模拟项目设在南极高原的康考迪亚空间站。在那里，一年中有半年是无法进入的，每年在那里"过冬"的十几名宇航员完全与世隔绝（图 74.7）。火星 -500 项目是第一个高度逼真的模拟火星任务，将 6 名多国机组人员在 550 m³ 的舱内隔离了 520 天，其最近的报告表明，挑选适合的机组人员是成功的关键。在行为反应上，个体间存在显著差

异：两名压力和疲劳程度最高的船员占所有感知障碍的 85% 以上[235]。

航天对其他生理系统（包括免疫系统和消化系统）的影响

自航天飞行的早期开始，传染病一直是一个主要问题。在 20 世纪 60、70 年代，宇航员感染传染病的风险增加。大约 50% 的阿波罗宇航员在太空航行期间或太空航行后不久感染细菌或病毒[241]。在未来更长时间的太空任务中，我们将更加关注微重力如何影响免疫系统的反应能力，以及与宇航员们在太空航行中免疫抑制越来越多的原因[288]。

研究表明，即使短期的航天飞行也会损害免疫系统的反应性。在飞行期间，炎性细胞因子如 IL-4、IL-10、IL-12 和肿瘤坏死因子 -α（tumor necrosis factor-α，TNF-α）的生成显著增加。在飞行期间和着陆后不久，病毒特异性 T 细胞的功能降低[289]。参与 ISS 任务的宇航员，其 T 细胞功能下降持续 6 个月。执行长期任务的机组人员更有可能出现白细胞介素和 TNFα 的慢性持续性降低[290]。在俄罗斯和平号空间站的机组人员中，也观察到了细胞介导的免疫功能受损以及与之相关的迟发性超敏反应降低[291]。在其他健康的宇航员体内，也检测到潜伏病毒活性被重新激活；据报道，在太空航行期间，水痘−带状疱疹病毒、巨细胞病毒和 EB 病毒的 DNA 的合成都有所增加[292-294]。有趣的是，在太空航行出发前 2 天，一名原本健康的 47 岁宇航员身上出现胸部带状疱疹，通常这种症状只出现在老年或免疫抑制的患者（例如在器官移植、获得性免疫缺陷综合征之后），这表明在宇航员离开地球大气层之前，严格训练计划的长期压力影响了他们的免疫反应[293]。在动物模型中，研究发现航天飞行也可能增加传染性生物的毒力，这可能使执行较长时间航天任务的机组人员的免疫抑制问题复杂化[295]。火星 -500 计划等地面模拟研究计划证实，航天飞行引起的长期幽闭可能会降低微生物的总体多样性，机会性致病微生物的数量增加[296]。在火星 -500 研究期间，也观察到机体微生物群的改变。但有趣的是，即使长期幽闭也不影响微生物组成的个体特异性[297]。同样，在太空中的宇航员身上，也观察到肠道菌群组成的平衡改变，但是前期研究结果表明，虽然在太空航行期间消化系统发生了一些改变，但肠道微生物多样性总体上无变化[298]。

对宇航员营养状况的评估显示，执行 4 个月任务

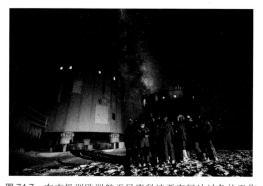

图 74.7 在南极洲欧洲航天局康科迪亚空间站过冬的工作人员。他们在一年中的数月里都经历了完全与世隔绝、24 h 黑暗和极度寒冷的温度（最低可达 −80 ℃）（Image courtesy ESA.）（European Space Agency. http://m.esa.int/spaceinimages/Images/2016/07/Concordia_crew_2014-2015. Published 2016.）

的和平号机组人员体重比飞行前减轻了 10% 以上，且他们通常只能吃下预计能量需求的 40% ～ 50%[299]。同样，在 128 ～ 195 天的长时间航天任务中，ISS 的工作人员体重减轻，平均摄入的能量只有推荐摄入量的 80%。在这项研究中，工作人员的血细胞比容、血清铁和转铁蛋白水平均降低，铁蛋白水平升高，而其他急性期蛋白水平保持不变[300]。在航天飞行初期，血清铁蛋白水平明显增加，但转铁蛋白水平直到任务后期才下降，这表明铁离子被动员并转移至组织中储存[301]。总体而言，在航天飞行后的 72 h 内，胃动力显著降低。同时，宇航员恶心和呕吐发生率有增加的趋势，胃酸分泌也增加[210, 214]。

载人航天任务期间可能的医疗场景

尽管航天飞行带来很多的生理挑战，但在过去的 30 年里，宇航员的死亡率逐渐下降[302]，这可能与宇航员的防护、选拔和培训的改进相关，也意味着我们对航天飞行相关生理问题的理解和处理能力逐渐提高。目前，宇航员死于心血管疾病和癌症的风险大大降低，但与普通人群相比，他们仍然面临着意外死亡的风险[302]。然而，飞往月球的阿波罗宇航员（唯一完全离开地球大气层的人类）的心血管死亡率是其他宇航员的四到五倍，这表明飞往月球或火星的更远距离航天任务（伴有辐射暴露的增加）将给未来宇航员带来更大的健康风险[303]。

在载人航天飞行的 70 年里，大多数死亡和险些失事事件都发生在起飞、再入或着陆过程。尽管在更长时间、更远距离的太空任务中，"飞行中"紧急情况的发生率肯定会增加，但宇航员相对年轻、平素体健、鲜有既往病史，并经过严格的筛选。当"航天旅行"变得越来越普遍、付费的普通民众开始进入近地轨道时，应对太空慢性病的能力将变得更加令人担忧。但在此之前，太空中的医疗急救常为一些急性医疗事件（如突发心律失常，烧伤或爆炸后外伤），或者是航天飞行引起的特殊生理变化（如航天运动病、视觉受损的颅内压综合征或辐射暴露）[210, 214]。在航天飞行后的许多年里，宇航员可能会需要不同的医疗救治。例如，如前所述，宇航员可能有长期或永久性的视觉变化；在年轻时宇航员比普通人群更易患房颤，这可能是由于航天飞行（最短 6 个月）引起的左心房结构一过性改变[304]。

由于外太空任务的距离极其遥远，机组人员在医疗紧急情况下必须完全自主。虽然与地球上相应的医生可进行"远程医疗会诊"（对治疗轻度疾病是可能的），但如果在月球背面发生了紧急情况，传输延迟将使远程医疗变得毫无用处。有趣的是，当谈及未来的火星任务时，大多数美国宇航员认为，在任何航天任务中都会出现健康问题，他们希望机组成员中包括一名受过适当培训的医生（具有 4 ～ 6 年急诊、急救和航天生理学经验）[305]。麻醉科医师和重症监护医师应该能够很好地处理航天医疗问题，因为他们熟悉急诊和急救，并且对人体生理学和药理学有较好的理解。在探索深空的航天任务中，NASA 人类研究计划的探索医疗能力（exploration medical capability, ExMC）部门制订了一份至少 17 种疾病的清单，这些疾病可能需要全身麻醉或危重护理技术才能成功救治，包括需要钻孔减压的创伤性头部损伤、需要切开引流的蜂窝组织炎或脓肿、复位肩部或肘部脱位（表74.2）[306]。欧洲航天局预计，前往火星的宇航员需要接受全身麻醉来处理飞行途中的医疗紧急情况的可能性约为 2.5%。对于一个完全独立的团队来说，在没有接受麻醉培训的医生的情况下，处理紧急医疗事件是极具挑战性的，并潜在地限制了航天任务[306]。

TABLE 74.2　A List of Possible Medical and Surgical Conditions That Could Potentially Require Anesthetic Intervention During Deep-space Flight

Condition	Example of Surgical Anesthesia	Suggested Anesthesia
Abdominal injury	Splenectomy, bowel excision	GA ETI
Back injury, lumbar spine fracture, neck injury	Fracture reduction, halo traction application, osteosynthesis	GA ETI
Burns	Dressing, fasciotomy	GA SV
Cellulitis	Incision and drainage	GA SV
Chest injury/ pneumothorax	Thoracotomy for hemostasis	GA ETI
Compartment syndrome	Decompressive laparotomy	GA ETI
Elbow dislocation	Reduction	GA SV
Gastrointestinal bleeding	Hemostasis, ulcer suture, bowel excision	GA ETI
Head injury	Burr hole decompression	GA ETI
Hemorrhoids	Excision	GA SV
Hip/lower extremity fracture	Reduction, osteosynthesis, external fixation	GA SV
Intraabdominal infection (diverticulitis, appendicitis, other)	Bowel excision, appendectomy	GA ETI
Nephrolithiasis	Percutaneous nephrostomy, cystoscopy	GA SV
Shoulder dislocation	Reduction	GA SV
Skin laceration	Suture, dressing	GA SV
Upper extremity fracture	Reduction, osteosynthesis	GA SV

GA ETI, General anesthesia with endotracheal intubation; *GA SV*, general anesthesia with spontaneous ventilation.
From Komorowski M, Watkins SD, Lebuffe G, Clark JB. Potential anesthesia protocols for space exploration missions. *Aviat Space Environ Med.* 2013;84(3):226–233.

（由于授权限制，本表保留英文）

太空麻醉工作的思考

一般原则

目前，可从 ISS 转移一名机组人员，并在 24 h 内送回地球进行治疗；然而，在深入太空的探索任务中，转移宇航员回地球进行治疗是不可能的。目前在太空中，还未有人接受全身麻醉，对健康的机组人员进行麻醉方案测试是不道德、不合适的，因此很难为未来更长时间的航天任务制订合适的应急计划[307]。但是确实存在在偏远和隔离环境中（例如在高原地区）提供麻醉的地面研究模拟项目和数据[185]，从中可以推断出如何最好地处理长期航天飞行中出现的、需要麻醉的医疗情况。模拟项目与航天飞行两者的共性问题包括：缺乏空间和医疗设备、技能有限和缺少支持、很少监测、需要具备及时制订灵活恰当解决办法的能力以及压力增加可能对操作产生负面的影响[307]。应进行充分的培训和规划，以确保掌握充足恰当的技能和设备，因此，在深空环境的紧急医疗情况下，提供基本的、安全的麻醉理论上是可能的[307]。

围术期

所有宇航员在离开地球之前都要经过严格的选拔（图 74.8）。大多数宇航员的身体都是非常健康的，术前处理最初看起来似获益甚微。然而，一个重要的注意事项是宇航员出发前可考虑实施预防性手术，以防止航天飞行中出现的紧急情况。在执行深太空航天任务时，航天飞行是否改变宇航员患急性阑尾炎或胆囊炎的相对风险，目前尚无定论。在南极洲，可能由于免疫反应发生改变，阑尾炎和其非典型临床表现的发生率增加，因此在太空中也可能会出现类似增加的情况[308]。同样，对于航天飞行是否会影响胆结石的发生率（例如，可通过改变脂质、胆固醇代谢和胆汁流动）也是未可知的。但有趣的是，识别出具有更高患胆结石风险的患者（如接受减肥手术的肥胖患者）并为其提供预防性胆囊切除术变得越来越常见。目前尚不清楚，地球上预防性手术的最小风险是否超过 900 天的火星任务期间发生紧急情况的风险[308]。

太空中的全身麻醉

在太空中实施麻醉的机组人员，他们的技术和经验很可能十分有限，因此，推荐在太空中使用简单的、程序化的麻醉技术，使用最少药物和设备的全身

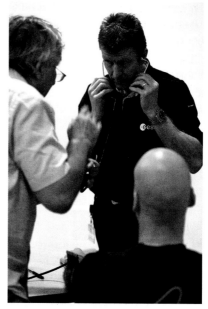

图 74.8　在执行国际空间站任务之前，欧洲航天局宇航员蒂莫西·皮克在欧洲宇航员中心进行医疗步骤和技术的实践课程（Image courtesy ESA.）（From Baumbach D. European Space Agency. http://www.esa.int/spaceinimages/Images/2010/02/Timothy_Peake_during_training_at_EAC_January_2010. Published 2010.）

麻醉似乎是合理的。氯胺酮一直是首选的诱导剂，因为它可通过多种途径（肌内、静脉内、口服、鼻内、直肠内）给药，诱导分离麻醉状态，产生镇痛、镇静和催眠作用。即使在相对低血容量状态下（太空中可能出现），氯胺酮也可维持血流动力学的相对稳定。重要的是，氯胺酮能够以晶体或粉末的形式长期储存，并在较大的温度范围内保持稳定。此外，经过严格筛选的宇航员不太可能会有使用氯胺酮的相对禁忌证（例如缺血性心脏病、瓣膜病、癫痫、严重的高血压或肺动脉高压）[306]。氯胺酮已被用于偏远和资源匮乏地区的急诊麻醉，同时其安全性也是可接受的[185, 196, 309-311]。

在微重力环境的短程航天模拟中，宇航员已经能够成功实施气管插管，但由于多种原因，太空中对气管插管的任何尝试可能是困难的。在微重力下行气管插管，需牢牢固定插管设备和患者，此外，患者可能会有严重的面部和气道水肿。在水浴模拟的微重力环境中，喉罩（LMAs）、带套囊口咽通气道和插管型LMAs 均已被成功应用[312]。然而，并不是每次都能成功插入气道装置。另外，因胃酸分泌增加和胃动力

降低，在太空中更易出现胃食管反流。这使得全身麻醉期间，使用任何声门上气道装置有相当大的误吸风险。

为了最大限度地提高插管成功率，科莫罗斯基和他的同事主张应用肌松药。尽管使用肌松药小概率会引起严重的过敏反应，但在发射前宇航员可以进行过敏测试[306]。为防止高钾血症继发的心血管衰竭的风险，航天飞行期间不应使用去极化肌松药。在微重力条件下，宇航员肌肉萎缩，肌肉中乙酰胆碱受体可能上调[313]。应用非去极化肌肉阻滞剂无上述风险，可以安全使用，但需要注意用药剂量。与患瘫痪、神经肌肉疾病的患者相似，宇航员对非去极化肌松药具有耐药性，需要增加给药剂量[314]。然而，这从未在太空中的宇航员身上得到测试或验证。与患瘫痪、神经肌肉疾病的患者不同的是，宇航员在航天飞行期间一直在进行严格的抗阻训练，最大限度地减少肌肉萎缩。罗库溴铵可能是肌松药的最佳选择，最主要是其起效快。因为考虑到误吸的风险增加，快速序贯诱导可能是首选[306]；如需要（例如，意外的插管失败。基于上述原因，在太空中更有可能发生意外的插管失败），目前可使用舒更葡糖迅速逆转其阻滞作用[315-316]。

宇航员可能会有一定程度的贫血和低血容量，这会增加在太空麻醉诱导时心血管衰竭的风险。可用的容量复苏产品的种类很可能是有限的，而且容量复苏产品还需要准备，并使用时非常小心。目前，所有血液制品的保质期太有限，以至于只能用于最短的太空任务，且在微重力环境下，液体和气体不会因它们的密度不同而分离（通常在地球上，密度较低的空气总是会上升到液袋的顶部）。因此，在太空中，药瓶或液体袋内的液体更像泡沫。在使用前，所有的静脉输液袋都需要"脱气"。在没有重力作用下，液体不会流动，故输液可能需要使用某些机械泵[313]。

因为吸入麻醉药的废气很难被清除（另外，在微重力环境下，传统的麻醉蒸发器无法正常工作），所以苛刻的太空环境控制只能采用全凭静脉来维持麻醉［全凭静脉麻醉（total intravenous anesthesia，TIVA）］。已有研究报道，氯胺酮的全凭静脉麻醉方法相对简单，可最大程度地减少培训时间和药物应用种类[306]。必须使用最低的安全吸入氧浓度，因为呼出的高浓度氧会增加航天器的火灾风险。另外，在微重力环境下，需要注意气管导管气囊压力。

太空中的区域麻醉

在航天飞行期间，实施全身麻醉也会带来许多风险，而区域麻醉技术可以提供许多优势。在紧急情况或医疗条件有限的情况下，只需掌握三种区域阻滞技

术，就可以满足几乎全部的肢体手术。坐骨神经和股神经联合阻滞将使腿部完全麻醉，腋路臂丛神经阻滞将使肩膀以下的手臂麻醉[210]。

大量系统回顾性研究已经得出结论：使用超声引导技术进行区域麻醉可以提高阻滞的安全性和成功率[317]。在 ISS 上，宇航员已经成功地对自己进行了准确、安全的超声检查[318]，表明他们有能力学习超声技术，且这项技术可以安全地应用于近地轨道。然而，超声引导的区域阻滞尚未应用于太空，必须预料到相关的挑战。与气管插管相似，操作者和患者都需要固定。由于与航天飞行相关的神经肌肉和本体感觉的改变，超声神经阻滞的成功率可能会大大降低。此外，区域麻醉方法并不是适用于任何情况，并需要大量的专业培训才能掌握合理水平的超声神经阻滞技术。在探索性的深空任务中，机组人员缺乏医疗经验，这再一次降低了区域麻醉的适用性。

远程医疗技术也被提议用于协助太空中的宇航员，理论上，未来地球上的操作者可远程为航天器上的宇航员进行区域麻醉。遥控机器人手术已经通过测试，正在考虑应用于未来的太空任务中。例如，在遥远的、横穿加拿大的距离，通过网络已远程操作完成 30 多例机器人外科手术，网络延迟时间约为 140 ms[319]。然而，与环绕火星飞行的深空探测飞船进行无线电连接，由于连接的距离极其遥远，可能会出现近 40 分钟的时间延迟[313]！

参考文献

1. Moore LG. *High Alt Med Biol*. 2001;2(2):257–279.
2. Gonggalanzi, et al. *Arch Public Health*. 2016;74:23.
3. MacInnis MJ, et al. *PLoS One*. 2013;8(10):e75644.
4. Wu T-Y, et al. *High Alt Med Biol*. 2007;8(2):88–107.
5. Beall CM. *Integr Comp Biol*. 2006;46(1):18–24.
6. Douglas CG, Haldane JS. *J Physiol*. 1922;56(1-2):69–100.
7. Bärtsch P, Gibbs JSR. *Circulation*. 2007;116(19):2191–2202.
8. Hornbein TF, Schoene RB, Wolfel EE, Levine BD. The cardiovascular system at high altitude. In: Hornbein TF, Schoene RB, eds. *High Altitude: An Exploration of Human Adaptation*. New York: Marcel Dekker; 2001.
9. Sutton JR, et al. *J Appl Physiol*. 1988;64(4):1309–1321.
10. Ferretti G, et al. *J Physiol*. 1997;498(Pt 1):231–237.
11. Hornbein TF, Schoene RB, Grover RF, Bartsch P. Blood. In: Hornbein TF, Schoene RB, eds. *High Altitude: An Exploration of Human Adaptation*. New York: Marcel Dekker; 2001.
12. West JB, Schoene RB, Luks AM, Milledge JS. *High Altitude Medicine and Physiology*. 5th ed. CRC Press; 2012. https://www.amazon.co.uk/High-Altitude-Medicine-Physiology-5E/dp/144415432X.
13. Singh MV, et al. *Aviat Space Environ Med*. 2003;74(5):533–536.
14. Martin DS, et al. *Eur J Appl Physiol*. 2009;106(3):473–478.
15. Gilbert-Kawai E, et al. *J Appl Physiol*. 2017;122(4):1011–1018.
16. Schoene RB. *J Appl Physiol*. 1982;53(4):886–890.
17. West JB. *Integr Comp Biol*. 2006;46(1):25–34.
18. Møller K. *J Physiol*. 2010;588(Pt 11):1811–1812.
19. Brown JPR, Grocott MPW. *Con Edu Anaest Crit Care Pain*. 2013;13(1):17–22.
20. Winslow RM. *Respir Physiol Neurobiol*. 2007;158(2-3):121–127.
21. Hoiland RL, et al. *Clin Auton Res. March*. 2018.

22. West JB, Luks A. *West's Respiratory Physiology: The Essentials*. Lippincott Williams & Wilkins; 2015.
23. Moudgil R, et al. *J Appl Physiol*. 2005;98(1):390–403.
24. Lumb AB, Slinger P. *Anesthesiology*. 2015;122(4):932–946.
25. Groves BM, et al. *J Appl Physiol*. 1987;63(2):521–530.
26. Stämpfli R, Eberle A. *Helv Physiol Pharmacol Acta Suppl 1*. 1944; 3:221–232.
27. Colice G, et al. *Aviat Space Environ Med*. 1991;62(6):551–554.
28. Swenson ER, et al. *J Appl Physiol*. 1995;78(2):377–383.
29. Hildebrandt W. et al. *J Appl Physiol*. 2000.
30. Jain SC, et al. *Aviat Space Environ Med*. 1980;51(3):234–236.
31. Olsen NV, et al. *J Appl Physiol*. 1992;73(5):2036–2043.
32. Ramirez G, et al. *Aviat Space Environ Med*. 1992;63(10):891–898.
33. Zaccaria M, et al. *J Clin Endocrinol Metab*. 1998;83(2):570–574.
34. Bärtsch P, et al. *J Appl Physiol*. 1991;71(1):136–143.
35. Blume FD, et al. *JAMA*. 1984;252(4):524–526.
36. Maresh CM, et al. *Am J Physiol-Endocrinol Metab*. 2004;286(1):E20–E24.
37. Woods DR, et al. *J R Army Med Corps*. 2011;157(1):33–37.
38. Milledge JS, et al. *Clin Sci*. 1989;77(5):509–514.
39. Lawrence DL, et al. *Am J Physiol*. 1990;258(2 Pt 1):E243–E248.
40. Hackett PH, et al. *Horm Metab Res*. 1978;10(06):571.
41. Höhne C, et al. *J Appl Physiol*. 2002;92(5):2097–2104.
42. Barnholt KE, et al. *Am J Physiol Endocrinol Metab*. 2006;290(6):E1078–E1088.
43. Humpeler E, et al. *Eur J Appl Physiol Occup Physiol*. 1980;45(2-3):167–176.
44. Benso A, et al. *Eur J Endocrinol*. 2007;157(6):733–740.
45. Richalet J-P, et al. *Am J Physiol Regul Integr Comp Physiol*. 2010;299(6):R1685–R1692.
46. Seals DR, et al. *J Appl Physiol*. 1991;71(3):1032–1040.
47. Antezana AM, et al. *J Appl Physiol*. 1994;76(3):1055–1059.
48. West JB. *High Alt Med Biol*. 2002;3(2):223–235.
49. Ellsworth AJ, et al. *Am J Med*. 1987;83(6):1024–1030.
50. Honigman B, et al. *Ann Intern Med*. 1993;118(8):587–592.
51. Hall DP, et al. *PLoS One*. 2014;9(1):e81229.
52. Szymczak RK, et al. *Wilderness Environ Med*. 2009;20(4):305–310.
53. Reite M, et al. *Electroencephalogr Clin Neurophysiol*. 1975;38(5):463–471.
54. Weil JV. *High Alt Med Biol*. 2004;5(2):180–189.
55. Windsor JS, Rodway GW. *Curr Opin Pulm Med*. 2012;18(6):554–560.
56. Zieliński J, et al. *High Alt Med Biol*. 2000;1(4):331–336.
57. Cheyne J. *Dublin Hospital Reports*. 1818;(2):216–223.
58. Stokes W. *The diseases of the heart and aorta Dublin*. 1854:320–327.
59. Mosso A. *Life of Man in the High Alps*. TF Unwin; 1898.
60. Ward M. *Ann R Coll Surg Engl*. 1973;52(5):330–334.
61. Lahiri S, et al. *Respir Physiol*. 1983;52(3):281–301.
62. Windsor JS, Rodway GW. *High Alt Med Biol*. 2006;7(4):307–311.
63. Wickramasinghe H, Anholm JD. *Sleep Breath*. 1999;3(3):89–102.
64. Wu X, et al. *Space Med Med Eng*. 1999;12(6):391–395.
65. Berry DT, et al. *J Clin Exp Neuropsychol*. 1989;11(2):241–251.
66. Hornbein TF, et al. *N Engl J Med*. 1989;321(25):1714–1719.
67. Pelamatti G, et al. *Cortex*. 2003;39(1):97–103.
68. Nicolas M, et al. *Psychol Rep*. 2000;86(1):119–126.
69. Fagenholz PJ, et al. *Wilderness Environ Med*. 2007;18(4):312–316.
70. Bolmont B, et al. *Physiol Behav*. 2000;71(5):469–476.
71. Westerterp-Plantenga MS, et al. *J Appl Physiol*. 1999;87(1):391–399.
72. Kalson NS, et al. *Eur J Clin Invest*. 2010;40(8):735–741.
73. Lippl FJ, et al. *Obesity*. 2010;18(4):675–681.
74. Vats P, et al. *Nutr Neurosci*. 2007;10(5-6):243–249.
75. Bailey DM, et al. *High Alt Med Biol*. 2000;1(1):9–23.
76. Rose MS, et al. *J Appl Physiol*. 1988;65(6):2545–2551.
77. Boyer SJ, Blume FD. *J Appl Physiol*. 1984;57(5):1580–1585.
78. Westerterp KR, Kayser B. *Eur J Gastroenterol Hepatol*. 2006;18(1):1–3.
79. Hamad N, Travis SP. *Eur J Gastroenterol Hepatol*. 2006;18(1):5–10.
80. Basnyat B, Murdoch DR. *Lancet*. 2003;361(9373):1967–1974.
81. Luks AM, et al. *Eur Respir Rev*. 2017;26(143).
82. Roach RC, Bartsch P, Hackett PH, Oelz O. The Lake Louise acute mountain sickness scoring system. In: Sutton JR, Houston CS, Coates G, eds. *Hypoxia and Molecular Medicine*. Burlington, VT: Queen City Printers; 1993:272–274.
83. Maggiorini M, et al. *BMJ*. 1990;301(6756):853–855.
84. Schneider M, et al. *Med Sci Sports Exerc*. 2002;34(12):1886–1891.
85. Bircher HP, et al. *J Wilderness Med*. 1994;5(3):302–311.
86. Milledge JS, et al. *Eur Respir J*. 1991;4(8):1000–1003.
87. Roach RC, et al. *J Appl Physiol*. 2000;88(2):581–585.

88. Schommer K, et al. *J Appl Physiol*. 2012;113(7):1068–1074.
89. Imray C, et al. *Prog Cardiovasc Dis*. 2010;52(6):467–484.
90. Wilson MH, Milledge J. *Neurosurgery*. 2008;63(5):970–974. discussion 974-975.
91. Severinghaus JW, et al. *Circ Res*. 1966;19(2):274–282.
92. Roach RC, Hackett PH. *J Exp Biol*. 2001;204(Pt 18):3161–3170.
93. Wilson MH, et al. *Lancet Neurol*. 2009;8(2):175–191.
94. Roach RC, et al. *High Alt Med Biol*. 2018;19(1):4–6.
95. Sampson JB, et al. *Aviat Space Environ Med*. 1983;54(12 Pt 1):1063–1073.
96. Van Roo JD, et al. *Wilderness Environ Med*. 2011;22(1):7–14.
97. Macinnis MJ, et al. *High Alt Med Biol*. 2013;14(4):334–337.
98. Leichtfried V, et al. *Sleep Breath*. 2016;20(1):435–442.
99. Low EV, et al. *BMJ*. 2012;345:e6779.
100. Luks AM, et al. *Wilderness Environ Med*. 2014;25(suppl 4):S4–S14.
101. Ellsworth AJ, et al. *West J Med*. 1991;154(3):289–293.
102. Keller HR, et al. *BMJ*. 1995;310(6989):1232–1235.
103. Levine BD. *N Engl J Med*. 1989;321(25):1707–1713.
104. Ferrazzini G, et al. *Br Med J*. 1987;294(6584):1380–1382.
105. Bartsch P, Roach RC. Acute mountain sickness and high-altitude pulmonary edema. In: Hornbein TF, Schoene RB, eds. *High Altitude: An Exploration in Human Adaptation*. Vol. 161. Lung Biology in Health and Disease. New York: Marcel Dekker; 2001:731-776.
106. Bailey DM, et al. *Cell Mol Life Sci*. 2009;66(23):3583–3594.
107. Dickinson J, et al. *Thorax*. 1983;38(9):646–656.
108. Krasney JA. *Med Sci Sports Exerc*. 1994;26(2):195–208.
109. Hackett PH, et al. *JAMA*. 1998;280(22):1920–1925.
110. Hackett PH, Roach RC. *High Alt Med Biol*. 2004;5(2):136–146.
111. Singh I, et al. *N Engl J Med*. 1969;280(4):175–184.
112. Morla LL. *Anales de La Facultad de Medicina*. Vol 38. Universidad Nacional Mayor de San Marcos; 1955:244–274.
113. Houston CS. *N Engl J Med*. 1960;263:478–480.
114. Hultgren H, Spickard W. *Stanford Med Bull*. 1960;18:76–95.
115. Stream JO, Grissom CK. *Wilderness Environ Med*. 2008;19(4):293–303.
116. Bärtsch P, Swenson ER. *N Engl J Med*. 2013;368(24):2294–2302.
117. Hultgren HN, et al. *West J Med*. 1996;164(3):222–227.
118. Durmowicz AG, et al. *J Pediatr*. 1997;130(5):838–840.
119. Sophocles AM. *West J Med*. 1986;144(5):569–573.
120. Bärtsch P, et al. *N Engl J Med*. 1991;325(18):1284–1289.
121. Bärtsch P, et al. *J Appl Physiol*. 2005;98(3):1101–1110.
122. Vock P, et al. *Chest*. 1991;100(5):1306–1311.
123. Sartori C, et al. *N Engl J Med*. 2002;346(21):1631–1636.
124. Maggiorini M, et al. *Ann Intern Med*. 2006;145(7):497–506.
125. Oelz O, et al. *Lancet*. 1989;2(8674):1241–1244.
126. Fagenholz PJ, et al. *High Alt Med Biol*. 2007;8(2):139–146.
127. Jones BE, et al. *Wilderness Environ Med*. 2013;24(1):32–36.
128. Monge -MC. *Anales de la Facultad de Medicina*. 1928;14:1–314.
129. Villafuerte FC, Corante N. *High Alt Med Biol*. 2016;17(2):61–69.
130. De Ferrari A, et al. *Chest*. 2014;146(5):1327–1336.
131. León-Velarde F, et al. *J Wilderness Med*. 1993;4(2):183–188.
132. Sahota IS, Panwar NS. *Indian J Occup Environ Med*. 2013;17(3):94–100.
133. Cole AM, et al. *High Alt Med Biol*. 2014;15(4):497–499.
134. Hsieh MM, et al. *Exp Hematol*. 2016;44(6):483–490. e2.
135. Zhou D, et al. *Am J Hum Genet*. 2013;93(3):452–462.
136. León-Velarde F, et al. *High Alt Med Biol*. 2005;6(2):147–157.
137. Winslow RM, et al. *J Appl Physiol*. 1985;59(5):1495–1502.
138. Cruz JC, et al. *Respiration*. 1979;38(6):305–313.
139. Smith TG. *JAMA*. 2009;302(13):1444–1450.
140. Richalet J-P, et al. *Am J Respir Crit Care Med*. 2005;172(11):1427–1433.
141. Richalet J-P, et al. *Am J Respir Crit Care Med*. 2008;177(12):1370–1376.
142. Luks AM, Swenson ER. *Eur Respir J*. 2007;29(4):770–792.
143. Lim SS, et al. *Lancet*. 2012;380(9859):2224–2260.
144. Hoigné P, Gibbs JSR. *Practitioner*. 2013;257(1760):27–30.
145. Parati G, et al. *Eur Heart J*. 2018;39(17):1546–1554.
146. Salvi P, et al. *Hypertension*. 2013;61(4):793–799.
147. Schmid J-P, et al. *Heart*. 2006;92(7):921–925.
148. de Vries ST, et al. *Neth Heart J*. 2010;18(3):118–121.
149. Wyss CA, et al. *Circulation*. 2003;108(10):1202–1207.
150. Schmid J-P, et al. *Eur J Heart Fail*. 2015;17(2):182–186.
151. Agostoni P, et al. *Am J Med*. 2000;109(6):450–455.
152. Valentini M, et al. *Cardiovasc Ther*. 2012;30(4):240–248.
153. Gourgoulianis KI, et al. *Arch Med Res*. 2001;32(5):429–431.
154. Vargas MH, et al. *J Asthma*. 1999;36(6):511–517.
155. Spieksma FT, et al. *Br Med J*. 1971;1(5740):82–84.
156. Simon HU, et al. *Pediatr Pulmonol*. 1994;17(5):304–311.

157. Louie D, Paré PD. *Can Respir J*. 2004;11(3):197–199.
158. Huismans HK, et al. *J Asthma*. 2010;47(6):614–619.
159. Cogo A, et al. *Respiration*. 1997;64(6):444–449.
160. Allegra L, et al. *Eur Respir J*. 1995;8(11):1842–1846.
161. Cogo A, Fiorenzano G. *High Alt Med Biol*. 2009;10(2):117–121.
162. Coté TR, et al. *Chest*. 1993;103(4):1194–1197.
163. Moore LG, et al. *Am Rev Respir Dis*. 1982;126(2):225–228.
164. Christensen CC, et al. *Eur Respir J*. 2000;15(4):635–639.
165. Berg BW, et al. *Chest*. 1992;101(3):638–641.
166. Graham WG, Houston CS. *JAMA*. 1978;240(14):1491–1494.
167. Dillard TA, et al. *Ann Intern Med*. 1989;111(5):362–367.
168. Niermeyer S, et al. *Arch Dis Child*. 2009;94(10):806–811.
169. Scrase E, et al. *Arch Dis Child*. 2009;94(8):621–626.
170. Garlick V, et al. *Curr Opin Pediatr*. 2017;29(4):503–509.
171. Theis MK, et al. *Am J Dis Child*. 1993;147(2):143–145.
172. Pollard AJ, et al. *BMJ*. 1998;316(7135):874–875.
173. Yaron M, Niermeyer S. *High Alt Med Biol*. 2008;9(4):265–269.
174. Committee on Obstetric Practice. *Int J Gynaecol Obstet*. 2002;77(1):79–81.
175. ACOG Committee Opinion No. 650. *Obstet Gynecol*. 2015;126(6):e135–e142.
176. Keyes LE, et al. *Wilderness Environ Med*. 2016;27(2):227–235.
177. Artal R, et al. *Am J Obstet Gynecol*. 1995;172(4 Pt 1):1170–1178.
178. Jensen GM, Moore LG. *Am J Public Health*. 1997;87(6):1003–1007.
179. Mortola JP, et al. *J Pediatr*. 2000;136(3):324–329.
180. Reshetnikova OS, et al. *Am J Obstet Gynecol*. 1994;171(6):1560–1565.
181. Polvi HJ, et al. *Obstet Gynecol*. 1995;86(5):795–799.
182. Julian CG, et al. *Am J Physiol Regul Integr Comp Physiol*. 2008;295(3):R906–R915.
183. Zhen H-N, et al. *Chin Med J*. 2015;128(7):993–994.
184. Kumar AS, et al. *Natl Med J India*. 2005;18(3):137–138.
185. Grocott MPW, Johannson L. *Anaesthesia*. 2007;62(9):959–962.
186. Roy PK. *Indian J Anaesth*. 2002;46(3):175.
187. Safar P, Tenicela R. *Anesthesiology*. 1964;25:515–531.
188. Nunn JF. Anaesthesia at altitude. In: Ward MP, Milledge JS, West JB, eds. *High Altitude Medicine and Physiology*. London: Chapman and Hall Medical; 1989:481–486.
189. Young J, Kapoor V. *Anaesthesia & Intensive Care Medicine*. 2010;11(4):140–143.
190. James MF, White JF. *Anesth Analg*. 1984;63(12):1097–1105.
191. James MFM, et al. *Br J Anaesth*. 2015;115(6):824–826.
192. James MFM, et al. *Anaesthesia*. 1982;37(3):285–288.
193. Maharjan SK. *Kathmandu Univ Med J*. 2004;2(2):89–95.
194. Pederson L, Benumof J. *Anaesthesia*. 1993;48(1):67–69.
195. Streatfeild KA, Gebremeskel A. *Ethiop Med J*. 1999;37(4):255–261.
196. Bishop RA, et al. *High Alt Med Biol*. 2000;1(2):111–114.
197. Wolfe RR, et al. *Am J Cardiol*. 1991;67(1):84–87.
198. Xu H, et al. *Medicine*. 2017;96(14):e6527.
199. Aksoy M, et al. *BMC Anesthesiol*. 2015;15:123.
200. Hampson NB, et al. *Aviat Space Environ Med*. 2013;84(1):27–31.
201. Muhm JM, et al. *N Engl J Med*. 2007;357(1):18–27.
202. Philbrick JT, et al. *J Gen Intern Med*. 2007;22(1):107–114.
203. Harding RM, Mills FJ. *Br Med J*. 1983;286(6375):1408–1410.
204. Thibeault C, et al. *Aerosp Med Hum Perform*. 2015;86(7):656.
205. Teichman PG, et al. *N Engl J Med*. 2007;356(3):262–270.
206. Donovan DJ, et al. *Aviat Space Environ Med*. 2008;79(1):30–35.
207. Essebag V, et al. *Chest*. 2003;124(5):1937–1945.
208. Singh JM, et al. *CMAJ*. 2009;181(9):579–584.
209. Sanz Fernández de Córdoba S. 100km altitude boundary for astronautics. FAI.
210. Komorowski M, et al. *J Cardiothorac Vasc Anesth*. 2016;30(3):781–790.
211. *Space Physiology and Medicine*. Vol. 4. 4th ed. Springer;2016.
212. European Space Agency. The flight of Vostok 1. European Space Agency. http://www.esa.int/About_Us/Welcome_to_ESA/ESA_history/50_years_of_humans_in_space/The_flight_of_Vostok_1.
213. Mahoney E. NASA Releases Plan Outlining Next Steps in the Journey to Mars. NASA. http://www.nasa.gov/press-release/nasa-releases-plan-outlining-next-steps-in-the-journey-to-mars. Published September 24, 2015.
214. Summers RL, et al. *Ann Emerg Med*. 2005;46(2):177–184.
215. National Aeronautical and Space Administration, Mattingly II Thomas K. *Biography*. National Aeronautical and Space Administration. 1987. https://www.nasa.gov/sites/default/files/atoms/files/mattingly_thomas.pdf. Published 1987.
216. Institute of Medicine (US) Committee on the Longitudinal Study of Astronaut, Longnecker DE, Manning FJ, Worth MH. In: *Review of NASA's Longitudinal Study of Astronaut Health*. National Academies Press (US); 2004. https://www.ncbi.nlm.nih.gov/books/NBK215985/. Accessed April 27, 2018.
217. Putcha L, et al. *Aviat Space Environ Med*. 1999;70(7):705–708.
218. Santy PA, Bungo MW. *J Clin Pharmacol*. 2013;31(10):931–933.
219. Cucinotta FA, et al. *Life Sci Space Res (Amst)*. 2017;13:1–11.
220. Epelman S, Hamilton DR. *Aviat Space Environ Med*. 2006;77(2):130–139.
221. Hellweg CE, Baumstark-Khan C. *Naturwissenschaften*. 2007;94(7):517–526.
222. Friedberg W, et al. *Radioact Food Environ*. 2005;7(C):894–901.
223. Chancellor JC, et al. *NPJ Microgravity*. 2018;4:8.
224. Maalouf M, et al. *J Radiat Res*. 2011;52(2):126–146.
225. Britten RA, et al. *Radiat Res*. 2016;185(3):332–337.
226. Lonart G, et al. *Radiat Res*. 2012;178(4):289–294.
227. Parihar VK, et al. *Science Adv*. 2015;1(4).
228. Parihar VK, et al. *Sci Rep*. 2016;6.
229. Jandial R, et al. *Surg Neurol Int*. 2018;9.
230. LeGates TA, et al. *Nat Rev Neurosci*. 2014;15(7):443–454.
231. Basner M, Dinges DF. *Lancet Neurol*. 2014;13(9):860–862.
232. Barger LK, et al. *Lancet Neurol*. 2014;13(9):904–912.
233. Dongen V, et al. *Sleep*. 2003;26(2):117–126.
234. Pagel JI, Choukèr A. *J Appl Physiol*. 2016;120(12):1449–1457.
235. Basner M, et al. *PLoS One*. 2014;9(3).
236. Stuster JW. Behavioral Issues Associated with isolation and Confinement: Review and Analysis of Astronaut Journals (Journals) - 04.11.18. National Aeronautical and Space Administration. https://www.nasa.gov/mission_pages/station/research/experiments/991.html#overview. Published April 2016.
237. Federal Aviation Authority. AC 61-107A - Operations of Aircraft at Altitudes Above 25,000 Feet MSL and/or Mach Numbers (MMO) Greater than. 75. https://www.faa.gov/pilots/training/airman_education/media/AC%2061-107A.pdf.
238. The First Spacewalk. http://www.bbc.co.uk/news/special/2014/newsspec_9035/index.html.
239. Katuntsev VP. *Acta Astronaut*. 2010;66(1-2):96–101.
240. Grocott MPW, et al. *N Engl J Med*. 2009;360(2):140–149.
241. Williams D, et al. *CMAJ*. 2009;180(13):1317–1323.
242. Prisk GK. *Clin Chest Med*. 2005;26(3):415–438.
243. Shykoff BE, et al. *J Appl Physiol*. 1996;81(1):26–32.
244. Norsk P, et al. *Hypertension*. 2006;47(1):69–73.
245. Norsk P, et al. *J Physiol*. 2015;593(Pt 3):573–584.
246. Buckey JC, et al. *J Appl Physiol*. 1996;81(1):19–25.
247. Videbaek R, Norsk P. *J Appl Physiol*. 1997;83(6):1862–1866.
248. Di Rienzo M, et al. *J Appl Physiol*. 2008;105(5):1569–1575.
249. Cooke WH, et al. *J Appl Physiol*. 2000;89(3):1039–1045.
250. Bungo MW, et al. *J Appl Physiol*. 1987;62(1):278–283.
251. Martin DS, et al. *Aviat Space Environ Med*. 2002;73(6):532–536.
252. Perhonen MA, et al. *J Appl Physiol*. 2001;91(2):645–653.
253. May C, et al. *J Am Coll Cardiol*. 2014;63(suppl 12):A1096.
254. Leach CS, et al. *J Appl Physiol*. 1996;81(1):105–116.
255. Watenpaugh DE. *J Exp Biol*. 2001;204(18):3209–3215.
256. Platts SH, et al. *Aviat Space Environ Med*. 2009;80(suppl 5):A29–A36.
257. Alfrey CP, et al. *J Appl Physiol*. 1996;81(1):98–104.
258. Bungo MW, et al. *Aviat Space Environ Med*. 1985;56(10):985–990.
259. Waters WW, et al. *J Appl Physiol*. 2002;92(2):586–594.
260. Meck JV, et al. *Am J Physiol Heart Circ Physiol*. 2004;286(4):H1486–H1495.
261. West JB, et al. *JAMA*. 1997;277(24):1957–1961.
262. Prisk GK, et al. *Eur J Appl Physiol*. 2008;103(6):617–623.
263. Elliott AR, et al. *J Appl Physiol*. 1994;77(4):2005–2014.
264. Elliott AR, et al. *J Appl Physiol*. 1996;81(1):33–43.
265. Prisk GK, et al. *J Appl Physiol*. 2006;101(2):439–447.
266. Moore AD, et al. *J Appl Physiol*. 2014;117(3):231–238.
267. Moore AD, et al. *Aerosp Med Hum Perform*. 2015;86(suppl 12):A78–A86.
268. Petersen N, et al. *Extrem Physiol & Med*. 2016;5:9.
269. Fraser KS, et al. *Aviat Space Environ Med*. 2012;83(6):577–584.
270. Whitson PA, et al. *Nephron*. 2001;89(3):264–270.
271. Smith SM, et al. *Bone*. 2015;81:712–720.
272. LeBlanc A, et al. *J Appl Physiol*. 2000;89(6):2158–2164.
273. Gopalakrishnan R, et al. *Aviat Space Environ Med*. 2010;81(2):91–102.
274. Edgerton VR, et al. *J Appl Physiol*. 1995;78(5):1733–1739.
275. Kalb R, Solomon D. *Arch Neurol*. 2007;64(4):485–490.
276. Antonutto G, et al. *J Gravit Physiol*. 1998;5(1):63–66.
277. Recktenwald MR, et al. *J Neurophysiol*. 1999;81(5):2451–2463.

278. Inglis FM, et al. *Neuron.* 2000;26(2):299–305.
279. Heer M, Paloski WH. *Auton Neurosci.* 2006;129(1-2):77–79.
280. Young LR, et al. *J Vestib Res.* 1993;3(3):231–239.
281. Mader TH, et al. *Ophthalmology.* 2011;118(10):2058–2069.
282. Mader TH, et al. *J Neuroophthalmol.* 2013;33(3):249–255.
283. Mader TH, et al. *J Neuroophthalmol.* 2015;35(2):226.
284. Wilson MH, et al. *N Engl J Med.* 2018;378(6):581–583.
285. Mader TH, et al. *Invest Ophthalmol Vis Sci.* 2016;57(2):592.
286. Mader TH, et al. *J Neuroophthalmol.* 2017;37(2):133–139.
287. Gemignani A, et al. *Int J Psychophysiol.* 2014;93(2):211–219.
288. Borchers AT, et al. *Nutrition.* 2002;18(10):889–898.
289. Crucian B, et al. *J Clin Immunol.* 2013;33(2):456–465.
290. Crucian B, et al. *NPJ Microgravity.* 2015;1:15013.
291. Gmünder FK, et al. *Aviat Space Environ Med.* 1994;65(5):419–423.
292. Mehta SK, et al. *J Infect Dis.* 2000;182(6):1761–1764.
293. Mehta SK, et al. *J Med Virol.* 2004;72(1):174–179.
294. Pierson DL, et al. *Brain Behav Immun.* 2005;19(3):235–242.
295. Wilson JW, et al. *Proc Natl Acad Sci U S A.* 2007;104(41):16299–16304.
296. Schwendner P, et al. *Microbiome.* 2017;5(1):129.
297. Turroni S, et al. *Microbiome.* 2017;5.
298. Fellman M. Change in astronaut's gut bacteria attributed to space-flight - Northwestern Now. https://news.northwestern.edu/stories/2017/february/change-in-astronauts-gut-bacteria-attributed-to-spaceflight/ Published February 2017.
299. Smith SM, et al. *J Nutr.* 2001;131(7):2053–2061.
300. Smith SM, et al. *J Nutr.* 2005;135(3):437–443.
301. Zwart SR, et al. *Am J Clin Nutr.* 2013;98(1):217–223.
302. Reynolds RJ, Day SM. *Aviat Space Environ Med.* 2010;81(11):1024–1027.
303. Delp MD, et al. *Sci Rep.* 2016;6:29901.
304. Khine HW, et al. *Circ Arrhythm Electrophysiol.* 2018;11(5):e005959.
305. Saluja IS, et al. *Acta Astronaut.* 2008;63(5):586–593.
306. Komorowski M, et al. *Aviat Space Environ Med.* 2013;84(3):226–233.
307. Komorowski M, et al. *NPJ Microgravity.* 2018;4(1):5.
308. Ball CG, et al. *Can J Surg.* 2012;55(2):125–131.
309. Ketcham DW. *Trop Doct.* 1990;20(4):163–166.
310. Bredmose PP, et al. *Acta Anaesthesiol Scand.* 2009;53(4):543–545.
311. Svenson JE, Abernathy MK. *Am J Emerg Med.* 2007;25(8):977–980.
312. Keller C, et al. *Anesthesiology.* 2000;92(5):1237–1241.
313. Norfleet WT. *Anesthesiol.* 2000;92(5):1219-1219.
314. Gronert GA. *Anesthesiology.* 1981;55(5):547–549.
315. Gijsenbergh F, et al. *Anesthesiology.* 2005;103(4):695–703.
316. Shields M, et al. *Br J Anaesth.* 2006;96(1):36–43.
317. Lewis SR, Price A, Walker KJ, McGrattan K, Smith AF. Ultrasound guidance for upper and lower limb blocks. In: *The Cochrane Library.* John Wiley & Sons, Ltd; 2015. http://cochranelibrary-wiley.com/doi/10.1002/14651858.CD006459.pub3/full.
318. Zamboni P, et al. *Ultrasound Med Biol.* 2018;44(3):726–733.
319. Haidegger T, et al. *Surg Endosc.* 2011;25(3):681–690.

75 极端环境下的临床治疗：高压、沉浸、溺水、低温和高热

RICHARD E. MOON，ANNE D. CHERY，ENRICO M. CAMPORESI

李依泽 张麟临 译 万小健 谢克亮 王国林 审校

要　点

- 沉浸（immersion）可引起血液从四肢和内脏血管到心肺血管的急性重新分布，可能导致某些个体形成肺水肿［浸入性肺水肿（immersion pulmonary edema，IPE），游泳导致的肺水肿（swimming-induced pulmonary edema，SIPE）］，尤其是在剧烈运动或存在心肌功能障碍的情况下。SIPE通常是对离水和氧疗的反应。
- 长时间沉浸会诱发利尿和血浆容量减少，这可能导致离水后严重的体位性低血压。
- 对溺水者的治疗包括必要时的复苏、氧气和支持治疗。无论需要何种形式的复苏治疗，即使在现场他们好像是清醒而且证实心肺功能正常，所有溺水者都应被送往医院进行评估和监护。
- 对于体温过低或体温过高的患者，最佳温度测量是核心温度（直肠或预先吞服的测温胶囊）。
- 核心体温低于30℃时推荐采用体外生命支持（extracorporeal life support，ECLS）进行循环支持和控制性复温。
- 疑似热衰竭或中暑的患者，应采取直肠温度测量。热衰竭患者（温度正常或略高于正常）通常采用最低限度的外部降温。中暑（核心温度40～47℃）则应积极处理，最好浸入冰水中直至核心（直肠）温度达到39℃或更低。
- 高压氧气暴露［增加吸入氧的压力，通常为2～3个标准大气压（ATA）］会引起动脉和组织氧分压（PO$_2$）升高，而动脉血pH或二氧化碳分压（PCO$_2$）没有明显变化。
- 在高压氧治疗期间，心输出量和肺血管阻力降低，体循环阻力增加。
- 高压氧治疗的急性疾病适应证包括一氧化碳（CO）中毒（基于随机对照研究），气泡病［气体栓塞和减压病（ecompression ickness，DCS）］和软组织坏死性感染（后两者基于临床经验和meta分析）。
- 确定使用高压氧治疗动脉气体栓塞（AGE）或DCS患者应基于临床标准，包括有症状、体格检查异常或虽无症状但近数小时内存在AGE病史。除极少数情况下用于排除其他病变外，神经生理学测试和影像学检查均无效。
- 使用高压氧治疗CO中毒应基于临床标准，包括意识障碍或其他神经系统表现，怀孕或严重CO中毒［如碳氧血红蛋白（HbCO）超过25%］。HbCO水平一般仅用于做出诊断，与疾病的严重程度几乎无相关性。
- 氧气诱发的癫痫发作罕见且具有自限性，适当的管理措施是停止吸入氧气。癫痫发作期间不应改变舱压力，减压可能会导致肺气压伤（气胸或纵隔气肿）和AGE。
- 最新的动物和人类研究数据支持以下观点：对患者进行高压氧预处理可能会改善心脏手术和有创心脏操作相关不良反应。
- 随着环境压力的变化，麻醉挥发罐（地氟烷除外）供给不同浓度但分压恒定的麻醉剂。因此，在高压舱或高海拔地区进行麻醉时，无需调整挥发罐的设置。地氟烷挥发罐提供固定的浓度，需要根据海拔高度进行调整。

引言

麻醉科医师和其他重症医生经常需要评估和治疗那些暴露在高温、低温、高压环境或由于气体栓塞、减压病（DCS）和溺水等引起不良事件的患者。自 20 世纪早期，高压环境下给氧（O₂）[高压氧气，高压氧治疗（hyperbaric oxygen treatment，HBOT）] 已被用于某些特定疾病，是一种治疗气泡病和其他急慢性疾病的有效策略。本章介绍沉浸生理学及其并发症、低体温和高热，以及 HBOT 及其急性治疗适应证。

沉浸生理学

沉浸的急性效应

人的直立姿势会对静脉血产生重力作用，使血液趋向分布于身体的下半部分。因为水和血液密度几乎相同，浸泡在水中导致腿部和内脏血液立即重新分布进入心脏和肺循环。这导致胸容量减少，中心静脉和肺血管压力升高[1-2]，并且增加心室容量和心搏量[3]。由于周围血管收缩的缘故，这些变化在冷水中比温水中更加严重[4-5]。

长时间沉浸及救援

由于心房扩张，B 型脑钠肽（B-type natriuretic protein，BNP）分泌增多。随着心输出量的增加，会诱发利尿。长时间沉浸由于缺少液体摄入及长时间多尿会导致严重的血容量不足。实际上，一些海上事故幸存者常死于救援过程中直立体位[6]。因此，建议在救援过程中，对于长时间沉浸的受害者应保持水平体位（图 75.1）。

浸入性肺水肿

由于沉浸而升高的肺血管压力在运动过程中会进一步提高，尤其是在冷水中[5]。沉浸前喝水可以激活渗透压反应[7-8]，并进一步增强静脉血液向心回流。血液回流会进一步升高肺血管压力，这对易患人群而言足以诱导急性肺水肿。这种情况称为浸入性肺水肿（IPE）或游泳导致的肺水肿（SIPE）。患有心血管疾病的患者是高风险人群，如高血压，左心室肥大，心脏瓣膜疾病和心肌病等，因为这些患者已存在左心房压力升高[9]。但是，健康人群也会发生 SIPE，尤其

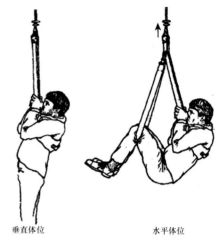

垂直体位　　　　　　　水平体位

图 75.1　**从水中营救受害者的两种方法。**浸入 15℃水中 30 min 后，测量两种不同体位营救时的心率变化。垂直体位营救期间，由于对低压的反射，平均心率增加 16%；而水平体位营救期间平均心率仅小幅度且非显著性增加。垂直体位营救受害者可导致死亡，推测与低血压有关（From Golden FS, Hervey GR, Tipton MJ. Circum-rescue collapse: collapse, sometimes fatal, associated with rescue of immersion victims. J R Nav Med Serv. 1991；77［3］：139-149.［Page 146, Fig.3］with permission.）

是在水中剧烈运动时。据报道，大约 1.5% 铁人三项运动员[10]、3% ～ 5% 美国海军特种部队学员[11]以及多达 60% 的以色列国防部新兵[12]在长时间游泳后发生 SIPE。SIPE 倾向于在某些人群中复发，并与高于正常水平的肺动脉（PA）压和肺动脉楔压有关[13]。这种情况通常会在离水后（立即降低肺血管内压力）和给予急救氧气后几小时内消失。雾化的 β₂- 肾上腺素药物可能有助于治疗支气管痉挛并加速肺泡中的水重吸收[14]。尽管正常情况下几小时之内即可恢复，但 SIPE 致死仍有报道[15]。

溺水

定义

2002 年世界卫生组织提出并通过了对溺水的定义：溺水是在液体中浸没 / 浸入后呼吸障碍的过程[16]。国际调查者专家指南共识根据溺水研究的统一数据报道（乌斯坦因模式）修改了此定义[17]，随后进行了更新[18]。最近有报道根据这项公约概述了 14 篇溺水研究文章[19]。

患者溺水综合征的发展取决于液体吸入气道的程度，导致发生低氧血症和心搏骤停，可能发展为进行

性且不可逆转的神经系统损害。任何时候由于溺水而造成的死亡都被定义为致命性溺水。当溺水者得救，溺水过程被中断，被称为非致命性溺水。任何不伴有呼吸功能障碍的水上活动意外事件都被视为水上救生，而不是溺水。为了使报告结果标准化，不建议使用其他术语，例如"临近溺水""干溺""湿溺"或类似定义[20-23]。

发生率

全世界每年意外溺水事故涉及人数超过 500 000 人[24]，死亡人数超过 370 000 人[25]。毫无疑问，由于很多其他案例未被统计，这些数字被低估了。例如每年有数以千计遭受洪水、海啸和逃离海上的寻求庇护者。因溺水丧生的人中大约有 20% 是 15 岁以下的儿童。从 2005 年至 2014 年，美国每年平均有近 3900 人死于意外溺水[26]。据估计约有 4000 名儿童因非致命性溺水伤害接受急诊治疗。在医院急诊科接受治疗的溺水者中至少有 50% 需要住院治疗。非致命性溺水会导致严重的脑损伤和长期残疾[26]。

这些统计数据表明，溺水是一个重大的公众卫生问题，它已超过每年因交通事故死亡人数。但是，国家层面多个机构密切注意并试图管理交通，而溺水尚未引起足够的重视[27]。

病理生理学

当浸没在水中时，一个人无法维持呼吸道畅通，水会自动从鼻子和口中排出并开始屏住呼吸。这通常很难持续超过一分钟，因为不由自主地吸气会产生吞咽动作、吸入水和咳嗽。有时可能发生喉痉挛，但会在进展性脑缺氧时停止。

持续的吸水会导致缺氧、意识丧失和心脏功能恶化。缺氧性心脏损伤可迅速进展为心动过速，紧接着是心动过缓、无脉性电活动（pulseless electrical activity，PEA），最终心脏停搏。对心脏和大脑的不可逆的损害通常在几分钟内发生。在一些特殊但较为罕见的情况下，例如溺入冰水中，心脏和大脑的冷却可以提供更长时间的低温保护并为长时间溺水提供可逆复苏的可能性[28]，尽管系统评价未能找到水温和生存率之间的相关性[29-30]。溺入冰水中也可能伴随着几个特有的病理生理事件，如喘息反应，自主神经反应，血流动力学变化和体温过低（见下文）[31]。

吸水会导致肺水肿，引起肺气体交换障碍，部分原因是肺泡表面活性物质稀释和功能障碍[32]。尽

管传统观点认为，由于渗透作用驱动的液体交换穿过肺泡-毛细血管膜，导致电解质浓度发生变化，使溺入淡水和溺入盐水中有所不同。但动物研究和临床病例报告都不支持临床病程的差异。一项有关麻醉状态下犬血流动力学和呼吸力学的研究，使用气管灌注 20 ml/kg 不同浓度的氯化钠溶液（NaCl）（无菌水、0.225%、0.45%、0.9%、2% 和 3%NaCl）和缺氧对照，未能在各组之间发现任何差异[33]。最近的临床系列研究也支持了这一点，在淡水和盐水中的溺水结果是相似的[34]。

救援与复苏

救生员加强监控已被证明在早期救援和改善溺水预后方面非常有效：在有效监控区域内，大多数获救者不需要医疗护理，所有获救人员中有 6% 需要紧急医疗救助，只有极少数需要心肺复苏（cardiopulmonary resuscitation，CPR）[35-36]。

安全救援技术包括使用杆子、绳索或其他救生装置接触溺水者，避免营救者与溺水者纠缠在一起。美国心脏协会复苏指南建议救援人员应以最快的方式将溺水者从水中救出并尽快开始复苏。由于心脏骤停是由进行性缺氧所致，故任何实施 CPR 的尝试都必须包括通气操作，使肺泡重新充入空气或氧气。对于出现心搏骤停的溺水者，可电击心律预示可存活，但大量研究报道，大多数心脏停搏的溺水患者都是心搏停止或 PEA[37]。

一旦从水中救出已无反应的溺水者，救援人员应立即提供 CPR，特别是人工呼吸。由受过训练的救援人员在水中实施口对口通气可能会有所帮助，但在水中很难进行胸外按压，且往往无效。不建议采取措施解除异物气道阻塞。如果只有一名救援人员，在启动紧急医疗服务（emergency medical service，EMS）系统之前，实施 5 个周期 CPR（大约 2 分钟）是合理的。具有明显临床损伤症状、酒精中毒或跳入浅水区的溺水者是脊髓损伤的高危人群，虽然溺水者发生脊髓损伤并不常见，但是针对上述患者，可以考虑稳定颈椎和胸椎。溺水者经常吞咽不同体积的水，可能在人工呼吸的早期出现呕吐；因此，对于有自主循环的患者，建议使用侧卧位以最大程度地减少误吸风险[38]。

溺水者的临床表现是多样的，基于临床表现对风险进行分级可能对初步分诊有益处（表 75.1）[20]。美国心脏协会指南建议所有需要复苏（包括单纯人工呼吸）的溺水者都应被运送到医院进行评估和监护，即使在现场证实他们清醒和心肺功能正常[39]。

表 75.1　Szpilman 基于 1831 例患者预后阐述溺水严重性评估量表

分级	定义	住院率（%）	死亡率（%）
1	肺听诊正常伴咳嗽，误吸水量不足以引起肺泡毛细血管间气体交换改变，需要临床干预	2.9	0.0
2	肺泡毛细血管间气体交换异常；肺听诊异常，在某些肺野有啰音	14.8	4.0
3	严重的肺泡毛细血管间气体交换异常；肺动静脉分流显著，需要早期机械通气和 PEEP 治疗；肺听诊全肺野有啰音；口鼻处常伴粉红色泡沫；无低血压	44.8	11.5
4	同 3 级但伴有低血压	88.9*	19.4
5	呼吸骤停	84.0*	33.3
6	心肺骤停	12.4	43.5

* 由于几例患者在到达医院前死亡，本组住院率 < 100%。
PEEP，呼气末正压（From Szpilman D. Near-drowning and drowning classification：a proposal to stratify mortality based on the analysis of 1, 831 cases. Chest. 1997；112（3）：660-665.）

院内治疗

急诊科入院后的一系列复苏工作包括确保气道通畅、改善氧合作用、重建血液循环、插入胃管以及复温。由于创伤、心律不齐或癫痫发作可能引起溺水发作，应询问患者的既往史。酒精或药物中毒的毒理学评估可能有助于确定意识障碍的原因和治疗。

如果患者病情不稳定，应送入重症监护病房（intensive care unit，ICU）接受观察并判断脱离机械通气时机，通常可以使用传统算法完成。支气管扩张剂支持治疗可能有助于治疗支气管收缩并加速肺泡内水清除[14]，但糖皮质激素尚未被证实有效[40]。

肺部清洗或者固体材料误吸可能需要使用纤维支气管镜，可发生继发性肺炎[41]。据报道，误吸游泳池水极少导致吸入性肺炎，误吸盐水致肺炎更常见，而最常见的是在误吸污水后；但是其他研究并未发现水的类型与肺炎发展之间的关系[41]。

在少数 ICU 患者中，肺功能可能会恶化，超出常规机械通气保持充足气体交换的能力。在这种情况下，目前已尝试使用表面活性剂替代品或一氧化氮。体外膜氧合（extracorporeal membrane oxygenation，ECMO）治疗案例也有报道[40, 42]。此类措施的选择是根据每个患者的需要。在进展性呼吸衰竭导致心血管衰竭之前，建议在疗程初期（例如，当动脉 pH < 7.2，PCO_2 > 60 mmHg，SaO_2 < 85% 时）尽早考虑施行 ECMO[42]。

循环和肾支持

可能需要强心药维持血压。在溺水病例中，肾功能不全或肾衰竭已有报道[43-44]，但很少需要透析[44]。其可能的致病机制包括横纹肌溶解、全身性炎症反应相关的多器官功能衰竭和肾缺氧损伤[44]。

神经复苏

溺水者有效 CPR 后的神经系统预后已被证明与所有其他原因致心脏骤停患者相似；但是，在极少数病例中，抢救溺水患者后，诱导低体温，可提高长时间溺水后的存活率[28, 31]。许多报道[45]记录了复苏后诱发低温可能产生的有益影响。有人建议已恢复自主循环（return of spontaneous circulation，ROSC）但仍昏迷的溺水患者不应该积极复温到 90 ℉～ 93 ℉/32 ℃～ 34 ℃，而且核心温度为 93 ℉/34 ℃或更高的 ROSC 溺水者应尽快冷却至 90 ℉～ 93 ℉/32 ℃～ 34 ℃[46]；但是针对此类患者最佳治疗的相关建议，还有待进一步研究。

溺水预后

如果溺水者获救，其预后将取决溺水时间、EMS 反应时间、误吸水量及其影响、营救者的技能以及可获得的支持治疗[30, 46]。1831 例溺水患者的预后情况见表 75.1[20]。有报道，336 例溺水相关的心搏骤停，有 154 例实施 EMS 复苏，其中 27% 幸存至到达医院，有 8% 的幸存者出院。只有 6% 是可电击心律[37]。

预防

来自沿海和河流组织及倡导团体资助机构的文献及国际关注已证明预防溺水的价值[47]。使用救生衣以及游泳和（或）漂浮的教学说明[38]，还有根据来自荷兰、巴西、南非和澳大利亚的救生员的经验均表明，85% 溺水事件可通过公众教育、监督和公众防范进行预防[31]。最近发生的多起难民海上溺亡的悲剧再次激发医疗团体重新努力，预防溺水事件发生[27]。

低体温

低体温生理学

低体温是指核心体温过低（通常低于 35℃，围术期更保守的体温阈值为 36℃[48]）。根据阈值可进一步分类为轻度、中度和重度低体温，但在文献中分类并不一致，因其研究背景及内容而异（例如，创伤、沉浸/环境、治疗指征）。高龄、脓毒症、烧伤、创伤、内分泌失调、中毒、疲劳或营养不良可能使患者发生体温过低及其并发症的风险更高，即使在健康人群中差异也很大[49-50]。

在分子和细胞水平上，低温可降低化学反应和酶促反应的速度，影响细胞内信号传导级联，并改变细胞结构[51]；不同组织，代谢率下降的程度不同。因此，低温暴露及低体温对每个组织或器官系统的影响不同。皮肤和周围组织的微血管表现出快速的血管收缩性交感反应，从而应对体表低温暴露或核心体温的下降。这种反应减少了皮肤血液流动并减弱皮肤的热传导，同时血容量转移向中央室。四肢高体表容量比率可导致外周组织温度显著下降，但维持核心体温。

外周体表温度下降影响肌肉和神经功能[31]，这可能损害患者在意外体温过低情况下的自救和保护能力，对临床上监测也有影响（见"临床注意事项"一节）。肌肉功能减退是由于钙和乙酰胆碱的释放和扩散障碍，以及弹性成分的变化。此外，随着外围温度下降的进展，浅表肌纤维受损越多，剩下的承受负荷的肌肉纤维发生疲劳的速度越快。外周温度下降也损害神经传导速度和振幅，进一步影响人体机能。在最后阶段，意外体温过低或冰袋或传导性冷却设备使用不当造成的治疗性冷却可能导致冻伤或周围组织冻伤（手指、脚趾、鼻子、耳朵最易受累）。轻至中度病例采取保守治疗，避免机械伤害，缓慢复温以及在条件允许时考虑神经阻滞或改善氧合。然而，严重损伤组织抢救可能还需要早期使用溶栓药或伊洛前列素治疗[52]。

心血管系统在许多方面受到影响。外周交感性血管收缩导致全身血管阻力增加，血压升高，以及由于血液向中央室重新分布而增加中心静脉压。轻度低温

时，寒战增加代谢需求；再加上交感神经张力增强，共同导致心输出量增加、心动过速和房性心律失常。随着低体温更加严重（<32℃），心脏传导延迟，包括 J 波（QRS-ST 交界处的正向偏转）异常早期心室复极信号（Osborn 波，图 75.2）[53]，和起搏细胞的自发去极化减弱，导致心动过缓。当温度低于 32℃时，心搏骤停的可能性增加，在 28℃至 24℃或更低的温度时具有很高的风险[54]。对低体温患者采取温和处理并保持水平体位可以将发生心律不齐或心血管系统衰竭的可能性降至最低。

体温过低降低脑代谢[55]可作为对多种治疗适应证和低体温复合缺氧（特别是低体温发生在缺氧之前）的神经保护的基础；但是，神经系统和呼吸功能也会随着低温严重程度增加而下降。随着体温下降，逐渐出现判断力减退、幻觉、谵妄、意识障碍；低于 28℃常发生意识丧失。进行性的低温，导致条件反射、瞳孔对光反射和脑电图（EEG）活动减弱甚至消失，妨碍神经系统的评估。从呼吸角度而言，神经系统损伤可能需要采取干预手段实施气道保护，严重体温过低可致呼吸停止。虽然代谢需求下降对缺氧及减少的通气量（潮气量、呼吸频率、顺应性降低）有一定的耐受性，但对高碳酸血症的敏感性降低，导致通气不足和酸中毒，进而会加剧电解质紊乱和其他生理机能变化[54]。

肾和肝功能受损有多种影响。肝功能受损会降低乳酸和其他代谢副产物清除率以及一些药物的代谢（见"临床注意事项"一节）。由于中央室血容量增加，轻度低体温会导致肾血流量增加，合并抗利尿激素活性降低，可导致多尿。然而，随着体温下降，肾血流量和肾小球滤过率均降低，但由于抑制肾小管对水的重吸收，多尿可能持续存在[54]。此外，受损的外周组织出现水肿会加剧有效循环血量消耗。呼吸、肾和内分泌系统变化可导致轻度、中度/重度低体温患者电解质紊乱。轻度低体温患者可发生低钾血症和

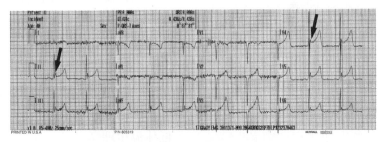

图 75.2 **体温过低患者的 Osborn 波**。心电图来自一名 40 岁男性，他在环境温度接近 4℃的街上睡觉，到达医院时的直肠温度为 30.4℃。12 导联心电图显示随着 S 波的次级波（箭头示），现在称其为 Osborn 波，起初儿科医生/重症医师首先将该模式描述为体温过低时心室颤动的预兆[53]

高血糖症，而酸中毒、钠排泄增加和高钾血症可提示进行性低温[31]。高血糖症源于胰岛素敏感性降低和分泌减少，需要加强胰岛素治疗和频繁监测血糖水平。远端肾小管钠运输损害，也会影响酸碱平衡[31]。最后，随着低体温的进展，高钾血症引起心脏毒性的阈值逐渐减弱[56]。可增加血清钾水平的治疗策略和用药（输血、琥珀胆碱）在这类患者中应慎用。

随着温度降低，气体溶解度增加，动脉血氧分压（PaO_2）、动脉血二氧化碳分压（$PaCO_2$）降低和pH值增加。根据患者体温校正后的血液样本似乎是碱性的和高碳酸的，而样品在37℃下未经校正时则表现为符合正常参考值范围。因此，应根据温度是否被校正来解释结果。在讨论低温时我们谈到，通气不良和高碳酸血症的通气阈值较高可导致通气不足，通常与新陈代谢率降低有关。但是，由于pH值升高，二氧化碳（CO_2）溶解度增加，$PaCO_2$随着温度降低而减少，脑血流一般在体温过低的情况下也随着代谢率降低而降低。在临床上，针对低体温的心脏外科手术患者，已采取相应策略去修正CO_2溶解度（即pH稳态血气管理，与alpha血气管理不同，后者允许低碳酸血症和碱中毒），具有增加脑血流量的理论优势。一些益处已经在儿科显示出来，但在成人中未见，这与对增加的脑栓塞风险的顾虑有关[57]。

体温过低时继发性的血液学的改变与血容量、微血管张力和凝血因子功能变化相关。多尿（由于环境暴露或劳累可能合并脱水）所致血液浓缩可增加血液黏稠度。结合血黏度增加，微循环中的血管舒缩异常导致血液淤积、淤滞和灌注不足。血液循环不良可影响

组织氧合及代谢副产物的清除，使其在周围组织中沉积。严重低温会导致白细胞和血小板计数下降，血小板活化和凝血因子酶促功能对pH和温度高度敏感[58]，这会导致进行性低温下凝血障碍，但也可能同时与抗凝因子的抑制有关，主要取决于相对浓度[59]。

临床注意事项

一般来说，体温过低可能会损害肠道内药物吸收。核心和外周温度下降，即使是轻度低温（约34℃），临床上也可能对神经肌肉阻滞或颤搐反应的恢复产生重大影响。这可以通过神经肌肉功能受损和药代动力学变化（增加的血浆浓度）来解释[60]。挥发性麻醉药的最低肺泡有效浓度（MAC）随着体温降低而降低。深度低温（约20℃），可能不再需要麻醉以阻断体动[61]，尽管使脑电图沉默的精确温度较低并且存在个体差异[62]。一些静脉麻醉药的血浆浓度由于房室清除率降低而增加；CYP450-代谢药物（包括丙泊酚和氯胺酮）的清除率也随着体温的下降成比例地下降[54]。因此，降低输液速度将达到相似的镇静效果[63]。一些全麻药物和镇静药物会影响体温调节（血管收缩和寒战的阈值均降低约2～4℃或更多），并且可以导致低体温[63-64]。

还需考虑对低体温患者进行监测，尤其是对体温本身进行监测。即使在热中性条件下，不同部位的皮肤温度差异很大，而不同测量位置的核心温度差异相对减小（图75.3）[65]。体温过低时，血流分布变化扩大了不同部位的温度差异。同样，复温方法可能会对

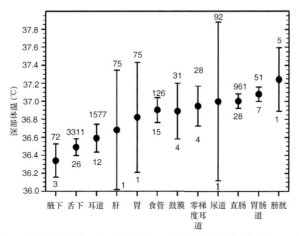

图75.3 来自已发表报告的12个测量位置静息下深层体温变化。图表示每个样本的平均值和95%置信区间，置信区间以上的数字是受试者的总数，下面的数字表示进行调查的数量（From Taylor NA，Tipton MJ，Kenny GP. Considerations for the measurement of core，skin and mean body temperatures. J Therm Biol. 2014；46：72-101. [Page 80，Fig.6] with permission.）

不同组织的温度有动态影响（请参阅低温治疗）。除了合理的临床应用之外，建议"如果医师重视某个特定身体组织的温度，那就应该先测量该部位或有效的替代部位的温度"[65]。核心体温测量的指导原则是去测量：（1）组织灌注良好位置的温度，可促进与其他身体部位的热平衡；（2）与外部环境及周围组织隔绝部位，它可能比核心组织的温度下降程度更大；（3）尽可能靠近感兴趣的器官（如接近脑的鼓膜或鼻咽）。血液温度可以很好地替代核心温度，肺动脉血液温度常被作为金标准[54]。但是，这种有创方法在通过中心静脉导管或相邻位置的有创复温装置急性混合输液情况下可能存在误差。由于食管靠近中央循环，其温度通常用于表示血液温度。

脉搏血氧饱和度的反映能力是有限的，在局部灌注不足及低体温外周血管收缩时，可能失效。尽管设备算法已取得进步，但即使在轻度低体温状态下，脉搏血氧饱和度往往也不能提供可靠数据[66]。相似地，即使没有肌松药，局部或身体低温可能会降低神经刺激（机械学）下的颤搐张力，使过度或长期的神经肌肉阻滞的情况变得复杂[60]。

由于环境暴露所致意外性低体温和临床状态下用于神经保护或心脏手术中诱发性低体温之间存在显著差别。最明显的区别在于降温机制有所不同——环境暴露是通过辐射、蒸发、对流或由冷空气、水、接触面传导（除外溺水——吸入和吞咽冷的液体会导致某种程度的"内部降温"），导致皮肤和体表温度下降。相反地，除表面降温，临床采用更高效、分布更均匀和更精确控制的有创方法来诱导和维持低体温，例如血管内导管、冷液体输注或体外循环。其次，整个冷却、低温和复温期间的临床支持可以缓解部分生理性紊乱，这些紊乱会限制机体对体温过低的耐受性或限制复苏，并允许机体温度降至临床环境外无法耐受的温度。体温为24～28℃的意外体温过低导致死亡并不罕见，最低记录意外低体温的复苏温度约为13℃[31]；另一方面，从10℃诱导性低体温复温甚至更低的温度均有报道[67]。最后，沉浸或溺水、长期禁食和（或）血容量不足、过度劳累或精疲力竭、创伤或其他各种临床相关状况都可使意外性低体温病情更加复杂。

低体温的治疗

针对前面提到的生理紊乱应该提供必要的支持治疗，并且对低温患者应使用隔热材料和（或）蒸汽屏障防止进一步丢失热量，并将他们尽可能地转移到可控的临床环境。内在温度调节也应该被处理，包括交感神经活性增强皮肤血管收缩和肌肉寒战（主要是躯干肌肉），这可能被皮肤和核心温度降低所激发。寒战以增加代谢需求为代价有效提供热量，但这不能无限维持[68]。同样，在提供热量补充以支持增加的代谢需求后，可采取措施防止温度进一步下降，在轻度意外低体温时，若神经功能正常，建议运动来辅助复温[69]。在生理上，运动性疲劳（称为体温调节性疲劳）和低血糖会减弱寒战，矛盾的是，随着核心温度不断下降（＜31℃），寒战明显减弱并最终停止[70]。在某些临床情况下这是不可取的，可以通过多种干预措施、药物和其他方法治疗[64]。

交感神经活性增强血管收缩可预防寒冷暴露期间的热量损失，但也会影响皮肤保温有效性。在施加外部热量时，尽管核心温度持续降低，仍会发生局部血管舒张[71]。皮肤复温可使用大热敷袋（主要是在院前环境），在可获得更高级护理时可使用加压空气或循环水设备。辐射或电阻加热设备较少用。所有这些方法的局限性包括加热可能造成组织损伤（因此设定最高安全温度）以及对有效的外围循环的依赖，将热量从外围向核心分布。关于后者，血流丰富地区域皮肤复温更有效；也就是说，在未被体重压迫的非依赖性区域。

如前所述，皮肤变暖表明通过外周血管舒张改善传热效率。全身麻醉和一些镇静药也会影响周围血管舒张，暴露于寒冷环境时会加剧体温降低，但如果血管舒张没有达到最大程度，在皮肤复温的情况下，血管舒张可增加复温的有效性。另一方面，血管舒张同时也可以使裸露的皮肤温度降低，即使加热装置覆盖其他地方。对于麻醉状态下（和使用血管扩张剂）的患者，应该覆盖或温暖尽可能多的裸露皮肤以防止这种无效治疗。

输液应加热，这在大量输液如严重利尿、脱水或外伤性失血时更重要。但是，输液加温很少能在较大程度上给患者带来积极复温，因为给予的热量相对于大多数患者的热量分布体积很小，而且加热的液体温度如果远远高于正常体温也是不安全的。同样，气道加热和湿化会导致环境热损失。给予加热湿化的氧气可以防止进一步的热量损失，但这种方法的热交换能力是有限的，只能与其他复温方法结合使用。

多种有创性加热方法已被使用，包括通过血管内复温导管进行热交换，血液透析回路，以及腹腔、胃、膀胱或胸膜灌洗。有创操作复温通常也容易引起并发症。首先应牢记其中一些方法会对高风险患者循环产生不利影响（如前负荷损失，出血）并诱发循环衰竭。总的来说，所有复温方法都有赖于循环达到热量平衡，而长时间 CPR 理论上难以实现或效果有限。因此，在心搏骤停、严重循环危象的情况下，越来越多的中心报告并建议对需要循环支持及控制性复温的严重体温过低（通常是核心温度＜30℃）患者使用体外生命支持（ECLS）[54]。正如预期的那样，这些方法并非没有缺陷，但在极端情况下可以使复苏成为可能[72]。这些方式进行复温效果快速，并且主要受标准指南的限制：①血液回流与患者血液温度之间的温度梯度高于 10℃，避免当血液回流时产生气体栓塞；②流出血液温度的最高阈值为 37℃，避免脑部高温[73]。

最后，有个值得考虑的问题，体温过低可能会使复温复杂化。体温过低的患者可能出现血容量不足、酸中毒和电解质紊乱，并容易出现严重心律失常。因此，影响前负荷的体位变化或皮肤复温开始时显著的血管扩张可能会导致心血管衰竭。周围血管舒张或改善组织灌注不足时也可以使代谢副产物进入循环并加剧酸中毒。后降效应是指由于热量从核心持续散失至冰冷的外周，在复温开始后，核心温度仍持续下降的现象。一般而言，随着复温的进展，必须密切跟踪临床和实验室参数，避免过度校正，特别是在 pH 值或温度依赖的情况下，如胰岛素抵抗。

低体温的预后

低温治疗的预后在很大程度上取决于是否有创伤、心搏骤停、严重缺氧或高龄，这些都对预后有不利影响[55]。另一方面，体温过低但心功能正常而进行的低温复苏（核心温度通常＞28℃）死亡率较低。有报道，1028 名因意外低温住院的儿童中，91.5% 存活[74]。在一项对 572 名意外体温过低（中心温度 ≤32℃）的成人研究中，83% 的年龄在 75 岁以下的患者存活并出院[75]。

高热

高热生理学

最佳的生理和生化稳态需要调节体温使其在一个狭窄的范围内，通常是 36.7 ～ 37.5℃。热量是由新陈代谢产生的，从睡眠到剧烈运动，新陈代谢会有好几倍的变化。机体内部产生的热量通过皮肤传导、辐射、对流和汗液蒸发而散失。在环境温度高于周围皮肤的环境中（通常 33℃左右），热量从环境中获得，只有出汗可作为一种维持正常体温的机制。热环境适

应（适应性）可在几天或几周内发生。适应机制包括增加血容量和身体水分，降低体温，增强皮肤血管舒张和出汗，并产生更多汗[76]。

当机体核心温度升高时，正常的适应反应是皮肤血管扩张和出汗。心输出量重新分布到皮肤，伴随着内脏和肾的血流量减少[77]，可导致肠、肝和肾缺血。脱水和由此引起的低血容量减弱了皮肤血流量增加，加重了内脏血管收缩。持续高热过程中，一氧化氮介导的机制导致内脏血管舒张，可导致低血压和休克[78]以及可能的胃肠缺血再灌注损伤[79]。

热诱导细胞损伤发生在温度超过特定物种的阈值时。人类的临界温度是 41.6 ～ 42℃，持续 0.75 ～ 8 h[80]。高温对机体损伤的主要机制是对大分子的损伤，包括脂质、DNA 和蛋白质。温度升高会导致氧化应激及蛋白质展开、缠结和聚合[79, 81]。氧化磷酸化解偶联和线粒体数量减少导致三磷酸腺苷（ATP）水平下降。与生理适应机制相似，细胞应激反应（CSR）是由受损的大分子蓄积而触发。CSR 由改变的基因表达组成，可引发一系列热休克蛋白（HSPs）产生，主要分为七类[81]。主要的 HSP 基团由所谓的"分子伴侣"组成。这些分子伴侣识别未折叠的蛋白质，将其重新折叠成正常的功能状态或引导它们进入降解途径。另一类热休克蛋白是蛋白水解酶，它能清除不可逆损伤的蛋白质。第三类促进 DNA 和核糖核酸（RNA）损伤。第四类由促进热应激后代谢途径重建的酶组成。第五类包括调节蛋白。第六类包括维持细胞结构如细胞骨架的蛋白质。最后一类包括促进运输、解毒和膜调节的蛋白质。

临床情景

定义：**热衰竭**是一种轻度的热病，导致心输出量不足，伴发体温升高、脱水和皮肤干热。症状包括疲劳、头晕、恶心和呕吐、头痛和低血压[82]。热衰竭发生在炎热的环境中，通常由运动引起。它也可以被一些药物如利尿剂以及饮水不足诱发，常发生在老年人身上[82]。热衰竭时的温度通常在 37 ～ 40℃[83]。**热损伤**比热衰竭更严重，几小时后可能会造成一些器官和组织损伤。如果热损伤患者不能迅速降温，病情可能恶化为**热射病**，危及生命。热射病通常分为**劳力型**热射病和**经典型**热射病。劳力型热射病通常发生于经常在炎热环境中锻炼的健康年轻人，通常表现为虚脱。而经典型热射病常发生于暴露在炎热环境中但没有剧烈体力活动的老人和小孩[79, 82]。

热射病的表现包括皮肤干热、虚弱、厌食、头

晕、晕厥、恶心呕吐、头痛和神志不清。其神经系统表现包括精神状态改变、谵妄、昏迷和抽搐，但患者可能间隔有一段清醒期，在这一时期，尽管患者体温严重升高，但可能有正常的精神状态。

通常热射病时体温在 40～44℃，但也有报道温度可由稍高于正常温度升高至 47℃。区分热射病和运动相关性热衰竭需要评估体温。在高温下剧烈运动后，放置于身体或靠近身体外部位置（如腋窝、口腔、鼓室和皮肤）的传感器无效，在这种设置下，唯一适当的测量位置是通过直肠中的传感器或通过预先摄入的热敏电阻胶囊进行无线电遥测[82, 84-85]。

大多数严重的热射病病例，特别是劳力型热射病，都会出现代谢性酸中毒，常伴有呼吸性碱中毒[82, 86-87]。横纹肌溶解、高钾血症和弥散性血管内凝血很常见。肾衰竭常见于劳力型热射病，而不是经典型热射病。高血糖和低磷血症常见于经典型热射病，而劳力型热射病的生化特征包括中暑包括高磷血症、低钙血症和低血糖。

热射病的鉴别诊断包括癫痫持续状态、卒中和药物使用（包括消炎药、抗抑郁药、抗组胺药和抗帕金森病药）[79]。另一种可能与热射病相混淆的危及生命的疾病是运动相关的低钠血症（EAH）。这种情况发生在长时间运动中，表现类似热射病：头晕、恶心、头痛、呕吐、精神状态改变和虚脱，但通常没有高热。当这些症状和体征在长时间运动时出现，排除 EAH 是十分必要的，因其治疗需要纠正血清钠[88]。当高热发生在围术期，可能的诊断包括恶性高热（MH）、神经阻滞剂恶性综合征（NMS）、甲状腺危象和 5- 羟色胺综合征。MH 的相关评估可参阅第 35 章。在使用抗精神病药物（如吩噻嗪类、丁基苯酚类、锂）、甲氧氯普胺、抗抑郁药和抗痉挛药的患者，NMS 表现为肌肉僵硬、发热、精神障碍（如谵妄）以及代谢异常。在服用含血清素药物的患者，5- 羟色胺综合征的症状除了发热，还包括阵挛、躁动、震颤、肌强直及反射亢进。

高热的治疗

同低温治疗一样，支持治疗以纠正生理紊乱和潜在并发症与快速纠正核心温度同样重要。实际上，对于任何体温过高的患者，液体管理都是首要考虑的问题，其紊乱程度取决于热源、暴露时间和出汗量。出汗会导致严重的电解质消耗，高热患者的高钙血症、高钾血症或低钾血症、低磷血症或高/低血糖[82]需要及时纠正。

高热的根本原因决定了治疗选择，也会影响所选降温方案的有效性。对于任何高热患者，应迅速降温以限制进一步的器官损伤，但是为了有效的降温，必须处理持续过度产生的代谢热。

免疫反应引起的发热可能对解热药或抗炎药有反应，停用引起发热的药物或毒素是第一步。癫痫发作或颤抖可导致高热，目前存在多种治疗方案[64]。在这些情况下，根据高热的程度，可以采用药物治疗结合降温。MH 治疗请参阅第 35 章。NMS 的治疗方法是停用疑似的诱发药物和进行支持性治疗。药物治疗可能包括丹曲林、溴隐亭和金刚烷胺[89]。5- 羟色胺综合征的治疗还包括停用诱发药物、支持性治疗和使用 5-HT$_{2A}$ 拮抗剂（如赛庚啶），可能还有苯二氮䓬类[90]。对于热射病没有推荐的药理学治疗（出于肝毒性考虑）。非甾体抗炎药（NSAIDs）和阿司匹林无效，禁忌使用对乙酰氨基酚[79, 82]。丹曲林对治疗热射病也是无效的[91]。

热衰竭通常对简单的降温方法有反应，例如移动到有空调的空间，脱下多余的衣物，并使用浸泡在冷水中的衣物。热衰竭的高热应尽快降温管理，结合支持治疗。降温的目标温度尚无充分的证据支持，但是很多研究都认为应降至直肠温度低于 39℃[92]。冰水浸泡和蒸发降温是最有效的无创疗法之一，但并不总是可行，比如在临床环境中有感染或皮肤完整性严重受损（如敷料、烧伤、线迹）。冰袋（避免直接接触造成组织损伤）可应用于血流良好的中心部位，如腹股沟、腋窝、颈部和躯干。这些方法需要持续更新冷源以保持有效的温度梯度，注意应用部位的皮肤，避免造成冻伤至关重要。内置的冷水循环装置连续更新温度梯度，并设定阈值和警报提供一定的安全范围，以防冻伤。但是，就像在皮肤复温的情况下，粘合垫需要大面积完整的皮肤和良好的血流才能有效使用。这些经皮降温的方法都依赖于皮肤血管扩张，从而有效地从核心传递热量。但随着皮肤冷却，当温度足够低，会引起局部血管收缩和寒战。如前所述，抑制寒战或血管收缩反应可以抵消这些影响。

一些有效但有创的降温方法包括冷生理盐水冲洗膀胱、胃或结肠，血管内冷却导管以及静脉输入冷液体[82, 93]。对患有劳力型热射病的年轻人，浸泡在冰水中是安全有效的方法；然而，经典型热射病患者耐受性差，发病率和死亡率较高。尽管静脉输入冷液体可达到的温度梯度比治疗低温的温热液体大，但是就像低温疗法，考虑到血管内容量过度膨胀，静脉输入冷液体效果有限。冷的液体可以接近 4℃，而热的液体必须接近 37℃ 以避免局部体温过高。对于需要 ECLS（或 ECMO）的患者，由于血液流经外部电路组件，在一定程度上会被动降温。值得注意的是，虽然体外支持设备通常配备热交换器来加热血液，但有些设备缺乏提供可监控的主动降温的能力（与体外循环回路相反，在体外循环回路中降温能力是一项标准功能）。当降温是一个治疗目标，如果有多种可用的选择，在选择设备的时候就应该将其纳入考虑。

在降温和高热治疗成功后，临床医生必须继续保持警惕：①由于过度降温或体温调节失调导致的体温过低；②反复高热；③体温升高时造成的器官损伤和继发性影响。热射病后短期和（或）长期肺、肾、肝、心血管和神经系统损伤均有报道。

高热的预后

降温后遗症包括进行性脑病、癫痫、肝衰竭、肾衰竭和 ARDS。在恢复过程中常反复出现对阿司匹林或 NSAIDs 无反应的发热，可进一步加重脑损伤。有时可使用对乙酰氨基酚，但其可致肝衰竭而被禁用[79, 82]。据报道，劳力型热射病的死亡率为 3%～5%[79]。60% 的经典型热射病患者在到达医院前已死亡，因此很难统计其死亡率。进入重症监护治疗病房的患者住院死亡率为 10%～65%，但是在治疗 1 年和 2 年后仍有 10%～28% 的死亡率。持续性的神经症状（包括共济失调、构音障碍、协调问题）在很大比例的患者中出现，并与影像学异常相关，如小脑萎缩[79, 82, 87, 94]。

气体压力升高的影响

历史

19 世纪压缩空气技术得到发展，使得人们可在压缩空气环境中建造桥梁和隧道。水面提供压缩空气以及后来的独立压缩空气呼吸器（潜水）使采集海绵生物、珍珠和打捞的潜水员能够长时间在压力下呼吸。因惰性气体过饱和和肺压伤致原位形成气泡而引起的新型职业病分别称为：DCS 和动脉气体栓塞（AGE）。高压空气被用于治疗多种疾病，包括肺结核、心力衰竭、肺气肿、支气管炎、哮喘、咽喉炎、百日咳、贫血、厌食症、消化不良、白带异常、月经过多、神经痛和抑郁，但尚缺乏科学依据。有一个特例，1879 年 Fontaine 将移动高压舱用于麻醉和手术[95]。他向患者提供了压缩至 1.25～1.33 个标准大气压（ATA）的氧化亚氮-氧气混合气（图 75.4）。在 Fontaine 的高压舱里吸入氧分压（PO$_2$）相当于 1 ATA 时 26%～28% 的氧气，这可能是第一次在麻醉期间提高 PO$_2$，当然也是第一次应用高压氧化亚氮麻醉。

虽然在 20 世纪 60 年代初期，已有建议[96] 和报道[97] 使用高压氧来治疗 DCS，但这仍是个特殊的医学问题。一些证据表明，氧合支持疗法在新生儿透明膜病[98] 和开放心脏手术中[99-100] 无效。大量的临床经验和随机对照研究证明，对于 CO 中毒、AGE 和 DCS 等其他适应证，HBOT 治疗是有效的。HBOT 治疗的适应证定期由海下和高压氧医学学会复审（总部位于北卡罗来纳州达勒姆）。这个医疗组织出版了包

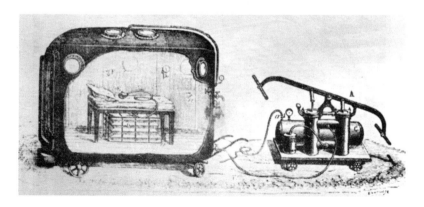

图 75.4　Fontaine 在 1879—1895 年间描述的移动式高压手术室。在手术台下面可看到氧化亚氮储罐。将空气压缩至 1.25 至 1.33 个标准大气压，向患者提供氧化亚氮-氧气混合气体。在高压舱内呼吸空气将提供吸入氧分压相当于在 1 ATA 时 26% 至 28% O$_2$ 的氧气（From Fontaine J-A：Emploi chirurgical de l'air comprimé. L'Union Médicale：journal des intérêts scientifiques et pratiques moraux et professionnels du corps médicale Paris. 28［Ser 3］：445-448，1879. Reprinted with permission of the New York Academy of Sciences.）

含高压氧应用适应证的详细目录，每 3～4 年更新一次[101]。实验室和临床数据均支持将 HBOT 用于治疗一些急慢性疾病（框 75.1）[101]，麻醉科医师常被要求在此不寻常环境中为患者提供医疗服务。

气压增高的效应

改变环境压力的一些效应总结如图 75.5。

环境压力的增加伴随着大量绝对热量的产生，而

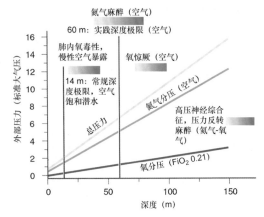

图 75.5　**环境压力与水深的关系**。周围压力随深度线性增加，每 10 m 深度压力增加 1 ATM。氧分压（PO_2）线为显示恒定的吸入氧气浓度（FiO_2）占 21%。随着深度的增加，吸入的 PO_2 最终超过了肺毒性极限（深度约 14 m）和中枢神经系统毒性极限（深度约 70 m）。高压神经综合征和麻醉复苏压力阈值（在非麻醉性气体中观察到，例如氦-氧）是深度 150～200 m。蓝色阴影条代表深度或高度风险从低（浅阴影）发展到高的范围（深色阴影）

框 75.1　对高压氧治疗有效的状况
气泡病
空气栓塞 *、180, 187, 302-303
减压病 *、180, 187, 304-305
中毒
一氧化碳 *、141, 147-149, 155-156, 161, 306
氰化物 141
四氯化碳 307-308
硫化氢 141
传染病
气性坏疽 *、205, 207-208
其他软组织坏死性感染 *、205, 207, 309-311
难治性慢性骨髓炎 *、101, 198, 312
颅内脓肿 *、313-314
毛霉菌病 *、311, 315-316
急性缺血
挤压伤 *、317-318
皮瓣受损 *、319-320
视网膜中央动脉闭塞，视网膜中央静脉闭塞 *、215-216, 321-322
慢性缺血
放射性坏死（软组织，放射性膀胱炎和放射性骨坏死）*、101, 323-325
缺血性溃疡，包括糖尿病性溃疡 *、101, 111, 326-330
急性缺氧
特定性失血性贫血（输血延迟或无法使用）*、101
在治疗性肺灌洗过程中支持充氧 *、209-210
热损伤
烧伤 *、331-335
毒素中毒
褐皮花蛛咬伤 336-338
其他
特发性突发性感觉神经性耳聋 *、217

* Approved by the Undersea and Hyperbaric Medical Society as an appropriate indication for hyperbaric oxygen treatment[101]

减压则产生冷却作用。这导致加压过程中舱内温度升高和减压过程中则发生冷却作用和水珠凝结。这些现象可能会限制载人舱加压的速度以保持温度在舒适的范围。

在环境压力变化期间，积存于体内腔隙的气体在加压和减压过程中会压缩或膨胀，包括在中耳、鼻窦、肠道中的气体，气胸中的气体，以及监测和生命支持系统中的气体。气体体积变化与环境压力成反比（Boyle 定律）：

$$PV = 常量$$

在恒定温度下，环境压力（P）倍增将导致充气腔内容量减半（V）。这种效应是高压治疗 AGE 或 DCS 等病理性气体（见下文）的主要益处之一。临床上使用的压力单位与高压环境中常用的压力单位的比较，见表 75.2。

表 75.2　压力单位

标准大气压（ATA）	标准压力（mmHg）	表压（mmHg）	海水深度（英尺）	海水深度（米）
1	760	0	0	0
2	1520	760	33	10
3	2280	1520	66	20
6	4560	3800	165	50

氧气分压升高

在增加的环境压力下呼吸氧气会导致肺泡 O_2 张力（PaO_2）升高，根据 O_2 的肺泡气体方程式来计算[102-103]：

$$P_AO_2 = FiO_2(P_b - PH_2O) - P_ACO_2 \cdot \left(FiO_2 + \frac{1 - FiO_2}{R}\right)$$

其中 FiO_2 是吸入氧浓度；PH_2O 是人体温度下的饱和水蒸气压（通常为 47 mmHg）；P_ACO_2 是肺泡 CO_2 分压（PCO_2），假设等于动脉 PCO_2（$PaCO_2$）；R 是呼吸交换率（通常在静息状态下约为 0.8）。在特定环境压力下，动脉 PO_2（PaO_2）或 FiO_2 可通过测定一定大气压下呼吸空气时的动脉血气得到，前提是假定动脉 / 肺泡（a/A）PO_2 比保持恒定[104-105]。

而在 1 ATA 下，动脉血氧分数即血浆携带的溶解氧最低，当 PaO_2 在 1000 ～ 2000 mmHg 范围内时，以溶解形式存在的 O_2 显著升高（表 75.3）。

PaO_2 升高至少具有四个药理作用：

1. 增加血液中的氧含量
2. 血管收缩[106]
3. 抗菌作用，特别是对厌氧菌的作用[107]
4. 抑制受损组织中血管内皮细胞中性粒细胞黏附[108-109]

动脉血中 O_2 含量增加是 HBOT 治疗缺血、未愈合伤口等组织缺血情况的基本原理。PaO_2 升高能增加组织 PO_2，可应用经皮 PO_2 电极进行测量[110-111]。其次是血管收缩，可解释 HBOT 治疗外伤性水肿（例如挤压伤）时的有效性。HBOT 引起血管收缩的机制可能是增加过氧化物的产生[112]以及可能减少循环 S- 亚硝基血红蛋白中释放的一氧化氮[106, 112-113]。

O_2 含量增加和血管收缩这两种效应导致的血流动力学改变[106, 114]见表 75.3。平均动脉压也轻度升高。对去神经支配的心脏[115]或自主神经阻滞的动物[116]的研究表明，HBOT 对心肌收缩性没有内在影响。而在完整的动物或人体中，心率和心输出量降低，全身血管阻力增加[106, 114, 117]。HBOT 还可降低麻醉状态下犬和清醒状态下人的肺血管阻力[106, 118]。在 2 ATA 下，吸入 100% 的 O_2 对清醒状态下犬的冠脉流量没有影响[117]，而在 3 ATA 下，吸入 100% 的 O_2，冠脉血流和心肌耗氧量均下降[116]。超过一定压力范围给氧会使脑血流量减少[112, 117]，而在 2 ATA 时，肝、肾和肠系膜血流量不变[117]。在各种疾病状态下，HBOT 还对微循环和细胞产生影响（见下文）。

惰性气体分压升高

迈耶·奥弗顿（Meyer-Overton）假说预测，吸入混合气体时，惰性气体（通常指氮气）分压的升高与麻醉效应有关。可由根据氮气在橄榄油中的溶解度，氮气的麻醉效能约为氧化亚氮的 0.03 ～ 0.05 倍。在 3 ～ 4 ATA（吸入空气）下，大多数人会有轻微欣快感；在 6 ATA 下，一些人可能会出现记忆丢失和判断力下降；在 10 ATA 下，有些人则会陷入昏迷状态。将氮气的麻醉效应与酒精中毒进行比较，发现环境压力增加至 1.5 ATA 时，氮气的麻醉效应相当于喝一瓶马提尼酒。氩气和氢气也有麻醉作用，而氦气几乎没有麻醉作用。有证据表明，在动物暴露于高氮气分压时，纹状体途径中多巴胺能神经元的 $GABA_A$ 受体活化，导致多巴胺释放减少[119]。

绝对压力升高

高压神经综合征

高压引起一系列的症状，包括震颤、共济失调、恶心和呕吐，称为高压神经综合征（high-pressure nervous syndrome，HPNS）[120]，常发生在环境压力大于 15 ～ 20 ATA 时。该综合征首次被报道发生在氦 - 氧气深海潜水的加压阶段。缓慢加压以及在吸入混合气中添加麻醉气体（例如氮气）能改善 HPNS[121]。其发病机制可能与纹状体内多巴胺增加有关[112]。

压力逆转麻醉

动物研究表明，高压有逆转全身麻醉的趋势。提高不含麻醉性惰性气体的吸入气体的环境压力能减弱吸入和静脉麻醉药的有效性。在 50 ATA 下，不同吸入麻醉药作用于小鼠，其半数有效量（ED_{50}）增加 20%；在 50 ATA 和 100 ATA 下，巴比妥类药物的有效剂量增加 30% ～ 60%[123]。在 90 ATA 的氦 - 氧气混合气环境中，大鼠地西泮的 ED_{50} 明显降低[124]。在 31 ATA 时，丙泊酚使蝌蚪翻正反射消失的半数最大效应浓度（EC_{50}）增加了 19%，而在 61 ATA 时，增加了 38%[125]。使用相同的技术，在 31 ATA 时右美托咪定的 EC_{50} 接近于 1 ATA 时的两倍，在 61 ATA 时则增加 2.5 倍[126]。在 80 ATA 时，地氟烷对有害刺激发生反应的 MAC 增加了 19%[127]。压力逆转的机制尚未完全了解，但可能是继发于压力作用下细胞膜产生的理化效应[128]，或者是与神经递质的释放有关[122]。但是，在用于 HBOT 的压力范围内（最高 3 ～ 6 ATA），

表75.3　14名健康者在高压氧疗下血中酸碱和心血管系统反应的平均值

标准大气压 (ATA)	吸入气体	动脉						混合静脉				心输出量 (L/min)	平均动脉压 (mmHg)	平均肺动脉压 (mmHg)	肺动脉楔压 (mmHg)	体循环血管阻力 (dyne·sec·cm⁻⁵)	肺血管阻力 (dyne·sec·cm⁻⁵)
		PO_2 (mmHg)	pH	PCO_2 (mmHg)	O_2饱和度 (%)	溶解的 O_2 (ml/dl)	总 O_2* (ml/dl)	PO_2 (mmHg)	pH	PCO_2 (mmHg)	HbO_2饱和度 (%)						
1	空气	94	7.40	37	95.7	0.3	18.4	43	7.39	42	75.5	6.5	86	13	9	1061	64
3	纯氧	1542	7.42	36	99.1	4.6	22.7	399	7.37	43	97.7	5.8	95	12	9	1286	41

* 假设 Hb = 13 g/dl。ATA，标准大气压；O_2，氧气；PCO_2，二氧化碳分压；PO_2，氧气分压（Data from McMahon TJ, Moon RE, Luschinger BP, et al. Nitric oxide in the human respiratory cycle. Nat Med. 2002; 8: 711-717.）

压力对镇静或麻醉药的影响无临床意义。

高压暴露对药物消除的影响

一些试验研究了环境压力升高时，药物的清除和药效情况。有研究表明当清醒犬暴露在 6 ATA 高压下且环境 PO_2 高达 2.8 ATA 时，环境压力或 PO_2 升高都将导致肝血浆流量减少。在 1.3 ATA 时，血浆容量明显增加，压力再增加时，容量逐渐向 1ATA 水平恢复。同时研究发现，血浆容量受到环境压力的影响不一致，但随 PO_2 的增加而降低[129]。

高达 6 ATA 的高压暴露对大多数药物的药代动力学或药效学无显著影响。环境压力升至 6 ATA、吸入 PO_2 达 2.8 ATA 时，哌替啶[130]、戊巴比妥[131]、茶碱[132] 及水杨酸[133] 的药代动力学不受影响。

已有报道，在一项正常人潜水至 650 m（66 ATA）的实验中，苯二氮䓬类、氯丙嗪和碳酸锂可治疗在潜水中发生的躁动、幻听、幻视以及妄想症[134]。每日给予地西泮 120 mg 和替马西泮 60 mg 来控制症状效果较差；而每日给予氯丙嗪 300 mg 才能有效控制；碳酸锂常规剂量显示正常的药代动力学。虽然该研究显示氯丙嗪的疗效较好，但作者也不确定苯二氮䓬类药物未能达到预期的治疗效果是由于患者的状况还是由于压力逆转现象。

总之，临床经验和已发表的文献表明，在用于临床治疗的高压条件下（最多 6 ATA），各种药物的常规肠胃外给药推荐剂量是安全的。

高压氧治疗

特殊急性临床医学综合征的高压治疗原理

一氧化碳中毒

血红蛋白（hemoglobin，Hb）结合 CO 的亲和力远高于（约为 200 倍）O_2 的亲和力。CO 与 Hb 结合形成碳氧血红蛋白（carboxyhemoglobin，HbCO），产生两种主要效应：首先，与 CO 分子结合的 Hb 不能转运 O_2，导致功能性贫血。其次，剩余的 Hb 与 O_2 结合的亲和力增加（Hb-O_2 解离曲线左移）[135]。导致毛细血管内 O_2 从血液中释放到组织的能力降低，因此组织 PO_2 降低。起初人们认为这些作用完全能解释 CO 的毒性效应。但是，此后有研究表明，CO 与细胞内色素（例如，细胞色素 a，细胞色素 a_3，肌红蛋白）的结

合和氧化应激可能在 CO 的毒性中起重要作用[136-144]。CO 也会触发血管内血小板-中性粒细胞的聚集和中性粒细胞的活化[144]。这些机制导致对包括大脑和心脏在内的多个器官系统的毒性[141, 145]，免疫介导的作用也参与其中[146]。

临床表现包括头痛、恶心、呕吐、头晕 / 共济失调、心肌缺血、意识丧失以及在孕期胎儿窘迫，经常在一个明确的清醒期后发生持续性或延迟性神经后遗症[147-148]。持续性后遗症增加的危险因素包括年龄较高（≥ 36 岁）和 CO 暴露时间更长[149]。

CO 中毒是根据接触史做出诊断（内燃机废气、着火、燃气或燃油加热调节不当，以及木炭或燃气烤架，或接触含有亚甲基氯的除漆剂，后者会被肝代谢成 CO）。CO 中毒可通过动脉或静脉血中 HbCO 水平升高确诊，数日内抗凝血样中的 HbCO 浓度可保持稳定。因此，如果在转诊机构无法测定 HbCO，则可以使用在初次评估时获得并随患者转运的血样来确诊。胎儿血红蛋白（HbF）在某些四波长实验室血氧仪上会产生 HbCO 的假性升高[150]。出生后的最初几周，正常婴儿的血液可能会错误地显示 7% ～ 8% 的 HbCO。

到达急诊室时测得的实际 HbCO 水平与临床情况之间的相关性较差，不应将其作为确定需要治疗的唯一标准。由于细胞内 PO_2 较低，CO 从细胞内结合位点清除速度较慢。即使在 HbCO 水平正常的患者中，也可能存在明显的神志不清、呕吐和头痛症状。

CO 中毒患者的脑部影像学检查可显示多种异常改变，包括苍白球和皮质下白质低密度、大脑皮质病变、脑水肿、海马病变、灰质 / 白质分化丧失和白质高信号[151-153]。除了排除其他病变外，脑部成像对决定患者是否应该接受 HBOT 并没有帮助，但可以提供预后信息。苍白球和白质病变均与长期预后不良有关[151, 154]。

氧疗是 CO 中毒的主要治疗方法。高 PaO_2 加快了血液中 CO 的去除，这表现为 HbCO 的半衰期缩短。图 75.6 显示了在常压氧疗期间部分 CO 中毒患者的 HbCO 半衰期；HBOT 可以将半衰期进一步缩短，在 2.5 ATA 时可缩短至约 20 min[155]。此外，血浆中溶解的 O_2 含量增加会维持组织氧合，直至 CO 从 Hb 和其他对 O_2 转运重要的蛋白质中除去。越来越多的证据表明，对于发生神经系统症状的中毒，HBOT 可同时降低早期和晚期发病率[156]。尽管一项高压氧疗和常压氧疗随机前瞻性试验的结果表明 HBOT 无明显获益[157]，而在其他四项试验中，与采用 1 ATA 进行治疗相比 HBOT 结局有所改善（图 75.7）[147-148, 158-159]。

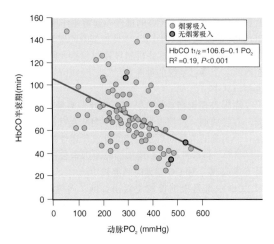

图 75.6　93 名一氧化碳中毒患者的碳氧血红蛋白的消除半衰期。尽管数据分散，但显然在较高的氧分压（PO$_2$）下一氧化碳与血红蛋白解离更快（Re-drawn from Weaver LK，Howe S，Hopkins R，Chan KJ. Carboxyhemoglobin half-life in carbon monoxide-poisoned patients treated with 100% oxygen at atmospheric pressure. Chest. 2000；117［3］：801-808.）

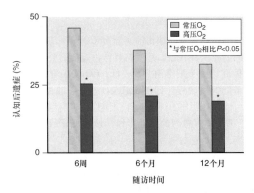

图 75.7　一氧化碳中毒的高压氧（O$_2$）对认知后遗症影响的随机前瞻性试验。神经心理学子测验的任何 T 值均低于人口统计学校正的标准 T 值的均值以下 2 个标准差（standard deviations，SD），或者子测验的两个或多个 T 值均比平均值低 1 SD，则可确定存在认知后遗症。如果患者报告记忆力、注意力或专注力有困难，任何神经心理学子测试的 T 值低于人口统计学校正的标准 T 值均值 1 SD 以上，则可确定存在认知后遗症（Drawn from data reported by Weaver LK，Hopkins RO，Chan KJ, et al. Hyperbaric oxygen for acute carbon monoxide poisoning. N Engl J Med. 2002；347［14］：1057-1067.）

HBOT 可降低 CO 中毒的死亡率[160]。

　　HBOT 在 CO 中毒中的常用指南包括以下内容[161]：

　　神经系统损伤（包括头晕，意识丧失），即使患者在接受医学评估时看起来正常也可能存在心脏异常（心肌缺血，心律不齐，心室衰竭）

代谢性酸中毒（还应考虑伴随的氰化物中毒）

HbCO 水平超过 25%

　　胎儿对 CO 毒性特别敏感。符合上述标准或存在胎儿窘迫的孕妇应接受 HBOT 治疗。诸多案例报告[162-164]、系列研究[165-166]和一项述评[167]均支持以下观点：未充分治疗的 CO 中毒对母亲和胎儿构成严重风险，并且 HBOT 治疗收益超过 HBOT 对胎儿的理论上的风险。目前实施的 HBOT 方案的潜在不良反应尚未在临床实践中证实。

气体栓塞和减压病

　　气体进入动脉循环（AGE）通常发生在使用水肺的潜水员，与潜水上浮期间吸入压缩气体发生的肺气压伤相关。但是，在某些临床情况也可能发生医源性气体栓塞，例如在心肺旁路手术、诊断性动脉造影或血液透析期间误注空气。此外，大量气体可能进入静脉系统，例如在患者处于坐姿的神经外科手术、血液透析入路设备意外断开、大面积背部手术、全髋关节置换术、剖宫产、腹腔镜检查、宫腔内激光手术、关节镜检查（空气从有故障的气动电钻中逸出）和过氧化氢冲洗或口服（组织和血液中的过氧化氢酶能生成气态氧）。当中央静脉导管向空气开放时，也会发生静脉气体栓塞（venous gas embolism，VGE）。性交期间经阴道吹气也能发生严重的 VGE[168]。应用呼气末正压通气（positive end-expiratory pressure，PEEP）通气的 ARDS 患者中也有 VGE 的报道[169]。当大量的 VGE 超过肺血管过滤气体的能力时，气泡就能进入动脉循环。即使是少量的静脉气体（例如由潜水减压引起的 VGE）可经心房穿过卵圆孔未闭引起水肺潜水员的神经系统综合征[170-171]。

　　气体栓塞的影响部分原因可是气泡阻塞了血管所致，而且气泡-内皮相互作用还能引起毛细血管通透性增加和液体外渗导致血液浓缩[172-174]。同时也会出现内皮功能受损[175]。另外，麻醉后兔子的 AGE 模型还证明了[176-177]：颈动脉内少量空气可能会通过大脑微循环产生血管麻痹，迟发性脑血流量减少和神经生理性损伤。当发生中性粒细胞减少症时，这种血流的减少将被消除；由此可以得出结论，白细胞是这种病理生理现象的重要因素[178]。这种脑血流延迟减少的现象可能是临床观察到的 AGE 后早期神经系统改善，随后出现延迟性衰退的原因[179]。

　　减压病（decompression sickness，DCS）是由组织和血液中气泡的病理作用引起的一种相关综合征，见于飞行员和吸入压缩气体的潜水员。在这些情况下，由于环境压力的降低速度足以引起局部组织存储的惰性气体过饱和，并在原处形成气泡。AGE 的典型表现为意识损害、偏瘫或癫痫发作，但病情较轻。DCS 通常表现为关节疼痛、感觉异常、运动无力、膀胱或肠括约肌功能障碍、眩晕、耳鸣和听力下降的各种症状组合[180-181]。

在大多数情况下，AGE 和 DCS 这两种形式的气泡病的治疗原则是相同的。急救措施包括氧疗[182]。高 PO_2 导致气泡的溶解速度提高，这是因为较高的分压梯度使气泡内的惰性气体弥散到周围组织或血液中。液体复苏将补充血管内容量，减轻血液浓缩，并促进微循环血流[183]，这已在动物[184]和人类的观察结果所证实[173]。但是，过多的液体会使心肺 DCS（VGE 的肺水肿）的肺气体交换进一步降低，且积极的液体疗法并不适用于单纯的 AGE[183]。尽管因脑 AGE 引起的毛细血管渗漏可升高颅内压，但对麻醉状态下猪的研究表明，过度换气不能有效地逆转该作用[185]。

HBOT 是 AGE 和 DCS 的确切有效的治疗方法[180]。压力升高会导致气体体积减少，从而进一步加速气体的溶解。HBOT 对于治疗潜水或航空相关的快速减压引起的气体栓塞有效性已有文献证实[186-188]。即使在栓塞事件发生和治疗之间经过数小时甚至数天，HBOT 仍能改善神经系统症状[189-191]，尽管有证据显示如果不及时治疗，则很难改善严重症状[192]。AGE 的治疗通常在 2.8 ~ 6 ATA 的环境压力下进行（见"高压治疗方案"部分）。

决定实施高压治疗必须基于临床评估[180]。脑或脊柱成像［例如，计算机断层扫描（CT）和磁共振成像（MRI）］仅适用于排除其他疾病情况，例如脑出血，并且仅在高度怀疑患者症状并非是气体栓塞所致的情况。有些作者建议，只有在大脑的 CT 能够显示出空气的情况下，才应该对 AGE 患者进行 HBOT 治疗[193]。但是，脑和脊髓成像对 AGE 或 DCS 不敏感[191-192, 194-195]，CT 或 MRI 异常通常不特异。血管内气体的存在与否不能预测对高压治疗的反应[191-192]。使用单光子发射断层扫描（SPECT）或正电子发射断层扫描（PET）[196]对大脑的核成像均不能为气体栓塞诱发神经系统损伤的治疗提供临床有用的信息。如果怀疑是 AGE 或 DCS，除非高度怀疑可能需要不同治疗的其他疾病否则应尽快开始 HBOT。

急性感染

厌氧菌对组织 PO_2 的增加特别敏感。高压氧会抑制梭状芽胞杆菌 α - 毒素的产生[197]。其他机制包括逆转缺氧诱导的中性粒细胞功能[198-200]，增加巨噬细胞白介素 -10 的表达[201]和抗炎作用[202-204]。临床系列研究和数据库分析均提供了采用 HBOT 的治疗梭菌和非梭状芽孢杆菌感染的有效证据[205-208]。

在治疗性肺灌洗中维持动脉氧合

治疗性肺灌洗时 HBOT 是一种支持动脉氧合的安全有效方法，在此期间，氧合不得不由对侧（非灌洗侧）肺维持[209-210]。根据作者的 100 多例肺灌洗经验，使用该技术均能成功地维持动脉氧合，而没有出现 HBOT 相关并发症。在肺灌洗过程中，通过向灌洗肺临时通入 5% ~ 6% 的氧 / 平衡氮气，可逆地模拟肺部气体交换，这可以使该侧肺的 P_AO_2 降低至混合静脉血 PO_2 的水平，并限制 O_2 交换局限在对侧肺。5 min 内的低氧血症可预示实际灌洗期间的低氧血症。

严重贫血时维持氧运输

HBOT 可将动脉血浆中 O_2 含量提高至临床有效水平，甚至可以在没有 Hb 的情况下保证组织氧的输送。因此，HBOT 可用于严重贫血患者的临时支持，直至最终以交叉配血予以确切治疗。

挤压伤

HBOT 可增加组织的氧张力，减轻水肿，并因此增加受伤软组织的血流量和缓减局部缺血再灌注损伤[211-214]。

视网膜中央动脉阻塞和视网膜中央静脉阻塞

视网膜中央动脉阻塞（CRAO）和视网膜中央静脉阻塞（CRVO）很少见但极具破坏性，可导致突然的无痛视力丧失，通常是永久性丧失且视力恢复困难。间断 HBOT 可以通过脉络膜血管中氧弥散维持视网膜的存活，直至阻塞血管再通。症状发作 24 h 内的患者应考虑紧急 HBOT[215-216]。

特发性突发性感觉神经性耳聋

突发的感觉神经性耳聋定义为 72 h 内出现的 3 个或 3 个以上连续频率上至少 30 dB 的听力损失。病理生理机制尚不清楚，推测局部缺氧是可能的原因。经验性 HBOT 已被证明可带来益处，当症状发作后立即施用效果更好[217-218]。

治疗系统

传统的高压疗法是利用可容纳两名或多名患者的多人治疗舱（图 75.8）。治疗舱大小可能有所不同，

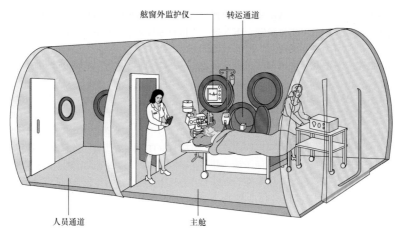

图 75.8 **能够容纳一名或多名患者和陪护人员的多人高压舱。**治疗舱内是压缩空气。患者通过面罩、头罩或气管插管吸入纯氧。出于电气安全考虑,通常将监护仪放置在舱外,通过舷窗进行监护。医师、护士或其他人员,以及药品、食品和血液样本可通过工作人员通道和转运通道进出治疗舱,避免让患者反复加压和减压

小型移动式 2 人舱用于运送患者,而大型治疗舱直径达 20 英尺或更大,能舒适地容纳 12 名或更多的患者和陪护。多人治疗舱中的空气被压缩,而患者使用头罩(图 75.9)、面罩或气管导管吸氧。由于陪护人员或医师可立即到达患者身边,因此监测和复苏程序非常简便。然而,多人治疗舱占用空间较大且造价昂贵。

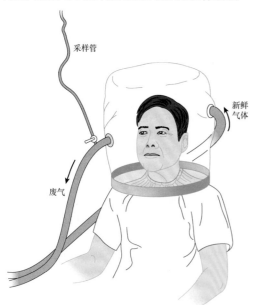

图 75.9 **多人治疗舱的头罩环路。**新鲜气体(100%O$_2$)以恒定速率(> 30 L/min)流经头罩。废气可以排出治疗舱,也可以通过 CO$_2$ 吸收器进行再循环。连接到废气管的采样管可以监测患者的呼出气体

单人舱仅可容纳一名成人患者(图 75.10)或一名陪护的小儿患者。舱壁大多是由有机玻璃制成以便于密切观察患者。治疗舱内通常用压缩的纯氧。单人舱的优点是成本相对较低且易于安装。将 O$_2$ 入口连接到医院供氧系统即可使用治疗舱。操作相对简单,但是不能直接接触舱内患者。监护距离较远,无法进行紧急气道管理。

在治疗期间出现气胸,尤其是张力性气胸可能是致命的,因为在减压之前无法用针或胸管进行胸膜减压,但是这种并发症极为罕见。这些治疗舱的一个次要缺点是环境压力极限为 3 ATA,并且由于现实原因

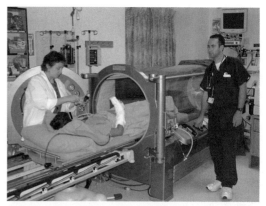

图 75.10 **单人治疗舱。**这种类型的治疗舱可容纳一名成年患者或伴有一名陪护的小儿。患者平躺在轮床上进出治疗舱。舱内气体通常为纯氧。舱壁由透明的有机玻璃构建以便于观察。可以看到左侧门中的贯穿舱体的设计,可以进行监护、静脉输液和控制舱内的呼吸机(Photograph courtesy Dr. Lindell Weaver.)

（对禁闭的心理厌恶）治疗时间有限。此外，为了减少某些类型的治疗方案（见下文）的氧毒性风险，间歇性呼吸空气需要安装额外的气体输送系统。然而，目前的单人治疗舱技术允许从舱外进行静脉输液、有创血管内监测、机械通气以及结合调节吸力的胸膜引流系统的应用[219-220]。

高压治疗方案

理想情况下，有 HBOT 治疗指征的患者接受 HBOT 的治疗时间没有上限，可持续至病情缓解。不幸的是，以下几个因素限制了 HBOT 的剂量和持续时间：

氧毒性

护理人员（或其他陪护人员）减压的义务

完善的监护

患者在密闭环境中的孤独和厌烦

确定治疗方案应考虑两方面因素：一方面是氧分压和治疗时间；另一方面是氧毒性及其他实际限制因素。世界各地的海军为了治疗潜水员的 DCS 和气体栓塞制订了最初的方案（或"表格"）（图 75.11）。

美国海军治疗方案 6（图 75.11）规定起始暴露压力为 2.8 ATA［相当于 60 英尺海水深度（fsw）或 18 m 海水深度（msw）］，然后缓慢减压至 1.9 ATA（30 fsw）。在吸入纯氧期间，间断吸入 5 或 15 min 的空气，以减少氧毒性（见下文）。该治疗方案仍然是世界各地多人舱内 DCS 的主要治疗方案。如症状或体征未完全缓解，可以重复应用美国海军治疗方案 6 或更短期的治疗方案，每天一次或两次。

"饱和"治疗为长时间暴露于高压（例如 2.8 ATA）直至症状稳定，不限制时间（通常为 1～2 天）。根据患者耐受情况应用推荐的治疗方案进行间断吸氧。由于饱和疗法会导致患者和看护人员吸收大量的氮气，因此减压过程必须更加缓慢，通常需要 24～36 h[221]。尽管这种疗法避免了间歇治疗理论上的缺点——气泡溶解失败，但需要花费大量人力。由于用于饱和治疗的高压舱需要额外的硬件（例如 CO_2 吸收器）和工作人员，因此它们在军事和商业潜水以外的应用受到限制。

有伤口愈合问题和梭菌性肌坏死或其他危及生命的厌氧菌感染的患者的治疗方案示例见图 75.12。梭菌性肌坏死的治疗方案包括 3 ATA 下 85 min，然后在 1.3 ATA 处进行 33 min 的停止减压。该治疗方案的设计旨在不增加高氧惊厥风险的条件下，最大程度地提高 PaO$_2$（从而影响 O_2 在组织内的杀菌活性）。

CO 中毒的治疗方案有所不同。但是，Weaver 所

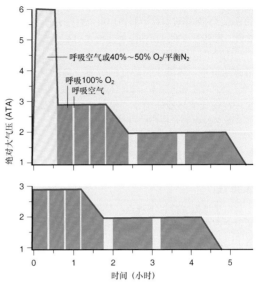

图 75.11　**美国海军治疗方案。**（A）美国海军表 6A。该方案偶尔用于治疗动脉气体栓塞。在 6 个绝对大气压下可以呼吸空气或 40% 至 50% 的氧气（O_2）30 min。（B）美国海军表 6。该方案最初是为治疗减压病而设计的，但现在也是最常用的治疗气体栓塞的方案。阴影区域代表呼吸 100% O_2；白色区域代表呼吸空气。更多详细信息可以在《美国海军潜水手册》中查阅（From Navy Department. US Navy Diving Manual. Revision 7. Vol：Diving Medicine and Recompression Chamber Operations. NAVSEA 0910-LP-115-1921. Washington, DC：Naval Sea Systems Command；2016.）

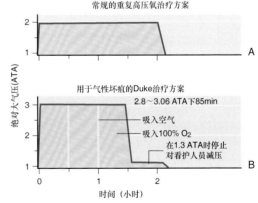

图 75.12　**临床高压氧（O_2）治疗方案的示例。**（A）患者在 2 ATA 的环境压力下呼吸 100% O_2 2 h。该方案多用于慢性病的重复治疗（例如，骨放射性坏死）。（B）该治疗方案通常用于治疗气性坏疽。患者和看护人员在 2.8 至 3.06 ATA（显示为 3 ATA）的环境压力下治疗 85 min。患者呼吸 100% O_2，期间有两次 5 min 的呼吸空气间隔以减少肺和中枢神经系统的氧毒性。根据美国海军标准的空气减压表，在 1.3 ATA 停止减压。这是为了方便在 3 ATA 下呼吸空气的看护人员能安全减压。ATA，绝对大气压

报道的治疗方案（在 3 ATA 时 60 min，在 2 ATA 时 60 min，另外还有空气中断和加压-减压时间）被证实有效，推荐至少在首次治疗中使用 3 ATA[148]。

HBOT 治疗慢性疾病（例如放射性坏死）通常采用时间较短、环境压力较低的方案，最常见的是在 2.0～2.5 ATA 下治疗 1～2 h（见图 75.9），每天 1～2 次。在较低的环境压力下，将氧毒性的风险降至最低；大多数患者对治疗的耐受性良好。

高压氧疗法的副作用

氧毒性

大量证据支持以下观点：氧毒性是由于氧自由基的过度产生引起的（例如超氧化物、羟自由基和单态氧）。在较高的氧分压下，自由基的产生速率超过机体的清除速率[222]。在 1 ATA 下供氧时，O_2 毒性的表现几乎仅局限于肺部。但是，在高压氧治疗期间，其他器官也会受到影响。

HBOT 期间的氧毒性主要影响肺、中枢神经系统（CNS）和眼睛。意识清楚患者的肺毒性先兆症状是气管支气管刺激症状，即咳嗽和烧灼性胸痛。长时间治疗可能导致肺活量下降，如继续使用氧气则会导致 ARDS。在极少数情况下，需要延长 HBOT 治疗时间，可通过间歇吸入空气周期（"空气中断"）来延缓肺氧毒性的进展速度（图 75.13）。

氧毒性与吸入气体的 PO_2 有关。在 1 ATA 下吸入 100%O_2 的氧毒性相当于 6 ATA 下吸入 16.7%O_2 或 50 ATA 下吸入 2%O_2 的氧毒性。量化 O_2 暴露的一种方法是单位肺毒性剂量（unit pulmonary toxic dose，UPTD）[223]。在该方法中，UPTD 单位数（U）由以下公式计算：

$$U = t \cdot \sqrt[m]{0.5/(P-0.5)}$$

其中 U 是单位；t 是治疗时间，以分钟为单位；P 是 ATA 下吸入 PO_2；m 是斜率常数，其经验值为 1.2。接受 1425 个 UPTD 单位 O_2 后，肺活量平均减少 10%。接受 2190 个 UPTD 单位 O_2 后，肺活量下降 20%。延长 2 ATA 下的 O_2 治疗时间可完全逆转肺活量降低，达对照组的 40%[223]。

应用比 UPTD 模型更大的数据集（包含 UPTD 模型数据）进行重新分析，得出了不同的预测公式：

$$\%\Delta VC = -0.009 \cdot (P-0.38) \cdot t$$

其中 P 和 t 与前面的公式相同[224]。

根据先前发表的数据，Arieli 等[225]设计了以下公式：

$$\%\Delta VC = 0.0082 \cdot t^2 (PO_2/101.3)^{4.57}$$

其中 t 是时间，以 h 为单位，PO_2 以千帕（kPa）为单位。

尽管这些算法对人群安全氧疗有指导意义，但

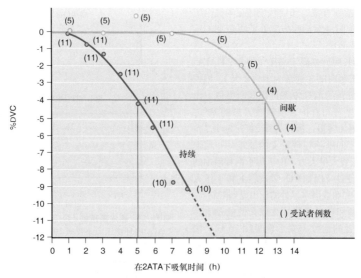

图 75.13　人类在 2 ATA 下呼吸 100% 氧气（O_2）时，肺活量（VC）的减少与时间的函数关系。图示在预防肺氧毒性方面，间歇性吸入 O_2（20 min O_2、5 min 空气）相对于连续吸入 O_2 的价值。括号中的数字表示受试者例数（From Clark JM. Oxygen toxicity. In：Bennett PB，Elliott DH，eds. The Physiology and Medicine of Diving. Philadelphia，PA：WB Saunders；1993：121-169. With permission.）

个体间的差异很大，不能依靠它们来准确预测个体患者肺氧毒性的发展[226]。此外，湿度[227]、循环中儿茶酚胺和皮质类固醇水平、肺中白细胞蓄积（例如肺炎）和循环内毒素均可影响氧毒性。针对肺氧毒性的进展更有指导意义的是患者的症状，包括咳嗽和吸气性中心区烧灼性胸痛。这些症状在常规反复 HBOT 治疗期间不会发生，但是在 2.8 ATA 下持续吸 O_2 期间可能会变得明显（如治疗神经系统减压病期间）。无症状患者的肺活量通常变化很少或没有变化。反复 HBOT 治疗期间一秒用力呼气量（FEV_1）变化轻微[228]，其临床意义尚不明确。

使用一些抗肿瘤药时，例如博来霉素[229]和丝裂霉素 C[230-231]，以耐受良好的剂量补充 O_2 时似乎容易引起致命性肺氧毒性（ARDS 和呼吸衰竭）。尽管我们已经对很久以前使用博来霉素的数例患者采用 2 ATA 下 2 h 的 HBOT 方案进行反复治疗（最初每天一次，随后增加至每天两次）[232]，但对先前曾接触过此类药物的患者在 HBOT 治疗时的肺氧毒性风险尚不明确。偶尔有患者出现轻度肺氧毒性症状，如胸骨后胸部紧缩感，但这些患者均未出现重度氧毒性。这些药物引起的肺氧毒性倾向在停药后数周就逐渐降低了。

CNS 氧毒性表现为恶心、呕吐、麻木、抽搐、头晕、嗅觉障碍、听觉障碍、味觉障碍，最严重的表现为非局灶性强直阵挛性癫痫发作[233-234]。癫痫发作的概率随着 PO_2 升高和治疗时间的增加而升高。一项针对 36 位潜水员在 3.7 ATA 下吸入 100%O_2 的研究表明，所有潜水员都在 100 min 或更短时间内发生了上述一种或多种症状[233-234]。在临床实践中，接受 HBOT 治疗的患者在环境 PO_2 高达 2.5 ATA 时惊厥很少见（通常为 0.008% 至 0.035%[235]），而且通常伴有另外一个诱发因素（低血糖）。当 TBOT 用于急性适应证如 CO 中毒时，惊厥的发生率更高[236]。代谢因素可能会降低癫痫发作的阈值，如大剂量青霉素（用于梭状芽孢杆菌感染）、败血症和低血糖症的发生。

高氧性癫痫发作的治疗是立即减少吸入的 PO_2 直到发作停止。然后，一些医生会常规使用抗惊厥药，如苯巴比妥、苯妥英钠或苯二氮䓬类药物。当患者正处于癫痫发作时不主张治疗舱减压，因为此时患者气道闭合，不能呼气，可能会导致肺气压伤。另外高氧性癫痫发作没有后遗症，即使持续 HBOT 治疗也很少复发。因此，不能因为 CNS 氧毒性的发生而停止进一步的 HBOT 治疗。尚无证据表明高氧性癫痫发作在既往有癫痫发作病史的患者中更为常见。

HBOT 对眼部的急性影响是视野变窄[237]，通常仅见于 3 ATA 或更高的 PO_2，在常规 HBOT 期间罕见（如果有的话）。眼的亚急性或慢性影响是改变晶状体的折射率而导致近视[238-239]。这种折射率变化发生在间歇性 HBOT 治疗持续数周的过程中，通常在相似的时间内消失。但有些患者可能有近视后遗症，尤其是老年患者[240]。

需要急性 HBOT 治疗的孕妇，其胎儿发生晶体后纤维增生症的风险日益受到关注。尽管许多孕妇曾经接受过单次 HBOT 治疗（如 CO 中毒），但我们并未发现儿童出生后发生晶体后纤维增生症。怀孕并不是 HBOT 治疗适当的急性适应证（如 CO 中毒[163, 165, 167, 241-242]）的禁忌证，因为潜在疾病对胎儿的风险超过了 HBOT 治疗的风险。

惰性气体吸收

在高压环境下呼吸空气会导致氮气麻醉，这是由于氮气的麻醉特性导致脑功能呈剂量依赖性减退。这通常发生在超过 4 ATA 的环境压力下，该压力仅用于治疗重症 AGE 或 DCS。从理论上讲，在减压期间或减压之后，氮气的吸收也可能导致 DCS（见上文）。但是，舱内减压方案非常保守，这种情况很少发生（大多数高压设施使用标准的压缩空气减压表，例如美国海军发布的减压表）[221]。另外，看护人员在减压之前和减压期间可以吸入 100% O_2 一段时间来提高安全性。高压舱看护人员发生 DCS 非常罕见，即使发生症状通常较轻，一般表现为关节痛。氮气麻醉和 DCS 仅发生在多人高压舱的看护人员，而患者呼吸 100%O_2 却不易发生。

气压伤

随着环境压力的变化，人体中含气间隙内的压力必须与环境压力平衡或容量随之发生变化。在诸如胃肠道等顺应性好的腔隙，很容易发生体积变化，但是如果气体自由进出坚硬组织所包绕的腔隙，如肺、鼻旁窦和中耳，其内气体自由进出受限可能会造成组织破裂和出血。实际上，患者使用高压舱最常见的副作用是难以平衡中耳压力[243-244]。这会引起疼痛、中耳腔内出血（"挤压"）和罕见的鼓膜破裂。难以平衡中耳压力也可能导致迷路窗（圆形或椭圆形窗）破裂，这在潜水员[245]中已有报道，但据作者所知，接受 HBOT 的患者中尚无相关报道。先前曾接受过头颈部照射和患有急性呼吸道感染的患者特别危险。挤压有时也会影响鼻窦导致剧烈疼痛。尽管中耳或窦道受压时常发生挤压，但由于气体无法通过咽鼓管或窦口流出（"反向挤压"）而导致的减压症状很少见。

减压期间最有可能发生肺气压伤。局部通气不足的区域可能导致肺压力过大和肺泡破裂,从而引起气胸、纵隔气肿或 AGE [246-247]。然而,HBOT 治疗期间发生的肺气压伤极为罕见,这可能是因为通常使用的减压速度较慢。尽管加压后气胸范围减小,气体吸收更迅速,但减压过程中肺内的空气持续泄露可能导致张力性气胸 [246]。

尽管 HBOT 治疗存在潜在的不良反应,但严重并发症却很少见 [248-249]。

高压治疗的实践

中耳压力平衡

在清醒的患者中,可以使用多种方法来实现中耳压力平衡,如在加压过程中间断进行 Valsalva 动作、在捏鼻子时吞咽、下颌前伸或只是简单地间断吞咽。可以通过局部使用鼻黏膜血管收缩剂(如 0.05% 的羟甲唑啉)促进压力平衡,该收缩剂使鼻咽黏膜收缩并增加咽鼓管的通畅性。对于已应用这些措施仍无法平衡中耳压力的患者,以及反应迟钝或已行气管插管的患者,可能需要进行鼓膜切开术或鼓膜造孔插管。

肺压力平衡

HBOT 治疗之前发现的气胸通常置入胸腔引流管和水封或 Heimlich 瓣治疗(在这种情况下,在进入单人舱治疗之前,应始终插入胸管)。使用某些市售的胸膜抽吸调节器时必须谨慎,该调节器会在治疗舱加压过程中产生较高的胸膜负压 [250]。多人舱内的看护人员可通过激活胸部引流装置上的手动减压阀来减轻过度的抽吸作用。肺大疱患者可能发生肺气压伤的风险增加,在治疗前应考虑此类患者的 HBOT 风险与获益。

患者监护

尽管压缩空气中声学特性会发生变化,但是使用标准血压计和听诊器测量血压并无困难。无水银压力表优于水银压力表,可避免污染封闭环境。心电图(ECG)监测和血管内压力监测时要将换能器电缆穿过治疗舱壁连接到舱外的前置放大器。标准的重症监护仪可同时测量动脉压和肺动脉压,以及通过热稀释法间断测量心输出量。如果使用加压袋驱动连续流动系统,则在加压期间必须对加压袋重新加压,并在减压之前或期间将其排气。在加压和减压过程中,肺动脉导管球囊开口应向治疗舱内开放。

如果除颤电极板附近产生火花或存在易燃物质则除颤可能会引起火灾。通过在电极和皮肤之间使用低电阻导电胶 [251] 或预先放置一次性导电垫,可最大限度地减少火花和热量的产生 [252]。为避免设备的压力相关故障,除颤器放置在治疗舱外并通过贯穿舱壁的高压电线与患者相连。尽管担心引起火灾,但除颤在多人治疗舱内已实施过多次,并没有电击、火灾或爆炸发生 [253-254]。在高压氧单人舱内无法安全地实施除颤。

静脉输液

在多人治疗舱内,输液器内的空气将在 HBOT 的加压阶段收缩,并在减压过程中膨胀(这可能会使空气进入静脉循环)。大多数静脉输液泵在高压舱内都能运行良好(尽管存在电气安全问题,见下文)。玻璃瓶最好放置在舱外,因为减压时可能会发生爆裂。

向加压单人舱的患者输液需要使用舱外输液泵,该输液泵能够处理压力差(最大 3 ATA 或 1500 mmHg 的跨壁压力梯度)。止回阀可以在泵断开的情况下防止患者血液意外回流。硬质的动脉压传感器导管有助于防止患者进入治疗舱内时发生缠结。

血气评估和呼吸机管理

从高压舱内的患者获得的动脉血样本进行血气测量会出现错误的结果,有两个原因。在 1 ATA 时,超过环境压力的 O_2 张力过饱和,因此 O_2 将迅速从血液中弥散出来,以降低其张力。当 PO_2 值超过约 700 mmHg 时,由于 PO_2 电极无法精确校准,会产生其他误差(推断误差)。因此,理想情况下应使用恰当的校准分析仪在高压舱内进行血气张力测量。如果没有这种设备,则可对 1 ATA 下的血样进行快速分析得到可接受的准确值 [255]。

另一种方法是以 1 ATA 下的测量值为基础估算高压下的 PaO_2。使用测得的 PaO_2 和计算出的肺泡 PO_2(P_AO_2),两者之比(PaO_2/P_AO_2 或 a/A 比值)为常数 [104-105]。在此基础上,可以使用 1 ATA 下的动脉血气值和以下公式预测高压下的 PaO_2。

需要肺泡气体方程计算 P_AO_2:

$$P_AO_2 = (Pb - P_{H_2O}) \cdot F_IO_2 - P_ACO_2 \cdot \left(F_IO_2 + \frac{1 - FO_2}{R} \right)$$

其中 Pb 和 P_{H_2O} 分别是环境压力和饱和水蒸气压力,R 是呼吸交换比。如果 $FiO_2 = 0.2$,$R = 0.8$,体温 $= 37℃$,则可以将该方程简化为

$$PaO_2 = (Pb - 47) \times 0.2 - 1.2 \times PCO_2$$

在 1 ATA 下计算 P_AO_2 和测量 PaO_2 之后,可以获得 a/A 比值。当环境压力升高,吸入 100% O_2 时,PaO_2 的预测值可以通过如下公式获得:

$$PaO_{2\,(pred)} = a/A \cdot [\,(\,760 \cdot ATA - 47\,) - PaCO_2\,]$$

其中 ATA 是绝对大气压下的舱内压。尽管目前尚无 HBOT 的剂量–反应曲线，但在常规长期治疗中使 PaO_2 大于或等于 1000 mmHg 是一个合理的目标，在急性坏死性感染的治疗中应尽可能提高 PaO_2（图 75.14）。

监测组织氧合更好的指标是混合静脉血 PO_2（$P_{\bar{v}}O_2$），在没有左右分流的情况下，它可以合理准确地估计平均组织血氧饱和度[256]。因此，PO_2 值较低可能表示尽管进行了 HBOT，但由于心脏输出量不足仍存在组织氧合不足。

在临床静息高压条件下，pH 和 PCO_2 的正常值与 1 ATA 时相同[106]。在减压的血液样本中，PCO_2（以及 pH）没有明显变化。

在高压环境中，机械通气面临诸多挑战。理想的机械通气要求包括：体积小，不用电，不用易燃润滑剂，能够在各种潮气量和呼吸频率范围内以容量循环的基础模式运行，安装时调整需求极少，并具有 PEEP 功能，以及可以通过间歇指令通气模式和辅助/控制模式通气[257]。此外，理想的呼吸机驱动气源应将静电积聚引起燃烧的风险降到最低。

随着环境压力增加，气体密度也成比例地增加，而气体黏度变化相对较小。因此，在湍流区域（即在大气道中）气道阻力增加。在潮式呼吸中，呼吸传导率（阻力的倒数）的测量结果[258]表明其随气体密度的变化而变化，根据以下公式计算：

$$G = G_0 \rho^{\,\kappa}$$

其中 G 是气体密度 ρ 时的肺传导率，G_0 是在气体密度 1.1 g/L（1 ATA）时的传导率，κ 是一个常数，其平均值为 −0.39。根据该公式预测，在 6 ATA 时，肺传导率将降低 50%，这相当于肺阻力增加一倍。此外，较高的气体密度会导致通气有效分布降低，这表现为生理无效腔增加[259]。这两种现象的影响包括机械通气期间的气道压升高以及通气需求增加。如果未调整呼吸机设置以补偿增加的无效腔，则 $PaCO_2$ 会升高。

在高压舱中已经使用并测试了多种呼吸机。压力转换型呼吸机已成功使用，因其设计紧凑简洁，可以满足小尺寸的要求。但是，当环境压力变化时必须不断调节频率和转换压力。尽管在压力升高时呼吸频率可能会发生变化，但容量循环呼吸机工作基本良好。

有两个特殊安全注意事项。首先，在任何输送富含氧气的呼吸机中，可能因呼吸机内的氧气蓄积或氧气泄漏至舱内引起火灾隐患。这种风险一般可以通过较小的改动来消除（如对气动呼吸机使用空气代替 O_2 驱动风箱）[257]。通过用惰性气体（如 100% 氮气）净化呼吸机，可以大大降低火灾风险（见下文）。另外，气管插管的充气套囊在加压过程中体积减小，而在减压过程中再度膨胀。可以通过在加压和减压过程中手动调节套囊内空气压力或用水填充来维持适当的套囊膨胀容量。

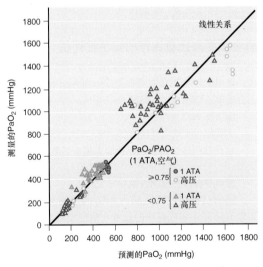

图 75.14　**环境压力增高时动脉氧分压（PaO_2）的测量值与预测值的关系。** 假定动脉–肺泡 PO_2 比率（PaO_2/P_AO_2 或 a/A 比率）为常数，则从室内空气动脉血中计算出预测的 PaO_2。数据显示了肺功能正常患者的数据（a/A ≥ 0.75）和有气体交换异常的患者数据（a/A < 0.75）。显然，以此方式预测的 PaO_2 接近实际测得的 PaO_2（From Moon RE, Camporesi EM, Shelton DL. Prediction of arterial PO_2 during hyperbaric treatment. In：Bove AA, Bachrach AJ, Greenbaum LJ Jr., eds. Underwater and Hyperbaric Physiology IX. Proceedings of the Ninth International Symposium on Underwater and Hyperbaric Physiology. Bethesda，MD：Undersea and Hyperbaric Medical Society；1987：1127-1131.）

其他医疗器械

一些电子设备（如起搏器，自动心脏转复除颤器，静脉输液泵）已在高压力环境下进行了专门测试；通常可以从制造商处获得具体信息。心室辅助设备可以正常工作，但是必需的可充电电池（通常是锂电池）可能不安全。据作者所知，目前尚未在高压氧治疗期间测试或使用过 ECMO 设备。

大气控制

治疗舱内大气安全包括对 O_2、CO_2 和微量气体浓度的管理。在多人治疗舱中，最重要的是患者应吸入尽可能高的 O_2 浓度（通常为 98% 或更高），同时保

持舱内 O_2 浓度接近 21%,最大程度地减少火灾危险。在某些高压舱中常规监测头罩中的 O_2 浓度。在其他治疗舱内则认为通过头罩的 O_2 流量较高,因此氧浓度也可能很高。从头罩、面罩和呼吸机中的氧气泄漏会增加舱内的氧气浓度。通常,将大约 23% 的氧气浓度作为上限标准,通过向舱内输送空气或少量 100% 氮气直至 O_2 浓度降低。

吸入的 CO_2 浓度显著升高会导致脑血管扩张,脑血流量增加和组织 PO_2 升高,从而增加 CNS 氧毒性的风险。因此,头罩内 CO_2 上限标准是 1%"表面当量"的 CO_2,其分压为 7.6 mmHg。使用免洗脱(开放回路)系统时,头罩内 O_2 流量为 $40 \sim 60$ L/min(在舱内压力下测量)时通常足以将 CO_2 含量保持在该水平。舱内 CO_2 分压通常限制在 0.5%"表面当量"(3.8 mmHg)以下。

可进入治疗舱内的微量气体包括 CO 和碳氢化合物,这些物质来自运转异常的压缩机或压缩机进气口附近的汽车尾气。挥发性气体如皮肤消毒液产生的酒精蒸气和血压计汞柱中泄露的汞蒸气等也可能污染舱内空气。在一个大气压下无害的微量气体浓度在高压条件下可能具有毒性,因为它们的药理或毒性作用与分压有关。高压舱内不能存在任何形式的汞,因为汞泄露会导致舱内人员的急性中毒。

使用电池可能会影响舱内大气调控以及会有火灾隐患。所有电池都会释放少量氢气,虽然通常不会达到危险剂量。理论上,锂/二氧化硫电池具有二氧化硫排放的风险。同样,有人反对使用汞电池(目前在美国已被禁止)。碱性电池是相对安全的,尽管在极高的环境压力(40 ~ 60 ATA)下会暂时失效。

火灾隐患

尽管高压舱内的火灾很少发生,一旦发生通常是致命的。在升高的环境压力下着火速度极快且极具破坏性,以至于灭火器系统可能无法发挥作用[260]。高压舱中发生火灾的真实风险已被最近的数起事故所证实,是由暖手器、喷火花的玩具以及患者衣服内带入的其他火源引起的舱内起火。以下措施能最小化火灾风险:

控制治疗舱 O_2 浓度(单人舱除外)

尽量减少舱内可燃材料的使用

消除热源和火花

舱内灭火系统

如前所述,燃烧速率随着 O_2 浓度的增加呈几何级数增长,因此需要仔细监测治疗舱内的 O_2 浓度。当环境压力升高时,即使 O_2 浓度为 21%,也会迅速发

生着火。推荐使用棉制服装以减少静电风险。清除发油和湿化头罩内 O_2 可以减少头发着火的风险。碳氢润滑剂(如用于担架轮)在高 O_2 张力下与铝接时会自燃,因此应使用不易燃的碳氟润滑剂代替。

尽可能减少电动设备产生的电火花。香烟打火机、火柴和其他火源不能带入治疗舱。在高压治疗期间插入和拔出电源线均可产生火花,在加压之前应将所有电源插头都插入插座来消除火花。在多人舱中,可以通过外罩上钻好的小孔注入 100% 的氮气以降低电器设备(如静脉输注控制器)的易燃性,速率应足以使 O_2 浓度保持在不易燃的水平(流速为每分钟 2 ~ 3 倍的内部容积)。在单人舱内使用的电气系统必须遵守一些具体准则,其中规定了可以使用的开关、地线和绝缘的类型[219]。

在 1 ATA 下,高浓度挥发性麻醉剂易燃。但是,异氟烷和七氟烷的 Dräger 挥发器已使用 100% O_2 在高达 3 ATA 下进行了测试,没有证据表明在室温下会引起自燃。在高压条件下使用氟烷的经验表明[261],没有任何火灾的报告,且在 1 ATA 下 100% O_2 能阻燃,在没有火源的情况下,高压环境中任何现代氟化麻醉剂都不会引起消防安全隐患。

患者接受高压氧治疗的安全性评估

除了确保所讨论的疾病是 HBOT 治疗适应证之外,就 HBOT 的总体有效性和安全性方面来评估患者十分重要。应注意以下问题:

能否使 PaO_2 够高

患者能否平衡中耳压力

可逆性阻塞性肺疾病以及肺大疱能否优化到最佳状态

患者是否易患幽闭恐惧症

前面已描述过高压舱内 PaO_2 的预测计算方法。如患有肺部疾病或损伤的患者在治疗期间 PaO_2 不能超过 1000 mmHg 很难从 HBOT 治疗中获益,除非 HBOT 的原因是空气栓塞症。

在治疗前,可以通过捏住患者鼻子或做 Valsalva 动作时用耳镜直接观察鼓膜来评估中耳平衡压力的能力。鼓膜的运动表明咽鼓管的功能及其平衡中耳压力的能力。如果难以避免耳部气压伤(例如,智力迟缓或气管内插管状态)或出现易导致内耳损伤的情况(如镫骨足板切除术),在 HBOT 治疗前可进行鼓膜切开术或置管术。尽管有大量的临床经验表明气压伤风险极低,但是肺大疱仍是 HBOT 的相对禁忌证。对于需要接受 20 ~ 30 次以上 HBOT 治疗的患者,定期检查患者的视力可能有助于发现高压性近视。

由于大多数高压舱系统都很狭小，因此无法耐受封闭空间的患者可能需要抗焦虑治疗以利于耐受 HBOT 治疗。

加压环境下的麻醉实施

关于 HBOT 下麻醉实施问题的综述已作为报告提交给美国麻醉医师学会委员会[262]。该报告探讨了各种问题，包括 N_2O 作为唯一麻醉药应用的潜力。

在 20 世纪 50 年代，据报道在 3 ATA 下自主呼吸吸入 $100\%O_2$ 的麻醉就用于放射治疗[263]。给予患者戊巴比妥 250 ～ 750 mg 和哌替啶 100 mg 后气管插管；一些患者还接受了氯丙嗪 50 mg。在琥珀胆碱和气道表面麻醉后实施气管插管，患者可自主呼吸。

高压治疗期间可能需要麻醉。Ross 等[264]讨论了在饱和潜水系统（如在北海油田）中为受伤的潜水员提供治疗时，高达 35 ATA 的压力对麻醉的挑战。这些研究人员建议使用静脉全身麻醉代替吸入全身麻醉，因为后者会污染舱内环境。建议尽可能实施区域麻醉。作者指出，因为据报道在 10 ATA 左右的压力下对肌肉松弛有一定的逆转作用，应通过滴定给药的方式使肌肉松弛剂达最佳效果。

自 20 世纪 60 年代以来，在高压环境情况下应用各种麻醉剂实施麻醉，包括颈动脉内膜剥脱术[265]、剖宫产术[266]、肺泡蛋白沉着症患者的治疗性肺灌洗（图 75.15）[209-210]、饱和潜水急诊手术[267]、开放性心脏手术[268]以及用于增强肿瘤放疗的疗效[269]。

吸入麻醉　任何类型的吸入麻醉剂均可污染密闭治疗舱内的气体，尤其是在高压环境下，这可能会对舱内的医务人员产生药理作用。Russell 等[270]曾报道舱内空气中 N_2O 的浓度为 2500 ppm；需要以高速空气（空气为 3500 L/min）对治疗舱进行通风，使 N_2O 浓度降低至 25 ～ 75 ppm。

N_2O　在高压舱中，升高的环境压力使 N_2O 可以在超过其 MAC 的分压下使用[270-272]。尽管在两项研究中，N_2O 的麻醉诱导都很迅速（< 60 s），但同时伴有呼吸急促、心动过速、高血压、出汗、肌肉僵硬、四肢紧张性抽搐、睁眼和角弓反张。麻醉后 2 ～ 4 h，大多数受试者从麻醉中迅速苏醒。但随后大多数发生恶心和呕吐，并且通常非常严重。

在高压环境下实施 N_2O 麻醉的潜在问题是组织在减压过程中可能变得过饱和，从而在减压过程中形成 N_2O 气泡。Russell 等[270]采用经验性阶段减压方案，在 1.3 ATA 时停止减压 30 min 同时吸入 $100\%O_2$，并未发生上述并发症。如果患者吸入一种气体而周围存

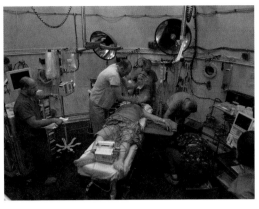

图 75.15　在多人高压舱中进行全身麻醉，以支持治疗性灌洗期间的动脉氧合作用。肺灌洗是通过双腔气管插管将生理盐水注入一侧肺来进行。通过循环注入和排除 400 ～ 500 ml 生理盐水来进行蛋白质冲洗，直至流出物变清澈[341]。60 分钟后，使用相同方法冲洗对侧肺。图中是一位接受丙泊酚 / 阿片类药物全身麻醉的患者在排空阶段接受胸部叩诊（From Duke University Medical Center.）

在另一种可溶性更高的气体时，即使不减压也会形成气泡。例如，在 5 ～ 7 ATA 的氦－氧环境中呼吸时会导致氦气迅速扩散到组织中，导致局部惰性气体压力超过环境压力（等压气体逆向扩散），引起荨麻疹和前庭功能障碍[273]。如果一个人在被氦气包围的情况下呼吸 N_2O-O_2，即使在正常大气压下也可能发生上述现象[274]。因此，当务之急是绝对不要在氦－氧环境中使用 N_2O。

高压 N_2O 的另一风险是在减压过程中大量溶解的气体进入肺产生稀释作用，导致稀释性缺氧。可以通过在减压前几分钟吸入数分钟富含 O_2 的混合气预防。

对于最近使用水肺潜水或遭受 DCS 的患者，即使在 1 ATA 时也应避免使用 N_2O，因为其可能导致组织或血液内气泡增大、疼痛或神经系统症状的复发。N_2O 麻醉和 DCS 自发消失后可能会出现神经系统症状[275]。

卤化麻醉剂　挥发性麻醉剂对患者的影响与肺泡浓度不成正比，而与麻醉剂分压成正比。例如，在 1 ATA 下 1% 氟烷（分压为 7.6 mmHg）的作用相当于在 2 ATA 下 0.5% 氟烷（相同分压下）的作用。麻醉剂专用的校准挥发器的麻醉剂浓度随环境压力而变化，但其输出分压保持恒定（见图 75.12）。由于气体密度的增加影响流量比，因此实际的输出分压在一定程度上取决于环境压力。在 3 ATA 时，观察到 Fluotec 挥发器输出的氟烷分压轻度升高（图 75.16）[262]。我们对一种

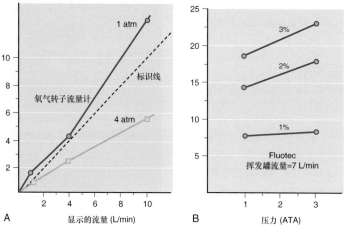

图 75.16 在加压环境下麻醉剂挥发系统的性能。（A）显示转子流量计系统的流量特性。在 4 ATA 时实际输出流量小于 60% 转子流量计显示的流量。（B）Fluotec 蒸发器输出的氟烷分压与环境压力的关系。在 3 ATA 下，氟烷浓度为 2% 和 3% 的设置下，输出分压仅轻度增加（From Committee on Hyperbaric Oxygenation. Fundamentals of Hyperbaric Medicine. Publication No. 1298. Washington，DC：National Academy Press；1966.）。ATA，绝对大气压

七氟烷挥发器的测试表明，检测的最高环境压力为 3 ATA，输出的七氟烷分压保持恒定。

由于气体密度的增加，在 1 ATA 下校准的转子流量计的流量在环境压力升高时显示值虚高。McDowell[276] 报道了转子流量计流量的如下关系：

$$\text{Flow}_{\text{actual}} = \text{Flow}_{\text{read}} \cdot \sqrt{\frac{\rho_1}{\rho_P}}$$

其中 $\text{Flow}_{\text{actual}}$ 和 $\text{Flow}_{\text{read}}$ 分别是实际流量值和读出流量值，ρ_1 和 ρ_P 分别是 1 ATA 和 P ATA 下的气体密度。其他人已经证实了在 4 ATA 时转子流量计流量不准确（见图 75.16）[262]。

静脉麻醉 静脉麻醉药有相似的特性，在临床常用的环境压力范围内不受影响（见第 23 章）。在环境压力高达 6 ATA 时，哌替啶[130] 或戊巴比妥[131] 的药代动力学没有明显变化。在环境压力高达 3 ATA 时，我们采用常规剂量的氯胺酮和苯二氮䓬类药物或丙泊酚和麻醉性镇痛药，以及非去极化肌肉松弛剂提供全身麻醉用于治疗性肺灌洗。

区域麻醉 在高压环境中，由于不需要机械通气，区域麻醉可能既安全又有效。在 6.75 ATA 的氦-氧环境压力下，通过局部注射利多卡因辅以肠胃外哌替啶进行肠切除术[267]。应特别注意无菌操作，因为高压舱内温暖、湿润的环境中细菌易于繁殖，尤其是在饱和舱内。

高压氧治疗的未来方向

术前高压氧治疗

预处理被认为是一种损伤激活的内源性保护机制，以减轻随后损伤引起的形态学和功能学后遗症。缺血预处理是短暂缺血的一种应用，它可以激活内源性保护机制，以减少后续缺血性损伤。缺血预处理首先报道在犬心心肌中，随后被证明也存在于大脑中。随后在药理学领域进行了深入研究，以找出导致预处理的其他药物，如挥发性麻醉剂、脂多糖、高温、中枢神经系统癫痫发作、缺氧和高氧症，以及最近发现的高压氧[277]。

多项临床试验提供了证据，心脏或外科手术之前的 HBOT 可以改善预后。Sharifi 等描述了使用 HBOT 可抑制急性心肌梗死经皮冠状动脉介入治疗术后的再狭窄[278]。在 2005 年，Alex 等观察到不停跳冠状动脉旁路移植术（coronary artery bypass graft，CABG）之前，在 2.4 ATA 进行了三个疗程的 HBOT 重复预处理，术后神经心理测验功能障碍有所减轻，并抑制了体外循环后的炎症反应[279]。Yogaratnam 等报道，在不停跳 CABG 手术前以 2.5 ATA 进行单次 HBOT 预处理可以改善 CABG 手术后的左心室搏出功，同时减少术中失血、ICU 住院天数和术后并发症[280]。Li 等证实在接受不停跳和停跳 CABG 的患者中，HBOT 预处理可降低脑和心肌生化标志物的释放。高压氧预处理不停跳组的患者可以缩短 ICU 住院时间，减少肌力药物的使用[281]。

HBOT 起到保护作用的机制目前尚不明确，但不涉及通过增加组织中的氧存储来支持代谢，因为组织和血液中的氧合在高压暴露后数分钟内就消失了。脑损伤的病因可能是多因素的，包括脑微栓子、全脑灌注不足、炎症、脑温度调节和遗传易感性[277, 282]。因此，保护机制可能包括由于活性氧（reactive oxygen species，ROS）生成增加而引起的 HBOT 诱导的氧化应激，可以诱导类似于缺血再灌注的缺血耐受。或者，HBOT 预处理可通过减少组织白细胞的募集和活化，减少组织水肿，防止细胞坏死，减少组织凋亡，改善组织结局和保护来减少缺血再灌注损伤[283-285]。另一个可能的机制是上调肝缺血模型中的抗氧化酶，如超氧化物歧化酶[286]，也可能是血红素氧合酶 -1[287]。

已发表的数据高度提示了在特定治疗之前或之后使用 HBOT 的有益作用[277, 288]。而 HBOT 在这种情况下的作用需要较大规模的临床试验来确定其疗效。

卒中

对大鼠大脑中动脉闭塞的多项研究证明了高压氧的有益作用[289-293]。在症状发作 5 h 内接受治疗的非选择病例的急性卒中患者中，一些患者的症状在 HBOT 治疗后有所改善，其动脉血 PO_2 为 1100 ～ 1300 mmHg[294]。此后，有几项临床研究结果不一[295]，可能是因为未能及时启动 HBOT 治疗[296]或使用亚治疗性 PO_2。有趣的是，最近的一项双盲研究报告提示急性卒中后给予 HBOT 治疗可以改善预后，提示对神经可塑性有一定的影响[297]。

急性脑外伤

高氧可能在严重颅脑外伤（TBI）中具有多种保护机制，包括改善的氧化代谢和线粒体功能以及降低颅内高压、凋亡、神经炎症和自由基介导的损伤。小型临床试验和机制观察结果为 HBOT 疗效提供了支持[298-301]。这使得 NIH 资助了 HBOT 治疗急性 TBI 的多中心试验［Hyperbaric Oxygen Brain Injury Treatment Trial（HOBIT），ClinicalTrials.gov Identifier：NCT02407028］。

总结

环境暴露会造成特定类型的临床状况，需要靶向治疗。压缩空气和潜水的实践促进了高压氧新疗法的诞生。HBOT 治疗越来越广泛地应用于危重症患者，因此对熟练使用该技术的人员需求增多。规划和设计有效的监测将使血流动力学和氧合得到最佳控制。在这种环境下，对细节的追求将最大限度地保证患者的安全，包括患者的选择和监测以及治疗舱操作程序。对作用机制的研究和临床试验的探索将有助于制订最佳治疗方案。防治氧毒性的进展可延长目前的安全治疗期，从而更加积极有效地治疗缺血和感染症状。

参考文献

1. Lange L, et al. *Pflugers Arch*. 1974;352(3):219.
2. Echt M, et al. *Pflugers Arch*. 1974;352(3):211.
3. Smith DE, et al. *Echocardiography*. 1998;15(1):35.
4. Kurss DI, Lundgren CEG, Pasche AJ. Effect of water temperature on vital capacity in head-out immersion. In: Bachrach AJ, Matzen MM, eds. *Underwater Physiology VII. Proceedings of the 7th Symposium on Underwater Physiology*. Bethesda, MD: Undersea Medical Society; 1981:297–301.
5. Wester TE, et al. *J Appl Physiol (1985)*. 2009;106(2):691.
6. Golden FS, et al. *J R Nav Med Serv*. 1991;77(3):139.
7. May M, Jordan J. *Am J Physiol Regul Integr Comp Physiol*. 2011;300(1):R40.
8. Mai TH, et al. *Auton Neurosci*. 2017;203:58.
9. Peacher DF, et al. *Med Sci Sports Exerc*. 2015;47(6):1128.
10. Miller 3rd CC, et al. *Am J Emerg Med*. 2010;28(8):941.
11. Rodríguez J, Hammes J. *J Spec Oper Med*. 2006;6(3):22.
12. Shupak A, et al. *Respir Physiol*. 2000;121(1):25.
13. Moon RE, et al. *Circulation*. 2016;133(10):988.
14. Sakuma T, et al. *Am J Respir Crit Care Med*. 1994;150(2):305.
15. Cochard G, et al. *Undersea Hyperb Med*. 2005;32(1):39.
16. van Beeck EF, et al. *Bull World Health Organ*. 2005;83(11):853.
17. Idris AH, et al. *Circulation*. 2003;108(20):2565.
18. Idris AH, et al. *Circ Cardiovasc Qual Outcomes*. 2017;10(7).
19. Venema AM, et al. *Scand J Trauma Resusc Emerg Med*. 2018;26(1):19.
20. Szpilman D. *Chest*. 1997;112(3):660.
21. Byard RW. *Forensic Sci Med Pathol*. 2017;13(4):529.
22. Tobin JM, et al. *Resuscitation*. 2017;118:e5.
23. Szpilman D, et al. *Cleve Clin J Med*. 2018;85(7):529.
24. Peden M, McGee K, Sharma K. *The Injury Chart Book: A Graphical Overview of the Global Burden of Injuries*. Geneva: World Health Organization; 2002.
25. World Health Organization. *Global Report on Drowning: Preventing a Leading Killer*. Geneva, Switzerland: World Health Organization; 2014.
26. Centers for Disease Control. Unintentional Drowning. www.cdc.gov/homeandrecreationalsafety/water-safety/waterinjuries-factsheet.html. Accessed 11/15, 2018.
27. Editorial. *Lancet*. 2017;389(10082):1859.
28. Golden FS, et al. *Br J Anaesth*. 1997;79(2):214.
29. Quan L, et al. *Resuscitation*. 2014;85(6):790.
30. Quan L, et al. *Resuscitation*. 2016;104:63.
31. Bierens JJ, et al. *Physiology (Bethesda)*. 2016;31(2):147–166.
32. Szpilman D, et al. *N Engl J Med*. 2012;366(22):2102.
33. Orlowski JP, et al. *Ann Emerg Med*. 1989;18(10):1044–1049.
34. Michelet P, et al. *Eur J Emerg Med*. 2018.
35. Borse NN, et al. *CDC Childhood Injury Report: Patterns of Unintentional Injuries among 0 - 19 Year Olds in the United States, 2000-2006*. Atlanta, GA: Centers for Disease Control and Prevention, National Center for Injury Prevention and Control; 2008.
36. Cantu RM, et al. *Am J Emerg Med*. 2018;36(3):446.
37. Dyson K, et al. *Resuscitation*. 2013;84(8):1114.
38. Manolios N, Mackie I. *Med J Aust*. 1988;148(4):165–167, 170–161.
39. Berg RA, et al. *Circulation*. 2010;122(18 suppl 3):S685–705.
40. Champigneulle B, et al. *Resuscitation*. 2015;88:126–131.
41. Cerland L, et al. *Int J Environ Res Public Health*. 2017;14(11).
42. Burke CR, et al. *Resuscitation*. 2016;104:19–23.
43. Alp A, et al. *Hemodial Int*. 2016;20(1):E1–E4.
44. Gorelik Y, et al. *Kidney Int Rep*. 2018;3(4):833–840.
45. Polderman KH. *Intensive Care Med*. 2004;30(4):556–575.
46. Parenteau M, et al. *Mil Med*. 2018;183(suppl_2):172–179.
47. Wu Y, et al. *Int J Environ Res Public Health*. 2017;14(8):E875.
48. Sessler DI. *Anesthesiology*. 2001;95(2):531–543.
49. Kelsey RM, et al. *Hypertension*. 2000;36(6):1013–1017.

50. Cheung SS, Daanen HA. *Microcirculation.* 2012;19(1):65–77.
51. Han HS, et al. *Current Neuropharmacology.* 2012;10(1):80–87.
52. Cauchy E, et al. *Wilderness Environ Med.* 2016;27(1):92–99.
53. Osborn JJ. *Am J Physiol.* 1953;175(3):389–398.
54. Paal P, et al. *Scand J Trauma Resusc Emerg Med.* 2016;24(1):111.
55. McCullough JN, et al. *Ann Thorac Surg.* 1999;67(6):1895–1899; discussion 1919-1821.
56. Sprung J, et al. *Acta Anaesthesiol Scand.* 1992;36(8):825–830.
57. Mackensen GB, et al. *J Neurotrauma.* 2009;26(3):342–358.
58. Van Poucke S, et al. *Thrombosis journal.* 2014;12(1):31.
59. Levi M. *Semin Thromb Hemost.* 2018;44(7):651–655.
60. Heier T, Caldwell JE. *Anesthesiology.* 2006;104(5):1070–1080.
61. Antognini JF. *Anesthesiology.* 1993;78(6):1152–1156.
62. Stecker MM, et al. *Ann Thorac Surg.* 2001;71(1):14–21.
63. Sessler DI. *Anesthesiology.* 2008;109(2):318–338.
64. Jain A, et al. *J Neurosci Nurs.* 2018;50(2):63–67.
65. Taylor NA, et al. *J Therm Biol.* 2014;46:72–101.
66. MacLeod DB, et al. *Anaesthesia.* 2005;60(1):65–71.
67. Barnard CN, Schrire V. *Thorax.* 1963;18(2):101–115.
68. Tikuisis P, et al. *J Appl Physiol (1985).* 1991;70(5):1996–2002.
69. Zafren K, et al. *Wilderness Environ Med.* 2014;25(4):425–445.
70. Castellani JW, Young AJ. *Auton Neurosci.* 2016;196:63–74.
71. Clough D, et al. *Anesthesiology.* 1996;85(2):281–288.
72. Jarosz A, et al. *J Cardiothorac Vasc Anesth.* 2016;30(6):1693–1697.
73. Engelman R, et al. *J Cardiothorac Vasc Anesth.* 2015;29(4):1104–1113.
74. Totapally A, et al. *J Trauma Acute Care Surg.* 2017;82(2):362–367.
75. Okada Y, et al. *Am J Emerg Med.* 2018.
76. Taylor NA. *Compr Physiol.* 2014;4(1):325–365.
77. Rowell LB. *Circ Res.* 1983;52(4):367–379.
78. Kregel KC, et al. *J Appl Physiol (1985).* 1988;64(6):2582–2588.
79. Al Mahri S, Bouchama A. *Handb Clin Neurol.* 2018;157:531–545.
80. Bynum GD, et al. *Am J Physiol.* 1978;235(5):R228–R236.
81. Richter K, et al. *Mol Cell.* 2010;40(2):253–266.
82. Leon LR, Bouchama A. *Compr Physiol.* 2015;5(2):611–647.
83. Kenny GP, et al. *Handb Clin Neurol.* 2018;157:505–529.
84. Casa DJ, et al. *Curr Sports Med Rep.* 2005;4(6):309–317.
85. Belval LN, et al. *Prehosp Emerg Care.* 2018;22(3):392–397.
86. Bouchama A, De Vol EB. *Intensive Care Med.* 2001;27(4):680–685.
87. Argaud L, et al. *Arch Intern Med.* 2007;167(20):2177–2183.
88. Hew-Butler T, et al. *Clin J Sport Med.* 2015;25(4):303–320.
89. Oruch R, et al. *Neuropsychiatr Dis Treat.* 2017;13:161–175.
90. Boyer EW, Shannon M. *N Engl J Med.* 2005;352(11):1112–1120.
91. Bouchama A, et al. *Crit Care Med.* 1991;19(2):176–180.
92. Bouchama A, et al. *Crit Care.* 2007;11(3):R54.
93. Bouchama A, Knochel JP. *N Engl J Med.* 2002;346(25):1978–1988.
94. Walter EJ, Carraretto M. *Crit Care.* 2016;20(1):199.
95. Fontaine J-A. *L'Union Med.* 1879;28(Ser 3):445.
96. Zuntz N. *Fortschr Med.* 1897;15:632.
97. Yarbrough OD, Behnke AR. *J Ind Hyg Toxicol.* 1939;21:213.
98. Cochran WD, et al. *N Engl J Med.* 1965;272:347.
99. Boerema I, et al. *Surgery.* 1962;52:796.
100. Bernhard WF, et al. *Circulation.* 1964;29(suppl):91.
101. Moon RE, ed. *Hyperbaric Oxygen Therapy Indications.* Durham, NC: Undersea and Hyperbaric Medical Society; 2019.
102. Fenn WO, et al. *Am J Physiol.* 1946;146:637–653.
103. Riley RL, Cournand A. *J Appl Physiol.* 1949;1(12):825–847.
104. Gilbert R, Keighley JF. *Am Rev Respir Dis.* 1974;109:142.
105. Moon RE, et al. Prediction of arterial PO2 during hyperbaric treatment. In: Bove AA, Bachrach AJ, Greenbaum Jr LJ, eds. *Underwater and Hyperbaric Physiology IX. Proceedings of the Ninth International Symposium on Underwater and Hyperbaric Physiology.* Bethesda, MD: Undersea and Hyperbaric Medical Society; 1987:1127–1131.
106. McMahon TJ, et al. *Nat Med.* 2002;8:711.
107. Camporesi EM, Bosco G. *Undersea Hyperb Med.* 2014;41(3):247–252.
108. Buras JA, Reenstra WR. *Neurol Res.* 2007;29(2):127–131.
109. Francis A, et al. *Plast Reconstr Surg Glob Open.* 2017;5(9):e1497.
110. Mathieu D, et al. *Plast Reconstr Surg.* 1993;91:329.
111. Fife CE, et al. *Wound Repair Regen.* 2002;10:198.
112. Demchenko IT, et al. *Circ Res.* 2002;91:1031.
113. Stamler JS, et al. *Science.* 1997;276:2034.
114. Whalen R, et al. *Am J Cardiol.* 1965;15:824.
115. Ishikawa K, et al. *Jpn Circ J.* 1983;47:824.
116. Savitt MA, et al. *Undersea Hyperb Med.* 1994;21:169.
117. Berry JM, et al. *Aviat Space Environ Med.* 1998;69:761.
118. Abel FL, et al. *Undersea Hyperb Med.* 2000;27:67.
119. Lavoute C, et al. *Brain Res.* 2007;1176:37.
120. Bennett PB, Towse EJ. *Electroencephalogr Clin Neurophysiol.* 1971;31:383.
121. Bennett PB, et al. *Undersea Biomed Res.* 1981;8:85.
122. Rostain JC, Balon N. *Undersea Hyperb Med.* 2006;33:197.
123. Winter PM, et al. *Anesthesiology.* 1976;44:416.
124. Gran L, et al. *Acta Anaesthesiol Scand.* 1980;24:407.
125. Tonner PH, et al. *Anesthesiology.* 1992;77:926.
126. Tonner PH, et al. *Anesth Analg.* 1997;84:618.
127. Koblin DD, et al. *Anesth Analg.* 1998;87:419.
128. Heimburg T, Jackson AD. *Biophys J.* 2007;92:3159.
129. Gross DR, et al. *Aviat Space Environ Med.* 1985;56:1203.
130. Kramer WG, et al. *Aviat Space Environ Med.* 1983;54:410.
131. Kramer WG, et al. *Aviat Space Environ Med.* 1983;54:1005.
132. Kramer WG, et al. *Res Commun Chem Pathol Pharmacol.* 1981;34:381.
133. Kramer WG, et al. *Aviat Space Environ Med.* 1983;54:682.
134. Stoudemire A, et al. *Am J Psychiatry.* 1984;141:1251.
135. Hampson NB. *Undersea Hyperb Med.* 2018;45(2):165–171.
136. Piantadosi CA, et al. *J Appl Physiol.* 1988;65:878.
137. Thom S. *Toxicol Appl Pharmacol.* 1990;105:340.
138. Thom SR. *J Appl Physiol.* 1992;73:1584.
139. Thom SR. *Toxicol Appl Pharmacol.* 1993;123:248.
140. Thom SR. *Toxicol Appl Pharmacol.* 1993;123:234.
141. Piantadosi CA. *Respir Care Clin N Am.* 1999;5:183.
142. Thom SR, et al. *Am J Physiol.* 2001;281:H923.
143. Thom SR, et al. *Toxicol Appl Pharmacol.* 2006;213:152.
144. Thom SR, et al. *Am J Respir Crit Care Med.* 2006;174:1239.
145. Kao LW, Nanagas KA. *Clin Lab Med.* 2006;26:99.
146. Thom SR, et al. *Proc Natl Acad Sci U S A.* 2004;101:13660.
147. Thom S, et al. *Ann Emerg Med.* 1995;25:474.
148. Weaver LK, et al. *N Engl J Med.* 2002;347:1057.
149. Weaver LK, et al. *Am J Respir Crit Care Med.* 2007;176:491.
150. Shepherd Ali G, et al. *Clin Chim Acta.* 2001;307:249.
151. Pracyk JB, et al. *Undersea Hyperb Med.* 1995;22:1.
152. Gale SD, et al. *Brain Inj.* 1999;13:229.
153. Parkinson RB, et al. *Neurology.* 2002;58:1525.
154. Moon JM. *Clin Toxicol (Phila).* 2018;56(3):161–169.
155. Pace N, et al. *Science.* 1950;111:652.
156. Hampson NB, et al. *Am J Respir Crit Care Med.* 2012;186:1095.
157. Scheinkestel CD, et al. *Med J Aust.* 1999;170:203.
158. Ducassé JL, et al. *Undersea Hyperb Med.* 1995;22(9).
159. Mathieu D, et al. *Undersea Hyperb Med.* 1996;23(suppl):7.
160. Rose JJ. *Crit Care Med.* 2018;46(7):e649–e655.
161. Rose JJ, et al. *Am J Respir Crit Care Med.* 2017;195(5):596–606.
162. Hollander DI, et al. *J Reprod Med.* 1987;32:615.
163. Van Hoesen KB, et al. *JAMA.* 1989;261:1039.
164. Brown DB, et al. *Aviat Space Environ Med.* 1992;63:1011.
165. Elkharrat D, et al. *Intensive Care Med.* 1991;17:289.
166. Mathieu D, et al. Carbon monoxide poisoning: mechanism, clinical presentation and management. In: Oriani G, Marroni A, Wattel F, eds. *Handbook on Hyperbaric Medicine.* New York: Springer; 1996: 281.
167. Camporesi EM. Hyperbaric oxygen therapy for CO intoxication during pregnancy. In: Oriani G, Marroni A, Wattel F. eds. *Handbook on Hyperbaric Medicine.* New York: Springer; 1996:305.
168. Kaufman BS, et al. *Crit Care Med.* 1987;15:703.
169. Morris WP, et al. *Am Rev Respir Dis.* 1993;147:1034.
170. Wilmshurst PT, et al. *Lancet.* 1989;2:1302.
171. Gempp E. *Int J Cardiol.* 2017;248:155–158.
172. Cockett AT, et al. *Surg Forum.* 1963;14:7–8.
173. Brunner F, et al. *Lancet.* 1964;1:1071.
174. Boussuges A, et al. *Int J Sports Med.* 1996;17:351.
175. Nossum V, et al. *Eur J Appl Physiol.* 2002;86:209.
176. Helps SC, et al. *Stroke.* 1990;21:94.
177. Helps SC, et al. *Stroke.* 1990;21:1340.
178. Helps SC, Gorman DF. *Stroke.* 1991;22:351.
179. Pearson RR, Goad RF. *Undersea Biomed Res.* 1982;9:283.
180. Vann RD, et al. *Lancet.* 2011;377(9760):153–164.
181. Xu W, et al. *PLoS ONE.* 2012;7(11):e50079.
182. Longphre JM, et al. *Undersea Hyperb Med.* 2007;34:43.
183. Moon RE, ed. *Adjunctive Therapy for Decompression Illness.* Kensington, MD: Undersea and Hyperbaric Medical Society; 2003.
184. Merton DA, et al. *Aviat Space Environ Med.* 1983;54:218.
185. van Hulst RA, et al. *Intensive Care Med.* 2004;30:944.
186. Moon RE, Gorman DF. Treatment of the decompression disorders. In: Bennett PB, Elliott DH. eds. *The Physiology and Medicine of Diving.* Philadelphia: Saunders; 1993:506.
187. Moon RE, Sheffield PJ. *Aviat Space Environ Med.* 1997;68:234.
188. Chin W, et al. *Undersea Hyperb Med.* 2017;44(5):399–405.

189. Ziser A, et al. *J Thorac Cardiovasc Surg.* 1999;117:818.
190. Wherrett CG, et al. *Can J Anaesth.* 2002;49:96.
191. Benson J, et al. *Undersea Hyperb Med.* 2003;30:117.
192. Tekle WG, et al. *Neurocrit Care.* 2012;18:228.
193. Dexter F, Hindman BJ. *Anesth Analg.* 1997;84:1203.
194. Gempp E, et al. *Aviat Space Environ Med.* 2008;79(12):1112–1116.
195. Chung JM, Ahn JY. *Undersea Hyperb Med.* 2017;44(1):57–62.
196. Lowe VJ, et al. *Undersea Hyperb Med.* 1994;21:103.
197. Van Unnik AJM. *Antonie Van Leeuwenhoek.* 1965;31:181.
198. Mader JT, et al. *J Infect Dis.* 1980;142:915.
199. Allen DB, et al. *Arch Surg.* 1997;132:991.
200. Greif R, et al. *N Engl J Med.* 2000;342:161.
201. Buras JA, et al. *Crit Care Med.* 2006;34:2624.
202. Luongo C, et al. *Crit Care Med.* 1998;26:1998.
203. Rachmilewitz D, et al. *Gut.* 1998;43:512.
204. Cuzzocrea S, et al. *Shock.* 2000;13:197.
205. Clarke LA, Moon RE. *Respir Care Clin N Am.* 1999;5:203.
206. Bakker DJ. *Undersea Hyperb Med.* 2012;39(3):731–737.
207. Soh CR, et al. *Intensive Care Med.* 2012;38:1143.
208. Bakker DJ, et al. Clostridial myonecrosis (gas gangrene). In: Moon RE, ed. *Hyperbaric Oxygen Therapy Indications.* North Palm Beach, FL: Undersea & Hyperbaric Medical Society; 2019.
209. Camporesi EM, Moon RE. Hyperbaric oxygen as an adjunct to therapeutic lung lavage in pulmonary alveolar proteinosis. In: Bove AA, Bachrach AJ, Greenbaum Jr LJ, eds. *Underwater and Hyperbaric Physiology IX. Proceedings of the Ninth International Symposium on Underwater and Hyperbaric Physiology.* Bethesda, MD: Undersea and Hyperbaric Medical Society; 1987:955–960.
210. Jansen HM, et al. *Chest.* 1987;91:829.
211. Strauss MB, et al. *J Bone Joint Surg Am.* 1983;65(5):656–662.
212. Nylander G, et al. *Plast Reconstr Surg.* 1985;76:596–603.
213. Garcia-Covarrubias L, et al. *Am Surg.* 2005;71(2):144–151.
214. Strauss MB. *Undersea Hyperb Med.* 2012;39(4):847–855.
215. Butler Jr FK, et al. *Undersea Hyperb Med.* 2008;35(5):333–387.
216. Murphy-Lavoie H, et al. *Undersea Hyperb Med.* 2012;39(5):943–953.
217. Murphy-Lavoie H, et al. *Undersea Hyperb Med.* 2012;39(3):777–792.
218. Rhee TM, et al. *JAMA Otolaryngol Head Neck Surg;* 2018.
219. Weaver LK, Strauss MB, eds. *Monoplace Hyperbaric Chamber Safety Guidelines.* Kensington, MD: Undersea and Hyperbaric Medical Society; 1997.
220. Weaver LK. *Respir Care Clin N Am.* 1999;5:51.
221. U.S. Navy Department: U.S. Navy diving manual, rev 6, *Diving medicine and recompression chamber operations,* vol 5. NAVSEA 0910-LP-106-0957, Washington, DC, 2008, Naval Sea Systems Command. 2008.
222. Yusa T, et al. *J Appl Physiol.* 1987;63:353.
223. Clark JM. Lambertsen CJ. *J Appl Physiol.* 1971;30:739.
224. Harabin AL, et al. *J Appl Physiol.* 1987;63:1130.
225. Arieli R, et al. *J Appl Physiol.* 2002;92:248.
226. Eckenhoff RG, et al. *Aviat Space Environ Med.* 1987;58:658.
227. Miller JN, et al. *Anesthesiology.* 1981;55(suppl):A369.
228. Thorsen E, et al. *Eur Respir J.* 1998;12:1442.
229. Mathes DD. *Anesth Analg.* 1995;81:624.
230. Bilfinger TV. Hartman AR. *J Thorac Cardiovasc Surg.* 1991;102:935.
321. Thompson CC, et al. *South Med J.* 1992;85:1257.
232. Torp KD, et al. *Undersea Hyperb Med.* 2012;39:873.
233. Donald KW. *Br Med J.* 1947;1:667.
234. Donald KW. *Br Med J.* 1947;1:712.
235. Hampson N, Atik D. *Undersea Hyperb Med.* 2003;30:147.
236. Hampson NB, et al. *Undersea Hyperb Med.* 1996;23:215.
237. Behnke AR, et al. *Am J Physiol.* 1936;114:436.
238. Anderson Jr B, Farmer Jr JC. *Trans Am Ophthalmol Soc.* 1978;76:116.
239. Evanger K, et al. *Acta Ophthalmol Scand.* 2004;82:449.
240. Anderson Jr B. Shelton DL. Axial length in hyperoxic myopia. In: Bove AA, Bachrach AJ, Greenbaum Jr LJ, eds. *Underwater and Hyperbaric Physiology IX: Proceedings of the Ninth International Symposium on Underwater and Hyperbaric Physiology.* Bethesda, MD: Undersea and Hyperbaric Physiology; 1987:607.
241. Koren C, et al. *Reprod Toxicol.* 1991;5:397.
242. Wattel F, et al. *Presse Med.* 1996;25:1425.
243. Plafki C, et al. *Aviat Space Environ Med.* 2000;71:119.
244. Hadanny A, et al. *Undersea Hyperb Med.* 2016;43(2):113–122.
245. Heyboer 3rd M, et al. *Adv Wound Care (New Rochelle).* 2017;6(6):210–224.
246. Heyboer 3rd M, et al. *Undersea Hyperb Med.* 2014;41(5):393–397.
247. Klingmann C, et al. *Otol Neurotol.* 2007;28(4):447–454.
248. Unsworth IP. *Anaesthesia.* 1973;28:675.
249. Wolf HK, et al. *Am J Forensic Med Pathol.* 1990;11:149.
250. Walker KJ, et al. *Anaesth Intensive Care.* 2006;34(1):61–67.
251. Hummel III RS, et al. *JAMA.* 1988;260:3021.
252. Martindale LG, et al. *J Hyperb Med.* 1987;2:15.
253. Moon RE, Hart BB. *Care Clin N Am.* 1999;5:21.
254. Van Meter K. *Respir Care Clin N Am.* 1999;5:137.
255. Weaver LK, Howe S. *Chest.* 1992;102:1175.
256. Tenney SM. *Respir Physiol.* 1974;20:283.
257. Moon RE, et al. *Chest.* 1986;89:846.
258. Anthonisen NR, et al. Mechanics of breathing with helium-oxygen and neon-oxygen breathing mixtures in deep saturation diving. In: Lambertsen CJ, ed. *Underwater Physiology IV: Proceedings of the Fourth Symposium on Underwater Physiology.* New York: Academic Press; 1971:339.
259. Mummery HJ, et al. *J Appl Physiol.* 2003;94:507.
260. Sheffield PJ, Desautels DA. *Undersea Hyperb Med.* 1997;24:153–164.
261. Vermeulen-Cranch DM. *Proc R Soc Med.* 1965;58:319–324.
262. Severinghaus JW. *Anesthesiology.* 1965;26:812.
263. Churchill-Davidson I, et al. *Lancet.* 1955;268:1091–1095.
264. Ross JAS, et al. Some aspects of anaesthesia in high pressure environments. In: Smith G, ed. *Proceedings of the Sixth International Congress on Hyperbaric Medicine.* Aberdeen, Scotland: Aberdeen University Press; 1977:449.
265. Jacobson I, et al. *Lancet.* 1963;2:546.
266. Ledingham IM, et al. *Br Med J.* 1968;4:285.
267. Carter LH, Goldsmith GA: *Nutr Today* 1970.
268. Smith RM. *Ann N Y Acad Sci.* 1965;117:768.
269. Holt JAG. *Br J Radiol.* 1975;48:819.
270. Russell JB, et al. *Anesth Analg.* 1990;70:289.
271. Smith WDA, et al. *Br J Anaesth.* 1974;46:3.
272. Hornbein TF, et al. *Anesth Analg.* 1982;61:553.
273. Blenkarn GD, et al. *Aerosp Med.* 1971;42:141.
274. Lambertsen CJ, Idicula J. *J Appl Physiol.* 1975;39:434.
275. Acott CJ, Gorman DF. *Anaesth Intensive Care.* 1992;20:249.
276. McDowell DG. *Anaesthesia.* 1964;19:321.
277. Hentia C, et al. *Brain Behav.* 2018;8(5):e00959.
278. Sharifi M, et al. *Am J Cardiol.* 2004;93:1533.
279. Alex J, et al. *J Thorac Cardiovasc Surg.* 2005;130:1623.
280. Yogaratnam JZ, et al. *Cardiovasc Revasc Med.* 2010;11:8.
281. Li Y, et al. *J Cardiothorac Vasc Anesth.* 2011;25:908.
282. Yogaratnam JZ, et al. *Cardiovasc Revasc Med.* 2006;7:146.
283. Yang ZJ, et al. *Eur J Appl Physiol.* 2001;85:96.
284. Bosco G, et al. *Clin Exp Pharmacol Physiol.* 2007;34:70.
285. Losada DM, et al. *Transplant Proc.* 2014;46(1):56–62.
286. Li J, et al. *Brain Res.* 2008;1210:223.
287. Liu Y, et al. *Clin Exp Pharmacol Physiol.* 2011;38:675.
288. Perdrizet GA. *Adv Exp Med Biol.* 2016;876:223–231.
289. Veltkamp R, et al. *Brain Res.* 2000;853:68.
290. Miljkovic-Lolic M, et al. *Brain Res.* 2003;971:90.
291. Yin D, et al. *J Cereb Blood Flow Metab.* 2003;23:855.
292. Mu J, et al. *Neurobiol Dis.* 2013;51:133.
293. Guo ZN, et al. *Crit Care Med.* 2016;44(6):e403–411.
294. Heyman A, et al. *Circulation.* 1966;33(5 suppl):1120.
295. Michalski D, et al. *Acta Neurol Scand.* 2011;123:85.
296. McCormick JG, et al. *Undersea Hyperb Med.* 2011;38:321.
297. Efrati S, et al. *PLoS One.* 2013;8:e53716.
298. Rockswold SB, et al. *J Neurosurg.* 2001;94(3):403–411.
299. Rockswold SB, et al. *Neurol Res.* 2007;29(2):162–172.
300. Rockswold SB, et al. *J Neurosurg.* 2010;112(5):1080–1094.
301. Rockswold SB, et al. *J Neurosurg.* 2013;118(6):1317–1328.
302. Moon RE. *Undersea Hyperb Med.* 2014;41(2):159–166.
303. Moon RE. Air or gas embolism. In: Moon RE, ed. *Hyperbaric Oxygen Therapy Indications.* North Palm Beach, FL: Undersea & Hyperbaric Medical Society; 2019.
304. Moon RE. *Undersea Hyperb Med.* 2014;41(2):151–157.
305. Moon RE, Mitchell SJ. Decompression sickness. In: Moon RE, ed. *Hyperbaric Oxygen Therapy Indications.* North Palm Beach, FL: Undersea & Hyperbaric Medical Society; 2019.
306. Weaver LK. Carbon monoxide poisoning. In: Moon RE, ed. *Hyperbaric Oxygen Therapy Indications.* North Palm Beach, FL: Undersea & Hyperbaric Medical Society; 2019.
307. Truss CD, Killenberg PG. *Gastroenterology.* 1982;82:767.
308. Berk RF, et al. *J Clin Invest.* 1984;74:1996.
309. Riseman JA, et al. *Surgery.* 1990;108:847.
310. Zamboni WA, Kindwall EP. *BMJ.* 1993;307:936.
311. Anderson CA, Jacoby I. Necrotizing soft tissue infections. In: Moon RE, ed. *Hyperbaric Oxygen Therapy Indications.* North Palm Beach, FL: Undersea & Hyperbaric Medical Society; 2019.

312. Davis JC, et al. *J Bone Joint Surg Am*. 1986;68:1210.
313. Bartek Jr J, et al. *Acta Neurochir (Wien)*. 2016;158(7):1259–1267.
314. Tomoye EO, Moon RE. Intracranial abscess. In: Moon RE, ed. *Hyperbaric Oxygen Therapy Indications*. North Palm Beach, FL: Undersea & Hyperbaric Medical Society; 2019.
315. Price JC, Stevens DL. *Laryngoscope*. 1980;90:737.
316. Yohai RA, et al. *Surv Ophthalmol*. 1994;39:3.
317. Bouachour G, et al. *J Trauma*. 1996;41:333.
318. Strauss MB. The role of hyperbaric oxygen for acute traumatic ischemias. In: Moon RE, ed. *Hyperbaric Oxygen Therapy Indications*. North Palm Beach, FL: Undersea & Hyperbaric Medical Society; 2019.
319. Zamboni WA, et al. *Arch Surg*. 1996;131:756.
320. Kleban SR, Baynosa RC. The effect of hyperbaric oxygen on compromised grafts and flaps. In: Moon RE, ed. *Hyperbaric Oxygen Therapy Indications*. North Palm Beach, FL: Undersea & Hyperbaric Medical Society; 2019.
321. Elder MJ, et al. *Diving Hyperb Med*. 2017;47(4):233–238.
322. Bagli BS, et al. *Undersea Hyperb Med*. 2018;45(4):421–425.
323. Clarke RE, et al. *Int J Radiat Oncol Biol Phys*. 2008;72:134.
324. Bennett MH, et al. *Cochrane Database Syst Rev*. 2012;5:CD005005.
325. Hampson NB, et al. *Cancer*. 2012;118:3860.
326. Hammarlund C, Sundberg T. *Plast Reconstr Surg*. 1994;93:829.
327. Zamboni WA, et al. *Undersea Hyperb Med*. 1997;24:175.
328. Londahl M, et al. *Diabetes Care*. 2010;33:998.
329. Londahl M, et al. *Diabet Med*. 2011;28:186.
330. Brolmann FE, et al. *Br J Surg*. 2012;99:1172.
331. Hart GB, et al. *Surg Gynecol Obstet*. 1974;139:693.
332. Niu AKC, et al. *J Hyperb Med*. 1987;2:75.
333. Cianci P, et al. *J Burn Care Rehabil*. 1989;10:432.
334. Niezgoda JA, et al. *Plast Reconstr Surg*. 1997;99:1620.
335. Cianci P, et al. Adjunctive hyperbaric oxygen therapy in the treatment of thermal burns. In: Moon RE, ed. *Hyperbaric Oxygen Therapy Indications*. North Palm Beach, FL: Undersea & Hyperbaric Medical Society; 2019.
336. Broughton 2nd G. *Mil Med*. 1996;161:627.
337. Maynor ML, et al. *Acad Emerg Med*. 1997;4:184.
338. Hadanny A, et al. *Adv Skin Wound Care*. 2016;29(12):560–566.
339. Weaver LK, et al. *Chest*. 2000;117:801.
340. Clark JM. Oxygen toxicity. In: Bennett PB, Elliott DH, eds. *The Physiology and Medicine of Diving*. Philadelphia: Saunders; 1993:121.
341. Michaud G, et al. *Chest*. 2009;136(6):1678–1681.
342. Committee on Hyperbaric Oxygenation. *Fundamentals of Hyperbaric Medicine. Publication No. 1298*. Washington, DC: National Academy Press; 1966.

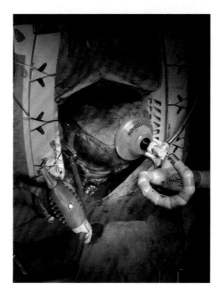

彩图 54.23　本图显示 OPCAB 时第一钝缘支（OM1）与大隐静脉移植血管吻合。视角来自患者头端。可见已经完成的左侧内乳动脉与左冠状动脉前降支吻合。Maquet 接入设备（MAQUET，Wayne，NJ）凭借其吸附力使心脏位置"垂直化"，易于对冠状动脉的回旋支进行操作（Courtesy Alexander Mittnacht，MD，Mount Sinai School of Medicine，New York；From Mittnacht AJC，Weiner M，London MJ，et al. Anesthesia for myocardial revascularization. In：Kaplan JA，Reich DL，Savino JS，eds. Kaplan's Cardiac Anesthesia：The Echo Era. 6th ed. St. Louis：Saunders；2011：524.）

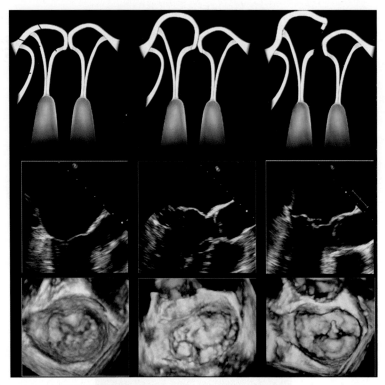

彩图 54.27　术中 2D 和 3D TEE 描述的二尖瓣脱垂和瓣叶连枷（From O'Gara P，Sugeng L，Lang R，et al. The role of imaging in chronic degenerative mitral regurgitation. JACC Cardiovasc Imaging. 2008；1［2］：221-237.）

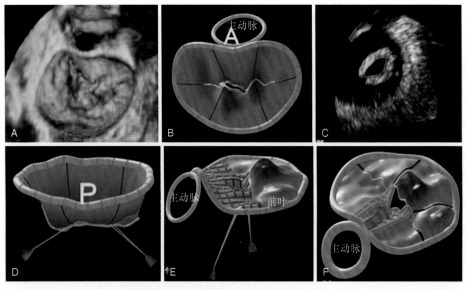

彩图 54.28　三维超声心动图下的二尖瓣叶的组成。A，二尖瓣的心房面，可以看到 P2 区的脱垂。B，二尖瓣三维重建显示红色的 P2 区。C，二尖瓣的心室面。D，二尖瓣三维重建的侧面视图，可见腱索。E，二尖瓣前外侧交界视角，红色为脱垂的区域。F，瓣膜心房视角显示脱垂区域和瓣叶闭合不全导致的反流

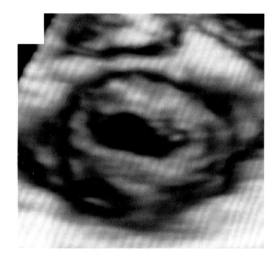

彩图 54.30　左心房视角下狭窄二尖瓣的三维图像（From Lang RM，Tsang W，Weinert L，et al. Valvular heart disease：the value of 3-dimensional echocardiography. J Am Coll Cardiol. 2011；58：1933-1944.）

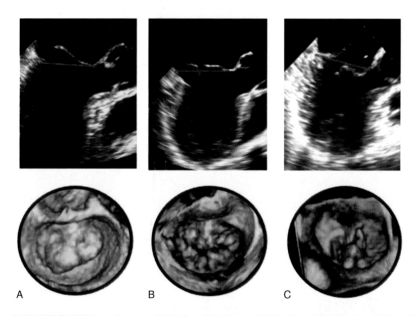

彩图 54.33　**二尖瓣脱垂的鉴别诊断。**二维（2D）食管超声心动图（TEE）长轴切面显示前瓣脱垂（A，顶部），从左心房面观察的三维（3D）食管超声的示意图（A，底部）。当瓣叶游离缘在收缩期超过二尖瓣瓣环平面时应诊断二尖瓣脱垂。2D TEE 长轴切面显示腱索伸长导致二尖瓣脱垂，两个瓣叶呈波浪状（B，顶部），从左心房面观察的 3D TEE 示意图（B，底部）。由于瓣叶组织过多，在收缩期瓣体突入左心房，瓣叶游离缘仍低于二尖瓣环平面，诊断为瓣叶涌出（leaflet billowing）。2D TEE 长轴切面显示由于腱索破裂，出现连枷样瓣叶（C，顶部），从左心房面观察 P2 连枷的 3D TEE 示意图（C，底部）（From Lang RM，Tsang W，Weinert L，et al. Valvular heart disease：the value of 3-dimensional echocardiography. J Am Coll Cardiol. 2011；58：1933-1944.）

消融前

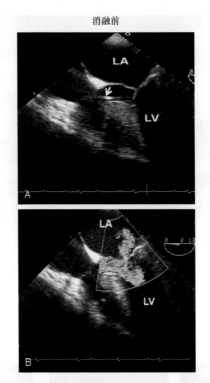

彩图 54.36　**食管超声心动图的图像**。（A）二维图像显示左心室流出道狭窄，合并瓣叶收缩期前移（箭头）。（B）彩色多普勒图像显示高速血流信号呈马赛克样色彩交替镶嵌，二尖瓣偏心反流位于后外侧。LA，左心房；LV，左心室（From Naguch SF，Bierig M，Budoff MJ，et al. American Society of Echocardiography clinical recommendations for multimodality cardiovascular imaging of patients with hypertrophic cardiomyopathy. J Am Soc Echocardiogr. 2011；24：473-498.）

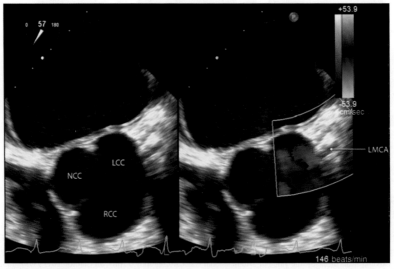

彩图 54.43　**食管中段主动脉短轴切面**。LCC，左冠瓣；LMCA，左冠状动脉主干；NCC，无冠瓣；RCC，右冠瓣（From Virtual TE：＜http://pie.med.utoronto.ca/tee＞.）

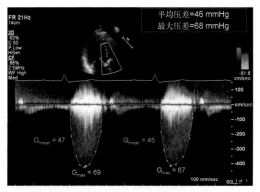

彩图 54.44　**连续多普勒超声定量主动脉的狭窄程度。**G_{max}，最大压差；G_{mean}，平均压差（From http：//web.stanford.edu/group/ccm_echocardio/cgi-bin/media wiki/index.php/Aortic_stenosis_assessment. Accessed August 21，2014.）

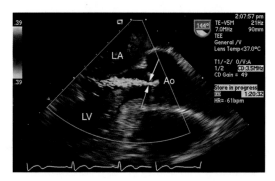

彩图 54.47　**缩流颈。**卡尺测量主动脉反流束最窄的部分，这相当于反流口近似面积。Ao，主动脉；LA，左心房；LV，左心室（From Perino AC，Reeves ST，eds. A Practical Approach to Transesophageal Echocardiography. 2nd ed. Philadelphia；Lippincott Williams & Wilkins；2008：232.）

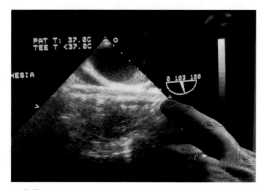

彩图 54.48　**静脉插管经下腔静脉–右心房进入上腔静脉**

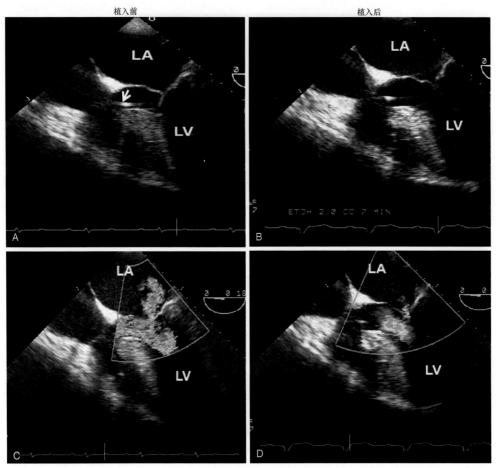

彩图 54.51 经胸超声心动图（TTE）显示功能性二尖瓣反流患者 MitraClip 植入前后的图像。四腔心切面显示 MitraClip 植入前（A）和植入后（B）的二尖瓣反流情况；两腔心切面显示 MitraClip 植入前（C）和植入后（D）的二尖瓣反流情况。LA，左心房；LV，左心室（From Kothandan H，Vui KH，Khung KY，et al. Anesthesia management for MitraClip device implantation. Ann Card Anaesth. 2014；17［1］：17-22.）

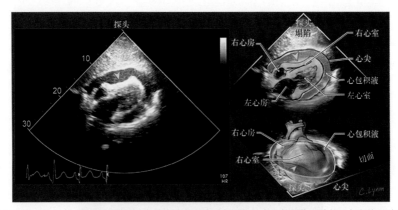

彩图 54.57 心包积液导致心脏压塞的超声表现。舒张早期的剑突下切面显示大量的环绕心脏的心包积液导致右心室完全萎陷（箭头）（From Roy CL，Minor MA，Brookhart MA，et al. Does this patient with a pericardial effusion have cardiac tamponade? JAMA. 2007；297：1810-1818.）

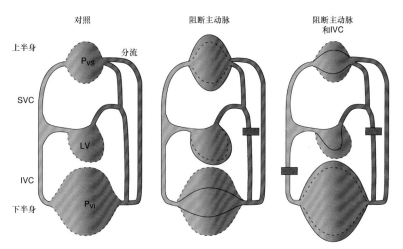

彩图 56.3 **不同阻断方式导致的顺应区变化示意图。**上半身、下半身和左心室顺应区；用虚线表示；左图为对照组，不行任何阻断，中图表示仅阻断主动脉，右图表示主动脉和下腔静脉同时阻断。IVC，上腔静脉；LV，左心室；PVS，上半身顺应性压力；PVI，下半身顺应性压力；SVC，下腔静脉

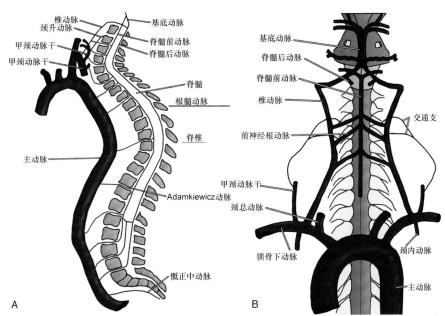

彩图 56.15 **概述脊髓和颈脊髓的血液供应以及脊髓前动脉的起源。**（A）脊髓血液供应概述。脊髓主要接收来自颅颈交界处的三个动脉的血液。这些动脉沿脊髓纵轴延伸，止于脊髓尾端。三个动脉分别为脊髓前动脉和一对脊髓后动脉，其血液供应主要来自椎动脉，颈升动脉，甲颈动脉干的分支。甲颈动脉干还通过多支前、后神经根髓质动脉为颈椎脊髓供血。这些动脉不与脊髓动脉（前和后）吻合；相反，它们沿水平方向进入椎管直接供应脊髓。随着脊髓延伸，尾部血液供应变少。来自胸主动脉和腹主动脉根动脉持续直接供应脊髓，但直至位于下胸部或腰椎水平 Adamkiewicz 的动脉水平时，脊髓动脉才接受新的吻合。腰部和骶部脊髓同时从骶部前正中动脉接受血液。紫红色线代表根髓动脉，黄色方框代表椎骨。（B）颈髓和脊髓前动脉的起源。脊髓前动脉起源于颅颈交界处的椎动脉，此外脊髓前动脉从前根神经根动脉（椎动脉分支）和颈升动脉（甲颈动脉干的分支）接收血液，脊髓前动脉无其他吻合支，直至下胸部和腰椎区域与 Adamkiewicz 的动脉吻合（未显示）。脊髓前动脉向脊髓前部供应大量的含氧血液（From Hoehmann CL，Hitscherich K，Cuoco JA. The artery of Adamkiewicz：vascular anatomy，clinical significance and surgical considerations. J Cardiovasc Res. 2016；5；6. ）

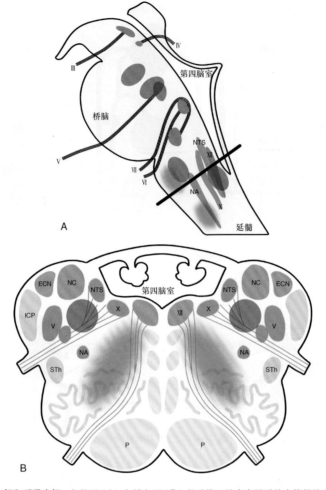

彩图 57.17　**血管舒缩中枢和呼吸中枢**。矢状面（A）和轴向面（B）显示第四脑室底附近的血管舒缩中心（红色）和呼吸中枢（蓝色）。轻微的脑干操作引起的红色结构区域的刺激可导致显著的心血管反应，包括高血压、低血压、心动过缓和心动过速。ECN，外楔形核；ICP，小脑下角；NA，疑核，NC，楔状核；NTS，孤束核；P，锥体；STH，脊髓丘脑束；V，三叉神经脊核和束；X，迷走神经运动背核；XII，舌下神经核

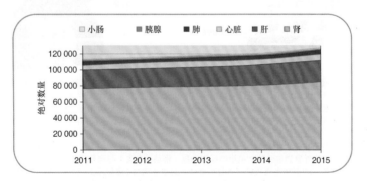

彩图 60.1　**2011—2015 年全球各种器官移植的数量**（From http://www.transplant-observatory.org/organ-donation-transplantation-activities-2015-report-2/. Accessed June 25，2018.）

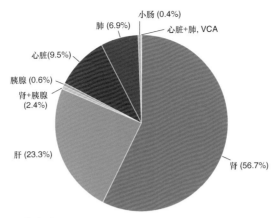

彩图 60.2　2016 年美国各种器官移植的比例（From https：//unos.org/about/annual-report/2016-annual-report/. Accessed June 25，2018.）

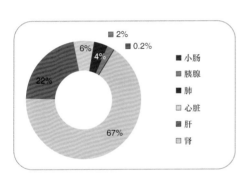

彩图 60.3　2015 年全球各种器官移植的比例（From http：//www.transplant-observatory.org/organ-donation-transplantation-activities-2015-report-2/. Accessed June 25，2018.）

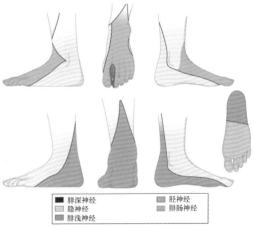

彩图 64.11　踝部神经阻滞的皮肤分布（From Carron H，Korborn GA，Rowlingson JC. Regional Anesthesia：Techniques and Clinical Applications. New York：Grune & Stratton；1984.）

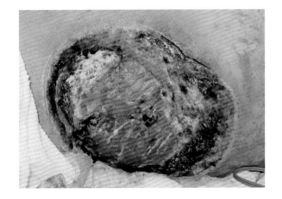

彩图 68.4　**乔普林，MO 龙卷风后患者侧腹区域的坏死性皮肤毛霉菌病**（From Neblett Fanfair R，Benedict K，Bos J，et al. Necrotizing cutaneous mucormycosis after a tornado in Joplin，Missouri，in 2011. N Engl J Med. 2012；367［23］：2214-2215. Published by the Massachusetts Medical Society.）

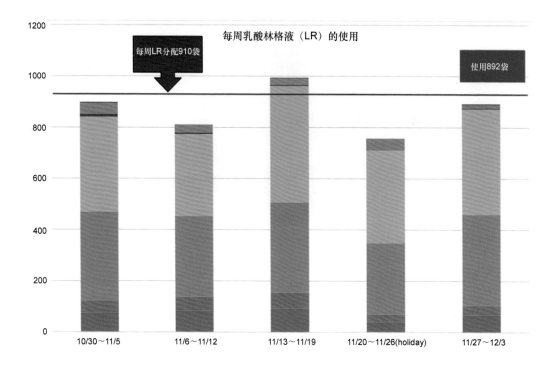

彩图 68.9　UNMC 跟踪 Maria 飓风后晶体液缺乏期间乳酸林格液的使用情况

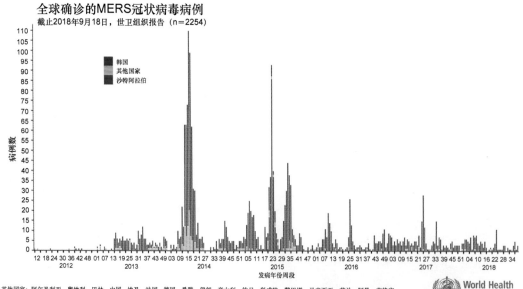

彩图 68.18　**中东呼吸综合征的全球分布情况**（Data from World Health Organization. Available from http://www.who.int/eme rgencies/mers-cov/epi-18-september-2018.png? ua = 1.）